U0248859

本书第1版获国家科学技术学术著作出版基金资助

皮肤科治疗学

第4版

吴志华　史建强　陈秋霞　李　定　主编

科学出版社

北　京

内 容 简 介

本书分4篇，共65章，是一部内容较为全面的皮肤科治疗方面的著作，涵盖了各种先进治疗理论和方法。第一篇为绪论。第二篇为皮肤病诊断和治疗，精心编入了500余种皮肤病，本篇的特色是对治疗内容做了解析和分割，将每种疾病的治疗分成治疗原则、基本治疗、治疗措施、循证治疗步序、治疗评价和预后等进行阐述，介绍了皮肤科治疗的程序和步骤。本书第三、四篇编入了皮肤科治疗药物学及各种皮肤科治疗技术。

本书在皮肤病治疗方面进行了前所未有的探索，遵循循证医学方法，力图呈现给读者完整的治疗理论和体系、完整的治疗思维和程序。此外，本书写作方法新颖，内容实用，重点突出，条理清晰，还精心编入了700余幅彩色图片，从而使读者能更好地掌握皮肤病的本质及治疗方法。

本书可供各级皮肤性病防治研究机构研究人员、各级医院皮肤性病科中高级临床医师阅读参考。

图书在版编目（CIP）数据

皮肤科治疗学 / 吴志华等主编 . —4 版 . —北京：科学出版社，2024.3
　　ISBN 978-7-03-074403-6

Ⅰ . ①皮… Ⅱ . ①吴… Ⅲ . ①皮肤病 – 治疗 Ⅳ . ① R751.05

中国版本图书馆 CIP 数据核字（2022）第 254776 号

责任编辑：马晓伟 许红霞 董 婕 / 责任校对：张小霞
责任印制：肖 兴 / 封面设计：龙 岩

声 明

医学是一门不断发展的学科。由于新的研究成果层出不穷，临床经验的不断积累，我们有必要了解治疗及用药的新变化。本书编者及出版者核对了各种信息来源，并确信本书内容符合出版时的标准。然而，鉴于不可避免的人为疏漏和医学学科的发展，不管是编者、出版者还是其他参与本书出版的工作者，均不能保证书中的内容百分之百正确，对因使用本书资料而引起的医疗差错和事故概不承担责任。鼓励读者参照其他材料来证实本书资料的可靠性，例如，可核对将要使用的药品说明书，以确认本书提供的资料是否正确及本书推荐的药物剂量或禁忌证有无改变，对于新药或不经常使用的药物更应如此。

本书仅供专业人员参考，不推荐非专业人士阅读，普通读者患病请及时就医，本书内容不能代替医师面诊。

出版者

科学出版社 出版
北京东黄城根北街 16 号
邮政编码：100717
http://www.sciencep.com

北京汇瑞嘉合文化发展有限公司印刷
科学出版社发行 各地新华书店经销
*
2006 年 4 月第 一 版 开本：889×1194 1/16
2024 年 3 月第 四 版 印张：68
2024 年 3 月第九次印刷 字数：2 000 000

定价：588.00 元
（如有印装质量问题，我社负责调换）

主 编 简 介

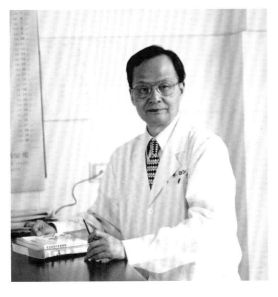

吴志华 广东医科大学教授，1963年毕业于武汉医学院(现华中科技大学同济医学院)，享受国务院政府特殊津贴，广东医科大学皮肤性病研究所首任所长。现任广东老教授协会医学专家委员会副会长、广东老教授协会医学专家委员会皮肤性病专业委员会主任委员。曾先后任《中华皮肤科杂志》《临床皮肤科杂志》《中国皮肤性病学杂志》等多部学术期刊编委。数十年投身医学，潜心著书立说，躬身耕耘，勤勉精专。主编《皮肤病及性病彩色图谱》《现代性病学》《现代皮肤性病学》《皮肤性病诊断与鉴别诊断》《现代皮肤性病彩色图谱》《现代皮肤科学》等专著十余部。1999年荣获"广东省有突出贡献的专家"称号，2000年获广东省劳动模范称号，2008年获中国医师协会皮肤科分会杰出贡献奖。主编的专著曾获国家教育委员会科学技术进步奖二等奖、卫生部科学技术进步奖三等奖、卫生部优秀教材二等奖、广东省科学技术进步奖。

吴志华教授　Wu Zhi-hua M. D. professor
广东省湛江市人民大道南 **57** 号　广东医科大学附属医院皮肤科　邮编：**524001**
电话：**0759-2387584**　　E-mail：**pfkewzh@126.com**

《皮肤科治疗学》（第4版）编委会

序　言

　　吴志华教授是我国著名的皮肤性病学专家，医学专著多产作者。他主编的一系列皮肤科学著作，成为我国皮肤科学界的独特景观。他的著作内容新颖，论述精辟，文字洗炼，图文并茂，深受广大读者欢迎，在我国皮肤科学界享有盛誉。

　　《皮肤科治疗学》（第4版）是吴志华教授等的著作。在该著作中，他以丰富的临床经验，将每种疾病的治疗分为治疗原则、基本治疗、治疗措施、循证治疗步序、治疗评价和预后等方面进行阐述，介绍了皮肤科治疗的程序与步骤。他对皮肤科中现代治疗学领域的临床实践、研究成果及循证医学证据加以科学归纳，并进行了较为精辟的纵横分析。这种新的编写方式值得推崇，并将会为读者呈现完整的治疗理论和体系、完整的治疗思维和程序，这正是该书的特色所在。令人欣喜的是，该书主编锲而不舍，与时俱进，在第4版中编入了更多新的治疗方面的研究成果，显著提高了该书的质量。鉴于该书具有以上特色及其内容的先进性和实用性，我深信其必将受到读者的热烈欢迎，并将为推动我国皮肤科治疗学的发展做出贡献。

　　在此，我向吴志华教授等祝贺，并向我国广大皮肤科医师推荐该书。

中国工程院院士
中国医科大学教授
中华医学会皮肤性病学分会原主任委员

前　言

　　《皮肤科治疗学》自 2006 年出版以来迄今已近 17 年了，其间皮肤科治疗领域又有了飞跃发展，各种新的成果层出不穷，为了进一步紧跟学科的发展，满足临床医师继续教育的需要，我们在出版社的协助下编写了本书第 4 版。

　　本书特点是吸纳了更多的新观念、新进展、新内容，共汇编疾病彩色图片 700 余幅。所有的基本治疗、治疗措施、循证治疗步序、治疗评价都做了大范围的置换、增删和更新，引用汇编各学派的观点。

　　本书第 4 版继续开拓新的领域，如皮肤科生物制剂、小分子靶向药、免疫调节剂、血管性水肿、血管畸形和血管瘤治疗的新概念，血管胎记分类，以及普萘洛尔治疗婴儿血管瘤等，也淘汰了一些过时、无效的治疗方法，如 D-青霉胺过去一直被推荐用于治疗硬皮病，现经循证研究认为无效，因而从本书推荐项目中删除。采用生物制剂依法利珠治疗的患者被证实可出现进行性多灶性白质脑病，该药已退出市场，本书在相应处也做了说明。银屑病是一种典型的心身疾病，了解其心身疾病属性并介入整体观念、心理治疗，强调知识求医、绿色治疗。本书介绍了银屑病防治研究专项基金会提倡的合理治疗原则，合理治疗是我国银屑病学专家邵长庚、杨雪琴、彭永年首创的新理念。目前，生物制剂等许多新药物，为银屑病治疗带来了新的希望。

　　第 4 版着重阐述皮肤科治疗的新理念，即完整的治疗理论和体系，完整的治疗思维和步序，提出了皮肤科治疗的程序和步骤：治疗原则、基本治疗、治疗措施、循证治疗步序、治疗评价及预后和转归；对皮肤科现代治疗学领域的临床实践、研究成果及循证医学的证据加以科学归纳，并进行了精辟的纵横分析，使临床医师对每一种疾病都能胸有全局地进行治疗。

　　感谢科学出版社的支持和关怀。广东医科大学数十名研究生先后参与本书的编写，付出了辛勤的、创造性的劳动，特在此向他们表示由衷的感谢！

　　第 4 版全部更新置换了各种疾病的"循证治疗步序"，其内容参考国际权威著作 *Treatment of Skin Disease*：*Comprehensive Therapeutic Strategies*、*Treatment of Skin Disease*。

　　由于我们的学术水平有限，书中仍有不足之处，诚恳地期待读者、专家和同行们不吝批评指正。

广东医科大学皮肤性病研究所首任所长

吴志华

皮肤科治疗学是一门十分重要的学科，既是一门前沿的基础学科，更是一门临床实践学科。随着医学的进步，皮肤科治疗学也有飞速的发展。基础医学、遗传学、分子生物学、免疫学、药理学的发展给予了皮肤科治疗学无限的活力。各种新的药物、新的先进的诊疗技术、治疗方法不断涌现，大大地提高了皮肤科的治疗水平，从而使一些皮肤科疾病的预后发生了根本改观。

《皮肤科治疗学》是为临床医师编写的一部实用治疗用书，汇集近年来皮肤科治疗学的发展成果，容纳了皮肤科疾病的各种先进治疗理论和治疗方法，全书分 7 篇，共 69 章，近 220 万字。本书力图反映出其资料新颖、内容实用的特色，是一部较为全面的皮肤科治疗方面的著作。

本书第一篇为绪论，编入了皮肤科学的医学实践和治疗原则，微观研究促进中西医结合。此外，还编入了循证医学及其在皮肤科治疗学中的应用，循证医学的编入在我国皮肤科著作中尚属首次。

第二篇皮肤病诊断和治疗是全书的重点，其中精心编入了 500 余种皮肤病。数十种疾病的发病机制用模式图表达，为的是让读者对疾病更加直观，便于选择适当的靶位治疗。所有疾病除了阐述其临床概要和诊断等基础知识外，还在每种疾病的治疗学方面编入了较大的实质内容。本篇将治疗各项做了解析和分割，每种疾病的治疗分成治疗原则、基本治疗、治疗措施、专家推荐治疗步骤、治疗评价和预后等 6 个方面进行阐述，将现代治疗的素材归纳，并进行了较为精辟的纵横分析。

其中，治疗原则是根据客观实际，给临床医师介绍治疗该病应遵循的规律，包括治疗目的；基本治疗中包括治疗的作用靶位、主要的治疗手段和治疗药物，内容列表表达，一目了然，给临床医师一个总的纲要，胸有成竹地进行该病的治疗；治疗措施中详细阐明各种治疗的具体操作和方法，药物的用量和疗程；循证治疗步序依据循证医学所提出的一线、二线、三线治疗方案，这些方案的可信程度或证据强度皆有 A、B、C、D、E 级别标记，供临床医师借鉴参考；治疗评价则编入了各种疗法的疗效，各种疾病对治疗的反应，经双盲试验、随机分组或个案报道所得出的治疗反馈，如痊愈、有效、好转、无效等方面的数据，以及目前治疗存在的问题和治疗方面的困惑。

预后部分介绍了疾病的自然病程、治疗后的转归。每种疾病的预后是人们十分关切的问题，治疗的理想终点应是彻底治愈疾病，然而各种疾病有不同的自然病程，加之目前治疗水平所限，治疗终点尚不尽如人意，临床医师应对此有所了解，可以通过努力，选用最佳的治疗方法，争取最好的预后。

第三篇、第四篇是皮肤科的系统治疗药物学和外用药物治疗学，反映了当代皮肤科治疗学的进展；第五篇编入了皮肤科的基因治疗和心理治疗，使治疗范围更加拓展；第六篇编入了中医皮肤病辨证施治，为皮肤科中西医结合治疗提供初步基础；第七篇编入了皮肤科治疗中的各种治疗技术，展示了其在皮肤科的临床应用价值。编入这些篇幅目的是为了给皮肤科各种疾病的治疗提供完整、全面、先进的治疗手段和方法。

综上所述，《皮肤科治疗学》对治疗方面做出了前所未有的探索，力图给读者一个完整的治疗理论和体系，完整的治疗思维和程序，皮肤科治疗的 6 项程序与步骤，使临床医师对治疗学有更深入的理解，以便更好地进行医疗实践。

《皮肤科治疗学》在编写过程中，得到了科学出版社的帮助和鼓舞，出版社要求这部著作具有新创意、新内容，能为广大读者解答皮肤科临床治疗实践方面的问题，要求给读者奉献的是一部精品。作者深感责任重大，为此，我们在编写中不断创新思维，不断完善本书的结构，不断更新和增添内容。在大量素材中，我们遵循循证医学的方法，并结合编著者们的实践经验，认真取舍，编入了众多行之有效的治疗方法。在编著的立意上、创新上皆做了一番探索，力图使本书有时代的特色。

此外，在编写原则上力图反映皮肤科治疗学领域的基础理论、新的科研成果、新的诊断治疗技术，使其内容广泛全面，在写作方法上做到重点突出，叙述条理清楚，表达图文并茂。本书还精心编入了黑白照片及模式图 604 幅，希望这些生动形象的图片有助于读者摆脱抽象的理论学习，轻松了解和记忆复杂的内容，使读者更好地掌握皮肤病的本质和治疗方法。

本书的初版问世，虽竭尽全力使之完善，但因编著者的水平有限，仍有许多缺憾甚或错误之处，期望广大读者、临床医师、专家教授们提出宝贵的意见，以便再版修订。

广东医学院皮肤性病研究所

吴志华

2006 年 4 月

第一篇

绪 论

第一章
皮肤科学的医学实践与治疗原则

一、医学实践对皮肤科医师素质的要求

1. 医师的责任　减轻病痛、治愈疾病，帮助患者恢复健康，这既是患者求医的愿望和目的，也是医师履行职责的高尚目标。作为患者，最大的安慰莫过于所患的疾病得到治愈，这就需要医师有高度的责任心、高尚的医德和高超的诊疗技术。

2. 继续医学教育　不断接受继续医学教育，不断扩展和更新医学知识，尽责的医生应该永远是医学生。医务工作者要有终身医学实践、终身学习新的知识和诊疗技能的渴望。除本专业之外，医师还应学习和阅览医学全科的书籍、杂志，即所谓博览群书，从而参加各种学术讲座和医学课程，请教上级医师和同事，并通过上网检索而不断地获得新知识。

二、重视患者心理精神因素，建立良好医患关系

由于疾病产生于人体，所以，医师的治疗对象不单是疾病，还有患者，实施治疗措施时一定要重视身心之间的关系。

一些人身患疾病，会存在焦虑和恐惧，如患系统性红斑狼疮、麻风病、梅毒、白癜风或银屑病者，皆可产生悲观绝望心理，医师应当循循善诱，明确地给予他们信心和关怀，并给予解释指导。良好的医患关系建立在了解患者、彼此信任的基础上，可极大地鼓励患者战胜疾病的信心。

三、取得患者的配合

治疗计划的执行需要得到患者的密切配合，为此，医师有责任向患者及其家属说明治疗方案的具体内容。例如，一种常见而又难治的痤疮，涉及青春发育期存在的雄激素、皮脂分泌、痤疮杆菌生长、毛囊角化等因素，其治疗需要患者的配合。常见的自身免疫性皮肤病，患者以为皮质激素 7 ~ 10 日减量 1 次，有的患者自我推算 2 ~ 3 个月即可停药治愈。再如寻常型天疱疮患者，擅自突然停用"有害的"糖皮质激素，结果使病情加重。

四、诊断技能与医学决策

医学实践是科学和艺术的结合体。临床诊断要求合乎逻辑的综合分析。越是疑难的临床问题，合乎逻辑的处理越重要，它要求医师高度重视采集病史、详尽的体检和实验室及影像学检查结果

分析，并寻求相应的解释。现代科学如遗传学、生物化学和影像学技术的巨大进步，使我们可窥见人体各个部分和细胞内部；复杂的实验室检查及最新的治疗方式层出不穷，这些均需要广博的医学知识，还需要辨别各种疾病的可能性，并排除其他可能性不大的疾病，最后做出正确诊断。医学决策贯穿于整个诊断和治疗过程。

五、循证医学与精准医学

循证医学又称证据医学。在对每位患者的治疗做出决定时，应当应用当前最好的证据。严格检查得到的证据和个人获得的经验通常不同，后者常存在偏倚，甚至无效。在做医学决策时，如果不应用大型、更客观的研究依据，即使再资深的医生也会受其近期接触的特殊患者的影响而以偏概全。前瞻性的双盲随机临床试验可作为"金标准"，为治疗决策提供依据，但它并非唯一方法，回顾性的群体研究和分析调查也可以为疾病自然病程和预后提供有价值的证据。对诊断和治疗方案的选择提供有说服力的证据（将在第三章"循证医学和精准医学"中介绍）。

六、选择适宜诊疗方案

为帮助医师选择适宜的诊疗方案，各国专业机构和疾病预防控制中心都制订和完善了正规的临床实践指南，在皮肤性病学中更是如此，如异位性皮炎、疥疮、淋病等许多疾病都制订了诊断标准。一些复杂的疾病，如系统性红斑狼疮（SLE）、皮肌炎、艾滋病、麻风、性病的病症处理都制订了推荐的治疗方案，甚至有多种国内外诊断标准和推荐治疗方案供临床医师选择，可使患者获得最佳的治疗，尤其是医疗条件差的地区，如推荐的治疗方案、疾病诊疗指南、临床路径，可指导基层医师的诊疗，使患者免受不规范的治疗，也避免由于过度使用医疗资源造成社会负担。

七、完整的治疗思维和治疗程序

每一种皮肤病或性病均应有较为完整的治疗思维和治疗程序，其内容包括皮肤科治疗的 6 项程序与步骤。

1. 治疗原则　即对疾病治疗的总体观念和全局观念，治疗达到的预期目的。在为患者施行治疗之前，必须清楚了解该病的治疗适应证和目的，或者是试验治疗、治疗方法的优缺点和矛盾点。对于具体的病种和患者，应掌握哪些措施是必经的，哪些措施是应禁止的。

2. 基本治疗　包括对本病的最主要的治疗手段和药物。

3. 治疗措施　指具体的治疗手段和操作、详细的用药方法。

4. 循证治疗步序　在众多治疗方法中，选择最新的循证证据，并根据循证医学评分表和各种治疗方法，列出一线、二线、三线治疗分级步序。临床医师可依据所处医疗环境、条件、病情的需要及患者的意愿选择最佳方案。

5. 治疗评价　对各种治疗方法进行反馈，对其疗效进行评价，临床医师应了解其所采用的治疗方法的疗效依据，便于选择。

6. 预后　包含疾病的自然病程，不经治疗及经过治疗后疾病的发展结局，有一个总的概念。

八、全身治疗和局部治疗

皮肤性病的系统治疗和局部治疗均非常重要。要注意整体观念，皮肤科一些重要的疾病系统治疗方法与内科学一样，如结缔组织病、剥脱性皮炎、中毒性表皮坏死松解症、重型药疹、天疱疮是需要全身治疗的典型例子；而局部治疗亦非常重要，如湿疹皮炎外用药物的治疗不可缺少，一些疾病除系统性治疗外，还需局部用药，但是要处理好全身治疗和局部治疗的辩证关系，对较轻型的皮肤病如虫咬皮炎、局限性神经性皮炎、寻常疣、疥疮、白色糠疹、皮肤癣菌病，或许仅用外用药物即可解决。

九、药物的选择和使用

（一）新药的开发和上市

每年都有很多新的药物问世。每一种新药出现时，人们都希望它较前者能有所改进。事实上，有少数新药效果常并不理想。例如，喹诺酮类环丙沙星初始用于治疗淋球菌尿道炎，也给医师、患者带来了希望，但很快出现了耐药性，因此，对于新药的应用必须谨慎小心，除非某些新药确有真正的改进，才考虑选用。因此，临床上仍建议选择经过充分试验，效果肯定又安全的药物，即已有成熟经验的药物。

（二）老药的评价

例如，一度风行的治疗银屑病的方法——外用芥子气、内服白血宁，起效快，复发也快，但因严重不良反应而被淘汰。而强效治疗皮炎湿疹的含地塞米松药物虽疗效较好，但有严重的不良反应，治疗婴儿湿疹的老药糠馏油糊（3% ～ 5% 糠馏油糊，角化促成剂，用于儿童皮肤嫩薄处，有吸湿、干燥作用）疗效甚佳，且无糖皮质激素的不良反应。而已经应用近 70 年的老药青霉素，仍被作为治疗各期梅毒的首选。

十、注意药物的利弊

药物对人体兼有去除病痛和发生不良反应的利弊，是一把双刃剑，临床医师对此应有充分的认识。皮肤科外用药的不良反应，如在外用抗生素中，新霉素在治疗有感染的皮肤病中功不可没，但长期使用则容易引起过敏，这是因为外用药物中可能含有变应原。外用药物的刺激性也较常见，如维 A 酸、过氧苯甲酰等治疗痤疮时，可有灼热或烧灼感，反复使用六氯化苯和抗菌香皂亦可产生刺激症状。鬼臼毒素刺激性较强，防晒霜可以产生刺激或痤疮样皮疹，这些都是医师所应熟知的。外用药物可以透皮吸收，亦可造成有利有弊的两个方面。少数对胎儿有害的外用药物如鬼臼毒素、六氯化苯和维 A 酸等，孕妇应避免使用。然而，在大多数情况下可选用替代药物（如扑灭司林或硫黄的沉淀物可替代六氯化苯）。新生儿破损皮肤或黏膜部位禁用含苯酚的药物。外用含氟的糖皮质激素可以在面部产生痤疮样皮疹（激素性玫瑰痤疮）和在身体皱褶部位产生萎缩纹等，这些皆为药物的弊端和不良反应。

十一、重视治疗的个体化

每个人的机体和心理状态互不相同，疾病的程度不同，同一种病症在不同人体上的表现也不同，对治疗的反应亦有差异，如荨麻疹，有的患者用 4mg 氯苯那敏就能控制 2 天，而其他的患者则需每天使用两种抗组胺药物才能奏效。糖皮质激素几乎是全能的，但在治疗自身免疫性疾病时，有的患者对其不敏感，而使用其他免疫抑制剂见效。因此，在治疗时即使采用常用的治疗方法也应结合患者的具体情况，给予个体化的考虑。即使在执行治疗计划以后，也要密切观察患者对治疗的反应，判断制订的方案正确与否，所选药物品种、剂量大小、给药途径是否恰当，应随时做必要的修正。

十二、医师对医源性损害和医疗行为所负的责任

医源性损害是指当采取某种诊断性或治疗性措施时对患者产生的有害作用，而这些有害作用从病理上与原有的疾病并不关联，即称为医源性疾病。

医师给患者带来危害，不仅限于轻率地使用药物或操作，医师对患者不妥当或不正确的陈述，同样可造成对患者的不利影响。例如，医师对某种泌尿生殖器非病理性检查结果的错误解释，夸大可能的严重病情，可使患者罹患性病疑病症。这种医源性损害是由医师的语言和态度造成的。因此医师有责任在采用每一项措施前全面考虑它们的作用、危险性和经济代价及语言对患者的影响。

十三、中西医结合

中医药是中华民族的伟大宝库，根据国内外临床实践，在以往经验积累的基础上，采用中医及中西医结合的方法治疗皮肤病，不仅使临床疗效得到提高，而且在基础理论研究方面也取得了许多可喜的成果。一些中医理论，如以活血化瘀

为主治疗多种自身免疫性疾病和变态反应性疾病、中药免疫药理学指导多种疑难皮肤病的治疗成效显著。

一些皮肤病采用中西医结合治疗疗效好，如皮炎湿疹、系统性红斑狼疮、硬皮病、银屑病、变应性皮肤血管炎、结节性红斑、紫癜、皮肌炎和多发性肌炎、白塞综合征、白癜风、黄褐斑等，都是中西医结合治疗的有效领域。中医和西医应互相配合，取长补短，以提高疗效。对于一些皮肤科疾病，经研究证实采用中西医结合治疗，疗效优于单用西医治疗时，应予以积极采用。

十四、促进健康和预防疾病

采取预防措施可以获得最大效益，最显著的例子包括免疫接种、新生儿生化和 DNA 筛查、改善卫生条件、减少事故和职业病。我国及世界各国的经验证明，大力开展性病、艾滋病防治，可使性病、艾滋病的发病率下降。

预防疾病的发生是卫生工作的方针。医师的主要职责虽然是从事诊断和治疗，但仍应重视贯彻"防病于未然"的原则。

(吴志华　王　强　叶巧园　李　斌　陶小华
连　石　史建强　陈秋霞　李　定　黎兆军
吴　玮　叶　萍　郭红卫　何玉清　周　英
　　　　　　王　楷　石丽君　林立航)

第二章
微观研究促进皮肤科中西医结合

第一节　微观研究促进皮肤科中西医结合

一、概述

皮肤病中西医结合研究已经取得较多进展。从近几十年来发表的近2万篇文献分析，中西医结合治疗疗效好的和比较好的皮肤病有170余种，不仅有各种常见病和多发病，如银屑病、湿疹、真菌病、荨麻疹等，一些少见病和疑难杂症也有较好疗效，如红斑狼疮、硬皮病、天疱疮等。中西医结合预防某些皮肤病也有优越之处，如脱发、痤疮的预防等。从发展趋势来看，已发表的4000多篇有一定深度的相关论文也反映了我国在皮肤病中西医结合研究方面的新进展。其中，基础理论研究方面有了进一步深入，临床研究病种更加广泛，且有新的突破，如活血化瘀在皮肤病中的应用已经引起应有的重视，其他如脏象学说、气血学说在皮肤科的研究也较为普遍。

中医理、法、方、药的研究最为实际，许多疾病的中医发病机制已达成共识，如药疹有热毒、血热、阴虚之分，银屑病有血热、血燥、血虚、血瘀之别，痤疮有肺风、肺热、湿热、血瘀、痰凝之说，脱发有心脾气虚、肝肾不足、气血两虚、肝郁血瘀之见解。根据多年来的观察和体会可以把诸多结缔组织病分成两大类型，一是肾阴虚血瘀型，其代表性疾病有系统性红斑狼疮、干燥综合征；二是肾阳虚血瘀型，其代表性疾病有系统

性硬皮病、混合性结缔组织病等。以上疾病均有相应的治疗方法和具体方药，从理念和思路来说属于宏观调控范畴。血热、血虚、血瘀是什么？凉血、养血、活血化瘀的作用机制又是什么？肾阴虚、肾阳虚是什么？不能单独用各种症状和体征的"综合征"来解释，补肾阴、壮肾阳作用道理如何？这些方药为什么会发挥很好的治疗效果，需要阐明它们的本质，要阐明自然少不了微观研究。

二、从微观辨证到辨证微观化是中西医结合的飞跃

1. 辨证论治 / 辨病论治中西医结合治疗皮肤病　过去开展了辨证论治和辨病论治两方面的研究。许多皮肤病病例病情复杂，多有兼证，而且有的病例在整个病程中"证"常有变化。因此，在进行深入辨证论治的研究中，在治疗上找主证的同时，也须照顾兼证，这样才能收到较好的治疗效果。因此，要提高辨证论治的水平，必须将辨证引向微观化，才能有所进展。辨证微观化是现阶段中西医结合新的战略思想，随着这种战略思想的提出，为了证候辨证的微观化，应以识病辨病为基础。现代医学诊断皮肤病，不仅依靠皮疹、体征和病史资料，还要结合许多物理、化学、组织病理、免疫学检查和细胞因子测定等帮助确诊。因此，

微观辨证，微观辨病，可以从西医诊断的许多客观化指标中，提供一些中医辨证微观化的线索。

2. 中医四诊 / 宏观与微观中医四诊的望、闻、问、切　由于历史条件关系，皮肤病的诊断只能限于感官直觉的观察。如系统性红斑狼疮，如果不做血尿常规和免疫方面的检查，特别是抗体检查如抗核抗体、抗 dsDNA 抗体、抗 Sm 抗体等，而只凭证候诊断，恐怕只能下"红蝴蝶""水肿""痹症"的诊断；再如，当系统性红斑狼疮皮疹消退或皮疹不明显时，若没有做免疫球蛋白、补体、各种抗体复查时，单凭皮疹就难以确定疾病的转归如何。这些说明原有"四诊"宏观考察是有其局限性的。近年来，国内外科学工作者应用电子显微镜揭示了细胞亚微结构的变化与中医的基础理论、诊法、治则及药物方剂方面的关系，为微观辨证及辨证微观化提供了依据，从而使人们对中医学的认识从宏观向微观逐步深化，为探讨其中的未知领域，继承和发扬中医学精华，使中西医结合向纵深发展开拓了思路。有学者用电镜观察中药克银方治疗银屑病前后的皮肤变化，用药前显示表皮棘细胞核及核仁增大，出现核仁细丝，染色质小团块，治疗后核及核仁缩小，核仁细丝及染色质团块消失，说明本药通过抑制细胞的 DNA 合成而达到治疗目的。

3. 现代医学与祖国医学的联系　细胞因子、白细胞介素的研究是当前免疫学中一个十分重要的课题。临床研究表明，许多疾病与白细胞介素产生水平有关，或伴有白细胞介素产生异常。例如，银屑病角质形成细胞有分泌 IL-6 的异常、成纤维细胞有分泌 IL-6 和 IL-8 的异常，而系统性红斑狼疮、获得性免疫缺陷综合征和肿瘤患者白细胞介素 -2 的产生减少，T 淋巴细胞对白细胞介素 -2 的应答功能也降低。又如，SLE 患者外周血单核细胞 $IL-4$、$IL-6$、$IL-10$ 和 $TNF-\alpha$ 基因高表达，$IL-1\beta$、$IL-2$、$INF-\gamma$ 基因则呈低表达。很明显，白细胞介素的研究从一开始就同祖国医药学的研究紧密结合在一起，对中医的"证"同白细胞介素的关系，中药免疫调节剂对白细胞介素的产生和作用的影响进行了一系列很有意义的探索，展现出独特的研究方向。白细胞介素的研究为深入了解中医理论，进一步揭示中药调节免疫反应的机制提供了一种新的手段。利用这一手段，可以从细

胞间相互作用及其分子基础上对中医学做更深入的探讨。现代科学技术飞跃的发展，无疑会给中西医结合皮肤病研究带来新的契机。

4. 微观辨证到辨证微观化　随着中西医结合研究的深入，以及引进现代医学的先进技术对中医"证"本质的研究，越来越明确显示病与证的结合必须从深入的"微观"层次上才能找到结合点。在临床与实验研究中，并不应以微观辨证取代宏观辨证。事实上，前者是后者的发展、延伸，以弥补用肉眼来观察事物的不足，提高宏观辨证水平。因此，从微观辨证到辨证的微观化是中西医结合研究向纵深发展的一个新的趋向，将标志着我国中西医结合会有一次新的飞跃和突破。

三、从宏观调控到微观研究是中西医结合的必经之路

在一次基因研究的研讨会上，一位我国的科学家预言"遗传病的基因治疗要靠中草药单体来解决"，我坚信这种说法是有道理的。基因是什么？基因是生物工程的微观模式，单体是中草药分离出的微观分子结构，这些都需要现代的科学方法加以研究，加以微观调控，进行微观分析。近代在中西医结合取得的重大成就中，无不是通过微观研究所取得的成果，如青蒿素走向世界，三尖杉酯碱的抗癌功效，砷剂诱导细胞分化凋亡等。

这些中西医结合疗效确切的例子，从本质的阐明，概括起来就是科学性、先进性和新颖性，有理论指导意义和社会实用价值。我们十余年来研究"新血证论"的体会就是从宏观调控走向微观研究的道路，可以说这是历史的必然，中医的气血学说在皮肤科领域内应用是十分广泛的，"益气养血""补气活血"是气血理论指导下的大法，按照这一思路我们研制了"三色片"方剂，由丹参、黄芪、雷公藤组成，用于红斑狼疮、皮肌炎、白塞综合征、银屑病、异位性皮炎、白癜风等疾病均有一定疗效。这是从宏观调控到微观研究的初级阶段。有效物质基础是什么？这需要我们深入地展开研究，这条道路必将是微观调控的必由之路。

1. 丹参的研究　丹参化学单体有 50 余种，可分水溶性和脂溶性两大类，水溶性成分中提取的单体有丹参素，并分离出含糖苷物质、强酸性物

质及黄酮类物质，目前用于临床的水溶性成分多为丹参素。丹参脂溶性成分先后分离出 15 种单体，其余都是二萜醌类化合物，包括丹参酮Ⅰ、丹参酮ⅡA、隐丹参酮、丹参酮ⅡB、羟基丹参酮ⅡA、丹参酸甲酯、异丹参酮Ⅰ、异丹参酮ⅡA、异隐丹参酮、丹参新酮等。通过近十年来对丹参化学活性物质的研究，其中有些单体对系统性硬皮病、银屑病、痤疮均有较好效果。

丹参的药理作用也是多方面的，具体如下。

（1）对微循环的作用：通过实验家兔外周微循环障碍病理模型，观察丹参和丹参素对微循环的影响，结果表明，给药后血液流速显著加快，毛细血管网开放数目增多，60% 以上的动物的血液流态改善，血细胞有不同程度的解聚现象，血液流动由粒状或断线状变为正常，说明丹参具有改善微循环障碍，从而改善细胞缺血缺氧所致代谢障碍的作用。

（2）对血凝的作用：①对纤维蛋白溶解（纤溶）的作用，纤维蛋白的溶解活性处于低水平成为血瘀患者病变过程中的危险因素之一。根据血凝试验和葡萄球菌聚集试验的结果，证明丹参能强有力地促使纤维蛋白降解。②在电镜下观察丹参对应激大白鼠心肌小血管内血小板解聚的影响，发现给药后血小板解聚；又在试管中证实丹参制剂能使血小板内 cAMP 浓度明显增高，高浓度时能促使血小板解聚。③丹参中 3 种化学提取物均有抗凝作用，以丹参酮最强，原儿茶醛次之，丹参素较弱。

（3）抗菌、抗炎作用：丹参脂溶性成分中的丹参酮，其抗菌作用体现在以下多方面。①体外实验显示其对金黄色葡萄球菌及其耐药菌株有较强的抑菌活性，较小檗碱强。②小白鼠耳局部应用，有明显的抗菌抗感染作用。③对铁锈色毛癣菌、红色毛癣菌、奥杜盎小芽孢癣菌和星形诺卡菌有一定的抑制作用。丹参酮Ⅰ的抗炎效应研究表明，当健康人白细胞（5×10^7/ml）与 50mg/ml 的丹参酮Ⅰ共同孵育 1 小时后，可使白细胞趋化作用发生明显抑制，而对白细胞的随机运动无影响。若孵育时间持续 19 小时，则 5mg/ml 的丹参酮Ⅰ足以使白细胞趋化作用及随机运动均发生有意义的抑制。体外实验显示丹参酮与中性粒细胞混合，可抑制其趋化作用。体内给药可明显降低中性粒细胞趋化作用，并抑制 β 葡萄糖醛酸释放，可能是丹参抗感染作用环节之一。

（4）对血流动力学的影响：血瘀证除有微循环障碍外，均有不同程度的血流动力学异常。经用丹参注射液治疗后全血黏度、血浆黏度、红细胞电泳时间的恢复明显。

（5）对结缔组织的作用：对丹参治疗前后的瘢痕组织的超微结构观察发现，治疗后成纤维细胞的数量显著减少，分泌胶原的功能低下，组织细胞增多，肥大细胞增加，血管数量增多，表明丹参有促进增生变性的结缔组织转化、吸收，抑制亢进的胶原合成作用，对硬皮病皮肤成纤维细胞的增殖也有抑制作用。

2. 黄芪的研究　黄芪含有多种化学成分，以苷类、多糖、氨基酸、微量元素为主。①苷类：从膜荚黄芪的根中分离出羽扇豆醇、β 谷甾醇、胡萝卜苷、膜荚黄芪皂苷甲及乙等。从蒙古黄芪的根中得到了黄芪皂苷Ⅰ、黄芪皂苷Ⅱ、黄芪皂苷Ⅳ、大豆皂苷、刺芒柄花素和毛蕊异黄酮等。②多糖：从蒙古黄芪中得到了 5 种多糖，多糖Ⅰ、多糖Ⅱ、多糖Ⅲ、多糖Ⅳ和多糖Ⅴ，均具有一定活性。③氨基酸：如膜荚黄芪含有 25 种游离氨基酸，金翼黄芪含有 22 种游离氨基酸。④微量元素：黄芪中含有人体生命活动需要的多种微量元素。

黄芪有药理作用，能促进各类血细胞的生成、发育和成熟，证明黄芪有促进骨髓造血的功能；黄芪尚有改善心、肾功能的作用；在体内对 LAK 细胞抗瘤活性具有调节作用；黄芪能增强大白鼠的应激能力，提高抗疲劳作用，该作用是通过增强其肾上腺皮质功能而产生的。黄芪含硒量较高，可以刺激某些细胞生长，参与多种酶的合成和活化，保护细胞免受生物氧化过程的损害。黄芪的免疫调节作用备受重视，它能促进病毒和自身诱生干扰素，从而抑制病毒增殖，增强自然杀伤细胞（NK）活性和免疫调节作用。黄芪能明显增加亚适量 PHA、ConA 和 PWM 引起的淋巴细胞增殖反应，且能抑制 Ts 细胞活化。同时，一定浓度的黄芪在 PHA 存在下，可促进 Th 加强 IL-2 的产生。对抗体产生的影响表明，黄芪可促进浆细胞增生、B 细胞增殖分化和抗体合成。

3. 雷公藤的研究　雷公藤又称黄藤，已知雷公藤含有 100 余种化学成分，很受国内外医药界的关注。①生物碱类：可以分为两类，一类是烟酰倍半萜类,有雷公藤碱、雷公藤晋碱、雷公藤增碱、雷公藤定碱等;另一类是精脒类,含生物碱 A、生物碱 B、生物碱 C、生物碱 D 等。②二萜类:已分得较多二萜成分,如雷公藤内酯酮、雷公藤内酯醇、雷酚内酯、雷酚酮内酯、雷公藤内酯二醇等。③三萜类:雷公藤的三萜成分有雷公藤红素、雷公藤内酯甲和雷公藤内酯乙、雷公藤三萜内酯 A 等。除此之外,自雷公藤中分离得到的还有许多新的单体,如 TRY16、TZ-93、萨拉子酸等,均有较好的药理活性(图 2-1)。

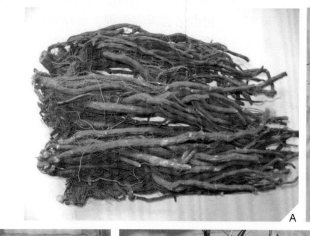
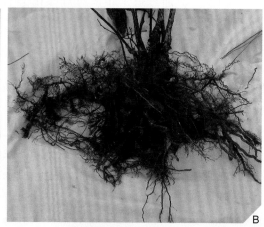
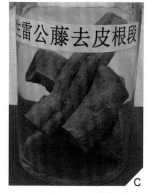
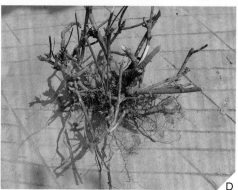
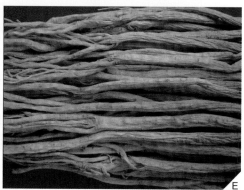

图 2-1 丹参(A);昆明山海棠(B);雷公藤去皮根段(C);雷公藤(福建建宁)(D);黄芪(E)

雷公藤的药理作用,包括抗感染、抗癌、抗病毒、抗生育、免疫调节等。用雷公藤治疗 SLE,发现其具有免疫调节和抗感染作用。雷公藤可抑制 T 细胞增殖反应,且可明显降低小鼠脾细胞产生 IL-2 的水平,对体液免疫则能明显抑制胸腺依赖性抗原诱发的抗体反应,另外,可抑制胸腺和单核 - 吞噬细胞系统吞噬功能。其对炎症早期血管通透性增高、渗出、水肿有明显抑制作用,可以减少炎症介质的产生和释放。还发现,雷公藤可以抑制 SLE 患者体内补体活化,不仅能抑制补体经典途径的激活,也能抑制补体旁路的激活。又观察到雷公藤甲素对细菌内毒素(LPS)诱导的人外周血单核细胞(PBMC)产生 IL-6 和 TNF 具有显著抑制作用。此外,雷公藤可以抑制巨噬细胞 J774 的免疫活性。体外实验表明,其能显著抑制 ConA 与 LPS 诱导的 T、B 淋巴细胞增殖反应。雷公藤 T4 单体可以抑制本病及正常人 PBMC 的增殖反应及体外培养的肾小球细胞的增殖,以及正常人外周血单个核细胞及淋巴细胞株多种黏附分子的表达,还有 PBMC 与人脐静脉内皮细胞(HUVEC)间的黏附能力。研究还表明,雷公藤红素能够以剂量和时间依赖方式诱导人 T 淋巴细胞株的凋亡。

总结研究“三色片”的经验,使我们体会到“一味丹参功同四物”的内涵,根据黄芪和雷公藤的物质基础及药理作用,现代医学可以发挥“一味黄芪效超十全”“一味黄藤功盖百药”的论述,这正是中医理法方药的提高和发展。我们从宏观的角度,用辨证论治的方法观察到“三色片”中丹参、黄芪、雷公藤的协同作用,还预测到在微观研究水平,它们单体之间的组合也可能发挥协同作用。药物的发展会焕发医学的创新思路,是医学在指导药物的研究，是从宏观调控到微观研究。丹参素的全合成，TZ-93 的半合成，开阔了我们微观研究的视野。从微观研究我们看到了中西医结合的前景，看到了中西医结合的光明，皮肤科中西医结合治疗将大有作为。

第二节　银屑病血证与调血研究

一、概述

银屑病是慢性、复发性、红斑鳞屑性、细胞增生性、难治性皮肤病，中医有"白疕""干癣""松皮癣"之称。

中医对银屑病的看法，近年来关于银屑病"从血辨证""调血论治"的观点基本上达成一定共识，即认为临床所见"风""热""燥"为标，"血"为本的指导思想，中医有"血虚生风""血热生风""血燥风患"之说，符合"血虚生风、风盛则痒""血燥风犯、白屑为患""治风先治血、血行风自灭"等观点。银屑病之"血证"，有血热、血燥、血虚、血瘀、血寒、血毒之分，所谓调血，即理血、治血大法，实际上包括凉血、养血、补血、和血、活血、破血、温血、清血等范畴，它概括于"血证论"的范围，又称"新血证论"，有广阔的研究前途。

二、临床研究

（一）血证论治

银屑病的血证治疗各家分型较多，有二型论治、三型论治，见解不一，笔者认为综合起来可归纳为六型论治。

1. 血热型　相当于进行期或红皮病性银屑病，新皮疹不断出现，旧皮疹不断扩大，鳞屑厚积，炎症明显，周围有炎性红晕，痒感较著，可伴有发热等全身症状，舌红，苔黄，脉数。治宜清热凉血。常用牡丹皮、山栀、金银花、生地、大青叶、赤芍、红藤、板蓝根等药物。

2. 血燥型　相当于缓解期银屑病，病期多较久，常反复发作，皮损呈钱币状或地图状，皮肤干燥，苔薄，脉弦细。根据中医"阴虚血燥"之说，治宜养阴润燥。常用白芍、何首乌、黄精、鸡血藤、生地、玄参、天冬、麦冬、知母、玉竹、小胡麻等药物。

3. 血虚型　多为老年及关节病性银屑病患者，或病期日久，或处于寻常性静止期，面色无华或萎黄，唇色淡白，爪甲苍白，常有爪甲病变、凹陷点或增厚，皮肤干燥脱屑，基底白屑迭起，痒较甚，常伴有头晕、眼花、心悸失眠、手足发麻、腰酸乏力、关节酸痛，舌苔白，脉细弱。治宜养血润肤。常用药有熟地黄、黄芪、丹参、制首乌、鸡血藤、乌梢蛇、当归、炙甘草等。

4. 血瘀型　①肌肤甲错，关节不利；②损害处鳞屑刮除后可见点状出血；③30% 患者舌质偏紫或有瘀斑；④微循环检查可见皮肤毛细血管扭曲或出血；⑤血液特性测定常有全血黏度增高；⑥血管通透性明显升高；⑦皮肤病理检查显示真皮乳头毛细血管扩张、僵直等血瘀指征。近年来人们重视以活血化瘀法为主、辨证加减治疗本病，取得了一定的疗效。实际上，血瘀贯穿疾病全过程。常用活血中药有三棱、莪术、六月雪、狼毒、丹参、乳香、没药、桃仁、红花等。

5. 血寒型　皮损色淡红，鳞屑色白较厚，皮肤干燥，冬季加重或复发，夏季减轻，病期多较久，伴有形寒肢冷等阳虚血寒之全身症状，关节酸楚疼痛，奇痒不堪，苔薄白，脉紧。治宜温血散寒。常用桂枝、麻黄、当归、赤芍、制川乌、鸡血藤、附子、细辛、通草、雷公藤等药物。

6. 血毒型　相当于红皮病性银屑病、泛发型银屑病或脓疱性银屑病，全身皮肤发红以至暗红色，甚者可有肿胀，鳞屑不多，皮肤灼热，常伴有发热，关节痛，全身不舒，便秘，溲赤，口干，苔薄黄，脉滑数。治宜清解血毒。常用药有黄连、生山栀、牡丹皮、生地、犀角、羚羊角（代）、雷公藤、青黛、生草、紫草、紫花地丁、土大黄等加减。

7. 血症的辨证关系　"新血证论"对银屑病之见解，银屑病以血为本，血热为先，血虚、血燥、血寒在后，血毒是疾病的恶性发展，血瘀贯穿疾病的全过程，因此不少研究者认为银屑病与血瘀密切相关，各型银屑病均可以从活血化瘀论治。临床上习惯寻常性银屑病从血热、血瘀、血虚、血燥论证，脓疱性银屑病以血毒、血热、血瘀为主，红皮病性银屑病则多以血热、血瘀、血毒为主辨证，关节病性银屑病则按血寒、血虚、血瘀论治。

（二）治血复方（经验方）

1. 调血糖浆　又称三藤糖浆，由雷公藤、红藤、鸡血藤组成，3 次 / 日，每次 10ml（成人量），4 周为 1 个疗程，治疗各型银屑病均取得不同程度的疗效。调血糖浆具有活血化瘀、清热凉血、补血行血的作用，对消炎消肿、调节免疫均有较好的作用。

2. 养血活血合剂　又称三色合剂，本方由雷公藤、丹参、黄芪等组成，此方更适合血瘀型及血虚型银屑病，服法为 3 次 / 日，每次 10ml（成人量），4 周为 1 个疗程。该合剂有凉血、活血、养血益气的功效，对病情缓解可发挥较好的效果。从 T 细胞功能测定显示此合剂能调节细胞免疫功能。

3. 乌灵袋泡茶　本方由乌梅、灵磁石、生牡蛎、煅牡蛎、丹参、赤芍、茯苓、生甘草等组成，对血瘀型及血燥型疗效更好。服法为 3 次 / 日，1 包 / 次（成人量）开水泡服，4 周为 1 个疗程。该袋泡茶有养血活血、平肝息风、养心安神、收敛止痒的功效，对烦躁不安、睡眠不佳、瘙痒明显、皮损肥厚有较好的针对性。

（三）理血单方

1. 雷公藤　有清热凉血、活血化瘀功能，该药及其同属植物昆明山海棠已被证实具有较好的抗炎及免疫调节作用，是治疗银屑病有肯定疗效的药物，其制剂有雷公藤片、雷公藤多苷片、昆明山海棠片、火把花根片、雷公藤糖浆等，其中雷公藤糖浆疗效最为满意，它符合中药煎剂的特色，有吸收好、疗效佳、副作用小的优点，综合先后多年观察，近期有效率为 70% ～ 90%。除银屑病皮损改善外，对其伴发的关节病变亦有相应独特的疗效。

研究发现，雷公藤的疗效可能是通过调节银屑病的免疫紊乱环节和抗炎作用而取得的。另外

雷公藤提取物，包括某些单体，经观察对银屑病亦有一定功效，值得进一步探讨。

2. 丹参　是活血养血、养心安神的药物，适合于各型银屑病，其对于血虚型及血瘀型疗效更佳。一般开始治疗阶段多采用静脉滴注，巩固阶段用肌内注射。丹参对止痒、烦躁不安、睡眠不佳及皮损消退较为明显。丹参的提取物丹参素可制成针剂静脉滴注或肌内注射治疗银屑病，与丹参有同样效果。丹参或丹参素的用量及用法：丹参（丹参素）注射液（每支 2ml，含生药 4g）4 ～ 8 支加于 5% ～ 10% 葡萄糖溶液 500ml 内静脉滴注，1 次 / 日。丹参注射液肌内注射 1 ～ 2 次 / 日，1 支 / 次，临床上如与雷公藤等药物配合应用，可以提高对银屑病的疗效。

3. 红藤　有凉血活血的功能，符合银屑病从血论治的发病规律，临床上用于银屑病的有 3 种给药途径：①红藤注射液（每支 2ml，含生药 4g），静脉滴注，将 4 支红藤注射液加于 5% ～ 10% 葡萄糖溶液 500ml 内静脉滴注，1 次 / 日。②肌内注射：1 ～ 2 支红藤注射液肌内注射，1 ～ 2 次 / 日，1 ～ 2 支 / 次。③红藤糖浆口服，3 次 / 日，10 ～ 20ml/次（每毫升含生药 1g），3 种用法，其疗效以静脉滴注最佳，糖浆口服其次，肌内注射较差，经研究红藤有抗炎和免疫抑制作用，但较雷公藤为弱，两者同用，对银屑病可以发挥疗效的协同作用。

4. 其他单方　其他有调血作用的单味中草药，如姜黄与竹黄、三棱与莪术、青黛与紫草、生地与当归、川芎与牡丹皮、银杏叶与大青叶等，对银屑病均有一定的治疗潜力。

三、基础研究

（一）证型研究

1. 淋巴细胞凋亡与证型　王继文等研究了血热型、血瘀型、血虚型银屑病患者淋巴细胞凋亡情况。结果显示，银屑病患者体内对细胞凋亡诱导起促进作用的 APO-1 和 APO-2.7 的水平明显高于健康对照组，在各型之间的表达情况：血热型＞血瘀型＞血虚型；能防止和抑制多种因素触发的细胞凋亡，可延长细胞寿命的 bcl-2 在银屑病患者外周血淋巴细胞上的表达显著低于健康对照组，各型间按血虚、血瘀、血热依次降低，提示各型

银屑病患者外周血淋巴细胞凋亡程度的不同与证型有关，实际上是与机体正气盛衰有关。

2. 转化生长因子 β（TGF-β） 是转化细胞生长的一种自分泌因子，对培养的角质形成细胞有抑制增殖、促进凋亡作用，对培养的血管内皮细胞的增生及迁移也有抑制作用。彭振辉等研究发现，银屑病患者 TGF-β 对角质细胞增殖的负性调节能力下降，导致增殖失控，此特点为血热、血瘀、血燥三型患者所共有，并认为银屑病患者 TGF-β 活性异常是疾病发展过程中机体反应的变化，中医辨证分型更能反映病机变化本质。

3. 红细胞变形能力及膜 ATP 酶活性 刘华昌等将 32 例银屑病患者分成血瘀、血燥、血热型，并测定其红细胞变形能力及膜 ATP 酶活性，结果显示，患者的红细胞变形能力下降，Na^+-K^+-ATP 酶活性增高，而 Ca^{2+}-Mg^{2+}-ATP 酶活性降低，异常的程度：血瘀型＞血燥型＞血热型，提示银屑病患者有上述功能异常，且各证型之间亦有差异。

4. 红细胞因子与血分论治 范斌等观察了凉血和活血中药对进行期和静止期银屑病患者血清细胞因子的影响，探讨了中医"血分论治"银屑病的作用机制。其方法是观察 40 例寻常性银屑病患者（进行期、静止期）IL-2、γ 干扰素（IFN-γ）、IL-4、IL-6 细胞因子变化，以及凉血和活血中药对其干预作用。结果发现治疗前进行期（血热证）与静止期（血瘀证）之间，在细胞因子方面存在差异。治疗后清热凉血方（血热组）能降低 IL-2、IFN-γ 水平。益气活血方（血瘀组）能降低 IL-4、IL-6 水平。结论认为中医"血分论治"通过对 IL-2、IFN-γ、IL-4、IL-6 细胞因子的影响，从而起到调节免疫作用。

（二）调血单方研究

已知多种调血中草药对银屑病有较好的治疗作用，现选择部分概括如下。

1. 调节炎性介质

（1）银杏叶与 IL-6：陈盈雯等研究显示，口服具有活血化瘀作用的银杏叶提取物可使银屑病患者治疗 2～4 周后 IL-6 水平下降，与治疗前比较有显著性差异，提示银杏叶提取物可能有抑制 IL-6 分泌的作用。

（2）丹参素与黏附分子：吴京海等研究了活血、养血的丹参素对银屑病患者外周血单个核细胞黏附分子表达的影响，免疫组织化学结果显示，在活动期银屑病患者皮损及皮损周围角质形成细胞中观察到多种黏附分子（如 FLA-1、ICAM-1）表达的上调，丹参素能抑制银屑病患者黏附分子的表达而达到治疗效果。

（3）银杏叶与 PAF 受体：秦小卫等的研究表明，银杏叶有效成分银杏叶内酯能拮抗血小板活化因子（PAF）受体活性，从而抑制 PAF 活性表达，抑制中性粒细胞向表皮的趋化反应而治疗本病。已知 PAF 是一种磷脂类强效炎症介质，银屑病皮损鳞屑中存在 PAF 活性，且含量高于正常人；中性粒细胞表面存在 PAF 受体，PAF 与 PAF 受体的结合使真皮血管内的中性粒细胞向表皮趋化、聚集，从而促使银屑病的发病。

2. 改善微循环及血流动力学

（1）丹参与血流动力学：肖青林等用不同剂量丹参治疗银屑病患者后，进行血流动力学指标检测，结果显示大剂量组疗效优于中剂量组，中剂量组疗效优于小剂量组。

（2）丹参与甲襞微循环：王秀敏等用复方丹参注射液治疗银屑病患者 300 例，总有效率为 96.33%。并于治疗前后测定 50 例男性患者的血液流变、甲襞微循环的变化，结果发现银屑病患者存在血液黏度高和甲襞微循环异常。活血化瘀治疗后甲襞微循环示其形态、流态及襻周状态均有明显改善。流态改变主要为血流速度加快，由原来的粒流变为线流；襻周状态表现为乳头由平坦变为浅波纹或波纹状，渗出减少或消失；形态改变为甲襞微循环清晰度增加，管襻长度增加。其计分均数较治疗前差异均有显著性。

（3）丹参加活血化瘀方：王丽江等也用丹参注射液配合服用活血化瘀方，亦看到甲襞微循环改善，视野模糊明显减少，血管变清晰，直径恢复正常，血流形态由粒状转变成连续血流，速度增快或恢复正常，红细胞聚集现象减轻，血色微粒减少。

3. 抑制细胞增殖

（1）调血药与颗粒细胞形成：齐欣等利用小鼠银屑病实验模型及 PCNA 免疫组织化学方法，观察 6 味调血药（当归、丹参、赤芍、鸡血藤、三棱、莪术）对鼠尾鳞片表皮颗粒层形成有显著促进作用，除鸡血藤外，以当归、莪术作用更显著，与甲氨蝶呤（MTX）比较无显著性差异。

（2）调血药与上皮细胞分裂：刘晓明等通过多种中药灌胃小鼠观察其对小鼠上皮细胞增殖和表皮细胞分化及血浆内皮素 -1（ET-1）的影响。结果其中具有调血作用的中药中，生地、赤芍、牡丹皮、大青叶、丹参、桃仁、红花及三棱多味中药分别具有抑制上皮细胞分裂、降低血浆 ET-1 水平的作用。

（3）中药与表皮细胞增殖：路又璐研究不同浓度的 17 味中药对体外培养人表皮细胞增殖的影响，实验结果表明，生地、当归、川芎和赤芍等有极显著的抑制表皮细胞增殖效应，从细胞水平证实了它们作为治疗银屑病的有效方药——加味四物汤中的基本成分确有疗效；牡丹皮、莪术和红花抑制作用突出，作为加味四物汤中的添加成分有助于提高疗效，提示调血药对银屑病的功能。

（4）莪术与上皮细胞分裂及颗粒层形成：宋智琦等采用鼠尾鳞片表皮鼠阴道上皮实验模型，研究不同浓度的莪术油霜剂外用对表皮角化、细胞有丝分裂及增殖细胞核抗原（PCNA）的影响。结果显示：不同浓度的莪术油霜剂与阴性对照组相比，对小鼠阴道上皮细胞有丝分裂及 PCNA 的表达有显著抑制作用，对鼠尾鳞片表皮颗粒层的形成有显著的促进作用。

（5）雷公藤与角质形成细胞：姜一化等研究表明，具有活血化瘀作用的雷公藤对银屑病 ABKNA 模型角质形成细胞的增殖有抑制作用，可能与抑制细胞分泌细胞因子有关。

（6）靛玉红 / 紫草素与细胞：凉血、活血的靛玉红和紫草素对银屑病体外角质形成细胞株凋亡影响的研究表明，靛玉红和紫草素可诱导角质形成细胞的凋亡，并随着浓度的增加，细胞凋亡和程度也增加，从而达到治疗银屑病的目的。

（秦万章）

用好循证医学　迈向精准医学

第一节　循证医学的基本知识

循证医学（evidence-based medicine，EBM），即强调遵循证据的临床医学（图 3-1）。EBM 的中心含义是任何临床医疗决策的制订都应基于客观的科学研究依据。证据是 EBM 的基石，它来源于设计合理、方法严谨的随机对照试验（randomized controlled trial，RCT）及对这些研究所进行的系统评价或荟萃分析结果。这些证据是通过严格的筛选和评价方法从浩如烟海的大量医学文献中概括出来的，因此被认为是评价临床治疗的"金标准"。无论医生开处方、专家制订医疗指南，还是政府制订医疗政策都应根据现有的最可靠的科学依据进行（图 3-1）。

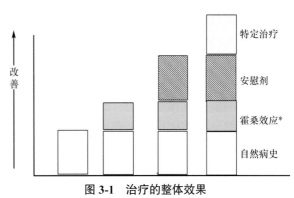

图 3-1　治疗的整体效果

治疗的整体效果包括自然病史（自发改善）、霍桑效应、安慰剂及特定治疗效果的总和，RCT 旨在评价特定的治疗效果

* 霍桑效应（Hawthorne effect），是指某些患者喜欢、迷信或厌恶某经治医生或医院而产生正负两方面的影响和效应

一、EBM 发展背景

1. RCT 的出现　长期以来，医学工作者通常把经验、直觉、基础理论、动物试验结果的推理或零散的非系统的人体研究结果作为临床决策的依据。20 世纪 80 年代，随着临床医学等学科的发展，学者们进行了许多人体 RCT，发现一些被临床经验认为有效并长期使用的药物并无疗效，或弊大于利，如经典抗心律失常药利多卡因的应用价值受到质疑，其虽能纠正急性心肌梗死后室性心律失常，但却增加了患者的死亡率，20 世纪 90 年代的教科书还在推荐这种药物。而另有一些被认为无效的药物却被临床试验证实确有疗效，或

利大于弊。如阿司匹林，这种十分古老的药物，20 世纪 90 年代初又成为世界范围内治疗急性心肌梗死的重要药物，降低急性心肌梗死的病死率，减少非致命性再梗死。

2. RCT 被认可 RCT 已得到临床医生的广泛认可。RCT 减少了偏倚，从而使结论更加真实可信。通过 RCT 发表的结果使临床医生越来越有据可循。"循证医学"将逐渐替代"经验医学"。

3. EBM 的确立 EBM 的核心思想是应用当代最佳证据，对个体患者的医疗做出决策。最佳证据主要指临床研究证据，特别是以患者为中心的关于诊断、预后、治疗、预防及康复等各方面的高质量临床研究证据。

二、证据合成——系统评价与荟萃分析

文献综述常为人们获得本专业研究进展和最新信息的重要途径。然而，传统的叙述性文献综述因为方法学上的局限，通常不能提供真正科学可靠的医学信息。近年来，随着方法学的日益完善，可采用系统评价的方法，对文献进行系统查询和严格评价（表 3-1）。

表 3-1 系统评价与一般综述的差别

项目	系统评价	一般综述
问题	通常为临床需要解决的某一具体问题	涉及面较广
资料检索	全面收集，有明确的检索策略及要求	无严格规定，易产生偏倚
文献筛选	有严格的方法学评价，公平应用，较少混入人为因素	无严格规定，筛选时，易混入人为主观因素
评价	有严格的评价指标	无一定标准
数据合成	多以定量的荟萃分析为主	通常只为定性的归纳
推论	通常是有根据的	有时是有根据的

系统评价（syntheses）是一种严格地评价文献的方法，它针对某一个具体的临床问题，采用临床流行病学减少偏倚和随机误差的原则和方法，系统、全面地收集全世界所有已发表或未发表的临床研究结果，筛选出符合质量标准的文献，进行定性分析和定量合成，获得较为可靠的结论。

传统的叙述性文献综述（narrative review）和系统评价都是对临床研究文献的分析和总结。然而两者是有差别的，文献综述和系统评价相比，前者主要缺点是主观性强，容易产生偏倚和误差。

荟萃分析是对目的相同、性质相近的多个医学研究所进行的一种定量综合分析，包括提出研究问题、制订纳入和排除标准、检索相关研究、汇总基本信息、综合分析并报告结果等在内的一系列过程。

荟萃分析与系统评价的区别与联系：广义上人们常将荟萃分析也称为系统评价。实际上，两者是有区别的，荟萃分析是用统计分析的方法将多个独立的、可以合成的临床研究的结果综合起来进行定量合成，而系统评价并不意味着一定要对相关研究的结果进行定量合成，它可以是定性系统评价，也可以是定量系统评价即包含荟萃分析。

系统综述可分为两种类型：定性系统综述和定量系统综述，后者即荟萃分析（表 3-2）。

表 3-2 系统评价、荟萃分析、传统综述的主要区别

系统评价	荟萃分析	传统综述
必须预先制订详细周密的研究计划书	可有研究计划书	无研究计划书
根据研究目的严格纳入不同设计类型的研究，文献来源广，有详细的检索策略	纳入研究可为各种设计类型	不规定纳入研究的类型和文献来源，无详细检索策略
严格评价纳入研究的质量并据此解释结果	不一定进行质量评价	不评价纳入研究质量
定量系统评价包含荟萃分析；定性系统评价不包含荟萃分析	可单独进行，也可作为定量系统评价的一部分	对研究结果进行定性描述

系统评价与荟萃分析关系见图 3-2。

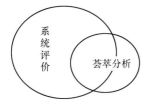

图 3-2　系统评价与荟萃分析的关系

三、EBM 证据分类、来源及分级

1. 证据分类及来源

（1）原始研究证据及来源：是指直接从患者中获得的单个有关病因、诊断、预防、治疗、康复和预后等研究的第一手数据，经过统计学处理、分析总结后所获得的结论，主要包括单个的 RCT、交叉试验、队列研究、病例对照研究、非随机同期对照试验及叙述性研究等。常用的原始研究证据的来源：

1）MEDLINE：美国国立医学图书馆建立的数据库。

2）欧洲 EMBASE 数据库。

3）中国生物医学文献数据库（Chinese Bio-medical Literature Database，CBM）。

4）中国循证医学 /Cochrane 中心数据库（Chinese Evidence-Based Medicine/Cochrane Center Database，CEBM/CCD）。

（2）二次研究证据及来源：是将针对某一问题的全部原始研究证据尽可能全面地收集起来，进行严格评价、整合处理、分析总结后所获得的结论，是对多个原始研究证据进行再加工后得到的更高质量的证据。主要包括系统综述、卫生技术评估和临床实践指南。常用的二次研究证据的来源：

1）数据库：① Cochrane 图书馆（Cochrane Library，CL）；②循证医学评价（Evidence-Based Medicine Review，EBMR）；③评价与传播中心数据库（Center for Reviews and Dissemination Database；CRDD）；④临床证据（clinical evidence，CE）；⑤美国国立卫生研究院卫生技术评估与导向发布数据库（National Institutes of Health Consensus Statements and Technology Assessment Statements，NIHCS & TAS）。

2）期刊：①《循证医学杂志》（*Evidence Based Medicine*）；②《美国医师学会杂志俱乐部》（*ACP Journal Club*）；③ *Bandolier*；④《循证护理杂志》（*Evidence Based Nursing*）；⑤《循证卫生保健与公共卫生杂志》（*Evidence Based Health Care & Public Health*）；⑥《中国循证医学杂志》。

3）指南：①美国国立指南库（National Guideline Clearinghouse，NGC）；②相关指南。

（3）检索证据：包括计算机检索和人工检索。

1）证据评价与分级：检索的研究证据常需用临床流行病学和循证医学质量评价的标准进行评价。

RCT 是评估干预措施（治疗、预防）效果最好的研究方法。在严格评价中，按照不同研究类型一般将临床研究证据质量分为 6 级，从第 1 级到第 6 级质量依次减弱。

2）评价证据：无论评价哪一种临床研究证据，都应从 3 个层次来综合考虑其价值：①真实性的评价；②临床意义的评价；③临床适用性的评价。

2. EBM 证据的分级　根据科学性和可靠程度，临床研究证据可分为以下 5 级。

Ⅰ级证据：按照特定病种的特定疗法收集的所有质量可靠的 RCT 结果所做的系统评价或荟萃分析，可靠性最高，可作为金标准。

Ⅱ级证据：证据来自单个的大样本量的 RCT，有较高的可靠性，建议采用。

Ⅲ级证据：证据来自设有对照组，但未用随机方法分组的研究，有一定的可靠性，可以采用。其又可分为：①Ⅲ-1 级，设计良好的对照试验，但未用随机方法；②Ⅲ-2 级，设计良好的队列研究或病例对照研究。

Ⅳ级证据：证据来自无对照的系列病例观察，可靠性较差，仅供参考。

Ⅴ级证据：专家意见，是指有名望专家的意见或依据临床研究证据、描述性研究或专家委员会的报告，可靠性最差，仅供参考。

循证医学的证据必须来自设计规范的临床试验，而且循证医学强调不使用陈旧过时的证据，而是使用当前（包括 12 个月以内）的最好的证据。

四、EBM 与传统（经验）医学的区别

EBM 与传统（经验）医学的区别见表 3-3。

表 3-3 循证医学与传统医学的区别

	传统医学	循证医学
医疗模式	以疾病和医生为中心	以患者为中心，重视个性化治疗
证据来源	主要来自动物实验、实验室研究、零散的临床研究和教科书、杂志、专家意见	个人经验和外部最佳证据 RCT 相结合
证据收集	限于时间和条件，不够系统全面	强调系统全面、尽量收集全世界大样本 RCT
治疗方法选择	注重基础研究或动物实验的推论和个人临床经验	强调当前能够得到的最好临床证据
疗效判定	关注症状改善，如实验室或影像学结果	强调终点结局（病死率、致残率、生存质量、卫生经验指标）
证据评价	不重视	强调系统评价、荟萃分析
临床决策	以疾病和医生为中心，患者不参与选择	强调考虑患者选择

第二节　循证医学在皮肤科治疗学中的应用

一、EBM 临床治疗学的组成

EBM 的临床治疗学应包括 4 个组成部分（图 3-3）。

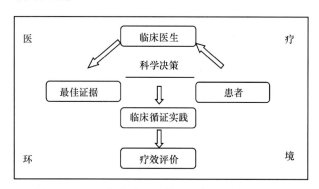

图 3-3　EBM 实践过程及其四要素之间关系的图解

第一是医生，系 EBM 实践的主体。作为实践 EBM 的医生，首先要具备良好的医学理论基础与丰富的临床经验和过硬的技能、全心全意为患者服务的精神，才可能发现患者的临床问题，解决患者的问题，促进循证医学实践、以提高自己的临床学术水平。

第二是患者，系循证医学实践服务的主体。实践循证医学，务必要取得患者的合作，具备对诊疗措施良好的依从性。

第三是最佳证据，要去发掘和掌握当前研究的最佳证据，其中包括既往的可靠研究成果及最新 12 个月以内的研究成果。

第四是医疗环境，有相应的医疗环境，依据不同级别的医院，结合具体医疗条件和临床经验做出科学决策，达到最佳的诊疗效果。故在循证医学实践过程中，医生是关键，研究证据是核心，临床经验是基质，患者是核心，医疗环境是条件。

二、EBM 的实践步骤

实践 EBM "五步曲"，见图 3-4。

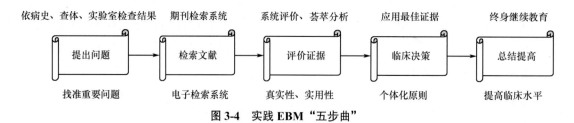

图 3-4　实践 EBM "五步曲"

（一）针对患者提出问题

具体提出一个明确、可回答的临床问题，是 EBM 实践中的第一步。这个问题的解决，有利于临床医生确定正确的治疗方案。例如，怎样为患者选择利大于弊和有确定疗效的治疗方法？在临床治疗实践中，试图一次解决所有的临床问题是不可能的，应优先选择需回答的问题就显得十分重要。

提出的问题不能太大或太小，一定要具体，是医生和患者主要关心的问题。与皮肤科相关的问题举例如下（表 3-4）。

表 3-4 皮肤科相关问题举例

疾病	提出问题
甲真菌病	患者右手示指近端型红色毛癣菌甲真菌病，甲癣临床治疗问题：特比萘芬、伊曲康唑、氟康唑及灰黄霉素，哪种药物疗效最好
关节性银屑病	甲氨蝶呤和环孢素，哪一种药物对患者疗效最佳，其最佳剂量和疗程如何
中毒性表皮坏死松解症	糖皮质激素和静脉滴注免疫球蛋白，哪一种疗效最佳；如何选择其他免疫抑制剂，哪一种最适合该患者

（二）检索有关医学文献

确定了需要回答的临床问题之后，应当通过有效的文献检索全面获取证据。这些证据可以来源于原始研究资料（如专著、高质量期刊上发表的论文、电子出版物等），也可以来源于经系统综述的二次研究资料，包括循证教科书、与证据有关的数据库、网站等。其检索包括计算机检索和人工检索。

根据第一步提出的临床问题，确定相关"关键词"，应用电子检索系统和期刊检索系统检索相关文献。

目前世界上有大量医学研究证据来源，包括数据库（互联网在线数据库、公开发行的 CD、循证医学中心数据库等）、杂志、指南及专著等。

（三）严格评价证据

对收集的研究证据，应用临床流行病学和循证医学质量评价的标准，严格对其真实性、可靠性、适用性进行评价。如果收集的合格文献有多篇，用系统评价和荟萃分析（meta-analysis）的评价结论则更可靠。

（四）应用最佳成果于临床决策

从经过严格评价的文献中获得最佳证据，并依据个体化原则，应用于临床。

（五）总结提高

通过循证医学临床实践，总结成功和不成功的经验和教训，从中获益，提高临床水平。

三、循证医学临床实例——奥马珠单抗在慢性自发性荨麻疹中的循证治疗

（一）疾病案例

患者，女，35 岁。反复风团伴瘙痒 2 年。曾于当地服西替利嗪片 10mg，1 次 / 日，2 周未能控制，后加至 20mg，1 次 / 日症状减轻，但坚持服药 12 个月后仍有发作。主因计划生育二胎，要求快速控制。辅助检查总 IgE 104U/ml，嗜酸性粒细胞和嗜碱性粒细胞数、C 反应蛋白、补体 C3、补体 C4、抗甲状腺过氧化物酶抗体均在正常参考值范围。临床诊断：慢性自发性荨麻疹。

（二）提出问题

患者存在慢性自发性荨麻疹，在第二代抗 H_1 受体拮抗剂常规剂量治疗未能控制，加量后症状减轻但未能完全控制情况下如何快速安全控制症状？

（三）证据检索与评价

1. 检索策略 查阅国内外指南，发现奥马

珠单抗国外指南中作为三线治疗的首选，国内指南中也作为三线治疗，遂以"urticaria, chronic urticaria, hives, omalizumab, Xolair, monoclonal antibody, rhuMAb-E25, anti-immunoglobulin E, randomized controlled trial, meta-analysis"，检索Cochrane 图书馆、MEDLINE、EMBASE、LILACS、中国生物医学文献数据库、中国知网及万方数据知识服务平台等数据库，收集所有奥马珠单抗治疗慢性自发性荨麻疹的荟萃分析和RCT。

2. 文献的纳入标准和排除标准

1) 纳入标准。①研究类型：已公开发表及未发表的RCT 或荟萃分析，报道了不少于1个与本系统评价相关的主要或次要结局指标；②研究对象：受试者符合慢性自发性荨麻疹的诊断标准，伴或不伴血清特异性IgE 检测结果阳性，年龄≥ 12 岁，性别、人种不限，使用H₁ 受体拮抗剂（H₁RA），或联合其他药物治疗效果欠佳者。

2) 排除标准：明确病因的慢性荨麻疹患者；妊娠期及哺乳期妇女；既往使用奥马珠单抗治疗者。

主要结局指标：7 日荨麻疹活动度评分（urticaria activity score of 7 days，UAS7）变化量、1 周瘙痒严重程度评分（itch severity score，ISS）变化量。

次要结局指标：1 周风团数量评分变化量、主要症状完全控制率（UAS7 = 0 分）、皮肤病生活质量指数（dermatology life quality index，DLQI）变化量、严重不良事件发生率、一般不良事件发生率。

3. 资料的提取　根据文题和论文出处，排除不同数据库的同一文献后，仔细阅读摘要或全文。如为荟萃分析或RCT 则阅读全文，记录其诊断标准和排除标准、随机化方法、给药方法和治愈标准等。研究的方法学质量分析按照Juni 等对RCT 的4 条质量评价标准进行：①随机方法是否正确；②是否做到分配隐藏，方法是否正确；③是否采用盲法；④有无失访或退出，如有失访或退出时，是否采用意向治疗分析（intention to treat，ITT）。如果所有4 条质量评价标准均完全满足，则该研究存在偏倚的可能性为最小；如果其中任何一条或多条质量评价标准仅为部分满足，则该研究存在偏倚的可能性为中等程度；如果其中任何一条或多条质量评价标准完全不满足，则该研究高度存在偏倚的可能性。

4. 检索结果　结果检索到5 篇荟萃分析文章，7 篇RCT。7 篇RCT 没有超出最新荟萃分析范围，故不做进一步荟萃分析。

（四）检索结果分析

奥马珠单抗组及各剂量亚组在UAS7、1 周风团数量评分方面均优于安慰剂组（$P < 0.05$）；奥马珠单抗组及75mg、150mg、300mg 亚组在改善ISS、主要症状完全控制率方面优于安慰剂组（$P < 0.05$），尚不能认为600mg 亚组优于安慰剂组（$P = 0.07$）；奥马珠单抗组及150mg、300mg 亚组在改善DLQI 方面均优于安慰剂组（$P < 0.05$），其中300mg 奥马珠单抗明显优于安慰剂，尚不能认为75mg 亚组优于安慰剂组（$P=0.50$）。患者对抗IgE 单抗的反应程度和速度反应不一，快者可在12 小时至1 周内见效，慢者需1 周至数月才出现反应，10% ～ 20% 的患者治疗后无反应。长病程、既往使用糖皮质激素及血管紧张素转换酶抑制剂等药物、自体血清皮肤试验和嗜碱性粒细胞组胺释放试验结果阳性、合并血管性水肿等可能提示抗IgE 治疗反应较差或起效较慢，有过敏性疾病的个人史或家族史、高血清IgE 水平、嗜碱性粒细胞表面FcεR Ⅰ 表达水平上调等则是提示抗IgE 治疗反应快速或明显的有益因素。奥马珠单抗组及各剂量亚组的一般不良事件发生率、严重不良事件发生率与安慰剂组比较差异均无统计学意义（$P > 0.05$）。目前尚无随机对照研究来确认适宜的停药时间。

（五）决策实施及效果

根据上述证据（奥马珠单抗每月300mg 的剂量取得了较好的效果），结合患者病情和经济情况，制订了相应的治疗方案：奥马珠单抗300mg/4 周，同时继续使用原抗组胺药。用药1 周以后，起效迅速，UAS7 低于6 分，两周以后，UAS7 保持为0 分，西替利嗪片减至10mg qd。3 周以后，西替利嗪片减至10mg q2d。4 周以后，西替利嗪片减至5mg q2d。5 周以后停用西替利嗪片。连用16 周后，奥马珠单抗减为150mg/4 周，再用8 周后，奥马珠单抗减为150mg/8 周，连用2 次停药，随访3 个月未见复发，患者怀孕，随访6 个月仍未见复发，患者对治疗效果满意。

第三节 循证医学临床实践——临床实践指南与临床路径

一、临床实践指南

随着现代医学的发展，疾病的诊断和治疗已经不再由临床医师的个人经验所决定，而需要经过正确评价的科学证据的支持。临床实践指南（clinical practice guideline，CPG）是针对具体临床问题，分析评价已有的科学研究证据，提出的标准或推荐意见，可作为临床医师处理临床问题的参考性文件，用于指导临床医师的医疗行为。

（一）临床实践指南制订的流程与方法

专家共识指南制订法又分为非正式和正式的专家共识指南制订法；非正式专家共识指南缺乏证据基础，可靠性较差；正式专家共识指南有一定证据支持，但没有将推荐意见和证据联系在一起。专家共识指南举例：白癜风治疗指南见表3-5。

表3-5 白癜风治疗指南（专家共识）

白癜风临床类型		一线疗法	二线疗法
儿童*	所有	Ⅲ级糖皮质激素（+UVA）（年龄＜6岁不用UVA）	局部 UVB(311nm)
成人	局限型（脱色≤2%）	氟替卡松（Ⅳ级）+UVA	局部 UVB(311nm)
	泛发型（脱色＞2%）	UVB(311nm)	口服补骨脂-UVA
	节段型或稳定期	自体移植（至100%复色）	氟替卡松（Ⅳ级）+UVA
	口唇指趾型	自体移植（至100%复色）	微上色（至100%复色）

*12岁以下儿童推荐一线治疗均为外用Ⅲ级糖皮质激素，如丙酸氟替卡松，与临床类型无关。UVA，紫外线A；UVB，紫外线B。

循证临床实践指南制订法：循证临床实践指南的制订包括组成指南开发小组，提出相关临床问题，系统检索文献和使用正确的方法对证据进行严格评价，并结合实践经验，根据证据的级别和强度提出推荐意见。将推荐意见与相关的证据质量明确联系在一起是循证临床实践指南的特征。举例见表3-6。

表3-6 循证临床实践指南举例：美国痤疮循证系统治疗指南（循证实践）

推荐	推荐强度	证据水平
四环素类	A	Ⅰ
大环内酯类	A	Ⅰ
异维A酸	A	Ⅰ
避孕药	A	Ⅰ
螺内酯	A	Ⅱ
抗雄激素	A	Ⅱ
糖皮质激素	A	Ⅱ

（二）临床实践指南的评价

循证临床实践指南现已逐渐成为制订指南的趋势。一项好的临床指南应有充分的科学依据，具有真实性、可靠性和可重复性；同时还需要具备实用性、灵活性，表达清楚，简单明了。临床使用指南时，应对其真实性和可靠性进行评价，评价的要点：①指南的制订者是否收集了最新的，包括过去12个月内有关的证据，并对文献进行了全面的复习。②对每一条推荐意见的支持证据是否标记了级别和注明了出处。

（三）指南的临床应用方法

了解指南的制订方法，一个真正的循证指南较非循证指南的可靠性更强。阅读证据水平与推荐意见强度对照表的解释、了解其意义，以便判断推荐意见的可靠程度。根据推荐意见强度确定临床应用：如果一种疗法的使用为A级推荐，则基本上没有禁忌证就可以使用；若为B级推荐，则可以使用但应注意其证据并不充分；若为C级

Chapter 3

推荐，则提示证据更加缺乏。

二、临床路径

1. 定义与概述　临床路径（clinical pathway，CP）是指医院的一组人员共同针对某一病种的监测、治疗、康复和护理，所制订的一套有严格工作顺序和准确时间要求的诊疗计划、流程图，使服务对象获得最佳的医疗服务质量。因此临床路径是以循证医学证据和指南为指导来促进治疗组织和疾病管理的方法。

2. 临床路径四要素

（1）其对象是针对一组特定诊断或操作。

（2）其制订是多学科知识综合的过程，包括临床、护理、药剂、检验、麻醉、营养、康复、心理及医院管理，甚至有时包括法律、伦理等。

（3）其设计要依据住院的时间流程，结合治疗过程中的效果，规定检查治疗的项目、顺序和时限。

（4）建立一套标准化治疗模式，最终起到规范医疗行为、减少变异、降低成本、提高医疗质量的作用。

3. 临床路径与临床指南的区别　临床指南的内容要经过严格的评价。临床路径更加细化了医疗过程，关注医疗过程中的重点环节。虽然在路径开发中应该基于临床指南，但路径所包含的主要过程通常没有经过严格的验证，可以依据医院本身的实际情况，超出指南规定的范围。

4. 实施　实施临床路径，要求遵循疾病指南、循证医学的进展调整路径的实施细则，使之符合医学科学的发展；减少治疗过程的随意化；提高医院资源的管理和利用，加强临床治疗的风险控制；缩短住院周期，减低费用。

临床路径举例：治疗带状疱疹后遗神经痛（PHN）的临床路径（工作流程，图3-5）。治疗PHN的药物有多种，本路径中常规选择抗抑郁药阿米替林或去甲替林，或抗惊厥药加巴喷丁，对顽固性病例，阿片类治疗可能是最终的选择，这些治疗是安全有效的。但依据指南，其通常没有经过严格的验证，可以依据医院本身的实际，超出路径的范围。

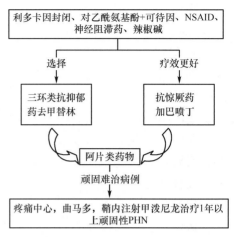

图 3-5　治疗 PHN 的临床路径

附　精准医学

精准医学就是根据每例患者的个人特征量体裁衣地制订个性化治疗方案，是一种建立在了解个体基因、环境及生活方式基础上的新兴疾病治疗和预防方法。它涵盖了个性化医学和基因组医学的内容。二代测序技术极大地加速了单基因遗传病致病基因的发现；全基因组关联分析能发现复杂疾病位点；这些技术对疾病的认识、诊断和防治，以及精准医学的发展起着至关重要的作用，针对致病基因的精准治疗涵盖了基因治疗和新型免疫治疗等内容。

有学者认为医学可以分为3个时期，即经验医学时期、循证医学时期、精准医学时期。人们在实践循证医学时发现相同的疾病给予相同的循证证据治疗，结局并不相同，表明存在个体差异。此后，基于对医学的理解加深，对患者的分层越来越细，进入了精准医学时期。

从广义上讲，精准医学是以基因组、蛋白质组、表型组和其他前沿技术为基础，对大样本人群与特定疾病进行生物标志物的分析、验证与应用，确定疾病原因和治疗靶点，对疾病不同状态和过程进行精确亚分类，最终实现对特定患者的个体化精准治疗。

从狭义上讲，精准医学是根据个体的基因特征，结合对环境和生活方式等因素的评估，从药物基因组学的角度对个体实施精准的药物治疗或干预，以提高安全性、有效性和经济性。精准医学的关键支撑技术是药物基因组和个体化医学。精准医学是医学科学发展的必然结果。

经验医学、循证医学和精准医学代表了人类对疾病认识不断深入的过程，三者不能互相代替。

综上所述，精准医学的核心目的与药物基因组、个体化医学一脉相承，即实现疗效最大化、损害最小化及资源最优化。基因组测序是实现精准医学的主要任务之一，但不能把实现精准医学局限于基因组测序。另一方面，要认识到精准医学将对生物医学研究和医疗实践产生重大影响，有可能改变人类维护健康和抗击疾病的传统模式。一些科学家认为，精准医学代表了第三次医学革命的到来。

精准治疗范例

1. 基因修饰　交界型大疱性表皮松解症在既往临床治疗中只能缓解症状。目前以干细胞为基础的基因治疗在交界型大疱性表皮松解症中取得良好疗效，可获取患者手掌部位的皮肤干细胞，纠正其基因缺陷（*LAMB3*），然后将修正后的细胞植入患者的双腿，使患者的皮肤基本恢复正常。

2. 药物的精准治疗　治疗方法的演进：既往为给一群患者使用同样的治疗，继而演变为分类治疗，循证治疗方案中有一线治疗、二线治疗和三线治疗，临床实践中患者可能对一线、二线、三线治疗方案中的某一种敏感，假如一些患者仅仅对三线治疗方案敏感，那么这些一线或二线治疗既延长了治疗时间又浪费了资源。而精准医学基于基因组学技术的发展，可找出特异性的药物靶点，药物基因组学可以提供更好的治疗效果、更小的药物毒性和不良药物反应。这就是精准医学治疗用药与传统医学治疗用药的不同之处（图 3-6）。

3. 银屑病　银屑病是一种 T 细胞介导的疾病，生物制剂作用于其特定环节，精准的靶向治疗药物现有 TNF-α 抑制剂（依那西普、阿达木单抗）、IL-12/IL-23 抑制剂（乌司奴单抗）等。

4. 系统性红斑狼疮　生物制剂的靶向位点目前主要包括 B 细胞、抑制 T-B 细胞间相互作用、抑制炎症细胞因子等。贝利木单抗（belimumab）

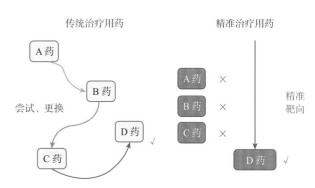

图 3-6　精准医学治疗用药与传统医学治疗用药的区别

靶向作用 SLE 关键致病 B 细胞通路，抑制 B 细胞过度增殖与分化。利妥昔单抗（rituximab，RTX）为作用于 B 细胞的 B 细胞耗竭疗法，对顽固性狼疮肾炎和血液系统受累的患者，可控制病情，减少激素用量。

5. 免疫性大疱病（天疱疮、大疱性类天疱疮、副肿瘤性天疱疮）　利妥昔单抗（rituximab）可直接作用于 B 细胞的 CD20 抗原，消耗 B 细胞。

6. 嗜酸性粒细胞增多症　国外一项多中心前瞻性 II 期临床试验的研究结果显示，*FIP1L1-PDGFRA* 融合基因阳性的患者口服伊马替尼每日从 100mg 逐步增至 400mg，疗效极好，可使患者取得完全血液学缓解及融合基因转录本转为阴性，但需要维持治疗。

7. 恶性黑素瘤　基因的检测，使治疗更为精准。

1）维罗非尼（*BRAF* V600E）：I 期和 II 期临床试验已经证明了其对 *BRAF* V600E 突变的黑素瘤患者的疗效，有效率为 60%～80%。有研究对 103 个中心共治的 675 例不能手术切除的 III 期或 IV 期的黑素瘤患者进行分析发现，维罗非尼组的客观有效率（RR）达到 48.8%。

2）伊马替尼（KIT 抑制剂）：我国的一项纳入 43 例 *KIT* 基因突变的黑素瘤患者的 II 期临床研究显示，接受伊马替尼治疗，6 个月的无进展生存（PFS）率为 36.6%，中位 PFS 为 3.5 个月。虽然有效率不如 *BRAF* V600E 抑制剂，但其 1 年生存率达到 51.0%，中位总生存期（OS）达到 14 个月，并且获得部分缓解（PR）或病情稳定（SD）患者的中位 OS 为 15 个月，《中国黑色素瘤诊治指南（2011 版）》因此将伊马替尼作为该类患者的 II 类证据推荐。

8. 药物不良反应的预防　检测等位基因用药前预防，人类白细胞抗原（HLA）可降低严重药物反应的风险。

氨苯砜治疗麻风时，约有 1.0% 的患者会出现氨苯砜变态反应综合征，死亡率约为 11.1%。HLAB*13：01 是中国人群该综合征的风险因子。HLA 等位基因频率检测可以预测药疹的发生。

通过检测某些特定基因型，可以避免药物严重不良反应。治疗癫痫的药物如卡马西平，人白细胞抗原 HLA-B*1502 等位基因阳性者使用该药时容易发生重型大疱性多形红斑等严重不良反应。建议首次服用该药物前进行 HLA-B*1502 检测。

（吴志华　王　强　李　斌　陶小华

李润祥　叶巧园）

第二篇
皮肤病诊断和治疗

第四章
过敏或变应性疾病

第一节　皮炎和湿疹

湿　疹

皮炎（dermatitis）与湿疹（eczema）是累及表皮和真皮、具有多形性皮疹的炎症性疾病。然而，在临床上皮炎和湿疹的名称可互用。

皮炎和湿疹在临床上极为常见，长期以来，由于对皮炎和湿疹概念上的认识很难把握，众多的学术观点至今仍在不断的争论中。表4-1为两者的分类。

1. 湿疹的概念　湿疹病因不明，是一种形态学诊断，临床表现为多形性皮损，有红斑、丘疹、水疱、鳞屑等，而以丘疱疹为主，其皮损有聚集倾向。

2. 皮炎的概念　皮炎病因清楚，是一种病理学诊断，临床上将病因清楚、发病机制和临床表现具有特征的一组疾病诊断为皮炎，代表病种为接触性皮炎。

表4-1　皮炎与湿疹分类

分类	皮炎（特征、病因相对明确）	湿疹（特征、病因尚不明确）
	特应性皮炎	手（足）湿疹
	接触性皮炎	小腿湿疹
	脂溢性皮炎	肛门湿疹
	尿布皮炎	外生殖器湿疹
	感染性皮炎	眼睑湿疹
	自身敏感性皮炎	……
	乏脂性皮炎	
	……	

注：结合病史、临床特征和实验室检查，并进行随访和评估。

【临床提要】

（一）急性湿疹

1. 基本损害 急性湿疹（acute eczema）呈多形性，可见红斑、水肿、丘疹、丘疱疹、水疱、糜烂和渗出（图4-1）。

2. 发病特征 皮疹呈对称性，自觉瘙痒，常因搔抓、烫洗使病情加重。

（二）亚急性湿疹

1. 基本损害 亚急性湿疹（subacute eczema）以小丘疹、鳞屑和结痂为主，仅有少量丘疱疹、水疱及糜烂。

2. 发病特征 常由急性期迁延而来，红肿、渗出等急性炎症减退，瘙痒剧烈。

（三）慢性湿疹

1. 基本损害 慢性湿疹（chronic eczema）为苔藓样变（图4-2）。

2. 发病特征 瘙痒剧烈。病程不定，易复发。

（四）组织病理

湿疹的组织病理见图4-3。

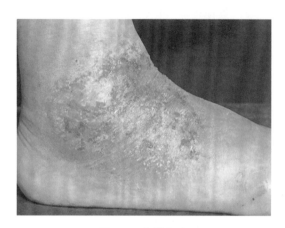

图 4-1 急性湿疹

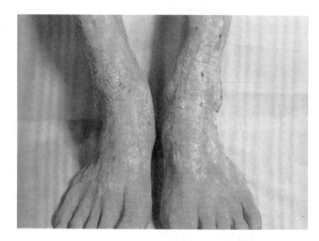

图 4-2 慢性湿疹

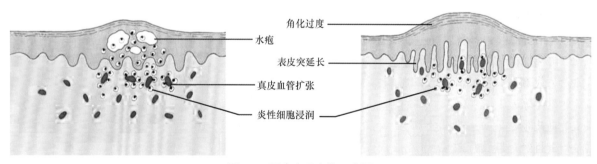

图 4-3 湿疹病理变化示意图

【治疗处理】

（一）治疗原则

1. 判断内源性或外源性湿疹 详细询问病史，进行必要的系统检查，尽量找出可能病因加以去除。

2. 争取患者配合 使患者了解湿疹的发生、发展规律与防治方法，主动配合治疗，保持皮肤清洁。

3. 阻断继发性因素 避免各种外界刺激（如搔抓、热水烫洗、肥皂擦洗）和勿食用易引起过敏反应及具有刺激性的食物（如海鲜、咖啡、辣椒、酒等）。"忌口"然而不要过度，在美国完成的几项重新评估食物过敏的研究结果很惊人，原本认为是食物过敏的患者中，真正食物过敏者不足20%。因此，要提倡有依据的"忌口"、相对"忌口"和阶段性"忌口"，不要因为医生一句话而影响患者生活质量，可采用"食物日记"方法。

4. 全身和局部治疗　抗过敏治疗，对症处理皮炎、湿疹。

（二）基本治疗

湿疹的基本治疗见表 4-2。

表 4-2　湿疹的基本治疗

靶向治疗	阻断迟发型变态反应，抑制和消除所造成的损害，减轻表皮和真皮水肿、海绵形成及继发的棘层肥厚和苔藓样化，缓解真皮炎症细胞浸润
病因治疗	寻找病因，避免刺激和诱发因素 依急性、亚急性、慢性湿疹选用外用药物剂型和方法
局部治疗	神经酰胺乳膏、神经酰胺维 E 乳膏、5% 氟芬那酸丁酯、煤焦油、松馏油、水杨酸软膏、尿素软膏、维 A 酸软膏、糖皮质激素、他克莫司、吡美莫司；UVA1（300 ～ 400nm）照射、UVA/UVB 照射及窄谱 UVB（310 ～ 318nm）照射对慢性顽固性湿疹具有较好疗效
系统治疗	一般治疗：抗组胺药，非特异性脱敏（葡萄糖酸钙、硫代硫酸钠），静脉封闭疗法 免疫治疗：糖皮质激素，免疫抑制剂（环孢素、环磷酰胺、硫唑嘌呤），生物制剂
生物制剂治疗	度普利尤单抗、依奇珠单抗、英夫利昔单抗
小分子靶向药治疗	JAK 抑制剂（阿布昔替尼、乌帕替尼）、PDE4 抑制剂（克立硼罗、阿普米斯特、罗氟司特）
中西医结合治疗	中草药外洗（切忌烫洗），内服中药

（三）治疗措施

1. 系统治疗

（1）抗组胺药物：氯苯那敏 4 ～ 8mg，每日 3 次；或酮替芬 1mg，每日 3 次；或赛庚啶 2mg，每日 3 次；或去氯羟嗪 25mg，每日 3 次。亦可选择无中枢镇静不良反应的药物，如阿司咪唑 10mg，每日 1 次；或特非那定 60mg，每日 2 次；或氯雷他定 10mg，每日 1 次；或西替利嗪 10mg，每日 1 次。必要时两种配合或交替使用。

（2）非特异性脱敏：10% 葡萄糖酸钙 10ml 或 10% 硫代硫酸钠 10ml 加 5% ～ 10% 葡萄糖 20ml，加维生素 C 1.0 ～ 2.0g，静脉注射，每日 1 次。

（3）糖皮质激素：一般不主张用，但对急性、泛发、严重且经一般治疗效果不佳者，可短期服用，如泼尼松 20 ～ 40mg/d，见效后酌情逐减。

（4）免疫抑制剂：环孢素、环磷酰胺或硫唑嘌呤对非常严重的慢性湿疹、系统性使用糖皮质激素无效或不耐受时可试用，有一定疗效。

2. 局部治疗　应用温和、无刺激性的外用药物。

（1）急性湿疹：有渗液者用 3% 硼酸溶液、0.1% 雷夫奴尔液、1 ∶ 20 乙酸铝液或生理盐水冷湿敷，每次 20 分钟，每日 3 ～ 5 次；湿敷间歇期可用氧化锌油剂外涂。无渗液者可用炉甘石洗剂，也可用 3% 硼酸溶液或生理盐水冷湿敷，待炎症控制后改用油剂或霜剂，如糖皮质激素霜；糖皮质激

素制剂通常用作加速缓解，面部和生殖器部位应慎用，或仅选用氢化可的松霜、0.1% 糠酸莫米松霜、0.1% 17- 丁酸氢化可的松霜，但对手或足汗疱疹则可用较强的糖皮质激素，一般使用中效制剂。

（2）亚急性湿疹：可选用油剂、霜剂、糊剂，如氧化锌油、氧化锌糊、5% 糠馏油糊，糖皮质激素霜剂配合焦油类制剂疗效较好。0.01% ～ 0.30% 他克莫司霜尤适用于面部和腋窝。对经常搔抓部位的湿疹，如小腿湿疹，可给予糊剂绷带封包，有助于阻断瘙痒、搔抓恶性循环。

（3）慢性湿疹：苔藓化范围小的皮损可用硬膏、曲安西龙（去炎松）尿素软膏，也可将上述药物加塑料薄膜或封包，每晚 1 次。对顽固性、面积较小的局限性损害，可用局部封闭疗法，如去炎松混悬液加等量 1% ～ 2% 利多卡因，做皮损内注射，每月 1 ～ 2 次，共 3 ～ 4 次。UVA1（300 ～ 400nm）照射、UVA/UVB 照射及窄谱 UVB（310 ～ 318nm）照射，对慢性顽固性湿疹具有较好疗效。

（4）湿疹并发感染：可联合应用糖皮质激素和抗菌药物，选用 0.1% 雷夫奴尔液湿敷，糖皮质激素加抗感染药物，曲安西龙氯霉素霜或单用抗生素乳膏如莫匹罗星、夫西地酸等，必要时选择抗生素全身使用。

（5）皮炎湿疹特殊人群用药

1）儿童：口服抗组胺药物，首选第二代非镇静药物，如左西替利嗪，地氯雷他定干混悬剂适

用于 6 个月以上婴儿。西替利嗪滴剂用于 1 岁以上儿童，氯雷他定糖浆适用于 2 岁以上儿童。

2）妊娠期及哺乳期患者：口服抗组胺药物，不推荐常规使用，必要时慎用氯雷他定，禁用雷公藤多苷，禁用 JAK 抑制剂。

3）老年患者：首选二代抗组胺药物，一代抗组胺药物、镇静药物作用易导致摔倒，其他抗胆碱作用可加重青光眼、排尿困难、便秘、心律失常，慎用雷公藤多苷。

4）肝功能不全患者：首选二代抗组胺药物如西替利嗪、左西替利嗪、非索非那定、阿伐斯汀，这类药物不经肝胆代谢。肝功能不全者禁用雷公藤多苷，重度肝功能损伤不推荐使用口服 JAK 抑制剂。

5）肾功能不全患者：首选二代抗组胺药物依巴斯汀，可不用调整剂量，非索非那定需减量使用，严重肾功能损伤（肾肌酐清除率＜ 10ml/min）禁用西替利嗪和左西替利嗪，雷公藤多苷和环孢素禁用于肾功能不全者。肾小球滤过率＜ 30ml/min 时，不推荐使用阿布替尼和巴瑞替尼。

6）其他：严重贫血、白细胞和血小板降低者禁用雷公藤多苷和口服 JAK 抑制剂。

3. 中医治疗

（1）内治：急性湿疹，以清热利湿为主，佐以祛风，方用消风导赤散或萆薢渗湿汤；亚急性湿疹，以疏风清热为主，佐以利湿，方用消风散加减；慢性湿疹，血虚风燥者治以养血疏风润燥，选用四物消风散或地黄饮加减。

（2）外治：中草药水煎冷却后外洗，用于急性、亚急性湿疹，燥湿、止痒。①苦参 12g、土大黄 15g、荆芥 9g、苏叶 12g、薄荷 9g、地肤子 15g、枯矾 9g；②慢性湿疹，燥湿、杀虫、止痒。地榆 9g、土大黄 12g、土茯苓 12g、百部 9g、寮刁竹 9g、地肤子 15g。

（四）治疗评价

1. 避免加重的因素　最常见的是热水烫洗和无度的搔抓；使用强刺激的药物；食用致敏海鲜和咖啡。

2. 糖皮质激素　在急性期一般疗法无效时可酌情系统使用，但停用后很快复发，长期应用易引起许多不良反应。老年湿疹患者滥用糖皮质激素，易发展成红皮病。局部长期使用，易引起激素依赖性皮炎。

（五）预后

慢性湿疹病因较接触性皮炎复杂，易反复发作，应及时处理，合理用药，有利于病情控制，预后良好。

钱币状湿疹

钱币状湿疹（nummular eczema），又称盘状湿疹，是指形态为钱币状的特殊表现的湿疹。

【临床提要】

1. 基本损害　是一种比较固定的单个钱币形或盘状湿疹斑片，其上有密集丘疱疹（图 4-4）。

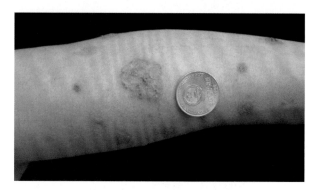

图 4-4　钱币状湿疹

2. 发病特点　钱币状湿疹通常从小腿、手背或臂部伸侧开始。男性在 50 ～ 60 岁时易患此病。

【治疗处理】

（一）治疗原则

病因治疗，抗过敏治疗，局部对症处理，如继发葡萄球菌感染应抗感染。

（二）基本治疗

钱币状湿疹的基本治疗见表 4-3。

表 4-3　钱币状湿疹的基本治疗

病因治疗	避免变应原，继发感染应用抗生素
抗过敏治疗	抗组胺药物，糖皮质激素
局部处理	保湿剂，糖皮质激素，他克莫司，吡美莫司

（三）治疗措施

1. 一般治疗　局部应用保湿剂，或糖皮质激素加抗生素药物，口服抗组胺药。

2. 严重病例　口服糖皮质激素，或免疫抑制剂，如硫唑嘌呤、吗替麦考酚酯。

3. 其他　光疗。

（四）循证治疗步序

钱币状湿疹的循证治疗步序见表 4-4。

表 4-4　多发性钱币状湿疹的循证治疗步序 *

项目	内容	证据强度
一线治疗	外用多塞平	A
	口服抗组胺药物 / 外用糖皮质激素 ± 抗生素 / 口服抗生素	C
	润肤剂 / 焦油制剂	C
二线治疗	口服糖皮质激素 / 环孢素 / 皮损内注射糖皮质激素	E
	局部免疫调节剂	E
	光疗（宽谱或窄谱 UVB，311nm）	E
	光化学疗法（PUVA）	E
三线治疗	甲氨蝶呤	C
	催眠、放松疗法	D
	硫唑嘌呤 / 吗替麦考酚酯	E

*治疗步序说明：本书所列出的循证治疗步序，依照循证医学对文献进行了证据强度分级，共分 5 级，即 A、B、C、E 级，其可靠性依次降低。A 表示已发表的支持该类治疗方法的临床证据是最多的，而 E 则表示是最少的，依此类推。A. 双盲试验。至少有一个没有主要设计缺陷的前瞻性随机双盲对照试验。B. 多于 20 个研究对象的前瞻性临床试验。C. 少于 20 个研究对象的临床试验，且这些研究对象需符合特定的限制条件。属于大量的病例报道（不少于 20 篇），为回顾性资料分析。D. 不多于 5 个研究对象的试验。对该治疗方法有效的系列报道不少于 5 篇。E. 个案报道。属少于 5 篇的个案报道。

（五）治疗评价

1. 糖皮质激素封包　Volden 等报道，外用糖皮质激素封包治疗前期治疗抵抗的钱币状湿疹患者，皮损消除效果满意。

2. 光疗　Honig 等在光化学疗法回顾性研究中发现，多数湿疹样损害对 PUVA 的治疗有良好反应。

光疗法（宽谱或窄谱 UVB）在特应性皮炎（AD）中取得了与 PUVA 相似的疗效。

Des Petsossian 在半侧应用 8- 甲氧补骨脂浸浴的同时使用 PUVA 与对侧使用窄谱 UVB 光疗法治疗慢性重型 AD 的对比研究中发现，在 AD 的治疗中，给予同样的致红斑量时两者疗效类似。

3. 抗生素　Yoshimusa 等报道在一次使用抗生

素后便可使本病有明显好转。

4. 环孢素　Besth Lones 等报道在 100 例成人严重特应性皮炎的开放性研究中给予环孢素治疗显示了良好效果。

5. 糖皮质激素　皮损内注射糖皮质激素用于部分皮损持续性增厚者，其他不必采用。

6. 硫唑嘌呤　可用于治疗 AD、接触性皮炎、汗疱疹及慢性光化性皮炎，同样其在治疗钱币状湿疹方面也有良好效果。

7. 吗替麦考酚酯 / 他克莫司　已用于治疗 AD、疱疹样湿疹。他克莫司在治疗 AD 及接触性皮炎上已得到广泛认可。

8. 其他　生物制剂度普利尤单抗、小分子药物和 PDE4 拮抗剂在特应性湿疹中效果良好，但仍缺乏关于钱币状湿疹的疗效报道。

（六）预后

本病易于复发，这时仅需要短暂、较弱效药物的治疗。此病可以在 1 ～ 2 年后痊愈，但在冬季和外部刺激的情况下，又可复发。

特应性皮炎

特应性皮炎（atopic dermatitis，AD）又称异位性皮炎、遗传性过敏性皮炎，是一种好发于皮肤屈侧处的瘙痒性、炎症性皮肤病（图 4-5）。

病因与 IgE 升高、各种变应原（屋尘螨、食物、感染变应原、花粉、接触刺激物变应原）的作用、细胞介导免疫异常、炎症细胞和介质、血管反应、剧烈瘙痒和皮肤反应、遗传与 FLG 突变、异位性 β 肾上腺素能受体阻滞等有关。

【临床提要】

1. 皮肤症状　①瘙痒：可分为全身性或局限性，耳、头皮、颈、肘窝、腘窝、腕、手、踝和足背瘙痒尤甚。瘙痒可为间歇性，夜晚明显，尤其临睡前。②色素异常：炎症后色素沉着和色素减退，常伴发白色糠疹。③眶下褶：亦称 Morgan 褶（图 4-6），是下睑皮肤上的皱褶。④眶周黑晕：眶周境界不清的暗灰色晕，约见于半数病例。⑤干燥症：皮肤干燥、鳞屑和皲裂，踝、跖等部位尤重。⑥皮肤白色划痕阳性：划痕后 15 ～ 20 秒，红晕为苍白替代（缺），持续 5 ～ 20 秒。

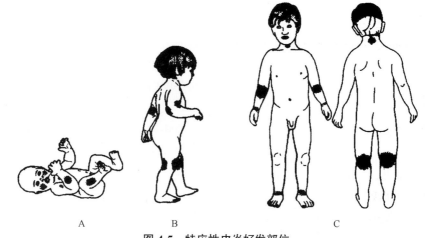

图 4-5 特应性皮炎好发部位
A.显著区域：婴儿脸部；B.儿童四肢屈侧、伸侧；C.青年四肢屈侧

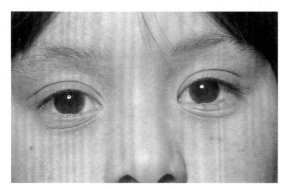

图 4-6 特应性皮炎

2. 各期要点

（1）婴儿期（出生至 2 岁）AD：亦称婴儿湿疹（图 4-7）。①常在出生后 2 ～ 3 个月时发病，好发于双颊，表现为急性、亚急性湿疹；②头皮、耳后黄色厚痂；③多数在 1 ～ 2 岁自愈。

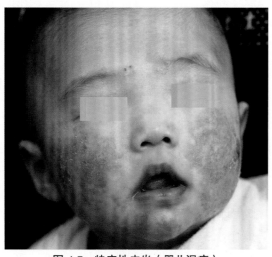

图 4-7 特应性皮炎（婴儿湿疹）

（2）儿童期（3 ～ 11 岁）AD：屈侧（肘窝、腘窝）受累更明显（图 4-8），苔藓样变为其特征，有痒疹和湿疹斑块（常为钱币状）。多数患者在 20 岁后病变可自发消退，少数可持续到老年期。

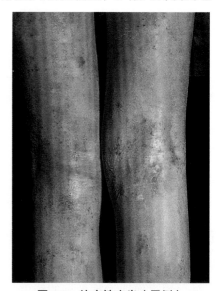

图 4-8 特应性皮炎（屈侧）

（3）青少年期或成人早期（12 ～ 20 岁）AD：皮损好发于面部、颈部、四肢屈侧和躯干上部，主要症状为瘙痒、苔藓样变、痒疹、抓痕和结痂。

（4）老年期（年龄≥ 60 岁）AD 存在 3 种主要发病模式：①老年期首次发病；②有儿童 AD 病史，到老年期病情复发；③青少年期和（或）成年期首发 AD，慢性复发病程直至老年期。

3. 伴发病 ①过敏性哮喘和鼻炎；②寻常性鱼鳞病；③白内障。

4.分型 两种类型：混合型（并发呼吸道过敏反应）和单纯型,后者又可分为内源性和外源性,其中外源性特应性皮炎患者皮损中的 T 淋巴细胞可分泌 IL-4,且其皮肤分化的 T 淋巴细胞表面可表达更多的 IL-13。

【诊断标准】

必须具有皮肤瘙痒,加以下 5 条中的 3 条或 3 条以上。

(1) 屈侧皮炎湿疹史,包括肘窝、腘窝、踝前、颈部 (10 岁以下儿童包括颊部)。

(2) 个人哮喘或过敏性鼻炎史 (或 4 岁以下儿童的一级亲属中有特应性皮炎病史)。

(3) 全身皮肤干燥史。

(4) 屈侧可见湿疹 (或 4 岁以下儿童的颊部、前额和四肢伸侧可见湿疹)。

(5) 2 岁前发病 (适用于 4 岁以上患者)。

【鉴别诊断】

本病需与湿疹、婴儿脂溢性皮炎及神经性皮炎相鉴别。

【治疗处理】

(一) 治疗原则

恢复皮肤屏障以及正常湿度,寻找和去除诱发因素,止痒和减轻炎症反应。外用药的选择与其他湿疹性皮炎及接触性皮炎相同。用药选择主要是依据患者年龄、分期、损害类别、部位和病程,有无感染及先前的治疗效果来确定的。

(二) 基本治疗

特应性皮炎基本治疗见表 4-5,靶向药物治疗见表 4-6。

表 4-5 特应性皮炎的基本治疗

靶向治疗	阻断变应原与肥大细胞和巨噬细胞表面 IgE 互相作用的变态反应,改善血管功能失调,抑制和对抗上述反应所释放的组胺、白三烯和细胞因子等介质,恢复皮肤屏障,改善 AD 临床症状,如瘙痒、屈侧湿疹、痒疹或苔藓样变
去除诱因和激发因素	避免接触抗原,包括环境空气中的抗原,避免生活中各种可能的变应原,如花粉、尘螨、真菌
制止恶性循环	瘙痒—搔抓循环,皮肤干燥—瘙痒循环,皮炎湿疹感染—脱敏循环
心理治疗	防止抑郁
局部治疗	恢复屏障功能,合理洗浴,应用富含神经酰胺的润肤剂,神经酰胺乳膏、神经酰胺维 E 乳膏 (神经酰胺是构成皮肤角质、脂质的主要成分,是修复皮肤屏障的保湿剂),氟芬那酸丁酯软膏 (用于亚急性、慢性湿疹),2% 克立硼罗软膏 (用于轻中度湿疹),尿素乳膏、乳酸铵软膏、氧化锌油,多磺酸黏多糖乳膏,止痒剂如多塞辛乳膏 糖皮质激素 - 抗生素合剂,夫西地酸 局部免疫调节剂:他克莫司、吡美莫司
物理治疗	UVA1,窄谱中波紫外线 (NB-UVB) 疗效更好,12 岁以下儿童慎用
系统治疗	抗组胺类药物与肥大细胞膜稳定剂 抗组胺类药物,白三烯抑制剂,糖皮质激素及其他免疫抑制剂,免疫调节剂 免疫抑制剂 (环孢素、硫唑嘌呤、甲氨蝶呤、酶酚酸酯)
生物制剂	度普利尤单抗、依奇珠单抗、英夫利昔单抗
抑制金黄色葡萄球菌	酌情口服抗生素,外用抗生素和抗真菌制剂,如三氯生、氯己定、夫西地酸、酮康唑或联苯苄唑,对鼻部带菌者局部用莫匹罗星

表 4-6　特应性皮炎靶向药物治疗

生物制剂	1. IL-4Rα 靶向药物，度普利尤单抗
	2. IL-β 靶向药物，曲罗芦单抗（tralokinumab）
	3. IL-31 靶向药物，尼莫利唑单抗（nemolizumab）
	4. 其他生物制剂，靶向 IL-22、IL-33 和 OX40 等炎症趋化因子；非扎奴单抗（fezakinumab）；etokimab
JAK 抑制剂	1. JAK1/2/3/TYK2 靶向药物，迪高替尼（delgocitinib），外用
	2. TAK 1/2 靶向药物，巴瑞替尼（baricitinib），口服
	3. JAK 1 靶向药物，乌帕替尼（upadacitinib），口服
	4. JAK 1/2 靶向药物，芦可替尼（Yuxolitimb），外用
	5. JAK 1 靶向药物，阿布昔替尼（abrocitinib），口服
磷酸二酯酶 4（PDE4）抑制剂	抑制 PDE4 水平，激活蛋白激酶 A（PKA），克立硼罗（crisaborole），外用轻至中度 AD 患者

（三）治疗措施

1. 一般治疗

（1）避免诱发及加重因素

1）刺激物：AD 患者皮肤多较干燥，易受肥皂、羊毛及尼龙织物的刺激，故应选用中性和去脂效果较差的肥皂，或不含皂碱的清洁剂，少接触洗涤剂。此外，患者还应减少活动，避免出汗过多而加重瘙痒。

2）变应原：避免接触吸入性和食物变应原。若对尘螨过敏，可将枕芯和床垫换成塑料制品，使用空气净化剂，亦可用尘螨浸液脱敏。对于可能诱发本病的食物应忌食，但对儿童的限制应放宽，以免发生营养不良。

（2）恢复皮肤的屏障和正常湿度：纠正皮肤干燥及止痒是急性期和慢性期治疗的关键。急性发作时，可温水浴 15～20 分钟，每天 3 次，同时还可去除痂皮、减少渗出。浴后应用柔软毛巾擦干再外用其他药物，受累区域封包 3～5 分钟以防止蒸发，未受累皮肤可使用白凡士林等温和的软膏。病情好转后温水浴次数可减至每天 1～2 次，润肤剂每天使用 3 次以上。1：40 Burrow 溶液适用于渗出性皮损。AD 患者皮肤屏障功能受损，皮肤敏感性高且较为干燥，主要与角质层内神经酰胺类物质减少有关。外用含神经酰胺类润肤剂作为一种辅助疗法，可有效改善 AD 皮肤屏障功能。

（3）精神疗法：关怀患儿，正确认识本病，积极配合治疗可加速本病缓解与痊愈。

2. 局部治疗

（1）糖皮质激素：糖皮质激素外用药物使用原则如下所述。①开始用足够强效外用糖皮质激素，使其缓解；②仅短时间用强效制剂，然后用润肤剂直至复发；③用低效能的外用糖皮质激素，长期维持；④使用或不使用保湿剂维持期间，外用糖皮质激素予以预防复发；⑤被动治疗与主动治疗（见下文）具体方法：应选用最弱效的糖皮质激素，如醋酸氢化可的松、中效类糠酸莫米松、丁酸氢化可的松，每日不超过 2 次。急性期应选用 0.025%～0.1% 曲安西龙软膏等中效制剂，但面部、腹股沟及腋窝处皮损则应外用 1% 氢化可的松软膏等弱效制剂。炎症消退后可减少用药次数，糖皮质激素的强度也应适当降低，病情控制后可换用焦油制剂或润肤剂。

（2）焦油类：焦油制剂也有抗炎作用，尤其适用于亚急性、慢性期皮损，常用的有煤焦油、焦油凝胶及 2.5%～5% LCD（liquor carbonis detergens）溶液。

（3）辣椒素（capsaicin）：辣椒素已用于痒疹、银屑病的治疗。动物实验表明，0.025% 辣椒素可显著改善异位性皮炎皮损，减轻瘙痒，长期使用无不良反应。

（4）多塞平搽剂：多塞平为三环类抗抑郁药，是 H_1、H_2 及毒蕈碱受体拮抗剂，目前已被正式批准作为外用药治疗 AD。局部使用可显著减轻实验性瘙痒，但可引起困倦。

（5）神经酰胺乳膏，维生素 E 霜（2%）：含维生素 E 2g，霜剂基质加到 100g。可润滑、保护皮肤，防止皮肤干裂。

（6）他克莫司：与环孢素有相同的生物学活性。在欧洲有研究使用他克莫司治疗 213 例 AD 患者，取得显著疗效。0.03%、0.1% 浓度的他克莫司，与糖皮质激素相比，其穿透力较差，长期使用不致皮肤萎缩或系统吸收，且可用于面颈部。

（7）吡美莫司：新型免疫调节剂，1% 吡美莫司软膏可有效防止 AD 病情发展，其疗效独特，毒副作用低，对面颈部皮肤疗效更佳。

（8）克立硼罗：PDE4 抑制剂。

（9）物理治疗：窄谱中波紫外线（NV-UVB）和 UVA1。

3. 系统治疗

（1）抗组胺药物：选用有镇静作用的抗组胺药物，但也有研究显示有镇静和非镇静抗组胺药物对于 AD 伴发的瘙痒均无效。小儿一般应用 0.2% 苯海拉明糖浆 [0.5～1ml/(kg·d)，分 3 次口服] 或氯苯那敏（2～4mg，每日 2～3 次）。焦虑患者宜选用多塞平（50mg，睡前口服，或 25mg，每日 3 次）。

（2）糖皮质激素：应慎用，其可迅速控制病情，但停药后多会复发；若给予短程疗法，则应加强局部处理以免减药过程中出现复发。

（3）白三烯抑制剂：扎鲁司特（zafirlukast），成人 20mg，每日 2 次。孟鲁司特（montelukast），成人 100mg，每日 2 次，对 AD 有良效。齐留通（zileuton），成人每次 400～600mg，每日 4 次，小儿酌减，疗程 4～6 周。

（4）免疫抑制剂：对于重症病例，环孢素有确切疗效，但停药后短期内即复发，外用环孢素无任何疗效。亦有用环磷酰胺（100mg/d）、硫唑嘌呤（50～100mg/d）取得疗效者。

（5）吗替麦考酚酯（mycophenolate mofetil，MMF）：用 MMF 治疗 10 例中重度、常规治疗抵抗的 AD 患者，给予 MMF 1g 口服，每日 2 次，连用 4 周，第 5 周减量至每日 0.5g，连用 4 周。在治疗的第 4 周，所有患者的严重度指数明显下降（$P < 0.05$）。Benez 等用 MMF 成功治疗 3 例红皮病型 AD 患者，给予 2g/d 口服，在治疗的第 5 周，红皮病症状完全消退，5 个月后，MMF 减至 1g/d，共治疗 29 个月。在儿童因有效及安全剂量尚无明确界定，故不推荐使用。

（6）抗细菌及抗真菌治疗：AD 可因皮肤真菌、细菌、病毒感染而恶化，因此可考虑系统或局部使用抗细菌及抗真菌药物。

（7）免疫调节剂：如胸腺素类，治疗 6 周后病情有一定程度改善，但有时可复发。

（8）γ 干扰素（IFN-γ）：皮下注射重组 IFN-γ 可使 AD 明显好转，但停用后即复发；双盲对照试验表明，IFN-γ 明显优于安慰剂，嗜酸性粒细胞计数减少，而血清 IgE 无变化。

（9）IVIg 研究证实，IVIg 治疗重型、对激素有依赖性的 AD 患者有确切疗效。研究还发现，单用 IVIg 治疗儿童型特应性皮炎，其有效率高达 90%，而成人仅达 48%，但作为辅助疗法对糖皮质激素抵抗的 AD 成人患者可提高疗效。

（10）生物制剂：度普利尤单抗（dupilumab）是白细胞介素 4(IL-4)/β 受体 α 链的全人源单克隆抗体，可阻断 IL-4 和 IL-13 的生物学作用，对成人中重度 AD 有良效，已在欧美上市，用法为首次 600mg 皮下注射，之后每周 300mg 皮下注射，4～6 周起效，加外用药物及保湿剂可长期维持。

4. 饮食排除疗法 ①仅适用于中重度 AD、经常规治疗无效的患者；②变应原检测试验虽有一定帮助，但阴性结果不能完全排除食物过敏；③自动耐受现象，患者年龄越小，过敏食物越多，年龄越大，过敏食物越少，说明有自动耐受现象；④限制饮食方法，第一步可仅限制奶、蛋（包括鸡肉），限制 3 周后，再一种一种添加，每周添加一种，观察在食用后数小时至 3 天内有无反应。如果有则应限制该食物；⑤对牛奶过敏的婴幼儿，可以换食大豆制品，如食母乳，母亲也应避免食用牛奶等患儿不耐受的食物。

（四）循证治疗步序

特应性皮炎的循证治疗步序见表 4-7。

表 4-7　特应性皮炎的循证治疗步序

项目	内容	证据强度
一线治疗	患者教育/润肤剂/主动维持治疗	A
	外用糖皮质激素	A
	湿包裹	B
二线治疗	外用免疫调节剂	A
	反对常规外用抗菌药物	A
	反对常规抗组胺/抗焦虑药物的使用	A
	避免真正的 IgE 介导的诱发因素	A
	外用磷酸二酯酶抑制剂	A
	度普利尤单抗（中至重度）	A
三线治疗	减少接触尘螨	A
	光疗	B
	硫唑嘌呤/环孢素/甲氨蝶呤	B
	吗替麦考酚酯	C
	系统应用糖皮质激素	B

（五）治疗评价

1. 瘙痒　治疗措施：①避免各种瘙痒触发因素，保持皮肤湿润，控制搔抓；②非特异性处理，包括冷敷、使用中性肥皂、浴后涂润肤剂、UVB 照射；③外用止痒药物；④口服抗组胺药、抗抑郁药、抗焦虑药等。Klein 等认为抗组胺药对于 AD 患者止痒确实具有一定效果，但消除 AD 患者的皮损则效果较差。

2. 饮食控制　如对牛奶过敏的患儿，不仅不能食用牛奶，而且与牛奶相关的一切制品也应受到限制。但是，需了解某一食物在 AD 发生中的作用，以及控制食物对儿童营养，尤其对生长发育影响等问题，使在具体实施饮食控制中受到限制。

益生菌对预防湿疹似乎有明确的证据，效果中等，能减少特异性皮炎的发生，减少率 20%。

有中等证据证明，在出生后 4～6 个月不能母乳喂养的高危婴儿可以使用部分水解乳清蛋白配方奶粉预防特应性皮炎。

3. 度普利尤单抗　每周 1 次，可使 36% AD 患者的 IgA 评分降低 2 分以上，而安慰剂仅为 10%。

4. 脱敏疗法　在过敏性鼻炎和哮喘等疾病中已获得成功。国内上市的尘螨滴剂，对 AD 的疗效比过敏性鼻炎差，因本病患者存在复杂的发病原因，原因不单纯是外源性，也有内源性作用。如果发现某一外源性物质是 AD 发生的重要变应原，采用相应变应原免疫治疗则有效。国内外大多数变应原免疫疗法临床试验很难客观地评价其治疗作用。

5. 局部治疗　Lever 等报道，在一项双盲、安慰剂对照、交叉研究中，49 位 AD 患者使用莫匹罗星软膏或含有局部皮质激素的赋形剂治疗。经莫匹罗星治疗后，患者临床表现严重程度下降，而且疗效可以维持 4 周。

6. 润肤剂/保湿剂（包括神经酰胺乳膏）　能改善与 AD 相关的皮肤干燥（干燥症）的外观和症状，约能使糖皮质激素的局部使用量减少 50%。另一项研究发现润肤剂能提高局部使用糖皮质激素的疗效。

7. 光疗　中波与长波紫外线（UVA-UVB）混合疗效比用单一波紫外线（如 UVA）会更好。中等剂量冷光 UVA1 比中等剂量常规 UVA1 治疗严重 AD 疗效好且无发热、出汗的不良反应，比 UVA-UVB 疗效更为显著，值得临床推广使用。Grundmann Kollmann 等报道，患有中等至严重 AD 的患者使用窄谱 UVB 治疗，累积剂量为 $9.2J/cm^2$，治疗超过 19 个疗程。3 周后，所有患者都取得了不错的疗效。

光疗可抑制炎症细胞因子（IL-2、IL-12），同时诱导 T 淋巴细胞凋亡。有报道显示，宽谱 UVB、UVA，窄谱 UVB（311nm）、UVA1（340～400nm）和联合 UVA-UAB 等光疗对泛发和难治性 AD 有效。

8. 免疫球蛋白　Jolles 等报道，在患者的常规治疗（口服糖皮质激素和羟氯喹）中加用免疫球蛋白（静脉使用，每月 2g/kg）可使患者的病情获得显著改善，而且可减少激素的用量或停用。

9. 扎鲁司特　Carucci 等报道，4 位严重特应性皮炎患者使用扎鲁司特（20mg，每天 2 次）2 周内，即取得明显疗效。

特应性皮炎的治疗干预评价见表 4-8。

表 4-8 特应性皮炎的治疗药物评价

治疗措施	应用情况	推荐用法	可能的益处	可能的害处	评价
糖皮质激素外用[1]	用于所有年龄组的中重度特应性皮炎的一线治疗	使用最小剂量；面、颈、皮肤擦烂区使用低强度制剂；每天 1 次可能与 2 次同样有效；高强度制剂以减少复发；不连续使用，以防皮肤变薄	减轻瘙痒和改善睡眠，疗效取决于药物的强度、作用时间和应用部位及药物载体类型；密封疗法可提高疗效	短期：用药部位针刺感(高强度制剂) 中长期：可使皮肤变薄、出现萎缩纹，眶周长期使用可导致青光眼、接触性致敏、耐药性，以及抑制下丘脑-垂体-肾上腺轴、库欣综合征	尚不清楚其最佳使用方法（药物强度、用药频率和持续用药时间）
润肤剂[2]	用于所有年龄组轻微患者的一线治疗，作为辅助疗法与其他局部治疗和全身治疗一起使用	用于减轻皮肤干燥，尤其是外用糖皮质激素治疗后；较厚的皮损需要较浓的润肤剂；按毛发生长方向涂擦油脂性润肤剂以避免堵塞毛囊	减轻皮肤干燥、皲裂、瘙痒及刺激物和变应原渗透皮肤；可能减少外用糖皮质激素剂量；与其合用时可能增强疗效	用药部位有针刺感	润肤剂可保留皮肤内的水分（凡士林），也可以直接向皮肤添加水分（水性霜剂），也可增加皮肤保持水分的能力（尿素）
他克莫司外用	用于对糖皮质激素制剂不敏感和不能耐受，2 岁以上（0.03%油膏）或 16 岁以上（0.1% 油膏）的中重度患者	间歇使用或早期使用，以预防复发；存在感染时不要使用	减轻瘙痒和改善睡眠，减轻皮肤损害，使用 0.1% 乳膏疗效可能与外用高强度糖皮质激素相同，但 0.03% 油膏的益处较小	近期：有针刺感或烧灼感（0.1% 乳膏发生率为 43%，0.03% 油膏发生率为 40%），常在 1 周后改善；基于 10 年使用安全性情况良好 远期：安全性不详；在过度暴露于紫外线时慎用	适用于皮肤细嫩处，如面、颈、腋窝；对糖皮质激素不敏感或不能耐受者的疗效不明确；其他部位可与外用糖皮质激素同时使用
1% 吡美莫司外用	外用糖皮质激素无效的 2 岁以上轻中度患者	每天 2 次，直至症状消失；间歇性使用以减轻严重程度和降低复发频率，早期使用以预防复发	减轻瘙痒和改善睡眠，改善皮肤外观，疗效可能弱于外用高强度糖皮质激素	近期：17% 的患者有轻度针刺感或烧灼感，常在 1 周后消失；基于近 10 年使用安全性良好 远期：安全性不详；在过度暴露于紫外线时慎用	外用糖皮质激素无效或不能耐受者的疗效不明；可用于皮肤细嫩部位如面部
口服抗组胺药物[3]	辅助治疗	不清楚	可能减轻瘙痒和改善睡眠	困倦	经常使用，但治疗疗效的证据尚不令人信服
精制碳霜	用于轻中度特应性皮炎患者	每天 2 次涂擦病变部位	减轻瘙痒、红肿和苔藓样变	大约 17% 的患者有瘙痒感和针刺感；异味，皮肤、衣服染色	其他煤焦油制剂也有效，但同样有刺激性、异味和污染
多塞平外用	12 岁以上患者的辅助治疗	每天涂擦 3 ～ 4 次薄层霜（最大剂量 12g/d）	短期内减轻瘙痒	困倦；用药时有短暂针刺感和烧灼感	用药 24 ～ 48 小时能减轻瘙痒，但无证据可长期使用
口服糖皮质激素[4]	用于重度特应性皮炎复发患者	间歇性使用	减轻皮肤瘙痒、充血、浸润和渗出	近期：食欲增加、精神亢奋 远期：高血压、骨质疏松、肾上腺抑制、萎缩纹、肌肉萎缩	并无随机试验的证据，临床经验提示在重症复发时应短期使用

1. 有 3 种糖皮质激素：低强度（如 1% 醋酸氢化可的松）、中强度（如 0.05% 丁氯倍他松）和高强度（如 0.05% 丙酸氟替卡松）。
2. 润肤剂包括水性霜剂、白凡士林与液状石蜡的 50 ：50 混合物及各种品牌制剂。
3. 非镇静性抗组胺药物包括氯雷他定 10mg 制剂和西替利嗪 10mg 制剂，镇静性抗组胺剂包括马来酸氯苯那敏，成人每晚 4mg。
4. 泼尼松的使用方式：开始剂量为 0.5mg/kg，在 2 ～ 3 周内逐渐减量。

Chapter 4

10. 基因治疗　寻找与 AD 发生相关的基因，并从基因水平加以修正，可望为治疗带来根本性的突破。目前研究的热点包括如何控制 AD 开始 / 启动的炎症反应，应用人源性单克隆抗体封闭由 Th2 产生的细胞因子及如何平衡 Th1/Th2 反应等。近来研制的人源性抗 IgE 抗体，可望中和高水平 IgE，从而阻断由 IgE 介导的免疫反应。

（六）预后

1. 缓解　虽然特定个体的预后难以预测，但幼儿的病情一般较严重和持续，缓解期随年龄增长较常见。约 40% 的婴儿期发病者在 5 岁后发生自发性消退，特别是病情轻微者。

Vickers 对 2000 例门诊治疗的 AD 患儿进行了前瞻性研究，发现约 90% 患儿在 15 年随访期内痊愈。

2. 持续性病变　与 AD 家族史、伴发哮喘或花粉过敏症、晚期发病和严重皮炎等相关。

接触性皮炎

接触性皮炎（contact dermatitis）是与外源性物质接触所致的一种皮肤炎症反应，根据病因将其分为下述两种类型。

1. 刺激性接触性皮炎（irritant contact dermatitis，ICD）**或原发性刺激性炎**　由外源性刺激物通过非免疫机制所致。原发性刺激又可分为两种，一种是刺激性较强，接触后在短时间内发病，如强酸、强碱等化学物质；另一种是刺激性较弱，较长时间接触后才会发病，如肥皂、有机溶剂等。

2. 变应性接触性皮炎（allergic contact dermatitis，ACD）　发病机制为迟发型变态反应，其主要依赖于特异性致敏 T 淋巴细胞的活化。

【临床提要】

1. 刺激性接触性皮炎

（1）急性刺激性接触性皮炎：化学烧伤的特征是边界清楚的红斑、水疱（图 4-9）、糜烂及溃疡。

（2）慢性刺激性接触性皮炎：①最常见，常累及手部和前臂；②受累部位瘙痒、触痛、疼痛、皲裂，脱屑性红斑，边界不清，伴发小水疱。

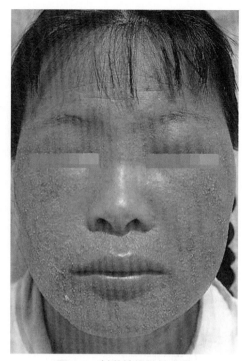

图 4-9　刺激性接触性皮炎

2. 变应性接触性皮炎

（1）患者常有接触致敏物史，皮损与致敏部位一致（图 4-10），但气体、粉尘致敏的则发生于暴露部位。

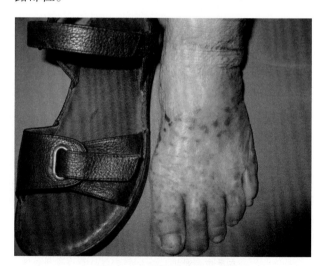

图 4-10　变应性接触性皮炎

（2）急性 ACD，为红斑、丘疹、水疱，但眼睑、阴茎和阴囊等处常以红斑和水肿为主，临床上皮肤损害比较一致。

（3）慢性 ACD，为苔藓样变、鳞屑形成和皲裂，可伴有丘疱疹。

（4）有瘙痒、烧灼或胀痛感。病程为自限性，1～2 周内痊愈；反复接触变应原则会转变为慢性皮炎。

（5）变应性者接触物斑贴试验常呈阳性。

3. 不同致敏物诱发 接触性皮炎好发部位见图 4-11。

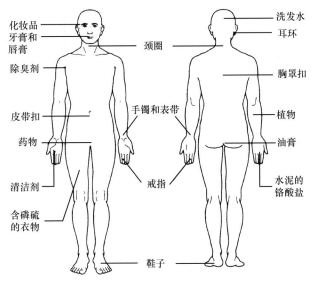

图 4-11 不同致敏物诱发接触性皮炎的好发部位

【治疗处理】

（一）治疗原则

治疗原则：①寻找和去除刺激物或变应原；②应用斑贴试验鉴定变应原；③指导患者，改善环境，加强防护，尽量避免再次接触；④皮肤损害对症处理。

（二）基本治疗

接触性皮炎的基本治疗见表 4-9。

表 4-9 接触性皮炎的基本治疗

靶向治疗	刺激性接触性皮炎：抑制刺激物所致的反应，减轻急慢性炎症及水肿、水疱和溃疡 变应性接触性皮炎：抑制细胞介导的迟发型变态反应，对抗其释放的各种炎性介质，减轻炎症反应，改善临床症状
病因治疗	仔细寻找变应原，避免接触
系统治疗	抗组胺药、糖皮质激素（他克莫司）、吡美莫司、免疫调节剂、免疫抑制剂、中医药
局部治疗	紧急处理，冲洗接触的致敏物质、湿敷、润肤剂（神经酰胺乳膏、神经酰胺维生素E乳膏），使用中度至强效糖皮质激素，依照皮炎湿疹选择药物及剂型

（三）治疗措施

1. 局部治疗

（1）急性期：①与强刺激物接触后，立即用大量自来水冲洗局部 10～30 分钟；强碱损伤可用乙酸、柠檬汁、硼酸等溶液中和，而强酸损伤用弱碱性液体（碳酸氢钠溶液、肥皂水）冲洗。②急性无渗液：轻度红肿、丘疹、水疱而无渗液时，用炉甘石洗剂外搽，每日 5～6 次。③急性有渗液：渗液明显时，用 3% 硼酸溶液、1：20 醋酸铝溶液或 1：5000 高锰酸钾溶液冷湿敷，持续性湿敷或每日 2～4 次，每次 30～60 分钟，间歇期或夜间外用 40% 氧化锌油。④皮损干燥后，改用糖皮质激素霜剂（1% 氢化可的松霜、0.1% 曲安西龙霜、0.1% 倍他米松霜），每日 2～3 次外涂，少量渗液时联用氧化锌糊剂。

（2）慢性期：外用糖皮质激素软膏，他克莫司乳膏，润肤剂。

2. 系统治疗

（1）糖皮质激素：一般仅用于皮疹广泛而严重者。例如，急性严重性 ACD 可用泼尼松［1mg/（kg·d）］口服，3 周内逐渐减量，同时注意局部护理和避免进一步接触变应原，皮炎在短期内迅速痊愈。

（2）抗组胺药：酌情选用西替利嗪（10mg，每日 1 次）或氯苯那敏（4～8mg，每日 3 次）等口服。

（3）免疫抑制剂：如口服硫唑嘌呤、环孢素或雷公藤总苷 20mg，每日 3 次，抑制免疫反应，但对刺激性皮炎效果不明显。

（4）非特异性脱敏：10% 葡萄糖酸钙 10ml 或氯化钙溴化钠注射液 10ml、维生素 C 2～3g，静脉注射，每日 1 次。

3. 光化学疗法 对于戴防护手套或外涂隔离霜仍不能工作者，长期 UVB 或 PUVA 维持治疗可消除变态反应的临床症状。

（四）循证治疗步序

接触性皮炎的循证治疗步序见表 4-10。

（五）治疗评价

1. 系统使用糖皮质激素 适用于急性重症。

表 4-10　变应性接触性皮炎及光变态反应的循证治疗步序

项目	内容	证据强度
一线治疗		
	变应性接触性皮炎	
	避免接触变应原和用变应原替代品	C
	润肤剂和肥皂代用品	C
	皮肤护理教育 / 隔离霜	B
	合适的个人防护用品	D
	外用糖皮质激素	B
	钙调神经磷酸酶抑制剂（他克莫司、吡美莫司）	B
	泼尼松龙	D
	抗生素类外用和系统应用	D
	阿利维 A 酸	A
	光变态反应	
	避免接触变应原和用变应原替代品	C
	减少紫外线光照射	C
	防晒霜 - 物理制剂	E
二线治疗		
	变应性接触性皮炎	
	紫外线（PUVA，UAB）	B
	硫唑嘌呤	C
	环孢素 / 甲氨蝶呤	D
	阿维 A 酸	E
	镍皮炎者低镍饮食 / 境界线治疗	C
三线治疗		
	变应性接触性皮炎	
	双硫仑	C
	己酮可可碱	E
	度普利尤单抗	E

2. 抗组胺药物　对免疫性速发型接触性反应疗效好。在变应性接触性皮炎中，抗组胺药物的作用还有争论，有人认为其只发挥单纯的止痒作用，也有人认为某些抗组胺药可从多个环节影响炎症过程。但从实际临床应用看，抗组胺药氯雷他定、西替利嗪、阿伐斯汀、特非那定等均对接触性皮炎有一定的治疗作用。

3. 免疫调节剂　是治疗接触性皮炎，尤其慢性接触性皮炎有效的辅助治疗药物，临床上可供选用的有转移因子、胸腺因子等。

4. 免疫抑制剂　对于控制接触性皮炎的症状有效，但不能防止复发，且不良反应多，不能长期应用，故建议在患者能够去除病因，为暂时控制症状时选用。

5. 脱敏疗法　Kligman（1958）认为口服或肌内注射不能使高敏性物质完全脱敏，此观点随后得到多数学者的赞同。毒葛油树脂（oleoresin）治疗数月仅使变态反应强度暂时性减弱，但不能消除；在局部脱敏方案中，氮芥可使部分患者脱敏，这种效果尚有争议，因氮芥的反应为刺激性还是变应性尚不完全清楚。

6. 警惕糖皮质激素致敏　对糖皮质激素的变应性接触过敏是获得性的，最近的研究证明这些药物所致变态反应的患病率有所增加。临床上局部应用糖皮质激素治疗慢性湿疹不能获愈时，就应怀疑局部糖皮质激素变态反应的可能。

7. 中药　研究发现，许多中药对接触性皮炎有治疗作用。北京大学附属第三医院应用较多的中药有苦参片及氧化苦参碱等。中药提取物氧化苦参碱治疗 1 周对接触性皮炎的有效率达 87%，治愈率达 56.4%。

（六）预后

急性接触性皮炎一般脱离了变应原，皮损可短期内痊愈，亚急性接触性皮炎亦然；慢性接触性皮炎治疗的关键是去除病因，如果找不到病因或不能避免接触变应原则皮炎会长期存在。

系统性接触性皮炎

系统性接触性皮炎（systemic contact dermatitis，SCD）是指在个体已致敏状况下，当口服、静脉滴注、皮肤穿透或吸入致敏的或交叉致敏的半抗原，通过循环系统到达皮肤而发生的皮肤炎症性疾病。

在致敏个体中，经口服激发试验几小时或 1～2 天后可发生系统性接触性皮炎。其发病机制可能不止 I 型变态反应。为镍过敏的 5 例患者口服 5.6mg 镍，发现既往镍阳性斑贴试验反应的皮损复发。

【临床提要】

1. 分型

（1）汗疱疹：在系统性接触性皮炎中常见此症状。口服激发试验是有价值的诊断方法。Veien 对 202 例患汗疱疹而斑贴试验阴性的患者进行口服激发研究，结果有 58 例对镍（2.5mg）、钴（1mg）和铬（2.5mg）发生反应。

（2）泛发性斑丘水疱疹：对称性、局限性地分布在肘窝、腋窝、眼睑、颈和外阴部位，表现为非特异性斑丘水疱疹。

（3）屈侧皮炎：肘、膝屈侧皮炎，需与特应性皮炎早期皮损相鉴别。

（4）狒狒综合征（Baboon 综合征）：常发生在大腿上部内侧、男性阴囊，也可发生在腹股沟、上臂屈侧、腕、手和颈部。起初局部僵硬，自觉烧灼和痒感，继之发生暗紫至粉红色斑，边界清晰，易与正常皮肤相区别。

（5）多形红斑和血管炎：斑贴试验对某些可疑血管炎患者有诊断价值，如引起腿部白细胞碎裂性血管炎的四氢西泮，用 1% 凡士林（赋形剂）行斑贴试验检查，结果为阳性。

（6）荨麻疹和过敏反应：有报道用含利福霉素的纱布，敷于腿部溃疡时，纱布范围内首先发生接触性荨麻疹，40 分钟后出现过敏反应和休克。

2. 诊断与鉴别诊断 诊断依据：①在既往接触区域的皮肤可出现皮炎复发，或既往阳性斑贴试验部位皮炎复发；②在既往未受影响的皮肤区域可出现汗疱疹、泛发性斑丘水疱疹、屈侧皮炎、狒狒综合征、多形红斑和血管炎、荨麻疹和过敏反应；③一般则可发生头痛、关节痛、腹泻、呕吐等症状。除上述临床症状，主要依赖斑贴试验和口服激发试验。

本病皮疹需与汗疱疹、特应性皮炎、多形红斑、血管炎、荨麻疹等相鉴别。

【治疗处理】

（一）治疗原则

治疗的原则是找出病因，并避免或消除病因。无论抗原是通过外源性接触，还是经内源性途径到达皮肤，湿疹样皮炎的处理是一样的。当皮疹消退时，并不意味着治疗过程结束。应嘱患者，记录所有引起皮疹的药物和可疑因素。当摄入新、老药物时，如果有任何轻微的症状，如痒、红斑、恶心、头痛，应立即就医，避免病情进一步加重，并逐渐明确和排除激发因素。

（二）基本治疗

系统性接触性皮炎的基本治疗见表 4-11。

表 4-11 系统性接触性皮炎的基本治疗

靶向治疗	降低个体的敏感状态，阻断致敏原，通过口服、静脉皮肤穿透方式进入体内，抑制其变态反应，对抗各种炎性介质
寻找病因并避免或消除	引起 SCD 的药物：抗生素、抗组胺药、糖皮质激素、阿司匹林、二甲基亚砜、氟尿嘧啶
外用药物致敏史	致敏物桂皮油广泛用于调味食品、饼干、牙膏、口香糖、香烟、苦艾酒、开胃酒、苦味酒及可乐型饮料。桂皮油与秘鲁香油可交叉反应
调味品致敏或交叉反应	对秘鲁香油过敏产生手部湿疹的患者，食橘子果酱时可复发湿疹，而避免香料、可乐型饮料、苦艾酒、喉片和橘皮时，手部湿疹消退
金属	镍接触过敏者，口服镍发生汗疱疹，亦应避免食用镍含量高的食物，如蔬菜、栗子、水生贝壳类及可可粉；铬过敏者，服重铬酸盐则患皮炎；含铬和钴的牙托皆可能为病因，应予避免
皮炎湿疹对症处理	依皮炎类型，与皮炎湿疹治疗相同

（三）治疗措施

1. 病因治疗 认真耐心逐一寻找和试着消除病因，并观察疗效，确定致敏因素，并避免接触。

2. 皮疹对症处理 系统使用抗组胺药，严重者口服糖皮质激素，局部按皮炎湿疹用药原则处理。

（四）治疗评价

病因的消除是治疗本病的根本。有报道显示，手部湿疹患者去除钴铬合金牙托，湿疹消退；另有报道显示，有义齿冠引起本病，如肘屈侧、掌跖皮炎，当去除含铬、钴、镍义齿冠 3 个月后皮损消失。

（五）预后

病因消除预后良好，若不能去除病因者，系统性接触性皮炎则可能长期存在或复发。

镍　皮　炎

镍皮炎（nickel dermatitis）表现为红斑性和湿疹样皮疹及苔藓化，常发生于接触耳环、手镯、发夹、戒指、手表、扣子、睫毛夹、金属眼镜框、乳罩托、牛仔裤扣的皮肤（图4-12）。接触门把手、手提袋和水龙头亦可引起。镍皮炎最常见于女性的耳垂，用镀镍的仪器穿耳或佩戴镀镍珠宝，都易诱发镍过敏。镍较所有其他金属化合物导致的变应性接触性皮炎多。

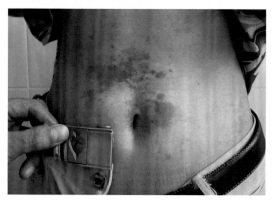

图 4-12　镍皮炎

常见临床亚型：①手部镍皮炎；②饮食所致镍皮炎；③汗疱疹或出汗障碍型镍皮炎；④穿耳洞镍皮炎；⑤牛仔裤纽扣镍皮炎；⑥眼影化妆品镍皮炎；⑦发型师电烫发镍皮炎；⑧输液反应中的镍皮炎；⑨无针（高压）喷射注射器镍皮炎。

绿色涂料中的氧化镍也能导致镍皮炎。2.5%硫酸镍溶液的斑贴试验阳性可确定诊断。

【治疗处理】

（一）治疗原则

防治结合，了解金属物件的成分，避免接触镍制品，皮炎对症处理。

（二）基本治疗

镍皮炎的基本治疗见表4-12。

表 4-12　镍皮炎的基本治疗

靶向治疗	阻断一切变应原，阻断镍及镍合金所致变应性反应，减轻炎症
查找变应原	含镍制品：耳环、手镯、戒指、眼镜框、乳罩托、牛仔裤纽扣、镀镍门把、仪器 含镍食物：豆类、坚果、谷奶、马铃薯、巧克力、鱼
使用替代物品	如塑料，或试用非含镍金属，低镍饮食
皮炎治疗	局部应用糖皮质激素

（三）治疗措施

预防措施包括对于镍敏感的人，减少其出汗，建议在接触镍的部位，如在戴乳罩或手镯之前局部应用糖皮质激素；用塑料制作的扣子和其他物体，对预防反应发生也是很有帮助的，用聚氨基甲酸乙酯91（Flecto，商品名）涂三层也能提供数月保护作用。镍皮炎的治疗包括局部应用糖皮质激素乳膏、喷剂或洗剂。

镍过敏患者的手部湿疹，可能通过饮食摄取镍而使治疗中的手部湿疹恶化。有学者用一种特殊的低镍饮食试验治疗了难治的手部皮炎患者。

（四）治疗评价及预后

彻底避免镍制品的再接触，预后良好。

传染性湿疹样皮炎

传染性湿疹样皮炎（infectious eczematoid dermatitis）又称微生物湿疹，是由微生物或其代谢产物引起的湿疹，当微生物被消灭后，湿疹消退。机制尚不清楚，包括刺激、中毒和变态反应等理论。

【临床提要】

1.感染病灶　发病前在患处附近先有一感染病灶，如中耳炎（图4-13）、烧伤、溃疡瘘管或外伤感染等。

2.皮损特点　病灶外周致敏，其病灶脓液分泌物流向外周，使病灶外周皮肤对细菌或组织分解产物致敏而发生湿疹样改变。该病灶周围皮肤潮红、丘疹、水疱、脓疱，有较多渗出液及结痂。自觉瘙痒，皮疹随搔抓向外播散。

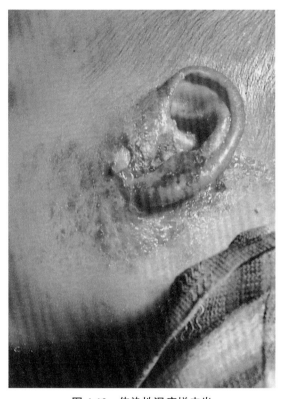

图 4-13　传染性湿疹样皮炎

3.全身症状　常有局部淋巴结肿大，严重者可伴有发热、白细胞计数增多等。

4.特殊部位　足部微生物湿疹，皮损处能培养出葡萄球菌或链球菌，脂溢性皮炎患者易患传染性湿疹样皮炎。

【治疗处理】

（一）治疗原则

最重要的是要清除病灶中的微生物和使用抗生素；局部抗生素和（或）糖皮质激素霜剂或软膏和全身性糖皮质激素治疗常有效；消除病因和对症治疗。

（二）基本治疗

传染性湿疹样皮炎的基本治疗见表 4-13。

表 4-13　传染性湿疹样皮炎的基本治疗

靶向治疗	消除微生物及其代谢产物等变应原，抑制自身致敏反应，减轻炎症
治疗原发病灶	应用抗生素
系统治疗	糖皮质激素，抗组胺药物
湿疹样皮炎	按湿疹治疗原则选择外用药物

（三）治疗措施

（1）治疗潜在性疾病，如中耳炎、瘘管。

（2）避免使用刺激性药物。

（3）皮肤感染：局部选用有效的抗生素，应该进行细菌培养和药物敏感试验。患者用高锰酸钾或醋酸铝溶液洗浴很有效。对急性泛发性渗出性湿疹性皮疹也有效。严重者应全身应用抗生素，一般选用对金黄色葡萄球菌敏感的抗生素。

（4）糖皮质激素：酌情选用糖皮质激素，系统给予泼尼松 30 ～ 40mg/d 抑制变态反应，使炎症很快消除。

（5）局部处理：局部损害按湿疹治疗原则进行处理。有渗液者用 0.1% 雷夫奴尔或 1 ：20 乙酸铅液湿敷，亚急性期可用糖皮质激素。

（四）治疗评价及预后

消除感染及过敏状态，患者预后良好。患者可以口服或胃肠外给予适当的抗生素。

自身敏感性湿疹

自身敏感性湿疹（autoeczematization）又称疹性反应（ID reaction）、播散性湿疹，为对称性分布模式。其可能反映了一种系统性（血源性）播散，而不支持接触性刺激物或变应原在体表的简单扩散。原发病灶常有湿疹、传染性湿疹样皮炎、真菌感染、溃疡等。皮肤的炎症过程能降低远隔部位皮肤的刺激阈，从而促进了湿疹性反应的发生。这一反应可能是由角质形成细胞产生的促炎性介质（IL-1、IL-6、TNF-α）介导的。

【临床提要】

1.皮肤损害　皮损向远处扩散，出现对称性丘疱疹，严重病例丘疱疹可融合成湿疹样斑片，甚至引起剥脱性皮炎。

2.发病特征　发病前常有原发病灶的加重，如湿疹、溃疡。病变多见于前臂屈侧、手背和大腿伸侧，可波及面、颈、掌跖和躯干（图 4-14）。病程经过取决于原发病灶，并随其减轻而消退，反之亦然。病程常迁延数周。

Chapter 4

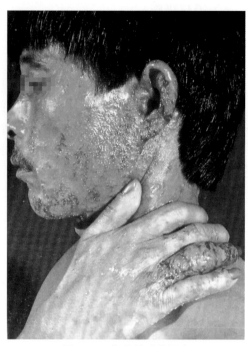

图 4-14 自身敏感性湿疹

3. 鉴别诊断　本病的丘疱疹期应与播散性疱疹病毒感染、气源性接触性皮炎、疱疹样皮炎及光敏性变应性接触性皮炎相鉴别，湿疹样期应与钱币状湿疹和其他湿疹性疾病相鉴别。

【治疗处理】

（一）治疗原则

控制原发灶和减轻泛发性皮疹。

（二）基本治疗

全身使用抗组胺药、糖皮质激素，局部对症处理，见表 4-14。

表 4-14　自身敏感性湿疹的基本治疗

靶向治疗	阻止抗原特异性 T 淋巴细胞所致自体敏感性湿疹反应和条件性刺激过敏，对抗炎性介质，减轻表皮水肿、海绵形成及真皮炎症细胞浸润
首选	系统使用糖皮质激素
次选	抗组胺药物，钙剂、维生素 C
原发灶	酌情使用针对性抗细菌、抗真菌药物
局部	对症处理

（三）治疗措施

1. 局部处理　按急性、亚急性、慢性皮炎对症处理（参见湿疹）。

2. 治疗原发病灶　感染明显时，应选用敏感的抗细菌、真菌药物，外用或内服。

3. 轻症处理　轻症可行一般治疗，抗组胺药、钙剂及大剂量维生素 C，静脉注射硫代硫酸钠等。外用糖皮质激素、抗组胺药物止痒。

4. 重症处理　病情严重者可系统使用糖皮质激素，如泼尼松龙 40～50mg/d，加全身抗细菌、抗真菌药物，控制原发病灶。使用剂量应足够，疗程足够，过早停药可导致复发。如复发，使用糖皮质激素仍然有效，只是维持治疗时间可能更长。

（四）治疗评价及预后

用抗菌药物控制原发灶，全身使用糖皮质激素，局部对症处理，病情很快痊愈。治疗情况因机体敏感情况而异，一般原发灶好转后，继发灶皮损可逐渐消退，病程短的 2 周左右，长者可迁延数月。

尿 布 皮 炎

尿布皮炎（diaper dermatitis）是发生于尿布区的化学刺激性皮炎，常因未及时更换尿布、清洗不当、局部温度过高和使用不透气的塑料所致。粪便中酶类包括蛋白酶和脂酶，是主要的皮肤刺激物。

【临床提要】

1. 皮肤损害　皮损为弥漫性红斑、水疱、脓疱、大疱或结节，好发于臀部、外生殖器（图 4-15）、肛周。皮炎分为如下四种形态。①摩擦皮炎：轻度发红和脱屑；②融合性红斑：界限清晰，累及皮肤皱褶；③浅溃疡；④鲜红色融合性红斑：继发白色念珠菌感染时，肛周伴有卫星状皮损。

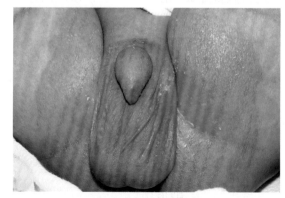

图 4-15　尿布皮炎

2.**临床分型** 分为原发刺激物接触性皮炎和微生物（主要是念珠菌）感染两类。

3.**鉴别诊断** 需与接触性皮炎、念珠菌感染、肠病性肢端皮炎、间擦疹相鉴别。

【治疗处理】

（一）治疗原则

防治并重，保持干燥，经常更换尿布，保护好尿布区的皮肤，使用干燥剂和抗炎、抗变态反应剂。

（二）基本治疗

尿布皮炎的基本治疗见表4-15。

表4-15 尿布皮炎的基本治疗

靶向治疗	针对粪尿中胺、脂肪酶、蛋白酶等物所致炎症及刺激的反应，减轻水肿、糜烂、浅溃疡，改善症状
基本护理	经常更换尿布，至少隔2～4小时更换1次，推荐使用超强吸收性凝胶尿布
润肤剂	每次更换尿布后外用
中重度炎症	1%氢化可的松霜
溃疡	予以保护性屏障性软膏，如凡士林或氧化锌
感染	细菌性：系统性抗生素（红霉素、耐青霉素酶的青霉素） 念珠菌性：局部抗真菌霜（制霉菌素、咪康唑、克霉唑）

1.**保护尿布区** 每2～4小时更换尿布，外用润肤剂；排便后用水清洗。外搽氧化锌糊剂或软膏：乙酸铝溶液1份，无水羊毛脂2份，不含水杨酸的Lassar糊剂3份，配方120g，换尿布时用。亦可每次换尿布时用等分的制霉菌素软膏和1%氢化可的松软膏配成的混合剂涂搽，该制剂有抗念珠菌活性，并对尿和粪便起保护性屏障作用。

强吸收尿布（一种新的含超强吸收性凝胶的尿布）已被证明能有效地预防新生儿和婴儿的尿布皮炎，能吸收皮肤中的水分，将pH缓冲至正常水平，而使用常规尿布和一次性尿布有引发尿布皮炎的倾向，均不及含超强吸收性凝胶的尿布。

2.**炎症处理** 可用1%氢化可的松霜；溃疡则需用含凡士林或氧化锌的软膏加以保护。

3.**细菌感染** 酌情用抗生素；白色念珠菌感染，则外用抗真菌粉剂或霜剂。

（三）循证治疗步序

尿布皮炎的循证治疗步序见表4-16。

表4-16 尿布皮炎的循证治疗步序

项目	内容	证据强度
一线治疗	防水屏障隔离霜/使用具有超强吸收性的一次性尿布	A
	勤换尿布	B
二线治疗	局部外用抗真菌药（咪康唑、酮康唑、制霉菌素）	A
	1%氢化可的松软膏	D
三线治疗	使用释放凡士林和氧化锌的一次性尿布	A
	口服抗真菌药	E

（四）治疗评价及预后

本病预后良好。

手 部 湿 疹

手部湿疹（hand eczema）是一种局限于手部的皮炎（图4-16）。病因：①外源性，接触刺激物和变应原；②内源性，异位性素质。

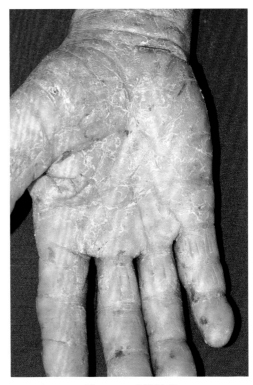

图4-16 手部湿疹

【临床提要】

1. 角化过度型　特点：①男性多见；②发病年龄晚；③少数可能是银屑病。斑贴试验阴性，但鉴别银屑病有困难。

2. 指尖湿疹　局限于指腹、指尖。

3. 盘状手部湿疹　①好发于手背；②为渗出性/鳞屑性皮疹，呈盘状。

4. 戒指湿疹　戒指下皮肤刺激性红斑。

5. 汗疱疹　见汗疱疹。

6. 家庭主妇皮炎　浸泡水和接触清洁剂所致。

7. 慢性肢端皮炎　表现：①掌跖角化过度性丘疹、水疱；②瘙痒；③IgE 升高，不伴异位性家族史。

8. 病因学诊断手部湿疹　可分为变态反应性接触性皮炎（19%）、刺激性接触性皮炎（35%）和特异性皮炎（22%）。15% 是未分类的湿疹，少数为圆形手部湿疹，以及过度角化性手部湿疹或汗疱疹。

【治疗处理】

（一）治疗原则

参照湿疹的治疗原则。详细的病史采集，仔细的暴露评估，以及患者环境中标准系列和变应原的斑贴试验，是成功治疗手部湿疹的关键。指导患者使用润肤剂及软膏进行基本治疗是非常重要的，同时指导正确清洁皮肤及保护皮肤也至关重要。

（二）基本治疗

手部湿疹的基本治疗见表 4-17。

表 4-17　手部湿疹的基本治疗

靶向治疗	针对内外源性、特应性、变应性反应，阻断致敏物，减轻炎症，保护皮肤屏障，改善症状
病因治疗	认真查找刺激物、致敏原，脱敏或避开致敏原
局部治疗	润肤剂、护肤品、防护手套、糖皮质激素、维 A 酸、水杨酸、吡美莫司 免疫抑制剂：甲氨蝶呤、雷公藤、环孢素、来氟米特、硫唑嘌呤、霉酚酸酯、他克莫司、吡美莫司、甲砜霉素、糖皮质激素
物理治疗	PUVA、UVB、超软 X 线
系统治疗	必要时口服小剂量泼尼松，选用抗组胺药物免疫抑制剂 + 局部糖皮质激素免疫抑制剂：环孢素、甲氨蝶呤、阿维 A 酸、肉毒杆菌毒素

（三）治疗措施

1. 手部湿疹的防治　参见湿疹、接触性皮炎的处理方法。

2. 慢性手部湿疹

（1）局部治疗：①外用糖皮质激素制剂，强效、弱效糖皮质激素均可使用，药物有氯倍他索（超强）、丙酸氟替卡松（强）、0.1% 糠酸莫米松、氢化可的松（最弱）；②保湿剂（如尿素乳膏）或角质形成剂（1%～3% 水杨酸软膏）；③ 0.025% 维 A 酸软膏；④ 1% 吡美莫司（Elidel，Novartis），每日外用 2 次，3 周为 1 个疗程。

（2）手部防护：保护品有三种。①家庭用护手霜：实际上就是澳大利亚羊毛脂与尿素的复方软膏。②护肤膜：是一种喷雾后立即凝固的护肤喷乳剂。能阻断刺激原，起保护作用。此种产品是专为预防手部皮炎湿疹而设计的产品。③防护手套，使用聚乙烯手套。对化学制剂有防护作用，但不能防止戴手套出汗后汗液的浸渍。

3. 特殊疗法

（1）光化学疗法：PUVA 和 UVB 治疗已被证实对手部湿疹的几种类型（包括变应性接触性皮炎、出汗不良性湿疹和角化过度性手掌湿疹）有效。

（2）放疗：其对顽固的手部湿疹也有效。X 线在过去曾被广泛应用。Fairr 等则认为浅层 X 线效果更好，建议患者在一生中可安全地接受 3 个疗程的浅层 X 线治疗（每疗程 3Gy）。

（3）伊曲替酯：有时对角化过度性湿疹有效，但不良反应的发生率高。

（4）环孢素：其对慢性顽固性水疱性手部湿疹有效。

（5）手指尖的疼痛性裂纹：用油性制剂尽可能地保留角蛋白，夜间外用聚乙烯封闭，日间戴皮制手套可有一定帮助，裂纹可缓慢愈合，有时给予复方安息香（苯甲酰苯基甲醇）酊剂封包可减轻疼痛。

（四）循证治疗步序

手足湿疹（内源性湿疹、出汗不良性湿疹、汗疱疹）的循证治疗步序见表 4-18。

表 4-18　手足湿疹（内源性湿疹、出汗不良性湿疹、汗疱疹）的循证治疗步序

项目	内容	证据强度
一线治疗	外用糖皮质激素 / 外用 JAK 抑制剂	A
	外用钙调神经磷酸酶抑制剂 / 润肤剂	B
	角质剥脱剂（如果有角化过度）	D
	口服抗生素（如果有感染）	D
二线治疗	阿利维 A 酸	A
	阿维 A 酸	B
	外用 PUVA（面霜或沐浴露）	B
	UVA 和 NB-UVB	B
	皮损内注射 A 型肉毒杆菌毒素	C
三线治疗	环孢素	A
	甲氨蝶呤	D
	硫唑嘌呤	C
	吗替麦考酚酯	E
	外用卡泊三醇	C
	度普利尤单抗	B
	阿普斯特	E

（五）治疗评价

1. 局部治疗

（1）手部防护：Held 等研究发现，手部的防护，包括润肤剂的使用对预防和治疗手部湿疹起着极其重要的作用。软膏可以湿润皮肤、软化角质，对于治疗手部湿疹来说通常要比霜剂好。虽然在工作时不能使用软膏，但在就寝时可以使用。

（2）局部糖皮质激素：是手部湿疹治疗的主要手段。手部的患处每天需使用局部糖皮质激素，1～2 个月后再逐渐改为间歇使用几个月。Moller 等对长期间歇维持使用强效（丙酸氯倍他索）和中等强度制剂（醋酸氟泼尼定）糖皮质激素治疗手部慢性湿疹进行了比较。61 例患者使用丙酸氯倍他索治疗 1～3 周，这些患者的皮炎有 90% 被清除。120 例慢性手部湿疹患者应用莫米松糠酸酯脂肪乳剂治疗，每日 1 次，用药时间最长为 9 周，或直至皮炎皮疹消失。少数积极治疗的患者出现了轻微的萎缩，但其治疗方案安全。

2. 系统治疗

（1）糖皮质激素：每日泼尼松龙 20～40mg，逐渐减量，对于急性水疱样皮疹，同样的剂量必须使用几天的时间。在 41 例严重慢性手部湿疹患者中比较了系统应用环孢素 3mg/(kg·d) 或者局部应用二丙酸倍他米松霜剂治疗 6 周的效果，结果显示这两种治疗同样有效。治疗停止 2 周后，两组的复发率均约为 50%。

（2）免疫抑制剂：慢性手部湿疹用环孢素 3mg/(kg·d) 治疗 6 周，27 例患者中有 21 例在停止治疗 1 年后仍处于缓解状态。5 个顽固掌跖汗疱疹应用甲氨蝶呤治疗的病例报道认为该疗法是一种有潜力的治疗方法，表明有节制激素疗法效应。29 例手掌角化过度性皮炎患者用阿维 A 酯 30mg/d 或者安慰剂治疗 8 周。4 周以后，治疗组与安慰剂组相比，症状减轻差异有统计学意义。

（3）吡美莫司：1% 吡美莫司霜或赋形剂对照，每日 2 次外用，共 3 周。研究发现，吡美莫司组较对照组皮损消退明显（P=0.068）。两组受试者均为疑诊刺激性接触性皮炎的患者。研究者发现，第 15 天和第 22 天，吡美莫司组有较高的治疗成功率，分别为 20% 和 27%，而对照组在相同时间内治疗成功率为 17%。这一非激素类药膏的出现，可以消除长期使用激素的不良反应。

（4）雷尼替丁：一项研究中，雷尼替丁 300mg，每日 2 次治疗特应性手部湿疹 4 个月。雷尼替丁对比安慰剂差异有统计学意义，但是对于测量指标的总和而言，雷尼替丁治疗与安慰剂相比差异无统计学意义。

（5）肉毒杆菌毒素：10 例出汗障碍型手部湿疹患者在一个手掌的 72 个部位给予皮损内注射 162U 肉毒杆菌毒素。另一只手作为对照。使用直观模拟量表显示，治疗后手掌痒感减轻 39%，而未治疗侧手掌痒感增加 52%。10 例患者中有 7 例治疗有手掌的皮炎得到改善。

3. 物理治疗

（1）UVB 及 PUVA：应用 UVB 治疗了 26 例患者，每周治疗 4～5 次，疗程 10 周。26 例患者中 18 例有显著改善。纳入 35 例慢性手部湿疹患者的前瞻性随机研究中，用 UVB 或 PUVA 治疗患者的一只手，另一只手作为对照。治疗每周进行 3 次，最长持续 3 个月。结果显示，PUVA 较 UVB 疗效更好。3 周以后差别开始明显，而且在整个治疗过程中持续存在。PUVA 治疗后所有 14 只手的皮炎清除，提示其对于出汗障碍型手部湿疹有明显的疗效。

（2）软 X 线：对 24 例对称性慢性手部湿疹患

者进行超软 X 线治疗的研究。每位患者的一只手给予 3Gy、10kV、每周 1 次的照射治疗，共治疗 6 周。在开始治疗以后 5～10 周的随访中，在研究的所有特征中，超软 X 线治疗效果均显著优于安慰剂。手部湿疹治疗系列评价见表 4-19。

表 4-19　手部湿疹治疗效果评价

诊断	病例数	治疗	研究持续时间	疗效评价
慢性手部湿疹	155	局部应用氯倍他索与氟泼尼定相比较	平均 138 天	氯倍他索治疗：70% 未见复发 氟泼尼定治疗：30% 未见复发
	106	局部应用糠酸莫米松酯	30 周	每周治疗 3 次：83% 未见复发 每周治疗 2 次：68% 未见复发
	38	口服 9- 顺式 - 维 A 酸	3 个月	55% 反应良好
	35	口服 PUVA 与 UVB 相比，3 次 / 周		PUVA 比 UVB 更有效
	24	超软 X 线 10kV，3Gy，每周 1 次，治疗 6 周	6 周	超软 X 线比安慰剂更有效
严重慢性手部湿疹	41	口服环孢素 3mg/(kg·d) 与局部倍他米松二丙酸酯对比	6 周	相同疗效
	16	局部应用 0.1% 免疫抑制剂与 0.1% 糠酸莫米松酯对比	4 周	糠酸莫米松酯较免疫抑制剂有效
出汗障碍型手部湿疹	10	局部肉毒杆菌毒素	单次治疗	7～10 例得到改善
	20	离子电渗		对于瘙痒及水疱形成的减少有统计学意义
过度角化性手掌皮炎	29	口服阿维 A 酯 30mg/d，与安慰剂对比	8 周	阿维 A 酯对比安慰剂明显有效，疗效有统计学意义
特应性手部湿疹	47	口服雷尼替丁 300mg，每日 2 次，与安慰剂对比	4 个月	

（六）预后

预后取决于病因的查证、避免及防护。手部皮炎湿疹是可治愈的疾病，在医生指导下认真地接受治疗，可望治愈。如果经过认真治疗仍不能治愈，说明在环境中仍有变应原、刺激原与之接触。患者应做斑贴试验，寻找变应原，或做脱敏治疗，或者避开变应原。

乏脂性湿疹

乏脂性湿疹（asteatotic eczema）又称干燥性湿疹（xerotic eczema），是由于皮肤保湿因子合成减少，角质层细胞间脂质减少，酯化脂肪酸与神经酰胺比率异常，皮肤干燥、瘙痒，搔抓引起的湿疹样损害。

【临床提要】

（1）多见于老年人，常由于冬季洗澡过勤引起。特征性的表现为肢端，特别是胫前（图 4-17），皮肤出现破碎瓷器样裂纹伴细小鳞屑。患者常伴全身性瘙痒。

（2）鉴别诊断：要考虑先天性皮肤病、营养因素、药源性、代谢及全身性疾病及医源性原因。若皮损泛发可能与甲状腺疾病（黏液水肿）或肾病有关。

【治疗处理】

（一）治疗原则

治疗原则：①保湿、避免干燥，洗澡时使用沐浴油剂或洗澡后立即在身上涂沐浴油；②使用保湿剂、润肤剂、尿素霜、乳酸铵洗剂。

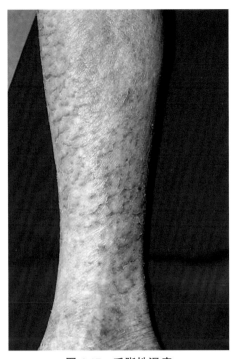

图 4-17 乏脂性湿疹

（二）基本治疗

乏脂性湿疹的基本治疗见表 4-20。

表 4-20 乏脂性湿疹的基本治疗

靶向治疗	维持皮肤角质层适当的水合作用，阻止水分丧失，恢复皮肤的正常保护屏障
方法选择	增湿剂、润肤剂（神经酰胺乳膏、神经酰胺维 E 乳膏）、润滑剂、外用糖皮质激素

（三）治疗措施

增加空气湿度有利于缓解病情。皮肤干燥可外涂润肤剂、止痒剂、10% 尿素霜、5% 乳酸铵洗剂，但如果在裂开的皮肤上涂乳酸铵会感到刺痛，此时使用糖皮质激素则较好。皮肤广泛干燥，当躯干或四肢病变广泛，干燥湿疹和瘙痒者，可于临睡前用温水（切忌热水烫洗）在浴缸中浸泡20 分钟，然后在皮肤上搽上凡士林或其他温和油脂，可减轻症状。

（四）治疗评价及预后

使用 10% 尿素和 12% 乳酸铵治疗干燥症极为有效。

汗 疱 疹

汗疱疹（pompholyx）是一种掌跖湿疹，其发病与汗腺或出汗无明显关系。可能与下列因素有关：①遗传易患性；②汗腺作用；③特异性；④接触物；⑤真菌感染；⑥精神紧张；⑦药物，口服阿司匹林、避孕药和吸烟也可增加汗疱疹的危险。许多镍敏感的患者有这种类型的手部湿疹，口服硫化镍可加重病情。每 10 例新霉素敏感者，口服新霉素可有 3 例发生汗疱疹。

【临床提要】

1.基本损害 突然发生的成群深在性水疱，粟粒至米粒大，疱液清亮，无红斑。水疱破裂大多数在 2～3 周内缓解，继而出现领圈状或片状脱屑（图 4-18），部分病例间隔 3～4 周复发，持续数月。

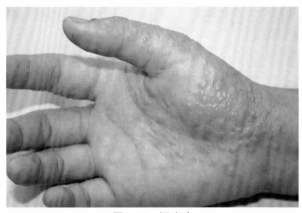

图 4-18 汗疱疹

2.发病特征 轻者仅有手指侧缘受累。典型病例水疱对称发生于掌和跖。发疹前手掌可有烧灼或刺痛感，出皮疹时严重瘙痒。

3.诊断及鉴别诊断 根据季节性、周期性发作的病史和临床表现，诊断不难。本病需与水疱型手足癣、癣菌疹、剥脱性角质松解症相鉴别。

【治疗处理】

（一）治疗原则

汗疱疹能自愈，因此治疗主要是针对其瘙痒症状及水疱形成。与手部湿疹的治疗原则、基本治疗相同。治疗需针对可能的潜在病因，如真菌感染、药物和情绪应激。

（二）基本治疗

汗疱疹的基本治疗见表 4-21。

表 4-21　汗疱疹的基本治疗

靶向治疗	针对特应性，避免情绪紧张、接触致敏物等因素，减轻炎症反应及表皮内海绵性水疱形成，恢复表皮的正常角化
轻症	局部用低效糖皮质激素、止痒剂、润肤剂、湿敷剂，口服抗组胺药物、他克莫司、吡美莫司
重症	系统用糖皮质激素、UVA
顽固性	免疫抑制剂：硫唑嘌呤、甲氨蝶呤、环孢素、肉毒杆菌毒素皮损内注射

（三）治疗措施

治疗参考手部湿疹。

1. 早期水疱损害　外用止痒收敛性洗剂，对有水疱者用 10% 乙酸铝溶液湿敷有效。

2. 脱屑期　用糖皮质激素霜或软膏，干燥疼痛时用水杨酸软膏或尿素脂，口服抗组胺药。可试用抗胆碱药、安定药、中药玉屏风散和心理治疗。

3. 糖皮质激素　高效的局部糖皮质激素霜剂是主要的治疗措施。病情严重的患者可系统性地使用皮质激素治疗：泼尼松 40～60mg/d，2 周后逐渐减量，肌内注射快速短效的磷酸倍他米松钠及丁酸倍他米松的悬液（6mg/ml，5～9mg）；或肌内注射曲安西龙丙酮液（40～60mg）。曲安奈德肌内注射或短期口服泼尼松可迅速见效，可致 1～2 个月的缓解。

4. 低镍饮食　对于顽固性病例和对镍过敏的患者，可试用低镍饮食。镍是斑贴试验中阳性率最高的一种变应原，阳性率达 20%。另有 6% 的患者镍口服激发试验阳性。Veien 等研究发现，在 216 名对镍过敏的患者中，许多人有反复发作的对称性水疱性手部皮炎，且其中 40 例患者经低镍饮食后获长期的好转。

镍过敏者应避免接触镍，低镍饮食，亦应避免镍含量高的食物，如罐头食品、含镍器皿中烹制的食物、青鱼、牡蛎、芦笋、豆类、蘑菇、洋葱、玉米、菠菜、西红柿、豌豆、全麦粉、新鲜熟梨、大黄、茶、可可、巧克力、发酵粉。避免服用重

铬酸盐，避免使用含铬和钴的牙托。难治性病例也可试通过排除饮食疗法控制。

5. 放射治疗　手足使用 UVA 配合或不配合口服及外用补骨脂有效。

6. 免疫抑制剂　吗替麦考酚酯也可有效，但只用于最严重的病例。

（四）循证治疗步序

汗疱疹的循证治疗步序见表 4-22。

表 4-22　汗疱疹的循证治疗步序

项目	内容	证据强度
一线治疗	糖皮质激素外用	A
	口服糖皮质激素 / 口服抗生素	D
	口服抗组胺药	E
	外用他克莫司 / 吡美莫司	C
二线治疗	UVA1	A
	PUVA/UVA	C
	局部 PUVA	C
	肉毒杆菌 A 毒素皮内注射	C
三线治疗	甲氨蝶呤 / 硫唑蝶呤	C
	环孢素	B
	UVA2（320～340nm）	C
	依那西普 / 吗替麦考酚酯	D
	生物反馈疗法	C
	低镍饮食 / 离子导入	C

（五）治疗评价

手慢性湿疹样皮炎患者的 PUVA 与 UVB 疗效对比观察：35 名患者（7 名患汗疱疹）治疗显示，PUVA 较 UVB 为优，能治愈所有患者且治疗中病情均在 3 周后得到显著改善。

局部应用 PUVA 或 UVA 治疗水疱性手部湿疹的对比观察：在 12 名患手部汗疱疹患者的内部双盲 PUVA 与 UVA 疗效评价的研究中显示，两者疗效在差异无统计学意义。两者均能显著降低本病的严重程度。

局部洗浴 PUVA 疗法治疗慢性掌跖部湿疹的疗效：14 名患慢性掌跖汗疱疹样湿疹的患者使用 1mg/L 的 8- 去氧补骨脂浸泡，每周 4 次，每次 15 分钟，9 人治愈，4 人病情改善，平均 12 次治疗后患者皮疹消失。

（1）甲氨蝶呤：口服小剂量甲氨蝶呤治疗复发性掌跖汗疱疹，5 名严重的汗疱疹患者，被允许使

用甲氨蝶呤每周 12.5 ～ 22.5mg，以减少或解除泼尼松的使用，但强效皮质激素继续使用。

（2）环孢素：治疗严重慢性水疱样手部湿疹。1 例难治性汗疱疹患者在使用 5mg/（kg·d）环孢素 2 周内病情显著改善，减量至 2.5mg/（kg·d）维持，能有效控制病情。

（3）硫唑嘌呤：6 例严重汗疱疹患者给予 100 ～ 150mg/d 起始剂量硫唑嘌呤治疗，待皮损消退后给予 50 ～ 100mg/d 的维持剂量，3 例疗效显著，1 例有效，2 例一般。

（4）脉冲直流离子电渗水液疗法：20 名双侧皮损较轻的患者用高频 9V 直流电 9.8kHz，每次 15 分钟治疗手部汗疱疹患者的一只手，并以非皮质激素类焦油及氧化锌涂双手。20 名患者的瘙痒及水疱显著减少，但红斑及脱屑症状则无明显改善。

（六）预后

多数患者并无致病的病因，疗效不十分满意，但皮疹可自然消退，大多数在 2 ～ 3 周内缓解，少数病例因反复发作而持续存在，病程可长达数月或数年。

淤积性皮炎

淤积性皮炎（stasis dermatitis）也称静脉曲张性湿疹（varicose eczema），由下肢静脉压升高所致。

静脉压升高导致皮肤湿疹样改变的确切机制未明，有以下几种学说。静脉高压使受累大腿的股静脉中氧含量降低，且受累肢体的静脉血流比正常加快，从而在受累部位发生动静脉瘘。在静脉高压时，小静脉中白细胞增多，随之释放蛋白水解酶和自由基，引起组织损伤及炎症反应。

【临床提要】

1.基本损害　为局部呈暗红色、密集的丘疹、丘疱疹、水疱、糜烂、渗液和结痂，皮损反复难愈，继而有皮肤干燥、脱屑、皲裂、肥厚、苔藓样变、色素沉着，呈棕褐色，久之发生营养性溃疡（图 4-19）。

2.发病特征　起病缓慢，小腿有不同程度的静脉曲张，常发生于小腿下 1/3 处的伸侧及侧面、内踝部位，可分为急性、亚急性和慢性。

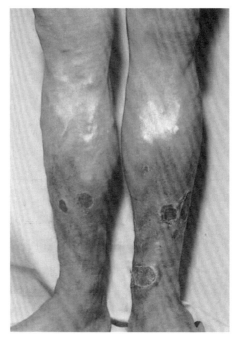

图 4-19　淤积性皮炎

3.继发感染　易继发感染、接触性皮炎、自体敏感性湿疹和短袜状（从膝至足背）红皮病。

【治疗处理】

（一）治疗原则

主要是增强静脉回流，包括尽可能长时间地将腿抬至高于心脏水平。建议用弹性绷带和进行训练来增加腓肠肌的力量。避免长时间、约束性坐姿（如在飞机或汽车上）和长时间站立。避免创伤。治疗以压迫为主，帮助血液回流。在一些病例中静脉改建有效。

（二）基本治疗

淤积性皮炎的基本治疗包括病因治疗、皮炎治疗、溃疡治疗，见表 4-23。

表 4-23　淤积性皮炎的基本治疗

靶向治疗	降低静脉高压、阻止小静脉中性粒细胞释放蛋白水解酶和自由基，减轻其引起的组织损伤和炎症反应
消除病理变化	减少受累组织灌流量、增加静脉回流，消除病理变化 （1）避免呆坐或持久站立 （2）弹性绷带，24 周内肢体压迫疗法 （3）手术：静脉曲张根治术

续表

皮炎治疗	参照皮炎湿疹
溃疡治疗	(1) 及时清洁创面、湿敷或换药，外涂抗菌软膏
	(2) 提高愈合率，口服阿司匹林、硫酸锌
	(3) 皮肤移植、人工皮肤
	(4) 微生物感染：甲硝唑凝胶外涂，依细菌培养结果选用抗生素

（三）治疗措施

1. 一般治疗　卧床休息，抬高患肢，患肢亦可用弹性绷带或穿弹力袜以增加压力，促进静脉回流。弹性绷带包扎时，从足部向上压力递减，对抗重力，促进静脉回流。

2. 局部治疗　按皮炎湿疹局部用药原则处理，有溃疡可用抗生素。

3. 全身治疗　当形成溃疡，有脓性分泌物，特别是出现蜂窝织炎时，应全身使用抗生素治疗，可选用青霉素、头孢菌素类或喹诺酮类药物。口服抗组胺药可止痒。

4. 外科治疗　如上述治疗效果不佳，或反复发作，应做曲张静脉根治术。另外溃疡有较多坏死组织时，也应手术清创，清创后应覆盖生物膜，防止水分丢失、干燥、促进组织再生。溃疡治疗，尤其是慢性溃疡，可采用氦氖激光、2% 夫西地酸 + 激光，并有各种样式的皮肤替代物，如以双层 I 型牛胶原为支架的人工皮肤、人同种皮肤成纤维细胞和角质形成细胞。

5. 其他治疗　根据实验室检查及临床症状，还可选用纤溶疗法。如果经过上述多种治疗后，溃疡仍可长期不愈，这时应考虑皮肤移植或角质形成细胞移植。收缩性移植及自体表皮细胞移植，可供选择。

6. 溃疡治疗　慢性伤口治疗方法包括腿部溃疡氦氖激光、2% 夫西地酸、重组牛碱性纤维生长因子。

（四）治疗评价及预后软膏

随机安慰剂对照试验证实口服阿司匹林 300mg，2 ～ 4 个月可显著提高伤口愈合率。口服硫酸锌（zinc sulfate）220mg，每日 3 次，有辅助治疗效果。司坦唑醇 2 ～ 4mg/d，连用 6 ～ 9 个月，对复发性溃疡患者有效，但其使用受到一些禁忌证的限制。病因治疗及各种对症治疗，尤其早期曲张静脉的根治术可使病情缓解。

间　擦　疹

间擦疹（intertrigo）是发生于身体皱褶部位的表浅性皮肤炎症。

【临床提要】

1. 皮肤损害　发生在腹股沟、乳房下、腋窝或腹部皱褶部位的大片红斑，对称分布，若为念珠菌感染，则红斑呈牛肉色，外周可有卫星状脓疱。浸渍皮肤继发细菌感染时，常有恶臭。

2. 诊断及鉴别诊断　要做皮肤真菌和细菌培养。许多疾病皮损极似间擦疹，如屈侧银屑病、脂溢性皮炎、继发细菌、真菌感染、接触性皮炎、肠病性肢端皮炎、慢性家族性良性天疱疮、角层下脓皮病，应予以鉴别。

【治疗处理】

（一）治疗原则

保持皱褶部位干燥、消除浸渍，局部使用扑粉、收敛剂及抗细菌、抗真菌药物。

（二）基本治疗

间擦疹基本治疗见表 4-24。

表 4-24　间擦疹的基本治疗

靶向治疗	恢复皮肤屏障功能，减轻皮肤水肿和炎症
方法选择	扑粉，抗炎止痒剂，醋酸铝液，联苯苄唑霜、莫匹罗星

（三）治疗措施

治疗关键在于减轻皮肤浸渍和刺激。①如患者肥胖，则减肥是有帮助的；②外用粉剂可使浸渍减轻，但由于刺激原因，有时反而使病情加重；③如继发细菌或真菌感染，糖尿病患者易患念珠菌感染，则需抗细菌、抗真菌感染治疗，如可用 2% 莫匹罗星，1% 联苯苄唑霜；④对炎症明显的病例局部应用非卤化糖皮质激素可迅速减轻炎症反应；

⑤ 1∶20 乙酸铝包敷，有助于减轻浸渍。

（四）治疗评价及预后

经病因及对症治疗预后良好。

幼年跖部皮病

幼年跖部皮病（juvenil plantar dermatosis）亦称足前部湿疹（forefoot eczema），病因不明。穿密闭鞋（如运动鞋）可形成封包环境，导致浸渍和汗液潴留，从而发生本病。不吸汗的合成材料袜子致汗液浸渍也是发病因素。

【临床提要】

1. 基本损害　双跖前部及趾屈面对称性出现红斑、细小裂纹、表面干燥（图 4-20）、有光泽，边界清晰，伴有疼痛。趾缝正常。双手偶尔受累，掌或指尖出现裂纹及疼痛。

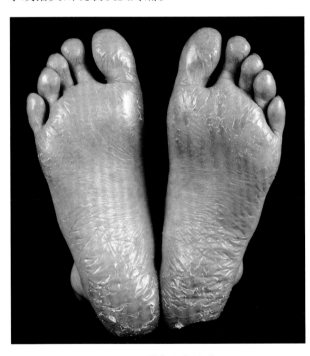

图 4-20　幼年跖部皮病

2. 发病特征　大多数病例为 3～14 岁儿童，男性略多。累及足承重与摩擦的部位，常呈对称性分布。足前部一般较足跟更常受累。趾间和弓部不受累。

3. 诊断　根据临床表现即可确诊，有疑问时应做真菌检查或斑贴试验。

【治疗处理】

（一）治疗原则

治疗措施包括换掉儿童脚上致病的鞋，可使用足粉、厚的吸汗袜和吸汗鞋垫，并且准备多双可备换的鞋，让鞋保持干燥。局部皮肤病对症处理。

（二）基本治疗

幼年跖部皮病基本治疗见表 4-25。

表 4-25　幼年跖部皮病的基本治疗

靶向治疗	减少摩擦、浸渍和汗液潴留，改善局部症状
方法选择	穿透气鞋，外用润肤剂、尿素霜、他克莫司

（三）治疗措施

患儿应改穿棉袜及透气鞋类，应避免剧烈的体育运动，有助于病情改善。

润肤剂既能减少裂隙（皲裂），又可减少皮肤脱水（干燥）。如有炎症，可外用糖皮质激素。含有锌油膏、鱼脂或煤焦油的密封绷带在角化过度及裂隙明显时有效。但上述治疗的作用都是临时的，所以有必要规律轮替使用润肤剂等药物。

（四）循证治疗步序

幼年跖部皮病的循证治疗步序见表 4-26。

表 4-26　幼年跖部皮病的循证治疗步序

项目	内容	证据强度
一线治疗	自行缓解	C
二线治疗	穿透气的鞋 / 润肤剂	C
	外用糖皮质激素 / 他克莫司	C
三线治疗	氧化锌油纱布	C
	换鞋袜	E

（五）治疗评价

1. 改穿透气鞋　Moorthy 等报道，随访的 50 例患者改穿透气的鞋后，有 28 例患者病情得到改善，22 例患者病情并没有改善。

2. 润肤剂 / 糖皮质激素　Jones 等报道，在 50

位追踪随访的患者中，22% 的患者使用一般的润肤剂有效，20% 发现局部使用糖皮质激素有效。12% 的患者觉得任何的局部用药总有一定的疗效，但仅可维持一段有限的时间。润肤剂与局部糖皮质激素交替使用，也许有用。

（六）预后

大多数病例在诊断后 4 年内自行消退，最迟在青春期痊愈。消退平均年龄 14 岁。

剥脱性角质松解症

剥脱性角质松解症（keratolysis exfoliativa）又称层状出汗不良（dyshidrosis lamellosa），是一种掌跖部角质层浅表性剥脱性皮肤病。本病是一种先天性疾病，多汗症可能是一种诱因。

【临床提要】

1. 基本损害　皮损初起为针头大白点，表皮角质层与颗粒层分离，并逐渐向四周扩大，成为环状剥离的角质，容易自然破裂或经撕剥成为薄纸样鳞屑（图 4-21），最终融合成整片可剥脱的鳞屑。

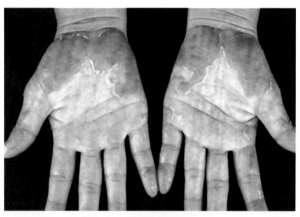

图 4-21　剥脱性角质松解症
（广东医科大学李文　惠赠）

2. 发病特征　本病主要累及掌跖部，偶尔也可见于手、足背侧，对称分布。裸露潮红斑，无瘙痒感。本病易在暖热季节复发，通常合并局部多汗。

3. 诊断及鉴别诊断　根据皮损只有鳞屑而无水疱形成及炎症变化，不痒，以及分布部位的特点，予以诊断不难。应与癣菌疹、汗疱疹、接触性皮炎、掌跖部湿疹等相鉴别。

【治疗处理】

（一）治疗原则及基本治疗

病因不易确定，治疗较为困难，仅对症处理。

（二）治疗措施

本病治疗较困难，但病程经数周后常可发生自然缓解。

外用焦油制剂常可产生较满意的结果，如 5% 煤焦油凝胶、10% ～ 20% 尿素霜等，12% 乳酸铵洗剂也常有效，低浓度的角质剥脱剂或温和的润滑剂也有一定的效果；对长期不愈者肌内注射小剂量曲安奈德（20 ～ 30mg）常可使病情缓解。

（三）治疗评价及预后

此病多数为慢性复发性疾病，有些病例可在数周内缓解。

干　燥　症

干燥症（xerosis）这一名词用来描述干燥的皮肤，可有轻度脱屑。

【临床提要】

干燥症可伴随特应性皮炎、角化性疾病。干燥症可为服用一些药物的结果，或是长期处于湿度相对较低环境中或因洁癖过度清洗的结果。皮肤干燥常是一些严重系统性疾病的伴随症状。

【治疗处理】

（一）治疗原则

首要的是应考虑干燥症是否仅表示皮肤干燥，还是有角化性疾病，如原发或继发性鱼鳞病，或伴有系统性疾病如 HIV 感染或肿瘤。

（二）基本治疗

细心查找和治疗潜在疾病，皮肤干燥对症处理，以润肤剂为主，见表 4-27。

表 4-27　干燥症的基本治疗

靶向治疗	恢复角质层的正常水合作用，减少干燥和脱屑
监测改善和治疗潜在疾病	环境：冬季、湿度低、沐浴速度 生活习惯：神经性厌食、减肥 药物：他汀类、靶向药物 肿瘤：淋巴瘤、血液肿瘤 疾病：遗传性获得性鱼鳞病、特应性皮炎、甲状腺功能低下、营养不良、肝病、肾衰竭、干燥综合征、皮肤黏膜干燥、眼干燥、角膜干燥、口干症、鼻干燥、呼吸干燥
皮肤干燥	润肤剂（神经酰胺乳膏、神经酰胺维E乳膏）、尿素霜、乳酸、乳酸铵

（三）治疗措施

1. 治疗基础疾病　首先排除或确定相关系统性疾病，并予以相应治疗。

2. 一般治疗　许多病情较轻的干燥病患者可用相对简单的方法缓解症状。以温水洗浴较热水好，且不应长时间清洗，因而淋浴较为合适。避免剧烈擦拭，应尽量使用非肥皂类的清洁剂，但不包括去污剂，使用沐浴油较为有益。

3. 润肤剂　是治疗所有类型干燥症的固定处方，基本成分是一些脂质，它们在皮肤表面形成一道屏障阻止了经皮水分丢失，使角质层水分增加，使皮肤变得光滑且减少了鳞屑。某些制剂中可能含有保湿剂（如羟基吡咯烷酸或尿素及甘油）。润肤剂在使用 3 ~ 4 小时后便会分解，因此需要经常使用。某些患者可能感觉到在润肤剂中加入 2% 水杨酸用起来更好，但需注意，皮肤大量吸收水杨酸会导致严重的（有潜在致命性的）水杨酸中毒。

4. 其他外用药物　如外用全反式维 A 酸、异维 A 酸、他扎罗汀及钙泊三醇，据报道能显著改善鱼鳞病患者的症状，因而可以试用。

5. 系统治疗　目前尚无系统性治疗干燥症的疗法，口服维 A 酸制剂只有那些有显著角化过度的本病患者才考虑采用。

（四）循证治疗步序

干燥症的循证治疗步序见表 4-28。

表 4-28　干燥症的循证治疗步序

项目	内容	证据强度
一线治疗	避免使用肥皂	A
	加湿	C
	润肤剂 / 沐浴油	B
二线治疗	尿素软膏 / 含乳酸的乳膏 / 乳酸铵乳膏	A
	胶态燕麦	A
	AHA 乳膏 / 含甘油的面霜	B
	甲状腺素乳膏	D
	神经酰胺乳膏 / 含二硫氰酸的乳膏	C

（五）治疗评价

1. 尿素软膏　Serup 在 3% 与 10% 尿素软膏双盲对照研究中发现二者均能有效减少鳞屑、干燥症状，且能改善相应实验室检查指标（如透皮水分丢失及比色改变等）。10% 尿素软膏在促进皮肤保湿方面的作用似乎略强。

2. 乳酸 / 乳酸铵　Rogers 等在对 12% 乳酸铵洗剂与 5% 乳酸洗剂对比治疗本病的双盲研究中发现在每月 2 次，3 周为一疗程的使用中，12% 的乳酸铵洗剂较 5% 的乳酸洗剂更能有效减低本病的严重程度。

（六）预后

本病预后取决于基础疾病，仅皮肤干燥时的对症处理疗效较好。

糖皮质激素依赖性皮炎

糖皮质激素依赖性皮炎（glucocorticoids dermatitis）是指因长期外用糖皮质激素所致的皮炎（图 4-22），其特征是对激素的依赖。本病常见，我国各地已报道 500 余例。

（一）发病病因

外用糖皮质激素导致糖皮质激素依赖性皮炎的原因：①未能掌握好适应证；②选择激素品种不当；③用药剂量大 / 时间过长。

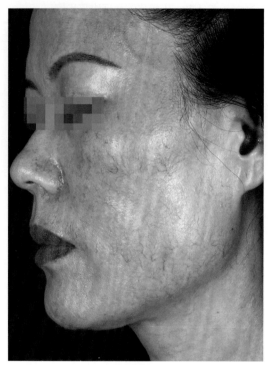

图 4-22 糖皮质激素依赖性皮炎
面部潮红、毛细血管扩张

（二）致病机制

1. 表皮与真皮变薄 局部长期外用激素，激素通过干扰表皮的分化，诱导皮肤结构和功能发生变化，角质形成细胞增殖受抑制。导致透明角质层颗粒形成减少，最终使角质层变薄。真皮变薄是由于胶原的原纤维间黏附力减弱，胶原合成减少。

2. 色素减退／沉着 由于角质层的层数减少，迁移到角质形成细胞的黑素减少，引起色素减退。色素沉着可能与糖皮质激素激活黑素细胞再生色素有关。

3. 血管显露 由于血管壁的胶原纤维间黏附力减弱可导致血管变宽，真皮胶原的消失而导致表面的血管显露。

4. 酒渣样／痤疮样皮炎 在激素诱导下，毛囊蠕形螨的密度增高，封闭毛囊皮脂腺口，引起炎症反应或变态反应，强效激素还可使皮脂腺增生，导致酒渣鼻样皮疹。出现痤疮样皮疹或原有痤疮加重。

5. 毛囊炎感染 因激素的免疫抑制作用，可使局部感染毛囊发生感染和原发毛囊炎加重。

6. 激素依赖 激素抗炎特性可抑制很多皮肤病症状，停用后常可引起原有疾病加重，该现象常发生于停用激素后 2～10 天，并持续 3 周左右。因反跳现象导致患者继续外用激素而造成激素依赖。

【临床提要】

1. 皮肤损害 表现为潮红、红斑、丘疹、脓疱、表皮萎缩、发亮、起皱、色素减退或色素沉着、毛细血管扩张、多毛、痤疮样及酒渣样皮损。

2. 面部损害分型 面部是糖皮质激素性皮炎高发区。其损害分类：①口周型，围绕口周离下唇 3～5mm 的一个清楚的区域里有中等分散的红斑、丘疹和脓疱。②面部中央型，双面颊、下眼睑、鼻、前额受累，通常口唇周围部位为正常皮肤。③弥漫型，整个面部、前额和颈部都受累。

3. 发病特征 ①重要的特征是依赖外用糖皮质激素。当重新使用激素后，上述症状和体征很快消退，再次停药，迅速再发，而且比以前更严重，迫使患者长期外用激素。②皮肤损害向四周扩散。伴有重度的不适、干燥紧缩感、烧灼感、刺痛、瘙痒。

4. 诊断与鉴别诊断 依据长期外用激素或含有激素的化妆品的病史和特有的皮损可以诊断，但需与面癣、痤疮、酒渣鼻、脂溢性皮炎、冻疮样狼疮、面部播散性粟粒狼疮相鉴别。

【治疗处理】

（一）治疗原则

（1）首先停用或逐步撤停外用糖皮质激素和所有可能引起刺激的含激素的洗面制剂和化妆品。

（2）为患者提供心理治疗，帮助患者改掉依赖外用激素的习惯。

（二）基本治疗

糖皮质激素依赖性皮炎的基本治疗见表 4-29。

表 4-29　糖皮质激素依赖性皮炎的基本治疗

靶向治疗	促进和恢复皮肤角质蛋白含量，皮肤正常角化，减轻皮肤萎缩，恢复皮肤屏障功能，阻断对糖皮质激素的依赖
除去病因	停止外用糖皮质激素及其制品
逐步撤停糖皮质激素	逐步减少使用至撤停，或用低效氢化可的松润肤乳剂过渡，外用钙调神经磷酸抑制剂替代
系统治疗	
控制炎症	抗组胺药物，钙剂，维生素 C，维生素 E
抑制感染	四环素，红霉素，甲硝唑
局部治疗	
恢复屏障功能	外用含棕榈酸、胆固醇、维生素 C、保湿剂、润肤剂（神经酰胺乳膏、神经酰胺维生素 E 乳膏）
症状治疗	用非激素霜剂抗过敏，减少渗出用冷湿敷，外用盐酸丙马卡因止痒
治疗原发病	如痤疮、脂溢性皮炎、体（面）癣、黄褐斑

（三）治疗措施

1. 停止外用激素及相关制剂　如包括含糖皮质激素的化妆品，尤其是美容祛斑、增白嫩肤外用制剂。

2. 逐步撤停激素　较强效的糖皮质激素要逐步撤停，可用较弱效的糖皮质激素制剂，如氢化可的松开始 2 次 / 天，症状控制后减为 1 次 / 天，1 周后减为隔日 1 次，再用 1 周后减为隔 2 天 1 次，连续 3 次后停药。若患者使用的就是弱效糖皮质激素，这时可减少使用激素的次数，逐步撤停。

3. 替代疗法　停用上述激素后患者若不能耐受。可换用弱效激素氢化可的松霜外用，或非糖皮质激素制剂代替。有研究长期连续使用 1% 氢化可的松也出现了酒渣鼻样皮疹和口周皮炎，眼睑出现萎缩和毛细血管扩张，提示长期使用弱效激素也会产生激素性皮炎。

4. 控制感染　应用抗生素以抑制毛囊的细菌感染。患者毛囊中的痤疮丙酸杆菌显著增多，还可发现梭形杆菌、革兰氏阴性杆菌、葡萄球菌和链球菌。首选四环素类抗生素，如多西环素 100～250mg/d，用 3～4 个月。年龄 < 11 岁的儿童，禁用四环素类药物，儿童治疗给予口服和外用红霉素和甲硝唑。如四环素治疗无效，可给予低剂量的异维 A 酸，5mg/d，用 3 个月，甚至 2～3mg/d 也有帮助。严重病例可结合局部抗菌疗法，如局部应用红霉素、甲硝唑、新霉素、克林霉素、土霉素。

5. 恢复屏障功能　Man 等外用棕榈酸、胆固醇和神经酰胺的混合物明显减轻了渗透屏障功能和角质层的完整性损害，提示使用外源性的具有生理学特性的脂类可治疗和减少激素引起的不良反应。

Pasonen Seppanen 等发现，外用维生素 C 提高了中间丝相关蛋白 mRNA 和丝聚合蛋白水平，提示维生素 C 可影响角质形成细胞分化，还促进了表皮脂类屏障的合成和组建。因而，维生素 C 可用来治疗外用激素所引起的不良反应。Tanno 等发现，烟酰胺增加神经酰胺、游离脂肪酸、胆固醇的合成，故可用于治疗激素诱导的皮肤屏障功能损害。

6. 症状治疗　避免日晒、风吹，以及环境和温度的剧变对皮肤的刺激，可使用非激素药物，外用硅霜等温和的滋润霜剂，可用炉甘石洗剂，保护性霜剂如维生素 B_6 软膏，干燥者使用保湿剂，皮损反跳红肿渗出者可用硼酸液冷湿敷。止痒剂，可外用盐酸丙马卡因。

7. 氦氖激光　有报道采用 JDZ-3 型综合激光治疗仪，氦氖激光功率 30mW，光斑直径 10cm，光斑功率密度 $0.38mW/cm^2$，固定照射每处 10 分钟，每天 1 次，连续 10 天为 1 个疗程，间隔 10 天再行第 2 疗程。治愈率为 79.09%，氦氖激光是治疗该病的较好方法。氦氖激光照射中未见不良反应。

Chapter 4

8. 心理治疗 本病女性多见，对其心理治疗十分重要，告诉患者逐步度过依赖期的皮肤病反跳期，疾病会得以痊愈，增强其信心，从而配合医师治疗。

（四）治疗评价

1. 治疗棘手 一般药物短期内难以控制对激素的依赖。然而，采取综合治疗有效。

2. 应重在预防

（1）掌握糖皮质激素适应证：不可滥用；面部皮肤疾病外用激素制剂治疗时，需在专业医师指导下用药。

（2）正确选择外用糖皮质激素类型：建议用弱效激素制剂，症状控制后迅速停药。

（3）掌握用药时间：认真阅读药厂的外用激素说明，如卤米松/三氯生乳膏，提示患者不能长时间连续使用，而连续时间不应超过 2 ～ 3 周；又如曲安奈德益康唑乳膏的说明书警示，避免面部及细嫩皮肤长时间使用，疗程应限于 2 ～ 4 周内。

（五）预后

多数轻型病例经过治疗可以恢复，严重色素减退、真皮萎缩和毛细血管扩张患者预后较差。

第二节　其他过敏变应性疾病

高组胺及肉毒鱼类过敏反应及中毒

我国毒鱼类约有 170 种，按含毒部位及毒素的性质可分为 8 类。与皮肤科有关的有高组胺鱼类过敏反应和肉毒鱼类中毒两类。

【临床提要】

高组胺及肉毒鱼类过敏反应及中毒的主要特征见表 4-30。

表 4-30　高组胺及肉毒鱼类过敏反应及中毒的主要特征

鱼类	致敏或毒素	系统症状	皮肤症状
高组胺鱼类	高组胺、高组胺酸	过敏症状：胸闷气促、呕吐腹痛、腹泻、血压下降	面红、全身皮肤潮红、荨麻疹
肉毒鱼类	神经毒素、抑制胆碱酯酶	神经毒素中毒症状：运动障碍、抽搐、昏迷	皮肤红斑、丘疹、荨麻疹、水肿

【治疗处理】

（一）治疗原则

准确及时诊断，积极抢救，解除组胺过敏和肉毒中毒症状。

（二）基本治疗

高组胺及肉毒鱼类过敏反应及中毒基本治疗见表 4-31。

表 4-31　高组胺及肉毒鱼类过敏反应及中毒的基本治疗

靶向治疗	针对高组胺或鱼肉毒素（神经毒素），降解或阻断其作用
高组胺鱼类过敏反应	排出毒物：催吐、洗胃、导泻
	抗过敏及抗休克：抗组胺药物，糖皮质激素，支持疗法，补液、升压、皮损对症处理
肉毒鱼类中毒	排出毒物：催吐、洗胃、导泻
	减轻胃肠症状：新斯的明
	支持疗法：补液
	皮肤症状：抗组胺药物，糖皮质激素
	解除神经毒素：内科、神经科处理，减轻神经症状，静脉注射葡萄糖酸钙，防止抽搐，苏醒，恢复呼吸功能

（三）治疗措施

1.高组胺鱼类过敏反应 ①催吐：阿扑吗啡，皮下注射 2mg，用于难洗胃的患者，但要注意禁忌证，如严重心脏病、动脉硬化、肺结核和溃疡病。②导泻：硫酸镁 5～20g，用水稀释成 5%～20% 溶液口服；或酚酞（果导）0.05～0.2g，口服；排除毒物。③口服 H_1 受体拮抗药物，如苯海拉明、异丙嗪、氯苯那敏（扑尔敏）、特非那丁等，任选一种。④口服大剂量维生素 C。⑤糖皮质激素：严重病例可给予糖皮质激素，如泼尼松 40mg/d，氢化可的松 300mg，或地塞米松 5～10mg，静脉滴注，并给予葡萄糖酸钙。⑥对症处理。⑦抗休克治疗：给予肾上腺素，静脉滴注液体，适度扩充血容量。

2.肉毒鱼类（神经毒素）中毒 ①洗胃、催吐、导泻尽早执行。洗胃：用清水或 1：5000 高锰酸钾溶液反复彻底洗胃；催吐及导泻：参考高组胺鱼类过敏反应处理。②内科、神经科共同抢救，阻止神经症状，防止抽搐，苏醒，恢复呼吸功能。静脉注射 10% 葡萄糖酸钙可减轻神经症状。③新斯的明 15mg，口服，每日 3 次，或新斯的明 0.25mg 皮下注射有效。④口服热饮料可减轻冷热感觉倒错。⑤补充液体、扩容加速毒素排出。

（四）治疗评价及预后

1.高组胺鱼类过敏反应 处理及时者，预后较好，死亡罕见。

2.肉毒鱼类中毒 可因神经毒素致呼吸肌麻痹死亡，死亡率为 7%。轻症数日恢复，重症常需数月才能恢复，一般恢复期也要 2～3 周。

菠萝过敏症

菠萝过敏症（pineapple hypersensitiveness）是指进食新鲜菠萝所致的皮肤及全身过敏症状。可见于任何年龄，男女发病无大差别。我国已报道数百例，以广东报道最多。

菠萝学名凤梨（*Ananas sativus*），属凤梨科凤梨属，原产于美洲。其在我国盛产于广东、广西、台湾等地，作为水果食用。一些特异体质的人，食用新鲜菠萝时，对菠萝中所含菠萝蛋白酶过敏而发生菠萝过敏症。其机制是由于对菠萝中所含的菠萝蛋白酶引起胃肠黏膜通透性增加，使大分子的异性蛋白质经胃肠道吸收而进入血，引起机体过敏，产生各种症状（图 4-23）。

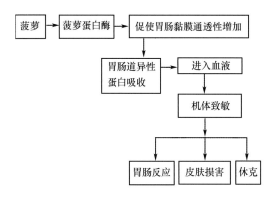

图 4-23 菠萝过敏症发病机制

【临床提要】

1.发病急骤 最短者 10 分钟发病，多于进食菠萝后 1 小时内发病，但亦有长达 2 小时者。从起病到症状高峰时间为 10～180 分钟，平均 60 分钟。病情轻重与进食菠萝量无明显关系，有些仅吃 2 片即可发病。患者可表现为大汗淋漓，四肢冰冷，头晕、眼花，唇、甲发绀，血压下降，休克，严重者可致昏迷。

2.胃肠道症状 常为首发症状。开始时感上腹部不适，继而出现腹部阵发性绞痛，伴恶心、呕吐、腹泻，粪便呈黄色水样，严重者可致脱水。

3.皮肤损害 皮肤潮红，以面部及前胸明显，瘙痒，可有荨麻疹，球结膜充血。

4.特征 上述症状常同时出现，但亦可某一方面突出。例如，胃肠道症状可以较轻，而迅速出现休克；或胃肠道症状和过敏症状较重，而休克症状较轻。患者可有发热，一般为 37.5～38℃，经 24 小时后消退。血白细胞计数一般在（10～20）×10^9/L，可伴核左移，但嗜酸性粒细胞增高不明显。

【治疗处理】

（一）治疗原则

迅速而准确诊断，抗过敏治疗，并积极抢救可能发生休克的患者。

（二）基本治疗

菠萝过敏症的基本治疗见表 4-32。

表 4-32　菠萝过敏症的基本治疗

靶向治疗	破坏菠萝蛋白酶，抑制和降低肠黏膜通透性，阻止大分子异性蛋白经肠吸收进入血液
系统治疗	应用抗组胺药物、糖皮质激素，休克应行抗休克治疗
胃肠道症状	解痉、止吐、收敛，用硫糖铝、乳酶生、山莨菪碱、苯羟甲胺（痛痉平），补液，必要时催吐、洗胃
局部治疗	皮肤过敏症患者外用抗痒抗炎剂，抗变态反应制剂，如炉甘石洗剂、糖皮质激素制剂
预防	过敏者避免食用，或将菠萝加热，或盐水浸泡破坏菠萝蛋白酶

（三）治疗措施

1. 抗过敏　一般可选用抗组胺药物，去氯羟
嗪 25mg，每日 3 次；或氯雷他定 10mg，每日 1 次；
或皿治林 10mg，或西替利嗪 10mg，每日 1 次，
外用炉甘石洗剂等，静脉注射氯化钙溴化钠注射
液（痒苦乐民）或葡萄糖酸钙，必要时口服或静
脉滴注糖皮质激素。

2. 抗休克　皮下注射 1 : 1000 肾上腺素
0.5 ~ 1ml，多数患者于半小时内即可使症状缓解。
若效果不显著，可给予地塞米松 5 ~ 10mg，静脉
注射，或氢化可的松 100 ~ 300mg，加入 5% 葡萄
糖注射液或 5% 葡萄糖生理盐水内，静脉滴注。注
意水、电解质平衡。休克时须补充血容量。

3. 胃肠道症状　轻症者，要服用硫糖铝
1.0g，每日 3 次，保护胃黏膜；解痉用山莨菪
碱，10mg，每日 3 次；止吐用甲氧氯普胺（胃复
安）5 ~ 10mg，每日 2 ~ 3 次。重症者，可用催吐剂，
阿扑吗啡，或洗胃代替催吐药物，排出胃内容物。

（四）治疗评价及预后

1. 休克　菠萝过敏症所致休克，经治疗后多
于短期内恢复，有报道经及时治疗可在 2 小时左
右恢复正常。预后一般较好，但亦有由于诊治过迟，
经抢救无效而死亡的报道。

2. 破坏菠萝蛋白酶　菠萝蛋白酶可被盐水或
加热所破坏，因此生食菠萝时，宜先用盐水浸泡，
据此可避免过敏症。有菠萝过敏史者，宜避免进食。

芒 果 皮 炎

芒果皮炎（mango dermatitis）是因食用芒果所
致的即发 / 速发型接触性皮肤反应（immediate con-
tact reaction）。

芒果属于漆树科芒果属，在世界上有 41 种，
其中约有 15 种的果实可供食用，但世界各地广泛
栽培的主要是 *Mangifera indica L* 的一种，也是我
国广西百色栽培的一种柳叶芒，在我国野生的还有
云南的林生芒，广西靖西等地的冬芒，海南岛的臭
芒等。我国主要品种为紫花芒、桂香芒、串芒、红
象牙、绿皮芒、泰国芒、吕宋芒、象牙芒、秋芒、
椰香芒。

致病机制：芒果的抗原成分为单羟基苯或二
羟基苯，不完全成熟的芒果还含有醛酸，主要是
乙醛酸，是带有一个醛基的有机酸，对皮肤、黏
膜有一定的刺激作用。接触性变应原的分子透过
表皮与结合在肥大细胞上的特异性 IgE 发生反应。

【临床提要】

1. 皮损形态　表现为接触性皮炎，皮疹为不
规则分布的淡红色斑，红斑上可见密集而细小的
丘疹或针头帽大小水疱。

症状可分为第 1 次和第 2 次接触芒果，略有
不同。

（1）第 1 次接触芒果：①食入者，83 例食入
芒果后 2 ~ 52 小时，唇及唇周出现红斑、稍肿胀，
或出现较密集针帽大丘疹、丘疱疹，有的出现绿
豆大水疱，并融合成片；②摘芒果者，36 例于摘
取或触摸芒果后 3 ~ 48 小时，于面颊、颈、耳部
及四肢暴露部位出现红斑、丘疹、斑丘疹、丘疱
疹并融合成片。

（2）第 2 次接触芒果：39 例患者中，有 13 例
属第 2 次接触，26 例多次食入芒果，患者除有第

1 次表现外，皮损很快发展，于面颊、颈项、耳部及上肢等处可见水肿性红斑、针帽及粟粒大丘疱疹，大部分融合成片；于接触部位出现红色斑疹、丘疱疹、水疱疹。

2. 发病特征　潜伏期最短半天，最长 3 天发疹。皮疹见于口周（双侧口角、上下颌或面颊部），唇红；皮疹或咽部有轻度瘙痒感和烧灼感。不同品种或成熟度的芒果含有单羟基苯（或二羟基苯）或乙醛酸的浓度不同，所以发生时间及严重程度不同。

【治疗处理】

（一）治疗原则

治疗原则：①停止食用芒果；②清洗残留芒果汁液，减少抗原的继续作用；③局部或系统抗过敏治疗。

（二）基本治疗

芒果皮炎的基本治疗见表 4-33。

表 4-33　芒果皮炎的基本治疗

靶向治疗	针对芒果中单羟基苯或二羟基苯等抗原成分，降解或阻断其反应
局部治疗	清除残留芒果物，外用收敛抗炎湿敷剂、炉甘石洗剂或糖皮质激素
系统治疗	抗组胺药物，重者可用糖皮质激素
预防	避免接触或食入

（三）治疗措施

1. 局部治疗　小心清除冲洗口周等处残留的芒果汁、肉，减少刺激，外用 3% 硼酸液或乙酸铝溶液湿敷，或搽氢化可的松霜。

2. 系统治疗　口服抗组胺药物，10% 葡萄糖酸钙 10ml，静脉注射，每日 1 次，或 5% 溴化钙注射液 10ml，静脉注射，每日 1 次。重者可口服泼尼松或静脉滴注地塞米松。

3. 预防　有过敏体质者或有过敏史者，应不食用新鲜芒果；有报道对漆树过敏者易发生芒果皮炎。工作接触芒果者如采摘芒果及芒果加工者应戴手套防止接触，尤其避免接触芒果蒂和芒果渗出液。

（四）治疗评价及预后

本病不伴有口舌发麻、咽喉不适、胃肠道及其他症状，仅表现为急性皮炎。预后较好，对症治疗，经治疗 3 天后红斑丘疹开始消退，一周内痊愈。病程一般为 7 ～ 14 天。

食物变态反应

食物变态反应（food allergy）是指由明确免疫机制导致的食物不良反应，主要为由 IgE 介导的速发型（从食后几分钟到几小时出现反应）。从广义上讲，食物不良反应（adverse food reaction）还涉及食物耐受不良，而食物耐受不良则与免疫无关。食物耐受不良：①毒物反应；②药理反应（咖啡中的咖啡因子，过期乳酪中的酪胺）；③代谢反应（乳糖酶缺乏）；④特异性精神反应。

1. 常见诱发变态反应的食物　见表 4-34。

表 4-34　常见诱发变态反应的食物

8 种常见食物	按发病频率依次如下：鸡蛋、花生、牛奶、大豆、坚果、鱼类、甲壳类和小麦
儿童	牛奶、鸡蛋、花生、大豆、小麦、鱼、坚果
成人	花生、坚果、鱼、贝壳类

几乎所有的食物都能导致过敏，但 90% 以上的临床严重病例只是由少数几种食物引起的。93% 的食物变态反应是由 8 种食物引起的。

2. 发病机制

（1）变应原：食物主要是由蛋白质、糖类和脂肪组成的。其中，糖蛋白是最主要的食物变应原。重要的食物变应原通常是分子质量为 10 ～ 70kDa 的糖蛋白，它们具有热稳定性，可耐烹饪、抗食物处理和抗摄入后的蛋白酶水解。

（2）胃肠道防御机制破坏：胃肠道的物理性防御机制遭破坏后会增加吸收，导致全身性抗体产生的增加。

某些食物经处理后其抗原性会发生改变。有些牛奶中的乳清蛋白经加热或常规处理后可以变性，而有些则会增加抗原性。鱼类变应原经罐装处理后可能会发生改变，那些对鲜鱼不耐受的患者有

Chapter 4

时可食用罐装金枪鱼或其他方法处理过的鱼类。

（3）食物添加剂：很多患者的症状怀疑是食物添加剂不耐受所引起。在一项研究中，132 例患者发病率为 0.1%。

【临床提要】

食物变态反应可分为 IgE 介导和非 IgE 介导的反应（表 4-35）。

表 4-35　食物变态反应的分类（美国食物过敏诊断与管理指南分类）

免疫机制介导的食物过敏	非免疫机制介导的食物不耐受
IgE 型（如急性荨麻疹、口腔变态反应综合征）	代谢性（如乳糖不耐受）
非 IgE 型（如食物蛋白诱导肠病、乳糜泻）	药理性（如咖啡因）
IgE 和非 IgE 混合型（如嗜酸性粒细胞胃肠炎）	毒理性（如鲭鱼中毒）
细胞型（过敏性接触性皮炎）	其他原因（如亚硫酸盐）

1. IgE 介导的反应　IgE 介导的食物变态反应是由肥大细胞和嗜碱性粒细胞的介质释放引起的。

（1）皮肤表现

1）急性荨麻疹 / 血管性水肿：20% 的急性荨麻疹由食物过敏所致。

2）特应性皮炎（AD）：致敏物有鸡蛋、牛奶、麦类、蚕豆和花生。

3）接触性皮炎：报道较多的有芒果皮炎。

（2）胃肠道表现。

（3）口腔变态反应综合征：包括瘙痒，可伴或不伴唇、舌、上腭及后口咽部的血管性水肿。

（4）呼吸道和眼部表现：包括喷嚏、流涕、眼、耳、上腭痒，哮喘、支气管痉挛，喉水肿等。

（5）过敏症（anaphylaxis）：国际变态反应学会 S-G-Jonansson 建议遵循以下广义的定义，即严重过敏反应是一种危及生命的全身性变态反应，有"变态反应性过敏反应""IgE 介导的严重过敏反应"。

2. 非 IgE 介导的反应　Ⅱ 型和 Ⅲ 型的非 IgE 介导的对食物的免疫反应，以及细胞介导食物反应罕见。非 IgE 介导的反应：①食物导致血小板减少症（对牛奶的 Ⅱ 型反应）；②食物诱导的小肠结肠炎；③食物诱导的结肠炎；④吸收不良综合征；⑤乳糜泻；⑥疱疹样皮炎。

3. 食物相关性运动诱发过敏反应　有一类患者只有在进食后 2 ~ 6 小时内运动才出现症状。有些患者过敏反应与某些特定食物如芹菜或甲壳类有关。

【诊断】

1. 病史　食物变态反应的诊断需要详细的病史，区分食物不耐受和真正的食物变态反应。

（1）IgE 介导反应：点刺试验、变应原放射吸附试验（RAST）、饮食排除法、食物激发试验。

（2）非 IgE 介导的反应：此类反应累及胃肠道，主要依靠饮食中排除变应原后机体的反应性来诊断。

2. 食物日志　要求患者持续详细记录 4 周内所有摄入的食物（或药物）和食物不良反应，以及食物不良反应相关事件（如活动和锻炼）。

3. 食物变应原皮肤试验　食物变应原的皮肤挑刺试验或皮内试验是初步筛选过敏性食物的主要方法之一，可在 15 ~ 20 分钟提供多种食物的皮试结果。

4. 食物激发试验　剔除饮食试验：是将可疑食物从患者饮食中剔除一段时间并观察病情变化，5 ~ 7 天后在饮食中加入单纯的可疑过敏食物。激发前 1 周停用抗过敏药物。

【治疗处理】

（一）治疗原则

治疗原则：①排除和避免致病变应原；②急诊抢救，如休克；③对症处理，喉头水肿可用肾上腺素喷雾剂，或气管插管；④洗胃；⑤相关科室协作；⑥在急诊室观察至少 4 小时（建议 8 ~ 10 小时，严重病例需观察 24 小时）。

（二）基本治疗

食物变态反应的基本治疗见表 4-36。

表 4-36 食物变态反应的基本治疗

靶向治疗	阻断 IgE 介导和非 IgE 介导的变态反应和免疫紊乱，抑制和对抗炎性介质的释放和反应，减轻靶器官的损害
应急抢救	IgE 介导的变态反应患者应随身携带肾上腺素，严重食物过敏反应及休克反应应进行抢救
避免变应原	严格逐一排除食物中致病变应原
分类治疗	
系统治疗	抗组胺药物、色甘酸钠、酮替芬、抗胆碱药物
皮肤损害	系统应用抗组胺药物、糖皮质激素，局部应用安抚止痒剂或糖皮质激素
替代食物	牛奶过敏者用豆奶代替
免疫耐受治疗	稀释食物浓度来逐渐增加食物量，如稀释牛奶逐渐使其耐受
益生菌疗法	根据超抗原理论，加入肠道益生菌，建立肠道微生物群落，如乳酸菌可缓解肠道炎症
中医药	健脾益气，用大建中汤、五苓散、补中益气汤

（三）治疗措施

1. 休克抢救

（1）自备肾上腺素：IgE 介导的变态反应患者应随身携带可注射的肾上腺素，并要学会如何使用。有过敏症者预防性携带预载了肾上腺素药的装置（如 Anakit、Epipen 和 Epipen Jr 自动注射器），推荐带双份以防止注射器故障和抵达医院前重复发作。

（2）急诊救护：急诊室应按休克规范进行抢救。

（3）重视留察：所有患者在反应缓解后，还需留察 4 小时，因为这种复发症状可能会致命。1/3 致死性和近致死性过敏性反应患者有此表现。

2. 排除致病变应原
致病变应原必须从饮食中严格排除（表 4-37），包括隐藏的食物来源。儿童期诊断的很多食物变态反应并不是终身的，应该每 1 ～ 3 年进行皮肤试验、药物特异性 IgE 抗体（RAST）及口服激发试验。而 IgE 介导的坚果、鱼类或甲壳类变态反应则一般是终身的，乳糜泻、疱疹样皮炎、Heiner 综合征及变应性嗜酸性粒细胞性胃肠炎等也如此。这些致病变应原应该终身避免接触。

表 4-37 常见应排除致病变应原的食物

奶及乳制品	甲种乳白蛋白是牛奶成分中变应原性最强的，这种蛋白不耐热，高温后其致敏性可减弱，但对于高度牛奶过敏者仍可以诱发严重症状
禽蛋类	鸡蛋、鹌鹑蛋及蛋制品蛋清中的卵白蛋白是诱发过敏的主要成分。卵白蛋白的变应原不耐热，经高温处理后诱发过敏概率明显降低
海鲜鱼虾	鱼虾蟹蚌贝类及鱿鱼均可诱发过敏，尤其不新鲜的海产品，即使熟食也可诱发过敏
黄豆及其制品、谷类等	含有蛋白和多糖蛋白，豆类如绿豆、红豆、青豆、芸豆，小麦、玉米、荞麦和谷类，玉米中的变应原耐热，因而爆玉米花也可诱发过敏
坚果类	花生、核桃、开心果、腰果、大杏仁、榛子、松子和栗子等坚果类变应原性较强
水果类	变应原性较低，但因为水果多生吃，也易发生过敏。水果的种子和果皮更容易过敏
肉类及肉制品	牛肉、羊肉、猪肉、鸡、鸭、鹅和鹌鹑，特别是腐败的肉类易诱发哮喘
某些蔬菜	茼蒿、芫荽、灰菜、蘑菇、西红柿、菜豆、土豆、胡萝卜和芹菜
特殊气味的食物	大葱、大蒜、辣椒、洋葱、生姜、调味品（胡椒面、芥末油、五香面、咖喱粉和孜然粉等）和酒类
其他食物和添加剂	咖啡、巧克力、啤酒、果酒、白酒、花粉制品和某些可食昆虫（如蚕蛹、蚂蚱、蝉、豆虫和蜗牛等）、味精、甜味剂、防腐剂、抗氧化剂等食品添加剂均可诱发

Chapter 4

3.牛奶过敏替代治疗　患者可用豆奶或羊奶代替，但豆奶和羊奶有时也可诱发过敏，这时可采用米汁和油脂的混合物或鸡汤来替代。对过敏食物的烹饪或加工也可减轻食物的变应原性，如将牛奶加热20分钟后可以显著降解其变应原。

4.食物免疫耐受治疗　也称口服脱敏治疗。从极少量过敏食物开始，通常以克（g）计算或采用稀释的浓度来逐渐增加食物量，使患者对过敏食物逐渐产生耐受性。牛奶可以从稀释1000～10 000倍的浓度定量口服，根据有无反应逐步增加浓度。在耐受治疗过程中可每隔2～5年进行一次食物特异性皮肤试验或食物激发试验以判断患者是否已对过敏食物产生耐受性。

5.药物治疗

（1）抗组胺药物：对各种食物过敏均有效，常用的有咪唑斯汀10mg，每日1次，西替利嗪10mg，每日1次，氯雷他定10mg，每日1次。

（2）抗胆碱药物：适用于消化道过敏患者，常用药物有阿托品0.15～3mg，每日3次或溴丙胺太林15mg；腹痛较重者可皮下注射阿托品。

（3）糖皮质激素：症状较重者可口服泼尼松10mg，每日3次。全身症状重者可给予地塞米松5～10mg加入250～500ml 5%葡萄糖注射液中静脉滴注。对于诱发哮喘症状及过敏性鼻炎者可吸入糖皮质激素，包括氟替卡松（辅舒酮）、丙酸倍氯米松（必可酮）、布地奈德（英福美）等。

（4）色甘酸钠：为肥大细胞膜稳定剂，色甘酸钠20mg，口服，每日3次，也可吸入用于预防呼吸道过敏。

（5）食物相关性运动诱发过敏反应的预防：对于所有食物相关性运动诱发的过敏性反应患者，在运动前或运动后4～6小时内避免进食能够预防发作。

（6）益生菌疗法：在肠道防御中发挥作用的微生物群落，被称为益生菌，能增强IgA类抗体的免疫应答，抑制淋巴细胞增殖，促进耐受及预防食物变态反应，减轻胃肠道症状。乳酸菌或双歧杆菌可通过免疫的和非免疫的肠黏膜屏障保护作用，减轻食物过敏反应。常用的有双歧杆菌活菌胶囊，每粒0.35g，含活菌数量≥0.5亿，每次1～2粒，每晚各1次，餐后服。培菲康为双歧杆菌、乳酸菌及消化性链球菌混合胶囊，每次3～5粒，

每日3次。

（7）中医药：消化道过敏患者常有脾胃不和、脾肾阳虚等症，可根据辨证给予大建中汤、五苓散、补中益气汤、理中汤和金铃子散等，针灸中脘、足三里等穴亦有一定疗效。

（四）治疗评价

1.排除变应原　唯一有效措施是避免特定食物抗原的摄入，严格地从食物中排除变应原，可增加食物过敏症治愈率（大约1/3的儿童和成人在排除食物变应原1～2年后即无临床反应）。

2.抗炎性介质药物　抗过敏药物只有对症作用，并无一种药物具有预防过敏性反应的确切疗效。抗组胺剂、色甘酸、皮质类固醇和酮替芬在食物过敏症的长期治疗中没有明显作用。

3.益生菌疗法　目前，益生菌治疗食物过敏的疗效已被肯定，但在剂量的掌握、菌群的筛选及安全性的评价等方面仍有待深入研究。益生菌产品是安全的，但可能会含有乳制品，对乳类过敏的小儿服用后会出现过敏，因此需要格外小心。

4.食物添加剂的过敏反应　过去一直认为食物色素、防腐剂和添加剂可致敏；但在西方，大规模试验和双盲安慰剂对照食物试验未能证实其中绝大部分与过敏反应的相关性。有报道，味精可以导致"谷氨酸钠综合征"，症状开始于进食30分钟后，表现为焦虑、头痛、出汗、潮红、心悸、紧张、面部和胸部灼烧感。此情况为自限性，1～2小时后消散。

5.母乳喂养及推迟引入食物　母乳喂养的婴儿特应性和食物变态反应的发生率降低。母乳喂养可能提供分泌性IgA的保护或促进肠道成熟，帮助建立肠道微生物群落。由于早期摄入容易致敏的食物，可能会增加食物变态反应，因此，建议高危儿童要推迟鸡蛋、鱼类、甲壳类、坚果等的摄入时间。其中，鸡蛋不应在2岁前摄入，而其他食物应在4岁后摄入。

6.慎重避食　如果选用豆奶代替牛奶，可能有30%～40%对牛奶过敏的患儿会发生豆奶过敏，所以建议先选择水解牛乳蛋白的配方奶。对于母乳喂养的食物过敏患儿，其母亲应避免进食牛奶或鸡蛋等婴儿敏感的食物。对鸡蛋过敏者可避食蛋清，仍可进食蛋黄。

（五）预后

1. 过敏逐渐消失 儿童对牛奶、大豆、鸡蛋和小麦的临床反应性可能会随年龄的增长逐渐消失。另一项研究发现，存在鸡蛋和牛奶变态反应的患者尽管症状可持续数年，但最终都能产生耐受。虽然临床能耐受，但通过皮肤试验或 RAST 一般仍可检测到 IgE 的存在。

2. 过敏长期/终身存在 鱼类、坚果和甲壳类的变态反应一般是终身的。对花生变态反应患者进行的一项长期随访研究发现，变态反应至少要持续 14 年。对食用鱼类、坚果和甲壳类出现危及生命的过敏反应的患者的研究也得出同样的结果。

粉 螨 病

粉螨病（flour mites disease）是粉螨与人接触引起非特异性螨侵染，如发生螨性皮炎、肺螨症、肠螨症、尿路螨症等。

粉螨属于真螨目（acariformes）、疥螨亚目（sarcoptiformes）、粉螨总科（acaridea）一大类，在人体内外的常见粉螨有十余种。最多报道的有腐酪食螨、粗脚粉螨、奈氏粟螨、乳果螨（图 4-24）。

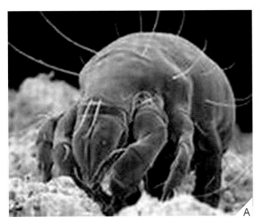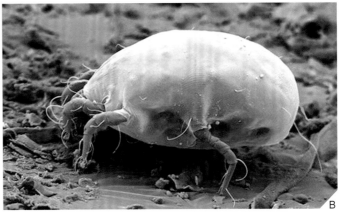

图 4-24 粉螨

1. 流行病学 李隆术调查了四川、福建、陕西、山西四省市场、食品仓库、食品加工厂中的食品或其储藏物，豆类、马铃薯、肉类、水产、奶及乳制品、蜜饯、调味品、茶叶、干果、干蔬菜，结果 84% 的样本螨阳性，共鉴别出 79 种，其中以腐酪食螨最多。赖乃揆（1983）报道从地脚粉中检出螨 23 213 只/克，周洪福等（1986）从古巴砂糖查出乳果嗜螨 3500 只/克，李朝品等（1996）调查了淮南地区的中药材 1035 种样本 10 350 份，都有粉螨孳生，在麦芽、太子参、桂圆肉和胖大海中螨的密度平均每克依次为 512.84 只、407.31 只、346.88 只和 327.25 只。

2. 生物学特征 粉螨一般很小，120～400μm，体上有大量的长毛，多为白色，故多如粉末。粉螨孳生在仓储粮食、中药材、粮面加工厂、纺织厂及家室等的积尘中，粉螨生长适温范围为 20～30℃，相对湿度 60%～80%。腐酪食螨发育的温度为 7～37℃，相对湿度为 60%～100%，发育一代时间平均 25 天。

3. 致病 粉螨易与人体接触而爬上人体，或随污染食品被人吞食，也可浮悬在空气中被人吸入呼吸道。粉螨进入人体生存繁殖，可引起组织损害，形成螨侵染的病灶，而且其代谢物对人体具有致敏性。

【临床提要】

1. 螨性皮炎（acarodermatitis） 职业性或生活接触：仓储工作人员常与大量粉螨接触，引起（粉）螨性皮炎，以前亦称谷痒症（granary itch）、杂货痒症（grocery itch）等，可能与螨螫咬及其唾液成分代谢物质致敏有关。皮炎出现在人体暴露螨性物质的部位，出现红斑、小丘疹、疱疹和脓疱，表皮脱落或呈湿疹样变化，可呈急性或慢性，皮损局限密集，亦可播散融成片。

2. 肺螨症（pulmonary acariasis） 职业性或生活接触：患者长期在粉螨大量孳生的环境中工作，

如粮食、中草药加工场所，除尘设备和卫生状况很差，患者反复暴露于粉螨而被侵染。轻者似感冒和支气管炎，重者类似肺结核、胸膜炎和哮喘等肺部疾病。实验室检查：痰检粉螨阳性是本病确诊的依据。痰液检查通常取患者 24 小时痰液或早晨第一口痰加等量 5% 氢氧化钾或氢氧化钠消化 2 ～ 3 小时，镜检沉渣。

3. 肠螨症（intestinal acariasis） 患者出现腹痛、腹泻症状，如 1962 年上海发生乳果螨（carpoglyphus lactis）腹泻流行，是由于将该螨污染的古巴砂糖冲凉开水喝后发生的。

4. 尿路螨症（urinary acariasis） 患者主要表现为尿路刺激症状，夜间遗尿和尿频，少数患者可出现尿痛、血尿、脓尿、蛋白尿、大片脱落上皮细胞及其碎片。

5. 毒害 粉螨类能在花生中传播黄曲霉素（aflatoxin），是强烈的致癌物质。

【治疗处理】

（一）治疗原则

防治结合，清除粉螨孳生，避免接触变应原，对症处理非特异性侵染。

（二）基本治疗

粉螨病的基本治疗见表 4-38。

表 4-38 粉螨病的基本治疗

靶向治疗	阻断和减轻粉螨变应原所致变性反应，或脱敏使患者产生免疫耐受
对症治疗	糖皮质激素：吸入或口服 β₂ 受体激动剂：沙丁胺醇 支气管解痉剂：氨茶碱 抗炎性介质：炎性介质阻滞剂和拮抗剂、白三烯拮抗剂
粉螨皮炎	杀灭粉螨：硫黄、萘酚、苯二甲酸二丁酯
系统治疗	止痒：在确切杀灭粉螨后，可使用糖皮质激素霜、炉甘石洗剂
肺螨症	甲硝唑、伊维菌素
肠螨症	氯喹、驱虫净、伊维菌素
尿螨症	氯喹、甲硝唑、伊维菌素
脱敏治疗	参考尘螨病
预防	仓库、住宅清洁卫生，杀灭粉螨

（三）防治措施

保持仓储食品的干燥，通风；改善仓库建筑，降低湿度，不利于其孳生，要防止鼠、鸟、昆虫与螨进入。食品仓库不能用剧毒杀虫剂，一般杀螨剂对粉螨有一定效果，尤其像倍硫磷、杀螟松、合成菊酯、伊维菌素等，具有良好的杀螨效果。

1. 粉螨皮炎 粉螨皮炎的治疗可采用 10% 硫黄软膏（硫软膏），或萘酚 2g 加沉降硫 2.66g，再加凡士林 30g 调成油膏，局部涂擦。为预防粉螨叮咬，则可用 7% 萘酚加 9% 硫黄软膏，或 15% 苯二甲酸二丁酯。

2. 药物治疗 ①肺螨症：可用甲硝唑 0.2g，每天 3 次，7 天 1 个疗程，共 3 个疗程，每 2 个疗程间隔 7 ～ 10 天。亦可用伊维菌素，0.1mg/kg，每天 1 次顿服，7 天 1 个疗程，每 2 个疗程间隔 7 天，连续 3 个疗程。②肠螨症：氯喹 60mg，每天 1 次，连服 4 天；驱虫净 150mg，每晚 1 次，连服 2 晚，伊维菌素 0.1mg/kg，每天 1 次，顿服，7 天 1 个疗程，3 个疗程，疗程间隔 7 天。③尿路螨症：目前无特效药物，试用甲硝唑或伊维菌素。有报道用氯喹治疗有效。

3. 脱敏治疗 螨疫苗治疗粉螨有效，一般从小剂量开始，每周逐渐增加。详见尘螨病。

（四）治疗评价及预后

1. 肺螨症 李兴保、张小岚报道甲硝唑 0.4g，每天 2 次，7 天 1 个疗程，共 3 个疗程，疗程间隔 7 ～ 10 天，疗效可达 88% ～ 94.4%。

2. 肠螨症 李朝品用伊维菌素 0.1mg/kg，每天 1 次，顿服，7 天为 1 个疗程，共 3 个疗程，疗程间隔 7 天，治愈率达 100%。

尘 螨 病

尘螨病（dust mites disease）是尘螨所致变应性疾病，临床表现有螨性哮喘、变应性鼻结膜炎、特应性湿疹、变应性荨麻疹。

尘螨普遍存在于人类居住和工作的室内环境中，尘螨呈世界性分布，已发现 5000 余种，但可诱发过敏疾病的为表皮螨属，通常占室内螨总数

的 90% 以上，表皮螨有 47 个种类，其中最重要的是户尘螨和粉尘螨。我国住家螨类在上海有 22

种，属于 16 属、9 科、4 亚目，以户尘螨为优势（图 4-25）。

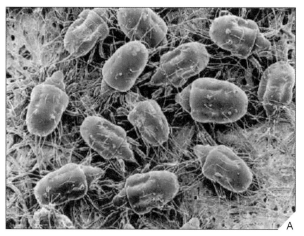
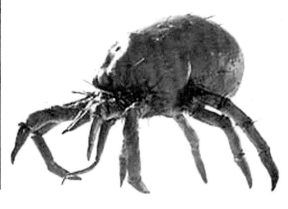

图 4-25 尘螨

一、流行病学

我国内地哮喘的患病率，螨性 3% ~ 5%，特应性皮炎 7% ~ 10%，过敏性鼻炎 12% ~ 15%，以哮喘危害最大。发病率中儿童高于成人。

二、病原学

形态及生活：各种尘螨形态都较相似，很小，呈白至淡黄色，足色较深，长 170 ~ 500μm。尘螨生存条件：相对湿度大于 55%，温度 20 ~ 25℃。尘螨主要啮食人体脱落的皮屑，也取食其他粉末性物质，如面粉、棉籽粉、真菌孢子、花粉等。在家庭中尘螨孳生于被、褥、枕、毯、软垫家具、不常洗涤的厚纤维衣服中，亦可在卧室地面。

三、致病机制

1. 尘螨变应原 / 捕获及免疫应答 屋尘螨及其粪便排泄物和死亡后的虫体降解产物均为引起过敏反应的强变应原。尘螨变应原含有多种蛋白酶，具有蛋白水解活性。

尘螨变应原经表皮和呼吸道进入人体。变应原通过黏膜为朗格汉斯细胞识别捕获，与主要组织相容性复合体（MHC）Ⅱ类分子结合并提呈给辅助性 T 细胞（Th），产生细胞因子 IL-4，Th1 转向 Th2 细胞应答，引起嗜碱性粒细胞和肥大细胞释放

炎性介质。

2. 介质及病理反应 介质包括组胺、前列腺素、血小板活化因子及 Th2 表达的细胞因子和细胞趋化因子，白三烯、黏蛋白、黏附分子等活性物质，导致效应组织产生变应性炎症和气道高反应性等病理变化，如特应性湿疹 / 皮炎综合征、荨麻疹、哮喘、鼻炎。

尘螨致病机制见图 4-26。

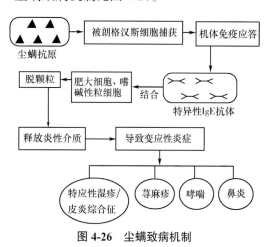

图 4-26 尘螨致病机制

【临床提要】

1. 螨性哮喘 / 变应性鼻结膜炎 幼年起病，开始出现婴儿湿疹，经久不愈，可出现咳嗽，至 3 ~ 5 岁时变为哮喘，病程可延续至 40 岁以上。鼻炎为阵发性，鼻塞、鼻痒，喷嚏不止，流清鼻涕兼或流泪和头痛。伴发球结膜炎表现为流泪、畏光、奇痒、眼睑水肿、结膜轻度充血与水肿，有黏性

丝状分泌物。

2. 特应性湿疹　尘螨过敏是诱发 AD 的重要原因。室内尘螨密度与 AD 发病关系密切，其密度越高，诱发 AD 的概率就越大。每克屋尘含 100 只尘螨时，便足以引起异位性体质患者处于致敏状态；当尘螨数目＞500 只/克室尘浓度时，足以诱发临床症状。当室尘中的 Der Ⅰ 组变应原含量下降至 2mg/g 室尘以下时，可明显改善症状。临床证实，大多数 7 岁以上的 AD 患者的尘螨特异性 IgE 水平较高。

3. 变应性荨麻疹（allergic urticaria）　尘螨可致皮肤瘙痒，很快出现米粒至手掌大小不等的风团。

4. 实验室检查　临床上主要借助于尘螨特异性皮肤挑刺试验、皮肤斑贴试验、嗜碱性粒细胞脱颗粒试验和尘螨特异性 IgE、IgG 测定等技术来确定 AD 患者对尘螨是否过敏。螨变应原支气管或鼻腔激发试验。

5. 诊断及鉴别诊断　根据病史，包括个人过敏史和家族过敏史；实验室做尘螨和系列环境变应原的过筛皮试，或其他免疫过筛测定，螨阳性者可确诊。

【治疗处理】

（一）治疗原则

除去病因尘螨。避免接触变应原、药物干预和免疫治疗，并应制订详细的预防措施。

（二）基本治疗

尘螨病的基本治疗见表 4-39。

表 4-39　尘螨病的基本治疗

靶向治疗	阻断和减轻尘螨变应原的活性，抑制嗜碱性粒细胞和肥大细胞脱颗粒，释放炎性介质，减轻平滑肌痉挛和血管通透性，或脱敏使其产生免疫耐受
尘螨变应性预防	螨性变应性的三级预防：一级预防，预防和控制尘螨孳生；二级预防，预防螨性过敏儿童的哮喘、特应性皮炎湿疹综合征和荨麻疹临床发作；三级预防，降低螨性哮喘、皮炎、荨麻疹发作程度
脱敏治疗	粉尘螨疫苗注射，尘螨滴剂、脱敏治疗加对症药物包括糖皮质激素治疗

	续表
哮喘/过敏性鼻炎	抗组胺药、沙丁胺醇、白三烯拮抗剂、糖皮质激素
特应性皮炎	抗组胺药、白三烯拮抗剂
荨麻疹	抗组胺药、白三烯拮抗剂

（三）治疗措施

1. 脱敏治疗

（1）WHO 疫苗治疗：1988 年 WHO 建议其称为"特异性变应性疫苗治疗"（specific allergy vaccination，SAV）。对于螨性过敏，可用螨苗反复做皮下注射。

（2）联合治疗：螨苗病因治疗不排除联合使用对症的药物治疗，包括糖皮质激素，相反可加速症状控制，并且降低复发率。

2. 对症治疗　哮喘、过敏性鼻炎、球结膜炎：可局部或系统使用糖皮质激素、口服抗组胺药物。哮喘亦可应用 β₂ 受体激动剂如沙丁胺醇，或解痉剂氨茶碱。特应性湿疹/皮炎综合征：可应用炎性介质阻滞剂和拮抗剂，亦可选用白三烯拮抗剂。荨麻疹：基本上是使用炎性介质阻滞剂和拮抗剂，或白三烯拮抗剂，常联合治疗。

3. 尘螨控制　降低室内相对湿度（RH）：将相对湿度控制在 50% 以下，使用高性能吸湿机和空调机降低相对湿度和螨的总量。使用包装套：用特殊的防螨材料包装床垫和枕头使其减少暴露于尘螨及其变应原。包装材料由塑料、透气材料、很细的织物纤维或非织物合成材料构成。床上用品处理：清洗、烘干和干洗床单、枕套、毛毯、床垫套，每周用等于或高于 55℃ 热水洗一次可杀死螨和去掉绝大多数螨变应原。用温水或冷水清洗不能杀死绝大多数螨，Tovey 等报道用普通洗衣粉在 25℃ 和至少洗涤 5 分钟条件下，可去除绝大多数螨和猫毛变应原。

4. 地毯、窗帘和家庭装饰的更换　家庭装饰织物应换为乙烯树脂或皮革垫，家具可用木制家具。

5. 地毯真空吸尘　地毯应该每周真空吸尘一次，常规真空吸尘可去除表面的螨和变应原。蒸汽清洁地毯，如果温度足够高，可杀死螨并能去除表面的变应原。

6. 冷冻软玩具和小件物品　置于 −20～−17℃ 冷冻 24 小时能杀死这些物品上的尘螨。亦可置于冰箱冷冻后，再清洗这些物品以去除死螨和变应原。在寒冷地带将床垫和枕头在室外放置24小时也能杀灭尘螨。

7. 空气清洁/过滤　螨变应原主要与直径大于20μm的灰尘颗粒有关。气流出现扰动后，可过滤捕获螨变应原，除去变应原。

8. 化学杀螨剂　如苯甲基苯甲酸脂、四水八硼酸二钠（disodium octaborate tetrahydrate）、钍试剂（sumethrin）、二氯苯醚菊酯（扑灭司林）（per-methrin）、变性剂（鞣酸 tannic acid）等。

9. 尘螨及其变应原回避消除措施（图4-27）

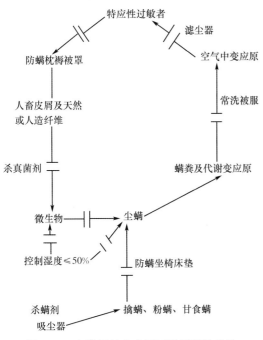

图4-27　尘螨及其变应原回避及消除措施

（四）治疗评价及预后

1. 延误治疗的后果　婴儿湿疹不治愈者在2岁后可转为哮喘、幼儿咳嗽变异性哮喘（"毛细支气管炎"），38%可转为哮喘，过敏性鼻炎不加治疗者50%可转变或兼哮喘。

2. 控制尘螨繁殖　尘螨密度降至每克屋尘中10只以下，不会激发哮喘发作。

3. 药物杀螨的利弊　Kalpaklioglu等比较了苯水杨酸、茶叶提取物（富含鞣酸）与苯甲酸的杀螨作用，结果显示，如果1年用三四次和长期持续24小时使用苯甲酸，即使是低浓度也有效；茶叶无杀螨作用；而苯水杨酸则应用前景广阔。虽然杀螨剂效果快速，但不宜在室内多用，有些溶

媒刺激过敏体质者诱发其症状，甚至可以发生过敏性休克而猝死。

4. 免疫疗法　意大利Lombardi医师报道，舌下免疫治疗（SLIT）使对尘螨过敏的患者获益。意大利Passalacqua医师观察了126例5岁以下儿童，结果舌下免疫治疗2年以后，仅有7例儿童发生9次非严重的不良事件。研究者认为，舌下给药法对5岁以下儿童安全有效。

5. 抗组胺药　抗组胺药物如酮替芬、西替利嗪、特非那定、氯雷他定等，可以缓解尘螨病的症状。

乳胶过敏反应

乳胶过敏反应（rubber latex，allergic）是指在有乳胶特异性IgE的人中接触含天然乳胶的产品后出现的速发型变态反应，也包含迟发型变态反应，如细胞介导的接触性皮炎。

1. 发病率　两组天然乳胶皮试在随机选取的儿童中阳性率分别为1%和3%。亦有研究显示在一般人群中乳胶致敏性的发生率为9%～37%，医务人员及其他需戴手套的人乳胶过敏反应很常见。在手术室中发生乳胶过敏性反应的危险性也极大。

2. 变应原　用分子技术已鉴定了大约15种可能的乳胶变应原。在多种先天性畸形的儿童中，Hev b1和Hev b3是主要的变应原，而在卫生保健人员中乳胶过敏反应与Hev b2和Hev b4有关，Hev b5在两组人群中则都是主要变应原。橡胶制品中含有很多添加剂，接触这些物质的人可患变态反应性接触性皮炎。

3. 接触途径/交叉反应　乳胶可以通过皮肤、黏膜或者肠道外等途径与人体接触。乳胶过敏者应避免食用有交叉反应的食物，如栗子、鳄梨、猕猴桃、香蕉、番茄和马铃薯。

【临床提要】

1. 变态反应分类　可分为两类：刺激性接触性皮炎和免疫应答（图4-28）。后者可分为两种，一种为接触性皮炎（由细胞介导的迟发型变态反应），另一种为IgE介导的Ⅰ型变态反应。

2. IgE介导的Ⅰ型变态反应　表现为IgE介导的变态反应所致的接触性荨麻疹，通常在接触的几分钟内出现。

Chapter 4

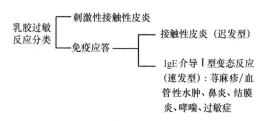

图 4-28 乳胶过敏反应分类

3. T 细胞介导的Ⅳ型迟发型变态反应 常见于手背；主要是对在乳胶生产过程中加入的疏基乙醇和四甲基秋兰姆促凝剂的反应。一般在接触 24 ～ 48 小时后可以出现红斑、瘙痒和小水疱。

4. 刺激性接触性皮炎 表现手背红斑、肥厚、浸润、干燥和皲裂通常是由于阻塞、机械性刺激、碱性手套或出汗等引起的，非免疫学病理过程。

5. Ⅰ型速发型变态反应 吸附在玉米淀粉颗粒上的乳胶变应原也可致Ⅰ型速发型变态反应症状，包括鼻部和眼部症状、荨麻疹、哮喘、支气管痉挛和过敏性休克。

6. 实验室检测

（1）乳胶特异性 IgE 试验：用于检测乳胶特异性 IgE 的血清学试验药盒有 CAP System FEIA（Pharmacia 生产）、Microplate AlaSTAT（诊断制品公司）和 HY-TEC EIA（HYCOR 生物制品有限公司）等产品。

（2）斑贴试验：贴斑用含有 1% *p*- 苯二胺、1% 硫氢基苯并噻唑、1% 疏基混合物、1% 秋兰姆混合物和 3% 卡巴混合物的标准化筛查板，可以帮助把刺激性皮炎与由迟发型变态反应引起的接触性皮炎区分开来。乳胶手套的小片有时用于斑贴试验，但是其标准化程度低，可能较难判读。

（3）手套试验：给患者戴乳胶手套 15 ～ 60 分钟，同时观察症状。但应注意手套的乳胶成分变化有引发系统性过敏反应的可能。

7. 诊断 接触乳胶产品后发生过敏，体外试验乳胶变应原 IgE 阳性，即可确诊乳胶变态反应。

【治疗处理】

（一）治疗原则

一经诊断，及时处理，避免变应原。立即避免接触乳胶制品，避免暴露于乳胶变应原。依病情采用对症治疗，抢救休克，免疫治疗。使用乳胶手套替代品。

（二）基本治疗

乳胶过敏反应的基本治疗见表 4-40。

表 4-40 乳胶过敏反应的基本治疗

靶向治疗	阻断乳胶变应原与免疫系统中 T 细胞和 B 细胞相互作用，控制变应原在特定靶组织的特定表达
排查过敏史	既往在接触手套、避孕套、气球或其他含乳胶产品后有皮肤过敏反应史、有鼻或眼的过敏反应、呼吸困难、咳嗽或喘息，或过敏性休克史；有个人或家族性的遗传过敏（过敏反应、皮疹、湿疹、哮喘）史；有多次外科手术或者插管史；有食用鳄梨、香蕉、栗子、猕猴桃、马铃薯或番茄过敏史
排查接触乳胶物品	医用：手套、导尿管（导尿管和引流管）、磁带、电极垫、橡皮注射器塞、止血带、面具、急救袋、床垫、患者控制的无痛注射器、听诊器和血压计袖带 家用：玩具、气球、衣服上的橡皮筋、鼠标、避孕套、鞋、橡皮、运动物品、工具上的橡胶把手，音响、摄像机、电视和遥控器上的按钮
系统治疗	休克处理：积极处理罕见的休克，立即使用肾上腺素，全身酌情使用抗组胺药物、糖皮质激素
局部治疗	外用安抚剂、炉甘石洗剂、糖皮质激素制剂
免疫 / 基因治疗	口服乳胶脱敏剂，特异性变应原治疗；对编码变应原的复制 DNA（cDNA）进行修饰或用编码相关变应原的 cDNA 进行基因治疗
使用非乳胶手套	乙烯基手套、腈手套、氯丁橡胶手套、苯乙烯手套

（三）治疗措施

1. 预防与避免接触 对于有天然乳胶变态反应的患者，避免接触天然乳胶产品是治疗的关键。

在患者住院时和计划进行手术前进行排查询问以鉴定患者有无乳胶过敏，患者应佩戴医用警示手镯或项链，并随时携带一支肾上腺素注射笔。

2. 系统反应及休克救治 一旦患者出现过敏

性反应，应立即使用肾上腺素治疗。皮下注射或肌内注射 0.5 ～ 1mg，或 4 ～ 8mg 静脉滴注（溶于 5% 葡萄糖注射液 500 ～ 1000ml）。

3. 其他过敏反应对症治疗　酌情全身使用糖皮质激素、抗组胺药物，局部使用止痒霜或糖皮质激素制剂。

4. 监测高危人群　医务人员、其他天然橡胶产业工作者及接触橡胶者。注意交叉反应，如对乳胶和与乳胶有交叉反应食物的继往反应史，在施行外科手术前应向患者进行排查询问。

5. 乳胶过敏诊室要求 / 减低致敏措施　诊室中应移走所有的乳胶手套和制品，"低变应原性"乳胶手套或无粉末乳胶手套并不是安全的替代品，外科手术应该在无乳胶手术室内进行。患者可使用低变应原性乳胶手套。用无粉末乳胶手套安全，带粉末的乳胶手套是变应原转运的主要原因，应禁止使用。

6. 替代乳胶手套　替代品包括乙烯基、腈、氯丁橡胶和苯乙烯手套。氯丁橡胶和苯乙烯手套最常用于手术，但价格比乳胶手套高 5 ～ 10 倍。在模拟试验中，腈手套似乎最接近乳胶手套，但

其制造采用了硫氢基苯并噻唑，与乳胶手套生产中用的促凝剂一样，因此仍可能导致刺激性接触性皮炎反应。

（四）治疗评价及预后

1. 重视皮肤试验　在西方，每 1 万次天然乳胶皮肤试验中，有 152 ～ 200 次发生全身反应。

2. 本病终身防治　乳胶制品的天然乳胶产生的 IgE 介导的 I 型变态反应可造成全身过敏反应，罕见死亡者。

昆虫刺蜇变态反应

昆虫刺蜇变态反应（insect sting allergy），膜翅目昆虫刺蜇在易感个体可造成严重危及生命的反应。其是由昆虫唾液毒液蛋白的一种由 IgE 介导的变态反应，发生率为 3%，而 20% 以上的人群昆虫毒液试验为阳性。

常见诱发昆虫刺蜇变态反应的昆虫种类见图 4-29。

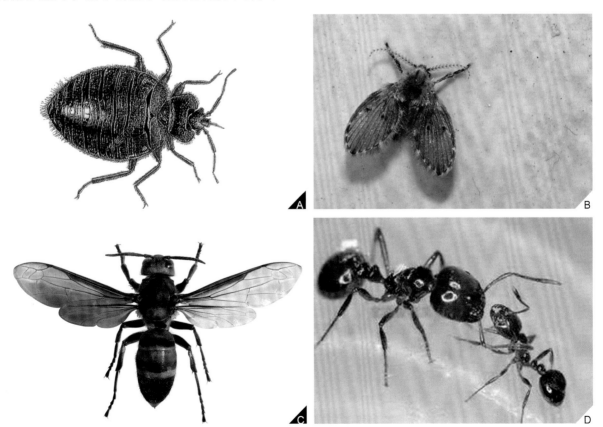

图 4-29　常见诱发昆虫刺蜇变态反应的昆虫种类
A. 臭虫；B. 蛾蠓；C. 蜂；D. 火蚁

蜂类毒液的主要成分是生物胺类、多肽、激肽类和酶类，以及蜂毒溶血毒肽（melittin）、蜂类神经毒肽（apamin）、原生质激肽（plasmakinin）、舒缓激肽（bradykinin）、胰激肽（kallidin）。蜂种不同含毒素的种类也不同（表4-41）。

表4-41　常见刺蜇昆虫（膜翅目昆虫）*的特征性毒素

昆虫种类	特征性毒素
蜜蜂	透明质酸酶、磷脂酶A、组胺、磷脂酰胆碱效素、平滑肌收缩素
大黄蜂	组胺、血清毒、透明质酸酶、磷脂酰胆碱效素
胡蜂	组胺、血清毒、黄蜂激肽素、乙酰胆碱
小黄蜂	组胺、血清毒、黄蜂激肽素
火蚁、收割蚁	细胞毒和溶血毒素

*通常对蜜蜂过敏的患者不会对黄蜂、胡蜂和小黄蜂过敏。在黄蜂、胡蜂、小黄蜂三者之间有50%的交叉过敏。

蚊子一类的昆虫很少引起严重变态反应。部分昆虫刺蜇，如鹿虻（deer fly）、猎蝽（kissing bug）和臭虫（bed bug）会导致过敏性反应。猎蝽过敏症可能表现程度不一。更常见的是大面积局部反应。

【发病机制】

昆虫刺蜇变态反应发病机制见图4-30。

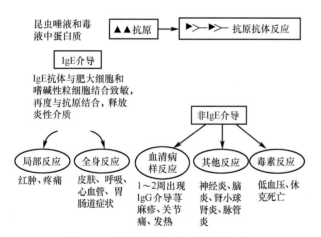

图4-30　昆虫刺蜇变态反应发病机制

【临床提要】

1. IgE介导的反应

（1）正常反应：速发型（小于4小时）和轻的反应可以是IgE介导的；重症反应和迟发型反应多是IgE介导的。通常反应是刺蜇部位的轻微发红、肿或疼痛，瘙痒、烧灼感，这是由昆虫的唾液（咬）或毒液（叮）里的多种成分引起的，包括活性酶蛋白及血管活性胺类（如组胺及黄蜂激肽素），通常在数小时内缓解，也可持续几天。

（2）大面积局部反应：通常都是迟发型过敏反应，引起刺蜇部位周围区域严重肿胀；血管性水肿出现于刺蜇后6个多小时，24～48小时达高峰，之后逐渐缓解，持续2～7天。大面积的局部反应会引起直径超过8cm的持续紧张性水肿，而且可累及四肢，引起区域性腹股沟或腋窝淋巴管炎，在刺蜇后24～48小时出现。

（3）全身反应：在2～3分钟内很快发生，很少在叮咬30分钟以后发生。包括全身性荨麻疹、潮红和血管性水肿，涉及呼吸系统和心血管系统，如累及咽部、会厌、气管等处的上呼吸道水肿，休克导致的循环衰竭及低血压和死亡。

2. 非IgE免疫反应

（1）血清病型反应：在昆虫刺蜇1～2周后可以出现血清病样反应，伴有发热、关节痛、淋巴结病和其他症状；血清病主要是IgG介导的（IgE可能也有作用）。其特点包括荨麻疹、关节痛、不适感及发热。

（2）中毒性反应：昆虫毒液含有神经毒素、溶血毒素。前者对周围神经和中枢神经有毒性作用，如脑炎和其他神经系统损害。后者可造成溶血、横纹肌溶解及凝血障碍，特发性血小板减少性紫癜及横纹肌溶解，继发肾小管坏死、急性肾衰竭；小剂量毒素使心肌兴奋，大剂量毒素则抑制心肌，可致休克、低血压和死亡。这些反应非IgE介导。群蜂刺蜇200次，部分患者会出现系统性中毒症状；刺蜇500次以上，一般出现系统性中毒症状，与毒蛇咬伤类似。

3. 实验室检查　可以做一些免疫检查，如血组胺、类胰蛋白酶、IgE 及 IgG、抗体或 IgG4 亚组抗体、过敏毒素 C3a、组织型纤溶酶原激活物（tPA）、血浆素原 α_2、抗血浆素原 PAP-c 及触酶系统血管性血友病因子（von Willebrand factor）等，具有特异的鉴别诊断价值。

4. 诊断　根据典型症状和体征容易做出诊断。蜂尸是诊断的重要参考；体外测试方法已经被用于诊断昆虫刺蜇变态反应。IgE 抗体现在可以通过放射性变应原吸附试验（RAST）进行测量，也可通过白细胞组胺释放试验进行测量。

【治疗处理】

（一）治疗原则

立即阻止昆虫继续蜇咬，取出蜇叮物，及时救治严重变态反应和休克，使用肾上腺素，处理其他变态反应，可采用一些毒液的特异性免疫疗法。

（二）基本治疗

昆虫刺蜇变态反应的基本治疗见表 4-42。

表 4-42　昆虫刺蜇变态反应的基本治疗

靶向治疗	阻断 IgE 和非 IgE 介导的变态反应，减轻其造成的局部和全身损害、降低病死率
抢救严重过敏反应	变态反应治疗首选是立即皮下注射 1 ∶ 1000 肾上腺素 0.5ml，必要时根据症状好转的程度每 10 分钟重复 2 次
药物治疗	抗组胺药和糖皮质激素在处理危及生命的症状中可减轻皮肤硬结和有关皮肤的累及程度，而肾上腺素在过敏反应治疗中非常重要
特殊处理	
局部治疗	除去昆虫蜇叮物，冷敷
气道阻塞治疗	肾上腺素，气管插管
肾衰竭治疗	血液或腹膜透析
高血钾/高血糖治疗	静脉滴注葡萄糖胰岛素液
毒液免疫疗法	选择适应证，选择毒液 确定给药剂量方案，选择快速和缓慢方案

（三）治疗措施

1. 除去蜇叮物　蜇叮物需迅速从皮肤内取出（不能挤压），但蜇咬后 3～5 分钟内取出有效；在 3～5 分钟以后，蜇叮物的内容物常已释放结束。

2. 较小的局部反应（直径小于 5cm）　通常不需要治疗，但用冷敷可以促使症状减轻。

3. 大的局部反应（直径大于 5cm）　可能持续 7～10 天。先清洁创面，再冰敷或冷敷几小时，可用抗组胺药、镇痛药，给予中剂量泼尼松。局部感染少见，可发生在刺蜇后几天，通常因皮肤破损引起。

4. 全身反应和过敏反应　急性过敏反应均要立即注射肾上腺素。肌内注射肾上腺素（儿童 0.01mg/kg，直至总量达 0.3mg；成人 0.3～0.5mg）比皮下注射起效更快、吸收更完全，并给予输液、吸氧及其他药物治疗。过敏患者需要观察 4～

8 小时，建议 8～10 小时，严重病例需 24 小时，其原因为其中 20% 或更多的人会发生延迟的或双期的过敏反应。必要时行气管插管或环甲膜穿刺。

5. 其他　肾衰竭是一过性的，及早采用血液或腹膜透析效果好。高血钾可持续静脉滴注葡萄糖胰岛素液，按每 4g 葡萄糖加 1U 胰岛素，使血钾浓度恢复正常。高血糖可先静脉注射胰岛素 20U，以后持续静脉滴注小剂量胰岛素 4～6U/h，至血糖正常止。

6. 毒液免疫疗法　有条件的行毒液免疫疗法，免疫治疗最重要的机制是使血清内毒液特异 IgG 抗体水平增高，并起到保护作用。当 IgG 抗体低于 3μg/ml 时，刺蜇变态反应的危险增加。

（四）治疗评价及预后

1. 大面积局部反应　需及时处理，可以使用糖皮质激素，如泼尼松，剂量为每天 40mg，疗程

2～3天，预后良好。

2. 严重过敏反应   大多数由刺蜇引起的死亡发生在成人。成人死亡率的上升可能是由于患有基础疾病。美国每年报道有约50例昆虫刺蜇导致的过敏症病例，其中60%的死因是呼吸道阻塞。

3. 再次过敏反应的频率   近期发生过严重变态反应的患者风险最高（60%～70%），而再次发生全身过敏反应的概率则随着时间延长逐渐下降，3～5年后下降至35%，10年后下降至25%。有些个体发生过敏反应的风险可持续存在数十年。

4. IgE 抗体   超过20%的正常成人对小黄蜂毒素和蜜蜂毒素呈阳性反应，而这些患者都有被昆虫刺蜇过的病史。几年以后有一半的试验结果转为阴性，但仍有20%的病例会对再次的昆虫刺蜇产生全身反应。

（五）预防

1. 一般措施   如在草丛中或森林中，应该穿袜子、鞋子、紧口长袖及长裤，在做园艺工作时应该戴上手套。化妆品、香水和头发喷雾剂等容易吸引昆虫的物品应该避免使用。黑色和深色同样容易吸引昆虫，应该尽量选择白色或浅色的衣服。不要在昆虫周围做快速运动或跳跃，多数昆虫如未受到激惹是不会主动攻击人的。

2. 随带肾上腺素   告诫患者准备好自身注射用肾上腺素是非常重要的。要向患者说明和示范如何正确安全地使用注射剂，并向其家人和同伴说明其使用方法。

（吴志华   叶巧园）

第五章

妇女及妊娠皮肤病

第一节　妇女皮肤病

化妆品性皮炎

化妆品性皮炎（cosmetic dermatitis）可以分为刺激性、变应性和光敏反应性皮炎。化妆品性皮炎主要病因为香料，其次是防腐剂，如溴硝丙二醇、染发剂中的对苯二胺。

【临床提要】

接触部位的皮炎表现与湿疹皮炎相同。

【治疗处理】

（一）治疗原则

治疗原则参照接触性皮炎。本病涉及原发性致敏物质较多（表 5-1），要测定其中致敏成分需十分耐心仔细，并进一步鉴定（斑贴试验），然后避免接触。

表 5-1　寻找和避免化妆品皮炎致敏物质

化妆品	致敏物质
腋部止汗剂	铝盐如氯化铝和氯代氢氧化铝，锌盐如氯化锌作为原发刺激物
腋部除臭剂	氯化酚类
染发剂	含有对苯二胺（PPDA）
头发喷雾剂	紫胶、阿拉伯胶和合成树脂都是致敏物
脱毛剂	巯基乙酸钙和硫化物及氢硫化物，可以引起原发性刺激性皮炎
生发剂和洗剂	金鸡纳酊剂引起变应性致敏，斑蝥素酊剂和水杨酸引起原发性刺激性皮炎
指甲漆	含有磺胺、甲醛树脂（甲苯磺酰胺），常引起眼睑和颈部皮炎
唇膏	唇膏染料中二溴荧光素和四溴荧光素及香料可引起过敏反应
眼部化妆品	在睫毛油、眼影、眼线笔中的防腐剂、基蜡和香料是可引起过敏的成分
香料	几乎所有的化妆品都含有香料，都可能成为致敏物
遮光剂	对氨基苯甲酸（PABA）及其衍生物，如帕地马酯 O、帕地马酯 A 和甘油对氨基苯甲酸、二苯甲酰甲烷、水杨酸盐、桂皮酸盐和二苯甲酮既是光敏剂，也是致敏剂
漂白霜	氧化氨基汞、氢醌偶尔也会引起过敏

（二）基本治疗

化妆品性皮炎的基本治疗见表 5-2。

表 5-2　化妆品性皮炎的基本治疗

靶向治疗	阻断一切致敏物质，缓解炎性反应
治疗选择	停用可疑物质，对症处理

（三）治疗措施

停用化妆品后，局部对症处理，外用保护安抚剂，必要时短期外用糖皮质激素，内服抗组胺药物。

（四）治疗评价及预后

评估可能变得复杂。患者必须在 6～12 个月内避免使用化妆品而仅使用甘油来控制反应状态，此后一次仅使用一种化妆品，每周使用频率不超过 1 次，否则可使患者对化妆品耐受。

推荐使用医学护肤品，也称药妆。药妆的作用机制明确，配方精简，不含普通护肤品可能含有的香料、防腐剂、色素、表面活性剂等，不易产生过敏。

自身免疫性孕酮皮炎

自身免疫性孕酮皮炎（autoimmune progesterone dermatitis）较少见，发病机制可能与针对自身孕酮的自身免疫反应有关。患者对孕酮过敏，为周期性发生。过敏常发生于外源性孕酮，由口服避孕药引起；对内源性孕酮的交叉致敏而发生的皮疹于月经黄体期血液中孕酮升高时出现。

【临床提要】

1. 皮肤损害　可以表现为荨麻疹、深部回状损害、丘疱疹、大疱、湿疹性皮疹、多形红斑、溃疡。

2. 发病特征　典型皮疹一般在月经前 5～10 天出现，经期过后自然消退，仅在下次经期才重新出现。发作年龄在 21～40 岁，有家族病例报道。大多数病例可以通过注射 0.01ml 孕酮混悬剂（50mg/ml）做皮内试验来确诊。阳性结果可立即或迟发（24～96 小时）出现。肌内注射或口服孕酮可诱发病情。

3. 实验室检查

（1）皮内试验：取浓度为 100mg/ml 的孕酮水悬浊液 0.1ml，分别稀释至 0.1mg/ml、0.01mg/ml、0.001mg/ml，以生理盐水为对照。30 分钟内可出现荨麻疹，但更为常见的是在 48 小时表现为迟发性变态反应（不是必然的）。

（2）间接嗜碱性粒细胞脱颗粒试验。

（3）激发试验：月经周期前半阶段肌内注射孕酮（合成的孕酮，即甲羟孕酮）10～20mg 或口服孕酮 10mg。

（4）如孕酮试验为阴性，应考虑雌激素皮炎。应以雌激素（0.1ml 浓度为 1mg/ml）进行皮内试验。阳性反应可立即或于数小时后出现，并能持续超过 24 小时。

（5）诊断：自身免疫性孕酮皮炎的诊断标准为与月经周期相关的周期性发作的皮炎，孕酮皮试阳性，通过抑制排卵可防止皮疹的发生。

4. 鉴别诊断　孕酮皮炎应与自身免疫性雌激素皮炎相鉴别。后者有相同的周期性表现及组织学改变。皮内试验：该病患者对雌激素呈阳性反应，对孕酮则呈阴性。

【治疗处理】

（一）治疗原则

主要通过含雌激素制剂抑制排卵，采用人工合成的雌激素治疗自身免疫性孕酮皮炎有效。降低孕酮水平，常用口服避孕药治疗。

（二）基本治疗

自身免疫性孕酮皮炎的基本治疗见表 5-3。

表 5-3　自身免疫性孕酮皮炎的基本治疗

靶向治疗	治疗的关键在于干扰垂体 - 下丘脑反馈机制，抑制排卵，抑制其自身免疫反应
治疗选择	口服避孕药（抑制排卵，降低孕酮水平），结合雌激素、他莫昔芬（抗肿瘤激素，有抗雌激素作用）、达那唑（弱雄激素）、西替利嗪、羟嗪

（三）治疗措施

治疗最常采用口服避孕药。卵巢切除术可使病情消退，达那唑（danazol）和他莫昔芬（tamoxifen）也有效。

1. 结合雌激素（妊马雌酮） 1.25mg/d，持续 21 天为 1 个疗程是一种较好的治疗方法。该治疗的主要不良反应是痛经。在下个月经周期时病情将会有所改善。炔雌醇则较少见效。

对外源性孕酮不反应的患者，口服避孕药可作为一线治疗（包含 30μg 的乙炔基雌二醇和 0.15mg 的左炔诺孕酮）。

2. 抗组胺药物 若经期前出现皮疹，每天早上口服西替利嗪 10mg，睡前口服羟嗪 10mg 可持续性改善症状。

3. 他莫昔芬 抗雌激素药物他莫昔芬 10mg，每天 2 次，可能有效。它可干扰（影响）雌激素过敏的临床表现，其机制可能是通过竞争性抑制雌激素受体。

4. 糖皮质激素 短期口服糖皮质激素可迅速缓解症状。其用法是在月经前及月经期口服 20mg/d，持续 7 天。

5. 局限性病变 对于局限性病变，抗组胺药物及局部外用糖皮质激素可能已足以控制症状。

6. 达那唑 抑制促性腺激素、雌激素和孕酮分泌。达那唑 200mg，每天 2 次，在月经开始之前 1～2 天开始使用并持续 3 天。达那唑可能与下丘脑 - 垂体相互作用抑制排卵。

7. 卵巢切除 对于病情严重、顽固的患者，行双侧卵巢切除术有效。

（四）循证治疗步序

自身免疫性孕酮皮炎的循证治疗步序见表 5-4。

表 5-4 自身免疫性孕酮皮炎的循证治疗步序

项目	内容	证据强度
一线治疗	促性腺激素释放激素激动剂	A
	他莫昔芬	D
	口服避孕药 / 口服糖皮质激素	E
	外用强效糖皮质激素 / 抗组胺药	E
二线治疗	结合雌激素 / 达那唑 / 硫唑嘌呤	E
	孕酮脱敏	D
	奥美拉唑	E
三线治疗	双侧卵巢切除	E

（五）治疗评价及预后

1. 一般评价 许多关于治疗方面的报道及小型系列病例报道中对于治疗的反应不尽相同。口服避孕药可抑制排卵，从而降低孕酮水平。在某些病例，损害可自行消退。本病属良性，卵巢切除方法在非不得已时不作为选择。

2. 结合雌激素 Hart 报道了 7 例本病患者，各患者病情均有周期性、多形性的特点，采用结合雌激素（妊马雌酮）治疗，1.25mg/d，21 天为 1 个疗程，这一治疗方法在 5 例患者中取得了成功。Bierman 报道了 1 例患者由于连续妊娠而触发了自身免疫性孕酮皮炎并伴随自发流产，该患者从月经第 5 天开始服用结合雌激素 1.25mg/d，连用 21 天，结果该患者对此治疗方法反应良好。

3. 他莫昔芬 报道显示他莫昔芬的用法为 10mg，每天 2 次，连用 3 个月，皮疹完全消退。

4. 泼尼松 Anderson 报道以泼尼松龙（20mg/d，在月经期间连用 10 天）成功治疗 1 例本病患者。患者在使用该药几个疗程以后，应缓慢地减少该药的剂量，直至最终控制在局部使用该皮质激素。

5. GnRH 文献中描述了布舍瑞林（buserelin）[一种促性腺激素释放激素（GnRH）类药物]在该病治疗过程中的成功应用。连续使用 GnRH 激动剂抑制了排卵，从而形成一个药理学上的绝经期。在短期内这些药物都是有用的治疗手段，其起作用的原理类似于卵巢切除术。

6. 达那唑 Shahar 等报道，在 2 例患者中使用达那唑后，成功起到了预防治疗的作用。达那唑的用法为 200mg，每天 2 次，在月经前 1～2 天内服用，随后连续使用 3 天。

7. 卵巢切除 Rodeans 等报道，该例患者不能耐受雌激素、他莫昔芬、GnRH 类药物，但是对卵巢切除术却反应良好。Shellex 报道，1 例患者对炔雌醇部分敏感，但最后通过行卵巢切除术治愈了该病。

自身免疫性雌激素皮炎

自身免疫性雌激素皮炎（autoimmune estrogen dermatitis）是周期性皮肤病。

【临床提要】

1. 皮肤损害 可以出现丘疹、荨麻疹及全身或局部的损害，瘙痒。

2. 发病特征 皮疹可能呈慢性，但月经前加重或仅在经期前即刻出现。其特征是妊娠期间和绝经期间皮损消失。

3. 诊断与鉴别诊断 用雌酮做皮内注射试验，可引起丘疹并且持续时间超过 24 小时，或立即引起荨麻疹风团。注射孕酮则产生阴性结果，这可排除自身免疫性孕酮皮炎。与自身免疫性孕酮皮炎的鉴别：本病引起荨麻疹样损害的是雌激素，而不是孕酮。

【治疗处理】

（一）治疗原则

确定自身免疫性雌激素皮炎，与自身免疫性孕酮皮炎鉴别，以确定治疗方案。

（二）基本治疗

自身免疫性雌激素皮炎的基本治疗见表 5-5。

对自身免疫性雌激素皮炎用他莫昔芬治疗有效，若仍无效而症状严重者，则需做双侧卵巢及子宫切除才能控制。

表 5-5 自身免疫性雌激素皮炎的基本治疗

靶向治疗	抗雌激素，制止其自身免疫反应
可选择方案	抗雌激素他莫昔芬、达那唑
不推荐方案	慎重选择双侧卵巢及子宫切除

（三）治疗措施

据报道，他莫昔芬（月经前服用，每天 1～3 次，每次 10mg，共服 10～14 天）可有效控制皮疹。他莫昔芬属于雌激素部分激动剂。其本身虽有弱雌激素作用，但主要是抗雌激素作用。

（四）治疗评价及预后

他莫昔芬主要用于乳腺癌的治疗，而自身免疫性雌激素皮炎患者使用该药可能有增加子宫内膜癌的危险。动物实验证实，他莫昔芬可致癌、致畸。

第二节　妊娠特异性皮肤病

妊娠特异性皮肤病分类见表 5-6。

表 5-6 妊娠特异性皮肤病分类

分类	同义词
妊娠期肝内胆汁淤积症 （intrahepatic cholestasis of pregnancy，ICP）	妊娠瘙痒症（pruritus gravidarum） 产科胆汁淤积症（obstetric cholestasis） 妊娠期黄疸（jaundice of pregnancy）
妊娠特应性皮疹 （atopic eruption of pregnancy，AEP）	妊娠痒疹（prurigo of pregnancy，prurigo gestationis） 妊娠早期瘙痒（early onset prurigo of pregnancy） 妊娠丘疹性皮炎（papular dermatitis of pregnancy） 妊娠期瘙痒性毛囊炎（pruritic folliculitis of pregnancy） 妊娠湿疹（eczema in pregnancy）
妊娠类天疱疮 （pemphigoid gestationis，PG）	妊娠疱疹（herpes gestationis）
妊娠多形疹 （polymorphic eruption of pregnancy，PEP）	妊娠瘙痒性荨麻疹性丘疹斑块（pruritic urticarial papules and plaques of pregnancy，PUPPP） 妊娠中毒性红斑（toxic erythema of pregnancy） 妊娠迟发瘙痒（late-onset pruritus of pregnancy）

妊娠期肝内胆汁淤积症

妊娠期肝内胆汁淤积症（intrahepatic cholestasis of pregnancy，ICP）是一种常发生于妊娠后期的肝病，表现为皮肤瘙痒及黄疸。

本病具体病因仍不清楚，可能是由内源性雌激素、孕酮介导的肝、胆汁酸排泄异常引起。瘙痒通常可在分娩后迅速缓解。口服避孕药可诱发本病。本病患者多有肝功能障碍，如血清中胆酸、碱性磷酸酶、亮氨酸转肽酶及 6- 核苷酸酶水平都增高，有时在尿中可检出胆红素。

【临床提要】

1. 特征　最初仅表现为皮肤瘙痒，可呈局限性或泛发性瘙痒，有时亦可有抓痕。一般来说，瘙痒在黄疸出现前 2 ～ 4 周即存在，重症患者则可有抓痕、黄疸、恶心、呕吐及上腹不适。少数易感患者口服避孕药后亦可再发。

2. 分型　①早发型：发生于妊娠第 3 ～ 4 个月；②迟发型：见于妊娠第 9 ～ 10 个月。

3. 实验室检查　查 IgE 水平和肝功能。肝功能检查偶尔可出现异常，即碱性磷酸酶升高。

4. 鉴别诊断　疥疮、湿疹、荨麻疹、药疹等及早期的妊娠瘙痒性荨麻疹性丘疹及斑块（PUPPP）和妊娠疱疹都应排除。

【治疗处理】

（一）治疗原则

排除妊娠期可引起皮肤瘙痒的其他疾病，如疥疮、药疹、淋巴瘤、肝炎及其他肝病。妊娠瘙痒症的治疗基本上是对症处理。

（二）基本治疗

ICP 的基本治疗见表 5-7。

表 5-7　ICP 的基本治疗

靶向治疗	针对胆汁淤积，降低血清中胆酸、碱性磷酸酶、亮氨酸转肽酶及 6-核苷酸酶水平，改善肝功能，缓解症状
局部治疗	止痒剂，糖皮质激素霜
系统治疗	抗组胺药，考来烯胺、熊去氧胆酸

（三）治疗措施

对于轻度的患者，可给予润肤剂及糖皮质激素霜剂，局部用止痒剂控制瘙痒。1% 薄荷醇软膏或加入 6% ～ 12% 聚乙二醇单十二醚可能有效。口服抗组胺药。UVB（290 ～ 330nm）或 UVA（320 ～ 400nm）的光疗法有效，考来烯胺及熊去氧胆酸都可以缓解症状。有时可给予泼尼松、依泊二醇（epomediol）及考来烯胺。针对患者脂肪吸收不良的情况，在产前可补充维生素 K。

（四）循证治疗步序

ICP 的循证治疗步序见表 5-8。

表 5-8　ICP 的循证治疗步序

项目	内容	证据强度
一线治疗	熊去氧胆酸	A
	尽早分娩	D
二线治疗	光疗	E
	润肤剂和局部止痒剂	D
	抗组胺药物	D

（五）治疗评价

1. 熊去氧胆酸　Reyes 报道，熊去氧胆酸应用于妊娠胆汁淤积症患者是有效及安全的，它可减轻孕妇的瘙痒症状，并纠正生化功能异常。与安慰剂比较，接受熊去氧胆酸治疗的孕妇（1g/d）其婴儿出生时相关情况都有所改善。

2. 考来烯胺　4g，每天 2 次或 3 次，可降低血清中胆汁酸水平，并可缓解一部分患者的瘙痒症状。在妊娠期间禁用苯巴比妥钠。

（六）预后

患 ICP 的孕妇在妊娠中，早产、死产及产后出血的发生率增加。妊娠瘙痒症多在产后迅速缓解，但再次妊娠时可复发。少数易感患者口服避孕药后亦可再发。

妊娠特应性皮疹

妊娠特应性皮疹（atopic eruption of pregnancy，AEP）是一种发生于妊娠末期的剧烈瘙痒性皮肤病。Ambros-Rudolph 等研究表明，特应性皮炎、妊娠痒疹、妊娠期瘙痒性毛囊炎在临床表现及组织病理上具有明显的重叠现象（约 50%），因此建议将上述疾病统称为 AEP。

患者和（或）其家属可有遗传过敏病史。

该病病因不明，可能有特应性背景，其血清 IgE 水平升高。病因可能与体液免疫增强、Th2 细胞因子分泌增加及细胞免疫力下降、Th1 细胞因子分泌减少有关。

【临床提要】

1.发病特征　AEP 以湿疹样皮疹或丘疹为主，患者和（或）其家属可有遗传过敏病史。

2.皮肤损害　约 2/3 的患者皮疹表现为湿疹样皮损即 E-type AEP，主要累及面颈部及四肢屈侧。1/3 表现为丘疹样皮损即 P-type AEP，表现为典型的结节性痒疹或播散性、红斑性丘疹（图 5-1）。约 20% 的病例表现为原特应性皮炎恶化，80% 表现为较长缓解期后在妊娠期出现特应性皮炎（儿童期曾患特应性皮炎）。

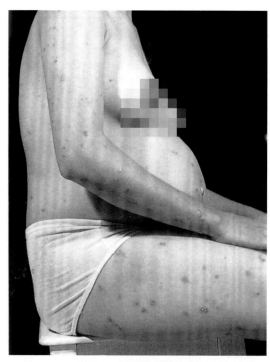

图 5-1　妊娠特应性皮炎

3.临床分型　可分为早发型（发生于妊娠第 3 ～ 4 个月）、迟发型（发生于妊娠晚期）和重症型（Spangler 称为妊娠丘疹性皮炎）。

部分患者有高水平血清 IgE。

【治疗处理】

（一）治疗原则、基本治疗、治疗措施

对症治疗，防护妊娠安全。治疗主要使用含有尿素或止痒剂的润肤产品，局部使用弱效糖皮质激素，皮损改善更明显。严重病例可系统使用糖皮质激素及抗组胺制剂，UVB 为有用的辅助治疗。

（二）治疗评价及预后

皮损对治疗反应较快，大部分患者在妊娠期可有明显缓解。再次妊娠复发较常见，胎儿无危险。一般预后良好，对母亲或婴儿无不良反应，产后可消退，但重症型胎儿的死亡率可达 12.5%。

妊娠类天疱疮

妊娠类天疱疮（pemphigoid gestations，PG）又称妊娠疱疹（herpes gestationis），是一种罕见的自身免疫疾病，以形成抗真皮 - 表皮交界处的自身抗体为特征，仅发生于妊娠时或伴有滋养层细胞恶性细胞的患者。

本病少见，在 6 万次妊娠中约有 1 次妊娠会发生这种病。许多事实表明，其与大疱性类天疱疮无论是在临床上或是在免疫学上都有相似之处，而与疱疹病毒无关。

【临床提要】

1.基本损害　妊娠疱疹（图 5-2）可发生于妊娠第 9 周到产后 1 周的任何时间内，但最常见于

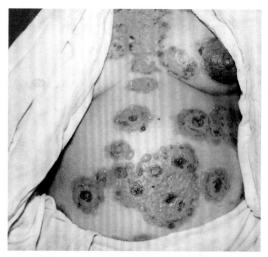

图 5-2　妊娠类天疱疮（妊娠疱疹）
（广东省人民医院　卢植生惠赠）

妊娠 21 周，再次妊娠时发病可比初次妊娠早。早期皮损为瘙痒性丘疹、斑块、靶形损害、环状风团，伴明显瘙痒，以后可出现紧张性水疱和大疱，疱液清晰，有时呈环状或多环状分布。

2. 发病特征 妊娠疱疹可发生于妊娠第 9 周到产后 1 周的任何时间内，但最常见于妊娠第 21 周，再次妊娠时发病可比初次妊娠早。

3. 病理检查 间接免疫荧光检查只有 25% 的患者 IgG 类抗基底膜抗体呈阳性。皮肤组织病理活检、直接免疫荧光检测和间接免疫荧光检测可以明确诊断，能够使妊娠非大疱性类天疱疮性疾病和妊娠瘙痒性荨麻疹性丘疹及斑块区别开来。

【治疗处理】

（一）治疗原则

应给予孕妇安全的药物治疗。对那些在完成分娩后数月至数年内继续形成广泛水疱者，应给予更积极的治疗，但在妊娠或哺乳期禁用免疫抑制剂。妊娠疱疹患者应禁用口服避孕药，否则可引起疾病复发。

（二）基本治疗

妊娠类天疱疮的基本治疗见表 5-9。

表 5-9 妊娠类天疱疮的基本治疗

| 靶向治疗 | 阻止自身免疫反应，阻止 IgG、补体 C3 于真皮 - 表皮交界处沉积，减轻表皮及真皮乳头水肿、嗜酸性粒细胞海绵形成及表皮下水疱 |
| 药物选择 | 局部治疗：强效糖皮质激素（对轻型已足够）系统治疗：泼尼松、氨苯砜、血浆置换 |

（三）治疗措施

1. 一般治疗 治疗的目的就是阻止水疱的形成及减轻患者的剧烈瘙痒。因此，在大多数患者中，局部有效或非常有效的糖皮质激素联合系统抗组胺药的治疗方法是足够的。首选第二代抗组胺药物。

2. 系统使用糖皮质激素 然而，许多患者在病程中需要系统使用皮质激素。泼尼松龙或它的同类物的首次剂量推荐在 20 ～ 40mg/d，然后再酌情调整剂量。一些严重的病例可使用泼尼松龙 1mg/kg，或者更高的剂量，以防止水疱的形成。

通常患者分娩后皮损会加剧，因此应增加泼尼松龙的治疗量。

3. 血浆置换 对于那些病情严重，且对泼尼松龙反应不好的患者及那些对长期使用皮质激素有禁忌证的患者来说，血浆置换这一治疗方法值得考虑。

4. 婴儿处理 患有妊娠疱疹的产妇所产下的婴儿可能会发生类似于其母亲的大疱性皮损，其可能是被动地通过胎盘接受了抗基底膜带抗体。这些皮损是暂时性的，不需要治疗。

5. 母婴产后治疗 产后的治疗可能会比较麻烦，原因如下：

（1）病情持续存在：一般来说，妊娠疱疹在产后会得以改善。其过程也许需要几周、几个月或几年而完全缓解。由于妊娠疱疹与大疱性类天疱疮关系密切，一些适用于大疱性类天疱疮的方法也可尝试。硫唑嘌呤、氨苯砜、磺胺吡啶、维生素 B_6 可单独使用或辅以口服糖皮质激素。亦有少数病例单独静脉使用大剂量免疫球蛋白或联合使用环孢素或环磷酰胺也取得了成功。

（2）其他：在月经期，妊娠疱疹会有加重的倾向。口服避孕药可能会引起病情加重。

（四）循证治疗步序

妊娠类天疱疮的循证治疗步序见表 5-10。

表 5-10 妊娠类天疱疮的循证治疗步序

项目	内容	证据强度
一线治疗	局部外用糖皮质激素	D
	系统应用糖皮质激素 / 抗组胺药	D
二线治疗	血浆置换术	E
	高剂量静脉注射免疫球蛋白	E
三线治疗	硫唑嘌呤 / 环磷酰胺 / 环孢素	E
	氨苯砜	D
	磺胺吡啶 / 吡哆醇 / 利妥昔单抗	E

（五）治疗评价

1. 142 例妊娠疱疹患者的治疗报道 Jenkins 总结了 142 名孕妇中患妊娠疱疹的 87 名患者。多数患者使用氯苯那敏以抑制瘙痒。69 名患者中有 13 名（占 18.8%）使用了局部非系统性糖皮质激素治疗。69 名患者中有 56 名接受了起始剂量 5 ～ 110mg/d 的泼尼松龙系统性糖皮质激素治疗，从而使大部分患者的水疱得到控制。

其中一些患者还曾接受过硫唑嘌呤、氨苯砜、吡多辛（维生素 B_6）、磺胺吡啶及亮丙瑞林等治疗。血清置换法的应用也可对本病带来一定的缓解。

2. 糖皮质激素　Shornick 等报道，34 名孕妇接受泼尼松治疗，起始剂量为 20～80mg/d。不同个体的治疗时间各不相同。一些孕妇能够在分娩 5 天内停用泼尼松，而其他孕妇则需要长达 18 个月治疗。典型的治疗时间为产后 6～10 周。

3. 大剂量静脉用免疫球蛋白　用大剂量免疫球蛋白治疗自身免疫性疱疹性皮肤病，据报道 14 例患者经此法治疗反应良好。

4. 其他　Lawley 等报道，41 例患者中有 3 例显示产后除了应用大剂量糖皮质激素外，还加用了硫唑嘌呤。有研究报道了 1 名严重患者，在产后持续了 1 年半时间，采用免疫球蛋白及环孢素治疗有效。此外，有研究报道采用环磷酰胺成功治疗了本病及抗磷脂抗体综合征，采用环磷酰胺冲击治疗获得非常好的疗效。使用细胞毒药物时，要注意对妊娠的毒性作用，如环磷酰胺，只能在产后非哺乳期使用。

（六）预后

病情活动常开始于妊娠中、后期，皮肤严重、广泛受累时，常有皮肤蜡样变，意味着生产过程中或产后病情可能复发，之后疾病常缓慢消退。几周后皮损可完全消退，少数患者在妊娠后水疱的形成可持续 10 年以上。大多数患者再妊娠时疾病复发，部分患者连续妊娠可加重病情，口服避孕药也可能致本病复发。

妊娠类天疱疮患者的死亡率有所升高，且常导致新生儿低出生体重。

妊娠多形疹

妊娠多形疹（polymorphic eruption of pregnancy，PEP）是一种常发生于初产妊娠末期的剧烈瘙痒性皮肤病。

【临床提要】

PEP 最先出现于腹部，通常是在脐周膨胀纹处。初起时表现为许多直径在 1～2mm 的水肿性红色丘疹，之后这些皮损可融合成荨麻疹性斑块，常波及躯干下部、臀部、大腿及肢端，伴有剧烈瘙痒。

鉴别治疗：皮损也可能为妊娠类天疱疮的早期皮疹表现，因而怀疑妊娠类天疱疮时应做血清及皮损周围组织直接或间接免疫荧光学检测，发生于非妊娠期的皮损在妊娠期均可发生，因此要注意鉴别妊娠特异性皮疹。多形红斑、药疹、接触性皮炎、昆虫叮咬等应当排除。

【治疗处理】

（一）治疗原则

PEP 的治疗原则是缓解瘙痒、延缓疾病进展及促进皮疹消退。本病对患者及胎儿影响较小且分娩后数天内皮损可消退，患者情绪可得以缓解，因而主要是对症处理。

（二）基本治疗

妊娠多形疹的基本治疗见表 5-11。

表 5-11　妊娠多形疹的基本治疗

靶向治疗	阻止引起剧烈瘙痒的炎性介质，减轻乳头水肿，真皮血管周围的炎症细胞尤其是嗜酸性粒细胞浸润
药物选择	外用糖皮质激素、抗组胺药，系统使用糖皮质激素

（三）治疗措施

1. 止痒　通常治疗措施主要针对剧烈瘙痒。局部止痒药平常少用。口服 H_1 受体阻滞剂在减轻严重瘙痒方面有较好效果，特别是在睡前服用有镇静作用的抗组胺药。

2. 外用糖皮质激素　对于皮损局限的患者，应用中高效、超强效糖皮质激素（每天数次），可使几乎所有病例的症状在几日内缓解。据报道倍他米松、糠酸莫米松或甲泼尼龙软膏在妊娠期使用较安全。皮损在用药后 2～3 天内可得以控制。

3. 泛发性 PEP　在一些泛发且对外用糖皮质激素疗效不佳的患者，应考虑系统性应用糖皮质激素。口服 20～30mg 泼尼松龙安全有效。

（四）循证治疗步序

PEP 的循证治疗步序见表 5-12。

表 5-12　PEP 的循证治疗步序

项目	内容	证据强度
一线治疗	外用糖皮质激素 / 抗组胺药	D
二线治疗	系统性应用糖皮质激素	C

（五）治疗评价

1. 外用糖皮质激素　Yancey 报道 25 例患者中约 22 例在规律使用强效外用皮质激素后，瘙痒得以缓解，皮损有效控制。Ahmed 报道 2 例患者在使用外用激素及苯海拉明后获得了满意的效果。

2. 口服糖皮质激素　Yancey 报道系统性使用糖皮质激素对 3 名皮损广泛的患者疗效显著。Cooper 报道 5 例患者中有 4 例在应用口服泼尼松后显效（20mg/d，逐渐减至 5mg/2d）。

Vaughan Jones 报道 2 例患者中有 1 例短期应用了系统性类固醇治疗有效。

以往只有为数不多的口服糖皮质激素治疗严重病例的报道，但现在若选用泼尼松、泼尼松龙或甲泼尼龙治疗本病则被广泛认为有效且安全。然而大规模的前瞻性研究仍未施行。

3. 早期引产　Burker 报道了一名双胎妊娠孕妇发生严重 PEP，采用早期引产以阻止本病。

4. 不宜早期引产　Corrathers 认为本病症状的消除与引产无关，因此治疗本病不宜行早期引产。为治疗一个无关大碍且不严重的皮肤病而采取这种对母体和胎儿有潜在危险的侵入性措施，在笔者看来是不需要的，特别是另有一些治疗方法已能充分缓解病情时。

（六）预后

与妊娠类天疱疮不同，PEP 经适当治疗后，症状多在几天内得到缓解，产后即完全消失。产后无复发倾向，在下次妊娠或口服避孕药后也不会复发。更重要的是 PEP 并不增加胎儿死亡率。

（何玉清　石丽君　林立航　蔡川川

马萍萍　李芳谷　朱团员　李　斌

陈　蕾　叶　萍　李　文）

第六章
职业性皮肤病

职业性接触性皮炎

职业性接触性皮炎（occupational contact dermatitis）是因不同职业的人员可接触不同的原发性刺激物和变应性敏感物而产生。在工作场所，刺激性皮炎发生率较高，但较变应性接触性皮炎轻，且较少转变成慢性皮炎。

【临床提要】

1. 原发性刺激性接触性皮炎 皮损局限于直接接触部位，界限清晰。一般情况是接触刺激物后，首先在接触部位出现瘙痒或烧灼感，继而出现红斑、水肿、丘疹、水疱、糜烂、渗出及结痂等。重者出现水疱以至大疱，一般 1～3 周可痊愈。

2. 变应性接触性皮炎 其与原发性刺激性接触性皮炎相似，但大疱少见，常呈湿疹样变。急性损害初期为水肿性红斑，继之出现丘疹、水疱，疱破后出现糜烂、渗液、结痂等。继续接触致敏物，常演变为亚急性改变。慢性期皮损以浸润、增厚、皲裂为特征。

【治疗处理】

（一）治疗原则

1. 综合评估 ①明确皮肤病的类型和部位；②如果疾病为非职业性的，确定是否因工作加重；③建立皮肤病与职业之间的肯定关系；④寻找病因，一般依据诊断性斑贴试验；⑤评价易感和促发因素；⑥制订治疗和康复方案，控制或去除工作场所中的危险物质。

2. 确定诊断 做斑贴试验，继而进行细菌学、真菌学检查，并与相关疾病和手部皮炎相鉴别。

3. 寻找病因 对于职业性接触性皮炎，首先应仔细找病因，并去除与皮肤接触的刺激性和致敏性物质。

常见职业性皮炎患者及其致敏物质有 12 种。①农民：水泥、牲畜饲料中的钴、农药；②飞机业工人：胶、铬、环氧树脂；③理发师：奎宁、间苯酚；④木匠和家具木工：柚木、塑料、松节油；⑤排版工：苯、重铬酸盐；⑥家庭主妇：肥皂、去污剂、蔬菜、杀虫剂；⑦电镀工：氰化物、多种酸；⑧护士：青霉素、链霉素、可待因、吗啡、双氯甲醛；⑨印刷工：砷、重铬酸盐、镍；⑩肥皂制造工：强碱、香料；⑪外科医师：消毒剂、碘、汞剂、六氯酚、乳胶及橡胶手套；⑫制革工：重铬酸盐、盐酸、植物鞣酸制剂。

（二）基本治疗

治疗应遵循前文推荐的接触性皮炎的治疗方案，基本治疗见表 6-1。

表 6-1 职业性接触性皮炎的基本治疗

靶向治疗	①刺激性接触性皮炎：除去刺激物，抑制刺激物所致炎症反应
	②变应性接触性皮炎：抑制 T 细胞介导的迟发型变态反应，对抗各种炎性介质
治疗选择	参照接触性皮炎

（三）治疗措施

个人保护措施包括经常换洗衣物、沐浴清洁、穿着保护服和应用护肤膏等措施。清洁手的过程中，应彻底检查手部各处，还应特别注意哪些肥皂和溶剂不引起过敏。在皮炎的急性期，局部使用糖皮质激素特别有效。当橡胶和聚乙烯手套不适宜用来对抗刺激性和变应性物质时，护肤霜可以保护皮肤。护肤霜主要有两种：一种是在"潮湿工作"环境中免受酸、碱、水基染料、冷却剂和切割油损害的护肤霜；另一种是针对"干燥工作"环境的，保护皮肤免受油脂、切割油、黏合剂、树脂、胶水和木材防腐剂的损害。

（四）治疗评价及预后

职业性接触性皮炎的预后各有不同。有 1/4 ～ 1/3 的患者痊愈，1/3 ～ 1/2 的患者改善，其余患者维持现状或恶化。对塑料类过敏者预后较好，对铬过敏的特应性疾病患者和从事建筑业的患者预后最差。内源性因素、特应性体质也可造成职业性皮炎长期不愈。

橡 胶 皮 炎

橡胶皮炎（rubber dermatitis）是一种由橡胶中的催化剂和抗氧化剂等引起的变应性接触性皮炎，多由戴橡胶手套引起。鞋皮炎可能是鞋垫或运动鞋引起的橡胶过敏反应所致。佩戴护目镜、防毒面具、呼吸罩或其他橡胶制品，有时也会引起橡胶皮炎。应用橡胶避孕套导致的阴茎头皮炎和应用子宫托或隔膜造成的阴道炎都可发生。

【治疗处理】

（一）治疗原则及基本治疗

参照接触性皮炎。避免接触橡胶，寻找代用材料。

（二）治疗措施

参照接触性皮炎。按急性、亚急性、慢性皮炎治疗原则选择外用药物，急性期可酌情系统使用抗组胺药物及糖皮质激素，选择温和安抚剂，亦可外用糖皮质激素制剂，但对慢性皮炎者，避免长期使用，尤其是强效者。

（三）治疗评价及预后

避免接触橡胶，预后良好。橡胶中的氢醌抗氧化剂可引起皮肤色素脱失，其色素恢复较为困难。

对于一些由橡胶添加剂引起的Ⅳ型变态反应患者，有学者曾列出了一个可供选择的预防用手套目录。

水稻田皮炎

水稻田皮炎（paddy field dermatitis）分为两种类型。

【临床提要】

1. 浸渍糜烂型皮炎　与手足浸水、田水高温、机械摩擦、田水酸碱度等有关。下水田连续劳动 2 ～ 5 天即可发病。开始为指（趾）缝皮肤肿胀，浸渍发白，瘙痒。如继续下水田劳动，可出现表皮剥脱、糜烂、渗液、疼痛。暂停下水田劳动数天即可自愈。

2. 血吸虫尾蚴皮炎　是由禽畜类血吸虫尾蚴钻进皮肤引起的一种过敏反应。常在疫水接触 5 ～ 30 分钟内发病。好发部位为小腿、踝部、前臂、手背；埋在泥中的足部不发病。皮损为瘙痒红斑、红色丘疹、疱疹或风团，经 3 ～ 7 天逐渐消退。

【治疗处理】

（一）治疗原则

防治并重。改善水田劳动条件和个人防护，消灭椎实螺和尾蚴，积极治疗皮炎。

（二）基本治疗

水稻田皮炎的基本治疗见表 6-2。

表 6-2　水稻田皮炎的基本治疗

靶向治疗	切断流行环节，灭螺、灭蚴，阻断尾蚴对人体侵犯，阻断浸渍所造成的皮肤损害
局部治疗	按湿疹皮炎各阶段进行治疗
系统治疗	抗组胺药物，糖皮质激素

（三）治疗措施

1. 局部治疗　①急性期：按急性湿疹皮炎处

理原则,选择湿敷或炉甘石洗剂外搽。②亚急性期:选择氧化锌油和各种止痒抗炎霜剂,如1%薄荷脑、5%樟脑乙醇、糖皮质激素制剂。③慢性期:选用止痒抗炎的霜及软膏,如糠馏油软膏、黑豆馏油软膏、糖皮质激素制剂。

2. 全身治疗　可内服抗组胺药,注射葡萄糖酸钙,必要时选用糖皮质激素。

3. 两类皮炎的防治细则

(1) 浸渍糜烂型皮炎:①减少田水浸泡时间。每次歇工,洗净手足,用明矾盐水(明矾125g,食盐30g,加水100ml)浸泡1次,每次15分钟。②皮炎用枯矾粉(冰片1g,枯矾25g,氧化锌20g,滑石粉加至100g),外扑患处。③继发感染,用3%～5%结晶紫外搽,1/5000高锰酸钾溶液浸泡,必要时用抗菌药物。

(2) 血吸虫尾蚴皮炎:①用防蚴油灭杀尾蚴。处方包括凡士林60%、石蜡20%、萘14%、甲基硅油(500cs)4%、氯硝柳胺2%,先将石蜡熔融,继而加萘溶解,再加其他3种,加齐后停止加热,充分搅拌均匀,每日涂1次。②水田袜:有100%预防效果。③掌握灌水时间:尾蚴在室温下最多能存活48小时,灌水后48小时入稻田操作,可避免尾蚴的侵袭。

4. 治疗评价及预后　避免接触,对症处理,预后良好。

油 彩 皮 炎

油彩皮炎(cosmetic dermatitis)是戏剧、电影演员使用化妆油彩及其他化妆品引起的接触性皮炎。与演员的易感性有关。

病因:①原发性刺激,颜料或其中杂质成分所致;②致敏颜料的作用;③光敏反应,舞台光源(含紫外线)所致。

【临床提要】

1. 瘙痒型　上妆或卸妆后出现刺痒或烧灼感,卸妆后数小时减轻或消失,无皮肤损害。

2. 皮炎型　出现水肿性红斑、丘疹。

3. 粉刺型　前额、面颊及下颌等处出现毛囊性丘疹,与寻常痤疮相同。

4. 色素沉着型　边缘不清、青褐、黑褐及灰褐色色素斑,间有网状色素减退,伴有毛细血管扩张。

【治疗处理】

(一)治疗原则及基本治疗

停止使用油彩化妆品,局部使用保护剂或外用糖皮质激素。

(二)治疗措施

(1) 提高油彩质量,勿用碱性较强的肥皂和热水洗烫。

(2) 上妆前使用皮肤保护剂:①明胶3.5g,氧化锌5.0g,硼酸1.0g,硬脂酸镁1.0g,聚合甘油酯2.5g,聚合甘油硬脂酸脂1.0g,羟苯乙酯0.15g,白凡士林54.0g,水加至100.0ml;②聚乙烯醇1.5g,单纯霜(亲水性)加至100.0g。

(3) 建议使用简单的、无刺激的、无任何添加剂(如香料或抗菌剂)的化妆品,有时尚需加少量氢化可的松。避免长期使用糖皮质激素制剂,尤其是强效制剂。

(4) 治疗可参照接触性皮炎、痤疮、黑变病章节,内服六味地黄丸或逍遥散。

(三)治疗评价及预后

关键在于避免使用化妆油彩,脱离致敏因素,经对症处理预后良好。反复接触致敏化妆品油彩,则转化为慢性病变,需较长时间才能恢复。

振动综合征

振动综合征(vibration syndrome)是指由握持工具的振动诱发的手部和手指血管痉挛。

患者一般为气锤、链锯、手控磨床和击打机器的操作者,也有打字员、小提琴手和钢琴手患此病。

【临床提要】

1. 发病特征　本病的表现类似于雷诺现象,一般在经常应用振动工具后数月发生。起病隐匿,初期症状为手麻木和麻刺感,逐渐发生冷敏感而出现发绀、苍白、疼痛、暂时性或持续性水肿,累及一根或多根手指,手指活动受限。

2. 诊断　根据振动工具使用史和类似于

Raynaud 现象的表现即可做出诊断。

【治疗处理】

（一）治疗原则及基本治疗

综合治疗、心理治疗，50% 以上患者出现精神感觉症状，如头痛、失眠、健忘和易怒；较多病例有"抑郁心境"。半数以上患者发生颈痛、肘痛、腰痛和肩强直，42% 的患者有耳鸣，78% 的患者出现异常听力图。Raynaud 现象可用钙离子通道阻滞剂阻断。

（二）治疗措施

停止接触振动和应用支持治疗可改善精神感觉症状、肌肉骨骼症状和听力异常。一般治疗措施包括戒烟、保暖（戴手套）和服用钙离子通道阻滞剂（如硝苯地平）。

（三）治疗评价及预后

初期症状常在数小时后完全消退；晚期病例则一般症状持续数年，常在冬季加重。中至晚期振动综合征常为不可逆性，治疗效果不佳。

氯 痤 疮

氯痤疮（chloracne）是一种可伴有全身中毒的职业性痤疮，因接触各种卤化芳香烃所致。

【临床提要】

1. 发病特征 多个闭塞的黑头粉刺和淡黄色囊肿位于眼外下方——"颧新月"（malar crescent）和耳后，以后出现于胸、背、腹、大腿、阴茎和阴囊，鼻很少受累；随后可发生脓疱和脓肿，愈后遗留类似于虫蚀状皮肤萎缩或寻常痤疮的瘢痕。其他常见的皮肤、黏膜病变包括结膜炎、多毛、甲褐色色素沉着、受累皮肤的色素沉着及脆性增加。

2. 诊断 根据卤化芳香烃接触史、淡黄色囊肿和皮损的分布部位及发展情况可做出诊断，应与寻常痤疮相鉴别。

【治疗处理】

（一）治疗原则

避免致病物质的进一步接触是治疗的关键。

治疗包括全身并发症和皮肤氯痤疮损害。

（二）基本治疗

氯痤疮的基本治疗见表 6-3。

表 6-3 氯痤疮的基本治疗

靶向治疗	降解卤化芳香烃化合物及其产生的中毒损害，局部消除皮损
全身伴发症	内分泌系统（性欲丧失） 肝病（肝炎、急性重型肝炎） 神经系统（神经炎、焦虑）
氯痤疮治疗	除去粉刺（用粉刺除去器）、口服维 A 酸

（三）治疗措施

检测内分泌改变，进行相应治疗；积极保肝治疗，累及神经系统时给予维生素 B_{12}，用安定剂镇静，并行心理治疗。粉刺可用粉刺除去器。外用维 A 酸或口服异维 A 酸仅有部分改善，抗生素常无效。

（四）治疗评价及预后

病情一般逐渐加重，去除诱因后，皮损常在 2～3 年内消退，但可能持续 5 年之久。治疗效果不佳。

油 性 痤 疮

油性痤疮（oil acne）亦称环境痤疮（environmental acne）、油性毛囊炎（oil folliculitis），以油性毛囊炎的命名较为准确。

通过外界接触而引起本病的化学物质包括不溶性切割油、原油、煤焦油的重馏成分（沥青、木馏油）、植物油和动物脂肪。

【临床提要】

1. 基本损害 毛囊口阻塞主要为机械性，而毛囊周围炎症可能为油刺激、皮脂潴留和破裂或表面寄居菌所致。不溶性切割油相对无菌，油内的微生物并不引起本病。

2. 发病特征 许多毛囊性丘疹（图 6-1、图 6-2）和脓疱位于手背、前臂、大腿、面部和项部。毛囊炎严重性依赖于工作类型和特定的环境因素，与油接触时间不是主要因素。

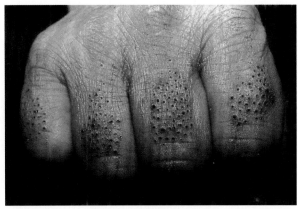

图 6-1　油性痤疮（1）

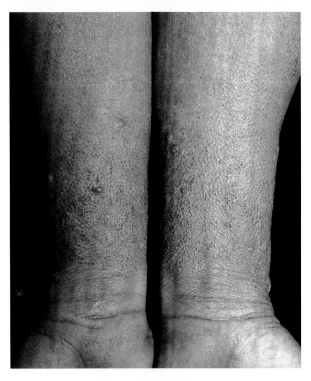

图 6-2　油性痤疮（2）

3. McDonald 痤疮　是油性痤疮的一种类型，多发生于快餐店做煎炸工作的年轻人，由长期接触油和脂肪所致。

【治疗处理】

（一）治疗原则及基本治疗

避免接触上述各种油类，局部对症处理。

（二）治疗措施

改进生产设备，加强卫生防护，减少油类的接触，试服维 A 酸类，局部采用角质溶解剂，如 5%

硫黄霜、硫黄炉甘石洗剂，用粉刺拔除器除去粉刺。若疑为表面寄生菌所致的毛囊周围炎，可试用抗生素。

（三）治疗评价及预后

避免接触致敏物可痊愈，对症处理有暂时疗效。

铬 皮 炎

铬酸盐对皮肤有强烈的腐蚀性和刺激性，它们可作为原发刺激物或致敏物，导致原发刺激性和变应性接触性皮炎即铬皮炎（chromium dermatitis）。六价铬化合物是主要致病物质。

【临床提要】

1. 皮损形态　铬皮炎的皮疹呈多形性，有毛囊性皮炎、结节和结痂性皮疹，以及铬洞或铬溃疡（图 6-3、图 6-4），且在接触部位较重。

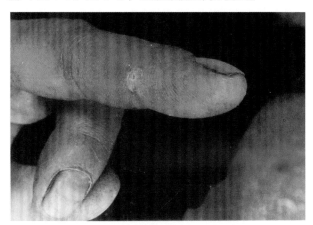

图 6-3　铬皮炎（1）
（上海市皮肤病医院　乐嘉豫惠赠）

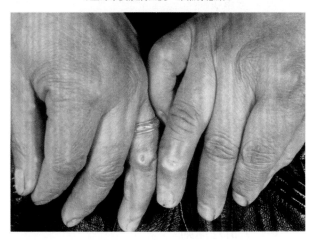

图 6-4　铬皮炎（2）
（上海市皮肤病医院　乐嘉豫惠赠）

Chapter 6

2. 发病特征　铬溃疡具有特征性，工人大量接触铬酸盐可引起手背、前臂产生铬溃疡（铬洞），通常开始在毛发毛囊周围、指节的皱褶部位或在指间。这种洞开始像小的磨损，然后随边缘变厚而变深变宽，最后形成一种圆锥状的无痛性溃疡。铬溃疡也可能出现在鼻中隔并引起穿孔。

3. 诊断　铬过敏的诊断可通过用 0.25% 的重铬酸钾软膏做斑贴试验来确诊。

【治疗处理】

（一）治疗原则

首先要确定诊断，通过病史寻找病因及斑贴试验来确诊，除去铬皮炎的病因。

（二）基本治疗

铬皮炎的基本治疗见表 6-4。

表 6-4　铬皮炎的基本治疗

靶向治疗	阻断刺激物、致敏原，抑制和减少原发刺激及变应性皮炎
寻找病因	铬皮炎高危人群和接触物件 （1）工种类型：铬酸盐工厂雇员、制革工、油漆工、染色工、摄影师、磨光工、焊接工、航空工人、柴油机工人、水泥工人（伴有对六价铬酸盐过敏的接触性皮炎） （2）铬酸锌涂料物件：也是皮炎的常见病因 （3）制造皮鞋和手套的微量重铬酸盐：能够引起手和足部的湿疹
急性皮炎	肥皂水、亚硫酸钠液洗手、清水洗净
铬溃疡	亚硫酸钠或硫代硫酸钠洗涤，外涂二巯丙醇（BAL）或依地酸钙钠（EDTA Ca-Na$_2$）软膏
防护	车间通风，戴橡皮围裙、手套、靴、防护眼镜及口罩

（三）治疗措施

对铬过敏者应避免接触铬酸锌涂料、铬制皮革、胶水、水泥和其他含铬的物体。然而，在避免接触后，铬引起的皮炎仍可持续存在。接触性皮炎按一般原则对症处理。铬溃疡可用 10% 亚硫酸氢钠或 5% 硫代硫酸钠洗涤，搽 3%～5% BAL 或 5%～10% EDTA 软膏。

（四）评价及预后

铬皮炎患者即使离开工作岗位亦通常经久不愈，湿疹样变化时，病程可长达数年。该病重在防护，在厂房应采用可足够控制风速的槽边吸风装置，同时加强个人防护如佩戴橡皮围裙、手套、靴子、防护眼镜、口罩等。一旦接触到铬化物，立即用肥皂水洗净，下班后用 10% 亚硫酸钠溶液洗手，然后再用清水洗净。亚硫酸钠有还原作用，能将 Cr^{6+} 还原为 Cr^{3+}，从而失去刺激作用。使用 5% 硫代硫酸钠溶液也可收到同样的效果。Samitz 报道维生素 C 是一种适用的抗铬剂，能有效地预防和治疗铬酸或铬酸盐的有害反应。

（周　英　叶　萍　李　文　陈　蕾　刘金花
马萍萍　李常兴　蔡艳霞）

第七章
荨麻疹类皮肤病

荨 麻 疹

荨麻疹（urticaria）是由于皮肤、黏膜小血管扩张及渗透性增加出现的一种局限性水肿反应。临床上表现为大小不等的风团伴瘙痒，约 20% 的患者伴有血管性水肿。

病因：遗传、药物、食物、食品添加剂、感染、吸入乙醇和薄荷醇、激素失调而致敏，其他因素有精神压力、物理刺激，以及甲状腺疾病、自身免疫反应、系统免疫疾病和肿瘤等。

发病机制：肥大细胞活化是荨麻疹发生的中心环节，通过免疫和非免疫机制被诱导活化。这种物质可诱导皮肤血管壁暂时性的通透性增高而引发短暂且浅表的皮肤重症，除了风团，很多荨麻疹患者也会出现真皮及皮下组织的深部肿胀，

称为血管性水肿。肥大细胞广泛分布于机体与内外环境交界处，表达大量感知各种内部及外部危险因素的受体。①免疫机制包括针对 IgE 或高亲和力 IgE 受体的自身免疫反应、IgE 依赖的 I 型变态反应、抗原抗体复合物及补体系统活化等途径。②非免疫性机制包括直接由肥大细胞释放剂或食物中小分子化合物诱导的假变应原反应，或非甾体抗炎药改变花生四烯酸代谢等。③如上述，肥大细胞脱颗粒后，导致组胺、多种炎性因子如肿瘤坏死因子（TNF)-α 和白细胞介素（IL)-2、IL-3、IL-5、IL-13 及白三烯 C_4、白三烯 D_4 和白三烯 E_4 等的产生，影响荨麻疹发生、发展、预后及对治疗的反应。④嗜碱性粒细胞、嗜酸性粒细胞、B 细胞和 T 细胞也参与了发病。

肥大细胞释放组胺机制见图 7-1。

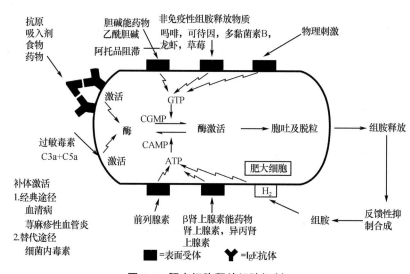

图 7-1　肥大细胞释放组胺机制

【临床提要】

慢性荨麻疹的分类见图 7-2 和表 7-1。

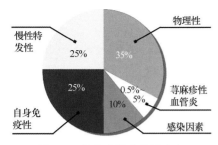

图 7-2 荨麻疹的分类及定义

荨麻疹可分为急性荨麻疹（病程＜6 周）和

慢性荨麻疹（病程≥6 周），后者再分为慢性自发性荨麻疹和慢性诱导性荨麻疹（图 7-3）。

1. 实验室检查 通常不需要过多检查，血常规可有嗜酸性粒细胞增多、补体降低。皮肤变应原检测、免疫球蛋白、红细胞沉降率、C- 反应蛋白、变应原筛查、自体血清试验、幽门螺杆菌感染检测、自身抗体检测、D- 二聚体检测、划痕试验、光敏试验、冷热临界值检测等，对自发性慢性荨麻疹可行自体血清皮肤试验（autologous serum skin test，ASST），总 IgE、抗核抗体及甲状腺抗体等检测，筛查自身免疫性因素。

表 7-1 荨麻疹的分类及其定义 *〔中国荨麻疹诊疗指南（2018～2022 版）〕

类别	类型	定义
自发性 （病因不明）	急性自发性荨麻疹	自发性风团和（或）血管性水肿发作＜6 周
	慢性自发性荨麻疹	自发性风团和（或）血管性水肿发作≥6 周
诱导性（特殊诱因）		
1. 物理性	人工荨麻疹（皮肤划痕症）	机械性切力后 1～5 分钟内局部形成条状风团
	冷接触性荨麻疹	遇到冷的物体、风、液体、空气等在接触部位形成风团
	延迟压力性荨麻疹	垂直受压后 30 分钟至 24 小时局部形成红斑样深在性水肿，可持续数天
	热接触性荨麻疹	皮肤局部受热后形成风团
	日光性荨麻疹	暴露于紫外线或可见光后诱发风团
	振动性荨麻疹或血管性水肿	皮肤被振动刺激后数分钟出现局部红斑和水肿
2. 非物理性	胆碱能性荨麻疹	皮肤受产热刺激如运动、进食辛辣食物、情绪激动时诱发的直径 2～3mm 风团，周边有红晕
	水源性荨麻疹	接触水后诱发风团
	接触性荨麻疹	皮肤接触一定物质后诱发瘙痒、红斑或风团

注：一些荨麻疹如 Muckle-Wells 综合征（荨麻疹 - 耳聋 - 淀粉样变）、Schnitzler 综合征（γ 单克隆病、反复发热、关节炎）、Gleich 综合征（发作性血管性水肿伴嗜酸性粒细胞增多和 IgM 球蛋白增高）、Well 综合征（嗜酸性粒细胞性蜂窝织炎、肉芽肿性皮炎和嗜酸性粒细胞血症），也具有荨麻疹的表现。

2. 慢性自发性荨麻疹达标治疗意见 慢性自发性荨麻疹（CSU）是慢性荨麻疹最常见的表型，二代抗组胺药标准剂量、加量或二代联合抗组胺药物是常用的治疗方法，但约有 50% 的患者对抗组胺的治疗抵抗。因此奥马株单抗、环孢素也进入治疗行列。2023 年我国治疗达标共识方案如下：

（1）首选二代抗组胺药物治疗 CSU，标准剂量治疗 1～2 周，完全控制者，需维持治疗 3～6 个月，之后逐渐减停。

（2）上述治疗 CSU，部分控制或未控制，则二代抗组胺药联合使用，或增加剂量至标准剂量 2～4 倍，若完全控制，则需维持 3～6 个月，之

后逐渐减停。

（3）上述治疗部分控制或未控制，则二代抗组胺药 + 奥马珠单抗（300mg/4 周），12 周评估，完全控制，维持治疗 6～12 个月，完全控制，则逐渐延长注射间隔时间至 8～12 周后可尝试停药。

（4）上述治疗只有部分控制或未控制，则二代抗组胺药 + 奥马珠单抗 + 其他药物（如环孢素）如能完全控制，先停其他药物（如环孢素），逐渐减停奥马珠单抗。

（5）调节干预肥大细胞的病理环节，是治疗荨麻疹新的方向，现有药物干预的环节有所不同，系统理论、神经免疫理论、炎症细胞浸润理论等

各有侧重，但肥大细胞功能异常在其发病中居于中心地位。第二代 H_1 抗组胺药作用于下游炎症因子效应环节，不能调控肥大细胞的活化阶段异常状态，仅是效应阶段，是被动的。以奥马珠单抗为代表的药物作用于上游肥大细胞的活化环节，干预了肥大细胞的病理过程，是主动的。

二代抗组胺药的逐渐减停是指先减至每日 1/2 标准剂量或标准剂量隔日 1 次；若症状无复发，3～4 周后减至每日 1/4 标准剂量或 1/2 标准剂量隔日 1 次；若症状无复发，继续 3～4 周后减至 1/4 标准剂量每周 2 次；若症状无复发，3～4 周后可停药。减药过程中一旦复发，则回到能够完全控制症状的上一剂量。

相关细则可进一步参阅中华医学会皮肤性病学分会发布的《慢性自发性荨麻疹达标治疗专家共识（2023 年）》。

3. 诊断　慢性荨麻疹（CU），如儿童 CU 可能更多地与感染、过敏等有关，而成人 CU 的主要病因与 I 型变态反应关系不大，特别是对于病程较长、抗组胺药物控制不佳的患者，更多地考虑是自身免疫因素所致。

对于自身免疫因素相关的 CU，总免疫球蛋白 E（IgE）、自体血清皮肤试验和甲状腺抗体的检测对于病因学诊断及临床诊疗具有提示意义。

对于慢性诱导性荨麻疹，推荐使用阈值激发试验评估病情的严重程度和治疗效果。

（1）人工荨麻疹：使用人工划痕尺检测可以诱发条形风团的摩擦阈值。

（2）冷 / 热接触性荨麻疹：使用温度测试仪能够诱发接触部位皮肤风团的最高或最低的临界温度。

（3）胆碱能性荨麻疹：通过运动激发试验诱发患者皮疹以判断最低激发阈值等。

4. 鉴别诊断　应与下列疾病相鉴别。①多形红斑：可有典型的虹膜状红斑。②色素性荨麻疹：多自幼年发病，初为持续不退的风团，逐渐演变成黄褐色或灰棕色斑，也可为斑丘疹或结节，Darier 征阳性。③荨麻疹样血管炎：风团持续时间长达 24～72 小时，伴有发热、关节痛、红细胞沉降率增快、低补体血症。④其他：荨麻疹型药疹、败血症、严重过敏反应、丘疹性荨麻疹、遗传性血管性水肿、血清病样反应、肥大细胞增多症。

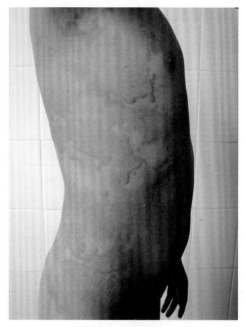

图 7-3　荨麻疹

5. 病情评估　荨麻疹的活动度常用 7 日荨麻疹活动度评分（UAS7）及血管性水肿活动度评分（angioedema activity score，AAS）来评价。其中，UAS7 主要对 1 周内每天发作的风团数目和瘙痒程度进行统计：风团数目分为 0 个 /24h（无）、< 20 个 /24h（轻）、20～50 个 /24h（中）、> 50 个 /24h（重）4 个等级，分别记为 0～3 分；瘙痒程度分为无（无瘙痒）、轻（有瘙痒，不明显）、中（明显瘙痒，但尚不影响日常生活或睡眠）、重（严重瘙痒，不能忍受，严重困扰日常生活或睡眠）4 个等级，分别记为 0～3 分。每日评分计风团与瘙痒总分，范围为 0～6 分，1 周连续最高评分为 42 分；若周评分小于 7 分，提示疾病控制；若周评分大于 28 分，则提示病情严重。而治疗措施对患者疾病控制程度的影响常用荨麻疹控制程度测试（urticaria control test，UCT）来衡量。

【治疗处理】

（一）治疗原则

治疗荨麻疹的目的是消除症状和体征，寻找病因，防止肥大细胞脱颗粒或阻断组胺或其他介质的作用。避免患者接触变应原，通过药物使患者免受相关肥大细胞脱颗粒信号或肥大细胞释放的介质的影响，达到治疗效果。

（二）基本治疗

荨麻疹的基本治疗见表7-2。诱导性及其他荨

麻疹的基本治疗见表7-3。

表7-2 荨麻疹的基本治疗

病因阻断/ 靶向治疗	1. 病因阻断，如药物、物理因素、自身抗体、饮食等诱因。病因包括药物（阿司匹林、非甾体抗炎药）、食物、感染（幽门螺杆菌）、吸入物、物理化学因素、激素（妊娠、经前期孕酮）、内科疾病、遗传及精神因素等 2. 靶向治疗：稳定肥大细胞膜，抗IgE及其受体的治疗，针对肥大细胞活化后脱颗粒，释放组胺、TNF-α、蛋白酶、蛋白聚糖。炎性因子（细胞因子和趋化因子）合成。花生四烯酸分别通过脂氧合酶途径和环氧化酶途径合成白三烯和前列腺素。选择其靶向药物。
急性荨麻疹	注意感染与食物过敏，首选第二代、第三代非镇静抗组胺药，可短期内联用糖皮质激素，有严重并发症应及时处理
慢性荨麻疹	一线药物：首选第二代、第三代非镇静抗组胺药，如西替利嗪、氯雷他定、依巴斯汀 二线药物：在原有第二代、第三代非镇静抗组胺药基础上，加用抗白三烯拮抗剂，如孟鲁司特 三线药物：在原有第二代、第三代非镇静抗组胺药基础上，加用奥马珠单抗（抗IgE单抗） 四线治疗：在原有第二代、第三代非镇静抗组胺药基础上，加用雷公藤、环孢素

表7-3 诱导性及其他荨麻疹的基本治疗

分类	药物
皮肤划痕症	首选酮替芬，次选氯苯那敏、赛庚啶；或联合 H_2 受体拮抗剂（雷尼替丁和西咪替丁）；环孢素；紫外线光疗（NB-UVB、BB-UVB、PUVA）；口服糖皮质激素药物或环磷酰胺
延迟压力性荨麻疹	孟鲁斯特或茶碱与二代抗组胺药联合；糖皮质激素外用或口服；氨苯砜、柳氮磺胺吡啶；IVIG
振动性荨麻疹 （振动性血管性水肿）	逐渐增加振动刺激，每5～7天1次，规律维持；酮替芬、氯苯那敏；多塞平、阿米替林；抗组胺药联合 H_2 受体拮抗剂（如雷尼替丁）；口服糖皮质激素
冷接触性荨麻疹	冷水适应性脱敏；UVB光疗，联合赛庚啶、多塞平；环孢素；青霉素、四环素类；系统使用糖皮质激素、硫唑嘌呤或吗替麦考芬酯；生物制剂（依那西普、度普利尤单抗、阿那白滞素等）
热接触性荨麻疹	热水浴适应性脱敏（如循序渐进和规律维持的热水浴）；抗组胺药联合 H_2 受体拮抗剂（如雷尼替丁和西咪替丁）；酮替芬；吲哚美辛；口服糖皮质激素
日光性荨麻疹	羟氯喹、遮光剂、光疗、光化学疗法诱导耐受；抗组胺药联合抗白三烯药物（孟鲁司特）；阿法诺肽或β胡萝卜素；吲哚美辛；IVIG
胆碱能性荨麻疹	针对非无汗和（或）少汗型胆碱能性荨麻疹选择：联合达那唑或酮替芬；抗组胺药联合 H_2 受体拮抗剂（如雷尼替丁）；自体汗液脱敏；规律运动或热水浴脱敏；阿托品、东莨菪碱、溴甲胺太林；联合普萘洛尔；抗组胺药和孟鲁司特；注射A型肉毒毒素 针对无汗和（或）少汗型胆碱能性荨麻疹选择：糖皮质激素冲击；外用角质剥脱剂；环孢素、吗替麦考酚酯、硫唑嘌呤；口服毛果芸香碱；加巴喷丁或普瑞巴林；或联合多塞平
水源性荨麻疹	预先用凡士林涂于皮肤可预防风团发生；局部外用1%苯海拉明或辣椒素乳膏；1～2代抗组胺药联合：赛庚啶；司坦唑醇（蛋白同化类固醇类药）；紫外线光疗：UVB或PUVA
接触性荨麻疹	糖皮质激素口服或局部外用；外用炉甘石洗剂；环孢素；免疫性(IgE介导)，不接触变应原致敏物，如衣橱、唾液、氮芥；非免疫性（肥大细胞释放组胺），首选非甾体抗炎药，不接触二甲基亚砜、苯唑卡因

（三）治疗措施

1. 自发性荨麻疹

（1）自发性急性荨麻疹：症状一般在 1～7 日内消失，伴有畏寒、发热时应检查血常规和寻找感染病灶。①以皮疹、瘙痒为主者可首选第二代 H_1 受体拮抗剂，或常用第二代抗组胺药物，有比拉斯汀、西替利嗪、地氯雷他定（5mg）、伊巴斯汀（10mg）、盐酸非索非那定（180mg）、左西替利嗪（10mg）、氯雷他定（10mg）、咪唑斯汀（10mg）、瑞伐他汀（10mg）；②重症者（特别是伴有血管性水肿者）应选用糖皮质激素，如泼尼松（30～40mg/d）口服；③急性喉头水肿者应立即皮下或肌内注射 0.1% 肾上腺素 0.3～0.5ml（有高血压及心血管疾病时慎用），同时静脉注射地塞米松（5～10mg）或氢化可的松（100～200mg），从而抑制组胺等介质释放（0.25g），吸氧，做好气管插管、气管切开的准备。

最近国内外的指南建议对自发性荨麻疹患者进行阶梯式药物治疗：标准化药物第二代抗组胺药、第三代抗组胺药，有左旋西替利嗪、地氯雷他定、非索非那定、咪唑斯汀（一线治疗），白三烯拮抗药孟鲁司特（二线治疗）再上升到奥马珠单抗（三线治疗）。对于服用奥马珠单抗无反应的患者，将环孢素作为四线治疗。

（2）自发性慢性荨麻疹：约半数患者的病情在 2 年内可自然痊愈，应仔细寻找并治疗原发病，避免引起症状加重的因素。

第二代非镇静的抗组胺药物是治疗慢性荨麻疹的首选，无效时可考虑更换第二代 H_2 抗组胺药物品种，或联合其他第一代抗组胺药睡前服用。对于 2～4 周后仍无效的患者，建议增加抗组胺药物的剂量。国外学者认为，这种增加药物剂量的二线治疗再无效则增加原抗组胺药剂量。或在获得患者知情同意情况下，日剂量可增加 2～4 倍。

慢性荨麻疹治疗无效的原因：血中除存在组胺外，还有白三烯和脂氧合酶抑制剂、前列腺素（重要介质，增高血管通透性，致痛、致痒）、细胞因子等多种炎性介质不同程度的水平升高。可选用白三烯受体拮抗剂，孟鲁司特 10mg，每日 1 次。

1）生物制剂：奥马珠单抗 300mg/4 周，必要时可调整剂量和治疗间隔，通常 3 个月进行评估，用药至少 6 个月以上才能确定患者为不应答者。本品可与 IgE 结合，从而防止 IgE 与肥大细胞和嗜碱性粒细胞的 FCεR（高亲和力 IgE 受体）结合，治疗慢性荨麻疹，应考虑加用奥马珠单抗治疗。奥马珠单抗是一种人源化抗 IgE 抗体，奥马珠单抗对难治的慢性荨麻疹有肯定的疗效，但有 1/3 患者疗效不佳。其相关因素有 IgE 水平低，嗜碱性粒细胞数和 CD63 活化的嗜碱性粒细胞数显著降低，嗜碱性粒细胞表面 FcεR1 受体表达和 IgE 水平较低，人高亲和力 IgE 受体 A 亚基和组氨酸脱羧酶的全血相对基因表达较低。因此选择奥马珠单抗治疗难治性慢性自发性荨麻疹前，应检测嗜酸性粒细胞数，嗜碱性粒细胞数，补体 C3、C4，IgG 型抗 TPO 抗体，总 IgE 和 IL-17A、IL-6 水平及 CD4$^+$T 细胞比例可预测奥马珠单抗的疗效。

2）免疫抑制剂：对耐药的患者使用环孢素可以有效地治疗 CSU 患者，环孢素每日 3～5mg/kg，分 2～3 次口服，可抑制 IgE 介导的肥大细胞释放和治疗慢性荨麻疹，对抗组胺药物治疗抵抗的成人患者，症状显著缓解率或完全缓解率从 42% 至 50% 不等，大多数患者接受环孢素治疗 1 周后症状即有好转，仅用于其他方法无效的危重病变。硫唑嘌呤、吗替麦考酚酯对自身免疫性荨麻疹可能有用。雷公藤多苷片每日 1～1.5mg/kg，分 3 次口服，注意副作用。

3）维持治疗：症状控制后，抗组胺治疗还需维持，逐渐减量的目的是降低组胺受体活化状态，防止因立即停药而引起疾病的反复。使用第二代抗组胺药物治疗慢性荨麻疹规范、足量、足疗程，用药剂量以达到有效控制风团和瘙痒为标准，以能稳定和控制症状（UAS7 < 7 或 UCT ≥ 12）的最小剂量，维持治疗 1～2 周，逐渐减少剂量，或延长用药时间，直至停药。逐渐减量在一般荨麻疹患者可能需要维持 6 个月。

4）避免疗法

A. 防止气道吸入：①植物花粉；②动物上皮抗原和羽毛；③屋尘。

B. 防止消化道摄入：①蛋白质含量高（尤其白蛋白）的食物具有较强的致敏性。②对药物过敏和不耐受，药物可诱发荨麻疹。③积极治疗感染病灶，感染病灶产生可在体内流动的抗原。

5）特异性脱敏疗法：季节性吸入物（花粉、粉尘、霉菌等）过敏或疑有其他变应原过敏者可行变应原检测和脱敏治疗。方法是对已被某种变应原致敏的机体通过一定的途径（注射、口服、外用等），连续、小量、多次给予变应原，使机体对其敏感性逐渐降低以致脱敏，再次遇到该变应原时不发生变态反应。

6）非甾体抗炎药：对压力性荨麻疹和慢性荨麻疹可有一定疗效，但其可使 50% 左右的荨麻疹和血管性水肿患者的病情加重。常用抗前列腺素药有吲哚美辛、布洛芬、环氧化酶抑制剂，可抑制花生四烯酸生成前列腺素，如吲哚美辛 25mg，每日 3 次；或布洛芬 0.2g，每日 3 次。

7）甲状腺激素：应进行甲状腺自身抗体和甲状腺功能的检查。口服甲状腺素，50～150g，每日 1 次。有研究报道 20 例患有慢性原发性荨麻疹和自身免疫性甲状腺炎的患者，不论其甲状腺功能正常或减退，都应用左甲状腺素治疗，有 16 例荨麻疹症状得到改善。

8）钙离子通道阻滞药：硝苯地平 10～20mg，每日 3 次，是荨麻疹和血管性水肿的有效辅助治疗药物，联用抗组胺药可使慢性特发性荨麻疹的瘙痒和风团在 2 周后明显改善。

9）秋水仙碱和氨苯砜：联用抗组胺药可有效治疗多形核白细胞为主的荨麻疹。应用秋水仙碱 0.5mg，每日 2 次；氨苯砜，0.1～0.2g/d。

10）柳氮磺吡啶：2～3g/d，对部分多形核白细胞为主的慢性荨麻疹有效，需联用泼尼松治疗。

11）弱雄激素：达那唑（0.2g，每日 2 次）或司坦唑醇（stanozolol，1～2mg，每日 2 次）可在数天内诱发治疗反应，从而使糖皮质激素逐渐减量；亦可用于糖皮质激素依赖性荨麻疹和血管性水肿发作的预防。

12）血浆去除法：伴有抗 FcRⅠ抗体的荨麻疹患者可用本法治疗，5 天内进行 3 次，8 例慢性荨麻疹患者中有 6 例在 4～8 周内出现皮损消退或明显改善。日光性荨麻疹亦已采用本法治疗。

13）IVIg：静脉注射免疫球蛋白（2g，超过 5 天）治疗 10 例严重自身免疫性荨麻疹中 9 例（37.9%）有效。

14）物理疗法：UVA 或 PUVA 对日光性荨麻疹有效；PUVA 治疗 16 周可使慢性荨麻疹患者的症状减轻约 25%；治疗前可能需要口服抗组胺药或糖皮质激素。单用 UVB 治疗 13～27 次，对皮肤划痕症、胆碱能性荨麻疹和冷性荨麻疹有效，但对特发性荨麻疹无效。难治性慢性荨麻疹有效治疗方法：①小分子药物，如布鲁顿酪氨酸激酶抑制物，包括非布替尼、瑞布替尼；②抗 IgE 生物制剂，如利格珠单抗；③靶向 T 细胞生物制剂，如卡那单抗、度普利尤单抗。

2. 诱导性荨麻疹的治疗

（1）皮肤划痕症：与慢性自发性荨麻疹相同，首选第二代抗组胺药，氯雷他定（10mg，每日 1 次）、西替利嗪（10mg，每日 1 次），可试用 H_1 和 H_2 受体拮抗剂，如安泰乐（25mg，每日 3 次）或去氯羟嗪（25mg，每日 3 次）、酮替芬（1mg，每日 3 次）、西咪替丁（0.2g，每日 3 次）或雷尼替丁（0.15g，每日 3 次），重者可口服泼尼松（30mg/d）。窄谱 UVB、UVA1、PUVA、奥马珠单抗有效。

（2）冷性荨麻疹：避免冷刺激，注意保暖，低温环境和冷水的逐渐适应可进行脱敏。药物：①赛庚啶为首选药物，2mg，每日 3 次，必要时加用安泰乐（25mg，每日 3 次）；②阿扎他定（azatadine），1mg，每日 2 次；③其他：多塞平（25mg，每日 3 次）、酮替芬（H_1 受体阻断和抑制介质释放，1mg，每日 3 次）及色甘酸钠亦可选用。对于抗组胺药物疗效不佳者，应用抗组胺药物联合白三烯受体拮抗剂。抗白三烯药物，如孟鲁司特，每日 10mg；或西替利嗪，每日 10mg 联合扎鲁司特，20mg，每日 2 次。有研究报道，使用奥马珠单抗治疗有效。

（3）延迟性压力性荨麻疹：应用抗组胺药物无效，糖皮质激素有效。顽固病例可选用氨苯砜 50mg/d 口服，有一定疗效。亦可选用白三烯受体拮抗剂，孟鲁司特，每日 10mg 联合氯雷他定，每日 10mg。柳氮磺吡啶 2g，每日 2 次，联合口服糖皮质激素。外用新型泡沫剂糖皮质激素，仅用于手部或足部有短期疗效。

（4）热接触性荨麻疹：肥大细胞、嗜碱性粒细胞、补体参与发病，治疗可采用逐渐增加水温洗澡，降低机体对热的敏感，亦可使用奥马珠单抗。

（5）日光性荨麻疹：单独使用安泰乐和氯苯那敏，或者 H_1 受体拮抗药（氯苯那敏、西替利嗪等）和 H_2 受体拮抗药（西咪替丁等）联合应用。氯喹，每次 0.125～0.250mg，每日 2 次，口服。羟氯喹 400mg/d，连服 1 个月后改为 200mg/d 维持量。单独使用抗组胺药物治疗效果不佳，可联合紫外线治疗；奥马珠单抗有效，环孢素 4.5mg/(kg·d) 有效，但报道停药后 1～2 周复发。

（6）振动性血管性荨麻疹：遗传或获得性，发作期间血浆组胺水平增高，治疗中仅有个案报道提示阿米替林、溴西泮可能有效。

（7）胆碱能性荨麻疹：通过逐渐增加水温和运动量，可能达到脱敏效果。①用第 2 代抗组胺药物、第 1 代抗组胺药物和具有抗组胺作用的其他药物，联合达那唑（danazol），0.6g/d，以后逐渐减为 0.2～0.3g/d；②美喹他嗪（primalan，波丽玛朗），5mg，每日 2 次；③溴丙胺太林，15mg，每日 3 次；④其他：安泰乐、多塞平、赛庚啶、酮替芬亦可选用。有研究报道 1 例患者采用奥马珠单抗治疗有效。

（8）水源性荨麻疹：皮肤遇水温 35～36℃，有荨麻疹反应，与水溶性抗原或高氧有关，浴前 1 小时口服 H_1 受体拮抗剂可减少风团形成，惰性油（如凡士林）或东莨菪碱外用可防止皮损发生，治疗中阿司匹林、帕罗西汀、氟西汀、阿片类受体拮抗剂、干扰素 α-2b、普萘洛尔、消胆胺和可乐定等报道有效。

3. 妊娠期和哺乳期妇女、儿童及老年人治疗

（1）妊娠和哺乳期妇女：原则上妊娠期应尽量避免使用抗组胺药物。但如症状反复发作，严重影响患者生活和工作，必须采用抗组胺药治疗，应告知患者目前无绝对安全可靠的药物。现有的研究仅为西替利嗪的小样本研究和氯雷他定的荟萃分析，尚无由于妊娠期间使用第二代抗组胺药而导致婴儿出生缺陷的报道，因此在权衡利弊情况下可选择相对安全可靠的第二代抗组胺药，如氯雷他定、西替利嗪和左西替利嗪。所有抗组胺药都可能经乳汁分泌，因第一代抗组胺药可能引起婴儿食欲降低和嗜睡等反应，应避免使用。哺乳期也首选无镇静作用的第二代抗组胺药。另外，现有临床试验也证实妊娠期使用奥马珠单抗具有安全性，无致畸性，可在抗组胺药疗效不佳时酌情使用。

（2）儿童：非镇静类 H_1 受体拮抗剂是儿童荨麻疹治疗的一线药物，多数规定使用年龄在 12 岁以上，但氯雷他定规定为 1～5 岁，1 岁以下儿童可使用氯苯那敏和羟嗪，白三烯受体拮抗剂可用于 6 个月以上儿童。羟嗪在妊娠最后 3 个月可引起新生儿的抽搐症状，故妊娠最后 3 个月应避免使用第一代 H_1 受体拮抗剂。上述药物疗效不佳者可酌情使用奥马珠单抗。

（3）老年人：优先选用第二代抗组胺药，以避免第一代抗组胺药可能导致的中枢抑制作用和抗胆碱作用，防止由此引起的跌倒风险及青光眼、排尿困难、心律失常等不良反应，对肝肾功能异常者，应避免应用下列主要通过肝代谢的抗组胺药物，如依巴斯汀、氯雷他定等；以及主要通过肾代谢的药物，如西替利嗪、非索非那定等。老年人可酌情使用奥马珠单抗。

荨麻疹中医辨证分为：①风热型，宜疏风清热，用消风散加减；②风寒型，宜祛风散寒，用荆防败毒散加减；③胃肠湿热型，宜祛风解表，通理深热，用防风通圣散加减；④冲任不调型，宜调摄冲任，用四物汤合二仙汤加减。

（四）循证治疗步序

慢性荨麻疹、诱导性荨麻疹及水源性荨麻疹的循证治疗步序见表 7-4～表 7-6。

表 7-4　慢性荨麻疹的循证治疗步序

项目	内容	证据强度
一线治疗	第二代 H_1 抗组胺药	A
二线治疗	四倍标准剂量的第二代 H_1 抗组胺药	A
三线治疗	奥马珠单抗	A
四线治疗	环孢素	A

表 7-5　诱导性荨麻疹的循证治疗步序

项目	内容	证据强度
一线治疗	第二代抗组胺药	A
	第一代抗组胺药	A
二线治疗		A
症状性皮肤划痕症	H_2 受体拮抗剂	C
	窄谱 UVB/PUVA	C
冷性荨麻疹	冷耐受（脱敏）	E
	抗白三烯药物	A
胆碱能性荨麻疹	达那唑	E
迟发性压力性荨麻疹	抗胆碱药	B
	白三烯受体拮抗剂	B
	柳氮磺吡啶	B
	糖皮质激素（外用）	D
	氨苯砜	D
日光性荨麻疹	诱导耐受	E
肾上腺能荨麻疹	β 受体阻滞药，如普萘洛尔	
三线治疗	环孢素	E
	外用糖皮质激素	D
	肾上腺素霜	E
	血浆置换	E
	生物制剂	E

表 7-6　水源性荨麻疹的循证治疗步序

一线治疗	告知病情及防治知识宣教	E
	镇静作用小的抗组胺药物	C
	洗澡水中添加碳酸氢钠	D
二线治疗	UVB	C
	窄谱 UVB	E
三线治疗	浴油	E
	浴水中添加乳化膏	E
	PUVA	E
	普萘洛尔	E
	肌内注射曲安西龙	E
	外用硝酸甘油	E
	纳曲酮 50mg/d	E

（五）治疗评价

1. 综合评价　第二代抗组胺药均可作为急性荨麻疹、慢性荨麻疹的首选治疗药物。常用第二代抗组胺药有西替利嗪、左西替利嗪、氯雷他定、非索非那定、阿伐斯汀、依巴斯汀、苯磺贝他斯汀、奥洛他定、卢帕他定等。第一代比第二代抗组胺药的不良反应明显增多，但其更广泛的药理作用包括抗肾上腺素、抗 5- 羟色胺、抗嗜碱性粒细胞脱颗粒及针对 H_4 受体的作用（H_4 受体与瘙痒等关系密切）。

第二代抗组胺药疗效持久。西替利嗪每日 $10 \sim 20mg$，或氯雷他定（10mg/d）治疗，依美斯汀等能有效抑制 IL-1、IL-6、IL-8、白三烯 B_4、白三烯 C_4、细胞间黏附分子 -1 和粒细胞 - 巨噬细胞集落刺激因子等多种炎性介质，组胺拮抗效果可持续 1 周；阿司咪唑（10mg/d）的疗效持续时间更长。咪唑斯汀起效快，在第 1 次治疗时即可改善荨麻疹的症状。此外尚有非索非那定，给 108 例慢性特发性荨麻疹（CIU）患者应用非索非那定 60mg，2 次 / 天，4 周。95% 有效。20 例有不良反应（18.5%），多为轻度头痛和嗜睡。

酮替芬和奥沙米特可拮抗 H_1 受体和防止介质释放，对慢性特发性荨麻疹有较好疗效。

多塞平是一种三环类抗抑郁药，可有效拮抗 H_1 和 H_2 受体，对部分慢性荨麻疹和冷性荨麻疹有效，$10 \sim 25mg$，每日 $2 \sim 3$ 次。

PUVA 和 NB-UVB 可减少真皮上层肥大细胞的数量，并且已经被成功应用于肥大细胞增生症的治疗，对难治性荨麻疹治疗有帮助，也可以将 UVA 和 UVB 与上述有肥大细胞释放介质作用的抗组胺药物联合治疗。

2. 二线治疗
色甘酸钠和四唑硫蒽酮：色甘酸钠能阻断抗

原抗体结合，稳定肥大细胞膜，防止介质释放；口服难以吸收，可用喷雾吸入（20mg，每日 3 次）。四唑硫蒽酮的药理作用类似于色甘酸钠，且口服后吸收良好，可有效抑制冷性荨麻疹患者的组胺释放。

肾上腺素：1∶1000 肾上腺素溶液 0.2～0.4ml（儿童 0.01mg/kg）皮下或肌内注射可治疗急性发作或严重的荨麻疹和血管性水肿，疗效持续数小时。

白三烯受体拮抗剂：孟鲁司特，口服，1 次/天，可明显加速风团和瘙痒消退，且不良反应的发生率低，对食品添加剂或 ASA 引起的特发性荨麻疹的治疗非常有效。

（1）急性荨麻疹常规选用第二代、三代抗组胺药，明确病因及口服抗组胺药不能控制症状时，特别是重症者，则系统应用糖皮质激素数天。激素可减少疾病活动性和持续时间，可短期系统性应用。

糖皮质激素主要针对重型、血清病型或血管炎性荨麻疹，短期使用。避免在慢性荨麻疹患者中采用。肾上腺素及相关药物用于急性重症型、呼吸道急性血管性水肿威胁生命者。

（2）慢性荨麻疹治疗的有效药物：H_1 抗组胺药、孟鲁司特、奥马珠单抗、环孢素，这些药物对绝大部分患者已有足够的疗效。由于各亚型的慢性荨麻疹都有自发缓解的趋势，每 3～6 个月需重新评估治疗的必要性。

大量研究证实，抗组胺药同种药物剂量加量，疗效优于不同药物的联合用药，将正在使用的同一种抗组胺药物剂量增加 2～4 倍，其抗炎、稳定肥大细胞膜的作用更明显，较不同抗组胺药物联合用药的疗效更好。

H_1 抗组胺药联合白三烯拮抗药：当 H_1 抗组胺药无法控制慢性荨麻疹症状时，可联用白三烯拮抗药（如孟鲁司特），地氯雷他定 5mg 联用孟鲁司特 10mg 的疗效明显优于单用抗组胺药。如与西替利嗪 10mg 联用，扎鲁斯特 20mg（每日 2 次）可更明显缓解症状。

另有研究显示，西替利嗪 10mg 和孟鲁司特 10mg 比较，孟鲁司特能更好地缓解荨麻疹症状。

血浆置换：血浆置换是一种清除血液中大分子物质的血液净化方法。单次血浆置换 3L 治疗后可至少维持 12 个月的疗效。

IVIg：有报道 10 例患者静脉注射免疫球蛋白 2g/d，用 5 天，9 例有效，2 例在 3 年后仍然未复发。

生物制剂：目前疗效循证最有效的是奥马珠单抗，适用于 IgE 阳性患者。当任何剂量的 H_1 抗组胺药均无效时，可以联用奥马珠单抗，大部分患者起效快，通常在第 1 次治疗后数日内起效，但也有一部分患者需要在多达 5 次治疗后才能起效。奥马珠单抗治疗时可停用其他药物，且仅靠奥马珠单抗即可维持无症状状态，其安全性、耐受性好，起效快。冷性荨麻疹患者接受奥马珠单抗治疗后 2 个月，病情完全缓解。压力性荨麻疹患者接受依那西普治疗后 1 周病情可完全缓解。

慢性诱导性荨麻疹的治疗方法与慢性自发性荨麻疹相似。第二代、三代 H_1 抗组胺药是首选一线治疗药物。

胆碱能性荨麻疹：约 50% 的患者对常规剂量及加倍剂量抗组胺药物治疗有效，H_1 受体拮抗剂可减轻但不能完全阻止风团形成。达那唑（大剂量 600mg/d，可以达到 200mg，每日 3 次）有效，非抗组胺药普萘洛尔加白三烯拮抗剂（孟鲁司特）有效。

人工荨麻疹：占 50%～78%，其对抗组胺药反应较好，环孢素或环磷酰胺用于少部分难治性重症患者有效，效果差者联合使用孟鲁司特后反应良好。

延迟性压力性荨麻疹：一项小样本的随机研究显示孟鲁司特（10mg/d）联合氯雷他定（10mg/d）的疗效优于两者单独给药。两例严重的压力性荨麻疹患者口服糖皮质激素联合柳氮磺吡啶（2～4g/d）治疗，病情得到控制，注意柳氮磺吡啶潜在的副作用。对抗组胺药物治疗抵抗者，系统用激素、甲氨蝶呤、环孢素、IVIg 等均报道有效，氨苯砜、氯喹等也有效。

热接触性荨麻疹：将近 58% 的患者对抗组胺药治疗有效，其中 16% 的患者可完全缓解。

获得性冷性荨麻疹：赛庚啶和多塞平可有效治疗本病，前者的剂量应个体化，每次 2mg，1～2 次/日；多塞平可改善症状和减少血小板激活因子，每次 10mg，2～3 次/日。酮替芬是一种肥大细胞稳定剂，亦有较好疗效。

冷接触性荨麻疹：约 20% 的患者对加倍剂量抗组胺药仍无效。与组胺受体或组胺代谢酶的某些基因多态性有关，基于推测同时针对组胺 H_1 受体、H_2 受体和 H_4 受体可能会比单针对 H_1 受体更好。因而多塞平与第二代抗组胺药联合使用有效，或用环孢素、硫唑嘌呤及吗替麦考酚酯对部分难治性病例有效，重症难治性病例用桂利嗪、达那唑、扎鲁斯特也有个案报道有效。

（六）预后

荨麻疹是一种自限性疾病，经常持续数年，甚至几十年。有 80% ~ 90% 的患者不能找到病因，尤其是慢性荨麻疹患者。

根据 Champion 报道，554 例荨麻疹患者单独发生荨麻疹的病程平均为 6 个月。有半数患者的慢性荨麻疹在 2 年内自然痊愈，另有学者报道约 50% 的荨麻疹患者在 1 年内停止发作，65% 在 3 年内停止，85% 在 5 年内停止发作，仅不足 5% 的皮损持续发作超过 10 年。血管水肿改变了自然病程，只有 25% 的患者在 1 年内消退。

本病不影响健康，但有报道突然发生胸闷、心率加速、喉头水肿、血压下降造成严重后果者。单纯性皮肤划痕症：可反复发作达数月或数年。迟发性压力性荨麻疹：病程为慢性，可持续 1 ~ 40 年（平均 9 年）。冷性荨麻疹：冷水中游泳是其最常见的发作原因，广泛性液体外渗可导致低血压、休克甚至死亡。

血管性水肿

血管性水肿（angioedema）又称巨大型荨麻疹，为真皮深部及皮下组织小血管扩张，血浆渗出所致急性局限性肿胀。

血管性水肿与荨麻疹很相似，但受累组织更深，通常分布不对称。由于深层组织肥大细胞和感觉神经末梢较少，血管性水肿瘙痒少见，更多地表现为刺痛或烧灼感。

【临床提要】

血管性水肿主要表现为无痛、非瘙痒性皮下黏膜组织水肿，可累及腹部和上呼吸道。

血管性水肿多发于眼睑、口唇、外生殖器及口腔、舌、喉的黏膜。重者可发生喉头水肿乃至窒息。肿胀发生在皮下深部或皮下组织，只有轻度压痛。手部、前臂、足部、踝部可有弥漫性水肿。血管性水肿可分为获得性和遗传性两种，见表 7-7。

表 7-7　血管性水肿分类

1. 遗传性血管性水肿（HAE）
1 型 C1- 脂酶抑制物（C1-INH）缺乏（占 85%）
2 型 C2- 脂酶抑制物功能异常（占 15%）
3 型 C3- 雌激素依赖性 HAE（C1-INH、补体 C4 正常）
2. 获得性血管性水肿（AAE）
AAE-1 C1-INH 缺乏（恶性肿瘤所致）
AAE-2 C1-INH 缺乏（自身免疫，自身 C1-INH 抗体）
AAE-3 特异性 AAE
药物所致 AAE：血管紧张素转化酶抑制剂（降压药）、青霉素等

（一）遗传性血管性水肿

遗传性血管性水肿（hereditary angioedema, HAE）（图 7-4）是一种常染色体遗传性疾病，由 *C1-INH*、*F12*、*ANGPTI*、*PLG* 等基因突变导致相应蛋白质和（或）功能异常，缓激肽水平升高，或者血管内皮病变，发生局限性血管扩张和渗出，最终致皮肤和黏膜水肿。

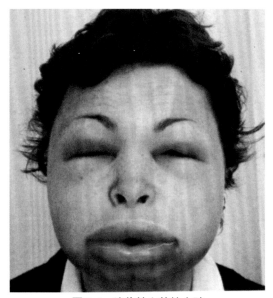

图 7-4　遗传性血管性水肿

遗传性血管性水肿是由于 C1 酯酶抑制物基因（*C1-INH*）及其他基因（*F12*、*ANGPTI*、*PLG* 等）突变所致，部分患者突变位点不明确。

患者的子代 50% 可罹患，男女发病机会均等。本病虽然罕见，发病率为 1∶10 000，但对本病应给予关注，因为其致死性和并发症发生率高。C1 酯酶抑制物缺乏或功能异常是本病的主要病因。遗传性血管性水肿（HAE）的临床特征：苍白，皮下组织非瘙痒性水肿，可累及身体任何部位，反复发作。荨麻疹不是本病的特点。喉头水肿常见，是遗传性血管性水肿的主要死因。

1. HAE Ⅰ型（85%）　C1-INH 缺乏。

2. HAE Ⅱ型（15%）　C1-INH 功能障碍，不出现风团和瘙痒症。

3. HAE Ⅲ型　仅在女性中出现，其 C1-INH 的水平和功能、补体 C4 水平均正常，可能是独特的 X 连锁的遗传基因疾病。

有文献报道，雌激素可使Ⅲ型患者病情加重（图 7-5）。Bork 等报道，Ⅲ型患者服用血管紧张素Ⅱ受体（AT₁）拮抗剂可使血管性水肿发作得更频繁、更剧烈，停药后可缓解，其具体机制不详，在这些家族中发现了编码 12 因子的基因出现突变。可能 AT₁ 拮抗剂效应与组织缓激肽水平升高有关。

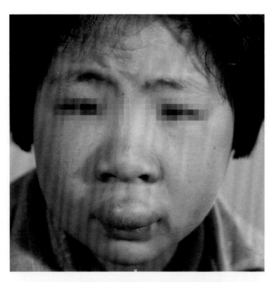

图 7-5　雌激素依赖性遗传性血管性水肿

（二）获得性血管性水肿

获得性血管性水肿（acquired angioedema，AAE）见图 7-6。

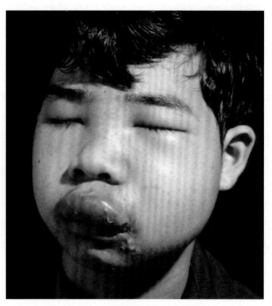

图 7-6　获得性血管性水肿

1. 临床表现

（1）急性血管性水肿：IgE 介导的物质（药物、食物、花粉、昆虫毒素），造影剂，血清病，冷性荨麻疹。

（2）慢性复发性血管性水肿：①特发性（大多数病例）；②获得性 C1-INH 缺乏症（伴发恶性肿瘤型和自身免疫型）；③血管性水肿——嗜酸性粒细胞增多综合征。

2. 分型

（1）AAE Ⅰ型：Ⅰ型多由 B 淋巴细胞增多症引起，如良性、恶性及细胞增生异常的多发性骨髓瘤、淋巴瘤等。

（2）AAE Ⅱ型：患者体内查不到任何淋巴瘤的证据，而是体内产生针对 C1-INH 的自身抗体，患者常伴有系统性自身免疫性疾病，如慢性丙型肝炎、SLE 等。

（3）AAE Ⅲ型：特发性获得性水肿。

（三）实验室检查

基因和补体检测：北京协和医院对 HAE 的研究起于 20 世纪 80 年代，已积累了 60 多个家系、300 多例患者，在国际上亦属大样本中心。目前已建立了 HAE 的补体学及基因检测方法。

特殊检查：①补体水平；②C1-INH 水平；③C1-INH 功能测定。

1. HAE　Green 等报道，本病具有两型：Ⅰ型

（85%）和Ⅱ型（15%）。

Ⅰ型特点为血清 C1-INH 水平低下，其功能正常。

Ⅱ型特点为血清 C1-INH 水平正常或升高，但功能异常，即无功能 C1-INH 浓度升高，正常功能的 C1-INH 浓度降低。

对于 C4 水平下降、C1-INH 水平正常的患者应行 C1-INH 功能测定，以诊断Ⅱ型 HAE、AAE，特点则为 C1q 水平低下，并有低 C4 及 C1-INH 水平。

Arreaza 等认为 C4 水平是最好的筛选检查指标，无论疾病症状明显或发生时仅有不易察觉的症状，C4 水平均有明显降低。

Laurent 等报道，Ⅰ型患者大部分 C1-INH 水平低于正常值 30%。

2. AAE　C1-INH 缺乏者 C1-INH、C1、C2、C4 均下降，但无家族史。

【诊断及鉴别诊断】

1. 诊断

（1）AAE：依据急性、易消散的局限性皮肤和皮下组织深层水肿及通常累及最易膨胀的组织，如眼睑、唇、耳垂和外生殖器，不难诊断。

（2）HAE：儿童晚期或青少年早期发病，多数有家族史，C1-INH 缺乏或功能异常，当有以下临床表现可提示诊断：①反复发作的局限性水肿；②有明显自限性，1～3 天可自然缓解；③反复发作的喉头水肿；④反复发生不明原因的腹痛；⑤水肿的出现与情绪、月经，特别是外伤有一定关系；⑥不痒、不伴有荨麻疹；⑦抗组胺药和肾上腺皮质激素治疗无效；⑧有阳性家族史。

对不伴有荨麻疹的反复发作性皮肤肿胀（面部、眼睑、口唇、四肢、外生殖器等部位）和黏膜肿胀（喉头和胃肠道水肿）者，应进行 HAE 筛查。鉴于目前国内急性发作期治疗药物匮乏，强调加强对本病的认识，尽可能进行早期诊断，并对患者进行教育。

2. 鉴别诊断　血管性水肿偶尔需与脂膜炎、蜂窝织炎、淋巴管炎和肉芽肿唇炎相鉴别，这些疾病初期损害类似于血管性水肿者，但其持续时间超过 24 小时。

【治疗处理】

（一）治疗原则

依据遗传性 C1-INH 缺乏型、非 C1-INH 缺乏型和获得性血管性水肿不同发病机制进行治疗。

C1-INH 缺乏型是由 *C1-INH* 基因突变导致，临床可分为 1 型和 2 型，以实验室检测 C1-INH 浓度来区分。

治疗 HAE 应考虑到以下 3 个方面：急性血管性水肿、长期预防、外科预防。缓激肽介导的血管性水肿管理策略如下：

（1）C1-INH 缺乏引起的 HAE 目前尚缺乏有效治疗方案，包括避免已知的触发因素及药物治疗，如必要的触发因素治疗，可通过预防性治疗或两者兼而有之来预防。

（2）高效和安全的药物可用于应对触发因素缓激肽的治疗，如艾替班特，一种选择性缓激肽 B_2 受体拮抗剂；艾卡拉肽，抑制血浆激肽酶，即裂解激肽原并产生缓激肽的蛋白酶。

（3）由于 C1-INH 缺乏而发生 HAE 的患者也可能需要预防。

1）术前预防通常使用 C1-INH，目的是保护患者在接触不可避免的触发因素（如牙科手术或外科手术）时免受攻击。在所有 C1-INH 缺乏症 HAE 患者中，应考虑定期使用药物来长期预防血管性水肿，特别是那些发作频率高和严重或对需要的治疗反应有限的患者。拉那利尤单抗、口服激肽酶抑制剂贝罗司他、抑制血浆的治疗性抗体和 C1-INH 是长期预防的首选治疗药物。

2）HAE 患者、C1-INH 正常的患者及获得性缓激肽介导的血管性水肿患者也可以使用 C1-INH 或艾替班特进行按需治疗。

3）重要的是，血管舒缓激肽介导的血管性水肿的标准治疗药物，如糖皮质激素或 H_1 抗组胺药，对于 HAE 患者没有任何有益的影响，不应该被用作需求药物。

（二）基本治疗

血管性水肿的治疗参照荨麻疹，喉头水肿患者应立即进行抢救，见表 7-8。

表 7-8　血管性水肿的基本治疗

靶向治疗	1. HAE	HAE Ⅰ型：针对 C1-INH 缺乏，给予 C1-INH
		HAE Ⅱ型：针对 C1-INH 功能障碍，给予 C1-INH，阻断纤维蛋白酶原转变为纤维酶，减少血管活性物质产生
		HAE Ⅲ型：针对雌激素依赖性，避免使用雌激素
	2. AAE	AAE Ⅰ型：针对 C1-INH 缺乏者，给予 C1-INH，并治疗相关疾病恶性肿瘤
		AAE Ⅱ型：补充 C1-INH，同时治疗自身免疫性疾病
		AAE Ⅲ型：为特发性获得性水肿，针对 IgE 介导的免疫反应及其释放的介质
	3. 药物选择	达那唑、新鲜冻干血浆、血浆 C1-INH 浓缩剂、人基因重组 C1-INH、激肽释放酶抑制剂、缓激肽 β_2 受体阻滞剂

HAE 的基本治疗

系统治疗　1. 急性发作期按需治疗

(1) 对因治疗：急性期治疗目的在于缓解症状。治疗主要包括 C1-INH 替代疗法、缓激肽受体拮抗剂、新鲜冻干血浆

1) C1-INH 替代疗法：血源性 C1-INH（pd-C1-INH）和重组人 C1-INH（rh-C1-INH）

2) 选择性缓激肽 β_2 受体拮抗剂艾替班特和血浆激肽释放酶抑制剂艾卡拉肽

• 选择性缓激肽 β_2 受体拮抗剂艾替班特：用于治疗成人、青少年和 ≥2 岁儿童的遗传性血管性水肿的急性发作

• 血浆激肽释放酶抑制剂艾卡拉肽：适用于 16 岁以上 HAE 患者急性发作的治疗

3) 新鲜冻干血浆：缺乏以上药物时，给予 2～3U 新鲜血浆，约 30 分钟到数小时后，水肿逐渐消退，不良反应主要为输血反应

(2) 对症治疗：急性发作期患者需要接受对症治疗。当出现气道阻塞的报警症状（如喘鸣、呼吸困难、呼吸骤停）时，应密切观察，必要时行气管切开或环状软骨切开术。对于胃肠道黏膜水肿引起的剧烈腹痛、恶心、呕吐、腹泻及由于大量液体转移到肠壁、肠腔及腹腔内而引起低容量性休克需给予解痉镇痛药、止吐药，并积极补液

2. 短期预防　在发作风险增加的暴露情况下，为了将随后的血管性水肿风险降至最低而对遗传性血管性水肿患者进行的治疗被称为短期预防，有时也称为情境预防

(1) 建议静脉内 pd-C1-INH 浓缩剂是首选的预防性药物

(2) 目前国内推荐的方法：诱发因素发生前 5 天给予达那唑或者氨甲环酸，持续使用至诱发因素终止后 2 天。

(3) 建议在手术（牙科手术等）之前，以及暴露于其他诱发血管性水肿发作的事件进行短期预防性治疗

新版本指南首次推荐静脉注射血浆来源的 C1-INH（pd-C1-INH）作为一线短期预防方案，预防使用量尚未确定，目前多数专家推荐使用 1000U 或 20U/kg 的 pd-C1-INH

推荐重组人 C1-INH（rh-C1-INH）作为 pd-C1-INH 的替代药物

新鲜冰冻血浆（FFP）仅推荐为二线药物（安全性低，血液疾病传播和同种致敏风险高）

不推荐雄激素用于术前预防

3. 长期预防　对于所有明确诊断的患者，均推荐进行长期预防，遗传性血管性水肿的治疗目标是实现疾病的完全控制和使患者的生活正常化

(1) 一线药物

1) 拉那利尤单抗（lanadelumab）（强推荐药物，且在国内上市）：适用于年龄 ≥12 岁患者预防遗传性血管性水肿的发作，为首个用于遗传性血管性水肿治疗的全人源化单克隆抗体，已正式获中国国家药品监督管理局（NMPA）批准上市。皮下注射，推荐每 2 周用药 300mg，若患者病情控制良好（无发作），可每 4 周用药 300mg

2) 贝罗司他（berotralstat）：口服制剂，目前未在我国上市。推荐以 150mg 与食物同服，考虑到肝功能损害或与其他药物之间的干扰作用，以及出现胃肠道不良反应时可将剂量减少到 110mg

(2) 二线药物

1) 达那唑：应遵医嘱选择合适的起始剂量。不良反应有毛发增长、体重增加、女性男性化、月经紊乱、脂溢性皮炎、影响生长发育、肝损害等。禁忌证为妊娠期、哺乳期妇女，儿童，前列腺癌患者。建议服用达那唑的患者每个月复查一次肝功能

2) 抗纤溶制剂：由于疗效不确切，目前已较少应用

续表

AAE 的基本治疗
获得性
(1) 急性：抗组胺药、肾上腺素、泼尼松
(2) C1-INH 缺乏
AAE Ⅰ型：给予 C1-INH、达那唑，治疗恶性肿瘤等
AAE Ⅱ型：给予 C1-INH 治疗自身免疫病，慢性丙肝，使用免疫抑制剂如环孢素
AAE Ⅲ型：特发性 HAE 选择抗组胺药、肾上腺素糖皮质激素
(3) 药物诱发：停用相关药物如 ACE 抑制剂、青霉素等

（三）治疗措施

1. HAE

（1）急性 HAE 处理：急性期治疗主要包括 C1-INH 替代疗法、缓激肽抑制剂、新鲜冻干血浆及对症治疗等方法，适应证为上呼吸道黏膜水肿及胃肠道水肿发作，目的在于缓解症状。

1) C1-INH 替代疗法：包括血源性 C1-INH（pd-C1-INH）和重组 C1-INH（rh-C1-INH）；C1-INH 2.4 万～ 3.6 万 U 静脉注射，11 小时起效。

2) 缓激肽抑制剂：包括艾卡拉肽（激肽释放酶抑制剂）和艾替班特（缓激肽受体拮抗剂）。二者通过抑制缓激肽的产生及其与受体的结合来抑制缓激肽的作用，抑制水肿的发生。

应用：①艾替班特注射液，主要用于成人、青少年和年龄≥2 岁儿童的 HAE 急性发作的治疗。②艾拉卡肽主要用于 HAE 突发或致命性水肿的治疗，适用于 16 岁及以上有 HAE 发作史的患者。

3) 新鲜冻干血浆：如无以上药物时，可选择输入血浆（含有 C1-INH）。但新鲜冻干血浆可能会引起输血反应，因此输入时需随时观察患者状况，发现不适立即停止。

4) 急性期抢救：急性发作期患者出现喘鸣、呼吸困难、呼吸骤停等气道阻塞严重症状时，须密切观察，必要时进行气管切开。

（2）短期预防：达那唑在诱发因素出现前 5 天（拔牙前）可使用，并且持续使用直至诱发因素终止后 2 天。

也可用于 pd-C1-INH 短期预防。

（3）长期预防：对于每月有 1 次（或）多次血管性水肿患者应给予长期预防性治疗。

1) 雄激素：达那唑，剂量 0.2 ～ 0.6g/d，或司坦唑醇 2mg/d，可诱导肝合成而提高 C1-INH 和 C4、C2 水平，对 Ⅰ 型、Ⅱ 型 HAE 均有效，可增加 C1-INH 初水平和 C4 与 C2 水平。选择合适的起始剂量，并逐渐减至最小有效维持剂量。不良反应包括毛发增长、体重增加、女性男性化、月经紊乱、肝损伤等。妊娠期、哺乳期、前列腺癌患者及儿童禁用。

2) 外科手术前预防：在行择期外科手术 / 侵入性治疗措施之前，须用大剂量雄激素 5 ～ 10 天，如行紧急手术治疗时，可先使用 C1-INH 或新鲜冰冻血浆。

3) 抗纤溶制剂氨甲环酸 1g，每 2 小时口服 1 次，适用于儿童，雄激素无明确疗效时，其不能纠正补体异常，但可控制水肿。6- 氨基己酸：成人为 8 ～ 10g/d，可阻止纤溶酶原转化为纤溶酶，此酶为 C1 的活化剂。但由于其疗效不确切，目前已较少应用。

4) C1-INH：可用于青少年及成人患者的预防，常见不良反应有上呼吸道感染、皮疹、头痛、鼻窦炎等。

5) 拉那利尤单抗：适用于 12 岁及以上 HAE 患者复发的长期预防治疗，其为高强度特异性血浆激肽释放酶抑制剂，通过抑制活化的血浆激肽释放酶预防 HAE 患者水肿发作。

2. AAE

（1）普通型（C1-INH 正常）：AAE 治疗方案与荨麻疹相同。

（2）AAE 伴获得性 C1-INH 缺乏症：治疗与 HAE 相同，抗组胺药、糖皮质激素和拟交感药对此型 AAE 无效，但有 C1-INH 自身抗体者用糖皮质激素有效，必须同时治疗原发病。

3. 血管紧张素转化酶抑制剂（ACEI） 相关的

血管性水肿：0.1%～0.2% ACEI 服用者可发生血管性水肿，短效 ACEI 如卡托普利所致多见，停药后可以恢复，因此 HAE 患者应避免使用 ACEI。

4. 治疗 HAE 的美国上市新药

（1）醋酸艾替班特注射液：高选择性缓激肽 B_2 受体拮抗剂，治疗 HAE 和激肽增多所致皮肤、胃肠、呼吸道黏膜水肿，首次剂量成人每次 30mg。

（2）艾拉卡肽：治疗 HAE 药物，30mg（3ml）分 3 次皮下注射，规格 10mg/ml，主要用于遗传性血管性水肿突发或致命性水肿的治疗，适用于 16 岁及 16 岁以上有遗传性血管性水肿发作史的患者。

（3）拉那芦人单抗：治疗 HAE 药物，抑制血浆激肽释放酶活性，预防 HAE 发作。2～12 岁儿童剂量详见说明书。

（4）贝罗司他胶囊：降低血浆激肽释放酶活性，每日 1 次，150mg，随餐服用。

（四）循证治疗步序

HAE 的循证治疗步序见表 7-9。

表 7-9　HAE 的循证治疗步序

项目	内容	证据强度
急性 HAE 循证治疗步序		
一线治疗	C1-INH 浓缩剂	A
	艾替班特	A
	艾拉卡肽	A
二线治疗	溶剂 / 去污剂处理的等离子体	C
	新鲜冻干血浆	C
HAE 长期预防循证治疗步序		
一线治疗	血浆源性 C1-INH	A
二线治疗	达那唑	B
三线治疗	抗纤溶药物（氨甲环酸）	C
HAE 长期预防其他循证治疗步序		
	拉那芦人单抗	A
	贝罗司他	A
HAE 短期预防循证治疗步序		
一线治疗	C1-INH 浓缩剂	B
二线治疗	达那唑	B
	新鲜冻干血浆	C

（五）治疗评价

HAE 为 C1-INH 缺乏所致，首选药物为达那唑（炔羟雄异唑），初始剂量 600mg/d，之后逐渐减量为 200～300mg/d。对达那唑无效或不能耐受者，可改用桂利嗪、6-氨基己酸、氨甲环酸、氨甲苯酸、抑肽酶及输新鲜血浆等。抗组胺药、肾上腺素、糖皮质激素对 HAE 几乎无效。

（1）C1-INH：Waytes 等进行了两项随机对照双盲试验，评价注射气热剂 C1-INH 的安全性及有效性。将 C1-INH 分别注射于 22 名急性发作的患者及 6 名作为预防的患者。在作为预防的使用中，C1-INH 每 3 天注射 1 次；在治疗急性发作组，C1-INH 于症状开始出现的 5 小时内使用。剂量均为 25U/kg。与安慰剂组比较，预防组症状计分明显下降，而治疗组症状持续时间减少（55 分钟 *vs* 563 分钟），无毒副作用。经过 4 年观察，没有数据表明有人类免疫缺陷病毒（HIV）或乙 / 丙型肝炎血清转化现象。

Visnetin 等报道 C1-INH 浓缩物对于减轻本病发生是非常有效的。13 人接受治疗，7 人有效。治疗组发作时间为（50±8）分钟，而无治疗组则为 1～4 天。

（2）达那唑：Cicardi 等报道以稀释的雄激素用于长期预防本病。56 例患者有 54 例获得症状消除。最低有效剂量常不超过司坦唑醇 2mg 及达那唑 200mg。对 24 例患者进行超过 5 年的观察，其中 1 例患者以司坦唑醇 4mg/d 治疗 1 年后发生肝细胞坏死。

（3）6-氨基己酸：Frank 等报道以 6-氨基己酸 16g/d 用于预防本病，5 例患者接受长达 2 年治疗，4 例有效。

（4）氨甲环酸：Sheffer 等进行了一项随机、对照、双盲、交换试验，时间为 4～13 个月。12 例患者接受氨甲环酸 1g，3 次 / 天治疗，其中 7 例获得完全或近乎完全的病情消除，其余 4 例患者获得中等疗效。

（六）预后

单独发生血管性水肿患者病程为 1 年，荨麻疹合并血管性水肿患者病程为 5 年。HAE 死亡率高，常由喉头水肿所致。

全身过敏反应综合征

全身过敏反应综合征（generalized anaphylactic syndrome，GAS）是指已知或未知原因所致的全身性荨麻疹、血管性水肿、心血管性虚脱和（或）呼吸窘迫，常突然发病，病情进展迅速。

过敏反应综合征发病机制见图7-7。

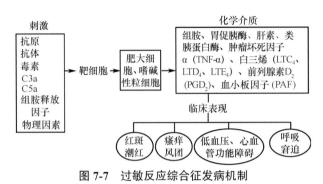

图 7-7　过敏反应综合征发病机制

【临床提要】

GAS 常突然发病，临床表现（表 7-10）差异很大，取决于不同的化学介质；早期表现轻重不一，组胺起着重要作用。患者开始可仅有轻微表现，数分钟内发生严重的全身性反应。可导致呼吸衰竭、发绀，心血管并发症或死亡。

表 7-10　全身过敏反应综合征的临床表现

1. 早期表现（常在 1 小时内发生）

轻微（先兆）：皮肤红斑、发红（发热感）、流泪、局限性荨麻疹、瘙痒、鼻炎

严重：血管性水肿、心律失常、虚脱、支气管痉挛、泛发性荨麻疹、胃肠绞痛、喉水肿、低血容量

2. 晚期表现（常在 4～6 小时后发生）

持续性或复发性血管性水肿、心律失常、头痛、低血压、肾衰竭、血栓栓塞、胃肠绞痛、阴道溢液

（一）运动诱发的过敏反应

运动诱发的过敏反应（exercise induced anaphylaxis，EIA）是一种发生在体育活动期间或之后的 GAS，由 Sheffer 和 Austen 于 1980 年首次报道。运动作为一种物理刺激激发肥大细胞脱颗粒和组胺释放，但确切机制未明。患者可有特应性或阿司匹林不耐受的个人史或家族史。许多患者在运动之前数小时内摄入某种食物（如小麦和水生贝壳类动物），进食后 30 分钟内运动导致疾病发作，进食而不运动不引起发作，反之亦然，称为食物依赖性 EIA。

（二）特发性过敏反应

特发性过敏反应（idiopathic anaphylaxis，IA）是指无明显促发因素所致的全身性过敏反应，可表现为一次或多次发作的荨麻疹或血管性水肿伴上呼吸道梗阻、支气管痉挛、意识丧失或低血压，腹痛、呕吐或腹泻亦可出现。IA 可能是特发性荨麻疹和血管性水肿的最严重表现。在排除了食物过敏、运动、药物、昆虫叮咬和一些疾病（如类癌综合征、肥大细胞增生症和 HAE 等）之后，才能诊断为 IA。

【治疗处理】

（一）治疗原则

全身性 GAS 是一种危急重症，需要立即治疗。原则是消除病因、积极拯救，急诊复苏保持呼吸道通畅、纠正低血容量、维护心血管功能和预防晚期后遗症。

（二）基本治疗

EIA 的预防性治疗包括避免运动、促发食物及药物（阿司匹林及其相关药物），运动耐受的诱导和应用抗组胺药（如酮替芬）及色甘酸钠。经常发作的 IA 需每日服用抗组胺药和每日或隔日服用糖皮质激素来维持治疗。GAS 的基本治疗见表 7-11。

表 7-11　GAS 的基本治疗

靶向治疗	阻断 IgE 介导的肥大细胞和嗜碱性粒细胞，释放介质所导致的病理反应，迅速减轻其所造成的损害
一般处理	取仰卧位，保持气道通畅，吸氧（高浓度、低流量），心肺复苏（需要时），生理盐水静脉输入，消除或减少致病物质的吸收（可能时），严密观察生命体征 24 小时，备好复苏设备（心电监护仪、气管插管）
轻症处理	应用肾上腺素、抗组胺药（苯海拉明）、系统性糖皮质激素

续表

心血管性虚脱	应用肾上腺素（必要时增加剂量和延长治疗时间），纠正低血容量和血液浓缩，应用去甲肾上腺素、抗组胺药、系统性糖皮质激素
呼吸窘迫	应用肾上腺素、抗组胺药，纯氧吸入，气管插管或气管切开，辅助呼吸，应用氨茶碱（支气管痉挛时）、系统性糖皮质激素治疗

（三）治疗措施

无论轻重，对过敏症都应进行治疗和观察，因为任何轻度反应都可能迅速地发展为严重反应。

1. 肾上腺素　是处理过敏症的基础（图 7-8），应立即用肾上腺素 0.3 ～ 0.5mg（1 ∶ 1000 溶液 0.3 ～ 0.5ml）进行臀大肌或三角肌注射。必要时可以 5 分钟为间隔重复注射肾上腺素。老年人应减量（如 0.2mg）使用。对于接受 β 受体阻滞剂治疗的患者一般需应用较大的量（0.5mg），并需给予胰高血糖素（1 ～ 2mg，静脉注射）。肾上腺素可通过中心静脉（1 ∶ 10 000 溶液 3 ～ 5ml）方式或通过气管内方式给药（1 ∶ 10 000 溶液 3 ～ 5ml 稀释于 10ml 生理盐水中）适用于有严重低血压和呼吸衰竭的患者。①甲泼尼松 125mg 静脉注射或氢化可的松 500mg 静脉注射；② H_1 和 H_2 受体拮抗剂联用苯海拉明 50ml 肌内注射或静脉注射＋西咪替丁 300mg 静脉注射；③对持续性支气管痉挛用沙丁胺醇 0.5ml 稀释于 2.5ml 生理盐水中。

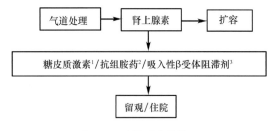

图 7-8　过敏反应的处理

1. 甲泼尼松 125mg 静脉注射或氢化可的松 500mg 静脉注射；2. H_1 和 H_2 受体拮抗剂联用：苯海拉明 50ml 肌内注射或静脉注射＋西咪替丁 300mg 静脉注射；3. 对持续性支气管痉挛用沙丁胺醇 0.5ml 稀释于 2.5ml 生理盐水中

2. 气道处理　可能需要经气管插管；喉水肿时可应用定量吸入器给予肾上腺素，如喉水肿严重并对肾上腺素无即刻反应，则考虑环甲膜切开或气管切开。

3. 扩容　开始由 500 ～ 1000ml 液体静脉输入进行扩容，应注意监测血压和尿量。对有难纠正性低血压或休克的病例，给予胶体溶液，如羟乙基淀粉和血清白蛋白，但要仔细权衡利弊：羟乙基淀粉可延长出血时间，白蛋白则可能促成肺水肿。

4. 糖皮质激素　没有即刻效应，但是可以阻止症状的复发。

5. 抗组胺剂　同样不能直接立即见效，但可以缩短症状持续时间。可静脉给予苯海拉明（25 ～ 100mg，5 ～ 10 分钟及以上缓慢注入），也可肌内注射或口服；在起病后 24 ～ 48 小时内可每 6 小时 1 次。也可加用 H_2 受体拮抗剂，如雷尼替丁、西咪替丁等。

6. 留观　患者的表现只限于潮红、荨麻疹、血管神经性水肿、肌肉痉挛和轻度支气管痉挛等较轻症状时，应在急诊室留观至少 6 ～ 8 小时，其他较重患者则均须入院观察 24 小时。

（四）循证治疗步序

GAS 的循证治疗步序见表 7-12、表 7-13。

表 7-12　GAS 一线治疗

输氧
5% 间羟异丙肾上腺素溶液喷雾
0.1% 肾上腺素 0.3 ～ 0.5ml 皮下注射，每隔 10 ～ 20 分钟 1 次
必要时气管插管或气管切开

表 7-13　GAS 二线治疗

抗组胺药物	羟嗪或苯海拉明 25 ～ 50mg，每 6 小时 1 次
糖皮质激素/氨茶碱	氢化可的松 250mg，或甲泼尼龙 50mg，静脉滴注，每 6 小时 1 次，共 2 ～ 4 次 氨茶碱 6mg/kg，静脉滴入荷载量，时间为 30 分钟，然后 0.3 ～ 0.9mg/(kg·h) 静脉滴注，作为维持量
心血管反应	静脉输液和皮下注射肾上腺素
无心血管反应	试用去甲肾上腺素、抗组胺药物和（或）胰高血糖作为二线药物

（五）治疗评价及预后

去除病因，积极抢救，预后良好。

丘疹性荨麻疹

丘疹性荨麻疹（papular urticaria）与跳蚤、螨、蚊等叮咬，嗜酸性粒细胞浸润的组织学特点支持这一病因。

【临床提要】

（1）春秋多见，好发于儿童。皮疹多发于四肢、躯干。

（2）皮损为花生米大小水肿性红色纺锤形风团样丘疹，1～2cm 大小，顶端可有水疱或紧张性大疱。自觉瘙痒。

（3）皮疹散在或群集分布，丘疹经 3～7 天消退后遗留短暂色素沉着。皮疹可成批发生，约经数周逐渐痊愈。

【治疗处理】

（一）治疗原则

寻找和去除病因，避免蚊虫叮咬。

（二）基本治疗和治疗措施

（1）内服抗组胺药物：2～3 岁儿童可用 0.2% 苯海拉明糖浆，1mg/(kg·d)，分 3 次口服。对症及抗过敏治疗。

（2）外用樟脑或硫黄炉甘石洗剂及糖皮质激素霜。

（三）循证治疗步序

丘疹性荨麻疹的循证治疗步序见表 7-14。

表 7-14　丘疹性荨麻疹的循证治疗步序

项目	内容	证据强度
一线治疗	驱除节肢动物	D
	抗组胺药	A
	外用糖皮质激素	D
	外用止痒药物（如樟脑/薄荷脑、炉甘石洗剂、克罗米通、利多卡因和普莫卡因）	E
二线治疗	皮损内注射糖皮质激素	E
	口服糖皮质激素	E
	驱虫剂，如避蚊胺	E
三线治疗	光疗	E
	环孢素	E
	住院治疗	E
	生物制剂治疗（如奥马珠单抗和度普利尤单抗）	E

（四）治疗评价及预后

本病部分患者为虫咬皮炎，虫咬所致的过敏反应，反复叮咬可产生脱敏作用，经对症抗过敏处理病情可得以缓解。本病皮疹经 1～2 周消退。一般 7 岁左右停止发病。

（王　楷　郭义龙　许宗严　石丽君　叶巧园）

第八章
红斑及其他炎性皮肤病

潮　红

潮红（flushing）是一种短暂的面部及其他部位的弥漫性发红，亦见于颈部、上胸部、耳廓及上腹部。潮红是一种广泛的皮肤血流增加征象。

潮红的病因分类见图 8-1。

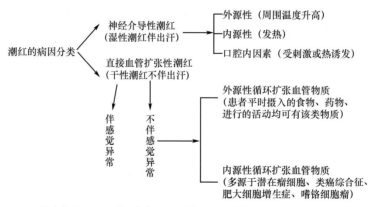

图 8-1　潮红的病因分类

【临床提要】

1. 神经介导性潮红　伴有小汗腺分泌。最常见的神经介导性潮红反应是由外源性（周围环境温度升高）、内源性（发热）或者口腔内因素（口腔或热诱发）所致。

2. 直接血管扩张性潮红　内源性或外源性循环血管扩张剂可致潮红。外源性物质包括烟酸、钙通道阻滞剂、环孢素、化疗药物、万古霉素、溴隐亭、以及静脉内造影剂和大剂量甲泼尼龙。食物性潮红可以由辣椒素（红辣椒）、硝酸盐、亚硫酸盐、乙醇或食物（鱼肉毒、鲭）中毒所致。血管内源性活性物质引起的潮红与类癌综合征、肥大细胞增生症和嗜铬细胞瘤有关。

3. 性激素性潮红　女性在停经期出现潮红可能与年龄、外科手术（卵巢切除）或药物（如他莫昔芬、促性腺激素）释放激素类似物（leuprolide acetate）有关。停经期潮红可以发生在 30 多岁仍有月经来潮的女性。男性亦可以有更年期潮红，但很少发生于正常老化过程中，而是与外科手术或抗雄激素治疗如应用氟他胺（flutamide）有关。

4. 内源性因素 应检测尿中儿茶酚胺、5-羟色胺及组胺代谢产物。

【治疗处理】

（一）治疗原则

对潮红患者处理的第一步是明确诊断，因为治疗方法会因导致潮红的病因不同而异，而且目前尚无统一的单纯对症治疗潮红的方法。

（二）基本治疗

依病因不同而选用不同的治疗方法，见表 8-1。

表 8-1　潮红的基本治疗

靶向治疗	阻断神经介导和外源性与内源性直接血管扩张物质，减轻和缓解潮红
避免外源性物质	扩张血管的辛辣食物、乙醇、咖啡、药物
治疗基础疾病	肥大细胞增生症、肥大细胞白血病、嗜铬细胞瘤、胆碱能性荨麻疹、类癌综合征、绝经期潮红综合征、围绝经期潮红
对症处理	吸吮冰块，服用阿司匹林（阻断烟酸），绝经期潮红患者短期低剂量应用雌激素、选择 5-羟色胺再摄取抑制剂（SSRI）、抗组胺药物，对可能存在的肿瘤行手术切除

（三）治疗措施

1. 避免接触外源性物质 干性潮红不伴感觉触痛或感觉障碍者，多存在内源性或外源性循环扩血管物质。外源性扩血管物质可从病史中发现，患者可用日志记录所吃的食物、蔬菜，已服的药物等情况。通常对多数血管扩张物质所致潮红的基本治疗策略是避免接触或使用这些物质。虽然烟酸及他莫昔芬分别是治疗高脂血症及乳腺癌的主要药物，但除非抗潮红治疗允许继续使用这些药物，否则也应避免使用。

2. 治疗基础疾病，避免内源性物质

（1）潜在疾病：典型的内源性循环扩血管物质多源于潜在的瘤细胞，其表现为由多源性刺激产生的潮红（一种以上或几种刺激物）及伴随潮红发生而出现的显著症状。潮红伴有高血压、苍白、心动过速、心悸等一系列症状常提示为嗜铬细胞瘤。

（2）肥大细胞增生症：诊断的歧义多起自伴随症状，瘙痒或荨麻疹的伴随出现提示由循环肥大细胞介导，如可见于系统性肥大细胞增生症及肥大细胞性白血病。

（3）胆碱能性荨麻疹：潮红伴腹泻可见于胆碱能性荨麻疹。

（4）其他疾病：胆碱能性红斑、焦虑反应、某些食物不耐受症、绝经期潮红倾倒综合征（一种常见的胃肠手术并发症）、糖尿病、胰性霍乱（水样腹泻综合征、Verner Morrison 综合征）、甲状腺髓质癌、嗜铬细胞瘤、多发性内分泌肿瘤综合征 II 型及 III 型、肥大细胞增生症、类癌综合征。

寻找出上述存在的疾病，进行积极治疗。

（四）循证治疗步序

潮红的循证治疗步序见表 8-2。

表 8-2　潮红的循证治疗步序

项目	内容	证据强度
一线治疗	冰敷	B
	激素替代疗法	A
	阿司匹林	A
	外用溴莫尼定	A
	外用羟甲唑啉	B
二线治疗	H₁ 和 H₂ 抗组胺药	C
	选择性 5-羟色胺再摄取抑制剂	A
	5-羟色胺-去甲肾上腺素再摄取抑制剂	A
	可乐定/加巴喷丁	A
三线治疗	布洛芬凝胶/生长抑素类似物	B
	β受体阻滞剂	D
	脉冲染料激光/强脉冲光	D
	肉毒毒素注射	A
	交感神经切除术	B

（五）治疗评价及预后

依据基础疾病治疗决定其预后，特发性潮红为良性经过，有的去除明显因素则疾病痊愈。

1. 激素替代 Bech 等报道，在一项双盲、安慰剂对照研究中，105 名绝经早期的妇女采用了激素替代疗法，结果表明此疗法明显优于安慰剂。

2. 组胺受体拮抗剂 Miller 等报道 17 名实验

对象在饮用含有致潮红的乙醇饮料前 1 小时,分别服用安慰剂、盐酸苯海拉明 50mg、西咪替丁 300mg,或联合服用后两种抗组胺药。结果发现,西咪替丁的疗效比安慰剂、盐酸苯海拉明好,但比联合使用抗组胺药差。

3. 阿司匹林可阻断烟酸所致潮红 有报道显示,服用烟酸前 1 小时口服阿司匹林环氧合酶抑制剂可阻断这种前列腺素介导的对乙醇敏感的面部潮红,饮用前 1 小时服用阿司匹林也有效。

4. 吸吮热冰块 可以缓解绝经引起的轻度潮红及热量或辛辣食物引起的潮红。

回状红斑

【临床提要】

1. 单纯性回状红斑(erythema simplex gyratum)

(1)基本损害:初起为淡红色丘疹,离心性扩大形成环状红斑,边缘细如线(图 8-2),中央为正常皮色,1～2 日内退净,但新疹陆续出现,好发于四肢或躯干,偶有轻痒。

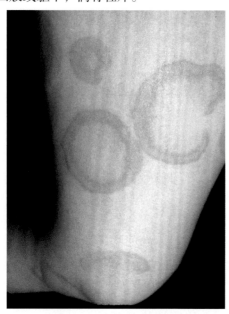

图 8-2 单纯性回状红斑

(2)发病特征:系变应性血管反应,多见于女青年,发病前常有呼吸道感染。患者多无自觉症状,常迁延数月至数年。

2. 离心性环状红斑(erythema annulare centrifugum)

(1)基本损害:损害呈环状、多环状,缓慢向四周扩展的红斑。中央消退、皮损消失,仍可再发新疹,形成双环。单个损害持续数日和数周,或缓慢扩展数月(图 8-3)。

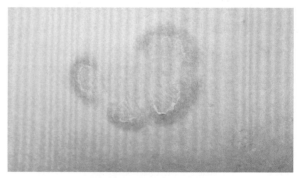

图 8-3 离心性环状红斑

(2)发病特征:是一种变态反应,病因有感染、药物、昆虫叮咬、皮肤真菌病、潜在的恶性疾病、激素改变(月经周期)。最常见的部位为臀部、大腿和上臂,瘙痒程度不一。易反复发作,可持续多年。绝大多数病例最终自行消退。

3. 匐行性回状红斑(erythema gyratum repens,EGR)

(1)基本损害:主要累及躯干和四肢近端,为一种特殊的回旋状鳞屑性皮疹,边缘宽 1～2cm,皮疹迅速移动,每天移动 1cm,离心向外发展,环中央不断发生新疹形成同心环,外观似木板上的花纹(图 8-4),瘙痒。

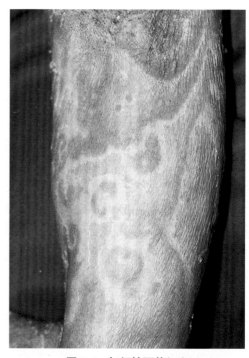

图 8-4 匐行性回状红斑

（2）发病特征：①多伴发内脏恶性疾病，非恶性疾病者亦可发生。恶性疾病可为任何类型，但最多见为肺癌。②皮疹可以先于恶性疾病出现，平均为 9 个月。③肿瘤切除后皮损可消退。④可与肺结核并发，但罕见。

（3）基本治疗：见表 8-3。

表 8-3　匐行性回状红斑的基本治疗

靶向治疗	匐行性回状红斑患者患内脏恶性疾病的可能性最大；风湿红斑患者有风湿病，依病因选择靶位
系统治疗	应用抗组胺药物、糖皮质激素、氨苯砜、氯喹，系统治疗相应疾病，如风湿热，监测内脏恶性疾病，恶性肿瘤切除后，皮损可以消退
一线治疗	治疗潜在疾病，停用致病药物，外用糖皮质激素
二线治疗	经验性应用抗微生物药物，外用或系统应用止痒药物，外用他克莫司
三线治疗	系统应用糖皮质激素，依那西普 25mg 每周注射 2 次，外用卡泊三醇、甲硝唑，皮下注射 α 干扰素

4. 风湿性环状红斑（erythema annulare rheumaticum）

（1）基本损害：皮损呈环形或弧形、淡红色或暗红色的红斑。数小时内或 2～3 天内消退，反复发生。病变可分为扁平型（即环形红斑）、隆起型（即边缘隆起）。

（2）发病特征：常发生于躯干，偶尔发生于四肢，无自觉症状。病变若发生于风湿热患者，是其诊断标准之一。

【治疗处理】

（一）治疗原则

判断红斑的性质，以及与各种感染、药物反应或恶性疾病的关系，进行必要的检查或全面检查以确定病因，并进行全身疾病的治疗。回状红斑是全身疾病的反应，经治疗皮肤病可能消失。

（二）基本治疗

回状红斑的基本治疗见表 8-4。除全身疾病治疗外，可对皮肤病症状进行处理，尤其经对症处理而无反应时，应再检查和进一步治疗及控制全身疾病。

表 8-4　回状红斑的基本治疗

靶向治疗	阻断和消除皮肤对某些潜在疾病、恶性疾病、感染、药物的过敏反应，减轻皮肤炎症，抑制海绵形成及真皮血管周围的淋巴细胞浸润，改善症状
确定病因	单纯性回状红斑为过敏反应；离心性回状环状红斑患者可能有潜在疾病或恶性疾病，匐行性回状红斑患者内脏恶性疾病可能性最大；风湿性红斑患者可有风湿病
基本治疗	应用抗组胺药物、糖皮质激素、氨苯砜、氯喹，系统治疗相应疾病，如风湿热、恶性肿瘤切除

（三）治疗措施

1. 单纯性回状红斑　治疗同荨麻疹。给予第一、二代 H_1 抗组胺药，维生素 C，钙剂，外用糖皮质激素制剂。

2. 离心性环状红斑　疾病活动期皮损局部外搽糖皮质激素或止痒剂有效。亦可全身试用糖皮质激素、抗组胺药、氨苯砜、氯喹等。

3. 匐行性回状红斑　认真寻找内脏恶性肿瘤，恶性肿瘤切除后，皮损可以消退，否则仅治疗皮损无效。

4. 风湿性环状红斑　治疗风湿热，本病可得到治愈。非甾体抗炎药阿司匹林，每日 4～6g，分 4～6 次口服。水杨酸钠每日 6～8g，分 4 次服用。氯苯那敏 4mg，每日 3 次。糖皮质激素每日 40～60mg，分 3～4 次口服。

（四）循证治疗步序

离心性环状红斑的循证治疗步序见表 8-5。

表 8-5　离心性环状红斑的循证治疗步序

项目	内容	证据强度
一线治疗	治疗潜在疾病／停用潜在致病药物	E
	外用糖皮质激素	E
	紫外线治疗	E
	口服红霉素／口服氟康唑	D
	口服阿奇霉素	C
二线治疗	经验性抗菌药物	E
	外用或系统用止痒药物／外用他克莫司	E
三线治疗	系统应用糖皮质激素	E
	免疫调节剂	E
	外用卡泊三醇／甲硝唑	E

Chapter 8

（五）治疗评价及预后

针对病因治疗，如治疗风湿病、抗感染、停用致敏药物、切除肿瘤等，病情可缓解，皮损消退。单纯性回状红斑或离心性环状红斑常迁延数月或数年。病因不明者，损害可持续存在，或易复发。

持久性色素异常性红斑

持久性色素异常性红斑（erythema dyschromicum perstans）亦称灰色皮病（ashy dermatosis），病因不明。

【临床提要】

1. 皮损形态　早期皮损为蓝灰色斑伴隆起的红色边缘，卵圆形损害易于融合成多环形，以后向周围进行性扩大，晚期损害边界不清，呈暗蓝灰色。

2. 发病特征　皮损对称分布于面、颈、躯干和上肢，掌跖、头皮、甲和黏膜不受累。病程慢性，常无自觉症状。组织学苔藓样表现清楚地证实了它是一种苔藓样组织反应。

【治疗处理】

（一）治疗原则及基本治疗

可不必治疗，对症处理，亦可选用氯法齐明（clofazimine）。

（二）治疗措施

治疗措施包括避光，化学剥脱剂、抗生素、氢醌霜外用，系统及局部糖皮质激素的应用等。维生素 E 及维生素 C 试用，氯法齐明持续应用 3 个月，维生素 A、氨苯砜 100mg/d，持续应用 3 个月。

（三）循证治疗步序

持久性色素异常性红斑的循证治疗步序见表 8-6。

表 8-6　持久性色素异常性红斑的循证治疗步序

项目	内容	证据强度
一线治疗	无须治疗	D
	外用糖皮质激素	E
	外用他克莫司	E

续表

项目	内容	证据强度
二线治疗	掺铒分馏激光和外用他克莫司	E
	窄谱中波紫外线（NB-UVB）联合外用糖皮质激素及他克莫司治疗	E
三线治疗	异维 A 酸	E
	氨苯砜 100mg/d，治疗 3 个月	E
	氯法齐明 100mg/d，治疗 3 个月	D

（四）治疗评价

1. 氯法齐明　Baranda 等在一项临床研究中发现，给予患者氯法齐明 100mg/d 治疗后，6 例患者中有 4 例在 3 个月后有显著改善。

Piquero Martin 等在临床研究中对 8 例本病患者使用氯法齐明，发现 7 例患者有显著或明显改善，1 例无效。结论显示，氯法齐明 100mg/d 使用 3 个月以上，在治疗本病中是有作用的。

2. 维生素 A　有学者认为色素性扁平苔藓与本病在本质上相同，故给予维生素 A 100 000U 冲击治疗 15 天，剂量可再增大 10 倍，在 140 例患者中有 28 例显效或良好（50%～100% 清除皮损）。

3. 氨苯砜　Kontochristopoulos 等报道 2 例本病患者口服氨苯砜 100mg/d，疗程为 8～12 周，有效。

4. 自发缓解　Palatsi 报道在 4 例本病患者 2 年的随访中有 3 例患者出现自发缓解。

（五）预后

鉴于此病相当罕见，尚未见关于该病的临床对照试验研究报道。疗效数据显示，氯法齐明几乎对所有病例均有效，治疗 3～8 个月后，半数患者可完全治愈。尽管此病可持续数年，但也有自行消退的报道。

新生儿毒性红斑

新生儿毒性红斑（erythema toxicum neonatorum）是一种暂时性红斑疹，常见于出生后第 1 周的新生儿。病因不明。

【临床提要】

1. 皮损形态　皮损形态多样，包括红斑、中央有乳白色或黄色丘疹的红斑，以及红斑基底上的大小不等水疱脓疱疹，红斑直径达 2 ～ 3cm。

2. 发病特征　一般出生后 3 天内发病，但常在 2 周内消退。个别病例可持续 3 周或仅持续数小时，无全身症状。皮损可以稀疏或广泛散布于躯干、面和四肢近端。

【治疗处理】

（一）治疗原则及基本治疗

本病为自限性，无须治疗，或仅对症处理，外用安抚剂或抗炎止痒剂。

（二）治疗措施

本病可外用安抚剂，如炉甘石洗剂、婴儿扑粉。

（三）治疗评价及预后

绝大多数患儿的皮损在出生后 2 周内消失。

中毒性红斑

中毒性红斑（toxic erythema）也称中毒疹（toxic eruption），是一种血管反应性疾病。

常见病因有食物（鱼、虾）、感染（细菌、病毒）和某些疾病（急性咽炎、扁桃腺炎、风湿热、疟疾、肺炎等）。

【临床提要】

1. 皮损形态　皮疹初起为散在性红斑，迅速扩展，融合成片，呈猩红热样、麻疹样。病变好发于躯干、四肢，重者泛发于全身。

2. 发病特征　儿童及青少年多见。常呈急性发病。少数患者有头痛、发热及关节痛。血常规可见嗜酸性粒细胞增多。

3. 鉴别诊断　本病应与药疹、猩红热、麻疹相鉴别。

【治疗处理】

（一）治疗原则

寻找出可疑病因，并针对病因进行治疗，皮损对症处理。

（二）基本治疗

中毒性红斑的基本治疗见表 8-7。

表 8-7　中毒性红斑的基本治疗

靶向治疗	阻断各种致病因子所致的真皮浅层小血管扩张充血，减轻其炎症细胞浸润
病因治疗	去除和治疗感染、食物、潜在疾病因素
对症处理	应用抗组胺药物，止痒安抚剂，或糖皮质激素，感染选用抗生素

（三）治疗措施

（1）寻找病因并去除。

（2）对症处理，可给予抗组胺药物，如氯苯那敏 4mg，每日 3 次；或氯雷他定 10mg，每日 1 次；或咪唑斯汀 10mg，每日 1 次；皮损用安抚止痒剂，如炉甘石洗剂，或糖皮质激素霜。如有感染可应用抗生素治疗咽炎、扁桃体炎。

（四）治疗评价及预后

去除病因，对症治疗，预后良好。

酒 性 红 斑

酒性红斑（alcoholic erythema）是由食入含乙醇的饮料或食物数小时后发生的局部或全身的猩红热样或麻疹样红斑。发病可能与机体对酒中某些化学成分过敏有关。也有学者认为患者是对啤酒中的大麦和酒曲类物质的酵母菌过敏，引起皮肤和黏膜的微血管扩张充血而产生红斑。

【临床提要】

病变常累及面颊、唇、颈、前胸部，亦可泛发于全身。患者伴有瘙痒和灼热感以及球结膜充血。一般于数小时或 1 ～ 2 天后逐渐消退，不留痕迹。

【治疗处理】

（一）治疗原则及基本治疗

找出致病的乙醇饮料，并避免饮用，如有饮酒过量或乙醇中毒则另行解酒处理。其皮损仅对症治疗。

（二）治疗措施

治疗可多饮水以促进排泄，口服抗组胺药和大剂量维生素 C 等，外涂安抚止痒剂如 1% 樟脑

（或薄荷脑）、炉甘石洗剂等，可服用抗组胺药物、维生素 C 等，必要时可系统短期使用糖皮质激素。

（三）治疗评价及预后

单纯的酒性红斑，经对症处理，预后良好。患者再饮致敏酒类，可复发。

饮酒前 1 小时试服阿司匹林或西咪替丁，可阻断饮酒所致潮红。

多 形 红 斑

多形红斑（erythema multiforme，EM）是一种急性自限性炎症性皮肤病。患者常伴发黏膜损害，皮疹呈多形性，典型损害为靶形或虹膜状红斑。

轻症型 EM 与单纯疱疹病毒（HSV）感染关系密切，重症型 EM 一般为药物不耐受或感染诱发。少数为特发性，或恶性肿瘤及其他疾病。

【临床提要】

（一）轻症型

1. 皮损多形性　以红斑、丘疹为主，亦可见水疱、大疱、紫癜或风团等。

2. 特征性损害　为红斑中央略凹陷，称为靶形或虹膜状红斑（图 8-5）。病变多发生于手足背、前臂和踝部。

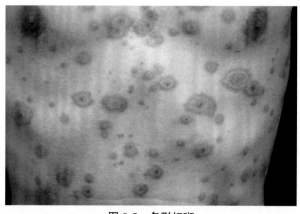

图 8-5　多形红斑

3. 黏膜损害　较轻或无。轻度瘙痒，病程为 2 ～ 4 周。

（二）重症型

重症型 EM 不是恶性大疱性多形红斑（stevens Johnson syndrome），见下节所述。

1. 皮损形态　有水肿性红斑、虹膜样损害、水疱、大疱及血疱等。

2. 发病特征　前驱症状明显，起病急骤、高热，常广泛分布于全身。

黏膜损害严重，口腔部位黏膜均可受累，水疱、糜烂、溃疡及出血，疼痛。

3. 眼损害　包括结膜炎、角膜炎或溃疡、巩膜炎、虹膜炎甚至全眼球炎。

（三）复发倾向

本病具有复发倾向，尤其是轻症型 EM 可反复发作。

（四）鉴别诊断

本病应与以下疾病相鉴别：①药疹（多形红斑型），有明确服药史。②冻疮，冬季多见。好发于手足、耳廓、鼻尖及面颊，无黏膜损害。③中毒性表皮坏死松解症（TEN），应与重症型 EM 相鉴别。前者表皮大片松解坏死，呈棕红色烫伤样，尼氏征阳性。

【治疗处理】

（一）治疗原则

治疗原则：①EM 是皮肤对不同刺激的反应，应尽量明确促发因素，停用可疑药物，控制感染，行对症处理；②少数病例可能与肿瘤有关，应认真寻找可能的潜在肿瘤性疾病；③治疗应根据轻型、重型治疗方案，可针对病因治疗，抗血栓、抗炎、抗病毒、抗过敏止痒；④重型 EM 的治疗非常复杂、困难，治疗需要个体化，皮质激素的应用仍有很大争议；⑤根据 EM 是一病谱，密切注意其发展成为中毒性表皮坏死松解症（TEN）的可能。

（二）基本治疗

EM 的基本治疗见表 8-8。

表 8-8　EM 的基本治疗

靶向治疗	阻断细胞介导的免疫反应及其所致血管内皮损害，减轻表皮角质形成细胞变性坏死、真皮水肿和血管炎改变，减轻血管周围炎症细胞浸润
监测基础疾病	有无 HSV、肺支原体感染，并给予治疗
轻症型治疗	系统治疗：碘化钾、抗组胺药、氨苯砜、酌情使用糖皮质激素、沙利度胺、免疫抑制剂 IVIg，与 HSV 相关者用阿昔洛韦 局部治疗：消炎止痒洗剂，糖皮质激素
重症型治疗	同轻症型，监测并发症；按烧伤处理，支持疗法；糖皮质激素（有争议），免疫抑制剂；静脉滴注免疫球蛋白；选用不会致该患者过敏的抗生素，保护眼睛

（三）治疗措施

1. 轻症型多形红斑

（1）阿昔洛韦：HSV 感染早期用药可改变皮疹的病程，但一般给药太迟。如果 HSV 相关性轻症型 EM 经常复发（每年多于 5 次），应考虑阿昔洛韦预防性治疗，伐昔洛韦（0.3g，2 次 / 日）或泛昔洛韦（0.25g，2 次 / 日）口服治疗。监测基础疾病，有无肺炎支原体感染，并给予治疗。免疫抑制剂 400mg，每日 2 次口服，持续半年；此法可有效防止 HSV 感染和 EM 复发，即使对特发性轻症型 EM 亦有效；停药后可能复发，但发作次数和严重程度降低。

（2）碘化钾：由 Malnick 和 Green（1990）推荐应用，价格低廉，可有效治疗 HSV 诱发的 EM。

（3）其他全身疗法：抗组胺药、水杨酸盐和其他非甾体抗炎药对病程无明显影响，但有助于解除主观症状，糖皮质激素一般不应使用。

（4）局部疗法：大多数病例行局部治疗即可，选用抗炎止痒洗剂或糖皮质激素软膏或霜剂；口腔糜烂可用抗酸剂或局麻药溶液含漱以缓解疼痛。

2. 重症型多形红斑　寻找并去除病因，停用可疑药物。

（1）按烧伤处理：最严重病例应在烧伤病房治疗，但一般病例无必要。

（2）糖皮质激素：有国外学者认为，EM 患者一般不应常规全身使用糖皮质激素，仅在药物诱发的重症型 EM 和 TEN 的早期应用，但实际上大多数重症型 EM 都将其列为常规使用，剂量应较大（如甲泼尼龙口服，80 ～ 180mg/d），持续 2 ～ 3 天，病变停止发展后迅速减量或停药。

国内既往认为，应早期足量使用，病变停止发展后迅速减量或停药，选用氢化可的松（0.2 ～ 0.4g/d）、地塞米松（20mg/d）或泼尼松龙等。

有报道显示，氨苯砜 100 ～ 150mg/d 治疗，9 例患者中有 8 例部分或完全溶解。

（3）免疫抑制剂：如硫唑嘌呤（100mg/d）或环孢素。

（4）血液透析和血浆置换法：尚未广泛应用。

（5）免疫球蛋白：大剂量静脉注射免疫球蛋白，每天 400mg/kg，连续 3 ～ 5 天，安全有效，尤其在全身使用糖皮质激素有争议时。

（6）监测并发症：必须早期监测和预防最常见的致命性并发症，如暴发性感染（overwhelming infection），应在感染征象出现之前开始预防性抗生素治疗，根据细菌培养（皮肤及黏膜糜烂面、血、痰）结果来调整抗生素。

3. 其他　监测和调整血细胞比容、血气和水、电解质及氮平衡。维持水、电解质平衡，保护肝、肾功能，酌情应用抗组胺药、维生素 C、钙剂等。加强护理措施，特别注意肺（吸痰、体位引流等）和眼部。

（1）皮肤损害：红斑、丘疹型损害选用炉甘石洗剂或糖皮质激素霜，糜烂渗液处用 3% 硼酸溶液或 Burow 溶液湿敷，对大疱可抽吸疱液。表皮剥脱创面用水胶体敷料、同种异体皮或猪皮覆盖。坏死皮肤清创应在活动性病变停止后进行。

（2）口腔损害：4% 碳酸氢钠溶液和局麻药（如 2% 普鲁卡因）含漱可减轻疼痛，亦可选用多贝尔漱口液或氯己定漱口液，应注意预防真菌感染。

（3）保护眼睛：每天数次用生理盐水冲洗结膜穹窿，白天交替滴可的松与抗生素眼药水，晚上使用红霉素眼膏以防粘连。

（四）循证治疗步序

EM 的循证治疗步序见表 8-9。

表 8-9　EM 的循证治疗步序

项目	内容	证据强度
一线治疗	抗病毒药物（阿昔洛韦、伐昔洛韦、更昔洛韦）	A
	大环内酯类抗生素治疗肺炎支原体诱导的大部分多形性红斑	C
二线治疗	氨苯砜 / 硫唑嘌呤	C
	沙利度胺 / 来那度胺	B
	碘化钾	C
	口腔 EM	
	外用糖皮质激素	B
	左旋咪唑	B
	系统应用糖皮质激素	D
三线治疗	抗疟药	D
	人免疫球蛋白	D
	α 干扰素	E
	利妥昔单抗	D
	他莫昔芬 / 硫酸锌 / 西咪替丁 / 环孢素	E
	甲泼尼龙冲击治疗	E
	阿普斯特 / 托法替尼	E
	抗肿瘤坏死因子（TNF）药物	E

（五）治疗评价

每日将遮光剂涂于面部和使用含有遮光剂的唇膏，以预防 UVB 诱发的 HSV 感染发作，用抗疱疹药物（如阿昔洛韦）可预防 90% 以上与 HSV 相关病例的复发。

1. 抗病毒药物　Tatnall 等报道阿昔洛韦 400mg，2 次 / 日，持续 6 个月治疗 11 名患者，其中有 7 名患者好转（包括 1 名特发性 EM 患者），2 名患者完全缓解。

2. 环孢素　Willkel 等报道大剂量环孢素 [5～10mg/（kg·d）] 可有效减轻病理检查明确的 EM 的非典型大疱性皮疹，应用环孢素还可减少激素用量。

3. 左旋咪唑　Lozada-Nur 等报道以左旋咪唑 150mg/d，3 天 / 周，治疗 39 名有口腔 EM 患者，其中 31 人有效。其中 18 名患者需加用泼尼松龙 5～30mg/d。

4. 氨苯砜　Schofield 等报道以氨苯砜 100～150mg/d 治疗 9 例本病患者，其中 8 例部分有效或完全有效。硫唑嘌呤 100～150mg/d 用于治疗 11 例其他治疗无效的患者均有效果。不连续治疗者

可有复发。

5. 硫唑嘌呤　Jones 报道 2 例患者接受硫唑嘌呤 100～150mg/d 治疗有效，并且可使激素用量减少。

6. 沙利度胺　Moisson 等报道 2 例复发性 EM 患者以沙利度胺 100～200mg/d 治疗有效。

7. 人免疫球蛋白 / 抗疟药　Scofield 等报道给予患者肌内注射人免疫球蛋白 750mg，1 次 / 月，13 例患者中有 11 例症状减轻。其中 1 例不连续治疗仍可保持症状缓解，而用抗疟药治疗 4 例患者则有 50% 的成功率（药物为羟氯喹及米帕林）。

8. 糖皮质激素　重症型者使用有争议，但如预测观察到有发展成为中毒性表皮坏死松解症的可能，则应用甲泼尼龙冲击治疗，这些观点是矛盾的，因此临床医师应密切观察。Matirez 等报道治疗 1 例复发性 EM 患者（并有严重的溃疡性胃炎、结膜炎及尿道炎），以甲泼尼龙 20mg/（kg·d）连续 3 天治疗有效，但口服泼尼松龙 3mg/（kg·d）治疗无效。静脉用甲泼尼龙使本病的急性发作停止发展，重复使用带来症状缓解。

（六）预后

1. 轻症型 EM　常在 2～3 周内消退，无晚期并发症。大多数病例反复发作，每年复发 1～10 次。平均每 5 个月复发 1 次。少数患者经历了一系列重叠性轻症型 EM 发作，目前称之为"连续性" EM 综合征（"continuous" EM syndrome），为 HSV 相关性轻症型 EM 患者系统性应用糖皮质激素所致。

2. 重症型 EM　病程为 3～6 周，死亡率为 5%～15%，预后取决于病变严重程度（坏死深度、二重感染）。损害愈合后常在黏膜部位遗留瘢痕和狭窄，如尿道、阴道、食管、支气管狭窄。

史 - 约综合征 / 中毒性表皮坏死松解症

史 - 约综合征（Stevens-Johnson syndrome，SJS）/ 中毒性表皮坏死松解症（toxic epidermal necrolysis，TEN）(SJS/TEN)，通常是一种严重的药物反应，药物诱导产生细胞毒性 T 淋巴细胞启动凋亡进程，导致表皮角质细胞损伤，主要触发因素为颗粒溶

素。传统观点认为 SJS/TEN 是 EM 的最严重类型，但现认为 SJS/TEN 与 EM 是不同的疾病。

EM 以典型的靶形皮损为特征，是一种以感染为主的疾病，容易复发但致残率低，而 SJS/TEN 为药物所致，以泛发性水疱和紫癜样斑疹为特征，致残率高，预后差。

Bastuji-Garin 等（1993）提出分类，见图 8-6。① SJS：黏膜糜烂加广泛的暗紫色皮损及表皮剥脱面积＜ 10%；② SJS 与 TEN 的重叠：广泛的暗紫色皮损及表皮剥脱面积在 10% ～ 30%；③ TEN：广泛的暗紫色皮损及表皮剥脱面积＞ 30% 或暗紫色皮损表皮剥脱面积＞ 10% 而不伴任何散在的皮损。

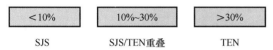

图 8-6　SJS/TEN 病谱：依表皮剥落的面积区别

应按烧伤面积的估算方法，确定皮损和剥脱面积而对 EM 病谱进行分类诊断。具体计算方法：为便于记忆，按体表面积划分为 11 个 9% 的等份，另加 1%，构成 100% 的体表面积。①头颈部=1×9%，即头部占体表 3%，面部占体表 3%，颈部占体表 3%；②躯干=3×9%，即躯干前占体表 13%，躯干后占体表 13%，会阴占体表 1%；③双上肢=2×9%，即双上臂占体表 7%，双前臂占体表 6%，双手占体表 5%；④双下肢=5×9%+1%，即双臀占体表 5%，双大腿占体表 21%，双小腿占体表 13%，双足占体表 7%，成年女性的臀部和双足各占体表 6%；共为 11×9%+1%。儿童头大，下肢小，可按下法计算：头颈部面积=[9+(12- 年龄）]%，双下肢面积=[46-(12- 年龄)]%。此外，不论性别、年龄，患者并指的掌面约占体表面积 1%，此法可辅助九分法，测算小面积烧伤也较便捷

TEN 发病机制见图 8-7。

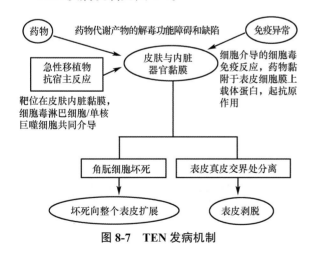

图 8-7　TEN 发病机制

TEN 为广泛的表皮全层剥脱，常与药物的不良反应有关，最常见的药物有别嘌醇、卡马西平、拉莫三嗪、奈韦拉平、昔康类、非甾体抗炎药、苯妥英钠、柳氮磺吡啶、磺胺甲噁唑及含硫抗生素。

亦可为移植物抗宿主病。感染肺炎支原体、人类白细胞相关抗原（HLA）已经证实与一些药物诱发 SJS/TEN 有关，但在不同种族中 HLA 类型有所不同，来自 HLA-B*15：02 高发地区（中国、东南亚）的患者在使用卡马西平前应该给予等位基因检测；对于 HLA-B*15：02 阳性患者，避免选择芳香族抗痉挛药作为卡马西平的替代药物是合乎逻辑的。由于与 SJS 有许多相似之处，TEN 常被认为是该两种疾病病谱中最严重的一种类型。

【临床提要】

1. 前驱症状　患者开始常有发热、咽痛、眼烧灼不适感。1 ～ 3 天后出现皮肤黏膜损害，伴有疼痛、触痛或烧灼感。

2. 皮肤及黏膜

（1）初发皮损：初发为单个边界不清的红色斑疹，中央为黑色的紫癜，或不典型的靶形损害，面部、躯干上部、下颏、胸部、背部，相继对称发疹。较常见的初发皮损为猩红热样红斑。

（2）皮损演变：皮损常在 3 ～ 4 天内，甚至在几小时内广泛发展。色泽在 24 小时内变为暗紫色或青铜色，随后出现大小不等的水疱，继而发展为 TEN。

（3）表皮松解症：尼氏征阳性，在受压部位，表皮全层剥脱，露出暗红色、湿润的真皮。在其他部位，坏死的表皮呈现皱缩外观（图 8-8）。

（4）黏膜损害：85% ～ 95% 有黏膜损害，表现有眼充血、疼痛明显，眼睑常粘连，角膜炎。

3. 全身表现　①系统损害：高热、寒战，脓毒血症和感染性休克。②胃肠道广泛性黏膜糜烂，血清氨基转移酶轻微升高，10% 的患者出现肝炎。③气管和支气管糜烂，肺水肿。④肾小球肾炎。⑤液体的丢失，导致血流动力学改变及肾衰竭，故推荐静脉滴注免疫球蛋白。⑥感染并可致败血症。⑦能量消耗增加，受累体表面积≥ 50% 时，能量消耗达到基础代谢的 2 倍。尿素氮增加、血糖升高及尿糖（图 8-9）。

4. 实验室检测　卡马西平、别嘌呤醇诱发的 SJS/TEN。HLA 等位基因频率监测中国汉族人 HLA-B*1502 阳性者更容易发生对卡马西平导致 SJS/TEN 发生，HLA-B*5801 阳性更易发生对别嘌呤醇的 SJS。

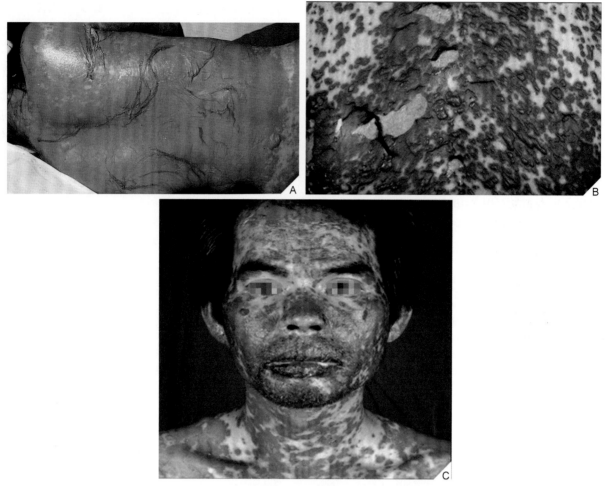

图 8-8　TEN

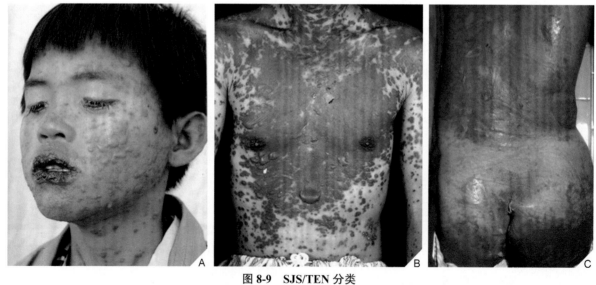

图 8-9　SJS/TEN 分类

A. SJS；B. SJS+TEN 重叠；C. TEN

【治疗处理】

（一）治疗原则

治疗原则：①本症凶险，应积极抢救；②停用可疑药物；③主要原则如烧伤治疗和护理；④严格计算表皮剥脱面积，因为 EM 病谱中，各型疾病治疗方法是不同的；⑤糖皮质激素不应使用，而推荐静脉滴注免疫球蛋白；⑥支持疗法，水、电解质平衡及保护黏膜包括防治眼损害。

SJS/TEN 发病率低，目前仍缺乏大样本的 RCT，因而在治疗方面还有一些争论和尚待解决的问题，目前所提出的治疗措施和循证治疗步序仍只供临床参考，我们不应拘泥于现有的治疗而要不断搜索更新更多的循证证据，同时希望我国临床专家进行更多的临床实践、研究，提供更新的循证证据。

目前 SJS/TEN 的治疗研究较前几年有了很大的进步，有一些可供选择的方法和较好的循证证据。

（二）基本治疗

SJS/TEN 的基本治疗见表 8-10。

表 8-10　SJS/TEN 的基本治疗

靶向治疗	纠正药物代谢异常和解毒缺陷，抗炎，抑制药物诱导的 T 细胞增殖和淋巴细胞因子分泌，通过 Fas 活性抑制 Fas-FasI 相互作用，最终阻止广泛的表皮角质形成细胞凋亡和坏死
全身治疗	按烧伤患者护理和治疗，剥脱部位以凡士林油纱布覆盖，支持疗法，预防继发感染系统使用环孢素、糖皮质激素、IVIg、依那西普
局部治疗	按大面积烧伤暴露疗法 85% ~ 95% 眼、口、鼻、外生殖器、肛门黏膜受累，应予以保护 尤其保护眼，防止失明
治疗步骤	一线治疗：支持疗法，补液，输血或血浆。镇痛，生物工程人工皮肤替代疗法 二线治疗：单用或联合选用环孢素、糖皮质激素、IVIg、生物制剂、血浆置换

（三）治疗措施

1. 按烧伤处理　①应按烧伤急诊处理：停用任何可疑药物，避免皮肤损伤，建立周围静脉通道，输注大分子溶液，将患者置入烧伤病房或 ICU。②严重性的评估：表皮损害的范围，实际分离加水疱和尼氏征阳性的面积，用烧伤表或九分法原则来确定。

2. 支持疗法　注意水、电解质平衡，补液及输全血或血浆。具体需要量以烧伤患者受损面积计算。推荐剂量为 4 ~ 6L/d，包括 1 ~ 2L 大分子溶液。

3. IVIg　0.4g/(kg·d)，连续 4 天，本疗法解决了应用糖皮质激素的困境，是一种十分有前途的治疗方法。

4. 可试用下列方法　①血浆置换法；②环孢素；③环磷酰胺。

5. 抗生素　防治继发感染，用不易致敏的广谱抗生素，但应避免使用可疑药物及化学结构类似的药物，并做细菌培养。

6. 糖皮质激素　一些学者认为全身性糖皮质激素有助于治疗 TEN，但实际上许多病例发生于用糖皮质激素治疗原发病的过程中，提示糖皮质激素不能阻止表皮坏死松解的发生和发展。国外学者三项无对照性回顾性研究发现用糖皮质激素治疗的患者预后更差。在美国一烧伤研究单位，在停用糖皮质激素后，死亡率由 66% 下降至 33%。仅一项研究报道了应用糖皮质激素可显著降低死亡率，一旦发生大面积表皮剥脱，则不同程度使用糖皮质激素。有研究显示糖皮质激素和 IVIg 均没有证据证实可改善 SCORTEN 评分预测的死亡率。总结这些资料提示在 TEN 治疗中应用糖皮质激素的弊多于利，应避免使用。

使用糖皮质激素的参考指征：①判断皮损有向 TEN 发展的倾向时；② TEN 的发生在 24 小时以内，但掌握这一时机较为困难；③如有上述指征，可给予甲泼尼龙 1g，单剂量冲击。

7. 抗组胺类药物　如赛庚啶、去氯羟嗪、酮替芬等。

8. 局部治疗

（1）按烧伤患者隔离病房护理：维持病房环境温度 30 ~ 32℃，减少散热，使用气垫、鼻饲、气雾剂与气管抽吸术。每日记出入量，测体温、脉搏、呼吸。

（2）按大面积烧伤暴露疗法：用灯架烘烤，用无菌针筒抽干疱液，皮疹表面扑撒消毒的单纯扑粉。若有糜烂、渗液可用 2% 硼酸水间断湿敷，用 0.5% 硝酸银、氯己定或涂 1% 雷夫奴尔、锌氧油。

（3）黏膜损害护理，加强口腔、外阴护理。

（4）眼睛损害护理，与眼科医师每日检查眼部，每天用生理盐水冲洗眼睛，抗生素或可的松滴眼液每 2 小时滴眼 1 次，晚上用抗生素或可的松软膏以防粘连，用钝性玻璃棒分离眼睑粘连。

SJS/TEN 药物治疗建议见表 8-11。

表 8-11 SJS/TEN 药物治疗建议

药物	疗效	用药建议
糖皮质激素	国外大部分队列研究证明，糖皮质激素治疗有益于 SJS/TEN。共报道 467 例，降低死亡率，但另有报道 21 例不能降低死亡率	早期足量应用，可控制病情发展。对中重度 SJS/TEN 患者 $1.5 \sim 2mg/(kg \cdot d)$，起始量（泼尼松当量），7 ～ 10 日，病情控制后可逐渐减量
IVIg	国外报道 10 例 SJS/TEN 患者，单用 IVIg，无 1 例死亡，另报道 2105 例患者与糖皮质激素合用，显著降低死亡率，但另报道 64 例接受 IVIg 治疗，不能明显降低死亡率	IVIg 与糖皮质激素联合应用，可降低激素用量。IVIg 推荐剂量 $400mg/(kg \cdot d)$，连用 3 ～ 5 日
环孢素	国外报道单用环孢素治疗 26 例 SJS/TEN 患者，缩短病程，无一例死亡。另有报道用 ScorTEN 评分体系预测死亡率显示，环孢素治疗组死亡率低于糖皮质激素治疗组	推荐环孢素单用剂量 $3 \sim 5mg/(kg \cdot d)$
生物制剂：依那西普	国外学者报道 10 例 SJS/TEN 患者，用依那西普 50mg 治疗，病程缩短为 8.5，用 ScorTEN 评分预测死亡率 50%，而本组 10 例无一例死亡。另有报道 96 例 SIS/TEN 患者，比较依那西普与糖皮质激素的疗效，依那西普表皮修复时间（14 日）短于糖皮质激素组（19 日，$P=0.01$）	推荐尽早单用依那西普，或依那西普与糖皮质激素联用

资料来源：Stevens-Johnson 综合征 / 中毒性表皮坏死松解症诊疗专家共识，中华皮肤科杂志，2021，54（5）：376-381。

（四）循证治疗步序

SJS/TEN 的循证治疗步序见表 8-12。

表 8-12 SJS/TEN 的循证治疗步序

项目	内容	证据强度
一线治疗	支持疗法 / 远离致敏药物 / 转诊至专科医院	D
二线治疗	环孢素 / 系统用皮质类固醇	B，D
	IVIg	D
	抗 TNF-α 疗法	A，E
	沙利度胺	A

（五）治疗评价

1. 环孢素 可为首选。Arevalo 报道对 11 例用环孢素 $3mg/(kg \cdot d)$ 治疗的 TEN 患者，与 6 例既往应用环磷酰胺和糖皮质激素治疗的患者进行了预后比较，结果显示，应用环孢素的患者预后明显改善。应用环孢素治疗的患者上皮化更快、更少合并多器官衰竭，且死亡率更低（11 例中 0 例死亡，对照组 6 例中 3 例死亡）。

2. 糖皮质激素 是治疗 TEN 的传统药物，但对它的使用在欧美国家一直存在争论。一般认为增加了感染、胃肠道出血及水、电解质紊乱的危险，并且延迟创面愈合。相反，另一些报道则提倡早期应用大剂量糖皮质激素，因其可能防止进一步表皮剥脱。然而，当剥脱面积达到全身体表面积 20% 以上时使用糖皮质激素带来的危险将显著超过其益处。目前学者们基本达成共识，一旦发生大面积的皮肤剥脱则不应持续应用糖皮质激素。一些 TEN 治疗效果差与糖皮质激素滥用不无关联。

3. IVIg IVIg 的作用机制是通过封闭诱导凋亡的 Fas 受体（CD95），阻止细胞凋亡的发生。基于 FasL-Fas 介导了 TEN 细胞凋亡，IVIg 中又含有抗 Fas 抗体，IVIg 对于 TEN 迅速有效的抑制作用显然主要来自抗 Fas 抗体；同时其对各种细胞因子释放的调节及强有力的抗感染能力，对于表皮广泛剥脱的 TEN 患者也至关重要。在一项开放、非对照试验中单纯用 IVIg 治疗 10 例 TEN 患者（$0.2 \sim 0.75g/kg$，连续用 4 天），结果皮肤坏死松解均于 24 ～ 48 小时内被迅速阻断；Stella 等用 IVIg 治疗 9 例 TEN，平均 4.8 天皮损停止进一步松解，12 天创面完全愈合；而 Paquet 等也报道了 1 例 TEN，用 IVIg 0.75g/kg 治疗，连用 5 天，水疱于 3 天内消退，红斑 1 周内消失。

另一项研究，10 例 TEN 患者，根据疾病严重程度计分，预测病死率为 35%，但经 IVIg 0.4g/（kg·d），连续治疗 5 天，90% 患者存活，10% 患者死亡，远远低于预测死亡数。9 例患者在应用 IVIg 后，迅速显示出显著的疗效。该作者认为 IVIg 可以作为严重威胁生命的 TEN 患者的首选治疗。

4. 按照烧伤原则治疗　此类患者通常被收入"烧伤中心或重症监护室"。按烧伤患者进行护理和隔离病房护理，防止感染是成功的关键。

5. 其他　支持疗法：保持水盐代谢平衡，足够量补液，是抢救的重要方面。保护眼睛：是减少死亡、伤残的举措，但有报道仅接受支持护理治疗的患儿发病率和死亡率较高。

（六）预后

1. 病程　大部分皮肤的表皮在 2 ～ 3 周内可再生，总的住院时间通常为 3 ～ 4 周。

2. 皮损愈合　愈后可有色素沉着，但色素会逐渐减退，可持续 10 年以上。指（趾）甲常脱落，可再生形成异常的甲甚至无甲。黏膜糜烂有时可在表皮愈合后仍持续数月，并可留下萎缩性瘢痕，类似于瘢痕性类天疱疮或扁平苔藓，其导致的食管狭窄、包皮和阴道的粘连常需要外科治疗。

3. 眼睛的预后　较差，20% ～ 40% 的生存者有眼睛受累。少数患者由于泪管阻塞可出现泪眼，但大多数患者的表现类似于 sjogren 综合征，有睫毛、睑上皮增生，伴鳞状化生、结膜和角膜新生血管形成，引起一种 TEN 眼综合征，这些损害可引起畏光、灼痛、视力下降甚至失明。

4. 死亡率　本病的死亡率为 5% ～ 50%（一般为 15% ～ 25%），老年、广泛性皮损、中性粒细胞减少、肾功能受损是预后不良征象。肾衰竭是引起死亡的重要并发症，其由败血症（铜绿假单胞菌、金黄色葡萄球菌、革兰氏阴性菌和白色念珠菌感染）、胃肠道出血、肺炎，以及水、电解质紊乱所致。

5. 其他　检测 HLA-B·15：02、HLA-B5801，预防卡马西平、别嘌呤醇诱发的 SJS/TEN。

结节性红斑

结节性红斑（erythema nodosum，EN）是发生于皮下脂肪的炎性疾病，组织病理为间隔性脂膜炎。病因常与感染（结核杆菌、布鲁氏菌病）、结节病、白塞病、药物、肠病、恶性肿瘤、妊娠有关，亦可为麻风反应性结节性红斑（其为血管炎型、免疫复合物型变态反应）。

【临床提要】

结节性红斑多数发生于 20 ～ 45 岁，男：女为 3：6。

1. 前驱症状　发疹前 7 ～ 14 天，可有呼吸道感染。发疹前常有发热（38 ～ 39℃）、全身不适和肌肉关节痛。

2. 关节痛　晨僵，膝关节受累常见，症状可持续数周。

3. 皮肤损害　基本损害为红色结节（图 8-10），直径 1 ～ 5mm，稍高出皮面，表面光亮，数目为 2 ～ 50 个或更多，好发于小腿伸侧胫前、膝关节或踝关节周围，对称分布，不发生溃疡。经 3 ～ 6 周消退，结节疼痛和局部温度升高，第 2 周变为淡紫色、青紫色、黄色和淡青色。留下青肿，小腿疼痛和踝肿胀可持续数周。

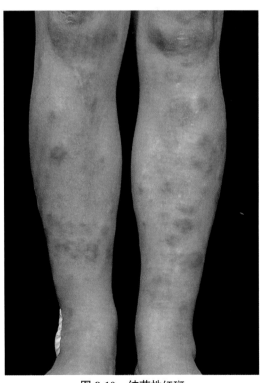

图 8-10　结节性红斑

Chapter 8

4. 实验室检查 红细胞沉降率、α-球蛋白、抗链球菌溶血素"O"滴度升高。由肉样瘤病所致者，偶尔结核菌素试验及念珠菌抗原试验强阳性。组织病理为间隔性脂膜炎。早期血管周围有中性粒细胞，晚期主要为淋巴细胞和组织细胞，最后发展为纤维化。

5. 鉴别 本病需与硬红斑、结节性血管炎相鉴别，前两者为脂肪小叶性脂膜炎，伴血管炎。

【治疗处理】

（一）治疗原则

结节性红斑是一种反应性过程，因此要寻找和治疗潜在疾病，如链球菌感染、结核分枝杆菌、耶尔森菌、沙门菌或志贺菌的肠道感染，系统性真菌感染（球孢子菌病、组织胞浆菌病、孢子丝菌病和芽生菌病）应该考虑。弓形体病与该病有潜在的联系。其他非感染性原因包括肉瘤样病、血液恶性肿瘤、妊娠和药物（包括口服避孕药）。治疗应按脂膜炎处理，休息，患肢抬高及抗炎治疗。

（二）基本治疗

结节性红斑的基本治疗见表 8-13。

表 8-13　结节性红斑的基本治疗

靶向治疗	消除和减少免疫复合物的沉积，阻止生物大分子通过血管壁弥散所造成的血管壁的急性损伤，消除炎性脂膜的病理变化
监测、处理潜在疾病	链球菌、结核分枝杆菌、真菌感染，肉样瘤，血液恶性肿瘤
方法选择	去除病因，减轻炎症，改善微循环，抑制免疫反应
系统治疗	非甾体抗炎药、碘化钾、糖皮质激素、抗疟药、秋水仙碱 萘普生、吲哚美辛、氨苯砜、吗替麦考酚酯、环孢素
生物制剂	依那西普、阿达木单抗、英夫利昔单抗
中医药	清热解毒，活血化瘀，改善微循环

（三）治疗措施

1. 一般治疗 卧床休息相当重要，急性发作期应减少活动，以缩短病程，给予弹性绷带包扎或弹性袜压迫皮损。

2. 病因治疗 感染可选用抗生素治疗。

3. 非甾体抗炎药 布洛芬 200mg，每日 3 次；吲哚美辛 25mg，每日 3 次；阿司匹林 0.6g，每日 3 ~ 4 次。

4. 碘化钾 10% 碘化钾溶液 10ml，每日 3 次，2 ~ 4 周。若为片剂，则每日 3 次，每次 300mg。但要注意使用碘化钾可诱发甲状腺功能减退，症状一旦得到控制，可逐渐减量。

5. 抑制免疫反应 羟氯喹 200mg，每日 2 次，羟氯喹具有免疫和抗炎作用，以及抗体生成抑制及抗氧化剂活性；或应用秋水仙碱，该药可抑制中性粒细胞趋化，抑制中性粒细胞释放前列腺素和白三烯，抑制局部细胞产生白三烯。

6. 糖皮质激素 严重者可试用泼尼松，30 ~ 40mg/d。

7. 中医药 宜清热解毒，活血化瘀，改善微循环。方选解毒活血汤（红花 10g、生地 12g、丹皮 10g、赤芍 10g、当归 10g、桃仁 10g、红花 10g、甘草 6g）、桃红四物汤加味（当归、赤芍、桃仁、红花各 10g，生地 15g，川芎 6g，牛膝、防己、车前子各 10g）。

（四）循证治疗步序

结节性红斑的循证治疗步序见表 8-14。

表 8-14　结节性红斑的循证治疗步序

项目	内容	证据强度
一线治疗	非甾体抗炎药	E
	碘化钾	B
二线治疗	秋水仙碱	D
	羟氯喹 / 泼尼松	E
三线治疗	氨苯砜 / 四环素 / 红霉素	E
	吗替麦考酚酯	E
	依那西普 / 阿达木单抗 / 英夫利昔单抗	E
		E
	预防性使用青霉素	
	维生素 B_{12}（若水平低）	E

（五）治疗评价

患者系统使用糖皮质激素能使病情迅速缓解。对于慢性结节性红斑，应用饱和碘化钾溶液（SSKI）

也有效。对于难治性病例，可试用抗疟药或秋水仙碱。

1. 吲哚美辛　Ubogg 等报道 3 例患者并发链球菌性咽炎，红霉素、青霉素、阿司匹林治疗失败之后，以吲哚美辛 25mg 口服，3 次 / 日，持续用 2 周可获得极好的效果。

2. 碘化钾　Hario 等报道用碘化钾治疗 16 例患者，其中 12 例患者在几天内即有症状的改善，并在 10 ～ 14 天内完全缓解。6 例患者在 1 ～ 12 个月后复发，但重复相同剂量的治疗又得以缓解。那些疗效不好的患者，大部分是在症状出现 2 ～ 14 个月之后才接受治疗，提示在本病发病的早期治疗效果好。对于 C 反应蛋白阳性患者、高热及关节痛患者，本治疗均有较好的疗效。

Schultz 等报道用碘化钾治疗 28 例本病患者，其中 20 例在 48 小时内便有症状改善，并在 2 周内症状消除。用法为 300 ～ 900mg/d。

3. 秋水仙碱　Deconinck 等报道以秋水仙碱治疗 5 例本病女性患者，剂量为 2mg/d，用 3 天，随后调整为 1mg/d，持续 2 ～ 4 周。患者在 72 小时内症状改善，且停用秋水仙碱没有复发报道。

4. 生物制剂　4 例患克罗恩病的儿童中，有 1 例合并对多种治疗抵抗的结节性红斑，给予患儿英夫利昔单抗 5mg/kg 进行治疗，皮疹消退。有报道 1 例结节性红斑患者接受依那西普治疗，每周 2 次，每次 25mg 皮下注射，治疗 4 个月后皮疹消失。另一例结节性红斑患者用阿达木单抗治疗，每 2 周 1 次，每次 40mg 皮下注射。随访 7 个月，皮疹消失。

（六）预后

结节性红斑的预后通常是好的。发作期为 3 ～ 6 周，可有复发，特别是有潜在性疾病或感染存在时。慢性病变也可能暗示其他诊断，如结节性血管炎。

结节性血管炎

结节性血管炎（nodular vasculitis）主要累及中、青年女性小腿，特征为出现微痛性皮下结节和斑块，可有溃疡，真皮深层和脂肪组织的血管及淋巴管有不同程度的受累。在临床和组织学上，结节性血管炎与硬红斑（Bazin 型，属血源性皮肤结核病）相同。这两种疾病的不同点仅在于 Bazin 硬红斑中有结核杆菌作为促发因素，而结节性血管炎被认为是一种血管炎，称为 Whitfield 硬红斑。

本病的病因未明，可能涉及下述因素：①感染；②血管壁损伤；③细胞免疫；④寒冷；⑤淋巴管阻塞。

【临床提要】

1. 基本损害　皮损为大小不等的皮下结节或斑块，分布不对称，触诊时易发现。结节一般发展较慢，常有触痛。

2. 皮损特征　主要见于 30 ～ 60 岁女性，男性也可受累。皮损好发于小腿后外侧，也可发生于大腿和前臂。部分患者 γ- 球蛋白水平升高，红细胞沉降率、抗链球菌溶血素 "O" 滴度可升高。

3. 组织病理　为血管性小叶性脂膜炎，伴有间隔性脂膜炎。

【治疗处理】

（一）治疗原则

消除致病因素，如感染、寒冷、淋巴管阻塞、血管壁损伤及免疫功能紊乱，应予以抗炎对症治疗，必要时系统使用糖皮质激素。

（二）基本治疗

结节性血管炎的基本治疗见表 8-15。

表 8-15　结节性血管炎的基本治疗

靶向治疗	抑制真皮及脂肪组织中血管周围免疫复合物沉积，减少脂肪小叶，减轻脂肪间隔炎症、血管壁损伤、脂肪坏死和肉芽肿性反应
病因治疗	抗感染、抗结核及 Bazin 硬红斑等潜在炎症，调节免疫功能，阻断免疫反应，抑制炎症
系统治疗	非甾体抗炎药、糖皮质激素、秋水仙碱、碘化钾、四环素、金制剂、氯喹、吲哚美辛、IVIg、麦考酚酯、生物制剂
中医药	清热解毒，活血化瘀，改善微循环

（三）治疗措施

无特殊治疗。抬高小腿、轻揉按摩皮下组织以消除水肿，保持温暖。弹性绷带有一定帮助，但不能完全阻止新损害的发生。有结核感染者，抗结核治疗有效。碘化钾 900mg/d，可获良效。秋水仙碱、抗疟药、非甾体抗炎药、糖皮质激素均可选用。纤溶治疗对某些病例有效。

（四）循证治疗步序

结节性血管炎的循证治疗步序见表 8-16。

表 8-16　结节性血管炎的循证治疗步序

项目	内容	证据强度
一线治疗	碘化钾	D
	治疗潜在的结核病	B
二线治疗	非甾体抗炎药 / 抗疟药	E
	秋水仙碱 / 甲氨蝶呤	E
三线治疗	吗替麦考酚酯	E

（五）治疗评价

1. 碘化钾　Horio 等报道，11 例此病患者使用碘化钾治疗（300mg，每天 3 次，每周用 3 天），在 2 周内，有 7 例患者病情缓解。Schultz 等报道，17 例患者中有 16 例使用碘化钾治疗有效，症状通常在 2 天内得到缓解。平均的耐受治疗期为 3 周。

2. 秋水仙碱　Lotti 等报道，口服秋水仙碱，0.6mg，每日 2 次，通过阻止中性粒细胞的趋化性，可有助于治疗此病的慢性形式。

3. 金制剂　Shaffer 等报道，1 例患者使用金制剂治疗（3mg，每日 2 次），3 周后，病情改善。

（六）预后

不发生溃疡的损害在 2 ～ 6 周内可愈合或留下纤维化结节，缓慢消退。溃疡（梗死的结果）为无痛性，持续 3 ～ 6 周后迅速愈合。几乎不留下萎缩和瘢痕，可留下凹陷，需数月恢复正常。间歇发作持续数月或数年，可部分或完全缓解。

嗜中性皮肤病

嗜中性皮肤病（neutrophilic dermatoses）的组织学和临床特点：①中性粒细胞浸润；②特殊染色和培养未发现微生物；③系统性糖皮质激素治疗可改善临床症状。

嗜中性皮肤病包括下列疾病：①急性发热性嗜中性皮肤病；② Sweet 样嗜中性皮肤病；③肠道相关性疾病 - 关节炎综合征；④类风湿性嗜中性皮炎；⑤坏疽性脓皮病；⑥面部肉芽肿。

急性发热性嗜中性皮肤病

急性发热性嗜中性皮肤病（acute febrile neutrophilic dermatosis）又称 Sweet 综合征（Sweet syndrome），可分为四类：①经典型，多与上呼吸道或胃肠道感染、炎症性肠病及妊娠有关；②肿瘤型，有恶性肿瘤或副肿瘤；③药物型，常见于使用过抗菌药物（如米诺环素、呋喃妥因或甲氧苄啶、磺胺甲噁唑等），以及抗癫痫药、抗高血压药、口服避孕药等的患者；④妊娠型，妊娠前 3 个月或中间 3 个月，可自然缓解，以后妊娠可复发。

【临床提要】

1. 发病特征　①触痛性红色丘疹和斑块（图 8-11）；②皮肤非血管性嗜中性炎症；③发热；④外周血中性粒细胞增多。

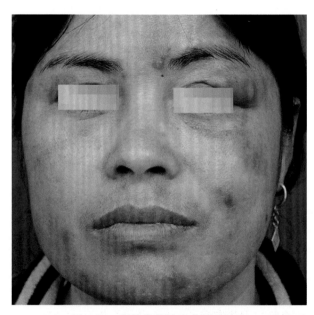

图 8-11　急性发热性嗜中性皮肤病

2. 皮肤损害　早期常为红斑丘疹，很快增大形成斑块，表面呈乳头状或颗粒状，似假性水疱，亦可有水疱或脓疱。皮损有疼痛和触痛。损害最常见于上肢、头颈。

3. 皮肤外损害　①发热或流感样症状；②肌痛、关节痛；③眼结膜炎、巩膜外层炎。

4. **恶性肿瘤**　20% 出现恶性肿瘤，常见为急性白血病。

5. **实验室检查**　外周血中性粒细胞增多。组织病理示中性粒细胞呈一带状分布在整个真皮乳突，伴核尘。

6. **鉴别诊断**　①多形红斑；②持久性；③结节性红斑。

【治疗处理】

（一）治疗原则

1. **依据病因进行治疗**　伴有肿瘤者随肿瘤切除而自发改善，药物所致者停药后好转，感染或妊娠所致者经相应处理，本病症状可消退。

2. **系统应用糖皮质激素**

（二）基本治疗

急性发热性嗜中性皮肤病的基本治疗见表8-17。

表 8-17　急性发热性嗜中性皮肤病的基本治疗

分类	治疗方法
靶向治疗	阻断变态反应及免疫复合物和补体的沉积，缓解白细胞介素-8趋化因子吸引嗜中性粒细胞浸润
病因治疗	针对病因（感染、妊娠、肿瘤或副肿瘤，使用致敏药物）处理
症状治疗	皮肤及皮肤外症状，首选糖皮质激素，酌情选择其他药物如非甾体抗炎药、碘化钾、多西环素、氨苯砜、氯法齐明、环孢素、秋水仙碱
复发治疗	病因未消除或继续暴露，或停药较快，恶性肿瘤复发

（三）治疗措施

1. **糖皮质激素**　泼尼松每日 0.5 ～ 1mg/kg，反应良好，皮肤病变可于 3 ～ 5 天内消退，持续 4 ～ 6 周内减至 10mg/d。对于一些易复发的患者，剂量为 10 ～ 30mg/d，或 10 ～ 30mg，隔日 1 次，持续 2 ～ 3 个月，可以控制病情。另外，冲击治疗已经被成功用于一些难治 Sweet 综合征中。有报告促肾上腺皮质激素能成功治疗 Sweet 综合征。

2. **氨苯砜**　单独使用（100 ～ 200mg/d），或与糖皮质激素联合使用。

3. **碘化钾**　900mg/d，分 3 次口服，可有效治疗皮肤及皮肤外病变。

4. **秋水仙碱**　1.5mg/d，分 3 次口服，对部分病例有效。胃肠道反应是常见的。

5. **非甾体抗炎药**　如阿司匹林、吲哚美辛、萘普生、舒林酸等，可作为辅助用药。

6. **氯法齐明**　开始剂量为 200mg/d，连续 4 周，随后 4 周内，剂量减为 100mg/d。氯法齐明能刺激吞噬细胞功能，并且能增强中性粒细胞吞噬能力。常见不良反应为腹痛、恶心、呕吐和腹泻。用药 10 周后，患者出现色素沉着。

7. **环孢素**　对一些 Sweet 综合征有效，可作为治疗的二线用药。

8. **局部治疗**　局部外用强效糖皮质激素如 0.05% 氟轻松醋酸酯霜剂，能使一些药物所致的急性发热性嗜中性皮肤病皮损迅速消退。有报告显示，皮损内注射糖皮质激素，如曲安西龙初始浓度为 3.0mg/ml，能使局部皮损消退。

（四）循证治疗步序

急性发热性嗜中性皮肤病的循证治疗步序见表8-18。

表 8-18　急性发热性嗜中性皮肤病的循证治疗步序

项目	内容	证据强度
一线治疗	口服糖皮质激素 / 外用和皮损内注射糖皮质激素	C
二线治疗	碘化钾 / 秋水仙碱 / 吲哚美辛	C
	静脉注射糖皮质激素	D
	氨苯砜 / 氯法齐明	D
	多西环素 / 甲硝唑	E
三线治疗	环孢素 / 干扰素 / 环磷酰胺	C
	苯丁酸氮芥 / 阿维 A 酯 / 沙利度胺	E
	阿那白滞素 / 依那西普	E
	静脉注射丙种球蛋白	E
	磺胺吡啶 / 硫唑嘌呤 / 阿扎胞苷 / 来那度胺	E
	利妥昔单抗 / 阿达木单抗 / 英夫利昔单抗 / 鲁索利替尼	E
	粒细胞和单核细胞吸附单采（GCAP）	E

（五）治疗评价

1. 糖皮质激素 为首选药物，可使 Sweet 综合征症状迅速好转。

2. 碘化钾 300mg，每日 3 次口服，发热等症状常在用药后 24～48 小时内消退，而皮损可在 3～5 天内消失。Myatt 等报道 6 例患者口服碘化钾（120～180mg，分 3 次口服）治疗有效（其中有 2 例联合使用泼尼松龙，有 3 例联合对用皮质激素）。Hokio 等报道，6 例患者口服碘化钾900mg，每日 4 次，皮损迅速消退。

3. 秋水仙碱 用量为 0.5mg，每日 3 次，对90% 的患者有效，在 24～72 小时内可退热，2～5 天内皮损消退，2～4 天内关节痛缓解，8～14 天内白细胞数降至正常，停药后一般不复发。Maillard 等报道 20 例患者使用秋水仙碱（1～1.5mg/d）15 天，反应良好，未见复发。

4. 吲哚美辛 150mg/d，口服 1 周，以后改为100mg/d，口服 2 周，用药后 48 小时内发热和关节痛显著减轻，7～14 天皮疹消退。Jeanfils 等报道，18 例患者使用吲哚美辛治疗（第 1 周 150mg，口服，每日 4 次；第 2、3 周 100mg，口服，每日 4 次），在 48 小时内有 17 例起效且无复发，2 例患者有胃肠反应。

5. 雷公藤 / 丹参 口服雷公藤多苷片 2 片，每日 3～4 次，多数患者在 3～4 天内皮疹可大部分消退，1 周后全部消失；复方丹参片口服及复方丹参注射液静脉滴注也有一定效果。

6. 其他药物 有氨苯砜、硫唑嘌呤、苯丁酸氮芥、环磷酰胺、甲氨蝶呤、阿维 A 酯、干扰素、己酮可可碱、达那唑等，但都不作为首选。

（六）预后

1. 病程 有些特发性急性发热性嗜中性皮肤病患者不经治疗，皮损于 5～12 周消退，愈后不留瘢痕。

2. 肿瘤型急性发热性嗜中性皮肤病 伴随肿瘤的切除，Sweet 综合征的症状缓解。

3. 药物型急性发热性嗜中性皮肤病 相关药物一经停用，症状可自发地改善。

4. 复发型 约 30% 的患者会复发，常见于伴癌症的患者，症状的出现常是肿瘤复发的表现。

坏疽性脓皮病

坏疽性脓皮病（pyoderma gangrenosum，PG）是一种慢性复发性溃疡性皮肤病，可能为自身免疫性疾病。伴发溃疡性结肠炎的患者，其皮肤和肠道中可能存在交叉抗原，病变的结肠可释放抗原或毒素，造成皮肤病变。

坏疽性脓皮病发病机制见图 8-12。

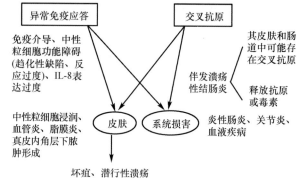

图 8-12 坏疽性脓皮病发病机制

【临床提要】

1. 发病特征 可于任何年龄发病，以 20～49 岁为最多，女性更易罹患。此病可发生于任何部位，最常见的是下肢胫前区。

2. 皮肤损害

（1）多发性损害：初起为丘疹、水疱、脓疱，周围皮肤发硬，皮损中央部坏死。边缘呈青紫色，其周围则为潮红区。皮损伴疼痛和压痛。

（2）溃疡：典型皮损是边缘不清楚，但整齐并呈潜行破坏，基底有脓性分泌物的溃疡，周围绕以红晕（图 8-13）。边缘不断向四周扩大，有时可

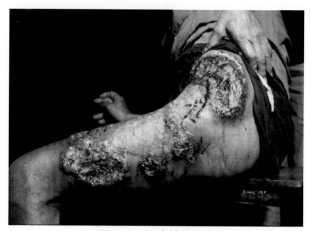

图 8-13 坏疽性脓皮病

在 24 小时内向外扩展 1 ～ 2cm，大者可达 20 ～ 30cm 或更大。溃疡可深可浅，深者可露出肌腱和肌肉。本病可呈慢性也可迅速进展，局部疼痛较显著。

3. 临床分型　①溃疡型，是本病的典型表现；②脓疱型，脓疱并不发展成溃疡，在正常皮肤上出现疼痛性脓疱，边缘伴炎症性红晕；③大疱型，为浅表的大疱，可发展为糜烂或浅表溃疡，边缘常有红晕；④增殖型（浅表性），溃疡较浅表，边缘无潜行性，也不大，呈紫色，基底无脓性，疼痛较轻，常单个存在。

4. 相关疾病　常见的有炎性肠病、关节炎和淋巴增殖性疾病。

5. 组织病理　溃疡底部取材，有坏死、脓肿形成，中性粒细胞浸润；溃疡边缘处取材，有淋巴细胞性血管炎、白细胞碎裂性血管炎。溃疡基底有化脓性皮炎和脂膜炎变化，退行期有肉芽肿

形成和纤维化。

6. 鉴别诊断　本病需与深部真菌病、结核、非典型分枝杆菌感染及晚期梅毒所致的溃疡相鉴别。

【治疗处理】

（一）治疗原则

（1）坏疽性脓皮病是一种病因未明的皮肤溃疡。诊断明确，常需与一些疾病相鉴别。

（2）全面检查和治疗潜在疾病，50% 有伴发病，如骨髓瘤、白血病、淋巴瘤、类癌、溃疡性结肠炎、类风湿关节炎等。

（3）用糖皮质激素控制急性病情，用抗生素控制继发感染。

（二）基本治疗

坏疽性脓皮病的基本治疗见表 8-19。

表 8-19　坏疽性脓皮病的基本治疗

靶向治疗	调节各种免疫异常，抑制免疫反应、化脓性皮炎和脂膜炎症发生，阻止溃疡形成和发展，改善临床症状
局部治疗	水疗及湿敷或池浴；外用抗菌制剂；抬高患肢；外用糖皮质激素、他克莫司，皮损内注射去炎松；1% ～ 2% 色甘酸钠溶液湿敷
系统治疗	泼尼松、甲泼尼龙冲击、免疫抑制剂（硫唑嘌呤、环磷酰胺、苯丁酸氮芥、环孢素、他克莫司、吗替麦考酚酯）、氨苯砜、沙利度胺、抗菌药物（氯法齐明、柳氮磺吡啶、米诺环素、利福平）、免疫球蛋白静脉滴注、生物制剂（英夫利昔单抗）
其他	高压氧，疾病控制后行外科整形，自体或同种异体表皮移植
治疗相关性疾病	恶性疾病、炎性肠炎、类风湿关节炎、白血病、骨髓瘤

（三）治疗措施

1. 局部处理

（1）多种方法：可给予湿敷，如生理盐水、乙酸铝及 0.25% 乙酸、外用抗菌制剂（20% 过氧苯甲酰或磺胺嘧啶银），休息并抬高患肢也有助于溃疡愈合。表面涂 4% 色甘酸钠或他克莫司。糖皮质激素可外用、皮损内注射（从溃疡边缘及基底部多部位注射），在溃疡形成之前皮损内注射可延缓疾病进展。

（2）高压氧：已成功治疗许多患者，它的显著作用是迅速缓解疼痛。

2. 系统治疗

（1）糖皮质激素：若局部处理不能阻止疾

病进展则考虑全身给予。初始剂量为泼尼松 60 ～ 120mg/d，单剂量口服。当溃疡不再扩大，并有肉芽组织形成，周围红斑消退时，泼尼松用量可开始减少。为了减少糖皮质激素的不良反应，可冲击治疗，给予甲泼尼龙 1g+5% 右旋糖酐 150ml 静脉注射，连用 3 ～ 5 天，疗程结束后即给予泼尼松 40 ～ 60mg/d，治疗时应密切监测患者电解质、血钙、血糖及心电图变化，必要时还可重复 1 个疗程。

（2）氨苯砜：G6PD 正常者还可给予氨苯砜，25 ～ 50mg/d，2 ～ 3 周后可增至 100 ～ 200mg/d，氨苯砜具有抗炎作用，特别是抗无菌性炎症，抑制中性粒细胞迁移，抑制抗体对中性粒细胞的趋化作用。

（3）沙利度胺：又称反应停，400mg/d，1周后减至200mg/d。沙利度胺具有多种抗炎和免疫调节作用，可抑制肿瘤坏死因子α的合成。

（4）免疫抑制剂：重症时硫唑嘌呤与糖皮质激素合用可减少患者激素用量，减轻不良反应。此外，还可选用环磷酰胺、苯丁酸氮芥（4mg/d，控制后2mg/d）及环孢素。环孢素的剂量一般为5～6mg/（kg·d），疗效较确切，但减量过程易复发。

（5）碘化钾、赛庚啶亦可选用。

（6）抗菌药物：抗生素通常单用无效，仅防止继发感染，但氯法齐明（1.0～4.0g，每日4次）、柳氮磺吡啶（0.5～2g，每日4次）、米诺环素及利福平治疗坏疽性脓皮病亦被认为有效。氯法齐明可能是对中性粒细胞起作用。

（7）血浆置换/静脉内注射人免疫球蛋白：用于经常规治疗失败的病例。

（8）治疗相关疾病：可能是系统性疾病的表现，须同时治疗伴发病或潜在疾病。

3. 外科治疗　同种异体表皮移植或自体表皮移植。疾病控制后，可立即进行。部位面积小，未见多价变态反应的报道，可能是因为患者已处于充分的免疫抑制状态。

（四）循证治疗步序

坏疽性脓皮病的循证治疗步序见表8-20。

表8-20　坏疽性脓皮病的循证治疗步序

项目	内容	证据强度
一线治疗	外用他克莫司/糖皮质激素	C
	口服氨苯砜/四环素类抗生素	D
	皮损内注射糖皮质激素	D
	尼古丁/色甘酸钠/柳氮磺吡啶	D
	局部外用吡美莫司/有针对性的抗生素治疗	E
二线治疗	环孢素/系统应用糖皮质激素（病情严重，可以作为一线治疗）	B
三线治疗	英夫利西单抗	A
	其他TNF-α拮抗剂	C
	血浆置换	E
	干细胞移植	D
	静脉滴注人免疫球蛋白	C
	皮损内注射环孢素/局部氮芥（二氯甲基二乙胺）	E
	他克莫司（FK506）/硫唑嘌呤或巯基嘌呤/烷化剂（环磷酰胺、苯丁酸氮芥）	D
	秋水仙碱/萨利多胺/吗替麦考酚酯	D
	碘化钾/贝卡普勒明/甲氨蝶呤/异维A酸	E
	粒细胞巨噬细胞刺激因子（也有报道称引起坏疽性脓皮病）/重组人表皮生长因子	E
	外用血小板衍生生长因子/富含血小板血浆/富含血小板纤维蛋白	E
	氯法齐明/高压氧/阿那白滞素	D
	咪喹莫特/克拉屈滨/人羊膜/绒毛膜	E
	外用苯妥英钠	D
	外科手术清创、缝合、移植或皮瓣/Er：YAG激光	E
	雷迪帕韦/索菲布韦/活化蛋白C	E
	硼替佐米/5-氨基水杨酸/阿普斯特/依托泊苷/地西他滨/医用大麻	E
	JAK抑制剂（鲁索利替尼、托法替尼）	D
	冷冻保存的人胎盘膜移植物/真空密封＋载氧流体	E
	外用噻吗洛尔/氨苯砜/角蛋白凝胶	E
	乌司奴单抗/维西珠单抗/卡那奴单抗/托珠单抗/替拉珠单抗	E

（五）治疗评价

1. 糖皮质激素　早期可阻止病情发展。Holt 等报道以糖皮质激素治疗 15 例患者，12 例有效，用药剂量至 100mg/d 时，症状可缓解。Johnson 等报道，静脉应用甲泼尼龙 1g/d，持续 5 天治疗 3 例患者，疗效迅速。

2. 糖皮质激素 + 免疫抑制剂　使用类固醇药物不能迅速缓解病情时，需加用免疫抑制剂。Zonana-Nacach 等报道，以静脉环磷酰胺冲击合并口服糖皮质激素治疗 2 例患者，环磷酰胺剂量为 500mg/m^2。第 1 例患者在 5 周内接受 3 次冲击治疗，另一例则在 14 周内接受 7 次冲击治疗。两位患者随后口服环磷酰胺 100mg/d，症状都得到持续缓解。

Burruss 等报道，以苯丁酸氮芥单独或合并全身系统性应用糖皮质激素成功治疗 6 例本病患者，剂量为 2 ～ 4mg/d。

3. IVIg　第 1 个月 IVIg 0.4g/（kg·d），连用 5 天，与泼尼松 60mg/d、环磷酰胺 6mg/（kg·d）合用；治疗 2 个月以后，改为每月 IVIg 1.0g/（kg·d）连用 2 天；当疾病控制后，泼尼松和环磷酰胺停药，随访 8 个月，疾病未复发。

4. 环孢素 / 他克莫司　85% 用环孢素治疗有显著的疗效，包括许多对糖皮质激素和免疫抑制剂治疗无效的病例，严重者应首选。Elgart 等报道 7 例本病患者接受环孢素治疗，全部患者病情好转，4 例痊愈。他克莫司（FK-506）和吗替麦考酚酯可有同样效果。

5. 环磷酰胺　Newell 等报道以环磷酰胺 150mg/d 治疗 1 例非常顽固的本病患者，14 日后症状好转，109 天后基本痊愈。

6. 秋水仙碱　Lugassy 等报道以秋水仙碱治疗 3 例伴有家族性地中海热患者有效，治疗开始剂量为 2mg/d，并以 1mg/d 作为维持治疗。

7. 其他抗炎药物　①氯法齐明：Michaelsson 等利用氯法齐明能增强中性粒细胞吞噬的作用治疗本病，被观察的 8 例患者在几天内就有明显疗效。剂量为 300 ～ 400mg/d。Thomsen 等报道，10 例接受氯法齐明治疗的患者中，在 2 ～ 5 个月内有 7 例痊愈。治疗剂量为 100mg，3 次 / 日。②米诺环素：Berth Jones 等报道 7 例本病患者接受米诺环素治疗，剂量为 100mg，2 次 / 日，或 200mg，2 次 / 日，几天后可见症状改善。③柳氮磺吡啶：Perry 等报道以柳氮磺吡啶治疗 7 例伴有结肠炎的本病患者（剂量为 0.5g，每 3 小时 1 次）有效。有学者认为该药对于伴有肠道感染的患者特别有效，对于无肠道症状者也有效。起始剂量为 0.5 ～ 2g，4 次 / 日，剂量到达上限后常减量做维持治疗。

8. 英夫利昔单抗　一项包含 30 例患者的安慰剂对照临床试验，经过 2 周分别注射英夫利昔单抗 5mg/kg 或安慰剂，29 例接受英夫利昔单抗治疗的患者中有 20 例有效。

9. 外科治疗　外科切除病变的肠道可以使病情完全缓解。

（六）预后

治疗相关疾病，对本病预后有重要意义。病程经过可急可缓，急剧者皮肤溃疡在数日内迅速扩大，轻者溃疡经数周至数月逐渐发展。

（王建琴　叶巧园　吴　江　叶　萍
梁远飞　孙澍彬　马泽粦）

第九章
药 物 反 应

概　　述

药物不良反应（adverse drug reaction，ADR）是指不符合用药目的，并为患者带来不适或痛苦的有害反应。

药物不良反应分类：国家药品监督管理局及国家卫生健康委员会对药品不良反应的定义为"主要是指合格药品在正常用法用量下出现的与用药目的无关的或意外的有害反应"。

第一节　药物性皮炎

药物性皮炎（dermatitis medicamentosa）也可称为药疹（drug eruption），是指药物通过口服、注射、吸入和外用途径进入机体后所引起的皮肤和黏膜反应，其为药物的最常见副作用。常引起本病的药物：①解热镇痛剂；②磺胺类；③安眠镇静药；④抗生素类。近年来，中药引起药疹亦不少见。大多数药物的不良反应发生率极低（0.1%），但是，有些常用药物（如半合成青霉素和磺胺甲噁唑/甲氧苄啶）的不良反应发生率却很高（3%～5%）；⑤砷剂，可引起九日红斑（ninth-day erythema），又称米利安氏红斑，是过去治疗梅毒患者注射肿凡纳明（又称606）或新肿凡纳明（又称914）在九日后出现的一种药疹。

【病因与发病机制】

药物性皮炎是多种因素作用的结果，包括药物代谢、免疫状态、合并的病毒性疾病、患者的种族背景、患者的 HLA 型别、药物固有的化学结构（变应原性）及用药剂量等。患者的免疫状态和基因组成也明显决定了发生特定药疹的危险性。

1. 变态反应　Ⅰ型如荨麻疹，Ⅱ型如药物性紫癜，Ⅲ型如血管炎，Ⅳ型如接触性皮炎。

2. 非免疫性反应　为非抗体依赖性，药物可直接导致肥大细胞释放介质，表现为荨麻疹和（或）血管性水肿，如阿片类物质、多黏菌素 B、右旋筒箭毒碱和造影剂在体内能直接刺激肥大细胞和嗜碱性粒细胞释放组胺。

3. 遗传因素　药物反应与个体 HLA 等位基因、药物代谢酶编码基因及药物靶受体基因的多态性存在关联。基因多态性可通过改变药物在体内的代谢或免疫反应而发生特定类型的药疹。在我国汉族人群中，HLA-B1502 阳性者更易对卡马西平发生严重过敏而发生 SJS/TEN；HLA-B5801 阳性者则更易于发生别嘌醇严重过敏反应；HLA-B5701 与阿巴卡韦引起的变态反应综合征显著相关；HLA-B*1301 等位基因是氨苯砜超敏综合征的遗传标记分子，相关性达 90%；HLA-B 等位基因可能通过表达某种肽段与药物或药物代谢产物结合从而激活 T 淋巴细胞；HLA-DRB1*1302 与 HLA-DQB1*0609 等位基因的同时存在与阿司匹林所致荨麻疹或血管性水肿相关。

【临床提要】

（一）全身表现

全身表现包括①药物热：一般发生于应用抗菌药物后 7～12 天，短者仅 1 天，长者达数周。热型大多为弛张型，也可呈稽留型。②平滑肌痉挛：如支气管哮喘、腹痛、腹泻。③嗜酸性粒细胞浸润：眼分泌物增多、流涕、多痰。④造血反应：贫血、白细胞减少或血小板减少。⑤肝反应：中毒性肝炎、胆汁淤积和酶水平升高。⑥肾反应：镜下血尿和肾功能不全。⑦炎性反应：淋巴结肿大、组织溃疡坏死或慢性肉芽肿形成。⑧毛细血管通透性增高，组织水肿、渗出和分泌物增多、呼吸道梗阻、过敏性休克，出现各种皮疹、瘙痒。

（二）各型药疹皮肤表现

1. 麻疹样药疹 ①皮疹常在首次用药后数天内发生，最迟一般不超过 2 周。②红色斑疹和丘疹常呈对称性分布，可融合；躯干和下垂部位常最明显。③皮疹一般持续 1～2 周（图 9-1）。

2. 猩红热样药疹 ①潜伏期与麻疹样药疹相似，发病突然，常伴有畏寒、发热（39～40℃）、头痛、全身不适等；②皮疹开始为小片红斑，从面、颈、上肢、躯干向下发展，1～4 天内可遍布全身，对称性分布，呈水肿性、鲜红色，以后皮疹增大、融合，酷似猩红热；③一般情况较好，伴有大片脱屑，甚至头发脱落，全部病程不超过 1 个月。

3. 荨麻疹型药疹和血管性水肿 ①荨麻疹型药疹：为瘙痒性红色风团，病变范围不等，色泽红，持续时间较长（图 9-2）。②血管性水肿：深部真皮和皮下组织肿胀。

4. 多形红斑 ①是一种急性皮肤、黏膜自限性炎性反应，常突然发病；②与多形红斑类似，为靶形或"牛眼"样水肿性红斑，好发于掌、跖，亦可发生于水疱、黏膜、结膜；③常伴有全身不适和喉痛。

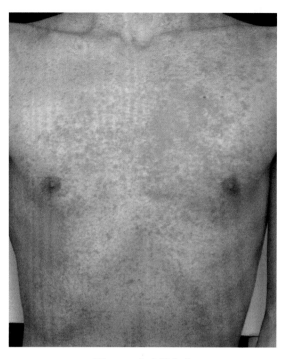

图 9-1 麻疹样药疹

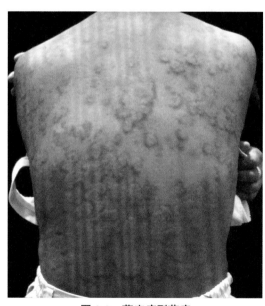

图 9-2 荨麻疹型药疹

5. 大疱性表皮坏死松解症（TEN） 详见第八章中毒性表皮坏死松解症相关表述（图 9-3）。

6. 血清病样反应 类似于血清病。一般发生在药物治疗后 1～2 周内，常有发热、荨麻疹、关节痛和淋巴结肿大等表现。

7. 剥脱性皮炎 表现为全身皮肤红斑和脱屑（图 9-4），乏力、寒战、高热或低体温、淋巴结肿大，但黏膜一般不受累。

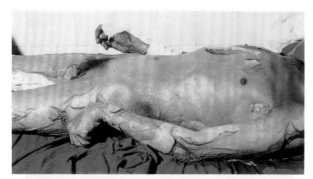

图 9-3　药物性皮炎（大疱性表皮坏死松解症）

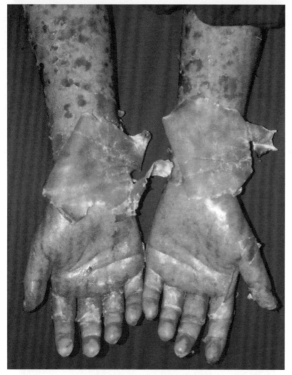

图 9-4　剥脱性皮炎型药疹

8. 固定性药疹　为一种特殊的局限型迟发性变态反应。①皮损为单个或数个圆形或椭圆形水肿性紫红色斑（图 9-5），边界清楚，中央可有水疱。②急性炎症迅速消退后，遗留灰色或褐色色素沉着；再次服药时可在同一部位复发皮损，其他部位亦可发生。

9. 急性泛发性发疹性脓疱病　发病特征为药物诱发潜伏期短，药物以氨基青霉素、大环内酯类最多见。用药后数小时到 2 ～ 3 天发病，属记忆变态反应。多数患者为 39℃以上的高热。皮肤损害为弥漫性水肿性红斑上有许多小的（< 5mm）非毛囊性脓疱，多数患者脓疱达数百个，皱褶部位最多。尼氏征 (+)，脓疱可持续 5 ～ 10 天，随后开始脱屑。组织病理检查显示表皮内角质层下

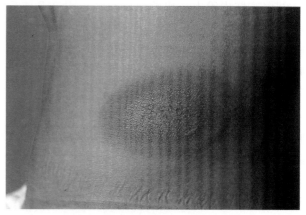

图 9-5　药物性皮炎（固定性红斑）

脓疱。90% 患者有中性粒细胞计数增多（> 7.0×10⁹/L）。急性病程，一般在 15 天内能自行缓解。

10. 药物超敏反应综合征（drug hypersensitivity syndrome，DHS）　又称药疹伴嗜酸性粒细胞增多综合征（DRESS）。致 DHS 的药物，最早报道的为抗惊厥药，如苯妥英钠、卡马西平和苯巴比妥。DHS 是一种特别严重的药疹，发病急骤，有内脏受累和血液学异常。皮肤损害皮疹为斑丘疹、湿疹样、荨麻疹样、严重剥脱性皮炎、脓疱和紫癜。一般无皮肤或黏膜糜烂。诊断依据：①持续皮疹（≥ 5 天）（100%）；②嗜酸性粒细胞增多（≥ 1.0× 10⁹/L）（78%）；③肝大或肝炎（氨基转移酶≥正常 2 倍）（58%）；④淋巴结肿大（> 2cm）（76%）；⑤血液学异常（除嗜酸性粒细胞增高外）（50%）；⑥脾大（33%）；⑦肌痛、关节痛（21%）；⑧咽炎（10%）。

11. 药物诱发色素变化　一般不是药物过敏的表现，而是皮肤的一种基本生理功能改变或药物的一种药理作用。表现有黄褐斑，妇女服用避孕药后可发生黄褐斑；色素减退斑，砷剂能引起色素沉着或色素减退；黑素样物沉积，吩噻嗪类可引起色素沉着和光敏，黑素与吩噻嗪结合导致黑素样物沉积；约 10% 的患者服用苯妥英钠后发生色素增多；抗疟药（特别是米帕林）能诱导皮肤鲜黄色变，曝光区受累最明显；米诺环素可引起皮肤炎症、萎缩性瘢痕和下肢的局限性蓝色或蓝灰色色素沉着，黏膜、指甲、牙齿（儿童）亦可受累，其色素沉着系真皮内铁沉积所致；氯法齐明可引起淡红色色素沉着，逐渐变为蓝红色或棕色色素沉着；齐多夫定可引起蓝色或棕黄色色素沉着，

最常出现在指甲上。皮肤上的蓝灰色色素沉着用Q-开关红宝石激光治疗可能会有所改善。米帕林停药后 3 ～ 4 个月才能消退。米诺环素引起的皮肤色素沉着褪色很慢，牙齿色素沉着可能会保留多年。

齐多夫定停药后色素沉着可逐渐消失。米帕林的色素沉着是黄色的，主要沉积在表皮，患者的皮肤和巩膜可出现酷似黄疸的泛发性黄色色素沉着，停药后 4 个月内可消退。而重金属，如金、银和铋可引起蓝色至蓝灰色色素沉着，色素沉着发生在接触后数年，主要出现在暴露于阳光的部位。

12. 药物注射部位皮肤反应 维生素 K 反应，注射后 1 ～ 2 周，于注射部位出现过敏反应。皮损为瘙痒性红色斑块，损害位置深在，累及真皮和皮下组织，可能会有表浅的水疱形成，亦有皮下硬化。

药物注射部位的皮肤反应：除变应性反应外，皮肤坏死也可发生。药物包括化疗药物、钙盐、造影剂和新青霉素Ⅱ。肌内注射可以引起药物性皮炎或 Nicolau 综合征，表现为注射后立即出现局部剧痛和局部皮肤苍白（缺血性苍白），接着注射部位出现红色斑疹，随后发展为树突状网状青斑样紫色斑片，呈出血性及溃疡，数周到数月后痊愈。

抗凝剂引起的皮肤坏死：华法林和肝素都可以引起皮肤坏死性损害。

13. 糖皮质激素的不良反应

（1）系统用药：表现为库欣综合征、痤疮、毛囊炎。

（2）局部外用：表现为萎缩纹、毛细血管扩张、皮肤变脆和紫癜、痤疮、小脓疱、真菌感染。

（3）注射用糖皮质激素：可能会造成注射部位皮下萎缩膨胀纹或萎缩纹。糖皮质激素也可沿淋巴管形成转移，线形萎缩性、色素减退、无毛性皮肤条纹。

14. 指端红斑与指端坏死 是一种指端皮肤表现。氟尿嘧啶、多柔比星和阿糖胞苷等几种抗有丝分裂药物可以引起掌跖部紫红色斑，伴有脱屑和色素沉着。另有两种新化疗药替加氟和多西他赛（用于治疗卵巢癌）也有此种不良反应。α 干扰素可致雷诺综合征和指端坏死；β 干扰素可致严重

的雷诺综合征；博来霉素可致雷诺综合征，加用长春新碱可致指端坏死；右芬氟拉明直肠给药也可引起指端坏死，手和足的受压部位发生水疱，最常见于大剂量甲氨蝶呤治疗时。在水疱区也可能发生全层缺血性坏死，但罕见。

15. HIV-AIDS 药物反应 HIV 感染的患者，特别是辅助性 T 细胞计数在 25 ～ 200 的患者，发生药物不良反应的危险性明显升高。

（1）麻疹样反应：在用甲氧苄啶 / 磺胺甲噁唑治疗 AIDS 患者的肺孢子菌肺炎时，有 45% 或更多的患者会发生麻疹样反应。同样，在 HIV 感染者中也可见对阿莫西林克拉维酸盐的药物反应发生率明显升高。

（2）大疱样反应：AIDS 患者应用药物后可发生严重大疱反应，发生 SJS 和 TEN 的可能性是普通人群的 100 ～ 1000 倍。在大疱样反应通常由磺胺类药物引起，特别是长效磺胺类药物，而许多其他药物也可引起该反应。

（3）固定性药疹：固定性药物反应也常出现在 HIV 感染患者中。

（4）瘙痒 / 毛囊炎：阿昔洛韦、核苷类及非核苷类反转录酶抑制剂和蛋白酶抑制剂较少引起药物不良反应。实质上，这些药物引起的许多反应与 HIV 相关的瘙痒性疾病同时存在，特别是毛囊炎。

16. 细胞因子的不良反应 粒细胞集落刺激因子（G-CSF）可诱发数种中性粒细胞介导的疾病，最常见的是 Sweet 综合征或大疱性坏疽性脓皮病。白细胞介素 -2（IL-2）通常导致弥漫性红斑，随后是脱屑、瘙痒、黏膜炎（与口疮相似）、舌炎、皮肤潮红。

17. 生物制剂的不良反应 三种常用的 TNF 抑制剂：英夫利昔、依那西普和阿达木单抗可出现银屑病或银屑病样皮炎。其他有掌跖脓疱病、血管炎、皮肌炎苔藓样药疹。

18. 其他 紫癜、抗凝剂致皮肤坏死（华法林和肝素），以及玫瑰糠疹样、湿疹样型、光敏皮炎型（图 9-6）、扁平苔藓样型皮疹、四环素牙（图 9-7）、痤疮样疹、血管炎型、急性泛发性发疹性脓疱病、硬皮病样反应、红斑狼疮样综合征等。

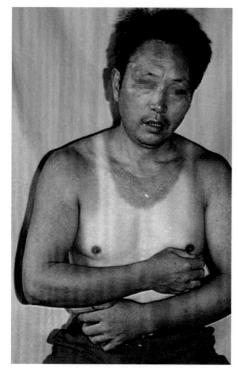

图 9-6　光敏性药疹（服用磺胺类药物所致）

（衡阳医学院　车锦云惠赠）

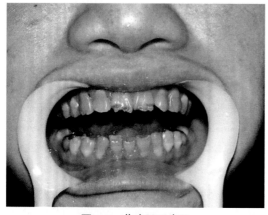

图 9-7　药疹四环素牙

19. 实验室检查　①去激发试验，即停用可疑药物皮疹迅速消退；②再激发试验，再次用该药，皮疹复发；③皮肤试验；④斑贴试验；⑤放射性变应原吸附试验（RAST）；⑥淋巴细胞毒性测定；⑦淋巴细胞转化试验；⑧碱性脱颗粒试验；⑨吞噬细胞移动抑制因子试验。

（三）诊断依据

诊断依据：①致敏药物的确认；②有明确的服药史；③有一定的潜伏期；④起病急，皮疹多为泛发性（固定性药疹例外），分布多对称；⑤排除内科、传染科、皮肤科疾病的类似皮损；⑥必要时采用上述实验室检查及皮肤活检。后者有助于 TEN、多形红斑、固定性药疹、血管炎、结节性红斑和苔藓样药疹的诊断。

鉴别诊断：非药物相关的其他疾病：①超敏反应综合征（皮肤淋巴瘤）；②急性泛发性脓疱病（感染）；③血清病或血清病样反应（感染）。

【治疗处理】

（一）治疗原则

药疹的治疗原则：①致敏药物的确认；②停用可疑药物；③接受多种药物治疗的住院患者遵循三种不同药疹的治疗原则（轻症药疹处理、重症药疹处理、紧急病例的抢救），制订治疗或抢救方案；④轻症者用抗组胺药物，重症者须用糖皮质激素，最严重者如 TEN 须及时抢救；⑤促进体内药物排泄；⑥对症及支持治疗；⑦防治并发症；⑧注意高敏状态和交叉过敏。在药物性皮炎发作期，患者过敏性可呈多元性，即使用与过敏药物不同结构或抗原性很低的药物，亦可加剧病情，甚至死亡。

（二）基本治疗

药疹的基本治疗见表 9-1。

表 9-1　药疹的基本治疗

类型	基本治疗
靶向治疗	阻断免疫反应（如 I、II、III、IV 型变态反应）和非免疫反应所致的药物反应，减轻其对全身多系统和多器官的损害
病因治疗	确定致敏药物，停用致敏药物
致敏药物特殊处理	替代治疗：用化学结构不同的药物，取得同样疗效
轻型药疹	1～2 种抗组胺药物，非特异性抗过敏药物，糖皮质激素
重型药疹	糖皮质激素，冲击疗法。①静脉滴注丙种球蛋白（尤其适用于重型药疹及 SJS/TEN）。②支持疗法，保持水、电解质平衡，依感染的可能性谨慎选用抗生素，防治继发感染
紧急抢救	休克者应及时抢救
促进排泄和降解	二巯丙醇（BAL），用于致敏药金、汞、砷剂解毒

（三）治疗措施

1. 轻型药疹 皮疹少、无自觉症状者，仅予以停药观察，不必用药。皮疹较多、瘙痒明显者，采用下述方案治疗。

（1）抗组胺药：选用 H_1 受体拮抗剂 1～2 种口服，如苯海拉明（25mg，每日 3 次）、赛庚啶（2～4mg，每日 3 次）、氯苯那敏（4mg，每日 3 次）或阿司咪唑（10mg，每日 1 次）等；亦可先用苯海拉明（50mg）或氯苯那敏（20mg）肌内注射，后应用口服制剂。

（2）非特异性脱敏药物：10% 葡萄糖酸钙 10ml 或 10% 硫代硫酸钠 10ml 静脉注射，每日 1 次；联用维生素 C（1～3g）静脉滴注。

（3）糖皮质激素：可缓解瘙痒、阻止皮疹发展和促进皮疹消退，可用于发疹性药疹、荨麻疹、多形红斑等。泼尼松 0.5～1.0mg/(kg·d)，分 3 次口服，直至病变停止发展时逐渐减量。

2. 重型药疹 是指皮损广泛和伴有全身中毒症状及内脏受累的药疹，如重症多形红斑、中毒性表皮坏死松解症、剥脱性皮炎等。此型药疹患者病情严重，易出现严重并发症，病死率较高，必须及时抢救。

（1）糖皮质激素：应早期、足量使用，如泼尼松 [1.5～2.5mg/(kg·d)] 口服，或氢化可的松（200～500mg/d）、地塞米松（10～20mg/d）静脉滴注。激素足量时应在 2～3 天内控制病情，否则需加大剂量，增加量为原始剂量的 1/3～1/2。一般在临床症状控制后 3～5 天才开始逐渐减量，整个疗程常为 1 个月左右。

（2）IVIg：0.4g/(kg·d)，连用 4～5 天。

（3）抗生素：重型药疹患者若治疗及时，病情可迅速好转，一般不需抗生素。如果患者合并感染，则需采用副作用较小的广谱抗生素，如第三代头孢菌素、磷霉素、红霉素等。剂量宜足、疗程不宜过长为其基本原则。

（4）抗组胺药和非特异性脱敏药物：参见轻型药疹治疗。

（5）纠正水、电解质紊乱和维持酸碱代谢平衡：应根据渗液量、尿量来矫正，成人一般补液量为 3000～4000ml/d，并注意补充适量的胶体溶液（如血浆、白蛋白）。

（6）血浆去除法：可迅速清除循环中的药物抗原、抗体和免疫复合物，能使病情迅速改善和减少糖皮质激素用量，但技术要求高，费用昂贵，临床应用受限。

（7）支持治疗：鼓励患者进食，并间断补充白蛋白、血浆和鲜血；不能进食者应行 TPN 治疗。

（8）局部治疗

1）皮肤损害的处理：根据皮损情况选用温和的外用药。①糖皮质激素霜外用，每日 3 次。②皮损无渗出时，选用炉甘石洗剂；渗出明显时，选用 3% 硼酸溶液或生理盐水湿敷，待渗出停止后用氧化锌油或 2% 糠馏油鱼石脂糊剂。③ TEN 和大疱性皮损，应做保护性隔离，创面建议暴露，大疱保持完整，疱液用注射器抽吸，糜烂面用 0.2% 庆大霉素盐水纱布湿敷。

2）眼病的处理：重型药疹常有眼损害，表现为结膜炎、角膜炎；若处理不当，易并发角膜溃疡、内眼损害而导致失明。每天用生理盐水洗眼 1～2 次，每隔 2～3 小时用卤美他松或氢化可的松眼药水点眼，睡眠时应用抗生素眼膏（如红霉素眼膏）和遮盖无菌纱布。1 周后应经常钝性分离结膜，防止粘连。

3）口腔损害的处理：经常用 2% 碳酸氢钠溶液或 3% 硼酸溶液漱口，保持口腔清洁。

4）生殖器黏膜损害的处理：剪去阴毛，清洗创面，用 3% 硼酸溶液或 0.1% 雷佛奴尔溶液湿敷，渗液停止后选用氧化锌油或 3% 硼酸软膏外涂。

（9）护理措施：室内定期消毒，及时更换污染的用品。高热患者应采取物理降温，尽量不用药物降温（避免退热药过敏）。注意眼、鼻、口腔及会阴部护理。

（四）循证治疗步序

药疹的循证治疗步序见表 9-2、表 9-3。

表9-2 药疹的循证治疗步序

项目	内容	证据强度
一线治疗	停止致敏药物	B
	支持治疗	B
	单纯性药疹（仅累及皮肤）：口服抗组胺药，局部外用糖皮质激素	C
	复杂性药疹（除皮肤外有系统累及）：根据药疹的类型进行特殊治疗	C

Chapter 9

续表

项目	内容	证据强度
二线治疗	环孢素	B
	系统应用糖皮质激素	C
	TNF 抑制剂	E
	静脉免疫球蛋白 G	E

表 9-3 DHS：伴嗜酸性粒细胞增多和系统症状 / 药物诱导的超敏反应综合征 (DiHS) 的循证治疗步序

项目	内容	证据强度
一线治疗	停用致敏药物，避免药物交叉反应	B
	支持治疗：补充液体和电解质、补充营养、平衡血流动力学和控制疼痛	B
	外用强效糖皮质激素进行皮肤护理和治疗	C
	系统应用糖皮质激素	C
	环孢素	C
	抗病毒	D
二线治疗	IVIg	E
	血浆置换	E
	环磷酰胺	E

（五）治疗评价

1. 停用致敏药物 有最好的疗效；停用一些可疑的药物；一般注意到发生药疹前的致敏药物，则通常忽视住院后所使用治疗药物的交叉过敏反应，因此医师尤应注意后者。

2. 轻型与重型药疹 轻型药疹一般使用抗组胺药物，非特异性脱敏药物反应良好，2～4 周即可治愈，重型药疹使用糖皮质激素疗效十分显著。

3. IVIg 有报道，两例 AIDS 患者在使用抗生素时发生了中毒性表皮坏死松解症，用多种支持疗法病情无缓解且加重，给予 IVIg 0.4g/(kg·d)，

用药的第 1 天病情即有好转。另报道两例儿童患者为药物所致的 Stevens-Johnson 综合征，患儿高热且对多种治疗方法抵抗，一例用 IVIg 0.5g/(kg·d)，连用 4 天，另一例患儿给予 IVIg 1g/(kg·d)，连用 2 天，给药后数小时，病情即有好转。

4. 全力抢救过敏性休克 药疹合并内脏损害包括过敏性休克，血小板减少，溶血性贫血，粒细胞减少，再生障碍性贫血，血管炎、冠状动脉炎、胃肠出血及肝、肾、肺等系统损害，要综合使用全科技术，疗效较好。

（六）预后

1. 决定因素 预后取决于药物致敏的严重程度和药疹类型。一般轻型药疹，如发疹型药疹，经治疗 1 周后病情好转，湿疹型药疹经治疗反复 1 个月左右好转，光感性药疹经治疗数周痊愈。扁平苔藓样药疹，愈后可留色素沉着，而固定型药疹消退后色素进一步加深呈蓝黑色，此种色素斑有特征性并具有诊断价值。重型药疹，有内脏损害，如剥脱性皮炎，病情较为凶险，疗效较差，可致死亡。中毒性表皮坏死松解症患者眼损害可导致失明。常因广泛的表皮坏死松解剥脱而出现严重的继发感染、毒血症或败血症、肝肾衰竭、酸碱失衡、电解质紊乱或内脏出血而引起死亡。

2. 综合预防 ①用药前应了解患者的药物过敏史，避免使用致敏药物或结构类似药物；②合理用药，使用的药物应有针对性，种类不宜过多，剂量及疗程适宜；③注意药疹的警告症状，如原因不明的红斑、丘疹、风团或全身性瘙痒，应及时停用可疑药物和予以相应处理；④让患者明确致敏药物，并填写药物禁忌卡或记录在病历封面上；⑤青霉素、链霉素、抗血清等药物应常规做皮肤试验，皮试之前应备好急救措施。

第二节 中药的不良反应

1. 概念 中药的不良反应是指合格药品在正常的用法用量下，出现的与用药目的无关的或意外的有害反应，包括过量反应、副作用、继发反应或间接反应、药物间的相互作用、不耐受、特异质、变态反应和假变态反应。

2. 发病率 见后文，可查看国家药品不良反应监测年度报告。

3. 重要性 由于中药在世界范围内的广泛使用和中药剂型的多样化，有关中药引起不良反应的报道有日渐增多的趋势。例如，2001 年 6 月 20 日，

美国食品药品监督管理局（FDA）宣布终止使用含马兜铃酸的 13 种中药产品，因其可能引起肾损害。之前，在日本已发生"小柴胡汤事件"、新加坡的"小檗碱事件"和国际上报道的"中药肾病"等事件。2003 年，我国对龙胆泻肝丸肾毒性问题，也曾做过广泛报道。

4. 中药不良反应发生的原因

（1）中药本身的因素

1）品种来源多样：其所含的化学成分、生物活性和毒性也会有所差异，如马兜铃科的关木通导致的肾损害就是由于木通类植物品种混乱。

2）产地、采集、炮制和储存差别：产地、采集时间将直接影响其生物活性和毒性，通过合理的炮制，一些原本有毒的中药毒性会减少甚至消除。

3）结构复杂和作用多靶点：中药中常见的化学成分有多糖、蛋白质及氨基酸类、鞣质、醌类化合物、香豆素类、木脂素、黄酮类化合物、强心苷、皂苷、甾体化合物、挥发油、萜类化合物、生物碱、微量元素等十余类。

4）不良反应与绿原酸相关：在清热解毒类的处方中，金银花、忍冬藤、鱼腥草、茵陈、栀子等均含有绿原酸。双黄连、清开灵等注射剂均含有绿原酸，而绿原酸被认为是半抗原物质，与蛋白质结合后具有致敏性，如绿原酸与人类血清蛋白的结合物有高度致敏活性。

5）异性蛋白：是某些注射剂产生过敏反应的原因，蝮蛇抗栓酶含有近 30 种毒素蛋白、酶及少量其他蛋白，清开灵含有水牛角、鹿茸精，这些制剂所含有的异型蛋白具有抗原性，容易产生过敏反应。

（2）中药的不合理使用：不遵守辨证论治的原则，辨证不当、组方不合理等现象，或配伍不合理，或超量使用等。

5. 中药不良反应发病机制

（1）免疫原性：中药中除某些无机物以外，大多数属于大分子有机物质，如蛋白质、多肽、多糖等，它们同时具有免疫原性和反应原性，可刺激机体免疫系统引起免疫应答。

（2）杂质致敏：如双黄连针剂的主要成分之一金银花中含有的绿原酸和异绿原酸对机体有致敏作用。

（3）其他：复方制剂，各种中药成分相互作用。用药剂量与给药速度，如肌内注射、大剂量用药

与静脉内快速给药易引发过敏性反应。

【临床提要】

1. 临床类型　1975 ～ 2001 年文献报道，中药不良反应的类型主要包括变态反应、不良反应、毒性作用等。中药注射剂的不良反应首先以变态反应为主（69.9%），其中过敏性休克占 10.2%，在所有的死亡报告中大多数是因过敏性休克抢救无效致死的。其次，消化道症状比较多见。最后是神经系统症状（如蝮蛇抗栓酶致可逆性复视），占 5.6%。

2. 症状表现　为食欲缺乏、腹部疼痛或绞痛、腹泻、恶心、呕吐或消化道出血等。

3. 变态反应型　特点及临床表现多种多样，可损害各系统各器官。国内医药期刊上报道的及《药物不良反应题录集》一书中收集的中药变态反应病例的皮肤表现，包含了绝大多数抗生素和各种化学药物所致变态反应者的表现，但未见血清病样综合征及变应性血管炎两种类型。

4. 类变态反应特点　类变态反应（anaphylactoid reaction），也称假变态反应（pseudoallergic reaction）是指反应的表现有速发型反应的特点，但其发生与免疫机制无关，而是由没有抗原抗体参与的非免疫机制所致。

【治疗处理】

（一）治疗原则

治疗原则同西药药物性皮炎，关键在于早期诊断、确定致敏药物。

（二）基本治疗

中药不良反应的基本治疗见表 9-4。

表 9-4　中药不良反应的基本治疗

靶向治疗	阻断变态反应和非变态反应，对抗各种炎性介质，改善临床症状
停用可疑药物	首先停用确定的致敏中药，若不能确定者则停用一切可疑药物
方法选择	依据药物变态反应的类型，分轻症、重症、抢救病例进行治疗

（三）治疗措施

1. 变态反应的确定　引起反应的药物，其剂

量多为常用量或小量，故可以与毒性反应及蓄积作用相区别；而由各种原因用药过量引发的毒性反应，无论其表现如何，均不属于变态反应。

2. 致敏药物的确认

（1）复方中药难以确认：目前虽有极少数中成药变态反应已被证实的报道，过去也有个别病例服用羚翘解毒丸后引发过敏性休克通过被动转移试验证实的报道，但只能证明该复方中成药的致敏作用，不能说明其究竟对何种成分过敏。

（2）单味中药较易判断：极少数单味中药制剂引起的变态反应由皮内试验证实。

（3）再暴露试验阳性或交叉过敏：药物变态反应消退后，再用原致病药物或与其化学构造相似的药物时，即使用量很少也可引起再发。

（4）确定致敏药物参考线索

1）报道引起药物不良反应的药物：雷公藤片、感冒通片、双黄连针、丹参注射液、清开灵针、牛黄解毒丸、参麦注射液、猪苓多糖、茵栀黄针、斑蝥、复方青黛丸、藿香正气、六神丸、穿琥宁、风油精、正红花油。有些病例可有嗜伊红白细胞增多。抗组胺制剂、糖皮质激素治疗有效。

2）中药注射剂：有一组报道统计，中药注射剂不良反应共 2600 例，其中发生例数排前十位的致敏药物见表 9-5。

表 9-5　中药注射剂不良反应发生例数排前十位的药物

药名（总例数）	不良反应症状
双黄连（523）	过敏反应，药疹，过敏性休克，胃肠反应，黄疸，血尿，静脉炎，一过性无尿，瘀点、瘀斑，心律失常，全身或四肢疼痛，胡萝卜素沉着症，死亡
蝮蛇抗栓酶（511）	过敏反应，药疹，过敏性休克，过敏性哮喘，关节疼痛，皮肤瘀点、瘀斑，牙龈、鼻出血，消化道出血，阴道出血，溶血性贫血，手术切口渗血，诱发 Evens 综合征，胃肠反应，肝功能损害，胆囊炎，少尿、水肿，蛋白尿，血尿，心律失常，心肌梗死，血压升高，脑出血，可逆性复视，多器官损害，失眠，死亡
清开灵（250）	过敏反应，过敏性休克，药疹，药物热，过敏性哮喘，急性左心衰竭，诱发洋地黄中毒，胃肠反应，幻想、烦躁，死亡
葛根素（188）	发热，药疹，过敏反应，腹痛，过敏性休克，肝功能异常，一过性血红蛋白尿，注射部位胀痛，心律失常，死亡
穿琥宁注射液（143）	过敏反应，药疹，药物热，休克，严重呼吸困难，泄泻，肝损害，血小板减少，白细胞减少，房室传导阻滞，静脉炎
复方丹参（131）	过敏反应，药疹，过敏性休克，药物热，低血压，心脏停搏，心绞痛，剧烈头痛，双下肢剧痛，肌肉震颤，局部疼痛、红肿，肝损害，腹泻，精神异常，溶血尿毒综合征，性功能下降，阴道出血，死亡
藻酸双酯钠（128）	过敏反应，药疹，过敏性休克，白细胞减少，血压下降，胃肠反应，关节、肌肉疼痛，心动过速、ST 段下移，肝损害，脱发，死亡
榄香烯乳（87）	局部红肿刺痛，静脉炎，过敏反应，过敏性休克，过敏性哮喘，呼吸衰竭，胃肠反应，溶血
茵栀黄（74）	过敏反应，过敏性休克，药疹，乳房增大，腹痛腹泻，腰痛，半身麻木，精神症状，死亡
脉络宁（68）	过敏反应，过敏性休克，药疹，药物热，诱发内痔出血，血尿，微循环障碍，诱发心绞痛，呼吸困难，急性肾衰竭

（5）中药致敏的特殊例子

蜂毒注射液、血塞通、羚羊角针、苦木针、苦黄针、黄瑞香、柴胡针、天花粉、罂粟壳、斑蝥、巴豆、穿琥宁、刺五加、小活络丸、田七粉、小儿安、消渴丸、消咳喘、疏风定痛丸等，虽引起的反应较少，但所出现的反应却极为严重，包括死亡、过敏性休克、心搏骤停、重症药疹，严重的肝、肾及系统性损害。

在注射剂中，刺五加虽只报道了两例发生过敏，但反应却十分严重，一例为呼吸、心搏骤停，另一例为重症药疹。

在单味草药中只报道了引起严重肝炎的老虎草及黄药子。

特殊损害：引起一些其他特殊损害，如高乌甲素所致惊厥、消痔灵所致皮肤局部坏死、蝉衣所致失声、黄丹所致铅中毒、苦参所致痉挛、藏红花所致斑秃、朱砂所致汞中毒、密陀僧所致铅中毒、蓖麻油所致子宫破裂等。

3.治疗方法 参照药物性皮炎治疗方法处理。

（四）预防措施

预防措施同西药药物性皮炎。

1.合理使用中药 ①中药必须在中医药理论指导下使用。治病投药必须按照中医理论和辨证论治原则。②针对患者具体情况个体化治疗。③针对病情选择适当的用药途径。④针对病情选择适当的用药时间和疗程。

2.加强与中药不良反应相关的基础研究 ①加强对中药安全及不良反应深入系统的研究。②推动中药毒理学的科学发展。③加强有毒中药材的毒理学研究。④加强中西药相互作用的基础研究。⑤加强对特异性人群用药安全的研究。

3.生产企业应承担的责任 ①中药药品生产质量与安全的责任。②与国际接轨：对中药的药理、毒理认识更加清晰，对中药制剂定性定量分析，使其质量可控，使中药的质量、药效、安全性与国际接轨。

4.加强中药监管的法制化建设 推动中药不良反应监测的进程。

（五）治疗评价及预后

停用致敏中药，积极治疗，预后良好。中药变态反应的死亡率为 0.79%，有致死亡报道的中药有雷公藤片、感冒通、消咳喘、鸦胆子、正红花油。在对 225 例药源性死亡病例的分析中，由中药不良反应致死者占 3.56%。由于确定中药的致敏药物较为困难，再因其仍有可能发生化学结构相似的药物交叉过敏，所以在治疗用药上更应慎重。

附：5- 羟色胺综合征

5- 羟色胺综合征是一种可能危及生命的不良药物反应，由治疗性药物使用、故意服药自杀或意外药物相互作用所致。

20 多年前，纽约市一名叫 Libby Zion 的 18 岁男子因同时使用哌替啶和苯乙肼而死亡，这就是 5-羟色胺综合征的典型病例报道。

1. 病因 大量药物和药物组合与 5-羟色胺综合征相关（表 9-6）。这些药物包括单胺氧化酶抑制剂（MAOI）、三环类抗抑郁药、SSRI、阿片类镇痛剂、非处方止咳药、抗生素、减肥药、止吐药、抗偏头痛药、成瘾性药物及中药等；停药也与此综合征相关。一个治疗剂量的 5-羟色胺再摄取抑制剂（SSRI）就能导致 5-羟色胺综合征。

2. 发病率 2002 年，来自诊所、医院和急诊室病例报道，在 26 733 例暴露于选择性 5-羟色胺再摄取抑制剂（SSRI）的患者中，7349 例发生了显著的毒性反应，并有 93 例死亡。

【临床提要】

1.潜伏期 症状发作通常很快，经常在换药后或者服药自杀后数分钟内就发病。大约 60% 的患者是在初次用药、药物过量或改变用药剂量后 6 小时内出现。

表 9-6　与 5- 羟色胺综合征相关的药物和药物相互作用

（一）与 5- 羟色胺综合征相关的药物

选择性 5- 羟色胺再摄取抑制剂（SSRI[*]）类药物：舍曲林、氟西汀、氟伏沙明、西酞普兰

抗抑郁药：曲唑酮、奈法唑酮、丁螺环酮、氯米帕明、文拉法辛

单胺氧化酶抑制剂：苯乙肼、吗氯贝胺、氯吉兰

抗痉挛药：丙戊酸盐

镇痛药：哌替啶、芬太尼、曲马多、喷他佐辛

止吐药：昂丹司琼、格雷司琼、甲氧氯普胺

抗偏头痛药：舒马普坦

减肥药：西布曲明

抗生素：利奈唑胺（一种单胺氧化酶抑制剂）

利托那韦（通过抑制细胞色素 P450 酶异构体 3A4）

非处方镇咳和感冒药：右美沙芬

成瘾性药物：甲烯二氧甲苯丙胺（MDMA），麦角酸酰二乙胺（LSD）

膳食补充剂和草药：色氨酸、贯叶连翘（圣·约翰草）、人参（人参属）

其他：锂

（二）与 5- 羟色胺综合征相关的药物相互作用

氟西汀（百忧解）、帕罗西汀、曲唑酮、奈法唑酮、丁螺环酮、氯米帕明、吗氯贝胺、异卡波肼、双丙戊酸钠、哌替啶、
　芬太尼、盐酸曲马多、喷他佐辛、昂丹司琼、格雷司琼、甲氧氯普胺、舒马曲坦、西布曲明、右芬氟拉明、芬氟拉明、
　利奈唑胺、利托那韦

苯乙肼和哌替啶

反苯环丙胺和丙米嗪

苯乙肼和选择性 5- 羟色胺再摄取抑制剂

帕罗西汀和丁螺环酮

利奈唑胺和西酞普兰

吗氯贝胺和选择性 5- 羟色胺再摄取抑制剂

曲马多、文拉法辛和米氮平

*SSRI：①SSRI 适应证主要为抑郁症和强迫症，以及各种伴有抑郁和强迫症状的疾病；焦虑症，尤其是惊恐障碍；其他，如神经性贪食、慢性疼痛、成瘾性行为、痴呆相关的行为障碍、慢性疲劳综合征、精神分裂症的阴性症状及早泄等，当大剂量使用时可能还有减肥功效。②SSRI 不良反应主要有 5-羟色胺能副作用，包括失眠、焦虑、激动或嗜睡等精神症状；厌食、恶心、便秘、腹泻等胃肠道症状；射精障碍、头晕、气短、疲乏、出汗、肢体震颤和口干等。

2. 三联征　①精神状态改变；②自主神经功能亢进；③神经肌肉异常，但并非所有患者具有全部三联征的表现。

3. 主要症状　①神经肌肉表现，包括反射亢进，可诱发的阵挛、肌阵挛、眼阵挛、自发性阵挛、外周肌张力亢进；②自主神经紊乱包括心动过速、瞳孔散大、出汗、有肠鸣音和腹泻；③精神状态异常是躁动性谵妄；④由肌张力升高引起的高热（图 9-8）。

4. 轻症　有心动过速，一些自主神经症状，如寒战、出汗或瞳孔散大。神经检查可能显示间断性震颤或肌阵挛及反射亢进。

5. 中等病症　典型病例有心动过速、高血压

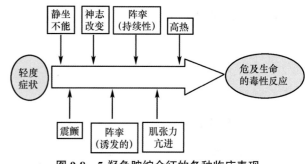

图 9-8　5-羟色胺综合征的各种临床表现

和高热等生命体征异常。高热高达 40℃体征为瞳孔散大、肠鸣音亢进、出汗。

6. 重度病症　有严重的高血压、心动过速、躁动性谵妄、肌肉强直和肌张力亢进。在严重病

例中发生的实验室检查异常有代谢性酸中毒、横纹肌溶解、血清氨基转移酶和肌酐升高、抽搐、肾衰竭及弥散性血管内凝血。

【诊断】

1. 尚无实验室诊断指标 没有实验室检查能确诊5-羟色胺综合征。

2. 临床诊断依据 当患者存在震颤、阵挛或静坐不能而不伴有其他锥体束外体征时，应使临床医师考虑到该诊断，必须根据患者的病史和体格检查做出推断。

3. 鉴别诊断 5-羟色胺综合征需与抗胆碱能药物中毒、恶性高热和抗精神病药物恶性综合征相鉴别（表9-7）。

表 9-7 重度5-羟色胺综合征和相关临床疾病的鉴别

	5-羟色胺综合征	抗胆碱能药物"中毒症候群"	抗精神病药物恶性综合征	恶性高热
用药史	促5-羟色胺能药物	抗胆碱能药物	多巴胺拮抗剂	吸入性麻醉药
疾病发生所需时间	＜12小时	＜12小时	1～3天	接受吸入性麻醉药和琥珀酰胆碱30分钟到24小时
生命体征	高血压，心动过速，呼吸急促，高热通常（体温＜41.1℃）	高血压（轻度），心动过速，呼吸急促，高热（通常体温≤38.8℃）	高血压，心动过速，呼吸急促，高热（体温＞41.1℃）	高血压，心动过速，呼吸急促，高热（可高达46℃）
瞳孔	瞳孔散大	瞳孔散大	正常	正常
黏膜	多涎	干燥	多涎	正常
皮肤	出汗	红斑，热，触诊干燥	苍白，出汗	花斑样，出汗
肠鸣音	活跃	减弱或消失	正常或减弱	减弱
神经肌肉张力	增加，下肢为主	正常	所有肌群都呈"铅管样"强直	僵尸样肌肉强直
反射	亢进，阵挛（除非被高肌张力掩盖）	正常	反射迟钝缄默，昏迷	反射减弱
精神状态	躁动，昏迷	躁动性谵妄	木僵，警觉	躁动

【治疗处理】

（一）治疗原则

5-羟色胺综合征的治疗包括去除诱发疾病的药物、提供支持治疗、控制躁动、使用5-HT$_{2A}$拮抗剂、控制自主神经失调及控制高热。

（二）基本治疗

5-羟色胺综合征的基本治疗见表9-8。

（三）治疗措施

1. 控制躁动 苯二氮䓬类药物控制躁动是治疗该综合征的必要措施。苯二氮䓬类药物属于镇静、催眠及抗惊厥类药物。

表 9-8 5-羟色胺综合征的基本治疗

靶向治疗	阻断产生5-羟色胺相关药物的再暴露。拮抗5-羟色胺及其所造成的症状
轻症	支持治疗，去除诱发药物，应用苯二氮䓬类药物
中等病症	纠正心肺异常和热量异常，应用5-羟色胺受体拮抗剂
重症	除接受上述各种治疗外，加用快速镇静、神经肌肉麻痹和气管插管

药物及使用剂量：地西泮 15～30mg，一次剂量，内科于睡前应用，外科于术前应用；卤唑仑 5～10mg，一次剂量，内科于睡前应用；溴替唑仑，0.25mg，一次剂量，内科于睡前服；咪哒

唑仑 15mg，一次剂量，内科于睡前服用。

2. 5-羟色胺受体拮抗剂 5-HT$_{2A}$ 拮抗剂，如赛庚啶，剂量可能为 24 小时内 12 ～ 32mg，该剂量可结合 85% ～ 95% 的 5-羟色胺受体。首次剂量赛庚啶 12mg，若症状持续存在，则每 2 小时给药 2mg。维持剂量为每 6 小时使用赛庚啶 8mg。赛庚啶只有口服剂型，但可以将药片碾碎后经鼻饲管给药。有 5-HT$_{2A}$ 拮抗剂活性的非典型抗精神病药物在治疗 5-羟色胺综合征时有用。舌下给予奥氮平 10mg 已被成功应用。

3. 氯丙嗪 可以考虑肌内注射氯丙嗪 50 ～ 100mg。

4. 控制自主神经失调 包括稳定波动的脉搏和血压。低血压应当采用小剂量直接作用的拟交感神经胺类（如去甲肾上腺素、苯福林和肾上腺素）治疗。高血压和心动过速，应该使用短效药物（如硝普钠和艾司洛尔）治疗。

5. 高热 选用苯二氮䓬类药物，但高热（体温 > 41.1℃）者应该采用非除极化药物（如维库溴铵）迅速诱导肌肉麻痹，随后进行气管插管和机械通气。医师要避免使用琥珀胆碱，因其存在与横纹肌溶解症相关的高钾血症所致心律失常的危险。退热药对治疗 5-羟色胺综合征无效，因体温升高是由肌肉活动而不是下丘脑体温调定点改变所致。

6. 不推荐药物 不推荐使用普萘洛尔、溴隐亭和丹曲林治疗。普萘洛尔是一种作用时间很长的 5-HT$_{1A}$ 拮抗剂，在自主神经失调的患者中可能导致低血压和休克。溴隐亭（一种多巴胺拮抗剂）和丹曲林（直接作用肌松药）无效，溴隐亭与 5-羟色胺综合征的发生有关，在被误诊为抗精神病药物恶性综合征的患者中，该药的使用会使 5-羟色胺能体征恶化。根据一项报道，1 例 5-羟色胺综合征患者在接受溴隐亭和丹曲林治疗后体温突然升高并最终死亡。

（四）治疗评价及预后

1. 监测 通常在开始治疗后和终止使用 5-羟色胺能药物后 24 小时内消退，但如果患者所接受药物的清除半衰期长，代谢产物有活性或作用时间延长，则症状可能一直持续。

2. 赛庚啶 / 氯丙嗪 赛庚啶和氯丙嗪治疗有良效。赛庚啶用于治疗 5-羟色胺综合征时有镇静作用。

3. 潜在的难点 该病诊疗的难点是，轻微的症状可能很容易被忽略，而无意中加大致病药物的剂量或增加具有 5-羟色胺能作用的药物，使病情恶化。暂不给予拮抗剂治疗，而是提供积极的支持治疗，用苯二氮䓬类药物镇静。

（五）预防

运用药物基因组学原理有可能保护有该综合征发病危险的患者不使用 5-羟色胺能药物。但是，如果需要多重用药，计算机药物分类系统和个人数字助理（PDA）可以协助发现药物相互作用。有学者提出医师培训中，应加强和提高对 5-羟色胺综合征的认识。

第三节　化疗药物的皮肤反应

化疗药物的皮肤反应是化疗药物常发生的不良反应，特别是增生迅速的组织，如黏膜、皮肤、毛发和甲等。尽管皮肤黏膜并发症很少危及生命，但其产生了显著的美容损害和心理应激。

【临床提要】

1. 发病特征 化疗药物的皮肤反应类似于普通药物反应，但其具有下述特点：①患者的病情一般严重，疾病本身和（或）伴随的治疗可抑制其免疫功能；②患者不可避免地接受了多种治疗药物，如化疗药物、抗生素、抗病毒药、抗真菌药和放疗药物；③许多药物的剂量对正常组织（如皮肤）有预期的毒性作用；④尽管有严重的皮肤反应，仍需要继续治疗；⑤严重感染和移植物抗宿主病的存在，致使皮肤反应的鉴别诊断困难。

2. 皮损类型 脱发：休止期脱发最为常见，一般发生于治疗后数周至数月。甲营养不良：横嵴常见，纵纹或纵嵴揭示甲母质变化。甲色素沉着极为常见。辐射反应：辐射口处的严重红斑，单侧皮炎。变应性反应：引起荨麻疹、血管性水肿，甚或过敏反应。药物外渗：出现剧烈疼痛和红斑，随后发生组织坏死和溃疡形成。

【治疗处理】

（一）治疗原则

化疗药物的皮肤反应一般为非致死性，常无

须停药（性潮红例外）和进行特殊处理，有关皮肤黏膜反应可对症处理。

（二）基本治疗

化疗药物皮肤反应的基本治疗见表 9-9。

表 9-9 化疗药物皮肤反应的基本治疗

靶向治疗	针对药物毒性及变应性反应等所造成的损害，需降解毒性和减轻其反应，消除病理变化，恢复正常生理功能，提高治愈率
确定反应药物	依据临床使用药物及发病特点确定
确定是否继续使用该药	一般需继续治疗
对症处理	1. 脱发：纠正脱发，疗效有限，心理治疗，戴假发 2. 色素沉着：应用 3% 氢醌，维 A 酸，维生素 E，维生素 C 3. 抗变态反应：应用抗组胺药物 4. 皮炎湿疹：依皮炎湿疹用药原则选择外用药物

（三）治疗措施

1. 脱发 已试用头皮压脉器或"冰帽"降温来减少头发脱落，但这种方法不适用于血液系统恶性肿瘤或肿瘤可能转移者，因其可能使循环肿瘤细胞逃避治疗。

2. 色素变化 口服或静脉注射维生素 C，外涂维 A 酸霜。

3. 变应性反应 荨麻疹和血管性水肿可服用抗组胺药物、氯雷他定、咪唑斯汀等。

4. 局部反应 外渗的治疗尚有争议，停止静

脉注射、吸出残余药物和应用解毒剂是其基本原则。氢化可的松、碳酸氢钠和硫代硫酸钠是标准的解毒剂。长春新碱和长春碱外渗建议应用透明质酸酶。冷敷和热敷亦可应用。

5. 痣增多 应告知化疗后患者有关紫外线暴露和黑素瘤的其他危险因素，其皮肤应定期检查。

（四）治疗评价及预后

决定于原发疾病，几乎每例癌症患者在化疗期间至少有一次皮疹发生，大多数为非特异性毒性红斑。化疗反应可能为毒性而非变应性反应。

第四节 药物滥用所致皮肤病变

药物滥用所致皮肤病变常见于使用可卡因、乙醇、烟草和其他药物时，多种药物滥用常见，如可卡因、乙醇、致幻剂麦角二乙胺（LSD）、二醋吗啡、苯丙胺和局麻药的联合应用。

1. 药物滥用 用药方式违背了特定文化背景认可的医学或社会模式。

2. 药物依赖 药物已成为用药者生活中优先考虑和依赖的事情，是一种行为综合征。

3. 非医疗药物 包括合法获得的药物及违禁

药物，如二乙酰吗啡。

【临床提要】

1. 用药有关的一般皮肤变化 ①注射损伤；②异物肉芽肿；③感染；④结节性多动脉炎。

2. 特殊药物伴发的皮肤变化 可卡因：猴在注射一次可卡因后，做工增多（踩杠杆次数＞4000 次）；如任其接近药物，最终将死于饥饿、心血管虚脱或皮肤感染。可卡因所致的皮肤反应

部分与用药途径有关，"吸入"引起鼻黏膜红斑、鼻溢液和鼻中隔穿孔。滥用可卡因可发生大疱性多形红斑、肢端血管痉挛。

3. 阿片制剂　系统性应用吗啡引起面、颈和上胸部潮红，吗啡和哌替啶的注射部位可出现荨麻疹。①二乙酰吗啡；②喷他佐辛：可引起灼热感、色素变化、皮下结节、溃疡和硬化，"硬皮病样"损害。

4. 安眠药和镇静剂　引起多种药疹、皮肤损害和病变。

5. 同化激素类类固醇　主要为运动员滥用以增强肌肉系统，副作用包括黑头粉刺、毛囊炎、寻常痤疮加重、酒渣鼻、皮肤萎缩、女性男性化。

6. 尼古丁　表现为周围血管痉挛和血栓形成，手和甲褐色变，小腿溃疡、紫癜、血栓闭塞性脉管炎。

【治疗处理】

（一）治疗原则

药物滥用的预防措施包括加强用药卫生的宣教、药物管理、增强医师的责任心和缓解社会压力（通过有效的教育计划来获得）。

（二）基本治疗

药物滥用所致皮肤病变的基本治疗见表9-10。

表9-10　药物滥用所致皮肤病变的基本治疗

靶向治疗	针对药物的耐受性、致敏性和产生的戒断症状，提高治愈率
方法选择	卫生宣教、药物管理、行为修正、厌恶技术、戒断症状处理、药物滥用分类治疗
戒断症状处理	脱瘾治疗。如果是短效药物的滥用，可用药理上等同的替代品。如果是长效药物的滥用，就可以继续使用。患者病情可稳定于任何能使戒断症状减轻的剂量，然后逐渐撤出原滥用的药物。治疗早期可每次减少其日用量的15%～20%，后期为5%～10%，一般2周之内即可完全脱瘾
滥用药物分类治疗	
阿片制剂	阿片类急性过量中毒的治疗是抢救生命，对于阿片依赖的长期治疗，可能要单独或合用药理学或心理学相关方法。药理疗法是脱瘾治疗中最常用的方法。所有药物的脱瘾治疗原则相同，即换一种药效更长、可以口服、效能与原滥用药物相当的药物，稳定一段时间后，再逐渐撤去替换的药物。美沙酮是阿片依赖者极好的替代品。可乐定，一种中枢性交感神经阻滞剂也被用于阿片类成瘾者的脱瘾
兴奋剂可卡因	在停用兴奋剂以前或停药过程中，对有情感障碍者或精神分裂症型精神病或精神抑郁者，均需用抗精神病或抗抑郁药治疗。已研究多种药物，评估它们在减轻可卡因戒断症状、减少脱瘾期间的治疗的作用。通过降低中枢交感神经的活动，可乐定可被用于缓解由交感神经活动过强引起的症状。可乐定的优势是它没有麻醉作用，没有成瘾性药物的嗜药性并可促进脱瘾治疗。目前正进行研究的有脱甲丙米嗪、卡马西平、溴隐亭、金刚烷胺（氨基三环癸烷）、可乐定、丁丙诺非、丁氨苯丙酮及其他药物
尼古丁	尼古丁依赖者可能对用尼古丁口香糖或透皮贴剂的替换疗法产生反应，曾有报道用可乐定对尼古丁依赖者进行脱瘾
致幻剂（LSD）	致幻剂在心理方面的副作用较常见。其最好的处理方法为通过巴比妥类或苯二氮䓬类药物而不是吩噻嗪（硫代二苯胺）发挥镇静作用
皮肤损害治疗	对症处理

（三）治疗措施

治疗时需估计用药对个体的影响，并应针对所用的特定药物进行治疗。治疗方法一般包括戒断症状的处理、行为修正、厌恶技术、心境变态

的治疗和阿片瘾的维持方案（美沙酮）。

（四）治疗评价及预后

预后随戒断药物滥用的效果及已造成机体损害轻重而定。

第五节 生物制剂及靶向治疗肿瘤药物的不良反应

一、皮肤科生物制剂的不良反应

1. 皮肤科生物治疗 尽管生物治疗具有特异性靶向治疗的特点，临床应用的总体安全性良好，但在研发阶段和上市后的应用中也都出现了一定程度的不良反应，甚至严重不良事件，给患者造成了不同程度的健康伤害。

2. 皮肤科生物制剂的主要不良反应（表9-11） 皮肤科主要生物制剂有肿瘤坏死因子α(TNF-α)拮抗剂、白细胞介素-12/23(IL-12/23)拮抗剂和白细胞介素-17(IL-17)拮抗剂。其他还包括特应性皮炎、慢性荨麻疹、自身免疫性大疱病、结缔组织病、恶性黑素瘤等。

TNF-α 拮抗剂主要有依那西普及其生物类似物、英夫利西单抗和阿达木单抗，不良反应是结核杆菌感染或播散，以及乙肝病毒的再激活。

表 9-11 皮肤科生物制剂的主要不良反应

皮肤科生物制剂	适应证	不良反应
TNF-α 拮抗剂		
英夫利西单抗 (Infiximab)	银屑病、克罗恩病、类风湿性关节炎、白塞病、血管炎、干燥综合征、结节病	注射部位反应，输液反应，银屑病加重，严重感染恶性肿瘤，心肌损害，高血压，神经脱髓鞘，呼吸道感染，头痛，疲乏，肝酶升高，瘙痒，恶心，腹痛，消化不良，皮疹，非黑素瘤皮肤肿瘤，产生抗双链 DNA 抗体，消退、发展或红斑狼疮
阿达木单抗 (Adalimuab)	银屑病、克罗恩病、类风湿关节炎、皮肌炎、白塞病、坏疽性脓皮病	感染（如鼻咽炎、鼻窦炎和上呼吸道感染），注射部位反应（红斑、瘙痒、出血、疼痛、胀痛），头痛，骨骼肌肉疼痛
依那西普 (Etanercept)	中重度斑块型银屑病、类风湿关节炎、结节病、皮肌炎、白塞病、克罗恩病	注射部位反应,感染,如肺炎、鼻窦炎、咽炎、鼻咽炎、支气管炎、膀胱炎、皮肤感染等
IL-12/23 拮抗剂		
乌司奴单抗 (Ustekinumab)	中重度斑块型银屑病	多数为轻度不良反应,鼻咽炎和头痛,严重变态反应,肺炎、蜂窝织炎,少数为心肌梗死,脑血管意外,心源性猝死
IL-17 拮抗剂		
司库奇尤单抗 (Secukinuman)	银屑病、强直性脊柱炎	注射部位反应和感染,头痛,上呼吸道感染,肺炎,皮肤感染,腹泻,高血压,关节痛,淋巴瘤,黑素瘤,结核病,神经系统脱髓鞘病变,间质性肺炎,自身免疫性肝炎,皮肤血管炎
依奇珠单抗（新加）		
奥马珠单抗 (Omalizumab)	IgE 介导的过敏性疾病、大疱性类天疱疮、中重度斑块型银屑病、荨麻疹、特应性皮炎、血管炎	过敏性反应,恶性肿瘤,恶心,头痛,鼻咽喉肿瘤,咳嗽,关节病,上呼吸道感染
IL-4/IL-13 通路		
抗 IL-4 受体单抗 度普利尤单抗 (Dupilumab)	成人中重度特应性皮炎、大疱性类天疱疮	注射部位反应,结膜炎、睑缘炎、角膜炎、头痛、疱疹病毒感染、一过性嗜酸粒细胞增多症等

皮肤科生物制剂	适应证	不良反应
B 细胞特异性靶点药物		
利妥昔单抗 （Rituximab） （抗 CD20 单抗）	抗 CD20 单抗用于 B 细胞淋巴瘤、银屑病、重症天疱疮、SLE、皮肌炎	体液免疫缺陷，感染，HBV 病毒再激活，24 小时可出现严重输液反应，心律失常，重症药疹，肾毒性，可通过胎盘屏障，孕妇禁用
贝利尤单抗 （Belimumab）	SLE	感染，白细胞减少，胃肠道反应（恶心、呕吐、腹泻），输液反应，变态反应

二、靶向抗肿瘤药物的皮肤不良反应

近年来靶向抗肿瘤药物在恶性肿瘤治疗中的应用逐渐广泛。

靶向治疗能为肿瘤患者提供更精准的治疗方案，具有特异性抗肿瘤作用，然而，其抗肿瘤作用导致的其他不良反应也接踵而至，其中最常见的是皮肤不良反应。

其药物不良反应从细胞膜相关抑制剂、胞内信号通路抑制剂及免疫检测点抑制剂三个方面综述，药物的皮肤不良反应见表 9-12。

表 9-12　靶向抗肿瘤药物的皮肤不良反应

项目 / 药物	不良反应
（一）细胞膜相关抑制剂及皮肤不良反应	
1. 表皮内生长因子受体抑制剂（EGFR） 机制：EGFR 在癌症中过度激活，靶向药物抑制了 EGFR，但也使正常表皮生长因子受抑制，产生皮肤不良反应 药物：吉非替尼（用于 EGFR 基因非小细胞肺癌）、厄洛替尼、西妥昔单抗、尼莫珠单抗、帕尼单抗、伊马替尼等	（1）毛囊性丘疹 - 脓疱样皮疹，皮疹最常发生于面中部及胸和上背部曝光部位，而非痤疮样皮疹，推测对毛囊 EFGR 信号的抑制导致毛囊炎和损伤，但无粉刺，是抗肿瘤治疗有效的标志，丘疹脓疱在皮疹呈自限性，4 周内缓解 （2）瘙痒及干燥：角质层功能异常，皮脂腺功能减弱，脱屑，或湿疹样皮炎 （3）甲纵裂，甲营养不良，拇指（趾）受累，甲周肉芽肿及甲沟炎 （4）头发生长缓慢，变细变脆，非瘢痕性脱发，面部多毛，睫毛增长
2. 血管内皮生长因子抑制剂（VEGFRI） 机制：VEGFRI 及其受体抑制剂抑制肿瘤血管内皮再生而阻止肿瘤生长与转移，但也抑制了正常的血管内皮细胞生长，血管损伤损害了皮肤修复能力 药物：贝伐珠单抗（治疗转移性直结肠癌，一种 VEGFR 抑制药）、雷莫芦单抗、瑞戈非尼、阿帕替尼	手足皮肤反应，痛性掌跖皮肤损害，最常见于负重区或摩擦部位，血管内皮数量减少，微毛细血管减少，伤口延迟愈合，出血，继发感染
（二）细胞内分子信号通路抑制剂及皮肤不良反应	
机制：信号通路中任意一个环节异常激活均会导致恶性肿瘤发生，应用抑制通路靶向药物，抑制肿瘤但也会损害正常皮肤而发生不良反应，BRAF 抑制剂是其可能的发生机制，其矛盾性导致 MAPK 通路激活及 SCC 发生 药物：威罗非尼（一种 V600E BRAF1）和索拉非尼（一种 MK1）所特有	皮肤鳞状细胞癌，发生于非日晒部位，其为细胞内蛋白激酶活性的改变，不同于遗传学病因，尚有角化棘皮瘤可自行消退，而 SCC 不自发消退

续表

项目/药物	不良反应
（三）免疫检测点抑制剂及皮肤不良反应	
机制：癌细胞能够通过激活特定的抑制信号通路（即免疫检查点），逃避宿主免疫系统，而靶向药物可抑制免疫检测点，但也会引起正常皮肤不良反应 药物：抗 PD-1 抗体，如卡瑞利珠单抗、纳武单抗、派姆单抗可用于 *BRAFV*600 突变的黑素瘤，以及前列腺癌、肺癌	免疫检测点抑制剂的（ICPI）不良反应为斑疹或斑丘疹，发生白癜风可能是黑素瘤治疗疗效的有效标志 可伴有瘙痒或无任何症状，中毒性表皮坏死松解症（威罗菲尼），药物变态反应综合征，大疱性表皮松解症，银屑病，大疱性天疱疮，皮肌炎，斑秃，硬皮病，结节病，指甲，口腔黏膜改变，神经性皮炎等

处理：

1. 一般轻度皮肤不良反应，不需处理，中重度则对症处理。或继续治疗，或停止免疫治疗，并按药物不良反应治疗。

2. 局部对症处理。

3. 多数分子靶向药物可在皮肤科医师协同下完成疗程治疗。

第六节　药物反应的预防

1. 询问病史　要仔细询问患者用药史和过敏史，对已过敏的药物尽量避免使用，同时避免使用化学结构相似的药物，防止交叉反应。

2. 注意药物反应的前期症状　重症药物皮肤反应的临床与实验室特征见表 9-13。

表 9-13　重症药物皮肤反应的临床与实验室特征

皮肤表现：	一般情况：
融合性红斑	高热（体温超过 40℃）
颜面水肿或面中部受累	淋巴结肿大
皮肤疼痛	关节痛或关节炎
可触及的紫癜	呼吸急促、喘鸣、低血压
皮肤坏死	实验室检查：
水疱或表皮剥脱	嗜酸性粒细胞计数超过 1000/μl
Nikolsky 征阳性	淋巴细胞增多并出现异型淋巴细胞
黏膜糜烂	
荨麻疹	肝功能异常
舌肿胀	

3. 皮内试验　某些药物如青霉素、普鲁卡因、抗血清等，在使用前应严格遵照操作规程进行划痕或皮内试验。

4. 测定 HLA 相关位点　药物反应与个体 HLA 遗传易感性、编码药物代谢酶的基因多态性及药物作用靶受体的基因多态性具有重要关联。依据与 HLA-B 相关性，用药前应进行 HLA-B 危险基因筛查，如服用阿巴卡韦、萘韦拉平、卡马西平、别嘌醇药物前，测定 HLA 相关位点。具有相关位点的患者慎用，以免发生严重型药物反应。在中国汉族人群中 HLA-B1502 阳性者更容易发生对卡马西平的严重过敏反应导致 SJS/TEN 发生，HLA-B5701 与阿巴卡韦引起的变态反应综合征显著相关。HLA-B*1301 等位基因是氨苯砜导致氨苯砜超敏综合征发生的遗传标记分子，其相关性为 90%。HLA-B 等位基因可能通过表达某种肽段与药物的代谢产物结合从而激活 T 淋巴细胞，HLA-DRB1*1302 和 HLA-DQB1*0609 等位基因的同时存在与阿司匹林导致荨麻疹或血管性水肿具有相关性（详见本章药物反应的遗传因素）

（李　斌　罗标益　赖惠君　刘金花　朱团圆
马萍萍　陆　原　刘业强　周　琛　郑炘凯
洗翠贞　路　涛　王　利　吴志华）

Chapter 9

第十章
病毒性皮肤病

第一节　疱疹病毒皮肤病

单 纯 疱 疹

单纯疱疹（herpes simplex）是单纯疱疹病毒（herpes simplex virus, HSV）引起的皮肤、黏膜感染。HSV-1 主要经呼吸道、消化道或受损的皮肤和黏膜传播，HSV-2 则主要经过性接触传播，新生儿可经产道感染。

单纯疱疹发病机制见图 10-1。

【临床提要】

1. 皮肤损害　好发于皮肤和黏膜交界处，以唇缘、口角、鼻孔周围、眼缘等处多见（图 10-2）。初起局部皮肤发痒、灼热或刺痛，进而充血、红晕，继而出现米粒大小水疱，几个或几十个小疱聚成

一簇，同时可发 2～3 簇。疱液清、壁薄易破，2～10天后干燥结痂，脱痂后不留瘢痕。

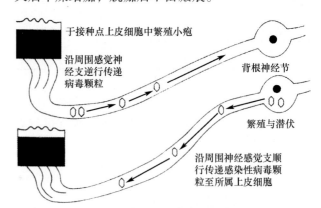

病毒在上皮细胞中复制产生小疱。虽然病毒可播散到所接触的皮肤表面，但免疫力强的宿主能将病毒局限在局部

图 10-1　单纯疱疹发病机制

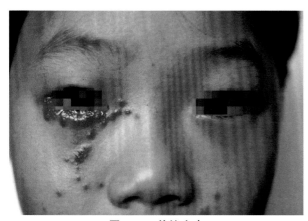
图 10-2 单纯疱疹

2. 中枢及外周神经系统感染 急性脑炎、脑膜炎、脊髓炎和神经根炎。

3. 原发型 / 复发型 ①原发型：可有发热（体温高达 39℃）、周身不适，局部淋巴结肿大，病程为 7 ～ 10 天。②复发型：临床症状较轻，病程短。

4. 临床分型 口腔疱疹、疱疹性阴道炎、接种性单纯疱疹、疱疹性瘭疽、疱疹性湿疹、播散性疱疹、新生儿疱疹、生殖器疱疹（见性传播疾病）及疱疹性角膜炎等。

5. 鉴别诊断 ①带状疱疹：疼痛明显，发生于一侧的神经分布区，无反复发作史。②脓疱疮：

单纯疱疹结痂期应与脓疱疮相鉴别，脓疱疮主要发生于小儿，多见于夏秋季，为蜜黄色脓痂。

【治疗处理】

（一）治疗原则

1. 治疗 以缩短病程，防止继发感染和并发症为原则。

2. 支持及对症治疗 对全身性严重感染者，应积极抢救处理。

（二）基本治疗

单纯疱疹的基本治疗见表 10-1。

（三）治疗措施

对皮肤黏膜感染患者，阿昔洛韦及其类似物泛昔洛韦、伐昔洛韦是主要的治疗药物。

阿昔洛韦是最常见的治疗单纯疱疹的药物，并有静脉、口服、外用多种制剂。泛昔洛韦、伐昔洛韦的口服制剂，对 HSV-1、HSV-2 型病毒感染有效。其生物利用度比阿昔洛韦高。更昔洛韦对 HSV-1、HSV-2 型病毒感染都有效，但毒性比阿昔洛韦、泛昔洛韦、伐昔洛韦高，不推荐用于 HSV 的感染。

表 10-1 单纯疱疹的基本治疗

靶向治疗	阻断病毒的复制，抑制病毒的活性，减少排毒，改善临床症状，缩短病程，但不能根本消除病毒，也不能阻止复发
系统治疗	抗病毒药物，如阿昔洛韦、泛昔洛韦（喷昔洛韦前体）、伐昔洛韦。免疫抑制者：静脉滴注阿昔洛韦、膦甲酸钠、西多福韦。疗效不确切的有阿糖腺苷、干扰素、白细胞介素 -2
局部治疗	西多福韦凝胶、1% 喷昔洛韦霜、5% 阿昔洛韦霜、3% 膦甲酸钠液、碘苷眼药水、三氟胸苷（TFT）软膏、β 干扰素凝胶
防止复发	防止创伤、受凉、感染、劳累

1. 初次发病 阿昔洛韦 400mg，3 次 / 日，或 200mg，5 次 / 日，连用 7 ～ 10 天；伐昔洛韦 1g，2 次 / 日，连用 7 ～ 10 天；喷昔洛韦 250mg，3 次 / 日，连用 5 ～ 10 天。

2. 复发 对于严重复发性病例，如在前驱症状刚开始出现时或皮损发生的前两天内应用，可缩短病程并降低皮损的严重程度。

阿昔洛韦 400mg，口服，3 次 / 日，或 800mg，口服，2 次 / 日，均连用 5 天；伐昔洛韦 500mg，2 次 / 日，连用 5 天；或首日 2g，2 次 / 日，次日

1g，2 次 / 日，共 2 天；喷昔洛韦，125mg，2 次 / 日，连用 5 天。

3. 免疫功能受损者发生的皮肤黏膜 HSV 感染 尚未确定是否需要增加阿昔洛韦用量及合适的增加量。疱疹患者如应用推荐剂量阿昔洛韦无效时，可能需要加大口服阿昔洛韦剂量或改用静脉注射阿昔洛韦，也可能是阿昔洛韦耐药株感染，而需静脉注射膦甲酸钠。伐昔洛韦及喷昔洛韦的作用尚未确定。

阿昔洛韦 500mg/kg，静脉注射，每 8 小时 1 次，

连用 7 ～ 14 天，或 400mg，5 次 / 日，连用 7 ～ 14 天；口服伐昔洛韦或喷昔洛韦，减少静脉注射阿昔洛韦的必要。

4. 阿昔洛韦耐药者 膦甲酸钠（foscarnet sodium）用于治疗耐阿昔洛韦的单纯疱疹。本品通过静脉滴注给药，如经中心静脉给药，可将液体配制成 24mg/ml；如经周围静脉给药，液体的浓度应为 12mg/ml，均以 0.9% 氯化钠或 5% 葡萄糖注射液稀释。每次输注时，可另加 0.9% 氯化钠注射液 500ml 或 1000ml，以减轻肾毒性。本品治疗对阿昔洛韦耐药的单纯疱疹病毒感染但肾功能正常的成人患者，每天可用 40mg/kg，1 小时输完，共用 2 ～ 3 周，或直至病损完全愈合。外用三氟胸苷或 5% 西多福韦凝胶对部分患者有效。妊娠期和哺乳期患者禁用。

5. 眼 HSV 感染 急性角膜炎，外用三氟胸苷、碘苷、阿糖腺苷、西多福韦（cidofovir）和干扰素都有效。常用 0.1% 阿昔洛韦滴眼液或 0.5% 疱疹净（碘苷）眼膏，每 3 ～ 4 小时 1 次。7 ～ 10 日为 1 个疗程。1% 三氟胸苷滴眼液对 HSV 高度敏感，效果更佳，每 2 小时 1 次，连用 3 ～ 4 日。

6. 单纯疱疹性脑炎 静脉注射阿昔洛韦（10mg/kg，每 8 小时 1 次，或 30mg/kg，每天 1 次），疗程 10 天。

7. 新生儿 HSV 感染 阿昔洛韦 [60mg/（kg·d），每 8 小时 1 次]，推荐疗程 21 天。

8. 疱疹性甲沟炎 口服阿昔洛韦（每次 200mg，每天 5 次，疗程 7 ～ 10 天）。

9. 单纯疱疹性肺炎 可考虑使用静脉注射阿昔洛韦 [15mg/（kg·d）]。

10. HSV 相关多形红斑 口服阿昔洛韦（每次 400mg，每天 2 ～ 3 次）能抑制多形红斑。

11. 免疫功能正常者 口唇疱疹患者口服伐昔洛韦，每次 2g，2 次，共 1 天，或伐昔洛韦 1.5g，单次口服，局部应用 1% 喷昔洛韦、三氟胸苷。

（四）循证治疗步序

单纯疱疹的循证治疗步序见表 10-2。

表 10-2　单纯疱疹的循证治疗步序

项目	内容	证据强度
一线治疗	外用 / 口服阿昔洛韦	A
	外用碘苷	A
二线治疗	伐昔洛韦 / 泛昔洛韦	A
	阿糖腺苷	C
三线治疗	膦甲酸钠 / 西多福韦（局部或系统）	C
	三氟胸苷	E

（五）治疗评价

1. 三种抗病毒药物 对于免疫功能正常或免疫功能抑制者，阿昔洛韦、泛昔洛韦、伐昔洛韦都有效，缩短皮肤黏膜感染症状和皮损持续时间，应在前驱症状出现时立即投药。局部用干燥剂如过氧苯甲酰治疗可加速愈合。

2. 频繁复发者 可采用阿昔洛韦长期抑制疗法，400mg，每天 2 次，可使复发次数减少 50%。

3. 避光剂 紫外线辐射特别是 UVB，常是口唇 HSV 复发的诱因，而且发作的严重程度可能与阳光暴露的强度有关。由于 UVB 辐射是一个常见诱因，所以在唇部和面部使用避光剂可减少复发。

4. 预防 在滑雪或去热带地区度假及进行较大的牙科手术前，应考虑采用预防措施。如果要在唇周实施皮肤磨削术、激光换肤或进行深度化学脱皮，建议使用阿昔洛韦预防，特别是有复发性口唇疱疹病史者。

5. 多形红斑 复发性轻型多形红斑常由复发性单纯疱疹引起，最常见的是 HSV-1 型口唇单纯疱疹。有一些 EM 患者并无单纯疱疹病史，口服抗病毒药也可控制病情，提示亚临床 HSV 感染是部分"特发性"EM 复发的诱因。

（六）预后

口唇疱疹未经治疗自然病程为 1 ～ 2 周。抗病毒治疗不能清除体内潜伏的 HSV，故不能防止复发。

水　痘

水痘（varicella）是由水痘 - 带状疱疹病毒

(varicella zoster virus，VZV）所致的疾病。

【临床提要】

1. 潜伏期 通常为 14～17 日或 10～23 日。

2. 前驱期 低热及乏力。出疹前 1～2 日发生。

3. 出疹期 ①皮疹初为小的红色斑丘疹，1～2 日后变成疱疹，特征为泪滴状水疱，直径 3～5mm，初起疱液透明，1～2 日变成浅黄色，周围红晕，3～5 日后疱疹呈脐样凹陷，逐渐结痂，数日痂皮脱落，不留瘢痕（图 10-3）；②皮疹相继分批出现，故同时可见红斑、丘疹、疱疹及结痂等；③皮疹呈向心性分布，头面躯干皮疹密集，四肢发疹稀疏散在；④非典型水痘有大疱型、出血型、坏疽型、或症状性血小板减少症。

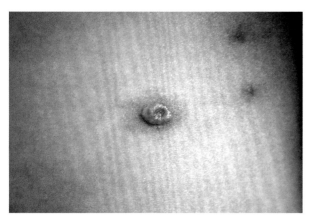

图 10-3 水痘

4. 系统损害 如水痘性肺炎、水痘脑炎、细菌肺炎等。

5. 成人水痘 较小儿症状为重，前驱期长、高热、全身症状显著、皮疹数量较多（图 10-4），也更痒。

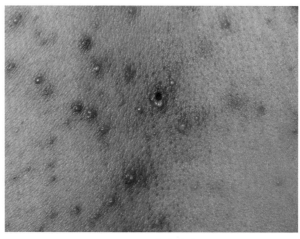

图 10-4 成人水痘

6. 鉴别诊断 本病需与脓疱疮、丘疹性荨麻疹、疱疹样湿疹、手足口病相鉴别。

【治疗处理】

（一）治疗原则

免疫功能正常的儿童和成人水痘患者，在发病早期（出现皮疹 24 小时以内）可应用阿昔洛韦治疗。儿童水痘的反应较成人为轻，不推荐常规用阿昔洛韦治疗，但儿童如有先天性免疫缺陷可采用阿昔洛韦治疗。成人（13 岁以上）水痘反应较严重，并发症也常见，应给予阿昔洛韦治疗。

（二）基本治疗

水痘的基本治疗见表 10-3。

表 10-3 水痘的基本治疗

靶向治疗	阻止病毒复制，减轻病毒血症的毒性，改善皮肤和全身症状
基本治疗药物	阿昔洛韦、泛昔洛韦、伐昔洛韦 儿童或成人（24 小时以内）应用阿昔洛韦
禁用药物	水痘患者不能使用阿司匹林和其他水杨酸盐类解热药物，因其可增加患脑病合并内脏脂肪变性综合征（Reye 综合征）的风险
免疫功能正常	儿童：根据个体决定是否用阿昔洛韦治疗 青少年（14 岁以上）、成人：口服阿昔洛韦，严重者静脉注射阿昔洛韦，无效时可用水痘-带状疱疹免疫球蛋白（VZIG）
免疫功能抑制/HIV 感染者	严重者应静脉应用阿昔洛韦
孕妇/新生儿	有明显接触史的孕妇 72～96 小时内给予 VZIG；孕妇已发生水痘者，不应给予 VZIG
耐药水痘	膦甲酸钠

Chapter 10

| 水痘疫苗 | 水痘灭活疫苗已用于儿童 |
| 中医药 | 疏风、清热、解毒、渗湿 |

（三）治疗措施

1. 对症治疗　加强皮肤护理避免抓伤，如并发肺炎、脑炎给予对症治疗，继发细菌性感染时，及早应用敏感的抗生素。

2. 局部治疗　阿昔洛韦霜；疱疹破后，可涂 2% 结晶紫和 2% 莫匹罗星软膏。

3. 系统治疗　①阿昔洛韦 20mg/kg，4 次/日，连用 5 天，亦可用伐昔洛韦、泛昔洛韦。②免疫抑制患者：在发病早期（出现皮疹 24 小时以内）应用阿昔洛韦治疗。静脉注射阿昔洛韦 10mg/kg，每天 3 次（或儿童 500mg/m^2）。静脉注射治疗应持续到所有新水疱停止出现 2 天之后，再继续口服抗病毒药物至少 10 天。膦甲酸钠 40mg/kg，静脉滴注，每 8 小时 1 次，连续 7 天。免疫缺陷或全身播散者，可用阿昔洛韦 5 ～ 7.5mg/kg，每 8 小时 1 次，连续 5 ～ 7 天。

4. 易感人群　接触患者 4 日内应肌内注射丙种球蛋白 0.4 ～ 0.6ml/kg；接触后 72 小时内肌内注射带状疱疹高价免疫球蛋白 0.1ml/kg，可减轻症状，降低发病率。

5. 水痘 - 带状疱疹免疫球蛋白　推荐方案如下。

（1）暴露标准：①暴露于水痘或带状疱疹患者，持续家庭接触，在同一房间超过 1 小时，医院接触（同一房间或长期面对面接触）。②接触后 96 小时（72 小时内最佳）。

（2）候选者：①免疫依赖敏感的儿童；②免疫正常的青少年（年龄大于 15 岁）和成人，特别是妊娠期妇女；③在分娩前 5 天到分娩后 2 天患水痘的母亲的新生儿；④住院的早产儿。

（四）循证治疗步序

水痘的循证治疗步序见表 10-4。

（五）治疗评价

1. 一般常规　一般支持疗法对正常儿童的水痘有效。水痘患者不能收入免疫抑制患者的病房，也不能收入儿科病房中。

表 10-4　水痘的循证治疗步序

项目	内容	证据强度
一线治疗	对症治疗 / 伐昔洛韦	A
	阿昔洛韦	D
二线治疗	泛昔洛韦	D
预防	疫苗	A
	水痘 - 带状疱疹免疫球蛋白 / 阿昔洛韦	B
	静脉注射免疫球蛋白	C

2. 孕妇和新生儿　对于妊娠期妇女和新生儿，妊娠期严重水痘、水痘性肺炎或播散性水痘均应静脉注射阿昔洛韦。

3. VZIG　无水痘病史的免疫抑制儿童有高风险接触时应在接触后（96 小时内）尽可能快地用 VZIG 治疗。准备接受骨髓移植的患者应该接受同样的治疗。VZIG 治疗并不能降低感染的发生率，但它可以减轻感染的严重性和并发症。患者有严重的危及生命的疾病且静脉注射阿昔洛韦无效时，也可使用 VZIG。对于感染 HIV 的成人，治疗因人而异。

（六）预后

本病传染性强，应隔离至疱疹结痂为止。无并发症者预后一般良好。免疫功能缺陷者预后差。围生期水痘的死亡率高，当母亲在分娩前 5 天或分娩后 48 小时患水痘，胎儿或新生儿死亡率高。新生儿体内没有保护性抗体且免疫系统未成熟，这组患者的死亡率可高达 30%。水痘愈后机体可获终身免疫。

带 状 疱 疹

带状疱疹（herpes zoster）由水痘 - 带状疱疹病毒（VZV）引起，是脊髓后根神经节潜伏的病毒激活所致（图 10-5）。

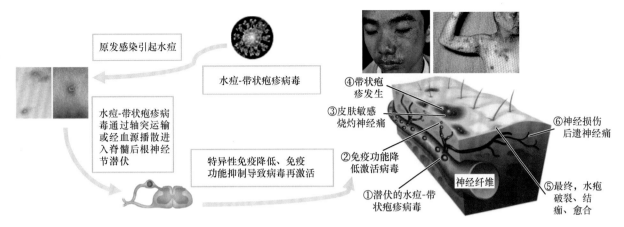

图 10-5　带状疱疹的发病机制

水痘 - 带状疱疹病毒原发感染为水痘，此后病毒通过皮肤经轴突运输或进入脊髓后根神经节或脑神经节内建立终身潜伏，在病毒特异性免疫降低、高龄、免疫功能抑制等诱因作用下，病毒再激活和复制，直接导致神经元坏死和炎症，引起神经痛；病毒沿感觉神经纤维向远端播散至皮肤引起水疱，发生带状疱疹，病毒可引起脑膜炎、脊髓炎和局部瘫痪

【临床提要】

1. 前驱症状　皮疹出现前数天周身不适及发热，局部皮肤有感觉过敏、刺痛、烧灼感或神经痛，2 ～ 5 天后出现皮损。

2. 皮肤损害　为红斑，并很快形成水疱，约 1mm 大小，集簇性，基底皮肤发红。疱疹初期清晰透明或呈浅黄色半透明，疱壁紧张发亮，约 3 天后疱液混浊或呈出血性。部分破裂，经 7 ～ 10 天疱疹干瘪结痂。病损沿感觉神经分布区发生（图 10-6），

成簇分布呈带状（图 10-7）。以肋间神经及三叉神经支配区多见（图 10-8、图 10-9）。

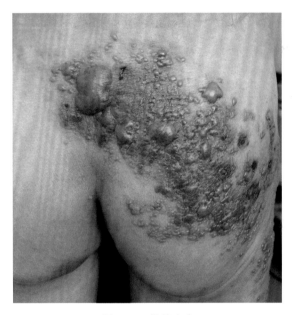

图 10-7　带状疱疹

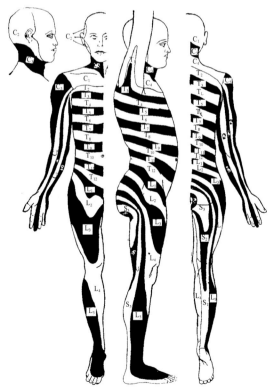

图 10-6　带状疱疹沿周围神经的皮肤节段分布

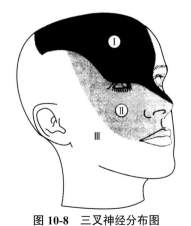

图 10-8　三叉神经分布图

Ⅰ. 眼神经；Ⅱ. 上颌神经；Ⅲ. 下颌神经

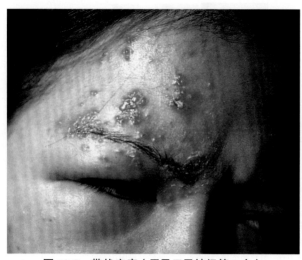

图 10-9　带状疱疹（累及三叉神经第 1 支）

3. 临床类型　①无疹型：疼痛而不见皮损；②顿挫型：局部红斑，不形成水疱；③大疱型；④出血型；⑤坏死型。

4. 疱疹相关疼痛　可分三种类型：深在的持续疼痛；刺痛、刀割样疼痛；激发性疼痛，为正常的如衣服接触时的疼痛，并有痛觉过敏。50 岁以上患者常发生疱疹后神经痛，一般持续 1～3 个月，少数可达 1 年以上。

5. 特殊带状疱疹　①多发性带状疱疹（多神经或双侧）；②眼带状疱疹：角膜易溃疡失明；③带状疱疹性脑膜脑炎；④耳带状疱疹：第Ⅶ、Ⅷ对脑神经受累发生面瘫、耳鸣、耳聋。

6. 伴发肿瘤和免疫抑制者　带状疱疹的发生率也较高。

7. 鉴别诊断

（1）特殊临床表现：当疱疹未出现之前或表现为顿挫性时，应注意排除偏头痛、肋间神经痛、急性阑尾炎和坐骨神经痛等。可能将本病神经痛疑为其他疾病，如肋间神经炎、胸膜炎、心绞痛、胆绞痛、肾绞痛、阑尾炎、青光眼等，应予以鉴别。

（2）有时需与单纯疱疹相鉴别。

【治疗处理】

（一）治疗原则

尽早给予抗疱疹病毒类药物治疗，治疗上通常以镇痛、缩短病程和预防继发性感染为原则。目前国内外倾向于镇痛、抗病毒及三环类抗抑郁药早期联合应用。近年来，组胺 H_2 受体拮抗剂如西咪替丁等亦用于带状疱疹的治疗，据报道该药能显著缩短病程、减轻神经痛，对肿瘤伴发的带状疱疹效果显著。

（二）基本治疗

带状疱疹的基本治疗见表 10-5。

表 10-5　带状疱疹的基本治疗

靶向治疗	尽早 48～72h 内抑制病毒复制及其所造成的神经损害，降低并发症发生率和后遗疼痛
抗病毒药	首选阿昔洛韦、伐昔洛韦、泛昔洛韦、溴夫定、膦甲酸钠（用于耐药病毒株）
糖皮质激素	有选择地使用
干扰素	选用
水痘 - 带状疱疹免疫球蛋白（VZIG）	特效
神经痛的治疗药物：局部	辣椒素、阿司匹林溶解在氯仿或乙醇、局麻药、利多卡因贴片、穿柔软衣服、紧身膜、冰敷、刺激
神经痛的治疗药物：全身	单用或合用镇痛剂、三环类抗抑郁药（如阿米替林）、加巴喷丁、普瑞巴林神经阻断，全身用利多卡因或口服美西律、氟卡尼，麻醉药，外科神经切断术
监测和处理潜在疾病	恶性肿瘤，免疫性疾病，AIDS
中医药	清肝祛湿热

（三）治疗措施

1. 抗病毒治疗　发病 7 天内（建议 72 小时内）及时治疗，可减轻病情及疼痛，减少内脏并发症。阿昔洛韦（ACV）400～800mg，口服，每日 5 次，7～10 天，或 5～10mg/kg，静脉滴注（尤其免疫缺陷者），每 8 小时 1 次，急性或慢性肾功能不全者不宜用本品静脉滴注，因为滴注过快时可引起肾衰竭；静脉给药者可见静脉炎；阿昔洛韦可引起急性肾衰竭，肾损害患者接受阿昔洛韦治疗时，可造成死亡。伐昔洛韦（每次 1g，3 次 / 天）、泛昔洛韦（每次 250mg，3 次 / 天），连服 7 天。溴夫定，125mg，成人每日 1 次，早期治疗，于出疹 72 小时内或 48 小时内服用，共 7 日。溴夫定较泛昔洛韦使带状疱疹后遗痛缩短 11.5 日，65 岁以上患者缩短 18 日。勿将溴夫定与氟尿嘧啶，或类似抗癌药物卡培他滨、氟脲苷、替加氟同时服用，或与上述药物间隔时间不得少于 4 周。

2. 免疫增强剂　加用 α 干扰素、转移因子等。

3. 口服糖皮质激素　对其使用有争议。有人认为早期应用糖皮质激素可抑制其过程，减少后遗神经痛。可用泼尼松 40 ～ 60mg/d，疗程 10 天，但这有可能使疾病播散。亦有报道，应用泼尼松龙治疗，仅能轻微加快皮疹愈合、减轻疼痛。还有报道，阿昔洛韦联合泼尼松与单用阿昔洛韦在疼痛治疗方面差异无统计学意义。而发生面瘫 - 外耳道带状疱疹综合征时，糖皮质激素治疗疗效肯定，联合阿昔洛韦治疗效果更好。

4. 耐药病毒株治疗　静脉滴注膦甲酸钠 40mg/kg，每日 3 次，或 50mg/kg 每日 2 次。聚合酶基因突变时膦甲酸钠治疗可无效，则用静脉滴注西多福韦。

5. 带状疱疹免疫球蛋白　治疗、预防均可使用。

6. 带状疱疹神经痛　早期应用止痛剂或麻醉剂控制疼痛。

带状疱疹后遗神经痛（PHN）见下述。

（四）循证治疗步序

带状疱疹的循证治疗步序见表 10-6。

表 10-6　带状疱疹的循证治疗步序

项目	内容	证据强度
一线治疗	阿昔洛韦，800mg，每日 5 次，连续 7 日	A
	泛昔洛韦，500mg，每日 3 次，连续 7 日	A
	伐昔洛韦，1g，每日 3 次，连续 7 日	A

续表

项目	内容	证据强度
二线治疗	减轻 PHN 的药物	
	钙通道 α₂-δ 配体（加巴喷丁、普瑞巴林）	A
	三环类抗抑郁药 / 利多卡因贴片 / 羟考酮	A
三线治疗	成人疫苗接种	A
	接触水痘患者或儿童	C
	外用辣椒素	A
	外用非甾体抗炎药	C
	曲马多	A
	交感神经阻滞 / 经皮电刺激疗法 / 甲钴胺注射液	B

（五）治疗评价

1. 阿昔洛韦　生物利用度不高，疗效尚不十分理想。近年伐昔洛韦、泛昔洛韦等已陆续上市，这两种药物吸收更好，血药浓度更高，可为带状疱疹患者提供较高效的治疗。Auff 等给予 187 例患者口服阿昔洛韦治疗，发现阿昔洛韦可减轻慢性带状疱疹相关性疼痛。对于肾衰竭患者（肌酐清除率＜ 25ml/min）则慎用。

2. 抗病毒药物开始启用时间　症状出现 7 ～ 10 日内（建议 72 小时内）及时用阿昔洛韦，可减少新疹发生，减轻疼痛，防止病毒播散，减少内脏并发症。阿昔洛韦治疗 7 日和 21 日的效果几乎是一样的。

3. 大剂量阿昔洛韦　有报道显示，大剂量阿昔洛韦（每次 800mg，每日 5 次）在延缓新发水疱、镇痛，以及显著缓解带状疱疹后遗神经痛、水疱结痂、脱痂方面均优于常规治疗量（每次 200mg，每日 5 次）。

4. 糖皮质激素　虽有争论，但多主张对于老年患者，以及疼痛剧烈、累及眼部且处于发病早期的患者短期使用，可减轻炎症，阻止病毒对神经节和神经纤维的破坏，缓解带状疱疹后遗神经痛。有报道在病程第 1 周系统使用糖皮质激素，可以减轻急性疼痛。免疫抑制宿主，不应系统应用糖皮质激素，因为这可能增加播散的危险。免疫功能正常宿主，该类药物并不增加并发症的发生率。

Chapter 10

5. 带状疱疹免疫球蛋白　疗效佳，并可预防水痘-带状疱疹病毒感染，FDA 已批准其用于临床。

6. 干扰素　可使皮疹减少并降低皮肤播散发生率，改善后遗神经痛。

（六）预后

本病可自行痊愈，一般不会危及生命，儿童和青年一般病程为 2～3 周，老年人为 3～4 周。带状疱疹累及少数患者的眼部，可造成眼角膜及眼球的损害，严重者引起失明。累及面神经和听神经及膝状神经节可造成耳鸣、耳聋或面瘫。病毒侵犯中枢神经系统而出现脑膜炎等症状。后遗神经痛是重要的并发症。一种与水痘疫苗类似但更高效的减毒疫苗已被 FDA 批准用于预防带状疱疹。

带状疱疹后遗神经痛

带状疱疹后遗神经痛（postherpetic neuralgia，PHN）是指新损害疱疹已不再出现、皮肤已完全愈合而疼痛仍持续存在的后遗神经痛。

关于时间界定，Row Botham 等定义为带状疱疹皮损消退后，其受累区皮肤出现疼痛或持续性疼痛 3 个月以上。Schmader 则定义为带状疱疹患者疱疹消退后仍有神经痛或疱疹发生后局部疼痛持续 1 个月以上。

【发病机制】

1. 发生 PHN 的原因　①病毒侵犯脊髓后索；②局部炎症反应；③局部发生缺血性改变。

2. 外周神经机制　病毒感染引起初级传入神经损伤和膜离子通道发生变化，疼痛阈降低，神经绝缘减弱，放电增大，传导连接异常，兴奋损伤神经元。

3. 中枢神经机制　脊髓后角接受敏感性增大，激活疼痛信号传递至神经元而产生疼痛。神经根剧烈炎症，末梢神经器和周围组织因来自神经根的剧烈炎症和破坏而致疼痛。

【临床提要】

1. 发生率　PHN 发生率为 15%～75%，3%～5% 的患者患带状疱疹后发生持续 1 年以上的疼痛。年龄是重要因素，PHN 几乎只见于 50 岁以上患者。60 岁以上患者中，约半数发生 PHN。

2. 疼痛类型　疱疹愈合后患区仍持续性或发作性剧烈疼痛，有 3 种类型：①经常性深在挫伤或烧灼样疼痛感觉；②自发性、复发性、刀刺样、枪击或电击样疼痛；③异常性疼痛（通常无刺激可致疼痛），为浅在、锐利、放射性、烧灼样、触痛性或"刺痒"样感觉，穿衣及轻触皮肤即可触发，有时瘙痒。

以上疼痛常伴有自主神经的不稳定性，可因精神紧张而加重，亦可因精神放松而使疼痛缓解。患者有恐惧、抑郁情绪，甚至有自杀倾向。几乎所有 PHN 患者有经常性疼痛，90% 有异常性疼痛。带状疱疹后第 1 年，刀刺样痛常渐渐消失。虽然病理水平的损伤可能只累及某一神经节及其相应皮区，但实际出现疼痛的皮区可能大得多。患区感觉异常，多数患者有痛觉过敏特征，少数为浅感觉尤其是触觉的减退。

病程还要经历数月时间，如疼痛持续 1 年，则自行缓解的可能性很小。

【治疗处理】

（一）治疗原则

治疗目的：尽早有效地控制疼痛，缓解伴随的睡眠和情感障碍，提高生活质量。PHN 的治疗应规范化，其原则是尽早、足量、足疗程及联合治疗，许多患者的治疗可能需较长的时间。药物有效缓解疼痛后应避免立即停药，仍要维持治疗至少 2 周。药物联合微创介入治疗可有效缓解疼痛。临床提示疱疹期的抗病毒治疗如伐昔洛韦、溴夫定等治疗及使用钙离子通道调节剂可有效减少 PHN 的发生。

（二）基本治疗

其他治疗：针刺治疗、臭氧治疗、心理治疗及行为调节。PHN 的基本治疗见表 10-7，其微创介入治疗见表 10-8。

表 10-7 PHN 的基本治疗

一、药物治疗	一线治疗：
	钙通道调节剂普瑞巴林、加巴喷丁，三环类抗抑郁药阿米替林，5% 利多卡因贴剂
	二线治疗：
	曲马多、阿片类药物吗啡、羟考酮（缓释）、芬太尼
	其他药物：
	文拉法辛、度洛西汀、牛痘疫苗接种家兔皮肤炎症提取物、局部辣椒素、抗癫痫药拉莫三嗪、丙戊酸钠、托吡酯
二、微创介入治疗	见表 10-8
三、其他治疗	臭氧治疗、心理治疗、行为调节

表 10-8 PHN 的微创介入治疗

微创介入治疗是在影像引导下将器具或药物置入病变组织，对其进行物理、机械或化学治疗的技术

普瑞巴林联合神经脉冲射频、神经阻滞及经皮神经电刺激对 PHN 患者疗效肯定

1. 神经介入术
(1) 神经阻滞：在相应神经根、神经干、神经节及硬膜外注入局麻药以短暂阻断神经传导，镇痛，且对神经无损伤神经阻滞用药包括麻醉药和糖皮质激素等
(2) 选择性神经毁损：以手术切断或部分切断，或用化学方法（乙醇和阿霉素）或物理方法（射频热凝和冷冻等）阻断脑神经、脊神经、交感神经等神经节的神经传导功能
(3) 鞘内药物输注治疗：通过埋藏在患者体内的药物输注泵，将泵内的药物输注到患者的蛛网膜下腔，作用于脊髓或中枢，控制疼痛。常见药物包括阿片类药物和局麻药

2. 神经调控技术
(1) 脉冲射频治疗：使用频率 2Hz、电压 45V、电流持续时间 20ms、间歇期 480ms 的脉冲式射频电流进行治疗，抑制 C 纤维兴奋性传入，阻断痛觉传导，且对神经纤维结构无破坏
(2) 神经电刺激
  1) 脊髓电刺激：是将电极置入硬膜外腔，由刺激电极产生的电流直接作用于脊髓后柱的传导束和背角感觉神经元及脊髓侧角的交感神经中枢，缓解疼痛
  2) 外周神经刺激：是将电极置入支配疼痛区域的皮下外周神经附近，抑制疼痛感觉神经向上传导
  3) 经皮神经电刺激：是经过皮肤施行电脉冲刺激，对传导疼痛信息有关的神经进行调整，减少疼痛信息的传导和增加镇痛物质的释放，缓解疼痛

（三）治疗措施

1. 药物治疗 是治疗 PHN 的基本方法。主要有三环类抗抑郁药、抗惊厥药、阿片类药、曲马多、利多卡因贴剂及乳膏等。

（1）全身药物治疗

1) 三环类抗抑郁药：主要包括阿米替林、去甲替林及地昔帕明，临床疗效相近，对缓解中度疼痛效果良好，尤其适用于感觉过敏和持续性烧灼样疼痛。

三环类抗抑郁药的作用机制可能与抑制神经突触部位的 5- 羟色胺和去甲肾上腺素的再摄取，以及阻断神经元钠通道有关。该类药物镇痛起效常需 5～7 天。三环类抗抑郁药的不良反应主要有胆碱能作用、心律失常、体重增加、直立性低血压。新型三环类抗抑郁药文拉法辛（venlafaxine）对多种神经痛有效，且无胆碱能作用，可用于 PHN 的治疗（表 10-9）。

表 10-9　PHN 的治疗药物

药物	起始剂量	递增方案	常见不良反应	禁忌证 / 注意事项	注解
普瑞巴林	50mg tid 或 75mg bid 起始，睡前服	每周剂量 300～600mg	共济失调、眩晕、嗜睡、外周性水肿、体重增加、视物模糊、欣快感	肾功能受损者应根据肌酐清除率减量 50% 或更多	慎与血管紧张素转化酶抑制剂合用；同时使用噻唑烷二酮类抗糖尿病药，则易出现外周性水肿、体重增加
加巴喷丁	第 1 天 300mg，睡前服	第 2 天 600mg，分 2 次服；第 3 天 900mg，分 3 次服。多数在 900～1800mg 有效或 3600mg 有效	嗜睡、眩晕、共济失调、外周性水肿、体重增加、肌痛、疲乏	肾功能受损者减量，请仔细阅读厂家说明书	容易发生药物相互作用，须避免突然停药
阿米替林	首次睡前 10～25mg（qhs）	每周增加 10～25mg，靶剂量 75～100mg，逐渐增加每日最大剂量 150mg	多汗、口干、视物模糊、体重增加、尿潴留、便秘、性功能障碍，加重认知障碍，步态异常	禁用于有心脏病、青光眼、尿潴留、自杀倾向的患者。慎与曲马多、SSRI 或 SNRI* 合用	阿米替林的抗胆碱能作用最明显，中老年人使用时耐受差。有心脏病史的患者需常规做心电图检查
利多卡因	5%，1～2 贴	12 小时内可用至 3 贴	局部红斑、（斑）丘疹、水疱	禁用于对酰胺类局麻药过敏者，正在使用 I 类抗心律失常药的患者应慎用本品	无明显的全身性不良反应
辣椒碱乳膏	0.025%～0.075%	每日 3～4 次，涂患处	局部刺痛或烧灼感。吸入本品可引起咳嗽、喷嚏或其他呼吸道刺激症状		避免本品接触眼或黏膜，需戴手套涂抹。预先局部使用 5% 利多卡因，可减轻本品所致烧灼感
曲马多	50mg bid 或 tid	每日总量：150～400mg，每日增量 1 次以延长释放	恶心/呕吐、便秘、困倦、眩晕、癫痫、幻觉及瘙痒	禁用于有（精神类）药物滥用史、自杀倾向、治疗期间出现驾驶能力受损和癫痫的患者。慎与 SSRI，SNRI 或三环类抗抑郁药合用	如正在使用三环类抗抑郁药、SSRI 或 SNRI，应慎用本品。肝肾疾病患者应慎用和减量使用本品
吗啡 羟考酮（缓释） 美沙酮 左吗喃	15～30mg 10～20mg 5～15mg 0.5～1mg	逐周递增剂量，保证疗效的同时需注意不良反应。平均剂量：90mg 吗啡或等效剂量其他药物	恶心/呕吐、便秘、困倦、眩晕、瘙痒	禁用于有（精神类）药物滥用史、自杀倾向、治疗期间出现驾驶能力受损的患者	逐步增加药量，注意胃肠道和中枢神经系统不良反应

续表

药物	起始剂量	递增方案	常见不良反应	禁忌证/注意事项	注解
文拉法辛	150～225mg/d, 每日1次		恶心、口干、出汗、 乏力、焦虑、震颤		
度洛西汀	30～60mg/d,每 日1次				

注：普瑞巴林，每日2次，可在1周内根据疗效及耐受性增加至每次150mg，每日2次。如果每日用本品300mg，2～4周病情仍未得到充分缓解，且可耐受本品的患者，可增加至每次300mg，每日2次，或每次200mg，每日3次。由于不良反应呈剂量依赖性，故仅用于能耐受300mg/d剂量的持续性疼痛患者。加巴喷丁第一天每次0.3g，第二天每次0.3g，每日2次，第三天每次0.3g，每日3次，随后逐渐增加至0.6g，每日3次。

* 5-羟色胺-去甲肾上腺素再摄取抑制剂。

2）抗惊厥药：加巴喷丁是新一代抗癫痫药，对包括PHN在内的多种神经痛疗效确切，尤用于尖锐的刺痛、刀刺样或电击样疼痛，且可改善情绪和睡眠，耐受性好，老年人更为适用。该药已获美国FDA批准成为用于治疗PHN的一线药物，但亦要注意不良反应。

加巴喷丁作用机制：①抑制γ-氨基丁酸（GABA）介导的传入通路；②阻断N-甲基-D-天冬氨酸（NMDA）受体的激活，非选择性阻断钠通道及抑制钙通道。普加巴林为加巴喷丁的类似物，疗效与加巴喷丁相当，血浆药物浓度具有更好的可控性，治疗上更优于加巴喷丁。

3）阿片类药：被列为第二、三类镇痛药。该类药包括吗啡、羟考酮、美沙酮及左吗喃，可通过激动阿片受体而明显缓解神经痛，用于中至重度疼痛的治疗。其中，羟考酮能显著缓解异常性疼痛和持续性疼痛，左吗喃则可用于治疗难治性神经痛。阿片类药的疗效与三环类抗抑郁药相近，但优于抗惊厥药。该类药物的短效制剂可用于急性疼痛的治疗，缓释制剂可用于慢性疼痛的控制。阿片类药有诸多不良反应。

曲马多是一种弱效阿片受体激动剂和单胺再摄取抑制剂，既具有阿片样镇痛作用又具有非阿片样镇痛作用，可明显减轻神经痛。

4）其他药物：氯胺酮既有静脉麻醉作用又有NMDA受体拮抗作用，极小剂量即可达到镇痛效果。其他还有NMDA受体拮抗剂右美沙芬和美金刚、抗癫痫药双丙戊酸钠及非甾体抗炎药。此外，镇静安定类药、神经营养类药也可用于PHN的辅助治疗。

（2）局部药物治疗：利多卡因通过阻断钠通道而降低神经细胞的兴奋性，达到镇痛效果。利多卡因贴剂能缓解中度以上的疼痛，副作用很小，为一线药物。辣椒碱的镇痛机制与其作用于传入神经膜上香草醛受体及耗竭神经末梢的P物质有关。辣椒碱乳膏的主要不良反应是涂药局部的烧灼感。阿司匹林通过抑制前列腺素的合成而达到镇痛作用。

（3）药物选用及药物联合治疗：目前治疗药物包括抗惊厥药加巴喷丁和普加巴林、5%利多卡因贴剂、辣椒素乳膏、麻醉性镇痛药和三环类抗抑郁药。因加巴喷丁、利多卡因贴剂等疗效可靠，耐受性更好，为一线治疗药物，抗惊厥药、麻醉性镇痛药、三环类抗抑郁药及局部用利多卡因贴剂和辣椒素软膏均对PHN有效。而麻醉性镇痛药则用于难治病例。

药物联合治疗，如加巴喷丁与吗啡合用。

多数患者皆需一种类型以上药物治疗。少数患者现有所有疗法皆无效。

2. 物理疗法 激光治疗现多采用He-Ne激光、CO_2激光和半导体激光，亦可采用微波治疗、红外线疗法、紫外线疗法、超声波疗法、高频电疗、磁疗法、冷冻法、蜡疗法及高压氧疗法等。

3. 外科手术 去除相关神经治疗，神经阻滞和破坏性手术亦罕能收到长期缓解的效果。

4. 其他 心理疗法、介入疗法、神经阻滞疗法、神经调节术、神经毁损术，以及中药治疗和穴位注射治疗等。

（四）治疗评价

1. 低剂量的三环类抗抑郁药已被证实相当有效，随机对照的多中心试验显示，加巴喷丁用于治疗带状疱疹后遗神经痛伴随的疼痛感和睡眠障碍疗效显著。有一份开放性试验证明了联合治疗的效果，早期使用阿昔洛韦联合加巴喷丁可有效预防带状疱疹后遗神经痛。

2. Achar 等将阿米替林 25mg/d 加普瑞巴林 150mg/d 联合治疗 PHN，疗程 8 周。治疗第 4 周，其疗效与单用阿米替林或普瑞巴林无明显差异（$P > 0.05$），但治疗第 8 周后，疗效则明显优于两药的单用（$P < 0.05$），表明在使用多种不同机制的药物联合治疗 PHN 时，需要较长时间才能体现其优势，临床医生不宜急于调整用药及剂量。

3. PHN 有时常规镇痛剂很难镇痛。单一药物不能获得满意效果时，考虑联合治疗。水痘 - 带状疱疹病毒（VZV）减毒疫苗可将带状疱疹和 PHN 发生率降低 51% 和 67%；急性期抗病毒同时加用加巴喷丁显著降低 PHN 发生率。甲钴胺可缓解亚急性疱疹性神经痛；随机对照荟萃分析早期给予糖皮质激素对预防 PHN 无效。FDA 批准加巴喷丁、普瑞巴林、5% 利多卡因贴片、8% 辣椒碱贴片用于 PHN。普瑞巴林较加巴喷丁镇痛滴定和起效更快。选择性 5- 羟色胺再摄取抑制剂（度洛西汀、文法拉辛）也能用于 PHN。

（五）预后

PHN 患者常伴情感、睡眠及生命质量的损害。45% 的患者情感受到中重度干扰，表现为焦虑、抑郁、注意力不集中等。有研究报道，60% 的患者曾经或经常有自杀想法。超过 40% 的患者伴有中重度睡眠障碍及日常生活的中重度干扰。患者还常出现多种全身症状，如慢性疲乏、厌食、体重下降、缺乏活动等。患者疼痛程度越重，活力、睡眠和总体生命质量所受影响越严重。

带状疱疹同位反应

带状疱疹同位反应（isotopic response following herpes zoster）：Wyburn-Mason 首先对这一现象进行描述，在一个已经治愈的皮肤病的发病部位上发生另一种与原发皮肤病无关的新的皮肤病。1995 年，Wolf 等将这一现象命名为同位反应，因此又称 Wolf 同位反应。

【发生机制】

局部免疫反应即迟发型变态反应，其所致病毒、免疫、神经及血管源性因素均参与同位反应的发生，病毒首先损伤皮肤神经纤维，导致神经肽分泌，随后产生免疫功能损伤，通过影响 T 淋巴细胞、单核细胞、内皮细胞、肥大细胞的功能，致使局部免疫功能改变及促进血管生成反应，从而形成炎症性或肉芽肿性皮肤反应（图 10-10）。VZV 可能通过对神经的改变来影响局部的免疫状态，如神经肽的释放可能是免疫异常及同位反应发生的关键。

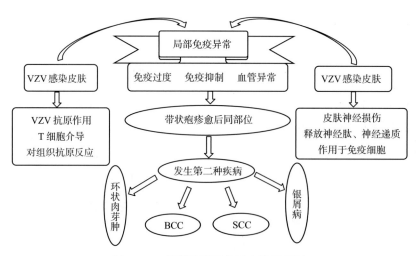

图 10-10　带状疱疹同位反应发病机制

免疫过高：炎症，如肉芽肿、苔藓样皮炎；免疫抑制：感染、肿瘤；血管异常：血管生成、血管肿瘤；局部免疫异常神经损伤机制：病毒破坏真皮中下层神经纤维以致神经肽和神经递质释放，作用于免疫细胞表面受体而影响免疫系统发生第二种疾病；BCC. 基底细胞癌；SCC. 鳞状细胞癌；VZV. 水痘 - 带状疱疹病毒

【临床提要】

同位反应临床表现为在带状疱疹痊愈后，于带状疱疹的部位出现新的皮肤病，时间间隔从2周、1个月至3年不等。已报道有慢性荨麻疹、肉芽肿性毛囊炎、环状肉芽肿、离心性环状红斑、丛状血管瘤、多汗症、结节性痒疹、银屑病、结节病、皮肤黏膜蛋白病、局限性硬皮病、感染性疾病、免疫性疾病、恶性肿瘤、白血病浸润、淋巴瘤、扁平苔藓、局限性硬皮病、反应性穿通性胶原病、乳腺癌、鲍恩病、血管肉瘤、卡波西肉瘤、基底细胞癌、鳞状细胞癌等。当带状疱疹治愈后在同一位置出现新的皮肤损害应该考虑同位反应发生，并且经病理证实其疾病可经组织病理直接或间接免疫荧光或病原学检查而确诊。

【治疗处理】

同位反应相关皮肤病应进行相应治疗，在短时间内若出现这种同位反应，易被误诊为带状疱疹复发或VZV重激活，导致不必要的抗病毒治疗。

卡波西水痘样疹

卡波西水痘样疹（Kaposi varicelliform eruption）是指在原有异位性皮炎或湿疹基础上，感染牛痘病毒或单纯疱疹病毒而导致的一种皮肤病。

【临床提要】

1. 潜伏期　5～9天。本病好发于3岁以下婴儿或儿童，常有种痘或接触单纯疱疹患者史。

2. 皮肤损害　特点是在原有皮肤病基础上突然发生多数密集水疱，很快变成脓疱，疱中央有脐凹（图10-11），周围红晕，基底红肿，8～14天后皮损干燥结痂（图10-12）。

3. 伴发症　可伴有高热等全身症状，局部淋巴结肿大。

4. 疾病鉴别　①牛痘性湿疹，本病患者有种痘或接触痘疮史；②水痘；③脓疱疮。

【治疗处理】

（一）治疗原则

对患有湿疹等皮肤病的患者应避免接种牛痘、防止与单纯疱疹患者接触。

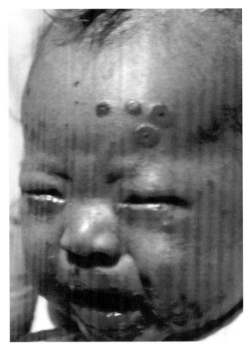

图 10-11　卡波西水痘样疹（1）

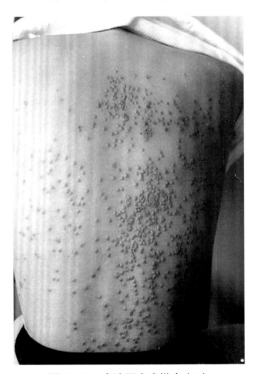

图 10-12　卡波西水痘样疹（2）

（二）基本治疗

对症处理，重症者可应用阿昔洛韦、免疫球蛋白。

（三）治疗措施

重者可使用阿昔洛韦、丙种球蛋白，局部0.5%新霉素液、0.1%依沙吖啶外涂或用阿昔洛韦霜、

Chapter 10

抗生素软膏。

（四）治疗评价及预后

经上所述处理疗效明显，经 1～2 周干燥结痂。并发症少见，多数预后良好。

传染性单核细胞增多症

传染性单核细胞增多症（infections mononucle-osis，IM）由 EB 病毒（Epstein-Barr virus，EBV）引起，EBV 属 DNA 病毒的类疱疹病毒中的一种，通过直接接触或飞沫传染。

【临床提要】

急性起病，潜伏期 5～50 天。症状轻重不一，呈多样性。发热占 90%，体温 38～40℃不等，发热类型多数为弛张型，少数为稽留型或不规则；淋巴结肿大占 70% 以上，最常见于颈部、腋下及腹股沟等；10%～15% 的患者于发病后第 4～40 天出现皮疹，呈多形性，常见红色斑丘疹，也有猩红热样、麻疹样、水疱样、荨麻疹样皮疹，1 周后消退，不留痕迹；其他如咽峡炎、肝脾大、脑炎、周围神经炎、间质性肺炎、心肌炎。实验室检查外周血中淋巴细胞增多并出现异常淋巴细胞，血清中可测得嗜异性凝集抗体和抗 EBV 抗体；诊断主要依据临床表现、特异血象、嗜异性凝集试验及 EBV 抗体、EBV DNA 检测进行诊断，当出现局部流行时，流行病学资料有重要参考价值，嗜异性凝集试验阴性者可查 EBV 抗体及 EBV DNA（如婴幼儿患者）。

鉴别诊断：注意与巨细胞病毒、腺病毒、甲肝病毒感染，风疹、咽喉部感染所致的单核细胞增多相区别。明确鉴别依据血清学和病毒学检查。

【治疗处理】

（一）治疗原则

原则为抗病毒治疗及对症处理。

（二）基本治疗

对症治疗及并发症治疗见表 10-10。

表 10-10　传染性单核细胞增多症的基本治疗

靶向治疗	抑制 EBV 的复制及其造成的损害
对症处理	卧床休息，使用镇痛退热剂
一线治疗	发热，咽喉不适，肌痛，头痛，脾大，应用对乙酰氨基酚/非甾体抗炎药，避免运动，直至脾大小恢复正常，以防止脾破裂
二线治疗	血小板减少，溶血性贫血，系统应用糖皮质激素
系统治疗	更昔洛韦、阿昔洛韦、糖皮质激素、干扰素
并发症治疗	内脏损害：保肝治疗、心肌炎能量合剂，IVIg 防止脾破裂，破裂者予手术切除

（三）治疗措施

1. 急性期卧床休息，对症治疗　脾大患者应严格限制活动，可用吲哚美辛或阿司匹林降低体温，缓解咽部疼痛。早期应用更昔洛韦有明确的疗效，阿昔洛韦、干扰素等抗病毒制剂亦有一定的治疗作用。

2. 抗菌药物　对 EBV 无效，仅用于咽或扁桃体继发链球菌感染时，忌用氨苄西林或阿莫西林，因出现多形性皮疹机会显著增加。

3. 短期糖皮质激素　应用泼尼松 60mg/d，4 日后迅速减量，无并发症的 IM 无使用指征。重症患者如咽喉严重病变或水肿者，以及有神经系统并发症及心肌炎、溶血性贫血、血小板减少性紫癜等并发症时，应用短疗程糖皮质激素可明显减轻症状。

4. 抗病毒治疗

5. 肝脏及心脏受损处理　肝功能异常应保肝治疗，对心肌受损者给予能量合剂。

6. IVIg　对糖皮质激素反应不好或禁忌者可用免疫球蛋白静脉滴注。

7. 脾大处理　应注意防止脾破裂。检查时不宜用力过猛，恢复期间忌剧烈运动，排便不可用力。发生脾破裂应输血，及时做脾切除手术。

（四）治疗评价

1. 更昔洛韦/阿昔洛韦　更昔洛韦疗效明显，阿昔洛韦在体外可抑制 EBV 的复制，但临床研究显示其无明显疗效。对免疫抑制者所患的 CNS 并发症，阿昔洛韦和激素联合应用对减少病毒复制可能有一定作用。

2. 糖皮质激素　应用糖皮质激素可能诱发新

的神经系统症状，使急性感染性多神经根炎预后更差，因此激素仅适用于某些特定患者。

（五）预后

本病多为自限性，预后良好。病死率为 1%～2%，并发症有脑干脑炎及衰竭、脾破裂、胃肠出血、心肌炎。少数会遗留后遗症，如失语、足下垂、翼状肩和偏盲等。正在研制的 EBV 疫苗，EBV 膜抗 gp340 的亚单位疫苗动物试验已获成功，能诱生中和抗体。

第二节　人乳头状瘤病毒性皮肤病

人乳头状瘤病毒感染

疣（warts）是由人乳头状瘤病毒（human papilloma virus，HPV）感染皮肤或黏膜上皮所致（图 10-13）。

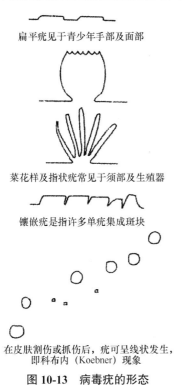

扁平疣见于青少年手部及面部

菜花样及指状疣常见于须部及生殖器

镶嵌疣是指许多单疣集成斑块

在皮肤割伤或抓伤后，疣可呈线状发生，即科布内（Koebner）现象

图 10-13　病毒疣的形态

【临床提要】

（一）寻常疣

1. **基本损害**　寻常疣是一种肉色至棕色丘疹，黄豆大或更大，表面角化粗糙，坚硬，呈乳头状（图 10-14）。

2. **发病特征**　病变好发于手背、手指及足缘等处（图 10-15）。多数寻常疣可在 2 年内自然消退。经治疗后，1 年内大约有 35% 的患者复发或出现新的损害。

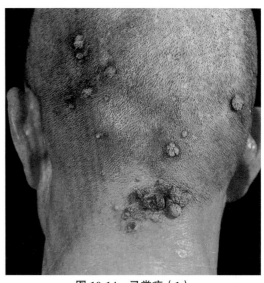

图 10-14　寻常疣（1）

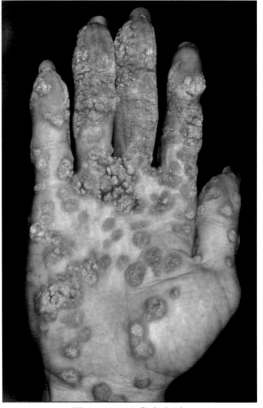

图 10-15　寻常疣（2）

3. 特殊类型　①丝状疣（filiform warts）；②指状疣（digitate warts）；③发生在甲周者称甲周疣；④甲床者称甲下疣。

（二）跖疣

1. 基本损害　因足底压力，跖疣的基本损害为扁平的乳头状角质增生，疼痛明显。剥去角层后，其下有疏松的角质软芯，边缘有散在的小黑头，是乳头血管破裂出血点，可见有血栓的毛细血管，此点可与胼胝相区别（图10-16）。

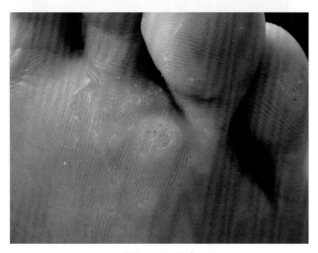

图 10-16　跖疣

2. 特殊类型　镶嵌疣（mosaic warts）为跖部的一群密集的疣，呈镶嵌状。

（三）扁平疣

1. 基本损害　为米粒至黄豆大的圆形、椭圆形，境界清晰的扁平丘疹（图10-17），表面光滑、质坚实，皮色呈褐色或淡红色。皮疹数目较多，散在或密集分布。

2. 发病特征　本病好发于青少年，见于面部、手背、颈部、胸部及前臂。可有同形反应（皮疹沿抓痕呈串珠状排列）。本病可数周或数月后突然消失，但亦可多年不愈。

（四）诊断及鉴别诊断

1. 跖疣应与鸡眼相鉴别（图10-18）　后者表面光滑，垂直压痛明显。

2. 扁平疣应与汗管瘤相鉴别　后者主要发生于眼睑，为扁平状或半球状丘疹或小结节，表面光滑，质较硬。

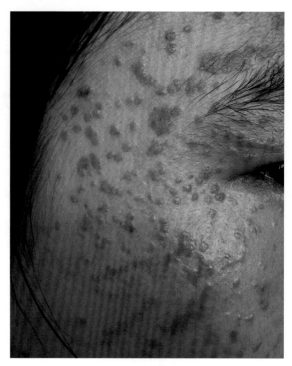

图 10-17　扁平疣
（东莞市常平人民医院　曾文军惠赠）

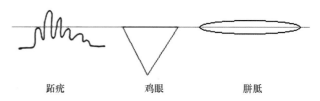

跖疣　　　　　鸡眼　　　　　胼胝
图 10-18　跖疣、鸡眼、胼胝鉴别模式图

【治疗处理】

（一）治疗原则

应依据疣的类型、患者年龄、免疫状况制订疣的治疗方案。HPV 是癌症的重要辅助因子，进行组织学评估很重要。

由于疣有一定的自愈性，且采用局部破坏性治疗仍有 1/3 的疣会复发，故对疣的各种局部治疗的疗效评估应慎重，对能造成永久性瘢痕的方法不宜使用。

（二）基本治疗

HPV 感染病毒疣的基本治疗见表 10-11。

表 10-11 HPV 感染病毒疣的基本治疗

靶向治疗	抑制 HPV DNA 在细胞核内复制，或用物理方法破坏、除去疣体
监测免疫功能 / 治疗潜在疾病	尤其多发性疣，应监测免疫功能是否受损，长期使用免疫抑制剂、HIV 感染等应予以纠正和治疗
破坏疣体	结扎术、电灼、二氯乙酸、三氯乙酸、红外线凝固、手提式射频加热器加热治疗、脉冲染料激光、CO_2 激光、Q 开关激光、液氮、冷冻、光动力治疗（ALA-PDT）、X 线治疗、手术切除
激惹治疗	维 A 酸霜、3% 过氧化氢、3% 水杨酸软膏
局部免疫	咪喹莫特、二苯基环丙烯酮、二硝基氯苯（DNCB）致敏、皮损内注射腮腺炎 / 念珠菌抗原
皮损内注射或外用	平阳霉素、博来霉素
外涂药物	细胞毒疗法（鬼臼树脂、氟尿嘧啶）、甲醛溶液浸泡、冰醋酸、戊二醛、水杨酸、乳酸、火棉胶、硝酸银笔、儿茶酚胺
免疫抗病毒治疗	左旋咪唑、干扰素、西咪替丁（激活 Th1 细胞产生 IL-2 和干扰素，30 ～ 40mg/d，3 个月）、阿维 A、异维 A 酸、西多福韦
中医药	活血化瘀，平肝潜阳

（三）治疗措施

1. 寻常疣 快速或慢速破坏疣体，诱导局部免疫反应。

（1）孤立损害：①液氮冷冻、电灼、CO_2 激光、脉冲染料激光、刮除法或手术切除均可选用。②皮损内注射药物，如 0.05% ～ 0.1% 博来霉素生理盐水或 0.05% 平阳霉素普鲁卡因液注射于疣基底部，至疣表面发白，每次 0.2 ～ 0.5ml，每周 1 次，通常 2 ～ 3 次疣即脱落。治疗单个或数个寻常疣或跖疣，不良反应少。对顽固性寻常疣疗效很好。③外用药：有 5% ～ 10% 甲醛溶液、20% 水杨酸火棉胶、17% 水杨酸和 17% 乳酸弹性火棉胶溶液外涂，0.7% 斑蝥素、25% 鬼臼树脂、咪喹莫特、氟尿嘧啶软膏及三氯乙酸点涂，注意保护周围皮肤。④干扰素，皮损内注射，每周 3 次，连用 3 ～ 5 周，或肌内注射，适用于难治疣。

外科手术切除，但有不足之处，因为创口可以接种病毒，导致瘢痕周围及瘢痕内部复发疣。

（2）顽固的甲周疣：试用 40% 碘苷霜、40% 碘苷二甲基亚砜溶液、5% 氟尿嘧啶或 10% 水杨酸火棉胶。0.5U/ml 平阳霉素和 1% 利多卡因生理盐水液皮损内注射，每 3 周注射 1 次，可连续 3 次。

（3）免疫 / 抗毒素：口服西咪替丁 30 ～ 40mg/（kg·d）可导致寻常疣的消退，这可能是因为它的免疫调节作用。口服阿维 A 或异维 A 酸也可产生抗 HPV 作用，可用于难治性病例。

（4）局部和皮损内注射药物免疫治疗，外用二苯基环丙烯酮。

2. 扁平疣 参照寻常疣治疗。

（1）少数散在者：参照寻常疣，或外用 0.025% ～ 0.05% 维 A 酸霜、5% 水杨酸霜、他扎罗汀、氟尿嘧啶乳膏、肽丁胺软膏、25% 补骨脂酊。冷冻、脉冲染料激光。

（2）数目较多者：①左旋咪唑，每日 150mg，分 3 次口服，服 3 日停 11 日，连用 3 个月。雷尼替丁 300mg，每日 2 次，口服或外用维 A 酸类；②试用干扰素。

3. 跖疣 参见寻常疣治疗。①开始时的治疗常包括每日浸泡后应用水杨酸溶剂、薄膜或硬膏剂。②表面胼胝样角质层厚者，应先用 20% 水杨酸火棉胶或软膏除去后再于皮损内注射药物。③镶嵌疣可用 10% 甲醛溶液外擦、10% 冰醋酸外涂、湿敷或浸泡患部，每日 1 次，每次 15 ～ 30 分钟，连续 4 ～ 8 周。④ 20%（W/V）戊二醛溶液外用，每日 1 次，疗程 12 ～ 24 周，治疗难治性跖疣有良效。对治疗失败病例，可以尝试冷冻疗法或斑蝥素疗法，单用或联合使用。在跖疣中，冷冻治疗两次冻融循环是有效的。博来霉素注射、激光疗法、光动力疗法、DNCB 致敏疗法可在难治性病例中使用。

（四）循证治疗步序

HPV 感染病毒疣的循证治疗步序见表 10-12。

表 10-12　HPV 感染病毒疣循证治疗步序

项目	内容	证据强度
一线治疗	水杨酸制剂	A
	硝酸银	B
	二甲醚和丙烷冷冻治疗	C
二线治疗	液氮冷冻治疗 / 水杨酸联合冷冻治疗	B
三线治疗	**免疫治疗**	
	咪喹莫特	B
	接触免疫疗法	
	二苯莎莫酮	B
	方正酸	D
	局部外用卡介苗（BCG）	D
	皮损内免疫疗法	
	皮损内注射 BCG	B
	念珠菌抗原 / 麻腮风疫苗 / 西咪替丁	D
	分枝杆菌疫苗 / 结核菌素抗原纯蛋白衍生物（PPD）	A
	氧化锌（外用）	A
	硫酸锌（皮损内注射）/ 锌（口服）	B
	干扰素	B
	HPV 疫苗	E
	破坏性疗法	
	斑蝥素 / 乙醇酸	D
	过氧化氢	A
	甲酸 / 氯乙酸 / 三氯乙酸	B
	温热疗法 / 电外科手术 / 脉冲染料激光	B
	外科手术	C
	光动力	A
	CO₂ 激光 /Nd：YAG 激光 /Er：YAG 激光	D
	抗病毒药	
	戊二醛	B
	抗增生治疗	
	地蒽酚 / 博来霉素	B
	鬼臼毒素 / 外用维 A 酸 / 西多福韦	D
	氟尿嘧啶	A
	皮损内注射维生素 D	B
	封闭疗法	B
	地高辛速尿凝胶	A
	系统用阿维 A 酸	E
	系统用异维 A 酸	A
	补充和替代治疗	
	催眠疗法 / 针灸疗法	B
	紫锥菊	B
	外用檀香油	D
	酚瑞净软膏	E

（五）治疗评价及预后

目前采用的治疗方法很多，包括抗病毒药物或以物理方法去除外生疣体等。由于有些患者在发病后 1～2 年内可自行消退，因此一些中西医治疗方法有效，尚难以确切评价。

1. 扁平疣　常自发消退，所以治疗应尽可能温和，避免可能造成瘢痕的治疗。

激惹疗法：国内李秉煦等报道用激惹疗法治疗扁平疣，用维 A 酸软膏、水杨酸软膏加过氧化氢溶液治疗 102 例扁平疣，并以咪康唑软膏治疗组为对照组，结果具有角质剥脱作用的维 A 酸软膏、水杨酸软膏加过氧化氢溶液均有较好的治疗作用，认为角质溶解和剥脱是其治疗疗效的机制。

2. 寻常疣　二硝基氯苯（dinitrochlorobenzene，DNCB）法：最初在远端部位致敏，或将 DNCB 直接用于疣体，首先，每 2 周 1 次，然后每周 1 次至每周 2 次。DNCB 可以溶解于丙酮、火棉胶或凡士林中，接受治疗的疣应在涂药后覆盖 24 小时。初始治疗浓度为 2%～5%，如反应过分强烈，剂量减少一个对数级（0.2%～0.5%）。治疗 1～20 次后，疣开始消退，但需平均治疗 2～3 个月。消退率约为 85%。治疗的不良反应包括局部瘙痒、疼痛和轻度湿疹样皮炎。

3. 跖疣　比寻常疣更难治。烧灼或钝性分离的外科破坏疗法应保留，仅用于一般不产生瘢痕的治疗方法失败的病例，因为足底瘢痕可能遗留持续性疼痛。皮肤疣采用每日水杨酸、乳酸、火棉胶（1：1：4）治疗 12 周以上，2/3 的患者可获得皮肤疣的消退。35 例难治性疣采用 1 次 Er：YAG 激光后结合局部外用鬼臼毒素，多达 6 次循环治疗（1 次循环为局部用药 3 天，停 4 天）。结果 31 例患者（88.6%）完全治愈。

4. 难治性甲周疣　应首先排除其他更为严重的疾病。甲部鳞状细胞癌、血管球瘤、指甲下外生骨疣、甲床瘤和其他肿瘤。甲周疣约 2/3 的患者可自愈。注射平阳霉素时会疼痛。利多卡因给药部位有麻醉作用。观察到的主要反应是治疗区皮肤变白，麻醉过后，用阿司匹林或对乙酰氨基酚镇痛。1 周后由于治疗组织血栓形成，故治疗区变黑，再过 1 周，痂壳与坏死疣体分离。多数患者仅要求注射 3 次或更少。副作用有组织坏死、剧痛和甲营养不良。

5. 寻常疣 一般在数月到数年内逐渐消退 2/3 者 2 年内疣自然消退。

鲍恩样丘疹病

生殖器鲍恩样丘疹病（Bowenoid papulosis of the genitalia）常由 HPV-16 引起，本病与其他生殖器疣相似。

【临床提要】

1. 基本损害 为直径 2 ~ 10mm 色素性或苔藓样丘疹，呈淡红褐色或紫罗兰色，单个或多发，有的呈疣状，皮疹分散或呈线状、环状排列，或融合成斑块（图 10-19）。

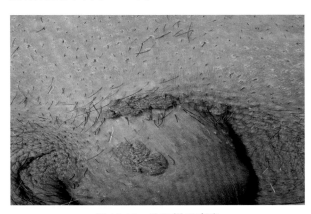

图 10-19 鲍恩样丘疹病
（广东医科大学 李文惠赠）

2. 发病特征 多见于青壮年，部分患者有生殖器疣或生殖器疱疹病史。病变好发于阴茎、阴茎头、大小阴唇及肛门，可有瘙痒。

3. 组织病理 与鲍恩病很相似，偶见同一损害中生殖器疣病理组织共存。HPV-DNA 阳性，也有鲍恩病检测出 HPV 的报道。

4. 诊断与鉴别 本病在临床上常被误诊为尖锐湿疣，其他需要鉴别的疾病有黑素细胞痣、脂溢性角化病、扁平苔藓、银屑病、浆细胞阴茎头炎、鳞状细胞癌、鲍恩病、基底细胞癌、黑素瘤。

【治疗处理】

（一）治疗原则

应排除鲍恩病及鳞状细胞癌，需定期随访，早期治疗。基本治疗以咪喹莫特、物理治疗，除去皮损为主。

（二）基本治疗

鲍恩样丘疹病的基本治疗见表 10-13。

表 10-13 鲍恩样丘疹病的基本治疗

靶向治疗	抑制上皮异常发育和细胞异型，阻止癌变，或直接切除肿物 本病为低度原位鳞状细胞癌，且易发生外阴宫颈癌，故应积极治疗与随访
方法选择	物理治疗、手术治疗，外用咪喹莫特、维 A 酸、氟尿嘧啶

（三）治疗措施

治疗可用电灼、激光、冷冻，外用氟尿嘧啶霜剂或手术切除。小剂量 α 干扰素和阿维 A 酯治疗亦有效。

（四）治疗评价

以外用咪喹莫特和手术切除疗效最好，本病可自然消退，但可复发。

（五）预后

大多患者预后良好，部分患者可自行消退，也可持续数年，消退的皮损可复发。老年人和免疫功能受损者易发生鲍恩病和侵袭性鳞状细胞癌。鳞状细胞癌尚可发生于鲍恩样丘疹病损害的邻近部位。由于本病存在发生宫颈及外阴肿瘤的危险，故需定期随访。

疣状表皮发育不良

疣状表皮发育不良（epidermodysplasia verruciformis，EV）多自幼年发病，终身不愈。此病与遗传因素有关，某些家族高发，系家族性连锁遗传，而总是表现为常染色体隐性遗传，与该病相关的 HPV 类型如 HPV-3 和 HPV-4 型，独特的类型称为 EV-HPV。特征是发生播散性 HPV 感染和皮肤鳞状细胞癌。患者不能用 DNCB 致敏。

【临床提要】

1. 基本损害 为多发性、多形态，呈扁平疣或花斑藓样，比扁平疣更扁平，分布于面部、手臂和四肢末端，或泛发全身（图 10-20）。

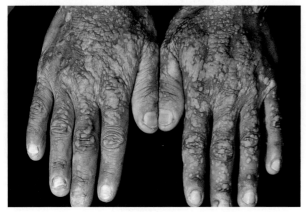

图 10-20 疣状表皮发育不良临床表现

2. 临床类型 ①扁平疣型：由 HPV-3 和 HPV-10 引起；②红褐色斑块；③点状瘢痕型：罕见，皮损轻度凹陷，角化轻微。

3. 癌变 疣状表皮发育不良有 *EVER1* 基因或 *EVER2* 基因突变，1/3 的疣状表皮发育不良病损多年后转变为鳞状细胞癌，只发生于斑状损伤处，且常见于由 HPV-5、HPV-8 和 HPV-14 引起者。转移瘤中含有病毒基因组，肿瘤常发于身体日照较多的部位，紫外线是致癌因素。

4. 鉴别诊断 有时需与疣状肢端角化症、扁平苔藓相鉴别（图 10-21）。

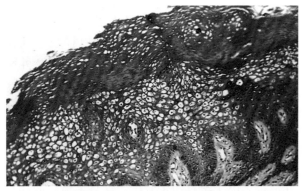

图 10-21 疣状表皮发育不良病理表现
HE 染色角质层呈网篮状，表皮上、中部细胞空泡化

【治疗处理】

（一）治疗原则

严格避光和采取保护措施，避免放射治疗、免疫抑制剂应用。治疗类似于对着色性干皮病儿童的处理。

（二）基本治疗

疣状表皮发育不良的基本治疗见表 10-14。

表 10-14 疣状表皮发育不良的基本治疗

靶向治疗	破坏疣体
预防病变进展	严格避光，禁止使用放射治疗，由于其为一种细胞介导免疫的特定缺陷，疣状表皮发育不良患者不能用 DNCB 致敏
局部治疗	刮除、电干燥、冷冻、光动力治疗、二氯乙酸、三氯乙酸、氯尿嘧啶软膏、咪喹莫特、皮损内注射干扰素
系统治疗	维 A 酸类、干扰素

（三）治疗措施

试用异维 A 酸或芳香族维 A 酸。刮除法、电干燥法、冷冻、激光、光动力治疗有效。鳞状细胞癌可以直接形成，但常出现在很多日光性角化和鲍恩病损害的基础上。外科方法可治愈。禁止使用放射治疗。如需要皮肤移植，移植的皮肤要求从遮光部位取材，如臀部或上臂内侧。

（四）循证治疗步序

疣状表皮发育不良的循证治疗步序见表 10-15。

表 10-15 疣状表皮发育不良的循证治疗步序

项目	内容	证据强度
一线治疗	避光 / 防晒	E
	液氮冷冻	E
	外用 0.05% ~ 0.1% 维 A 酸治疗影响美观的良性扁平皮损	E
	外科切除癌变皮损	E
二线治疗	α- 干扰素与维 A 酸类药物（阿维 A）	E
	系统应用异维 A 酸	E
	5% 咪喹莫特乳膏	E
	外用 15% 乙醇酸洗剂	C
	外用 2% 方正酸二丁酯溶液	E
	口服硫酸锌	E
	外用 1% 西多福韦乳膏	E
三线治疗	光动力治疗	E
	CO_2 激光治疗癌前及癌变皮损	E
	自体皮肤移植术	E

（五）治疗评价

1. 维 A 酸 Lutzner 等报道，一名疣状表皮发育不良患者［伴有由 HPV-5 所引起的泛发性疣和多发性皮肤肿瘤，口服芳香族维 A 酸 /Ro-10-9359（1mg/kg）］，连用 2 个月，皮损完全消失，但治疗停止后，皮损再次出现。

Iraj 等报道，一名从 6 岁起就患有疣状表皮发育不良的患者伴有 IgM 缺乏，使用阿维 A 酸治疗 6 个月［0.5 ～ 1mg/(kg·d)］后，皮损获得改善，但停止治疗后皮损再现。

2. 干扰素（IFN） Androphy 等报道，在一项双盲、安慰剂对照研究中，皮损内注射 IFN-α 后，4 个或 5 个疣就会消退（*P*=0.024），3 位患者系统使用 IFN-α 治疗 4 周，部分疣状皮损消退。在一项双盲、对照研究中，2 例疣状表皮发育不良患儿系统使用 IFN-α 治疗后，皮损消退，而安慰剂则无消退。

3. 光动力治疗 Karrer 等报道，一名疣状表皮发育不良患者使用光动力治疗，皮损发生水疱，然后结痂、愈合。治疗后 6 个月，损害处临床及组织学上恢复正常，通过原位杂交检测，HPV-8 仍为阳性。治疗后 12 个月，只有少许皮损再次出现。

（六）预后

本病自幼发病，终身不愈。由于 30% ～ 60% 的患者会发生鳞状细胞癌，免疫抑制者则预后差。

第三节　痘病毒性皮肤病

牛痘、挤奶人结节及羊痘

牛痘、挤奶人结节及羊痘分别由接种天花免疫疫苗及副痘病毒、羊痘病毒感染所致。

【临床提要】

1. 牛痘（cowpox） 牛痘病毒（也称痘苗病毒）在实验室里繁殖以用于抗天花免疫接种。原发性牛痘损害，初为丘疹，很快变成水疱和脓疱，脓疱中央有脐凹，周围绕以红晕，后结痂，常有淋巴结炎。在预防天花免疫接种中可发生并发症。可分为：①牛痘接种；②泛发性牛痘；③自身接种；④牛痘性湿疹；⑤坏疽性牛痘。

2. 挤奶人结节（milker's-nodules） 又称副牛痘（paravaccinia），是由接触副痘病毒感染的乳牛引起，出现红色结节性病变并发展成为坚硬的紫色丘疹，一般不痛，常在 4 ～ 6 周内消失。

3. 羊痘（orf） 是由接触感染羊痘病毒的羊后引起，潜伏期 5 ～ 6 天。皮损单个或数个，好发于手指、手背或前臂（图 10-22）。初期表现为坚硬的红色或蓝色小丘疹，逐渐增大，并形成平顶的出血性脓疱或大疱，中心有脐凹和结痂。常有淋巴管炎和淋巴结炎。本病为自限性，常 3 ～ 6 周消失。

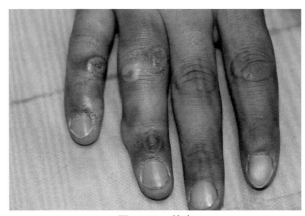

图 10-22　羊痘
（新疆维吾尔自治区人民医院　普雄明惠赠）

【治疗处理】

（一）治疗原则

当发现牛痘、羊痘时，要隔离牛、羊，迅速报告疫情，避免接触病牛或病羊，凡患特应性皮炎等皮肤病患者，应暂缓种痘。支持对症处理，防治继发感染。

（二）基本治疗

牛痘、挤奶人结节及羊痘的基本治疗见表 10-16。

表 10-16 羊痘的循证治疗步序

项目	内容	证据强度
一线治疗	通常不需要治疗	
二线治疗	手术/冷冻治疗	D
	西多福韦/碘苷/干扰素	E
	咪喹莫特	D

（三）治疗措施

1. 种痘反应 支持治疗，解除中毒症状，对于重症应预防败血症，而对于眼病损害则应积极治疗，防止失明。大量输入含有高价痘苗抗体的冻干人血浆或近期种痘成功者的血浆或全血；静脉滴注丙种球蛋白，防治继发感染，选用抗生素。

2. 牛痘、挤奶人结节、羊痘 支持对症治疗，防止继发感染。皮损可用碘苷，全身可使用干扰素，亦可冷冻或手术切除，以缩短病程。

（四）治疗评价

1. 碘苷 Hundkaar 等报道，一位女性患者使用 40% 的碘苷（混在二甲基亚砜里）治疗（每天3 次，使用 6 天），4 周内，皮损愈合。

2. 冷冻 Candiani 等报道，一位患有羊痘的健康女性使用液氮冷冻，2 周内皮损愈合。

3. 联合治疗 Peeters 等报道一位肾移植患者拇指上有一大块皮损，切除后又复发。局部使用40% 碘苷，进一步手术，重复冷冻疗法后，皮损消失。

（五）预后

当前天花已在全世界消灭，各国已不再注射牛痘来预防天花。

（1）种痘并发症：1959～1968 年，美国有 68人死于天花预防接种引起的并发症，其中 19 人死于坏疽性牛痘，36 人死于种痘后脑炎，12 人死于牛痘性湿疹，1 人死于 Stevens Johnson 综合征。

（2）牛痘疹：病程为 6～8 周，阿昔洛韦对该病无效，挤奶人结节 4～6 周消失；羊痘：常在 3～6 周消失。2～3 周羔羊接种羊痘活病毒疫苗可获终身免疫。上述疾病皆有自限性，预后良好。

天　花

天花（smallpox）为天花病毒所致的烈性传染病。

【临床提要】

1. 皮肤损害 首发的发热期出现后，接着出现一种斑疹，并很快变成丘疹，在 2 天内丘疹发展成疱疹，接着便变成脓疱疹。在发疹的第 8 天或第 9 天，出现结痂，在以后 2～3 周结痂脱落，遗留无色素的皮肤区，随后瘢痕或痘凹形成。其发疹特征是在面部和四肢远端更严重，躯干和腹部轻（图 10-23、图 10-24）。皮损可经常在手掌及足底发现。

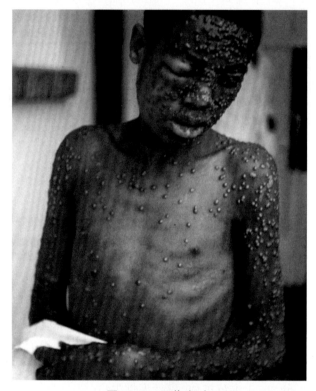

图 10-23 天花（1）

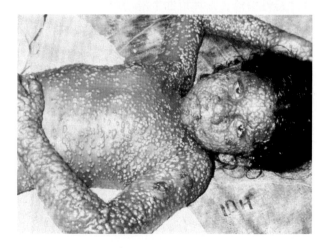

图 10-24 天花（2）

2. 发病特征　潜伏期平均约 12 天，范围为 7～17 天。该病开始表现为乏力、虚脱、头痛和背痛及持续 2～5 天的高热。本病传染性强，病死率高。

3. 诊断

（1）天花的主要标准：①出疹前 1～4 天出现发热前驱期症状（体温≥38.3℃和至少伴有下列症状 1 项或 1 项以上：病情严重、头痛、背痛、畏寒、呕吐或严重的腹痛）。②典型的天花皮损：为深层、较坚固、圆形且界限较明确的水疱或脓疱；如果进一步发展，皮损可变为中凹如肚脐样或融合的水疱或脓疱。③为同一发展阶段的皮损：在躯体的任何部位（如面部或上肢）所有皮损均处于同一个发展时期（都是水疱或都是脓疱）。

（2）天花的次要标准：①皮损为离心性分布，主要分布在面部和四肢；②第一批皮损出现在口腔黏膜、上腭、面部或前臂；③患者出现中毒症状或病危状态；④缓慢的皮损发展：皮损从斑疹、丘疹，发展至疱疹、脓疱疹需几天时间（每期持续 1～2 天）；⑤皮损出现在手掌及足掌。

4. 鉴别诊断　应与水痘、猴痘相鉴别。多数天花病例可通过典型的深在皮疹、离心分布的病变，以及在身体各处所有皮疹都处于同一发展阶段的情况来确定。

【治疗处理】

（一）治疗原则

可疑患者必须严格隔离并进一步进行流行病学调查，对症处理伤口。

因为当前天花已在世界范围内被彻底消灭，对可疑病例一经确定就需立即通知国家卫生机构。近年来多数的可疑病例是成人疱疹。如果被证实是天花，就需查找病毒来源，是从实验室无意还是有意释放。

（二）基本治疗

天花的基本治疗见表 10-17。

表 10-17　天花的基本治疗

靶向治疗　针对天花病毒，阻止其复制，消灭病原体，降低病死率

治疗选择　接种抗天花丙种球蛋白，支持疗法，并发症治疗

（三）治疗措施

天花的治疗以支持对症为主，并无特异性治疗，可用抗天花丙种球蛋白 6～12ml 肌内注射。本病可获终身免疫。

（四）治疗评价及预后

病死率为 5%～40%。幸存者遗留瘢痕。多种并发症可发生，如肺炎、角膜破坏、脑炎、关节积液及骨炎。

种痘并发症

种痘并发症（vaccination complications）是指接种病毒后在皮肤黏膜上发生的异常反应和系统损害。

现在几乎已经没有国家接种牛痘疫苗，然而，一些国家，如美国仍继续给军人接种。在实验室从事痘病毒研究的工作人员亦需进行牛痘疫苗接种。

【临床提要】

1. 种痘并发症分类　①浅表细菌感染；②异常病毒复制；③对某些病毒成分的异常变态反应。

并发症按其表现可分为：

（1）非特异性皮疹：多形红斑、斑状中毒疹、斑丘疹、水疱、荨麻疹。

（2）浅表细菌感染：链球菌性、葡萄球菌性、混合性。

（3）意外接种：灼伤、脓皮病、皮肤发疹、水痘样湿疹，黏膜损害，多为口腔或结膜种痘性角膜炎，角膜损害。

2. 先天性牛痘、泛发性牛痘　见图 10-25、图 10-26。

3. 严重并发症　种痘后大脑炎、溶血性贫血、骨髓炎、关节炎、实验室感染、心包炎和心肌炎。

4. 重要并发症　①接种后脑炎；②进行性牛痘（坏疽性牛痘）；③湿疹性牛痘；④全身性牛痘；⑤胎儿牛痘。

【治疗处理】

（一）治疗原则

根据不同类型种痘并发症进行处理。

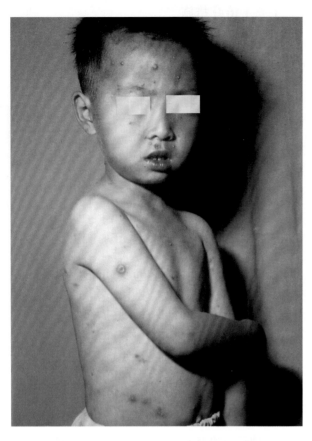

图 10-25　种痘并发症（牛痘接种于上臂）

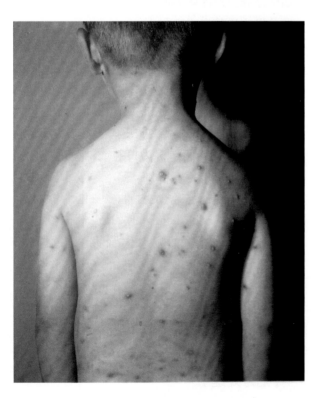

图 10-26　种痘并发症（牛痘散发全身）

（二）基本治疗

种痘并发症的基本治疗见表 10-18。

表 10-18　种痘并发症的基本治疗

病毒变态反应	过敏反应、细菌感染、抗过敏抗炎治疗
病毒系统损害	阿昔洛韦、更昔洛韦、牛痘免疫球蛋白、静脉注射免疫球蛋白

（三）治疗措施

1. 意外接种、牛痘样湿疹、泛发性牛痘、进展性牛痘　应积极处理，局部可用阿昔洛韦霜、0.1% 碘苷眼药水。应用牛痘免疫球蛋白，系统应用阿昔洛韦、更昔洛韦，酌情静脉滴注免疫球蛋白。

2. 角膜痘疱　需积极处理，用 0.1% 碘苷、0.5% 金霉素滴眼液、注射牛痘免疫球蛋白。

3. 种痘后脑炎、溶血性贫血、心包炎、心肌炎　系统应用抗病毒药物，如静脉滴注阿昔洛韦、更昔洛韦 5mg/(kg·d)。应用牛痘免疫球蛋白，瘫痪后遗症没有特殊治疗。

（四）治疗评价及预后

一般并发症如对症处理则很快痊愈，进展性牛痘、脑炎、心包炎和心肌炎经积极处理和抢救亦可争取良好预后。全身性牛痘有自限性，无须特殊治疗可以自愈，坏疽性牛痘及胎儿牛痘预后差。

传染性软疣

传染性软疣（molluscum contagiosum）是由痘病毒中的传染性软疣病毒 -1（MCV-1）至 MCV-4 及其变异所引起。世界范围内 MCV-1 感染最常见。在年幼儿童，几乎所有的感染都是由 MCV-1 引起。然而在 HIV 感染者中，MCV-2 感染占大多数（60%），提示 HIV 感染相关的软疣并不是儿童期软疣的复发。本病经直接接触传播，如公共浴池或通过性接触传播，也可自体接种。

【临床提要】

1. 发病特征　潜伏期 1 周至 6 个月。无自觉症状。本病持续数月至数年。

2. 基本损害 典型损害为表皮细胞增生形成的丘疹，呈肉色或粉红色，直径为 2～8mm，单发或多发，呈圆形或半球形，有蜡样光泽，中心呈脐凹状（图 10-27、图 10-28）。初期质地坚硬，成熟后变软，可挤压出干酪样物质。

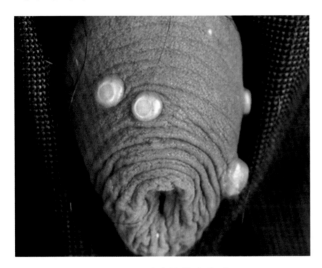

图 10-27 传染性软疣（1）
（广东医科大学 李文惠赠）

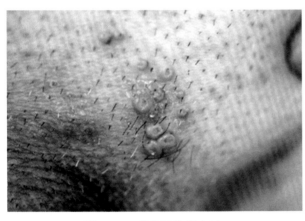

图 10-28 传染性软疣（2）
（广东医科大学 李文惠赠）

3. 临床分型

（1）儿童型：皮肤接触感染，软疣见于面部、躯干及四肢。常为泛发，数个至 100 多个。

（2）成人型：可为性传播，多见于外生殖器、耻骨部及大腿内侧。损害少于 20 个。

（3）免疫抑制型：特别是 HIV 感染的人群。

4. 组织病理 表皮细胞内出现多数细胞质内包涵体（软疣小体）。

5. 鉴别诊断 单个较大皮疹需与基底细胞瘤、

角化棘皮瘤相鉴别。后两者挑破后无软疣小体。必要时可做组织病理学鉴别诊断。

【治疗处理】

（一）治疗原则

注意有无免疫抑制和 HIV 感染，儿童要注意有无性虐待。局部治疗除去疣体。

（二）基本治疗

传染性软疣的基本治疗见表 10-19。

表 10-19 传染性软疣的基本治疗

监测、治疗 HIV 感染	尤其头面部，治疗顽固、易复发者
避免过度治疗	本病有自限性，可自然消退
局部治疗	刮匙刮除、血管钳拔疣，并用碘酊、石炭酸、三氯乙酸压迫止血、咪喹莫特、激光、液氮冷冻、电干燥、鬼臼毒素、维 A 酸、斑蝥溶液、三氯乙酸、硝酸银、苯酚、碘酊、氟尿嘧啶、化学腐蚀剂，外用西多福韦
特殊处理	幼儿疼痛难忍，治疗前可局部麻醉，混合局部麻醉药成分有利多卡因/丙胺卡因霜。术前 60 分钟使用
系统治疗	应用灰黄霉素、美替沙腙

（三）治疗措施

1. 局部治疗 ①挑出软疣：将损害中的软疣小体用小镊子夹住，挤出或挑出，或者用针或粉刺挤出器或 11 号解剖刀刀尖挑出，然后点入浓苯酚或 33.3% 三氯乙酸。②刮匙刮除，外涂 2% 碘酒或聚维酮碘液。③外涂药物：0.1% 维 A 酸乳膏局部涂搽。或 0.3%～0.5% 鬼臼毒素亲水性乳膏外涂，每日 2 次，每周 3 天，连用 4 周。泛发者可用 10% 碘酊外涂，每日 1～2 次。④咪喹莫特外用。⑤物理治疗：电干燥、电子束照射、液氮或干冰冷冻。⑥手术：巨大疣可手术切除。⑦儿童病损：在洗浴后，应用外科胶带贴于每个损害处，每天重复，持续 16 周，可使 90% 的儿童病例治愈。⑧HIV 感染：据报道，局部 3% 西多福韦和 1% 咪喹莫特以及系统性使用该药物可使 AIDS 患者的软疣消退。

2. 系统治疗 ①对 HIV 感染的积极治疗，包括使用蛋白酶抑制剂等综合治疗，提高辅助性 T 淋巴细胞计数，可使软疣消退，疗效在治疗 6～8 个月后出现，也可采用光动力治疗。②西咪替丁：有学者试用西咪替丁 40mg/(kg·d)，连用 2 个月，治疗儿童的传染性软疣。

（四）循证治疗步序

传染性软疣的循证治疗步序见表 10-20。

表 10-20　传染性软疣的循证治疗步序

项目	内容	证据强度
一线治疗	等待自愈 / 冷冻疗法 / 刮除术	B
	外用 0.7% 斑蝥素 / 外用 0.5% 鬼白毒素	A
二线治疗	外用 10% 氢氧化钾溶液	A
	外用 12% 水杨酸 / 外用 0.05% 维A 酸	B
	手动挤出	D
三线治疗	**物理性破坏**	
	脉冲染料激光 / 光动力治疗	D
	氟尿嘧啶皮损内注射	E
	局部治疗	
	5% 咪喹莫特 /12% 一氧化氮凝胶	A
	6%～12% 乙醇酸 /2% 聚维酮碘	D
	檀香油 / 澳大利亚柠檬香桃木 /75% 有机碘茶树油	C
	1.8% 过氧化氢溶液 / 局部热疗法	B
	系统治疗	
	皮下注射度普利尤单抗 / 皮下注射 α 干扰素	E
	皮损内注射念珠菌抗原	D
	皮损内注射结核菌素纯蛋白衍生物	B

（五）治疗评价

1. 亚硝酸钠 / 水杨酸　Ormerod 等报道以 5% 亚硝酸钠合并 5% 水杨酸于夜晚使用治疗本病患者，可获得 75% 的治愈率，而单独使用水杨酸者治愈率仅为 21%。

2. 足叶草酯　Deleixhe-Mauhin 等报道 24 例患者每天外用 0.5% 足叶草酯治疗，在不多于 15 次之后患者所有皮损消除，除了有轻度皮肤刺激之外，无其他不良反应。

3. 聚维酮碘 / 水杨酸　Ohkuma 报道每天使用 10% 聚维酮碘溶液及 50% 水杨酸硬膏，效果明显优于以上两药分别单独使用，平均 26 天内皮损消除且没有不良反应。

4. 咪喹莫特　Syed 等报道给予 100 例男性患者 1% 咪喹莫特软膏或者安慰剂治疗，用法为 3 次 / 日，用 5 日 / 周，持续 1 个月。采用药物治疗的患者有 82% 皮损消除，而安慰剂组仅有 16%。患者对该治疗耐受较好。

5. 氢氧化钾　Gamble 等发现咪喹莫特和冷冻治疗传染性软疣的有效率相同。Romiti 等报道以氢氧化钾治疗 35 例本病患儿，以 10% 氢氧化钾溶液外用，2 次 / 日。其中 32 例皮损消除平均时间为 30 日，有 1 例出现肥厚性瘢痕，9 例观察到皮肤色素改变。

6. 西咪替丁　一项研究发现，西咪替丁 40mg/(kg·d)，连用 2 个月后，90% 的患儿损害可以消退，但西咪替丁的效果仍需前瞻性随机试验证实。

（六）预后

本病经治疗可复发，但自然病程可自发消退，个别损害可持续 2～4 个月，感染的持续时间大约为 2 年。本病预后良好。

第四节　小核糖核酸病毒性皮肤病

手 足 口 病

手足口病（hand foot mouth disease）多由柯萨奇病毒 A16 型及肠道病毒 71 型引起。多见于小儿，由人传染人。

【临床提要】

1. 发病特征　突然发热、咽痛，于口腔黏膜、齿龈、舌和腭部出现小疱疹，继而成小溃疡。

2. 疼痛性口腔炎 咽痛，口腔黏膜、齿龈、舌和腭部小疱疹、小溃疡。

3. 手足疱疹 1～2天后出现手足斑丘疹，很快发展为疱疹，分布于指（趾）背面及指、趾间褶处，甚或掌跖（图10-29），数个至十数个不等。发热和皮疹2～3天后可消失，病程持续1周。

4. 鉴别诊断 应与口蹄疫相鉴别。该病皮疹特征为口、咽、掌等部位出现大而清亮的水疱，疱疹易溃破，继发感染成脓疱，然后结痂、脱落。

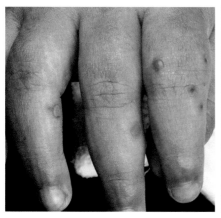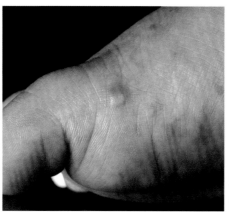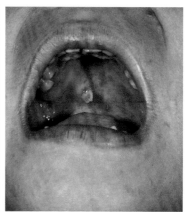

图 10-29　手足口病
手、足底、口腔上腭水疱

【治疗处理】

（一）治疗原则

支持、对症治疗，试用抗病毒药物，如利巴韦林、干扰素，清热解毒中药。

（二）基本治疗

手足口病的基本治疗见表10-21。

表 10-21　手足口病的基本治疗

靶向治疗	阻止病毒复制，促进干扰素及特异性中和抗体形成，消灭病毒
系统治疗	支持、对症治疗，应用干扰素、利巴韦林、阿昔洛韦
局部治疗	对症、抗炎，应用阿昔洛韦软膏、莫匹罗星软膏
中医药	清热解毒

（三）治疗措施

1. 局部治疗 ①疱疹及溃疡局部涂以结晶紫、莫匹罗星软膏。②利巴韦林滴眼、滴鼻，眼药水8mg/ml，滴鼻液50mg/10ml，每1～2小时1次，每次1～2滴。③气雾吸入：可将本品50～100mg的注射剂加入10～20ml生理盐水中，超声雾化吸入，每日2次。

2. 系统治疗

（1）利巴韦林：①口服，成人每次100～200mg，小儿每日10～15mg/kg，分3次服用。②肌内注射或静脉滴注，成人及小儿每日10～15mg/kg，分2次肌内注射或静脉滴注。

（2）干扰素。

（3）阿昔洛韦：10mg/（kg·d），加生理盐水100～200ml，静脉滴注，每日1次，5天为一疗程。

3. 中医治疗 清脾除湿，凉血解毒。小儿可选黄芩6g，黄连6g，连翘10g，栀子4g，大青叶20g，茯苓12g，生白术6g，生地15g，赤芍6g，车前草10g。低热未退加知母10g，花粉10g；手足水疱重加龙胆草10g，马齿苋15g，水煎服。

（四）治疗评价及预后

上述支持、对症治疗可缓解症状，本病病程一般5～10天，多数不治自愈。然而，在肠道病毒71型流行期间，有报道可发生严重中枢神经系统病变。

疱疹性咽峡炎

疱疹性咽峡炎（herpangina）是由多种类型的

柯萨奇病毒和埃可病毒引起。

【临床提要】

1. 发病特征　急性起病的发热和喉痛，在软腭的后部、咽、扁桃体等处可见红色的晕斑，周围有特征性小水疱疹或白色丘疹（淋巴结节）。

2. 诊断与鉴别诊断　依据临床与血清学检查，可以确诊。本病疱疹不发生于齿龈部位，可与单纯疱疹引起的龈口炎相鉴别。

【治疗处理】

（一）治疗原则

本病无特殊治疗方法，主要为对症治疗。

（二）基本治疗

疱疹性咽峡炎的基本治疗见表10-22。

表10-22　疱疹性咽峡炎的基本治疗

靶向治疗	阻止病毒复制，消除病原体
监测并发症	无菌性脑膜炎，肠病毒感染，肺炎
方法选择	对症治疗，防止继发感染，局部应用消炎药、麻醉药或含别嘌醇漱口

（三）治疗措施

治疗是支持性的，包括局部应用麻醉药或别嘌醇（allopurinol）漱口剂治疗。对症处理，防止继发感染。

（四）治疗评价及预后

本病大多数为轻型病例，有自限性（1～2周）。本病预后良好，但偶尔伴有皮疹、无菌性脑膜炎或其他严重的肠病毒感染表现。

由柯萨奇病毒A组9、21型引起者，可并发肺炎，出现高热、发绀、呼吸深快、昏迷，最后可因呼吸衰竭而死亡，以婴幼儿病死率最高。

第五节　副黏膜病毒皮肤病

麻　疹

【临床提要】

麻疹（measles，rubeola）是麻疹病毒所致的一种有高度传染性的急性传染病，以发热、结膜炎、上呼吸道炎、Koplik斑及全身性红色斑丘疹为主要特征。本病有前驱期、出疹期和恢复期，并发症为肺炎、结膜炎、脑脊髓炎、肝炎及心肌炎。轻型麻疹病例年长儿及成年中多见。

【治疗处理】

（一）治疗原则

麻疹尚无有效的抗病毒疗法，如无并发症可对症治疗。

（二）基本治疗

监测并发症，一般行支持疗法和对症处理，如卧床休息，应用镇痛退热剂。

（三）治疗措施

1. 一般治疗　卧床休息，应用镇痛退热剂。抗菌药物对无并发症的麻疹病程并无影响，如有并发症，针对病原体可选用适当的抗菌药物。使用维生素A可减少住院儿童的麻疹发病率和病死率。

2. 并发症

（1）肺炎：致病菌常为肺炎球菌，首选青霉素，一般用青霉素G 80万U，肌内注射，每4小时1次，重症可静脉滴注320万U，每6小时1次，也可两种抗生素联合应用。

（2）喉炎：应给予镇静、给氧、蒸气吸入或雾化吸入湿润呼吸道黏膜，使分泌物易排出。喉部水肿患者使用糖皮质激素。严重咽梗阻患者应立即行气管切开术。

（3）心肌炎：严重者酌情应用泼尼松2～4mg/kg，每日2～3次。

3. 接触者处理　小于1岁的儿童接触麻疹患者后，应该用血清免疫球蛋白治疗。

（四）治疗评价及预后

对患者实行呼吸道隔离至出疹后 6 天。对易感人群实行计划免疫，接种麻疹减毒活疫苗，成功率为 95%。另有报道约 20% 的麻疹发生在已接受过免疫的儿童，表明群体免疫的重要性。

风　疹

风疹（rubella）又称德国麻疹（German measles），为风疹病毒引起的呼吸道发疹性传染病。病原体存在于患者口、鼻及眼部分泌物中，通过飞沫传播，一次发病后可获终身免疫。本病主要发生于儿童，成人亦可发病，多流行于春冬季。如果孕妇感染风疹，将严重损害胎儿健康。

【临床提要】

1. 潜伏期与前驱期　①潜伏期：2～3 周；②前驱期：可有低热、头痛、倦怠、咽痛等轻度前驱症状，发疹后即消退。可有耳后、枕部、颈侧淋巴结肿大及压痛。

2. 发疹期与消退期　此期除上述表现外，还会出现皮疹，为较小的淡红色丘疹，分布以躯干为主，四肢亦可见。皮疹有迅速演变特点，第一日似麻疹，第二日似猩红热，第三日消退。个别可转为出血性疹，但无色素遗留，极少有脱皮。

3. 孕妇风疹　在妊娠 4 个月内患风疹，则可发生流产、早产、死胎或胎儿畸形。

4. 先天性风疹综合征　在妊娠期前 4 个月内患有风疹的母亲，其生下的新生儿受染，其中 20%～80% 的婴儿有先天性器官缺陷，包括先天性白内障、视网膜病变、心脏及大血管畸形和耳聋。

5. 诊断与鉴别诊断　确诊风疹依靠从细胞培养中分离风疹病毒。临床亦可采用血凝抑制或补体结合试验检测患者血清中抗风疹病毒抗体。特异性分泌型 IgA 抗体有助于诊疗，特异性 IgM 抗体有诊疗意义，需与麻疹、猩红热等相鉴别。

【治疗处理】

（一）治疗原则

目前尚无特效的抗风疹病毒药物。少数症状严重者可给予对症治疗。鉴于出生后感染风疹症状均极为轻微，仅罕见的严重并发症如脑膜脑炎可导致死亡，对胎儿造成严重损害，因而风疹的控制策略主要在预防。

（二）基本治疗

风疹的基本治疗见表 10-23。

表 10-23　风疹的基本治疗

靶向治疗	预防感染（阻止风疹病毒复制，减轻病毒血症）
妊娠期	明确诊断妊娠期感染风疹，应与妇产科专家会诊，决定是否终止妊娠
方法选择	支持疗法，对症处理。抗病毒治疗，应用干扰素、利巴韦林可减轻病情
先天性风疹	需特殊护理和治疗
预防	国产 BRD Ⅱ 株风疹疫苗

（三）治疗措施

1. 一般疗法　风疹患者一般症状轻微。症状较显著者应卧床休息，进流质或半流质饮食。对高热、头痛、咳嗽、结膜炎者可予以对症处理。

2. 并发症治疗　脑炎高热、嗜睡、昏迷、惊厥者，应按流行性乙型脑炎的原则治疗。出血倾向严重者可用糖皮质激素，必要时输新鲜全血。

3. 先天性风疹　自幼即应有良好的照护，观察患儿生长发育情况，测听力，矫治畸形，必要时采用手术治疗青光眼、白内障、先天性心脏病等。

4. 抗病毒治疗　除对症治疗外，应用干扰素、利巴韦林（病毒唑）等似有助于减轻病情。

5. 特殊处理　孕妇在妊娠 3 个月内应避免与风疹患者接触，若有接触史可于接触后 5 天内静脉注射丙种球蛋白，可减轻或控制症状，不能避免胎儿受染。对已确诊风疹的早期孕妇，妇产科专家会诊应考虑是否终止妊娠。

6. 风疹疫苗　对儿童及易感育龄妇女，可接种国产 BRD Ⅱ 株风疹疫苗。妊娠初 3 个月内的妇女患风疹，其胎儿可发生先天性风疹，引起死产、早产及各种先天性畸形。

（四）治疗评价及预后

风疹是一种较麻疹轻微得多的疾病，预后良好。重点在预防先天性风疹。

第六节　其他病毒所致皮肤病

传染性红斑

传染性红斑（erythema infectiosum）又称第五病（fifth disease），由细小病毒 B19 引起，多见于儿童，可呈小流行，多发生于冬、春两季。

【临床提要】

潜伏期为 5 ～ 14 天，皮疹常突然发生。

第一期　典型表现为两侧面颊部红斑，呈蝶形，边界清晰（图 10-30），口周、眼睑及颏部通常无皮疹。

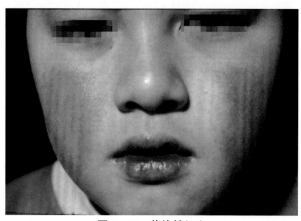

图 10-30　传染性红斑

第二期　于 1 ～ 2 天后躯干、四肢出现点状红斑和斑丘疹，呈花边状或网状，边界清晰，对称分布，掌跖亦可受累，颊和生殖器黏膜可发生暗红色斑疹，自觉微痒及烧灼感。

第三期　经 3 ～ 9 天皮疹开始消退，不留痕迹。病程平均 11 天。

鉴别诊断：需与风疹相鉴别，风疹的皮疹为斑丘疹，其出现与消退较快，伴耳后、枕后淋巴结肿大。

【治疗处理】

（一）治疗原则

隔离患儿，无特殊治疗，对症处理。

（二）基本治疗

传染性红斑的基本治疗见表 10-24。

表 10-24　传染性红斑的基本治疗

特殊处理	隔离患儿，避免传染流行
局部治疗	安抚止痒剂，如炉甘石水粉剂
系统治疗	应用非甾体抗炎药，干扰素
中医药	清热解毒

（三）治疗措施

可外用炉甘石洗剂，复方锌铜溶液局部湿敷。中医治疗同单纯疱疹，可用解毒清热汤、凉血消风散。

（四）循证治疗步序

传染性红斑的循证治疗步序表 10-25。

表 10-25　传染性红斑的循证治疗步序

项目	内容	证据强度
一线治疗	应用安抚剂/解热镇痛药	E
二线治疗	应用非甾体抗炎药	E
	系统应用糖皮质激素	E
三线治疗	IVIg	D
	α 干扰素、β 干扰素	E

（五）治疗评价及预后

1. 非甾体/甾体抗炎药　Fawaz Estrup 报道 9 例成年患者，经血清学检查证实为严重或新近 HPB19 感染及多关节痛的关节炎患者，所有患者对非甾体抗炎药治疗有效。

2. IVIg　Frickhofen 等对 7 例 HIV 阳性及慢性 HPB19 感染和贫血患者进行研究。6 例患者采用静脉注射免疫球蛋白治疗，治疗使血清中病毒聚集体快速减少，同时贫血症状缓解。2 例患者复发，再次使用免疫球蛋白治疗有效。

一般对症治疗疗效好，预后良好。

小儿丘疹性肢端皮炎

小儿丘疹性肢端皮炎（infantile papular acro-dermatitis）又称 Gianotti Crosti 综合征，为乙肝病

毒引起的肝炎或其他病毒感染所致相关皮肤炎症。其他病毒感染包括巨细胞病毒、EB 病毒、肠道病毒、甲型肝炎病毒等。

【临床提要】

本病多见于 2～6 岁小儿，一般无前驱症状而突然发疹。

1. 皮肤损害　病变为针头到绿豆大扁平充实性丘疹，呈暗红、紫红或淡褐色，好发于四肢末端手、足背等部位，逐渐扩展至股、臀、上肢伸侧及面部（图 10-31、图 10-32），躯干常不受累。皮疹多为对称性分布，散在而不融合，有时可见皮疹在膝、手、足背呈线状排列（Koebner 现象），皮疹持续 20～40 天可轻度脱屑而消退，无瘙痒。

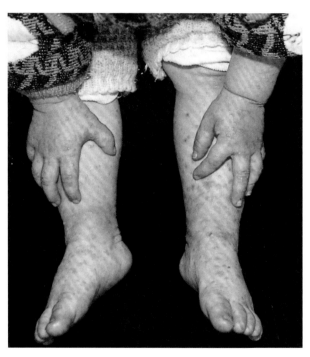

图 10-31　小儿丘疹性肢端皮炎（1）

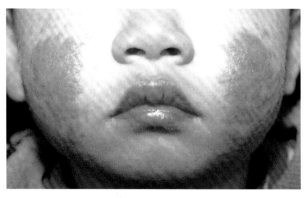

图 10-32　小儿丘疹性肢端皮炎（2）

2. 系统损害　皮疹出现时全身淋巴结可肿大，皮疹出现的同时或 1～2 周后，发生急性无黄疸型肝炎，肝大，但无压痛。血清氨基转移酶水平明显增高，但血胆红素不增高。皮疹发生数日后，血清 HBsAg 抗原呈阳性。

3. 鉴别诊断　需与丘疹性玫瑰疹、急性扁平苔藓药疹和摩擦性苔藓样疹相鉴别。

【治疗处理】

（一）治疗原则

治疗乙肝病毒和其他病毒感染，以及皮炎。

（二）基本治疗

小儿丘疹性肢端皮炎的基本治疗见表 10-26。

表 10-26　小儿丘疹性肢端皮炎的基本治疗

靶向治疗	抑制或减少乙肝病毒复制，改善临床症状
监测治疗伴发病	乙肝病毒及其他病毒感染
方法选择	治疗肝病，皮损对症处理

（三）治疗措施

1. 抗病毒治疗　治疗病毒性肝炎。其他病毒感染则采取相应治疗。

2. 皮损处理　局部对症处理，可外用炉甘石或氧化锌洗剂。应用糖皮质激素制剂有一定效果。

3. 中医药　可用消风散内服或其他清热解毒制剂。

（四）循证治疗步序

小儿丘疹性肢端皮炎的循证治疗步序见表 10-27。

表 10-27　小儿丘疹性肢端皮炎的循证治疗步序

项目	内容	证据强度
一线治疗	**外用**	
	润肤剂	E
	止痒药（炉甘石洗剂）	E
	系统应用	
	抗组胺药	E

Chapter 10

续表

项目	内容	证据强度
二线治疗	**外用**	
	糖皮质激素（弱效，如氢化可的松乳膏）	E
	抗生素（如果继发感染）	E
	系统应用	
	抗组胺药（马来酸氯苯那敏、羟嗪、西替利嗪）	E
	抗生素（如果继发感染，应用氨苄西林、阿莫西林、红霉素、头孢氨苄）	E
三线治疗	**外用**	
	糖皮质激素（中长效，如莫米松、丙酸倍他米松）	E
	抗生素	E
	系统应用	
	糖皮质激素（短效，如泼尼松、泼尼松龙）	E
	抗病毒剂	
	干扰素（仅当与 HBV 感染有关时）	E
	拉米夫定（仅当与 HBV 感染有关时）	E
	利巴韦林	E
	阿昔洛韦（仅当与易感病毒有关时）	E

（五）治疗评价

1. 综合治疗 Boeck 等报道，对 9 例患此综合征的小儿应用抗组胺药，局部外用糖皮质激素，以及系统应用甲泼尼龙。经过治疗和没有经过治疗的小儿，2～4 周后皮损都得到了缓解。

2. 安抚剂 Velangi 等报道，一位仅使用润肤剂治疗的患者，在使用 3 周后皮损消失。

（六）预后

本病一般预后良好。治疗不能使病程缩短，但本病有自限性。

婴儿玫瑰疹

婴儿玫瑰疹（roseola infantum）又称幼儿急疹（exanthema subitum）、第六病，见于 6 个月至 4 岁儿童，其特征为高热和皮疹。肠病毒、腺病毒、人疱疹病毒 -6（HHV-6）、人疱疹病毒 -7（HHV-7）等几种不同的病原因子都可引起相似的表现。

【临床提要】

1. 发病特征 潜伏期 5～15 天。起病急骤，体温可高达 40.6℃，持续 3～5 天。可有咽炎、淋巴结肿大、高热惊厥。于病程第 4～5 天，体温可突然降至正常或正常水平以下。其他常见的表现包括中耳炎、腹泻、囟门膨出，有时出现脑膜脑炎。

2. 皮肤损害 退热时或随后出现大量的皮疹。颈部和躯干有 2～3mm 的暗色斑疹或斑丘疹，并向大腿及臀部播散，几小时或 1～2 天后即消失（图 10-33）。

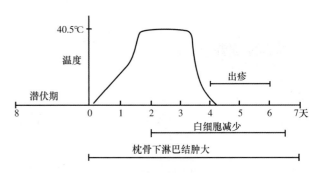

图 10-33 婴儿玫瑰疹的临床演变

3. 实验室检查 发热初期白细胞总数及中性粒细胞计数增多，早期周围血细胞常可分离到 HHV-6。

4. 鉴别诊断 需与风疹、麻疹、猩红热和药疹相鉴别。

【治疗处理】

（一）治疗原则

HHV-6 感染较 HHV-7 早，HHV-6 感染在免疫抑制者中表现不同，因而应分别对待。

（二）基本治疗

对症处理，重症者使用阿昔洛韦。

（三）治疗措施

治疗可能存在免疫抑制。一般支持疗法，如输液、降温，重症者可用阿昔洛韦静脉滴注，必要时静脉滴注丙种球蛋白。对症治疗，无有效预防方法。

（四）治疗评价及预后

多数病情为良性，预后良好。

皮肤黏膜淋巴结综合征

皮肤黏膜淋巴结综合征（mucocutaneous lymphonode syndrome，MCLS）又称川崎病（Kawasaki disease），是一种急性、发热性、多系统性的儿童疾病。推测本病与感染有关，包括病毒和细菌。环境污染或化学物品过敏也可能是致病原因。遗传学方面，本病患儿的兄弟姐妹患病概率较正常人高 10 倍。针对 1000 例本病患儿及其家庭成员的研究发现，本病与 5 个基因密切相关。本病仅发生于小儿，每 3 ～ 6 年在很多群体暴发。

【临床提要】

1. 急性期（发热期） 持续 8 ～ 12 天，平均 10 天。①发热。②双侧结膜充血：滤泡性结膜炎。③口腔黏膜损害：舌呈"杨梅样"。④皮疹：病后 3 ～ 5 天发疹。皮疹呈麻疹样、猩红热样、多形红斑样，不痒，持续 1 ～ 2 天至 10 天消退。⑤肢端病损：发热后 4 ～ 7 天于掌、跖部出现大片红斑，手足硬性水肿，指、趾梭形肿胀，掌跖紫红色，关节剧痛。⑥颈部淋巴结肿大，多为单侧（图 10-34）。

2. 亚急性期 ①掌、跖部大片脱皮，指（趾）末端甲周处开始出现膜状脱屑，继而全身；②关节炎和严重的心脏受累。本期历时约 1 个月。

3. 恢复期 从病程第 6 周进入恢复期。

4. 诊断标准（日本） 满足 5 条者可确诊：①不明原因的发热，体温高于 39.4℃，持续 5 天；②双侧结膜充血；③口腔及咽部黏膜弥漫性充血，唇发红及干裂，并有杨梅样舌（图 10-35）；④发病初期手足硬肿和掌跖发红，以及恢复期指（趾）端出现膜状脱皮（图 10-35）；⑤躯干部多形红斑，但无水疱及结痂（图 10-35）；⑥颈部淋巴结的非化脓性肿胀，其直径达 1.5cm 或更大。

5. 鉴别诊断 本病需与猩红热、中毒性休克综合征、小儿结节性多动脉炎鉴别。

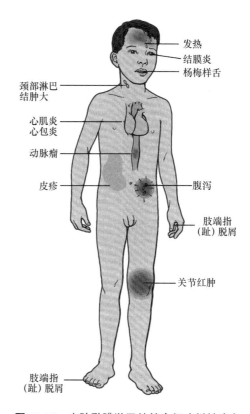

图 10-34 皮肤黏膜淋巴结综合征（川崎病）

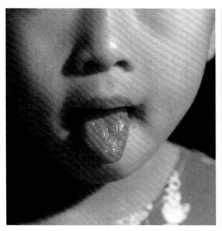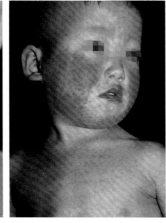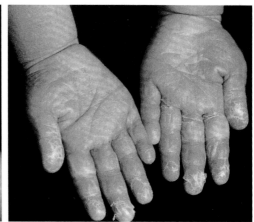

图 10-35 皮肤黏膜淋巴结综合征：杨梅样舌、多形性皮疹、手指片状脱屑

（第二张照片由中国人民解放军白求恩国际和平医院 李成龙惠赠）

【治疗处理】

（一）治疗原则

早期诊断，早期积极治疗。此病可伴随心脏并发症，包括动脉瘤形成、心肌梗死、猝死，所以有必要及时治疗。急性期治疗的目的在于控制急性炎症，防止冠状动脉瘤形成，主要用阿司匹林及静脉滴注丙种球蛋白。

（二）基本治疗

皮肤黏膜淋巴结综合征的基本治疗见表10-28。

表10-28 皮肤黏膜淋巴结综合征的基本治疗

靶向治疗	针对可能的病毒或细菌感染或其他致病因子，抑制其超抗原反应，尤其是针对血管内皮变化和血小板增多所造成的血管阻塞，减少猝死
首选治疗	IVIg、阿司匹林或两者联合治疗
急性期	应用丙种球蛋白、阿司匹林、糖皮质激素、生物制剂
恢复期	抗凝治疗，溶栓治疗
心脏	心脏冠状动脉及瓣膜性心脏病患者对上述治疗无效时，可行外科手术治疗

（三）治疗措施

1. 急性期治疗

（1）IVIg：已证实早期IVIg加口服阿司匹林治疗可降低本病冠状动脉瘤的发生率。必须在发病后10天之内用药，用法为每日IVIg 400mg/kg，2～4小时输入，连续4日；同时口服阿司匹林50～100mg/(kg·d)，分3～4次，连续14日，以后减至5mg/(kg·d)，顿服。近来提倡单剂丙种球蛋白2g/kg，静脉滴注8～12小时，加阿司匹林治疗，同样可以防止冠状动脉瘤的发生，退热快，可缩短住院时间。

（2）阿司匹林：早期口服可控制急性炎症过程，减轻冠状动脉病变。每天30～100mg/kg，分3～4次，服用14天，热退后减至每日3～5mg/kg，1次顿服。起到抗血小板聚集作用。

（3）糖皮质激素：可缓解症状，但易致血栓形成，并妨碍冠状动脉病变修复，促进动脉瘤形成。除非并发心肌炎或持续高热重症病例，可联合应用泼尼松和阿司匹林治疗，一般不单用糖皮

质激素。

2. 恢复期的治疗和随访

（1）抗凝治疗：阿司匹林每日3～5mg/kg，1次顿服，至红细胞沉降率、血小板恢复正常；如无冠状动脉异常，一般在发病后6～8周停药。对阿司匹林不耐受者，可应用双嘧达莫每日3～6mg/kg，分2～3次口服。

（2）溶栓治疗：对心肌梗死及血栓形成患者，采用静脉或导管经皮穿刺冠状动脉内给药，促使冠状动脉再通，心肌再灌注。可用尿激酶或链激酶快速溶解纤维蛋白。

3. 对于严重患者 可采用动脉扩张和冠状动脉搭桥手术治疗。

（四）循证治疗步序

皮肤黏膜淋巴结综合征的循证治疗步序见表10-29。

表10-29 皮肤黏膜淋巴结综合征的循证治疗步序

项目	内容	证据强度
一线治疗	静脉注射IVIg	A
	应用阿司匹林	B
	系统应用糖皮质激素	B
二线治疗	免疫球蛋白重复治疗	B
	系统应用糖皮质激素	B
	应用英夫利昔单抗	B
三线治疗	应用环孢素	B
	应用阿那白滞素	C
	血浆置换	D

（五）治疗评价

1. 静脉注射丙种球蛋白 田桂英用大剂量丙种球蛋白对67例皮肤黏膜淋巴结综合征患者进行疗效评析，发现患者输注大剂量丙种球蛋白治疗后，总热程缩短，心电图异常发生率由28.6%降至7.1%，冠状损害发生率由33.3%降至19.1%。表明其能有效防治患儿的心血管病变。

Bhatnagar等回顾性分析了39例皮肤黏膜淋巴结综合征患者的临床资料，所有患者均有口腔损害，病期2～21日（平均8.5日），总发热期6～21日（平均9.4日）。所有患者经过大剂量IVIg 2g/kg和阿司匹林治疗，治疗后仅有12.5%患者有冠状

动脉扩张。认为，IVIg 加阿司匹林治疗皮肤黏膜淋巴结综合征患者安全有效。IVIg 是一线治疗，可以快速退热。

2. 阿司匹林　Newburger 等报道，168 位儿童患者被随机分成两组，一组单独服用阿司匹林 [100mg/kg，用 14 天，然后 3 ～ 5mg/(kg·d)]，另一组服用阿司匹林及静脉使用 γ- 球蛋白 [400mg/(kg·d)，静脉滴注时间超过 2 小时，连用 4 日]。在 7 周的二维超声心动图检查中，使用阿司匹林和 γ- 球蛋白组中，有 4% 的患者出现冠状动脉异常，而另一组中有 18% 的患者出现类似情况。

3. 甲泼尼龙　Wright 等报道，4 例患者使用免疫球蛋白治疗无效，而使用甲泼尼龙冲击治疗，症状明显缓解，这是一项非随机试验，比较静脉给予甲泼尼龙和 IVIg 作为皮肤黏膜淋巴结综合征二线治疗的疗效。

4. 己酮可可碱　Furukawa 等报道，除了使用阿司匹林和免疫球蛋白外，患者被随机分到两组中，一组服用低剂量 (10mg/kg) 己酮可可碱，另一组服用高剂量 [20mg/(kg·d)] 己酮可可碱。结果发现在高剂量组中，冠状动脉瘤的发生减少。

5. 联合治疗　IVIg 和阿司匹林联合治疗可将冠状动脉异常从单用阿司匹林时的 20% 降至 4%。

6. 使用阿司匹林评价　该病急性发热期使用大剂量阿司匹林的意义受质疑。对处于急性发热期的皮肤黏膜淋巴结综合征患儿，北美医师通常给予大剂量阿司匹林 [80 ～ 100mg/(kg·d)]，日本医师则为避免大剂量阿司匹林的肝毒性而给予中等剂量 [30 ～ 50mg/(kg·d)]。但 Hsieh 等却提出，这类患儿无须接受阿司匹林治疗。

进一步的分析表明，鉴于大剂量阿司匹林对提高 IVIg 有效率、降低冠状动脉并发症和缩短发热时间都无益处，而且还有潜在的毒性，对于是否应停止继续在急性发热期皮肤黏膜淋巴结综合征患儿中常规应用大剂量阿司匹林，需认真考虑。迄今为止，尚未对阿司匹林（一种强效的前列腺素合成抑制剂）在皮肤黏膜淋巴结综合征中的应用进行重要的随机临床试验，因此并没有足够的证据支持水杨酸盐作为皮肤黏膜淋巴结综合征的一线治疗。

7. 英夫利昔　一例患不完全和非典型皮肤黏膜淋巴结综合征的 7 周婴儿对两剂 IVIg 和 IVMP 治疗抵抗，但在接受两剂 5mg/kg 英夫利昔单抗治疗后退热。

（六）预后

大多数患儿预后良好，且呈自限性经过，但 17% ～ 31% 患儿可发生冠状动脉瘤，因冠状动脉瘤、血管闭塞或心肌炎而死亡者占全部病例的 0.5% ～ 2.8%。

（吴　玮　陈　蕾　叶巧园　朱团员

赖惠君　何玉清）

第十一章
立克次体及衣原体性皮肤病

洛基山斑点热

洛基山斑点热（Rocky mountain spotted fever, RMSF）是最严重的立克次体病，由蜱叮咬传播，也称为蜱传斑疹伤寒。以发热、剧烈头痛和皮疹为其主要临床表现。人类罹患洛基山斑点热是经蜱的叮咬。

【临床提要】

1. 发病特征　潜伏期为 2 ～ 14 日，平均 7 日。典型病例是突然起病，伴有头痛、发热、恶心、呕吐、眼结膜炎、畏光，大的肌肉群有触痛。

2. 皮肤损害　常在发热后第 3 ～ 4 天出现，由粉红色斑疹组成，直径 2 ～ 5mm。皮疹始于手腕和足踝部，而后蔓延至手臂、胸部、面部、双足和腹部，黏膜少见皮疹。2 ～ 3 日之后，皮疹融合，呈暗红色或紫色。恢复期时缓慢消退。原转暗的皮疹渐成瘀点。

3. 肢体坏疽或偏瘫　有局部缺血性的坏疽性损害。大的动脉血栓形成会引起肢体坏疽或偏瘫。

4. 诊断　诊断洛基山斑点热常较困难，必须通过掌握此病的重要特征来促进早期诊断。只有少部分患者表现为经典的三联征，即发热、最近蜱咬伤、初次就诊时皮疹。

【治疗处理】

（一）治疗原则

立克次体为细胞内寄生微生物，抗菌药物应用必须坚持完成全疗程（7 天）。

（二）基本治疗

洛基山斑点热的基本治疗见表 11-1。

表 11-1　洛基山斑点热的基本治疗

靶向治疗	杀灭硬蜱传播的立克次体，阻止和缓解其造成的皮肤和系统血管炎损害，并通过细胞内的免疫机制来协同清除病原体
方法选择	应用四环素、氯霉素、多西环素、喹诺酮

（三）治疗措施

1. 抗生素　及时应用四环素 [25 ～ 50mg/(kg·d)]、多西环素（成人每 12 小时 1 次，每次 100mg）或氯霉素 [50mg/(kg·d)]。用药 2 ～ 3 日内，体温下降，意识恢复。2 ～ 3 日后停用抗菌治疗。对四环素或氯霉素产生耐药的病例尚无报道。新的第三代头孢霉素或氨基糖苷抗生素应用于本病的治疗尚无评价。在不同的感染组织培养细胞系中，估计 4 种氨基喹诺酮的抗菌活力与四环素族相当，但是临床应用无效。四环素和氯霉素治疗后偶有复发。

2. 病原治疗　流行性斑疹伤寒治疗首选多西环素，次选四环素、氯霉素；地方性斑疹伤寒治疗首选多西环素，次选四环素、氯霉素；恙虫病治疗首选多西环素，次选四环素、氯霉素、环丙沙星；Q 热治疗首选多西环素，次选四环素、氯霉素，慢性患者可加用利福平。

3. 皮损处理　消炎止痒，安抚剂外用。

（四）循证治疗步序

洛基山斑点热和其他立克次体感染的循证治疗步序见表 11-2。

表 11-2 洛基山斑点热和其他立克次体感染的循证治疗步序

项目	内容	证据强度
立克次体斑疹热		
一线治疗	多西环素（适用于成人、孕妇和儿童）	A
二线治疗	阿奇霉素（适用于成人、孕妇和儿童）	B
三线治疗	氯霉素（适用于成年人，孕妇亦可）	B
斑疹伤寒群		
一线治疗	**流行性斑疹伤寒**	
	多西环素	A
	鼠斑疹伤寒	
	多西环素	A
	丛林斑疹伤寒	
	多西环素	A
二线治疗	**所有类型斑疹伤寒**	
	利福平	A
	氯霉素	D
一线治疗	**立克次体毒素**	
	多西环素	A
Q 热		
一线治疗	**急性 Q 热**	
	β-内酰胺类 / 大环内酯类	B
	多西环素 / 喹诺酮类	B
	慢性 Q 热	
	多西环素和羟氯喹	B
二线治疗	**慢性 Q 热**	
	喹诺酮和多西环素	B
一线治疗	**埃利希体病**	
	多西环素	A
二线治疗	利福平	D

（五）治疗评价

四环素与氯霉素疗效较好。因为该病发病率相对较低，所以尚未见该病临床对照治疗试验。但实验室用豚鼠做动物实验获得数据，以及大量临床经验及组织培养等体外试验方法，都支持四环素类是治疗成人及儿童的一线治疗药物，但对孕妇例外，其可选择氯霉素替代四环素治疗。

（六）预后

典型的洛基山斑疹热未经治疗的患者，发热期持续可达 2～3 周，病死率为 20%～30%，抗菌治疗可降低其病死率至 3%～10%。未经治疗的患者可死于心肌炎和肺水肿。有报道脑组织水肿和出血时出现谵妄和昏迷，导致死亡者。

恙 虫 病

恙虫病（tsutsugamushi disease）又称丛林斑疹伤寒（scrub typhus），是由恙虫病立克次体（*Rickettsia tsutsugamushi*）引起的一种急性传染病。鼠类是主要传染源，以恙螨幼虫为媒介将本病传播给人。

恙螨是本病的传播媒介。我国已知种类有 350 多种，目前确定能传播本病者仅数十种，如红纤恙螨（*Leptotrombidium akamushi*），地里纤恙螨（*L.deliense*）（图 11-1）。恙螨可传播恙虫病、流行性出血热、回归热、鼠型斑疹伤寒、弓形体病等。

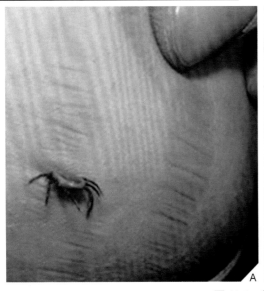
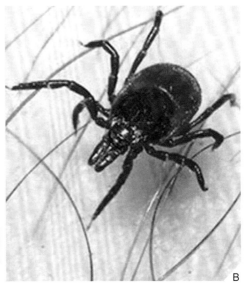

图 11-1 恙虫病

A. 恙螨钻进皮肤；B. 恙螨

【临床提要】

1. 前驱症状　潜伏期为 4 ～ 20 日，常为 10 ～ 14 日。多突然起病，体温迅速上升，达 39 ～ 41℃，寒战、剧烈头痛、全身酸痛、疲乏思睡、食欲缺乏、恶心、呕吐、颜面潮红、结膜充血、畏光、失眠和咳嗽等。

2. 焦痂与溃疡　为本病特征，见于大多数（67.12% ～ 98.67%）患者。人被受染的恙螨幼虫叮咬后，局部随即出现红色丘疹，不痛不痒，继成水疱，然后发生坏死和出血，随后结成黑色痂皮，称为焦痂（图 11-2）。其边缘突起，周围有红晕，呈圆形或椭圆形，大小不等，直径可为 1 ～ 15mm，多为 4 ～ 10mm，痂皮脱落后即成溃疡。焦痂多见于腋窝、阴囊、外生殖器、腹股沟、会阴、肛周和腰带压迫等处。

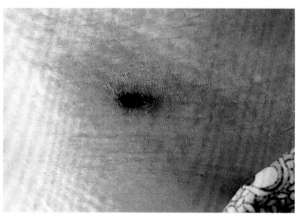

图 11-2　恙虫病（焦痂）

3. 淋巴结肿大　焦痂附近的局部淋巴结常明显肿大，并常伴疼痛和压痛。

4. 肝脾大　肝大占 10% ～ 30%，脾大占 30% ～ 50%，质软，表面平滑，无触压痛。

5. 恙虫皮炎　皮疹出现于病程的第 2 ～ 8 天，少数病例可自发病开始即出现皮疹，或迟至第 14 日才出现皮疹。皮疹多呈暗红色充血性斑丘疹，也有呈出血性者，无痒感，大小不一，为 0.2 ～ 0.5cm，多散在分布于躯干部，向四肢发展，多经 3 ～ 7 日后逐渐消退。

6. 病原分离　患者于发热期间最易从血液中分离出恙虫病立克次体，于退热后 7 日亦常可分离出该病原体。

【治疗处理】

（一）治疗原则

防治并重，恙虫螨与恙虫病应一同诊治。

（二）基本治疗

恙螨皮炎和恙虫病的基本治疗见表 11-3。

表 11-3　恙螨皮炎和恙虫病的基本治疗

靶向治疗	提高免疫功能，杀灭恙螨病原立克次体，降解其释放毒素，缓解血管炎症和器官损害，临床和病原学治愈本病
恙虫皮炎	对症处理
恙虫病	系统应用氯霉素、四环素、多西环素、罗红霉素

（三）治疗措施

（1）杀虫剂杀灭恙螨，加强疫区个人防护。氯霉素对此病有特效，服药后体温大多在 1 ～ 3 日内降至正常，剂量为成人每日 2g，儿童每日 25 ～ 40mg/kg，4 次分服，退热后剂量减半，再用 7 ～ 10 日。四环素族中以多西环素较好，成人剂量为 0.2g，每日 1 次，连服 5 ～ 7 日，四环素剂量与氯霉素相同，儿童慎用。罗红霉素治疗亦有较好效果。成人口服每次 0.3g，每日 2 次，儿童 2 ～ 3mg/(kg·d)，分 2 次口服。热退后减半量，疗程 10 日。诺氟沙星，成人剂量为 0.3 ～ 0.4g/d，每日服 3 次，退热后继续服用 7 ～ 10 日，亦可收到同样良好的治疗效果。

（2）局部对症处理，一般用安抚止痒剂、炉甘石洗剂，口服抗组胺药物。

（四）治疗评价

1. 药物的作用　早期短疗程的治疗易导致复发，如早期用抗生素治疗使机体无足够时间产生有效的免疫应答。氯霉素、四环素类和红霉素类对恙虫病立克次体只起抑制作用，最后还是要靠机体的免疫作用将其清除，故应强调完成整个疗程。泰国北部发现了对氯霉素和多西环素耐药的恙虫病立克次体。

2. 抗生素治疗时间　一般病例的抗菌药物疗程为 7 ～ 10 日。复发病例再采用上述抗菌药物治疗同样有效。

（五）预后

1. 病死率 未经治疗的患者病死率为 0 ～ 30%，取决于致病力和抵抗力两种因素。由不同血清型引起的第二次、第三次恙虫病，通常不出现焦痂和皮疹。

2. 复发 恢复后 1 年，在淋巴结组织内仍留有立克次体。免疫抑制时会造成疾病复发的可能性。

莱特尔综合征

莱特尔综合征（Reiter syndrome，RS）是一种以反应性关节炎、尿道炎及眼损害三联征为特征的疾病。

病原体为沙眼衣原体、解脲支原体，此外发病还与福氏痢疾杆菌、HSV、HLA-B27 感染相关。本病可分为性病型、肠病型和艾滋病型。

【临床提要】

（一）三联征

1. 尿道炎 男性常伴发前列腺炎、精囊炎，女性伴发宫颈炎或输卵管炎。

2. 反应性关节炎 突发性急性关节炎。好发于负重关节，如膝、足踝和跖趾关节，疼痛明显，整个趾（指）头水肿，状似香肠，形成所谓香肠趾（指），关节不化脓。

3. 眼损害 结膜炎最多见，23% 为虹膜炎，10% 为葡萄膜炎，偶尔导致失明。

（二）皮肤黏膜损害

1. 脓溢性皮肤角化病 常见于掌跖，而躯干、四肢亦可出现。皮损为角化性丘疹，结痂，形成蛎壳状皮疹，类似银屑病皮损（图 11-3）。

2. 其他 环状阴茎头炎（图 11-4）、侵蚀性外阴炎、口腔损害（灰白色斑、红色糜烂）。

（三）系统损害

系统损害包括心肌炎、心包炎、周围神经炎、胸膜炎、肺炎、全身淋巴结肿大。

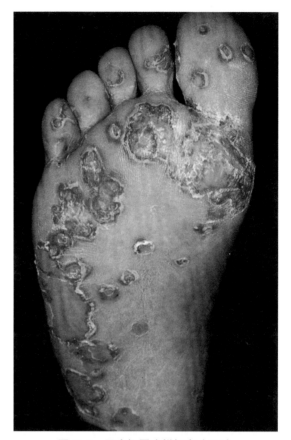

图 11-3 足底银屑病样损害（RS）

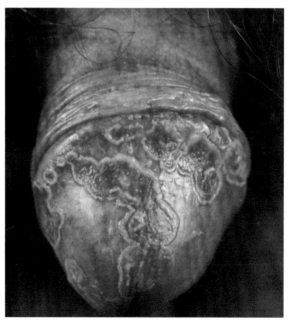

图 11-4 环状阴茎头炎（RS）

（四）诊断及鉴别诊断

依据下列几点，易于诊断典型 RS：①性接触或肠道感染后不对称性下肢关节炎；②尿道炎或前列腺炎；③结膜炎；④环状阴茎头炎；⑤掌跖脓溢性皮肤角化病；⑥尿道分泌物衣原体阳性。诊断时除明确疾病名外，还应包括主要临床表现和分型。本病应与白塞病、银屑病、风湿病、淋菌性关节炎、类风湿关节炎、结膜炎相鉴别。

【治疗处理】

（一）治疗原则

针对病因，治疗关节炎、眼病、尿道炎和系统损害，应用抗生素、甾体或非甾体抗炎药、免疫抑制剂。

（二）基本治疗

RS 的基本治疗见表 11-4。

表 11-4   RS 的基本治疗

靶向治疗	抑制免疫反应，针对免疫介导或 T 淋巴细胞产生的组织损伤，临床治疗的靶位多样，针对起动因子，杀灭病原体，除三联征外，尚须对皮肤黏膜、胃肠道和心血管受累的临床症状进行处理
治疗潜在疾病	如性病，尤其是艾滋病
处理三联征	治疗尿道炎、反应性关节炎，眼部损害可用糖皮质激素
系统治疗	应用维 A 酸、糖皮质激素、硫唑嘌呤、甲氨蝶呤、柳氮磺吡啶

（三）治疗措施

1. 尿道炎   四环素或红霉素 0.5g，每日 4 次，连续 7～14 日；或多西环素 0.1g，每日 2 次，连续 7～14 日；或氟嗪酸 0.2g，每日 2 次，连续 7～14 日。

2. 皮肤、黏膜损害   外用糖皮质激素制剂及对症处理。

3. 反应性关节炎   可选用：①吲哚美辛 75～150mg/d，分 3 次服用；②保泰松 100mg，每日 3～4 次；③硫唑嘌呤 1～2mg/(kg·d)，分 2 次服用；④甲氨蝶呤每周 15～25mg；⑤氯喹及羟氯喹；⑥柳氮磺吡啶 3.0g/d，分次服用；⑦芳香族维 A 酸；⑧物理治疗。

4. 虹膜炎、葡萄膜炎   糖皮质激素治疗以防严重后遗症。

5. 皮肤黏膜损害   ①局部外用糖皮质激素、维 A 酸类、卡泊三醇。②系统用药：维 A 酸类、阿维 A 酯可用于治疗并发 Reiter 综合征的 HIV 感染。环孢霉素 A 疗法对严重复发性疾病也有效。

（四）循证治疗步序

RS 反应性关节炎的循证治疗步序见表 11-5。

表 11-5   RS 反应性关节炎的循证治疗步序

项目	内容	证据强度
一线治疗	外用糖皮质激素	C
	应用卡泊三醇（钙泊三醇）	E
	应用他扎罗汀 / 他克莫司	E
二线治疗	系统应用维 A 酸类药物	D
	UVB/PUVA	D
	抗反转录病毒治疗	E
三线治疗	甲氨蝶呤	C
	环孢素	E
	肿瘤坏死因子抑制剂	C
	其他生物制剂	E

（五）治疗评价

1. 非淋球菌感染的性病患者   可使用抗生素，减少患者发生 RS 的机会；若患者曾有 RS 病史，则可减少复发。四环素有抗炎作用，因此其疗效不应完全归于抗微生物的效果。肠道来源的 RS 患者抗生素治疗无效。若非甾体抗炎药与抗生素均无效，可试用柳氮磺吡啶。

2. 伴 HIV 感染   Blanche 等报道，一位患有本病的 46 岁艾滋病患者，伴有关节炎及皮肤方面的症状，在使用阿维 A 酸（25mg/d）2 周后，疗效良好，再继续使用阿维 A 酸 5 个月。但是停用阿维 A 酸几个月后，病情复发，而此时患者继续抗反转录病毒的治疗。患者以此前相同的剂量服用阿维 A 酸，病情再次缓解后再坚持服用 6 个月。13 个月后，病情未再发。

Duvic 等报道了 20 例 HIV 阳性且合并银屑病和本病的患者使用齐多夫定（1200mg/d）治疗后，其中 19 例患者的皮损有部分缓解（58%）或完全缓解（32%）。

3. 甲氨蝶呤   Lally 等报道在使用甲氨蝶呤的

两周内，20 例患者中有 18 例（90%）可观察到明显的皮损改善，15 例（75%）的关节炎症状得到显著改善。

4. 皮肤损害　Volden 等报道，2 例患有 Reiter 综合征皮损的患者和 19 例患有掌跖脓疱病的患者使用丙酸氯倍他索软膏封包，每周 1 次，结果反应良好。对于本病患者，平均需要 3 周皮损才能完全缓解，而患有掌跖脓疱病的患者则需要 2.2 周。Lewis 等报道一位 64 岁男性患者足跖部使用 0.1% 他扎罗汀凝胶，每日 1 次有效。

（六）预后

通常皮肤黏膜损害有自限性，可于数月内消失。1/3 的患者病程以病情加重、缓解交替出现为特征。20% 的患者可发生慢性关节变形，主要是足部畸形，最终致残。

流行性斑疹伤寒

流行性斑疹伤寒（epidemic typhus）又称虱传斑疹伤寒（louse-borne typhus），是普氏立克次体（*Rickettsia prowazekii*）（图 11-5）通过体虱传播的急性传染病。

该病呈世界性分布，近年来，发病已显著减少，主要见于非洲，在我国该病已基本得到控制，目前则更少见。

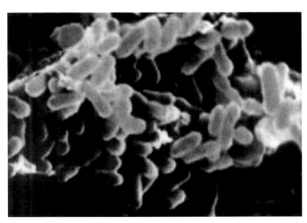

图 11-5　普氏立克次体

【临床提要】

1. 皮肤损害　见于 90% 以上的病例，为重要

体征，于病程第 4 ～ 6 日出现，初始于胸、背、腋窝、上臂两侧等处，1 ～ 2 日内迅速发展至全身，面部通常无疹，下肢皮疹也较少。皮疹呈圆形或卵圆形，直径为 2 ～ 4mm，初为鲜红色斑丘疹，多孤立散在而不融合，按之褪色，继转为暗红色或瘀点样。于 5 ～ 7 日消退，瘀点样疹可持续 1 ～ 2 周，遗有棕黄色斑或有脱屑，但无焦痂。

2. 发病特点

（1）发热：起病多急骤，体温在 1 ～ 2 日内迅速上升至 39℃以上，发热持续 2 ～ 3 周后，于 3 ～ 4 日内降至正常。伴寒战、乏力、面部及眼结膜充血等全身毒血症症状。

（2）系统损害：①中枢神经系统，剧烈头痛，伴头晕、耳鸣及听力下降，偶有脑膜刺激征、昏迷。②肝脾大，90% 的患者脾大，少数患者肝轻度增大。③心血管系统，脉搏加快，合并心肌炎。

（3）实验室检查：外斐反应（变形杆菌 OX19 凝聚试验）效价 ≥ 1：160 或病程中有 4 倍以上增高者有诊断价值，阳性率为 70% ～ 80%。用 DNA 探针或 PCR 方法检测普氏立克次体特异性 DNA，具有快速、特异、灵敏等优点。

【治疗处理】

（一）基本治疗 / 治疗措施

1. 一线治疗　采用多西环素 200mg 一次顿服，即可取得良好疗效。昏迷患者采用注射给药。服药后 12 ～ 24 小时病情即有明显好转，毒血症症状迅速改善或消失。

2. 二线治疗　多西环素过敏患者采用氯霉素或四环素作为替代治疗。氯霉素和四环素盐酸盐的成人剂量每日为 1.5 ～ 2.0g，分 3 ～ 4 次口服，退热后 1 ～ 2 日即可停药，疗程 3 ～ 6 日。

（二）预后

预后取决于年龄、患者一般情况、有无并发症、治疗早晚等。有严重毒血症、支气管肺炎、显著中枢神经系统症状者预后不良。

（陈嵘祎　陶小华　叶巧园　石丽君

方锐华　张国学）

第十二章
球菌性皮肤病

球菌感染性皮肤病主要由金黄色葡萄球菌或链球菌感染所致，包括脓疱疮、毛囊炎、疖、痈、丹毒和蜂窝织炎、葡萄球菌性烫伤样皮肤综合征（SSSS），90% 以上的金黄色葡萄球菌可产生 β-内酰胺酶，后来又发现了耐甲氧西林金黄色葡萄球菌（MRSA）。MRSA 几乎对常用的抗生素均表现出耐药。

我国耐药检测资料显示，2010 年金黄色葡萄球菌占分离阳性球菌的 32.8%，其中 MRSA 占金黄色葡萄球菌的 51.7%，社区型 MRSA（CA-MRSA）77% 来源于皮肤和软组织感染。北京儿童医院资料显示皮肤软组织来源的金黄色葡萄球菌主要以甲氧西林敏感金黄色葡萄球菌为主，儿童 CA-MRSA 的分离率不超过 5%，明显低于成人。儿童医院 42 株 MRSA 病种来源比例最高者为溃疡继发感染 33.3%（1/3）和疱疹继发感染 33.3%（2/6），其次为蜂窝织炎 22%（2/9）和皮肤脓肿 17.9%（5/28），而脓疱疮、湿疹继发感染和 SSSS 来源的 MRSA 较低，分别为 2.5%（20/812）、5.3%（3/57）和 4.3%（2/46）。针对一些严重的感染，外用莫匹罗星、夫西地酸或喹诺酮类抗生素。全身用药治疗时应参照细菌培养和药物敏感试验结果。万古霉素、利奈唑胺、达巴万星、特拉万星和达托霉素通常都有效。位于鼻腔、间擦部位、肛门与生殖部位和湿疹部位的定植菌需要有效清除。本章在 SSSS 部分介绍了针对 CA-MRSA 的治疗措施。

脓 疱 疮

脓疱疮（impetigo）是由金黄色葡萄球菌及白色葡萄球菌和溶血性链球菌或两者混合感染所致的化脓性皮肤病。

【临床提要】

1. 基本损害　为成群脓疱，脓疱大小因致病菌而异，疱壁薄，脓疱周围有红晕，可互相融合。破溃后露出红色糜烂面，脓液干燥后形成黄色或蜜黄色结痂（图 12-1）。

2. 发病特征　多见于 2～7 岁儿童。病变好发于颜面、口周、鼻孔周围及四肢等暴露部位。重者近卫淋巴结肿大、发热、畏寒等。个别病例可引起肾炎。

3. 临床分型　①非大疱性脓疱疮，又称接触传染性脓疱疮，由链球菌或与金黄色葡萄球菌混合感染，为米粒或黄豆大脓疱；②大疱性脓疱疮，由金黄色葡萄球菌所致，为蚕豆或更大的脓疱，有半月状积脓。

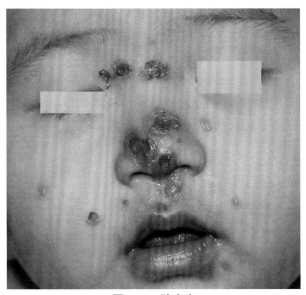

图 12-1　脓疱疮

【治疗处理】

（一）治疗原则

依据细菌培养结果及药物敏感试验，以及有无并发症，选用局部或系统抗生素治疗。警惕 CA-MRSA 感染并及时处理。

（二）基本治疗

脓疱疮的基本治疗见表 12-1。

表 12-1　脓疱疮的基本治疗

靶向治疗	杀灭病原菌，防止合并症，治愈本病
诱因治疗	保持个人卫生，皮肤清洁，隔离患者，物具消毒，治疗鼻前庭带菌状态
局部治疗	清洁、去除痂皮，湿敷，抗生素软膏，莫匹罗星，夫西地酸软膏，1% 利福平软膏，5% 聚维酮碘
系统治疗	β-内酰胺酶抗生素，大环内酯类

（三）治疗措施

1. 局部治疗　应以杀菌、抗炎、收敛、干燥为主要方法。对水疱或脓疱，用消毒针穿破，以无菌棉球吸取疱液，避免疱液溢到正常皮肤上。对于较厚的痂壳，应软化后加以清除。外用 10% 硫黄炉甘石洗剂、1% 结晶紫溶液、2% 莫匹罗星软膏，聚维酮碘液（原液含 5%，一般用 10% 湿敷或清洗，小儿按原液 1∶10 稀释后外用），是

碘与聚维酮的络合物，有助于溶液对物体的浸润和穿透，从而加强碘的杀菌作用。

2. 全身治疗　重者可口服青霉素 V 钾、红霉素、克拉霉素、阿奇霉素或头孢菌素、新青霉素 Ⅱ、双氯青霉素等。建议根据脓液培养及药物敏感试验结果选择抗生素。

（四）循证治疗步序

脓疱疮的循证治疗步序见表 12-2。

表 12-2　脓疱疮的循证治疗步序

项目	内容	证据强度
一线治疗	外用莫匹罗星、夫西地酸、雷他霉素	A
	口服氟氯西林、氯唑西林、双氯西林、头孢氨苄、甲氧苄啶-磺胺甲噁唑或红霉素	A
	在耐甲氧西林金黄色葡萄球菌高发地区使用氟喹诺酮类和四环素类药物	C
	静脉注射抗生素	C
	促进洗手为一级预防	B
二线治疗	在标准口服抗生素中加入利福平	E
	局部使用过氧化氢	B
	局部使用二甲胺四环素	B
	外用结晶紫	C
三线治疗	聚维酮碘（在控制 MRSA 致脓疱疮院内传播中可发挥作用）	E

（五）治疗评价

1. 杆菌肽　曾是一线治疗的外用抗菌药物，后来研究证实大多数杆菌肽治疗无效，其疗效被质疑。

2. 莫匹罗星　疗效确切。体外试验证实其对葡萄球菌属和大多数链球菌属具有很高的杀菌活性，而对于其他革兰氏阳性和阴性细菌均无明显作用。

3. 夫西地酸软膏　对脓疱疮有效且不良反应较少，其疗效几乎等同于莫匹罗星，然而金黄色葡萄球菌对其耐药发生率逐渐升高。

4. 头孢氨苄　有报道口服头孢氨苄的治愈率为 78.6%，新霉素 B 油膏的治愈率为 72.2%。

5. 耐青霉素的金黄色葡萄球菌感染治疗　使用抗 β-内酰胺酶的抗生素如氨唑西林、头孢羟氨苄、头孢氨苄、头孢拉定或阿莫西林联合克拉维酸钾。

6. 大环内酯类药物　阿奇霉素和克拉霉素有效。近年来发现有耐药菌株出现。克拉霉素抗葡萄球菌和链球菌活性强于红霉素。若用药 7 天后没有明显的临床疗效，应再次取材进行培养和药物敏感试验，然后调整抗生素。

7. 抗甲氧西林的葡萄球菌株　首选万古霉素、利奈唑酮、奎宁始霉素或达福普汀及甲氧苄啶 / 磺胺甲噁唑、米诺环素和克林霉素。

8. 局部外用抗生素（莫匹罗星和夫西地酸）　与口服抗生素相比（如红霉素），前者疗效相同甚至更好，不良反应更少。大环内酯类和头孢类抗生素比不耐 β-内酰胺酶的青霉素效果更好。对于一些伴随发热等全身症状的大面积（严重）感染，建议口服或静脉用抗生素。当为脓疱疮选择治疗方案时，应考虑致病菌的耐药模式会随着时间发生变化。

（六）预后

（1）急性肾小球肾炎：A 族 β 型溶血性链球菌引起的皮肤感染，有时会发生急性肾小球肾炎（AGN）。血清型 49 型、55 型、57 型及 60 型菌株和 M-2 型菌株与肾炎相关。

（2）儿童与成人预后不同：脓疱疮引发 AGN 的发病率为 2% ～ 5%（致肾炎的链球菌菌株占 10% ～ 15%），最常见于儿童，且通常为 6 岁以下儿童。患儿预后大多良好，但成人患者预后较差。治疗不能减少发生 AGN 的危险性。

（3）金黄色葡萄球菌感染无肾小球肾炎并发症者预后良好。

新生儿脓疱疮

新生儿脓疱疮（impetigo neonatorum）又称新生儿大疱性脓疱疮。大多数为噬菌体Ⅱ组 71 型或 80/81 型金黄色葡萄球菌（A 族）或两种细菌混合感染。

【临床提要】

1. 基本损害　黄色、稀疏分布的大疱，不久成为脓疱，周围绕以红晕，疱壁薄，易破裂，露出红色糜烂面。黏膜亦可受累，出生后 7 天内出现的脓疱应特别注意。

2. 发病特征　脓疱是新生儿期的常见病变。好发于面部、躯干、四肢，可见于体表的任何部位。

3. 实验室检查　疱液或血、尿和脑脊液应做细菌培养。细菌感染性脓疱的组织病理示皮肤内中性粒细胞积聚。

【治疗处理】

（一）治疗原则及基本治疗

凡患有化脓性皮肤病者，均不能与新生儿接触。注意婴儿清洁卫生，尤其尿布的清洁卫生。

（二）治疗措施

1. 全身治疗　及早给予有效的抗生素，如青霉素、红霉素或头孢菌素类等，并给予支持疗法，包括输血或肌内注射丙种球蛋白等。

2. 局部治疗　注意保护创面，避免摩擦，可外涂莫匹罗星软膏或 2% 夫西地酸霜等。

（三）治疗评价及预后

有研究证实妊娠期补锌将减少低体重新生儿脓疱疮的发病率。新生儿脓疱疮有高度的接触传染性，是婴儿室的一个威胁。患儿可迅速发生菌血症、肺炎或脑膜炎，甚至死亡。

深脓疱疮

深脓疱疮（deep impetigo）又称臁疮（ecthyma）。本病的致病菌为溃疡性葡萄球菌或链球菌感染。

【临床提要】

1. 基本损害　皮损初起为炎性红斑上出现水疱或脓疱，周围红晕，损害向深部发展，中心坏死，表面形成污褐色厚痂，如蛎壳状，痂脱后可形成境界清晰、周边陡峭的碟状溃疡（图 12-2）。

2. 发病特征　本病多见于营养不良的儿童或老年人，好发于小腿与臀部。可自体接种传染，自觉灼痛与瘙痒。患者常有淋巴结肿大。

3. 鉴别诊断　本病主要与脓疱疮相鉴别，脓疱疮的痂比深脓疱疮少，且痂下无溃疡。此外，坏疽性深脓疱疮是假单胞菌感染所致，中央坏死呈黑色。

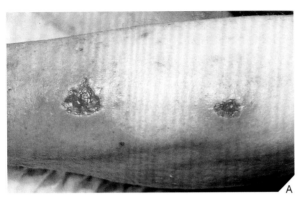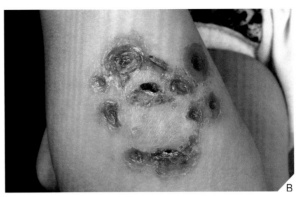

图 12-2　深脓疱疮（臁疮）

【治疗处理】

（一）治疗原则

本病多见于不讲卫生、体弱、营养不良及静脉注射吸毒和 HIV 感染者，应予支持疗法，提高免疫功能，依病情外用口服或肠道外抗生素。

（二）基本治疗

深脓疱疮的基本治疗见表 12-3。

表 12-3　深脓疱疮的基本治疗

靶向治疗	杀灭病原体，治愈本病
局部治疗	外用莫匹罗星、5% 聚维酮碘（碘伏）、2% 夫西地酸霜
系统治疗	支持疗法，口服或静脉给予氯唑西林或第一代头孢菌素

（三）治疗措施

1. 病因治疗　去除诱因，加强营养，改善卫生状况。治疗诱发本病的其他疾病，保持皮肤清洁卫生。

2. 局部治疗　原则为抗炎、杀菌、促进溃疡愈合。

（1）早期脓疱未破：可用鱼石脂、白降汞（氯化氨基汞）、利福平、新霉素软膏或阿米卡星喷洒。

（2）脓疱疮创面：可用 R-R 液（含 0.1% 依沙吖啶及 12% 间苯二酚）、R-B 液（含 0.25% 间苯二酚、0.75% 硼酸）进行湿敷，待分泌物减少后，换用上述药物。

（3）溃疡：溃疡深者使用碱性成纤维细胞生长因子（贝复济）促进溃疡愈合。

去除痂皮，外用抗生素软膏。莫匹罗星较好，其少被吸收和代谢，决定了其外用的稳定性，无全身蓄积。不良反应发生率为 3%，多为封包和基质所致，主要为烧灼、刺痛和瘙痒等。还有 0.08% 发生接触性皮炎。

3. 系统抗生素治疗　首选氯唑西林或第一代头孢菌素。红霉素或双氯西林口服常有效，重者需静脉给药。亦可用红霉素，小儿每日 40mg/kg。成人 1 ～ 2g，2 ～ 4 次 / 天服用。口服头孢类抗生素如头孢氨苄或头孢他啶，可选用庆大霉素、卡那霉素、喹诺酮类药物。

4. 物理疗法　紫外线、红外线、超短波、高频电、氦氖激光均可促进愈合，防止复发。

5. 病程迁延　可用注射自家菌苗或卡介苗多糖核酸以提高机体免疫功能。

（四）治疗评价及预后

提高免疫功能，抗菌消炎，预后良好。病程 2 ～ 4 周，愈后留有瘢痕。

毛　囊　炎

毛囊炎（folliculitis）常由凝固酶阳性葡萄球菌引起，其他致病菌也可以引发此病。

【临床提要】

1. 基本损害　皮损初发时为针头大红色毛囊性丘疹，逐渐变成粟粒大脓疱，中心有毛发贯穿，周围有炎性红晕。脓疱破溃后，排出少量脓血，结成黄痂，痂脱即愈，不留瘢痕，但易复发。

2. 发病特征　成年人多见。病变好发于头部、颈项部、臀部、外阴部等。患者轻度痒痛。

3. 分类　毛囊炎大致可分为感染性和非感染性。

【治疗处理】

（一）治疗原则

治疗可能的基础疾病，如瘙痒性皮肤病、糖尿病、肾炎、贫血、其他代谢性疾病。增强机体免疫力。警惕 CA-MRSA 感染并及时处理。

（二）基本治疗

外用抗生素或抗菌药，或系统使用抗生素或自身疫苗治疗。

（三）治疗措施

1. 轻症　一般治疗，去除脓头，涂以 2% 碘酊或 1% 结晶紫。用含有消毒剂的肥皂或 1 : 5000 的高锰酸钾溶液清洗。还可应用 0.1% 依沙吖啶液、5% 聚维酮碘溶液、2% 夫西地酸、2% 莫匹罗星软膏等。

2. 重症　可全身使用抗生素，亦可根据病情使用苯唑西林、口服螺旋霉素、阿奇霉素、诺氟沙星、头孢菌素、头孢噻肟钠等新型广谱抗生素。

3. 反复发作　顽固反复发作者可注射丙种球蛋白、自血疗法、多价葡萄球菌或自身疫苗，每周 1 次，首次 0.5ml，以后每次 1ml，5 次为 1 个疗程。

4. 物理治疗　①紫外线照射；②超短波治疗；③多源红外治疗仪照射；④氦氖激光、CO_2 激光治疗。

（四）循证治疗步序

毛囊炎的循证治疗步序见表 12-4。

表 12-4　毛囊炎的循证治疗步序

项目	内容	证据强度
一线治疗　**外用药物**		
	莫匹罗星、克林霉素和瑞他帕林治疗金黄色葡萄球菌感染	A
	莫匹罗星根治金黄色葡萄球菌在鼻孔的定植	A
	每日用氯己定或茶树油皂沐浴治疗复发性葡萄球菌属感染	B
	硫化硒洗发水或丙二醇治疗糠秕孢子菌感染	C
	扑灭司林或甲硝唑治疗蠕形螨感染	A
	外用阿达帕林预防光化性毛囊炎	D
	糖皮质激素或他克莫司治疗嗜酸性脓疱性毛囊炎	C/D
系统治疗		
	双氯西林或头孢氨苄治疗 β 型溶血性链球菌或甲氧西林敏感的金黄色葡萄球菌感染	B
	甲氧苄啶/磺胺甲噁唑、克林霉素、多西环素或利奈唑胺治疗 MRSA 感染	B
	环丙沙星治疗假单胞菌感染	C
	氨苄西林、甲氧苄啶/磺胺甲噁唑或环丙沙星治疗革兰氏阴性菌感染	B
	伊曲康唑或氟康唑治疗糠秕孢子菌属感染	A
	阿昔洛韦、伐昔洛韦或泛昔洛韦治疗疱疹病毒感染	A
	伊维菌素联合甲硝唑治疗蠕形螨感染	A，B
	伊维菌素治疗蠕形螨属感染	D
	吲哚美辛或环孢素治疗嗜酸性脓疱性毛囊炎	C
	四环素治疗 EGFR 抑制剂诱导的毛囊炎	B

续表

项目	内容	证据强度
二线治疗	**抗生素治疗**	
	外用夫西地酸治疗金黄色葡萄球菌感染	A
	外用过氧苯甲酰清洗和消毒剂浴治疗复发性葡萄球菌感染	B
	口服替加环素和万古霉素治疗 MRSA 感染	A
	10% 过氧苯甲酰或 10% 克罗米通治疗蠕形螨感染	B
	其他治疗方式	
	肌内注射免疫球蛋白	B
	光动力疗法	D

（五）治疗评价及预后

无严重基础疾病，治疗预后良好。

须 疮

须疮（sycosis）是发生于 30 ～ 40 岁男子胡须部的化脓性葡萄球菌感染的毛囊炎和毛囊周围炎，其病原菌为葡萄球菌。

【临床提要】

1. 基本损害 为毛囊性丘疹或脓疱，中心贯穿毛发，脓疱破后，干燥结痂，皮疹多孤立散在，邻近毛囊受累可产生浸润斑块，自觉灼热或瘙痒。

2. 发病特征 病变多发生于上唇部胡须处（图 12-3），有时眉毛、腋毛、阴毛亦可受损。皮损经 2 ～ 3 周痂脱而愈，但不断有新疹出现，呈慢性过程。

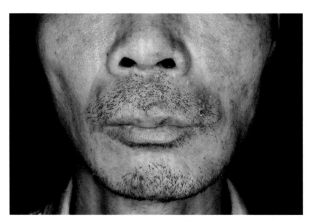

图 12-3 须疮

3. 鉴别诊断

（1）须癣：霉菌所致。皮损为浅在性鳞屑斑，有断须，镜检可查到霉菌。

（2）脂溢性皮炎：为油腻性鳞屑，无化脓性皮损。本病与须疮并发时，常继发湿疹样变化。

【治疗处理】

（一）治疗原则及基本治疗

治疗原则及基本治疗同毛囊炎。

（二）治疗措施

推荐用抗菌肥皂彻底清洗患处。

1. 局部治疗 病须可用镊子拔除，不宜刀剃，局部可外用抗菌制剂，如用 1 ∶ 5000 高锰酸钾溶液或 1% 聚维酮碘溶液湿敷后，用新霉素软膏、莫匹罗星软膏或新霉素软膏。

2. 系统治疗 亦可选用敏感的抗生素全身治疗。可选用对金黄色葡萄球菌敏感的药物，如青霉素、苯唑西林、氯唑西林、林可霉素、红霉素。顽固者可用理疗，如 MS 多源治疗或浅层 X 线治疗。

（三）治疗评价及预后

治疗好基础疾病，预后良好。

毛囊闭锁三联征

毛囊闭锁三联征包括聚合性痤疮（见第三十三章）、化脓性汗腺炎和头皮分割性蜂窝织炎。本组疾病中常两种或三种发生在同一患者（图 12-4）。

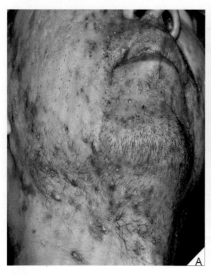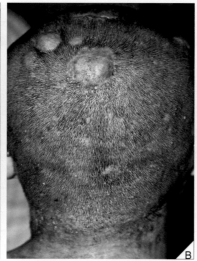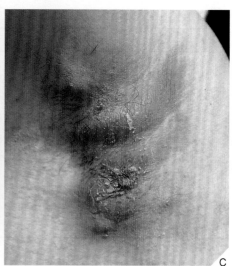

图 12-4　毛囊闭锁三联征
A. 聚合性痤疮；B. 头皮分割性蜂窝织炎；C. 化脓性汗腺炎

一、化脓性汗腺炎

化脓性汗腺炎（hidradenitis suppurativa）又称反向性痤疮，为遗传、免疫、环境、感染有关毛囊皮脂腺单位的阻塞，顶泌汗腺的继发炎症，炎症原发部位不是腺体而是终毛，炎症反应包围了大汗腺，毛囊破裂，角蛋白进入，可能出现金黄色葡萄球菌或化脓性链球菌继发感染。

【临床提要】

1. 基本损害　皮损为红色触痛性结节，开始时坚硬，以后呈波动性并有痛性皮损，形成脓肿、窦道、斑痕。损伤愈合后，又会再次形成，本病常迁延不愈。

2. 发病特征　病变好发于腋窝、乳房下、腹股沟、臀部、肛周、生殖器区。它最终会形成蜂窝状的慢性感染性瘘管。化脓性汗腺炎可伴发聚合性痤疮和其他全身并发症。

【治疗处理】

（一）治疗原则

治疗方法的选择依赖于临床分期，一般局部注射糖皮质激素，联合抗生素、异维 A 酸治疗，一些病例需行外科处理。

（二）基本治疗

化脓性汗腺炎的基本治疗见表 12-5。

表 12-5　化脓性汗腺炎的基本治疗

靶向治疗	杀灭病原体，防止并发症，治愈本病
易感因素治疗	纠正肥胖，防止多汗，局部清洁
局部治疗	皮损内注射糖皮质激素，引流窦道，局部用抗生素
系统治疗	异维 A 酸、环孢素、依药敏试验选用抗生素、女性口服抗雄激素药螺内酯、男性用非那雄胺、氨苯砜、口服糖皮质激素、环孢素、TNF-α 抑制剂（如英夫利昔单抗、阿达木单抗）
手术治疗	脓肿切开引流、窦道及瘢痕手术切除、皮瓣转移或皮肤移植
并发症治疗	治疗低蛋白血症、淀粉样变、肾衰竭、鳞状细胞癌、脊柱关节炎、尿道膀胱直肠瘘、贫血及间质性角膜炎
物理治疗	光动力治疗、激光

（三）治疗措施

1. Ⅰ期病变　①乙酸去炎松悬液（5～10mg/ml）直接注入脓肿内，常不需先行切开引流，若脓肿已达破溃，则行切开引流；②每日口服抗生素（如红霉素和头孢菌素等）直至炎症消退，一般需10～14天，或根据细菌培养药敏试验选择抗生素；③其他，包括剃除患处毛发、穿宽松棉制内衣、药皂清洗、外用抗生素或6.25%氯化铝乙醇。

2. Ⅱ期病变　手术切除活动性或陈旧病灶，窦道切开术，窦道基底残留上皮用电灼和刮除术破坏，伤口敞开，用生理盐水敷料覆盖，以后外用碘伏、夫西地酸乳膏或莫匹罗星乳膏直至伤口愈合（通常需4～6周），但肛周窦道切开时有括约肌损伤的危险。肛瘘可用挂线疗法。

3. Ⅲ期病变　需行病变部位完整切除和皮瓣转移术。

4. INF-α 抑制剂　可使用。

（四）循证治疗步序

化脓性汗腺炎的循证治疗步序见表12-6。

表 12-6　化脓性汗腺炎的循证治疗步序

项目	内容	证据强度
一线治疗	抗生素：外用克林霉素或口服四环素	B
	口服克林霉素和利福平10周	B
	手术	B
	皮损内注射曲安西龙	D
二线治疗	1064nm 激光（用于预防而不是治疗病变）、手术	B
	CO_2 激光	B
	二甲双胍	C
	阿维 A	C
	喹诺酮、利福平和甲硝唑	C
	螺内酯	C
	外用间苯二酚	C
三线治疗	TNF-α 单克隆抗体	A
	IL-1 阻断 / 阿普斯特	B
	优斯它单抗	C
	免疫抑制剂 / 静脉注射抗生素	D

（五）治疗评价

（1）综合治疗：本病病程一般很长。Clemmensen等报道局部用克林霉素持续3个月有效。Ritz等报道单独使用引流法治疗本病复发率达到100%，基部切除法在平均20个月内的复发率为25%。

（2）异维A酸：1mg/kg，每日口服，对部分Ⅱ、Ⅲ期患者有效。Boer等报道异维A酸作用局限，治疗轻度病变比较有效。偶有报道阿维A 25mg，每天2次有效。

（3）螺内酯：螺内酯等抗雄激素药亦有一定疗效或可防止复发；复发性病例尚可联合口服泼尼松（60～80mg/d）。

（4）其他：氨苯砜长期治疗可能对部分患者有效；环孢素可能有效，但需注意潜在感染。

（5）有报道显示，TNF-α 抑制剂可诱导长期缓解。

（6）在一项前瞻性随机对照试验中22例严重受累的患者给予掺钕钇铝石榴石激光治疗后有效，3个月后仍有显著改善。

（7）生物制剂：阿达木单抗是治疗中重度反常性痤疮中的化脓性汗腺炎的生物制剂，其靶点为TNF-α，也有应用IL-17单抗（司库奇尤单抗）、依奇珠单抗和IL-23单抗（古塞奇尤单抗）成功治疗重症化脓性汗腺炎的报道，而这些事实说明化脓性汗腺炎的发病与免疫失调机制密切相关。

（六）预后

局限性和全身性感染、患肢活动受限，以及肛瘘、直肠瘘和尿瘘是较常见的并发症，而间质性角膜炎、贫血、关节炎、淀粉样变性、肾衰竭和鳞状细胞癌则罕见。所有患者均需避免局部摩擦以防新病灶形成。

二、头皮分割性蜂窝织炎

头皮分割性蜂窝织炎（dissecting cellulitis of the scalp）又称脓肿穿掘性毛囊周围炎（perifolliculitis capitis abscedens et suffodiens），患者常伴发痤疮、皮脂溢出。病原菌有多种，主要为金黄色葡萄球菌，也可发现链球菌感染。

【临床提要】

1. 皮肤损害　主要特点为小的波动性结节及带窦道的脓肿。排脓可呈间歇性。毛囊中常有粉刺样栓或过多的角状物质（图12-5）。患者可出现多毛症，表现为同一毛囊出现 2～3 根毛发。

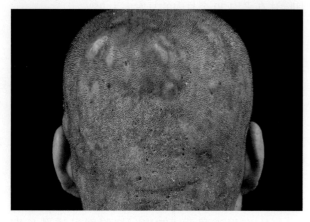

图 12-5 头皮分割性蜂窝织炎

2. 发病特征 主要发生于中青年，男性远多于女性，患者常伴有皮脂溢出。慢性经过，常在头皮不同部位出现新的皮损，如果不及时治疗，可累及大部分头皮。

【治疗处理】

（一）治疗原则

抗菌消炎，依据不同感染类型选择药物及其他疗法。

（二）基本治疗

头皮分割性蜂窝织炎的基本治疗见表 12-7。

表 12-7 头皮分割性蜂窝织炎的基本治疗

靶向治疗	杀灭病原菌、清除病灶、治愈本病
方法选择	抗生素、维 A 酸、糖皮质激素、激光、X 线治疗、外科手术

（三）治疗措施

1. 局部治疗 本病需长期治疗，可手工拔除残留病发，局部应用抗生素作用常不大。皮损内注射糖皮质激素有效。

2. 系统治疗 疾病活动期应给予大剂量抗生素。补充锌剂偶尔有良好效果。雌激素治疗可减少皮脂腺分泌。异维 A 酸每日 2mg/kg，服用 24 周，通常有效。严重的病例联合应用抗生素及糖皮质激素更有效。

3. 外科治疗 外科手术切开排脓，切开脓肿间

窦道，消除窦道内壁，再行整形缝合。

（四）循证治疗步序

头皮分割性蜂窝织炎的循证治疗步序见表 12-8。

表 12-8 头皮分割性蜂窝织炎的循证治疗步序

项目	内容	证据强度
一线治疗	口服异维 A 酸	C
二线治疗	系统使用抗生素	C
	皮损内注射糖皮质激素	D
	切开引流	D
	应用阿达木单抗 / 抗肿瘤坏死因子抑制剂	D
	外用抗生素或维 A 酸	E
三线治疗	光动力疗法 (PDT)	D
	手术切除	D
	激光脱毛	D
	X 线脱毛	E
	应用氨苯砜 / 阿利维 A 酸 / 口服锌 / 非那雄胺	E
	加压疗法	E

（五）治疗评价及预后

头皮分割性蜂窝织炎病情迁延顽固，需长期综合治疗，常能控制。Moschella 等报道，通过去除整块头皮并植皮，可获得良好疗效。

用 X 线脱毛法可取得非常好的疗效，这对瘢痕疙瘩性痤疮亦有效。尽管有成功的经验，但放射疗法现在已极少用于良性病例，因为它有潜在的长期不良反应。

疖 与 疖 病

疖与疖病（furuncle and furunculosis）是葡萄球菌侵入毛囊深部和毛囊周围的急性化脓感染。多发及反复发作者称为疖病。病原菌主要为金黄色葡萄球菌，其次为白色葡萄球菌，复发因素包括肥胖、糖尿病。

【临床提要】

1. 基本损害 初起为毛囊性炎症性丘疹，后渐增大，呈红色硬性结节，有疼痛及压痛。结节化脓，中心有坏死的脓栓，破溃后排出脓液、脓

栓和坏死组织，在 1 ～ 2 周内愈合形成瘢痕。

2. 发病特征　好发于面颈、臂及臀部等。可有发热、头痛等全身症状，近卫淋巴结肿大。发生于面部危险三角区的疖，因淋巴管、血管网和颅内血管相通，切勿挤压，以免引起海绵窦血栓性静脉炎、败血症、脑脓肿。

【鉴别诊断】

1. 痈　表面有多个蜂窝状脓栓，局部红肿更为显著，疼痛剧烈，全身症状明显。

2. 痱疖　亦称假性疖病，是汗腺化脓性感染，常与红痱同时存在。好发于小儿头皮等处，似疖肿，但无脓栓，浸润比较局限，且局部疼痛与周围炎症均不如疖明显。

【治疗处理】

（一）治疗原则

增强机体抵抗力，注意个人卫生，保持皮肤清洁，防止外伤，积极治疗各种瘙痒性皮肤病和慢性消耗性疾病。警惕CA-MRSA感染并及时处理。

（二）基本治疗

早期阻断疖和疖病的发展，局部或系统应用抗菌消炎药物、物理治疗、自家菌苗，见表 12-9。

表 12-9　疖与疖病的基本治疗

靶向治疗	杀灭病原菌，防止复发，治愈本病
病因治疗	消除带菌状况，鼻部、腋窝、腹股沟、肛周清洁卫生 提高免疫力，治疗潜在疾病
监测	疖病患者可有免疫缺陷。应检测中性粒细胞功能、血清免疫球蛋白水平
分期治疗 　早期阻断 　晚期切开	 局部用药，物理治疗，应用抗生素治疗 脓肿形成，切开引流
特殊处理 　特殊部位治疗 　特殊治疗方法	 外耳道、鼻部、上唇危险三角区治疗 细菌培养加药物敏感试验，自家菌苗，细菌干扰
局部治疗	热湿敷，应用抗菌软膏如夫西地酸、莫匹罗星
系统治疗	应用敏感抗生素

（三）治疗措施

1. 早期　未成脓者可用 3% 碘酊外涂，或 10% 鱼石脂软膏外敷。疖顶见脓点用针尖或小刀将脓栓剔出，但忌挤压。顽固者可选用紫外线或红外线照射、超短波治疗。

2. 晚期　脓肿形成后可切开排脓，但忌挤压。疖已局限化和有波动感时，可切开排脓。腔内应用碘仿或凡士林纱布填充包扎。

3. 全身治疗　抗生素宜选用青霉素或半合成青霉素，肌内注射或静脉给药。对青霉素过敏者，可选用磺胺、红霉素、氨基糖苷或喹诺酮类药物。

4. 外耳道及危险三角区疖病治疗　①外耳道的疖不能冲洗和早期切开，可外用抗生素软膏，如莫匹罗星，同时口服抗生素。耳部和面部侧面可使用热疗法；②上唇和鼻部的疖，必须给予积极的治疗，因为这些部位的疖易导致静脉窦血栓形成、脑膜炎和脓毒血症；③鼻部疖早期阶段应使用热疗法，应用生理盐水在鼻孔内外湿敷，直至皮损变软。如仍不能切开，可以用蒸汽熏蒸。也可口服或局部使用抗生素。

5. 特殊治疗方法　①做细菌培养加药物敏感试验，选用敏感抗生素；②选用抗生素药皂洗涤，每天用 75% 乙醇溶液全身擦洗 2 分钟，近来报道家族性疖病外用氯己定有一定疗效；③细菌培养后做成自家菌苗，可提高机体抗病能力，类毒素治疗也有很好的效果；④细菌干扰治疗，这是国外兴起的一种治疗疖病的新方法。使用抗生素后，金黄色葡萄球菌暂时受到抑制，这时选用致病力较弱的葡萄球菌 502A 移入前鼻及其他葡萄球菌常寄居部位，502A 寄居繁殖后，可抑制致病金黄色葡萄球菌菌株的生长，而 502A 菌株不产生疖，从而达到治疗的目的。

（四）循证治疗步序

疖病的循证治疗步序见表 12-10，顽固抵抗疖病的治疗见表 12-11。

表 12-10 疖病的循证治疗步序

项目	内容	证据强度
一线治疗	外科手术——切开和引流	A
二线治疗	应用多西环素或米诺环素	B
	应用甲氧氨苄嘧啶/磺胺甲噁唑	B
	应用克林霉素	B
	应用利奈唑胺	B
三线治疗	外用诺氟沙星	B
	鼻腔内使用莫匹罗星	B
	漂白浴	E
	低致病性的葡萄球菌定植	E
	应用瑞他帕林	E
	应用夫西地酸	B

表 12-11 顽固抵抗疖病的治疗

慎重评价未确诊病例

系统疾病：肾病、HIV 感染、免疫功能受损

特异性局部因素：化学物质工业暴露，油类，不注意卫生，肥胖，多汗症

鼻部金黄色葡萄球菌：可扩散至其他部位。鼻部发生率：1 岁婴儿发生率为 10%～15%，大学生 38%，住院患者和军训人员 50%

皮肤护理：减少皮肤的金黄色葡萄球菌数量，用抗菌皂液，如 4% 氯己定溶液，泡浴及洗涤全身，分开独立使用面毛巾，再次使用需烫洗

衣物护理：患者床单和内衣裤存在大量葡萄球菌，可引起再次感染和传染给家人。应每天更换、单独烫洗衣物

做好皮肤护理

清除鼻部（和皮肤）的金黄色葡萄球菌菌落（甲氧西林敏感或甲氧西林耐药）

鼻前庭局部用药：减少鼻部金黄色葡萄球菌菌落，进一步减少其菌落群脱落及皮肤上的病原体。2% 莫匹罗星软膏敷于鼻内部，共用 5 日，能使 70% 健康个体鼻部金黄色葡萄球菌菌落清除长达 3 个月。在再发皮肤感染且具有免疫能力的金黄色葡萄球菌携带者中，每个月鼻部用莫匹罗星软膏 5 日，维系 1 年。患者和其家人鼻部感染菌落的鼻孔每隔 1 周每日外用 2 次夫西地酸钠预防，外用新药热他莫林

口服抗生素：清除鼻部金黄色葡萄球菌，应用利福平，每日 600mg，共 10 日。鼻部携带者清除和反复再发疖病，应用双氯西林，用于甲氧西林敏感金黄色葡萄球菌；用于甲氧西林耐药金黄色葡萄球菌：甲氧苄啶-磺胺甲噁唑、环丙沙星、米诺环素

注射自家菌苗或多价葡萄球菌菌苗，1～2 次/周，从每次 0.1ml 开始，渐增至每次 1.0ml

（五）治疗评价及预后

1. 复发及其诱因 有些疖病尽管经过治疗，复发仍不可避免。通常，这些患者也不存在易患的潜在性疾病，这与体表有菌落定植者自体接种和家庭成员之间的相互感染有关。

2. 消除感染源 预防复发关键在于避免自体接种。必须强调的是，鼻部金黄色葡萄球菌携带状态易导致慢性疖病。另外，肛周和擦烂部位的污染也可能是原因之一。

3. 热他莫林及其他外用抗生素 热他莫林是FDA 批准用于脓疱疮的一种外用抗生素。73% 的金黄色葡萄球菌菌株对甲氧西林耐药，51% 对夫西地酸耐药，38% 对莫匹罗星耐药。热他莫林体外试验可抑制 99.9% 的金黄色葡萄球菌菌株。体内对疖痈和耐甲氧西林金黄色葡萄球菌（MRSA）治疗疗效尚需验证。

清洁皮肤与改善环境：为预防疖病复发，必须采取常规预防措施，每天使用抗菌肥皂和氯己定，特别是腋部、腹股沟和肛周。每日清洗床单和衣物，经常洗手。口服利福平 600mg/d，连服10 日，合用氯唑西林 500mg，连用 3 个月，也是清除鼻部带菌状态的有效方法。

痈

痈（carbuncle）是由金黄色葡萄球菌引起、多个相邻毛囊的深部感染或由数个疖肿相互融合的皮肤深层感染，真皮及皮下组织皆有明显炎症反应。

【临床提要】

1. 皮肤损害 起初为弥漫性炎性浸润硬块，呈紫红色，紧张发亮，继而化脓及组织坏死，其上出现多个脓点，脓液由多个毛囊口排出，形成蜂窝状脓头，其中有坏死性脓栓，而后脓栓与血性脓液排出。损害向四周深部发展，达皮下组织，严重者患处全部坏死，脱落成深溃疡。

2. 发病特征 多发生于成人，常见于颈部、背部、肩部、臀部及大腿等处。本病一开始即有发热、畏寒、头痛等全身症状，近卫淋巴结常肿大。白细胞总数及中性粒细胞增加。患处有剧烈疼痛和触痛，严重者可继发败血症而死亡。

3. 鉴别诊断 本病需与疖、脓癣、放线菌病相鉴别。

【治疗处理】

（一）治疗原则

治疗原则参考疖与疖病。警惕 CA-MRSA 感染并及时处理。

（二）基本治疗

痈的基本治疗见表 12-12。

表 12-12　痈的基本治疗

靶向治疗	提高免疫力，杀灭病原菌，清除病灶，治愈本病
治疗和控制潜在疾病	糖尿病，免疫功能低下或受抑制
早期	（1）湿敷：50% 硫酸镁溶液，或 75% 乙醇溶液湿敷 （2）外涂药膏：莫匹罗星软膏、夫西地酸软膏 （3）浅层放射治疗 （4）系统使用抗菌药物
创面处理	病情发展，应"十"字、双"十"字、"井"字形切开引流，清除坏死组织，伤口用 3% 过氧化氢液或 Ensol 液湿敷
植皮	若皮肤切除较多，可植皮以加速愈合
中医药	补气养血，清热解毒

（三）治疗措施

1. 病因治疗 基本与疖相同，如发现有糖尿病及其他疾病，应及时治疗。

2. 系统治疗 全身可使用有效的抗生素，如青霉素、头孢类，也可根据细菌培养及药物敏感试验选用敏感的抗生素，痈早期局部可用 50% 硫酸镁溶液或 75% 乙醇溶液湿敷。外用夫西地酸、莫匹罗星。

3. 手术治疗 经上述处理有一部分较小的痈可逐渐愈合，但大部分病情进一步发展，病变范围扩大。对病变范围大且炎症不断扩展者，应切开引流。切开长度超出炎症范围少许，深达筋膜或筋膜下。切开后将皮瓣向四周剥离，清除坏死组织。手术操作轻巧，切勿挤压，避免感染扩散。若皮肤切开较多，等健康肉芽组织形成后进行植皮，以加速愈合。

4. 中医药

（1）炎症期：清热解毒、活血化瘀，可用仙方活命饮加减。

（2）脓肿期：宜清热解毒，托里透脓，以托毒外出。可用托里透脓汤加减。加减用药同炎症期。

（3）破溃期：宜补气养血，清解余毒，以补虚祛邪，用八珍汤加减。

（四）治疗评价及预后

年老体弱及治疗不及时，预后差，而积极治

疗则预后良好。

丹　毒

丹毒（erysipelas）致病菌为 β-溶血性链球菌，多由皮肤黏膜微小损伤处侵犯真皮内网状淋巴管所致，亦可由血行感染。足癣和鼻炎常是引起小腿及面部丹毒的主要诱因，恶病质、糖尿病、营养不良、全身抵抗力低下等是本病的促发因素。丹毒很少扩展至真皮下，但蔓延很快，一般不化脓，很少有组织坏死。

【临床提要】

1. 丹毒

（1）皮肤损害：原发皮损为鲜红色水肿性红斑，紧张发亮，境界清晰。红肿向四周蔓延，中央红色消退、脱屑，呈棕黄色，边缘隆起，有时损害上可发生水疱或血疱（图 12-6）。

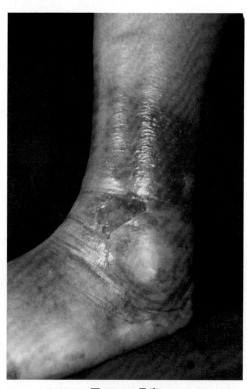

图 12-6　丹毒

（2）发病特征：好发于面部和头皮，四肢及生殖器亦常受累。发病急骤，常有畏寒、发热、头痛、恶心等全身中毒症状。自觉灼热、疼痛，局部淋巴结常肿大。

2. 复发性丹毒　由于诱因未消除，或病原菌

潜伏于淋巴管内，常在原部位复发。致使皮肤淋巴管受损阻塞，发生象皮样肿胀，尤多见于小腿。如眼睑、颊和其他部位持续肿胀则致假性象皮病（亦称慢性链球菌性淋巴水肿）。

3. 诊断及鉴别诊断　根据发病急骤、境界清楚的水肿性红斑及伴有全身中毒症状，不难诊断。需与类丹毒、蜂窝织炎、接触性皮炎、丹毒样癌相鉴别。

【治疗处理】

（一）治疗原则

积极去除诱因，治疗足癣、鼻炎、糖尿病等。阻断和消除链球菌入侵途径，如手术伤口、鼻孔、外耳道、耳垂下方、肛门、阴茎和趾间裂隙或外伤等，应积极处理和保持清洁。基本治疗选用青霉素。

（二）基本治疗

丹毒的基本治疗见表 12-13。

表 12-13　丹毒的基本治疗

靶向治疗	杀灭病原菌，防止并发症，治愈本病
去除诱因	寻找潜在的病灶和易感因素 治疗足癣、鼻炎，阻断链球菌从伤口、鼻孔入侵
急性丹毒	一般治疗：休息、抬高患肢 抗菌治疗：大量青霉素静脉滴注，应用头孢曲松、罗红霉素 局部治疗：50% 硫酸镁溶液湿敷
复发丹毒	小剂量较长时间应用抗生素，局部应用紫外线照射，高压氧外科治疗淋巴水肿

（三）治疗措施

1. 全身治疗　大剂量青霉素疗效好，能迅速控制病情，但在全身和局部症状消失后，仍需继续用药 5～7 天，停药过早，容易复发。

2. 局部治疗　卧床休息，抬高患肢，可用 50% 硫酸镁溶液或 0.1% 依沙吖啶溶液湿敷，亦可用冰袋冷敷。

3. 复发性丹毒治疗　应寻找体内病灶，如足癣应抗真菌治疗。应以间歇小剂量抗生素维持较长时间，以取得治愈，防止复发，亦可口服红霉

素 1g/d，每月连服 5 日常有效，亦可选用紫外线照射。

4. 外科治疗 对慢性链球菌性淋巴水肿，上述治疗无效时可外科治疗。

（四）循证治疗步序

丹毒的循证治疗步序见表 12-14。

表 12-14 丹毒的循证治疗步序

项目	内容	证据强度
一线治疗	**轻度、非化脓性蜂窝织炎**	
	头孢氨苄/双氯西林/青霉素	A
	阿莫西林与克拉维酸、克林霉素	A
	克林霉素	B
	轻度、化脓性蜂窝织炎（MSSA）	
	头孢氨苄/双氯西林	A
	阿莫西林与克拉维酸、克林霉素	A
	轻度、化脓性蜂窝织炎（MRSA）	
	甲氧苄啶-磺胺甲噁唑（TMP-SMX）/多西环素/米诺环素	A
	克林霉素/利奈唑胺	B
二线治疗	利奈唑胺/达托霉素/万古霉素	A
	奥利万星/替拉万星/泰地唑胺	B
	达巴万星/亚胺培南/西司他丁	B
预防	小剂量口服青霉素	A
	每周肌注青霉素	C
	治疗易感因素	E

（五）治疗评价及预后

系统使用青霉素可迅速起效。24～48 小时后全身情况改善，但皮损需数天才能消退。选用敏感抗生素治疗至少应持续 10 天，红霉素治疗也有效，但丹毒易复发。罕见皮下脓肿和败血症，复发性丹毒可有后遗象皮样肿胀。

蜂窝织炎

蜂窝织炎（cellulitis）为皮肤和皮下疏松结缔组织弥漫性化脓性炎症。病原菌为金黄色葡萄球菌、表皮葡萄球菌，A 组 β-溶血性链球菌。

【临床提要】

1. 皮肤损害 起初为局部弥漫性浸润性红肿，境界不清，凹陷性水肿明显，其上可有水疱。以后组织渐溶解软化而出现波动，破溃而成溃疡，经 2 周结瘢而愈，不破溃者可自行吸收消退。

2. 发病特征 好发于四肢，局部表现为红、肿、热、痛，易并发局部淋巴管炎、淋巴结炎。全身症状有畏寒、高热、头痛等，可发生坏疽、转移性脓肿及败血症。

3. 鉴别诊断

（1）接触性皮炎：有接触史，皮损境界清楚，自觉瘙痒，一般不伴有全身症状，白细胞计数不高。

（2）丹毒：皮损鲜红，境界清晰，表面肿胀，可产生水疱，但不化脓。

（3）其他：坏死性筋膜炎、皮肤炭疽。

【治疗处理】

（一）治疗原则

寻找诱发因素，如创伤、足癣和潜在疾病（如血液恶性肿瘤、糖尿病或心血管疾病），并对症处理。主要用药为抗微生物药物。警惕社区相关性-MRSA（CA-MRSA）感染并及时处理。

（二）基本治疗

由于大多数蜂窝织炎是由链球菌和金黄色葡萄球菌引起，因此对产青霉素酶的金黄色葡萄球菌有效的 β-内酰胺类抗生素是首选的常用药物。

蜂窝织炎的基本治疗见表 12-15。

表 12-15 蜂窝织炎的基本治疗

靶向治疗	杀灭病原菌，治愈本病
局部治疗	
湿敷	应用 50% 硫酸镁溶液
物理治疗	紫外线/超短波治疗
切开引流	脓肿形成切开引流，无脓肿亦可切开，以减轻组织张力或压迫
系统治疗	选择敏感抗生素

（三）治疗措施

1. 局部治疗 抬高患肢，用 50% 硫酸镁溶液热湿敷或外涂抗生素软膏。也可做紫外线或超短波物理治疗。局部形成脓肿后，需切开引流。

2. 全身治疗 一经诊断，即给予大剂量抗生素治疗。常用青霉素，金黄色葡萄球菌所致者选用新青霉素Ⅱ。

3. 蜂窝织炎的抗微生物治疗　见表12-16。

表12-16　蜂窝织炎的抗微生物治疗*

最初治疗	后续治疗
头孢唑林，1.0g，静脉滴注，每6～8小时1次	双氯西林0.5g，口服，每6小时1次 或头孢拉定0.5g，口服，每6小时1次 或头孢氨苄0.5g，口服，每6小时1次 或头孢羟氨苄0.5～1.0g，口服，每12～24小时1次
或萘夫西林，1.0或1.5g，静脉滴注，4～6小时1次	同上
或头孢曲松，1.0g，静脉滴注，每24小时1次	同上
或头孢唑林，2.0g，静脉滴注，每天1次	同上
或加丙磺舒，1.0g，口服，每天1次	
如果疑似耐甲氧西林金黄色葡萄球菌感染或对青霉素高度过敏，可选用如下方法	
万古霉素1.0～2.0g，静脉滴注，每天1次	利奈唑胺0.6g，口服，每12小时1次
或利奈唑胺0.6g，静脉滴注，每12小时1次	同上

*为成人使用的剂量；患者不再发热及皮肤炎症开始消退后（3～5日），应转为口服治疗。总疗程应为7～14日或以上。伴有脓肿、组织坏死的患者治疗时间应更长。

（四）循证治疗步序

循证治疗步序同丹毒。

（五）治疗评价

1. 病原学与免疫因素　在做治疗决策时，还应考虑患者的特征（如存在糖尿病或免疫功能受损）或解剖部位。溶血性链球菌和金黄色葡萄球菌是最常被分离出的细菌。

2. 中重度蜂窝织炎　对于中重度蜂窝织炎的最初经验性抗微生物治疗，主要为静脉输入头孢菌素（头孢唑林或头孢曲松）或萘夫西林（对青霉素过敏的患者用万古霉素），以后继续使用双氯西林或一种口服头孢菌素治疗，通常治疗一个疗程，时间为7～14日。

3. 下肢蜂窝织炎　对于因表皮真菌趾间感染应外用抗真菌药、相同部位有两次以上蜂窝织炎发作的患者，应考虑每日采用口服青霉素V（或阿莫西林）进行预防性治疗。

（六）预后

没有并发症，如无糖尿病、败血症、免疫功能受损者，预后一般都好，预后与并发症的严重程度有关。

本病可继发坏疽、转移性脓肿和严重败血症。对免疫功能正常的成年人，这些并发症并不常见，但儿童和免疫功能受损的成年人危险性则较高。

葡萄球菌性烫伤样皮肤综合征

葡萄球菌性烫伤样皮肤综合征（staphylococcal scalded skin syndrome，SSSS），又称新生儿剥脱性皮炎（dermatitis exfoliativa neonatorum）或Ritter病，是一种以全身泛发性红斑、松弛性大疱及大片表皮剥脱为特征的急性皮肤病。

本病具有高度传染性，可造成流行，感染通过皮肤接触。鼻咽、黏膜、尿路、脐部、直肠和血液中可培养产生剥脱毒素的金黄色葡萄球菌。

本病由凝固酶阳性第Ⅱ噬菌体组金黄色葡萄球菌（常为3A、3B、3C、55及71型）感染引起，包括对甲氧西林敏感和耐甲氧西林的金黄色葡萄球菌。此菌分泌一种表皮松解毒素或剥脱毒素，造成表皮剥脱。本病的发病机制见图12-7。

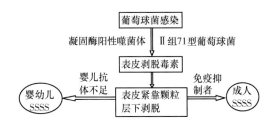

图 12-7 SSSS 发病机制

【临床提要】

1. **皮肤损害** 首先在头面部出现红斑，2～3日后迅速蔓延至全身，触痛明显，红斑上常见表皮层起皱褶或松弛性大疱，皮损处尼氏征阳性，未受累皮肤尼氏征亦呈阳性，稍摩擦表皮即脱落，露出鲜红色糜烂面，似烫伤样（图 12-8）。手、足皮肤似手套或袜子样剥脱。病后 1～2 日口周痂皮脱落，可见放射状皲裂。口腔、鼻黏膜、眼结膜亦可受累。

2. **发病特征** 本病多见于出生后 1～5 周婴儿，起病突然，常有脓疱疮、上呼吸道感染或葡萄球菌皮肤感染史，可伴发热等全身症状。

3. **成人患者** 肾功能不全或免疫抑制常为成人 SSSS 的易患因素。1972 年首例报道以来，至今世界已报道 50 多例成人患者。

4. **诊断** 皮肤活检有助于诊断，但常无必要。最常见的问题为鉴别诊断，应与成人中毒性表皮坏死松解症（TEN）相鉴别。取水疱顶做冷冻切片可以很快做出诊断。TEN 镜下改变为表皮全层坏死，且于表皮下有裂隙。而 SSSS 表现为表皮颗粒层浅表水疱形成。根据发生于新生儿，以及广泛红斑、大面积表皮剥脱、烫伤样外观及细菌培养等，诊断不难。

5. **鉴别诊断** ①脱屑性红皮病：常发生在 1 岁以内婴幼儿，主要表现为头皮及全身反复脱屑。

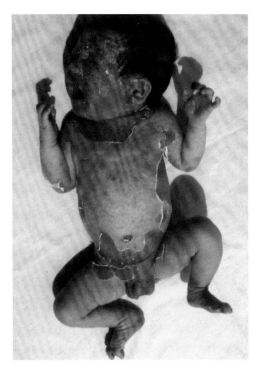

图 12-8 SSSS 患儿

②TEN：大多是因药物过敏，无家族史，主要见于成人，皮损类似多形红斑，触痛比较轻，仅于皮损处尼氏征阳性，常有口腔黏膜损害。

【治疗处理】

（一）治疗原则

病情相对严重，应积极认真治疗或进行抢救。静脉给予抗生素药物，行全身支持疗法，针对 CA-MRSA 感染进行及时处理。

（二）基本治疗

SSSS 的基本治疗见表 12-17。

表 12-17　SSSS 的基本治疗

靶向治疗	杀灭病原体，对抗和降解金黄色葡萄球菌产生的表皮松解毒素，减轻表皮海绵形成和全表皮中性粒细胞浸润，改善临床症状，治愈本病
流行病学管理	具有高度传染性，需在烧伤病房进行隔离、护理，筛查金黄色葡萄球菌携带者，包括医务人员消毒，莫匹罗星外用清除鼻腔金黄色葡萄球菌，防止大流行
全身支持疗法	体液疗法、水和电解质平衡、体液调节、输注新鲜冷冻血液、丙种球蛋白
系统治疗	甲氧西林敏感菌株：选用耐 β-内酰胺酶的青霉素，如新型青霉素Ⅱ、氯唑西林、双氯西林及第二代和第三代头孢菌素 耐甲氧西林菌株：夫西地酸、万古霉素、利奈唑胺、奎奴普丁/达福普丁、达托霉素 多重耐药珠，耐夫西地酸菌株 以当地流行病学情况/微生物感染出现的频率为指导选择抗生素
局部治疗	莫匹罗星、夫西地酸、复方多黏菌素 B 软膏（成分：硫酸多黏菌素 B、硫酸新霉素、杆菌肽及盐酸利多卡因）

（三）治疗措施

1. 一般治疗　隔离患儿，注意保温，预防并发症。加强护理，保持室内空气新鲜，衣物、床单应每日换洗及煮沸消毒。加强营养，补充液体，防止电解质紊乱及继发感染，加强支持疗法，如输血。

2. 全身治疗　应及早使用抗生素，积极控制感染。

（1）甲氧西林敏感菌株：早期依据药物敏感试验选用抗生素，耐β-内酰胺酶半合成青霉素常有良效。亦可采用新型青霉素Ⅱ、氨苄西林、头孢菌素及第二代或第三代头孢菌素。

（2）耐甲氧西林菌株：选用夫西地酸或万古霉素（1g，每日2次）等糖肽类抗生素，备选用药为利奈唑胺，剂量为12岁以下患儿10mg/kg每8小时1次，口服或静脉给药；12岁以上患儿600mg每日2次，口服或静脉给药。其他抗耐甲氧西林金黄色葡萄球菌药物，如奎奴普丁/达福普丁、达托霉素、替加环素、奥利万、达巴万星、头孢比普酯等，50mg，2次/日。

3. 局部治疗　原则上应使用无刺激性并有消炎、杀菌、收敛作用的药物，尽量采用暴露疗法，亦可用无菌纱布包扎，个别皮损小者可涂紫草油再撒以扑粉。亦可用生理盐水或1：8000高锰酸钾溶液外洗或湿敷。皮损干燥脱屑可搽0.5%新霉素氧化锌油，可用0.5%新霉素气雾剂，亦可用0.1%雷夫奴尔液、新霉素软膏等外涂。对于耐甲氧西林菌株清除皮肤、鼻腔定殖菌，外用2%夫西地酸、2%莫匹罗星、氯己定（洗必泰）、10%茶树油霜、5%茶树油洗浴、三氯生、盐酸奥替尼啶。

4. 其他　禁用糖皮质激素，因其可加重病变。裸露创面用生理盐水纱布及Mepitel(Molnlycke)覆盖；Mepitel是多孔明胶包被聚酰胺网状物，仅与健康皮肤黏着而不黏着于潮湿伤口。尽管应用适当的抗生素治疗，儿童病例病死率仍为3%～4%，成人则超过50%，伴有潜在疾病者几乎达到100%。

（四）循证治疗步序

SSSS的循证治疗步序见表12-18。

表12-18　SSSS的循证治疗步序

项目	内容	证据强度
一线治疗	耐β-内酰胺酶青霉素（如氟氯西林、苯唑西林）	D
二线治疗	糖肽抗生素（如万古霉素）	E
三线治疗	应用头孢菌素/氨基糖苷类	D
	混合人免疫球蛋白/新鲜冰冻血浆/血浆置换	E
	皮肤替代敷料	E

（五）治疗评价

1. 抗生素疗法　SSSS常规抗生素治疗效果良好，目前已发现耐甲氧西林金黄色葡萄球菌可引起SSSS。

SSSS治疗需针对金黄色葡萄球菌予以根除治疗。一般需要静脉注射抗葡萄球菌抗生素，数天后可改为口服抗生素治疗。

治疗SSSS抗生素选择参考：

重庆医科大学附属儿童医院李明勇等报道177例SSSS患儿，其中142例分离出金黄色葡萄球菌。作者对近3年金黄色葡萄球菌药物敏感试验结果（表12-19）分析显示，头孢菌素类和阿莫西林/棒酸的敏感率分别为95.2%和95%。72.9%患儿双联抗生素治疗有效，36.2%患儿早期予以丙种球蛋白，对于心肌酶异常患儿早期给予保护心肌药物。

表12-19　近3年金黄色葡萄球菌药物敏感试验结果分析

抗生素	敏感率（%）	抗生素	敏感率（%）	抗生素	敏感率（%）
呋喃妥因	100	庆大霉素	95.2	复方磺胺甲噁唑	42.9
环丙沙星	97.6	阿莫西林、棒酸	95.0	克林霉素	14.3
亚胺硫霉素	100	苯唑西林	90.5	红霉素	14.3
万古霉素	95.2	西环素	90.5		
头孢菌素类	95.2	利福平	88.1		

通过比较近 3 年 SSSS 患儿金黄色葡萄球菌药物敏感情况，发现可用于儿童且敏感率较高的药物有亚胺硫霉素、万古霉素、庆大霉素、头孢菌素类、阿莫西林 / 棒酸及苯唑西林，除了前三者不作为常规使用外，作者认为敏感率高且治疗有效的药物宜首选头孢菌素类和半合成青霉素与 β- 内酰胺酶抑制剂组成的复合制剂。同时，局部外用抗生素仍可能是减少细菌耐药、缩短病程的有效途径。

2. 支持疗法 应予支持性皮肤护理，适当注意补充液体和电解质。这些综合措施可使患者较快地康复。新生儿应置于保育箱中以保持体温，用非粘连性敷料，如凡士林纱布覆盖皮肤创面。

3. 防止保育房流行 SSSS 可在新生儿保育房流行，鉴别卫生工作人员感染及金黄色葡萄球菌菌株繁殖十分重要，这也是治疗此病的一个完整部分。所以必须采取控制措施，包括严格用氯己定液洗手消毒，感染的卫生工作人员口服抗生素、外用莫匹罗星乳膏以根除鼻部持续带菌状态。

4. 病程 通过适当治疗，2 ～ 3 日内退热，水疱形成停止，红斑消退。SSSS 表浅糜烂可使其表皮快速再生，很少或无瘢痕形成。儿童 SSSS 经适当治疗，常在 2 ～ 3 周内痊愈，预后良好。不留永久性后遗症。

（六）预后

病情重者可继发败血症、支气管肺炎而导致死亡。该病病死率仍偏高，统计达 5%。

成人 SSSS 预后不佳，一定程度上是因为它继发于虚弱及免疫功能受损患者。

甲 沟 炎

化脓性甲沟炎（paronychia）是甲周围组织急性或慢性化脓性感染，呈现红肿、化脓或结痂，伴有明显疼痛。本病多由金黄色葡萄球菌感染引起，化脓性链球菌、变形杆菌类或厌氧菌、白色念珠菌（见念珠菌病）或其他细菌也可引起。广义上甲沟炎的病因：①细菌感染；②念珠菌感染；③对接触刺激物和变应原的过敏反应；④其他皮肤病如湿疹银屑病。

【临床提要】

1. 化脓性甲沟炎 ①急性甲沟炎：甲皱襞红、肿，有触痛，甲周炎、甲下脓肿。②慢性甲沟炎：甲沟轻度红肿（图 12-9）、疼痛，挤压有少量脓液从甲皱襞溢出。

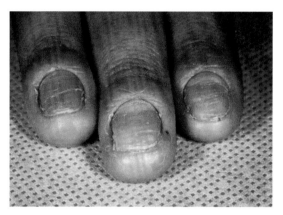

图 12-9 假丝酵母菌甲沟炎

2. 念珠菌性甲沟炎 见念珠菌病部分。

【治疗处理】

（一）治疗原则

针对不同病因进行治疗。

（二）基本治疗

甲沟炎的基本治疗见表 12-20。

表 12-20 甲沟炎的基本治疗

靶向治疗	杀灭病原体，减轻炎症，缓解致敏物和刺激物的反应
避免感染和诱发因素	慢性甲沟炎，避免潮湿，避免接触刺激物或变应原；儿童应避免吮指。避免外伤。保护受累手指，避免接触水、刺激物、变应原
病因治疗	治疗细菌感染、念珠菌感染、过敏反应，以及其他皮肤病如湿疹及银屑病
局部治疗	对症处理、手术切开引流、X 线治疗
系统治疗	应用抗细菌（含抗厌氧菌药物）、抗真菌药物
外科治疗	拔甲、甲周形成

（三）治疗措施

1. 急性细菌性甲沟炎　甲沟炎初起未成脓时，局部可选用鱼石脂软膏、夫西地酸乳膏，或超短波、红外线等理疗，并口服头孢拉定等抗菌药物。已成脓时应行手术沿甲沟旁纵行切开引流。对于甲根处的脓肿，需要分离拔除一部分指甲甚至全片指甲。

2. 慢性甲沟炎　因长期接触刺激物或手长期浸于水中而引起者应避免上述情况。选用抗真菌或抗细菌性药物，可用 2% 麝香草酚丙酮、复方雷琐辛搽剂（雷琐辛 10.0g，液体酚 2.0ml，丙酮 5.0g，95% 乙醇加至 100.0ml），每天涂数次，连续数月，治疗有效。如局部治疗无效可口服咪唑类抗真菌药。脓肿应切开引流，甲下脓肿应将指甲拔去，或将脓腔上指甲剪去。

湿疹及银屑病可引起慢性甲沟炎，也可能由于周围循环差，轻微外伤，包括过度修剪甲护膜等引起。由于甲皱襞炎症及甲护膜丧失使得甲皱襞及甲板之间形成缝隙，使得酵母菌特别是念珠菌属易感染，其他病原微生物亦可引起感染。治疗成功与否依赖于是否能保护手指避免水、刺激物、变应原的接触，免受外伤。

3. 保守治疗失败病例　可行手术或小剂量浅层放射治疗。

4. 念珠菌性甲沟炎　见念珠菌病部分。

（四）循证治疗步序

甲沟炎的循证治疗步序见表 12-21。

表 12-21　甲沟炎的循证治疗步序

项目	内容	证据强度
一线治疗	**急性甲沟炎**	
	阿莫西林 / 克拉维酸	E
	手术切开引流	E
	慢性甲沟炎	
	外用糖皮质激素 / 外用 0.1% 他克莫司软膏	B
	外用克霉唑滴剂 / 外用克林霉素溶液	E
	嵌甲引起的甲沟炎	
	拔除甲板	E
	药物诱发的甲沟炎 / 甲周肉芽肿	
	莫匹罗星和丙酸氯倍他索	E
	莫匹罗星、丙酸氯倍他索和醋酸浸泡	E
	EGF 或 mTOR 抑制剂引起的甲沟炎	
	多西环素	E
	减少抑制剂剂量	E
	外用 β 受体阻滞剂，即噻吗洛尔或普萘洛尔	D
二线治疗	**慢性甲沟炎**	
	应用制霉菌素软膏	E
	皮损内或系统应用糖皮质激素和抗生素	E
三线治疗	**急性甲沟炎**	
	水蛭	E
	慢性甲沟炎	
	噻吗洛尔	C
	甲皱襞切除	E
	浅层低剂量放射治疗	E

（五）治疗评价及预后

依据不同病因选用相应治疗，预后一般良好。

中毒性休克综合征

中毒性休克综合征（toxic shock syndrome，TSS）是由金黄色葡萄球菌产生的一种或多种毒素引起的一种以发热、皮疹、晕厥、低血压或休克和多系统病变为特征的综合征。

致病毒素是金黄色葡萄球菌（噬菌体Ⅰ群）产生的中毒性休克综合征毒素1（TSST-1）。偶尔 A 组 β 型溶血性链球菌也引起本病。大多数致病菌可从使用卫生棉塞的经期妇女阴道宫颈黏膜上皮分离出来。

【临床提要】

1. 全身症状　90% 病例是月经第 1～6 天的青年女性。症状包括：①突发性高热；②低血压；③多器官系统损害，如消化系统、运动系统、泌尿系统、肝损害、中枢神经系统损害。

2. 皮肤损害　皮肤黏膜损害，红斑性皮疹，起病后 1～3 周脱屑。最常见表现为广泛红斑，也可发生猩红热样皮疹和丘脓疱疹，手足肿胀明显。可有广泛黏膜红斑，结膜受累尤为严重。偶可发生水疱和大疱。可有斑丘疹，有时为风团，血小板减少者可引起紫癜。脱屑可累及整个掌跖皮肤或泛发，亦可有脱发、甲横嵴、甲部分脱落。

3. 组织病理检查　无特征性组织学表现。真皮可有血管周围单个核细胞浸润和乳头层水肿。有水疱形成的病例，裂隙发生于表皮下。

4. 诊断标准　①突发性高热；②弥漫性红色斑疹；③发病后 1～2 周出现皮肤脱屑；④低血压或直立性晕厥；⑤全身有 3 个或 3 个以上器官受损；⑥血、咽拭子、脑脊液细菌培养阴性，亦可阳性。以上各点均符合，可以确诊。如缺某一项则视为可疑病例。

5. 鉴别诊断　应排除脓毒性休克和其他感染，如成人川崎病病例可有中毒性休克综合征，葡萄球菌性猩红热可能是一种轻度中毒性休克综合征。应做血、阴道分泌物、鼻腔分泌物、尿等的培养，观察有无金黄色葡萄球菌，并排除其他病原菌感染的可能。

【治疗处理】

（一）治疗原则

基本治疗是给予合适的系统性抗生素治疗及全身支持治疗。

（二）基本治疗

中毒性休克综合征的基本治疗见表 12-22。

表 12-22　中毒性休克综合征的基本治疗

靶向治疗	杀灭金黄色葡萄球菌，对抗和降解病原体产生的毒素，减轻其对各系统器官皮肤黏膜的损害，改善临床症状，治愈本病、降低病死率
系统应用抗生素	选用耐青霉素酶青霉素、萘夫西林（nafcillin，新青霉素Ⅲ）
抗休克治疗	补液，升压

（三）治疗措施

1. 系统治疗　选用耐 β-内酰胺酶抗生素，如苯唑青霉素，每日 6～8g；萘夫西林，每日 12～20g，分次静脉滴注或肌内注射。亦可选用头孢唑啉、头孢菌素、氟喹诺酮类、红霉素、庆大霉素，这些抗生素均有较好的抗菌活性，宜联合使用。也可用萘夫西林，1～1.5g 静脉注射，每隔 4 小时 1 次。

2. 抗休克及支持治疗　采用有效的液体疗法抗休克。

3. 局部治疗　对金黄色葡萄球菌感染部位进行引流。

（四）治疗评价及预后

本病病死率为 30%，可能由于诊断延误，本病非月经期病例病死率为 12%，比月经期相关病例病死率高 5%。

水疱性远端指（趾）炎

水疱性远端指（趾）炎（blistering distal dactylitis）由 A 组 β 型溶血性链球菌或金黄色葡萄球菌引起。

【临床提要】

1. 皮肤损害 病变局限在一个手指或拇指远端掌面脂肪垫，偶尔也见于外甲襞及足趾（图13-19），为红斑基础上表浅大疱。

2. 发病特征 大部分发生于儿童，亦有报道典型患者年龄在 2～16 岁。病原菌可从疱液革兰氏染色涂片和培养中得到证实。偶尔也可由临床症状不明显的鼻咽部或黏膜感染引起本病。

3. 特殊检查 ①对疱液行革兰氏染色；②对疱液进行细菌培养；③鼻咽部拭子行细菌学检查。

Hays 等报道，对 13 例本病患者疱液进行细菌培养及革兰氏染色，发现 13 例患者疱液中均有链球菌，同时革兰氏染色常可见革兰氏阴性球菌。

4. 鉴别诊断 与创伤性水疱、疱疹性瘭疽、葡萄球菌引起的脓疱疮，以及局限性大疱性表皮松解的变型相鉴别。

【治疗处理】

（一）治疗原则及基本治疗

消炎抗菌，局部切开引流。

（二）治疗措施

治疗包括切开引流、包敷，选用苯唑青霉素、青霉素 V 或红霉素。当患处出现密集的大的水疱并迅速发展时应引起足够的重视。即使没有典型表现，也应在一发生感染时立即处理，本病不会自发性缓解。水疱应切开引流，切开后可能使患处由清亮的水性渗出转变为脓性。随后局部及系统使用抗生素。

（三）循证治疗步序

水疱性远端指（趾）炎的循证治疗步序见表12-23。

表 12-23 水疱性远端指（趾）炎的循证治疗步序

项目	内容	证据强度
一线治疗	水疱切开引流	C
	外用抗生素 / 系统应用青霉素	C
二线治疗	静脉使用万古霉素 / 系统应用红霉素	D
三线治疗	疱疹性瘭疽的保守治疗方案	D
	应用阿莫西林 / 克拉维酸	D

（四）治疗评价

（1）McCray MK 等报道治疗两例本病患儿。在予切开引流并全身系统性应用青霉素 V 治疗 10 天后，症状迅速改善。

（2）Telfer NR 等报道 1 例本病患者对初始足量的青霉素 V 治疗有效。

（五）预后

治疗反应及预后均良好。

（叶巧园 周 英 叶 萍 曾文军 石丽君）

第十三章
麻 风 病

麻风（leprosy）病是由麻风杆菌引起的慢性传染病，主要侵犯皮肤和周围神经。目前我国乃至全世界仍存在麻风隐患。2015年1月25日《健康报》介绍我国麻风疫情总体处于低流行水平，全国90%以上的县麻风患病率控制在1/10万以下。我国已累计发现并治愈50万名麻风患者，疫情目前主要分布在云南、贵州、四川、广东、广西等省（自治区）。据中国疾病预防和控制中心麻风病控制中心报告，2020年我国共发现麻风新发病例406例，发现率为0.29/100万。其中儿童、多菌型麻风及2级残疾病例比例分别为1.2%、93.3%和17.7%。麻风病例主要集中于西南地区（54.7%）。2020年共发现31例麻风复发病例。至2020年底，现存病例共有1893例，患病率为1.35/100万。研究得出结论，我国麻风病处于低流行水平，但地理分布不均。

【临床提要】

麻风病临床病谱见图13-1。

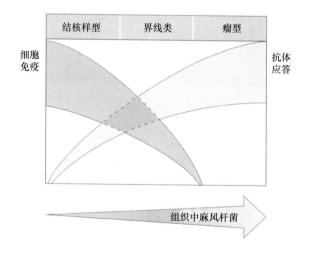

图 13-1　麻风病临床病谱

从仅有很少皮肤损害和细菌的结核样型麻风

到具有多发性损害和未被控制的细菌增殖的瘤型麻风，反映宿主免疫状态。

麻风病的五级分类如下。

1. 早期未定类麻风（IL）　只有一处或数处红斑或浅色斑，感觉障碍很轻，可自然或治疗后消退，但也可发展成其他型麻风（图13-2）。

2. 结核样型麻风（TT）　患者的免疫力很强，通常只有一处皮损或一条浅神经干受累，如爪形手和溃疡，有时可见2~3块不对称分布的皮损，呈界线清楚的红斑。感觉障碍明显，毳毛脱落，汗闭。于皮损附近可触及皮浅神经。麻风菌素试验强阳性（图13-3）。

3. 瘤型麻风（LL）　患者因缺乏免疫力，皮损数目多，分布广泛对称。临床上皮损可分为斑疹型、结节型和弥漫浸润型。斑疹型境界模糊不清，以后逐渐形成结节或弥漫性浸润，在面部可形成狮面（图13-4），眉毛、睫毛脱落或鼻塌陷。皮损处感觉障碍不明显。如浅神经干受累，则肢端呈对称性麻木。麻风菌素试验阴性。

4. 界线类麻风　患者有部分免疫力，具有两个极型麻风（TT、LL）的特征。

（1）界线类偏结核样型麻风（BT）：皮损大，境界清晰（图13-5），表面干燥，毳毛脱落，汗闭，感觉障碍明显。可见小的卫星状损害，查菌阴性或+~++，麻风菌素试验阴性或±~+。

（2）中间界线类麻风（BB）：皮损多种多样，有的像TT型，边缘清晰，有的像LL型，边缘模糊不清，分布不对称。细菌学检查+++~++++。麻风菌素试验阴性。

（3）界线类偏瘤型麻风（BL）：皮损多，分布广，但不完全对称。眉毛可一侧脱落，而另一侧正常或较少。浅神经受累也可不对称，一侧手足畸残明显，而另一侧正常。细菌学检查++++~+++++。麻风菌素试验阴性。

211

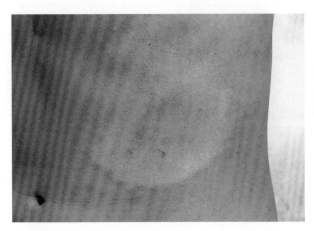

图 13-2　未定类麻风（IL）

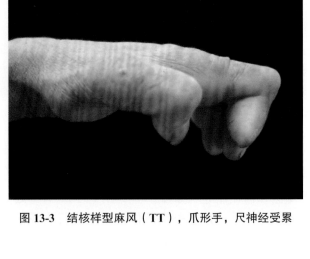

图 13-3　结核样型麻风（TT），爪形手，尺神经受累

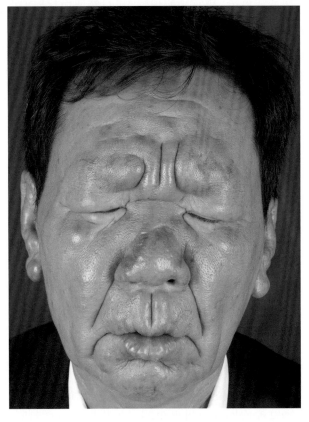

图 13-4　瘤型麻风（LL）

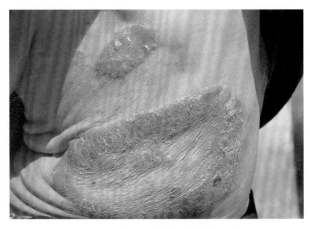

图 13-5　界线类偏结核样型麻风（BT）

5. 组织病理　①结核样型麻风显示上皮样细胞肉芽肿；②瘤型麻风表皮下有无浸润带，泡沫细胞肉芽肿；③界线类麻风，BT 的组织学变化与 TT 相似。BB 表皮下的无浸润带很明显，上皮样细胞肉芽肿内抗酸杆菌较多。BL 的组织学变化与 LL 相似。

6. 麻风反应　Ⅰ型反应，为一种迟发型变态反应，可分升级和降级反应；Ⅱ型反应，为麻风结节性红斑反应；Ⅲ型反应，同时有Ⅰ、Ⅱ型反应。

【诊断和分类】

1. 诊断标准　临床诊断麻风的三个主要体征：皮损伴感觉丧失；周围神经粗大伴相应功能障碍；皮肤涂片查抗酸杆菌阳性。为了达到一定的敏感度，必须至少有两个主要体征才能确诊。

2. 麻风的分类

（1）1981 年为了适应麻风联合化疗（MDT）的需要，WHO 以 Ridley Jopling 分类为基础，将 IL、TT 和 BT 分类为少菌型麻风（PB），将 BB、BL、LL 分类为多菌型麻风（MB）；任一部位 BI ≥ ++ 者也分类为 MB，从而使部分 BT 病例的分类因此而发生改变。

（2）1988 年 WHO 第 6 次麻风专家委员会报告的结论是，从临床和操作原因考虑，将所有皮肤涂片阳性的患者均归为 MB。此后在一些规划中所有患者都做皮肤涂片检查，将皮肤涂片阳性者均分类为 MB，而皮肤涂片阴性，且皮损 ≤ 5 块或神经损伤 ≤ 1 条者分类为 PB。

（3）由于在许多规划中皮肤涂片不能开展或质量不可靠，因此近来 WHO 指南提出以皮损或神经损伤计数来进行分类，皮损 ≤ 5 块或神经损伤 ≤ 1 条者为 PB，皮损 ≥ 6 块或神经损伤 ≥ 2 条者为 MB，结果在新发现患者中 MB 麻风的比例比过去高。

【鉴别诊断】

本病需与结节病、单纯糠疹、环状肉芽肿、结节性红斑、蕈样肉芽肿、股外侧皮神经炎及非麻风性周围神经炎相鉴别。

【治疗处理】

（一）概述

WHO 和美国国家汉森病项目（National Hansens Disease Program，NHDP）治疗麻风概况。

1. 1997 年 WHO 方案 1982 年 WHO 推荐的短期治疗方案于 1997 年得到进一步修正。其基本内容如下所述。

（1）PB：每天口服氨苯砜 6 个月，每月监服利福平 600mg。

（2）MB：利福平 600mg 和氨苯砜 300mg，每月监服，每天服用氨苯砜 100mg，氯法齐明 50mg 连续服用 24 个月，但在没有增加氨苯砜耐药性的前提下建议将疗程缩短至 12 个月。而对于只有单一的麻风损害的 MB 患者，WHO 推荐单剂量利福平 400mg，氧氟沙星 400mg，米诺环素 100mg。

2. NHDP 方案 1990 年以前，对于 PB，NHDP 标准方案为氨苯砜每天 100mg，加用利福平 600mg，连续口服 6 个月；对于 IL 和 TT 接着用单药疗法氨苯砜 3 年，而 BT 则用 5 年。MB 方案为氨苯砜 100mg，加用利福平 600mg，连续口服 3 年，BB 患者接着单用氨苯砜 10 年，BL 或 LL 患者则终身服用氨苯砜，若怀疑氨苯砜产生耐药性，建议每天额外加用氯法齐明 50mg。

1990 年，NHDP 对上述治疗进行了回顾性调查研究，又制订出新的方案，其亦为短程疗法，但比 WHO 的短程疗法时间长。具体内容如下所述。

（1）PB：NHDP 少菌型方案 -1，即每天服用利福平 600mg 和氨苯砜 100mg，连续口服 1 年。另一可供选择的少菌型方案 -2，是氨苯砜每天 100mg 和利福平每月 600mg。当患者同时服用泼尼松时，少菌型方案 -2 更可取。当患者用药前存在贫血或继发贫血时则应用较低剂量的氨苯砜，最小有效剂量为 50mg。每天服用复合维生素和（或）叶酸 1mg 和（或）维生素 E 400mg 可对抗氨苯砜引起的贫血。

（2）MB：NHDP 推荐的 3 个可选方案：①多菌型方案 -1。每天服用利福平 600mg 和氨苯砜 100mg。②多菌型方案 -2。每天服用利福平 600mg、氨苯砜 100mg、氯法齐明 50mg，连续口服 2 年。③多菌型方案 -3。每天服用氨苯砜 100mg、氯法齐明 50mg 和每月监服利福平 600mg、氯法齐明 300mg。其中多菌型方案 -2 为最佳方案。由于氯法齐明在与氨苯砜同时服用时是一种高效的抗麻风药物，且其可以预防或抑制麻风结节样红斑（erythema nodosum leprosum，ENL）反应。此外，利福平是可选用的最常用的麻风杀菌药，尤其是每天给药时疗效最佳。

3. 不支持短期治疗方案 美国一些有经验的麻风病专家不支持 WHO 或 NHDP 推荐的短期的治疗方案，他们常采用为期 3 年的三联疗法治疗 MB，即 NHDP 推荐的标准疗法及后续的氨苯砜至少维持至杆菌阴性。此外，氯法齐明常用于有 ENL 或升级反应患者的后续治疗中。

4. 儿童 / 孕妇方案 体重 35kg 以下患儿，儿科用药剂量，利福平 450mg 或 10mg/kg，氨苯砜 1 ～ 2mg/kg，氯法齐明 1 ～ 2mg/kg。妊娠患者可用氯法齐明、氨苯砜，必要时用泼尼松。

5. 氯法齐明及其替代方案 氯法齐明可导致

皮肤色素沉着，患者依从性差，但由于其与氨苯砜联用具有很强的抗麻风活性，并可降低 ENL 发生的可能性而理应得到推崇。若患者不喜欢用氯法齐明，可用米诺环素 100mg 或氧氟沙星 400mg，每天 4 次代替。

6. 利福平替代方案　WHO 推荐下面的方案用于治疗不能服用利福平的多菌型患者：氯法齐明 50mg，每天 4 次，氧氟沙星 400mg 和米诺环素 100mg，连续用药 6 个月，接着用氯法齐明 50mg 每天 4 次或米诺环素 100mg 每天 4 次或氧氟沙星 400mg 每天 4 次至少额外加用 18 个月。在美国，如果患者不能用利福平，将遵从 NHDP 的方案，用米诺环素 100mg 每天 4 次或氧氟沙星 400mg 每天 4 次代替。鉴于利福平可降低泼尼松、口服抗凝药、口服避孕药和其他一些药物的疗效，因此患者在服用泼尼松期间，利福平应每月 1 次或暂停服用，可用米诺环素 100mg 或氧氟沙星 400mg，每天 4 次代替利福平。

7. 麻风反应方案

（1）轻微升级反应或麻风结节样红斑（ENL）反应：非甾体类解热镇痛药，如阿司匹林和布洛芬 400mg，每天 3 次，对轻微的升级反应或 ENL 反应有效。

（2）严重升级反应：用泼尼松 0.5 ～ 1mg/kg，每天 2 次或 3 次，对运动和感觉的进一步损害有直接预防作用，连续用 3 ～ 6 个月后逐渐减量。建议补充钙和维生素 D 或阿仑膦每天 10mg，加巴喷丁每小时 300 ～ 600mg，每天 3 次，盐酸阿米替林每小时 50 ～ 150mg 以减缓麻风引起的神经痛。现已提倡的用于受累肢体功能区的夹板疗法仍存在争议，因为此疗法可引起相关肌肉的进一步萎缩。

（3）慢性升级反应和 ENL 反应：可用作为节制激素药物的氯法齐明 100mg 每天 2 ～ 3 次，连续用药数月（最长期限为 12 个月），与氨苯砜联用可减少激素的用量，但高剂量的氯法齐明可引起胃肠道不良反应。沙利度胺对于升级反应无效，慢性 ENL 患者应注意其诱导因素，如肠道寄生虫或免疫抑制性感染。

（4）男性、绝经后期或行手术绝育妇女的严重 ENL 反应：沙利度胺作为一种慢性疗法，100mg，口服，每天 2 次或每天 4 次。48 ～ 72 小时内处理损害和体征，然后逐渐减少剂量，经几周到几个月时间，减少至维持剂量每天 50 ～ 100mg。哺乳期妇女，泼尼松 0.5 ～ 1mg/kg，每天 2 次或 4 次，几个月便起效，接着逐渐减量（5mg，每天 4 次，用 4 周），同时补充钙、维生素 D 或阿仑膦每天 10mg。急性严重 ENL 患者，泼尼松和沙利度胺联用，肝病患者可选用泼尼松龙。

（5）降级反应：如 Lucio 现象，或称坏死性红斑，是常见于弥漫性 LL 的一种并发症，可用支持疗法。伴有神经病变的患者常需要定期做感觉神经的定位，尤其是鞋、矫形器或受累神经电脊髓造影。与足医术、物理或职业疗法一样，麻风神经性溃疡患者需要通过侵入损伤性疗法、胼胝清创术、慢性溃疡定期的活检以排除 Marjolin 溃疡；通过感染性溃疡的细菌培养、X 线和常用骨扫描予以排除骨髓炎引起的慢性溃疡，偶用鼠足垫预防注射排除药物耐药性。虹膜睫状体炎患者需即刻请眼科会诊并使用阿托品和糖皮质激素药物；人工泪推荐用于眼睑闭合不全（俗称兔眼）和减少流泪，睾丸炎可作为一种伴随反应，亦可单独发生，泼尼松治疗疗效好。

8. 复发麻风治疗方案　复发的多菌型患者和复发表现为多菌型的少菌型患者，NHDP 推荐重复为期 2 年的疗法，然后终身服用氨苯砜 100mg，完成疗程后且有一次反应者要多用泼尼松 30 天，而 WHO 推荐重新开始用氨苯砜直至停用泼尼松。

9. 判断升级反应与复发　判断患者是否出现升级反应比判断复发更难。出现下列情况者可判断升级反应：完成治疗后 1 年内出现的损害（复发性损害出现较晚些），损害为水肿性或疼痛性（复发性损害无症状），泼尼松对损害有效（对复发性损害无效），损害在数天或数周内发展迅速（复发性损害发展超过数月）。

10. 随访　密切随访在已完成治疗的患者中尤为重要，NHDP 推荐少菌型患者 6 个月随访 1 次，至少随访 5 年，而多菌型至少随访 10 年。凡在 3 年治疗期间与患者同住的接触者均应检查：结核样型麻风接触者 1 次，瘤型麻风接触者每年检查 1 次，至少 5 年。

（二）治疗原则

麻风的治疗原则：①抗麻风治疗，杀灭细

菌，终止传染；②防治麻风反应，减少神经损害；③调节免疫功能；④指导患者进行自我护理，保护麻木肢体；⑤及时处理神经损害所致并发症；⑥对患者进行社会、心理康复，帮助其回归社会。

（三）基本治疗

麻风病的基本治疗见表 13-1。

表 13-1 麻风病的基本治疗

靶向治疗	杀灭麻风杆菌，调整宿主免疫状态，抑制炎症反应和消除麻风肉芽肿损害，改善皮肤、周围神经症状，治愈麻风
抗麻风治疗	常规药物治疗方案见表 13-2
抗麻风药物	氨苯砜、利福平、乙硫异烟胺、氯法齐明、克拉霉素、米诺环素、氧氟沙星
麻风反应治疗	结节性红斑，逆向反应治疗
正在探索的免疫调节治疗	1. 重组淋巴因子能增强巨噬细胞的杀菌作用并刺激 CMI 的表达 2. 最初研究的 T 淋巴细胞 IL-2 已应用于瘤型麻风患者。皮内注射 IL-2 引起局部细胞介导反应伴有硬结，受侵袭的巨噬细胞破坏，细菌量明显减少
外科手术	纠正足下垂、手畸形、睫毛脱落、眼睑闭合不全
足底溃疡治疗	外科引流减压：周围神经冷脓疡，在疼痛和功能丧失时突然加重，需外科立即引流减压
康复治疗	功能锻炼、按摩、电疗、体疗、牵引、戴防护工具

（四）治疗措施

1. WHO 麻风研究小组推荐的联合化疗方案

（1）多菌型方案（成人）：多菌型包括五级分类法中的 BB、BL 和 LL 及皮肤涂片阳性的任何其他类型。利福平 600mg 每月 1 次监服；氯法齐明 300mg 每月 1 次监服及 500mg/d 自服；氨苯砜 100mg/d 自服；疗程 24 个月。

（2）少菌型方案（成人）：少菌型仅包括五级分类法中皮肤涂片查菌阴性的 TT、BT 和未定类患者。为了联合化疗的目的，属于这一型的任何患者只要皮肤涂片查菌阳性，均分类为多菌型。利福平 600mg 每月 1 次监服；氨苯砜 100mg/d 自服；疗程 6 个月。

（3）单皮损少菌型方案：仅有一块浅色或红色皮损（不管面积大小和部位），有明确的感觉丧失而无周围神经干受累，且皮肤涂片查菌阴性的麻风患者。由于在某些国家单皮损麻风患者占新诊断患者的 60%，且认为单皮损麻风可用与标准联合化疗方案不同的其他方法治愈，因此 WHO 第 7 次麻风专家委员会报告认为，麻风病例亦可按临床分为 3 组：①单皮损少菌型麻风（1 块皮损）；②少菌型麻风（2～5 块皮损）；③多菌型麻风（≥6 块皮损）。由利福平 600mg、氧氟沙星 400mg 和米诺环素 100mg 三种药物组成，又称 ROM 方案，仅服用 1 次，适用于单皮损 PB 比例较高的国家。

用 WHO 联合化疗方案治疗麻风，复发率很低。经过 10 多年的随访观察，麻风复发率为 1%；而在相同期间，氨苯砜单疗的复发率为 10%～20%。

其他治疗方案：利福平耐药时可试用下列治疗方案。氯法齐明每日 50mg，氧氟沙星每日 400mg，米诺环素每日 100mg，或克拉霉素每日 500mg，疗程为 6 个月；以后再用氯法齐明每日 50mg、米诺环素每日 100mg 或氧氟沙星每日 400mg 治疗 18 个月。

2. 疫苗免疫治疗 旨在纠正 LL 患者的抗原特异性免疫缺陷、加速清除死菌和消灭持久性细菌。Convit 疫苗为死麻风杆菌与活 BCG 的混合物；IRC 杆菌疫苗包括一组与麻风杆菌有交叉反应的麻风源性培养分枝杆菌；Mw 疫苗由非致病性、快速生长的土壤分枝杆菌组成，后者类似于 Runyan Ⅳ 型分枝杆菌，且具有数种与麻风杆菌相同的抗原。

3. 麻风反应的处理 发现麻风反应应迅速处理，以减轻患者疼痛、防止畸形和失明。对确实与抗麻风药物有密切关系者，可减少剂量或暂停用药，但一般不要随便停止抗麻风治疗。反应重者要注意营养和休息，尽可能消除诱发麻风反应的原因。

（1）雷公藤：每日 15 ～ 30g 生药，文火水煎 2 次，每次 1 小时；合并两次煎汁，分上下午两次内服。雷公藤对两型麻风反应，特别是 Ⅱ 型麻风反应效果好。ENL 一般服药后第 2 天可见效，5 ～ 7 天症状消退。此药常见副作用为白细胞减少和胃肠道反应，故服药期间应定期检查血象。必要时应减少剂量或暂停用药，一般停药或对症治疗后，副作用均可消失。

（2）沙利度胺：1965 年开始用于治疗麻风反应，对 Ⅱ 型麻风反应疗效好，根据 62 个治疗中心观察结果证实其疗效可达 99%。但此药对 Ⅰ 型麻风反应无效。每日 200 ～ 400mg，症状控制后，每天维持量 50 ～ 100mg。副作用有头晕、足踝部水肿；因可导致畸胎，故育龄妇女应慎用，孕妇禁用。

（3）糖皮质激素：对两型麻风反应均有效，一般不赞成轻易用于治疗 ENL、神经炎、急性虹膜睫状体炎、睾丸炎等，用其他药物治疗无效者可用糖皮质激素控制。治疗麻风反应的剂量，以泼尼松为例，初用剂量一般为每日 30 ～ 40mg，分 3 ～ 4 次口服，反应缓解后逐渐减量直至停药。

（4）氯法齐明：慢性结节性红斑反应可用其治疗，开始每日 300mg，分次口服，数周后减量至 200mg/d，持续 1 ～ 2 个月，以后逐渐减至 100mg/d。

（5）锑剂：一般用 1% 酒石酸锑钾溶液静脉注射，每日或隔日 1 次，每次 3 ～ 6ml，5 ～ 6 次为一疗程，也有用葡萄糖酸锑钠治疗麻风反应者。锑剂治疗麻风反应效果较好，但要注意安全，对于心、肝功能不良者忌用。

（6）Lucio 反应：化疗是其主要疗法，糖皮质激素及沙利度胺并无可靠的疗效，顽固性病例（特别是循环冷凝集素水平很高者）可用血浆置换疗法。

（7）其他：封闭疗法、大量维生素 C 静脉注射、抗组胺药物、抗疟药（氯喹）、硫酸镁、钙剂、非甾体抗炎药（保泰松、氟灭酸、吲哚美辛等）、砷剂和少量输血等均可用于治疗麻风反应。严重的神经炎在药物疗法无效时，可行神经松解术。

4. 神经脓肿 一旦确诊，应尽快手术引流，从而使神经减压、恢复功能。

5. 足底溃疡 麻风足底溃疡的防治要紧抓 3 个环节：溃疡前期经常检查，水疱坏死期卧床休息，足底溃疡期积极治疗。①一般治疗：清洁创面，换药包扎，控制感染。②扩创：复杂性溃疡需在感染控制后进行扩创，以促进创面愈合。③手术治疗：久治不愈或经常复发的顽固性足底溃疡，在查明与足畸形有关时，可考虑手术治疗。④普鲁卡因封闭疗法：可用肾囊封闭、股动脉封闭、骨膜封闭、四肢环状封闭等。⑤血管扩张剂（如血管舒缓素）：可改善局部血液循环，有助于溃疡的愈合。

6. 畸形 可进行手术矫治或非手术疗法如按摩、电疗、体疗、牵引和针灸等。

7. 妊娠麻风的治疗 麻风患者妊娠期不能使用某些常规药物，如沙利度胺、喹诺酮类和米诺环素。一般麻风患者妊娠期间予以氨苯砜治疗，必要时，用糖皮质激素控制麻风反应。

8. 合并 HIV 感染的麻风治疗 患者使用同样的药物治疗，一般可望得到类似的治疗结果。对于 HIV 感染的麻风患者，可能需要延长联合化疗的疗程。

（五）循证治疗步序

麻风病的循证治疗步序见表 13-2。

表 13-2　麻风病的循证治疗步序

项目	内容	证据强度
一线治疗	应用利福平、氨苯砜、氯法齐名（少菌型和多菌型）	B
	应用氯法齐名（大剂量，用于 Ⅱ 型麻风反应）	B
	应用甲氨蝶呤（Ⅰ 型麻风反应和 Ⅱ 型麻风反应）	B
	应用非甾体抗炎药 / 泼尼松（Ⅰ 型麻风反应和 Ⅱ 型麻风反应）	D
	应用沙利度胺（Ⅱ 型麻风反应）	D
二线治疗	应用米诺环素、氧氟沙星、克拉霉素、莫西沙星等	B
	应用环孢素（Ⅰ 型麻风反应）	D
	应用硫唑嘌呤 / 英夫利昔单抗 / 依那西普（Ⅱ 型麻风反应）	D
	应用加巴喷丁 / 普瑞巴林 / 阿米替林（神经病变和神经炎）	D

Franket RI 等报道一名界线类偏瘤型麻风患者，用环孢素治疗，用量为 7mg/kg，每天 4 次（突触裂隙水平 28ng/ml），治疗 10 日症状明显改善，后改为维持量 20mg/kg，每日 4 次（突触裂隙水平 57ng/ml），继续用药 8 个月后停药无复发。

（六）治疗评价

1. 疗效报道 Rao 等报道 26 例未经治疗的瘤型麻风患者使用以下药物治疗：氯法齐明（50mg/d，300mg/ 月）、氨苯砜（100mg/d）、氧氟沙星（400mg/d 或 800mg/d）。以上药物只用 8 周后，与那些仅使用氯法齐明和氨苯砜的患者相比，此 26 例患者临床症状获得适中的或显著的改善。氧氟沙星有类似的效果。Ji 等报道，36 例未经治疗的瘤型麻风患者使用米诺环素（100mg/d）、克拉霉素（500mg/d）或使用克拉霉素（500mg/d）加米诺环素（100mg/d），共 56 天。这两种疗法在快速改善临床症状及显著减少细菌活动方面无区别。Miller 等报道，3 位多菌型麻风患者在 2 ～ 3 日内使用环孢素（6 ～ 10mg/kg），其中有 2 例患者的慢性激素依赖性 ENL 得到改善，可减少泼尼松的剂量。另一位患者由于胃肠毒性而存在着低于治疗水平的环孢素水平，这可能是由于联用高剂量氯法齐明引起的。

2. 联合化疗的优点 1982 年以前麻风主要采用氨苯砜（DDS）单疗，1982 年 WHO 化疗研究组推荐采用联合化疗（MDT）。MDT 和 DDS 单疗之间的一个主要差别是 MDT 的疗程是有限的。1982 年 WHO 推荐多菌型麻风 MDT 的疗程至少 2 年，如有问题，可继续治疗直至皮肤涂片查菌阴性。后来的临床经验表明，大多数 MB 患者 MDT 方案固定疗程（即 24 个月，而不管皮肤涂片结果如何）的疗效是令人满意的。因此 WHO 研究组在 1994 年推荐所有多菌型麻风患者应以 MDT 治疗 2 年，至今该推荐仍然有效。

3. MDT 的不足 MDT 治疗 MB 患者仍存在着不足：①不能杀灭体内所有活菌；②停药时间过早，治疗不足，常有高复发率的报道。因此建议改进 MB 患者中危险较大的 LL 患者的治疗，采用氧氟沙星 +MDT 4 联合疗法治疗至 BI(-)，同时延长监测时间至 10 年。

有学者总共观察 20 141 例 MB 患者和 1553 例 PB 患者，前者 67 例复发，年复发率为 0.01% ～ 0.14%，累计复发率为 0.77%，后者 306 例复发，年复发率为 0 ～ 0.32%，累计复发率为 1.07%。MB 患者中，50% 复发发生于 MDT 停药后 3 年内，75% 发生于停药后 6 年内；而 PB 病例的复发，50% 发生于停药后 2.5 年内，75% 发生于停药后 5 年内。其他类似的研究表明，完成 MDT 后总的复发率是很低的，每年约 0.1%，是 DDS 单疗后复发率的 1/10。

4. 耐药菌株出现 21 世纪 60 年代以后，氨苯砜单疗继发性耐药患者日益增多，原发性耐药者亦相继出现，发生率高达 3% ～ 50%。麻风耐药菌株发生于砜类药，也见于利福平。因此，1981 年 WHO 麻风研究小组建议用多药物联合疗法取代氨苯砜单疗。10 多年来，实践证明联合化疗是治疗麻风最有效的方法。

5. 治疗药物反应 ①氨苯砜：贫血、氨苯砜综合征、颗粒性白细胞减少、药疹、血红蛋白变性、剥脱性皮炎、精神病等，重者需立即停药处理，轻者可对症治疗；②利福平：肝损害、流感样综合征；③氯法齐明：皮肤红染、色素沉着、干燥和鱼鳞病样变化、胃肠反应；④乙硫异烟胺（ethion amide）和丙硫异烟胺（prothionamide）：肝损害、周围神经炎。

纪宝宏等报道用米诺环素、克拉霉素与氧氟沙星联合治疗，每月 1 次，可产生与利福平相同的效果，建议将此三药联合治疗利福平耐药者。

6. 消除麻风的策略

（1）正确认识基本消灭麻风病：有学者指出"基本消灭"或"消灭"麻风病的定义并未被正确接受。"基本消灭"是在现阶段将麻风患病率和（或）发病（发现）率控制在一个较低的水平。达到"基本消灭"的目标时，仍有新发和复发患者出现。而"消灭"的意义是指微生物完全消失，传播完全终止，患病率和发病率为零，无须再继续开展防治工作。

（2）消除麻风策略：发现患者，及时用 MDT 治疗所有患者，开展畸残预防和康复工作。加强健康教育，提高社区对麻风早期症状和体征的认识，改变社会对麻风的态度，做到早发现、早诊断、早治疗。

Chapter 13

（3）完全消灭麻风是一个缓慢过程：有学者指出，从长远来看，随着社会经济的发展，卡介苗（BCG）接种、早期诊断和 MDT 等多种因素的协同作用，完全消灭麻风病是可能的，但这将是一个十分缓慢的过程。

（七）预后

WHO 推荐的完整麻风治疗方案几乎可治愈所有病例，MB 和 PB 的复发率小于 1%，然而，麻风的主要并发症是炎症致残和畸形的发生和发展，有的甚至是治疗完成后形成的。

1. 既往与现在　以往麻风患者的预后很差（图 13-6），然而经有力的综合防治和联合化疗，近年来使其预后得到根本改观。目前推广的联合化疗能够在很短时间内消除其传染性，因此已不再对麻风患者实行隔离措施，世界各国现已废除了对麻风患者的人身隔离制度。

2. 预防　重点是早期发现患者，及时予以正规治疗，并开展麻风病的预防：①早期发现患者。②普遍治疗。③药物预防：氨苯砜按常规治疗量的一半，即成人每日 50mg 或 1mg/kg 计算，预防性服药期限为 2 ~ 3 年；醋氨苯砜肌内注射，每 75 日注射 1 次，6 岁及 6 岁以上者每次注射 225mg，6 个月至 5 岁者每次注射 150mg，共计 15 次。④免疫预防：接种卡介苗（BCG）方法可参照预防结核病的用法。BCG 预防接种可降低

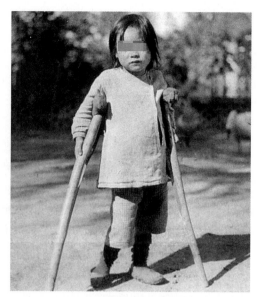

图 13-6　20 世纪 20 ~ 30 年代的麻风患儿

麻风的发病危险，其保护作用为 20% ~ 80%；BCG 重复接种能提高对麻风感染的保护性；BCG+HKML 对麻风的保护作用可能比 BCG 单用高 1 倍；BCG 的保护作用在 15 岁以下儿童中最高；由于 BCG 接种预防结核病已有肯定的价值，因此麻风流行地区有条件时可以对麻风菌素和结核菌素反应均为阴性的密切接触者，特别是儿童及青少年接种 BCG，以降低麻风的发病率。

（李　莉　吴　玮　吴志华　赖惠君　周顺婷　周海圆　刘华琼　麦镜明　徐永慧　陈伟权）

皮肤结核病

皮肤结核病（tuberculosis cutis）是由结核杆菌引起的慢性皮肤病。

皮肤结核病可分为 4 种。①外源性接种：原发性接种性结核、疣状皮肤结核。②内源性皮肤接触传播或自体接种：瘰疬性皮肤结核、口腔皮肤结核。③血源性播散到皮肤：寻常狼疮、急性粟粒型结核、结核性溃疡、橡胶肿或脓肿。④结核疹：硬红斑（Bazin 病）、丘疹坏死性结核疹、苔藓样瘰疬性结核疹。

【临床提要】

（一）原发性皮肤结核综合征

原发性皮肤结核综合征（primary complex of cutaneous tuberculosis）（图 14-1）又称结核性下疳（tuberculous chancre），是皮肤初次感染结核杆菌而发生的反应。临床表现如下：

1. 发病特征　结核杆菌在破损皮肤接种 2 ~ 4 周后发病，局部淋巴结通常受累，形成所谓的综合征。

2. 皮肤损害　感染处出现棕红色丘疹，可发展为结节或斑块，进而形成溃疡。

3. 结核菌素试验　早期（3 周以前）结核菌素试验阴性，后期结核菌素试验阳性。

4. 鉴别诊断　应与孢子丝菌病、梅毒性硬下

疳等相鉴别。

（二）疣状皮肤结核

1. 基本损害　疣状皮肤结核（tuberculosis verrucosa cutis）大多为单个。初起时为黄豆大暗红色丘疹、质硬，逐渐向周围扩大变成斑块，表面增厚粗糙，呈疣状增殖（图 14-2），加压时常有少许脓液从缝中溢出。

2. 发病特征　成年男性多见，好发于手背、指背、足部、臀部、小腿等易损伤部位。损害可向四周或一侧缓慢扩展，中央愈合留下萎缩性瘢痕。

（三）瘰疬性皮肤结核

1. 基本损害　瘰疬性皮肤结核（scrofuloderma）为皮下结节、质硬，渐与表皮粘连，局部皮肤变红或暗红色，破溃，形成溃疡和窦道，有干酪样物质和脓液排出（图 14-3）。

2. 发病特征　由淋巴结、骨或关节的结核，直接扩散到邻近皮肤而发病。损害好发于颈部、腋下、腹股沟及上胸部等处。

（四）寻常狼疮

1. 基本损害　寻常狼疮（lupus vulgaris）为鲜红或暗红色米粒至黄豆大的软性结节（狼疮结节），可逐渐增大增多，相互融合成片。

2. 发病特征　损害好发于面部（图 14-4）、臀

部和四肢，亦可累及黏膜。玻片压诊呈淡黄或褐　　黄色结节，如苹果酱状，称为苹果酱现象。

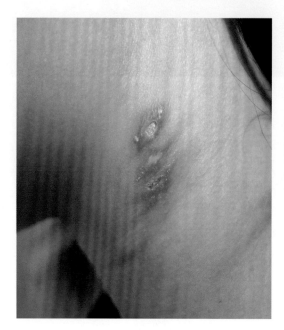

图 14-1　原发性皮肤结核综合征

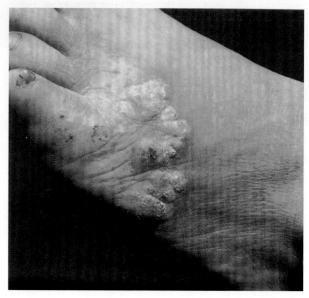

图 14-2　疣状皮肤结核

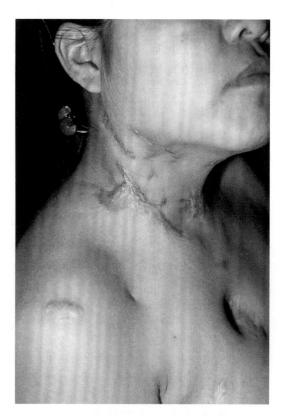

图 14-3　瘰疬性皮肤结核

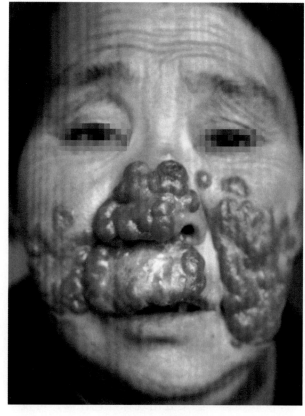

图 14-4　寻常狼疮

（西安交通大学　李伯埙惠赠）

（五）播散性粟粒型皮肤结核

1. 基本损害　播散性粟粒型皮肤结核（tuberculosis cutis miliaris disseminata）皮疹为泛发性，可表现为红斑、丘疹、脓疱、皮下结节和紫癜性"血管炎"皮疹（图 14-5、图 14-6）。

2. 发病特征　肺部或脑膜的暴发性结核病发作时，会发生粟粒型结核。此病多见于儿童，但也可能发生于成人。多数艾滋病患者的皮肤结核是这种类型。

（六）丘疹坏死性结核疹

1. 基本损害　丘疹坏死性结核疹（papulonecrotic tuberculid）为高粱至黄豆大的硬性丘疹或结节，呈暗红或紫红色。好发于四肢伸侧，对称散在分布，有群集倾向，常成批发生。经 1 个月左右，损害中央出现脓疱、坏死，形成黑色痂，去痂后可见小溃疡。阴茎结核疹是丘疹坏死性结核疹的一种特殊类型（图 14-7）。

2. 发病特征　血行播散至皮肤，多见于青年人。可自愈，留有萎缩性色素沉着性瘢痕。

（七）硬红斑

硬红斑（erythema induratum）分为两型：Bazin 型（属血源性皮肤结核病）和 Whitfield 型（认为是一种血管炎）。

1. 基本损害　典型皮损为疼痛性结节和斑块，结节表面红，有压痛，一般不破溃。

2. 发病特征　本病多发生于中年女性，皮损分布较广泛，除小腿最常见外，还见于股部、腹部及上肢。3 ～ 4 个月后皮损可消退，但易反复。

（八）颜面播散性粟粒型狼疮

1. 基本损害　颜面播散性粟粒型狼疮（lupus miliaris disseminatus faciei）皮损为多发性、散在、小而表浅的结节，直径为 2 ～ 3mm，半球形稍高出皮面，色淡红或褐红色，玻片压诊呈果酱样，即狼疮结节，探针贯通现象可为阳性（图 14-8）。

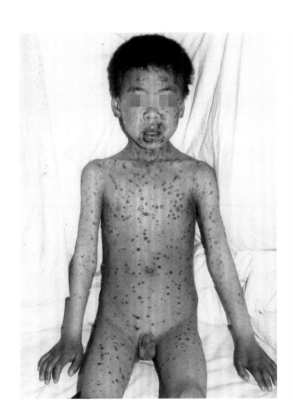

图 14-5　全身性急性播散性粟粒型皮肤结核
（大连医科大学　孙令惠赠）

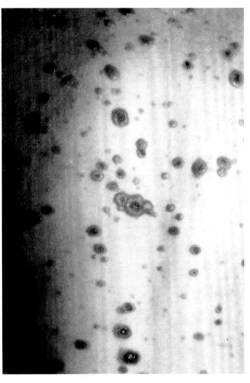

图 14-6　急性播散性粟粒型皮肤结核
（大连医科大学　孙令惠赠）

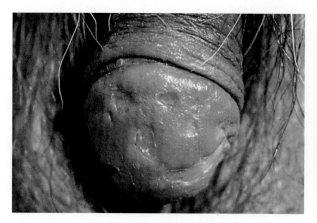

图 14-7　阴茎结核疹

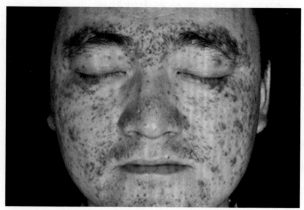

图 14-8　颜面播散性粟粒型狼疮

2. 发病特征　病因未明，皮损处查不到结核杆菌，结核菌素试验阴性。皮损可自行消退，而抗结核治疗无效。然而，近年用 PCR 技术测得皮损中特异性结核杆菌 DNA。虽然阳性率较低，但仍说明本病可能是结核感染。

【实验室检查】

本病实验室检查包括：①组织病理，各型皮肤结核典型者为结核结节。②结核杆菌，组织切片或分泌物可查到抗酸杆菌。③结核菌素试验（PPD），强阳性者有结核杆菌感染。

【鉴别诊断】

鉴别诊断：①寻常狼疮应与盘状红斑狼疮相鉴别；②疣状皮肤结核应与寻常疣、疣状痣及着色芽生菌病相鉴别；③瘰疬性皮肤结核应与孢子丝菌病及皮肤放线菌病相鉴别；④硬结性红斑应与结节性红斑相鉴别；⑤丘疹坏死性结核疹应与毛囊性脓疱疮及变应性皮肤血管炎相鉴别。

【治疗处理】

（一）治疗原则

1. 全身性结核治疗　皮肤结核是全身性结核感染的一部分，与系统结核病治疗原则相同。

2. 早期治疗，规范治疗　坚持按计划规律服药，传统的标准治疗方案全疗程为 12～18 个月，但近年来采用包括利福平、异烟肼、吡嗪酰胺为基础的联合治疗方案，治疗缩短至 6～9 个月，可获得满意效果。

3. 联合治疗　采用两种或两种以上抗结核药物进行联合治疗，目的为提高疗效和防止耐药菌的出现。

（二）基本治疗

皮肤结核的基本治疗见表 14-1。

表 14-1　皮肤结核的基本治疗

靶向治疗	杀灭结核杆菌，治愈本病
免疫功能正常	两种药物化疗，用于治疗寻常狼疮、疣状皮肤结核等
	三联疗法，用于治疗肺结核的标准方案
严重病例治疗	粟粒型结核，尚需加用其他药物
手术治疗	疣状皮肤结核、瘰疬性皮肤结核损害及其他
物理治疗	X 线、冷冻、激光
局部治疗	各种抗结核药物、链霉素软膏、对氨基水杨酸软膏、维 A 酸软膏

（三）治疗措施

1. 全身抗结核治疗

（1）一线药物：①异烟肼，对各型结核均有良效，成人每次 0.1g，每日 3 次；②异烟腙，作用与异烟肼相似，但毒性低，副作用少，成人每次 0.5g，每日 2～3 次；③对氨基水杨酸钠（PAS-Na）：每次 3g，每日 3 次；④链霉素：肌内注射每次 0.5g，每日 2 次，共 2～3 个月；⑤利福平：早餐前 1 小时服用，0.45g/d；⑥利福定：作用与利福平相似，但副作用少，对肝毒性轻，早餐前 1 小时服用，0.15～0.2g/d；⑦利福喷丁：是利福霉素类中的长效剂，早餐前 1 小时服用，每周 0.6g；⑧乙胺丁醇：

每次 0.25g，每日 3 次；⑨吡嗪酰胺：每次 0.5g，每日 3 次。上述药物中，异烟肼、异烟腙、利福平、利福定、利福喷丁被认为具有较强的杀菌能力，链霉素、吡嗪酰胺次之，其余皆属抑菌药。对寻常狼疮及瘰疬性皮肤结核宜选用两种杀菌药和一种抑菌药，称为"三联"化疗；疣状皮肤结核、硬结性红斑及丘疹坏死性结核疹只选用一种杀菌药和一种抑菌药，称为"二联"化疗。疗程一般为 2 ～ 6 个月。

（2）二线药物：有卡那霉素、卷曲霉素、乙硫异烟胺、丙硫异烟胺及环丝氨酸等，这类药物因疗效差或毒副作用大，或价格昂贵，一般不用，个别对"一线"药耐药者才慎用。

2. 局部治疗

（1）局部外用抗结核药物：将各种抗结核药物配制成含量不同的软膏、乳膏涂搽于皮损部位，有抗炎、杀菌、抑菌、促进病变组织吸收及创面愈合的作用。常用制剂有 5% 异烟肼软膏、15% ～ 20% 对氨基水杨酸软膏、10% 链霉素软膏、10% 庆大霉素软膏、1% 卡那霉素软膏、10% 鱼肝油软膏、0.025% ～ 0.1% 维 A 酸软膏，每日涂搽 2 ～ 4 次。

（2）病灶局部封闭：常用链霉素 0.5 ～ 1.0g 加 1% 普鲁卡因 5 ～ 10ml，根据病情可加醋酸曲安奈德 5 ～ 10mg，注射于皮损基底部及其周围，每周 1 次，6 次为 1 个疗程。亦可选用异烟肼、阿米卡星、10% 狼毒液做局部治疗。

（3）物理疗法：X 线照射可促进结核组织吸收，增殖肥厚的皮损变平，瘢痕软化。紫外线照射能促进皮损局部血液循环，增强患者的抵抗力。其他还包括 CO_2 激光、氦氖激光、电凝、液氮或干冰冷冻。

（4）外科手术切除：适用于早期较小的局限性孤立的损害，如寻常狼疮、疣状皮肤结核、瘰疬性皮肤结核受累的淋巴结及瘘管，切除范围应略大于皮损及有足够的深度，以免复发。

抗结核治疗最短推荐疗程见表 14-2。

表 14-2　抗结核治疗最短推荐疗程

方案	疗程（月）
异烟肼＋利福平＋吡嗪酰胺	6
异烟肼＋利福平	9
利福平＋吡嗪酰胺＋乙胺丁醇	6 ～ 9
利福平＋乙胺丁醇	12
异烟肼＋乙胺丁醇	18 ～ 24

3. 特殊类型的治疗

（1）颜面粟粒型狼疮：抗结核药常无效，糖皮质激素类制剂可使症状暂时减轻，亦可选用氯喹、氨苯砜及维 A 酸类药物治疗。本病能自然痊愈。

（2）丘疹坏死性结核疹：寻找与治疗结核性病灶，可用异烟肼等药，但未必有效。本病亦能自然痊愈，可适当使用庆大霉素软膏等外用药。

（3）硬红斑：要寻找及处理体内结核性病灶。抗结核药单用对皮损效果不明显；糖皮质激素类制剂内服或外用有暂时疗效，如用醋酸曲安西龙混悬剂注入未破的皮损内等。硬红斑初期可用 10% ～ 20% 鱼石脂软膏，已形成溃疡者可用化毒散软膏、庆大霉素或其他抗生素制剂等。

（4）瘰疬性苔藓：由于本病可自然痊愈，通常不需治疗。若发现结核性病灶，应做处理，常用药为异烟肼。紫外线照射有益。

（四）循证治疗步序

皮肤结核病的循证治疗步序见表 14-3。

表 14-3　皮肤结核病的循证治疗步序

项目	内容	证据强度
一线治疗	多种抗结核药	A
二线治疗	顽固的结核皮损：切除＋抗结核治疗	D
	耐药结核：二线抗结核治疗	A
	异烟肼耐药	
	异烟肼＋利福平（MDR）	

（五）治疗评价

1. 目前抗结核治疗的特点　面临多耐药菌的出现，因而常用联合治疗方案。

2. 新的抗结核药物　①阿米卡星（amikacin，AM）；②氟喹诺酮类：氧氟沙星和环丙沙星；③氯法齐明；④β-内酰胺类抗生素和β-内酰胺酶抑制剂：β-内酰胺类抗生素阿莫西林与β-内酰胺酶抑制剂棒酸联合使用。

3. 硬红斑　Radmemaker 报道，回顾伴有红斑硬结的 26 例患者的治疗情况，其中 4 例患者只接受了异烟肼治疗，2 例复发；13 例患者接受异烟肼、利福平，或异烟肼、对氨基水杨酸治疗，6 例复发。治疗时间 1 ～ 12 个月不等。三联药物治疗，5 例患者症状消退，8例患者复发，9例患者接受三联药物治疗9个月（联用异烟肼、利福平和乙胺丁醇），症状缓解。

4. 丘疹坏死性结核疹　Kullavanijaya报道，研究了11例丘疹坏死性结核疹病例，治疗方案使用三联药物：链霉素1g/d，用药3个月，异烟肼300mg/d和乙胺丁醇750mg/d，或用异烟肼、乙胺丁醇双倍剂量治疗，经过大约18个月的治疗，两组患者完全治愈。

5. 寻常狼疮　Marcoval报道，对10例寻常狼疮患者临床、组织病理学和细菌学的研究发现，有9例对9个月的联合抗结核化疗方案反应良好。此方案包括异烟肼5～10mg/kg，利福平10～20mg/kg和最初3个月使用乙胺丁醇15～25mg/kg。每次9个月疗程后，患者仅用异烟肼，复发2次。

6. 手术切除　Connolly报道，一免疫抑制患者，表现为下肢末端皮肤瘰疬，其使用异烟肼、利福平、吡嗪酰胺、乙胺丁醇四联药物治疗2个月，之后随即使用异烟肼和利福平治疗3个月无效。但在硬脊膜麻醉下采用切除术治疗，成功地达到治疗的目的。

（六）预后

1. 寻常狼疮　病程慢性，如不治疗可数十年不愈。患者常伴有内脏结核，也可伴有其他类型的皮肤结核。除由于溃疡和瘢痕收缩产生毁形之外，尚可在皮损或瘢痕上继发癌变，常见为鳞状细胞癌。

2. 瘰疬性皮肤结核　病程迁延多年，愈后留下凹凸不平的不规则或桥状瘢痕。

3. 丘疹坏死性结核疹　可逐渐自愈，愈后留有萎缩性色素沉着性瘢痕。

4. Bazin硬红斑　结节经3～4个月后大部分可自愈消退，留有轻度萎缩，易反复发生多年。

5. 颜面粟粒型狼疮　皮损常成批出现，1～2年可自行消失，愈后遗留天花样点状萎缩性瘢痕。

6. 播散性粟粒型结核　常因粟粒型肺结核或结核性脑膜炎死亡。

非结核分枝杆菌病

非结核分枝杆菌病（non tuberculous mycobacteriosis）又称非结核典型分枝杆菌病（atypical myco-bacteria，AMB）。非典型分枝杆菌属分枝杆菌属，既非结核杆菌，又不能归属于腐物寄生型分枝杆菌。该病可分为致病性和非致病性两类。非典型分枝杆菌感染大多发生于免疫功能受损的患者。在临床上，肺部、淋巴结、骨关节、肾及皮肤等感染均有报道。皮肤感染的临床表现多为肉芽肿性结节或坏死性溃疡。

【临床提要】

1. 海鱼分枝杆菌感染　又称游泳池肉芽肿（swimming pool granuloma，SPG）。

（1）基本损害：皮疹可为糜烂、疣状的丘疹或斑块，溃疡或坏死少见。在手、足、肘或膝部出现小丘疹样无痛性皮疹（图14-9、图14-10）。累及手臂的一连串结节性孢子丝菌样损害也很常见。

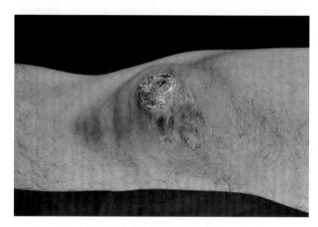

图14-9　海鱼分枝杆菌感染（1）
（广东医科大学　吴玮惠赠）

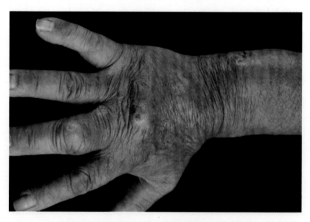

图14-10　海鱼分枝杆菌感染（2）
（广东医科大学　吴玮惠赠）

（2）发病特征：本病多见于儿童及青年，特别是在游泳池或养鱼池中皮肤遭受外伤而感染。一般在暴露于病原体3周后发病。病程呈慢性进行性，皮损存在多年而不伴疼痛。10%～20%的患者可于数月后自愈。

2. 堪萨斯分枝杆菌皮肤感染（skin infections due to Mycobacteria Kansasii，SIMK）由堪萨斯分枝杆菌所致，主要侵犯肺部，偶可侵及皮肤而发生皮损。皮损好发于易受外伤的部位，如四肢、面部。病变为疣状隆起的不规则结节，可类似孢子丝菌病。

【治疗处理】

（一）治疗原则

治疗原则：①应尽早进行病原检查和药物敏感试验，选用抗菌药物。②结核病用药也适用于非结核分枝杆菌病，通常需联合用药，一般以3～5种药物为宜。③多数非结核分枝杆菌病，疗程为6～24个月。④某些快生长型非结核分枝杆菌病，可同时进行外科手术治疗。⑤人类免疫缺陷病毒（HIV）感染/艾滋病（AIDS）（简称HIV/AIDS）合并鸟分枝杆菌复合群感染时需终身用药，但应避免使用利福平。

（二）基本治疗

非结核典型分枝杆菌病的基本治疗见表14-4。

表14-4 非结核典型分枝杆菌病的基本治疗

靶向治疗	杀灭病原体，治愈本病
方法选择	抗生素治疗
	SPG：米诺环素、克拉仙、利福平
	SIMK：抗结核药物、卡那霉素、米诺环素
	物理治疗：刮除、电干燥及电热疗
	手术治疗：切开引流，手术切除

（三）治疗措施

1. 游泳池肉芽肿 增效磺胺甲噁唑、利福平均为有效药物。有学者报道以利福平每日450mg口服，于3个月内痊愈。海鱼分枝杆菌的生长温度范围狭窄且偏低，若患部并用温热疗法（如透热疗法、红外线照射、温湿敷等）可望提高疗效。此外，尚可用病灶手术切除、二氧化碳激光、冷冻疗法等。也可考虑用菌苗（用卡介苗或培养的海鱼分枝杆菌制成的菌苗）方法。

2. 堪萨斯分枝杆菌皮肤感染 吡嗪酰胺、环丝氨酸、紫霉素及乙硫异烟胺稍有效。治疗应长期联合用药，也可试用卡介苗或用培养的本菌制成的菌苗。有报道用转移因子治疗1例取得明显疗效，转移因子取自曾患过肺部堪萨斯分枝杆菌感染的治愈患者，相当于$8×10^8$个淋巴细胞，皮下注射1次。亦可根据组织细菌培养，选用抗结核药物卡那霉素500mg，每周3次；米诺环素100～200mg/d，16周。

（四）循证治疗步序

分枝杆菌（非典型）皮肤感染的循证治疗步序见表14-5～表14-9。

表14-5 海鱼分枝杆菌皮肤感染的循证治疗步序

项目	内容	证据强度
一线治疗	米诺环素100mg bid/多西环素100mg bid	C
	克拉霉素500mg qd/bid	C
	甲氧苄啶-磺胺甲噁唑（TMP-SMX）160mg/800mg bid	D
	克拉霉素+利福平600mg qd	C
	克拉霉素+下列其中一种：乙胺丁醇（800～1200mg qd）、米诺环素、多西环素，或TMP-SMX。	D
	利福平+下列其中一种：乙胺丁醇、米诺环素，或多西环素	D
	克拉霉素+利福平+乙胺丁醇	D
	米诺环素+TMP-SMX	E
二线治疗	阿奇霉素500mg tiw	E
	利福平450mg qd+克拉霉素500mg bid+阿米卡星400mg静脉注射qd	E
	利福平600mg qd+克拉霉素500mg bid+环丙沙星500mg bid	E
	克拉霉素+氟喹诺酮（莫西沙星、环丙沙星、氧氟沙星）	E
三线治疗	单纯切除/刮除电干燥法/切开引流	E
	热疗法/光动力疗法/冷冻疗法	E
	辅助抗肿瘤坏死因子-α抑制剂	E

Chapter 14

表 14-6 龟分枝杆菌皮肤感染的循证治疗步序

项目	内容	证据强度
一线治疗	克林霉素 500mg bid ± 外科手术	C
	阿奇霉素 250mg/d，至少 6 个月	E
	克林霉素 + 氟喹诺酮（环丙沙星，莫西沙星，左氧氟沙星）± 手术	D
	克林霉素 + 多西环素 / 克林霉素 + 利奈唑胺	D
	克林霉素 + 妥布霉素 + 替加环素 + 手术	D
	替加环素 + 下列一项或更多：大环内酯，阿米卡星，利奈唑胺	E
	辅助手术	D

表 14-7 偶发分枝杆菌皮肤感染的循证治疗步序

项目	内容	证据强度
一线治疗	克拉霉素 500mg bid+ 左氧氟沙星 500mg bid，3 ～ 6 个月	C
	氟喹诺酮（环丙沙星，左氧氟沙星）单一疗法	E
	多西环素单一疗法 / 环丙沙星 + TMP-SMX	E
	克拉霉素 + 下列一项：米诺环素，TMP-SMX，环丙沙星	E
	阿米卡星 + 氧氟沙星	D
	辅助手术	

表 14-8 脓肿分枝杆菌皮肤感染的循证治疗步序

项目	内容	证据强度
一线治疗	克拉霉素 1g/d（成人），0.5g/d（儿童），3 ～ 6 个月 + 辅助外科手术	B
	克拉霉素 250mg bid+ 莫西沙星 400mg/d，4 ～ 5 个月	B
	克拉霉素 250 ～ 500mg bid+ 肌内注射阿米卡星 250mg 每周 3 次，3 ～ 6 个月	C
	替加环素 + 下列一种或多种：大环内酯，阿米卡星，利奈唑胺	E
	阿米卡星 + 下列一种或多种：头孢西丁，亚胺培南，替加环素，利奈唑胺治疗 2 ～ 4 周后口服克拉霉素 + 莫西沙星治疗	E
	难治性皮损：多种抗生素治疗 + 辅助 γ 干扰素	E
	辅助手术	D

表 14-9 溃疡分枝杆菌皮肤感染的循证治疗步序

项目	内容	证据强度
一线治疗	利福平 10mg/(kg·d) 口服 + 链霉素 15mg/(kg·d) 肌内注射，8 周（妊娠禁忌）	B
	利福平 10mg/(kg·d) 口服 + 克拉霉素每次 7.5mg/kg bid，8 周（妊娠期可用）	B
	前四周：利福平 10mg/(kg·d) 口服 + 链霉素 15mg/(kg·d) 肌内注射，后四周：利福平 10mg/(kg·d) 口服 + 克拉霉素 7.5mg/(kg·d) 口服	B
	利福平 10mg/(kg·d) 口服 + 莫西沙星 400mg/d，8 周	C
	利福平 + 环丙沙星，8 周	C
	抗生素基础上辅助外科手术	B
二线治疗	单纯广泛外科切除	B
	局部热疗（40℃）	D

（五）治疗评价

1. 海鱼分枝杆菌感染 ①利福平 / 米诺环素：Hiroko 等报道了 75 例海鱼分枝杆菌感染患者。利福平单独使用平均在 14 周之内发挥效用，米诺环素则为 6 周。敏感试验提示米诺环素比抗结核药物有效，米诺环素为治疗的推荐药物。②利福平 / 乙胺丁醇：Douta 等报道了 4 例患者对四环素无效，而对于利福平 300mg，2 次 / 日及乙胺丁醇 800 ～ 1200mg 联合使用有快速的疗效。③复方磺胺甲噁唑：Black 等报道了 3 例患者应用复方磺胺甲噁唑 2 片，2 次 / 日治疗有效。治疗时间为 6 周～ 3 个月。④ 环丙沙星 / 克拉霉素：Laing 等根据对 3 例患者的研究，认为环丙沙星 500 ～ 1000mg/d，联用克拉霉素 250 ～ 500mg，2 次 / 日，为有效的替代治疗药物。

2. 堪萨斯分枝杆菌感染 米诺环素：Dore 等报道 1 例有孢子丝菌病样堪萨斯分枝杆菌感染皮损的患者以米诺环素治疗有效。该患者使用米诺环素剂量为 50mg，4 次 / 日，持续 6 周。随后剂量减至 100mg/d 并持续用 10 周，皮损完全消除。

（六）预后

海鱼分枝杆菌感染虽可自愈，但常需 2 ～ 3 年。

堪萨斯分枝杆菌感染对抗结核药物较敏感，治疗容易成功。该菌引起的感染可复发，故有学者提出治疗应不少于 18～24 个月。

类 丹 毒

类丹毒（erysipeloid）为猪丹毒杆菌（erysipelothrix rhusiopathiae）所致的皮肤感染，皮肤症状酷似丹毒，主要见于经营家畜、鱼类、禽鸟的人或屠宰工人、兽医等，经受伤的皮肤感染致病。

【临床提要】

1. 局限型 感染 1～3 天内在侵入部位出现红斑、肿胀、疼痛、灼热或瘙痒，皮损呈紫红或略呈紫色，红斑向周围扩展，中央部分消退，边缘微隆起成环状，境界清晰（图 14-11）。偶尔有水疱或大疱，多发生于手及腕部。

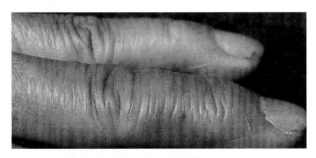

图 14-11 类丹毒
中指内侧紫红色斑，有光泽，边缘稍隆起，中央颜色较深

2. 弥漫型 少见。病变常发生在手指，皮损渐扩大，沿着手、腕、前臂和上臂扩展。

3. 败血症型 罕见，临床表现为三联征：皮疹、心内膜炎和关节痛。

4. 鉴别诊断 局限型类丹毒主要与丹毒相鉴别，本型无全身症状，皮损中央炎症消退可与丹毒相鉴别。弥漫型类丹毒需与多形红斑相鉴别；败血症型需与风湿热相鉴别。明确诊断需做组织活检。

【治疗处理】

（一）治疗原则

防治结合，尽早选用抗生素治疗。

（二）基本治疗

类丹毒的基本治疗见表 14-10。

表 14-10 类丹毒的基本治疗

靶向治疗	杀灭猪丹毒杆菌并缓解其造成的损害，阻止败血症发生
方法选择	首选青霉素，或替代抗生素，如红霉素、利福平

（三）治疗措施

治疗首选青霉素。对局限性损害，给予青霉素 240 万～480 万 U/d，连续 5～10 日，疗效最好。如果不能使用青霉素，可用红霉素 250mg，6 小时 1 次，连续 7～10 日，并且合用利福平也有效。对系统性感染，要用青霉素静脉注射，每日 1200 万～2000 万 U，连用 4 周。还可选用四环素、链霉素、氯霉素和头孢菌素。

（四）治疗评价及预后

大部分轻型病例经过约 3 周可自行愈合。有些患者经过一个短暂的明显愈合后，皮损可在原发部位复发，更可能在邻近原未受累部位复发。

棒状杆菌癣样红斑

棒状杆菌癣样红斑（corynebacterium ringworm-like erythema）亦称红癣（erythrasma），为微细棒状杆菌（corynebacterium minutissimum）所致。

【临床提要】

1. 经典型 发生于腹股沟、臀沟、腋窝和乳房下皱褶。损害为淡红色、褐色，斑片边缘清晰、表面干燥、上覆细小鳞屑，逐渐向外扩展。无自觉症状或轻度瘙痒（图 14-12）。

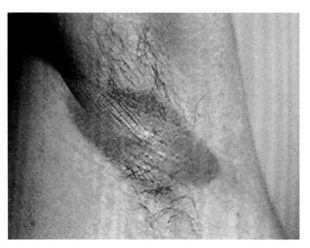

图 14-12 红癣

2. 趾蹼型 常发生于第 4、5 足趾间或第 3、4 足趾间，可见鳞屑、裂隙和浸渍。

3. 泛发型 有鳞屑的板层状斑片，分布于躯干和四肢近端。

4. 实验室检查 Wood 灯照射皮损，可见珊瑚红荧光。直接镜检可见革兰氏阳性细微棒状杆菌。

【治疗处理】

（一）治疗原则

选用抗菌药物，首选红霉素。

（二）基本治疗

棒状杆菌癣样红斑的基本治疗见表 14-11。

表 14-11　棒状杆菌癣样红斑的基本治疗

靶向治疗	杀灭微细棒状杆菌
方法选择	局部治疗：咪康唑、克霉唑软膏、莫匹罗星、克林霉素软膏
	系统治疗：红霉素、克拉霉素

（三）治疗措施

（1）局部外用抗生素和角质剥脱剂，如红霉素软膏、2% 莫匹罗星软膏、2% 夫西地酸钠软膏或硫黄水杨酸软膏。足部使用抗生素药皂冲洗有一定效果。亦有报道使用咪康唑，同样有效。

（2）口服红霉素或四环素 1g/d，连用 14 日。皮损很快消退，但常在 6～12 个月复发。

（四）循证治疗步序

棒状杆菌癣样红斑的循证治疗步序见表 14-12。

表 14-12　棒状杆菌癣样红斑的循证治疗步序

项目	内容	证据强度
一线治疗	夫西地酸乳膏	A
	咪康唑乳膏	C
	克霉唑乳膏	C
	2% 莫匹罗星软膏	D
	克林霉素洗剂或溶液	E
二线治疗	单剂量克拉霉素	B
	红霉素	C

（五）治疗评价与预后

采用红霉素 1g/d，5 日疗程对大部分有效，连续服用 2～3 周可根治。

腋毛棒状杆菌病

腋毛棒状杆菌病（corynebacterisis axillaris）亦称腋毛癣（trichomycosis axillaris），由纤细棒状杆菌（corynebacterium tenuis）所引起的感染性皮肤病。

【临床提要】

1. 基本损害 其特征为在毛干上产生黏着的黄色、红色或黑色的凝结物（图 14-13）。受损毛发脆弱，易折断。将结节压碎加 10% 氢氧化钾溶液处理，不规则菌鞘包绕毛干，高倍镜检见较短而纤细的杆菌。

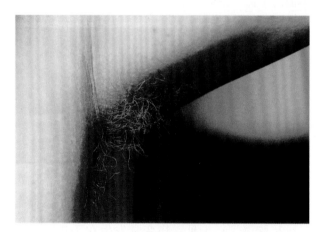

图 14-13　腋毛癣

2. 发病特征 腋毛多见，阴毛少见。患者少有多汗，汗液可呈黄色、黑色或红色，并染色皮肤和内衣。

【治疗处理】

（一）治疗原则

镜检可明确诊断，选用抗菌药物，局部有多汗者，需对症处理。

（二）基本治疗

腋毛棒状杆菌病的基本治疗方法为剃毛，外用抗炎杀菌软膏。

（三）治疗措施

剃去受累部位毛发，外用 5% 硫黄软膏、复方雷琐辛搽剂、2% 甲醛溶液、克林霉素、红霉素和抗生素药皂冲洗。

（四）治疗评价及预后

任何减少多汗的疗法均有疗效，但刮除腋毛加外用抗菌软膏的方法疗效发挥更快。

炭 疽 病

炭疽病（anthrax）或皮肤炭疽病（anthrax cutis）是炭疽杆菌所致人和畜类都可发生的急性传染病，通过皮肤、呼吸道和消化道三种方式感染人畜。

1. 流行报道　2001 年 9 月曾报道了 12 例炭疽临床病例，包括美国佛罗里达州发生的 2 例吸入性炭疽病例（其中 1 例死亡）和华盛顿特区发生的 4 例吸入性炭疽病例（其中 2 例死亡）。另外 6 例是皮肤接触性炭疽。

2. 病原学与传播　炭疽杆菌是一种粗大、革兰氏阳性、需氧、能形成芽孢的杆菌，大小为 $(1.0 \sim 1.5)\mu m \times (3.0 \sim 10.0)\mu m$。炭疽杆菌可根据 *vrrA* 基因分成 5 种类型。

炭疽杆菌分布在全世界，以芽孢形态存在于土壤中，可在人类中引起感染。人类通过接触感染动物或被污染的动物制品如兽皮、羊毛、毛发和象牙而获得炭疽感染（通常为皮肤接触性）。

【临床提要】

1. 基本损害　主要病变在内生孢子侵入后 1 ～ 7 日出现。初于病菌入侵处出现红斑、丘疹，迅速发展为脓血性大疱，疱破形成凹陷性坏死性溃疡，结炭末样黑痂。周围绕以显著的红肿带，无痛，微痒。

2. 发病特征　常见于颜面、颈部、手部、前臂等处（图 14-14），多单发。局部淋巴结红肿压痛。全身轻度发热、头痛。严重者畏寒高热，不及时抢救可短期内死亡。

3. 临床分型　①皮肤炭疽：95% 以上自然发生的炭疽为皮肤接触性，芽孢在切口或擦伤部位侵入，通常在上肢、面部或颈部；②肺炭疽：明显的出血性胸腔淋巴结炎和纵隔炎；③胃肠炭疽：

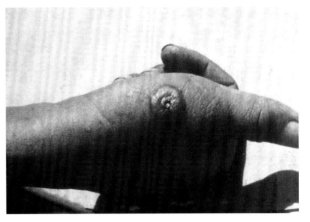

图 14-14　皮肤炭疽

症状在摄食烹制不充分的含有芽孢的肉食后 2 ～ 5 日出现，有严重的血性腹泻和急腹症；④口腔炭疽；⑤鼻咽部炭疽；⑥炭疽性败血症；⑦炭疽性脑膜炎：由吸入性炭疽后的菌血症而引发。

4. 实验室检查　脓汁涂片、培养，可检出革兰氏阳性炭疽杆菌（图 14-15），有荚膜和芽孢。取焦痂处渗液、水疱液、血液、胸腔积液、腹腔积液、脑脊液、尿液、粪便标本通过涂片染色，用显微镜证实有炭疽杆菌存在，同时分离培养炭疽杆菌并做药物敏感试验。血清确证炭疽病，可用酶联免疫吸附试验、蛋白印迹试验、毒素检出、色谱试验、荧光抗体试验检测阳性炭疽结果。新的诊断技术主要为 PCR 法扩增特异炭疽菌底物，该法能在 1 小时内快速检测出炭疽杆菌。巢式 PCR 法能快速检测 1g 标本中的炭疽杆菌 DNA 和 pOX1、pOX2 质粒。商用炭疽杆菌减毒株提取物皮试可用于炭疽现症或既往感染者，适用于急性病例的快速诊断和既往感染。

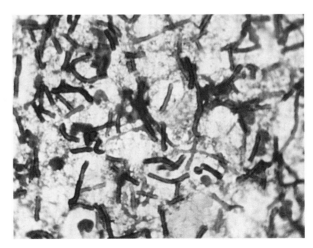

图 14-15　炭疽杆菌

5. 诊断及鉴别诊断 依据接触史、皮损特点，找到病原菌可诊断，需与疖、痈、蜂窝织炎相鉴别。

【治疗处理】

暴露后的预防用药，由于吸入炭疽杆菌的芽孢在发芽前有很长的潜伏期，因此建议长时间预防用药。由于在海外已出现对多种抗生素（青霉素、多西环素、氯霉素、大环内酯类和利福平）耐药的炭疽杆菌菌株，因此环丙沙星是初期治疗首选药物。

（一）治疗原则

治疗原则：①患者应强制住院，严格隔离；②皮肤损害禁忌挤压及手术切开；③尽早应用抗菌药物。

（二）基本治疗

炭疽病的基本治疗见表14-13。

表14-13 炭疽病的基本治疗

靶向治疗	杀灭炭疽杆菌，对抗和降解炭疽杆菌的三种毒素，即多谷氨酸荚膜肿毒（抑制吞噬作用）、水肿毒素、致死毒素；减少其对各系统的损害，如出血坏死和溃疡，改善临床症状，治愈本病、降低病死率
系统治疗	(1) 选用敏感的抗生素：四环素、红霉素、氯霉素、第三代头孢、环丙沙星。青霉素族已出现耐药 (2) 抗炭疽血清
局部治疗	碘酊、高锰酸钾、过氧乙酸
预防	易感人群接种灭活疫苗

（三）治疗措施

1. 治疗选择 既往首选大剂量青霉素或头孢类抗生素，其次为链霉素、阿米卡星。青霉素静脉滴注，成人1000万U/d，儿童500万U/d。目前青霉素已出现耐药。

可选用氨基糖苷类（如庆大霉素）、大环内酯类（如红霉素）、喹诺酮类（如环丙沙星）及四环素类（如多西环素），氯霉素也有效。暴露于炭疽杆菌后的预防建议见表14-14。

表14-14 暴露于炭疽杆菌后的预防建议

治疗类型	成人（包括妊娠期妇女和免疫功能受损者）	儿童
初期治疗	环丙沙星500mg，口服，每12小时1次；或多西环素100mg，口服，每天2次	环丙沙星10～15mg/kg，口服，每12小时1次或在年龄＞8岁和体重＞45kg的儿童中，多西环素100mg，口服，每天2次
在菌株已被证明对药物敏感情况下的最佳治疗	阿莫西林500mg，口服，每8小时1次；或多西环素100mg，口服，每12小时1次	阿莫西林，在体重≥20kg的儿童中，500mg，口服，每8小时1次；在体重＜20kg的儿童中，40mg/kg，口服，分3次服用（每8小时1次）

2. 多西环素和环丙沙星 动物实验表明，多西环素治疗炭疽非常有效，环丙沙星对于预防和治疗炭疽也有效。现在美国推荐环丙沙星和多西环素作为一线药物，推荐剂量是成人环丙沙星每次400～500mg，每日2次口服；多西环素每次100mg，每日2次口服；儿童环丙沙星10～15mg/kg，每12小时口服1次（不超过1g/d）；多西环素对8岁以上且体重大于45kg的儿童选择100mg，每12小时口服1次，其他儿童2.2mg/kg，每12小时口服1次，并且可合用其他1～2种抗菌药物。皮肤炭疽疗程一般7～10日，但生物恐怖相关炭疽疗程应延长至60日。上述治疗方法也可以作为预防性治疗方案。

3. 抗炭疽血清 毒血症严重者，为抵消大量炭疽毒素，在应用抗生素的同时可注射抗炭疽血清，皮试后首日100～125ml，第2、3天各30～50ml。

4. 临床表现明显的吸入性炭疽 对于患有临床表现明显的吸入性炭疽的成人，建议初期治疗是静脉滴注环丙沙星400mg，每12小时1次

（表 14-15）。考虑到脑膜炎并发症和大剂量静脉滴注青霉素可渗透进入脑脊液的临床经验，应使用两种药物进行初期治疗（环丙沙星＋青霉素）。

表 14-15　吸入性炭疽的抗微生物治疗

治疗类型	成人（包括妊娠期妇女和免疫功能受损者）	儿童
初期治疗	环丙沙星 400mg，静脉注射，每 12 小时 1 次	环丙沙星 20～30mg/(kg·d)，静脉注射，每日分 2 剂
在菌株已被证明对药物敏感情况下的最佳治疗	青霉素 400 万 U，静脉注射，每 4 小时 1 次；或多西环素 100mg，静脉注射，每 12 小时 1 次	环丙沙星 20～30mg/(kg·d)，静脉注射，每日分 2 剂，或在年龄＜12 岁的儿童中，青霉素 5 万 U/kg，静脉注射，每 6 小时 1 次；在年龄≥12 岁的儿童中，400 万 U，静脉注射，每 4 小时 1 次

5. 皮肤接触性炭疽　对于成人中的轻型皮肤接触性炭疽病例，建议口服环丙沙星（500mg，每 12 小时 1 次）治疗。如果菌株对药物敏感，口服多西环素（100mg，每 12 小时 1 次）或阿莫西林（500mg，每 8 小时 1 次）。在生物恐怖情况下治疗应持续 60 日，而对于自然条件下获得的病例只需 7～10 日。严重皮肤接触性炭疽采用与吸入性炭疽相同的药物和剂量进行治疗。

6. 局部治疗　可用敏感的抗生素，如四环素、红霉素、喹诺酮类溶液湿敷，严禁挤压。炭疽芽孢虽然抵抗力甚强，但对碘、过氧乙酸、环氧乙烷、高锰酸钾及甲醛等都比较敏感，故感染者皮肤破损处，可立即涂搽 3%～5% 碘酊，用 1：2500 碘液 10 分钟以上可杀死芽孢，用 5% 高锰酸钾液局部湿敷 15 分钟以上也可杀死芽孢，再涂用四环素软膏，效果更为可靠。

（四）循证治疗步序

炭疽病的循证治疗步序见表 14-16。

表 14-16　炭疽病的循证治疗步序

疾病	宜选药物	可选药物	备注
皮肤炭疽	环丙沙星	多西环素，阿莫西林	疗程 60 日
吸入炭疽	环丙沙星，多西环素＋克林霉素±利福平	苄星青霉素	开始治疗时用注射剂，疗程 60 日

（五）治疗评价

1. 总的评价　抗生素能有效抑制炭疽杆菌感染，但必须在接触炭疽后 48 小时内使用才可发挥作用。既往用青链霉素联合治疗就能治愈炭疽病，但最近有报道，已出现青霉素族耐药株。目前认为，四环素、红霉素族、第三代头孢菌素、喹诺酮类均是炭疽病的有效治疗药。

2. 抗微生物治疗　敏感抗生素：在体外，炭疽杆菌对大多数其他常用抗微生物药物均敏感，但炭疽杆菌对头孢呋辛、广谱头孢菌素如头孢噻肟和头孢他啶、氨曲南、甲氧苄啶和磺胺甲噁唑耐药。

3. 免疫与预防　用炭疽粉末沾染邮件制造"炭疽热"恐慌的事件屡有发生。WHO 近期已发布炭疽诊治指南，要求对于人为制造的以炭疽杆菌感染为主的生物恐怖活动应保持高度警觉。只有直接暴露于炭疽芽孢感染条件的人，才会患炭疽病。首次免疫，需每隔 2 周进行 3 次疫苗的皮下注射。炭疽疫苗接种后，抗体产生率为 93%，但并不具备长期保护作用，在 6、12、18 个月后需再行 3 次加强注射。以后必须每年加强注射 1 次。①皮肤炭疽：经过治疗者病死率仅 1%，未经治疗者病死率 20%。②肺炭疽：若未及时抢救，多在 24～48 小时内死于中毒性休克。③胃肠炭疽：未及时确诊和抢救，常并发感染性休克而于 3～4 日内死亡，死亡率约 25%。④炭疽性脑膜炎和败血症：病死率可高达 60%～90%。⑤口咽型炭疽病：气道堵塞，可造成死亡。

鼻硬结病

鼻硬结病（rhinoscleroma）是轻度的传染性疾病，由鼻硬结克雷伯菌（Klebsiella rhinoscleromatis）引起。最初局限于鼻皱襞，并侵犯呼吸道和泪器，发生浸润性肉芽肿、硬化和阻塞。

【临床提要】

1. 渗出、鼻炎或萎缩期 长期（数周或数月）

脓性鼻溢，伴恶臭，鼻腔有脓痂形成（图 14-16），症状类似于萎缩性鼻炎。

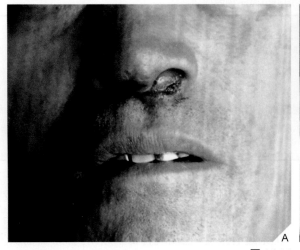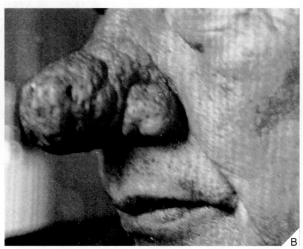

图 14-16 鼻硬结病

A.鼻前庭硬性结节伴有糜烂，阻塞鼻孔（杭州市第三人民医院 徐爱娥惠赠）；B.鼻部暗红色结节斑块，造成鼻畸形，貌似鼻赘（白求恩医科大学 张民夫惠赠）

2. 增生或肉芽肿期 鼻前庭的下部分发生浸润和阻塞，伴易碎的肉芽组织。向后扩展可累及喉和气管，阻塞呼吸道。

3. 纤维化（硬化）期 愈合过程有导致解剖结构变形和增生过程中受累结构的狭窄。

【治疗处理】

（一）治疗原则

支持、对症、全身抗生素治疗，必要时联合糖皮质激素和手术治疗。

（二）基本治疗

鼻硬结病的基本治疗见表 14-17。

（三）治疗措施

1. 全身抗生素 鼻硬结克雷伯菌对磺胺甲噁唑（SMZ）、链霉素、四环素、金霉素、三乙酰竹桃霉素（triacetyloleandomycin）、克拉霉素、庆大霉素、头孢噻啶和利福平敏感，对每一菌株进行抗生素敏感性试验。长程疗法可选用四环素，每日 2g，分次服用，共 6 个月，以后每日 1g，共 6 个月。对复发病例，应试用头孢氨苄或环丙沙星；也可用 SMZ 160 ～ 800mg，每日 2 次；联用倍他米松磷酸钠 4mg，肌内注射，每 3 周 1 次，共 6 个月。磺胺吡啶和青霉素对本菌无效。

2. 联合治疗 某些病例联合应用糖皮质激素和抗生素有效，但需几个疗程。

表 14-17 鼻硬结病的基本治疗

靶向治疗/治疗终点	杀灭鼻硬结克雷伯菌，连续半年的抗微生物治疗直至细菌学治愈，防止鼻、喉、气管的黏膜增生和阻塞，挽救生命
主要措施	四环素是首选，同时配合外科气道重建，利福平和环丙沙星是替代药物，硬化皮损可用利福平治疗，混合感染常见，需要加用克林霉素或三代头孢菌素
系统治疗	抗生素、SMZ、链霉素、四环素、抗生素＋糖皮质激素
手术治疗及手术＋激光治疗	矫正狭窄
局部治疗	盐水鼻腔灌洗

3. **手术治疗** 纠正严重的狭窄和功能异常，如鼻前庭狭窄、鼻咽部狭窄、喉蹼形成，鼻内镜技术和 CO_2 激光可用于治疗引起阻塞的瘢痕。

4. **局部治疗** 用盐水鼻腔灌洗，每日 2 次，共 4 周；或用 2% 依沙吖啶溶液进行鼻填塞，共 8 周。

（四）治疗评价及预后

此病常呈进行性发展，对治疗药物极具抵抗，在急性阶段，糖皮质激素有效。本病有一定凶险，病变终可延伸至气管，患者偶尔可死于窒息。

猫 抓 病

猫抓病（cat scratch disease）由汉赛巴通体（Bartonella henselae）感染所致，经猫抓引起。该病菌属革兰氏阴性细小微弯曲杆菌，在皮肤和结膜的原发损害处、淋巴结和其他感染组织中可以找到此种病原体。在猫蚤存在地区，大约 40% 的猫有此种微生物的无症状性菌血症（图 14-17）。

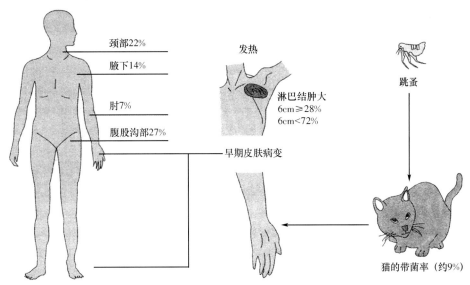

图 14-17 猫抓病传播示意图

【临床提要】

1. **潜伏期** 潜伏期 10 天，皮疹在被猫抓处发生。
2. **原发皮损** 在猫抓处 3 ～ 5 日内出现棕红色丘疹或结节，可破溃成溃疡（图 14-18），经几周后痊愈不留瘢痕。

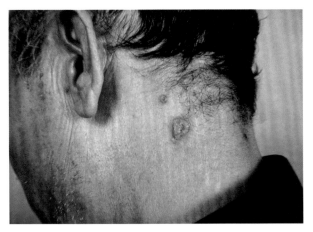

图 14-18 猫抓病

3. **再发皮损/淋巴结肿大** 局部淋巴结肿大 3 ～ 12 周后，原发病灶可再度出现红肿，局部淋巴结肿大且有触痛和化脓（10% ～ 50%），于 2 ～ 6 周排脓后自行消退。

4. **全身症状** 有发热。偶于躯干四肢出现斑丘疹、多形红斑、紫癜和结节性红斑。偶见急性脑病、溶骨损害、肝脾脓肿和高血钙。白细胞计数升高，猫抓病抗原皮试阳性。

5. **鉴别诊断** 需与淋巴结炎类疾病如细菌性淋巴结炎、非典型分枝杆菌感染、布氏杆菌病等相鉴别。

【治疗处理】

（一）治疗原则

防治结合，首选庆大霉素，或红霉素、四环素、多西环素。

（二）基本治疗

猫抓病的基本治疗见表 14-18。

表 14-18 猫抓病的基本治疗

靶向治疗	杀灭汉赛巴通体，减轻真皮中性粒细胞浸润和脓肿形成，消散淋巴结中央坏死和化脓性肉芽肿，治愈本病
方法选择	选用抗生素，淋巴结可抽吸

（三）治疗措施

一般治疗，如清洁患处、局部湿敷、镇痛、退热等。多种抗菌药物对本病有效，可选用阿奇霉素、庆大霉素及复方磺胺甲噁唑（SMZco）。庆大霉素每日 5mg/kg，静脉滴注；SMZco 中甲氧苄啶（TMP）每次 6 ～ 12mg/kg，磺胺甲噁唑（SMZ）为 30 ～ 60mg/kg，口服，每日 2 次，连续 7 日。此外，亦可试用氧氟沙星及红霉素。对重症病例可单独服用红霉素或多西环素，或两者分别与利福平联合应用 4 ～ 6 周。淋巴结化脓可抽吸脓液，一般不主张切开排脓或进行受累淋巴结活检，以免产生瘘管。

（四）循证治疗步序

猫抓病的循证治疗步序见表 14-19。

表 14-19 猫抓病的循证治疗步序

项目	内容	证据强度
一线治疗	对症治疗	A
二线治疗	阿奇霉素	A
三线治疗	红霉素 / 多西环素 / 利福平 / 环丙沙星 / 庆大霉素	C
	甲氧苄啶 + 磺胺甲噁唑 / 外科治疗	C

（五）治疗评价

具有全身症状或并发症的患者，推荐抗生素治疗。然而，总体而言抗生素治疗效果并不非常有效。

1. 阿奇霉素 Bass 等进行了一项前瞻性随机双盲安慰剂对照试验。在 30 日的观察中，14 例接受阿奇霉素治疗（用法为 500mg，应用 1 天，随后 250mg，应用 2 ～ 5 天）的患者中，有 7 例患者的淋巴结大小比原来减小 80%，而安慰剂组只有 1 例减少 80%。

2. 4 种抗生素 Margileth 等报道了 60 例有全身症状的本病患者，使用 4 种抗生素中的 1 种至少 72% 有效。使用有效抗生素的患者［利福平 10 ～ 20mg/(kg·d)，连用 7 ～ 14 日；环丙沙星 20 ～ 30mg/(kg·d)，连用 7 ～ 14 日；庆大霉素 5mg/(kg·d) 静脉注射，每隔 8 小时静脉注射 1 次，至少用 3 日；甲氧苄啶 - 磺胺甲噁唑，6 ～ 8mg/kg，每日 2 ～ 3 次，应用 7 日］比没有使用抗生素或使用无效抗生素的患者更快痊愈。

3. 儿童患者 Arisoy 等报道，16 例猫抓病患儿伴有肝脾炎，单独使用利福平［15 ～ 20mg/(kg·d)］，或者合并使用庆大霉素［7.5mg/(kg·d)］或甲氧苄啶 - 磺胺甲噁唑［10 ～ 12mg/(kg·d)］，在 1 ～ 5 日内，病情获得改善。

4. 环丙沙星 Holley 等报道，5 例患者口服环丙沙星（500mg，每日 2 次），在几天内症状改善，但在随访时尚有复发。

（六）预后

本病大多数病例淋巴结肿在 2 ～ 3 个月自然消退，不经抗生素治疗，绝大多数猫抓病患者可自愈。对多数典型病例，这种治疗并不能缩短疾病的病程。

杆菌性血管瘤

杆菌性血管瘤（bacillary angiomatosis，BA）是一种细菌感染性疾病。BA 的细菌病原学已是确实无疑的。电子显微镜下的皮损显示，此细菌菌膜与其他革兰氏阴性杆菌相似，100% 马血清内培养可产生一种小而呈多形性的革兰氏阴性杆菌。

杆菌性血管瘤的发病机制见图 14-19。

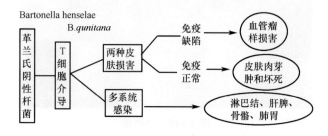

图 14-19 杆菌性血管瘤的发病机制

【临床提要】

1. 基本损害　三种皮肤损害：①化脓性肉芽肿；②皮下结节；③色素沉着硬结性斑（上皮样血管瘤）。

2. 发病特征

（1）免疫抑制/免疫正常：杆菌性血管瘤主要发生于免疫抑制患者，尤其是艾滋病患者。偶尔，杆菌性血管瘤可以发生于HIV阴性且无明显免疫受损的患者。

（2）免疫正常——肉芽肿和坏死：免疫功能正常的个体能抵抗这种细菌的增殖，产生肉芽肿和坏死，而不是血管瘤样损害。

（3）多系统损害：考虑为多系统感染。病原微生物播散到多个器官，最常见的是淋巴结、肝和脾，骨骼也可受累，肺、胃肠道、肌肉、口腔和脑组织也可出现损害，但较少见。

3. 组织病理　主要有两种类型的组织学损害，均为局部毛细血管的增生。

4. 诊断与鉴别诊断　具有上述典型皮肤损害其中之一，组织病理学显示血管及内皮细胞增生，伴有中性粒细胞浸润、白细胞破裂及杆菌形成的淡紫色颗粒，超微结构见杆菌聚集于表皮内。杆菌性血管瘤易与卡波西肉瘤和化脓性肉芽肿相混淆，其他需鉴别的疾病有血管角质瘤、寻常疣。

【治疗处理】

（一）治疗原则

重视本病的发生，明确有无免疫抑制及是否合并AIDS，有无合并症，积极治疗。

（二）基本治疗

杆菌性血管瘤的基本治疗见表14-20。

表14-20　杆菌性血管瘤的基本治疗

靶向治疗	抑制T淋巴细胞的介导与参与，并调节免疫功能，针对革兰氏阴性杆菌，应用抗生素消除瘤体
合并症治疗	监测和治疗HIV/AIDS
系统治疗	红霉素、多西环素、环丙沙星、利福平、异烟肼
局部治疗	对症处理

（三）治疗措施

红霉素是用于杆菌性血管瘤的主要治疗药物，效果已被一致肯定。红霉素250～500mg，4次/日，一般在治疗1周内皮损开始消退。有2例用多西环素100mg，2次/日，持续2周治疗成功，1例用环丙沙星治愈。还有报道利福平和异烟肼对杆菌性血管瘤可能有效。疗程通常为4周至6个月。杆菌性血管瘤对磺胺类药物、头孢菌素、青霉素的治疗均有明显的耐药性。放射治疗和细菌毒素对杆菌性血管瘤的治疗无效。

（四）循证治疗步序

杆菌性血管瘤的循证治疗步序见表14-21。

表14-21　杆菌性血管瘤的循证治疗步序

项目	内容	证据强度
一线治疗	红霉素/多西环素	C
	利福平	D
二线治疗	阿奇霉素/克拉霉素	C
	链霉素	D
三线治疗	庆大霉素/第三代和第四代头孢类药物	E

（五）治疗评价

（1）一般评价：本病用药时间至少应在4周以上，否则容易复发，而作用于细胞膜的青霉素、头孢菌素等药物则无效。

（2）Koehler等报道，在一项对照研究中，49例患者（92% HIV阳性）使用大环内酯类药物、多西环素、四环素、利福平有效。

（3）Koehler等报道，50例患者使用红霉素和多西环素治疗有效。

（4）Schlupen等报道，一位HIV阳性的患者（有10个月的足踝部杆菌性血管瘤病史），使用红霉素治疗，500mg，每日1次。12周时化验的标本PCR检测阴性，治疗成功。

（5）Mukunda等报道，一位患有杆菌性紫癜的AIDS患者，首先使用克拉霉素、环丙沙星、利福布汀混合注射，但患者继续发热，15日后再次出现杆菌性血管瘤。使用多西环素6周后，反应良好。

尽管典型患者有助于HIV感染的诊断，但有些患者可能并无其他免疫缺陷表现。

（六）预后

无合并症者，本病可能被治愈。未经治疗者，病情逐日加重。常见的死因分别是弥散性血管内凝血（DIC）和支气管阻塞。

窝状角质松解症

窝状角质松解症（pitted keratolysis）又称沟状跖部角质松解症，是多种真菌或细菌感染性疾病，以棒状杆菌和链霉菌可能性最大。

【临床提要】

1. 基本损害 皮疹为多数散在的浅表角质层剥蚀，呈环状或点状，直径为 2～4mm，边缘可绕以深色黑沟而呈火山口状。病损呈肤色、褐色或黑色（图 14-20）。伴多汗者可呈白色浸渍状，有恶臭。

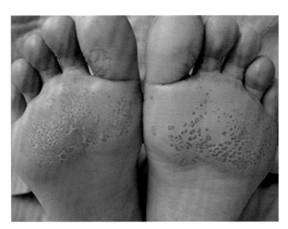

图 14-20 窝状角质松解症
（东莞市常平人民医院 曾文军惠赠）

2. 发病特征 好发于夏季，多见于足多汗者，常累及足趾下面、跖前部及足跟。

3. 组织病理 可见角质层上部局限性缺损，为革兰氏阳性球菌和丝状菌。

4. 鉴别诊断 本病需与点状掌跖角化症、汗孔角化病相鉴别。

【治疗处理】

（一）治疗原则

汗液潴留及浸渍是重要的易感因素。告知患者注意足部卫生及避免穿着密封不透气的鞋袜。

（二）基本治疗

窝状角质松解症的基本治疗见表 14-22。

表 14-22 窝状角质松解症的基本治疗

靶向治疗	敛汗、杀灭棒状杆菌和链霉菌，针对角质窝状松解，恢复正常角质层
方法选用	局部治疗：红霉素或克拉霉素、咪康唑、克霉唑、怀特菲尔德软膏 敛汗治疗：5% 过氧苯甲酰，10%～20% 氯化铝溶液 系统治疗：红霉素

（三）治疗措施

1. 治疗多汗症 可使本病缓慢得到控制。一线治疗药物为 2% 夫西地酸霜外涂，3～4 次 / 日，有时与六水合氯化铝溶液共用。4% 甲醛溶液有防腐作用，也可以减少多汗症。使用时可用纱布浸透此溶液置于一容器中，让患者坐或站着，足踏浸药的纱布 10～15 分钟，1～2 次 / 日。2% 戊二醛局部外用也能减轻多汗症。

2. 电离子透入（电渗）法 对掌跖多汗症有效。

3. 局部抗菌剂 红霉素及四环素也可用抗真菌药物如 1% 克霉唑霜及 2% 咪康唑霜或软膏外涂患处，2 次 / 日。亦可外用防腐剂。

4. 系统抗生素治疗 严重及顽固病例，可用口服红霉素 250mg，4 次 / 日 ×1 周可使此病消退。青霉素及磺胺类药物似无疗效。

（四）循证治疗步序

窝状角质松解症的循证治疗步序见表 14-23。

表 14-23 窝状角质松解症的循证治疗步序

项目	内容	证据强度
一线治疗	外用夫西地酸 / 六水合氯化铝 / 甲醛	E
二线治疗	外用莫匹罗星	D
	外用四环素 / 克拉霉素 / 克林霉素 / 红霉素 / 克霉唑	E
	外用克霉唑 / 咪康唑	E
	口服红霉素	E

续表

项目	内容	证据强度
三线治疗	外用戊二醛	D
	外用庆大霉素 / 福尔马林	E
	外用怀特菲尔德（Whitfield）软膏	E
	外用曲安西龙	E
	外用氯碘羟喹 / 氢化可的松	E
	外用柔性火棉胶 / 疏水软膏	E
	皮损注射肉毒杆菌毒素	E

（五）治疗评价及预后

1. 六水合氧化铝　20% 的六水合氯化铝置于无水乙醇配成的溶液可以减轻多汗症。晚上使用此溶液，搽药后晾干，对掌跖多汗症的疗效不及腋部多汗症。

2. 红霉素加氯化铝　Shelley 等报道了一例同时有棒状杆菌癣样红斑、腋窝毛癣病及窝状角质松解症的患者，以口服红霉素 250mg，4 次 / 天及手足底晚上外用 20% 氯化铝溶液治疗。3 周后，跖部多汗症及臭味明显减少，但窝状皮损仍存在。

3. 克林霉素溶液　Burkhart 报道了 3 例本病患者，以局部外用 1% 克林霉素盐酸溶液（660mg 溶于 55ml 70% 异丙醇及 5% 丙二醇中）治疗。该溶液外用于跖部，3 次 / 日。在 4 周内皮损完全消失。

4. 红霉素溶液　Shah 等报道了 2 例本病患儿，以局部外用 2% 红霉素溶液 2 次 / 日治疗，2 例治疗 3 周后得到治愈。

5. 六种药膏比较　Lamberg 报道了 12 例患者，患者一只足用于治疗，另一只足则作为空白对照或者用其他药物治疗。药物包括激素软膏、抗生素软膏、氯碘羟喹激素软膏、柔韧的火棉胶、怀特菲尔德软膏（Whitfield 软膏、苯甲酸及水杨酸软膏），以及甲醛（20% ～ 40%）。结果显示，甲醛（40%）软膏是最有效的，之后所有患者均使用该软膏，疾病治愈。

（许敏鸿　叶巧园　林映萍　蔡川川）

第十五章 真菌性皮肤病

第一节　表浅真菌病

真菌的形态和结构见图 15-1、图 15-2。

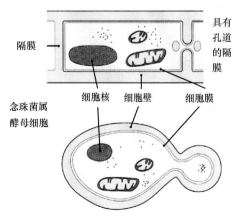

图 15-1　真菌细胞的结构

酵母菌	菌丝	双相型
单个，圆形的真菌细胞 如隐球菌属	丝状分布相互交叉形成菌丝体 产生孢子 可有几百毫米长 如烟曲菌/皮真菌	根据环境，不同的真菌可呈菌丝或孢子型 如荚膜组织胞浆菌、皮炎芽生菌、申克孢子丝菌

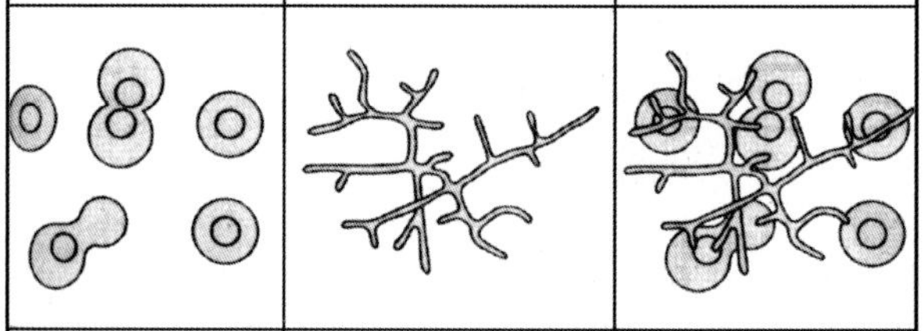

图 15-2　真菌的形态分类

花斑糠疹

花斑糠疹又称花斑癣，是由球形马拉色菌（*Malassezia globosa*，1992 年由法国 Guehe 命名）

引起的皮肤浅部真菌感染，但并非接触传染性疾病。

【临床提要】

1. 皮损形态　为黄豆至蚕豆大小的圆形或类圆形斑疹，边界清楚；表面覆盖糠秕样鳞屑，有光泽，皮损可为白色、红褐色或淡黄褐色（图 15-3）。

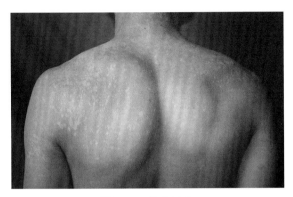

图 15-3　花斑糠疹

2. 发病特征　皮损好发于胸部、背部、腹部和肢体近端，面部、头皮和生殖器较少见，偶有轻度瘙痒。病程为慢性，常在冬季减轻或消退，夏秋季加重。

3. 临床分型　花斑糠疹可分为 4 型：①斑疹型；②毛囊型；③色素增加型；④色素减退型。

4. 实验室检查　①标本镜检：可见腊肠形、微弯曲的菌丝，直径 2 ～ 4μm，长 15 ～ 40μm。成群孢子圆形厚壁，直径 2 ～ 8μm，间或出芽。②亦可用透明胶带粘贴取材。③培养呈乳白色酵母样菌落。镜检见圆形或瓶形孢子，有时出芽。

5. 鉴别诊断　花斑糠疹需与白癜风、银屑病愈后色素减退斑、单纯糠疹相鉴别。

【治疗处理】

（一）治疗原则

杀灭和消除糠秕孢子菌，外用内服抗真菌剂。

（二）基本治疗

基本治疗参见糠秕孢子菌性毛囊炎。

（三）治疗措施

1. 局部治疗

（1）5% 硫化硒洗剂：每日外用 1 次，保留 5 ～ 15 分钟后清洗，持续 2 周；以后每月用药 1 ～ 2 次，

以防复发。

（2）1% 特比萘芬霜：外用有效。由于口服特比奈芬（商品名疗霉舒）后汗液中未能测得药物，故在治疗花斑糠疹时只外用特比萘芬霜剂，口服无效，因其不经汗腺分泌。

（3）其他：如 20% ～ 30% 硫代硫酸钠溶液、联苯苄唑、咪康唑、克霉唑霜或 50% 丙二醇溶液、5% 水杨酸乙醇等，以及酮康唑洗剂。

2. 全身治疗

（1）伊曲康唑：200mg/d，顿服，连用 5 ～ 10 天。

（2）氟康唑：50mg/d，顿服，连服 2 ～ 4 周；或每周 150mg，顿服，连服 4 周。

（四）循证治疗步序

花斑糠疹的循证治疗步序见表 15-1。

表 15-1　花斑糠疹的循证治疗步序

项目	内容	证据强度
一线治疗	**外用抗真菌药物**	
	酮康唑 / 联苯苄唑 / 特比奈芬 / 克霉唑 / 益康唑	A
	奥昔康唑 / 布替萘芬 / 环吡酮 / 氟康唑洗剂	A
	2.5% 二硫化硒 / 噻康唑 / 吡硫锌洗剂	B
二线治疗	**口服抗真菌药**	
	伊曲康唑 / 氟康唑	A
	口服药物预防	
	伊曲康唑	A
三线治疗	普拉康唑（口服三唑类）/ 阿达帕林	A
	萘替芬（外用丙烯胺类）/ 甲苯磺酸	B
	盐达帕康唑（外用咪唑类）	B
	柠檬草精油	B
	异维 A 酸	E

（五）治疗评价及预后

1. 外用益康唑　Katsambas 等研究发现，以 1% 益康唑洗剂全身洗浴，持续使用 30 天和 60 天后治愈率达 93%，与硫化硒相比，前者有较好的耐受率（分别为 98% 和 84%）。色素减退斑和色素沉着斑要较长时间才能慢慢消退。

如果没有偶尔给予预防性服药，2～12 个月后可能复发。口服异维 A 酸 40mg，每日 2 次，1 个月后花斑糠疹消失，推测可能与异维 A 酸改变了皮脂腺的分泌有关。

2. 防止复发　在花斑糠疹好发期每隔 30～60 天单次使用硫化硒、酮康唑或益康唑香波可减少复发。花斑糠疹发病与遗传易感性有关，虽然治疗有效，但治愈后第 1 年复发率为 60%，第 2 年复发率为 80%。

马拉色菌毛囊炎

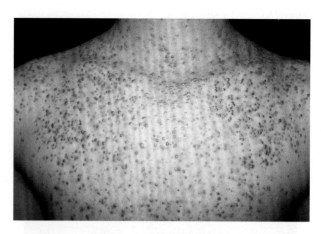

图 15-4　马拉色菌毛囊炎

马拉色菌毛囊炎（*Malassezia* folliculitis）又称糠秕孢子菌毛囊炎（*Pityrosporum* folliculitis），是由糠秕马拉色菌（*Malassezia furfur*）引起的毛囊感染，1973 年由 Potter 正式命名。其发病与皮脂腺活动有关。Jillson 认为，当用四环素治疗痤疮棒状杆菌（*corynebacterium acnes*）被抑制后，可能出现马拉色菌性毛囊炎。

【临床提要】

1. 基本损害　该毛囊炎为圆顶状毛囊性暗红色小丘疹或脓疱（图 15-4），直径 2～3mm，散在分布，周边有红晕。

2. 发病特征　皮损好发于胸部、背部，近年来本病常见，且顽固易复发，临床可呈非典型表现。一些患轻度痤疮的青年，用四环素抑制痤疮丙酸杆菌后，检查发生本病。

3. 鉴别诊断　马拉色菌毛囊炎需与痤疮、多发性细菌性毛囊炎、痤疮样药疹相鉴别。

【治疗处理】

（一）治疗原则

治疗原则同花斑糠疹，但疗程长，且易复发。

（二）基本治疗

马拉色菌毛囊炎的基本治疗见表 15-2。

表 15-2　马拉色菌毛囊炎的基本治疗

靶向治疗	杀灭和彻底清除糠秕孢子菌
首选系统抗真菌治疗	系统用抗真菌药物，治疗 1～2 个疗程，首选伊曲康唑、氟康唑，而酮康唑因其肝毒性不推荐作为系统用首选药物。特比萘芬口服不经汗腺分泌，也不推荐使用
局部治疗	轻揉促进药物渗入毛囊：酮康唑香波、特比奈芬霜、50% 丙二醇液、联苯苄唑霜、吡硫翁锌
物理治疗	冷冻、窄谱 UVB、UVA/UVB
难治性病例	外敷甲基氨基乙酰丙酸 + 光动力治疗

（三）治疗措施

（1）轻者以外用抗真菌药物为主。可选择外用 50% 丙二醇、益康唑、酮康唑、联苯苄唑霜等。可用 2% 酮康唑香波或二硫化硒香波洗澡，先保留 15～20 分钟后再清洗。严重者可内服伊曲康唑或酮康唑。

（2）伊曲康唑 200mg/d，疗程 2～4 周，至真菌培养阴性为止，停药后易复发，故需每月 1 次低剂量（200mg）伊曲康唑，每周用上述外用药物涂搽 1 次，以巩固疗效。有报道表明，伊曲康唑可引起心力衰竭，因而限制了它的使用。

（3）酮康唑（400mg/d，5 天后减成 200mg/d，再服 5 天）加外洗二硫化硒。

（4）氟康唑 50mg/d，顿服，连服 2～4 周；或每周 150mg，顿服，连服 4 周。

（5）对接受口服和局部抗真菌治疗无效病例，

局部外敷光敏剂 5- 氨基酮戊酸（5-aminolevulinic acid，5-ALA）或甲基酮戊酸（methyl aminolevulinate，MAL）的光动力疗法（photodynamic therapy，PDL）治疗。

（四）治疗评价及预后

（1）报道显示，酮康唑、氟康唑、伊曲康唑治疗均有效；内服酮康唑和伊曲康唑的治愈率分别为 84% 和 72%，治愈 + 显效率分别为 96% 和 94%，显著高于氟康唑片的 46% 和 60%。酮康唑和伊曲康唑的真菌清除率分别为 96% 和 94%，均高于氟康唑的 62%。但口服特比萘芬对于花斑糠疹、马拉色菌毛囊炎无效，因其不经汗腺分泌，而外用特比萘芬有效。

（2）此病侵犯毛囊，部位较深。外用一般抗真菌药效果较差。单纯外用药不如花斑糠疹的疗效快，常需用药 4 ～ 6 周。含有渗透剂的外用抗真菌药疗效显著，但易反复发作。

（3）酮康唑 200mg，每天 1 次，餐后服，15 ～ 30 天可治愈。疗效各地报道不一。本品可能损害肝功能，久服要定期检查肝功能。

（4）每周照射两次 NB-UVB 共 4 周，同时内服伊曲康唑 100mg/d；对照组口服伊曲康唑 200mg/d。两组治愈率分别为 53.85% 和 58.70%，有效率分别为 90.38% 和 93.48%，NB-UVB 联合低剂量伊曲康唑有效。UVA/UVB 联合治疗（132 例）：起始照射剂量 UVB $20mJ/cm^2$，UVA $4J/cm^2$，每次增加剂量 UVB $10mJ/cm^2$，UVA $1J/cm^2$，隔日照射 1 次，5 次 1 个疗程，治疗后随访 3 个月，127 例治愈（痊愈率 96%），另 5 例显著改善（4%）。

（5）防止复发，避免促发因素，改变环境因素如穿透气性好的衣服、出汗后立即擦干、勤洗澡和换衣有利于减少复发。伊曲康唑，每日 200 ～ 400mg 治疗应坚持到真菌培养阴性为止，以后可改为每月 1 次服低剂量（200mg）伊曲康唑，每周用硫化硒香波、吡硫翁锌洗剂或 2% 酮康唑洗剂洗 1 次，或每月外用 5 天联苯苄唑霜，保持培养阴性状态就可能防止复发。

（6）马拉色菌是人体皮肤和毛囊内的常驻菌群，药物治疗只是将菌量抑制到发病阈值之下，而不能永久清除，故本病难以"根治"。

掌　黑　癣

掌黑癣（tinea nigra palmaris）亦可简称为黑癣（tinea nigra），是一种由暗色孢科（*Dematiaceae*）真菌引起的浅部感染，常在手掌上形成淡褐色或黑绿色斑。

【临床提要】

损害开始为淡褐色斑点，边界清楚，不高出皮面，常为单个。以后逐渐离心性扩大，色泽变深，尤其是边缘，呈黑绿色（图 15-5），酷似硝酸银染色。

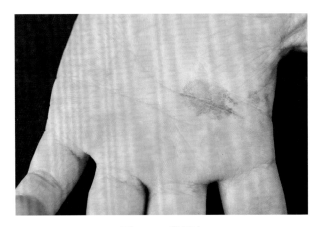

图 15-5　掌黑癣
皮损类似硝酸银染色

【治疗处理】

（一）治疗原则及基本治疗

外用抗真菌药物治疗。

（二）治疗措施

外用角质剥离剂和抗真菌制剂可治愈，如复方苯甲酸软膏、2% 碘酊、5% 硫黄软膏、克霉唑霜、咪康唑霜等，应持续 2 ～ 3 周以防止复发。

（三）治疗评价及预后

外用咪唑类药物如克霉唑、咪康唑、酮康唑、硫康唑和益康唑有效，灰黄霉素无效。单纯用 15 号 Bard-Parker 解剖刀刮掉浅表的表皮组织常有效。

第二节　皮肤癣菌病

头　癣

　　头癣（tinea capitis）是由皮肤癣菌引起的头皮和毛发感染。本病好发于儿童，主要由直接或间接接触患者、患病动物（猫、犬）或致病菌污染的物品而传染。

【临床提要】

　　1. 黄癣　目前除新疆、内蒙古等地区外，国内其他地区少见，致病菌为许兰毛癣菌。黄癣痂由黄癣菌及脱落的上皮细胞组成，硫黄色，碟形，易碎，中心有毛干通过，传染性强。毛发干枯无光泽，或弯曲，易拔除，但无断发；最后毛囊破坏，遗留萎缩性瘢痕和脱发。碟形黄癣痂、萎缩性瘢痕、永久性脱发是黄癣三大特征（图 15-6）。

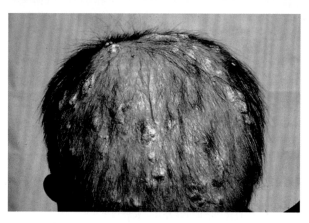

图 15-6　黄癣

　　2. 白癣　为我国头癣中最常见类型，为小孢子菌，至青春期可自愈。病损为白色鳞屑斑片，呈圆形或椭圆形，边界清晰。病发有菌鞘，干枯无光泽，长出头皮外 4 ～ 5mm 即折断，极易拔除。灰白色鳞屑斑、菌鞘和断发是白癣三大特征（图 15-7）。

　　3. 黑点癣　在儿童和成人中均可发病，是亲动物性和亲土性皮肤癣菌引起的头癣，常伴有较重的炎症反应，易引起脓癣，近年发病有上升趋势，多由白癣或黑点癣发展而来，致病菌多为大小孢子菌、须癣毛癣菌、石膏样小孢子菌等，也有紫色毛癣菌、红色毛癣菌、断发毛癣菌等亲人性皮肤癣菌感染所致。儿童和成人皆可发病。损害为

较小白色鳞屑斑，病发出头皮即折断，断发残根留在毛囊口内呈黑芝麻样黑点。愈后留有点片状瘢痕和脱发（图 15-8）。

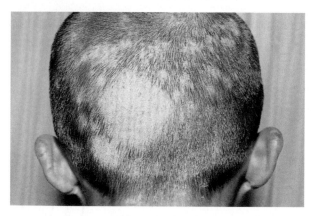

图 15-7　白癣

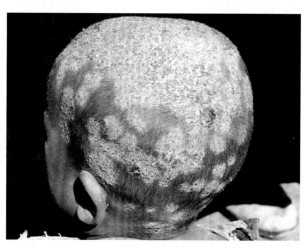

图 15-8　黑点癣

　　4. 脓癣　上述三型头癣均可伴发脓癣，是对真菌的强烈炎症反应。患者表现为化脓性毛囊炎，群集融合成炎性结节或肿块，似蜂窝状，界清，质软，毛发松动易拔除（图 15-9）。

　　5. 成人头癣　成人头皮皮脂丰富，其中的长链脂肪酸有抑制真菌作用，故头癣发病率明显低于儿童，且症状较轻微，易被忽视。绝经后女性头癣发病增多，与雌激素水平下降后皮脂腺退化有关。成人头癣患者多数有免疫功能受损的基础疾病，如糖尿病、贫血、长期系统应用糖皮质激素或免疫抑制剂，一般同时患有甲癣和手足癣。成人头癣的优势致病菌以毛癣菌属中紫色毛癣菌、断发毛癣菌为主。

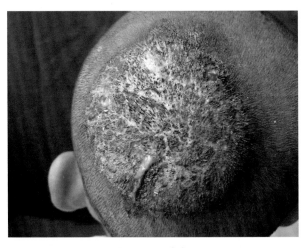

图 15-9 脓癣

6. 实验室检查

（1）真菌直接镜检（图 15-10）：①黄癣痂内可见鹿角状菌丝及孢子，病发内可见关节孢子和菌丝、气泡；②白癣，病发外见成堆或呈镶嵌状小孢子；③黑点癣，病发内见成串的链状大孢子。

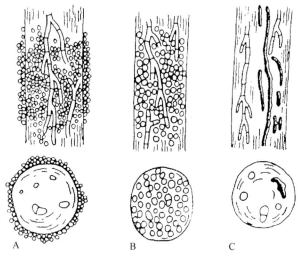

图 15-10 皮肤真菌损害毛发的直接镜检示意图
A. 白癣发外见成堆的小孢子，发内菌丝；B. 黑点癣发内见链状孢子，较大；C. 黄癣发内见孢子菌丝、气泡

（2）真菌培养鉴定菌种：将断发或头皮鳞屑接种于含抗生素（如氯霉素）的沙保弱葡萄糖琼脂培养基，25 ～ 28℃培养 2 ～ 4 周。也可以在培养基中添加放线菌酮，可以抑制非皮肤癣菌生长，有利于分离到皮肤癣菌。培养出真菌，根据菌落形态和镜下结构鉴定菌种。对于形态难以鉴定的菌株可用 DNA 测序法（常用片段为 ITS 区）或基质辅助激光解析电离飞行时间质谱（MALDI-

TOFMS）法明确菌种。

（3）Wood 灯检查：黄癣病发有暗绿色荧光，白癣病发有亮绿色荧光，黑点癣病发无荧光。

（4）皮肤镜检查：皮肤镜可辅助诊断及疗效观察，白癣可见摩斯电码样断发或发外菌套；黑点癣可见头皮黑点（毛发折断于毛囊口）或螺旋形发，部分表现为逗号样或问号样；治疗后长出的新发远端（原病发残端）呈现烟灰状。

7. 诊断及鉴别诊断 各型头癣的诊断主要根据临床表现、真菌直接镜检和培养等。但在临床上，有时尚应与下列疾病相鉴别：头皮脂溢性皮炎、头部银屑病、石棉状糠疹、斑秃等。脓癣应与头部疖肿相鉴别。

【治疗处理】

（一）治疗原则

追踪传染源，内服抗真菌药物为主，综合治疗，仍需坚持五字疗法（服、擦、剃、洗、消）方针。在许多情况下，灰黄霉素仍然是一种可行的治疗方法，但是进一步研究表明新型抗真菌药更加有效。

（二）基本治疗

头癣的基本治疗见表 15-3。

表 15-3 头癣的基本治疗

靶向治疗	杀灭头癣病原菌，达到病原学治愈，黄癣和黑点癣会留下瘢痕和脱发
内服抗真菌药	灰黄霉素、伊曲康唑、特比萘芬、氟康唑
外用抗真菌药	咪唑类、丙烯胺类药物常用，其他有吗啉类、环吡酮类（见下外用药物）
综合治疗	服、擦、剃、洗、消五字疗法

（三）治疗措施

头癣一般采用综合性治疗，即服、擦、剃、洗、消五字方案，具体措施如下所述。

1. 系统治疗 可选择抗真菌药物灰黄霉素、特比萘芬、伊曲康唑和氟康唑，后几种药物对于头癣的疗效与灰黄霉素相当，但安全性更高，不良反应较少。

灰黄霉素仍用于头癣治疗。儿童剂量 15 ～ 25mg/（kg·d），成人为 1g/d，分 2 次口服，连续

服药6～8周。我国灰黄霉素片剂为微粒化剂型，按照说明书用药。灰黄霉素对皮肤癣菌有抑菌活性，病情较重者选较高剂量。灰黄霉素对小孢子菌作用强于毛癣菌，治疗小孢子菌所致头癣疗程6～8周，毛癣菌所致头癣疗程更长（12～18周）。不良反应包括头痛、消化道症状、光敏感、中性粒细胞减少等，治疗前及治疗后2周做血常规和肝功能检查。

特比萘芬2岁以上儿童均可使用，儿童体重＜20kg，每日62.5mg；20～40kg，每日125mg；体重＞40kg，剂量同成人，每日250mg，疗程4～8周。特比萘芬对毛癣菌所致头癣疗效好，但对小孢子菌所致头癣，疗程需要适当延长至6～8周。

伊曲康唑治疗，儿童剂量3～5mg/(kg·d)，成人每日100～200mg，每日1次或分2次服用，疗程4～8周。胶囊在餐后用全脂牛奶（脂溶性）或可乐（酸性饮料）送服吸收更好。伊曲康唑口服液则推荐空腹服用，吸收率高于胶囊。

氟康唑治疗，儿童剂量3～6mg/(kg·d)，成人每日100～200mg，每日1次口服，疗程4～8周。对小孢子菌所致头癣，建议选用灰黄霉素或伊曲康唑；对毛癣菌引起的头癣，建议选用特比萘芬。

2. 外用抗真菌药　单独应用不能治愈头癣，但其作为辅助治疗可以降低带菌率及传染性。

目前已上市的外用药以咪唑类和丙烯胺类药物最常用。①咪唑类药物包括克霉唑、咪康唑、益康唑、联苯苄唑、酮康唑、硫康唑、舍他康唑、卢立康唑等。②丙烯胺类药物包括特比萘芬、布替萘芬和萘替芬等，以及咪唑类和丙烯胺复合制剂。③其他还有阿莫罗芬（吗啉类）、利拉萘酯（硫代氨基甲酸酯类）、环吡酮胺（环吡酮类）等。

3. 脓癣治疗　脓癣临床症状较重，系统抗真菌药物需选用剂量范围中的较高剂量，疗程也需适当延长。联合系统应用糖皮质激素［剂量1～2mg/(kg·d)］1～4周可缓解临床症状。脓癣合并细菌感染时，在体外细菌药物敏感试验结果指导下联合应用敏感抗生素。脓癣切忌切开引流。

4. "服、擦、剃、洗、消"五字方针　是我国医学真菌学者在20世纪中期防治头癣工作中总结出的防治重点，对目前防止头癣传播仍有一定的借鉴意义。

(1) 服药（服）：内服抗头癣药物。

(2) 外用（擦）：外用抗真菌药。

(3) 剪发（剃）：剃光头，每7～10天理发1次。

(4) 洗头（洗）：每天用温肥皂水洗头，以洗去带菌鳞屑和痂皮。

(5) 消毒（消）：对患者用过的物品，如帽子、枕巾、理发工具，要消毒处理，病发应焚毁。

疗程结束后根据临床表现结合真菌镜检和（或）真菌培养结果综合判断。一般患者每2周复诊1次，根据临床表现及真菌学检查，指导后续治疗。一般真菌学检查阳性后可以停止口服抗真菌药物，停药后定期复查，连续2～3次真菌学检查阴性后才可认为治愈。

（四）循证治疗步序

头癣的循证治疗步序见表15-4。

表15-4　头癣的循证治疗步序

项目	内容	证据强度
一线治疗	灰黄霉素（通常对小孢子菌属有效）	A
	特比萘芬（通常对毛癣菌属有效）	A
二线治疗	伊曲康唑	A
三线治疗	氟康唑／伏立康唑	C
	2%酮康唑／二硫化硒洗剂	B

（五）治疗评价

1. 五字方针　实践证明，以前应用的五字方针综合治疗措施在当前头癣防治中仍需强调应用。

2. 试用单纯外用治疗　郭宁如、吴绍熙建议根据当前头癣患者就诊早、损害数目少、范围小、症状轻及致病菌单纯等特征，可以单纯试验外用药治疗。

3. 灰黄霉素　价格便宜。灰黄霉素对大多数患者安全有效，儿童也能很好耐受。

鉴于对灰黄霉素敏感的许兰黄癣菌现已罕见，紫色毛癣菌及断发毛癣菌亦日趋减少，而对灰黄霉素不甚敏感的犬小孢子菌等皮肤癣菌感染的白癣及脓癣逐年增多，这就提示灰黄霉素在头癣治疗中的重要地位已经下降。

灰黄霉素治疗头癣，国外报道疗效不同。有报道，用250～500mg/d，治疗6周，真菌学治愈率 57.1%；350mg/d，治疗 6 周，真菌学治愈率80%；灰黄霉素，500mg/d，治疗 6 周，真菌学治愈率 94.1%。

4. 伊曲康唑 夏清等采用伊曲康唑 100mg/d，连续服药 30 天加局部外用 5% 硫黄软膏治疗 26 例患者，治愈率为 100%。封绍奎、吴绍熙用伊曲康唑治疗 12 例患者，每日 1 次，口服 100mg，连服 4 周后，临床和真菌学治愈率分别为 58.3% 和66.7%，6 周后临床和真菌学治愈率均为 83.3%。另一组 28 例患者，除每日 1 次 100mg 伊曲康唑外，同时每日白天局部外用联苯苄唑或特比萘芬软膏 2 次，晚上再用 2% 酮康唑洗剂洗头 1 次。该组患者 4 周的临床和真菌学治愈率分别为 78.6% 和85.7%，6 周后则上升至 85.7% 和 92.8%。

5. 特比萘芬 Hamn 等进行一项双盲试验，对35 例患者（平均年龄 9 岁）用特比萘芬治疗，治疗时间分别为 1 周或 2 周。根据体重选择剂量，体重 < 20kg，予 62.5mg/d；体重 20 ~ 40kg，予125mg/d；体重 > 40kg，予 250mg/d，观察 12 周，无疗效，继续用药 4 周，其病原菌主要是小孢子菌及毛癣菌。1 周后的治愈率是 56%，2 周后的治愈率是 86%。在 7 例由小孢子菌感染引起的患者中有 1 例在 1 周后治愈，其余 6 例在追加 4 周治疗后显效。

Haroon 等进行了一项随机双盲试验，160 例患者年龄介于 3 ~ 13 岁，53 例用药 1 周，51 例患者持续用药 4 周，其余持续用药 4 周。在这三组患者中特比萘芬使用剂量是相同的，主要致病菌是毛癣菌（71.5%）。在第 12 周进行评估，三组治愈率分别是 73.6%、80.4%、85.9%。

6. 伊曲康唑 / 特比萘芬 Jahangir 等进行一项双盲随机试验，观察伊曲康唑（n=28）和特比萘芬（n=27）的疗效，每天用量分别是 200mg 和250mg（体重 > 40kg）；体重在 20 ~ 40kg 者，剂量则减半；体重 < 20kg 者，用药剂量则再减半，两组患者疾病病原菌主要是毛癣菌属，在试验第 12 周对其进行评估，两种药物治愈率分别为85.7% 和 77.8%（没有显著性差异），研究显示两种药物在短期内具有相同的疗效。

7. 伊曲康唑 / 灰黄霉素 Lopez-Gomez 等进行一项双盲随机试验，用伊曲康唑和灰黄霉素治疗儿童头癣，每日用药剂量分别为 100mg 及 500mg，连续用药 6 周，在第 8 周进行评估，在 17 例用伊曲康唑治疗的患者中有 15 例患者有小孢子菌感染，而在灰黄霉素治疗组 15 例中有 14 例有同样的感染，在治疗结束后两组治愈率是相等的。

8. 特比萘芬 / 伊曲康唑 较灰黄霉素更安全，疗效相当或胜出，研究表明，它们是极好的替代药物。而有关氟康唑的经验不多，尚待进一步评价。

9. 二硫化硒洗剂 Gibbens 等报道 54 例儿童患者分别用 2.5% 二硫化硒洗剂和 1% 二硫化硒香波及普通香波 3 组进行对比治疗。另外，每天加15mg/kg 灰黄霉素，结果显示二硫化硒洗剂和二硫化硒香波治疗有效。

10. 酮康唑香波 Greer 等报道 16 例儿童患者每天用 2% 酮康唑香波持续 8 周，患者症状明显改善。15 例中有 5 例患者在用药 8 周后治愈。

（六）预后

1. 复发 用足够剂量的灰黄霉素、氟康唑或特比萘芬，一般不会复发。再接触头癣患者、无症状带菌者或污染的物品会增加复发率。

2. 自然病程 黄癣发展慢，多无自愈倾向，可留瘢痕形成永久性脱发。白癣发展快，不经治疗者可在大约 15 岁时自然痊愈，不留瘢痕。黑点癣经久不愈。

3. 预防 进一步加强普及头癣的防治教育。城市应加强养猫、犬的管理，患癣病的动物应及时处理。患者在未治愈前应减少与正常儿童密切接触；使用过的理发工具、帽子、围巾、枕巾等应灭菌消毒，病发要及时焚烧；应及时就医，禁止外用糖皮质激素类药物。

体癣和股癣

体癣（tinea corporis）是除手足、毛发、甲板及阴股部以外光滑皮肤上发生的皮肤癣菌感染。股癣（tinea cruris）是腹股沟、会阴部、肛周、臀部的皮肤癣菌感染。体股癣的致病菌以毛癣菌为主，最常见的是红色毛癣菌，其他还有须癣毛癣菌、絮状表皮癣菌、犬小孢子菌等。

【临床提要】

1. 皮损形态 损害为丘疹、水疱或丘疱疹，干燥后脱屑，皮损逐渐向周围扩展，形成环状，中心常可自愈，呈同心圆，多环，互相套叠，有活动进展的边缘，边界清晰，有鳞屑，或丘疹、水疱和脓疱，自觉瘙痒。皮损好发于潮湿多汗部位，如腰部、腹股沟等处（图 15-11、图 15-12）。

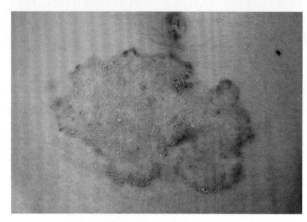

图 15-11 体癣（1）

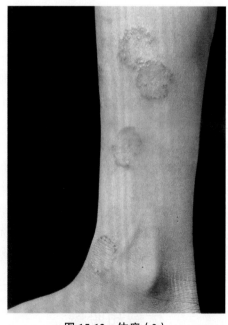

图 15-12 体癣（2）

2. 难辨认癣 长期外用糖皮质激素，偶钙调磷酸酶抑制剂所致。皮损不典型，广泛而无隆起的鳞屑性边缘，表现多样。

3. 真菌检查 皮损活动性边缘取鳞屑加 10% 氢氧化钾可检出病原真菌。亦可加乳酸酚棉蓝或 10% 氢氧化钾 -50% 派克墨水染色后观察，可见菌丝和孢子。

4. 诊断及鉴别诊断 依据临床表现、好发部位及真菌检查，诊断不难。其他有时应与钱币状湿疹、神经性皮炎、叠瓦癣、结核样型麻风皮损、环形红斑、环状肉芽肿、红癣、腋毛癣、脂溢性皮炎等相鉴别。

【治疗处理】

（一）治疗原则

体癣对局部用抗真菌剂反应良好，原则上以外用药为主，包括水杨酸苯甲酸酊、复方雷琐辛搽剂、10% 冰醋酸溶液、无色品红液，一般疗程在 2 周以上。

（二）基本治疗

体癣和股癣的基本治疗见表 15-5。

表 15-5 体癣和股癣的基本治疗

项目	内容	证据强度
一线治疗	**局部治疗**	
	1% 卢立康唑乳膏 /2% 硝酸舍他康唑乳膏	A
	1% 艾泊康唑乳膏 / 奥昔康唑 /1% 盐酸萘替芬	A
	克霉唑 / 咪康唑 /1% 环吡酮胺软膏	A
	0.25% 阿莫罗芬霜 /2% 芬替康唑乳膏	A
	1% 特比萘芬乳膏、溶液、凝胶或成膜溶液	A
	2% 酮康唑乳膏	D
二线治疗	**系统治疗**	
	伊曲康唑 / 氟康唑 / 特比萘芬 / 灰黄霉素	A

（三）治疗措施

1. 局部治疗

（1）抗真菌药：1% 联苯苄唑霜、2% 咪康唑霜、2% 克霉唑霜等。涂搽时自外向里，要超过皮损以外 3～5mm，为避免复发，每日 1～2 次，一般疗程 2 周以上。损害消退后再用 1 周，以消灭毳毛内真菌。

（2）抗真菌及角质剥离剂：复方水杨酸酊（水杨酸 3～6g，苯甲酸 6～12g，乙醇加至 100ml），复方雷琐辛搽剂（饱和碱性复方乙醇液 10ml、15% 碳酸溶液 100ml、硼酸 1g、丙酮 5ml、雷琐辛 10g）等。

（3）复方制剂含有抗真菌药物和糖皮质激素，如复方硝酸益康唑乳膏等，可用于治疗炎症较重的体股癣患者，但应注意避免糖皮质激素的不良反应，建议应用 1 ～ 2 周，随后改用单方抗真菌药物至皮损清除。

2. 全身治疗

（1）成人：泛发性或炎症明显者，可口服伊曲康唑（100mg/d，连续 15 天；或 200mg/d，连续 7 天）或特比萘芬（250mg/d，连续 1 ～ 2 周）、氟康唑（150mg/ 周，连续 2 ～ 3 周；或 50mg/d，连续 2 ～ 3 周）等。

（2）特比萘芬在儿童中的应用：青少年，体重 > 40kg（通常年龄 > 12 岁），每次 1 片（250mg），每天 1 次；儿童体重 20 ～ 40kg（通常年龄 5 ～ 12 岁），每次半片（125mg），每天 1 次；儿童体重 < 20kg（通常年龄 < 5 岁），临床上资料有限，只有在没有其他可选择的治疗方法及潜在治疗效益大于可能的危险情况时才可使用，口服特比萘芬不推荐用于年龄 < 2 岁的儿童。

（3）伊曲康唑在儿童中的应用：剂量、疗效和安全性缺乏足够的临床数据资料。Gupta 等用伊曲康唑治疗 85 例真菌感染患儿（其中头癣 61 例、体股癣 15 例、手足癣 8 例、甲真菌 1 例），每日 5mg/kg，体股癣持续治疗 1 周，手足癣 2 周，疗效满意，真菌学治愈率、临床治愈率均超过 80%。小于 2% 的患儿出现不良反应，表现为头痛、胃肠道不适或皮疹，有 3 例患儿出现轻度、可逆、无症状的血清生化值异常。

（四）治疗评价及预后

（1）随机双盲试验结果显示：外用 1% 盐酸特比萘芬软膏治疗体股癣 2 周后获得较为满意的治愈率、有效率和真菌清除率，停药后 2 周，上述指标进一步提高。

（2）特比萘芬、伊曲康唑和氟康唑是系统性治疗药物，安全有效。

（3）3% ～ 5% 水杨酸加 5% 沉降硫黄的韦氏软膏（复方苯甲酸软膏）30 年前普遍应用，但现在几乎不用了。在治疗开始的 3 ～ 5 天内，加用弱效糖皮质激素霜可迅速减轻刺激症状，且不抑制抗真菌药的效果。

（4）减少股部出汗，穿宽松的内衣内裤，尽可能保持股部干燥，均是重要的预防措施，撒纯滑石粉或抗真菌粉有帮助。

手癣和足癣

手癣（tinea manus）为手掌及指间皮肤癣菌感染，可蔓延到手背。足癣（tinea pedis）为足跖部、趾间的皮肤癣菌感染，可延及足跟及足背，但发生于足背者属体癣。红色毛癣菌为手癣和足癣的主要致病菌。

【临床提要】

1. 手癣和足癣临床表现相似，可分为下述四型

（1）趾间糜烂型：好发于趾间，以第 4、5 趾间和第 3、4 趾间常见，表皮角质层因湿润而浸渍发白松软，剥去浸软的腐皮，露出鲜红糜烂面（图 15-13）。

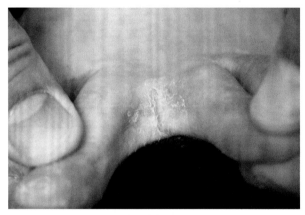

图 15-13　糜烂型足癣

（2）水疱型：好发于掌跖侧缘或指（趾）间，皮疹为 3mm 大小的丘疱疹或水疱，群集或散在，疱壁厚而紧张，不易破裂，数天后疱液吸收干涸，呈领口状脱屑。

（3）角化过度型：皮疹为暗红色斑片，边界清晰，角化过度，被覆点片状白色鳞屑，亦可有少许水疱。

（4）丘疹鳞屑型：多累及足跖，皮肤脱屑，丘疹干燥，呈弧形或环形。

2. 继发感染　易继发感染或湿疹化，可引起丹毒、淋巴管炎。

3. 真菌检查　取鳞屑或疱壁直接镜检，可查到菌丝或关节孢子，培养可阳性，手癣、角化型手足癣真菌阳性率低。

4. 诊断及鉴别诊断　依据手癣和足癣的临床表现和真菌检查易于诊断,应与湿疹、汗疱疹相鉴别。

【治疗处理】

(一)治疗原则

治疗原则与体股癣相似。外用抗真菌药物,泛发和严重病例选用系统性抗真菌治疗,防止和治疗合并细菌感染。

(二)基本治疗

手癣和足癣的基本治疗见表15-6。

表15-6　手癣和足癣的基本治疗

靶向治疗	杀灭致病真菌,达到病原学临床治愈
外用药为主	角化过度型:复方苯甲酸软膏、3%克霉唑霜、1%益康唑霜或1%联苯苄唑霜、2%咪康唑霜
	水疱型:2‰乙酸铅浸泡,干燥后再涂搽上述外用药
	趾间糜烂型:先用1%依沙吖啶溶液、1:5000高锰酸钾溶液湿敷,然后撒抗真菌的足癣粉,干燥后外用上述霜剂和软膏
外用药物选择	唑类:咪康唑、益康唑、克霉唑、酮康唑和联苯苄唑,疗程至少4周
	丙烯胺类:特比萘芬、布替萘芬、萘替芬,疗程至少2周
继发细菌感染	首先抗感染,然后再用抗真菌药
顽固难治病例	可口服伊曲康唑、氟康唑或特比萘芬

(三)治疗措施

手癣和足癣的治疗相似,应按不同临床类型进行相应处理。

(1)控制多汗是预防足癣的重要措施,可选用滑石粉、抗真菌粉(十一烯酸或癣退粉)或20%~25%六水氯化铝溶液。

(2)水疱型足癣先用3%硼酸或10%冰醋酸溶液浸泡,每日2次,每次10分钟,水疱干燥后外用抗真菌制剂。严重的病例用一些溶液湿敷或浸泡,如乙酸铝(aluminum acetate)溶液1份加水至20份常有效。

(3)急性糜烂型/间擦疹型足癣先用3%硼酸液湿敷,随后外用足癣粉、咪康唑或联苯苄唑粉等,每日1~2次,干燥后改用抗真菌霜剂。对于角化过度、皲裂明显者,可用尿素脂或康裂脂外涂或封包,角层变薄后再用抗真菌霜剂。抗真菌制剂每日外用1~2次,持续4周以上。

(4)慢性丘疹鳞屑型足癣外用抗真菌霜剂及含角质剥脱剂的软膏,如复方水杨酸软膏,或12%水杨酸、6%乳酸软膏。

(5)顽固型或严重感染可选用下列药物口服:①伊曲康唑,200mg/d,连续1周,或100mg/d,连续2~3周;②特比萘芬,250mg/d,连续2周;③灰黄霉素,0.5g/d,连用3个月,间擦疹型足癣可联用咪唑类药物外用;④氟康唑,50mg/d或每周150mg,连续2~6周。

(6)合并细菌感染选用敏感抗生素口服或静脉滴注,局部外用0.5%新霉素,或1:2000小檗碱液湿敷,然后应用雷琐辛糊剂、莫匹罗星软膏等抗生素制剂,感染控制后再用抗真菌制剂。

(四)循证治疗步序

手癣和足癣的循证治疗步序见表15-7。

表15-7　手癣和足癣的循证治疗步序

项目	内容	证据强度
一线治疗	对于大多数足癣患者,推荐局部治疗。凝胶与喷雾剂常用于指(趾)间的浸渍。乳膏和软膏用于干燥的角化过度病变	A
	局部用药	
	硝酸舍他康唑/硝酸益康唑/盐酸萘替芬/卢立康唑/特比萘芬(涂膜液)/布替萘芬/环吡酮胺/联苯苄唑	A
二线治疗	**局部用药**	
	酮康唑/甲苯磺酸达帕康唑	D
三线治疗	**局部用药**	
	40%尿素软膏/光动力治疗	D
	系统用药	
	伊曲康唑/特比萘芬/氟康唑/灰黄霉素	D

（五）治疗评价及预后

一个荟萃分析结果显示：唑类药物的真菌治愈率为 60%～91%，临床治愈率为 64%～95%；丙烯胺类药物的真菌治愈率为 62%～100%，临床治愈率为 66%～86%。随机对照研究显示，阿莫罗芬、环吡酮胺、利拉萘酯等药物的疗效和上述唑类或丙烯胺类近似。

Coehrane 数据库 2002 年的综述提示，特比萘芬的疗效优于灰黄霉素，伊曲康唑和特比萘芬比较疗效差异无统计学意义。

有可靠证据证明，口服抗真菌药物并不比外用药更有效治疗足癣，并且不良反应更多。

各种抗真菌剂对皮肤癣菌病皆有疗效，但本病易于复发。多汗症是一个诱发因素，因该病常开始在足部复发，故应劝告患者在洗澡后彻底擦干足趾，保持干燥，避免再次感染。

须　癣

须癣（tinea barbae）是面、颈、胡须部位毛发和皮肤的皮肤癣菌感染。常见的病原菌有须癣毛癣菌、疣状毛癣菌、红色毛癣菌。

【临床提要】

1. 浅表型 类似体癣，为边界清晰的环形红斑，活跃的边缘由细屑、丘疹、水疱或脓疱组成，皮损内胡须枯黄、易折断、拔除。

2. 深在型 为毛囊性脓疱、结节或脓肿，有时类似脓癣，瘙痒。

3. 直接镜检 见分枝分隔菌丝，病须可见发内或发外型感染。

【治疗处理】

（一）治疗原则

需口服抗真菌药治疗须癣，外用药可用来辅助治疗。

（二）治疗措施

大面积者需采用头癣治疗方法，小范围者拔须和外用药物。必要时可内服伊曲康唑、氟康唑或特比萘芬等并辅以外用抗真菌剂，以加速治愈。外用抗真菌药如咪康唑、克霉唑、奥昔康唑、硫康唑、益康唑、酮康唑、萘替芬、特比萘芬或环吡酮胺。患处应该用肥皂和水彻底清洗。患脓癣时，全身性糖皮质激素短期治疗有助于减轻炎症和减少瘢痕的危险。

（三）治疗评价及预后

经规范治疗，病情得到控制，预后良好。

皮肤癣菌疹

皮肤癣菌疹（dermatophytid）为皮肤对所感染真菌的一种变应性炎症反应。局部真菌代谢产物具有抗原性，随着血液循环达皮肤，引起发疹。这种继发性皮疹真菌检查阴性，癣菌素试验呈阳性，随着原发真菌感染灶的治愈，皮疹逐渐消失。

【临床提要】

1. 患者有原发活动性病灶 其周围皮肤或远离病灶部位皮肤突然发生红斑、丘疹或水疱，常伴瘙痒。

2. 皮损多样 可为结节性红斑样、汗疱疹样、湿疹样、丹毒样、多形红斑样、猩红热样、荨麻疹样等类型。

3. 诊断及鉴别诊断 癣菌疹的诊断必须具备：①有原发的癣菌感染灶；②其症状随原发灶的治愈而消失；③癣菌疹的真菌检查阴性；④癣菌素试验阳性。应与汗疱疹、丹毒、荨麻疹、湿疹等皮肤病相鉴别。

【治疗处理】

（一）治疗原则

积极治疗原发性真菌感染，外用药物应尽量避免刺激原有皮疹，建议内服抗真菌药。

（二）基本治疗

皮肤癣菌疹的基本治疗见表 15-8。

表 15-8　皮肤癣菌疹的基本治疗

靶向治疗	杀灭和清除致病真菌，控制变应性炎症反应
治疗原发真菌感染灶	系统或局部应用抗真菌药物
变应性炎症反应	抗组胺药、系统应用糖皮质激素

（三）治疗措施

1. 治疗原发真菌感染灶 外用 1% 联苯苄唑、1% 益康唑霜，必要时可内服伊曲康唑、氟康唑、特比萘芬等。

2. 控制变应性炎症 内服抗组胺药，如去氯羟嗪 25mg，3 次 / 天，严重时可加用糖皮质激素，100mg，3 次 / 天。

3. 变应性皮损治疗 外用安抚止痒药。

（四）治疗评价及预后

控制原发病灶及抗过敏反应后，皮疹很快消退。

甲 真 菌 病

甲真菌病（onychomycosis）是由皮肤癣菌和非皮肤癣菌等真菌感染引起的甲病变，致病菌包括皮肤癣菌、酵母菌及其他霉菌，以红色毛癣菌为主（85%）。甲癣（tinea unguium）仅指皮肤癣菌侵犯甲板所致的病变。

【临床提要】

1. 远端侧位甲下型甲真菌病（DLSO） 最常见。病原菌开始侵犯远端侧缘甲下角质层，继而侵犯甲板底面，甲板变色变质，失去光泽，甲板下有角蛋白及碎屑沉积，使甲板甲床分离脱落，整个甲板缺失。此病常由皮肤癣菌引起（图 15-14）。

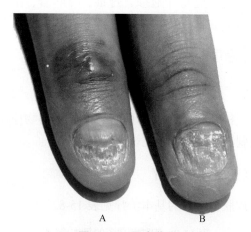

图 15-14 甲真菌病
A. 远端侧位甲下型（DLSO）；B. 全甲营养不良型（TDO）

2. 白色表浅型甲真菌病（SWO） 趾甲极为常见，病原菌只侵犯甲板表面，出现白点或白斑，可融合成片（图 15-15）。

3. 近端甲下型甲真菌病（PSO） 少见，开始甲近端有白点，扩大为白斑。甲板底面受累，整个甲板均可被累及。常由假丝酵母菌引起（图 15-16）。

4. 全甲营养不良型甲真菌病（TDO） 上述三型最终可进一步发展成此型。

5. 直接镜检 先用小刀刮去病甲表面疏松甲屑，再刮取甲屑于载玻片上，滴 10% 氢氧化钾后加热溶解角质，皮肤癣菌感染可查见分枝分隔的菌丝，常断裂为关节孢子样，培养阳性率低。为

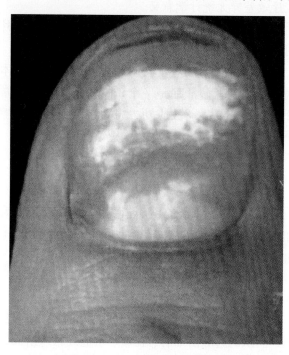

图 15-15 白色表浅型甲真菌病

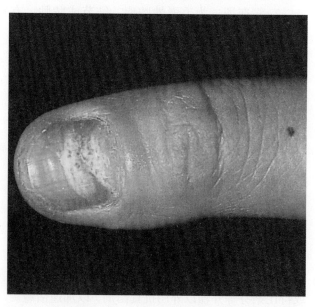

图 15-16 近端甲下型甲真菌病

提高阳性率，可用20%氢氧化钾，在56℃加热30分钟，将甲屑溶解，经离心、洗涤后取未溶解的菌体成分涂片，用派克墨水染色镜检。

6. 诊断及鉴别诊断　依临床和真菌学检查诊断，须与下列甲病相鉴别。

(1) 先天性甲病：先天无甲、反甲、球拍状甲，先天性外胚叶发育不良，20甲营养不良等。

(2) 皮肤病所致甲病：①银屑病，点状凹陷、甲下角质增生、甲增厚、甲分离、甲沟纹等。②扁平苔藓，甲纵嵴、点状凹陷、脆甲、甲胬肉、无甲症等。③湿疹，甲横纹、甲肥厚、甲板污黄等。④其他皮肤病的甲病。

【治疗处理】

（一）治疗原则

1. 明确甲真菌病诊断　应有真菌学证据。抗真菌治疗应在真菌学确诊后才能开始；皮肤癣菌是目前最常见的致病菌；对酵母菌和非皮肤癣菌霉菌的培养结果的解释应慎重。酵母菌常为继发感染，而非皮肤癣菌霉菌可能是受损甲上的腐生菌。

2. 治疗选择　局部外用治疗的疗效均不如系统抗真菌治疗疗效好。应根据不同甲真菌病的类型选用不同治疗方法及抗真菌药物。

3. 治疗目标　治疗的首要目标是清除病原体，使镜检和培养结果转阴。必须认识到真菌的清除并不总意味着甲恢复正常，因为甲可能在感染前即存在营养不良的情况。这种甲营养不良的病因包括外伤和非真菌感染引起的甲病，其真菌培养可分离出酵母菌或非皮肤癣菌的霉菌（分别是继发的致病菌和腐生菌）。

（二）基本治疗

甲真菌病的基本治疗见表15-9。

表15-9　甲真菌病的基本治疗

靶向治疗	杀灭致病病原菌，恢复正常甲组织，达到真菌学和临床治愈。口服伊曲康唑、氟康唑和特比萘芬，治愈率可达80%，延长时间可能更长
局部治疗	抗真菌剂：限于SWO或DLSO，如阿莫罗芬、噻康唑、水杨酸、甲基十一烯酸酯 其他：环吡酮、碘酊 软化脱甲：剥甲硬膏、尿素软膏、外涂抗真菌剂 手术拔甲：外涂特比萘芬软膏 外科拔甲：涂药联合治疗
系统治疗	单一药物：伊曲康唑、特比萘芬、氟康唑、灰黄霉素 联合治疗：口服抗真菌药物＋外用抗真菌药物，两种抗真菌药物

（三）治疗措施

1. 局部治疗　见表15-10。

表15-10　治疗甲真菌病的外用药物、推荐强度及证据级别

药物	推荐强度及证据级别
阿莫罗芬甲涂剂	推荐强度B，级别Ⅱ
噻康唑甲溶液	推荐强度C，级别Ⅱ
水杨酸	推荐强度E，级别Ⅳ
甲基十一烯酸酯	推荐强度E，级别Ⅳ

资料来源：英国皮肤科医师协会甲真菌病治疗指南. Br J Dermatol. 2003，148：1042-1410。

(1) 40%尿素软膏：涂于病甲上，塑料薄膜封包（注意保护周围皮肤），1~2天更换1次。5~10天后该甲板可被移动。可将甲板从甲床上提起，然后在近端甲皱处将其异常部分的甲割去，再外用抗真菌药物。此法软甲效果可达93.3%。

(2) 0.1%乙酸铅溶液：浸泡，约30分钟后用刀片将病甲刮薄，将3%或5%的乳酸碘酊涂于病甲上，每日1次，直至新甲长出。

(3) 手术拔甲加涂抗真菌药物：此方法是最常用的拔甲疗法。单纯外科除甲治疗的失败率约50%，且复发率极高，因为甲床内带菌率极高，临床已少用。

(4) 剥甲联合治疗：将剥甲硬膏（30%尿素，

加氧化锌、橡胶、汽油等）贴在患处，1周后取下，用刀将病甲削除后涂1%盐酸特比萘芬软膏。后两种方法适用于单发的病甲。

（5）阿莫罗芬（amorolfine，罗每乐）搽剂：是吗啉类广谱抗真菌药。它可同时抑制次麦角固醇转变为类固醇过程中所需的关键酶——14还原酶和7-8异构酶，使次麦角固醇堆积于真菌胞膜中，麦角固醇大量减少，终致真菌死亡。5%阿莫罗芬二氯甲烷或乙醇涂膜剂在24小时内能穿透甲，甲最表层的药物浓度约是最下层的100倍。外用5%

阿莫罗芬甲涂膜剂后，甲板及甲床中能达到足够的杀菌或抑菌浓度，能在甲下部角质中存留7天。5%阿莫罗芬二氯甲烷和乙醇涂膜剂在甲板上产生非水溶性胶膜，可维持1周。一般推荐5%甲涂膜剂，每周用1次或2次，指甲真菌病疗程6个月，趾甲12个月至临床痊愈。

（6）8%环吡酮（ciclopirox，商品名：巴特芬）：甲涂剂每日1次，持续6～12个月。

2. 全身治疗 见表15-11、表15-12。

表 15-11 甲真菌病的系统抗真菌治疗药物

药物	优点	缺点	相互作用的主要药物	推荐强度及证据级别
特比萘芬（治愈率76%）	抗真菌药，治愈率高，疗程短，依从性好	英国未批准用于儿童，没有混悬液剂型，特应性的肝和皮肤不良反应，1/400的人有可逆的味觉丧失	利福平能致药物血浆浓度下降，西咪替丁则引起浓度上升	A及I
伊曲康唑（治愈率63%）	广谱抗白假丝酵母菌活性，可用冲击疗法	治疗甲癣不如特比萘芬，疗程超过1个月要监测肝功能	合用H₂受体拮抗剂，苯妥英钠和利福平会降低伊曲康唑的疗效	A及I
氟康唑（治愈率48%，荟萃分析）	窄谱抗白假丝酵母菌（又称白色念珠菌）、毛癣菌活性	麻疹样疹、剥脱性皮炎、有肝毒性	对胚胎危害尚未肯定，妊娠期和哺乳期慎用	?

表 15-12 甲真菌病的系统治疗建议方案

	伊曲康唑	特比萘芬	氟康唑
甲癣（成人）			
	1. 指（趾）甲均有损害： 200mg/d，12周或者200mg bid，每月1周，3～4个月	250mg/d，12周	每周150～200mg，9个月
	2. 仅有甲损害： 200mg/d，6周或者200mg bid，每月1周，2个月	250mg/d，6周	每周150～200mg，6个月
甲癣（儿童）			
	＜20kg：5mg/(kg·d) 20～40kg：100mg/d 40～50kg：200mg/d ＞50kg：200mg bid，每月1周，指甲2个月，趾甲3个月	＜20kg：62.5mg/d 20～40kg：125mg/d ＞40kg：250mg bid，指甲6周，趾甲12周	指甲：6mg/(kg·w)，12～16周 趾：18～26周

3. 联合治疗 吴绍熙、郭宁如指出，综合口服药物结合外治的方法是目前提高甲真菌病疗效的重要方法。

（1）口服药物联合治疗：特比萘芬和伊曲康唑联合治疗甲真菌病是一种安全有效的方法，可以拓宽抗菌谱，加速起效，增加疗效。

（2）外用和口服药物联合：外用5%阿莫罗芬

甲搽剂联合口服灰黄霉素或特比萘芬可提高严重趾甲真菌病的治愈率。已有报道口服伊曲康唑加外用5%阿莫罗芬甲搽剂联合疗法，以及28%噻康唑溶液与灰黄霉素合用。

（3）与外科方法联合应用：包括清创术和剥脱术，与药物联合应用均能取得极高的疗效。处理全甲营养不良型甲真菌病要求患者在口服治疗前和治疗期间去除大部分的甲板。

（四）循证治疗步序

甲真菌病的循证治疗步序见表 15-13。

表 15-13 甲真菌病的循证治疗步序

项目	内容	证据强度
一线治疗	口服特比萘芬 250mg/d	A
二线治疗	口服伊曲康唑 200mg/d 或 400mg/d，每月口服 1 周	A
	口服氟康唑每周 300～450mg	A
	口服泊沙康唑 200mg/d	A
三线治疗	光动力治疗	B
	激光治疗	A
局部治疗	5% 阿莫罗芬甲搽剂 /8% 环吡酮胺甲搽剂	A
	10% 艾氟康唑溶液 /5% 他伐硼罗溶液	A

（五）治疗评价

1. 治疗甲真菌病的目的 目的是治愈，仅好转和改善意义不大，因为停止治疗后症状又会重现。治愈包括两个方面。①临床治愈：长出完全健康的甲；②真菌学治愈：即真菌镜检及培养均转阴，并持续阴性。因甲生长慢，故判断疗效一般要在 3～6 个月甚至 1 年后（图 15-17）。

治疗甲真菌病的口服抗真菌药主要为特比奈芬、伊曲康唑及氟康唑。

新型口服抗真菌病的疗程：特比奈芬（连续疗法）、伊曲康唑（冲击疗法）及氟康唑（每周 1 次疗法）。治疗指甲真菌病的疗程：特比奈芬连续治疗 6 周，伊曲康唑冲击治疗 2 个疗程，氟康唑每周 1 次持续 6～9 个月。治疗趾甲真菌病的疗程：特比奈芬连续治疗 12 或 16 周，伊曲康唑冲击治疗 3 或 4 个疗程，氟康唑每周 1 次，持续 9～15 个月。

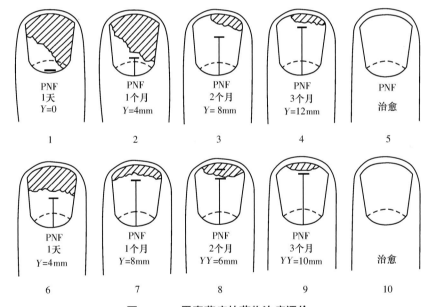

图 15-17 甲真菌病的药物治疗评价

阴影区为病变部位，— 表示邻近病变区的正常甲板上的表浅横切口（其内充盈墨水或染料），Y 表示此切口与近端甲皱（PNF）的距离：如果药物有效，病变区不会扩散到此标记的近侧，Y 值增加反映了正常甲板生长（标识 2～标识 5）；如果真菌侵犯到此标记的近端（Y 值变小），说明药物剂量不足（标识 8），需增加剂量才能治愈（标识 9、标识 10）

2. 外用疗法的联合使用 外科拔甲后加灰黄霉素粉，甲真菌病治愈率可达 75%。拔甲后外用抗真菌药物不封包法有 50% 的病例治疗失败，封包后治愈率明显提高。用二氧化碳激光除甲后外用抗真菌药 6 个月，12 例中有 6 例痊愈。在化学剥甲后外用各种抗真菌药物如咪唑类药物，疗效明显提高。郑碧忠等剥甲后加碘酊（10% 碘酊、冰醋酸 50ml）外用，每日 1 次，共 3 个月，6 个月后指甲治愈率达 75.9%，趾甲治愈率达 52.75%。不用剥甲硬膏，单纯用刀刮病甲板后用醋碘酊者，指、趾甲治愈率分别为 32.2% 和 21.59%。

3. 灰黄霉素 已批准用于 1 个月和以上的儿

童，与新型抗真菌药物特比萘芬和伊曲康唑的直接或回顾性对比研究均显示灰黄霉素不宜再用于甲真菌病的治疗。

4. 伊曲康唑

（1）药代动力学：可迅速进入甲，7天后即可在指甲远端检测到，停药后可在角质层保持抗菌浓度达6～9个月，因此可获得持久疗效。停止治疗后，随着甲的更新，向前推进，病甲也随之消失。此外，末端甲板中伊曲康唑的含量似乎与该药的临床效果相关，由此提出甲真菌病治疗推荐采用短期间歇冲击疗法。伊曲康唑一旦进入皮肤毛发及甲后，再回到血液循环者非常少，因此在血浆中已检测不到伊曲康唑时，角质组织中仍可检测到它。

（2）伊曲康唑疗效：全国21家大型医疗单位组成的伊曲康唑临床试验观察组，用伊曲康唑常规间隙冲击疗法对646例甲真菌病患者进行为期1年的临床观察。结果表明，伊曲康唑采用两周期和三周期疗法亦可获得较好的疗效。服药结束6个月，三周期疗法，临床治愈率为84.9%，真菌治愈率为98%；两周期疗法，临床治愈率为83.1%，真菌治愈率为97.7%。荟萃分析显示，伊曲康唑冲击疗法比持续疗法安全性高。

5. 特比萘芬

（1）扩散速度超过甲生长速度：一般抗真菌药在甲板内含量达到饱和并把真菌完全排除约需18个月。口服特比萘芬每日250mg治疗指（趾）甲真菌病时，平均7.8周（3～18周）在病甲远端测出特比萘芬，甲的正常生长速度为每周0.41mm。根据计算，该药物在甲板中扩散的速度超过甲的生长速度。

（2）特比萘芬疗效：①长程疗法。英国103例甲真菌病，每日250mg，趾甲真菌病用药12个月，指甲真菌病用药6个月。真菌治愈率：趾甲真菌病为80%，指甲真菌病为95%。②短程疗法。Goodfield等用疗霉舒每日250mg，12周，对85例甲真菌病（75例为趾甲感染，10例为指甲感染）进行治疗，指甲真菌病治愈率为71%，趾甲真菌病为29%；48周，趾甲真菌病治愈率为82%，指甲真菌病仍为71%。4例复发。③超短程疗法。王端礼治疗24例指甲真菌病，每日250mg或隔日250mg，共服药6周，服药后12周，每日服药组的临床和真菌治愈率均为93.8%，而隔日服药组的

临床和真菌治愈率为87.5%和100%。

6. 特比萘芬和伊曲康唑 治疗比较显示，这两种药物对甲真菌病的疗效都比灰黄霉素好，在两者间需要选择最恰当的治疗方案。英国甲真菌病治疗指南指出，有大量研究报道比较特比萘芬和伊曲康唑连续疗法的效果，大部分学者认为特比萘芬疗效更好。

在英国甲真菌病治疗指南中特比萘芬治疗甲真菌病的体内外疗效均优于伊曲康唑，是甲真菌病的一线用药，伊曲康唑是次要选择。

7. 氟康唑 抑制细胞色素P450相关的酶，能增强许多药物的作用。对氟康唑治疗甲真菌病研究的荟萃分析证实，其真菌学治愈率为48%。国外应用氟康唑治疗的甲真菌病主要是由念珠菌感染引起的，但治愈率低于特比萘芬及伊曲康唑，一般不推荐为一线药物。

8. 治疗失败 特比萘芬是治疗甲真菌病最有效的药物。下列因素与治疗失败明显相关：依从性差，吸收不好，免疫低下，皮肤癣菌耐药及甲生长停滞；除了这些因素外，治疗失败最常见的原因与药物动力学有关。甲下皮肤癣菌球因甲下有致密真菌成分的堆积，阻止了药物有效浓度的渗透。此时可采用甲部分剥离术。已有报道在治疗前拔甲，可使治愈率接近100%。长期随访研究提示，治疗开始后的12～24周，真菌学检查阳性预示治疗可能失败，应继续治疗或更换药物。

9. 伊曲康唑/特比萘芬的毒性 FDA宣布伊曲康唑和特比萘芬伴有严重的危险，可导致肝衰竭，使用伊曲康唑的患者少数发展为充血性心力衰竭，特比萘芬可伴发亚急性皮肤红斑狼疮。伊曲康唑冲击治疗患者已有少数肝功能异常。

10. 光动力治疗 体外研究证实红色毛癣菌可能是光动力治疗靶点之一，光动力治疗可抑制真菌生长达50%以上。Watanabe报道了光动力疗法成功治愈2例蹈趾甲真菌病，在甲酯ALA亲水软膏外用后分别接受准分子染料激光照射6次或7次，脉冲光波长为630nm，强度为$10J/cm^2$。

（六）预后

甲真菌病如不治疗，则持续存在和发展，采取有效治疗治愈率极高。

叠 瓦 癣

叠瓦癣（tinea imbricata）是一种由同心性毛癣菌引起的特殊类型体癣。在我国苏北、安徽曾有本病流行，目前已罕见。

【临床表现】

皮损为丘疹或斑丘疹，很快形成环状鳞屑，继续向外扩展，形成同心性双环脱屑（图15-18）。圆环数目常不超过10个，邻近的损害可融合，可形成更大的多轮状或涡纹状斑片。

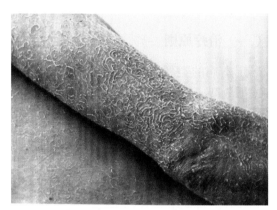

图15-18 叠瓦癣（鳞屑性损害，呈同心圆状排列）
（第三军医大学 刘荣卿惠赠）

【治疗处理】

（一）治疗原则

抗真菌治疗，如有免疫抑制者应提高免疫功能，延长治疗时间。

（二）基本治疗

叠瓦癣的基本治疗见表15-14。

表 15-14 叠瓦癣的基本治疗

靶向治疗	杀灭和彻底消除同心性毛癣菌，达到病原学和临床学治愈
系统治疗	应用灰黄霉素、伊曲康唑、氟康唑、特比萘芬
局部治疗	单独外用药物较难治愈，局部治疗可选用联苯苄唑霜，克霉唑霜，复方水杨酸、酊或软膏
防止复发	疗程延长，外用及口服药物应有足够时间

（三）治疗措施

本病侵犯表皮棘细胞层，故单以外用药治疗难以痊愈。治疗用灰黄霉素，用法同体癣。特比萘芬、氟康唑和伊曲康唑也有效。疗程要长，至少6周。局部外用克霉唑、联苯苄唑霜或咪康唑霜，一般需治疗2～3个月及以上。皮损消退后还应巩固治疗1～2周。

（四）治疗评价及预后

灰黄霉素口服有效，但停药后常复发；每日1g，分2次口服，至少连续用药1个月以上。Buolimulja等用特比萘芬（250mg，每日1次，连用6周）治疗30例患者，并用灰黄霉素（500mg，每日1次，连用6周）治疗25例作为对照，治疗组的临床和真菌学治愈率均为100%，对照组则为70%，停药后2个月和5个月的复发率分别为7%、31%和26%、33%。治疗停止后，有复发或再感染倾向。可能需予以治疗几个疗程，并使患者脱离炎热、潮湿的环境。

第三节 皮下组织真菌病

孢子丝菌病

孢子丝菌病（sporotrichosis）是双相真菌申克孢子丝菌复合体引起的皮肤、皮下组织、黏膜和局部淋巴管的慢性感染，偶可播散至全身。申克孢子丝菌复合体存在于土壤中和植物上，孢子通过皮肤外伤处植入。

【临床提要】

1. 皮肤淋巴管型 多发于四肢。初起为一皮下结节，进而呈暗红色，中央坏死、溃疡，表面有稀薄脓液或厚痂，称为孢子丝菌性下疳。之后沿淋巴管不断出现新结节，排列成串（图15-19）。

2. 局限性皮肤型（固定型） 好发于面、颈、躯干、手背等部位。皮肤损害局限于原发部位（图 15-20）。

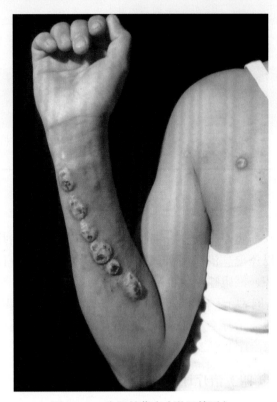

图 15-19　孢子丝菌病（淋巴管型）

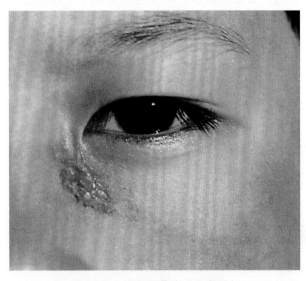

图 15-20　孢子丝菌病（固定型）

3. 播散型　继发于皮肤淋巴管型或自家接种，于远隔部位出现多发性结节。系统损害经血行播散，侵犯骨、关节、眼黏膜、肺、心、肝、脾、肾、各腺体和中枢神经系统。

4. 实验室检查　①直接镜检：取皮损处脓液和组织，涂片做革兰氏染色或 PAS 染色，可见染色阳性的卵圆形、梭形或雪茄烟形菌体。②真菌培养：有孢子丝菌生长。③组织病理：PAS 染色可找到孢子或星状体。

5. 诊断与鉴别诊断　皮肤淋巴管型诊断较易。对其他类型及可疑患者需要进行真菌培养，有时需多次培养，阳性者才能确诊。本病需与下列疾病相鉴别。

（1）着色真菌病：从分泌物镜检中可查到棕色成群、厚壁的圆形孢子。

（2）疣状皮肤结核：脓液中可查到结核杆菌。

【治疗处理】

（一）治疗原则

确定本病的类型：皮肤淋巴管型、局限性皮肤型或播散型。选定治疗方案。

（二）基本治疗

孢子丝菌病的基本治疗见表 15-15。

表 15-15　孢子丝菌病的基本治疗

靶向治疗	杀灭和清除申克孢子丝菌，减少并发症
全身治疗	酮康唑治疗无效，美国感染性疾病协会推荐连续使用伊曲康唑（100～200mg/d）3～6个月来治疗皮肤淋巴管型、局限性皮肤型孢子丝菌病，两性素 B 主要用来治疗严重播散性疾病
	应用碘化钾、伊曲康唑、特比萘芬、两性霉素 B、氟胞嘧啶（5-FC）、三维康或氟康唑
	先用碘化钾再加上两性霉素 B、灰黄霉素、氟胞嘧啶、特比萘芬、伊曲康唑以提高疗效
物理疗法	局部热疗，微波透热（申克孢子丝菌超过38.5℃不能耐受），液氮冷冻，碘化钾透入应用抗真菌药物
手术治疗	固定型适用
联合序贯治疗	应用两性霉素 B、灰黄霉素、氟胞嘧啶、特比萘芬、伊曲康唑（3～6个月），温热疗法先用碘化钾（4～6周）再加用上述药物以提高疗效

（三）治疗措施

1. 全身治疗

（1）10% 碘化钾：有特效，为首选药物。碘化钾溶液不是抑真菌药物，也不是杀真菌药物，通过影响患者对于病原菌的免疫应答起作用。开始小剂量,逐渐增加至每日3g,分3次口服。最大可逐渐增至6～8g/d。副作用有眼睑肿胀、流泪、头痛、咽喉炎等感冒样症状,以及腮腺肿大、恶心、呕吐、胃纳不佳等。对口服不能耐受者可用碘化钠,每日1g,静脉注射。皮损消退后应继续治疗1个月,疗程一般2～3个月。肺结核患者不宜用碘化钾。

(2)伊曲康唑:皮肤淋巴管型(100～200mg/d)、局限性皮肤型(50～100mg/d),均持续3～6个月。特比萘芬0.25g,每日2次,持续1～2个月。氟康唑200～400mg/d。

皮肤外型孢子丝菌病常需用两性霉素B,0.4～1.0mg/(kg·d),成人可增至30～35mg/d,静脉滴注,持续2～3个月。

播散型:可选择的治疗是伊曲康唑300mg,每日2次,持续6个月,接着200mg,每日2次,长期服用。替代疗法有两性霉素B 0.5mg/(kg·d)。

2. 局部治疗

(1)2%碘化钾或0.2%碘溶液外用或10%聚维酮碘外敷。

(2)2%球红霉素二甲基亚砜溶液外用,每日2次。

(3)两性霉素B(250～500mg,二甲基亚砜30ml,甘油20ml,水50ml)外用。

(4)热疗法,电热器或热疗垫局部加温至45℃,每日3次,每次30～60分钟,对孤立损害有效。

(5)原发性肺孢子丝菌病可局部切除,病灶周围用饱和碘化钾或两性霉素B处理。

(四)循证治疗步序

孢子丝菌病的循证治疗步序见表15-16。

表15-16 孢子丝菌病的循证治疗步序

项目	内容	证据强度
一线治疗	伊曲康唑/特比萘芬	A
	碘化钾	B
	两性霉素B(用于播散型孢子丝菌病)	E
二线治疗	氟康唑	B
三线治疗	温热疗法	D
	冷冻疗法	D

(五)治疗评价

1. 碘化钾 统计国内报道病例绝大多数服用碘化钾溶液治愈,碘化钾溶液因其疗效肯定、易于吸收且价格低廉,可为首选药物。绝大多数患者对碘化钾耐受性好,但个别患者因各种原因不宜接受碘化钾治疗。有研究表明,碘化钾联合抗真菌药物在治疗中可取得较好的疗效,且疗效优于单独用碘化钾治疗。

2. 唑类抗真菌药 口服碘化钾不能耐受者可用伊曲康唑、特比萘芬、两性霉素B。唑类抗真菌药物治疗本病有效。用药剂量和疗程目前尚无成熟的方案。吴绍熙进行了研究,用伊曲康唑及特比萘芬治疗皮肤孢子丝菌病8例,均获治愈。

3. 伊曲康唑 在孢子丝菌病治疗中是一个较理想的药物。在小鼠动物模型中,伊曲康唑治疗疗效优于特比萘芬。Pereira等也进行了对比研究,结果显示伊曲康唑的治疗效果优于酮康唑。

4. 骨关节孢子丝菌病 治疗较为困难,碘化钾无效,两性霉素B则有效,当与外科清创术相结合时疗效更好。伊曲康唑(400mg/d)是治疗骨关节孢子丝菌病的首选药物,治疗应至少持续12个月,疗程短可导致复发。

5. 联合治疗 研究证实两种药物联合应用有协同作用,如伊曲康唑联合卡泊芬净。全身泛发的、累及内脏系统的重症孢子丝菌病患者可考虑给予两性霉素B等治疗。

6. 肺孢子丝菌病 治疗亦困难,且易复发。急性期患者应使用两性霉素B[1.0mg/(kg·d)]治疗,当病情改善后应用伊曲康唑(400mg/d)进行替代维持。

对于孢子丝菌病,临床应用中的主要治疗方法是碘化钾饱和溶液和伊曲康唑。碘化钾的缺点是不良反应发生率很高,氟康唑和特比奈芬是备选药,两者都有效。伊曲康唑有效但疗程较长,其疗程与碘化钾相似,未来需要更多的特比奈芬与氟康唑的比较研究。

(六)预后

固定型或淋巴管型若不治疗则很少自愈,但一般不危及生命。若能及时诊断、适当治疗,可在1～3个月内痊愈。播散型为内脏型,如延误诊断，未及时治疗可引起死亡。

着色芽生菌病

　　着色芽生菌病（chromoblastomycosis）是由暗色丝孢科的一组真菌引起的皮肤和皮下组织感染，病程缓慢，可累及整个肢体，并可经淋巴和血行播散。

　　本病多因外伤后孢子植入皮肤而引起，病原菌为裴氏着色霉、紧密着色霉及疣状瓶霉、卡氏枝孢霉等。

【临床提要】

　　1. 好发部位　损害多见于足、小腿、手臂，亦有发生于面部、颈部、胸部、肩部、臀部者。

　　2. 皮肤损害　初起为炎性丘疹，顶端有脓性肉芽肿性或疣状突起（图 15-21），逐渐扩大，形成红色结节或斑块，周围浸润，表面结痂。痂下有乳头状肉芽肿，有脓栓或脓液溢出。

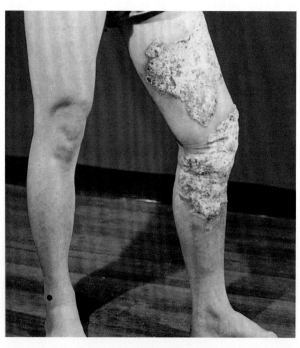

图 15-21　着色芽生菌病
（海军军医大学　廖万清惠赠）

　　3. 临床分型　乳头状瘤或斑块样型、疣状皮肤结核样型（图 15-22）、银屑病样型、树胶肿样型、足菌肿或象皮肿样型。

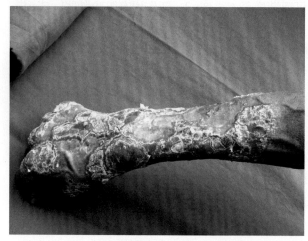

图 15-22　着色芽生菌病（疣状皮肤结核样型）
（广州中医药大学金沙洲医院　陈忠业惠赠）

　　4. 实验室检查　①直接镜检：可见单个或成群的棕黄色圆形厚壁孢子。②真菌培养：有暗色真菌生长。

　　5. 诊断及鉴别诊断　根据皮损特点、好发部位、外伤史、直接镜检，较易诊断。必要时做真菌培养，或组织病理检查发现孢子，即可确诊。但需与下列疾病进行鉴别诊断。

　　（1）寻常狼疮：溃疡分泌物中可查到结核杆菌。

　　（2）结节性梅毒疹：有梅毒史。梅毒血清学检查阳性。

【治疗处理】

（一）治疗原则

　　本病应早期诊断、早期治疗。系统使用抗真菌药物为主，病程长者或因瘢痕组织形成，侵犯面积较大，治疗困难；或因肢体残疾、癌变导致预后不良，治疗时需根据临床类型、不同部位、病情的轻重、患者的体质条件和经济条件分别对待。

（二）基本治疗

　　着色芽生菌病的基本治疗见表 15-17。

表 15-17 着色芽生菌病的基本治疗

靶向治疗	杀灭和清除病原菌，达到真菌学临床治愈，降低致残率，单独使用伊曲康唑 200～400mg/d，连续使用至少 6 个月，治愈率为 80%～90%；单独使用特比萘芬 500mg/d，连续使用至少 7 个月
局部治疗	冰醋酸湿敷、抗真菌药物，物理疗法：局部热疗、冷冻、激光、光动力疗法，小的皮损手术切除+抗真菌药物
全身抗真菌治疗	10% 碘化钾、伊曲康唑、特比萘芬、伏立康唑、泊沙康唑、酮康唑、氟胞嘧啶（5-FC）、两性霉素 B、氟康唑
联合治疗	物理治疗+药物治疗；伊曲康唑+特比萘芬、两性霉素 B+氟胞嘧啶或噻苯哒嗪

（三）治疗措施

1. 局部治疗

（1）手术切除：较小或较少的损害，手术切除，较大者切除后植皮。严格无菌操作，一次性彻底切除后严密封闭创面。术前要给予抗真菌和细菌双重治疗，切除范围要足够，切线距离皮损边缘不得少于 1cm，深度达深筋膜。术后继续系统性抗真菌治疗。

（2）物理疗法：冷冻、CO_2 激光、光动力疗法、电灼、电凝固、硫化铜电离子透入疗法均可用于较小皮损的治疗。应力求一次性治愈，亦应避免因损伤血管而发生播散。

（3）局部温热疗法：由于着色芽生菌病的致病真菌在 40℃便停止生长，温热疗法使局部温度达到 40～50℃，以抑制真菌生长。

20% 冰醋酸溶液对着色芽生菌有较强的抑制作用，35% 以上的冰醋酸溶液有完全杀灭该菌的作用。推荐用 20% 的浓度湿敷，延长治疗时间，会获得更安全而较好的效果。

两性霉素 B：皮损内注射。

2. 全身治疗

碘化钾 1～9g/d，疗程数年；噻苯哒嗪 2g/d，口服；氟胞嘧啶 100mg/kg，每日 4 次，直至总量 10g/d；伊曲康唑：成人 100～400mg/d，连用 1.5 年；氟康唑：200～400mg/d，静脉滴注，病情控制后改为 150～200mg/d，疗程半年。

（四）循证治疗步序

着色芽生菌病的循证治疗步序见表 15-18。

表 15-18 着色芽生菌病的循证治疗步序

项目	内容	证据强度
一线治疗	伊曲康唑/特比萘芬/联合治疗	B
二线治疗	两性霉素 B/氟胞嘧啶/泊沙康唑	D
	伏立康唑	E
三线治疗（可与一、二线联合，也可以是小范围病变或禁用系统治疗时的一线治疗）	冷冻治疗	B
	手术切除/热疗法/激光治疗/光动力治疗/联合治疗	D

（五）治疗评价

1. 治疗困难 如难以处理的淋巴水肿、纤维化、血管硬化；继发细菌感染和恶性转化；长疗程治疗患者顺应性差；个体的免疫反应，上述都可影响治疗疗效。

2. 伊曲康唑和特比萘芬 数个系列病例报道表明，大多数感染可能对特比奈芬或伊曲康唑有效，是目前公认的着色芽生菌病最有效的治疗方案，而面临的最大难题是尚无标准药物敏感试验方案，药物敏感试验针对的是菌丝，而不是繁殖体（硬壳小体），故不能完全代表体内情况。硬壳小体对治疗有抵抗，此外病原菌如裴氏着色霉不如卡氏枝孢霉和疣状瓶霉对药物敏感。

3. 第二代唑类药物 如泊沙康唑和伏立康唑，是用于深部真菌感染治疗的具有前景的药物，但价格昂贵，临床使用经验尚少。

4. 伊曲康唑 Queiroz Telles 等报道，19 例重度患者，接受伊曲康唑 20～400mg/d，8 例患者（42%）平均治疗时间为 7.2 个月（3.2～29.6 个月），获得临床及真菌学上的治愈。

Bonitaz 等将 12 例患者分为 3 组。第 1 组患者，只有小皮损，以伊曲康唑 300mg/d 治疗。第 2 组患者，也有小皮损，以 1 个或多个疗程冷冻治疗。第 3 组患者有大的皮损，治疗首先以伊曲康唑 300mg/d，直至皮损减少，接着再行 1 个或多个疗程的冷冻治疗。结果在第 1 组及第 3 组均有 2 例患者获得完全的临床及真菌学上的治愈，第 2 组的 4 例患者则全部治愈。

5. 特比萘芬 目前被认为是有效和安全的药

物。常用剂量为 250～500mg/d，而 500mg/d 被认为是治疗的最佳剂量。43 例着色芽生菌病患者经特比萘芬分别治疗 4、8、12 个月，治愈率可达 41.4%、74.1%、82.5%。李春阳等运用特比萘芬 250mg/d 治疗 3 例卡氏枝孢霉感染者，其中 2 例局限型痊愈，1 例淋巴管播散型好转，未发现不良反应。

6. 泊沙康唑　Negromi R 报道 6 例标准治疗方法无效的着色芽生菌病患者经口服泊沙康唑（新型三唑类抗真菌药）（800mg/d，分次口服）治疗，最长时间为 34 个月，5 例患者痊愈，且耐受性好。泊沙康唑有良好的共用前景。

7. 冰醋酸　有学者曾用 30%～50% 冰醋酸局部外用治疗此病 185 例，其中治愈 56 例（30.27%）。但该药浓度超过 25% 即有较强的局部刺激性，不但患者难以耐受，而且有引起病灶播散的危险。

8. 氟胞嘧啶　Lopez 等报道 23 例本病患者接受口服氟胞嘧啶治疗，时间为 2～67 个月。其中 16 例患者在 3 个月后治愈，7 例患者病情持续，这些患者在随后以两性霉素 B、维生素 D 及噻苯哒唑的治疗均告失败。氟胞嘧啶联合伊曲康唑可能对病变范围广泛的患者有价值。

9. 两性霉素　B Iijima 等报道以口服两性霉素 B 成功治疗一例 54 岁男性患者，起始剂量为 300mg/d，每 2 周增加剂量，直至最大剂量 2400mg/d（24 片）。

10. 物理治疗报道　用"袖珍加温器"固定在病损处，连续加热 9 周治愈本病 1 例。冷冻是利用低温破坏病损组织达到治疗目的。国内外均有不少报道应用冷冻治疗本病，取得一定疗效，亦有治愈的报道。通常需要多次冷冻，亦有报道冷冻后病损扩大。物理疗法适用于早期、小面积、疣状增殖不太严重，且无播散倾向的病损。

Pimentel 等报道以冷冻治疗 11 例本病患者，其中 5 例有局限性皮损，6 例有播散性皮损。冷冻时间为 30 秒至 4 分钟，循环次数为 1～40 次。具有局限性皮损的患者疗效良好并在治疗后 53 个月皮损完全消除。具有播散性皮损的患者，其中 3 例在治疗 26 个月之后完全缓解，另外 3 例则只有部分好转。

11. 手术切除加药物疗法　手术切除加药物疗法治愈率高，复发率很低，不论面积大小及有无播散病损均可采用。国内报道用这种方法治疗 52 例，一次治愈 51 例，治愈率达 98.08%。为保证手术成功和避免术后复发及继发感染需采取以下措施。

（1）术前及术后用药：术前全身应用抗真菌药物 0.5～1 个月，大面积损害时需用药 1～3 个月，术后继续用 0.5 个月。

（2）严格无菌操作：手术前除常规无菌消毒外，再用 2% 碘酊纱布垫覆盖并缝合于病损表面，在病灶切除后，局部创面用生理盐水冲洗 2 周。

12. 治疗探索　至今尚无治疗着色芽生菌病十分理想的药物，故任何治疗均很难达到 100% 治愈。有学者用长疗程口服伊曲康唑（200～600mg/d，12～36 个月）治疗，患者病情有显著改善。亦有报道用伊曲康唑治疗半年左右。有报告用特比萘芬治疗，250mg/d，连续口服 3 个月至半年以上，停药指征是真菌学转阴 1 个月以上也有良效。有学者采用伊曲康唑和特比萘芬每周交替或两药联合的方法治疗 4 例单用抗真菌药物口服疗效差的着色芽生菌病患者获得成功，也有推荐氟胞嘧啶与伊曲康唑联合。

13. 氟胞嘧啶　文献报道该药的有效率达 80%～90%，治愈率达 72%，治愈的病例连续服药 2 个月，最长达 67 个月。但该药治疗易产生继发性耐药菌株，导致病情复发、恶化而使治疗失败。

14. 光动力疗法　Lyon 等对两株裴氏着色霉和两株卡氏枝孢霉以 20% 亚甲蓝作为光敏剂处理后进行光动力疗法，减少了菌株的生长。还运用光动力疗法治疗着色芽生菌病，6 次治疗后皮损至少改善 80%。Yang 等对 1 例难治性着色芽生菌病患者以 5-ALA 作为光敏剂处理后进行光动力治疗，并联合特比萘芬和伏立康唑，获得很好疗效。

（六）预后

早期治愈率高，预后好。一旦发展至晚期，病损面积较大或泛发者，治疗难度较大，疗效差且易复发。若发生癌变亦可转移致死亡。尽管有这些治疗方法，但对有些患者的病损仍可能无效并且患者可能面临截肢。

足　菌　肿

足菌肿（mycetoma）又称马杜拉足（madura foot）或马杜拉菌病（maduromycosis），是由真菌

（真菌性足菌肿）或放线菌（放线菌性足菌肿）引起的皮肤、皮下组织感染，累及筋膜和骨骼。本病三个典型特征：①局限性肿胀；②窦道形成；③颗粒排出。

【临床提要】

1. 皮肤损害　皮损为暗红色丘疹、结节、脓疱，逐渐融合成肿块和多发性脓肿，与皮肤粘连。脓肿破溃后形成瘘管，引流液呈脓性及血性。日久，结节、肿块、瘘管及瘢痕同时布满受累肢体（图 15-23）。引流物中混有颗粒，颗粒可呈黄、白、黑等不同颜色，直径为 0.3 ～ 0.4μm 不等（图 15-24）。

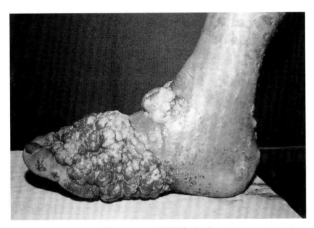

图 15-23　足菌肿（1）
（第三军医大学　刘荣卿惠赠）

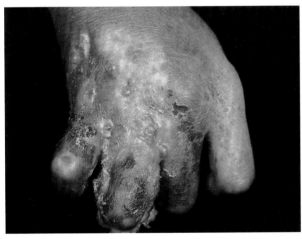

图 15-24　足菌肿（2）
（北京大学　王端礼、李若瑜惠赠）

2. 发病特征　多见于中年人。好发于四肢手足，尤以足部多见，常有外伤史。病情缓慢进展，侵及肌肉、肌腱、筋膜、骨骼，引起骨膜炎、骨坏死，造成肢体残疾。少数致病菌种可经淋巴和血液循环播散，从患者血液、脑脊液和肺部感染中均分离过尖端单孢霉和波氏足菌肿霉。

3. 真菌检查　颗粒直接镜检可发现真菌或放线菌菌丝。脓液或颗粒培养可鉴定致病菌种。

4. 组织病理　病理示化脓性肉芽肿，脓肿内可见颗粒，内含真菌或放线菌菌丝。

【治疗处理】

（一）治疗原则

治疗前应区别是真菌性足菌肿还是放线菌性足菌肿，致病菌不同，治疗方法也不同，需针对其进行治疗，且需要有足够的疗程。有骨损害或严重组织破坏可考虑外科治疗。

（二）基本治疗

足菌肿的基本治疗见表 15-19。

表 15-19　足菌肿的基本治疗

靶向治疗	杀灭致病菌，达到病原学和临床治愈，降低致残率
真菌性足菌肿	抗真菌药物两性霉素 B 效果不显著，可以使用酮康唑、伊曲康唑、氟康唑、伏立康唑和特比萘芬
放线菌性足菌肿	抗生素联合治疗，链霉素或阿米卡星加上甲氧苄啶＋磺胺甲噁唑或氨苯砜，治疗常经数月数年
外科治疗	严格选择适应证，外科清创，病灶手术切除，早期深部骨骼受累之前对其施行手术切除，晚期或需截肢

（三）治疗措施

1. 手术治疗　早期局限性损害可手术切除。切除需彻底，并避免污染，以防复发。进展期、危及整个肢体（如股骨受累）并有严重的疼痛，以及严重肢体破坏时，可考虑截肢术。

2. 抗细菌药物　用于放线菌和细菌性足菌肿，磺胺为首选，氨苯砜对巴西诺卡菌有效。联合治疗治愈率较高。常用氨苯砜（50 ～ 100mg/d）＋链霉素（0.75 ～ 1g）；复方新诺明（磺胺甲噁唑）（2 片，每日 2 次）＋链霉素；磺胺＋链霉素或利福平（450mg/d）等。其他有氨苄西林、红霉素、四环素等交替使用，以减少耐药，疗程 4 个月至 2 年，阿米卡星可用于顽固性诺卡菌感染。

3. 抗真菌药物　用于真菌性足菌肿，但疗效不佳。足菌肿马杜拉菌对治疗最敏感，60% 病例酮康唑治疗有效。两性霉素 B 仍为相当敏感药物，静脉滴注，渐增量，维持 6～12 周，也可 1～2mg/ml 局部注射；伊曲康唑每日 100～200mg，连续 3 个月。氟胞嘧啶对暗色真菌感染有效，每日 3～4g，可与两性霉素 B 或酮康唑联合应用。

药物治疗需在症状消失后持续 1～3 个月再停药，以防复发。

（四）循证治疗步序

足菌肿的循证治疗步序见表 15-20。

表 15-20　足分支菌病：真菌性足菌肿和放线菌性足菌肿的循证治疗步序

项目	内容	证据强度
一线治疗	磺胺类药物 / 氨基糖苷类	B
	伊曲康唑	C
二线治疗	阿莫西林克拉维酸钾 / 特比萘芬	B
	酮康唑	C
	泊沙康唑 / 亚胺培南	D
	伏立康唑 / 环丙沙星	D
	噁唑烷酮	E
三线治疗	利福平	C
	两性霉素 B	D
	外科手术	B

（五）治疗评价

1. 真菌性足菌肿的治疗　对化学药物治疗有效率较低，治疗持续的时间越长，治愈率越高。真菌性足菌肿的治疗还存在较多困难，需要进一步寻找有效的抗真菌药物。

2. 酮康唑　有学者采用 300～400mg/d 的剂量治疗波氏假性阿利什霉菌所致的感染有效，但须连续应用 8 个月。Venugopal 等报道 10 例患者口服酮康唑治疗，剂量为 400mg/d，持续 8～24 个月。该药患者较好耐受，且没有副作用。其中 6 例患者痊愈，在 3 个月至 2 年的随访中，没有证据显示患者有复发。Mahgoub 等进行一项临床试验，以酮康唑治疗 13 例患者，其中 5 例治愈，4 例病情改善。治愈的患者使用的剂量为 400mg/d 或者 300mg/d。那些仅有病情改善的患者剂量为 200mg/d。

3. 伊曲康唑　最近有一些长期治疗成功的报道，最初每日用药 200～400mg，逐渐减量至每日 100～200mg，连续用药 1 年以上。

4. 两性霉素 B　对顽固病例，目前仍为最有效的药物，但疗程应足够长。局部病灶可用 1～2mg/ml 的溶液做局部封闭。Resnik 等报道治疗 1 例 18 岁真菌性足菌肿患者，使用伊曲康唑，起始剂量为 100mg/d，2 个月后增加剂量至 200mg/d，6 个月后患者症状有明显改善。

5. 氟康唑　有学者报道 2 例足菌肿患者经氟康唑治疗痊愈。

6. 放线菌性足菌肿抗生素联合治疗　通常选用两联药物，如复方新诺明加利福平，后者使用期限长达 6 个月以上，同时其他药物仍需继续使用，直至临床治愈。治愈率较高，治疗应持续至疼痛和肿胀消失，无分泌物和颗粒排出，窦道闭合。

（六）预后

足菌肿损害特点是自局部向周围缓慢扩展，少数致病菌种可经血行播散，引起内脏感染，造成肢体残废。本病病程长，治疗易复发。早期足菌肿患者用烧灼法对损害区域进行彻底的清除，可以治愈。对进展期的患者，特别是真菌性足菌肿，常需要截肢。

第四节　系统性真菌病

副球孢子菌病（南美芽生菌病）

副球孢子菌病（paracoccidioidomycosis）又称南美芽生菌病（South American blastomycosis），是由巴西副球孢子菌引起的一种慢性肉芽肿性疾病。

【临床提要】

1. 发病特征　大多数感染者不出现症状，急性肺副球孢子菌病呈急性流感样表现。原发肺副球孢子菌病有发热、厌食、咳嗽、多痰，偶尔有胸痛和咯血。

2. 皮肤黏膜损害 大多数患者有口腔痛性溃疡或皮肤溃疡或疣状损害，多见于面部。通常为多发性、单个化脓性损害或皮下脓肿，引流性窦道较少见。

3. 局部淋巴结受累 是本病的一个特征性表现，偶尔淋巴结肿大和溢脓，尤其是颈部淋巴结肿大和溢脓可能是患者最先发现的体征。

4. 诊断及鉴别诊断 直接检查和培养证实病原菌为双相真菌，但最后确定诊断要依据分离菌株特异抗原的检测。本病应与芽生菌病、瘰疬性皮肤结核、雅司病、梅毒、孢子丝菌病和利什曼病相鉴别。

【治疗处理】

大多数副球孢子菌病例的治疗药物选择首选伊曲康唑，研究发现服药 3～6 个月后取得较好的疗效。本病需要长期随访，但复发率仍不清楚。酮康唑是另一药物选择。两性霉素 B 适用于那些病情进展快或严重感染的患者。氟康唑在实验性研究中有效，但直至现在仍未获得临床试验结果。

（一）治疗原则

依据损害的类型及免疫功能选择治疗方案，副球孢子菌病需长期治疗。

（二）基本治疗

副球孢子菌病（南美芽生菌病）的基本治疗见表 15-21。

表 15-21 副球孢子菌病（南美芽生菌病）的基本治疗

靶向治疗	杀灭和彻底清除巴西副球孢子菌，降低病死率。需长期评估和延长治疗时间
药物选择	伊曲康唑、两性霉素 B、氟康唑、酮康唑、磺胺类药物

（三）治疗措施

（1）两性霉素 B 静脉给药，总量 1～8g，鉴于该药的肾毒性和某些患者对低剂量的反应，限制总量在 3g 以下，每天 1mg/kg，4～8 周。

（2）酮康唑 200～600mg/d，口服，持续 1 年，

有脑膜炎患者不宜用。

（3）伊曲康唑、氟康唑疗效较满意。

（4）磺胺嘧啶疗效较好，但数年后常复发。

（四）循证治疗步序

副球孢子菌病（南美芽生菌病）的循证治疗步序见表 15-22。

表 15-22 副球孢子菌病（南美芽生菌病）的循证治疗步序

项目	内容	证据强度
一线治疗	伊曲康唑/两性霉素 B	B
	磺胺类两性霉素	B
二线治疗	酮康唑/氟康唑/伏立康唑	B

（五）治疗评价及预后

（1）伊曲康唑 200mg/d，连用 6 个月，或酮康唑 400mg/d，连用 6～18 个月，是可选择的治疗方法，并且 90% 以上的患者有效。Borgia 等报道，用伊曲康唑治疗 1 例 61 岁该病患者，开始用 400mg/d，服用 2 个月后减为 200mg/d。通过 2 年治疗后病情完全缓解。

（2）两性霉素 B 和磺胺有效，但是它们大多被更有效、低毒性的口服唑类药物所取代。

（3）在 HIV 感染者中，甲氧苄啶/磺胺甲噁唑仍保留用抑制剂量。在积极治疗完成之后，还应当长期使用该药。

（六）预后

本病广泛播散至皮肤和全身所有器官，若不治疗，患者最终死亡。本病可迅速进展为急性或亚急性过程，或呈慢性、缓慢进展。已经报道了许多例艾滋病患者患该病，通常发病急而病情重。

芽生菌病

芽生菌病（blastomycosis）又称北美芽生菌病或皮炎芽生菌病，是由双相型皮炎芽生菌（blastomyces dermatitidis）所致的一种慢性化脓性肉芽肿性感染，肺部有原发感染灶，偶尔发生血行播散，最常播散的部位是皮肤、骨骼和泌尿生殖道。

【临床表现】

肺芽生菌病多数无症状，有症状者表现为发热、咳嗽、胸部 X 线异常，呼吸道分泌物真菌培养阳性。

1. 皮肤损害　典型的皮肤损害呈疣状或溃疡性。大的损害周围常有小的微脓肿，中心有自愈倾向，周围边界向一边扩展，呈半圆形、匍匐状，约 50% 的患者有多发性损害。足部皮损常因病原菌直接植入创伤的皮肤而引起，并限于局部皮肤，数周或数月后自愈。

2. 其他　最常受累的部位是骨、男性尿生殖道，尤其是睾丸。

3. 病原学检查　由标本中镜检发现特征性出芽细胞可初步诊断，但最后确诊应根据培养结果。

【治疗处理】

（一）治疗原则

明确诊断，芽生菌病可能十分类似于疣状皮肤结核、梅毒、腹股沟淋巴肉芽肿、药疹、毛癣菌性肉芽肿和慢性匐行性坏疽性脓皮病。由于疣状皮肤结核和本病极为相似，如不借助实验室检查，临床上常不能予以区别。组织检查或分泌物涂片检查，结合病史可以确定诊断。根据本病的类型和免疫状况确定治疗方案。

（二）基本治疗

应用抗真菌药物，如两性霉素 B、伊曲康唑。芽生菌病的基本治疗见表 15-23。

表 15-23　芽生菌病的基本治疗

靶向治疗	杀灭和消除皮炎芽生菌，降低病死率
切开引流	局限肺病灶、脓肿
药物选择	两性霉素 B、伊曲康唑、酮康唑、氟康唑、伏立康唑
联合治疗	伏立康唑 + 两性霉素 B

（三）治疗措施

（1）脓肿和慢性病变组织可切开引流和切除。

（2）两性霉素 B 为首选药，其治疗方案：①首次剂量 1mg，溶于 5% 葡萄糖溶液中，2 ～ 4 小时内静脉滴注完；②每天 0.5 ～ 1mg/kg，总量 1 ～ 2g，持续时间 4 ～ 6 周；③每天最适剂量 15 ～ 30mg，持续 10 周。

（3）伊曲康唑 200 ～ 400mg/d，连服 2 ～ 6 个月。

（四）循证治疗步序

芽生菌病的循证治疗步序见表 15-24。

表 15-24　芽生菌病的循证治疗步序

项目	内容	证据强度
一线治疗	伊曲康唑	B
	脂质和脱氧胆酸两性霉素 B	C
二线治疗	氟康唑	B
	伏立康唑	C
	泊沙康唑	D

（五）治疗评价

治疗可选择伊曲康唑 200 ～ 400mg/d，连用 6 个月。对十分严重的患者可用两性霉素 B 总剂量 1.5g。氟康唑 400 ～ 800mg/d，至少用 6 个月，对 85% 的尚未危及生命的患者有效。

（六）预后

以前认为这种疾病是绝对致死性的，但近年来研究表明，有些病例是轻度进行性或自限性。

原发肺芽生菌病多数病例可自愈，少数可以转变成播散性芽生菌病。慢性皮肤及骨骼芽生菌病预后较佳。接种性芽生菌病局部淋巴结可肿大，但可自愈而不扩展。

假丝酵母菌病

假丝酵母菌病（candidiasis）是由假丝酵母菌属的某些种所引起的皮肤、黏膜和内脏系统的感染。假丝酵母菌为条件致病菌，长期应用免疫抑制剂、广谱抗生素和糖皮质激素及器官移植等均可诱发本病。在艾滋病患者中，假丝酵母菌常为首先出现的继发感染。

常见的致病菌为白假丝酵母菌，其他还有热带假丝酵母菌、克柔假丝酵母菌、近平滑假丝酵母菌、乳酸假丝酵母菌和高里假丝酵母菌等。

【临床提要】

1. 黏膜假丝酵母菌病

（1）口腔假丝酵母菌病（鹅口疮）：口腔黏膜白色假膜，基底有红色糜烂（图 15-25）。

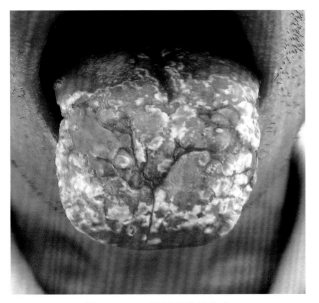

图 15-25 口腔假丝酵母菌病

（2）假丝酵母菌性口角炎：口角部浸渍发白、糜烂、结痂、皲裂。

（3）假丝酵母菌性外阴阴道炎：阴道黏膜上可出现假膜，白带中有乳酪样物质，局部红肿、糜烂、瘙痒。

（4）假丝酵母菌性阴茎头炎：包皮及阴茎头湿润潮红，为针头大丘疹，包皮内及冠状沟处见白色乳酪样斑片。

2. 皮肤假丝酵母菌病

（1）擦烂红斑：好发于皮肤间擦部位包括指间，有界线清楚的红斑、糜烂、浸渍发白（图 15-26）。

（2）假丝酵母菌性甲沟炎：甲沟红肿，触痛不明显，且很少化脓，指（趾）甲变厚呈淡褐色（图 15-27）。

（3）假丝酵母菌性肉芽肿：始于婴儿或儿童期，出现于面部及头皮等处，为结节肉芽肿，其上有黄棕色痂，剥去厚痂可见凹凸不平的肉芽增生面（图 15-28、图 15-29）。

（4）慢性皮肤黏膜假丝酵母菌病（CMC）：幼年发病，可侵犯口腔黏膜、皮肤、指甲及深部组织，表现为肉芽肿，常有免疫缺陷。

3. 系统性假丝酵母菌病 可有支气管肺假丝酵母菌病、消化道假丝酵母菌病、泌尿道假丝酵母菌病、心内膜炎、脑膜炎、败血症。

4. 实验室检查 毛发、皮屑、甲屑、黏膜白斑、痰、乳酪样粪便及空腹胃液在直接镜检下可见芽生孢子及假菌丝，还能培养出白色假丝酵母菌。

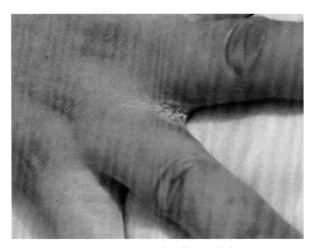

图 15-26 假丝酵母菌病间擦疹

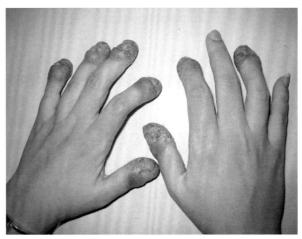

图 15-27 慢性假丝酵母菌性甲沟炎

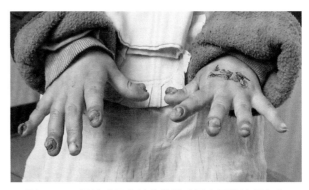

图 15-28 假丝酵母菌性肉芽肿（甲变厚呈淡褐色）

（川北医学院 眭维耻惠赠）

Chapter 15

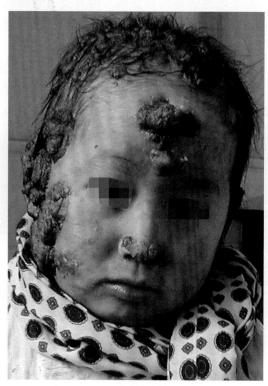

图 15-29　假丝酵母菌性肉芽肿
（川北医学院　眭维耻惠赠）

5. 诊断及鉴别诊断

（1）诊断：皮肤黏膜假丝酵母菌病，根据临床表现，直接镜检阳性，培养证实为致病性假丝酵母菌，即可确诊。内脏假丝酵母菌病除根据临床表现外，需多次、多途径培养为同一菌种才可确诊。

（2）鉴别：泛发性皮肤假丝酵母菌病应与急性湿疹和尿布皮炎相鉴别；假丝酵母菌性口角炎应与维生素 B_2 缺乏病相鉴别；口腔假丝酵母菌病应与黏膜白斑和扁平苔藓相鉴别。

【治疗处理】

（一）治疗原则

（1）避免易患因素，治疗基础疾病。

（2）根据不同的临床类型，选择药物，局部或系统治疗。

（3）严重、顽固的感染合用免疫增强剂或免疫调节剂。

（4）联合用药：尤其播散性假丝酵母菌感染。

（二）基本治疗

假丝酵母菌感染的基本治疗见表 15-25。

表 15-25　假丝酵母菌感染的基本治疗

靶向治疗	杀灭和清除假丝酵母菌，达到病原学和临床治愈
消除诱发因素	长期使用抗生素、糖皮质激素及免疫抑制剂
治疗潜在疾病	糖尿病、免疫缺陷病、HIV 感染、恶性肿瘤
局部治疗	适用于单纯皮肤、黏膜感染，20 万 U/ml 制霉菌素、克霉唑、咪康唑栓剂、聚维酮碘、1%～2% 结晶紫
系统治疗	复发性皮肤、黏膜感染 系统感染、慢性假丝酵母菌感染、深部假丝酵母菌病治疗药物：酮康唑、伊曲康唑、氟康唑、伏立康唑、泊沙康唑、灰黄霉素、两性霉素 B、氟胞嘧啶、醋酸卡泊芬净、米卡芬净、阿尼芬净
联合用药	深部播散性真菌感染：两性霉素 B，两性霉素 B 脂质体，氟胞嘧啶
辅助治疗/免疫缺陷	免疫增强剂、转移因子、IFN

（三）治疗措施

1. 局部治疗

（1）假丝酵母菌性间擦疹

1）急性渗出性皮炎：需应用温和的洗剂以避免病情恶化和严重的反应。破裂水疱和剥脱区域必须用糖皮质激素和抗假丝酵母菌复合物，轻柔涂搽，每日 2 次，如倍他米松克霉唑或地塞米松克霉唑。

2）慢性假丝酵母菌性间擦疹：可用浸透性强的抗假丝酵母菌药物，或用角质松解型抗真菌药物。

（2）慢性假丝酵母菌病：干燥性损害可外用 1% 克霉唑霜、2% 酮康唑霜、1% 联苯苄唑霜、2% 咪康唑霜，每日涂 2 次。

（3）甲沟炎：外用液能透进甲板和甲周皮肤的裂隙则反应较好，可用 1% 联苯苄唑液或霜、2% 咪康唑霜。

（4）假丝酵母菌性甲癣：甲板感染应每日 3 次外用涂剂。推荐晚上应用后立即用橡皮指套套起整个指甲一个晚上，以产生封包和渗透效果。

（5）尿布假丝酵母菌病：de Wet 等进行一项临床试验，以 2% 莫匹罗星霜治疗尿布假丝酵母菌感染，治疗有效。莫匹罗星可作为一种有效的抗真菌药使用，每天可使用 3 ～ 4 次。

（6）外阴阴道假丝酵母菌病：主要是局部用药。

1）初发患者：咪唑类抗真菌药比制霉菌素效果好，制霉菌素或咪唑类栓剂，如克霉唑、咪康唑、益康唑、布康唑等，每晚 1 粒，塞入阴道深处，共 1 ～ 2 周；外阴炎可外涂咪唑类抗真菌制剂。

2）新型外用药物：有助于提高治愈率，减少局部不适。

A. 克霉唑黏膜黏附温度敏感型凝胶：具有较强的黏膜黏附能力，能显著延长药物的抗真菌活性。

B. 咪康唑软凝胶塞剂：单剂（1200mg）治疗，与对照组（连续 7 天给予 2% 咪康唑乳膏）相比，该剂起效更快，大部分患者治疗后 3 日症状完全消失。

C. 舍他康唑（sertaconazole）：广谱抗真菌的唑类药物，对酵母类、皮肤癣菌和一些机会致病菌均有较好的抗菌活性，舍他康唑持续释放栓剂单剂量（300mg）治疗。

D. 布康唑（butoconazole）：外阴阴道假丝酵母菌病患者一次性给予 2% 布康唑生物吸附持续释放霜。此单剂量疗法可取代咪康唑 7 日疗法。

E. 氟曲马唑（flutrimazole）：新的咪唑类衍生物。其中部位释放霜有滞留阴道和生物黏附特性，优于传统阴道乳膏制剂。

F. 氟胞嘧啶（1g）与两性霉素 B（100mg）的混合凝胶制剂：治疗 3 例由光滑假丝酵母菌引起的顽固性外阴阴道假丝酵母菌病，每日用药 1 次，共 14 日，疗效显著。

（7）口腔假丝酵母菌病：可以用口腔制剂治疗，如克霉唑或两性霉素 B 片剂等对黏膜上皮有良好浸透性，比制霉菌素悬液有效；此外，其还能增加唾液，从而使抗假丝酵母菌药物进入咽部和食管。口咽部假丝酵母菌病外用药物：两性霉素 B，口服片剂（10mg）；制霉菌素，口服片剂（50 万 U），锭剂（20 万 U/ml），口服悬浮剂（10 万 U/ml）；克霉唑，口服锭剂（10mg）；结晶紫溶液 0.1% ～ 0.2%。

抗真菌药物的口腔局部用药常用剂型包括含漱剂、口含片、栓剂与霜剂。由于含漱剂与口腔黏膜接触时间短，因而疗效差，使用时必须延长含漱时间 15 ～ 20 分钟，口含片在口腔中溶解缓慢使药物与黏膜充分接触；洗必泰（氯己定，chlorhexidine）1：5000 溶液具有抗细菌与抑制某些真菌作用，含漱后 12 小时仍保持唾液治疗浓度。阴道栓剂在口腔的溶解时间比口含片更长，效果更好；霜剂仅用于口角感染，亦可涂抹于义齿基托面，以延长其在上腭黏膜表面的滞留时间。上述局部用药至少持续 2 周，在症状与体征消退后尚需继续治疗 2 ～ 3 周。

2. 全身治疗 主要适用于系统性感染，对于反复发作的局部感染亦可选用，见表 15-26。

表 15-26 系统性抗假丝酵母菌药物

药物	用法
氟康唑	对系统性假丝酵母菌病疗效最佳。首剂 400mg/d，静脉注射或口服，以后用 200mg/d 维持，系统性感染应用 2 ～ 4 周；皮肤及黏膜感染应用 150mg/d，连续 1 ～ 2 周。阴茎头、阴道假丝酵母菌感染 150mg，单剂即可；甲病每日 50mg，或每周 150mg 顿服，连续 4 个月
伊曲康唑	100 ～ 200mg/d，系统性感染应用 3 ～ 4 周，皮肤损害应用 2 周，阴道和阴茎头感染 400mg 单次口服。甲病：每月服药 1 周，即 200mg，每日 2 次，连续 7 日，停药 3 周为 1 个疗程，可用 2 ～ 3 个疗程
酮康唑	200mg/d，连用 1 周
咪康唑	600 ～ 1200mg/d，静脉注射，应用 2 ～ 16 周
5-FC	3 ～ 6g/d，持续数周
两性霉素 B	从 1mg/kg 开始，持续数周，对播散性病变有效

（1）外阴阴道假丝酵母菌病系统治疗：氟康唑 150mg，顿服；或伊曲康唑 200mg，每日 2 次（一日疗法）；或 200mg，每日 1 次，连服 3 日（三日疗法）。

（2）复发的外阴阴道假丝酵母菌病：于急性期治疗后，每次月经期前服氟康唑 150mg/d，或伊曲康唑 0.4g/d×2d，每月 1 次，共 6 个月（详见性传播疾病部分）。

（3）外阴阴道假丝酵母菌病免疫治疗：局部注射抗白假丝酵母菌特异性毒力因子，如抗甘露聚糖蛋白（MP）和抗分泌型的天冬氨酰蛋白酶（Sap）

的单克隆抗体对白假丝酵母菌性阴道炎的鼠模型
治疗效果较好。

（四）循证治疗步序

皮肤假丝酵母菌病、慢性皮肤黏膜假丝酵母
菌病的循证治疗步序见表 15-27、表 15-28。

表 15-27　皮肤假丝酵母菌病的循环治疗步序

项目	内容	证据强度
一线治疗	外用抗真菌药物	A
	外用抗真菌药物及糖皮质激素	A
二线治疗	唑类药物系统治疗	B
三线治疗	薰衣草油	E
	外用莫匹罗星	C

表 15-28　慢性皮肤黏膜假丝酵母菌病的循环治疗步序

项目	内容	证据强度
一线治疗	唑类抗真菌药物系统治疗	B
二线治疗	棘白菌素、静脉滴注两性霉素 B	E
	口服两性霉素 B	D
三线治疗	JAK1/2 抑制剂	C
	西咪替丁和硫酸锌	E

系统抗假丝酵母菌有效药物：酮康唑、伊曲
康唑、氟康唑、伏立康唑、泊沙康唑、两性霉素 B、
氟胞嘧啶、醋酸卡泊芬净、米卡芬净、阿尼芬净。

（五）治疗评价

1. CMC　患者对局部用药反应差，皮肤肉芽
肿尤其难以治疗。长期系统应用抗真菌药物如伊
曲康唑、氟康唑、特比萘芬对大多数患者有效。
转移因子可能缓解部分细胞免疫缺陷患者的病情。

2. 单纯皮肤黏膜假丝酵母菌病　在多数情
况下单用局部治疗抗真菌剂，疗效显著。常见外
阴阴道炎的治疗常令人失望，经常复发。如果经
常复发，则应该检查性伴侣。一次口服氟康唑
150mg，方便有效，也可每天口服氟康唑 100mg，
连用 5 ～ 7 日，或每日口服伊曲康唑 200mg，连
用 3 ～ 5 日。外用药包括咪康唑、制霉菌素阴道
栓或片剂，或克霉唑阴道片，塞入阴道内每日 1 次，
连用 7 日。也可就寝时塞入 2 片克霉唑片，连续 3
日。抗假丝酵母菌性外用药也可用于阴道受累时。

de Palacio 等进行了一项双盲、随机研究，比
较 1% 氟曲马唑霜与 2% 酮康唑霜两种药物的效果
及耐受性，两药用于 60 例患者，其中 47 例为皮
肤真菌病，13 例为假丝酵母菌病。研究结果提示，
两药用于治疗假丝酵母菌病及皮肤真菌病的效果
及安全性一致。

3. 难治性擦烂型假丝酵母菌病　Coldiron 等报
道了一例 48 岁女性患者，患者同时患有难以控制
的非胰岛素依赖型糖尿病及已控制的精神分裂症。
该患者患擦烂型假丝酵母菌病，用不同药物治疗。

以局部外用克霉唑治疗无效，该治疗在口服
酮康唑之后（由于肝毒性，该患者不能连续口服
酮康唑）。皮损改用酮康唑治疗仍然无效。患者之
后改用氟康唑 100mg/d 口服治疗，治疗一疗程（时
间为 4 周）。在经过一次轻微复发之后，患者以
氟康唑每月 200mg 维持使用，从而使皮损消除无
复发。

**4. 口腔假丝酵母菌病和泌尿生殖系统假丝酵
母菌病（黏膜假丝酵母菌病）**

（1）局部治疗：假丝酵母菌性阴道炎和假丝酵
母菌性阴茎头炎。其局部用药主要有霜剂和栓剂。
咪康唑、益康唑及酮康唑制剂对泌尿生殖系统假
丝酵母菌感染的疗效均较显著，治愈率为 70% ～
80%；其霜剂用于阴道假丝酵母菌感染的效果
良好。

（2）系统治疗：酮康唑毒性较大，已很少使用。
急性口腔假丝酵母菌病，氟康唑 200mg/d 的临床
治愈率是 78%，部分临床治愈率是 22%；伊曲康
唑 200mg/d 的临床治愈率是 73%，部分临床治愈
率是 20%。氟康唑治疗假丝酵母菌性尿道炎治愈
率达 88%。慢性阴道假丝酵母菌病治愈后预防，
用伊曲康唑口服 200mg/d×3d，以后每次月经第 1
日口服 200mg，共 6 个月会相当有效。

5. 播散性假丝酵母菌病

（1）两性霉素 B：为首选药物，但有效率只
有 50%，该药的毒性限制了用量。新制剂两性霉
素 B 脂质体较两性霉素 B 对机体的毒性降低达
1/70。两性霉素 B 脂质体最大的机体耐受量达
5mg/kg，两性霉素 B 是 1mg/kg，从 0.1mg/(kg·d)
开始根据机体的耐受情况渐增量，一般到 3 ～ 4mg/
(kg·d) 治疗有效率为 75%。

（2）氟胞嘧啶：对假丝酵母菌有较高的抗菌活

性，但假丝酵母菌对该药极易产生耐药性，一般不单独使用，通常是 50 ～ 150mg/(kg·d)，分 3 ～ 4 次口服或静脉滴注，与两性霉素 B 联合用药，也可与氟康唑 200 ～ 400mg/d 或两性霉素 B 脂质体 3 ～ 5mg/(kg·d) 联合用药。

（3）咪唑类抗真菌药：①氟康唑，对假丝酵母菌具有较高的抗菌活性。半衰期长、脑脊液浓度高，静脉及口服用药效果都很好。研究发现，氟康唑 800mg/d 与两性霉素 B 1mg/(kg·d) 效果相当。有学者用 ≥ 800mg/d 的氟康唑治疗播散性假丝酵母菌病及其他致命的真菌病，有效率达 90% 以上。②伏立康唑（voriconazole），抗菌能力强，主要用于抑制或杀死隐球菌属、曲霉属及假丝酵母菌属（包括那些耐氟康唑的克柔假丝酵母菌、近平滑假丝酵母菌等）。伏立康唑最低抑菌浓度（MIC）低。伏立康唑在治疗播散性假丝酵母菌病中将是一个相当有前途的药。

（4）联合用药：目前认为两性霉素 B 和氟康唑联合用药是治疗播散性假丝酵母菌病最佳的方案。两性霉素 B 0.5 ～ 1mg/(kg·d) 静脉滴注，氟康唑 400 ～ 600mg/d 静脉滴注，由于克柔假丝酵母菌对咪唑类耐药，若是该菌感染必须改用两性霉素 B 与氟胞嘧啶联合治疗，氟胞嘧啶用量 100 ～ 150mg/(kg·d)，治疗至少维持 10 ～ 14 日。

（六）预后

（1）单纯皮肤黏膜假丝酵母菌病一般外用抗真菌制剂 1 ～ 2 周可治愈。

（2）播散性或深在性假丝酵母菌病，尤其慢性皮肤黏膜假丝酵母菌病是最难治疗的一种类型。而在粒细胞低下者发生播散性假丝酵母菌病时，粒细胞数量常决定感染进程。粒细胞数量有上升者一般较粒细胞数量低下者预后好。粒细胞持续低下的感染者疗效较差，需大剂量给药、联合用药，且疗程宜长（一般为数月）。

隐 球 菌 病

隐球菌病（cryptococcosis）主要是由隐球菌属中的新生隐球菌引起的一种真菌病，它可侵犯皮肤、肺部、骨骼等全身各器官，但以侵犯中枢神经系统最常见（80%），预后严重，病死率高。

【临床提要】

1. 皮肤黏膜隐球菌病

（1）原发型和继发型：继发型由系统性感染经血行播散引起。

（2）皮肤损害：为丘疹、水疱、脓疱、传染性软疣样丘疹、痤疮样脓疱（图 15-30）、肿块、结节、脓肿、疏松结缔组织炎、水痘样疹、疖肿样损害、紫斑、疣状增殖、溃疡等（图 15-31）。

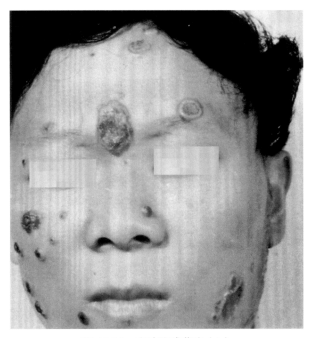

图 15-30 皮肤隐球菌病（1）
（第三军医大学 刘荣卿惠赠）

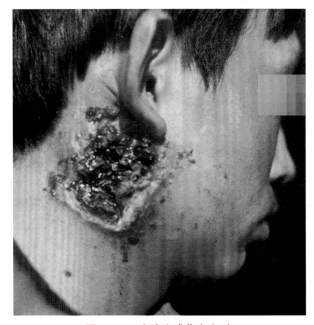

图 15-31 皮肤隐球菌病（2）
（中国医学科学院皮肤病研究所 吴绍熙惠赠）

2. 中枢神经系统（CNS）　隐球菌病可分为脑膜炎型、脑膜脑炎型、肉芽肿型和囊肿型。

3. 肺隐球菌病　为支气管炎或肺炎，痰中可有大量菌体。

4. 实验室诊断

（1）直接镜检：取脑脊液等标本置玻片上，加一滴印度墨汁混匀，加盖玻片。新生隐球菌在镜下为圆形或椭圆形的双层壁孢子，外有一层宽阔荚膜，边缘清楚完整，单个出芽。

（2）培养：将标本接种于沙堡弱培养基上，28～37℃培养，2～4日开始生长，少数2～3周才生长。

5. 鉴别诊断　发病前有皮肤黏膜破损或接触过本菌史（如实验室工作人员）。若为儿童则应询问有无腹泻史，成人则应问有无呼吸道感染史。肺组织胞浆菌病有无咯血史，此点非常重要。

【治疗处理】

（一）治疗原则

隐球菌病治疗应系统使用抗真菌药物，并根据临床分型、个体化、疗效决定疗程。还要注意机体的免疫状态，给予免疫治疗。

对所有患者，推荐先予以静脉内使用两性霉素B，接着口服氟康唑，但是对无艾滋病的非严重患者，氟康唑400mg/d，连用8～10周，可能有效。无艾滋病的脑膜炎患者联用氟胞嘧啶和两性霉素B，有HIV感染者则予以氟康唑200mg/d的抑制剂量长期使用。

（二）基本治疗

隐球菌病的基本治疗见表15-29。

表15-29　隐球菌病的基本治疗

靶向治疗/治疗终点	杀灭和清除新生隐球菌
病原治疗	两性霉素B及其衍生物，氟康唑、伊曲康唑、伏立康唑、大蒜素、氟胞嘧啶
手术治疗	局部隐球菌病（见局部治疗）
基础疾病治疗	治疗恶性肿瘤、糖尿病、AIDS
免疫治疗	免疫增强剂

（三）治疗措施

1. 抗真菌治疗

（1）两性霉素B：为中枢神经系统隐球菌病的首选药物之一。

用药方法：从小剂量开始静脉滴注，首次1～5mg，以后每日增加5mg（儿童1～2mg），直至每日0.5～0.75mg/kg。疗程一般为2～3个月或更长，过短易复发。脑脊液转阴后尚需以氟康唑或伊曲康唑等维持治疗3～4个月。

（2）两性霉素B脂质体：本品能降低与机体胆固醇的结合而增强与麦角醇的结合，从而降低两性霉素B的毒副作用。

（3）氟胞嘧啶：对隐球菌的最低抑菌浓度为0.09～7.8μg/kg，本品易透过血脑屏障，故疗效较好。单用氟胞嘧啶可很快产生耐药性，与两性霉素B等联合应用有协同作用。常用剂量为50～150mg/（kg·d），分3～4次口服，疗程为数周至数月。亦可用1%氟胞嘧啶注射液静脉输入。

（4）氟康唑：易通过血脑屏障，首次静脉滴注400mg，以后可改为200～400mg/d静脉滴注，直至脑脊液隐球菌转阴后改为50～150mg/d口服，维持3～4个月。与两性霉素B联合应用能更快使脑脊液转阴，并减少两性霉素B的用量和毒副作用。

（5）伊曲康唑：不易通过血脑屏障，可与两性霉素B合用或作为脑脊液转阴后的维持治疗，口服剂量为200～400mg/d。目前伊曲康唑已有静脉注射剂型。

2. 局部治疗　对局限性的皮肤隐球菌病、肺隐球菌病、骨隐球菌病及脑部隐球菌肉芽肿等可采用手术切除，术后可使用全身抗真菌药物治疗。

3. 中枢神经系统隐球菌感染的综合治疗　①初期治疗：应用两性霉素B与氟胞嘧啶或三唑类抗真菌剂联合用药，一般持续8～12周，脑脊液隐球菌转阴后，口服三唑类抗真菌剂维持治疗3～4个月，以防复发；②降低颅内压；③纠正电解质紊乱；④支持疗法；⑤手术治疗（见前）。

4. 免疫治疗　已尝试用隐球菌荚膜多糖克隆抗体和抗真菌药合用进行隐球菌性脑膜炎的治疗，效果理想。另外，还可通过γ干扰素及特异性白细胞介素的应用增强患者的主动免疫功能。

（四）循证治疗步序

隐球菌病的循证治疗步序见表 15-30。

表 15-30　隐球菌病的循证治疗步序

项目	内容	证据强度
一线治疗	两性霉素 B	B
	两性霉素 B + 氟胞嘧啶	B
	氟康唑	B
二线治疗	伊曲康唑 / 伏立康唑	C
三线治疗	地塞米松 / 重组 IFN-γ1b	A

Saag 等发表隐球菌病临床治疗步骤：

（1）免疫功能正常有症状者：氟康唑 200 ～ 400mg/d 持续 36 个月，这包括无 CNS 累及者，血清隐球菌抗原阳性，滴度＞1∶8 者，或有尿道及皮肤疾病者。对于不能耐受氟康唑治疗的患者，可选择伊曲康唑 200 ～ 400mg/d，持续 6 ～ 12 个月。对于病情较重的患者，推荐使用两性霉素 B 0.5 ～ 1mg/（kg·d），持续 6 ～ 10 周。

（2）免疫功能正常伴 CNS 疾病：隐球菌病，两性霉素 B 0.7 ～ 1mg/（kg·d），加用氟胞嘧啶 100mg/（kg·d）持续 6 ～ 10 周。另一种用法为两性霉素 B 0.7 ～ 1mg/（kg·d）加用氟胞嘧啶 100mg/（kg·d）持续 2 周，随后以氟康唑 400mg/d 持续最少 10 周。氟康唑巩固治疗可根据临床情况持续 6 ～ 12 个月。对于非 HIV 但免疫功能低下的患者应按伴 CNS 病患者治疗方案治疗，与受累部位无关。

（3）对伴单独肺或尿道疾病的 HIV 患者：氟康唑 200 ～ 400mg/d。推荐所有 HIV 患者均行预防性治疗。对于不能耐受氟康唑者，可用伊曲康唑 200 ～ 400mg/d。对于病情严重的患者，应使用氟康唑 400mg/d 联用氟胞嘧啶 100 ～ 150mg/（kg·d）持续 10 周，随后以氟康唑维持治疗。

（4）伴有隐球菌性脑膜炎 HIV 患者：两性霉素 B 0.7 ～ 1mg/（kg·d）合用氟胞嘧啶 100mg/（kg·d）持续 2 周，随后以氟康唑 400mg/d 持续最少 10 周。10 周治疗之后，氟康唑可减量至 200mg/d。

（5）两性霉素 B：可用于伴有肾损害的患者，氟康唑 400 ～ 800mg/d 加用氟胞嘧啶 100 ～ 250mg/（kg·d）持续 6 周可作为两性霉素 B 的替代治疗方案。值得注意的是，这样的治疗方法毒副作用大。

（五）治疗评价

（1）两性霉素 B：脑脊液的浓度仅为血浆浓度的 2.5% ～ 11%，因此，隐球菌性脑膜炎的治疗较困难。目前仍有 20% ～ 30% 的患者对两性霉素 B 的治疗无反应，两性霉素 B 鞘内注射可使脑脊液达到较高的抑菌浓度。文献报道，用两性霉素 B 治疗隐球菌性脑膜炎的有效率仅为 40%。停药后仍有 1/3 病例复发，需维持治疗。

Hsieh 等以两性霉素 B 治疗 13 例合并晚期 HIV 感染的本病患者，其剂量为 0.8 ～ 1.0mg/（kg·d）持续 26 日。治疗成功率为 85%。大剂量两性霉素 B 可成功治疗本病，即使对于预后极差的 AIDS 患者也同样有效。

（2）两性霉素 B 脂质体：相同剂量下，使用脂质体时脑脊液中两性霉素 B 浓度高于普通两性霉素 B。毒性较轻，疗效显著。在 28 例隐球菌性脑膜炎患者中，15 例用两性霉素 B 脂质体 4mg/（kg·d）治疗，另一组 13 例用两性霉素 B 平均 0.7mg/（kg·d）治疗，疗程各为 3 周，以后各用氟康唑 400mg/d 维持治疗 7 周，第 7、14、21、70 日做脑脊液新生隐球菌培养，结果两性霉素 B 脂质体组脑脊液隐球菌培养平均转阴时间为 7 ～ 14 日，而两性霉素 B 组脑脊液隐球菌培养平均转阴时间为＞21 日（P＜0.05）。对 38 例有隐球菌性脑膜炎的 AIDS 患者用两性霉素 B 脂质体 3mg/（kg·d）治疗，有效率为 67%，高于一般两性霉素 B。

（3）氟康唑：是治疗隐球菌性脑膜炎和预防复发最有效的药物。氟康唑可口服或静脉给药，血清浓度相仿。与两性霉素 B 合用治疗隐球菌性脑膜炎主张首剂加倍，即成人用 400mg，以后视患者反应情况，每日 200 ～ 400mg，疗程 6 ～ 8 周。该药易通过血脑屏障，脑脊液中浓度可达血浆浓度的 80% 左右，因此治疗隐球菌性脑膜炎有效。Larsen 等曾用氟康唑治疗隐球菌性脑膜炎 14 例，仅 6 例治愈，而用两性霉素 B 加氟康唑治疗 6 周，均治愈。

Yamaguchi 等进行以氟康唑治疗非 AIDS 隐球菌病患者的多中心研究，研究中有 44 例患者。氟康唑剂量为 200 ～ 400mg/d。总的临床有效率为

89%，治愈率为 48%，症状改善为 41%。

（4）伊曲康唑：其在脑脊液中浓度很低，在实际治疗中效果仅次于氟康唑。

（5）氟胞嘧啶：脑脊液浓度亦可达到血清浓度 60% ～ 75%。新生隐球菌可于 7 ～ 10 日内对它产生耐药性。因此，不可单独用于治疗隐球菌性脑膜炎。该药与两性霉素 B 或氟康唑使用时都有协同作用，可增强疗效。

（六）预后

1. 病死率高　隐球菌病仍然是人类面临的一种严重的真菌感染性疾病。原发性肺隐球菌病病死率低。

未经抗真菌药物治疗的隐球菌性脑膜炎患者均会死亡，治疗后仍有 10% ～ 40% 的病死率。存活者仍有 20% ～ 25% 的复发率。部分患者治愈后留有严重的后遗症，包括视力丧失、脑积水、智力减退。

2. 预后相关因素　免疫抑制或缺陷患者疗效不佳，肿瘤患者平均生存时间 2 个月，AIDS 患者平均生存时间 9 个月。

曲　霉　病

曲霉病（aspergillosis）由曲霉属（aspergillus micheli）的多种曲霉菌种所引起，常侵犯皮肤、黏膜、肺、脑、眼、耳、鼻窦、胃肠道、神经系统和骨骼，引起急性炎症和慢性肉芽肿改变。主要致病菌种有烟曲霉、黄曲霉、构巢曲霉等。本病为外源感染，主要感染途径为呼吸道，并可侵入血流播散至全身。其次为皮肤创伤性接种感染。

【临床提要】

1. 系统曲霉病　①肺曲霉病：寄生型，肺曲霉球多发生于肺空洞，如结核性空洞。曲霉球在胸部 X 线片上有空腔样病变，变态反应型，与吸入大量曲霉孢子有关。②曲霉肉芽肿：脑曲霉肉芽肿、鼻窦曲霉肉芽肿。③曲霉败血症：肺部病灶侵入血液循环。

2. 皮肤曲霉病　原发性为乳头状增殖肉芽肿，上覆黄痂，可挤出脓液，也可继发于皮肤创伤后。

3. 实验室检查　痰和相关分泌物可见分隔粗大菌丝，痰中培养多途径多次分离出同一菌种，结合临床可确诊。组织病理发现 45° 角分枝的菌丝或曲霉头有确诊意义。

【治疗处理】

（一）治疗原则

可以手术者首先手术去除曲霉灶（如曲霉球等），然后抗真菌治疗；不能手术者，则同时用抗真菌治疗和其他一些支持治疗。

尽可能去除诱发因素，特别是纠正中性粒细胞缺乏、免疫功能受损和抑制状态。除采用有效抗真菌药物如制霉菌素、两性霉素 B 及其脂质体外，还应加用提高机体免疫状态的细胞因子如粒细胞 - 巨噬细胞集落刺激因子（GM-CSF）、巨噬细胞集落刺激因子（M-CSF）等。

（二）基本治疗

曲霉病的基本治疗见表 15-31。

表 15-31　曲霉病的基本治疗

靶向治疗 / 治疗终点	杀灭曲霉菌，降低病死率，达到病原学和临床治愈
变态反应曲霉病	短期应用泼尼松、色甘酸钠并吸入制霉菌素
手术切除＋抗真菌治疗	包括肺节段性肺叶或全肺叶切除＋两性霉素 B、两性霉素 B 脂质体、伊曲康唑、氟胞嘧啶
联合治疗	两性霉素 B ＋氟胞嘧啶，或联合伏立康唑、帕沙康唑、卡泊芬净；两性霉素 B ＋伊曲康唑；咪唑类＋氟胞嘧啶
细胞因子治疗	G-CSF、M-CSF、IL

（三）治疗措施

1. 药物治疗

（1）肺曲霉病、曲霉菌败血症：较严重的感染，可应用两性霉素 B、两性霉素 B 脂质体、伊曲康唑等。首选两性霉素 B 脂质体，每天维持剂量为 1 ～ 3mg/kg。两性霉素 B 溶于 5% 葡萄糖溶液中，浓度为 0.1mg/ml，缓慢静脉滴注（4 ～ 6 小时），观察患者血压、脉搏、体温。首次剂量为 1 ～ 5mg/d，每日增加 5mg，最后达治疗量 0.4 ～ 0.7mg/(kg·d)，每日或隔日给药 1 次。一旦出现临床疗效，可改为每周给药 2 ～ 4 次。

（2）支气管和肺部曲霉菌感染：可用两性霉素 B（0.2% ～ 0.3%）和制霉菌素混悬液（5×10⁴U/ml）超声雾化吸入，每日 10 ～ 40mg，分 2 ～ 3 次给予。

气管注入法对肺曲霉菌球患者，可用腰穿针刺入气管内，先注入 2% 普鲁卡因 4ml，10 ～ 15 分钟后，缓慢注入两性霉素 B 10ml（浓度为 1 ～ 2mg/ml，每日或隔日 1 次，从 1mg 开始渐增至 20mg 左右，疗程 1 ～ 3 个月或更长），亦可用导管插入气管，然后将药液注入空洞。

（3）变态反应型曲霉病：用糖皮质激素效果常较满意，联合应用三唑类抗真菌药疗效更好。

（4）消化道曲霉病：可口服制霉菌素 1×10⁶U，每日 4 次；伊曲康唑 100mg，每日 2 次；氟康唑 100mg，每日 2 次。

（5）耳曲霉病：3% 硼酸、5% 乙酸铝溶液或 2% 水杨酸、乙醇溶液，也可在清洗耳垢后，滴入 2% 结晶紫或唑类抗真菌剂。氯碘羟喹（iodochlorhydroxyquin）是首选疗法。将 3% 洗剂用于外耳道内，每日 3 次。

（6）眼曲霉菌性溃疡：可用 0.1% 金褐霉素溶液半小时滴 1 次，每次 1 ～ 2 滴，每日不少于 20 次；溃疡愈合后，每日滴药 4 ～ 6 次，维持 2 周左右。用 0.25% 两性霉素 B 溶液或 1% 两性霉素 B 眼膏外搽。

（7）鼻窦曲霉感染：可用两性霉素 B 或制霉菌素溶液冲洗。

（8）侵袭性曲霉病伴皮肤感染的免疫功能受损者：可选择两性霉素 B，而伊曲康唑是一种极好的替代药物，200 ～ 400mg/d，使用 1 年。酮康唑和氟康唑无效。

2. 手术治疗　对肺曲霉菌球、脑曲霉菌肉芽肿、鼻窦曲霉菌肉芽肿等可行手术治疗。

（四）治疗评价

1. 两性霉素 B 及两性霉素 B 脂质体　该药对多数烟曲霉菌的 MIC < 2.0μg/ml，对其他曲霉的 MIC 为 0.1 ～ > 100μg/ml。虽然其毒性大，但仍是治疗侵袭性曲霉病的首选药物。两性霉素 B 脂质体毒性较小。Hay 等用两性霉素 B 平均 0.7mg/(kg·d)［0.1 ～ 1mg/(kg·d)］治疗侵袭性肺曲霉病失败者中，改用两性霉素 B 脂质体平均 3mg/(kg·d)［2 ～ 4.5mg/(kg·d)］，后有 77% 的患者治愈。很多侵袭性曲霉病患者手术后只用两性霉素 B 治疗，病情仍继续发展，联合用药后（如氟胞嘧啶或伊曲康唑联用）病情得到有效控制。

2. 咪唑类抗真菌药物　体外试验证实伊曲康唑对曲霉的抗菌活性与两性霉素 B 相仿，是治疗各种曲霉感染的唯一有效的咪唑类药物。随机对两组侵袭性曲霉病患者分别用伊曲康唑 400mg/d 和两性霉素 B 平均用量 0.6mg/(kg·d)［0.1 ～ 1mg/(kg·d)］+ 氟胞嘧啶 150mg/(kg·d) 治疗，结果用伊曲康唑组有效率 80%，其中 15 例治愈；而两性霉素 B + 氟胞嘧啶组有效率仅 56%。对于暴发性的侵袭性曲霉病必须用两性霉素 B 与伊曲康唑联合治疗 10 周后才会缓解。

3. 氟胞嘧啶　曲霉对该药易产生耐药，故一般不单独应用，常与两性霉素 B 或咪唑类抗真菌药联合应用。

4. 细胞因子的应用　G-CSF、M-CSF 和 IL 等已用于预防及加强治疗。

（五）预后

一些曲霉病的预后较差，肺曲霉病患者有严重肺部症状，全身情况不断恶化可最终死亡。患者也可表现为慢性感染。曲霉球又称继发性非侵袭性肺曲霉病，25% 的患者会并发危及生命的咯血。约 10% 曲霉球会自行消失。脑曲霉病即使予以积极抗真菌治疗，病死率仍非常高。

组织胞浆菌病

组织胞浆菌病（histoplasmosis）是一种传染性很强的真菌病，常由呼吸道传染，先侵犯肺，再波及其他单核吞噬系统如肝、脾，也可侵犯肾、中枢神经系统及其他器官。本病由荚膜组织胞浆菌所引起。

【临床提要】

（一）肺组织胞浆菌病

1. 急性无症状　约 95% 的原发性组织胞浆菌病可无症状。

2. 轻症感染　患者仅有无痰咳嗽、胸痛、呼吸短促、声音嘶哑等感冒症候。

3. 中度感染　可有发热、盗汗、体重减轻，稍有发绀，间有咯血，有时可从患者痰及骨髓中培养出病原菌。

4. 流行性组织胞浆菌病　主要见于吸入大量孢子的患者。有高热、剧烈胸痛、呼吸困难、软弱乏力及重度肺炎。

5. 慢性肺组织胞浆菌病　呈慢性空洞，很难与慢性空洞性肺结核相鉴别。

（二）播散性组织胞浆菌病

（1）良性感染：脾、肝及其他单核吞噬细胞系统有许多粟粒性钙化灶。

（2）进行性成人感染：肺部症状不明显而呈现与利什曼病相似的脾大，可以有贫血、白细胞减少、体重下降。

（3）儿童暴发性感染：1岁以下儿童呈急性暴发性感染。

【治疗处理】

（一）治疗原则

尽管原发感染者可不治自愈，但对本病仍要认真严肃对待，积极治疗。

（二）基本治疗

组织胞浆菌病的基本治疗见表15-32。

表15-32　组织胞浆菌病的基本治疗

靶向治疗	抑制或杀灭荚膜组织胞浆菌
系统治疗	两性霉素B及脂质体、氟康唑、伊曲康唑、酮康唑
手术治疗	局限性皮肤或肺部原发感染（手术前后加抗真菌药物）

（三）治疗措施

急性肺组织胞浆菌病，即使是较严重者，只要卧床休息，加强营养等支持疗法，均可逐渐痊愈。对播散性、慢性空洞性、皮肤黏膜或系统性感染者，应进行抗真菌治疗。

（1）首选两性霉素B，每日 0.5～0.6mg/kg，静脉滴注，总量 2.0～2.5g。两性霉素B脂质体可显著减少毒副作用，增强患者的耐受。

（2）咪康唑、酮康唑及氟康唑等药物口服治疗，副作用比两性霉素B小。

（3）大的肺部空洞及肉芽肿性损害可考虑手术切除。为了防止手术时病变播散或加重，可预防性给予两性霉素B。

（四）循证治疗步序

组织胞浆菌病的循证治疗步序见表15-33。

表15-33　组织胞浆菌病的循证治疗步序

项目	内容	证据强度
一线治疗	两性霉素B	B
	伊曲康唑	B
二线治疗	酮康唑/氟康唑	B
	泊沙康唑/伏立康唑	D
	艾沙康唑	E

（五）治疗评价及预后

1. 伊曲康唑　Wheat 等进行的一项多中心、非随机前瞻性试验，治疗同时患有 AIDS 的本病患者。给予伊曲康唑 300mg，2次/日，用3日再以 200mg，2次/日，持续用12周。59例患者中50例（85%）疗效良好。病情最轻的患者平均3周全身症状即可缓解，较重的患者则为6周。真菌血症平均1周即可消失。

Tobon 等在一项研究中治疗了7名儿童，包括5名女孩及2名男孩，年龄介于 1～14 岁。全部确诊为播散性组织胞浆菌病及营养不良，但无其他基础病。治疗剂量为 7.2mg/(kg·d)，持续 3～12 个月，治疗时间取决于个体反应，研究结果提示伊曲康唑治疗播散性组织胞浆菌病有效。

Hetcht 等在一项多中心的开放性前瞻性研究中，治疗46例患轻至中度播散性组织胞浆菌病的 AIDS 患者。所有患者完成了12周的治疗。治疗给予患者伊曲康唑 200mg，每日1次，或 400mg，每日1次维持。从维持治疗开始，一年生存率估计为 73%。伊曲康唑每日 200mg 对防止 AIDS 患者的播散性组织胞浆菌病复发有效。用该药治疗耐受性好，但应注意可能出现的药物交互作用及肝损害。

2. 氟康唑　Mckinsey 等进行了一项有 27 例患者的随机对照试验。这 27 例患者中 11 例患慢性肺组织胞浆菌病，14 例患播散性组织胞浆菌病。19 例患者以氟康唑 400mg/d 治疗。其中 2 例曾用氟康唑 800mg/d 一段时间，7 例患者用氟康唑 200mg/d，还有 1 例用 800mg/d，有 17 例（63%）治疗成功。

Wheat 等在一项多中心、开放性的非随机前瞻性试验中，治疗 49 例患播散性胞浆菌病的 AIDS 患者。治疗方法为氟康唑每次 1200mg，用于第 1 日，接着用 600mg，每日 1 次，持续 8 周，对于有症状改善的患者改用氟康唑 200mg/d 维持治疗 1 年。其中 36 例患者（病情从轻到中度）氟康唑 800mg/d，持续用 12 周有效。7 例患者治疗无效，36 例患者进入维持阶段，以氟康唑 400mg/d 缓解 1 年，有 11 例复发及 1 例死亡，2 例由于肝毒性停药，1 年后复发率为 53%，氟康唑 800mg/d，被认为是治疗 AIDS 患者的轻至中度播散性组织胞浆菌病的一种安全有效的方法。氟康唑 400mg/d 作为维持治疗防止复发的效果不如伊曲康唑 200～400mg/d 或两性霉素 B 每周 50mg。

3. 药物选择和替代药物　组织胞浆菌病和非洲组织胞浆菌病的选择治疗是伊曲康唑，其治疗非常有效。然而，两性霉素 B 适用于播散性组织胞浆菌病的治疗。其他替代药物有氟康唑、酮康唑、磺胺类药物。

4. 伴艾滋病或 HIV 感染　伴发艾滋病者可首选两性霉素 B。Angius 报道 1 例 54 岁男性同性恋患者，患有艾滋病并有卡波西肉瘤。由于伴发播散性组织胞浆菌病出现皮肤损害和发热症状，给予该患者伊曲康唑 200mg/d，成功治愈组织胞浆菌病。

马尔尼菲篮状菌病

马尔尼菲篮状菌病（penicilliosis marneffei）主要侵犯网状内皮系统，与组织胞浆菌病类似。马尔尼菲篮状菌病感染人群局限于东南亚地区，尤其是泰国和越南。我国先后由李菊裳、韦兴国等于 1985 年正式报道。东南亚地区和我国广西是马尔尼菲篮状菌的地方性流行区，竹鼠是马尔尼菲篮状菌的携带动物。一般认为通过吸入含马尔尼菲篮状菌孢子的灰尘而引起感染，并可经血行播散至全身各个内脏器官，并非竹鼠传染给人类。患者本身潜在性疾病或应用免疫抑制剂等，也可能是重要的诱发因素。近来全世界报道数百例主要并发于艾滋病。马尔尼菲篮状菌是青霉属中唯一的双相菌种，在组织中呈酵母型，在室温培养呈菌丝型。

【临床提要】

1. 局限型　继发于其他疾病，常被原发疾病症状所掩盖，病变局限于肺者类似肺结核，极易误诊。

2. 进行性播散型　患者肺部受累可表现为呼吸道症状，如累及全身骨骼，全身淋巴结肿大、贫血、肠受累、肠穿孔、肝脾大。皮损发生于 50% 以上的病例，为红色小丘疹、结节、皮下脓肿、溃疡或软疣状皮损，常散发于面部和躯干（图 15-32）。

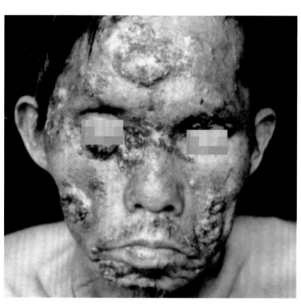

图 15-32　马尔尼菲篮状菌病
面部散在丘疹、结节、溃疡，溃疡表面有脓性分泌物
（广东医科大学　李顺凡惠赠）

【治疗处理】

（一）治疗原则

尽早积极采取支持疗法，全身用抗真菌药物，治疗应有足够的时间。

（二）基本治疗

马尔尼菲篮状菌病的基本治疗见表 15-34。

表 15-34　马尔尼菲篮状菌病的基本治疗

靶向治疗 / 治疗终点	杀灭和消除马尔尼菲篮状菌，达到病原学和临床治愈
监测	监测潜在疾病，如 HIV 感染及免疫抑制
敏感药物	两性霉素 B、伊曲康唑 酵母型比菌丝型对氟康唑和伊曲康唑更敏感。在实验和临床实践中发现马尔尼菲篮状菌对伊曲康唑、酮康唑、咪康唑和氟胞嘧啶高度敏感，对两性霉素 B 中度敏感，而对氟康唑具有抗药性
轻症患者	首选伊曲康唑、酮康唑
复发	维持治疗，并须终身预防性使用抗真菌药

（三）治疗措施

1. 两性霉素 B 及氟胞嘧啶联合治疗最适宜　两性霉素 B 对马尔尼菲篮状菌的 MIC 为 0.04 ～ 1.56mg/L，早期治疗常可收到一定的疗效，当病情趋向晚期则治疗较棘手，预后较差。马尔尼菲篮状菌对氟胞嘧啶敏感，MIC 为 0.04mg/L，因此，两性霉素 B 和氟胞嘧啶联合应用治疗本病有效。氟胞嘧啶口服易吸收，本药易产生耐药性，故很少单独使用，与两性霉素 B 合用有协同作用。

2. 酮康唑　因肝毒性大，国内已停止内服使用。

3. 伊曲康唑　对马尔尼菲篮状菌的 MIC 为 0.04mg/L。0.2g，用法为口服，每日 2 次，治疗 2 周体温正常，皮疹、咳嗽减轻，治疗 1 个月所有症状消失，X 线检查肺部炎症亦吸收；症状控制后剂量改为隔日 1 次，巩固治疗 3 个月。

4. 氟康唑　对马尔尼菲篮状菌具有较好的抑菌作用，MIC 为 50mg/L，亦可试用，但临床发现氟康唑治疗失败率及复发率都较高。

5. 联合治疗 / 序贯治疗　先用两性霉素 B 治疗 2 周，继之用伊曲康唑治疗 6 周。用两种以上抗真菌药联合治疗，临床症状控制、真菌检查转阴后可选用一种口服真菌药物巩固治疗 6 ～ 12 个月。

6. 免疫治疗　略。

（四）治疗评价及预后

本病早期及时治疗常可收到一定疗效，当病情发展成晚期则治疗相当困难，预后较差。而免疫功能低下者，预后不良，尤其是并发于艾滋病者。近年来随 HIV 感染的增加，马尔尼菲篮状菌病发病率明显上升。预防用药所产生的耐药株也在增加。

第五节　类似真菌的微生物感染

放线菌病

放线菌病（actinomycosis）不是真菌病，是一种主要由厌氧放线菌所致的慢性化脓性肉芽肿性疾病。病原菌以色列放线菌最常见。表现为皮肤出现脓肿或炎性肿块，破溃后形成窦道，表面形成瘢痕，脓液中可以找到硫黄色颗粒。本病与诺卡菌病均属细菌感染，因其与真菌病相似，故列入此节。

【临床提要】

1. 皮肤型　皮肤直接接触病原菌所致，可发生于体表各部，为皮下结节，破溃成窦道，脓肿有硫黄色颗粒，病程慢性，有坚硬的瘢痕（图 15-33）。

2. 面颈型　好发于面颈分界部，局部板样坚硬，皮色暗红或深红，脓肿和许多排脓窦道，脓中常见硫黄色颗粒。

3. 腹部型　好发于回盲部，似阑尾炎，局部肿块板样硬度，穿破腹壁成瘘，脓液可见硫黄色颗粒。

4. 胸部型　胸膜炎、心包炎、脓胸，由此可形成排脓瘘管，脓中有硫黄色颗粒。

5. 组织病理学　为慢性肉芽肿，有中性和嗜酸性粒细胞浸润。脓肿内可见硫黄色颗粒，直径 100 ～ 300μm，HE 染色，其中有不均质性物质，周围有栅栏状短棒样细胞。

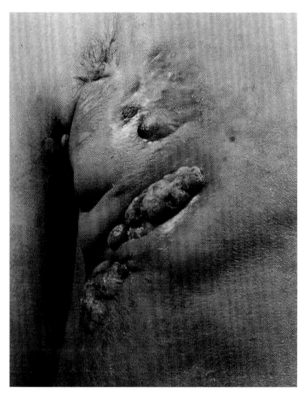

图 15-33　放线菌病（胸部多发性窦道）
（中国医学科学院皮肤病研究所　吴绍熙惠赠）

6.鉴别诊断　本病确诊需经病原菌培养鉴定，应与结核、肿瘤、肝脓肿、腰肌脓肿、骨髓炎、阑尾炎、葡萄状菌病、诺卡菌病等相鉴别。

【治疗处理】

（一）治疗原则

早期诊断，早期治疗。杀灭放线菌，长期使用青霉素等抗生素有效。

（二）循证治疗步序

放线菌病的循证治疗步序见表 15-35。

表 15-35　放线菌病的循证治疗步序

项目	内容	证据强度
一线治疗	青霉素	C
二线治疗	阿莫西林 / 克林霉素 / 亚胺培南 / 米诺环素	C
	头孢曲松 / 多西环素 / 红霉素 / 四环素	D
三线治疗	环丙沙星 / 左氧氟沙星 / 利福平	E

（三）治疗措施

（1）全身治疗，大剂量、长疗程（数周到数月），青霉素治疗对本病有效，可每日 1000 万～2000 万 U 静脉滴注。连用 1 个月，接着口服青霉素类再连用 2 个月。其他如氨苄西林、红霉素、头孢曲松、林可霉素等也有作用。

（2）手术切除适用于病灶局限者。引流和切除坏死组织为重要的措施。

（四）治疗评价及预后

以上几种类型中，通常颈部放线菌病治疗效果最好。当可以行外科治疗并长期使用青霉素时，有望治愈。

诺 卡 菌 病

诺卡菌病（nocardiosis）是由诺卡菌属中的某些菌种所致的急、慢性化脓性或肉芽肿性疾病。常见的致病菌有星形诺卡菌和巴西诺卡菌。感染多由外伤后经皮肤或呼吸道吸入引起。

【临床提要】

1.系统损害　肺部损害最多见，表现为咳嗽、气急、胸痛、无力或咯血等，类似肺结核、肺脓肿或肺癌，其次是脑脓肿。临床可分为：①肺诺卡菌病；②脑诺卡菌病；③播散性诺卡菌：肾、心、肝、脾、胃肠、淋巴结等。

2.皮肤诺卡菌足菌肿　皮肤损害常为继发性，可表现为链状排列的皮下结节或结核样损害、足菌肿样损害。

3.实验室检查　痰或脓液直接镜检可见革兰氏染色阳性、分枝、纤细，部分抗酸染色的菌丝。培养多为星形诺卡菌，有时为巴西诺卡菌。组织病理为化脓性肉芽肿样改变，有多种炎症细胞浸润，以中性粒细胞为主。损害内可见革兰氏染色阳性的细长分枝菌丝，直径 0.5～1μm。

【治疗处理】

（一）治疗原则

杀灭诺卡菌，早期合理治疗，避免播散感染

发生,抗微生物化学治疗须延长用药时间,常需手术排脓。磺胺类,如磺胺嘧啶和复方新诺明是有效的抗生素。

(二)基本治疗

诺卡菌病的基本治疗见表 15-36,诺卡菌病和放线菌病的治疗见表 15-37。

表 15-36 诺卡菌病的基本治疗

靶向治疗/治疗终点	杀灭和清除诺卡菌,达到病原学和临床治愈
系统抗生素治疗	首选磺胺(磺胺嘧啶有特效)+ 米诺环素
局部治疗	外科引流脓肿、切除瘘管、修补缺损

表 15-37 诺卡菌病和放线菌病的治疗

	诺卡菌病		放线菌病	
	药物	剂量	药物	剂量
主要治疗	磺胺嘧啶	6～10g/d,应用 3～6 个月及以上,可用磺胺增效剂 急性期加用链霉素,1～2g/d,脑部感染者可加用环丝氨酸,250ng,每 6 小时 1 次	青霉素 G	1000 万～2000 万 U/d,静脉滴注
	磺胺嘧啶或磺胺异噁唑	1g,每 4 小时 1 次	青霉素 V	2～4g/d,分次口服
	复方新诺明	2 片,每 6 小时 1 次		
	外科手术		外科手术	
替代治疗	米诺环素	100mg,每天 2 次	四环素	500mg,每 6 小时 1 次
	阿米卡星	5mg/kg,每 8 小时 1 次或 7.5mg/kg,每 12 小时 1 次,静脉用药	红霉素	500mg,每 6 小时 1 次
			克林霉素	300～400mg,每 6 小时 1 次
治疗时间	诺卡菌病的最佳治疗持续时间还不清楚,为防止复发须延长治疗(常在临床治愈后用药数月)		放线菌病治疗时间为青霉素静脉用药 4～6 周后,改为口服青霉素 6～12 个月	

(三)治疗措施

1. 首选磺胺类药物 磺胺嘧啶有特效,6～20g/d,或复方新诺明 2g/d,维持至症状和体征全部消失后继续用药 6 周,一般需用药 3～6 个月及以上。

2. 急性期 可用链霉素 1g/d 肌内注射,或与四环素、红霉素、氨苄西林联合应用。米诺环素和复方阿莫西林可作为替代药物分别用于星形诺卡菌和巴西诺卡菌。阿米卡星(amikacin)和头孢曲松联合应用也有效。

3. 手术治疗 对脓胸、脑脓肿、肺脓肿手术切开排脓,对皮肤慢性窦道、疣状结节等病灶可辅以手术治疗、切除、清除坏死组织,以加速愈合。

(四)治疗评价及预后

抗生素的联用常有协同作用,建议做药物敏感试验。本病治疗易出现耐药和复发。

(杨艳平 叶巧园 王 强 吴 江 李 莉
赖俊东 王 楷 陈 蕾 眭维耻)

第十六章
螺旋体性皮肤病

钩端螺旋体病

钩端螺旋体病（leptospirosis）是钩端螺旋体（spirochete leptospira）引起的急性传染病。本病属于自然疫源性疾病，人是间接接触传播。多在夏秋季流行，鼠、猪、犬及人为主要传染源。

【临床提要】

1. 全身表现　早期以发热、结膜充血、腓肠肌压痛、全身淋巴结肿大为特征。中期有内脏损害，临床分为流感伤寒型、肺出血型、黄疸出血型、脑膜脑炎型。晚期可有发热、眼与神经系统等后发症。

2. 皮肤黏膜损害　有瘀点、紫癜、斑疹、丘疹、荨麻疹、猩红热样和麻疹样皮疹。胫前热（pretibial fever）是一种急性发疹性传染性红斑，患病第 4 日出现红斑，一般在胫前，也可发生在身体的各个部位或全身性。

3. 实验室检查　在患病的第 1 周，通过血液暗视野检查、血培养和豚鼠接种可发现钩端螺旋体（图 16-1），以及在患病的第 2 周检出抗体滴度升高，即可诊断此病。

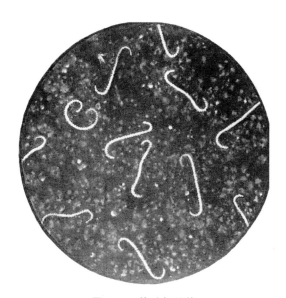

图 16-1　钩端螺旋体

【治疗处理】

（一）治疗原则

防治并举，病原治疗及支持治疗。

（二）基本治疗

钩端螺旋体病的基本治疗见表 16-1。

表 16-1　钩端螺旋体病的基本治疗

作用靶位 / 治疗终点	杀灭钩端螺旋体，达到临床和病原学治愈
一般对症治疗	卧床休息，高热降温，水、电解质平衡，吸氧、输血
病因学治疗	首选青霉素，次选庆大霉素、四环素
后发症治疗	眼科、神经科协同治疗

（三）治疗措施

1. 系统治疗　绝对卧床休息，保证水和电解质平衡。对患者尿液等应进行消毒处理。高热时物理降温。出现肝、肾功能损害，脑膜脑炎，循环障碍等表现时，应按有关系统疾病处理，必要时输新鲜血。

2. 病原治疗

（1）青霉素：为首选，应尽早应用。40 万 U 每 6～8 小时 1 次肌内注射，小儿每日 5 万 U/kg，分 4～6 次肌内注射。疗程 7 日。为避免发生赫氏反应，首次剂量不应过大。

（2）其他抗生素：如青霉素过敏，可改用庆大霉素每日 16 万～24 万 U，分 2 次肌内注射；或四环素每日 1.5～2.0g 分 4 次服用，疗程 7 日。

（3）咪唑酸乙酯：首剂 1g，以后 0.25g，每日 4 次，体温正常 2～4 日后停药，此药可透过血脑屏障。

（4）甲唑醇：首剂 1g，以后 0.5g，每日 3～4 次，热退 3 日后停药。

3. 并发症的处理　各种并发症应按眼科及神经科各种疾病做相应治疗。闭塞性脑动脉炎应加大青霉素用量。

（四）治疗评价

早期用青霉素治疗，可缩短病程，有研究显示，多西环素 100mg/d，连续 1 周，治疗有效。

（五）预后

病情轻重不一，预后不同，5%～10% 的患者可因肾衰竭、休克或肺大出血而死亡。

非性病性密螺旋体病

非性病性密螺旋体病包括雅司病、地方性梅毒及品他病三种，主要发生于热带，通过与感染者的皮肤接触而传播，可引起皮肤破损性溃疡，也有病变侵入骨骼及其他组织的报道。

雅司病和品他病是由按惯例命名的螺旋体引起的，即雅司螺旋体（*T. pertenue*）引起雅司病；品他螺旋体（*T. carateum*）引起品他病，但这两种螺旋体与梅毒螺旋体之间尚未发现显著的形态学和遗传学差异。雅司病、地方性梅毒、品他病及性病性梅毒在临床和流行病学上的差异，是否仅取决于环境及宿主因素，还是致病性螺旋体之间

未确定的生物学差异，目前尚不清楚。

雅司病、品他病及地方性梅毒患者可产生针对梅毒螺旋体的特异性抗体，但感染后抗体出现的时间有所不同。荧光螺旋体抗体吸收试验（FTA-ABS）、梅毒螺旋体血凝试验（TPHA）及梅毒螺旋体制动试验（TPI）不能鉴别不同的螺旋体病。已患雅司病和品他病的人对梅毒有相对免疫力。实验性接种不能使活动性品他病或梅毒患者重叠感染雅司病。

雅　司　病

雅司病（yaws）是由苍白密螺旋体的亚种细弱密螺旋体（*T. pertenue*）引起的。

【临床提要】

1. 流行病学　雅司病在非洲热带地区、美洲、东南亚和大洋洲的农村流行。2～5 岁儿童发病率最高。我国原无此病，在第二次世界大战期间日军入侵我国苏北地区后，曾流行于江苏、上海及浙江等地，新中国成立后不久即被消灭。我国于光元于 1957 年报道了中国第一例雅司病。

2. 传染方式　人是病原体的唯一携带者。螺旋体只通过皮肤伤口进入，如抓伤或昆虫叮咬，污染的手或污物接触皮肤也可传播。

3. 潜伏及临床分期　潜伏期为 2～3 周。

（1）第一期（母雅司期）：于病原体入侵处出现单个丘疹，逐渐增大为结节（图 16-2）。

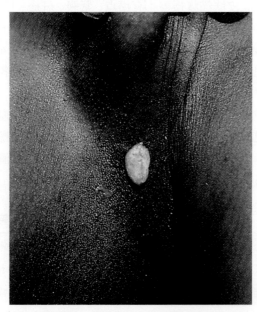

图 16-2　雅司病（早期感染结节）
痂、水疱及乳头样改变

（2）第二期（雅司疹期）：本期损害相当于二期梅毒疹，在母雅司出现后 1～3 个月。皮疹包括脱屑斑、丘疹、结节（图 16-3）。

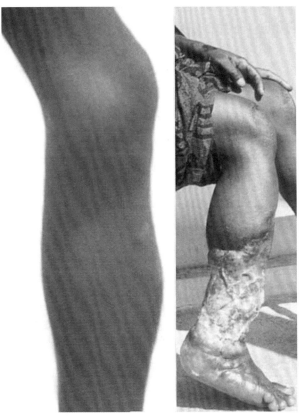

图 16-3 雅司病二期损害（结痂、溃疡、斑块和结节）

（3）第三期（结节溃疡性雅司期）：在感染 5～6 年后发生，骨骼和骨膜炎较常见。表现：①皮肤树胶肿；②足底色素沉着斑和角化过度；③胫骨和其他长骨树胶肿呈佩刀状胫骨。上腭骨或鼻骨树胶肿可致上腭穿孔或鼻骨破坏。

【治疗处理】

（一）治疗原则

依据流行病学特点，患者是否来自或到过流行区，各自临床表现的特异性，暗视野显微镜检查找到螺旋体，血清学试验及活组织检查可明确诊断。基本治疗用青霉素。

（二）基本治疗

雅司病的基本治疗见表 16-2。

表 16-2 雅司病的基本治疗

作用靶位 / 治疗终点	杀灭细弱螺旋体，达到临床及病原学治愈
治疗选择	首选苄星青霉素

（三）治疗措施

成人首选苄星青霉素 240 万 U，儿童 120 万 U，肌内注射 1 次，青霉素过敏者可用四环素或红霉素 0.5g，每日 4 次，口服，儿童减半，或依体重计算每日用量，疗程 2 周。

（四）治疗评价及预后

青霉素有效，按推荐剂量，1 次可使疾病痊愈，一般不再复发。

Koff 报道，青少年和成年对青霉素过敏者，四环素作为替代治疗药物。

品 他 病

品他病（pinta）罕见，由品他螺旋体（*T.carateum*）引起。

【临床提要】

一期为接触感染病原体后，经过一个长达数周及数月（通过 2～4 周）的潜伏期后发生。皮疹即原发疹为红丘疹，逐渐变为瘙痒性、鳞屑性斑块，常发生在面部及肢体的暴露部位。可有无痛性局部淋巴结肿大。

二期常在 2～5 个月后（有时数年后）发生，红斑丘疹（品他疹）逐渐扩大形成银屑病样斑块，且保持数年不退。斑块可以是环状或多环状，颜色从铜褐色到青灰色或黑色不等。也有淋巴结病。

三期常在二期发病后 3 个月至 10 年出现。皮疹发生于腕、踝、肘等处。患者常合并色素沉着，色素减退（图 16-4、图 16-5），无色素及色素不良、杂色斑片，大小不等，使皮肤呈杂色斑点样。

实验室检查 80% 的病例，一期皮疹发生后 2～3 个月血清试验可呈阳性，且晚期皮疹也总呈阳性。

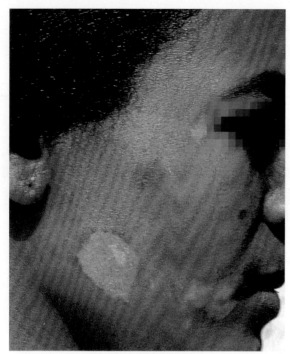

图 16-4　品他病（1）
色素减退

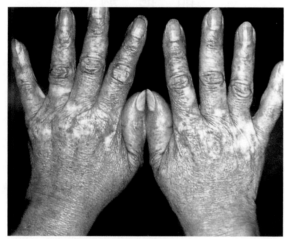

图 16-5　品他病（2）
晚期手足部病损

【治疗处理】

（一）治疗原则

按流行病学处理，寻找传染源，接触者应进行检测和治疗。治疗以青霉素为主。

（二）基本治疗

品他病的基本治疗见表 16-3。

（三）治疗措施

对患品他病不足 1 年的患者推荐治疗方案为

120 万 U 苄星青霉素，单剂量肌内注射 1 次，包括成人、青少年及年龄较大的儿童，年龄＜ 10 岁的儿童予 60 万 U 肌内注射 1 次。患者在治疗后 24 小时内失去感染性。一二期皮疹在 4 ～ 12 个月之内痊愈，但无色皮疹可长期存在。如对青霉素过敏，但年龄＞ 8 岁者可用 15 日疗程的四环素 250mg，4 次 / 日，或多西环素 500mg，2 次 / 日。对青霉素过敏但年龄＜ 8 岁者可予红霉素（8mg/kg，4 次 / 日），孕妇也可予红霉素 500mg，4 次 / 日。

表 16-3　品他病的基本治疗

作用靶位 / 治疗终点	杀灭消除品他螺旋体，治愈本病
治疗选择	苄星青霉素

（四）循证治疗步序

品他病的循证治疗步序见表 16-4。

表 16-4　品他病和雅司病的循证治疗步序

项目	内容	证据强度
一线治疗	苄星青霉素 G/ 阿奇霉素（雅司病）	B
二线治疗	四环素 / 多西环素 / 红霉素	E

（五）治疗评价及预后

治疗效果十分显著，预后良好。

Ketchen 报道，在对墨西哥品他病患者的研究中发现，经青霉素治疗，所有患者初期的皮肤损害完全治愈。

Brown 报道，在品他病的治疗中，青霉素是一种可选择的药物。四环素治疗雅司病患者有效，故推断四环素治疗品他病也有效。有关红霉素治疗品他病的文献很少，多西环素和米诺环素也可作为替代药物。

地方性梅毒

地方性梅毒（endemic syphilis），又称 Bejel，由苍白密螺旋体的地方亚种 *endemicum* 引起。该病主要发生于非洲、东部地中海国家，阿拉伯半岛、中亚和澳大利亚，主要流行于干旱地区。我国未见报道。

【临床提要】

本病为家庭接触传播。潜伏期 9 ～ 90 日，平均 3 周。病程分为三期。

一期：损害为下疳。

二期：典型黏膜白斑，发生于口唇、硬软腭、舌及咽部，随后出现泛发斑丘疹及丘疹，在屈侧及肛门生殖器可融合，形成扁平湿疣。

三期：损害类似于晚期良性梅毒，包括骨或皮肤的树胶肿（图 16-6）、毁形性鼻炎（图 16-7）。

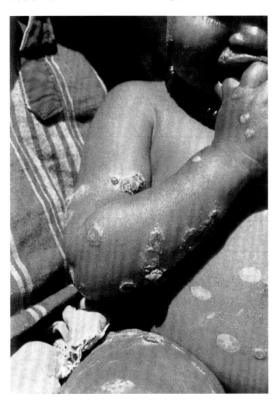

图 16-6　地方性梅毒

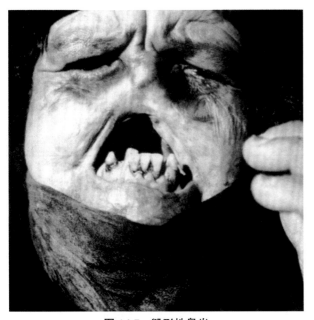

图 16-7　毁形性鼻炎
非性病性梅毒的晚期表现

【治疗处理】

（一）治疗原则

非性病性密螺旋体感染的雅司病、地方性梅毒和品他病的治疗基本相同。

（二）基本治疗

地方性梅毒的基本治疗见表 16-5。

表 16-5　地方性梅毒的基本治疗

作用靶位 / 治疗终点	消除和杀灭苍白密螺旋体地方亚种
治疗选择	苄星青霉素

（三）治疗措施

与雅司病治疗措施相同。

（四）治疗评价及预后

1948 ～ 1969 年，WHO 和联合国儿童基金会援助的根治非性病性密螺旋体病群众运动，取得了显著成果，但运动过后疾病又有发生和复活，故有关当局仍主张持续不懈的主动监测、暴发流行的调查及活动性病例和接触者的治疗。

如果证实 10% 以上人口有活动性雅司病，WHO 推荐 15 岁以上的人用普鲁卡因青霉素或苄星青霉素防治，剂量疗程参照梅毒治疗方案。

群防群治：广泛使用青霉素可降低品他病的发病率。

Koff 报道，对于青少年和成年人中对青霉素过敏者，四环素可作为替代治疗药物。

莱 姆 病

莱姆病（Lyme disease）由伯氏疏螺旋体（*Borrelia burgdorferi*）感染引起，以硬蜱为传播媒介。皮肤表现为慢性游走性红斑。

【临床提要】

潜伏期 3 ～ 32 日，多在 7 日以内。

1. 慢性游走性红斑（一期）　①原发性游走性红斑：初起于蜱叮咬处发生一红色斑疹或丘疹，逐渐扩展形成同心圆或环状红斑。②继发性游走性红斑：螺旋体经血流扩散至其他部位，数日内发生继发性环状红斑。

2. 系统损害（二期）　①神经系统症状：包括无菌性脑膜炎、脑炎、脑神经炎、脊神经根病。②心血管系统损害：为房室传导阻滞，急性心肌心包炎。

3. 关节炎（三期）　数月至数年可出现大关节炎，以膝关节多见。

4. 慢性萎缩性肢端皮炎　阿弗西尼疏螺旋体（*B.afzelii*）感染与慢性萎缩性肢端皮炎有关（详见本章慢性萎缩性肢端皮炎）。

5. 鉴别诊断　本病应与蜱咬伤（皮损直径小，无移行）、多形红斑、离心性环状红斑相鉴别。

【治疗处理】

（一）治疗原则

在不同疾病阶段选用抗菌药物有所不同，疗程应足够，以彻底杀灭螺旋体。游走性红斑疗程 10～20 日；有心肌炎、脑膜炎、关节炎者疗程 3～4 周。

（二）基本治疗

莱姆病的基本治疗见表 16-6。

表 16-6　莱姆病的基本治疗

作用靶位/治疗终点	清除和杀灭伯氏疏螺旋体，减轻其所致皮肤及系统损害，改善临床症状
一期	选择四环素，或青霉素 V，或红霉素
二期	成人、儿童静脉滴注苄星青霉素
三期	静脉滴注苄星青霉素（同二期），或肌内注射苄星青霉素，疗程 3 周。对耐青霉素或晚期患者，头孢曲松静脉滴注或肌内注射，疗程 14 日。应加强疫区防护措施，防止硬蜱叮咬

（三）治疗措施

由于本病首选青霉素类药物治疗，国内外学者均强调应大剂量、足疗程。有报道用四环素、甲硝唑、替硝唑等治疗亦有效。对于有脑及心脏受损者应加用糖皮质激素，有助于减轻脑部和心脏受累症状。有慢性关节炎症状者可给予抗疟药物和对症治疗。

莱姆病的病原治疗见表 16-7。

表 16-7　莱姆病的病原治疗

疾病状况	宜选药物	可选药物	备注
游走性红斑	多西环素	阿莫西林、头孢呋辛酯	红霉素治疗者复发率较高
心肌炎	多孢曲松、头孢噻肟、青霉素	多西环素、阿莫西林	
面神经麻痹	多西环素、阿莫西林	头孢曲松	
脑膜（脑）炎	头孢曲松	头孢噻肟、青霉素	
关节炎	多西环素、阿莫西林	头孢曲松、青霉素	
妊娠妇女	阿莫西林		青霉素过敏患者用大环内酯类

1. 早期莱姆病　①多西环素，100mg，每日 2 次，共 10～21 日；②氨苄西林，500mg，每日 3 次，共 10～21 日；③红霉素，250mg，每日 4 次，共 10～21 日（比多西环素或阿莫西林疗效差）。

2. 神经系统病变

（1）面神经麻痹：孤立性表现，早期口服多西环素 0.1g，每日 2 次，至少使用 21 日。

（2）莱姆脑膜炎：①头孢曲松，每日 2g，静脉注射，每日 1 次，共 14～21 日；②青霉素 G，每日 2000 万 U，分次给药，共 10～21 日。

（3）莱姆心脏炎：①头孢曲松，每日 2g，静脉注射，共 14 日；②青霉素，每日 2000 万 U，静脉注射，共 14 日；③多西环素，100mg，口服，每日 3 次，共 10～21 日；④阿莫西林，500mg，口服，每日 3 次，共 14～21 日。

（4）莱姆关节炎：①多西环素 100mg，口服，每日 2 次，共 30 日；②阿莫西林 / 丙磺舒，各 500mg，口服，共 30 日；③苄星青霉素，每日 2000 万 U，静脉滴注，共 14 ～ 21 日；④头孢曲松，每日 2g，共 14 ～ 21 日。

3. 妊娠

（1）早期局部莱姆病：阿莫西林 500mg，每日 3 次，共 10 ～ 21 日。

（2）晚期或播散性莱姆病：苄星青霉素，每日 2000 万 U，共 14 ～ 21 日。

（3）无症状血清阳性者：无须治疗。

（四）循证治疗步序

莱姆病的循证治疗步序见表 16-8。

表 16-8　莱姆病的循证治疗步序

项目	内容	证据强度
一线治疗	**早期局限性疾病（游走性红斑）[a]**	
	多西环素[b] 100mg bid，10 日或 200mg qd，10 日	A
	阿莫西林 200mg tid，14 日	A
	头孢呋辛酯 500mg bid，14 日	A
	早期神经系统病变（脑膜炎或神经根病变）	
	头孢曲松 2g iv qd，14 ～ 21 日 / 多西环素 100mg bid，14 ～ 21 日	B
	心脏受累（包含房室传导阻滞）	
	对于早期局限性或早期神经系统疾病，可以采用推荐的口服或静脉输液治疗 14 日[c]	C
	莱姆病关节炎无神经系统受累	
	阿莫西林 500mg tid，28 日；多西环素 B 100mg bid，28 日；头孢曲松 2g iv qd，14 ～ 28 日	B
	复发性关节炎	
	再次口服 28 日抗生素	D
	晚期神经型疏螺旋体病	
	头孢曲松 2g iv qd，14 ～ 28 日；青霉素 G 1800 万 ～ 2400 万单位 / 日 iv（每 4 小时分次给药），14 ～ 28 日	B
	慢性萎缩性肢端皮炎	
	多西环素 100mg bid，21 日；阿莫西林 500mg tid，21 日	C
	头孢呋辛酯 500mg bid，21 日	D
二线治疗	**早期局部病变**	
	阿奇霉素 500mg qd，7 日	B
	神经系统受累或晚期心脏传导阻滞	
	多西环素 100mg bid，14 ～ 28 日	B

a. 推荐用于伴有孤立性脑神经麻痹的疏螺旋体淋巴瘤和早期莱姆病。

b. 多西环素禁用于孕妇及小于 8 岁的儿童。

c. 住院患者采用静脉给药方式进行初步治疗。

（五）治疗评价

1. 一般评价　青霉素的疗效肯定，且愈后不易复发。晚期或有并发症的患者需使用第三代头孢菌素，其中以头孢曲松的治疗效果最好，因其半衰期长，且能通过血脑屏障，在中枢神经系统能保持足够的浓度。对有关节炎的患者，50% 的人对青霉素治疗无效。

Dattwyler 等报道以阿莫西林或多西环素随机治疗 72 例成年本病早期患者。阿莫西林剂量为 500mg，3 次 / 日，多西环素 100mg，2 次 / 日，持续用 3 周。结果两组患者的游走性红斑治愈率为 100%，并在治疗后的 6 个月随访中无症状出现。

2. 游走性红斑　Nadelman 等进行一项随机、多中心、调查者盲法的临床试验。以头孢呋辛 500mg，2 次 / 日（63 例患者），或多西环素 100mg，2 次 / 日（60 例患者），治疗伴有游走性红斑的 123 例患者。接受头孢呋辛治疗的 55 例患者中有 51 例（93%）得到治愈或好转。接受多西环素治疗的 51 例患者中有 45 例（88%）得到治愈或好转。

Steere 等报道 1980 ~ 1981 年 108 例伴游走性红斑患者，用青霉素或四环素治疗后症状改善比用红霉素快。接受四环素的 39 例患者无人发生主要的晚期并发症，而 40 例接受青霉素治疗的患者有 3 例发生，用红霉素治疗的 29 例患者中有 4 例发生。（根据这项研究及其他类似研究，认为红霉素疗效比一线药物差）。

Luft 等报道 246 例伴有游走性红斑的患者，一组使用阿莫西林（500mg，3 次 / 日，连用 20 日），另一组使用阿奇霉素（500mg，1 次 / 日，连用 7 日）。在 20 天内使用阿莫西林治疗的患者皮损较使用阿奇霉素的患者更容易完全消退（阿莫西林组为 88%，阿奇霉素组为 76%；P=0.024）。服用阿奇霉素的患者（16%）比服用阿莫西林的患者（4%）病情更容易复发。

3. 神经莱姆病 Dovevall 等报道，在一项前瞻性、非随机研究中，29 例患有神经莱姆病、面神经麻痹及脑膜炎的患者口服多西环素（每日 200 ~ 400mg，连用 9 ~ 17 日）。在 6 个月内，26 例患者（90%）康复，并且没有后遗症，但其中伴有双侧面神经麻痹的 3 例患者在以后的随诊中仍有不全性麻痹。

4. 莱姆病疫苗 Wallich 等报道，lymerix，一种外表蛋白 A 重组体疫苗，适用于 15 ~ 70 岁的人群。此疫苗分 3 次给予：在 0、1 个月及 12 个月时给予接种。临床试验的有效率为 76% ~ 92%。

（六）预后

1. 病程 如不经治疗，游走性红斑和继发性皮损在 28 日后消退，有一些也可存在达数月。10% 的未经治疗的病例在皮损消退数月后游走性红斑可复发。最终 10% 的患者发生膝关节炎，关节炎通常经 2 ~ 3 年后消失，其中半数导致严重的残疾。

2. 预防 户外活动回家后在身上寻找硬蜱是一种好的预防方法。硬蜱需要接触 24 小时以上才能传播疾病。蛹很小，可能不易看见。对移动的雀斑样斑应予以注意。

慢性萎缩性肢端皮炎

慢性萎缩性肢端皮炎（acrodermatitis chronica atrophicans，ACA）是一种与螺旋体感染有关的少见皮肤病，其特征是肢端皮炎伴萎缩。本病在欧洲最多见。伯氏疏螺旋体与本病有关。本病的传染媒介是蓖子硬蜱（*Ixodes ricinus*），其中已分离出伯氏疏螺旋体，发病前有昆虫叮咬史。

【临床提要】

（1）皮肤损害病变最常发生于四肢伸面，特别是关节周围。起病初期皮肤肿胀，呈淡蓝红色，如面团样柔软。数周或数月后炎症反应被萎缩替代，皮肤变薄起皱呈卫生纸样，皮下血管显露，附属器结构消失。皮肤表现包括溃疡、皮肤松弛、钙化和淋巴细胞浸润（图 16-8）。

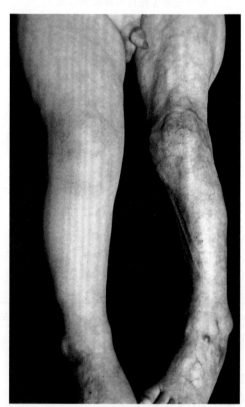

图 16-8 慢性萎缩性肢端皮炎
（西安交通大学 李伯埙惠赠）

（2）相关的硬化病变有线状尺骨带、胫骨带、关节附近的纤维结节和假性硬皮病斑块。

（3）其他神经系统症状的发生率约为 40%，常见者有感觉异常、疼痛、无力等。骨关节异常包括关节痛和关节炎。

（4）实验室检查几乎所有此病患者的螺旋体抗体试验呈阳性，并且在一些病例的组织中，通过Warthin Starry 染色可找到病原体。慢性萎缩性肢端皮炎的皮损可培养出病原体。

【治疗处理】

（一）治疗原则及基本治疗

本病的炎性损害通过治疗可得到改善，但对萎缩性病灶无满意效果。

（二）治疗措施

青霉素为常用抗生素，480 万 U/d，使用 2～4 周可使症状显著改善。青霉素过敏者选用红霉素或四环素 1.0g/d，或多西环素 100mg，每日 2 次，疗程 2 周，可治愈多数患者。晚期硬化萎缩性皮损用氦氖激光局部照射有一定的效果。

（三）循证治疗步序

慢性萎缩性肢端皮炎的循证治疗步序见表 16-9。

表 16-9　慢性萎缩性肢端皮炎的循证治疗步序

内容	证据强度
多西环素100mg，每日2次，14～21 日（孕妇，小于8岁儿童禁忌）	A
阿莫西林500mg，每日3次，14～21 日	A

（四）治疗评价

不是所有患者的皮损对抗生素治疗都反应良好，且在应用抗生素后，周围神经病变、关节痛、肌肉骨骼疼痛等症状可持续存在或发展；糖皮质激素、氯喹、血管扩张剂及交感神经阻滞剂对部分早期病例也可能有效，但对晚期萎缩硬化性损害无效。

（五）预后

本病进展缓慢，但可长期稳定。斑片随着时间的推移发生轻度改变，但从不完全消退。萎缩斑上可发生溃疡和癌变。

鼠　咬　热

鼠咬热（rat-bite fever）是由鼠咬伤所引起的急性传染病。其病原为小螺菌或念珠状链杆菌。前者多见于我国及其他亚洲国家，后者多见于北美地区。小螺菌又称鼠咬热螺旋体。念珠状链杆菌为革兰氏阴性菌，又称鼠咬热链丝菌。

【临床提要】

1. 小螺菌所致鼠咬热

（1）发热：常突然寒战、高热，体温达 40℃或更高。

（2）皮疹及皮肤结节：发热时可有皮疹，多为暗色斑、丘疹、玫瑰疹、荨麻疹。有时有皮肤结节，边界清晰，基底较硬，不痛不痒，可融合至数厘米大小。

（3）局部溃疡结痂与淋巴结肿大。

2. 念珠状链杆菌所致鼠咬热　临床表现与小螺菌所致鼠咬热类似，以发热、皮疹、关节炎为特征。

3. 诊断及鉴别诊断

（1）诊断要点：①有被鼠咬或进食被鼠污染的食物史；②发热、皮疹，淋巴结炎及局部硬结溃疡，或头痛、背痛、关节痛等临床表现；③特殊实验室检查。发现病原体小螺旋体，部分病例梅毒血清反应呈弱阳性。

（2）本病应与疟疾、回归热、斑疹伤寒、革兰氏阴性球菌败血症相鉴别。

【治疗处理】

（一）治疗原则

防治结合，本病的预防就在于灭鼠、防鼠。接触鼠类的工作人员应注意防护，戴手套。被鼠咬伤后除局部处理外，可静脉给予青霉素治疗。对全身症状给予相应的支持疗法。

（二）基本治疗

鼠咬热的基本治疗见表 16-10。

表 16-10　鼠咬热的基本治疗

作用靶位/治疗终点	清除和杀灭小螺菌或念珠状链杆菌，治愈本病
鼠咬伤处理	伤口清创，预防破伤风，连续使用青霉素
两种类型鼠咬热治疗	青霉素、四环素，第二、三代头孢类抗生素
警示	防止疾病迁延，引起内脏损害

（三）治疗措施

（1）苄星青霉素80万U，每日2次肌内注射。疗程7～10日。为避免雅赫反应，小螺菌所致鼠咬热开始应用小剂量（每日40万～80万U，分2次肌内注射）。亦可用氨苄西林或青霉素V，2g/d，连用10日。如有心内膜炎时，青霉素应增至每日1200万U，疗程延至4～6周。念珠状链杆菌如细菌为L型，剂量亦应加大至每日400万U或更多。

（2）红霉素：15～18g/d，连服7日。链霉素，1g/d，分2次肌内注射，可与青霉素联合应用于耐药菌株，单用时对念珠状链杆菌所致鼠咬热有效。

（3）其他：如四环素、头孢菌素类、庆大霉素、氯霉素等均有效。

（4）局部处理：目的在于防止继发感染。鼠咬热应立即用乙醇溶液擦洗，包扎。对溃疡处应以0.02%呋喃西林或0.2%依沙吖啶溶液冲洗或湿敷，而后包扎。

（四）治疗评价及预后

（1）抗菌治疗最初选用氟氯西林（flucloxacillin）：疗效满意，后来证实万古霉素、青霉素和链霉素均有效。

（2）小螺菌所致鼠咬热：迁延不愈者可有心肌炎、肾炎、肝炎、脑膜炎、贫血等。

（3）念珠状链杆菌所致鼠咬热：经1～2周多可自愈，少数迁延者亦可合并心内膜炎、心肌炎、心包炎、肺炎、脓肿、败血性栓塞等。

（高　涛　吴玉才　叶巧园）

第十七章
原虫及蠕虫性皮肤病

皮肤利什曼病

皮肤利什曼病（cutaneous leishmaniasis）是利 - 杜小体侵犯皮肤、黏膜所引起的损害。利什曼原虫（图 17-1）寄生于白蛉体内，当白蛉叮咬人时感染人而发病。在人体内称为利 - 杜小体。利什曼原虫生活史见图 17-2。

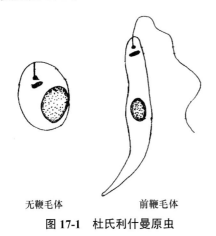

无鞭毛体　　　　前鞭毛体

图 17-1　杜氏利什曼原虫

【临床提要】

第二次世界大战以后，利什曼病就已很少见，2004 年 8 ～ 11 月美军发生皮肤利什曼病，皮损从小丘疹到大的侵蚀性溃疡，且可有多处（1 ～ 47 处），多位于暴露部位，主要在上肢，其次为下肢远端、躯干和背部，面颈部最少。

1. 丘疹结节型　较常见，初起为红色斑疹和

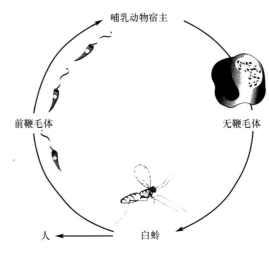

图 17-2　利什曼原虫的生活史

丘疹，逐渐形成结节。结节如绿豆、核桃大。孤立散在，或密集或相融合，色淡红或紫红，棕红或黄色。病程可长达数十年。结节活检或组织液培养均可见利 - 杜小体。其常见于头部、面部和颈部。临床上应与瘤型麻风、酒渣鼻、黄色瘤等相鉴别（图 17-3、图 17-4）。

2. 褪色斑疹型　为色素减退斑，先见于面部和颈部，可累及全身。斑疹可针头大至直径 7 ～ 8mm。可融合成片。皮损处活检见利 - 杜小体。临床上应与白癜风及特发性白斑相鉴别。

3. 黏膜型　唇、舌、腭、喉、食管及肛门黏膜易受侵，受损处可找到利 - 杜小体。

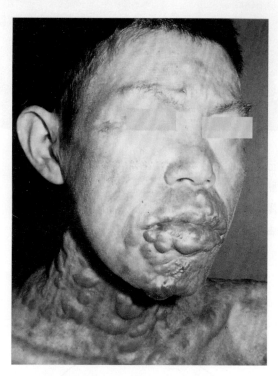

图 17-3　皮肤利什曼病（播散性结节）
（西安交通大学　邓云山惠赠）

4. 诊断　在疫区，如果被白蛉叮咬处的皮损持续 3 周以上不愈，且用广谱抗生素治疗无效，则应高度怀疑为利什曼病。诊断该病可进行病损处的刮片、皮损活检查找原虫，进行寄生虫培养和 PCR 检测。

【治疗处理】

（一）治疗原则

皮肤利什曼病防治原则与内脏利什曼病（黑热病）基本一致，以系统治疗为主。

（二）基本治疗

可应用锑剂、喷他脒、两性霉素 B 支持治疗。皮肤利什曼病的基本治疗见表 17-1。

表 17-1　皮肤利什曼病的基本治疗

靶向治疗	杀灭利什曼原虫，阻止组织细胞、淋巴细胞和多形核白细胞浸润，消散结核样肉芽肿，促进结节溃疡消散，治愈本病
系统治疗	锑剂（葡萄糖酸锑钠、锑葡胺）、戊烷脒*、两性霉素 B*、γ- 干扰素及锑剂*、别嘌醇及别嘌醇核苷、酮康唑*、伊曲康唑、利福平、氨苯砜、单霉素及甲基尿嘧啶、免疫疗法（活卡介苗 + 热灭活的墨西哥利什曼原虫的前鞭毛体）*、脂质体包裹的锑剂或两性霉素 B△、WR6026△
局部治疗	15% 硫酸巴龙霉素及 5% ~ 12% 氯化苄乙氧铵（methyl-ben-zethonium chloride）*、5% 酒石酸锑钾霜、克霉唑、氯丙嗪软膏，热疗，冷冻，光动力治疗，烧灼 / 切除，皮损内锑剂注射

* 疗效肯定；△ 尚处于研究阶段。

（三）治疗措施

1. 葡萄糖酸锑钠（斯锑黑克）　治疗疗效差。6 日疗法：成人总量 120 ~ 150mg/kg，分 6 次，每日用 25% 葡萄糖混匀后静脉缓慢注入，连续 2 ~ 3 个疗程。每 2 个疗程间隔应 10 ~ 30 日。

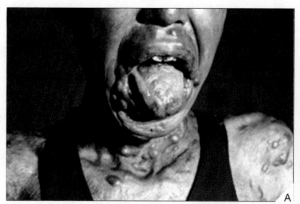
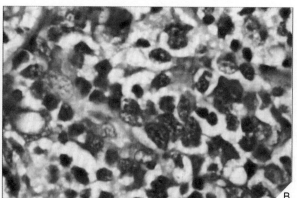

图 17-4　皮肤利什曼病
A. 播散性结节（西安交通大学　邓云山惠赠）；B. 真皮组织细胞内见较多无鞭毛体吉姆萨（Giemsa）染色 1000×
（中山大学　马坚池、刘应辉、席丽艳惠赠）

2. 喷他脒(戊烷脒) 疗程应较长(15～20次为一疗程),总剂量为 60～80mg/kg,如需第 2 个疗程,应间隔 1 个月。

3. 两性霉素 B 剂量首次为 0.2mg/kg,用 5% 葡萄糖溶液稀释 10 倍静脉滴注,经 6 小时以上滴完,每日用量渐增至 1mg/kg,或隔日 1 次,至皮损痊愈为止,总量为 725～1275mg,疗程 3～12 周。可消除伤口内寄生虫,但治疗效果不满意。液氮冷冻治疗,疗效较好。

(四)循证治疗步序

皮肤利什曼病的循证治疗步序见表 17-2。

表 17-2　皮肤利什曼病的循证治疗步序

项目	内容	证据强度
一线治疗	葡甲胺锑 / 葡萄糖酸锑钠	B
二线治疗	喷他脒羟乙磺酸盐	B
	利福平	A
	唑类	B,A
	冷冻疗法	A,B
	温热疗法	B
	高渗盐水	A
三线治疗	米替福新	A,B
	5% 咪喹莫特乳膏	D
	巴龙霉素软膏	B
	直流电疗法 / 二氧化碳激光 / 射频热疗	B
	皮损内注射硫辛酸	A
	两性霉素 / 己酮可可碱 / 三氯乙酸	B
	冷冻 / 脉冲染料激光 / 铒激光 / YAG 激光	C
	免疫接种	A

(五)治疗评价

1. 葡萄糖酸锑钠 Faris 等报道,710 例患者使用葡萄糖酸锑钠治疗,72% 的皮损被治愈。此疗法所伴有的副作用为仅限于注射部位处的疼痛。120 例有溃疡性皮损的患者参加了一项随机对照试验,这项试验比较了外用含巴龙霉素的乳膏和葡甲胺锑的有效性和安全性。12 周之后,巴龙霉素和葡甲胺锑的两组治愈率分别为 70% 和 79.3%。

2. 克霉唑 / 咪康唑霜 Larbi 等报道,54 例患者(共有 151 处皮损),局部使用 1% 克霉唑比使用 2% 咪康唑霜治疗 30 日更加有效。

3. 酮康唑 Norton 等报道,23 例患者使用酮康唑(200mg/d,连用 1 个月)有效。

4. 液氮冷冻 Al Majali 等报道,293 例患者使用液氮冷冻疗法,临床上取得显著的疗效,而且没有发生全身副作用。

5. 利福平 Kochar 等报道,46 例患者使用利福平治疗(1200mg/d,连用 4 周)。73.9% 的患者痊愈。统计学上与安慰剂组有显著差异。患者对于此药耐受较好,且无副作用。

6. 葡甲胺锑 / 别嘌醇 Momeni 等报道,联合使用别嘌醇[抑制尿酸生成药,20mg/(kg·d),30 日]和葡甲胺锑[70mg/(kg·d),15 日]可使 96% 难治患者的病情得到改善,而且没有副作用。

7. 替代药物 本病如能得到早期治疗,多数患者在用五价锑特效药物治疗后,短期内症状显著好转,且原虫消失。对抗锑患者必须及时改用其他特效治疗药物,如两性霉素 B 脂质体复合物、喷他脒等,疗效也较好。光动力疗法(PDT)与外用巴龙霉素的寄生虫学和临床疗效比较:局部 PDT 每周 1 次,共 4 周。试验结束后,局部 PDT 的完全有效率是 93.5%,局部巴龙霉素组的有效率是 41.2%。所以 PDT 在皮肤利什曼病治疗中是一种安全、快速、有效的选择。

(六)预后

早期治疗,免疫功能正常且无合并症者预后好。由硕大利什曼原虫(*L.major*)感染引起的利什曼病可在 12 个月内自愈,但由热带利什曼原虫(*L.tropica*)引起者病程可长达数年。本病的预防措施包括消灭白蛉、杀死动物宿主、治愈患者和疫苗接种。

皮肤阿米巴病

皮肤阿米巴病(amebiasis cutis)是溶组织内阿米巴(*Entamoeba histolytica*)的滋养体所致的皮肤病,在损害中可找到该病原体。

【临床提要】

1. 邻近组织损害 阿米巴肠病蔓延至邻近组织,使会阴、肛门周围皮肤出现慢性皮炎、结节、脓肿、肉芽肿及慢性溃疡。

2. 婴儿阿米巴皮炎　阿米巴、滋养体直接植入皮肤，为尿布粪便感染。

3. 非特异性皮损　瘙痒、荨麻疹、面部黑变病、痤疮、湿疹样皮炎、结节性痒疹。

4. 诊断　结合肠道、肝阿米巴感染病史、皮肤损害找到阿米巴原虫即可确诊。

【治疗处理】

（一）基本治疗

皮肤阿米巴病的基本治疗见表 17-3。

表 17-3　皮肤阿米巴病的基本治疗

靶向治疗	杀灭阿米巴滋养体，临床与病原学治愈
杀灭阿米巴滋养体	甲硝唑、双碘喹啉
皮肤损害	炉甘石洗剂、糖皮质激素、抗组胺药物
皮肤外损害	如阿米巴肠炎、阿米巴痢疾、肝脓肿等，应积极治疗

（二）治疗措施

首选甲硝唑（灭滴灵），对阿米巴大、小滋养体及包囊均有效，800mg，每日 3 次，连用 5 ～ 7 日，孕妇禁用；甲硝唑口服，750mg，每日 3 次，连用 10 日。随后改服双碘喹啉（iodoquinol）650mg，每日 3 次，治疗 20 日。替硝唑 1g，每日 2 次，连服 3 天。皮肤脓肿可行外科引流。

（三）治疗评价及预后

无合并症者，预后良好。

血 吸 虫 病

血吸虫病（schistosomiasis）是由血吸虫引起，动物血吸虫仅引起游泳者瘙痒或尾蚴皮炎（cercarial dermatitis），而人血吸虫可致皮肤、消化道、肺、脑等部位的损害。

【临床提要】

1. 血吸虫尾蚴皮炎　人接触疫水，尾蚴约需 15 分钟钻入皮肤，可出现轻微红斑、丘疹，伴有瘙痒。

2. 荨麻疹反应　尾蚴穿过皮肤后 4 ～ 8 周，可出现发热、荨麻疹、紫癜、全身不适、关节痛。

3. 生殖器周围肉芽肿和瘘管　由成虫直接播散至邻近脉管所致。

4. 异位皮肤血吸虫病　虫卵可沉积在结膜，面部呈节段性分布。皮损为坚硬的肉色丘疹，可能形成溃疡。

【治疗处理】

（一）治疗原则

治疗原则：①防治结合；②在血吸虫病区，应检查患者有无血吸虫感染，并进一步进行血吸虫病治疗。

（二）基本治疗

血吸虫病的基本治疗见表 17-4。

表 17-4　血吸虫病的基本治疗

靶向治疗	杀灭血吸虫，彻底治愈本病
各种皮肤损害	皮炎、荨麻疹、肉芽肿瘘管、虫卵沉积对症处理
系统治疗	治疗血吸虫

（三）治疗措施

1. 血吸虫尾蚴皮炎　行对症处理，内服抗组胺药，外用安抚止痒剂。止痒可用炉甘石洗剂，1% ～ 5% 樟脑乙醇或糖皮质激素软膏治疗。

2. 其他类型皮肤病　口服吡喹酮，每次 20mg/kg，每日 3 次。

3. 血吸虫病治疗　①慢性血吸虫病：成人吡喹酮总剂量为 60mg/kg，每次 10mg/kg，每日 3 次，连续 2 日。体重以 60kg 为限。儿童体重 < 30kg 者，总剂量为 70mg/kg。②急性血吸虫病：成人总剂量为 120mg/kg（儿童 140mg/kg），4 ～ 6 日疗法，每日剂量分 2 ～ 3 次服用。一般病例可采用每次 10mg/kg，每日 3 次，连续 4 日。

（四）预防

灭螺、杀灭尾蚴，加强个体防护，规范粪便管理。用吡喹酮、青蒿素（artemisinin）系统治疗。

（五）治疗评价及预后

仅仅血吸虫尾蚴性皮炎，预后良好，患血吸虫病者需系统治疗。

皮肤猪囊尾蚴病

皮肤猪囊尾蚴病（cysticercosis cutis）又称皮肤猪囊虫病，是猪肉绦虫的幼虫（囊尾蚴）寄生于皮下组织所致。发病前有进食未煮熟的猪肉（有猪囊虫寄生）和蔬菜（被虫卵污染）史。

【临床提要】

1. 基本损害 为散在孤立的无痛性结节，数个至数百个不等，直径为 0.5 ～ 2cm，质硬有弹性，与周围组织无粘连，常有钙化（图 17-5）。

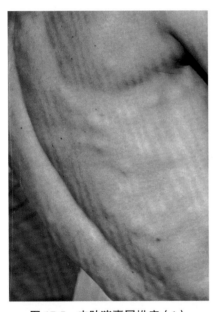

图 17-5 皮肤猪囊尾蚴病（1）
黄豆至核桃大小无痛性皮下结节

2. 系统损害 眼、脑、心肌受累可出现视盘出血、视物模糊、失明、癫痫和心肌功能障碍等症状。病理检查囊内见猪囊尾蚴（图 17-6）。

【治疗处理】

（一）治疗原则

治疗原则：①防治结合；②系统检查，发现皮肤外其他部位损害；③如皮损数目不多又无压迫症状，虫体常可自然钙化而死亡，对人体无害，可不必治疗。

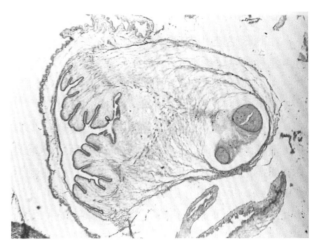

图 17-6 皮肤猪囊尾蚴病（2）
组织病理示囊腔内有猪囊尾蚴头节

（二）基本治疗

皮肤猪囊尾蚴病的基本治疗见表 17-5。

表 17-5 皮肤猪囊尾蚴病的基本治疗

靶向治疗	杀灭猪囊虫，除去囊虫囊肿，手术切除或囊内注射药物
系统使用驱虫药物	阿苯达唑、吡喹酮

（三）治疗措施

1. 手术切除 适用于囊肿不多者，或囊肿寄生于眼、脑等部位，出现压迫症状者。囊腔内注射，取纯乙醇或 1：1000 升汞液或盐酸依米丁 0.5 ～ 1ml 注入囊内可杀死虫体。并发脑积水患者可用脑室内引流术，但效果很差。

2. 内服药 ①阿苯达唑，15 ～ 20mg/(kg·d)，分 2 次口服，10 日为 1 个疗程，一般需 2 ～ 3 个疗程。②吡喹酮，20mg/kg，每日 3 次，共 2 ～ 3 日，总量 120 ～ 180mg/kg，2 ～ 3 个月后重复用药。③皮肤猪囊尾蚴病患者也可因存在潜在性脑猪囊尾蚴病而引起头痛等脑部症状。对临床上癫痫发作频繁的颅内压增高者，应先降颅内压，必要时须外科施开窗减压术后才能进行药物治疗。眼猪囊尾蚴病不可采用杀虫治疗，因为活虫患者尚可耐受，一旦虫被杀死，异性蛋白可引起葡萄膜炎，加重视力障碍，甚至失明，故必须手术治疗。

（四）治疗评价

1. 阿苯达唑　为目前治疗猪囊尾蚴病的首选药物，其对猪囊尾蚴有杀灭作用，疗效确切，治愈率为58.3%，显效率为85%，总有效率为97.8%。治疗后，皮下囊尾蚴结节变硬，缩小，久之囊液消失。

阿苯达唑的主要副作用有头痛、低热，少数有视物障碍、癫痫等。可能因虫体死亡后，囊尾蚴结节周围的炎症反应和水肿明显加重，致颅内压增高所致。另有部分患者出现皮疹，个别可发生过敏性休克，可能为猪囊尾蚴裂解释放异种蛋白或药物本身所致。患者可有肝功能障碍，ALT增高，停药后恢复正常。

2. 吡喹酮　有杀死猪囊尾蚴的作用，故治疗猪囊尾蚴病有良好的效果。治愈率为56.1%，总有效率可达97.4%。血中游离的吡喹酮可通过血脑屏障，脑脊液中浓度为血浓度的1/7～1/5，可达到有效杀虫浓度。

吡喹酮副作用较多，有时较为严重，主要有头痛、恶心、呕吐、皮疹、精神异常等，个别患者也可发生过敏性休克或脑疝。原有癫痫的患者也可被诱发癫痫而加重脑水肿。

（五）预后

囊虫可侵入人体各个器官，以侵入脑组织者最严重，有神经精神症状与后遗症，重者危及生命。猪囊尾蚴的寿命一般为3～10年，个别达10～19年。肌肉猪囊尾蚴病病程在10年以上。

匐 行 疹

匐行疹（creeping eruption）又称皮肤幼虫移行症（larva migrans）。

【临床提要】

引起匐行疹的常见幼虫及皮疹特点见表17-6。幼虫钻入皮肤处出现红斑、丘疹、丘疱疹；数天后幼虫于表皮或皮下向前掘进而形成线状损害。幼虫移行时局部瘙痒。因搔抓可致湿疹化，本病有自限性，一般10日至数周数月，幼虫死亡，皮疹自愈（图17-7、图17-8）。

表17-6　引起匐行疹的幼虫及皮疹特点

幼虫	宿主	流行	皮疹特点
巴西钩虫	猫、犬	多见	红色线状的蜿蜒爬行隧道，呈绣花样，奇痒，持续数周至数月
犬钩虫	犬	少见	红色丘疹为主，有时呈线状，2周内消失
牛钩虫	牛	罕见	匐行疹，持续10日左右
羊钩虫	羊	罕见	匐行疹，持续10日左右
狭头刺口钩虫	犬	罕见	匐行疹，持续10日左右

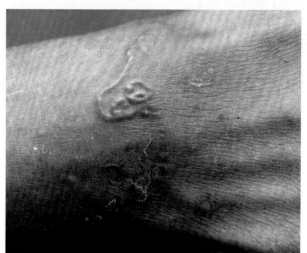

图17-7　匐行疹（1）

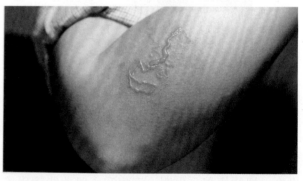

图17-8　匐行疹（2）

尚有马蝇和牛蝇的幼虫，亦能致病。

【治疗处理】

（一）治疗原则

局部和系统治疗，杀灭幼虫。

（二）基本治疗

匐行疹的基本治疗见表 17-7。

表 17-7　匐行疹的基本治疗

靶向治疗	杀灭病原体，治愈疾病
方法选择	局部：物理治疗；杀死幼虫系统治疗：阿苯达唑

（三）治疗措施

治疗用透热疗法，液氮冷冻、氯乙烷或 CO_2 喷射患处，冻死幼虫。皮损广泛而扩散者口服噻苯达唑（噻苯唑），成人的剂量为每次 25mg/kg，每日 2 次，持续 2 日，如果皮损未愈，3～7 日后复治一疗程。噻苯达唑悬液（100mg/ml）局部涂抹，再用 0.1% 地塞米松软膏，也有较好疗效。阿苯达唑 400mg，顿服，连续 3～5 日效果较好。继发感染可用抗生素。可用伊维菌素 200μg/(kg·d)，连用 2 日。免疫抑制的患者可用噻苯达唑 25mg/kg，每日 2 次服用，连续 7～10 日。

（四）循证治疗步序

匐行疹的循证治疗步序见表 17-8。

表 17-8　匐行疹的循证治疗步序

项目	内容	证据强度
一线治疗	系统使用阿苯达唑/伊维菌素	B
二线治疗	局部外用噻苯达唑脂质体	B
	CO_2 激光治疗	B
三线治疗	局部外用阿苯达唑/阿维菌素	E
	冷冻疗法	E

（五）治疗评价及预后

1. 噻苯达唑/阿苯达唑　Chatel 等报道，局部应用（2 次/日，连用 5 日）混合在亲脂性媒介物基质脂肪霜（24g）和二甲亚砜凝胶中的 15% 噻苯达唑（磨碎噻苯达唑药片后，将其混合在亲脂性软膏中）。所有患者开始治疗后，在平均 48 小时内临床症状均消失，随访 3 个月，未见复发。

Veraldi 等报道，24 位成年人服用阿苯达唑（400mg/d，7 日）。治疗结束时，全部患者治愈。

Torres 等报道，在一项前瞻性研究中，23 例此病患者使用阿苯达唑治疗（400mg/d，连用 3 日）。在治疗期开始的 72 小时内，患者症状消失无复发。3 例患者仅服用一次 400mg 剂量的阿苯达唑，证明目标有效。

2. 伊维菌素　Caumes 等报道，21 例患者被随机分成两组。一组为 10 人，服用伊维菌素，另一组 11 人，服用阿苯达唑。所有服用伊维菌素的患者治愈率为 100%。阿苯达唑组中，除一人外，其余患者都对治疗起反应，但经过平均 11 日后，5 位患者病情复发（治愈率 46%；$P=0.017$）。因此认为 12mg 单剂量的伊维菌素比 400μg 单剂量的阿苯达唑更有效。

皮肤丝虫病

丝虫病（filariasis）是由丝虫成虫寄生于人体淋巴系统而引起的慢性地方性寄生虫病。我国至 1989 年，基本消灭了丝虫病（92.9%）。

我国流行的丝虫有班氏丝虫（*Wuchereria bancrofti*）及马来丝虫（*Brugia malayi*）两种。两种丝虫的生活史大致相同。传染性幼虫随蚊虫叮咬进入人体，最终达到淋巴系统定居发育成成虫。成虫在体内可成活数十年，所产的幼虫称为微丝蚴，其白天位于肺、心脏等的内脏微血管内，夜间出现在末梢血中，可检出微丝蚴。

丝虫的代谢产物与排泄物可引起过敏性淋巴管（结）炎，其变化与宿主抗丝虫免疫反应有关。免疫原性成虫和微丝蚴抗原大量释放，造成梗阻并引起肉芽肿及增生，肉芽肿和淋巴管阻塞。

【临床提要】

潜伏期为 4～12 个月。皮肤丝虫病可分为：

1. 急性期　①急性淋巴结炎和淋巴管炎，下肢多见，周期性发作，局部淋巴结肿大、疼痛；皮肤发红，有"离心性红线"，或呈丹毒样皮炎。②丝虫热，周期性发热，可达 40℃。③生殖系统损伤，有精索炎、附睾炎、睾丸炎、鞘膜积液。

2. 慢性期　①淋巴结肿大和淋巴管扩张，见于大腿内侧与趾蹼部。②阴囊鞘膜淋巴性积液、淋巴尿及淋巴水肿。③乳糜尿：尿中大量蛋白及脂肪。④象皮肿：下肢多见，亦可见于阴囊、阴唇、阴蒂和乳房（图17-9、图17-10）。

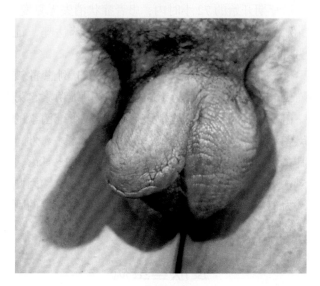

图17-9　皮肤丝虫病（1）
阴囊象皮肿

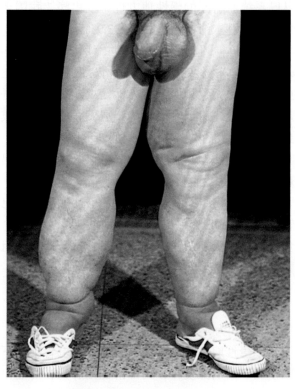

图17-10　皮肤丝虫病（2）
下肢淋巴管阻塞，阴囊淋巴水肿及象皮肿

3. 无症状微丝蚴血症　普查中发现微丝蚴携带者，微丝蚴或免疫学试验阳性。

【治疗处理】

（一）治疗原则

治疗原则为追踪传染源，防治结合。

（二）基本治疗

皮肤丝虫病的基本治疗见表17-9。

表17-9　皮肤丝虫病的基本治疗

靶向治疗	杀灭微丝蚴和成虫
系统治疗	伊维菌素、乙胺嗪（海群生）、卡巴肿、左旋咪唑
并发症治疗	象皮肿

（三）治疗措施

1. 病原治疗

（1）伊维菌素100～400μg/kg，单剂口服；或海群生（枸橼酸乙胺嗪，diethylcarbamazine citrate）0.6g/d，分2～3次，连服7日；4个月后再顿服1g。

（2）卡巴肿：仅能杀成虫，卡巴肿0.25g，海群生50mg，每日2次，连服10日。

（3）其他：左旋咪唑，每日4～5mg/kg，分2次口服，连服5日；呋喃嘧酮，每日20mg/kg，连服7日。

2. 对症治疗

（1）淋巴结炎与淋巴管炎：保泰松0.2g，每日2次，必要时用泼尼松5～10mg，每日3次。

（2）象皮肿：下肢可用25%桑叶注射液2～4ml，肌内注射，每日1次，第3～4日加用弹性绷带，日绑夜松，每日用复方硫酸乙醇溶液涂搽，软化皮肤；2～3周为1个疗程，间隔10日可重复疗程，绷带绑扎应坚持2年。外科旁路分流术，可减轻梗阻肢体症状。

3. 预防　灭蚊，及时治疗微丝蚴携带者。

（四）治疗评价及预后

伊维菌素或海群生杀死微丝蚴，但对成虫无效。普防可选用海群生。急性期治疗预后好，慢性期视治疗方法和对治疗的反应而定。

盘尾丝虫病

盘尾丝虫病（onchocerciasis）的病原体是旋盘尾丝虫（*Onchocerca volvulus*），本病主要流行于非洲、拉丁美洲及西亚地区。中间宿主是在急流中产卵的蚋科黑蝇。黑蝇叮咬时，丝虫幼虫进入人体，在皮下结缔组织内寄生约 1 年后发育成熟，随后大量成虫进入真皮和眼房水。

【临床提要】

1. 皮肤损害　为丘疹、苔藓化、色素异常沉着，最后可能出现萎缩。经过一段时间后，在身体的不同部位成批出现坚硬的皮下结节，豌豆大或更大，称为盘尾丝虫瘤，内含大量微丝蚴，成批出现，通常伴有疼痛，大小不一。

2. 诊断　确诊可通过皮肤活检和特异性血清学试验及 PCR 检测。

【治疗处理】

（一）治疗原则和基本治疗

防治结合，治疗选用伊维菌素、阿苯哒唑，但不能杀死成虫。

盘尾丝虫病的基本治疗见表 17-10。

表 17-10　盘尾丝虫病的基本治疗

靶向治疗	杀灭旋盘尾丝虫
系统治疗	伊维菌素、阿苯达唑、苏拉明、乙胺嗪（海群生）

（二）治疗措施

（1）伊维菌素口服，每次 150μg/kg，单次口服。每 6 个月重复使用。

（2）乙胺嗪效果好，但副作用大，可作为不能使用伊维菌素治疗者的药物。乙胺嗪可杀死微丝蚴，剂量 0.5mg/kg，第 1 日服 1 次，第 2 日相同剂量 2 次，如副作用不严重，增至 2mg/kg，每日 3 次，连续 10 日。

（3）苏拉明首次 0.5g，以后每周 1.0g 静脉注射，总量 4.5 ～ 5.5g。

（4）眼部损害用伊维菌素，而在治疗前数日开始服用泼尼松，用量 1mg/kg。

（三）循证治疗步序

盘尾丝虫病的循证治疗步序见表 17-11。

表 17-11　盘尾丝虫病的循证治疗步序

项目	内容	证据强度
一线治疗	伊维菌素	A
	伊维菌素联合多西环素	A
二线治疗	阿苯达唑	A
三线治疗	莫昔克丁（新的强效杀丝虫剂）	A

（四）治疗评价及预后

众多文献对该病治疗等进行了评估，主要内容有：目前综合防治方案为每年在流行区投用伊维菌素和阿苯达唑，但伊维菌素只能杀死微丝蚴，不能杀死成虫，而成虫生存期 10 ～ 14 年，且不断排出微丝蚴，因此要每年给药。苏拉明可以杀死成虫，但要每周静脉给药，毒副作用包括肾毒性大，只能用于特殊个体。

钩 虫 皮 炎

钩虫皮炎（hookworm dermatitis）又称钩蚴皮炎，是钩虫蚴虫侵入皮肤而引起的皮炎。

【临床提要】

1. 皮损形态　丝状蚴侵入皮肤后数分钟至 1 小时内，于入侵处可出现红色丘疹，1 ～ 2 天内出现水疱、局部充血、水肿及细胞浸润性炎症，严重瘙痒。

2. 发病特征　皮疹好发于足趾、足缘、手或臀部。一般 3 ～ 4 天减轻，1 周左右皮疹消退，少数可有荨麻疹、匐行疹。

【治疗处理】

（一）治疗原则

治疗原则为防治结合。

（二）基本治疗

局部对症处理，系统驱虫治疗。

（三）治疗措施

若多种肠道线虫感染，应考虑用广谱驱虫药。

1. 阿苯达唑 每日 400mg，1 次顿服或 1 日内 2 次分服。驱钩虫 10 日后重复给药 1 次。甲苯咪唑 200mg，每日 1 次，连续 3 日，或 500mg，1 次顿服。儿童和成人剂量相同。感染较重者需多次反复治疗。

2. 噻嘧啶 (pyrantel) 驱除十二指肠钩虫较美洲钩虫效果佳。成人剂量每次 500mg（基质），儿童剂量按 100mg/kg 基质计算，每日 1 次，睡前顿服，连续 2～3 日。大多数无不良反应。早孕者忌用。

3. 抗过敏治疗 可口服抗组胺药物，并外用左旋咪唑涂剂（左旋咪唑 750mg，硼酸 1.3g，薄荷 1.3g，加乙醇至 100ml），或 15% 噻苯达唑软膏，每日 2～3 次，可止痒、杀虫。或用 10% 噻苯达唑混悬液与地塞米松软膏涂敷患处。

（四）治疗评价及预后

若采用两种驱虫药联合疗法可提高驱虫效果，如阿苯达唑与噻嘧啶复方制剂等，预后良好。

（李常兴 朱团员 吴 玮 杨艳平 陈 蕾
李街青 马萍萍 周 英 韩敬端 周 琛
蔡志强 吴大兴 吴丽峰）

第十八章
节肢动物皮肤病

桑毛虫皮炎

桑毛虫皮炎（euproctis similis dermatitis）由桑毛虫毒毛刺入皮肤所致。桑毛虫是桑毒蛾的幼虫，桑毛虫毒毛呈箭针形，其中心有一与虫体毛瘤下毒腺相通的管道，内含激肽、酯酶和其他多肽物质的黄色液体。毒毛很容易脱落，随风飘扬，一旦触及便可刺入皮肤发病。

【临床提要】

1. 皮肤损害　皮疹为绿豆至黄豆大水肿性丘疹及风团，色淡红或鲜红，皮损中心可见一水疱或黑点，即毒毛刺入处，用透明胶带粘在皮损处揭起可检出毒毛。毒毛群集处可呈大片红斑、风团。

2. 发病特征　发病以 6～10 月份多见，常成批发病。本病好发于颈部、肩部、上胸部、上背部及上肢屈侧等暴露部位。瘙痒，灼痛。毒毛揉进眼内，会引起结膜炎、角膜炎，处理不及时，可致失明。

【治疗处理】

（一）治疗原则

防治结合。消灭桑毒蛾，加强个人防护，治疗以对症抗过敏、抗炎、止痒镇痛为主。

（二）基本治疗

桑毛虫皮炎的基本治疗见表 18-1。

表 18-1　桑毛虫皮炎的基本治疗

靶向治疗	阻断和对抗桑毛虫所释放的激肽、酯酶和其他多肽等介质，减轻炎症反应
治疗方法	尽可能地及早粘去皮疹上的毒毛，外搽抗炎止痒药和避免再刺激

（三）治疗措施

防治可采取摘除卵块、喷农药、黑光灯诱杀及生物灭虫等方法杀灭桑毒蛾，在有桑毛虫的环境工作时，需穿戴较厚的防护衣帽、风镜、口罩等。

治疗可采用胶布粘去皮疹上的毒毛，然后外用炉甘石洗剂，亦可内服抗组胺药物。

（四）治疗评价及预后

对症处理疗效好，病程一般 1 周左右，但反复接触桑毛虫，病程可达 2～3 周及以上，亦有因搔抓刺激而复发者。

隐翅虫皮炎

隐翅虫皮炎是由毒隐翅虫（paederus）所致的线

条状、点状或片状皮肤炎症。全世界已报道能引起皮炎的毒隐翅虫有 20 余种，中国仅发现 3 种，即黄足毒隐翅虫（*Paederus fuscipes* Curtis）（图 18-1）、黑足毒隐翅虫（*P. tamulus* Erichson）和奇异毒隐翅虫（*P. pergerinus* Erichson）。毒隐翅虫常栖于草木或石下，昼伏夜出，其体液及生殖器内含有毒素，当虫体被击碎时，毒素外溢于皮肤，通常于数小时内发病。

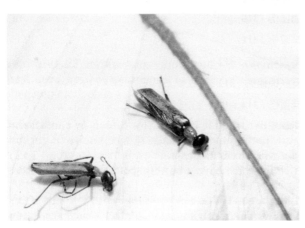

图 18-1　隐翅虫

【临床提要】

1. 皮肤症状　本病以暴露部位多见，如面、颈、胸、四肢等，也可累及外阴部。皮损多呈条状水肿性红斑，其上有密集针头大小的脓疱，部分损害中心可融合成片，表面稍下陷呈灰褐色，抓破可致糜烂及结痂。轻者有瘙痒及烧灼感，重者剧痛（图 18-2、图 18-3）。

2. 发病特征　多见于夏秋季节，雨后闷热天气尤多。皮损严重及范围广泛者，可有头痛、头晕、发热、局部淋巴结肿大等。病程 1～2 周，痊愈后，常留有色素沉着。

3. 诊断要点　①有隐翅虫接触史；②曾常在晚间揉搓虫体，次晨突然发病；③皮损排列成条状、片状，长条的方向与手掌所及处一致。

4. 鉴别诊断　①桑毛虫皮炎：有水肿性红斑、斑丘疹，患处丘疹中可见黄色或黑色毒毛。②松毛虫皮炎：丘疹等皮损中心有黄色毒毛，常伴小关节剧痛。③粉螨虫皮炎：皮损呈风团样，中央有小水疱，有谷物接触史。

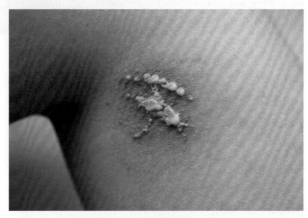

图 18-2　隐翅虫皮炎（1）

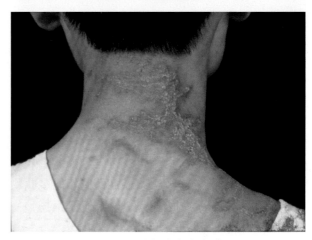

图 18-3　隐翅虫皮炎（2）

【治疗处理】

（一）治疗原则

防治结合，及时处理治疗患者，做好 8～9 月份发病高峰期的预防。

（二）基本治疗

隐翅虫皮炎的基本治疗见表 18-2。

表 18-2　隐翅虫皮炎的基本治疗

靶向治疗	阻断和对抗隐翅虫毒液所释放的介质，消除皮炎损害，改善症状
除去毒素	及时清除破碎虫体，冲洗中和毒素
局部用药	清洁消毒液
系统治疗	应用抗组胺药物、抗炎镇痛剂，必要时用糖皮质激素

（三）治疗措施

1. 一般治疗　接触破碎虫体后，立即用肥皂水，4% 碳酸氢钠溶液或 10% 氨水清洗受累部位，以中和毒素。已经发病者可用镇静止痒剂，用消炎收敛药物以减轻刺激症状，发生感染者给予口服、肌内注射或静脉滴注抗生素，必要时加用皮质激素类药物。外用药可选用 0.1% 雷佛奴尔溶液、3% 硼酸水或 1：3000 高锰酸钾溶液湿敷。有疱疹时禁用结晶紫溶液；局部一般不用油剂。

2. 物理疗法　据报道紫外线照射、PK-2-6 Ⅱ型低频电子治疗机和 TDP-2 治疗器治疗均可减轻疼痛、缩短皮肤损害的病程。

3. 眼损害的治疗　发生结膜、巩膜、角膜损伤者，用含抗生素眼药水或眼膏，必要时点用散瞳药，以减轻眼部疼痛。治疗时间一般需半个月，但仍可遗留结膜充血，持续 1 个月或更久。

4. 预防　做好环境卫生，关好纱门纱窗，放好蚊帐，不开灯睡觉。当隐翅虫附着于皮肤时，不用手指揉捏或拍打，建议用嘴吹掉或用器物拨落。

（四）治疗评价

上述对症处理疗效较好。

（五）预后

如无继发感染，经 1 周左右皮疹干涸结痂，疱膜及皮屑逐渐脱落，可留下暂时性色素沉着。有报道眼损害、角膜损害者有 15 例，个别发生角膜溃疡，治疗后 3 例留有薄的角膜薄翳，矫正视力不足 1.0。

虫 咬 皮 炎

虫咬皮炎（insect bite dermatitis）包括蚊、螨、白蛉、跳蚤、臭虫等节肢动物叮咬人类引起的炎性皮肤病。这些昆虫的唾液中有多种抗原成分，这些成分进入皮内可引起毒性反应和（或）过敏反应而致皮炎。

【临床表现】

1. 皮肤损害　皮损多见于暴露部位，损害有水肿性丘疹、风团或瘀点，偶有丘疱疹或水疱（图 18-4）。损害疏散分布或群集。皮疹顶端常有

虫咬痕迹。

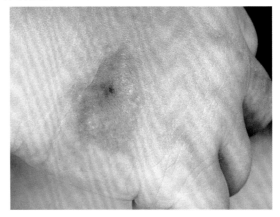

图 18-4　虫咬皮炎

2. 发病特征　自觉症状刺痛或灼疼，多伴奇痒。一般 1 周左右消退。夏秋季好发，常有这类节肢动物叮咬史，或找到这类害虫。

【治疗处理】

（一）治疗原则

防治结合，做好环境室内卫生。局部对症处理。

（二）基本治疗

虫咬皮炎的基本治疗见表 18-3。

表 18-3　虫咬皮炎的基本治疗

靶向治疗	阻断和对抗虫咬所释放的炎性介质，消除皮炎损害，改善本病临床症状
预防虫咬	对叮咬反应性高的人在户外应避免穿亮色衣服和使用香水，远离蜜蜂、蜂巢和垃圾
局部治疗	应用樟脑、薄荷、局麻药、糖皮质激素
全身用药	应用抗组胺药物、糖皮质激素
特殊症状（急腹症）处理	黑寡妇蜘蛛毒素可产生腹痛，类似急腹症，静脉注射葡萄糖酸钙和苯二氮䓬类药物来控制板状腹，抗蛇毒素即使在被咬很多天后也可快速缓解症状
合并症治疗	疑有立克次体或莱姆病治疗

（三）治疗措施

1. 系统治疗　可选用抗组胺药物，严重者可用泼尼松 30mg/d。

2. 局部治疗

（1）抗炎止痒：外用炉甘石洗剂或糖皮质激素

霜。0.25% 樟脑和薄荷醇霜剂，虫咬皮炎药水（浓氨水 10ml，薄荷脑 2.0g，香料适量，75% 乙醇溶液加至 100ml）外搽。局麻药如 pramoxine、利多卡因、苯佐卡因，局灶性严重瘙痒可采用普鲁卡因和利多卡因低溶混合物合用。

（2）糖皮质激素皮损内注射：当表面的药物不能缓解症状时，皮损内注射糖皮质激素有效。曲安西龙 3 ～ 10mg/ml，剂量不应超过 10mg/ml。节肢动物咬伤可用局部抗痒剂合并局部和皮损内糖皮质激素治疗。

（3）冰块或冷湿敷：局部可间断放置冰块或冷湿敷。

（四）循证治疗步序

虫咬皮炎的循证治疗步序见表 18-4。

表 18-4　虫咬皮炎的循证治疗步序

项目	内容	证据强度
一线治疗	**预防**	
	避蚊胺（DEET）/ 氯菊酯	A
	羟乙基哌啶羧酸异丁酯	B
	避蚊胺和氯菊酯混合制剂	A
	宠物跳蚤的处理	
	氯芬奴隆 / 氟虫腈 / 吡虫啉	A
	过敏反应	
	肾上腺素 / 免疫疗法	A
	蜘蛛咬伤	
	休息、冷敷及抬高患处	B
	棕色隐士蜘蛛咬伤后应用四环素或曲安西龙	C
	棕色隐士蜘蛛毒素抗毒血清	C
	黑寡妇蜘蛛及红背蜘蛛毒素抗毒血清	A
	蝎螫伤	
	亚利桑那州的叮咬抗毒血清	B
	印第安红蝎螫伤后应用哌唑嗪	A
	节肢动物传播感染	
	莱姆疏螺旋体病	
	四环素 / 儿童应用阿莫西林	A
	静脉注射头孢曲松	A
	洛基山斑疹热	
	多西环素	A
	人单核细胞埃立克体病	
	多西环素	A
	人无形体病	
	多西环素	A
	巴贝斯虫病	
	阿奇霉素和阿托喹酮	A
	奎宁和克林霉素	A

续表

项目	内容	证据强度
二线治疗	**驱虫药**	
	避蚊胺植物性药材	C
	新型拟除虫菊酯	C
	缓解瘙痒	
	樟脑和薄荷 / 普莫卡因	E
	利多卡因 / 苯佐卡因	E
	利多卡因 / 丙胺卡因	E
	治疗叮咬反应	
	局部应用超强效或强效糖皮质激素	E
	儿童用药：选择弱效或中强效糖皮质激素	E
	局部冰敷 / 局部热敷	C
	新型免疫抑制剂	B
	奥马珠单抗治疗反应欠佳患者	C
	印第安红蝎螫伤	
	卡托普利	C
	抗毒血清	D
	节肢动物传播感染	
	巴贝斯虫病	
	阿托喹酮 - 氯胍片用于免疫抑制患者	C
三线治疗	**叮咬的处理**	
	皮损内注射糖皮质激素	E
	增强透皮吸收性的局部抗组胺药物	B
	驱虫剂	
	新型制剂和植物类药物	C
	正在研究中的媒介传播疾病疫苗	C

（五）治疗评价及预后

1. 避蚊胺（DEET）　Gupta 等认为防止蜱、恙虫及昆虫叮咬需要远离受污染的区域，穿防护衣及使用驱虫药。DEET 是用于驱除蚊子最有效的药物，可用于暴露皮肤。

2. 对症处理　疗效好，该病预后好。

虱　病

虱病（pediculosis）是由虱子寄生于人体，反复叮咬吸血所致。寄生于人体的虱有头虱、体虱、阴虱三种。虱用口器刺入皮肤，吸吮人血，同时放出有毒的唾液，引起病变。

【临床提要】

1. 头虱病　多见于卫生不良的妇女与儿童，在头发上易发现头虱及虱卵（图 18-5）。虱咬处有红斑、丘疹，瘙痒剧烈，搔抓后引起头皮抓破及血痂，也易继发感染。

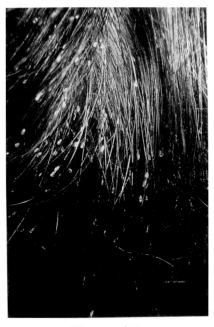

图 18-5 头虱

2.体虱病 在内衣的衣领及衣缝等处易发现体虱及虱卵。被咬处可见红斑或风团块，常伴有线状抓痕或血痂，可继发感染。

3.阴虱病 阴虱主要通过性接触传染。被咬处发生丘疹、血痂，瘙痒剧烈，常继发湿疹、毛囊炎等。有时被咬处可见豆大或指甲大青斑，在毛囊口可找到阴虱，毛干处可找到铁锈色虱卵（图 18-6）。

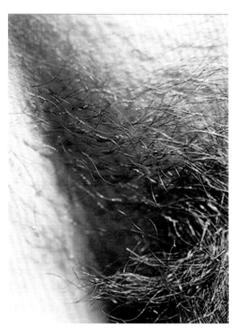

图 18-6 阴虱病

【治疗处理】

（一）治疗原则

确认虱子的种类，杀灭虱及虱卵，如果卵无法杀死，必须 1 周后再治疗。环境消毒、治疗同住者和密切接触者。

（二）基本治疗

虱病的基本治疗见表 18-5。

表 18-5 虱病的基本治疗

靶向治疗	杀灭虱及虱卵，治愈虱病
外用药	扑灭司林（除虫菊酯）、1% 林丹、6%～10% 硫黄软膏、马拉硫磷洗剂、克雷他米通、10% 樟脑醑
系统治疗	口服伊维菌素
梳头去虱	头虱用梳子梳去虱卵是一种重要辅助措施
复治	应有第 2 个疗程，重点杀灭虱卵孵化后虱
治疗继发病变	治疗瘙痒，继发皮损

（三）治疗措施

1.常规治疗 ①头虱：外用药物搽遍头皮及头发，每日 2 次，第 3 日用大量热水、肥皂洗头，用密篦子将虱及卵篦尽，然后将用过的梳、篦、帽子、头巾及枕套等同时进行消毒。②体虱：有体虱时衣被等物应煮沸消毒。③阴虱：有阴虱则需剃除阴毛，外用上述药物，亦可用 10% 硫黄霜。

2.杀灭虱及虱卵 使用杀卵剂时必须保证药剂和卵接触 1 小时以上。常用的剂型为溶液和香波，一般含 0.3% 除虫菊酯和 3% 胡椒基丁醚。这两种药对虱和卵均有效，但最近的研究表明，有少量患者在首次治疗后需再用药 7～10 日。亦有人认为虱卵无法被杀死，须 1 周后再次治疗。马拉硫磷洗剂（78% 乙醇溶液中加 0.5% 马拉硫磷），是一种磷酸酯抑制剂，既可杀虱也可杀虱卵。

3.婴儿治疗 因婴幼儿不能忍受其他药物的治疗，可用 6% 硫黄凡士林。此药可用于婴儿，每日 2 次，连用 10 日。

4.二氯苯醚菊酯洗剂 治疗头虱感染。灭虱率为 100%。此药也适合治疗阴虱。配制方法为二氯苯醚菊酯 1g，乙醇 10ml，市售洗剂 89ml，配成

1% 原液。用前用温水稀释 100 倍，施药时用棉花或纱布蘸取洗剂 20 ～ 30ml 均匀涂于毛发上，3 天后洗净。

5. 灭虱的药理作用　几乎所有灭虱药的作用机制都是干扰虱的神经节的功能导致虫体呼吸肌麻痹而死亡，只有用凡士林对附着在眼睑或眼睫毛上的阴虱治疗时是机械阻塞了虱的呼吸器而使虱窒息死亡。

（四）循证治疗步序

虱病的循证治疗步序见表 18-6 ～ 表 18-9。口服新诺明治疗方面：口服复方磺胺甲噁唑（复方新诺明），每次 1 片，2 次 / 日 ×3 天，隔 10 日再用类似 1 个疗程，可以根除虱病，不需外用药，单用 SMZ 或 TMP 无效。

表 18-6　阴虱病的循证治疗步序

项目	内容	证据强度
一线治疗	0.5% 马拉硫磷洗剂	E
	1% 扑灭司林洗液	B
	5% 扑灭司林乳膏	E
	0.33% 除虫菊酯和沪胶基丁醚洗发水	E
	口服伊维菌素 200μg/kg	E

表 18-7　体虱病的循证治疗步序

项目	内容	证据强度
一线治疗	清洗衣物及床上用品 / 做好个人卫生	E
		E
	0.5% 马拉硫磷洗剂 /5% 扑灭司林乳膏	B
	口服伊维菌素	

表 18-8　眼睑虱病的循证治疗步序

项目	内容	证据强度
一线治疗	凡士林 /1% 苄氯菊酯洗剂	E
	1% 黄色氧化汞软膏	B
	0.25% 或 1% 毒扁豆碱软膏	E
	人工剔除虱和虱卵	E
二线治疗	口服伊维菌素	E
	冷冻疗法 / 氪激光	E
	1% 马拉硫磷洗剂 / 荧光素溶液	E

表 18-9　头虱病的循证治疗步序

项目	内容	证据强度
一线治疗	0.5% 马拉硫磷乳液 /5% 苯醇洗剂	A
	0.5% 伊维菌素洗剂 /0.9% 多杀菌素外用混悬液	A
	1% 氯菊酯乳膏冲洗 /0.74%Abametapir 乳液	A
二线治疗	**局部包埋治疗**	
	4% ～ 100% 二甲硅油	A
	50% 肉豆蔻酸异丙酯溶于 50% ST- 环甲硅油	A
	丝塔芙液体洗剂	B
	1% 1, 2- 辛二醇喷雾	A
	20% 醋酸生育酚喷雾	A
	化学药剂	
	10% 克罗米通外用制剂	B
	0.5% 胺甲萘洗剂	E
	茶树精油和薰衣草精油	A
	剔取虱卵	
	灭虱	A
	专业剔除虱卵护理	E
三线治疗	口服伊维菌素	A
	口服甲氧苄啶	B
	干燥	B
	剃头	E

（五）治疗评价

上述外用药物治疗，杀灭虱及虱卵均十分有效。二氯苯醚菊酯洗剂治疗头虱有效率为 100%。患者可在 1 周内重复治疗，同时可用梳子梳去虫卵。

（六）预后

杀灭虱及虱卵可治愈本病，体虱在衣物中不吸血仍能存活 1 个月之久。注意检查性伴侣及其衣物、被褥，以防二次感染。患者应在 1 周内重复治疗。去除患者的衣服和污染物上的成虱和卵。在沸水中煮或干洗能杀死成虱或除去虫卵。不能洗的物品可用灭虱剂处理。

成人疥疮

疥疮（scabies）是由疥螨（图 18-7）引起的常在家庭或集体中流行的传染性皮肤病。疥螨离开皮肤后只能存活约 72 小时。

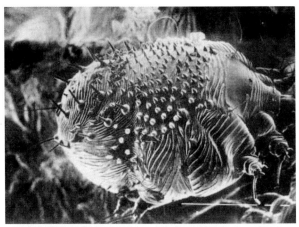
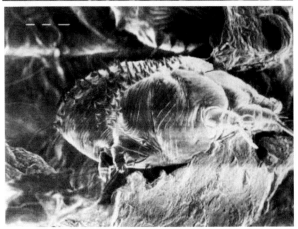

图 18-7 疥螨电镜扫描

【临床提要】

1. 皮肤损害 皮疹主要为红色小丘疹、丘疱疹（图 18-8）、小水疱、隧道、结痂和结节。水疱常见于指缝，结节常发于阴囊、阴唇或阴茎。隧道为疥疮的特异性皮疹，长为 5～15mm，弯曲、微隆，呈淡灰色或皮色，末端常有丘疹或水疱。

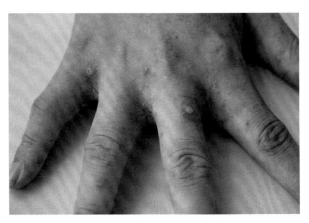

图 18-8 疥疮（指缝皮疹）

2. 发病特征 皮损好发于皮肤薄嫩处，如指间、腕屈侧、肘窝、腋窝、女性乳房下部、下腹部、股内侧、外生殖器等部位，头和掌跖不易累及，但婴幼儿例外，自觉剧痒，夜间尤甚。

【治疗处理】

（一）治疗原则

治疗原则：①杀灭患者身上的疥螨；②治疗瘙痒、疥疮结节、脓疱疮；③密切接触者，家庭或同宿舍感染者或性伴侣均应同时治疗；④消灭患者周围环境中的疥螨。

（二）基本治疗

疥疮的基本治疗见表 18-10。

表 18-10 疥疮的基本治疗

靶向治疗	杀灭疥螨及卵，对抗所释放的炎性介质，减轻变应反应所造成的损害
外用药物	成人：5% 二氯苯醚菊酯，10% 硫黄软膏，1% γ-666 乳膏，苯甲酸苄酯 婴幼儿：5% 硫黄霜、5% 硫黄软膏、5% 三氯苯醚菊酯、10% 克罗他米通
内服药物	伊维菌素、阿苯达唑、甲硝唑、氨苯砜

（三）治疗措施

隔离患者，衣服、寝具煮沸消毒或离体至少干燥放置 72 小时（疥螨离体后存活 2～3 日），以消灭疥螨。

1. 外用药物

（1）5%～10% 硫黄软膏：薄薄地涂抹全身，尤其结痂的部位和指甲周围。先搽皮损部位或好发部位，再搽全身，早、晚各一次，连续 3～4 日，搽药期间不洗澡，第 4 日晚上洗澡。也有专家认为，可在每次涂药前洗澡，也可只在第 1 次时洗澡，最后 1 次涂药后 24 小时再洗浴，消毒衣服、被褥。待 2 周检查发现疥疮皮疹者，可重复第二疗程。硫黄软膏和林丹乳膏两者疗效之间无明显差异。

（2）25%～30% 苯甲酸苄酯（benzyl benzoate）乳剂：使用前可用肥皂洗澡，涂搽于颈以下全身，待干燥后可再涂药。24 小时后洗去残留药，每晚涂 1 次，总共涂 3 次。本药相对无毒，疗效较好。

但对皮肤和黏膜有刺激，如烧灼与刺痒，尤其在外生殖器及头皮。

（3）5% 二氯苯醚菊酯（permethrin、扑灭司林、苄氯菊酯）：自颈部向下涂搽全身，8～14 小时后洗去。二氯苯醚菊酯治疗疥疮安全有效。5% 二氯苯醚菊酯乳剂比林丹效果好。

（4）1% 林丹（lindane，或丙体六六六、γ-666）霜：30g，自颈部向下涂搽全身，8～12 小时后彻底洗去。

（5）10% 克罗米通（crotamiton）：亦称优力肤（eurax），涂搽全身，每晚 1 次，连用 2 日，第 2 日用药 24 小时后彻底洗去。与三氯苯醚菊酯、林丹相比，克罗米通治愈率较低。对有耐药性病例，1 周后可用本药重复治疗，或改用另一种药。本品偶可致接触性皮炎。

2. 内服药物

（1）伊维菌素（ivermectin）：驱肠虫药，属大环内酯类，但无抗菌活性，成人 12mg（每片 6mg），14 岁以下者 3mg。而通常用量为 200μg/kg，单次口服，或 0.8% 伊维菌素溶液外用，作用机制是干扰无脊椎动物的外周肌肉内神经介质 γ- 氨基丁酸（GABA），麻痹虫体而最终致死。单次口服（200μg/kg）对成人疥疮有效，口服后 2 周的治愈率为 88.1%，副作用轻微，5 岁以下儿童不宜应用。

（2）甲硝唑：2%～3% 甲硝唑软膏（霜）外用。有报道指出，内服甲硝唑可提高外用药物（如硫黄等）治疗疥疮的治愈率，但需连续服药 7 日以上，不如阿苯达唑和伊维菌素方便，也缺少应用甲硝唑的对照研究。

（3）阿苯达唑（albendazole）：又称丙硫咪唑，为广谱、高效、低毒的驱肠虫新药。妊娠或准备妊娠妇女、哺乳期妇女及 2 岁以下儿童禁用。每日 400mg，连续 5 日，停药后 1 周复诊。如未愈再服 1 个疗程。1 周后再次复诊。阿苯达唑有效率为 73.61%。

（4）疥疮结节：外用中 - 强效糖皮质激素，或皮损内注射糖皮质激素。氨苯砜治疗疥疮结节，口服 50mg，每日 2 次，7 日为 1 个疗程，治愈率 73.75%，总有效率 91.25%。氨苯砜可能是通过抑制病灶部位的炎症反应而发挥治疗作用。

（5）HIV 相关的疥疮：HIV 相关的疥疮难治，对 AIDS 患者的挪威疥需要联合治疗，口服伊维菌素及外用 5% 三氯苯醚菊酯、角质剥脱剂等。

HIV 感染者或患有免疫抑制性疾病的其他患者，若染上疥疮有可能发展成"挪威疥"，应积极治疗。

疥疮新治疗方案见表 18-11。

表 18-11　疥疮新治疗方案

推荐方案	替代方案
5% 扑灭司林（苄氯菊酯）乳膏涂抹于颈部以下全身各处，8～14 小时后洗去；或疥疮伊维菌素 20μg/kg，单次口服，14 日重复治疗；或 1% 伊维菌素洗剂涂抹于颈部以下身体所有区域，8～14 小时后洗去，如果症状持续存在，1 周内重复治疗	1% 林丹洗剂 1 盎司或乳膏 30g 薄涂于颈部以下部位，8 小时后彻底清洗（不用于婴儿和 10 岁以下儿童）

（四）循证治疗步序

成人疥疮的循证治疗步序见表 18-12。

表 18-12　成人疥疮的循证治疗步序

项目	内容	证据强度
一线治疗	口服伊维菌素	A
	5% 扑灭司林乳膏	A
	苯甲酸苄酯	B
二线治疗	外用伊维菌素 / 克罗米通	A
	硫软膏 /5% 马拉硫磷洗剂	B
三线治疗	天然除虫菊酯	B
	茶树油 / 莫西菌素	E
	林丹*	N/A

* 因外用林丹的严重毒性使一些国家和医师不再推荐和使用。

（五）治疗评价

（1）外用药物硫黄：是第一种被发现有效的药物。该类药物被沿用了几个世纪，其缺点是油腻感和硫黄的气味，但毒副作用小，故至今仍用于婴儿和孕妇。

（2）苯甲酸苄酯乳剂：是治疗的主要药物。使用此药时，有引起湿疹样皮炎可能。

（3）林丹：直至最近仍被非常广泛地使用，且非常有效。林丹在大多数地区是有效的，但某些地区已有耐药报道，且相对疗效较差。沐浴后和广泛性皮炎患者使用林丹后出现癫痫发作、再生障碍性贫血；因此，不应在沐浴后使用林丹，如沐浴则需待皮肤干燥后再涂药。林丹有神经毒性，使用时需严密观察。2003 年，美国 FDA 对林丹发布了"黑框警告"。该药不能用于：①广泛性皮炎患者；②妊娠期和哺乳期妇女；③小于 5 岁的儿童，以及体重低于 50kg 的成人和老年人；④有癫痫或其他精神、神经疾病的患者。

（4）克罗米通（crotamiton）：为患者所喜爱，因为它有止痒的特点。

（5）伊维菌素：详见第五十七章伊维菌素的药物治疗评价的相关内容。

（6）疥疮瘙痒：有学者提出，在首次外用灭疥药物后给予中强效局部糖皮质激素，可减轻瘙痒。疥疮治疗过程中瘙痒会逐渐减轻，经充分治疗后，瘙痒仍可持续数周，偶尔可数月，这并不代表疥疮活动。如果用药过勤、过久，可造成皮炎，这种皮炎常被误认为仍有疥螨，从而进一步涂搽药物而加重这种皮炎。

（六）预后

疥疮属良性疾病，采用有效药物治疗，多在 1 ～ 2 个疗程治愈，免疫功能受损者，则需较长时间或联合治疗。成虫及卵在治疗后都很快被杀死，疥螨的卵壳和排泄物在角质层中可能会持续存在一段时间。由于治疗后皮屑中无法检测到虫体，所以治愈难度大。虽然多数患者在治疗 14 日后症状得到很大改善，但必须等到治疗后 28 小时，所有皮损愈合或消退，并且没有新发皮损出现，才能视为治愈。

结痂性疥疮

结痂性疥疮（crusted scabies）又称挪威疥疮（Norwegian scabies），是人类疥螨变种引起的感染，这种疥疮患者身上有大量的疥螨，有时可达数百万，并有大片增厚的角质层，中有疥螨的洞穴，由于含有大量的疥螨，这些疥螨又被排出扩散于患者周围的环境中，引起普通疥疮的暴发。

【临床提要】

1. 发病特征 好发于身体虚弱或免疫功能抑制者，结痂性疥疮最初发现于老年人和智力迟钝患者，皮肤敏感性差的患者（麻风、脊髓结核和脊髓空洞症患者），患有严重系统性疾病患者（白血病和糖尿病）及免疫功能抑制的患者。目前在 AIDS 患者中结痂性疥疮的发生率增高。

2. 极具传染性 结痂性疥疮具有很高的传染性，只短暂接触感染的皮肤或污物的人也可被感染，且常引起疥疮的流行。有大量报道，在医院内、集体或家庭中疥疮的暴发可累及患者、医务人员和一起居住者。

3. 皮肤损害

（1）银屑病样皮损：患者皮肤附有大量银屑病样鳞屑（图 18-9、图 18-10），手和足上可有大的疣状结痂，掌、跖部位结痂呈不规则增厚和裂隙，大量的角质碎屑堆积于增厚和变色的甲下，红斑和脱屑可发生于面、颈、头皮和躯干，并可泛发。

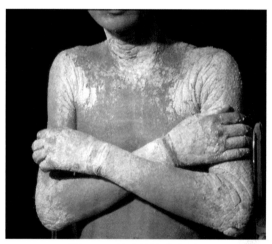

图 18-9 结痂性疥疮（1）

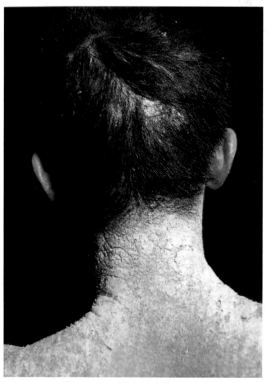

图 18-10 结痂性疥疮（2）

（2）皮损多样：可发生红皮病和疣状斑块，这种疥疮的临床表现常为掌、跖、躯干及肢端的角化过度斑片，丘疹鳞屑的脂溢性皮炎样皮损，但有些病例只为分布于躯干、肢端的小片状斑疹。生殖器及臀部的严重皲裂与鳞屑，面部及头皮发生结痂性化脓性损害，重度角化性损害好发于受压部位。目前认为金黄色葡萄球菌在隧道的移生可能在诱发红皮病中起了部分作用。

4. 瘙痒感觉降低或丧失 患有感觉神经病变或脊髓损伤而皮肤麻木的患者，感染疥疮后没有瘙痒，而许多结痂性疥疮患者并无感觉丧失，可仅有轻微的瘙痒或缺乏瘙痒。结痂性疥疮患者常患有痴呆或智力迟缓，也可发生于免疫功能抑制患者，也可由不恰当外用强效氟化激素引起。

5. 实验室检查 极易查到疥螨，鳞屑有大量疥螨，活组织检查发现大量疥螨。

6. 诊断 应提高警惕。结痂性疥疮的炎症少见，与一般的疥疮相差极大，以致常在接触的人员发生疥疮之后才能被诊断出来。本病通过刮片检查很容易确诊。

7. 鉴别诊断 结痂性疥疮严重者可能与细菌感染及感染致命的败血症有关，因此诊断时需与其他炎症性皮肤病相鉴别。结痂性疥疮可与角化过度性湿疹、银屑病、毛囊角化病（Darier 病）和接触性皮炎相似。

【治疗处理】

（一）治疗原则

治疗同普通的疥疮，但需应用几种杀疥螨的药物联合治疗，否则本病长期迁延不愈。

（二）基本治疗

结痂性疥疮的基本治疗见表 18-13。

表 18-13　结痂性疥疮的基本治疗

靶向治疗	彻底杀灭疥螨，达到临床病原学治愈
方法选择	几种杀疥螨药物联合治疗
监测和处理基础疾病	麻风、脊髓空洞症、白血病、糖尿病、AIDS、痴呆、智力迟钝、21 三体综合征

（三）治疗措施

参照疥疮治疗措施。

1. 综合处理 治疗基础疾病和继发感染，提高免疫功能；对停药可能复发的患者，外用糖皮质激素制剂。

2. 联合治疗 几种杀病螨药物联合应用。对顽固性病例可给予伊维菌素口服。伊维菌素，成人 12mg，单次口服，儿童 200μg/kg，单次口服，同时选用 5% ～ 10% 硫黄软膏、25% ～ 30% 苯甲酸苄酯乳剂、5% 三氯苯醚菊酯、1% 林丹或 10% 克罗米通及角质剥脱剂等。

3. 彻底清除病灶及传染源 床上用品应予以消毒，并建议在治疗时，尤其应清除隐藏于甲下的疥螨。

4. 预防与隔离 结痂性疥疮患者均应隔离直至治愈。与结痂性疥疮接触的人均应穿长袖衣服和戴手套。

（四）治疗评价及预后

预后取决于基础疾病和免疫功能受损程度。因有大量疥螨存在和免疫功能受损，治疗十分困难。

婴幼儿疥疮

皮损分布不典型，皮损更广泛，表现有小水疱、脓疱、湿疹样反应及结节样损害（图 18-11）。由于搔抓可继发脓疱疮、毛囊炎、疖病、淋巴结炎等，甚至并发肾炎。

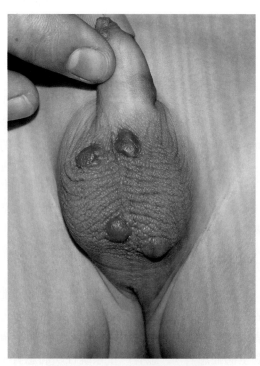

图 18-11　婴儿疥疮结节（阴囊）

【治疗处理】

（一）治疗原则及基本治疗

婴幼儿疥疮的治疗更需认真仔细，首先要消灭家庭中传染源，一些家庭成员有轻微的疥疮，而传染给婴幼儿则十分强烈。婴幼儿疥疮治疗应选择安全的外用药物，浓度应低，建议选用 5% 硫黄软膏或霜剂，治疗时间要适当延长。

（二）治疗措施

可用 5% 三氯苯醚菊酯或 10% 克罗米通（优力肤）。少数专家建议婴幼儿、孕妇外用 5% 硫黄霜或 5% 硫黄软膏，每晚外搽 1 次，连续 3 晚为 1个疗程。

（三）治疗评价及预后

婴幼儿疥疮的病程稍长，原因是只能选择浓度较低的药物，不易快速治愈，其次是婴幼儿的变态反应，变应性皮损会持续较长时间。婴儿、儿童、妊娠和哺乳期妇女忌用林丹，可选用三氯苯醚菊酯治疗。

蠕 形 螨 病

蠕形螨病（demodicidosis），又称毛囊虫皮炎，是由蠕形螨寄生于人的毛囊或皮脂腺内所引起的慢性炎症（图 18-12）。

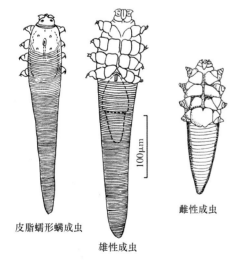

图 18-12　毛囊蠕形螨雌、雄成虫

（图中标注：皮脂蠕形螨成虫　雄性成虫　雌性成虫　100μm）

蠕形螨是一种寄生螨（图 18-13），正常人的毛囊皮脂腺内可有蠕形螨寄生，但一般不引起症状，如虫体繁殖增多，可使皮脂腺肿胀增生，加上虫体的代谢产物和死虫崩解物的刺激，可使皮肤产生炎症反应。

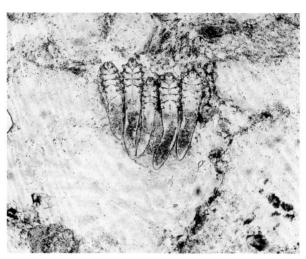

图 18-13　毛囊虫"全家福"（×40）

【临床提要】

1. 皮损特点　本病好发于青壮年，男性较多，可引起酒渣鼻样和痤疮样皮疹，但无黑头粉刺，发病部位为面部、肩部、背部、前胸、上肢等处。春末夏初较剧。

2. 实验室检查　用粉刺挤压器挤出皮脂腺导管内容物，置于玻片上，加一滴甘油。盖上盖玻片，低倍镜下很容易辨认出蠕形螨。

透明胶纸粘贴法是目前较好的检查方法，其具体步骤如下：用宽 1.5 ～ 2.0cm、长 5.0 ～ 6.0cm的透明胶纸（市面有售）于晚上睡前洗净脸后，粘贴在两侧面颊部及鼻梁处，次晨取下贴于载玻片上镜检。研究表明，面部螨虫的最佳检出月份是 5 ～ 6 月，最佳检查时间为夜间。

【治疗处理】

（一）治疗原则

杀灭蠕形螨，尤其在有症状时。

（二）基本治疗

蠕形螨病的基本治疗见表 18-14。

表 18-14　蠕形螨病的基本治疗

靶向治疗	杀灭疥螨，对抗虫体代谢产物和虫崩解物的炎性刺激，改善临床症状
局部杀蠕形螨	林丹洗剂、扑灭司林霜、苯甲酸苄酯乳剂、甲硝唑霜、过氧苯甲酰洗剂
系统用药	甲硝唑

（三）治疗措施

甲硝唑，每次 0.2g，口服，每日 3 次，10 ～ 15 日为 1 个疗程。氯喹，每次 0.25g，每日 2 次，1 周后减为 0.125g。林丹洗剂、扑灭司林霜、20% 苯甲酸苄酯乳剂、2% 甲硝唑霜、10% 硫黄霜或 5% 过氧苯甲酰洗剂等可局部外用。

（四）治疗评价

有报道显示，苯甲酸苄酯乳剂、扑灭司林霜或林丹等外用药物治疗 3 日后，治疗部位蠕形螨完全消失。外搽混有 5% 沉降硫黄的 5% 过氧苯甲酰洗剂也有效。通常用药 3 日后，治疗部位的蠕形螨完全消失。

（五）预后

正常人皮脂腺中有蠕形螨，属条件致病螨。适当治疗，本病预后良好。

蝎螫伤

蝎螫伤（scorpion sting）是蝎尾部的毒钩刺伤皮肤所致。蝎类种类很多，尾部毒刺与毒腺相连。其毒腺内含有强酸性毒汁，为神经毒素、溶血性毒素和抗凝血毒素等。

【临床提要】

临床症状因毒素不同而异。

1. 溶血毒素　被螫部位疼痛剧烈，伤口处皮肤坏死（图 18-14），淋巴结或淋巴管发炎。

2. 神经毒素　中枢神经及血管严重反应，如头痛、高热、恶心、呕吐、心悸、发绀、喉水肿、吞咽困难、血压下降、反射性痉挛、尿闭、肺水肿、精神错乱，最后可因呼吸肌麻痹而死亡。

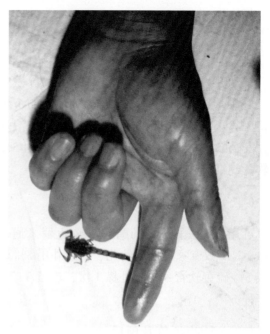

图 18-14　蝎螫伤

【治疗处理】

（一）治疗原则

本病重者可产生严重中毒症状而死亡，因而应立即抢救。

（二）基本治疗

蝎螫伤的基本治疗见表 18-15。

表 18-15　蝎螫伤的基本治疗

靶向治疗	阻滞毒素吸收，针对溶血性毒素、神经毒素所造成的损害，解除中毒症状
现场处理	
阻滞毒素吸收	防止毒素扩散，四肢螫伤者立即用止血带扎
清洗伤口毒液	立即拔吸毒液，处理伤口
镇痛	冷敷、注射吐根碱
减轻毒性反应	酚妥拉明、阿托品
重症抢救	全身用盐酸吐根碱、季德胜蛇药、阿托品、糖皮质激素

（三）治疗措施

1. 阻挡毒素吸收　立即用止血带扎紧螫伤处的近心端，减少毒素的吸收及扩散。

2. 消毒伤口毒液　用吸奶器或拔火罐将毒液

吸出，必要时要扩大伤口，用肥皂水或稀释的氨水或 1 : 5000 高锰酸钾溶液充分冲洗，再用 5% 碳酸氢钠溶液进行湿敷，然后用 5% ～ 10% 氨水调碱粉涂于患处，以中和酸性毒汁。

3. 减轻毒性反应　酚妥拉明可阻滞旧大陆（亚洲和欧洲）种毒素引起的交感和副交感神经急性刺激，阿托品能消除胆碱能反应。巴比妥类药物抑制中枢神经兴奋性和惊厥效果最佳，对刺尾蝎螫伤尤为有效。应使用特效抗毒血清。

4. 镇痛　用冰或氯乙烷喷雾剂冷却伤口。1% 盐酸吐根碱水溶液 3ml 注射于伤口近心端的皮下或伤口周围，亦可注射 2% 利多卡因或 1% 普鲁卡因。

5. 重症抢救　对出现中毒症状的患者要及时抢救，同时给予阿托品和静脉给予糖皮质激素。口服季德胜蛇药。

（四）治疗评价及预后

患者及时抢救预后好。

蜱 咬 伤

蜱咬伤（tick sting）由蜱叮咬引起。蜱有多种，主要有硬蜱及软蜱，可以刺螫犬及牛马，偶可侵袭人体，尚可为螺旋体、立克次体及病毒感染的媒介。

【临床提要】

1. 皮肤损害　蜱叮咬后 24 ～ 48 小时引起瘀斑、疼痛、水肿、溃疡、坏死性损害，自觉瘙痒。亦可见在吸血的蜱，而误诊为软纤维瘤或疣。典型损害是周围有红斑的小硬块。蜱咬伤后可能出现纤维性小结节（蜱咬肉芽肿）（图 18-15、图 18-16），伴剧痒，持续数月，甚至 1 ～ 2 年；也可能发生弓形的局限性环形红斑，瘙痒，延续数月。

2. 蜱麻痹　神经毒素引起，常发生于儿童，可致死亡。

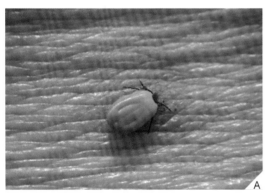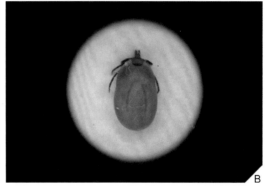

图 18-15　蜱咬伤
A. 蜱正在吸血；B. 蜱
（深圳市第六人民医院　陆原惠赠）

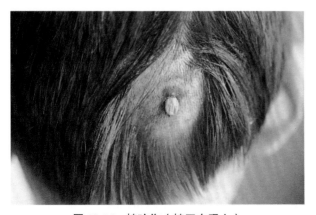

图 18-16　蜱咬伤（蜱正在吸血）
（辽宁省人民医院　白杰义惠赠）

3. 蜱咬热　叮咬数日后有发热、寒战、头痛、腹痛、呕吐等症状。

【治疗处理】

（一）治疗原则

取出蜱体。

（二）基本治疗

蜱咬伤的基本治疗见表 18-16。

表 18-16　蜱咬伤的基本治疗

靶向治疗	抑制蜱分泌毒素所致肌肉和神经损害。阻断蜱瘫痪及延髓麻痹的发生，尽早取出蜱体，缓解蜱咬热
取出蜱体	使用技巧，取下完整蜱体。设法找到正在人体吸血的蜱，特别注意蜱易隐藏和最适于蜱叮咬的部位，如耳后发际、腋下和会阴部等处，切不要用力过猛，以免把蜱头留在皮下
系统治疗	抗组胺药物：糖皮质激素，静脉滴注免疫球蛋白 对蜱麻痹、蜱咬热患者进行抢救

（三）治疗措施

1. 取出蜱体　①附着的软蜱不可用力拉出，以防撕伤组织及口器折断而产生继发性损害，将氯仿、乙醚、煤油、松节油或烟油滴在蜱的头部，蜱就会自然落出；②在外耳道的硬蜱，试用凡士林覆盖，2 小时蜱可脱落而被除去；③皮内若有残留的蜱体，要予以手术切除。

2. 改善居住及周围环境　身体暴露部位涂搽驱虫剂。

（四）治疗评价

除去蜱体，方法得当，疗效极好。

（五）预后

患者在发展至严重阶段之前找到并去除蜱虫将很快痊愈。有学者统计蜱瘫痪患者病死率可高达 12%。蜱麻痹预后严重，在发展至严重阶段之前找到并去除蜱虫患者将很快痊愈。

毒蜘蛛咬伤

毒蜘蛛毒液含有神经毒素、溶血性毒素和透明质酸酶类因子，可使血管内膜增厚和闭塞，产生溶血和肾衰竭。

【临床提要】

毒蜘蛛咬伤（latrodectus bite）处红肿、疼痛，严重者有剧烈疼痛、寒战、呕吐、谵妄或不全瘫痪。

经过两日后症状开始消退，但年幼儿童可能死亡。

【治疗处理】

（一）治疗原则

消除毒素，降低死亡率。

（二）基本治疗

毒蜘蛛咬伤的基本治疗见表 18-17。

表 18-17　毒蜘蛛咬伤的基本治疗

方法	内容
靶向治疗	针对各种毒蜘蛛毒素，如神经鞘磷脂酶 D、溶血性毒素和透明质酸酶类因子，阻止细胞膜破坏及皮肤坏死和溶血，阻止神经毒素所致严重痉挛、谵妄、局部麻痹，改善中毒症状
治疗及抢救	参考蝎咬伤 近端紧紧结扎，切开咬伤部位吸出毒液，尽早使用抗组胺药及糖皮质激素

（三）治疗措施

治疗措施：①冰敷、局部压迫、抬高患肢。②卧床休息。③ 10% 葡萄糖酸钙静脉注射，减轻肌肉疼痛和痉挛。④因较早期进行手术会增加并发症的危险性，应在 4 ～ 6 周后再行手术治疗。⑤用抗生素和阿司匹林，阿司匹林能防止深静脉血栓形成，出现坏死立即使用抗生素。⑥镇痛：可注射哌替啶等镇痛，或应用新斯的明或箭毒素以解除肌肉痉挛。⑦氨苯砜有效，100mg，每日 2 次。预防破伤风反应，注射破伤风类毒素。

（四）治疗评价及预后

早期积极抢救，预后较好，严重并发症者可致死亡。国外报道，黑寡妇蜘蛛咬伤死亡率为 5% 左右。

皮肤蝇蛆病

皮肤蝇蛆病（cutaneous myiasis）是蝇类幼虫寄生于人或动物的组织或腔道内而导致的疾病。

【临床提要】

本病有五型：①深部组织蝇蛆病。②肠道蝇蛆病。③皮肤幼虫移行症。④皮肤蝇蛆病，又分疖肿型（我国报道的病例多由纹皮蝇所致）；爬行型（内蒙古报道 1 例 3 个月的女婴，由黑角胃蝇侵入其颈部皮内引起皮肤蝇蛆病）。⑤创伤蝇蛆病：幼虫发生在创伤处。

我国引起皮肤蝇蛆病的蝇类主要是皮蝇科的牛皮蝇和纹皮蝇的一龄幼虫，已报道 200 余例；此外，还有少数由胃蝇科、丽蝇科、麻蝇科和狂蝇科的某些种蝇蛆所致蝇蛆病的报道，其中有 1 例由窗虹幼虫引起。

【治疗处理】

（一）治疗原则

杀灭蝇类幼虫，清创、冲洗、手术及系统抗寄生虫药物治疗。

（二）基本治疗

皮肤蝇蛆病的基本治疗见表 18-18。

表 18-18 皮肤蝇蛆病的基本治疗

靶向治疗	除去蝇蛆
局部治疗	冲洗、挤出、诱捕蝇蛆，手术切除肿块
系统治疗	氯喹、海群生、伊维菌素

（三）治疗措施

1. 一般治疗 清除身上、衣服上的蝇卵或幼虫。及时发现，并进行治疗。皮蝇蛆所致肿块，如有小孔可直接挤出幼虫，或涂白糖、蜂蜜以引诱蝇蛆爬出，如有过敏反应可用抗组胺药物或糖皮质激素治疗。

2. 系统治疗 氯喹 0.25g，每日 2～3 次，或海群生 0.2g，每日 3 次，连服 2 周。伊维菌素，单剂量 200μg/kg。

3. 手术 局部麻醉下切开肿块，小心取出幼虫。

4. 溃疡面蝇蛆处理 15%～20% 氯仿加入植物油喷雾或灌洗伤口，或用乙醚。

5. 咸肉诱杀 用数条生咸肉（熏肉）置于结节处，用脂肪面封住结节中央孔，3 小时内蝇蛆可移行进入咸肉脂肪内，再用有齿镊夹住摘除蝇蛆。脂肪覆盖中央孔不能封死，否则缺氧窒息使蝇蛆不能迁移出皮肤进入咸肉中。

6. 油脂封杀 猪油脂或凡士林均用来封住伤口，缺氧使蛆虫窒息或使蛆虫爬出皮肤时去除之，这一方法可在某些不能用手术取出部位使用。

7. 继发感染 可使用抗生素，如红霉素 0.25g，每日 4 次，或选用喹诺酮类及头孢类药物。

（四）循证治疗步序

皮肤蝇蛆病的循证治疗步序见表 18-19。

表 18-19 皮肤蝇蛆病的循证治疗步序

项目	内容	证据强度
一线治疗	**外科治疗**	
	局部麻醉下手术清除，可结合或不结合辅助窒息技术	D
	窒息治疗	
	凡士林疗法/熏肉疗法/猪肉脂肪疗法	E
	发胶疗法/Chimo（糊样无烟的烟草）封包	E
	用阔叶夹竹桃树液浸湿的小棉花团按压	E
二线治疗	系统用/外用伊维菌素	E
	葡萄糖酸氯己定漱口液/双萘羟酸噻嘧啶	E
	放射疗法/氯仿/乙醚/矿物松节油	E
	乙醇喷雾/蒌叶油	E

（五）治疗评价及预后

1. 肿块中挤出幼虫 甘肃有报道 1 例男性，11 岁，先后在颈部、右股内侧、背部、腹部及左颞部出现皮下肿块，直径 1～3.5cm，质稍硬，1～4 日后出现 1 个米粒大小疱，小疱破裂，从小孔中共挤出幼虫 5 条，幼虫被挤出后，症状消失。

2. 皮肤蝇蛆病伴胸膜炎 成都报道 1 例皮肤蝇蛆病伴胸膜炎，相继出现颈部、肩部、肘部小包块伴疼痛肿胀，10 日后包块处挤出 1 条约 1cm 小虫，鉴定为皮肤蝇蛆，以阿苯达唑 400mg 口服，每日 1 次，连用 10 日，包块消失，胸膜炎消失。

3. 手术 Millikan 报道在利多卡因麻醉下手术

切除生物体。另外，也可以通过利多卡因压力注入把幼虫挤出。

4. 伊维菌素　Jelinck 等报道伊维菌素单剂量为 200μg/kg。Victoria 等报道 4 例外伤性蝇蛆病患者，每例患者有 50～100 只幼虫感染，以 1% 伊维菌素丙二醇溶液持续湿敷于患处，2 小时后以生理盐水清洗。之后 1 小时内几乎所有幼虫停止活动，24 小时全部死亡。

蜂　蜇　伤

蜂蜇伤（bee sting）是指由蜜蜂、黄蜂、大黄蜂、土蜂的尾部毒刺蜇入皮肤所致。

【临床提要】

被蜇伤的患处皮肤灼痛、瘙痒与红肿，刺蜇处有一瘀点和水疱，红肿一般在 2 小时内消退，如受数只蜂同时刺蜇，可产生大面积肿胀，全身风团，甚至组织坏死。重者可出现恶心、无力、发热、休克、昏迷、肺水肿、心脏和呼吸肌麻痹等，甚至引起死亡。

【治疗处理】

（一）治疗原则

防治结合，若出现全身中毒现象，则应对症处理，及时抢救。

（二）基本治疗

全身用抗组胺药、盐酸吐根碱、糖皮质激素，拔出毒刺，局部处理。

蜂蜇伤的基本治疗见表 18-20。

表 18-20　蜂蜇伤的基本治疗

靶向治疗	降解蜂毒汁中组胺、儿茶酚胺、神经毒素、蜂素及透明质酸酶；解毒和阻断特异性 IgE 所致过敏性休克
除去毒刺	小心避免残留皮内的毒刺释放毒液，拔出毒刺
局部治疗	氨水、苏打液、食醋
系统治疗	盐酸吐根碱、抗组胺药物、蛇药片、糖皮质激素
严重病例和休克	立刻抢救，用肾上腺素、氢化可的松或地塞米松静脉滴注

（三）治疗措施

1. 治疗方法　①拔出毒刺：蜂蜇后立即拔出毒刺，可用胶布粘贴后再揭起。立即用清水、自尿冲洗或外涂碘酊。残留皮内的蜜蜂产卵器带有毒囊，要用锋利的小刀将其刮除。紧捏毒囊拔毒刺会使更多的毒液挤入周围组织。埋在皮内的毒刺有刺激性，无法吸收，必须清除。②若是黄蜂蜇伤，其毒液为碱性，可涂食醋；若是蜜蜂蜇伤，其毒液为酸性，局部敷 5% 碳酸氢钠溶液、肥皂水或 3% 氨水溶液。③抗炎镇痛：用 20% 乙酸铝溶液冷湿敷，可镇痛消肿。如疼痛剧烈，可于患处近心端皮下注射盐酸吐根碱水溶液（每毫升含盐酸吐根碱 0.03g 或 0.06g），或注射吗啡或哌替啶，1% 或 2% 普鲁卡因溶液注射于损害处周围。④严重者可服抗组胺药物及蛇药片或糖皮质激素。出现休克等严重反应者应立即抢救。皮下注射 1∶1000 肾上腺素 0.3～0.5ml，在 15 分钟可重复此剂量，输液进行抗休克治疗，静脉用氢化可的松或地塞米松。

2. 外用药　①用镊子把毒刺拔出，然后用拔火罐吸出毒汁。②蜜蜂的毒汁为酸性，可用碳酸氢钠溶液或肥皂水外洗。黄蜂毒汁为碱性，可用醋酸外涂。③可用季德胜蛇药片以水化开涂局部，有镇痛消肿作用。

（四）治疗评价及预后

严重者可出现痉挛、昏迷、肺水肿、心脏及呼吸肌麻痹，通常于数小时内死亡，但亦有经过数日而死亡者。重症抢救及时预后好。

蒲　螨　皮　炎

蒲螨皮炎（grain itch）又称谷痒症，由蒲螨叮咬皮肤引起。球腹蒲螨俗称谷螨或蒲团虫，栖息于动物、植物体上。谷类收割者、包装工、轧花工人和卧于草席或稻草垫者易被叮咬而患病。

【临床提要】

1. 皮肤损害　典型损害是丘疹样荨麻疹，其上有小水疱，偶为大疱，自觉瘙痒，有时中央为出血斑，不久转变为含铁血黄素的色素斑。常伴有抓痕与结痂、脓疱。

2.发病特征　发病部位因接触方式而不同，多在颈部、躯干及上肢、下肢屈侧等。几天后皮损即可消退，遗留暂时性色素沉着。

【治疗处理】

（一）治疗原则

防治结合，灭虫及个人防护。

（二）基本治疗

对症处理。

（三）治疗措施

系统和局部治疗：用 1%～2% 薄荷脑、苯酚炉甘石洗剂或 2% 樟脑等止痒剂，较严重的可使用抗组胺类药物或系统应用糖皮质激素。

（四）治疗评价及预后

经对症处理，病情减轻，本病预后好。

一般经 5～7 日后皮疹开始平复，痒感减轻。

（王　强　李　斌　李芳谷　叶巧园　方锐华　李　莉）

第十九章
水生生物及其他动物皮肤病

海蜇 / 水母皮炎

海蜇皮炎（jellyfishes dermatitis）又称水母皮炎，海蜇是数种水母的通称，属腔肠动物门，毒素中有类蛋白和肽类、组胺、5-羟色胺、致痛剂。

【临床提要】

1. **皮损形态** 被海蜇刺蜇后，局部有烧灼、刺痒、刺痛感，随后出现水肿性红斑丘疹或荨麻疹样损害，重者有瘀斑、水疱，皮损呈点状、长条形、鞭痕状或地图形（图 19-1、图 19-2）。

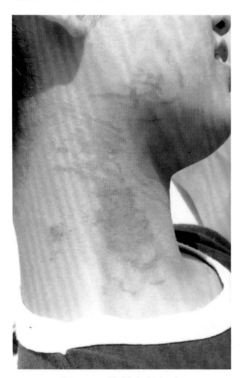

图 19-1　海蜇皮炎（1）

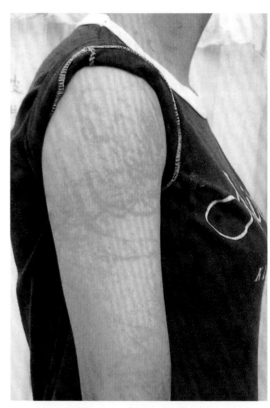

图 19-2　海蜇皮炎（2）

2. **发病特征** 全身被蜇时，可有出汗、胸闷、气急，偶尔出现过敏性休克，血压下降、肺水肿，呼吸困难，危及生命安全。

【治疗处理】

（一）治疗原则

发现刺胞皮炎后要尽早治疗，以破坏刺胞，控制病情的发展。

（二）基本治疗

海蜇皮炎的基本治疗见表 19-1。

（三）治疗措施

治疗措施：①游泳时不要接触水母。②清除刺丝囊，用食醋清洗患处 30 秒至 1 分钟；或 1%

明矾水或碳酸氢钠或海水直接清洗患处。③过敏性休克立即行抗休克治疗，可使用肾上腺素、糖皮质激素及抗组胺制剂。④严重的海蜇刺伤，可使用抗蛇毒血清。⑤镇痛用冰袋、镇痛剂、局麻药。⑥口服抗生素预防继发感染。⑦注射破伤风抗毒素。⑧皮肤反应可外用糖皮质激素霜。

表 19-1　海蜇皮炎的基本治疗

靶向治疗	对抗海蜇所释放的类蛋白、肽类、组胺、5- 羟色胺等介质或神经毒素，缓解症状
除去海蜇触手	尽快去除粘在皮肤上的海蜇触手，以防止未发放的刺胞进一步释放而加重病情
系统治疗	及早使用抗组胺药物、糖皮质激素，注射盐酸吐根碱，严重的海蜇刺伤可使用抗蛇毒血清
过敏性休克	抗休克治疗，可使用肾上腺素、糖皮质激素
局部治疗	
金属阳离子	NaCl，其他如 Ca^{2+}、K^+、Mg^{2+}、Na^+、Mn^{2+}、Co^{2+}（有两种阳离子联合配方申请专利）
乙酸（食醋）	澳大利亚急救指南包括食醋，但 *Cyanea capillata* 等蜇伤因其可加重病情而禁忌使用
蛋白水解酶	菠萝蛋白酶、纤维蛋白酶、木瓜蛋白酶
辅助治疗	专业配方中加有抗菌药、抗病毒药、抗真菌药、收敛剂
镇痛	冰袋、镇痛剂、局麻药
皮肤反应	外用糖皮质激素霜

（四）治疗评价及预后

严重者抢救及时可化险为夷，病程经 1 ～ 2 周结痂或脱痂而愈，留有色素沉着。

水 蛭 咬 伤

水蛭又称蚂蟥，栖于浅水中，在云南、广东、广西丛林中有旱水蛭（图 19-3）。

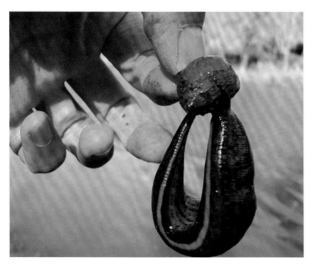

图 19-3　水蛭

【临床提要】

1. 入侵人体　水蛭的腹面均有 2 个吸盘，前吸盘围有一圈牙齿，水蛭用其吸盘吸附于皮肤上，并逐渐进入皮内，吸血过程持续半小时或更长，因其分泌液抗凝物质水蛭素有抗凝血作用，故伤口流血不止。未发育成熟的水蛭可随水被饮入，并寄生于上呼吸道及上消化道，或侵入游泳者的口腔、鼻腔、眼、阴道、尿道或肛门。

2. 皮肤损害　咬伤处有水肿性丘疹，中心出现一瘀点，微痒。水蛭寄生所致的出血可以很严重，特别是儿童。

【治疗处理】

（一）治疗原则

小心完整地除去水蛭。

（二）基本治疗

水蛭咬伤的基本治疗见表 19-2。

（三）治疗措施

1. 细心除去水蛭

（1）体表水蛭：可自行除去，寄生在体表的水蛭，吸附在皮肤上的水蛭不可强力拉下，以免口器残留皮内导致流血不止，可用手掌或鞋底拍打，使其脱落。在虫体叮咬部位滴浓盐水、乙醇或醋，或用火柴的火焰烧灼虫体，可使虫体脱落。

（2）呼吸道和消化道：鼻腔、鼻咽部的虫体可

用血管钳直接钳住虫体，慢慢地牵引拉出。喉、气管、食管等部位的虫体需在内镜的直视下取虫，可以用局部麻醉。泌尿生殖道的虫体可用血管钳直接钳取，也可用浓盐水灌注，有助于排出或杀死虫体。

表 19-2　水蛭咬伤的基本治疗

体表水蛭	
除去水蛭	通常水蛭在吸饱血液后过一段时间会自行脱落
香烟烧烫	可用点着的香烟烧烫
其他	用小鱼虾逗引、涂驱避剂，用手猛拍几下，或表面麻醉，或在叮咬部位滴几滴盐水、乙醇、浓醋
防止感染	伤口可用硼酸水清洗，防止化脓感染
深部水蛭	
青鱼胆杀灭	民间有用青鱼胆涂于水蛭上，可迅速将其杀死而取出
逗引取出	有时经逗引，水蛭头伸出，可直接夹除
蜂蜜驱除	用注射器吸取 1～2ml 蜂蜜（加入适量注射用水，不宜太稠），除去针头，注入尿道或阴道，经 3 分钟后，水蛭会自行脱落掉出
麻醉取出	表面麻醉下取出。寄生在喉部、声门下或气管者，可在表面麻醉下用直接喉镜钳取，儿童有时需全身麻醉

（3）鼻腔/阴道：对于进入鼻腔或阴道内的水蛭，还可涂蜂蜜或香油，待伸出体外将其除去；或用 2% 普鲁卡因加 0.1% 肾上腺素浸湿棉球，塞入鼻腔或阴道内，几分钟后可取出失去活性的水蛭。

2.抗炎止血　流血不止者可用止血剂，或适当用口服抗生素，防止细菌感染。清洗伤口，涂以碘酊或滴上 1 滴 0.1% 肾上腺素可立即止血。

（四）治疗评价及预后

完整取出水蛭，预后良好。

（五）预防

紧扎衣领裤口，穿靴子，外露皮肤可涂清凉油、肥皂、烟油水等防止水蛭吸附。外用驱虫剂十分有效，必须每数小时重复使用。

蜈 蚣 咬 伤

蜈蚣咬伤（centipede bite）是由蜈蚣的一对毒爪刺入皮肤放出毒液引起的皮肤炎症或全身中毒症状。

【临床提要】

1.皮肤损害　被蜇处皮肤有两个小出血点，

周围红肿，并可引起附近淋巴管炎或淋巴结炎。自觉烧灼、剧痛、刺痒感。

2.全身症状　严重时可出现头痛、头昏、发热、恶心、呕吐、谵妄、抽搐等全身中毒症状。

【治疗处理】

（一）治疗原则

立即处理，全身出现中毒症状应及时抢救。

（二）基本治疗

蜈蚣咬伤的基本治疗见表 19-3。

表 19-3　蜈蚣咬伤的基本治疗

靶向治疗	阻滞蜈蚣毒汁造成的皮肤出血点、红肿、发硬及淋巴管炎、淋巴结肿大，减轻和缓解全身中毒症状，挽救生命，降低病死率
除去毒素	局部清洗和除去毒汁
镇痛、防毒液扩散	被蜇肢体近心端注射盐酸吐根碱
系统治疗	系统用季德胜蛇药片、糖皮质激素
局部治疗	使用虫咬药水
中医药治疗	解除蛇毒

（三）治疗措施

1. 吸毒　在蜇伤处拔罐或用吸乳器吸出毒汁后再敷药。

2. 局部封闭　蜇伤后立即用 0.5% ～ 1% 普鲁卡因或 1% 盐酸吐根碱局部封闭，可镇痛并防止毒液进一步扩散。

3. 系统治疗及抢救　全身中毒症状可加用抗组胺药及季德胜蛇药片。严重者要及时抢救，使用糖皮质激素。

4. 伤口处理　局部搽 3% 氨水或 5% 碳酸氢钠溶液。外搽 1% 氨水或虫咬药水（浓氨水 10ml、薄荷脑 2.0g、香料适量，75% 乙醇溶液加至100ml）。伤口周围用季德胜蛇药片或紫金锭溶化后涂敷，随干随涂。

5. 中药治疗　季德胜蛇药片、上海蛇药片等内服或研磨用水调敷。

（四）治疗评价

全身症状较重者，服用上海蛇药片、季德胜蛇药片，可获较好的治疗效果。

（五）预后

多数患者经过数日后，炎症即可消退。年幼患者偶可危及生命。

毒 蛇 咬 伤

毒蛇咬伤（thanatophidia bite）是由蛇毒所致的疾病，可导致死亡。

【临床提要】

蛇咬伤部位有疼痛、肿胀感，可见牙痕。不同毒素所致表现不同。

1. 神经毒素　局部红肿不重，疼痛较轻，早期脑神经特别是舌神经受损症状明显。头晕、嗜睡、视物模糊、眼睑下垂、舌活动不灵、全身瘫痪、呼吸肌麻痹和心力衰竭，可导致死亡。

2. 血液毒素　有抗凝作用，引起溶血，局部症状严重，伤处红肿、疼痛如刀割，出血不止，严重者化脓感染或肢端坏死。出血性休克和肾衰竭可致死亡。

3. 混合毒素　兼有上述两种毒素所致症状，死亡的原因仍为神经毒。

4. 诊断　牙痕是可靠诊断依据。无毒蛇没有毒牙（图 19-4A），咬伤后通常留 4 行细小牙痕；毒蛇有毒牙（图 19-4B），咬伤后留有两个大而深的毒牙痕，有时可见 3 ～ 4 个牙痕（图 19-5）。

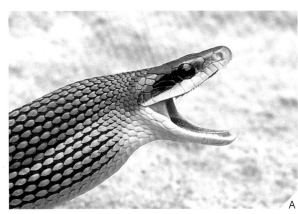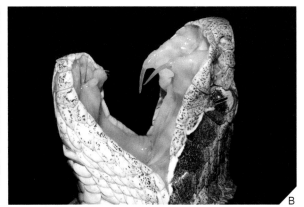

图 19-4　无毒蛇（A）与毒蛇（B）的区别
（中国科学院成都生物研究所　赵蕙惠赠）

图 19-5　无毒蛇与毒蛇牙痕的区别
A. 无毒蛇咬伤牙痕；B. 有毒蛇咬伤牙痕

【治疗处理】

（一）治疗原则

辨别是毒蛇还是无毒蛇，并尽早急救处理。如一时辨别不清，可按毒蛇咬伤处理。对所有肢体的蛇咬伤，患者应在 1 小时内送达医院，

Chapter 19

就应立即用止血带阻断静脉和淋巴回流，但还要保持动脉通畅。伤口切开和毒液抽吸只在受伤后 15～30 分钟内有效，故应越快越好。

（二）基本治疗

毒蛇咬伤的基本治疗见表 19-4。

表 19-4　毒蛇咬伤的基本治疗

靶向治疗	阻滞和缓解神经毒素、血液毒素、肌肉毒素、心脏毒素所致损害，降低病死率
阻止蛇毒吸收	
防止毒素扩散	绑扎伤肢，局部降温，伤肢休息，排出伤口毒液
尽快破坏伤口蛇毒	胰蛋白酶，普鲁卡因封闭
利尿排毒	呋塞米、利尿酸钠、甘露醇及中草药（茅根、车前子）
危重抢救	感染性休克、心肺功能衰竭、肾衰竭处理
支持疗法	输液抗休克，输血纠正溶血、贫血
中医药治疗	口服蛇药成药，如季德胜蛇药片、上海蛇药片
血清疗法	应用单价及多价抗蛇毒血清并预防破伤风

（三）治疗措施

1. 应紧急抢救　及早防止毒素扩散，于近心端绑扎伤肢，防止毒素吸收，全身使用糖皮质激素。

2. 切开伤口，排出毒液　牙印周围和肿胀边缘是切开的部位。吸吮时要用力，在口腔和伤口之间可放置一薄橡胶片，避免毒液吸入腹中。将胰蛋白酶 2000U 加入 0.25% 普鲁卡因 10～20ml 中，在牙痕周围注射，破坏伤口内蛇毒。

3. 血清疗法　使用单价或多价抗蛇毒血清。依病情选用蛇药口服，如季德胜蛇药片、上海蛇药片、广东蛇药散等。在大量肌内注射抗蛇毒素之前要做常规皮肤过敏试验。另外，需加用抗生素和预防破伤风。

4. 全身治疗

（1）中和毒素和解毒疗法：注射单价或多价抗蛇毒血清，首次肌内注射 4ml，以后每次 2ml，每天 4～6 次。也可以将 10ml 抗蛇毒血清加入 25%～50% 葡萄糖溶液 20～40ml，缓慢静脉注射。注射前应先做皮试。

（2）糖皮质激素：大剂量糖皮质激素静脉滴注，具有抗炎、抗过敏、抗休克和免疫抑制作用。如氢化可的松 300～500mg 静脉滴注，连用 3～5 日。

（3）全身支持疗法及对症处理：蛇毒有抗凝作用，可引起溶血并使毛细血管通透性增加，对症

处理可给患者输新鲜血，其他包括吸氧、扩容、强心、利尿等。肌肉瘫痪时可注射新斯的明；抽搐时可静脉注射葡萄糖酸钙。禁用中枢抑制剂、抗凝剂和横纹肌松弛剂。必要时给予足量抗生素和预防破伤风治疗。

5. 其他疗法　出现呼吸肌麻痹时，应用呼吸机进行人工呼吸。

6. 中医药治疗

（1）外治法

1）急救服药：伤后立即服治疗蛇伤中成药，如蛇伤解毒片（注射液）对我国常见毒蛇咬伤均有效；广州蛇伤药散对眼镜蛇、竹叶青蛇、银环蛇等咬伤有效；上海蛇药片对蝮蛇、五步蛇、蝰蛇、烙铁头蛇、竹叶青蛇等咬伤有效；季德胜蛇药片和解毒片，适用于各种毒蛇咬伤；新会蛇药酒，对竹叶青蛇、眼镜蛇咬伤有效。

2）外用治疗：①外敷，蛇咬伤的伤口扩创排毒彻底后，可外敷季德胜蛇药或上海蛇药。以上药可敷于伤口周围，或伤口的近心端，防止肿势向上蔓延。②伤口化脓时，应及时切开排脓引流，并保持引流通畅。

（2）内服药：中医辨证治疗为解毒利尿。蛇伤解毒汤（半边莲 15g、虎杖 12g、白花蛇舌草 30g、大黄 9g、万年青 12g、青木香 12g）加减。以火毒为主者，可加黄连、黄柏、黄芩、穿心莲等；

以风毒为主者，可加白芷、吴萸、细辛等。对火毒者也可采用犀角地黄汤加减。

（3）其他中成药：牛黄清心丸、雄黄解毒丸和安宫牛黄丸。

（四）治疗评价及预后

病情的严重程度与进入身体的毒素剂量多少有关。蛇大、咬伤深、咬住不放，则注毒量大。

如蛇毒直接进入血液循环，可在短时间内引起死亡。被咬者的年龄和体格大小与中毒程度也有关系，儿童、老年人和体格瘦小者反应一般较严重。积极抢救，正确处理，预后良好。

（刘　栋　陈　蕾　李芳谷　吴玉才　周　琛　陶小华　杨桂兰　李　文）

第二十章
性传播疾病

一、梅毒

梅毒（syphilis）是由梅毒螺旋体（图 20-1）感染引起的传染性疾病，梅毒首次被描述是在 15 世纪末。几百年来，一直是导致疾病和死亡的主要原因之一。20 世纪 40 年代青霉素的引入，使该病的临床影响显著减小。梅毒螺旋体可在人体内几乎任何器官和组织引起病变。梅毒主要通过性接触传播，感染部位通常为生殖器，但也可能在生殖器外。与患有早期梅毒的人进行未保护的性交后，感染梅毒的可能性为 30% ～ 50%。在妊娠 10 周后，梅毒可以通过孕妇的胎盘传染给胎儿，称为先天性梅毒。

梅毒分期见表 20-1。

表 20-1 梅毒分期

分期 / 时间	症状	评论
早期梅毒（感染 2 年内）		
一期：暴露后 2 ～ 4 周（中位数为 21 天）	无痛性下疳，常出现在生殖器，也可出现在会阴、肛门、直肠、唇部、口咽或手部，可能无症状	下疳通常自发消退，但梅毒螺旋体在该期可广泛传播
二期：下疳消退后 2 ～ 8 周	皮疹、发热、头痛、咽炎和淋巴结肿大等全身症状，也可能无症状	皮疹常出现在躯干，为斑丘疹，以及其他皮疹、掌跖梅毒、扁平湿疣
早期潜伏：前 1 年内感染梅毒	无	1 年内有血清学阳性，与早期梅毒患者有性接触，或唯一的性接触发生在过去 12 个月内
晚期梅毒（三期）		
树胶样肿、心血管梅毒及神经性梅毒，发生于感染 2 年后至数十年	皮肤、骨骼或器官内的梅毒树胶样肿，心血管系统受累，主动脉扩张、主动脉反流或颈动脉开口狭窄	心血管梅毒常是胸升主动脉滋养血管发生血管炎的后果

续表

分期 / 时间	症状	评论
早期神经梅毒：		
发生在初次感染后 1 年内，常在暴露后数周内	通常累及脑膜和脉管系统，如脑膜炎、脑神经损害、脑膜血管疾病或卒中	可能同时出现一期或二期梅毒症状
晚期神经梅毒：		
发生于感染 2 年后甚至数十年	通常累及脑和脊髓，诸如全身轻瘫、痴呆或脊髓痨等疾病	本期不常见
潜伏梅毒（无症状性感染，仅血清学阳性）		
早期潜伏	见上文	见上文
晚期潜伏：		
诊断梅毒在感染至少 1 年后，或持续时间不明	无	不符合上述早期潜伏梅毒标准及感染时间不明的病例
血清固定：经规范治疗后	无；已获临床治愈	非密螺旋体抗体下降，但一直不阴转

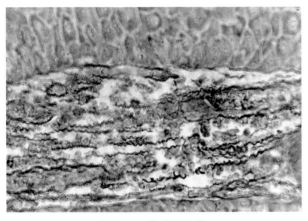

图 20-1　梅毒螺旋体

（河北省人民医院　刘铁忱惠赠）

早 期 梅 毒

早期梅毒（early syphilis）包括一期梅毒和二期梅毒。

【临床提要】

（一）一期梅毒（硬下疳）

1. 硬下疳　在性接触后 10 ～ 90 天发生，初为小的红斑、丘疹，后为硬结，很快发展为无痛性表浅溃疡，表面干净、软骨样硬度（图 20-2）。

2. 发病特征　损害通常发病部位为阴茎、阴唇、子宫颈或肛门直肠区。生殖器外亦可发生。近卫淋巴结肿大，淋巴结坚韧、无压痛。不经治疗 3 ～ 6 周硬下疳可愈合。

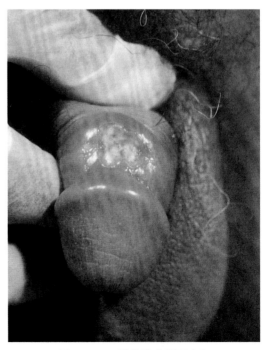

图 20-2　一期梅毒（硬下疳）

3. 实验室检查　免疫荧光法或暗视野显微镜在病损渗出物中找到梅毒螺旋体。梅毒血清学检查通常为阳性。

（二）二期梅毒（菌血症期）

1. 皮肤黏膜损害 无瘙痒，斑丘疹最为常见，皮损分布广泛，特殊损害有银屑病样梅毒疹（图20-3）、玫瑰疹（图20-4）、掌跖梅毒疹（图20-5、图20-6）、扁平湿疣（图20-7、图20-8）、梅毒性脱发（图20-9），黏膜损害可以为口唇、口腔、喉、生殖器和肛门的溃疡和丘疹，咽部弥漫红斑。

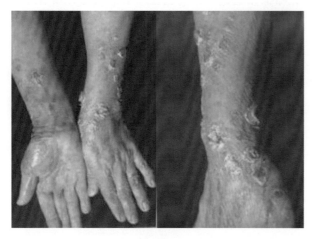

图 20-3 银屑病样梅毒疹

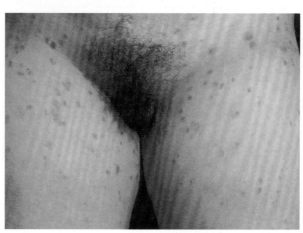

图 20-4 玫瑰疹

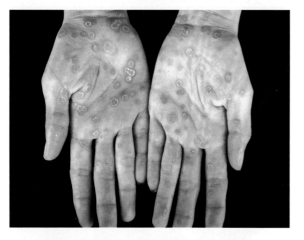

图 20-5 掌跖梅毒疹（1）

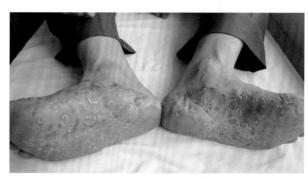

图 20-6 掌跖梅毒疹（2）

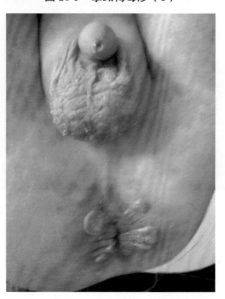

图 20-7 扁平湿疣，男性
（深圳市第六人民医院 陆原惠赠）

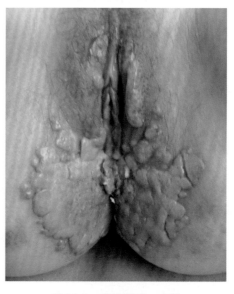

图 20-8 扁平湿疣，女性
（东莞市常平人民医院 曾文军惠赠）

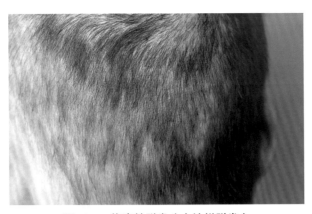

图 20-9　梅毒性脱发（虫蚀样脱发）

2.发病特征　通常在硬下疳出现后 4～6 周出现，全身症状有发热、全身淋巴结病、皮疹、骨膜炎、骨炎、关节炎、脑膜炎、黄疸、肝炎、肾病综合征、眼色素层炎和虹膜炎亦可发生。

3.实验室检查　免疫荧光法或暗视野显微镜在黏膜或皮损中可找到梅毒螺旋体。梅毒血清学检查通常为阳性。

（1）暗视野显微镜检查、镀银染色检查或核酸扩增试验阳性：即刮取二期梅毒皮损，如扁平湿疣、湿丘疹渗液，通过暗视野显微镜检查或镀银染色检查可查见梅毒螺旋体，或核酸扩增试验检测梅毒螺旋体核酸阳性。

（2）梅毒螺旋体血清学试验阳性：检测针对梅毒螺旋体特异性抗原成分的抗体的方法有梅毒螺旋体颗粒凝集法、荧光密螺旋体抗体吸收、酶免疫分析、酶联免疫吸附分析法、化学发光分析法。

（3）非梅毒螺旋体血清学试验阳性：检测密螺旋体感染后，宿主产生的针对非特异性抗原的抗体的方法有快速血浆反应素环状卡片试验、性病研究实验室试验、甲苯胺红不加热血清试验、不加热血清反应素试验。

4.早期梅毒诊断

（1）一期梅毒诊断依据：①有不洁性交史，潜伏期 3 周；②典型症状，如单个无痛的硬下疳，多发生在外生殖器；③实验室检查。

（2）二期梅毒诊断依据：①有不洁性交史、硬下疳史。②多种皮疹，如玫瑰疹、斑丘疹、扁平湿疣、脓疱疹、黏膜损害，虫蚀样脱发，全身症状，全身淋巴结肿大，一期下疳可能仍存在。③实验室检查。

5.鉴别诊断

（1）梅毒硬下疳：可能和软下疳、性病性淋巴肉芽肿、生殖器疱疹和新生物相混淆。

（2）二期梅毒疹：可与感染性皮疹、玫瑰糠疹和药疹相混淆。肝肾损伤可与其他原因造成的肾炎或肝炎相混淆。咽喉部弥漫性发红可与其他类型的咽炎相似。

【治疗处理】

（一）治疗原则

治疗原则：①诊断明确；②及时、及早治疗；③早期梅毒可以根治；④检测人类免疫缺陷病毒（HIV）。

（二）基本治疗

青霉素为首选。根据需要可选用普鲁卡因青霉素、苄星青霉素。

早期梅毒的基本治疗见表 20-2。

表 20-2　早期梅毒的基本治疗

靶向治疗	灭减梅毒螺旋体、消除损害，达到临床血清学治愈
方法选择	首选青霉素，次选四环素、多西环素、头孢曲松
特殊个体	
性伴侣治疗	90 天以内有与早期梅毒、早期潜伏梅毒接触者，无论血清学阳性与否，应予推断性梅毒治疗
	90 天以前者也应做推断性梅毒治疗
HIV 感染	非青霉素类抗生素不适合 HIV 感染的梅毒患者治疗
	对 HIV 阳性的早期梅毒患者，青霉素治疗持续时间应较长
	应加用 ART 治疗

（三）治疗措施

1.治疗方案　见表 20-3、表 20-4。

2.青霉素过敏

（1）皮肤试验：既往有青霉素过敏史的患者，绝大多数皮试皆为阴性（无反应性），从而可以安全地接受苄星青霉素的治疗。皮试发生晕轮和潮红阳性反应时，为青霉素过敏。

表 20-3　早期梅毒治疗方案（2020 年《性传播疾病临床诊疗与防治指南》）

早期梅毒（包括一期，二期及病期在 2 年以内的隐性梅毒）

(1) 推荐方案：普鲁卡因青霉素，每日 80 万 U，肌内注射，连续 15 日；或苄星青霉素 240 万 U，分为两侧臀部肌内注射，每周 1 次，共 2 次

(2) 替代方案：头孢曲松 0.5 ～ 1g，每日 1 次肌内注射或静脉注射，连续 10 日

(3) 对青霉素过敏者：多西环素 100mg，每日 2 次，连服 15 日；或盐酸四环素 500mg，每日 4 次，连服 30 日（肝、肾功能不全者禁用）

(4) 由于梅毒螺旋体的耐药性，不用红霉素等大环内酯类药物

表 20-4　注射用青霉素药代动力学

药物	途径	脑脊液浓度	注释
苄星青霉素	肌内注射	低	溶解度极低，导致药物从注射部位的释放缓慢，直至注射后 4 周，仍可从血液中测出药物浓度
水溶性普鲁卡因青霉素	肌内注射	高	溶解缓慢，约 4 小时可达血液稳定水平，随后 15 ～ 20 小时内缓慢下降
水溶性青霉素	肌内注射或静脉应用	高	半衰期为 42 分钟

(2) 青霉素脱敏：鉴于非青霉素方案治疗梅毒的可用性，导致对青霉素脱敏处理的需求似乎有限，因此尚未很好地进行研究。然而，在某些情况下，青霉素显然仍是治疗首选（尤其妊娠梅毒和神经梅毒），在以下情况下，脱敏可能是首选：①对青霉素有严重速发型变态反应史的神经梅毒患者；②所有青霉素过敏患者的三期梅毒；③对青霉素过敏妊娠女性的各期梅毒；④对青霉素过敏婴儿的先天性梅毒。

脱敏方法及要求：脱敏应由有经验的医护人员执行，曾对 15 例青霉素皮试阳性孕妇采用的脱敏疗法如下，口服青霉素 V，初始剂量 100U，每 15 分钟增加 1 倍剂量，共 14 剂，每剂皆以水 30ml 稀释，总共经历 3 小时 45 分钟，最终口服量可达 640 000U。由于少数情况下会发生 IgE 的变态反应，因此患者需住院进行脱敏，安排好静脉滴注线路，整个脱敏过程皆有医生守候。此后再观察 30 分钟，即可开始注射青霉素。

（四）梅毒的循证治疗步序

梅毒的循证治疗步序见表 20-5。

梅毒螺旋体对大环内酯耐药，我国、美国和加拿大已不推荐其为替代药物；阿奇霉素也已有

耐药的报道，不再推荐其为替代药物。

表 20-5　梅毒的循证治疗步序

项目	内容	证据强度
一线治疗	苄星青霉素	A
	普鲁卡因青霉素 + 丙磺舒	A
二线治疗	多西环素 / 四环素 / 头孢曲松	B
	阿莫西林 + 丙磺舒	B

（五）治疗评价

1. 监测梅毒的治疗疗效　非密螺旋体血清学检测［如性病研究实验室试验（VDRL）或快速血浆反应素检测等］可用于检测治疗反应，因为这些检测的结果通常与疾病活动度相关。不同的非密螺旋体检测，其检测结果不能互换，如快速血浆反应素的滴度常高于 VDRL 的滴度。同时感染 HIV 也可能会造成治疗的不确定性，因为 HIV 感染患者在获得明显的成功治疗后，血清学反应（速）率可能较慢。

2. 注射用青霉素治疗早期梅毒的有效性　梅毒螺旋体仍对青霉素非常敏感，该抗微生物制剂作用于细菌细胞壁的合成。在超过 60 年的应用期间，没有 1 例经证实的青霉素耐药病例。

该微生物的分裂时间较长（30～33 个小时），因而要求抗微生物制剂能长时间维持杀死微生物（杀密螺旋体）浓度。基于几十年的经验，缓释剂可实现这一目标，因而已成为治疗的主要基石。尽管已发表的研究存在局限性，包括更新的高质量研究在内的主流证据，支持应用青霉素，且仍是治疗首选。

3. 除苄星青霉素外的其他药物治疗梅毒的有效性 基于对耐受性和耐药的担忧，目前不再推荐红霉素，但多西环素、头孢曲松仍被考虑为青霉素的潜在替代药物。

（1）多西环素：几项研究（大多为小型回顾性研究）表明，多西环素/四环素可有效治疗早期梅毒，血清学疗效反应率为 83%～100%。大多数研究应用口服多西环素，100mg，每日 2 次，治疗 14 天，表明该方案在 HIV 感染患者中的疗效反应率为 73%～89%。多西环素的优势在于它同时也对其他性传播感染有活性。

（2）头孢曲松：几项有关肌内注射头孢曲松治疗早期梅毒的小型研究表明，头孢曲松的有效性与青霉素相似。这些试验以每日 1 次，剂量为 1～2g，治疗 10～15 天，血清学反应率为 65%～100%。最低的疗效反应率见于 HIV 感染患者中，尤其是 HIV 未完全抑制的患者。治疗失败最常见于患有潜伏梅毒的 HIV 感染患者。

（3）阿奇霉素：已不再推荐。随机临床试验已表明，口服阿奇霉素（以单次 1～2g 剂量应用）可有效治疗早期梅毒，很多数据来自在非洲进行的研究。新出现的梅毒螺旋体对阿奇霉素的耐药变异，以及因此而发生的治疗失败，已导致该药在美国许多地区的可用性受限。一项研究对 2007～2009 年从 11 家美国诊所收集的 141 份梅毒螺旋体样本进行研究，在 53% 的样本中发现了 23s rRNA-A2058G 点突变（与大环内酯类耐药/治疗失败有关）。除非特殊情况要求应用，否则不再推荐阿奇霉素用于梅毒的治疗。

4. 观察疗效时限 早期梅毒按推荐治疗方案治疗后，患者血清学试验高滴度缓慢下降，6～12 个月内血清非螺旋体抗原试验阴转。应于治疗后 3 个月及 6 个月进行临床和血清学检查。此外，要排除神经梅毒和 HIV 感染可能，排除神经梅毒和 HIV 感染后应以加倍量复治（治疗 2 个疗程，疗程之间间隔 2 周）。

5. 复发/失败 ①当患者的症状和体征持续或复发，或当非螺旋体试验滴度出现 4 倍以上的增高时（相当于 2 个稀释度的增高，如从 1：4 升至 1：16，或从 1：8 升至 1：32）应考虑治疗失败或再感染，对此应进行再治疗。②早期梅毒患者接受治疗 3 个月后，若非螺旋体试验滴度未出现 4 倍以上的下降（相当于 2 个稀释度的下降，如未能从 1：16 降至 1：4，或从 1：32 降至 1：8），则该患者可能属于治疗失败，应进行临床和血清学随访，HIV 检测，或脑脊液检查，或给予再次治疗。

6. 血清固定 少数患者在正规抗梅毒治疗后，非梅毒螺旋体抗体滴度下降至一定程度即不再下降，且长期维持在低滴度（甚至终身），即为血清固定现象。早期梅毒和晚期梅毒皆可发生血清固定，一些治疗前滴度低的患者，如果治疗后变化很小（≤2 倍）或者无变化，有时也会被称为血清固定。血清固定状态可能包括持续低水平的梅毒螺旋体感染，宿主对感染的抗体反应变异性，或者由非梅毒性炎性疾病所致组织损伤。尽管发生率取决于梅毒分期、治疗前滴度及评估疗效反应的时间点，但有 15%～41% 的患者在治疗后仍维持血清固定。现有数据表明，再治疗对血清固定状态收效不大，在一项研究中，此类患者仅有 27% 达到血清学治愈。此时应进行全面体检，包括 HIV 检测，心血管系统、神经系统和脑脊液检查，以早期发现无症状神经梅毒、心血管梅毒，在排除上述系统感染的可能性后，可定期观察，包括全身体检及血清随访。若滴度有上升趋势应给予再次治疗。

7. 合并 HIV 感染 在美国，近期增加的梅毒病例大多数发生在男男性接触者（MSM）中，在诊断为一期和二期梅毒的 MSM 中，HIV 共感染率高达 50%～70%。

感染 HIV 患者治疗后血清学失败的危险可能增加，尽管这还存在争议。某些研究对 HIV 感染和无感染者的血清学反应率进行了比较，结果显示治疗成功率无差异。在 HIV 感染者中，CD4 细胞计数较低与治疗疗效反应延迟及血清学失败的危险增加有关。基于这些观察结果，某些权威机构推荐，对于 HIV 感染者的早期梅毒，青霉素治疗的持续时间应较长（720U 的苄星青霉素 G，每次 240 万 U，每周 1 次，用药 3 次）。有效的 ART 似乎可降低血清学失败及进展至神经梅毒的可能性。

HIV 和梅毒似乎也可以相互影响病程。已有研究报道，患有梅毒的 HIV 感染者 HIV 复制增加，CD4 细胞计数减少，这突显了对两种感染都要进行适当治疗的重要意义。

（六）预后

如在血清阴性的硬下疳期，治愈率可达 100%，早期梅毒患者体内螺旋体较少，病变组织损伤较轻，易于彻底杀灭螺旋体及修复组织。经充分足量治疗，大约 90% 早期患者可以达到根治。对早期梅毒患者应及时进行充分的治疗，30% 可以根治，硬下疳期治愈率可达 100%。

晚 期 梅 毒

晚期梅毒（late syphilis）也称三期梅毒，包括晚期良性梅毒和晚期神经梅毒。

【临床提要】

1. **晚期皮肤黏膜梅毒**（图 20-10）　结节性梅毒疹、梅毒树胶样肿（图 20-11）。

2. **晚期骨关节梅毒**　骨骼损害为破坏性的，可导致骨膜炎、骨炎和关节炎，疼痛通常在夜间严重。

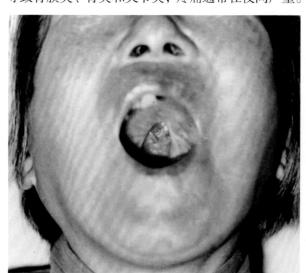

图 20-10　三期梅毒（上腭穿孔）
（上海市皮肤病防治所　乐嘉豫惠赠）

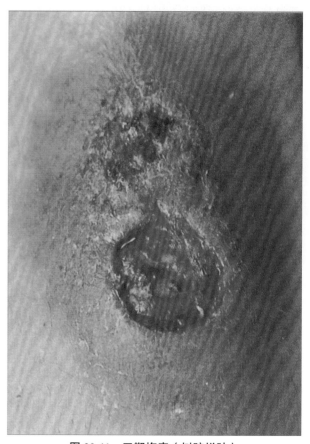

图 20-11　三期梅毒（树胶样肿）

3. **晚期眼梅毒**　为虹膜炎、视神经萎缩。

4. **晚期心血管梅毒**　主动脉炎、主动脉瓣关闭不全、主动脉瘤、心肌梅毒树胶肿。

5. **晚期神经梅毒**　各期梅毒螺旋体可通过细胞缝隙连接穿过血脑屏障进入神经系统。

（1）无症状神经性梅毒：仅有脑脊液的异常（脑脊液梅毒血清学阳性，细胞数增多，偶伴有蛋白增多），没有神经受累的症状和体征。

（2）脑脊髓血管梅毒：脑膜炎症状（头痛、易怒）；脑神经瘫痪（基底部脑膜炎）；瞳孔异常，伴有对光和调节性反射异常；若大血管受累时，可有脑血管意外。

（3）脊髓结核：受累部位为脊髓后柱及后根，从而导致末梢反射逐渐丧失及震动位置觉障碍，进行性感觉性共济失调，视神经萎缩。典型三联征包括闪电样疼痛、感觉障碍和尿潴留。最常见和最早出现的三联征为瞳孔异常、下肢反射消失和龙贝格征（Romberg sign）。

（4）麻痹性痴呆：通常涉及大脑皮质，表现为注意力、记忆力、构音能力的下降、手指和嘴唇的抖动、易怒和轻微头痛。最显著的为人格改变、懒散、烦躁和精神病态。精神症状有自大型、躁狂型、抑郁型、痴呆型四种。

6. 晚期梅毒诊断

(1) 晚期良性梅毒和心血管梅毒的诊断依据：①有不洁性交史、早期梅毒史；②典型症状，如结节性梅毒疹、树胶样肿、主动脉炎、主动脉瓣关闭不全、动脉瘤；③实验室检查，如非螺旋体抗原血清试验约 66% 阳性，螺旋体抗原血清试验阳性。

(2) 神经梅毒：应根据梅毒血清学试验阳性、脑脊液细胞数及蛋白异常，或脑脊液 VDRL 阳性、临床症状等来诊断。

【治疗处理】

（一）治疗原则

梅毒应早期治疗，规范化治疗，通常晚期良

性梅毒治疗反应良好；心血管和中枢神经系统梅毒，积极治疗可限制病情发展。减轻心血管和神经系统的损害，需多学科联合治疗。

（二）基本治疗

治疗首选青霉素。神经梅毒需静脉滴注水剂青霉素。

晚期梅毒的基本治疗见表 20-6。

表 20-6　晚期梅毒的基本治疗

作用靶位/治疗终点	杀灭梅毒螺旋体，消除所造成的器官系统损害，临床治愈，但其继发性功能损害不一定完全消除，血清不一定阴转
药物选择	首选青霉素，次选头孢曲松、四环素、多西环素

（三）治疗措施

1. 治疗方案　见表 20-7。

表 20-7　晚期梅毒治疗方案（2020 年）

病期	青霉素类	限青霉素过敏者选用	临床及梅毒血清复查
晚期梅毒（三期皮肤、黏膜、骨骼梅毒，晚期隐性梅毒或不能确定病期的隐性梅毒及二期复发梅毒）	推荐方案 ①普鲁卡因青霉素，每日 80 万 U，肌内注射，连续 20 日为 1 个疗程，也可考虑给第 2 个疗程，疗程间停药 2 周；②苄星青霉素 240 万 U，分为两侧臀部肌内注射，每周 1 次，共 3 次	多西环素 100mg，每日 2 次，连服 30 日；或盐酸四环素 500mg，每日 4 次，连服 30 日（肝、肾功能不全者禁用）	随访 3 年，第 1 年每 3 个月 1 次，以后每半年 1 次
心血管梅毒	推荐方案 ①首先治疗心力衰竭，待心功能可代偿时，可注射青霉素，应从小剂量开始以避免发生吉海反应。②水剂青霉素，第 1 日 10 万 U，1 次肌内注射；第 2 日 10 万 U，共 2 次肌内注射；第 3 日 20 万 U，共 2 次肌内注射；自第 4 日起按下列方案治疗。③普鲁卡因青霉素，每日 80 万 U，肌内注射，连续 20 日为 1 个疗程，共 2 个疗程（或更多），疗程间停药 2 周；或苄星青霉素 240 万 U，分为两侧臀部肌内注射，每周 1 次，共 3 次	多西环 100mg，每日 2 次，连服 30 天；或盐酸四环素 500mg，每日 4 次，连服 30 日（肝、肾功能不全者禁用）	随访至少 3 年。还应由专科医师进行终身随访

续表

病期	青霉素类	限青霉素过敏者选用	临床及梅毒血清复查
神经梅毒、眼梅毒	推荐方案： ①水剂青霉素,1800万～2400万U静脉滴注(300万～400万U,每4小时1次),连续10～14日。必要时继以苄星青霉素,每周240万U,肌内注射,共3次。②普鲁卡因青霉素,每日240万U,1次肌内注射,同时口服丙磺舒,每次0.5g,每日4次,共10～14日。必要时继以苄星青霉素,每周240万U,肌内注射,共3次 替代方案： 头孢曲松2g,每日1次,静脉给药,连续10～14日	多西环素100mg,每日2次,连服30日;或盐酸四环素500mg,每日4次,连服30日(肝肾功能不全者禁用)	治疗后3个月做第1次,包括脑脊液检查,以后每6个月1次,直至脑脊液检查正常,此后每年复查1次,至少3年以上,包括脑脊液检查

资料来源：王千秋，刘全忠，徐金华.2014年性传播疾病临床诊疗和防治指南。

2. 吉海反应 (Jarisch-Herxheimer reaction) 是可发生于应用任何抗生素治疗梅毒的一种严重不良事件，但最常见于青霉素治疗后。该反应表现为发热、皮疹、周身不适、头痛及肌痛等全身症状，通常发生于早期梅毒治疗后24小时内。可见于10%～35%的患者，通常为自限性。该反应被认为是由灭活微生物释放的脂蛋白、细胞因子及免疫复合物所致。

吉海反应见于一期梅毒、二期梅毒及早期潜伏梅毒，其他如神经梅毒、心血管梅毒及妊娠梅毒亦可发生。患者表现有发热（平均体温升高1.5℃）、头痛、寒战、肌痛、心动过速、中性粒细胞增加、血管扩张伴轻度低血压。皮损加重，偶尔亚临床或早期皮损可在反应期首次明显出现。骨膜炎疼痛加重，心血管梅毒患者可发生心绞痛、主动脉破裂，神经梅毒患者病情恶化。吉海反应只出现于第一次注射强有力的驱梅药物时，在治疗后2小时发生，7小时体温达高峰，于12～14小时内退热。而神经梅毒发生反应较迟，在12～14小时才达到顶点。如此由小剂量开始逐渐增加到正常量或用碘-铋做准备治疗4～6周，为避免发生吉海反应，WHO主张治疗前1天开始口服泼尼松5mg，每日4次，连续4日。对于心血管梅毒，用苄星青霉素治疗，应先从小剂量开始（见治疗方案）。

（四）治疗评价

1. 青霉素治疗晚期和晚期潜伏梅毒 对于晚期梅毒，可能需要较长疗程的青霉素疗法，因为晚期梅毒患者密螺旋体似乎分裂更缓慢。有关晚期潜伏梅毒治疗的数据有限。2005年，Kiddugavu等发表了对一项随机对照试验（RCT）所进行的二次分析，该项RCT对推测患有晚期潜伏梅毒的818例患者（86%）进行研究。这些患者接受单剂量的240万U苄星青霉素肌内注射，或者加用口服阿奇霉素，疗效反应率不高（治愈率为56%～63%）。史密斯等于2004年发表了一项小型随机初步研究，在该项研究中，10例HIV感染患者接受普鲁卡因青霉素治疗，其中7例出现了滴度适度下降，2例之后复发，3例保持血清固定状态。未接受抑制性ART的HIV感染者（某些患者有中枢神经系统受累）的研究表明，注射3次苄星青霉素（每周1次），仅62%的患者出现适度血清学反应。

2. 晚期良性梅毒和心血管梅毒

（1）青霉素为主：应以青霉素治疗为主，其他药物疗效很差。抗梅毒治疗对已发生的组织损伤、破坏不能恢复并会产生瘢痕，血清阴转困难，反应素持续阳性，临床症状视病情可能消失、改善、无改善或加剧。而树胶样肿对苄星青霉素的治疗反应良好。

（2）心血管梅毒治疗：对梅毒性主动脉瓣关闭不全或伴有心力衰竭、心绞痛者，必须先予以控制，然后用青霉素治疗应从小剂量开始，避免发生吉海反应。晚期主动脉瓣关闭不全症状很难改变。驱梅治疗后仅有 20% ～ 30% 血清阴转。

（3）晚期梅毒需随访 3 年或更长，第 1 年每 3 个月 1 次，以后每半年 1 次。对血清固定者，如临床无复发表现，并除外神经、心血管及其他内脏梅毒，可不必再治疗，但要定期复查血清反应滴度，随访 3 年以上判断是否终止观察。

3. 神经梅毒

（1）青霉素 / 普鲁卡因青霉素：成功的神经梅毒治疗要求脑脊液中有足够且持久的杀密螺旋体抗微生物制剂浓度。由于苄星青霉素在脑脊液中无法可靠地达到充分的浓度，因而不应该使用该药。静脉用水溶性结晶青霉素可以在脑脊液中达到足够的水平，因而是神经梅毒的治疗首选。普鲁卡因青霉素注射剂也可以在脑脊液内达到杀密螺旋体的水平，有临床改善的证据，但是该方案需要多次肌内注射，且需要坚持口服丙磺舒（每日 4 次）。

神经梅毒的治疗应是水溶性结晶青霉素，1800 万 ～ 2400 万 U/d，连续静脉滴注，或分为每日给药 6 次，治疗 10 ～ 14 天。遗憾的是，支持该治疗方案的数据较少，大部分是基于在脑脊液中达到足够的杀密螺旋体浓度的数据，而非基于显示临床有效性的数据。由于对 HIV 感染者梅毒治疗的主流数据是在广泛应用有效 ART（可能提高梅毒的治疗反应）之前的时代收集的，因此根据现有证据，应给予与未感染 HIV 患者同样的治疗。

（2）头孢曲松（2g/d，肌内或静脉注射，治疗 10 ～ 14 日）是一种治疗神经梅毒的备选，但其疗效证据有限。

（3）用推荐的方案治疗，90% 的患者可获得满意的临床效果，但如单用标准剂量的苄星青霉素或每日用少于 240 万 U 的普鲁卡因青霉素，皆达不到杀灭脑脊液中梅毒螺旋体的水平。

（4）眼部损害的治疗：梅毒性葡萄膜炎或其他眼部表现（如神经视网膜炎或视神经炎）经常与神经梅毒有关；有这些症状的患者应该按照神经梅毒进行治疗。此类患者均应进行脑脊液检查，如发现有异常者，还要做脑脊液随访检查，以评价疗效。

（5）听觉损害的治疗：专家建议不管脑脊液检查结果如何，只要有梅毒引起的听觉障碍，均按照神经梅毒的治疗方案进行处理。

（6）神经梅毒伴有 HIV 感染：随着 HIV 的流行，出现了神经梅毒危险升高的研究报道。研究表明，神经梅毒伴 HIV 感染的患者中，60% 的患者在接受目前推荐的静脉应用苄星青霉素治疗后可能会失败。头孢曲松，1 ～ 2g/d，静脉应用，治疗 10 日，被认为是患有神经梅毒 HIV 感染者的一种有效的替代治疗。一项前瞻性研究表明，CD4 细胞计数低（＜ 200/ml）的 HIV 感染者在治疗后，出现 CSF-VDRL 滴度清除的可能性较低，表明需要通过有效的 ART 来促进免疫恢复，应将其作为优化管理的一部分。

（7）随访：无症状或有症状的神经梅毒应在治疗后随访 3 年或更长，而在治疗后的 3 年内每隔 3 ～ 6 个月做一次脑脊液检查，直至细胞数恢复正常。95% 的治疗有效患者在 3 ～ 12 个月脑脊液细胞数降至每毫升 10 个或 10 个以下。脑脊液蛋白浓度的降低更为缓慢，而 CSF-VDRL 效价则在数年内缓慢下降。但如果到 6 个月时，脑脊液中增加的细胞数仍不降低，或到 2 年时脑脊液仍未完全恢复正常，则应对患者进行再次治疗。

（五）预后

晚期良性梅毒树胶样肿预后较好，三期梅毒出现骨、关节、心血管及神经系统损害和后遗症，预后较差。脑膜炎血管性梅毒治疗后可能出现脑卒中后遗的症状和体征，麻痹性痴呆或脊髓痨患者经抗梅毒治疗后，痴呆或感觉性共济失调的症状无法改善。

先天性梅毒

先天性梅毒（congenital syphilis）又称胎传梅毒，是指经胎盘传染的梅毒，一般发生在妊娠 4 个月。

【临床提要】

1. 早期先天性梅毒（early congenital syphilis）　发生在 2 岁以内，一般在出生后 1 ～ 3 周出现临床症状。

（1）营养障碍：常早产、消瘦、皮肤干皱，貌似老人。

（2）皮肤黏膜损害：与成人二期梅毒疹相似，有斑疹、斑丘疹、脓疱疹、瘀点、丘疹鳞屑性损害、黏膜斑。手足发生掌跖大疱，称为梅毒性天疱疮，破后糜烂、脱皮。口角与肛周放射性皲裂或瘢痕。扁平湿疣较后天性梅毒少见（图 20-12）。

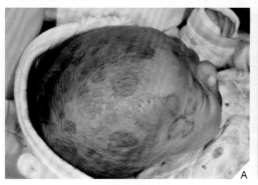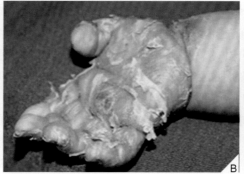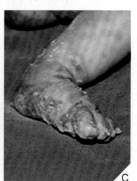

图 20-12　先天性梅毒
（图 B、图 C 由东莞市常平人民医院　曾文军惠赠）

（3）梅毒性鼻炎、梅毒性鼻骨炎，脾大。

2. 晚期先天性梅毒 (late congenital syphilis)　发生在 2 岁以上者为晚期先天性梅毒。

（1）眼损害：间质性角膜炎占 90%，其次为视网膜炎。

（2）神经系统损害：1/3 ～ 1/2 患者为无症状神经梅毒，有症状神经梅毒少见。

（3）骨损害：①佩刀胫（骨膜炎引起胫骨前面肥厚隆起，呈弓形）；②关节积水（Clutton 关节肿）；③哈钦森（Hutchinson）牙（图 20-13）。

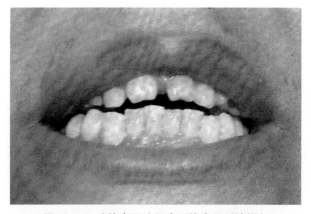

图 20-13　哈钦森牙（门齿下缘半月形缺损）

（4）皮肤黏膜损害：树胶样肿，上腭、鼻中隔穿孔，鞍鼻（图 20-14）。

3. 先天性梅毒的诊断依据　①家族史：其母患梅毒；②有典型症状和体征；③实验室检查：从损害、鼻分泌物或胎盘脐带取材查到梅毒螺旋体；④梅毒血清（非脐带血）试验阳性。

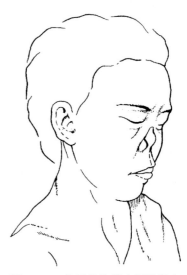

图 20-14　先天性梅毒（马鞍鼻）

【治疗处理】

（一）治疗原则

早期治疗，治疗后密切随访。

（二）基本治疗

先天性梅毒治疗首选青霉素，其基本治疗见表 20-8。

表 20-8　先天性梅毒的基本治疗

靶向治疗	杀灭梅毒螺旋体，新生儿梅毒可 100% 临床治愈，血清阴转
药物选择	首选青霉素，次选头孢类抗生素

（三）治疗措施

先天性梅毒的治疗措施见表 20-9。

（四）治疗评价

1. 新生儿梅毒 新生儿用青霉素驱梅以后，

几乎有近 100% 的临床治愈，出生后 6 个月内的新生儿梅毒血清试验可阴转，出生 6 个月以后采用青霉素驱梅治疗，其梅毒血清试验阴转率明显减低。在治疗过程中，患儿如漏掉一天以上的治疗，则应重新开始整个疗程。

表 20-9　先天性梅毒治疗方案（参照 2020 年《性传播疾病临床治疗与防治指南》）

病期	青霉素类	替代方案（只限青霉素过敏者）
早期胎传梅毒（2 岁以内）	推荐方案 脑脊液异常者： 水剂青霉素，每日 10 万～15 万 U/kg，静脉给药；出生 7 日以内的患儿，以每次 5 万 U/kg，静脉给药 12 小时 1 次，出生 7 日以后患儿每 8 小时 1 次，直至总疗程 10～14 天，或普鲁卡青霉素，每日 5 万 U/kg，肌内注射，每日 1 次，疗程 10～14 天 脑脊液正常者： 苄星青霉素，5 万 U/kg，1 次注射（分两侧臀肌）。如无条件检查脑脊液者，可按脑脊液异常者治疗	尚无使用其他治疗方案有效的证据，可试用红霉素治疗
晚期胎传梅毒（2 岁以上）	推荐方案 普鲁卡因青霉素，每日 5 万 U/kg，肌内注射，连续 10 日为 1 个疗程（对较大儿童的青霉素用量，不应超过成人同期患者的治疗量）。对青霉素过敏者，目前尚无最佳替代治疗方案。水剂青霉素，每日 20 万～30 万 U/kg，以每次 5 万 U/kg 静脉给药或肌内注射，每 4～6 小时 1 次，连续 10～14 日	对头孢类抗生素而无过敏者在严密观察下可用头孢曲松 250mg，每日 1 次，肌内注射连续 10～14 日。8 岁以下儿童禁用四环素

2. 随访 婴儿应在治疗后第 1 个月、2 个月、3 个月、6 个月及 12 个月分别随访，若抗体滴度保持不变或增加，则应对患儿进行包括脑脊液在内的检查，并进行彻底治疗。

对脑脊液内细胞增多的患儿，应每隔 6 个月检查 1 次，直至细胞数正常。

3. 复治 若 2 年后细胞数仍未正常，或连续检查并非呈下降趋势，则应对患儿再次治疗。治疗 6 个月后，亦应检测脑脊液中的梅毒（VDRL 试验），若仍为阳性，则应再次治疗。

（五）预后

经正规驱毒治疗，预后良好。

妊 娠 梅 毒

妊娠梅毒（pregnant syphilis）是指发生在妊娠期的梅毒。大多数先天性梅毒病例是梅毒螺旋体在早期梅毒期间传播给胎儿所致，而大多数不良

妊娠转归发生在妊娠晚期接受梅毒治疗的女性中，这表明在妊娠期及时进行梅毒筛查与治疗具有重要意义。

【治疗处理】

（一）治疗原则

妊娠梅毒的治疗一般亦与未妊娠梅毒相同，视其感染时间长短和中枢神经系统是否受累而定。在妊娠早期，治疗是为了使胎儿不受感染；在妊娠晚期，治疗是为了使受感染的胎儿在分娩前治愈，同时也治疗孕妇。

（二）治疗措施

（1）在妊娠期新确诊患梅毒的所有孕妇应按相应梅毒分期用青霉素进行治疗。治疗方案与非妊娠患者相同，但是禁用四环素、多西环素，治疗后每月做一次定量非梅毒螺旋体血清学试验，观察有无复发及再感染。推荐对妊娠梅毒患者在妊娠早 3 个月和妊娠末 3 个月各进行 1 个疗程的抗

梅毒治疗。

（2）对青霉素和头孢类药物过敏者，目前尚无最佳替代治疗方案，可在无头孢曲松过敏史的情况下选用头孢曲松，剂量为125mg（脑脊液正常者）至250mg（脑脊液异常者），每日1次肌内注射，连续10～14日，但要注意与青霉素可能的交叉过敏反应。孕妇如对青霉素过敏，目前尚无最佳替代治疗方案，研究显示，头孢曲松可用于治疗妊娠梅毒并能阻断胎传梅毒，因此可在无头孢曲松过敏史的情况下谨慎选用头孢曲松，但要注意与青霉素可能的交叉过敏反应。由于我国梅毒螺旋体对大环内酯类药物普遍耐药，因此必须在确保无耐药的情况下（如对梅毒螺旋体耐药相关基因进行检测）才能使用红霉素治疗梅毒。早期梅毒治疗后分娩前应每月检查一次梅毒血清反应，如3个月内血清反应滴度未下降2个稀释度，应予复治。分娩后按一般梅毒病例进行随访。

（3）在妊娠梅毒中，吉海反应处理具有挑战性，其表现包括诱发早产或胎儿窘迫。在治疗前，应该对妊娠女性提出有关这一潜在转归的警告，但是不应延迟或阻止治疗。首剂抗梅毒药物治疗后数小时，并在24小时内消退，全身反应似流感样，包括发热、畏寒、全身不适、头痛、肌肉及骨骼疼痛、恶心、心悸等，此反应常见于早期梅毒，反应时硬下疳可肿胀，二期梅毒疹可加重。

（三）治疗评价

青霉素疗效好，但对未经充分治疗或不是用青霉素治疗的梅毒孕妇，应对孕妇和婴儿进行临床及血清学随访，进行治疗。

（四）预后

妊娠梅毒预后良好。

潜　伏　梅　毒

潜伏梅毒（latent syphilis）有梅毒感染史，无临床症状或临床症状已消失，物理检查、胸部X线均缺乏梅毒的表现，脑脊液检查正常，仅有梅毒血清反应阳性者，称为潜伏梅毒。

【分期与诊断】

美国疾病控制与预防中心（CDC）规定：①感染时间1年以内为早期潜伏梅毒（WHO及其他国家规定为2年内）；②1年以上的为晚期潜伏梅毒；③病期不明确的潜伏梅毒。

美国1996年诊断标准：可能的潜伏梅毒病例，无梅毒的临床症状和体征，但有下列情况之一。①既往未诊断过梅毒，一种非螺旋体抗原试验（如VDRL或RPR）阳性及一种螺旋体抗原试验（如FTA-ABS或MHA-TP）阳性；②既往梅毒已经治疗，目前非螺旋体抗原试验抗体滴度比上次高4倍或以上。

【治疗处理】

（一）治疗原则与基本治疗

参照早期梅毒和晚期梅毒治疗原则与基本治疗。

（二）治疗措施与治疗评价

早期潜伏梅毒按早期梅毒治疗方案；晚期潜伏梅毒按晚期梅毒治疗方案。潜伏梅毒患者血清学反应出现较慢，但12～24个月内滴度应降低1/4。若没有此反应，推荐行HIV检测和脑脊液评估。

（三）预后

经治疗可争取较好的预后。未经治疗者，1/3的患者持续隐性感染，1/3的患者发展成为晚期显性梅毒，但能否自然痊愈仍不明确。

梅毒的治疗证据及评价

尽管目前的CDC推荐意见有几项大型RCT的支持，但主要是基于早期、无对照的研究结果及数十年的临床经验。对于早期梅毒有最佳的治疗证据，而支持晚期和晚期潜伏梅毒治疗推荐意见的证据则相当有限，支持神经梅毒、HIV感染患者及妊娠梅毒治疗推荐意见的证据也相当有限。

关于HIV感染情况下梅毒治疗的CDC指南，主要是基于1997年RCT（在有效ART时代前进行的RCT）的数据，这些数据表明，HIV感染患者和未感染者的疗效反应相似。然而，在该项研究中，只有 69 例 HIV 感染患者完成了 6 个月的随访，并且唯一的临床失败是发生在 HIV 感染患者中。鉴于 MSM 人群中的梅毒感染率不断增加，需要进行额外的高质量研究。

美国梅毒发生率在 21 世纪之交降至历史低点后不断升高，尤其是在 MSM 中。青霉素仍然是各期梅毒的治疗首选，基于分期建议的不同的方案，普遍缺乏来自临床试验的、支持推荐方案的严格数据，大多数现有的数据因缺乏评价是否治愈的金标准而受限。此外，缺乏同质性的诊断定义及现有研究的转归指标也限制了比较。进行较大型的、高质量的研究是有益的，尤其是对于不成比例地受到 HIV 感染影响的人群，但是这似乎不太可能实现。由于现有的数据有限，并且有时是互相矛盾的，因此目前的推荐意见主要是由临床经验和专家意见所驱动。已经积累的临床经验表明，目前指南在很大程度上是成功的。现有的主流临床数据支持将青霉素作为首选治疗方案，苄星青霉素的应用提供了一种方便的、能直接观察的方案，该方案将给药方便和已表现出的抗密螺旋体活性联合在一起。在未来几年，青霉素很可能仍然是梅毒治疗的基石。

二、淋病

淋病（gonorrhea）是由淋病奈瑟球菌（*Neisseria gonorrhoeae*，简称淋球菌）所致的泌尿生殖系统化脓性炎性疾病（图 20-15）。

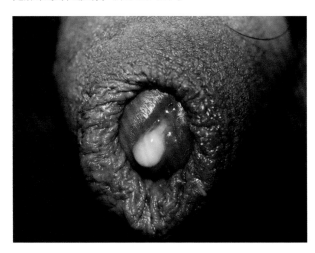

图 20-15　淋病

【临床提要】

1. 男性无合并症淋病　急性淋菌性尿道炎，潜伏期为 1 ～ 14 日，常为 2 ～ 5 日。初起尿道口红肿、轻微刺痛，黏液流出，24 小时后分泌物变稠，尿道口溢脓，脓液深黄色或黄绿色，尿痛、排尿困难，可有腹股沟淋巴结肿大，红肿疼痛。

2. 男性有合并症淋病　有附睾炎、前列腺炎、精囊炎（图 20-16）。

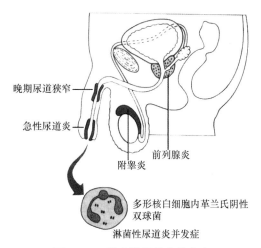

晚期尿道狭窄
急性尿道炎
前列腺炎
附睾炎
多形核白细胞内革兰氏阴性双球菌
淋菌性尿道炎并发症

图 20-16　淋病性尿道炎并发症

3. 女性无合并症淋病

（1）淋菌性宫颈炎：性接触后 2 ～ 5 日发病。感染 10 日内症状明显。阴道分泌物增多，子宫颈红肿、糜烂，黄绿色脓性分泌物。

（2）淋菌性尿道炎：常于性接触后 2 ～ 5 日发生，有尿频、尿急、尿痛，尿道口红肿、溢脓。

（3）淋菌性前庭大腺炎：急性感染常为单侧，于腺体开口处红肿，可形成脓肿，剧痛。

4. 女性有合并症淋病　盆腔炎，包括输卵管炎、子宫内膜炎。

5. 新生儿眼炎或淋菌性结膜炎　出生后 2 ～ 3 日发病，多为双侧；初为结膜炎，分泌物较多，24 小时后呈脓性，结膜水肿，继而角膜混浊、溃疡，可造成眼球穿孔、失明（图 20-17）。

6. 其他部位淋病　成人结膜炎、咽炎、肛门直肠炎。

7. 播散性淋球菌感染　淋菌性菌血症有发热、全身不适、皮肤红斑、瘀斑、丘疹、脓疱、出血性或坏死性皮损，并有淋菌性关节炎、淋菌性心内膜炎和淋菌性脑膜炎。

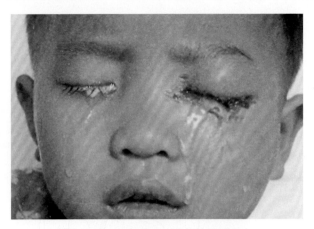

图 20-17　儿童淋病（淋菌性结膜炎）

【诊断与鉴别诊断】

诊断依据病史、症状和实验室检查来确定（图 20-18）。①显微镜检查：取男性尿道分泌物涂片做革兰氏染色，男性无合并症淋病的诊断（敏感度 ≥ 95%，特异度 97%），但不推荐用于其他类型的淋球菌感染（如咽部、直肠和女性宫颈感染）的诊断；②淋球菌培养：淋球菌培养的特异度为 100%，敏感度为 85% ～ 95%；③核酸检测：核酸检测的敏感度高于培养，适用于各种类型临床标本检测，用 PCR 等核酸检测技术在标本中检测到淋球菌核酸（DNA 或 RNA）为阳性。淋菌性尿道炎应与非淋菌性尿道炎相鉴别，还应与念珠菌、

滴虫所致生殖器感染相鉴别。

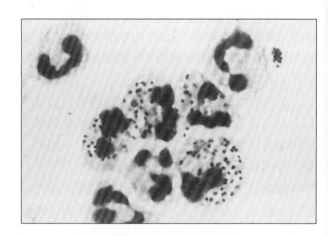

图 20-18　淋菌性尿道炎
尿道分泌物涂片见白细胞内革兰氏阴性双球菌（×100）

【治疗处理】

（一）治疗原则

治疗原则：①早期诊断，早期治疗；②及时、足量、规则的用药原则；③注意同时有无衣原体、支原体感染及其他性传播疾病感染；④对性伴侣的追踪，同时治疗；⑤治疗后随访复查。

（二）基本治疗

淋病的基本治疗见表 20-10。

表 20-10　淋病的基本治疗

靶向治疗	杀灭淋球菌，彻底消除所造成的损害，临床与病原学治愈
无合并症淋球菌感染 尿道炎、宫颈炎、直肠炎	头孢曲松，单次剂量；大观霉素，单次剂量
有合并症淋球菌感染 附睾炎、输卵管炎	头孢曲松、大观霉素
合并衣原体或支原体感染	多西环素或阿奇霉素，或司巴沙星

（三）治疗措施

1. 治疗方案　见表 20-11。

表 20-11　淋病的治疗方案

淋病分类	治疗方法
淋菌性尿道炎 （直肠炎、宫颈炎）	推荐方案：①头孢曲松钠 1.0g，一次肌内注射；或大观霉素 2.0g（子宫颈炎用 4.0g），一次肌内注射 替代方案：②头孢噻肟 1.0g，一次肌内注射；或其他第三代头孢菌素类，如已证明疗效较好，亦可选为替代药物。如果衣原体感染不能排除，加上抗沙眼衣原体感染药物

淋病分类	治疗方法
合并症淋病	
1. 淋菌性附睾炎、前列腺炎、精囊炎	推荐方案：头孢曲松 1.0g，肌内注射，每日 1 次，共 10 日。如果衣原体感染不能排除，加抗沙眼衣原体感染药物
	替代方案：头孢噻肟 1.0g，肌内注射，每日 1 次，共 10 日。如果衣原体感染不能排除，加抗沙眼衣原体感染药物
2. 淋菌性盆腔炎	门诊治疗方案：头孢曲松 1.0g，肌内注射，每日 1 次，共 10 日；加多西环素 100mg，口服，每日 2 次，共 14 日；加甲硝唑 400mg，口服，每日 2 次，共 14 日
	住院治疗推荐方案 A：头孢曲松 1.0g，肌内注射或静脉滴注，每 24 小时 1 次，或头孢替坦 2.0g。静脉注射，每 12 小时 1 次；加多西环素 100mg，静脉给药或口服，每 12 小时 1 次
	注意：如果患者能够耐受，多西环素应尽量口服。在患者情况允许的条件下，头孢替坦治疗不应短于 1 周。对治疗 72 小时内临床症状改善者，在治疗 1 周时酌情考虑停止肠道外治疗，并继之以口服多西环素治疗 100mg，每日 2 次，加甲硝唑 500mg，口服，每日 2 次，总疗程 14 日
	住院治疗推荐方案 B：克林霉素 900mg，静脉注射，每 8 小时 1 次，加庆大霉素负荷量（2mg/kg），静脉注射或肌内注射，随后给予维持量（1.5mg/kg），每 8 小时 1 次，庆大霉素也可每日给药 1 次（7mg/kg）
	注意：①患者临床症状改善后 24 小时可停止肠道外治疗，继以口服治疗，即多西环素 100mg，每日 2 次；或克林霉素 450mg，每日 4 次，连续 14 日为 1 个疗程；②多西环素静脉给药疼痛明显，当患者可以经口服药时，它与口服途径相比没有任何优越性；③妊娠期或哺乳期妇女禁用四环素、多西环素。妊娠前 3 个月内应避免使用甲硝唑
淋菌性眼结膜炎	推荐方案
	(1) 新生儿：头孢曲松 25 ~ 50mg/kg（总量不超过 125mg），静脉或肌内注射，每日 1 次，共 3 日
	(2) 儿童：体重 ≥ 45kg 者按成人方案治疗，体重 < 45kg 的儿童，头孢曲松 50mg/kg（最大剂量 1.0g），肌内或静脉注射，单次给药
	(3) 成人：头孢曲松 1.0g，肌内注射，每日 1 次，共 3 次；或大观霉素 2.0g，肌内注射，每日 1 次，共 3 日
	注意：同时应用生理盐水冲洗眼部，每小时 1 次。新生儿不宜应用大观霉素。新生儿的母亲应进行检查，如患有淋病，应同时治疗。新生儿应住院治疗，并检查有无播散性感染
淋菌性咽炎	推荐方案：头孢曲松 1.0g，肌内注射，或静脉注射，单次给药；或头孢噻肟 1.0g，肌内注射，单次给药。如果衣原体感染不能排除，加抗沙眼衣原体感染药物
	注意：大观霉素对淋菌性咽炎的疗效不佳，因此不推荐使用
播散性淋病	
1. 新生儿播散性淋病	推荐方案：头孢曲松每日 25 ~ 50mg/kg，静脉注射或肌内注射，每日 1 次，共 7 ~ 10 日；如有脑膜炎疗程为 14 日
2. 儿童播散性淋病	体重 ≥ 45kg 者按成人方案治疗，体重 < 45kg 者按如下方案给药
	推荐方案：①淋菌性关节炎，头孢曲松 50mg/kg，肌内或静脉注射，每日 1 次，共 7 ~ 10 日。②脑膜炎或心内膜炎，头孢曲松 25mg/kg，肌内或静脉注射，每日 2 次，共 14 日（脑膜炎），或 28 日（心内膜炎）
3. 成人播散性淋病	推荐住院治疗。需检查有无心内膜炎或脑膜炎。如果衣原体感染不能排除，加上抗沙眼衣原体感染药物
	推荐方案：头孢曲松 1.0g，肌内注射或静脉注射，1 次 / 日，共 10 日或以上。
	对淋病奈瑟球菌脑膜炎，上述治疗约需 2 周；心内膜炎疗程约需 4 周以上。
	注意：淋菌性关节炎者，除髋关节外，不宜施行开放性引流，但可反复抽吸，禁止关节腔内注射抗生素
儿童淋病	体重 ≥ 45kg 者按成人方案治疗，体重 < 45kg 者按如下方案治疗
	推荐方案：头孢曲松 25 ~ 50mg/kg（最大不超过成人剂量），肌内注射，单次给药；或大观霉素 40mg/kg（最大剂量 2.0g），肌内注射，单次给药。如果衣原体感染不能排除，加抗沙眼衣原体感染药物
孕妇淋病	按照不同感染类型应用的非妊娠期患者的治疗方案，如有沙眼衣原体感染，可加用红霉素或阿莫西林治疗。妊娠期禁用氟喹诺酮类和四环素类药物

2. 耐药性淋球菌的处理　由质粒或染色体介导的耐药淋球菌株严重且传播迅速。我国出现耐青霉素酶的淋球菌菌株、耐四环素菌株（TRNG）和染色体介导的耐药菌株（CMRNG）。其处理包括 3 个方面：①合理使用抗生素；②规范化治疗；③按推荐治疗方案治疗（表 20-12）。

表 20-12　淋球菌感染更新治疗方案

疾病	推荐方案	替代方案
青少年和成人单纯性宫颈、尿道或直肠淋球菌感染	体重＜ 150kg：头孢曲松 500mg，单次肌内注射 体重≥ 150kg：头孢曲松 1g，单次肌内注射 （如果未排除衣原体感染，加用多西环素 100mg 口服，2 次 / 日，连续 7 日） （删除方案：头孢曲松 250mg 单次肌内注射 + 阿奇霉素 1g，单次顿服）	庆大霉素 240mg 单次肌内注射 + 阿奇霉素 2g，单次顿服；或头孢克肟 800mg，单次顿服 （如果未排除衣原体感染，加用多西环素 100mg 口服，2 次 / 日，连续 7 日）
青少年和成人单纯性咽部淋球菌感染	体重＜ 150kg：头孢曲松 500mg，单次肌内注射 体重≥ 150kg：头孢曲松 1g，单次肌内注射 （如果确诊衣原体感染，加用多西环素 100mg 口服，2 次 / 日，连续 7 日）	
体重＜ 45kg 患有单纯性淋球菌性外阴阴道炎、宫颈炎、尿道炎、咽炎、直肠炎的儿童	头孢曲松 25 ～ 50mg/kg，单次肌内注射或静脉注射，肌内注射不超过 250mg	

（四）循证治疗步序

淋病的循证治疗步序见表 20-13。

表 20-13　淋病的循证治疗步序

项目	内容	证据强度
一线治疗（宫颈、尿道、直肠、咽、结膜单纯淋病）	头孢曲松 250 mg 肌内注射单一剂量 + 阿奇霉素 1g 口服	B
	仅当头孢曲松不能立即使用时：头孢克肟 400mg 口服单一剂量 + 阿奇霉素 1g 口服	B
二线治疗（不优于一线治疗）	头孢唑肟 500mg 肌内注射单一剂量 + 阿奇霉素 1g 口服	B
	头孢西丁 2g 肌内注射与丙磺舒 1g 口服 + 阿奇霉素 1g 口服	B
	头孢噻肟 500mg 肌内注射单一剂量 + 阿奇霉素 1g 口服	B

（五）治疗评价

1. 推荐方案评价　无合并症淋病依推荐方案治疗十分有效，可治愈 95% 以上的无合并症生殖器和肛门淋球菌感染。

2. 不推荐青霉素、四环素、喹诺酮类药物　1999 年全国监测 80.5% 的淋球菌对青霉素耐药，其中产青霉素酶淋球菌（PPNG）占 16.9%，故青霉素对淋病已基本无效。后两类耐药率已很高。

3. 淋球菌和衣原体感染的二联疗法　在衣原体合并感染率达 10%～ 30% 的淋球菌感染人群中，常规开展二联疗法，已使衣原体感染的患病率明显下降。

4. 头孢曲松与大观霉素仍具活力 / 有失败或耐药报道　我国从 1999 年报道的全国监测结果表明，85.4% 的菌株对头孢曲松敏感，14.6% 为低敏，没有检出头孢曲松的耐药菌株。全部分离的菌株对大观霉素敏感。从资料中可见，日本、中国香港、欧洲等地已有口服头孢克肟治疗泌尿生殖道淋病失败的报道，国外亦有淋病菌对头孢曲松体外耐药的个案报道。

（六）预后

治疗结束后 2 周内复查。判愈的标准：①临床症状和体征消失；②尿液清晰，不含淋菌丝；③在治疗结束后 4～7 日复查淋球菌阴性，可判治愈。

淋病患者，无合并症淋病经推荐方案单次治疗，治愈率达 95% 或接近 100%；治疗不彻底，可产生并发症，导致不育、异位妊娠、盆腔炎、尿道狭窄、失明及播散性淋病。因此，应抓紧时机在急性期将淋病彻底治愈。

三、生殖道沙眼衣原体感染

生殖道沙眼衣原体感染（genital chlamydia infection）是由沙眼衣原体引起的性传播疾病。沙眼衣原体是一类严格真核细胞内寄生、有独特发育周期的原核细胞型微生物，其引起的疾病范围广泛，可累及眼、生殖道、直肠等多个器官，也可导致母婴传播。

【临床提要】

临床表现为谱性疾病。①男性特有的感染有尿道炎（图 20-19）、附睾炎、前列腺炎、关节炎（Reiter 综合征）。②女性特有的感染有宫颈炎、尿道炎、盆腔炎。③男性和女性共有的感染有直肠炎、眼结膜炎。④无症状感染（男性 50% 无症状，女性 70% 无症状）：男性尿道、女性子宫颈沙眼衣原体感染多数为无症状感染。⑤婴儿及儿童感染有新生儿结膜炎、新生儿肺炎。

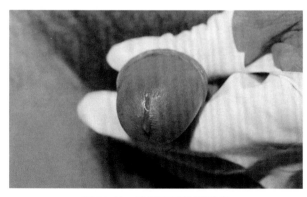

图 20-19 沙眼衣原体尿道炎

【实验室检查】

①显微镜检查：涂片吉姆萨染色、碘染色或帕氏染色直接镜检可发现沙眼衣原体包涵体（图 20-20），只适用于新生儿眼结膜刮片的检查。②培养法。③抗原检测。④抗体检测：IgM 抗体滴度升高，有诊断意义。⑤核酸检测。

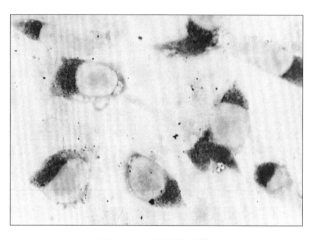

图 20-20 沙眼衣原体

【治疗处理】

（一）治疗原则

针对病因治疗。衣原体生命周期较长，应选择敏感的药物，并有较长的疗程治疗。

（二）基本治疗

生殖道沙眼衣原体感染的基本治疗见表 20-14、表 20-15。

表 20-14 生殖道沙眼衣原体感染的基本治疗

作用靶位	针对主要病原体，杀灭沙眼衣原体及其造成的损害，临床与病原学治愈
选择药物	大环内酯类：红霉素、阿奇霉素
	四环素类：多环素、多西环素、米诺环素
	儿童：红霉素碱、红霉素干糖浆粉剂
	妊娠妇女：阿奇霉素、阿莫西林

表 20-15　生殖道沙眼衣原体治疗方案

	推荐方案	替代方案
成人沙眼衣原体尿道炎、子宫颈炎、直肠炎	阿奇霉素第 1 日 1g，以后每日 0.5g，共 3 天；或多西环素 0.1g，2 次 / 日，疗程 10 ～ 14 天	米诺环素 0.1g，2 次 / 日，共 10 ～ 14 天；或四环素 0.5mg，4 次 / 日，共 2 ～ 3 周；或红霉素碱 0.5g，4 次 / 日，共 10 ～ 14 天；或罗红霉素 0.15g，2 次 / 日，共 10 ～ 14 天；或克拉霉素 0.25g，2 次 / 日，共 10 ～ 14 天；或氧氟沙星 0.3g，2 次 / 日，共 10 天；或左氧氟沙星 0.5g，1 次 / 日，共 10 天；或司帕沙星 0.2g，1 次 / 日，共 10 天；或莫西沙星 0.4g，1 次 / 日，共 7 天
婴儿 / 儿童	1. 婴儿沙眼衣原体眼炎 / 肺炎： 红霉素干糖浆粉剂 30 ～ 50mg/(kg·d)，分 4 次口服，共 14 天。如有效，延长 1 ～ 2 周 2. 儿童沙眼衣原体眼炎 / 肺炎： 体重＜45kg 者，红霉素碱或红霉素干糖浆粉剂 50mg/(kg·d)，分 4 次口服，共 14 天；体重≥45kg 者，同成人的阿奇霉素治疗方案 红霉素治疗婴儿或儿童的沙眼衣原体感染的疗效为 80%，需 2 个疗程	
妊娠期感染	阿奇霉素第 1 日 1g，以后每日 0.5g，或阿莫西林 0.5g，3 次 / 日，共 7 天	红霉素碱 0.5g，4 次 / 日，共 10 ～ 14 天 妊娠期忌用四环素及氟喹诺酮类 红霉素 2g/d 疗法治愈率 84% ～ 94%

（三）治疗措施 / 治疗方案

沙眼衣原体（CT）泌尿生殖道感染治疗方案见表 20-16。

表 20-16　沙眼衣原体泌尿生殖道感染治疗方案

	推荐方案	替代方案
普通 CT 感染		
生殖道 CT 感染	多西环素 0.1g，口服，每日 2 次，7 日（证据等级Ⅰ，推荐强度 A）	阿奇霉素 1g，口服，第 2 日和第 3 日 0.5g，或四环素 500mg，口服，每日 2 次，7 日；或红霉素 500mg，口服，每日 4 次，7 日；或左氧氟沙星 200 ～ 400mg，每日 2 次，7 日（证据等级Ⅰ，推荐强度 B）
直肠 CT 感染	多西环素 0.1g，口服，每日 2 次，7 日（证据等级Ⅱ，推荐强度 B）	阿奇霉素 1g，单服（证据等级Ⅱ，推荐强度 B）
孕妇 CT 感染	阿奇霉素 1g，单服（证据等级Ⅱ，推荐强度 A）	阿莫西林 500mg，口服，每日 3 次，7 日；或红霉素 500mg，口服，每日 4 次，7 日（证据等级Ⅱ，推荐强度 B）
新生儿 CT 眼炎	阿奇霉素，20mg/(kg·d)，口服，3 日（证据等级Ⅳ，推荐强度 A）	红霉素，50mg/(kg·d)，分 4 次口服，14 日；强烈建议警惕幽门狭窄的潜在风险（证据等级Ⅳ，推荐强度 A）
婴儿 CT 肺炎	红霉素 50mg/(kg·d)，分 4 次口服，连续 14 日	口服阿奇霉素 20mg/(kg·d)，连续 3 日
复杂 CT 生殖道感染		
男性前列腺炎和女性盆腔炎	口服多西环素 0.1g，每日 2 次，共 4 ～ 6 周（证据等级Ⅱ，推荐强度 B）	每周第 1 日口服阿奇霉素 1g，之后 2 日每日 0.5g，连续 4 周；或口服米诺环素 0.1g，每日 2 次，共 4 ～ 6 周；或口服四环素 0.5g，每日 4 次，共 4 ～ 6 周（证据等级Ⅱ，推荐强度 B）
持续感染	口服多西环素 0.1g，每日 2 次，共 10 ～ 14 日（证据等级Ⅱ，推荐强度 B）	可口服阿奇霉素，首日 1g，之后 2 日每日 0.5g，或米诺环素 0.1g，每日 2 次，共 10 ～ 14 日，或四环素 0.5g，每日 4 次，共 2 ～ 3 周，或红霉素 0.5g，每日 2 次，共 10 ～ 14 日，或罗红霉素 0.15g，每日 2 次，共 10 ～ 14 日，或克拉霉素 0.25g，每日 2 次，共 10 ～ 14 日（证据等级Ⅱ，推荐强度 B）[*]
治疗抵抗	口服莫西沙星 0.4g，每日 1 次，共 10 ～ 14 日，联合口服阿奇霉素 2 周，每周第 1 日 1g，之后 2 日每日 0.5g（证据等级Ⅲ，推荐强度 B）	口服多西环素 0.1g，每日 2 次，联合口服交沙霉素 0.5g，每日 4 次，共 14 ～ 21 日；或口服利福平 300mg，每日 2 次，共 21 日，联合口服阿奇霉素 2 周，每周第 1 日 1g，之后 2 日每日 0.5g（证据等级Ⅳ，推荐强度 B）

　　[*] 或氧氟沙星 0.3g，每日 2 次，10 日，或左氧氟沙星 0.5g，每日 1 次，10 日，或司帕沙星 0.2g，每日 1 次，7 日，或莫西沙星 0.4g，每日 1 次，7 日（证据等级Ⅲ，推荐强度 B）。

　　本表内容引自《中国沙眼衣原体泌尿生殖道感染临床诊疗指南（2024）》。

（四）治疗评价

（1）妊娠期妇女：红霉素 500mg，每日 4 次，连续 7 日；或阿莫西林 500mg，每日 3 次，共 7 日；或红霉素琥珀酸乙酯 800mg，每日 4 次，共 7 日；或阿奇霉素 1g，一次口服。阿莫西林对衣原体感染的治愈率约与红霉素相当，但胃肠道耐受性好。忌用四环素类及氟喹诺酮类。依托红霉素因有肝毒性，在妊娠期禁用。阿奇霉素可作为妊娠期沙眼衣原体感染的治疗药物，初步临床资料显示其是安全、有效的。

（2）单剂量阿奇霉素治疗生殖道沙眼衣原体感染：疗效较好。但近来有临床研究发现单剂量阿奇霉素治疗失败者，而 3～5 日疗程的方案可能更好。

（3）新型氟喹诺酮类药物：氧氟沙星、左氧氟沙星、斯帕沙星、莫西沙星等的疗效与阿奇霉素或多西环素相当。左氧氟沙星为氧氟沙星的左旋体，作用强 1 倍，并且不良反应更少。

预后：以阿奇霉素或多西环素治疗的患者，在完成治疗后一般无须进行微生物学随访，有下列情况时考虑做微生物学随访：①症状持续存在；②怀疑再感染；③怀疑未依从治疗；④无症状感染；⑤红霉素治疗后。

判愈实验的时间安排：抗原检测试验为疗程结束后第 2 周；核酸扩增试验为疗程结束后第 4 周。对于女性患者，建议在治疗后 3～4 个月进行沙眼衣原体检测以发现可能存在的感染，防止盆腔炎及其他并发症的发生。

四、生殖道支原体感染

生殖道支原体感染（genital mycoplasma infections）是支原体侵袭生殖道所致疾病。从人泌尿生殖道可分离出 7 种支原体，其中人型支原体（Mh）、解脲脲原体（Uu）和生殖支原体（Mg）与泌尿生殖道系统疾病密切相关，而微小脲原体（Up）在人类泌尿生殖道中多呈共生状态。泌尿生殖道中的支原体感染以 Uu 为主。我国 7 个地区健康人支原体携带率 Uu 为 10.59%，Mh 为 5.34%，Uu 在性乱者中检出率为 25.47%，Mh 为 8.8%。另有资料报道，性病患者中检出率 Uu 为 29.3%，Mh 为 4.3%。有学者认为咽部是 Uu 和 Mh 的寄居和感染部位（图 20-21）。

【临床提要】

男性疾病有 NGU（Uu、Mh、Mg）、前列腺炎（Un、Mh、Mg）、附睾炎（Un、Mh）、Reiter 综合征（Mh）。女性疾病有 NGU/ 非淋菌性阴道炎（Uu）、前庭大腺脓肿（Mh）、细菌性阴道病（Mh）、宫颈炎 / 盆腔炎（Uu/Mh/Mg）、产后和流产后发热（Mh）、习惯性流产和死产（Uu /Mg）、不良妊娠（早产、胎膜早破、低体重儿）（Uu/Mh/Mg）。男女共有的疾病有尿路结石（Uu）、肾盂肾炎和尿路感染（Mh）、男女不育（Uu/Mg）、HIV 感染的协同因子（Mh/Mg/Mpe/Mf /Mpi）。

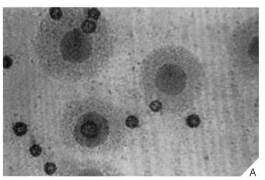
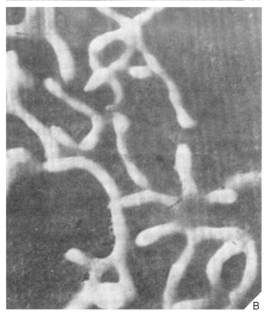

图 20-21 支原体

A. 培养成蓝色"煎饼"样；B. 电镜下见丝状分枝状衣原体细胞培养吉姆萨染色（×40）

【治疗处理】

（一）治疗原则

支原体在无症状人群中的分离率很高，治疗尚存在争议，有学者认为无临床症状的携带者可不予治疗，而支原体培养阳性的有临床症状者、M-IgM 滴度 1：80 以上者予以治疗。支原体生命周期较长，治疗应有较长的疗程。

主要选用抑制蛋白质合成的药物，如四环素类

（四环素、多西环素、米诺环素等）、大环内酯类（红霉素、阿奇霉素、克拉霉素、罗红霉素、交沙霉素等）和喹诺酮类（氧氟沙星、左氧氟沙星、斯巴沙星、加替沙星、莫西沙星等）药物。

由于支原体耐药株较多，治疗前或治疗失败者应依据药物敏感试验选择给药。

（二）治疗措施/治疗方案

《性传播疾病临床诊疗与防治指南》（2014年）中的生殖道支原体感染治疗方案如下：

多西环素 100mg，每日 2 次，共 10～14 日；

或米诺环素 100mg，每日 2 次，共 10～14 日；或交沙霉素 200mg，每日 4 次，共 10～14 日；或红霉素 500mg，每日 4 次，共 10～14 日；或阿奇霉素 1g，1 次顿服，饭前 1 小时或饭后 2 小时服用；或克林霉素 150～300mg，每日 3 次，共 10～14 日；或氧氟沙星 300mg，每日 2 次，共 10～14 日；或司帕沙星 200mg，每日 1 次，共 10～14 日。

妊娠期间建议用红霉素或阿奇霉素，儿童（体重 45kg 以下）可用红霉素 50mg/kg，每日分 4 次内服，或克林霉素，每日 10～20mg。

生殖道支原体感染更新治疗方案见表 20-17。

表 20-17　生殖道支原体感染治疗方案

无耐药检测指导下治疗方案	耐药检测指导下治疗方案
推荐方案： 多西环素 100mg 口服，每日 2 次，共 7 日，随后莫西沙星 400mg 口服，每日 1 次，共 7 日（证据等级 B，强推荐） **替代方案：** 多西环素 100mg，每日 2 次，共 7 日，随后西他沙星 100mg 口服，每日 2 次，共 7 日（证据等级 B，强推荐）	**大环内酯敏感菌感染** 多西环素 100mg 口服，每日 2 次，共 7 日，随后首日单次口服阿奇霉素 1g，第 2～4 日每日 1 次，口服 500mg（证据等级 B，强推荐） **大环内酯耐药菌感染** 多西环素 100mg 口服，每日 2 次，共 7 日，随后口服莫西沙星 400mg，每日 1 次，共 7 日。或西他沙星 100mg 口服，每日 2 次，共 7 日（证据等级 B，强推荐）
特殊人群 **妊娠期感染** 有症状感染：阿奇霉素 5 日方案。对大环内酯耐药菌感染可能无效，则可考虑分娩后再用喹诺酮类药物治疗 妊娠期禁用：莫西沙星、西他沙星、多西环素、米诺环素	**合并 HIV 感染** HIV 感染者的 MG 治疗。推荐治疗与 HIV 阴性者相同

引自：《中国生殖支原体感染诊疗专家共识（2024年）》。

（三）治疗评价

（1）由 Mg 引起的感染可能持续或反复，即使经过有效的抗生素治疗，仍有 20%～60% 的急性尿道炎患者出现持续或复发性尿道炎。Mg 可能与此有关。一些学者认为应采用长疗程（＞1 个月）的四环素或大环内酯类药物治疗。

（2）支原体的耐药性：大约 5% 的解脲脲原体和人型支原体对四环素具有抗性。Uu 对红霉素的抗性已有报道。一些对支原体感染有效的抗生素仅是抑菌作用而不是杀菌作用。用抗生素很难根除细胞培养中的支原体，这一点在免疫缺陷患者中很明显。抗生素敏感性试验提供选择最为重要。

（3）支原体感染所引起的尿道炎或宫颈炎，由于耐药性高，有报道新型喹诺酮类药物治疗支原体感染，治愈率为 61%～98%。

（四）预后

早期治疗疗效好，但支原体感染有时需两个以上疗程，有合并症者则预后较差。

五、生殖器疣

生殖器疣（genital warts，GW），又称尖锐湿疣（condyloma acuminatum，CA）（图 20-22），由人乳头状瘤病毒选择性感染皮肤或黏膜上皮所致。生殖器内 HPV 感染已检出 20 多型，83%～97% 的损害为 HPV16、HPV11 型。

【临床提要】

1. 潜伏期　3 周至 8 个月，通常为 3 个月，HPV 感染可分为三种情况：①显性感染；②亚临床感染；③潜伏（隐性）感染。随访研究发现。

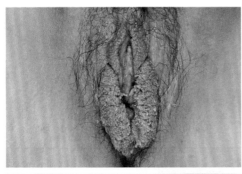

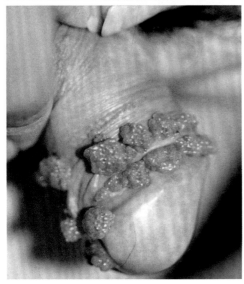

图 20-22　尖锐湿疣

2. 生殖器疣临床亚型　①尖锐湿疣，菜花样；②角化性，似寻常疣或脂溢性角化；③光滑丘疹状疣；④扁平状 GW；⑤巨大 GW。

3. 典型损害　为乳头状、菜花状或鸡冠状增生物；GW 形态、大小不一。表现为瘙痒、灼痛，阴道、子宫颈 GW 患者有疼痛或性交痛和白带增多。

4. 好发部位　外生殖器及肛门直肠区，口淫者 GW 可发生于口腔。

5. GW 的演变分为 6 种情况　①早期消退；②持续存在；③从临床上可查到的病损到不能查到病损的演变；④病情进一步发展；⑤后期消退；⑥复发。

6. 亚临床感染　通常指临床上肉眼不能辨认的病变，但用 3% ～ 5% 醋酸溶液局部外涂或湿敷 5 ～ 10 分钟，HPV 感染区域可发白，即所谓的"醋酸白现象"。

7. HPV 感染和肿瘤　皮肤鳞状细胞癌均发现 HPV11、HPV16、HPV18 DNA。侵袭性子宫颈癌，93% 发现 HPV DNA，其中 50% 为 HPV16。外阴、阴道、肛门、阴茎和宫颈上皮瘤样病变皆存在 HPV。

【治疗处理】

（一）治疗原则

目前尚无彻底根除 GW 的方法，故仅能行对症治疗，即诱导无疣期。Von Krogh 于 1991 年提出了肛门生殖器 HPV 感染的 3 个治疗目标：诱导无疣期，不加重病变，尽量降低子宫颈癌的发病率与死亡率。

（二）基本治疗

GW 的基本治疗见表 20-18。

表 20-18　GW 的基本治疗

靶向治疗	抑制 HPV 的复制及其造成的增生损害；理想的治疗终点是清除 HPV，但目前很少或不可能达到
化学疗法	鬼臼毒素酊、氟尿嘧啶、二氯乙酸、三氯乙酸、西多福韦凝胶
物理疗法	液氮冷冻，激光，微波，光动力疗法，手术切除
免疫疗法	咪喹莫特，10% 茶多酚（FDA 批准），干扰素外用，损害内注射，皮下及静脉注射
系统治疗	西多福韦、西咪替丁、异维 A 酸

（三）治疗措施

1. 患者自己用药　男女两性外生殖器部位可见中等以下大小的疣体（单个疣体直径＜ 5mm，疣体团块直径＜10mm，疣体数目＜ 15 个），一般可由患者自己外用药物治疗。

推荐方案：0.5% 鬼臼毒素酊（或 0.15% 鬼臼毒素霜），每日外用 2 次，连续 3 日，随后停药 4 日，7 日为 1 个疗程。如有必要，可重复治疗达 3 个疗程；或 5% 咪喹莫特霜用手指涂药于疣体上，隔日 1 次晚间用药，1 周 3 次，用药 10 小时后，以肥皂和水清洗用药部位，最长可用至 16 周。

2. 医院内应用

（1）推荐方案：CO_2 激光、液氮冷冻、高频电治疗、光动力治疗。

（2）替代方案：80% ～ 90% 三氯乙酸或二氯乙酸，单次外用。如有必要，隔 1 ～ 2 周重复 1 次，最多 6 次。或外科手术切除。

3. 其他　光动力疗法（光动力疗法是尿道尖锐湿疣治疗的首选）：将对光敏感的药物（常用卟

啉类或二氢卟吩类）在皮损处外用，封包作用一段时间后，用适当的光照射，产生单线态氧或其他自由基等细胞毒性物质，选择性杀伤感染 HPV 的表皮细胞，而对正常细胞无影响，从而达到治疗目的。光动力疗法适用于尿道口、阴道壁等特殊部位的治疗。该方法具有安全、有效、复发率低、患者耐受性好等优点。

光动力疗法治疗 GW 的操作步骤：①配制20% 艾拉溶液；②湿敷：取 1ml 注射器吸取新鲜配制的艾拉溶液适量滴于脱脂棉球，并覆于疣体上，使湿润的棉球能完整覆盖皮损；③封包 3 ～ 4 小时；④使用光动力治疗仪照射 20 分钟，病损部位光照的能量密度为 $80 \sim 120 J/cm^2$。一般 7 ～ 10 日可以进行下一次治疗。

冷冻疗法：用液氮或干冰，适用于外生殖器疣、肛门疣、阴道疣、尿道口疣，治疗 1 ～ 3 次，不推荐冷探头治疗阴道疣，以免发生阴道穿孔。治疗中要保护周围皮肤黏膜，尿道、阴道内治疗要待解冻后才能取出阴道镜、尿道镜，以免冻伤正常黏膜。

激光治疗：CO_2 激光可治疗任何部位的疣，用钕（Nd）：YAG 激光治疗位于尿道近端 2/3 的疣。

剪除加冷冻法、手术切除、高频电治疗、光动力治疗。

干扰素：皮损内注射 α 干扰素，每周 2 次，连续 8 周；外用重组 β 干扰素凝胶。

环孢素对伴有泛发性湿疹的毛囊角化病可能有治疗效果，但是对基础疾病无效。

四价重组 HPV 疫苗（6、11、16、18 型）安全有效，可使 GW 和子宫颈癌的发病率降低 90%，FAD 批准用于女性，不批准用于男性。

4. 孕妇 GW

（1）妊娠期 GW：①疣体在妊娠晚期可迅速增大，可能引起产道机械性阻塞；②围生期接触 HPV 可使婴儿或儿童发生喉乳头状瘤或生殖器疣；③妊娠期常见 GW 恶化，可能系 HPV 复制加速所致。既往有 GW 病史或有活动性疣的孕妇应观察有无复发或疣体过度生长。

（2）去除 GW：常规治疗方法包括电灼、冷冻和电干燥，较大的损害宜分次治疗。妊娠期禁用鬼臼毒素和氟尿嘧啶。

（3）剖宫产：目前并不推荐剖宫产用于预防新生儿接触 HPV，只有当广泛性损害阻塞产道时才实行剖宫产。

（四）循证治疗步序

GW 的循证治疗步序见表 20-19。

表 20-19　GW 的循证治疗步序

项目	内容	证据强度
一线治疗	咪喹莫特（5%，3.75%）	A
	鬼臼毒素（足叶草毒素）	A
	绿茶中的茶多酚提取物	A
	冷冻疗法	A
	鬼臼树脂	B
二线治疗	手术切除（采用冷刀或剪刀）	B
	激光 [CO_2 和脉冲染料激光（PDL）]/	B
	电热圈环切术	B
	电干燥法 / 三氯乙酸	
	人乳头状瘤病毒疫苗接种：	A
	0、2、6 月（预防性肌肉注射）	C
	男性 5 周 1 次，女性 6 周 1 次（皮损内治疗性接种）	
三线治疗	皮损内注射 α 干扰素	A
	γ 干扰素凝胶	A
	口服异维 A 酸	B
	皮损内注射氟尿嘧啶 / 肾上腺素凝胶	A
	西多福韦	B
	氨酮戊酸（ALA）- 光动力疗法	B
	皮损内注射博来霉素	C
	巨大戟醇甲基丁烯酸酯	C

（五）治疗评价

1. 各种治疗方法疗效　①足叶草毒素，治愈率为 49% ～ 82%。②冷冻疗法，治愈率达 90%；4 组随机试验有效率为 63% ～ 88%，复发率为 21% ～ 39%。③激光治疗，有效率为 43%，复发率为 95%。Ferenczy（1984）用 CO_2 激光治疗获得良好疗效，失败率仅为 5%，并发症很少。

2. 咪喹莫特 (IMI)　可刺激单核细胞、巨噬细胞和角质形成细胞产生 TNF-α、IL-1、IL-6、IL-8 和 IFN。对 Th1/Th2 细胞因子谱亦有调节作用，诱导 IL-12、IFN-γ 产生而抑制 IL-4、IL-5 形成，最终清除病毒感染。但疗效慢，多与其他疗法联用。

5% IMI 霜外涂，每周 3 次，连用 16 周或直至疣体消失。治愈率和复发率分别约为50%和20%，女性的疗效优于男性。每日用药的疗效较好，但局部反应增加。局部反应常见，如瘙痒、红斑、烧灼感、糜烂、疼痛。

IMI的罕见副作用可导致银屑病和关节性银屑病发作、白癜风样色素减退斑及局部神经病变。

3. 光动力治疗　具有大光斑广覆盖性，可治疗亚临床感染，降低复发率。

4. 15% 茶多酚　可保护细胞免疫，抗氧化损伤，诱导凋亡和抑制端粒酶活性，用其治疗GW16周有53.6%完全清除。

5. 干扰素　IFN-γ肌内注射治疗顽固性GW，总有效率为53%，而每日皮下或肌内注射该药的清除率约为30%，复发率为23%。全部病例均有全身不良反应，约30%的病例需停药。鉴于IFN其疗效缺乏确切的评价、治疗费用高、副作用常见，CDC不再推荐将IFN作为常规使用。

6. HPV疫苗　多价疫苗用于预防HPV6、HPV11、HPV16、HPV18。而HPV16、HPV18是引起子宫颈癌的主要类型，通过此举可减少子宫颈癌的发生。

（六）预后

儿童GW 75%可自发消退。大部分妇女（65%）可以自动消退，14%可发展成严重的非典型增生及原位癌。本病易于复发，HPV感染与生殖器癌有一定的关系。避免与感染部位接触，使用避孕套有一定预防效果。

六、生殖器疱疹

单纯疱疹病毒（herpes simplex virus，HSV）有两个血清型：HSV-1和HSV-2。大多数生殖器疱疹（genital herpes）由HSV-2引起，本病可呈慢性复发过程，尚未有根治的良药。

【临床提要】

1. 初发感染　原发感染可以不发病，故患者初发感染可分为原发感染与非原发感染。

（1）原发感染

1）潜伏期1～45日，平均为6日。全身症状严重，常需住院治疗。患者有发热、头痛、乏力和肌痛等表现，病初前3～4日达到高峰，随后3～4日逐渐消退。

2）基本损害：先有烧灼感或轻微感觉异常，后在红斑上出现丘疹，而更多的是小的水疱（图20-23），单个或成簇，继而成脓疱，为点状或融合的溃疡，溃疡表浅，基底不硬，持续4～15日，然后结痂。

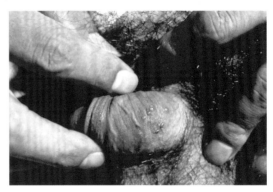

图 20-23　生殖器疱疹

3）其他特征：损害于外阴的两侧散在发生。男性水疱主要分布在阴茎包皮、冠状沟、阴茎头及阴茎体、尿道内。女性水疱出现在阴唇、阴蒂、阴道、子宫颈。患者有瘙痒或疼痛表现，疼痛和刺激症状在病程前6～7日逐渐加重，在第7～11日达到高峰，然后逐渐消退。伴有腹股沟淋巴结肿大、HSV宫颈炎和尿道炎。

（2）非原发感染：非原发性感染症状比原发性轻。

2. 复发感染

（1）复发因素：如感染、发热、皮肤创伤、月经、日晒、寒冷、恶性肿瘤等。前驱症状，发作前1～5日有臀部、大腿和髋部的放射性疼痛；另一种为出疹前0.5～48小时局部有轻微的麻木和刺痒。

（2）复发症状：①比原发感染轻，且每次复发通常发生在同一部位；②痛、痒等局部症状轻微或中度；③水疱常局限在一侧，轻者数个，重者15～20个，时间通常为6～12日；④从出现水疱到病变的上皮重新形成，平均6～10日。

3. 咽部、直肠、肛门感染　口淫使咽部感染常见，同性恋及女性异性恋常见直肠、肛门感染。

4. 孕妇、胎儿和新生儿感染　HSV可经子宫内、分娩和出生后感染。

5. HSV与子宫颈癌　HSV-2感染可能与子宫颈癌发生有相关性，但各国研究报道不一。

6. 实验室检查 如病毒培养、直接检测病毒抗原、血清学方法检测血清抗体、PCR 检查病毒 DNA。

【治疗处理】

（一）治疗原则

本病目前尚无有效药物，治疗原则是使用抗病毒药控制症状，根据初发、复发及复发频率选择治疗方案。

（二）基本治疗

生殖器疱疹的基本治疗见表 20-20。

表 20-20 生殖器疱疹基本治疗

作用靶位/治疗终点	持续或间断抑制 HSV 复制，减轻临床症状和减少复发
抗病毒治疗	系统治疗：阿昔洛韦、泛昔洛韦、伐昔洛韦
	局部治疗：西多福韦凝胶、0.01% 雷西莫特凝胶（resiquimod）
耐药菌株	膦甲酸钠、西多福韦
辅助治疗	干扰素

（三）治疗措施

1. 首次发作治疗 推荐方案：阿昔洛韦（acyclovir, ACV）400mg，口服，每日 3 次，用 7～10 日；或阿昔洛韦 200mg，口服，每日 5 次，用 7～10 日；或泛昔洛韦（famciclovir）250mg，口服，每日 3 次，用 7～10 日；或伐昔洛韦（valacyclovir）500mg，口服，每日 2 次，用 7～10 日。如 10 日后仍未完全愈合，疗程可延长。

2. 复发治疗 用于 HSV 感染的复发，当出现前驱症状或损害出现 1 日之内、6 小时内、12 小时内治疗，大多数病例对此有效。

复发治疗方案：阿昔洛韦 400mg，口服，每日 3 次，用 5 日；或阿昔洛韦 200mg，口服，每日 5 次，用 5 日；或阿昔洛韦 800mg，口服，每日 2 次，用 5 日；或泛昔洛韦 250mg，口服，每日 3 次，用 5 日；或伐昔洛韦 500mg，口服，每日 2 次，用 5 日。

3. 每日抑制治疗 对频繁复发患者（即每年在 6 次或以上）的治疗方案：阿昔洛韦 400mg，口服，每日 2 次；泛昔洛韦 250mg，口服，每日 2 次；伐昔洛韦 500mg，口服，每日 1 次；疗程为 4 个月至 1 年。

4. 耐 HSV 毒株 可选用膦甲酸钠，剂量为 40～60mg/kg，静脉注射，每 8 小时 1 次，直至临床缓解。最常见的毒性是肾功能障碍。

5. 妊娠期 HSV 感染 在孕妇中，阿昔洛韦等药物的安全性尚未明确，如需使用，应权衡利弊并征得患者的知情同意。

（1）首次发作：①可用阿昔洛韦口服治疗，严重者则阿昔洛韦适于静脉给药。②对孕妇使用阿昔洛韦、伐昔洛韦的安全性尚未肯定，但研究发现，与正常人群相比，用 ACV 致孕妇畸胎发生率并未增高，但 ACV 对妊娠及胎儿的危险性尚未得出可靠结论。

（2）复发治疗：复发频繁或新近感染的生殖器疱疹患者，或近足月时，用阿昔洛韦治疗，可通过减少活动性损害而降低剖宫产率。然而，仅既往有生殖器复发史的孕妇，不推荐此时口服阿昔洛韦治疗。

（3）妊娠生殖器疱疹（GH）分娩处理：①分娩时如无活动性生殖器损害，可从阴道分娩，无须剖宫产。剖宫产并不能完全防止新生儿感染 HSV。只有在分娩时排放 HSV 的妇女才应考虑剖宫产。②妊娠期末 3 个月，若症状性复发是短暂的，只要分娩时无活动性损害，可经阴道分娩。③临产时有活动性生殖器疱疹临床证据者，可做如下处理：羊膜已破，孕妇不发热，胎儿尚未成熟，应延缓分娩；如为足月妊娠，羊水已破，胎儿肺已成熟，应行剖宫产。

6. 新生儿的处理 如孕妇产道有 HSV-2 感染，分娩后可给新生儿立即注射丙种球蛋白预防；用碘苷（IUDR）、阿糖胞苷眼药水等滴眼，治疗疱疹性角膜炎有效，但不能防止复发；对接触了 HSV 的新生儿，酌情选用阿昔洛韦 30～60mg/(kg·d)，静脉滴注，连续 10～21 日。

7. 疫苗接种 疫苗接种预防生殖器疱疹和新生儿单纯疱疹，在动物实验中有明显效果，但在临床试验中未得到证实。

8. 局部用药 5% 咪喹莫特，每周 3 次，直至症状缓解；1% 西多富韦凝胶，每日 2～4 次。

（四）循证治疗步序

生殖器疱疹的循证治疗步序见表 20-21。

表 20-21　生殖器疱疹的循证治疗步序

项目	内容	证据强度
一线治疗	伐昔洛韦/阿昔洛韦/泛昔洛韦	A
二线治疗	膦甲酸钠	B
	西多福韦	A
三线治疗	阿司匹林	B
	瑞喹莫德	A
	外用咪喹莫特	E

（五）治疗评价

1. 前驱期治疗　对复发患者，当出现前驱症状或损害出现 1 日之内就开始治疗，大多数有效。

2. 每日抑制治疗　可使复发次数减少 75% 或以上。每日给予阿昔洛韦长达 6 年，给予伐昔洛韦及泛昔洛韦长达 1 年，其安全性及有效性已经证实。但长期使用抑制性治疗，不能清除潜伏的病毒，也不能影响以后发作的次数和严重性，停药后仍可复发。

3. 耐药 HSV 感染　对阿昔洛韦、伐昔洛韦或泛昔洛韦耐药的 HSV 感染是罕见的，常发生于免疫功能受损的患者，对阿昔洛韦耐药的病毒株通常也对泛昔洛韦耐药，但通常对膦甲酸钠和西多福韦敏感。

（六）预后

生殖器疱疹是一种终身性、复发性疾病，抗 HSV 治疗只能减轻症状，减少复发。告诫患者，无症状期也可发生病毒排放而具传染性，阴茎套可能减少疾病的传播，但出现生殖器损害时，应避免性生活。

七、软下疳

软下疳（chancroid）是一种由杜克雷嗜血杆菌（*Haemophilus ducreyi*）引起的急性痛性溃疡性疾病，损害常局限于生殖器，伴有腹股沟淋巴结炎。

【临床提要】

1. 基本损害　为疼痛性溃疡，初为炎性小丘疹，2～3 日成脓疱，迅速形成溃疡，伴疼痛。溃疡边缘不整齐，呈潜行性，质软，基底肉芽组织上覆盖灰黄色渗出物，周围绕以红晕，恶臭；直径 1mm 至 2cm，常呈多发性；溃疡可持续 1～3 个月。

2. 其他特征　潜伏期 3～14 日，4～7 日最常见。好发于外生殖器及肛周区域。50% 病例发生疼痛性腹股沟淋巴结炎。

3. 损害分型　①巨大软下疳；②矮小软下疳；③暂时性软下疳；④毛囊性软下疳；⑤丘疹性软下疳；⑥匐行性软下疳。

4. 诊断与鉴别　①梅毒硬下疳；②生殖器疱疹；③性病性淋巴肉芽肿。唯一可靠的诊断方法是细菌培养，从临床标本中分离杜克雷嗜血杆菌和生化鉴定。细菌培养后，革兰氏染色链杆菌呈鱼群状排列。

【治疗处理】

（一）治疗原则

（1）首先要明确诊断，仅仅考虑软下疳而忽视其他疾病，如硬下疳、生殖器疱疹，则可能延误病情。

（2）注意耐药菌株，按推荐方案治疗：以往用磺胺类和四环素类药物有效，但因多重耐药菌株的出现已不再使用。在已分离出的许多杜克雷嗜血杆菌中发现有介导耐磺胺、四环素、氯霉素、氨苄西林和卡那霉素的质粒。

（二）基本治疗

软下疳的基本治疗见表 20-22。

表 20-22　软下疳的基本治疗

靶向治疗	杀灭和清除杜克雷嗜血杆菌，促进溃疡愈合，达到临床与病原学治愈
局部治疗	创面清洁，消炎药物外用
全身治疗	阿奇霉素、头孢曲松、红霉素、环丙沙星
淋巴结处理	抗炎或化脓者抽吸或切开

（三）治疗措施

1. 抗生素　阿奇霉素 1g，单次口服；头孢曲松 0.25g，单次肌内注射；红霉素 0.5g，每日 4 次，连续 7 日；环丙沙星 0.5g，每日 2 次，连续 3 日（孕妇、哺乳期妇女和小于 18 岁者禁用）；阿莫西林（0.5g）/ 克拉维酸（0.125g），每日 3 次，连续 1 周。抗生素治疗可使损害在 7 ～ 14 日内消退，约 5% 病例复发。

2.溃疡　1：5000 高锰酸钾或过氧化氢冲洗，外用红霉素软膏或聚维酮碘敷料覆盖。

3.淋巴结脓肿　可通过正常部位皮肤进针进行抽吸，亦可全身使用抗生素时切开引流。

4.包皮环切术　包茎患者在活动性损害愈合后应行包皮环切术。

（四）循证治疗步序

软下疳的循证治疗步序见表 20-23。

表 20-23　软下疳的循证治疗步序

项目	内容	证据强度
一线治疗	阿奇霉素 1g 口服（单次）	A
	头孢曲松 250mg 肌内注射（单次）	A
二线治疗	环丙沙星 500mg 口服，每日 2 次，连续 3 日	B
	红霉素 500mg 口服，每日 3 次，连续 7 日	B

（五）治疗评价

1.阿奇霉素 / 头孢曲松　治疗疗效相同，未见杜克雷嗜血杆菌对其耐药的报道。

2.软下疳、梅毒同时治疗　在软下疳和梅毒流行区内，应同时用头孢曲松和苄星青霉素治疗非疱疹性生殖器溃疡。因梅毒和软下疳并发可高达 10%，单纯青霉素治疗不能治愈软下疳，在合并感染的生殖器病变中，也会因为杜克雷嗜血杆菌产生 β- 内酰胺酶，导致对梅毒治疗的失败。

3.HIV 感染　抗生素治疗在合并 HIV 感染者中会出现较高的失败率，特别是对单用头孢曲松或氟喹诺酮治疗 3 日的方案（治愈率为 55% ～ 65%）。用红霉素或阿奇霉素 7 日，结果显示，合并 HIV 感染者治愈率为 79%，未感染 HIV 者治愈率为 94%。

（六）预后

1.自然病程　软下疳不经治疗的自然病程可持续数月，小的病损可在 2 ～ 4 周内愈合。有报道，不经治疗的生殖器溃疡和腹股沟脓肿可持续数年。

2.治疗结果　治疗 3 ～ 7 日后，应对患者进行再次检查，3 日内溃疡即有改善，7 日内溃疡明显愈合。

3.治疗失败　7 日未明显愈合应考虑：①诊断是否正确；②是否同时合并另一种性传播疾病（STD）病原体感染；③是否同时有 HIV 感染；④杜克雷嗜血杆菌是否对上述抗生素耐药。通常，较大的溃疡可能需要两周才能愈合，淋巴结的临床消退要比溃疡慢。

八、性病性淋巴肉芽肿

性病性淋巴肉芽肿（lymphogranuloma venereum，LGV）亦称腹股沟淋巴肉芽肿（lymphogranuloma inguinale），通过性接触传染，主要累及淋巴系统。L1、L2 和 L3 血清型沙眼衣原体是本病的病原体。

【临床提要】

1.初疮　生殖器上出现无痛性小损害（直径 5 ～ 6mm），如表浅丘疹、糜烂、溃疡或疱疹样损害。

2.腹股沟淋巴结肿大及沟槽征　常在初疮出现后 2 ～ 6 周（10 日至 6 个月）内发生。一般为单侧发病，双侧者占 1/3。肿大的淋巴结被腹股沟韧带上下分开形成沟槽征（groove sign）（图 20-24），1 ～ 2 周淋巴结破溃形成多发性瘘管，似"喷水壶"状，愈后为瘢痕（图 20-25）。女性的局部淋巴引流至髂深和肛周淋巴结（图 20-26）。

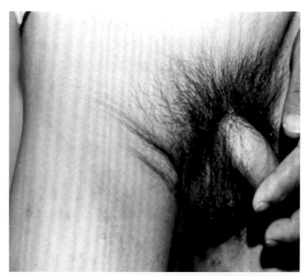

图 20-24　性病性淋巴肉芽肿（沟槽征）
（海军军医大学　陈明、顾军惠赠）

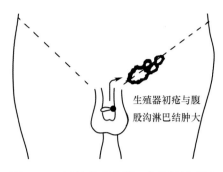

图 20-25　男性性病性淋巴肉芽肿示意图

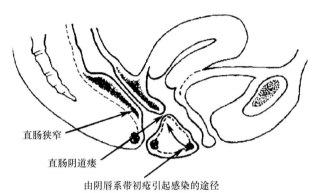

图 20-26　女性性病性淋巴肉芽肿示意图

3. 生殖器 - 直肠 - 肛门综合征　直肠结肠炎、肛周脓肿、溃疡、瘘管和直肠狭窄。淋巴管慢性纤维化和淋巴水肿引起象皮肿，男性阴茎、阴囊和下肢及外阴阴唇明显肿大。

4. 实验室检查　结合补体试验为 1∶64 以上、微量免疫荧光试验滴度 ≥ 1.512，或隔两周前后 2 次抗体滴度增加 4 倍及以上，或分离培养到衣原体（L1、L2、L3 型）、PCR 阳性可诊断。核酸扩增检测是首选方法。

【治疗处理】

（一）治疗原则

（1）明确诊断，该病我国发病率比较低，仅靠临床诊断不甚可靠，治疗疗效不好者，要考虑有无其他疾病。

（2）早期治疗，按推荐方案进行治疗。

（二）基本治疗

性病性淋巴肉芽肿的基本治疗参照软下疳，见表 20-24。

表 20-24　性病性淋巴肉芽肿的基本治疗

靶向治疗	清除和杀灭 L1、L2 和 L3 血清型沙眼衣原体，以及其所造成的损害，达到临床与病原学治愈
药物选择	多西环素、四环素、红霉素、复方磺胺甲噁唑、阿奇霉素
淋巴结处理	抗炎、化脓者抽吸或切开

（三）治疗措施

可选用下述抗生素治疗：①多西环素 0.1g，每日 2 次，连用 21 日；②四环素 0.5g，每日 4 次，连用 21 日；③红霉素 0.5g，每日 4 次，连用 21 日；④复方磺胺甲噁唑 2 片，每日 2 次，连用 21 日；⑤米诺霉素 0.1g，每日 2 次，首剂加倍，连用 21 日；⑥阿奇霉素 1.0g，每周 1 次，连用 3 周；⑦司巴沙星 0.2g，每日 1 次，连用 14 日。

淋巴结化脓时行抽吸，并注入抗生素，一般不主张切开排脓。晚期并发症需手术治疗，但效果常不理想（广泛纤维化和局部血供受损的原因）。

（四）循证治疗步序

性病性淋巴肉芽肿的循证治疗步序见表 20-25。

表 20-25　性病性淋巴肉芽肿的循证治疗步序

项目	内容	证据强度
一线治疗	多西环素 100mg 口服，每日 2 次，连用 21 日	B
二线治疗	红霉素 500mg 口服，每日 4 次，连用 21 日（孕妇和儿童的首选）	B
	阿奇霉素 1g 口服，每周 1 次，连用 3 周	C
	莫西沙星 400mg/d，连用 10 日	E

（五）治疗评价

多西环素和米诺环素是较好的治疗药物。红霉素可作为替代选择。阿奇霉素抗沙眼衣原体的效用应在使用不同剂量 2～3 周后才起效，但关于该药的临床应用数据比较缺乏。

早期全身抗菌治疗疗效显著，晚期并发症疗效较差。性病性淋巴肉芽肿合并 HIV 感染者应按上述方案治疗，HIV 阳性者的性病性淋巴肉芽肿感染常需延长疗程，消退也缓慢。

（六）预后

急性感染者用恰当的抗生素治疗，预后良好，严重的淋巴受累通常是不可逆的，在女性中更常见的是生殖器象皮肿和肛门直肠综合征，偶有恶变可能。

九、腹股沟肉芽肿

腹股沟肉芽肿（granuloma inguinale）是一种由克雷伯杆菌（以前称为肉芽肿荚膜杆菌）引起的性传播疾病。我国尚未见报道（图 20-27）。

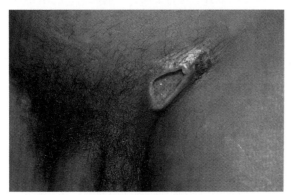

图 20-27　腹股沟肉芽肿（来自非洲货轮海员）
腹股沟淋巴结炎所致溃疡

【临床提要】

1. 潜伏期　2 周至 3 个月。好发于外生殖器或肛周区域，直接扩散或自身接种。

2. 原发损害　为丘疹或结节，在数天内剥脱和形成无痛性溃疡。

3. 临床类型　溃疡增殖型、结节型、肥厚型、瘢痕型。

4. 病程慢性　平均病期两年半，如不治疗，本病可为残毁性；瘢痕形成和纤维化可能较明显。淋巴水肿和外生殖器假性象皮肿。

5. 实验室检查　单核细胞碎片含杜诺凡小体（Donovan body）。

【治疗处理】

（一）治疗原则

早期诊断，选用有效抗生素。

（二）基本治疗

腹股沟肉芽肿的基本治疗见表 20-26。

表 20-26　腹股沟肉芽肿的基本治疗

靶向治疗	杀灭肉芽肿荚膜杆菌，消除其所造成的损害，达到临床学和病原学治愈
药物选择	复方磺胺甲噁唑、多西环素、环丙沙星、红霉素
并发症	手术治疗

（三）治疗措施

1. 可选用下列抗生素　①复方磺胺甲噁唑 2 片，每日 2 次，至少 3 周；②多西环素 0.1g，每日 2 次，至少 3 周；③环丙沙星 750mg，每日 2 次，至少 3 周；④红霉素，0.5g，每日 4 次，至少 3 周。

2. 晚期并发症　腹股沟狭窄、瘘管、象皮肿，或盆腔脓肿需行手术治疗。

（四）循证治疗步序

腹股沟肉芽肿的循证治疗步序见表 20-27。

表 20-27　腹股沟肉芽肿的循证治疗步序

项目	内容	证据强度
一线治疗	阿奇霉素	B
二线治疗	多西环素 / 红霉素	C
	甲氧苄啶 - 磺胺甲噁唑	B
	环丙沙星	C
三线治疗	头孢曲松 / 庆大霉素	C
	外科手术治疗	E
	诺氟沙星 / 曲伐沙星	C
	氨苄西林 / 氯霉素 / 甲砜霉素	C

（五）治疗评价及预后

早期抗生素治疗，预后良好。晚期合并症预后较差。

十、艾滋病

艾滋病（AIDS）是由人类免疫缺陷病毒（human immunodeficiency virus，HIV）感染所致的传染病。HIV 感染后形成一个病谱，从临床潜伏或无症状进展为 AIDS。

【流行病学】

1. 传染源　艾滋病患者及 HIV 携带者。

2. 传播途径　已证实可经血液、精液和子宫颈分泌液传播，乳汁也被证实能使婴儿感染。

（1）性接触：是艾滋病的主要传播途径，占成人病例的 3/4。

（2）血及血制品传染：①输血及血制品，如凝血因子Ⅷ；②器官移植传播；③人工授精；④静脉药物依赖者共用受 HIV 污染的针头或注射器。

（3）母婴传播：①经胎盘；②分娩过程；③经母乳传播。

（4）职业危险因素：医务人员可因针头刺伤或黏膜被血液溅污而接触病毒。据报道被污染 HIV 的血液针头刺伤的医务人员中致 HIV 感染者占 0.5%。

（5）其他：目前尚不能证明 HIV 可通过空气、食物、饮水、食具、吸血节肢动物或日常生活接触而传播。

【临床提要】

（1）临床表现与分期：从初始感染 HIV 到终末期是一个较为漫长复杂的过程，在病程的不同阶段，与 HIV 相关的临床表现也是多种多样的。根据感染后的临床表现，HIV 感染的全过程可分为三期，即急性期、无症状期和艾滋病期。

1）急性期：通常发生于感染 HIV 的 6 个月内。部分感染者在急性期出现 HIV 病毒血症和免疫系统急性损伤相关的临床表现。临床表现以发热最为常见，可伴有咽痛、盗汗、恶心、呕吐、腹泻、皮疹、关节疼痛、淋巴结肿大及神经系统症状。大多数患者临床症状轻微，持续 1～3 周后自行缓解。

此期在血液中可检测到 HIV RNA 和 p24 抗原，$CD4^+$T 淋巴细胞计数一过性减少，$CD4^+/CD8^+$ T 淋巴细胞比值倒置。部分患者可有轻度白细胞计数和血小板减少或肝生化指标异常。

2）无症状期：可从急性期进入此期，或无明显的急性期症状而直接进入此期。持续时间一般为 4～8 年。其时间长短与感染病毒的数量和型别、感染途径、机体免疫状况的个体差异、营养条件及生活习惯等因素有关。在无症状期，由于 HIV 在感染者体内不断复制，免疫系统受损，$CD4^+$ T 淋巴细胞计数逐渐下降，可出现淋巴结肿大等症状或体征。

3）艾滋病期：为感染 HIV 后的终末阶段。患者 $CD4^+$ T 淋巴细胞计数多 < 200/μl。此期主要临床表现为 HIV 相关症状、体征及各种机会性感染和肿瘤。

（2）HIV 感染的皮肤表现

1）卡波西肉瘤：开始为粉红色斑疹，以后颜色变暗，形成淡紫色或棕色的斑疹或斑块，最后变为出血性皮损和结节（图 20-28）。

2）其他恶性肿瘤：①淋巴瘤（图 20-29）；②肛门生殖器肿瘤；③口腔鳞癌；④恶性黑素瘤；⑤基底细胞癌。

3）急性 HIV 皮疹：发生率 30%～50%，为斑疹和丘疹，可为几个或数百个，2～5mm 大小，伴有瘙痒，常见于躯干、面部及上肢。

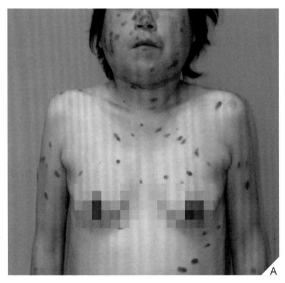

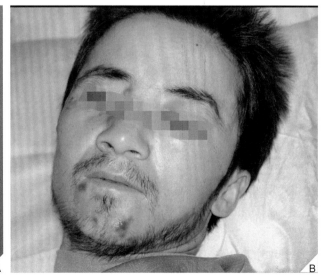

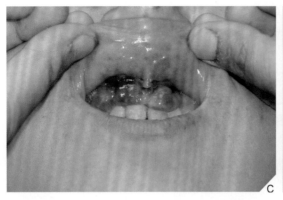
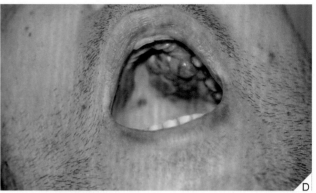

图 20-28　艾滋病型卡波西肉瘤
（新疆维吾尔自治区人民医院　普雄明惠赠）

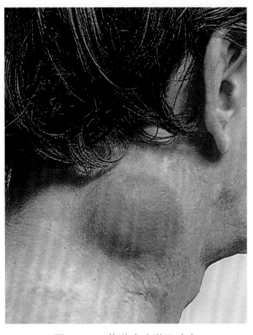

图 20-29　艾滋病（淋巴瘤）

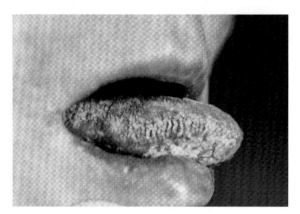

图 20-30　艾滋病（口腔毛状黏膜白斑）
（上海瑞金医院　张苏苏　上海市皮肤病医院　乐嘉豫惠赠）

4）其他皮肤损害：①口腔毛状黏膜白斑（图20-30）；②带状疱疹和单纯疱疹；③尖锐湿疣；④口腔念珠菌病；⑤嗜酸性脓疱性毛囊炎（Eosinophilic Folliculitis）是最常见的毛囊性瘙痒性皮疹；⑥杆菌性血管瘤病；⑦干皮症（xeroderma）；⑧脂溢性皮炎；⑨获得性鱼鳞病；⑩银屑病；⑪黄甲综合征；⑫药疹。

（3）HIV感染的系统表现

1）神经系统：占20%～40%，亚急性脑炎、B细胞淋巴瘤、脑弓形体病、隐球菌性脑膜炎。

2）肺：①85%艾滋病患者有卡氏肺囊虫肺炎；②巨细胞病毒肺炎；③结核病。

3）消化道：①口腔、肛周及食管念珠菌病；②胃肠道感染，腹泻、体重减轻、吸收不良。

【诊断】

《中国艾滋病诊疗指南（2021年版）》：

成人、青少年及18月龄以上儿童，符合下列一项者即可诊断HIV感染：①HIV抗体筛查试验阳性和HIV补充试验阳性（抗体补充试验阳性或核酸定性检测阳性或核酸定量大于每毫升5000拷贝）；②有流行病史或艾滋病相关临床表现，两次HIV核酸检测均为阳性；③HIV分离试验阳性。

艾滋病期的诊断标准：艾滋病期即Ⅲ期，也称为AIDS期，成人及15岁（含15岁）以上青少年，HIV感染加下述各项中的任何一项，即可确诊为艾滋病期；或者确诊HIV感染，且CD4$^+$T淋巴细胞数<200/μl，可诊断为艾滋病期。

（1）不明原因的持续不规则发热38℃以上，持续时间>1个月。

（2）腹泻（大便次数>3次/日），持续时间>1个月。

（3）6 个月内体重下降 10% 以上。

（4）反复发作的口腔真菌感染。

（5）反复发作的单纯疱疹病毒感染或带状疱疹病毒感染。

（6）肺孢子菌肺炎（PCP）。

（7）反复发生的细菌性肺炎。

（8）活动性结核病或非结核分枝杆菌病。

（9）深部真菌感染。

（10）中枢神经系统占位性病变。

（11）中青年人出现痴呆。

（12）活动性巨细胞病毒（CMV）感染。

（13）弓形体脑病。

（14）马尔尼菲篮状菌病。

（15）反复发生的败血症。

（16）卡波西肉瘤、淋巴瘤。

【治疗处理】

（一）治疗原则

（1）采用高效抗反转录病毒疗法（HAART）。

（2）2014 年国际抗病毒学会美国专家组推荐意见：对于所有 HIV 感染的成人，不论 CD4 细胞计数多少，均推荐抗反转录病毒治疗。

（二）基本治疗

抗反转录病毒治疗见表 20-28。

表 20-28　艾滋病的基本治疗

靶向治疗	阻断各个环节（图 20-31、图 20-32）：阻止病毒与细胞表面 CD4 受体结合；抑制病毒反转录酶活性；阻止病毒 DNA 与细胞 DNA 整合；抑制病毒 DNA 和 RNA 的转录；抑制病毒蛋白成熟和病毒释放，减少病毒载量；延缓疾病进展，延长生存期
抗病毒治疗	目前国际上共有六大类 30 多种药物，分别为核苷类反转录酶抑制剂（NRTI）、非核苷类反转录酶抑制剂（NNRTI）、蛋白酶抑制剂（PI）、整合酶抑制剂（INS-TI）、融合抑制剂（FI）及 CCR5 抑制剂。国内抗反转录病毒治疗药物有 NRTI、NNRTI、PI、INS-TI 及 FI 五大类（包括复合制剂）
机会感染治疗	卡氏肺囊虫肺炎、结核病、非结核分枝杆菌感染、巨细胞病毒（CMV）感染、水痘、带状疱疹病毒感染、弓形体脑病、真菌感染

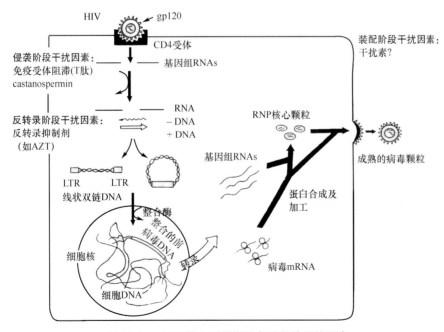

图 20-31　HIV 的生活周期及各阶段的干扰因素

RNP，核糖核蛋白；LTR，长末端重复序列

Chapter 20

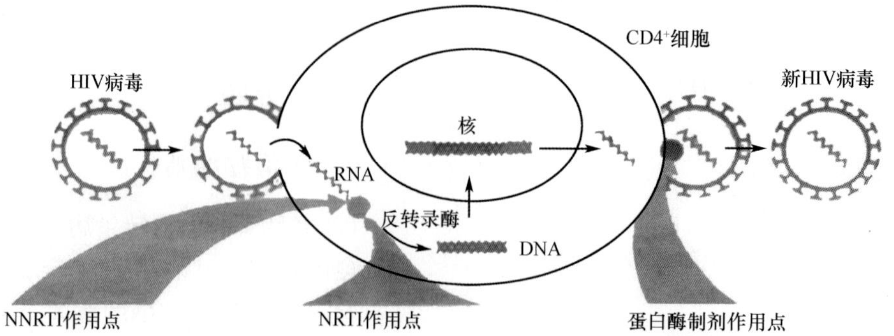

图 20-32　三类抗反转录病毒的药物作用位点

（三）治疗措施

1. 皮肤损害的治疗　HAAR⁺ 能显著降低皮肤病的发病率，然而治疗 HIV 感染也会导致更常见的药疹发生，因此应监测与处理。其中，嗜酸性毛囊炎外用糖皮质激素和抗组胺药疗效不佳，而光疗（UVB 或 PUV）或伊曲康唑、扑灭司林有效。

2. 卡波西肉瘤　可采用冷冻或电干燥法、激光和红外线凝固治疗，手术切除。肿瘤对放疗和化疗敏感，可给予 600 ～ 900cGy 单剂放疗；皮损内注射化疗药物对小于 1cm 的皮损有效。对于泛发性皮损，常用单一的长春新碱、博来霉素、阿霉素（doxorubicin）或鬼臼乙叉苷（etoposide）化疗。

成人及青少年初治患者抗病毒治疗方案（2021年），见表 20-29。

表 20-29　成人及青少年初治患者抗病毒治疗方案（2021 年）

推荐方案	
两种 NRTI 　替诺福韦 + 拉米夫定（恩曲他滨） 　丙酚替诺福韦 / 恩曲他滨	第三类药物 +NNRTI：依非韦伦、利匹韦林 + 蛋白酶抑制剂：洛匹那韦 / 利托那韦 + 整合酶抑制剂：多替拉韦、拉替拉韦
复方单片制剂 　丙酚替诺福韦 / 恩曲他滨 / 比克替拉韦 　丙酚替诺福韦 / 恩曲他滨 / 艾维雷韦 / 考比司他 　阿巴卡韦 / 拉米夫定 / 多替拉韦 　多拉韦林 / 拉米夫定 / 替诺福韦 1 种 NRTI+1 种整合酶抑制剂 　多替拉韦 / 拉米夫定，或多替拉韦 + 拉米夫定	
替代方案	
两种 NRTI 　齐多夫定（阿巴卡韦）+ 拉米夫定	第三类药物 +NNRTI：依非韦伦 / 奈韦拉平 / 利匹韦林 / 多拉韦林 / 　艾诺韦林 + 蛋白酶抑制剂：洛匹那韦 / 利托那韦、达芦那韦 / 考 　比司他 + 整合酶抑制剂：多替拉韦、拉替拉韦
替诺福韦 + 拉米夫定（恩曲他滨）	+NNRTI：艾诺韦林
替诺福韦 + 阿兹夫定	+NNRTI：依非韦伦

4. HIV 暴露处理与预防阻断

处理原则：①用肥皂水和流动的清水清洗被污染局部；②污染眼部等黏膜时，应用大量等渗氯化钠溶液反复对黏膜进行冲洗；③存在伤口时，应轻柔由近心端向远心端挤压伤处，尽可能挤出损伤处的血液，再用肥皂液和流动的清水冲洗伤口（此挤压方法不易掌握，或可能误将污染血液挤入体内）；④用 75% 的酒精或 5% 碘伏对伤口局部进行消毒。

HIV 职业暴露后预防性用药原则：阻断方案。首选推荐阻断方案：TDF/FTC+RAL（或 DTG）；也可考虑 BIC/FTC/TAF。如果 INSTI 不可及，根据当地资源，可以使用 PI 如 LPV/r 和 DRV/c；对合并肾功能下降并排除 HBV 感染的可以使用 AZT/3TC。在发生 HIV 暴露后尽可能在最短的时间内（尽可能在 2 小时内）进行预防性用药，最好在 24 小时内，不超过 72 小时，连续服用 28 日。

注：TDF（替诺福韦）、FTC（恩曲他滨）、DTG（多替拉韦）、BIC（比克替拉韦）、FTC（恩曲他滨）、TAF（酚替诺福韦）、LPV/r（洛匹那韦）、DRV/c（达芦那韦）、AZTC（其多夫定）、3TC（拉米夫定）

（四）治疗评价

抗反转录病毒联合治疗是重要且有效的方法。对于所有感染 HIV 的患者，不论 CD4$^+$ 的细胞数多少，均推荐抗反转录病毒治疗。目前联合治疗应包括两种 NRTI 和一种 PI 或两种 NRTI 和一种 NNRTI。

（五）预后

1. 潜伏期延长　最初认为成人的潜伏期为 8～10 年，伦敦皇家医院报道无病生存可达 20 年或 25 年。

2. AIDS 患者存活时间延长　对纽约 1980 年至 1989 年 6 月间 20 760 例艾滋病患者的生存期的调查表明，平均生存期 14 个月，已知最长时间为 95 个月，但推测最长生存时间可为 125 个月。

【特殊防治】

1. 阻断母婴传播　CD4$^+$ T 淋巴细胞＞ 200/mm^3 的艾滋病孕妇，于产前、产程内及婴儿治疗采用 AZT，有一定的保护效果。

2. 被污染针头刺伤者　在 2 小时内用 AZT 治疗，疗程 4～6 周；或尽早（72 小时）内用 2～3 种药物联合治疗 1 个月。

上述特殊治疗应在当地艾滋病防治机构、医院感染内科进行，根据当地资源选择适合的预防治疗。

十一、细菌性阴道病

细菌性阴道病（bacterial vaginosis，BV）是加特纳菌、厌氧菌（类杆菌、好动弯弧杆菌）等增多，而乳酸杆菌减少，阴道的生态系统改变而引起的疾病。

【临床提要】

1. 症状　阴道分泌物轻至中度增多，常在月经或性交后加重，阴道和阴道周围瘙痒或灼热感，大约 50% 患者无症状。

2. 阴道分泌物特点　①均质性分泌物，白带为灰色或灰绿色，均质如面糊样黏稠，在阴道壁上形成薄薄一层（图 20-33）；② pH 大于 4.5。取阴道侧或后穹隆拭子，取材必须避开子宫颈黏液，因为其 pH 高（pH 7.0）；③鱼腥样臭味，是含氨量较高的原因，采用胺试验可产生氨气味；④线索细胞（图 20-34）为阴道上皮细胞，表面附有大量加特纳菌及游动钩菌等厌氧菌，因而外观呈点彩状或颗粒状。

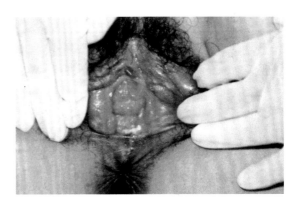

图 20-33　细菌性阴道病（淡黄色白带）

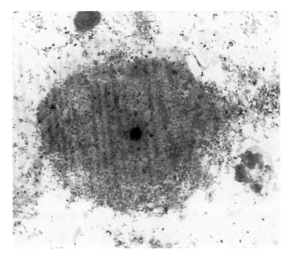

图 20-34　线索细胞革兰氏染色（×100）
（广东医科大学　黄文明制作）

3. 并发症　①盆腔炎；②异常出血和子宫内膜炎；③妇科术后感染；④早产、低体重儿；

⑤分娩及分娩后感染。

4. 无症状 BV　只有阴道菌群失调而无症状者。

5. 鉴别诊断　本病应与生殖器念珠菌病和阴道毛滴虫病等鉴别。

【治疗处理】

（一）治疗原则

治疗原则：①BV 的治疗是杀灭相关微生物，如加特纳菌、专性厌氧菌，并重建和恢复产 H_2O_2 乳酸杆菌占优势的阴道菌丛；②BV 患者的男性性伴无症状，可不做治疗，但反复发作或难治疗的 BV 患者，其性伴应接受治疗。

（二）基本治疗

细菌性阴道病的基本治疗见表 20-30。

表 20-30　BV 的基本治疗

靶向治疗	建立阴道正常菌群，恢复生态平衡。阻止细菌性阴道病相关妇科并发症，以及子宫颈上皮内瘤样病变
有症状 BV	系统治疗：首选甲硝唑，可有不同方案 局部治疗：阴道内用甲硝唑凝胶、克林霉素霜/栓剂
无症状 BV	可不治疗，临床观察
孕妇 BV	系统治疗：克林霉素 局部治疗：克林霉素阴道栓

（三）治疗措施

1. 甲硝唑 (metronidazole，灭滴灵)　500mg，口服，每日 2 次，共 7 日。或甲硝唑 2g，单剂量 1 次口服。不耐受口服甲硝唑者可改为阴道用甲硝唑栓剂 500mg，每晚 1 次置入，共 7 日，治愈率为 71% ～ 79%；或 0.75% 甲硝唑凝胶 5g，每天 2 次置入，共 7 天，治愈率为 87% ～ 91%。但口服甲硝唑过敏者不能改为阴道内用甲硝唑。服用甲硝唑者不能饮用酒精饮料，以免产生戒硫样作用。

替硝唑 2g，口服，每日 1 次，共 3 日。奥硝唑 0.5g，每日 2 次。

2. 克林霉素 (clindamycin)　300mg，每日 2 次，共 7 日，治愈率为 94% 以上。局部治疗可用 2% 克林霉素阴道霜 5g，每晚睡前 1 次，共 7 日，或

每日 2 次，共 5 日；治愈率为 92% ～ 94%。

3. 氨苄西林 (ampicillin)　0.5g，口服，每日 4 次，共 7 日，40% ～ 50% 有效。本药杀灭 BV 相关微生物，但也杀灭乳酸杆菌。

4. 乳酸杆菌制剂 (每个含 108 ～ 109 个菌落形成单位)　1 个置入阴道，每日 2 次，共 6 日，治愈率为 52%。

5. 妊娠期 BV　①在整个妊娠期包括妊娠早期，都可口服克林霉素，其治疗 BV 的效果与口服甲硝唑相同。②妊娠前 3 个月禁用甲硝唑，因可能有致畸作用，之后的妊娠阶段是否安全尚不清楚；前 3 个月可选用克林霉素阴道栓，100mg，每晚 1 次，共 7 日，或 2% 克林霉素 5g，阴道内给药，每晚 1 次，共 7 日。中晚期妊娠，可口服甲硝唑。③所有有症状 BV 的孕妇都需要治疗，无症状者是否治疗仍存在争议。

6. 避免阴道冲洗　以降低 BV 的发生。

（四）治疗评价

1. 甲硝唑　随机调查研究显示，7 日治疗方案治愈率达 95%，2g 单剂治疗方案治愈率为 84%。对复发 BV 可能病原体耐药，可考虑用克林霉素，或口服甲硝唑加氟康唑。

2. 现有资料不支持妊娠期间局部用药　3 项临床试验表明阴道内使用克林霉素霜可增加不良结果的危险（如早产儿和新生儿感染），尤其是对新生儿的影响。

（五）预后

1. 复发　治愈后 4 周复发率为 15% ～ 20%，3 个月内为 30%，9 个月达 80%。复发的原因可能为重症感染，或相关微生物仅被暂时抑制，乳酸杆菌仍未重建优势。

2. 危害孕妇　BV 可引起羊膜早期破水和早产，应密切随访。

十二、阴道毛滴虫病

滴虫病 (trichomoniasis) 是由滴虫或称毛滴虫 (trichomonas)（图 20-35、图 20-36）所致的一种疾病。男性感染大多无症状，但女性大多有症状，表现为阴道炎，有恶臭的黄绿色带泡沫分泌物，

并有外阴刺激症状。

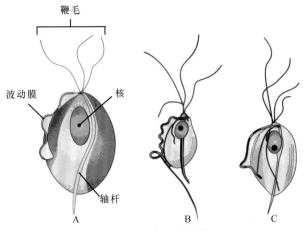

图 20-35　人毛滴虫病

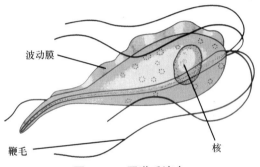

图 20-36　阴道毛滴虫

【临床提要】

1. 潜伏期　通常为 4 ～ 7 日（几天至 4 周）。

2. 滴虫性阴道炎　白带增多，呈黄绿色、带泡沫，排尿困难，外阴瘙痒，性交疼痛，月经期后症状加重。急性期持续 1 周或数月，阴道穹隆及子宫颈内膜轻度充血至广泛糜烂、瘀点，颗粒状易碎及潮红的子宫颈内膜（草莓状子宫颈）。后穹隆及常充满稀薄灰黄色且有泡沫的白带，具有特征性。患者可成为带虫者，50% 无症状。

3. 其他滴虫感染　妇女毛滴虫性尿道、膀胱炎。阴道毛滴虫能吞噬精子，可致不孕。男性表现为非淋菌性尿道炎、前列腺炎、附睾炎、阴茎头包皮炎、尿道狭窄和不孕症。

4. 诊断　从阴道、尿道等分泌物中查到滴虫。

【治疗处理】

（一）治疗原则

防治结合，首选甲硝唑，杀灭虫体。

（二）基本治疗

阴道毛滴虫病的基本治疗见表 20-31。

表 20-31　阴道毛滴虫病的基本治疗

靶向治疗	杀灭毛滴虫，临床与病原学治愈本病
系统治疗药物选择	甲硝唑、替硝唑、奥硝唑
局部治疗药物选择	甲硝唑、奥硝唑

（三）治疗措施

1. 局部用药

（1）甲硝唑 / 奥硝唑：甲硝唑栓 500mg 或奥硝唑栓 500mg，塞入阴道后穹隆或喷洒阴道内，每晚 1 次，7 ～ 10 次为 1 个疗程，可连用 2 ～ 3 个疗程，停药后容易复发。

（2）壬苯醇醚 -9：外用治疗，用于对甲硝唑高度耐药的阴道毛滴虫株。

（3）克霉唑：是一种咪唑类抗真菌制剂，100mg，阴道内使用 6 日，能治愈 48% ～ 66% 患者。

2. 全身用药

（1）甲硝唑：2g，单次口服；或每日 2 次，每次 400mg，连服 7 天。由于甲硝唑具有戒酒硫样作用，治疗期间及治疗结束后 24 小时内禁止饮酒。在妊娠前 3 个月内不应使用，可在妊娠 3 个月以后，单次口服甲硝唑 2g 治疗。

（2）替硝唑 / 奥硝唑：替硝唑 2g，单次口服，或奥硝唑 500mg，每日 2 次，连续 5 日。

（3）耐药的阴道滴虫株：上述方案失败时，应再给予甲硝唑 500mg，每日 2 次，共 7 日，如仍失败，则应用甲硝唑 2g，每日 1 次，共 3 ～ 5 日。对耐药者或不能耐受者可换成替硝唑或奥硝唑；少数耐药者可做毛滴虫药物敏感试验。

（四）治疗评价及预后

实践表明，除甲硝唑外，其他治疗均无效。经治疗，本病预后良好。

十三、生殖器外阴阴道假丝酵母菌病

生殖器外阴阴道假丝酵母菌病（vulvovaginal candidiasis，VVC）主要是由白假丝酵母菌（图 20-37）引起，表现为外阴阴道假丝酵母菌病和假丝酵母菌性阴茎头炎。最流行的病原菌是白假丝酵母菌，而光滑假丝酵母菌（*C.glabrata*）和热带假丝酵母菌（*C.tropicalis*）分居第二位、第三位。最近球拟酵母感染有增多趋势。

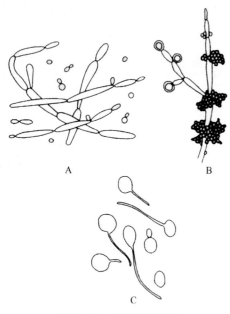

图 20-37　白假丝酵母菌

【临床提要】

1. 外阴阴道假丝酵母菌病 (VCC)　外阴阴道瘙痒和白带增多，呈水样或脓性，其中有白色凝乳样物或豆腐渣样物，略有臭味。大小阴唇、阴道黏膜水肿、发红，其上可见乳白色薄膜，去除薄膜可见糜烂面，易出血。有性交痛、排尿疼痛或困难。

2. 复发性外阴阴道假丝酵母菌病 (RVVC)　指每年发作 4 次或 4 次以上者，危险因素有糖尿病、妊娠、口服避孕药、长期使用抗生素。免疫抑制及使用皮质类固醇，HIV 感染等。

在 RVVC 的病原菌中，非白假丝酵母菌感染有上升趋势。一项对 300 例 RVVC 患者病原学的调查显示，白假丝酵母菌占 67.5%，光滑假丝酵母菌占 15.6%，酿酒假丝酵母菌占 6.5%，近平滑假丝酵母菌占 5.2%，热带假丝酵母菌占 5.2%。

3. 假丝酵母菌性阴茎头炎　包皮及阴茎头潮红，可见散在性小丘疹，干燥光滑，包皮内板及阴茎头冠状沟处伴有白色奶酪样斑片，刺痒明显。此病常在无保护的性交后几分钟或几小时发生。

4. 实验室检查　①直接镜检：卵圆形孢子和假菌丝。②培养：可见大量乳白色菌落生长。

【治疗处理】

（一）治疗原则

如仅查到假丝酵母菌而无临床表现者，则不需治疗，因为 20% 左右正常妇女阴道内有假丝酵母菌和其他假丝酵母菌。有症状者应积极治疗，治疗前要注意患者有无易感因素存在，如妊娠、糖尿病、口服避孕药，以及长期应用广谱抗生素、皮质激素及免疫抑制剂等，并采取相应处理。

（二）基本治疗

生殖器外阴阴道假丝酵母菌病的基本治疗见表 20-32。

表 20-32　生殖器外阴阴道假丝酵母菌病的基本治疗

靶向治疗	杀灭假丝酵母菌、改善临床症状，达到临床与病原学治愈
局部治疗	咪唑类抗真菌药：酮康唑、克霉素、咪康唑、益康唑
全身治疗	选用氟康唑、伊曲康唑、伏立康唑、泊沙康唑复发性 VVC，可选用月经前抑制疗法，或长期抑制疗法
妊娠	只选局部治疗，咪唑类药物
HIV 感染	与无 HIV 感染者相同，但应密切随访

（三）治疗措施

1. VVC

（1）局部用药：咪唑类抗真菌药治疗，80%～90% 的患者症状消失，假丝酵母菌培养阴性。

1）阴道炎：抗真菌药栓剂，如克霉唑、咪康唑、益康唑、布康唑（butoconazole）或特康唑（terconazole）等，每晚 1 个，塞入阴道深处，共 1～2 周。

2）外阴炎，外涂克霉唑霜、咪康唑霜、益康唑霜、酮康唑霜或联苯苄唑霜等。

（2）全身治疗：①氟康唑 150mg，连用 2 日。②伊曲康唑 200mg，每日 2 次，连用 2 日；或 200mg，每日 1 次，连服 3～5 日。③妊娠期只能局部使用咪唑类药物治疗。

2. RVVC　预防或维持系统抗真菌治疗（包括性伴侣的治疗）可有效降低复发率。RVVC 应做真菌培养，去除可能的易感因素。采用抗真菌药单剂量口服或用阴道栓剂均很难达到根治目的，目前一般通过延长服药期来达到治愈目的，但应注意药物的副作用。

（1）月经前抑制疗法：急性期治疗后，每次月经期前服氟康唑150mg/d，共3日，每月1次，共6个月；或伊曲康唑400mg/d，共2日，每月1次，共6个月。

（2）长期抑制疗法：RVVC患者若不长期抑制治疗，约50%的患者会在3个月内复发。可选用：①局部克霉唑500mg，每周1次，连用6个月；②氟康唑150mg，每周1次口服，连用6个月；③伊曲康唑200mg，口服，每日2次，每月应用1日，连用6个月。

（3）非外阴阴道假丝酵母菌病（NVVC）：对于极少数病例，常规咪唑类药物治疗无效，可能与少见菌株如酿酒酵母、热带假丝酵母菌和光滑假丝酵母菌的感染有关。可用非氟康唑的唑类药长期（7～10日）治疗。复发者，推荐用600mg硼酸明胶胶囊阴道用药，每日1次，共2周。此疗法治愈率约为70%。持续复发者，可用制霉菌素阴道栓剂10万U，每日1次。

3. 假丝酵母菌性阴茎头炎　用生理盐水或0.1%雷佛奴尔溶液冲洗皮损处，每日2～3次。冲洗后外涂1%～2%结晶紫液或上述咪唑类霜剂。包皮过长者应做包皮环切术。并发尿道炎者可内服氟康唑或伊曲康唑。

4. 随访　如果VVC患者经治疗后症状持续存在或症状复发，应复查。VVC患者每年发作3次或3次以上应按RVVC处理。

（四）治疗评价

1. 咪唑类抗真菌药　比制霉菌素效果好，经咪唑类抗真菌药治疗后，80%～90%的患者症状消失，假丝酵母菌培养阴性。

2. 严重性VVC　即广泛的外阴红斑、水肿、表皮脱落、形成裂口，对短期外用或口服治疗的临床效果差。此疗法治愈率约为70%。

3. 复发　现有的局部和系统用药对VVC都有一定的疗效，但对防止复发作用有限；新的抗真菌药物（如伏立康唑、泊沙康唑、米卡芬净、阿尼芬净）的开发和免疫治疗为RVVC的防治提供了新的思路。此外，治疗需个体化，并应给予心理疏导和健康教育。不同治疗策略的合理组合，将使RVVC的根治难题有所突破。

（五）预后

单纯VVC经治疗预后好，而复发性VVC较为难治，效果较差，停用雌激素含量高的口服避孕药，改为雌激素含量低者，避免穿戴紧身裤、袜及非棉制品织物。

十四、前列腺炎

前列腺炎（prostatitis）是一种常见的疾病，与性病有一定关系。

【临床提要】

1. 急性细菌性前列腺炎　会阴部疼痛、尿道刺激和排尿困难，常见致病菌有大肠杆菌、链球菌、金黄色葡萄球菌等。前列腺明显肿大、压痛即可确诊；急性期禁忌前列腺按摩。

2. 慢性细菌性前列腺炎　肛诊检查无特征性变化，前列腺按摩液白细胞＞10个/HP。致病菌有大肠杆菌、金黄色葡萄球菌、链球菌、类白喉杆菌及厌氧菌，常有球菌和杆菌混合感染。与性传播疾病关系密切，6%由淋球菌所致。

3. 无菌性前列腺炎　具有慢性前列腺炎的临床症状，前列腺按摩液白细胞稍有增加或接近正常，但无菌尿史。

4. 前列腺痛　出现慢性前列腺炎症状，如会阴、下背部、耻骨上区痛及射精痛，但多无尿频、尿痛。肛诊检查前列腺正常，前列腺按摩液白细胞不增高。

【治疗处理】
（一）治疗原则

依据前列腺炎的类型选择治疗方案。急性细菌性前列腺炎应予联合抗菌治疗方案；慢性细菌性前列腺炎主要选用中、长程以及低剂量抗生素维持方案；非细菌性前列腺炎采用松弛措施、解痉、镇痛剂或γ-受体阻滞剂，而认为使用抗生素无指征、无效。前列腺痛参照非细菌性前列腺炎治疗方案。

（二）基本治疗

前列腺炎的基本治疗见表 20-33。

表 20-33　前列腺炎的基本治疗

作用靶位	恢复前列腺防御屏障，调整体液和细胞免疫，减轻前列腺、前列腺周围区炎症，缓解神经功能障碍、应激反应和心理因素，解除盆底肌肉痉挛，改善临床症状
治疗方法	依据类型选择抗生素、解痉剂，以及物理治疗、中医药治疗
系统治疗	
抗感染	解除膀胱颈及前列腺尿道痉挛
α肾上腺素能受体阻滞剂	解痉：解除盆底肌痉挛及肌痛，药物有哌唑嗪、酚苄明、特拉唑嗪、多沙唑嗪
抗炎	非甾体抗炎药，如非普拉宗、吲哚美辛、双氯芬酸、布洛芬，常与抗生素联用
镇痛	药物：乙酰氨基酚、阿片类、神经止痛药、三环类抗抑郁药、抗惊厥药、非泼拉酮、黄酮派酯
	神经阻断：经皮神经电刺激
激素	非那雄胺（保列治）：减轻前列腺水肿和压力而减轻症状
局部治疗	前列腺内直接局部注射治疗：阿米卡星、庆大霉素、头孢类抗生素
局部用药	经尿道加压注药法：经输精管或直肠给药，前列腺周围注射
前列腺热疗	微波、射频、激光
前列腺按摩	热水坐浴、离子导入

（三）治疗措施

1. 急性细菌性前列腺炎　可用复方磺胺甲噁唑（SMZco）2 片，每日 2 次；或氨苄西林 0.25g，每日 4 次；亦可联合应用氨基糖苷类及头孢菌素。

2. 慢性细菌性前列腺炎　盐酸米诺环素（美满霉素）50 ～ 100mg，每日 2 次；或诺氟沙星、红霉素、SMZco 等药物治疗。可采取综合治疗：如定期前列腺按摩，排出前列腺液；热水坐浴（未生育者勿用），经尿道或直肠的前列腺微波热疗和射频治疗。中医辨证施治、前列腺内注射抗菌药物及直肠置入药栓、离子透入亦有效。

3. 慢性无菌性前列腺炎　α_1 受体阻滞剂，如特拉唑嗪（terazosin，商品名为高特灵，Hytrin）1 ～ 2mg，每晚 1 次；或解痉药物，如黄酮哌酯（泌尿灵，flavoxate）0.2g，每日 3 次，可缓解症状。抗菌药物治疗无效，但临床仍用抗生素针对隐性感染进行治疗。如盐酸米诺环素 0.1g，每日 2 次；

或多西环素 0.2g，每日 2 次。

4. 前列腺痛　α_1 受体阻滞剂及解痉药物。特拉唑嗪 2mg，每晚 1 次；酚苄明（phenoxybenzamine）10 ～ 20mg，每日 1 ～ 2 次；黄酮哌酯 0.2 ～ 0.4g，每日 2 ～ 3 次。

（四）治疗评价及预后

1. 急性前列腺炎　疗效好，预后好。

2. 慢性细菌性前列腺炎　本症有明显复发特征。一般认为只有在治疗后 12 个月反复证实尿无菌和前列腺按出液培养阴性，才能确认慢性前列腺炎治愈。

3. 非细菌性前列腺炎　疗效较好，但复发率亦高；前列腺痛的疗效和预后与精神心理因素有关。

（吴志华　叶巧园　陶小华）

一、银屑病

银屑病（psoriasis）是一种慢性复发性炎症性皮肤病，由 T 淋巴细胞介导。银屑病病因不明，可能与环境、创伤、感染、应激有关，发病机制与多基因遗传、角质形成细胞和免疫机制有关。

寻常性银屑病

【临床提要】

1. 基本损害 寻常性银屑病（psoriasis vulgaris）丘疹或斑块上覆盖多层银白色鳞屑。初期损害为红色丘疹或斑丘疹，呈针头至绿豆大小，边界清楚，上覆分层的银白色或云母样鳞屑，扩大或融合成棕红色斑块，瘙痒。皮损好发于肘、膝、头皮、耳后、腰及脐部（图 21-1）。头皮损害使毛发呈束状（图 21-2）。病程长，可持续数年至数十年。

2. 皮损的特征 ①薄膜现象，鳞屑容易刮除，刮除后在其下方显露一层发亮的淡红色薄膜；②点状出血，即 Auspitz 征，轻刮薄膜，数秒内红斑表面出现小出血点。

3. 甲病变 包括甲凹陷点，呈顶针样凹陷（图 21-3），甲变色，甲床肥厚，甲油滴样外观，甲剥离，裂片型出血和其他甲板病变（图 21-4）。

4. 分期 ①急性期；②稳定期；③消退期。

5. 寻常性银屑病形态 ①地图状银屑病；②回状银屑病；③环状银屑病；④钱币状银屑病；⑤泛发性银屑病；⑥疣状银屑病；⑦点滴状银屑病（图 21-5）。

6. 组织病理 ①寻常性银屑病：角化不全，角质层内芒罗微脓肿，棘层肥厚，皮突延长，乳头水肿，呈杵状，内有迂曲扩张的毛细血管。②脓疱性银屑病：表皮内海绵状脓疱，主要为中性粒细胞（图 21-6）。

7. 诊断与鉴别诊断 根据好发部位，红斑上有银白色多层鳞屑，容易刮除，有薄膜现象，Auspitz 征阳性，慢性经过及组织病理特征，不难诊断。但应与下列疾病相鉴别：①脂溢性皮炎，损害边缘不清，鳞屑细薄油腻，无束状发，无 Auspitz 征；②玫瑰糠疹，为向心性分布的椭圆形红斑，长轴与皮纹一致，有自限性；③扁平苔藓，为紫红色多角形扁平丘疹，表面有蜡样光泽，可见 Wickham 纹，鳞屑细薄，组织病理有特征。

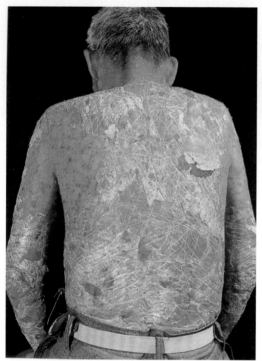

图 21-1　寻常性银屑病（1）

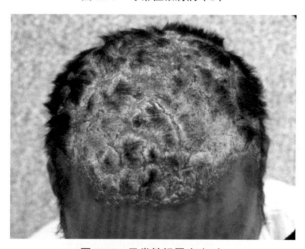

图 21-2　寻常性银屑病（2）

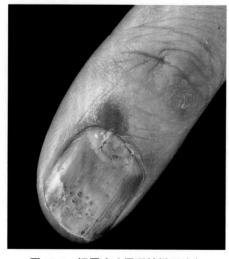

图 21-3　银屑病（甲顶针样凹陷）

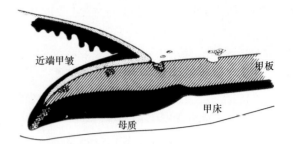

图 21-4　银屑病性甲母损害的手指纵切面显示不同阶段甲凹陷的形成、继发性甲剥离

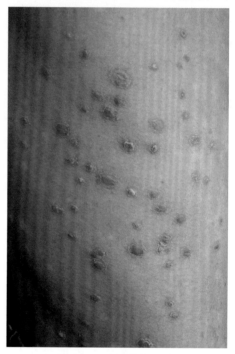

图 21-5　点滴状银屑病

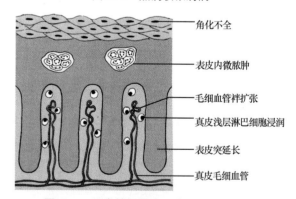

图 21-6　寻常性银屑病（病理组织特征）

【治疗处理】

（一）治疗原则

1. 依据轻、中、重三级治疗　①轻度，数年复发一次，皮疹稀少。②中度，皮疹终年持续或每年复发，但较稀少；或缓解期长，隔数年复发一次，

但皮疹较多。③重度，皮疹终年持续存在，或每年复发，且皮损为全身性，较密集。轻、中度者以外用药治疗为主，重症者可根据病情选用全身治疗。寻常性银屑病不系统性使用糖皮质激素。

2. 避免诱因　银屑病的治疗必须避免各种可能的诱因。药物诱发，如糖皮质激素、β受体阻滞剂、锂、抗疟药、特比萘芬，以及钙通道阻滞剂，如尼卡地平、硝苯地平、地尔硫䓬、卡托普利。

3. 急性期禁用刺激药物　禁用紫外线照射，防止外伤，忌搔抓及热水烫洗。若使用刺激性药物或物理疗法，可导致泛发性剥脱性皮炎。

4. 合理治疗　对于银屑病的合理治疗，皮肤科医师应重新学习的相关内容如下。

（1）国际银屑病共识：2003 年"国际银屑病协会理事会议"提出了 10 项医患共识，10 项共识中提出"银屑病"很多治疗方法，但没有一种方法对每一个患者都有效，更没有根治的方法。

（2）邵长庚 - 杨雪琴 - 彭永年合理治疗新理念：邵长庚、杨雪琴、彭永年在《银屑病防治研究及合理治疗》（中国协和医科大学出版社，2006 年）提出了"知识求医，绿色治疗"合理治疗的新理念，强调合理用药，避免过度治疗，维护患者的心身健康，避免医源性和药源性伤害。目前，生物制剂等许多新方法给银屑病治疗带来了新的希望。

（二）基本治疗

银屑病的基本治疗见表 21-1 ～表 21-3。

表 21-1　银屑病的基本治疗

靶向治疗	（1）抑制银屑病的三大病变：分化异常，角质形成细胞过度增殖和炎症反应；抑制异常的脱氧核糖核酸合成，延长角质形成细胞更替时间，减慢表皮生长速度，减少角蛋白的产生 （2）生物制剂：针对致病细胞因子，阻断炎症过程中某一环节达到治疗目的
外用药物	（1）焦油、水杨酸、蒽林、0.03% 喜树碱软膏、糖皮质激素、维生素 D_3 衍生物（卡泊三醇、骨化三醇、他卡西醇）、吡硫翁锌、他扎罗汀、他克莫司、吡美莫司、本维莫德 （2）受累面积＜5% 首选药物：弱效、中效或强效糖皮质激素，卡泊三醇、骨化三醇、他扎罗汀、蒽林；超强效糖皮质激素联合卡泊三醇或他扎罗汀；面部 / 间擦部位：0.1% 他克莫司软膏、1% 吡美莫司乳膏、卡泊三醇（有刺激）、骨化三醇和他卡西醇（刺激性小）、他扎罗汀（刺激稍大，不用于生殖器部位，可用于面部） （3）受累面积为 5% ～ 10%：局部用药联合光疗或系统用药 （4）受累面积＞10%：局部用药可作为光疗或系统治疗的辅助手段
系统用药	维 A 酸类：阿维 A 酸、阿维 A、芳香维 A 酸乙酯（0.03mg/d） 免疫抑制剂：甲氨蝶呤、雷公藤、环孢素、来氟米特、硫唑嘌呤、吗替麦考酚酯、他克莫司、吡美莫司、甲砜霉素、糖皮质激素
生物制剂	见表 21-6
选定方案的考虑	依照分型及轻中重三级治疗、个体化治疗、合理治疗 轻度：以外用药为主，光疗（NB-UVB、PUVA）、中西医结合治疗 中重度：中药、光疗（NB-UVB）、光化学疗法（PUVA）、甲氨蝶呤（MTX）、环孢素、维 A 酸类、生物制剂 脓疱性：维 A 酸类、MTX、环孢素、光疗（NB-UVB）、光化学疗法（PUVA）、生物制剂、中药，同时加强支持治疗 红皮病性：维 A 酸类、环孢素、MTX、生物制剂、中药、支持治疗 关节病性：NSAID、MTX、来氟米特、环孢素、硫唑嘌呤和柳氮磺吡啶、生物制剂、关节功能的保护和康复 点滴型：启用抗链球菌干预措施，UVB/ 窄谱 UVB 治疗
心理治疗	健康教育，予以综合心理治疗或渐进松弛方法，生物反馈疗法
物理治疗 / 光（化学）疗法	宽谱 UVB、PUVA、窄谱 UVB、308nm 准分子激光、日光浴疗法、光动力学疗法（PDT） 适应证：中至重度银屑病（单一治疗的一线治疗或联合治疗） 禁忌证：脓疱性银屑病、红皮病性银屑病、妊娠和哺乳期妇女
中西医结合	分型辨证施治，中成药和单方：雷公藤、复方青黛丸

注：银屑病病情程度，轻度，＜3% 体表面积；中度，3% ～ 10% 体表面积；重度，＞10% 体表面积。

表 21-2　几种重要药物系统治疗——适应证

药物	适应证
甲氨蝶呤	重度银屑病 慢性斑斑块性银屑病（＞20%全身体表面积） 脓疱性银屑病（泛发性或局限性） 红皮病性银屑病 银屑病关节炎（中至重度） 严重的甲银屑病
环孢素	重度银屑病
阿维 A	重度银屑病，外用疗法或光（化学）疗法无效 单一治疗红皮病性银屑病和脓疱性银屑病 联合治疗慢性斑块性银屑病
雷公藤	脓疱性银屑病 关节病性银屑病 红皮病性银屑病
生物制剂	中至重度银屑病，适宜于治疗者 银屑病关节炎，尤其对抗风湿药物治疗无效者 我国重组人 II 型肿瘤坏死因子受体 - 抗体融合蛋白（依那西普）可用于治疗斑块性银屑病
糖皮质激素	寻常性银屑病不主张使用内用糖皮质激素 难以控制的红皮病性银屑病 其他药物无效或禁忌的泛发性脓疱性银屑病 急性多发性关节病性银屑病
JAK 抑制剂	托法替尼、培非替尼、迪高替尼、乌帕替尼、氘可来替尼、杰克替尼、SHeo30、TLL-018(详见表 21-7)

表 21-3　各型银屑病系统治疗：首选和次选参考药物

分型	首选	起效时间（本型时间）	次选
寻常性银屑病	甲氨蝶呤	4 周（4 周）	阿维 A
关节病性银屑病	甲氨蝶呤	4 周（2～6 周）	硫唑嘌呤、环孢素、来氟米特
脓疱性银屑病	阿维 A	6 周（迅速起效，2～3 天干涸）	环孢素、甲氨蝶呤、雷公藤
红皮病性银屑病	环孢素 / 阿维 A	6 周（2～4 个月）	甲氨蝶呤、雷公藤

受累面积＜5%全身体表面积首选药物：弱效、中效或强效糖皮质激素，卡泊三醇、骨化三醇、他扎罗汀、蒽林；超强效糖皮质激素联合卡泊三醇或他扎罗汀；面部 / 间擦部位：0.1%他克莫司软膏、1% 吡美莫司乳膏、卡泊三醇（有刺激）、骨化三醇和他卡西醇（刺激性小）、他扎罗汀（刺激性稍大，不用于生殖器部位，可用于面部）。

受累面积为 5%～10%全身体表面积：局部用药联合光疗或系统用药。

受累面积＞10%全身体表面积：局部用药可作为光疗或系统治疗的辅助手段。

（三）治疗措施

1. 外用药治疗　急性期宜用温和保护剂（如10% 硼酸软膏、氧化锌软膏）及糖皮质激素制剂。稳定期及消退期可用作用较强的药物，如角质促成剂及免疫抑制剂，但应从低浓度开始。皮损广泛时应先小面积使用。

（1）蒽林（地蒽酚软膏适用于稳定期斑块性银屑病，可抑制角质形成细胞的增殖）：①浓度递增疗法（常规疗法），开始用 0.05%～0.1% 蒽林软膏或糊剂，在数周内缓慢增至 2% 浓度，继续应用至斑块完全消失，此时在损害处可见白斑样区——假性白斑，过量使用时可引起刺激性皮炎。② 短期接触疗法，1%～2% 蒽林软膏涂在皮损上，20～30 分钟后用橄榄油及肥皂洗去，每日 1 次，直至皮损消退。蒽林可使毛发染成紫色或绿色，故其不应用于头皮上。③ Ingram 疗法（也称联合疗法，经典联合是与 UVB 联合），先作焦油水浴（120ml 精制煤焦油溶液加 80L 温水）10 分钟，干燥后照射 UVB（低剂量开始，增至接近红斑量），随后在皮损处外涂 0.2%～0.8% 蒽林糊剂或软膏，24 小时后洗净，每日 1 次。

（2）焦油制剂：常用 2%～10% 煤焦油、松焦油、黑豆馏油、糠馏油软膏，这些制剂无刺激性，即使长期应用亦无严重副作用。Goeckerman 疗法：先外涂粗煤焦油制剂，随后用亚红斑量紫外线照射，其疗效优于单独应用紫外线或焦油制剂者。

（3）喜树碱：10%～15% 喜树碱二甲基亚砜溶液外用 3 天即见效，13～15 天临床治愈。副作用有局部疼痛、炎症反应和色素沉着等。

（4）维 A 酸：外用 0.1% 13- 顺维 A 酸（13-RA）霜 4～6 周，可减轻红斑、浸润及脱屑程度，维 A 酸也可与超强效糖皮质激素或 UV 疗法联合应用。

（5）糖皮质激素：外用糖皮质激素分 5 级。①超强效，如丙酸氯倍他索（halobetasol propionate）；②次强效，如氟轻松（fluocinolone）；③强效，如哈西奈德（halcinonide）；④中效，如曲安奈德（triamcinolone acetonide）；⑤弱效，如醋酸氢化可的松（hydrocortisone acetate）。

一般而言，至少需用中效糖皮质激素才能有效改善或消除皮损。强效糖皮质激素只能有限期地使用，而且禁用于面部、腋下、腹股沟或其他皱褶部位。超强效糖皮质激素治疗方案如下：①单一疗法，外涂或封包，皮损变薄后改用中效糖皮质激素，每日 2 次。②间歇冲击疗法，每日 2 次，共 2～3 周，直到皮损至少消退 85% 以上，然后于每周末连续外涂 3 次，每次间隔 12 小时（周六上午、下午及周日上午），即在 36 小时之内连续涂 3 次。此法可以避免耐药与反跳。③联合用药，与蒽林合用治疗顽固性损害可增加疗效；与焦油和（或）水杨酸合用，可减轻皮损角化过度，增加糖皮质激素的利用度。

（6）维生素 D 类似物：① 0.005% 卡泊三醇软膏，每日 2 次，连用 4～6 周有较好疗效；与环孢素、PUVA、甲氨蝶呤或伊曲替酯联合治疗严重银屑病有良效。卡泊三醇和超强效糖皮质激素联合应用（如卡泊三醇 + 氯倍他索外用），则疗效超过任何一种药物单用，又可减轻各自的不良反应；卡泊三醇不良反应是刺激性接触性皮炎（20%），

大量外用可致高钙血症。②他卡西醇（tacalcitol）是另一种维生素 D 类似物，已证明疗效很好且不良反应极小，不需要监测成人血钙浓度。③其他，如骨化三醇。

（7）吡硫翁锌气雾剂：主要成分是 0.2% 吡硫翁锌（巯氧吡啶锌）和基质（0.1% 甲基乙基硫酸钠）。吡硫翁锌具有强效、广谱的抗菌活性，有抗炎、抗角质增殖作用，可作为抗菌剂治疗多种皮肤病，如花斑癣等真菌性及细菌性疾病；而锌具有抗炎作用，与吡硫翁锌联合能取得抗炎、抗感染的协同作用。1964 年美国 FDA 批准使用乳剂和霜剂剂型，由于该药具有显著的止痒、去头屑作用。治疗银屑病，尤其用于头皮，一般用药 1 周内即能见到明显改善。上海、武汉、重庆、昆明等地都有结果一致的报道；上海的临床试验中可见与激素软膏如糠酸莫米松有相同或更好的疗效，但应用此药时间较长的患者易出现糖皮质激素样不良反应，如萎缩纹、毛囊炎等，停药后皮损有轻度的反跳。

（8）1% 本维莫德乳膏：本维莫德为小分子化合物，可对表皮角质形成细胞增殖和炎症细胞因子及皮肤屏障蛋白表达产生影响。适合局部治疗成人轻至中度稳定性寻常型银屑病。

（9）其他：钙调磷酸酶抑制剂、润肤剂、角质促成和松解剂。

2. 全身治疗　红皮病性银屑病、泛发性脓疱性银屑病是全身治疗的适应证，而亚急性银屑病、顽固性寻常性银屑病则为相对适应证。

（1）免疫抑制剂：首选甲氨蝶呤（MTX），次选阿维 A。甲氨蝶呤：每周 10～25mg，顿服；或 2.5～7.5mg，每 12 小时 1 次，连服 3 次，以后每周重复给药。0.2～0.4mg/kg，1～2 周肌内注射 1 次。肝肾功能异常、贫血、感染者禁用，总剂量达到 2～2.5g 时，患者应做肝活检。

应用甲氨蝶呤后 18 小时再口服甲酰四氢叶酸 15mg，每 6 小时 1 次，共 48 小时，或同时口服叶酸 1～3mg/d，可对抗甲氨蝶呤的毒性，但几乎不影响其免疫抑制作用。

（2）维 A 酸类

1）第二代维 A 酸：常用的有阿维 A 酯，对脓疱性银屑病、红皮病性银屑病和关节病性银屑病，以及顽固的慢性斑块性银屑病有良好效果；剂量为 0.75～1mg/(kg·d)，最大剂量不超过 75mg/d；

阿维 A 和阿维 A 酯适应证相同，但前者生物利用度高，不易蓄积，致畸危险性低，目前已取代阿维 A 酯。阿维 A，剂量为 0.75mg/(kg·d)。

2) 环孢素：开始剂量为 2.5mg/(kg·d)，无效时逐步增至 5mg/(kg·d)，约 1/3 患者应用小剂量 [1.25mg/(kg·d)] 即显效。长期治疗的副作用为肾功能障碍、高血压和氨基转移酶升高。

(3) 雷公藤：其抗炎作用与激素相当，但作用环节少于激素，故对机体抵抗力的损伤小于激素；雷公藤的免疫抑制作用环节是抑制辅助性 T 细胞，与针对银屑病的免疫病理机制相符；能抑制银屑病的细胞增生；具有活血化瘀的作用，可针对银屑病皮损中的血瘀现象。

雷公藤对脓疱性、关节病性和红皮病性银屑病有效；对寻常性银屑病，主要在急性点滴状银屑病的进行期或有发展成红皮病趋势时最好，对慢性损害无效。常用剂量为 2 片，3~4 次/天（雷公藤总苷片为 60~80mg/d）。

(4) 糖皮质激素：必须强调滥用全身性糖皮质激素类治疗的危险性。当停药时可反跳或诱发脓疱性银屑病。对于寻常性银屑病，禁止全身使用糖皮质激素。有许多寻常性银屑病患者使用糖皮质激素诱发红皮病性银屑病的报道。

(5) 柳氮磺吡啶：500mg，每日 3 次；3 天后改为 1g，每日 3 次；6 周后改为 1g，每日 4 次；持续 8 周为 1 个疗程，可使皮疹显著改善。此药能纠正失调的花生四烯酸代谢，特别是抑制 5-脂氧化酶活性。

(6) 其他疗法：苯噁洛芬可选择性阻断 5-脂氧化酶途径，有效率为 75%；抗真菌药根据抗原引起银屑病的理论，可使用针对白念珠菌、糠秕孢子菌等真菌的药物，用于头皮、腋窝、乳头下及生殖器部位的银屑病。静脉封闭及腹膜透析。沐浴法如硫黄浴、糠浴、焦油浴、矿泉浴和中药浴。气候疗法，每日在日光下暴晒 4~6 小时，随后行海水浴、涂润肤霜、休息，持续约 4 周，对顽固性银屑病亦有效。此外还有疫苗疗法。

3. 特殊部位及特殊类型银屑病的治疗

(1) 头皮银屑病：卡泊三醇头皮搽剂，或 0.005% 卡泊三醇泡沫剂，每日 2 次；或 3% 水杨酸软膏或乙醇溶液清除鳞屑，24~48 小时后外用糖皮质激素制剂，每日 1~2 次，可封包 6 小时左右；或 0.2% 吡硫翁锌，外用糖皮质激素，比常用维生素 D_3 衍生物更有效，而糖皮质激素联合维生素 D_3 衍生物有更好的疗效。轻中度患者可选用发洗剂、泡沫剂和凝胶剂，而重度则选用乳膏。

(2) 甲银屑病：局部用药难以到达甲母质和甲床，治疗困难；甲板可吸收 UVA，故 PUVA 治疗无效。严重甲营养不良者，残余角质物可用 20% 尿素霜去除，随后用糖皮质激素制剂封包或局部注射。曲安奈德注射到甲床和侧甲皱襞也获得良好效果。在注射前可采取手指封闭来麻醉。1 个月注射 1 次，直到取得预期效果。

(3) 物理治疗：包括窄谱和宽谱中波紫外线、光化学疗法、准分子激光（表 21-4、表 21-5）治疗。

表 21-4 窄谱 UVB 和 308nm 准分子激光比较

窄谱 UVB	308nm 准分子激光
每周 3 次	
皮损消退 > 90%，需要 > 3 个月	循证支持：凋亡能力是窄谱 UVB 数倍，治疗 10.6 次明显好转，疗效
循证支持：35 例斑块性银屑病，痊愈率 94.29%，	高，缓解期长，治疗面积小，不用于皮损泛发者
有效率 100%，缓解期 > 1 年	
联合治疗：局部用药 + 口服阿维 A (25mg/d)	

表 21-5 物理治疗疗效评价

方法	作用	适应证	疗效排序/改善率	优点	副作用
308nm 准光子激光	诱导细胞凋亡、比 NB-UVB 大数倍	斑块性银屑病、局限性银屑病	疗效第一 95% 好转	缓解期长	未见皮肤癌，红斑水疱反应
PUVA	抑制 DNA 复制、抑制表皮增生	寻常性银屑病	疗效第二 90%	疗效好、持久缓解	白内障、光老化、鳞癌、黑素癌、胃肠反应

方法	作用	适应证	疗效排序/改善率	优点	副作用
窄谱 UVB	诱导细胞凋亡、抑制免疫反应	寻常性银屑病、斑块性银屑病	疗效第三 79.48%～90%	起效快、缓解期长	未见肿瘤
宽谱 UVB	抑制表皮增生	寻常性银屑病	疗效第四 50%～80%	副作用小	皮肤肿瘤

4. 生物制剂治疗　生物制剂作用于银屑病细胞免疫过程的特定环节，具有靶位特异性，其重要的两个靶位是 T 细胞和 TNF-α，安全性和耐受性超过了传统方法。美国 FDA 先后批准的生物制剂有 6 种：阿法赛特（alefacept）（2011 年已退出市场）、依那西普（etanercept）、英夫利昔单抗（infliximab）、阿达木单抗（adalimumab）、依法利珠单抗（efalizumab）（2009 年已退出市场）和乌司奴单抗（ustekinumab）。长期使用生物制剂治疗疗效不会降低，与初始治疗相比疗效差不多。临床实践表明，依法利珠单抗、依那西普和英夫利昔单抗是安全和有效的（表 21-6）。

表 21-6　银屑病几种生物制剂的靶向治疗

分类	适应证	推荐给药方法
TNF-α 抑制剂		
依那西普（etanercept），FDA 批准，2004 年	禁忌或耐受的中重度斑块性银屑病、关节病性银屑病	皮下注射，25mg 或 50mg，每周 2 次，12 周后维持剂量，50mg，每周 1 次，4～8 周起效，停药后仍可能有效
阿达木单抗（adalimumab），FDA 批准，2002 年	关节病性银屑病、重度斑块性银屑病	皮下注射，初始 80mg，然后每 2 周 40mg，疗效不佳者应考虑超过 16 周持续治疗
英夫利昔单抗（infliximab），FDA 批准，2005 年	斑块性银屑病、关节病性银屑病、其他：酌情使用（脓疱性银屑病、红皮病性银屑病）	静脉注射，5mg/kg，在第 0 周、2 周、6 周、14 周各给药 1 次，一般 2 周显效，之后每 8 周 1 次，第 10 周疗效最佳
IL-12/IL-23 抑制剂		
乌司奴单抗（ustekinumab），英国、欧洲批准	中重度斑块性银屑病、关节病性银屑病	皮下注射，首次 45mg，4 周后每 12 周给同剂量 1 次，治疗 28 周仍无应答者可考虑停药
IL-17 抑制剂		
司库奇尤单抗（secukinumab），FDA 批准，2015 年	其他方法无效、因禁忌或不耐受的中重度银屑病 肥厚性掌跖银屑病、关节病性银屑病	皮下注射，150mg 或 300mg（一次分两针 150mg），第 1 周、2 周、3 周和 4 周始给药，然后每月维持给药
依奇珠单抗[*]（ixeckizumab），FDA 批准，2016 年	中重度斑块性银屑病，活动性关节病性银屑病，头皮、甲银屑病	皮下注射，初始 16mg（每次 80mg，注射 2 次），在第 2 周、4 周、6 周、8 周、10 周和 12 周注射 80mg，12 周后每 4 周注射 80mg

　　[*] 一种 IL-17A 抑制剂，抑制 IL-17A 与 IL-17 受体结合，抑制银屑病中炎症趋化因子释放，使角质形成细胞增殖减弱。

银屑病 JAK 抑制剂见表 21-7。

表 21-7 银屑病 JAK 抑制剂

药物名称	靶点	已获批适应证
托法替尼 (tofacitinib)	JAK1/3	银屑病关节炎
培非替尼 (peficitinib)	JAK1/2/3/TYK2	银屑病
乌帕替尼 (upadacitinib)	JAK1	银屑病关节炎
杰克替尼 (jaktinib)	JAK1/2	银屑病
SHeo302(Ivarma CTinib)	TAK1	银屑病关节炎

目前，已经发现生物制剂的不良反应有感染、肿瘤、肝脏受损、其他免疫性疾病或其他系统疾病。由于生物制剂多为人源化、人 - 动物源化产品，因此存在一定的免疫原性和抗原性，在使用中可能出现过敏反应。生物制剂同样无法解决停药后的复发问题。

适应证：中至重度银屑病，适宜系统治疗者；因疗效不佳或有用药禁忌证不适宜应用局部治疗、光（化学）疗法、传统的系统性治疗者。

禁忌证：点滴状、脓疱性及红皮病性银屑病；有明显的病毒、细菌或真菌感染；有加重败血症的危险；活动性肺结核；免疫耐受或免疫抑制的患者；妊娠（抗肿瘤坏死因子属于 B 类，依法利珠单抗属于 C 类，阿法赛特属于 B 类）及哺乳期妇女不宜使用生物制剂。

5. 中医药治疗 中医将银屑病分为若干型进行辨证施治（详见第二章第二节银屑病血证与调血研究）。

（四）循证治疗步序

寻常性银屑病、甲银屑病的循证治疗步序见表 21-8、表 21-9。

表 21-8 寻常性银屑病的循证治疗步序

项目	内容	证据强度
一线治疗	煤焦油、炭疽碱	A
	水杨酸	C
	外用糖皮质激素 / 维生素 D 类似物	A
	他扎罗汀 / 他克莫司软膏	A
	吡美莫司软膏	A
	日光浴	B

续表

项目	内容	证据强度
二线治疗	UVB/ 窄谱 UVB/PUVB/ 乌司奴单抗	A
	阿维 A/ 阿普斯特	A
	TNF-α 抑制剂、阿达木单抗、依那西普、英夫利昔单抗、赛妥珠单抗	A
	IL-17 阻滞剂、布鲁达单抗、依奇珠单抗	A
	IL-23 阻滞剂、古塞库单抗、替拉珠单抗、瑞莎珠单抗	A
	甲氨蝶呤 / 环孢素	A
三线治疗	联合治疗 / 柳氮磺吡啶	A
	外用 5-氟尿嘧啶 / 冷冻疗法	C
	吗替麦考酚酯 / 羟基脲 / 延胡索酸酯	B
	硫唑嘌呤 / 抗生素 / 秋水仙碱	C
	他克莫司 / 来氟米特 / 戈利木单抗	A
	激光（准分子、脉冲、染料）	B
	浅层放射线	B
	BMS-986165/ 托法替尼 / 米吉珠单抗	A
	比美吉珠单抗 / 苯维莫德软膏	A
	外用 PDE 抑制剂 / 外用 JAK 抑制剂	A

表 21-9 甲银屑病的循证治疗步序

项目	内容	证据强度
一线治疗	外用皮质类固醇激素 / 维生素 D 衍生物 / 他扎罗汀	A
	外用他克莫司	B
	外用曲安奈德	C
二线治疗	甲氨蝶呤	A
	阿维 A 酸 / 环孢素	B
	阿普斯特 / 生物制剂	A
三线治疗	托法替尼 / 脉冲染料激光器	A
	Nd：YAG 激光	B
	强脉冲光 / 外用蒽林	D
	甲氨蝶呤	C

（五）治疗评价

1. 甲氨蝶呤　1972 年美国 FDA 正式批准甲氨蝶呤用于治疗银屑病，该药是目前治疗重度寻常性银屑病和非寻常性银屑病最常用和重要的药物之一。甲氨蝶呤在皮肤治疗中每周用量常小于 30mg，而肿瘤治疗的每周剂量是 100 ～ 250mg，在甲氨蝶呤的肿瘤治疗中不良反应较多见，而在银屑病的治疗中相对较少。在使用甲氨蝶呤过程中应密切检测血常规和肝肾功能。

2. 阿维 A 双盲试验　患者分组每天口服阿维 A 25mg 或 75mg 或安慰剂，共 8 周。银屑病皮损仅获得中度改善。阿维 A 治疗银屑病，尤其对脓疱性及红皮病性银屑病有效。阿维 A 的用量为 0.75mg/(kg·d)。给予阿维 A ≥ 50mg/d 时，唇炎、结膜炎、甲板异常、皮肤干燥、甲周化脓性肉芽肿等常见。

3. 雷公藤　对寻常性、关节病性、脓疱性银屑病均有较好的疗效，但由于雷公藤的治疗剂量与中毒剂量很接近，因此在使用过程中要注意勿引起其毒副作用。

4. 环孢素　对所有类型的银屑病均有效。长期应用引起恶性肿瘤和淋巴增殖性疾病的可能仍存在。

5. 他克莫司　有学者对 50 例中重度斑块性银屑病患者进行治疗，口服他克莫司 0.05 ～ 0.15mg/(kg·d)，治疗组疗效明显高于对照组，且副作用轻微，是治疗顽固性严重银屑病的有效方法。外用常用 0.1% 他克莫司霜（软膏），不出现皮肤萎缩现象。

6. 吡美莫司　外用安全性高，不引起皮肤萎缩，可用于面部及皮肤皱褶部位，也适用于儿童。用不同剂量（5mg/d、10mg/d、20mg/d、40mg/d、60mg/d）治疗 50 例慢性斑块性银屑病患者，结果显示，40mg/d 及 60mg/d 组的银屑病皮损面积和严重程度指数（PASI）评分分别下降了 60% 及 75%。

7. 吗替麦考酚酯　Haufs 用吗替麦考酚酯治疗 14 例寻常性银屑病患者，治疗剂量 1g，每日 2 次，1 周后加至 1.5g，每日 2 次。治疗 4 周取得了满意疗效。

8. 生物制剂

（1）依那西普（etanercept，Enbrel）：主要适应证为类风湿关节炎、强直性脊柱炎及银屑病性关节炎，可以减轻炎症、缓解疼痛。最近，一项纳入 583 例银屑病患者的多中心临床试验显示，接受依那西普 50mg 或 25mg（每周 2 次肌内注射）的患者与接受安慰剂治疗者相比，在用药 12 周后 PASI 评分改善率≥ 75% 的分别为 49%（50mg 组）、34%（25mg 组）和 3%（安慰剂组）。美国 FDA 已批准依那西普用于中重度斑块性银屑病的治疗。

（2）阿达木单抗：阿达木单抗 40mg、每周 1 次治疗可获得更高的有效率。阿达木单抗 80mg 的负荷剂量起效更快。

（3）英夫利昔单抗：起效快速，可达到与环孢素相似的治疗效果。英夫利昔单抗在静脉输液 3 次之后，约有半数患者获得临床改善，且可维持长达 6 个月之久。

（4）依奇珠单抗：该药获批是基于在中重度斑块性银屑病群体中开展的迄今为止最大规模的Ⅲ期临床试验，研究结果证明了依奇珠单抗的疗效和安全性。依奇珠单抗在各项皮损消退指标上均显著优于依那西普和安慰剂。

IL-17 抑制剂相对选择性 IL-23 抑制剂更有效，选择性 IL-23 抑制剂较 IL-17 抑制剂更安全，IL-12/23 抑制剂的疗效和安全性介于两者之间。

（5）有报道使用最近批准的依奇珠单抗、司库奇尤单抗和布罗利尤单抗，可以 100% 清除银屑病皮损。

9. 外用药物疗法

（1）焦油类制剂：是老的药物，如煤焦油、浴疗、紫外线三联疗法，焦油浴、紫外线、蒽林三联疗法，至今仍然在应用。目前，硫黄、水杨酸制剂、糖皮质激素制剂及维 A 酸制剂等联合或序贯应用在银屑病的外用治疗方面是主要选择。抗肿瘤药物如氮芥、芥子气、氟尿嘧啶及喜树碱等仍被选择性地用于少部分患者。新近推出的卡泊三醇及其类似物治疗慢性斑块性银屑病有较为满意的效果。有报道应用 Goeckerman 方法，平均 18 天患者皮损消退，75% 的患者长期随访无复发。

（2）外用糖皮质激素：Katz 等提出用"周末治疗"或"冲击治疗"，即每周用药 3 次（超过 24 小时），用此法 60% 的患者皮损改善可维持 6 个月。最近已证明，糠酸莫米松、泼尼松、氟替卡松和 tipnedane 不良反应较小，对 HPA 轴的抑制不明显。新近，一种新的赋形剂被发现有利于糖皮质激素的释放，对头皮银屑病用倍他米松戊酸酯泡沫剂比用洗剂更有效。

10. 中西医结合　通过中西医结合治疗银屑病不仅可改善病情，而且可延长其缓解期，我国学者研究发现一些植物药或其单体，在治疗银屑病中发挥了一定作用，如雷公藤（表 21-10）、白芷、独活、青黛、甘草及其有效单体如 TⅡ、补骨脂素、甘草酸和靛玉红、异靛甲等已在临床上广为应用。参考第二章银屑病血证与调血研究。

表 21-10　中药雷公藤循证证据

疗效*	适应证
最佳	关节病性/脓疱性
较好	红皮病性/点滴状
一般	急性寻常性
不佳	慢性斑块性、静止期

*治愈率：30%～60%；复发率：85.3%～5%。

（六）预后

1. 病程不可预测　银屑病皮损可能自然消退或由于治疗而消退，但复发几乎是肯定的，而且每一种疗法都有逐渐失去其初始显著疗效的倾向。一般首发于头皮或肘部，可长时间局限于原发部位，时间不确定，或者完全消失、再发或扩展到其他部位。

2. 预后相关因素　研究发现儿童期发病者病情较轻，成人发病则较重。病程长者病情有加重倾向，且用抗癌药物治疗者病情发展较重。

3. 两组随访报道　青岛相关研究报道，皮损全部消退且能持续 3 年以上者共 21 例，占 10%，其中最长的缓解期达 22 年。上海相关研究报道皮损完全消退能保持 1 年以上者共 47 例，占 13.7%，其中消退 1～2 年 25 例，3～5 年 9 例，6～10 年 11 例，23 年和 30 年以上各 1 例。

脓疱性银屑病

【临床提要】

1. 泛发型脓疱性银屑病（generalized pustular psoriasis，GPP）　患者发热（体温 39～40℃）、全身不适和关节肿胀，随后突然全身出现泛发性黄白色浅在的无菌小脓疱。密集，呈针头至粟粒大小。脓疱可融合成"脓湖"（图 21-7）。

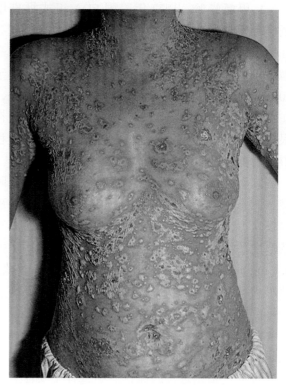

图 21-7　泛发型脓疱性银屑病

2. 局限型脓疱性银屑病（localized pustular psoriasis，LPP）　包括掌跖脓疱性银屑病和连续性肢端皮炎。

3. 鉴别诊断　需与疱疹样脓疱病、角质下脓疱病相鉴别。

【治疗处理】

（一）治疗原则

1. 泛发型脓疱性银屑病

（1）去除诱发因素：如磺胺、保泰松，以及局部高效激素、感染等。停止应用激发药物如锂或阿司匹林等。刺激性较大的焦油或蒽林制剂不适宜局部治疗或强力皮质激素的大面积封包均应取消。

（2）在妊娠期发病者应终止妊娠。抗生素应仅用于细菌培养证实的感染。

（3）全身支持疗法：卧床休息，给予足够的水和热量，维持电解质平衡。

（4）由于本病具有反复发作及自行缓解的特点，如病情不甚严重，应采取保守治疗。

2. 局限型脓疱性银屑病　参照泛发型脓疱性银屑病治疗原则。

（二）基本治疗

脓疱性银屑病的基本治疗见表 21-11（参照寻常性银屑病）。

表 21-11　脓疱性银屑病的基本治疗

靶向治疗	减少真皮及表皮内炎症细胞浸润，阻止 Kogoj 海绵状脓疱形成，促进炎症消退，改善临床症状
诱因治疗	诱因有感染、药物、妊娠、低钙血症。可诱发泛发型脓疱性银屑病的药物有特比萘芬、米诺环素、利托君、羟氯喹等；糖皮质激素和环孢素治疗寻常性银屑病过程中减量亦可引发泛发型脓疱性银屑病；局部皮肤的刺激、过敏也可触发脓疱型的发疹
系统治疗	甲氨蝶呤、羟基脲、环孢素、维 A 酸（首选阿维 A、异维 A 酸、阿维 A 酯、依曲替酸）、雷公藤、甲砜霉素、英夫利昔单抗、阿达木单抗
局部治疗	避免刺激性药物，用温和制剂，禁用蒽林、焦油类制剂，可用弱效糖皮质激素类制剂，如氢化可的松霜或软膏、卡泊三醇

（三）治疗措施

支持疗法及局部治疗是非常重要的。如系统治疗不能避免，则雷公藤、甲砜霉素、甲氨蝶呤、阿维 A 酯等可酌情选用。万不得已时，可用糖皮质激素，可单用或与免疫抑制剂并用。

1. 泛发型脓疱性银屑病（von Zumbusch 型 GPP）

（1）首选阿维 A，次选环孢素、甲氨蝶呤。阿维 A 开始剂量为 1mg/(kg·d)，起效后逐渐减量；环孢素剂量为 4～5mg/(kg·d)；甲氨蝶呤剂量非常小，开始每周≤ 5mg，用药 2 周左右可能达到基本痊愈。

（2）羟基脲：每日 1.5～2g，对脓疱性银屑病、疱疹样脓疱病和连续性肢端皮炎均有效，肝毒性少见，可替代甲氨蝶呤。该药副作用有巨细胞性贫血、白细胞和血小板计数减少。

（3）甲砜霉素：具有免疫抑制作用的广谱抗生素，有学者推荐其为首选，剂量为 1.0～1.5g/d，但停药后可能复发。副作用有骨髓抑制和胃肠道反应。

（4）糖皮质激素：目前国内外均主张应避免或谨慎使用。

（5）PUVA 治疗：在 GPP 治疗中十分有用，但应先控制脓疱，如口服阿维 A，病情稍好转后随即开始 PUVA 治疗。应用 PUVA 时 UVA 剂量应逐渐和谨慎增加，如出现过度的光毒性反应会使脓疱加重。Honigsmann 报道用 PUVA 治疗 8 例患者，结果脓疱及全身症状全部消失。

2. 局限型脓疱性银屑病　可选用光疗、PUVA、维 A 酸、甲氨蝶呤进行治疗。

3. 中医药治疗

（1）湿毒证：相当于湿疹样或脓疱性银屑病。皮损多发生在腋窝、腹股沟等皱褶部位，红斑糜烂，痂屑黏厚，或脓疱、脱皮；或伴关节酸痛、肿胀，下肢沉重；舌质红，苔黄腻，脉滑。

治法：清利湿热，解毒通络。方药：萆薢渗湿汤加减。

药用：萆薢 20g，黄柏 10g，银花藤 30g，苍白术 15g，生苡仁 30g，土茯苓 30g，泽泻 15g，赤芍 15g，苦参 10g。

（2）火毒证：相当于红皮病性或脓疱性银屑病。高热，全身皮肤红肿灼热、大量脱皮；或有密集小脓疱；尿赤、便秘，舌质红绛，苔薄，脉弦滑数。

治法：清热泻火，凉血解毒。

方药：清瘟败毒饮加减。

药用：羚羊角粉 1g（代，冲服），生石膏 30g（先煎），黄连 10g，黄芩 15g，栀子 10g，知母 10g，生地 30g，丹皮 15g，白茅根 30g，石斛 15g，生甘草 6g。

（四）循证治疗步序

泛发型脓疱性银屑病的循证治疗步序见表 21-12。

表 21-12　泛发型脓疱性银屑病的循证治疗步序

项目	内容	证据强度
一线治疗	外用糖皮质激素 / 环孢素	D
	维 A 酸类 / 甲氨蝶呤	B
	抗 IL-17 抗体 / TNF 阻滞剂	C
	乌司奴单抗	E
二线治疗	抗 IL-23 抗体 /6- 硫鸟嘌呤	E
	羟基脲 / 霉酚酸酯 / 硫唑嘌呤	E
三线治疗	秋水仙碱	E

（五）治疗评价

阿维 A 为治疗脓疱性银屑病首选药物。1999 年日本多中心研究分析 385 例 GPP 患者的治疗，当体温高于 38℃、白细胞计数升高、红细胞沉降率增加和 C 反应蛋白含量升高时，糖皮质激素疗效优于其他治疗；关节痛时，糖皮质激素和环孢素的疗效优于其他治疗。

1. 环孢素　Meinardi 等报道大量的病例证实，使用环孢素治疗的患者效果好，口服剂量为 4～5mg/(kg·d)。

2. 甲氨蝶呤　目前仍为最有效的药物之一。甲氨蝶呤对其他严重性银屑病包括红皮病性银屑病、脓疱性银屑病及对治疗抵抗的寻常性银屑病也有效。

3. 秋水仙碱　Zachariae 等报道，4 名患者中有 3 名在口服秋水仙碱的 2 周内症状消失，剂量为 0.6mg，每日 2 次，但易引起间歇性腹泻。

4. 糖皮质激素　尽管系统应用糖皮质激素的短期疗效显著，然而一旦减量容易引起反跳。系统应用糖皮质激素的患者，死亡率明显高于叶酸拮抗剂组。

5. 雷公藤　对脓疱性、关节病性和红皮病性银屑病有效。环孢素对脓疱性银屑病有效。

（六）预后

1. 相关因素　发病年龄轻、疾病初发即为脓疱性银屑病者，病程缓慢，治疗反应较好，预后一般佳，且有向寻常性银屑病转化的可能。反之，由寻常性银屑病演变而来，病程进展急剧，治疗相对顽抗者，预后亦差。老年期发病者，当疾病不能控制时，常由于心力衰竭或呼吸道感染而死亡。

2. 日本报道　日本多中心研究将 GPP 分为两类：有银屑病既往史（pso+）组和无银屑病既往史（pso–）组。3 年后发现 GPP 的预后与某些临床情况有关，如＞20 岁患者的治愈率为 36.1%，＜20 岁患者的为 55.2%；pso+ 组 GPP 治愈率为 30.3%，pso– 组 GPP 治愈率为 54.5%；无发热、无关节痛的病例预后好。

红皮病性银屑病

【临床提要】

1. 基本损害　在弥漫性红斑周边或其他好发部位认真查找可能发现全身皮肤弥漫性潮红、浸润、大量皮样鳞屑，以及银屑病皮损（图 21-8）。

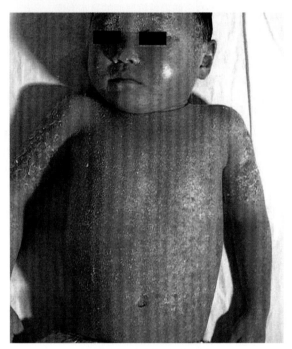

图 21-8　红皮病性银屑病

2. 发病特征　原有寻常性银屑病，因治疗不当，如有糖皮质激素或其他刺激因素，可诱发红皮病性银屑病（erythrodermic psoriasis）。

【治疗处理】

（一）治疗原则

参照寻常性及脓疱性银屑病的治疗原则。年老或有心脏病的患者，有诱发高输出性心力衰竭或发生体温调节障碍的潜在危险。局部应经常外用润肤剂以减少经体表的水分丢失和减轻皮肤的不适，也可外用高效激素，但不宜久用。

（二）基本治疗

红皮病性银屑病的基本治疗见表 21-13。

表 21-13 红皮病性银屑病的基本治疗

靶向治疗	抑制真皮水肿、毛细血管扩张、炎症浸润，减轻表皮角质层细胞的过度增殖，阻止角质白细胞大量产生和脱落，纠正全身代谢，改善临床症状
局部治疗	维 A 酸、他扎罗汀、卡泊三醇及其他温和外用制剂、糖皮质激素
系统治疗	雷公藤、甲氨蝶呤、环孢素、硫唑嘌呤、吗替麦考酚酯、阿维 A、糖皮质激素（慎用）、英夫利昔单抗

表 21-14 红皮病性银屑病的循证治疗步序

项目	内容	证据强度
一线治疗	润肤剂 / 外用糖皮质激素	D
二线治疗	环孢素	B
	抗 IL-17 抗体 / 维 A 酸 / 甲氨蝶呤	D
	抗 IL-23 抗体	E
	TNF 阻滞剂 / 乌司奴单抗	D
三线治疗	联合治疗	D
	吗替麦考酚酯 / 羟基脲	E
	硫唑嘌呤 / 卡马西平	E

（三）治疗措施

1. 支持疗法 纠正负氮平衡，给予高蛋白饮食，补充多种维生素，维持水、电解质平衡。

2. 全身治疗

（1）首选环孢素或阿维 A，次选甲氨蝶呤。环孢素 5mg/(kg·d)，阿维 A 30mg/d，逐渐增至 40～50mg/d；甲氨蝶呤每周 10mg，顿服，一般 8 周可基本治愈。口服维 A 酸是最安全的治疗方法，但是疗效不如英夫利昔单抗、环孢素或甲氨蝶呤。阿维 A 的起始剂量为 25mg/d，可以加量至 50mg/d 或更高。环孢素 4～5mg/(kg·d)，可快速起效。口服甲氨蝶呤的起始剂量为每周 15mg。

（2）雷公藤：治疗本病的效果显著，我国报道治愈率高达 85.7%。

（3）糖皮质激素：尽量避免口服糖皮质激素和超强外用糖皮质激素治疗。①本病可由外用或全身应用激素后突然撤药而诱发；②本病经激素治疗后如果再复发，则可能更为严重，且可对其他治疗无反应。

（4）吗替麦考酚酯：Geilen 报道 2 例严重的红皮病性银屑病，给予吗替麦考酚酯 1g，每日 2 次，3 周后改 0.5g，每日 2 次，6 周后取得了满意效果。应用吗替麦考酚酯后有 1%～2% 的患者可发生淋巴增生性疾病，5.5% 可发生非皮肤恶性肿瘤。

3. 局部治疗 外用温和制剂，如维 A 酸、他扎罗汀 0.05%～0.1% 凝胶、卡泊三醇、糖皮质激素。

（四）循证治疗步序

红皮病性银屑病的循证治疗步序见表 21-14。

（五）治疗评价

1. 环孢素 治疗本型非常有效，Dermatology（1993）指出，33 名患者用环孢素治疗，初始剂量 5mg/(kg·d)，在治疗 2～4 个月时，67% 的患者症状完全缓解，另外 27% 的患者症状显著改善。

2. 维 A 酸类药物 为红皮病性银屑病的首选药物。Magis 等报道回顾用维 A 酸类药物治疗 94 名患者，随访 10 年，没有发现严重的副作用，维 A 酸类药物对脓疱性和红皮病性银屑病都有良好效果。

口服维 A 酸虽安全，但是疗效较英夫利昔单抗、环孢素或甲氨蝶呤差。

3. 糖皮质激素 一般不用，如患者已使用，应逐渐撤药以免反跳，可合用其他药物，如阿维 A 酯、甲氨蝶呤或环孢素。Arbiser 等报道口服糖皮质激素或封包疗效快，但是停药后通常会导致病情加重，所以应避免使用。

4. 卡马西平 Smith 等报道 1 名 HIV 感染者，错把卡马西平当成维 A 酸使用，结果患者红皮病症状消失。部分患者口服卡马西平 200～400mg/d，可消除红皮病性银屑病，进一步临床证据有待研究。

（六）预后

本病及时正确处理，一般预后良好，而老年或有心脏病的患者往往预后较差。

关节病性银屑病

血清学检查阴性的关节炎患者，银屑病发病

率比无关节炎表现的患者高 10 倍。

银屑病关节炎的免疫发病机制见图 21-9。

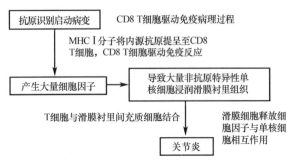

图 21-9　银屑病关节炎免疫发病机制

【临床提要】

1. 基本损害　除有银屑病损害外，还有类风湿关节炎症状，如红肿、疼痛、积液、关节的活动受限。关节症状往往与皮肤症状同时加重或减轻。5% 有残毁性关节炎。

2. 发病特征　可同时发生于大小关节，亦可见于脊柱，但以手、腕及足等小关节多见，尤以指（趾）末端关节更易受累（图 21-10）。

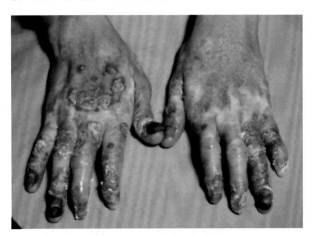

图 21-10　关节病性银屑病

3. 小儿银屑病关节炎　小儿银屑病关节炎常类似于成人，偶可酷似幼年类风湿关节炎。

4. 银屑病关节炎的诊断　选用英国 2005 年的诊断标准。

Moll 和 Wright 标准：①炎性关节炎［外周关节炎和（或）骶髂关节炎或脊柱炎］；②存在银屑病；③常规血清学检查示类风湿因子阴性。

5. 鉴别诊断　应与类风湿关节炎相鉴别，后者常侵犯近心性小关节，类风湿因子阳性，容易鉴别。

【治疗处理】

（一）治疗原则

参照寻常性银屑病的原则和基本治疗。本型应早期治疗，联合两种以上改善病情的抗风湿药药物治疗、个体化治疗及早期功能锻炼。

（二）基本治疗

关节病性银屑病的基本治疗见表 21-15。

表 21-15　关节病性银屑病的基本治疗

靶向治疗	抑制致病细胞因子，阻止腱鞘炎症及关节内滑膜炎症,减轻关节肿胀,阻止和缓解骨关节强直、肢端溶骨症、跗骨溶解、脊椎旁骨化
脊柱炎、关节炎	选择甾体和非甾体抗炎药
非甾体抗炎药	布洛芬、吡罗昔康、保泰松、双氯芬酸、舒林酸、阿西美辛、萘丁美酮、美洛昔康、依托度酸
免疫抑制剂	甲氨蝶呤、硫唑嘌呤、环孢素、来氟米特、雷公藤
糖皮质激素	关节炎在其他疗法无效时慎重使用
其他药物	氯喹 / 羟氯喹、柳氮磺吡啶、维 A 酸
整形矫正治疗	骨科专家手术矫形
一线治疗	非甾体抗炎药、关节腔内注射糖皮质激素、PUVA、物理治疗、HIV 相关 PA 治疗、甲氨蝶呤、来氟米特、环孢素、硫唑嘌呤、柳氮磺吡啶
二线治疗	生物制剂：依那西普、英夫利昔单抗；中药：支持治疗、联合治疗
三线治疗	手术治疗

（三）治疗措施

1. 一般治疗　如合并晨僵、疼痛时，关节需休息（上夹板，维持功能位），做适当活动以维持正常功能和防止挛缩。

2. 非甾体抗炎药（NSAID）　为首选药物，能镇痛和减轻炎症。其中，吲哚美辛最常用，剂量为 50 ～ 150mg/d（应与食物同服或加服抗酸药）。托美丁（0.2 ～ 0.4g，每日 4 次）、舒林酸（200mg，每日 2 次）、萘普生（0.25 ～ 0.5g，每日 2 次）、布洛芬（0.4g，每日 3 次）、吡罗昔康（20mg，每日 1 次）等。阿司匹林对个别患者也有效。对于脊柱炎患者，应当用羟基保泰松治疗。

3. 抗炎及免疫抑制剂

（1）首选甲氨蝶呤（MTX），次选硫唑嘌呤、环孢素、来氟米特。MTX 目前多采用每周 1 次给药方法，初次剂量 5mg，每周以 2.5mg 递增，直至每周 15 ～ 25mg。待病情好转后将甲氨蝶呤逐渐递减至最小有效量维持。疗程一般 3 ～ 6 个月或更长。

（2）硫唑嘌呤：剂量为 2.5mg/（kg·d），适用于进行性侵蚀性关节炎。

（3）环孢素：对所有类型的银屑病均非常有效，剂量为 3 ～ 5mg/（kg·d），持续 8 周以上，2 ～ 4 周皮肤和关节病变出现明显改善，但停药后 4 周内复发。环孢素与 MTX 联合应用是治疗本病最有效的方法之一。

（4）来氟米特：美国 FDA 批准该药用于治疗类风湿关节炎，剂量为服药最初 3 天给予负荷量 50mg/d，然后以 20mg/d 维持；Reich 等用来氟米特治疗重型银屑病关节炎，开始治疗的前 3 天，剂量为 100mg/d，后改为 20mg/d，治疗后 3 个月，病情明显好转，皮损及关节症状明显改善。

（5）雷公藤：对特殊类型的银屑病，如脓疱性、关节病性和红皮病性银屑病有效。雷公藤总苷剂量为 10 ～ 20mg，每日 2 ～ 3 次。雷公藤治疗关节病性银屑病有较满意的疗效。

（6）柳氮磺吡啶：剂量为 0.5g，每日 2 ～ 3 次，每周增加 0.5g，维持剂量为 2g/d，6 ～ 8 周见效；如仅有部分改善，剂量可增至 3g/d。该药可使 1/3 ～ 2/3 的患者病变出现明显缓解，适用于中度关节炎。

（7）糖皮质激素：全身应用，利少弊多，应该避免，而激素关节腔或腱鞘内局部注射非常有效。

（8）其他：①抗疟药；②金制剂；③细胞毒类药物，包括烷化剂、嘌呤、嘧啶和叶酸拮抗剂。

4. 联合治疗　一些进行性破坏性病变患者对单一药物治疗无效时应采用甲氨蝶呤和柳氮磺吡啶，或与环孢素和来氟米特联合治疗。小剂量糖皮质激素联合治疗是安全的。

5. 局部治疗

（1）糖皮质激素：关节内注射可缓解严重滑膜炎的发作。

（2）放射性核素：半衰期短的核素（如镱，ytterbium）关节内注射可有效治疗严重的慢性单关节滑膜炎。

6. 物理治疗

（1）一般治疗：物理治疗可减轻关节变形和功能丧失；有规律地主动或被动活动受累关节，可防止或减轻肌肉萎缩。对于畸形者，理疗、关节成形术和滑膜切除术等均可考虑。

（2）PUVA 对皮损部分严重的周围性关节炎有效。

7. 手术治疗　严重的慢性滑膜炎可行关节镜滑膜切除术，而大关节病变严重者可做关节成形术或关节置换术。

（四）治疗评价

1. 非甾体抗炎药（NSAID）　有学者认为对大多数患者治疗有效，一般用于外周关节及中轴（脊柱关节）关节病变的起始治疗，对缓解关节肿胀及压痛有效，对皮疹消退及红细胞沉降率下降等无明显作用，并有使皮疹加重的报道。

2. 糖皮质激素　对于单关节病变及仍有 1 ～ 2 个关节多关节炎患者，间断向关节腔内注射糖皮质激素有明显效果，但停药后有可能在皮肤病变的基础上产生脓疱性病变。

3. 控制银屑病关节炎治疗药物　见表 21-16。

表 21-16　银屑病关节炎治疗药物评价及用量用法

药物 / 方法	治疗作用评价	用量用法
甲氨蝶呤	明显改善关节压痛、活动度，减小皮肤病变范围，降低红细胞沉降率。甲氨蝶呤被确定为银屑病关节炎有效治疗药物 10 余年，治疗 2 ～ 8 周疗效达 42% ～ 95%	口服，每周 7.5 ～ 15mg；1 ～ 3mg/kg 体重，3 次，每次间隔 10 日
硫唑嘌呤 / 6-巯基嘌呤	对活动性银屑病关节炎及皮疹活动期的患者有明显疗效，但有效性有待进一步证实	20 ～ 50mg/kg 体重

续表

药物/方法	治疗作用评价	用量用法
环孢素	明显改善患者皮肤及关节病变，与甲氨蝶呤疗效相近，但不良反应较多，与甲氨蝶呤联用，疗效较好	3～3.5mg/kg 体重
来氟米特	关节肿痛，经治疗3个月后皮肤病变有明显改善，不良反应少，患者耐受性好	
维A酸类（阿维A酯）	缓解关节压痛，缩短晨僵时间，降低红细胞沉降率，对皮疹有疗效，为经验用药，对照研究较少。阿维A酯可能致畸，孕妇禁用	50mg/d
秋水仙碱	对皮肤病变有明显疗效，可改善患者握力、Ritchie 关节指数、关节痛和关节肿胀	0.6～1.8mg/d
柳氮磺吡啶	可改善晨僵、疼痛关节数目、关节指数、临床及疼痛评分，以及降低红细胞沉降率；对外周关节病变有效，对中轴关节病变及皮疹无显著疗效，不良反应率为20%～30%	口服，2～3g/d
光化学疗法	对皮疹及周围关节病变具有明显疗效，对中轴关节无明显作用	长波紫外线A照射
雷公藤	镇痛，减轻关节症状，使关节皮损治愈率达30%～60%，同类药如昆明山海棠也有效	
金制剂	对周围关节病变有一定疗效，能改善 Ritchie 关节指数及工作或日常生活评分，降低红细胞沉降率；6～12个月才获效，对皮疹无效。副作用有剥脱性皮炎、口腔溃疡、血尿、蛋白尿、白细胞计数减少	口服或肌内注射，金诺芬16mg/d；硫代苹果酸金钠每周50mg
生长抑素	可能有效，对广泛皮肤病变及多关节炎患者效果较好	长时间静脉滴注（48小时）
生物制剂	英夫利昔单抗可明显改善银屑病关节炎患者的滑膜炎和皮损，优于抗风湿药物，耐受性好，剂量为5～10mg/kg，每2周1次，静脉滴注。依那西普治疗时疾病症状改善较慢，持续时间也较短，但不良反应较英夫利昔单抗少	

（五）预后

成年期发病较早者发生破坏性关节炎的可能性较大，预后较差；但儿童的关节炎常为良性病程。关节病性银屑病是一种慢性疾病，预后一般良好。绝大多数病例倾向于稳定。近年认识到，以往可能低估了银屑病关节炎的危害性，它可能与类风湿关节炎一样严重，而且关节破坏性病变发生得较早。

儿童银屑病

儿童银屑病（childhood psoriasis）患者年龄越小，诊断越困难，许多治疗成人银屑病的药物应用于儿童银屑病尚缺乏大规模的临床试验，其有效性和安全性有待评估。

【治疗处理】

（一）治疗原则

综合治疗，在排除诱因后，给予外用药物、紫外线光疗，必要时予以系统药物治疗，治疗时要考虑药物对儿童生长发育的影响。

（二）基本治疗

儿童银屑病的基本治疗见表21-17。

表21-17 儿童银屑病的基本治疗

项目	治疗
内源性诱因治疗	治疗上呼吸道感染、扁桃体炎、皮肤外伤、链球菌感染，缓解情绪紧张
轻症治疗	以外用药为主，首选卡泊三醇
重症治疗	顽固型寻常性银屑病、泛发型脓疱性银屑病、红皮病性银屑病考虑系统治疗：甲氨蝶呤、维A酸类、环孢素、紫外线光疗
心理治疗	家庭（家长）心理治疗、儿童心理治疗

（三）治疗措施

1.抗生素及扁桃体切除 链球菌感染最常见，

扁桃体炎患儿要做扁桃体切除术。常用抗生素是青霉素类和头孢菌素类。

2. 甲氨蝶呤　常用剂量为每周 0.2 ～ 0.4mg/kg，应用 7 ～ 14 日后起效，4 ～ 8 周后效果最明显。

3. 维 A 酸类　可影响骨骼生长，在儿童中应用受到限制，主要用于儿童泛发型脓疱性银屑病和红皮病性银屑病。异维 A 酸常用剂量是 1mg/(kg·d)，治疗银屑病效果不如阿维 A 酯和阿维 A。

4. 环孢素　有研究使用环孢素治疗 3 例泛发型脓疱性银屑病，患者年龄 17 个月至 7 岁，剂量为 1 ～ 2mg/(kg·d)，2 例在 2 周内皮损大部分消失，1 例 4 周后控制病情，维持治疗 3 ～ 6 个月后停用。

5. 氨苯砜　主要用于脓疱性银屑病，开始剂量为 1 ～ 2mg/(kg·d)，年龄较大的患儿最大剂量达 100mg/d。

6. 紫外线治疗　临床常用长波紫外线（UVA）和中波紫外线（UVB）。

7. 光化学疗法　8- 甲氧沙林（8-MOP）口服 0.6mg/kg，90 分钟后照射 UVA，或 15ml 0.1% 8-MOP 置于 80L 水中，患者浸泡 30 分钟照射 UVA。对于局限于掌跖部位者，将外用 0.1% ～ 0.5% 8-MOP 20 分钟后照射 UVA，每周 2 ～ 4 次。

8. 外用药物　基本同成人银屑病。

（四）治疗评价

1. 抗生素及扁桃体切除治疗　报道结果不同，临床对照试验未显示抗生素治疗儿童银屑病有明显效果，而用抗生素治疗的有效率为 0 ～ 55%。切除扁桃体后 32% ～ 53% 的患者有效，但有 7% 的患者在手术后病情加重。

2. 维 A 酸、甲氨蝶呤和环孢素　用于患儿的临床资料较少，仅用于脓疱性、红皮病性、关节病性或其他治疗方法无效的银屑病。

（1）维 A 酸：对泛发型脓疱性银屑病效果较佳，对轻病型效果较差。由于阿维 A 酯半衰期长且有致畸性，不推荐用于女童银屑病，而用异维 A 酸代替。长期治疗者还要进行骨骼 X 线检查。

（2）氨苯砜：Yu 等用氨苯砜治疗 1 例 7 岁儿童的泛发型脓疱性银屑病取得较好效果，但是也有效果不佳者。

3. 紫外线光疗　UVB 照射非常有效，但疗效不如 PUVA，适于静止期冬季寻常性银屑病，对夏季银屑病应当禁止使用。窄谱 UVB（311 ～ 312nm）在皮损消退时间和缓解方面优于宽谱 UVB，几乎与 PUVA 疗效相当。由于其毒副作用，美国皮肤病学会不推荐 PUVA 用于 12 岁以下儿童。

4. 外用药物

（1）地蒽酚（蒽林）：Zvulunov 等用 0.1% ～ 0.2% 地蒽酚霜短暂涂药疗法治疗 58 例儿童银屑病，每日 1 次，涂于皮损处，半小时后洗去，2 个月后 81% 的儿童皮损获得缓解。

（2）卡泊三醇（维生素 D 衍生物）软膏（50μg/g）：每日 2 次，治疗斑块性银屑病可能比地蒽酚短涂疗法更有效，且刺激性比地蒽酚小。有报道治疗 66 例儿童银屑病，65% 明显有效或皮损消退。维生素 D_3 衍生物可作为轻、中度儿童银屑病的首选药物。近期有研究报道长期应用卡泊三醇有效，血钙和磷酸盐虽然无变化，但儿童内源性维生素 D 可能减少。因此，应监测维生素 D 的代谢产物。

（3）他扎罗汀：常用 0.05% ～ 0.1% 凝胶，每晚 1 次外用。治疗 1 周发挥作用，起效不如外用糖皮质激素迅速，但缓解期长。

（五）预后

治疗银屑病的药物毒副作用可影响儿童的生长发育。儿童泛发型脓疱性银屑病避免用激素或 MTX 则预后亦佳。国外报道，儿童泛发型脓疱性银屑病预后较好。

二、类银屑病

类银屑病（parapsoriasis）亦称副银屑病，是一组以持久性鳞屑性炎性皮疹为特征的疾病，其临床表现有些类似银屑病，但与银屑病无关。其分为大斑块状银屑病、小斑块状银屑病；急性苔藓痘疮样糠疹、慢性苔藓性糠疹（点滴状类银屑病）；淋巴瘤样丘疹病，而有学者将类银屑病与苔藓样糠疹分开。

斑块状副银屑病

根据 Lambert 等的提议，斑块状副银屑病

(parapsoriasis en plaques) 可分为小斑块型和大斑块型，这种分类对临床治疗和预后判断都有帮助。

【临床提要】

1. 大斑块状副银屑病（large plaque parapsoriasis） 皮损为卵圆形或不规则形斑片或斑块，边界清楚或模糊，大小不等，直径一般超过 5～10cm，呈淡红色或橙红色，上覆细小鳞屑，可有香烟纸样皱褶。瘙痒严重，或有皮肤异色样改变，少数可演变成蕈样肉芽肿。

2. 小斑块状副银屑病（small plaque parapsoriasis） 皮损为圆形、卵圆形或长条形的斑片或斑块，边界清楚，呈棕红色、淡黄红色或紫色，直径为 1～5cm。

3. 鉴别诊断 小斑块状副银屑病应与玫瑰糠疹、钱币状皮炎、慢性苔藓样糠疹、二期梅毒及大斑块状银屑病相鉴别。

【治疗处理】

（一）治疗原则

根据类银屑病的类型选用不同的疗法，因各型互相转化，应长期连续追踪监测，以便及时对早期皮肤 T 细胞淋巴瘤做出诊断和治疗。

（二）基本治疗

斑块状副银屑病的基本治疗见表 21-18。

表 21-18 斑块状副银屑病的基本治疗

靶向治疗	大斑块状副银屑病：调节免疫功能，使异常的单克隆及免疫表型正常，阻止淋巴组织的恶性增生，阻止少数大斑块状副银屑病发展成蕈样肉芽肿 小斑块状副银屑病：调节免疫功能，促进正常角化，减轻炎症，改善临床症状
小斑块状	局部：外用润滑剂、糖皮质激素、维 A 酸软膏、尿素霜、PUVA、UVB、咪喹莫特、氮芥、他克莫司
大斑块状	局部：全反式维 A 酸软膏、维胺酯、尿素霜、贝沙罗汀 全身：维生素 D_2、维胺酯、糖皮质激素、异维 A 酸、自然紫外线、UVB、PUVA、雷公藤多苷、泼尼松、α 干扰素、IL-12

（三）治疗措施

1. 小斑块状副银屑病 治疗效果不佳，方法包括润滑剂、糖皮质激素外用、UVB 或联用焦油制剂、咪喹莫特、他克莫司、维 A 酸软膏、氮芥、PUVA。患者在开始时应每半年随访 1 次，以后则每年随访 1 次。

2. 大斑块状副银屑病 控制病情、防止其发展为蕈样肉芽肿，患者在开始时应每 3 个月随访 1 次，以后则每半年或 1 年随访 1 次，可疑损害应反复活检。治疗包括：润滑剂、强效糖皮质激素外用 + UVB 或 PUVA、氮芥外用等。维生素 D_2 250 000U，每日 1 次，治疗 2～4 个月有效。全身试用 α 干扰素、IL-12。

（四）循证治疗步序

小斑块/大斑块状副银屑病的循证治疗步序见表 21-19、表 21-20。

表 21-19 小斑块状副银屑病的循证治疗步序

项目	内容	证据强度
一线治疗	润肤剂、焦油、外用糖皮质激素	E
	PUVA/ 窄谱 UVB	C
	氢水浴	D
二线治疗	外用氮芥	C

表 21-20 大斑块状副银屑病的循证治疗步序

项目	内容	证据强度
一线治疗	外用糖皮质激素、润肤剂	E
	紫外线 A 与甲氧沙林	C
	外用氮芥	B

（五）治疗评价

1. 总的评价 本病治疗效果不理想，皮疹往往不易消退。一些治疗方法仅只能达到近期效果，有时近期疗效也难以达到。

2. PUVA 和外用糖皮质激素 PUVA 和局部应用高效糖皮质激素治疗有较好近期疗效，但长期应用有副作用，故对于小斑块状副银屑病应限制应用。而大斑块状副银屑病因为有发展为淋巴瘤的潜在可能，故需要更强效的治疗。

3. 系统应用糖皮质激素 对于病情严重的痘疮样副银屑病，可给予中等剂量的糖皮质激素治疗，有一定效果。

4. 其他　硫代硫酸钠静脉注射、氨苯砜、维生素 D₂、组织疗法及封闭疗法等均可试用，因病灶致敏可能与该病发生有关，故采用抗组胺药物及维生素。

（六）预后

1. 大斑块状副银屑病　斑块可保持数年或数十年，有 10% 发展成蕈样肉芽肿，预后较差。在斑片状皮损中形成硬化区，有时形成红斑，是不良预兆。

2. 小斑块状副银屑病　这种斑片可能保持数年甚至数十年，不会发展成为淋巴瘤。

急性苔藓痘疮样糠疹

急性苔藓痘疮样糠疹（pityriasis lichenoides et varioliformis acuta，PLEVA），有学者将其归入血管炎。

【临床提要】

1. 基本损害　原发性损害为 0.2～1cm 的坚实丘疹，呈粉红色至红褐色，表面常有细鳞屑。随着疾病的进展，丘疹可融合成斑块，并发生出血、水疱、坏死、结痂（图 21-11）；部分损害在数周内愈合，遗留痘疮样瘢痕。皮损泛发，主要位于躯干和上臂；有时可见口腔及生殖器黏膜受累，出现红斑或坏死。

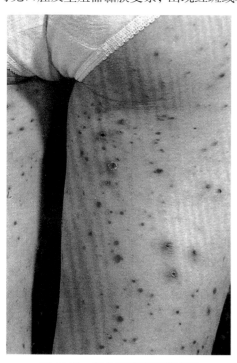

图 21-11　急性苔藓痘疮样糠疹
红斑水肿性丘疹，伴有坏死、结痂

2. 发病特征　急性发病，躯干及四肢近端迅速出现多形性皮疹，广泛分布为其临床特征。病程一般为慢性，持续数月，甚或数年，新皮损成批发生，少数为急性病程。患者一般情况良好，但伴有严重坏死性损害的急性发热型亦有报道（另一亚型）。儿童发病并不少见（图 21-12）。

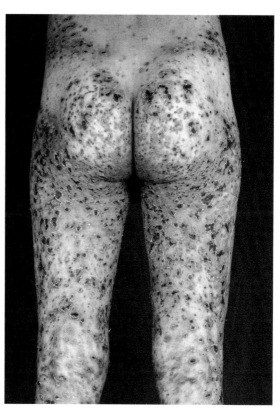

图 21-12　发热溃疡坏死性苔藓样糠疹
（沈阳市第七人民医院　王强惠赠）

3. 鉴别诊断　需与白细胞碎裂性血管炎、丘疹坏死性结核疹、银屑病、扁平苔藓、水痘、玫瑰糠疹、药疹、斑丘疹性梅毒疹、某些病毒疹、立克次体病及上述淋巴瘤样丘疹病相鉴别。

【治疗处理】

（一）治疗原则及基本治疗

此病的治疗只有少数对照试验，大样本研究病例很少。在许多治疗试验中，此病常与慢性苔藓样糠疹同组，故两病的治疗对策常相似或通用。对于婴儿患者，只能采取"等待和观察"的方法。

（二）基本治疗

急性苔藓痘疮样糠疹的基本治疗见表 21-21。

表 21-21　急性苔藓痘疮样糠疹的基本治疗

靶向治疗	抑制炎症和血管反应，减少炎症细胞浸润、细胞内及细胞外水肿和红细胞外渗，减轻和改善症状
抗生素	四环素、红霉素
光疗	UVB、PUVA
系统治疗	环孢素、雷公藤、抗组胺药、糖皮质激素、氨苯砜
局部治疗	尿素霜、维 A 酸霜、糖皮质激素

（三）治疗措施

苔藓样糠疹包括急性痘疮样和慢性苔藓样（点滴状类银屑病），治疗方法包括：①抗生素，如红霉素或四环素。②维生素，如维生素 D_2，开始每日 5 万 U，以后可增加至每日 15 万 U，一些患者有效。也可用 AD 胶丸，烟酰胺 0.2 ～ 0.3g，3 次 / 日。维胺酯 25mg，3 次 / 日，或异维 A 酸 10mg，1 ～ 2 次 / 日。③氨苯砜 50mg，2 次 / 日。④抗组胺药，如氯苯那敏、去氯羟嗪及新一代咪唑斯汀、氯雷他定。⑤抗代谢药，如甲氨蝶呤，每 12 小时服 2.5mg，每周连服 3 次。⑥免疫抑制剂，如环孢素，开始每日 2.5 ～ 5mg/kg，缓解后可减量维持。泼尼松，20 ～ 40mg/d，控制后逐渐减量。⑦雷公藤总苷，每次口服 10 ～ 20mg，3 次 / 日，1 个月为 1 个疗程，病情控制后减量或间歇给药。⑧光疗，如 UVB 或 PUVA。⑨10% 尿素霜、维 A 酸霜、蒽林软膏、焦油制剂、糖皮质激素。上述治疗方法均有一定效果，停药后复发者一般病情减轻。

（四）循证治疗步序

急性苔藓痘疮样糠疹的循证治疗步序见表 21-22。

表 21-22　急性苔藓痘疮样糠疹的循证治疗步序

项目	内容	证据强度
一线治疗	甲氨蝶呤	D
	口服红霉素	C
二线治疗	窄谱 UVB	C
	阿维 A 和 PUVA	E
三线治疗	甲氨蝶呤 / 环孢素 / 多西环素	E
	系统应用糖皮质激素	E
	静脉注射免疫球蛋白	E
	阿奇霉素与外用他克莫司	E

（五）治疗评价及预后

目前尚无可靠的治疗方法。四环素和红霉素都曾报道有效，值得试用。UVB 和 PUVA 为另外的选择。甲氨蝶呤 2.5 ～ 7.5mg，每日 2 次，每周治疗 1 次，连续 3 次，已报道有效。也有报道甲氨蝶呤和非甾体抗炎药同时应用时，引起过数例严重的致命性不良反应。氨苯砜和己酮可可碱 400mg，每日 2 次，已成功用于个别病例。

1. 红霉素　Truhan 报道，在一项回顾性研究中 11 例 2 ～ 11 岁儿童经活检证实为 PLEVA 患者，每日口服红霉素 200mg，每日 3 次或每日 4 次，9 例患儿在 1 个月内病情得到改善。停药 2 ～ 6 个月只有 1 例患儿复发。此外 1 例患儿在加大药物剂量后病情减轻，另 1 例患儿经红霉素治疗无效。

2. 光疗

（1）小儿 UVB 光疗：Tay 报道 3 例 PLEVA 患儿用宽谱 UVB 每周治疗 3 次，平均治疗 26 次，90% 以上皮损改善，但有 2 例在停止治疗后复发。

（2）PUVA 和 UVA 治疗苔藓样糠疹：Pouell 报道 2 例 PLEVA 女性患者用 PUVA 治疗，1 例患者在 12 个月内治疗 57 次（总剂量 $370.5J/cm^2$），另 1 例患者在 3 个月内治疗 26 次（总剂量 $189J/cm^2$），两者 80% 皮损得以治愈，后者在停止治疗后复发。

3. 甲氨蝶呤　Cornelison 报道，5 例患者每周口服甲氨蝶呤 7.5 ～ 20mg 治疗，皮损迅速得以消失，但停止治疗后易复发。

4. 泼尼松龙 + 甲氨蝶呤　Rasmussen 报道，4 例急性苔藓样糠疹伴有严重渐进的瘢痕疾病的青少年患者对红霉素、四环素治疗无反应，对泼尼松龙和短期使用甲氨蝶呤（每 12 小时 2.5mg，连续 3 次）治疗有效。

5. 环孢素　Griffiths 报道，1 例 42 岁艾滋病患者患有慢性苔藓样糠疹，后发展为发热的溃疡坏死性 PLEVA，用环孢素 200mg/d 治疗迅速起效，但需维持治疗。

6. 己酮可可碱　Sauer 报道，2 例 PLEVA 患者，1 例泛发者对己酮可可碱治疗有效。最初己酮可可碱 400mg，每日 2 次，用药 2 周，随后加大剂量，每日 3 次，疗效与另 1 例患者每周用甲氨蝶呤 5mg 相似。

7. 氨苯砜　Nakamara 报道，1 例 21 岁男性患者，呈发热、溃疡坏死性急性苔藓痘疮样糠疹表现，其口服氨苯砜 75mg/d，用药 20 日，随后氨苯砜改为 50mg/d，用药 8 日，之后再减为 25mg/d，用药 6 日，用药 3 日始症状明显减轻。

慢性苔藓样糠疹

慢性苔藓样糠疹（pityriasis lichenoides chronica，PLC）又称点滴状类银屑病，是一种较轻型的副银屑病。

【临床提要】

1. 基本损害　为多数淡红色或红褐色浸润性斑疹或斑丘疹，扁豆大至甲盖大小，覆有细薄鳞屑，刮除鳞屑无点状出血，经数周或数月自行消退，遗留色素沉着或色素减退斑，但新疹不断出现。

2. 发病特征　多见于青春期和青壮年，偶见于新生儿和老年人。本病好发于躯干、大腿和上臂，一般不累及头面、掌跖和黏膜。

3. 鉴别诊断　包括疱疹样皮炎、药疹、点滴状银屑病、扁平苔藓、昆虫叮咬、玫瑰糠疹及水痘等。

【治疗处理】

（一）治疗原则

本病以局部治疗为主，严重者可给予全身治疗。

（二）基本治疗

本病可不治疗，或口服抗组胺药、维生素 D_2，外用糖皮质激素软膏、紫外线照射、PUVA。

（三）治疗措施

本病治疗措施同急性痘疮样糠疹。

（四）循证治疗步序

慢性苔藓样糠疹的循证治疗步序见表 21-23。

表 21-23　慢性苔藓样糠疹的循证治疗步序

项目	内容	证据强度
一线治疗	窄谱 UVB	B
	UVA+UVB/PUVA	D
二线治疗	红霉素	B
	阿奇霉素	E
	四环素	D
三线治疗	甲氨蝶呤 /UVA1/ 依那西普	E
	阿维 A+PUVA/ 外用他克莫司	E

（五）治疗评价

目前尚无治疗本病的临床对照试验，且研究的病例组织是小样本。许多治疗试验把本病和急性苔藓痘疮样糠疹归为同组，因此两者的治疗方案常相似或相互通用。

1. 光疗　大部分报道紫外线治疗本病有效，因此推荐单用紫外线 UVA、UVB 或 PUVA 治疗本病。

2. 四环素 / 红霉素　Piamphonystant 报道，12 例患者用四环素 2g/d 治疗，4 周内所有患者症状均有所改善，7 例患者需要四环素 1g/d 维持治疗半年。

3. 甲氨蝶呤 / 环孢素　对于一些严重或顽固的病例，已报道少数病例用甲氨蝶呤、环孢素治疗有效。

4. 维 A 酸类　①口服维 A 酸治疗苔藓样糠疹：4 例男性患者口服维 A 酸 1mg/kg 治疗 6～18 周，病情完全缓解，停止用药后疗效仍可维持长达 8 个月以上。②用阿维 A 酸成功治疗 PLC：Hay 报道，1 例患者经泼尼松龙、土霉素、氨苯砜、甲氨蝶呤、硫唑嘌呤、UVB 和 PUVA 治疗无效，而阿维 A 酸每天 50mg 治疗有效。

5. 抗炎、抗过敏治疗　据报道局部糖皮质激素治疗本病有效，常用抗组胺药来减少瘙痒，但不能影响疾病的病程。

（六）预后

大多数治疗方案中，患者的病情改善比未治疗组患者好，极少有新皮疹发生，病程缩短及复发时间延长。PLC 是一种良性疾病，数月或数年内可自愈。单个损害一般在 3～6 周消退，遗留少数色素沉着。

三、白色糠疹

白色糠疹（pityriasis alba）又称单纯糠疹（pityriasis simplex），好发于儿童或青少年。病因不明，现多认为是一种非特异性皮炎。营养不良、维生素缺乏、日晒、皮肤干燥、肥皂浸洗及糠秕孢子菌感染等是可能的诱发因素。白色糠疹与特应性皮炎显著相关。

【临床提要】

1. 基本损害 皮损为干燥鳞屑性圆形浅色斑（图 21-13），境界不太清楚，可逐渐扩大或增多。皮损常 4 ～ 5 个或更多，直径大小为 1 ～ 4cm。表面干燥，覆有少量灰白色细小鳞屑，基底炎症反应轻微。

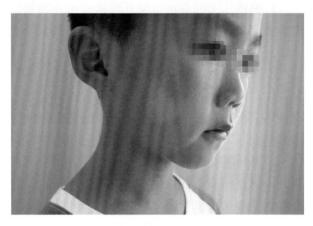

图 21-13　白色糠疹

2. 发病特征 皮损好发于颜面，尤以两颊部多见，偶可见于颈部及上臂。多无自觉症状，或有微痒。经数周至 1 年余，有的患者鳞屑消失后仍留白色斑 1 年或更久。

3. 鉴别诊断 应与白癜风、花斑癣等相鉴别。

【治疗处理】

（一）治疗原则

本病为自限性，一般仅对症处理。治疗可促进色素恢复或色素沉着。

（二）基本治疗

基本治疗可试用润肤剂、尿素霜、硫黄霜、低效糖皮质激素、光疗。

（三）治疗措施

一般不需治疗。可服用 B 族维生素及外用润肤剂 3% ～ 5% 硫黄霜、2% 水杨酸软膏、5% 尿素软膏及弱效糖皮质激素霜剂，或联用 Lac Hydrin，口服甲氧沙林 + UVA。

（四）治疗评价及预后

本病预后良好，一般经过数月或数年自然痊愈。

四、连圈状糠秕疹

连圈状糠秕疹或远山连圈状糠秕疹（pityriasis circinata of toyama）又称正圆形糠秕疹（pityriasis rotunda）。大多数学者认为本病是一种局限型后天性鱼鳞病。

【临床提要】

1. 基本损害 表现为褐色、圆形、边界清楚的鳞屑性斑片。无红斑或浸润；皮损直径一般为 2 ～ 3cm，有时更大。

2. 发病特征 20 ～ 45 岁多见。主要位于臀、大腿、腹、背或上臂，皮损常为多发性，一般无自觉症状。

【治疗处理】

（一）治疗原则

本病常与潜在的疾病有联系，特别是结核病、营养不良、恶性肿瘤和肝病，应认真查找。临床表现类似于皮肤癣菌病，但真菌检查阴性，抗真菌治疗无效。

（二）基本治疗

连圈状糠秕疹的基本治疗见表 21-24。

表 21-24　连圈状糠秕疹的基本治疗

监测潜在疾病	营养不良、结核、肝病、肿瘤
方法选择	维 A 酸软膏、水杨酸软膏、硫黄霜、焦油类、鱼肝油软膏、紫外线

（三）治疗措施

治疗潜在疾病，可选用润肤膏、乳酸、尿素、10% 水杨酸软膏、3% 硫黄霜或 0.1% 维 A 酸软膏。皮损广泛者，可照射紫外线和口服维生素 A。

（四）治疗评价及预后

本病常持续存在或自行消退后复发。

五、石棉状糠疹

石棉状糠疹（pityriasis amiantacea）是对感染

或外伤的反应，可类似银屑病和脂溢性皮炎，病因可能为脂溢性皮炎或银屑病继发感染。

【临床提要】

1. 基本损害 糠状鳞屑：头皮有黏着性银白色糠状鳞屑，宛如堆积的石棉（图21-14），可局限一处或累及整个头皮，界限明显。毛发鞘：毛发近端有纯白色鞘状物。毛囊口棘状隆起：呈纯白色，包围毛发；头发可呈束状，可有轻度瘙痒。

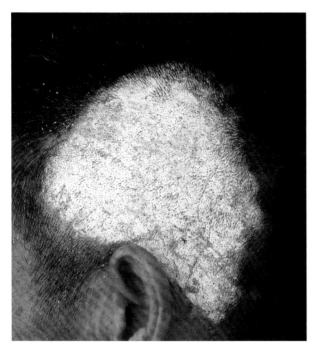

图 21-14 石棉状糠疹

2. 发病特征 好发于儿童及青年人。

3. 鉴别诊断 本病应与头癣、脂溢性皮炎、银屑病相鉴别。

【治疗处理】

（一）治疗原则

对症处理，软化角质，脱去鳞屑。

（二）基本治疗

石棉状糠疹的基本治疗见表21-25。

表 21-25 石棉状糠疹的基本治疗

方法选择	软化角质：水杨酸软膏、硫黄软膏
	去除角质：硫黄香波／硫化硒／酮康唑／吡硫锌香波

（三）治疗措施

用5%硫黄软膏、5%水杨酸软膏或抗生素软膏外涂，用硫黄香波或硫化硒混悬剂洗头，用2%酮康唑洗剂洗头。洗头之前用普通洗发精（液）常规洗头去污，然后趁头发湿润涂上硫化硒或酮康唑，在头发上揉搓形成泡沫状，保留5～10分钟洗净。亦可依据患者选择，剃光头发治疗效果更好。口服维生素 B_2 和维生素 B_6。

（四）治疗评价及预后

本病稍难治，且易复发，但预后良好。

六、玫瑰糠疹

有学者认为玫瑰糠疹（pityriasis rosea）具有母斑出现、自限性病程、季节性发病和很少复发等特点，并支持病毒感染学说（曾假设人疱疹病毒HHA-6 和 HHV-7，但尚待证实），也可能是对药物过敏反应，病程为自限性。

【临床提要】

1. 基本损害

（1）母斑：或称先驱斑，开始为丘疹，1～2日迅速增大，呈圆形或卵圆形橙红色斑，略隆起，上覆细小鳞屑，直径为2～10cm。中央有痊愈倾向，前胸为最常见的部位（图21-15）。

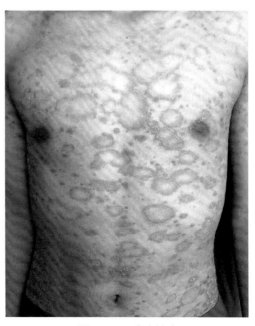

图 21-15 玫瑰糠疹

（2）继发疹：母斑出现后 2 ～ 21 日，继发疹成群发生，形态与母斑期相似，但较小，直径＜ 2cm。

2. 发病特征 有前驱症状，5% 病例在发疹前有全身不适、发热、关节痛和淋巴结肿大。继发疹持续 2 ～ 10 周，特殊分布，皮损对称分布，主要位于躯干、颈部及四肢近端等非暴露部位，其长轴平行于皮肤裂纹，外观似"圣诞树"（图 21-16）。皮损中央首先愈合，边缘覆细薄鳞屑，愈后遗留色素沉着。有不同程度的瘙痒。

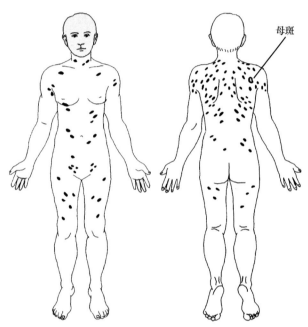

图 21-16 玫瑰糠疹分布示意图（示母斑及沿皮纹分布的继发斑）

3. 鉴别诊断 应与体癣、二期梅毒疹、银屑病和药疹相鉴别。

【治疗处理】

（一）治疗原则

以对症治疗为主或使用糖皮质激素（重症）。有一种玫瑰糠疹样的皮疹，可能是对卡托普利、砷剂、金制剂、铋剂、可乐定、甲氧丙嗪、盐酸曲吡那敏或巴比妥酸盐的过敏反应。要除去和避免其过敏因素。

（二）基本治疗

玫瑰糠疹的基本治疗见表 21-26。

表 21-26 玫瑰糠疹的基本治疗

靶向治疗	抑制皮肤内辅助性/诱导性 T 细胞浸润、表皮海绵形成和角质形成细胞坏死、真皮血管周围红细胞外漏
急性炎症期	避免用刺激性药物，外用润肤剂。口服糖皮质激素、卡泊三醇、抗组胺药物，短程应用糖皮质激素，或阿维 A、IVIg、英夫利昔单抗
急性期后	UVB、氦氖激光

（三）治疗措施

1. 全身治疗 口服抗组胺药。重症者可短期使用糖皮质激素，严重的水疱型病例可用氨苯砜 50mg，每日 2 次。疑有病毒感染，可口服伐昔洛韦 0.3g，每日 2 次，共 1 周。

2. 紫外线治疗 皮损顽固或泛发者，可用红斑量或亚红斑量的紫外线分区交替照射，2 ～ 3 日 1 次，照射 3 ～ 5 次，引起轻度红斑反应，常可使皮疹消退。

3. 氦氖激光 照射功率 8 ～ 25mW，每区照射 5 ～ 10 分钟，剂量为 119 ～ 178J/cm²，1 次/日，10 次为 1 个疗程。

4. 局部治疗 可用润滑剂、炉甘石洗剂、5% 硫黄乳剂或糖皮质激素霜。

（四）玫瑰糠疹的循证治疗步序

玫瑰糠疹的循证治疗步序见表 21-27。

表 21-27 玫瑰糠疹的循证治疗步序

项目	内容	证据强度
一线治疗	外用糖皮质激素	E
	润肤剂/口服抗组胺药	A
二线治疗	窄谱中波紫外线 (NB-UVB)	B
	UVA1	C
三线治疗	口服泼尼松/阿昔洛韦	A
	口服红霉素	B
	氨苯砜	E

（五）治疗评价

1. 光疗 Arnolt 报道，20 例有症状的泛发性玫瑰糠疹患者用 UVB 光疗治疗。经过连续

5 日最小红斑剂量 UVB 光疗，50% 患者临床症状和主观症状（如瘙痒）得到明显改善。有学者建议用窄谱 UVB 治疗本病。亦有报道 UVB 可降低严重程度，但不会减轻瘙痒，也不会缩短病程。

2. 糖皮质激素　Tay 回顾性报道，368 例患者中有 20 例患者自述严重瘙痒，口服泼尼松龙治疗，2～3 周症状明显改善。但有报道口服糖皮质激素治疗可加重病情。Leonforte 报道，18 例患者口服糖皮质激素治疗玫瑰糠疹，使用糖皮质激素剂量越大，时间越长，病情恶化越明显。

3. 红霉素　Sharman 报道，90 例患者（包括儿童），随机分为治疗组和对照组，治疗组成人口服红霉素 250mg，每日 1 次，儿童口服红霉素 25～40mg/kg，分 4 次口服，用药 2 周。相比对照组，治疗组中 73% 患者病情改善。

（六）预后

本病呈自限性，4～8 周后常自然消退。

七、毛发红糠疹

毛发红糠疹（pityriasis rubra pilaris，PRP）是具有局限性毛囊角化性丘疹、掌跖角皮病和红皮病等特征的慢性皮肤病。病因不明，遗传因素（常染色体显性遗传）、维生素 A 缺乏、角化障碍可能与发病有关（图 21-17、图 21-18）。

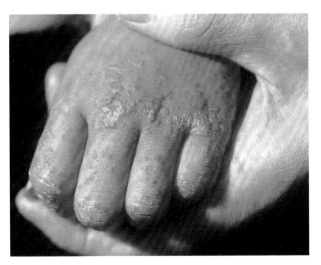

图 21-17　毛发红糠疹（1）

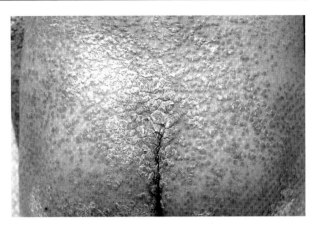

图 21-18　毛发红糠疹（2）

【临床提要】

1. 基本损害　①毛囊角化性丘疹：淡红褐色、棕色或正常皮色（图 21-19、图 21-20）。丘疹干燥、坚硬、顶端尖锐，扪之有木锉感，中心有小角质栓，剥除角栓后，可见特征性小凹陷，27%～50% 的患者第 1、2 指节背侧常见上述特征性丘疹，具有诊断意义。毛囊角化性丘疹可融合成基底发红边界清楚的鳞屑性斑块。②类似银屑病和红皮病损害：躯干、四肢的斑块类似银屑病。重者可波及全身，形成红皮病，在受累区常可有正常皮岛。③掌跖角化：75%～97% 的患者可伴有掌跖角化。指（趾）甲增厚不平。

2. 发病特征　皮疹多从头皮面部开始，类似干性脂溢性皮炎损害，逐渐向躯干、四肢扩延。可有 Koebner 现象，自觉症状轻微，有时微痒、灼热，一般不伴内脏损害（图 21-20）。

3. 临床分型　PRP 可分为家族型和获得型，也可按发病年龄分为儿童型和成年型。本病分成六型：

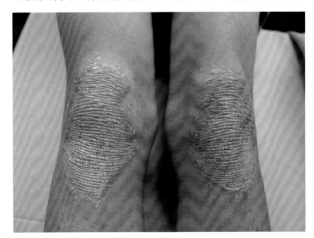

图 21-19　毛发红糠疹（3）

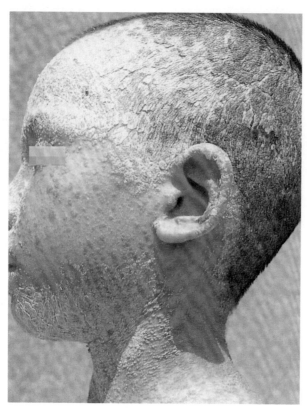

图 21-20　毛发红糠疹（4）
类似脂溢性皮炎的轻度鳞屑性红斑

（1）成人型：典型（Ⅰ型）、非典型（Ⅱ型）。
（2）幼年型：典型（Ⅲ型）、局限型（Ⅳ型）、非典型（Ⅴ型）和 HIV 相关型（Ⅵ型）。

4. 鉴别诊断　①银屑病：有多层银白色鳞屑斑丘疹，去除鳞屑可见薄膜及点状出血表现。掌、跖无角化过度。②脂溢性皮炎：主要累及多脂区，具有油腻性鳞屑，无毛囊角化性丘疹。③毛周角化病：毛囊角化性丘疹多见于四肢伸侧，尤以上臂伸侧、股外侧为多，无鳞屑性斑块。

【治疗处理】

（一）治疗原则

目前尚无特效疗法。除一般对症处理外，可根据分型进行治疗。一些病例可自行消退，对青少年患者一般采取保守治疗。检测可能存在的相关疾病，伴发病的治疗如 HIV 感染、卡波西肉瘤、自身免疫性疾病或恶性肿瘤、白血病、基底细胞癌、肝癌。

（二）基本治疗

毛发红糠疹的基本治疗见表 21-28。

表 21-28　毛发红糠疹的基本治疗

靶向治疗	抑制毛囊内角栓和毛囊间表皮及毛囊上皮灶性角化不全，减少真皮内毛细血管扩张、淋巴细胞和组织细胞浸润，恢复正常角化
局部治疗	局部用温和的润肤剂、尿素及乳酸软膏、他扎罗汀、糖皮质激素制剂
系统治疗	维 A 酸类、甲氨蝶呤、硫唑嘌呤、环孢素、TNF 制剂
支持疗法	有红皮病者给予支持治疗
监测和治疗伴发病	伴发病的治疗依其疾病制订治疗方案

（三）治疗措施

1. 全身治疗

（1）维 A 酸类：疗效不一，部分病例有极好的疗效。①异维 A 酸，每日 0.5～1mg/kg，分次口服，以后逐渐增加，有效剂量为每日 0.5～1mg/kg；可使缓解期延长或治愈，疗程须 6～9 个月。②阿维 A，常用量为 25～50mg/d。起效后逐渐减量，通常治疗为 4 个月。

（2）糖皮质激素：效果不大，但对发展为红皮病者可应用，与维生素 A 合用能增强疗效。

（3）免疫抑制剂：硫唑嘌呤、甲氨蝶呤或环孢素可用于重症患者。甲氨蝶呤 2.5mg，每 12 小时 1 次，每周连服 3 次；硫唑嘌呤，每日 50～100mg，分 2 次口服；环孢素，每日 3～5mg/kg。雷公藤总苷，每日 1～1.5mg/kg，分 2～3 次口服；雷公藤煎剂，30～50g/d。

（4）其他：甲状腺素片 30mg，每日 1～2 次。胎盘组织液 2ml，肌内注射，每日 1 次。盐酸普鲁卡因静脉封闭。

2. 物理治疗　可应用光化学疗法，以及糠浴、淀粉浴或矿泉浴等。

3. 局部治疗　宜用温和的制剂，旨在恢复紊乱的皮肤屏障。可选用 3%～5% 水杨酸软膏、10%～20% 尿素软膏、30% 鱼肝油软膏、0.1% 维 A 酸软膏、卡泊三醇软膏，以及糖皮质激素软膏或霜剂，长期大面积用药应注意吸收中毒。

（四）毛发红糠疹的循证治疗步序

毛发红糠疹的循证治疗步序见表 21-29。

表 21-29　毛发红糠疹的循证治疗步序

项目	内容	证据强度
一线治疗	维 A 酸	B
二线治疗	甲氨蝶呤	C
三线治疗	TNF-α 抑制剂 / 乌司奴单抗	C
	IL-17 抑制剂 / 环孢素	D
	IL-23 抑制剂 / 阿普斯特	E

（五）治疗评价

1. 维 A 酸类　可能是治疗 PRP 最有效的药物。①异维 A 酸：常规用量如 0.5～2mg/(kg·d)，治疗数月可缓解或治愈。一些病例组报道高达 90% 的患者有效。Goldsmith 等开展的多中心试验用异维 A 酸治疗 45 例 PRP 患者，平均每日剂量为 1～2mg/kg，连续治疗 4 个月，90% 以上的患者获得显著疗效。②阿维 A：与光（化学）疗法联合应用有报道成功治疗的病例，剂量为 0.5mg/(kg·d)。

2. 甲氨蝶呤（MTX）　疗效较好，是治疗顽固性 PRP 的替代方法。MTX 起效需用药 6～8 周，且完全缓解可在 3～4 个月见到。Dicken 用 MTX 治疗 8 例 PRP 患者，平均疗程 6 个月，每周剂量为 10～25mg，所有患者症状明显改善。

3. 维 A 酸类＋MTX　Clayeon 等报道治疗 11 例严重的或顽固性 PRP 患者，接受阿维 A 酯 25～75mg/d 和口服 MTX 每周 5～30mg。经过 16 周治疗后，有 8 例患者显示有效，但 2 例发生严重性肝炎，因此应将剂量减至最小。

4. 硫唑嘌呤　Griffiths 报道 8 例患者用硫唑嘌呤治疗，7 例患者有效。

5. 糖皮质激素　局部用药疗效不理想，而系统治疗不敏感，Griffiths 报道 14 例患者用糖皮质激素（剂量达 90mg/d），结果 9 例无效。

6. 卡泊三醇　van de Kerkhof 和 Steijlen 发现 3 例 PRP 患者外用卡泊三醇油膏，每日 2 次，治疗 4 周后，获显著改善。

7. HIV 感染　Gonzalez lopez 报道，齐多夫定治疗 HIV 合并毛发红糠疹有效，而当齐多夫定用于无 HIV 感染的毛发红糠疹患者却无效。

8. 光疗　光疗结果比银屑病差得多。有报道 17 例患者均无效。然而，也有用 PUVA 治疗获得成功的报道。Herbst 报道，长波紫外线联合阿维 A 成功治愈 1 例典型毛发红糠疹患者。Kirby 报道，1 例典型的青少年 PRP 用窄谱 UVB 联合维 A 酸治疗有效，此例患者曾用广谱 UVB 治疗无效，推测窄谱 UVB 具有某些不同的生物效应，优于广谱 UVB 和光疗。

9. 保守治疗　青少年患者采用保守的低毒性药物治疗，因常局限受累，总的预后良好。儿童外用卡泊三醇也可能有效。

10. 生物制剂　有报道 1 例 PRP 患者使用依那西普 50mg，每周 2 次皮下注射，疗效好。另有 2 篇病例报道，使用 5mg/kg 英夫利昔单抗获得成功。但也有 2 个病例报道称英夫利昔单抗治疗无效。

（六）预后

本病某些类型可自行消退，如 80% 的 Ⅰ 型病例 1～3 年消退，Ⅲ 型病例一般 1～2 年内自行消退，Ⅳ 型部分于青少年晚期消退。Ⅴ 型罕见自发性消退。HIV 相关型视 HIV 感染控制的程度而定。

八、红皮病

红皮病（erythroderma）指累及体表面积大于 90% 的任何炎性皮肤病，特征是弥漫性潮红、大量脱屑，故又称剥脱性皮炎（exfoliative dermatitis）。

病因可归纳为 4 种：特发性、继发性（银屑病、湿疹、异位性皮炎、落叶性天疱疮、接触性皮炎、毛发红糠疹等）、药物（磺胺类、苯巴比妥、别嘌醇、氨苯砜、硝苯地平）和恶性肿瘤（皮肤 T 细胞淋巴瘤）。

【临床提要】

1. 皮肤损害

（1）急性期：为弥漫性皮肤潮红、浸润、肿胀和脱屑。红斑迅速扩展，12～48 小时可累及全身，2～6 日后出现鳞屑。

（2）脱屑期：鳞屑可呈糠状或大片状，掌跖部剥脱，如手套状、袜状（图 21-21、图 21-22）。可有头发和体毛脱落，以及甲嵴、甲板增厚或脱落。皮肤干燥、呈鲜红色，发热，触之增厚。皮损可有肿胀、渗液、结痂及继发感染。

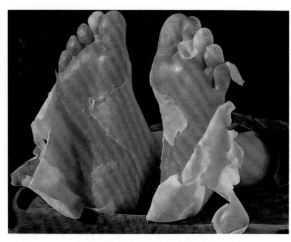

图 21-21　红皮病：脱屑期
足部大片脱屑，呈破袜状

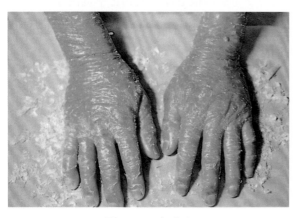

图 21-22　红皮病

（3）慢性期：皮损色泽变暗，水肿消退。色素沉着或皮肤异色病样改变。皮肤绷紧感，严重瘙痒。

2. 全身表现　①低热或中度发热，代谢亢进和基础代谢率升高；②非显性失水，皮肤血流量增加可致心力衰竭；③低白蛋白血症、负氮平衡；④免疫学改变：γ-球蛋白增多；⑤肝脾大；⑥淋巴结肿大。

【治疗处理】

（一）治疗原则

红皮病是严重的疾病，应积极治疗，包括针对病因治疗、支持治疗和综合治疗。

（二）基本治疗

红皮病的基本治疗见表 21-30。

（三）治疗措施

1. 病因治疗　病因明确者，应尽早去除；如立即停用过敏药物或刺激性治疗，及时处理原发疾病，伴发恶性肿瘤者应同时进行抗肿瘤治疗。

2. 支持疗法　纠正负氮平衡，给予高蛋白饮食，补充多种维生素，维持水、电解质平衡。应加强护理，保持环境安静、温暖和清洁，精心护理。

表 21-30　红皮病的基本治疗

靶向治疗	阻断一切诱发本病的因素，抑制角蛋白增生过度，抑制表皮更新速度过快和表皮剥脱及大量蛋白丧失，减轻真皮水肿和炎症细胞浸润，纠正代谢紊乱，治疗并发症，降低病死率
对症治疗	寻找病因，停用致敏药物，针对不同病因进行综合治疗 系统治疗：支持疗法，营养补充，外周水肿可用利尿剂，维持水、电解质平衡，治疗继发感染，口服镇静、抗组胺药物止痒，使用糖皮质激素（特发性及药物性红皮病） 生物制剂：英夫利昔单抗、依那西普、乌司奴单抗、布罗利尤单抗 局部治疗：燕麦浴、湿敷、外用润肤剂、弱效糖皮质激素乳膏、卡泊三醇、他克莫司及物理治疗等
特发性红皮病	对症治疗：支持治疗、使用糖皮质激素
继发性红皮病 （病因学治疗）	监测原发疾病，病因治疗，对症治疗及支持疗法 银屑病性红皮病：甲氨蝶呤、阿维 A、环孢素、吗替麦考酚酯、英夫利昔单抗 5～10mg/kg、TNF 拮抗剂、阿仑单抗、UVB、PUVA 毛发红糠疹性：阿维 A、甲氨蝶呤、系统用糖皮质激素、抗 IL-12 抗体、抗 IL-23 抗体、TNF 拮抗剂 药源性红皮病：停用致敏药物，系统用糖皮质激素 落屑性红皮病：调整消化功能，控制感染，补充 B 族维生素和锌，重症者系统用糖皮质激素 落叶型天疱疮性：系统用糖皮质激素、IVIg、雷公藤、羟氯喹、氨苯砜 湿疹皮炎性：系统用糖皮质激素、雷公藤 淋巴瘤性：联合化疗、PUVA、电子束照射、体外光化疗、生物制剂，口服贝沙罗汀对皮肤 T 细胞淋巴瘤（CTCL）有效 移植物抗宿主病红皮病：环孢素、糖皮质激素、体外光化学疗法、PUVA（急性 GVHD 有效）

续表

并发症治疗	高排血量心力衰竭：利尿剂、血管扩张药及洋地黄类药物	
	低体温和发热：低体温应保暖，发热应物理降温	
	血浆容量减少性虚脱：扩容、静脉补液、补充白蛋白等	
	感染：根据细菌培养和药敏结果选择抗菌药物	

3. 药物所致红皮病　首先是避免可能诱发本病的药物。病情严重者，可系统使用糖皮质激素，尤其是药物过敏引起者。根据病情的轻重不同给予不同初始剂量的泼尼松。

4. 糖皮质激素　泼尼松，每日 40 ～ 60mg，分次口服；病情严重者可采用地塞米松（10 ～ 20mg）或氢化可的松（200 ～ 500mg）静脉滴注，每日 1 次，病情控制后减量或改为泼尼松口服；静脉给药和口服给药亦可同时进行。

5. 免疫抑制剂　主要用于原发病为银屑病或毛发红糠疹者或使用糖皮质激素疗效不明显者；甲氨蝶呤、环孢素对原发病为银屑病者可使用。有经验表明，对银屑病性红皮病可采用联合疗法。以雷公藤总苷或阿维 A 为主，配合脉络宁静脉滴注或羟基脲或甲氨蝶呤等治疗。一般不用糖皮质激素，只对原来已用者酌情减量，并用甲氨蝶呤辅助逐渐撤药。

6. 维 A 酸类　对银屑病和毛发红糠疹所致红皮病有效。

7. 抗组胺剂　具有镇静、止痒作用，瘙痒明显者可使用。

8. 抗生素　继发性感染时需用抗生素。Heng（1986）认为皮肤金黄色葡萄球菌移生可能引起红皮病，故应使用适当的抗生素。

9. 局部治疗　原则是安抚止痒、保护皮肤、防止感染。酌情选用无刺激性的粉剂、洗剂、霜剂或软膏。糜烂渗液明显者，用 3% 硼酸溶液湿敷，但一般不能超过体表面积的 30% ～ 40%。对眼、口腔及外阴部损害给予相应处理。

（四）循证治疗步序

红皮病的循证治疗步序见表 21-31。

（五）治疗评价

1. 药物诱发的红皮病　一般停用致敏药物后对症处理，采用糖皮质激素治疗，随致敏药物从体内排出，疾病可以痊愈。

表 21-31　红皮病的循证治疗步序

项目	内容	证据强度
一线治疗	卧床休息 / 润肤剂	C
	湿包技术（WWT）	D
二线治疗	外用 / 口服糖皮质激素	C
	系统应用糖皮质激素 /PUVA	C
	PUVA 联合维 A 酸类药物	E
三线治疗	环孢素 / 其他免疫抑制药物：甲氨蝶呤	B
	系统应用维 A 酸类药物	E
	治疗银屑病的生物制剂	B
	外用洛伐他汀和胆固醇	E
	外用辛伐他汀 / 次氯酸盐	E
	外用阿普斯特 / 利妥昔单抗	E
	莫格利珠单抗 / 依托泊苷	E
	体外光分离置换法	C
	贝沙罗汀	D
	洛伐他汀和胆固醇乳液	E

2. 甲泼尼龙冲击　Dahl 等报道 1 例患者由于被黄蜂叮咬之后发展为红皮病，局部治疗及口服激素治疗效果不佳，病程持续 4 个月。采用静脉用甲泼尼龙 2g 冲击治疗，1 周之后又重复治疗，皮损消除。

3. 糖皮质激素　由于系统应用糖皮质激素是引起银屑病性红皮病的主要诱因，因此不主张首选该药，只有当不疑为银屑病时，才可考虑系统应用糖皮质激素，而且患有潜在的脂溢性或特应性皮炎的患者一旦全身应用糖皮质激素，则撤药可能有困难。

4. 继发性红皮病型

（1）甲氨蝶呤（MTX）：有用 MTX 静脉滴注法治疗 3 例银屑病性红皮病，每周 2 次，每次 10mg，溶于 5% 葡萄糖液 500ml 内静脉滴注，每次静脉滴注后 3 日即见潮红减退，总量 40 ～ 60mg（2 ～ 3 周）后基本痊愈。

（2）阿维 A 酯：曾报道 1 例男性 37 岁银屑病患者，给予阿维 A 酯 40mg/d，分 2 次口服，5 日控制病情，10 日皮肤潮红减轻，15 日红皮消退；阿维 A 酯减为 30mg/d，第 5 日有轻度反跳，加用雷公藤后控制。

（3）环孢素：van der Vleuten 等报道 1 例 83 岁银屑病性红皮病患者对糖皮质激素、MTX 和阿维 A 酯治疗无效，在住院期间用环孢素 5mg/(kg·d) 和卡泊三醇软膏外用共 8 周取得显著效果。停用环孢素后，以 UVB 光疗替代 4 个月，患者皮肤转为正常。

Ghazi 等用环孢素 5mg/(kg·d) 治疗 1 例病程 4 年的毛发红糠疹性红皮病，第 1 周达到显效，4 周后皮肤恢复正常，用 3mg/(kg·d) 维持治疗未再复发。

（4）卡马西平：Smith 等报道 1 例 HIV 感染患者合并红皮病型银屑病，无意之中采用卡马西平 200～400mg/d 治疗，其皮损消除，但当卡马西平停用时皮损复发，再次治疗，皮损又可消除。

（5）手术治疗、化学治疗或放射治疗：对继发于恶性肿瘤的红皮病，应针对肿瘤情况采用手术、化疗或放疗。有前列腺癌患者经 X 线治疗肿瘤后，红皮病明显好转。邱丙森引用 Zackheim 所推荐的低剂量 MTX 治疗 29 例表皮性皮肤 T 细胞淋巴瘤 Ⅲ 期红皮病和 Sézary 综合征患者，其用法为口服、皮下或肌内注射 5～125mg，每周 1 次，完全缓解率为 41%，部分缓解率为 17%，中位治疗时间为 31 个月，中位存活时间为 8.4 年。

（6）生物制剂：对于 5 例银屑病性红皮病患者，给予英夫利昔单抗 5mg/kg 治疗，在第 0 周、2 周、6 周各治疗 1 次，以后每 8 周治疗 1 次。其中 3 例患者 PASI 评分改善 75% 或 75% 以上。

另一项开放性试验，受试者包括 8 例大斑块型银屑病患者和银屑病性红皮病患者。患者在第 0 周、2 周、6 周时给予英夫利昔单抗 5mg/kg 治疗。所有患者在 10 周内都出现症状缓解。PASI 评分平均减少 86.6%。1 例以红皮病为表现的 T 细胞白血病/淋巴瘤患者，接受达克珠单抗治疗后，症状长期处于完全缓解状态。

（7）中医药治疗：应用雷公藤制剂治疗红皮病 40 例，其中 31 例达到痊愈，8 例显效，仅 1 例无效。结果表明，取得最佳疗效的红皮病是继发于湿疹和皮炎者，其次是银屑病性红皮病，而蕈样肉芽肿及 Sézary 综合征仅 1 例患者有一定的效果，但不能治愈，另 1 例蕈样肉芽肿患者无效。

（六）预后

1. 相关因素 本病可反复发作，病程长。其预后取决于病因、病变程度和治疗情况，严重的代谢紊乱可引起低体温、心力衰竭、周围循环衰竭和血栓性静脉炎，败血症、肝肾损害和恶性肿瘤，皮肤、皮下组织和肺部感染常见。本病可导致死亡，特别是老年患者，既往报道的死亡率为 18%～64%。

2. 继发红皮病 药物诱发的红皮病预后最好，如能及时停药和给予适当的治疗，病变常在 2～6 周消退。湿疹性红皮病、特发性红皮病和银屑病性红皮病的病程可能长达数月或数年，且易于复发。

3. 随访报道 Beuchner 和 Winkelmann 报道了 7 例红皮病患者，随访 3～16 年均发生 Sézary 综合征，其中 4 例发生多次接触性过敏或药物反应，1 例有严重的异位性皮炎。

九、脱屑性红皮病

脱屑性红皮病（erythroderma desquamativum）的病因不明，可能与母乳中生物素不足或母体自身毒素通过乳汁传给婴儿有关，亦与患儿补体 C5 水平低下、皮肤表面存在念珠菌或葡萄球菌等因素有关。脂溢性皮炎可发展为全身性剥脱性皮炎。在新生儿，严重的泛发性脂溢性皮炎一般称为脱屑性红皮病。

【临床提要】

1. 基本损害 全身皮肤弥漫性潮红、脱屑，鳞屑呈灰白色、糠秕状，易剥脱（图 21-23）。在四肢伸侧鳞屑明显，而屈侧较少而细小；面部红斑较轻，鳞屑细小且少。表面覆以较厚的黄色油腻性痂皮，似脂溢性皮炎；指甲营养不良。

2. 发病特征 多见于 6～29 周哺乳婴儿。在头部及眉弓部位皮肤潮红浸润，皮损经 2～3 周开始消退，最后消失。全身表浅淋巴结可轻度肿大。

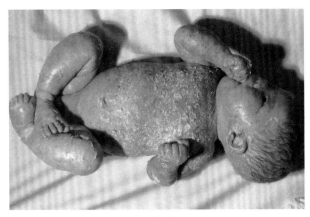

图 21-23　脱屑性红皮病

3. 伴发疾病　如消化不良、腹泻、低蛋白血症、贫血及继发性念珠菌和细菌感染。

4. 鉴别诊断　应与异位性皮炎、先天性鱼鳞病样红皮病、新生儿剥脱性皮炎相鉴别。

【治疗处理】

（一）治疗原则

注重病因治疗，纠正消化不良，控制感染，补充维生素；局部对症处理，严重者可使用糖皮质激素。

（二）基本治疗

脱屑性红皮病的基本治疗见表 21-32。

表 21-32　脱屑性红皮病的基本治疗

靶向治疗	阻断致病因素，减轻真皮炎症和水肿及表皮增殖与脱屑
系统治疗	针对病因，纠正潜在疾病，调整乳品，补充蛋白质、维生素和输血，必要时短期内使用糖皮质激素
局部治疗	外用温和润肤剂或糖皮质激素

（三）治疗措施

1. 系统治疗

（1）调整乳品：可用豆浆或不加糖的去脂牛乳代替人乳。补充蛋白质和生物素、维生素 B、维生素 C 及生物素（维生素 H），注意水和电解质平衡。

（2）输血：严重者少量多次输新鲜血或新鲜血浆。

（3）糖皮质激素：酌情短期内服用糖皮质激素。有继发感染时应及时使用抗生素。

2. 局部治疗

（1）糖皮质激素霜 + 抗细菌 / 真菌剂：严重病例可有感染，皮质激素与细菌抗真菌制剂疗效好。

（2）硫化硒、焦油、吡硫翁锌和间苯二酚香波：一般至少需要每周使用 2 ～ 3 次。酮康唑香波每周 2 次外用，糖皮质激素溶液或糖皮质激素制剂与粗煤焦油或碘氯羟喹（iodochlorhydroxyquin）联合使用。

（3）多黏菌素 B 和氢化可的松混悬液：将 4 滴此液滴入耳道中，可去除皮损。由 0.05% 的曲安西龙和 2% 乙酸配制而成的地奈德洗耳剂、10% 磺胺乙酸酰钠制成的霜剂如用地奈德配制，亦可去除皮脂。每天用棉签和婴儿香波清理，有时可局部加用抗生素软膏。

（四）治疗评价及预后

支持疗法改善患者体质状况，病情缓解至痊愈，预后尚好，但常合并感染，继发肺炎、脑膜炎死亡，我国报道死亡率为 15%。

（李　斌　王　强　廖　家　赖　宽　李　莉　叶巧园　杨艳平　吴　玮　吴昌辉　徐永慧）

第二十二章
扁平苔藓及苔藓样疹

扁 平 苔 藓

扁平苔藓（lichen planus，LP）是一种丘疹鳞屑性疾病，典型皮损为紫红色多角形扁平丘疹，病程数月至数年，一般有自限性。病因可能与免疫、遗传、感染、吸烟、药物、缺氧及精神有关。

细胞免疫介导：T淋巴细胞、朗格汉斯巨细胞、角质形成细胞、细胞因子。

【临床提要】

1. 基本损害（图 22-1～图 22-3）　①淡紫色或紫色扁平丘疹，呈多角形，境界清晰，表面干燥发亮，附有蜡样薄膜，直径为 2～4mm；丘疹中央有轻度凹陷，或小角质栓。② Wickham 纹：在丘疹表面滴一滴矿物油，用放大镜观察，可见灰白色、具有光泽的小点及浅而细的网状条纹。③同形反应：急性期由于搔抓可出现同形反应，即皮肤损伤处可见线状损害。④甲损害，指（趾）甲 LP：甲胬肉、甲变形、增厚，纵沟或嵴、

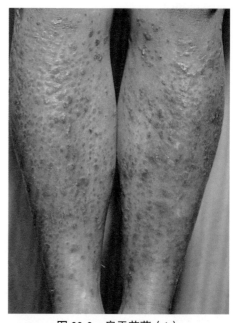

图 22-2　扁平苔藓（1）

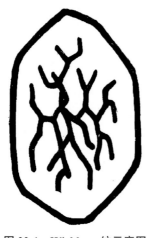

图 22-1　Wickham 纹示意图

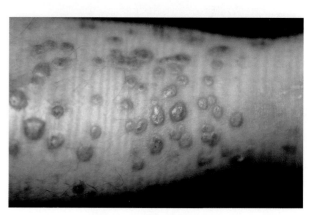

图 22-3　扁平苔藓（2）

甲分离，脱甲。⑤口腔 LP：常见于颊黏膜后侧，以网状型、糜烂型多见。

2. 发病特征　皮损可发生于全身，常见于踝部、腕部、胫前、口和生殖器处。可有不同程度的瘙痒。

3. 临床类型亚型　急性播散性、药物性、肥厚性、线状、大疱性、溃疡性、萎缩性、毛囊性（毛发）、环状、光化性、色素性、掌跖及甲扁平苔藓等。

4. 组织病理　①角化过度；②基底细胞层液化变性，严重者可致裂隙或大疱；③表皮下有致密的带状淋巴细胞浸润（图 22-4）。

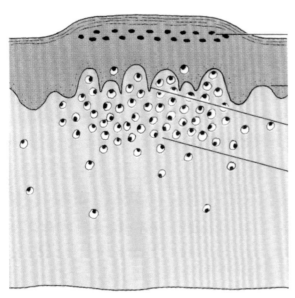

图 22-4　扁平苔藓组织病理示真皮上部淋巴细胞呈带状浸润

5. 鉴别诊断　本病需与点滴状银屑病、扁平苔藓样药疹、移植物抗宿主病、环状肉芽肿、单侧痣、线状苔藓、色素性玫瑰糠疹相鉴别。而外生殖器及黏膜损害需与硬化性萎缩性苔藓、黏膜白斑相鉴别。

【治疗处理】

扁平苔藓病因不明，可能是一种 T 细胞介导的自身免疫性疾病，因而治疗方法大多与抑制免疫反应有关。治疗以外用糖皮质激素为主，但很多患者存在治疗抵抗，尤其一些黏膜糜烂型的顽固皮损，容易反复。扁平苔藓可自愈，症状较严重者需要治疗。对于潜在的疾病，如丙型肝炎、药物致敏，予以治疗和避免。

患者仅有局部症状，可给予强效糖皮质激素外用，每日 2 次，达 2～4 周。如果经治疗无效，采用糖皮质激素皮损内注射，疗效确切。局部止痒药包括薄荷脑、苯酚、利多卡因、普莫卡因或盐酸多塞平等，且均有效。口服抗组胺药对严重瘙痒患者的效果有限，但睡前服用有镇静作用的抗组胺药对减轻患者瘙痒有帮助。

传统上，对泛发性扁平苔藓患者给予糖皮质激素系统治疗，疗效肯定。亦应替代治疗，有报道几例重症扁平苔藓患者口服异维 A 酸 10mg，每日 2 次，用药 2 个月治愈。阿维 A 酯 30mg 也可改善症状、缓解病情。对于顽固性病例，PUVA 治疗有效。PUVA 对扁平苔藓疹伴移植物抗宿主疾病者有特殊疗效。有报道几例重症、顽固性扁平苔藓对其他治疗无反应，免疫抑制药物包括环孢素、硫唑嘌呤和吗替麦考酚酯治疗扁平苔藓有效。

近年来，环孢素、他克莫司、维 A 酸、紫外线、低分子量肝素等治疗措施在临床上取得了一定的疗效。虽有相关报道氨苯砜、羟氯喹等治疗扁平苔藓有效，但缺乏系统性对照研究，其疗效有待证实。

（一）治疗原则

治疗对症，要消除一切诱发和激惹本病的因素。对于口腔黏膜扁平苔藓，应消除能使敏感组织损伤的因素，如酗酒、吸烟、尖锐或粗糙的牙齿（或托牙）及不合适的矫口器或舌挺等，磨牙症应予以治疗；对于光化性扁平苔藓可应用遮光剂；对可能激惹本病的药物如链霉素、金剂、砷剂及磺脲类、氯噻嗪等应当停用。

（二）基本治疗

扁平苔藓的基本治疗见表 22-1。

表 22-1　扁平苔藓的基本治疗

作用靶位	抑制辅助性 T 细胞介导的免疫反应，抑制 T 细胞与表面抗原异常的角质形成细胞黏附，阻止其杀伤角质形成细胞，减少基底细胞液化变性及炎症细胞带状浸润
监测基础疾病 / 癌变	应排除药物性扁平苔藓，并避免之，治疗丙型肝炎，除去口腔金属变应原，口腔扁平苔藓的癌变率达 1.75%，加之免疫抑制剂会导致皮肤感染和恶变。对于存在糜烂和溃疡的扁平苔藓患者，应进行随访评估

Chapter 22

续表

各型扁平苔藓	糖皮质激素，阿维A，辅助雷公藤、氨苯砜、沙利度胺、环孢素、硫唑嘌呤、吗替麦考酚酯、甲硝唑
色素性扁平苔藓	加用维生素E、维生素C，外用维A酸
肥厚性扁平苔藓	加服维胺酯、异维A酸，皮损内注射或外用糖皮质激素，浅层X线治疗
头皮扁平苔藓	加外用维A酸类、阿达帕林、卡泊三醇软膏
口腔扁平苔藓	加用羟氯喹，外用他克莫司软膏，损害内注射糖皮质激素，0.1% β-顺维A酸，环孢素漱口，双氧水漱口，液氮冷冻，准分子激光
直肠阴道扁平苔藓	局部注射糖皮质激素，可的松栓剂，1%氢化可的松霜，离子透入
轻症或局限性扁平苔藓	损害不多者可外用超强效糖皮质激素或糖皮质激素损害内注射
重症或泛发性扁平苔藓	系统用糖皮质激素、PUVA、异维A酸和阿维A、环孢素
光疗	PUVA、UUA、NB-UVB（峰值311nm）、准分子激光（308nm）
生物制剂	英夫利昔单抗、依那西普

（三）治疗措施

1. 全身治疗

（1）抗组胺剂及镇静剂：如去氯羟嗪（25mg，每日3次）、羟嗪（25mg，每日3次），可缓解瘙痒、烦躁症状。

（2）糖皮质激素：泼尼松，20～40mg/d，分2～3次口服，共用6周，一般从小剂量10～20mg/d（相当于泼尼松剂量）到中等剂量，并在随后6周内逐渐减量；对于顽固的病例甚至可用冲击疗法治疗。适用于症状严重的患者，对泛发型LP尤为合适，且有预防阴道受累、甲萎缩和甲胬肉形成的作用。

（3）阿维A：30mg/d治疗对严重和顽固的扁平苔藓有效，缓解或显效常在治疗后4～6个月出现，对于口腔黏膜损害则常需较长时间的治疗才能奏效。异维A酸也可选用。

（4）氨苯砜（DDS）：每日50～100mg，对儿童和成人的大疱性扁平苔藓有效，对皮肤和口腔糜烂型LP和LP的脱屑性齿龈炎也有帮助。

（5）抗真菌药物：如灰黄霉素，对黏膜及大疱性LP有效。每日500mg，2周内有效，可连续3～6个月。

（6）氯喹或羟氯喹：氯喹，500mg/d，分2次口服，共2周，以后改为250mg/d；羟氯喹，200～400mg/d，对光化性LP和甲LP病疗效佳，对大疱性LP、红斑性LP、线状LP和黏膜LP也有效。

（7）苯妥英钠：100～200mg/d。可能与苯妥英钠能抑制细胞介导的免疫异常、减少白细胞游走、抗炎、减低胶原酶和溶酶体酶活性、促进伤口愈合有关。

2. 局部疗法

（1）糖皮质激素制剂：①用聚乙烯薄膜夜间封包效果更好；②对于阴道和直肠损害，用可的松栓剂治疗有效；③阴道LP，以1%氢化可的松霜作润滑剂，并用阴道扩张器定期扩张，可防止阴道粘连；④甲损害和皮损内注射糖皮质激素。

（2）口腔、食管LP损害以局部治疗为主，外用糖皮质激素、损害内注射也有效。对于顽固的口腔损害，用环孢素含漱有效。食管LP用锭剂或溶液作洗涤治疗可使吞咽困难明显缓解，使用0.1%他克莫司软膏有效。

（3）维A酸制剂：皮损可外用0.1%维A酸霜或软膏，口腔损害可用0.1% β-顺维A酸凝胶、过氧化氢或复方硼砂溶液等清洁漱口。维A酸外用对糜烂型LP损害反应较慢，且停药后会复发，故需长时间维持治疗。副作用为局部轻度刺激和短暂烧灼感。

（4）物理疗法：①光化学疗法（PUVA）有一定效果；②液氮冷冻可用于口腔LP的治疗，黏膜损害往往可在3周内痊愈，4周后组织学上恢复正常；③二氧化碳激光治疗口腔糜烂型LP，经4～6周上皮可获再生；④境界线治疗肥厚性LP非常有效，浅层X线和境界线治疗光化性LP有效，对跖部糜烂型LP用X线治疗能暂时奏效；⑤小剂量准分子激光可有效治疗难治性口腔LP。

3. 中医药治疗

（1）辨证施治。阴虚者，宜养阴清热，方可用北沙参、生地、元参、天冬、麦冬、白芍、女贞子旱莲草、枸杞、栀子、丹皮、当归、甘草。虚火上延者（口腔黏膜扁平苔藓），宜滋阴降火，可用知柏地黄汤加减。

（2）对于口腔糜烂者，可用双料喉风散吹入或冰硼散外涂；亦可用双花15g、金莲花15g，煎水含漱，再以锡类散或青黛散外涂或口含金莲花片。

（四）循证治疗步序

扁平苔藓的循证治疗步序见表22-2，口腔扁平苔藓的循证治疗步序见表22-3。

表22-2　扁平苔藓的循证治疗步序

项目	内容	证据强度
一线治疗	外用糖皮质激素	C
	皮损内注射糖皮质激素	D
	抗组胺药	C
二线治疗	甲硝唑 / 系统应用糖皮质激素	B
	柳氮磺吡啶	A
	异维A酸，阿维A	A
	甲氨蝶呤 / 窄谱或宽谱 UVB	B
	PUVA	C
三线治疗	复方磺胺甲噁唑 / 特比萘芬	E
	灰黄霉素 / 沙利度胺	A
	伊曲康唑	C
	抗疟药 /UVA1 / 阿维A	D
	来氟米特 / 硫唑嘌呤 / 环孢素	E
	他克莫司 / 依那西普	E
	阿达木单抗 / 托法替尼	E
	0.1% 他克莫司软膏 / 吡美莫司软膏	E
	卡泊三醇软膏	A
	低分子量肝素 / 氨苯砜	B

表22-3　口腔扁平苔藓的循证治疗步序

项目	内容	证据强度
一线治疗	外用糖皮质激素	A
	皮损内注射糖皮质激素	B
二线治疗	外用免疫抑制剂：	
	他克莫司 / 吡美莫司 / 环孢素	A
	系统用免疫抑制剂：	
	甲氨蝶呤	C
	吗替麦考酚酯 / 硫唑嘌呤	E
	硫酸羟氯喹	B
	TNF-α 抑制剂（阿达木单抗、依那西普）	E
	阿普斯特	E
三线治疗	外用和系统用维A酸类	B
	系统用环孢素	D
	沙利度胺	E
	草药制剂	C
	系统：姜黄素、番茄红素锌	E
	外用：芦荟、透明质酸、蜂胶、洋甘菊	B
	光动力治疗	C

（五）治疗评价

LP 有一定的自限性，据报道有 90% 以上的患者可在 2 年内自然痊愈。至今尚缺乏非常满意的治疗方法。

1. 糖皮质激素

（1）外用：Bjornberg 报道，患者对戊酸倍他米松软膏呈现耐受性，而用二丙酸倍他米松软膏治疗，每日 1 次或每日 2 次，用药 2 ～ 3 周，19 例患者中有 14 例病情明显改善。Volden 报道丙酸氯倍他索洗剂封闭治疗，在 2 ～ 8 周 LP 完全缓解。

（2）内服：Snyder 报道，1 例 70 岁患者患有全身性 LP，用甲泼尼龙 1g 冲击治疗，每日 1 次，连续 3 日，连用 3 个月，LP 消退。

2. 异维 A 酸 口服有肯定的疗效，尤其适用于顽固性皮损和其他药物治疗效果不佳者。一项多中心临床试验表明，异维 A 酸 10mg，每日 2 次，可有效地治疗口腔 LP。个案报道治疗泛发性 LP 亦有效。此方案比大剂量阿维 A 副作用小。

3. 左旋咪唑 Shaps 报道，6 例 LP 患者每周连续 2 日口服左旋咪唑，每天 150mg，用药 6 周，4 例患者症状改善。

4. 甲硝唑 Buyuk 报道，19 例 LP 患者口服甲硝唑治疗，500mg，每日 2 次，治疗 20 ～ 60 日，13 例患者 80% ～ 90% 症状改善，另有 2 例患者皮损缓解 50% ～ 80%，只有 4 例患者经治疗无效。

5. 甲氧苄啶 - 磺胺甲噁唑 Abdel Aal 报道，口服甲氧苄啶 - 磺胺甲噁唑，1 次 2 片，每日 2 次，连用 5 日，2 周内 LP 消退，2 个月后仅有皮肤损害复发，再次用甲氧苄啶 - 磺胺甲噁唑治疗仍有效。

6. 环孢素 有报道使用环孢素 3 ～ 5mg/（kg·d），1 ～ 5 周皮疹改善，有的患者可缓解 3 ～ 6 个月。Ho 报道，口服环孢素治疗严重 LP 有显著疗效。

7. 硫唑嘌呤 Verma 报道，用硫唑嘌呤成功治愈全身性严重 LP 及环孢素治疗严重 LP。

8. 灰黄霉素 Sehgal 报道，22 例患者每日服用灰黄霉素 500mg，用药 2 个月，18 例患者治疗有效。Massa 报道，用灰黄霉素治疗 15 例患者，只有 3 例患者有效。

9. 氯喹 / 羟氯喹 对光化性 LP 和 LP 的甲损害有较好的效果，对本病的大疱型、黏膜型及线状皮损亦有效。羟氯喹 200 ～ 400mg/d，持续使用 6 个月，在 10 例口腔 LP 患者中有 9 例取得极好的疗效。

10. 他克莫司及其他 其抑制 T 细胞的强度是环孢素的 100 多倍，并且具有分子量小、易于穿透等特性。他克莫司对于黏膜糜烂性和难治性 LP 有良好的疗效。有报道 13 例有症状的口腔 LP 患者外用 0.1% 他克莫司软膏，其中 11 例症状有改善。Olivier 等使用含有他克莫司 0.1mg/100ml 的漱口液，每日 4 次漱口治疗 8 例口腔 LP 患者，共 6 个月，其中 7 例症状有明显改善，但停药 12 个月后所有患者均复发。

TNF-α 拮抗剂治疗甲 LP 有效，也有不少关于 TNF-α 拮抗剂导致 LP 的报道。

阿普斯特，20mg，每日 2 次，共 12 周，治疗 LP，所有 10 例患者皮损均有改善。

11. 光疗 Gonzalez 报道，PUVA 治疗 LP 的双盲对照研究显示，10 例患者中有 5 例症状完全消退，另有 3 例患者 50% 以上皮损改善，但剩余 2 例患者病情继续进展。Vaatainen 报道，19 例患者行甲氧基补骨脂素浴后，给予 UVA 暴露治疗，16 例患者有明显疗效。

12. 准分子激光 美国麻省总医院 Tregan 和 Taylor 报道，小剂量准分子激光可有效治疗难治性口腔 LP。研究采用 308nm 准分子激光 100mJ/cm²，1 周 1 次治疗，除 1 例患者未坚持，其余 8 例患者中有 5 例改善程度 > 75%，2 例改善程度为 25% ～ 50%，1 例改善程度不足 25%（该患者合并慢性活动性丙型肝炎），起效时间为 2 ～ 17 个月。

（六）预后

病情越急、越严重，缓解越快。口腔 LP 较皮肤 LP 顽固，可持续 20 年以上；Tompkins 报道光滑皮肤损害平均病程为 11 个月，而口腔伴皮肤 LP 者为 17 个月；泛发性疾病平均病程为 8 个月，而局限性者为 46 个月。Andreason 发现 41% 网状皮损、12% 萎缩性皮损、7% 斑块状皮损可自愈，而糜烂性皮损无自愈倾向。12% ～ 20% 患者复发。我国于学红长期随访 26 例 LP 患者发现 22 例已痊愈（84.8%），平均痊愈时间 34 个月，复发率为 23.1%，平均病程长短与随访期限有一定关系。治疗不影响 LP 的自然病程，而只能减轻病情。

毛发扁平苔藓

毛发扁平苔藓（lichen planopilaris）又称毛囊性扁平苔藓（lichen planus follicularis）。

【临床提要】

1. 基本损害 局限于毛囊的皮损可单独发生或呈丘疹性扁平苔藓，表现为针尖样大小，角化过度，毛囊突起（图 22-5），是头皮最常见的扁平苔藓，头皮丘疹性皮损则相对少见。

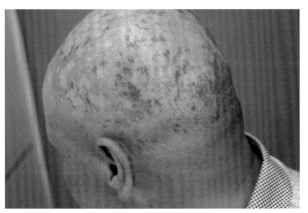

图 22-5 毛发扁平苔藓
（新疆维吾尔自治区人民医院 普雄明惠赠）

2. 发病特征 可发生脱发，如果病情过度活跃可导致瘢痕，从而造成永久性脱发。头皮扁平苔藓是瘢痕性脱发的原因之一。

3. 实验室检查 其免疫荧光检查异常不同于扁平苔藓，意味着毛囊性扁平苔藓与扁平苔藓是两种不同的疾病。

4. 鉴别诊断 本病应与毛囊角化病、毛周角化病及结核性苔藓相鉴别。

【治疗处理】

（一）治疗原则

如果毛发扁平苔藓炎症在早期得到控制，毛囊得以保留，毛发还可以再生长。

（二）基本治疗

毛发扁平苔藓的基本治疗见表 22-4。

表 22-4 毛发扁平苔藓的基本治疗

局限治疗	糖皮质激素外涂或皮损内注射，外用他克莫司
系统治疗	抗组胺药，抗疟药，糖皮质激素，维 A 酸类，沙利度胺 / 肿瘤坏死因子抑制剂

（三）治疗措施

口服抗组胺药控制瘙痒，强效糖皮质激素局部用于控制炎症的早期损害。在成熟损害处，皮损内注射曲安奈德 3 ～ 5mg/ml，疗效确切。抗疟药尤其是硫酸羟氯喹应用数月有效。系统应用糖皮质激素治疗的报道不多，异维 A 酸 40 ～ 80mg/d 可用于本病。异维 A 酸优于阿维 A，因后者可致脱发。

（四）循证治疗步序

毛发扁平苔藓的循证治疗步序见表 22-5。

表 22-5 毛发扁平苔藓的循证治疗步序

项目	内容	证据强度
一线治疗	强效糖皮质激素	D
	皮损内注射糖皮质激素	C
二线治疗	口服糖皮质激素	C
	抗疟药 / 抗雄激素	C
	四环素	D
三线治疗	吗替麦考酚酯 / 环孢素 / 沙利度胺	D
	他克莫司	E
	维 A 酸类	C
	TNF 抑制剂 / 口服米诺地尔	D
	吡格列酮 / 纳曲酮 / 托法替尼	D
	低剂量 308nm 激光	D

（五）治疗评价

1. 糖皮质激素 Newton 等报道高效激素可用于控制早期头皮皮损炎症。皮损内注射曲安西龙 3 ～ 5mg/ml 用于治疗发展的皮损更有效。口服激素，并在短期内减量可用于控制严重病变。

Mehregen 等对 45 名本病患者进行研究发现，局部外用高效激素及口服激素（30 ～ 40mg/d）至少 3 个月具有最高成功率，但超过 80% 的患者复发。

2. 其他 灰黄霉素及羟氯喹可给一些患者带来症状的改善，但不能阻止脱发的发展。环孢素、抗生素及皮损内注射激素无效。

Chapter 22

（六）预后

毛发扁平苔藓的主要并发症为萎缩和瘢痕形成，伴永久性脱发。疾病早期控制毛囊的炎症，毛发单位可能存活，毛发可能再生。

小 棘 苔 藓

小棘苔藓（lichen spinulosus）又称小棘毛发苔藓（lichen pilaris spinulosus），特点是聚集成片的毛囊角化性丘疹，病因不明。有学者认为该病与维生素 A 缺乏有关，是机体对感染、药物、新陈代谢障碍或内分泌失调的一种反应。有报道其有显性遗传的倾向，可能与基因缺陷有关。本病是毛发苔藓的亚型。

【临床提要】

1. 基本损害　为针头大毛囊角质性小丘疹，中心有灰白色丝状角质棘突，除去棘突，见一漏斗状小窝。小丘疹群集成片，但不融合，触之刺手（图 22-6）。

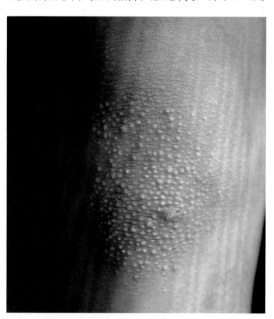

图 22-6　小棘苔藓

2. 发病特征　多见于儿童。好发于四肢伸侧、颈、背、臂等处。发病或快或慢，常于数月后自行消退。

3. 组织病理　可见毛囊扩大，角栓形成，毛囊周围轻度淋巴细胞浸润。

4. 鉴别诊断　扁平苔藓、脂溢性皮炎、瘰疬性苔藓、点状汗孔角化病、毛发红糠疹、多发性骨髓瘤的毛囊性角化过度和藓菌疹等。

【治疗处理】

（一）治疗原则 / 基本治疗

对症治疗：用温和的角质溶解剂。基本治疗见表 22-6。

表 22-6　小棘苔藓的基本治疗

靶向治疗	抑制毛囊角化过度及其毛囊性角化丘疹形成，减轻炎症
药物选择	维 A 酸软膏、水杨酸软膏、尿素霜

（二）治疗措施

可内服维生素 A、维生素 E，外用 5% ～ 10% 水杨酸软膏、0.1% 维 A 酸软膏或 2% 尿素软膏等。

（三）治疗评价及预后

对症处理可缓解症状，本病常于数月后消退，少数可持续 1 年以上。

光 泽 苔 藓

光泽苔藓（lichen nitidus）是一种慢性炎性发疹性疾病，经过缓慢，有时自然消失。病因未明，罕见家族性发病。

【临床提要】

1. 基本损害　皮损为粟粒大圆形扁平发亮丘疹（图 22-7），呈肤色、淡白色或淡红色，散在或聚集。

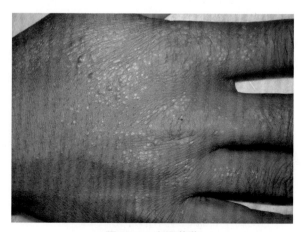

图 22-7　光泽苔藓

2. 发病特征　儿童多发。好发于外生殖器、乳房下、腹部，少数泛发全身，偶见口腔黏膜受累。皮损数年而无变化，但最终消退，无自觉症状。

3. 组织病理　具有特征性，乳头内局限性球形浸润，浸润细胞主要为淋巴样细胞。其上皮变薄、表皮突呈抱球状包围浸润灶。

4. 鉴别诊断　扁平苔藓：为紫红色斑片，表现有 Wickham 纹。毛发苔藓：为毛囊性丘疹，无自觉症状。苔藓样皮肤结核：常伴有其他活动性结核病灶，组织病理改变可资鉴别。

【治疗处理】

（一）治疗原则

常无症状，故无须治疗。有症状者对症处理。

（二）基本治疗 / 治疗措施

如有瘙痒可使用糖皮质激素霜、钙调磷酸酶抑制剂，口腔损害亦可应用 1% 金霉素甘油、境界线照射治疗。泛发性光泽苔藓用 PUVA、系统性糖皮质激素联合 UVA/UVB 光疗法、维 A 酸（阿维 A 酯和阿维 A）治疗有效。

（三）循证治疗步序

光泽苔藓的循证治疗步序见表 22-7。

表 22-7　光泽苔藓的循证治疗步序

项目	内容	证据强度
一线治疗	局部外用糖皮质激素	E
	UVB	D
二线治疗	外用他克莫司 / 吡美莫司	E
	抗组胺药	D
	PUVA	E
	口服维 A 酸 / 环孢素	E
三线治疗	伊曲康唑 / 二硝基氯苯 / 异烟肼	E
	盐酸西替利嗪和左旋咪唑	E

（四）治疗评价

1. 抗组胺药　Ocampo 等报道 2 名本病患者接受阿司咪唑治疗（剂量为 10mg/d）。治疗 6 ～ 12 天之后分别有皮损消除及病情好转。Seghal 等报道 1 名 6 岁儿童，皮损累及全身，其使用西替利嗪 5mg/d 及左旋咪唑 50mg/d，每天交替使用 4 周。

结果皮损完全消除。

2. 糖皮质激素　Wright 报道 1 名 24 岁女性患者，有广泛的皮损，病史为 12 年，采用 0.05% 氟轻松乙酸酯 2 次 / 天治疗，皮损消除，在 12 个月的随访中无复发。

3. 维 A 酸　Lucker 等报道，1 例严重光泽苔藓患者，给予阿维 A 50mg/d 无效，加剂量到 75mg/d，皮损明显改善。

4. 伊曲康唑　Libow 报道 2 例患者使用伊曲康唑 200mg，每日 2 次，治疗 2 周，皮损有部分消除。

5. PUVA　Randall 等报道 1 名 29 岁女性患者，有 8 个月病史，皮损泛发全身，采用 PUVA，3 次 / 周治疗。经 46 次治疗，皮损消除，5 年后无复发。

（五）预后

光泽苔藓的病程呈缓慢进行性，伴有缓解趋势。损害可数年保持不变，但有时可自行完全消退。

线 状 苔 藓

线状苔藓（lichen striatus）又称纹状苔藓，为一种独特的自限性线状发疹，原因不明，多数发生在春季和夏季，也有流行性暴发的报道。所有这些特征及患者发病年龄较小，都强烈提示本病与病毒感染有关。50% 以上见于 5 ～ 12 岁儿童，婴儿和老年人也可发病，女性多于男性（2：1）。

【临床提要】

1. 基本损害　初发疹为淡红色 2 ～ 4mm 大小的丘疹，稍久呈暗红色，一般不呈紫色，散在分布，而后迅速融合，有的形成斑块，呈连续或间断性线状扩展，长达数厘米或与肢体等长（图 22-8）。线条

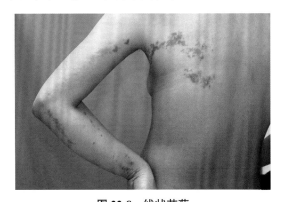

图 22-8　线状苔藓
（新疆维吾尔自治区人民医院　普雄明惠赠）

宽 0.2 ～ 2cm。有时数条呈平行的线状排列。成熟皮疹为丘疹或苔藓样疹，上有不甚明显的鳞屑，偶呈疣状或小水疱状。甲可有条纹、纵嵴、远端甲脱离。

2. 发病特征　突然发病，多发生于一侧前臂或小腿，臀、颈和躯干也可受累，多个肢体受累较罕见。可有明显瘙痒，病程缓慢，通常于 1 年内消退，皮损消退后，呈正常肤色或留有暂时性色素减退。

3. 鉴别诊断　需与线状扁平苔藓、银屑病、神经性皮炎、单侧痣和扁平疣等相鉴别。

【治疗处理】

（一）治疗原则

本病能自愈，无明显自觉症状，一般不需治疗。

（二）基本治疗 / 治疗措施

本病可不治疗，安抚使用保护性润肤剂，局部应用糖皮质激素、1% 他克莫司。

（三）治疗评价及预后

局部应用糖皮质激素可加速皮损的消退。活动性线状苔藓损害持续数月后可自行缓解。而色素减退可持续数年。甲损害通常在 1 年内也可自行改善，且可完全恢复。

硬化性苔藓

硬化性苔藓（lichen sclerosus，LS）曾称硬化萎缩性苔藓（lichen sclerosus et atrophicus），包括外阴干燥症和闭塞性干燥性阴茎头炎。病因不明，似与感染、遗传、自身免疫因素有关。多见于绝经期妇女，亦见于年轻女孩；女与男之比为 10 ：1。

【临床提要】

1. 典型损害　初起为淡白色、瓷白色扁平丘疹，周围绕以红晕，质较硬有光泽，毛囊口扩大嵌有角栓，日久皮损可融合成凹陷白色斑片（图 22-9），亦可自行消退。剧痒或无症状。皮损见于躯干上部、颈、腋、脐周等处。

2. 外阴干燥症　女性表现为外阴干枯，大小阴唇、阴蒂及系带可完全萎缩，外阴和肛门萎缩斑常连成哑铃样外观（图 22-10）。

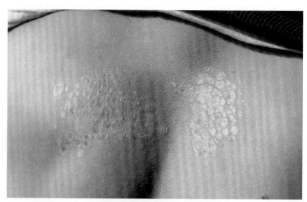

图 22-9　硬化性苔藓

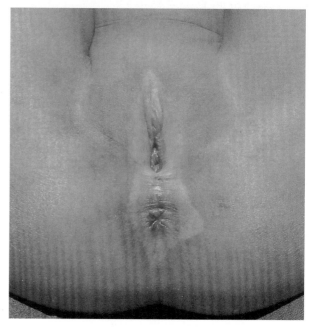

图 22-10　硬化性苔藓（外阴干燥症）

3. 闭塞性干燥性阴茎头炎　表现为阴茎、龟头白色斑片，萎缩干燥，包皮硬化、糜烂，与阴茎头粘连，尿道口狭窄（图 22-11）。

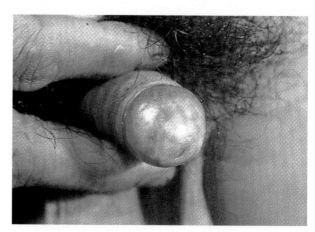

图 22-11　硬化性苔藓（闭塞性干燥性阴茎头炎）

4. 鉴别诊断　本病应与外阴白斑、滴状硬皮病、萎缩性扁平苔藓相鉴别。

【治疗处理】

（一）治疗原则

（1）本病无特效疗法，仅对症处理。儿童不宜采用性激素制剂治疗，继发念珠菌或细菌感染时采取相应处理。

（2）监测癌变在生殖器硬化性苔藓的男性或女性患者中，发生生殖器鳞状细胞癌的危险性增加，女性患者的终身危险度低于 5%，但明显高于一般人群。

（二）基本治疗

硬化性苔藓的基本治疗见表 22-8。

（三）治疗措施

一般治疗：去除诱因，外用以止痒、消炎、润肤为主。尽量减少刺激。

表 22-8　硬化性苔藓的基本治疗

靶位治疗	阻断自身免疫反应，抑制角化过度及毛囊小汗腺角栓，抑制马尔匹基层萎缩及基底细胞液化变性，减轻真皮胶原纤维水肿和均质化
局部治疗	孕酮软膏、CO_2 激光、UVA1、光动力治疗、糖皮质激素
系统治疗	钙调磷酸酶抑制剂、卡泊三醇、阿维 A 酯、己烯雌酚
手术治疗	包皮环切，尿道扩张，外阴病损切除
监测癌变及自身免疫疾病	生殖器鳞状细胞癌、白癜风、斑秃、甲状腺病

1. 局部治疗

（1）糖皮质激素：肛门生殖器 LS 外用超强效糖皮质激素，每天 2 次，应用有效，然后可逐渐减少使用次数（1～2 次／周）或使用较低效的糖皮质激素。尽管损害已出现萎缩，但强效局部糖皮质激素治疗仍可使表皮萎缩的临床表现和组织病理学改变逆转。

（2）己烯雌酚软膏：30g 软膏内含己烯雌酚

20mg，每日 1～2 次外用，可止痒。

（3）皮损可用 CO_2 激光、液氮冷冻治疗。

（4）手术治疗：闭塞性干燥性阴茎头炎所致包茎行包皮环切，尿道口狭窄者做尿道扩张术，外阴切除术用于恶变者。

2. 全身治疗

（1）阿维 A 酯 0.5～1.0mg/(kg·d)，治疗 3～12 个月，对早期临床及组织学病变均有明显效果。0.025%～0.1% 维 A 酸软膏外搽也可能有效。

（2）己烯雌酚 1mg/d，每晚口服，适用于女性更年期患者。

（四）循证治疗步序

硬化性苔藓的循证治疗步序见表 22-9。

表 22-9　硬化性苔藓的循证治疗步序

项目	内容	证据强度
一线治疗	外用超强效糖皮质激素	A
	润肤剂／使用肥皂替代品	E
二线治疗	外用吡美莫司	A
	外用他克莫司／包皮环切术	B
三线治疗	阿维 A	A
	CO_2 激光／光动力疗法	B
其他治疗	外用卡泊三醇／外用维 A 酸	B
	氧甲酰胺凝胶／口服司坦唑醇	B
	外用睾酮／非剥脱性激光治疗	B
	低剂量 UVA1 光疗	C
	抗生素／皮损内注射曲安西龙	D
	冷冻治疗／环孢素	D
	对氨基苯甲酸钾／聚焦超声治疗	D
	脂肪间充质细胞和富血小板血浆	D
	羟基脲／甲氨蝶呤	E
	口服骨化三醇／体外光动力治疗	E
	皮损内注射阿达木单抗	E

（五）治疗评价

1. 糖皮质激素　Bracco 等一项随机研究治疗 79 名成年 LS 患者，发现外用氯倍他索的患者 75% 有效。

Garzon 等报道以超强效外用糖皮质激素软膏，0.05% 丙酸氯倍他索，0.05% 双醋二氟松，0.05% 倍他米松，每天 2 次，使用 6～8 周，10 名青春期前女性患者，病情得到快速改善。

Mazdisnian 等报道于外阴上皮下注射 25 ～ 30mg 曲安西龙，5mg/ml，每月 1 次，共 3 次，症状及组织病理学均获改善。

2. 他克莫司 / 吡美莫司 英国药品与保健品管理局提出这两种药物不能用于癌前期病变，因其降低免疫监视，而使 LS 发展为 SCC。

3. 性激素制剂 对照试验表明，2% 睾酮软膏和 2% 孕酮霜剂与超强效外用糖皮质激素相比，疗效有一定局限性。在应用糖皮质激素控制病情后，使用睾酮软膏维持治疗实际上没有意义，其作用不如温和的润肤剂。此外，因外用睾酮能导致男性化，已不再支持用于治疗 LS。

4. 维 A 酸 强效糖皮质激素无法控制肛门生殖器 LS 患者，可局部使用异维 A 酸，口服阿维 A。

5. 物理治疗 Kartamm 报道 10 名有会阴、阴茎、生殖器外皮损患者以 CO_2 激光汽化治疗，并随访 32 个月。5 名阴茎有皮损患者症状消失，

2 名有会阴部皮损的患者症状改善后复发。3 名有生殖器外皮损患者中 1 名治愈，其余 2 名症状明显改善。

光动力疗法及 5- 氨基乙酰丙酸治疗报道 12 名女性患者在 1 ～ 3 年疗程的光动力治疗之后，10 人瘙痒症状改善。

6. 外科疗法 较少使用，除非存在发育异常或用于矫正粘连。

（六）预后

未经治疗的 LS 呈进行性发展，苔藓化、表浅糜烂、皲裂和继发性感染，但许多青春期前发病者在初潮时或之前可自发性消退。患者可能有正常的性功能和生育能力。对妊娠的影响变异较大，常不妨碍阴道分娩。

（叶　萍　周　英　叶巧园　李　莉　方培学　石丽君　李永双）

一、天疱疮

天疱疮（pemphigus）是一组累及皮肤和黏膜的自身免疫性表皮内水疱病，各种水疱病在皮肤的定位见图 23-1。自身抗体在天疱疮的发生、发展中起重要作用，循环自身抗体与角质形成细胞间桥粒结构的靶抗原——桥粒芯糖蛋白相结合，激活蛋白水解酶，直接导致其蛋白溶解，桥粒结构破坏，使得细胞之间失去正常的黏附能力，导致表皮松解，出现特有的临床表现。天疱疮具有下述共同特征：①表皮细胞间黏附丧失，表皮内水疱；②血清内有 IgG 型或 IgA 型自身抗体；③各型天疱疮均有针对正常上皮结构蛋白的特异性自身抗体；④循环自身抗体有致病性（IgA 天疱疮尚未证

实），体内试验可复制疾病的基本特征。病因除自身免疫外，尚有遗传易感性及药物（如青霉胺、卡托普利等）诱发。

寻常型天疱疮

寻常型天疱疮（pemphigus vulgaris，PV）是最常见而又较为严重的一个类型。

补偿机制：黏膜为主的寻常型天疱疮只有针对桥粒芯糖蛋白（Dsg）3 的 IgG 型自身抗体，皮肤黏膜型寻常型天疱疮则具有针对桥粒芯糖蛋白 3 和桥粒糖蛋白 1 的自身抗体，见表 23-1。

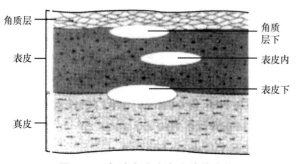

图 23-1　各种水疱病在皮肤的定位

表 23-1　天疱疮皮肤和黏膜损害的补偿机制

临床亚型	靶抗原	自身抗体	补偿蛋白	黏膜	皮肤
黏膜型寻常型天疱疮	Dsg3	抗 Dsg3	Dsg1	累及	轻微
皮肤黏膜型寻常型天疱疮	Dsg1 和 Dsg3	抗 Dsg1 和 Dsg3	无	累及	累及
落叶型天疱疮	Dsg1	抗 Dsg1	Dsg3	正常	累及
增殖型天疱疮	Dsg3	抗 Dsg3	Dsg1	累及	轻微
红斑型天疱疮	Dsg1	抗 Dsg1	Dsg3	正常	累及

【临床提要】

1. 皮肤损害 皮损为大小不等的浆液性松弛性水疱和大疱（图 23-2、图 23-3），常发生在外观正常皮肤上，少数发生于红斑基底上，壁薄而松弛，易破，棘细胞松解症或 Nikolsky 阳性：①推压完整水疱，水疱向前方扩大；②摩擦损害附近表皮，引起表皮剥脱。大疱破裂后遗留表皮剥脱面，难以愈合，渗出明显，有腥臭味，瘙痒。

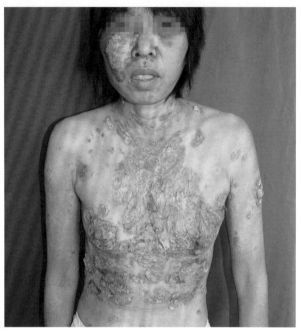

图 23-2　寻常型天疱疮（1）

2. 黏膜损害 几乎均有口腔黏膜受累、糜烂，上覆灰白色膜，完整水疱罕见。愈合缓慢，疼痛，影响进食。临床分型：黏膜型 PV、皮肤黏膜型 PV。

3. 发病特征 好发于中年人，损害常首发于口腔，其次累及躯干上部、头和颈，以后见于间擦部位（腋窝、腹股沟）。全身各处均可发病，但以受摩擦或压迫部位（如面、胸背、腋窝、股部及骨突起处）多见且严重。

4. 组织病理 表皮基底层上部水疱和裂隙，棘层松解细胞（图 23-4）。直接免疫荧光（DIF）显示 IgG/ 补体 C3 沿角质形成细胞呈波纹状沉积（图 23-5）。

5. 天疱疮的诊断 需要满足以下 3 个条件，缺失其中任何一个，诊断不能成立：典型临床特征；组织病理显示表皮棘层细胞松解；受累表皮细胞

可检测到 IgG 抗体或血清中可检测到抗原特异性抗体。

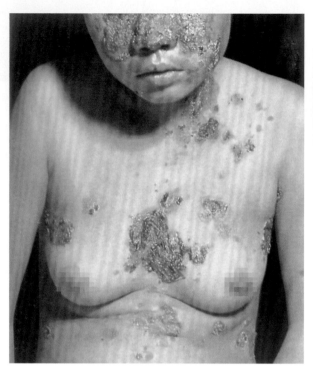

图 23-3　寻常型天疱疮（2）

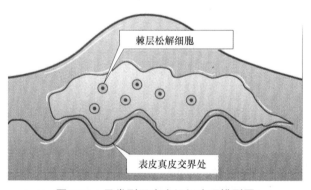

图 23-4　寻常型天疱疮组织病理模型图

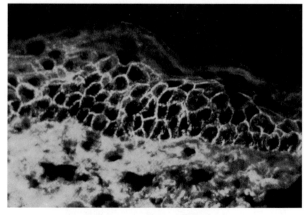

图 23-5　寻常型天疱疮 DIF
棘细胞间 IgG 沉积，呈渔网状

6. 鉴别诊断　口腔受累是区别寻常型天疱疮和落叶型天疱疮的主要依据。

（1）口腔损害：如阿弗他口炎、多形红斑、单纯疱疹、糜烂性扁平苔藓、瘢痕性类天疱疮。

（2）皮肤损害和口腔：如 Stevens-Johnson 综合征 / 中毒性表皮坏死松解症、大疱性类天疱疮、线状 IgA 大疱性皮病、获得性大疱性表皮松解症。

【治疗处理】

只要存在高滴度的抗表皮抗体，疾病将不会痊愈，因此寻常型天疱疮的治疗目的是抑制和减少自身抗体的合成。系统用糖皮质激素和（或）免疫抑制剂可使大多数寻常型天疱疮患者获得持续缓解，以至于可停用所有系统治疗，但少数患者仍死于和免疫抑制疗法相关的并发症；若能辅以不良反应相对较少的免疫调节疗法，可进一步改善患者的预后，然而只有少数患者的病情可以缓解，但大多数患者需要终身治疗。

（一）治疗原则

（1）早期诊断，早期治疗。

（2）激素诱导缓解：确定糖皮质激素首剂量，判断控制量和维持量，按皮损面积小于全身体表面积 10% 为轻症，30% 左右为中症，大于 50% 为重症。天疱疮的首剂量分别是 40mg、60mg 及 80mg。控制量是指将皮损完全控制所需要的剂量。

（3）适时应用免疫抑制剂：常用的有环磷酰胺、硫唑嘌呤、吗替麦考酚酯、雷公藤总苷等。

（4）序贯治疗：激素联合环磷酰胺治疗可使其进入缓解期以减少激素用量；联合硫唑嘌呤治疗可降低患者病死率，增加进入缓解期的病例数和减少激素用量；联合甲氨蝶呤组病死率高于单用激素组。因而研究者提出激素应避免联合甲氨蝶呤。

（5）减少患者循环中抗体，除激素和免疫抑制剂外，利用血浆置换法清除体内抗体，大剂量静脉滴注 IVIg 可加快抗体代谢，缓解控制病情。

（6）利妥昔单抗（rituximab）是一种抗 CD20 单克隆抗体，靶向作用于 B 细胞，可能对使用了标准免疫抑制疗法无效的顽固性患者有很好的疗效。

（7）长期小剂量糖皮质激素治疗：对中、重症天疱疮维持治疗一般需 2 ～ 3 年或更长时间，这是防止复发的关键。多数患者需终身治疗。

（二）基本治疗

糖皮质激素是非常重要的诱导缓解治疗首选药物，随后序贯维持治疗可选用硫唑嘌呤、吗替麦考酚酯、环磷酰胺和金盐（疗效依次降低）。治疗应根据疾病的活动性来调节，不应受自身抗体滴度的过分影响；一般情况下，活动性病变时出现高滴度抗体，病情缓解时则较低或检测阴性。本病的基本治疗见表 23-2。

表 23-2　寻常型天疱疮的基本治疗

靶向治疗	阻断自身抗体的产生，抑制棘细胞间 IgG、补体 C3 沉积，控制病情发展，防止感染，减少并发症
减少抗体合成	1. 利妥昔单抗 + 系统应用糖皮质激素 + 免疫球蛋白 2. 利妥昔单抗 + 系统应用糖皮质激素 + 硫唑嘌呤 / 吗替麦考酚酯 3. 如果不能应用利妥昔单抗，可系统应用糖皮质激素与环磷酰胺联合短期血浆置换
糖皮质激素	单独使用，或加免疫抑制剂，或甲泼尼龙冲击疗法
免疫抑制剂（减少激素副作用，降低其用量）	首选硫唑嘌呤、吗替麦考酚酯，环磷酰胺可为替代药物 可单独使用，或结合糖皮质激素或常规及冲击疗法
IVIg	大剂量用于顽固性患者
其他系统药物治疗	烟酰胺、四环素、氨苯砜和磺胺吡啶、金制剂、肝素、雷公藤多苷
难治性天疱疮	英夫利昔单抗、利妥昔单抗（美罗华）、IVIg
其他重要疗法	支持疗法及系统抗感染、血浆置换 / 体外光置换疗法
局部治疗	消炎、抗变态反应、抗感染

（三）治疗措施

寻常型天疱疮的治疗措施见表 23-3 ～表 23-5。

表 23-3　寻常型天疱疮的治疗措施（糖皮质激素）

激素（推荐等级 A）	系统用激素是 PV 的一线治疗方案。病情控制一般需数周，完全消退需数月，停止治疗需 2 年或更长时间
1. 初始剂量 轻度 （PDAI 0 ～ 8 分）	泼尼松初始剂量为 0.5mg/(kg·d)
中度 （PDAI 9 ～ 24 分）	初始剂量 1.0mg/(kg·d)，如 1 周内未控制病情，剂量升至 1.5mg/(kg·d)
重度 （PDAI ≥ 25 分）	初始剂量 1.5mg/(kg·d)，除冲击治疗外不再增加糖皮质激素剂量，并同时应用免疫抑制剂
2. 减量	(1) 初始治疗阶段是指从开始治疗到病情得到控制、激素开始减量的时间，一般在开始治疗后的 2 ～ 4 周 (2) 病情控制后开始，建议泼尼松 60 ～ 90mg/d 时，每 2 周减 10%；40 ～ 60mg/d 时，每 2 周减 5mg；20 ～ 40mg/d 时，每月减 5mg；达 20mg/d 时，每 3 个月减 2.5mg，直至减至 0.2mg/(kg·d)，或 10mg/d 长期维持，部分患者可用更低剂量维持。糖皮质激素减量过程中，需根据患者的个体情况酌情延长或缩短糖皮质激素减量时间。定期查抗 Dsg 抗体水平，如果抗体升高或保持不变，减量速度放慢。多数患者需接受 3 年或者更长时间的治疗 (3) 当激素和免疫抑制剂合用时，应首先降低激素的剂量，当激素减至 0.2mg/(kg·d) 或 10mg/d，可逐渐降低免疫抑制剂的剂量
3. 新发水疱 （反跳）	如果在减量过程中出现新发水疱，数量＜ 3 个 / 月，首先外用强效激素，如果 1 周后未控制，仍有新发水疱 1 ～ 3 个 / 月，将剂量升至减量前的 1 个治疗剂量。如果新发水疱大于 3 个 / 月，将剂量升至减量前 2 个治疗剂量
4. 冲击	甲泼尼龙 500mg 或 1000mg 静脉滴注，连用 3 日，然后恢复到冲击前的激素治疗剂量。如果效果不好，2 周后可重复冲击 1 次，一般 2 个周期后皮损基本消退。 冲击治疗前多与免疫抑制剂联用，冲击治疗期间免疫抑制剂不需停药。部分患者冲击治疗好转后会复发，再次冲击仍有效

表 23-4　寻常型天疱疮的治疗措施（其他免疫抑制剂）

1. 吗替麦考酚酯 （证据水平，高；推荐级别，B）	为一线治疗，对于体重 75kg 以下的患者，推荐剂量为 2g/d，体重较大者可用 3g/d，为了减轻消化道不良反应，可采用初始剂量 500mg/d，每周增加 500mg 的方法直至 2g/d
2. 甲氨蝶呤（证据水平，中；推荐级别，B）	甲氨蝶呤每周 10 ～ 20mg 口服，次日叶酸 5 ～ 15mg 口服
3. 硫唑嘌呤（证据水平，高；推荐级别，B）	为一线免疫抑制剂，剂量为 1 ～ 3mg/(kg·d)，起效时间 6 周，应用前应检查巯基嘌呤甲基转移酶（TPMT）活性，酶活性正常者可正常使用，酶活性较低的患者应使用维持量 [0.5 ～ 1.5mg/(kg·d)]，无酶活性的患者禁用，以防严重骨髓抑制，此严重不良反应常在使用 4 ～ 10 周后突然出现。建议起始剂量为 50mg/d，若没有不良反应发生，可在 1 ～ 2 周后加至正常剂量
4. 环磷酰胺（证据水平，中；推荐级别，B）	为二线治疗，环磷酰胺 2mg/(kg·d) 口服，一般 50 ～ 100mg/d，早晨顿服并大量饮水可减少膀胱毒性
5. 环孢素（证据水平，中；推荐等级 C1）	为二线免疫抑制，常用剂量 3 ～ 5mg/(kg·d)

表 23-5　寻常型天疱疮的治疗措施（生物制剂及其他）

1. 利妥昔单抗（证据水平，高；推荐等级，B）	方案分两种：①静脉滴注 2 次，每次 1000mg，间隔 2 周；②静脉滴注 4 次，每次 375mg/m^2，间隔 1 周。两种方案疗效相似，但第 1 种方案为首选。维持治疗阶段可在第 12 个月静脉滴注 500mg，后每 6 个月给药 1 次，或依临床评估决定
2. IVIG（证据水平，高；推荐等级，B）	常规剂量 400mg/(kg·d)，连用 5 日。病情如未缓解，可每月使用 1 次，直至病情控制
3. 血浆置换（证据水平，中；推荐等级，C2）	一般 7～10 日进行 2～3 次，每次置换 1～1.5 倍血浆容积，可去除 90% 的致病抗体
4. 免疫吸附（证据水平，中；推荐等级，C2）	免疫吸附剂为葡萄球菌蛋白 A（简称蛋白 A），能将致病的自身抗体清除，一般连续 4 日为 1 个疗程，1 个月后可重复
5. 干细胞移植（证据水平，中；推荐级别，C2）	对于上述方法疗效不佳，或出现难以耐受的不良反应，干细胞移植可能使部分患者获得良好疗效，甚至长期临床缓解
6. 复发	建议加用一种免疫抑制剂，如患者已经使用免疫抑制剂，建议换另外一种

参考：中国医疗保健国际交流促进会皮肤科分会，2020. 寻常型天疱疮诊断和治疗专家建议（2020）. 中华皮肤科杂志，53(1)：1-7.

1. 全身治疗　损害广泛者给予高蛋白饮食，注意水、电解质平衡，可酌情少量多次输血。全身给予糖皮质激素诱导缓解及序贯治疗。

（1）糖皮质激素：是治疗本病的一线药物，单用泼尼松约对半数寻常型天疱疮患者疗效良好，亦可控制大多数落叶型天疱疮。剂量为 1mg/(kg·d)，分次口服；若 1 周后皮损未获控制，需增加 1/3～1/2 剂量，直至皮损停止发展，无新疱出现，则继续用该药量 2～3 周后逐渐减量，减量速度不可太快，根据病情可每隔 10～20 天减量 1 次，每次以减前量的 1/10～1/6 为宜。减量应逐渐减少，间隔时间应逐渐延长。减至每日泼尼松 30mg 左右时，可采用每日或隔日晨 1 次服法。此后，减量更应慎重，否则易引起复发。维持量一般为 5～15mg/d，多数患者需用维持量数年，少数最后可停止用药。一般来说寻常型天疱疮、增殖型天疱疮用量较大，可达每日 100～150mg，落叶型天疱疮、红斑型天疱疮、疱疹样天疱疮用量较小，一般每日为 60～80mg。

1）皮损局限：当皮损相对局限时，应给予口服足量的糖皮质激素控制水疱发生，通常初次治疗给予 40～60mg/d 泼尼松即可。少数病例皮损非常局限时，给予局部或皮损内注射糖皮质激素治疗也有效。

2）皮损泛发：对于泛发性寻常型天疱疮患者，需要每日口服大剂量激素（一般需要每日 100～200mg 泼尼松），严重或口服有困难者，可静脉滴注相应量氢化可的松或地塞米松。如 3～5 日后仍有新的水疱发生，应立即增加原剂量的 1/3～1/2。

3）冲击疗法：每 4 周检测 1 次天疱疮抗体滴度。少数天疱疮患者血清中含有高滴度自身抗体，对大剂量糖皮质激素治疗无反应。可用冲击疗法，如甲泼尼龙每日 1g 静脉滴注，输注时间在 2～3 小时及以上，连用 3～5 日后，改服泼尼松龙 40mg/d。

4）药物治疗持续时间：需持续至临床症状被控制和血清天疱疮抗体消失。对处于缓解期但仍在接受治疗的患者，直接免疫荧光检查有预测病情活动的价值，免疫荧光染色阳性者比阴性者更有可能复发。

（2）免疫抑制剂：与糖皮质激素联合应用，可提高疗效，减少激素用量。重症病例宜先用糖皮质激素控制病情后再加免疫抑制剂，亦可单用于病情较轻的病例及糖皮质激素治疗抵抗或糖皮质激素减药过程中的病例。免疫抑制剂常在应用 1 个月后出现疗效。出现效果后，一般先减糖皮质激素，以后减免疫抑制剂。

1）环磷酰胺（CTX）：对增殖的浆细胞有优先毒性作用，可有效减少自身抗体合成，常用于激素治疗无效者。剂量为 1～2mg/(kg·d)，分次口服，亦可间歇性静脉注射。对于顽固性难治的天疱疮患者可用 CTX 冲击。环磷酰胺冲击治疗方案通常给予巯乙基磺酸钠解毒，较少发生膀胱中毒，并予以大量水化以使膀胱中毒的危险性降到最低。

2）硫唑嘌呤（AZP）：广泛用于控制耐糖皮质激素的天疱疮，毒性低于环磷酰胺，疗效亦稍差。剂量为 2 ～ 3mg/(kg·d)，分次口服，联用小剂量泼尼松（5 ～ 15mg，隔日口服 1 次）。对于病情轻或早期病例，剂量 2.5mg/(kg·d)，单独使用也有效。

3）吗替麦考酚酯：剂量为 2.0g/d，分 2 次给药，起效慢，在用药 2 ～ 3 个月后方能发挥明显疗效。

4）苯丁酸氮芥：环磷酰胺治疗时发生膀胱毒性，可用此药代替之，剂量为 4 ～ 8mg/d。

5）环孢素：与糖皮质激素合用可取得较好的效果，已成功治疗一些寻常型天疱疮病例，但不能减少激素用量，不宜用于寻常型天疱疮和落叶型天疱疮。环孢素对天疱疮可能没有益处。

6）利妥昔单抗：主要针对难治型天疱疮。使用方法为静脉滴注，剂量为 375mg/m²，每周 1 次，共 4 次。必要时可重复使用。

（3）血浆置换法：可清除血浆中的天疱疮抗体，减轻棘层松解和缓解病情。本法用于天疱疮的疗效不一，单独应用可使循环自身抗体短期内减少伴病情改善；血浆置换法仅为一种辅助手段。

（4）IVIg：每日 0.4g/kg，静脉滴注，连用 3 ～ 5 日，是顽固性患者治疗的一种选择。

（5）肝素：能抑制 T、B 淋巴细胞的玫瑰花环形成，减轻抗体对靶细胞的毒性，并抑制 T、B 淋巴细胞之间的协作，有学者报道 34 例天疱疮患者，13 例单用肝素，9 例大部分愈合，3 例无新发皮疹；21 例联合应用肝素和糖皮质激素，全部愈合，而激素用量减少或不变。

（6）抗生素：广泛水疱形成且正接受大剂量糖皮质激素和免疫抑制剂的患者，发生继发性感染的危险性较大，必须选用抗生素。

（7）雷公藤及其他：雷公藤总苷每日 40 ～ 60mg，可抑制 B 细胞产生抗体，与糖皮质激素联合应用，可减少前者的用量，氨苯砜（50 ～ 100mg/d）、磺胺吡啶（2 ～ 3g/d）、烟酰胺、四环素、左旋咪唑（0.1 ～ 0.2g/d，联用泼尼松）及体外光化学疗法亦有一定疗效。

2. 局部治疗

（1）加强护理，注意清洁卫生，减少创面继发感染，并防止压疮发生。

（2）局限治疗，有渗出者，可用 0.1% 依沙吖啶外涂或湿敷，无渗液者可用 0.1% 新霉素软膏，无感染者可用糖皮质激素霜。皮损广泛，结痂、渗液多者，可用 1：10 000 高锰酸钾溶液或 0.1% 苯扎溴铵（新洁尔灭）清洗创面。大疱可抽去疱液，但疱壁不应剪除，疱壁可起保护作用；以凡士林纱布包扎，亦可视病损情况使用扑粉或抗生素软膏；分布广泛、面积大者可采用烧伤的暴露疗法。

（3）口腔糜烂，用糖皮质激素含漱或糖皮质激素加氨甲苯酸含漱，亦可用多贝液或 1% 过氧化氢溶液漱口，外用 1% 结晶紫液或碘甘油；疼痛严重者，进食前外涂 3% 苯唑卡因硼酸甘油溶液或 1% 达克罗宁液或 1% 普鲁卡因溶液含漱。

（四）循证治疗步序

寻常型天疱疮的循证治疗步序见表 23-6。

表 23-6　寻常型天疱疮的循证治疗步序

项目	内容	证据强度
一线治疗	口服糖皮质激素 / 利妥昔单抗	A
二线治疗	吗替麦考酚酯 / 硫唑嘌呤	B
	大剂量静脉注射免疫球蛋白	B
	免疫吸附 / 静脉注射糖皮质激素冲击治疗	D
三线治疗	环磷酰胺（口服或静脉注射冲击治疗）	B
	甲氨蝶呤	D
	外用或皮损内注射糖皮质激素	B
	皮损内注射利妥昔单抗	B

（五）治疗评价

1. 糖皮质激素　仍是目前治疗天疱疮的最有效药物，此类药物的应用显著降低了天疱疮的死亡率。

2. 免疫抑制剂　曾有报道单用免疫抑制剂成功地治疗了早期稳定的寻常型天疱疮。然而，在寻常型天疱疮疾病初期或急性期单独应用免疫抑制剂效果差，多与糖皮质激素联合应用。对于不适合用糖皮质激素的患者也可联用两种不同作用机制的免疫抑制剂，如环孢素与环磷酰胺联用，合并可发挥强效免疫抑制作用。

随机研究四种方法治疗：单用泼尼松龙；泼尼松龙加硫唑嘌呤；泼尼松龙加吗替麦考酚酯；泼尼松龙加静脉注射环磷酰胺冲击治疗。经过 1

年的治疗，结果证明，糖皮质激素加辅助用药的
效果优于单用糖皮质激素。其中最有效的是硫唑
嘌呤，其次是环磷酰胺（冲击治疗）和吗替麦考
酚酯，四组的副作用没有明显的差别。

**3.氨苯砜和磺胺吡啶配合糖皮质激素、免疫
抑制剂使用**　主要用于轻型者。

4.IVIg　治疗天疱疮：①具有特异的抗原结
合功能，从而可有效中和致病抗体；②使单核/吞
噬细胞系统清除自身抗体的过程加快；③据报道
采用IVIg治疗的天疱疮患者的抗体滴度均大幅度
下降。

有报道6例天疱疮患者先前经常规治疗，未
见疗效，使用大剂量IVIg 0.4g/（kg·d），连续治
疗5日后改用环磷酰胺（100～150mg/d）维持治疗。
在IVIg治疗后第1周内没有新发皮损，2周内1
例患者原发皮损全部消退，其余患者80%的原发
皮损消退。

5.利妥昔单抗　虽然感染发生率会增加，但
可延长病情缓解期，是一种抗CD20的单克隆抗体，
靶向作用于B细胞，可能对使用了标准免疫抑制
疗法无效的顽固型寻常型天疱疮患者有很好的疗
效。病程早期加入利妥昔单抗的方案安全且极其
有效，可加速减少系统应用的糖皮质激素剂量，
能最大限度地减少其副作用。联合应用利妥昔单
抗注射液及IVIg能恢复被利妥昔单抗注射液抑制
的体液免疫，避免严重的感染性并发症。

6.依那西普　依那西普治疗天疱疮可能没有
益处。有报道依那西普治疗6例患者有5例治疗
失败，但有个案报道的结果较前者更为乐观。

（六）预后

1.死亡率　在糖皮质激素应用于临床以前，
PV的死亡率为70%～100%；糖皮质激素应用使
死亡率降至25%～45%；在联合其他疗法之后，
死亡率不足10%。早期诊断、及时给予充足的治
疗可使死亡率进一步降至5%。

2.死亡相关因素　少数患者的死亡与长期系
统使用大剂量糖皮质激素和免疫抑制剂的并发症
有关，感染是导致死亡的最常见原因。患者多死
于发病初的几年内，活过5年后的寻常型天疱疮
患者预后较好。衰弱、电解质及蛋白质丧失、摄
食减少和脓毒血症是死亡的原因。

3.病程　典型自发缓解很难发生，但治疗后
缓解及复发常见，大部分患者需要终身治疗。

增殖型天疱疮

增殖型天疱疮（pemphigus vegetans）为寻常型
天疱疮的变异型，认为该型的临床特征与患者的
抵抗力有关。本型是寻常型天疱疮的少见变型，
患者较寻常型天疱疮轻。

【临床提要】

1.基本损害　早期皮损类似寻常型天疱疮，
松弛的大疱变成糜烂，很快形成肉芽，呈疣状或
乳头状瘤样增生（图23-6、图23-7）。也有口腔黏
膜损害，但出现较迟，疼痛明显。

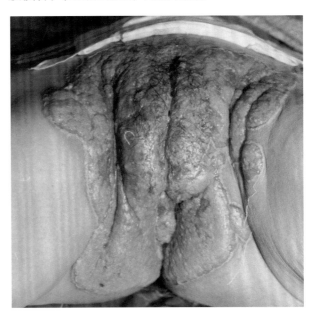

图23-6　增殖型天疱疮（1）

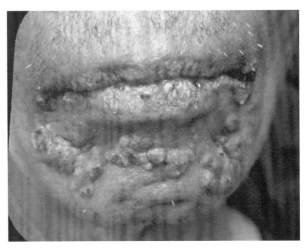

图23-7　增殖型天疱疮（2）

2.发病特征　其发病年龄比寻常型天疱疮早，与患者对疾病的抵抗力增加有关。好发于腋窝、股、臀沟、乳房下、脐、肛周、生殖器等部位。

3.临床分型　①轻型：Hallopeau 型，原发损害为小脓疱，水疱不明显，临床表现类似于增殖性皮炎，病情较轻，经过缓慢，预后良好；②重型：Neumann 型，原发性损害为水疱，剥脱面以疣状增生愈合，早期可出现小脓疱。

4.组织病理　同寻常型天疱疮，前者乳头状瘤样增殖明显，表皮内有嗜酸性粒细胞性脓肿。

5.鉴别诊断　需与蕈样碘疹、梅毒湿疣、腹股沟肉芽肿、尖锐湿疣、真菌性与阿米巴性肉芽肿相鉴别。

【治疗处理】

（一）治疗原则及基本治疗

参见寻常型天疱疮。

（二）治疗措施

一般说来，寻常型、增殖型天疱疮对糖皮质激素的用量较大，每日可达 100 ～ 150mg。Sawai 等用米诺环素 100mg/d 和烟酰胺 1.5g/d 治疗 1 例患者 10 个月，病情未复发。

（三）循证治疗步序

参照寻常型天疱疮。

（四）治疗评价及预后

增殖型天疱疮患者抵抗力强、病程更为缓慢，预后较好。

落叶型天疱疮

落叶型天疱疮（pemphigus foliaceus）是天疱疮的异型，病情相对较轻，特征是松弛的大疱和限局或广泛的表皮剥脱。

【临床提要】

1.基本损害　损害为松弛的水疱、大疱，常发生于红斑基底上，少数源于外观正常皮肤，Nikolsky 征阳性。由于水疱表浅，极易破裂，因而水疱少见，仅留表浅糜烂、结痂，类似剥脱性皮炎（图 23-8、图 23-9）。

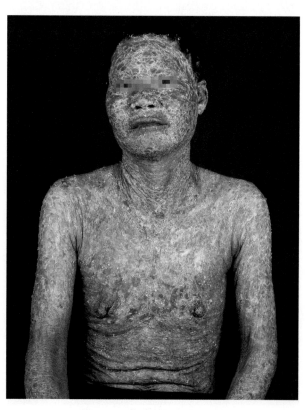

图 23-8　落叶型天疱疮（1）

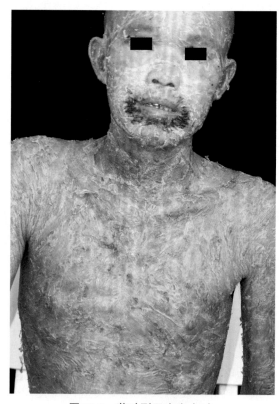

图 23-9　落叶型天疱疮（2）

2. 发病特征　好发于中年人，口腔黏膜受累罕见，也不严重。自觉疼痛和灼热感。

3. 组织病理　落叶型和红斑型天疱疮，表皮颗粒层裂隙或水疱，并见棘细胞松解现象。

4. 鉴别诊断　需与寻常型天疱疮、脓疱病、葡萄球菌性烫伤样皮肤综合征、脓疱性银屑病、角层下脓疱性皮病和脂溢性皮炎相鉴别。

【治疗处理】

（一）治疗原则

参照寻常型天疱疮。有些患者皮损局限，并不需要系统应用糖皮质激素或他克莫司，局部外用强效糖皮质激素可能足以控制病情。氨苯砜和羟氯喹可能有效。

（二）基本治疗

落叶型天疱疮的基本治疗见表 23-7。

表 23-7　落叶型天疱疮的基本治疗

靶向治疗	阻断自身抗体产生，抑制棘细胞间 IgG、补体 C3 的沉积，控制病情发展，防止感染，减少并发症，改善临床症状
系统治疗	• 局限轻型：局部应用糖皮质激素、他克莫司、氨苯砜、羟氯喹 • 糖皮质激素单用 • 糖皮质激素 + 硫唑嘌呤或吗替麦考酚酯 • 糖皮质激素 + 环磷酰胺 • 糖皮质激素 + 环磷酰胺 + 短期血浆置换疗法 • 其他药物：四环素、烟酰胺
局部治疗	抗变态反应、抗炎、抗感染

（三）治疗措施

参照寻常型天疱疮的治疗，本病与寻常型天疱疮相似，但是很少需要强有力的治疗。

1. 糖皮质激素　单独应用口服糖皮质激素治疗即可控制大多数病例的病情，很少需要免疫抑制剂治疗。泼尼松，1mg/(kg·d)，病情控制后在 6 个月内缓慢减量，隔日口服的方案常有效。外用或皮损内注射糖皮质激素对部分病例有一定的疗效。对于某些病例，可使用糖皮质激素局部疗法，其可以减少泼尼松的口服剂量。

2. 羟氯喹　糖皮质激素治疗无效者，可选用寻常型天疱疮的治疗药物，联用抗疟药（如羟氯喹，每次 200mg，每日 2 次）的效果可能更佳。

3. 氨苯砜　可单独用于治疗病情较轻病例或与糖皮质激素联用，以减少口服激素的用量。

（四）循证治疗步序

参照寻常型天疱疮。

（五）治疗评价

Chaffins 等报道用烟酰胺 1.5g/d 和四环素 2.0g/d 治疗了 5 例患者，其中 4 例获得疗效，然而 Alopsy 等报道此法治疗 2 例患者失败。Hymes 等报道了 3 例以羟氯喹 200mg，每日 2 次，作为辅助治疗产生了疗效。严重的病例可采用免疫抑制剂治疗，如硫唑嘌呤、吗替麦考酚酯或环磷酰胺。

（六）预后

与寻常型天疱疮相比，落叶型、增殖型、红斑型有良性病程。

落叶型天疱疮日光和（或）热暴露可使病情加重，有时可自行缓解。本病的死亡率极低，可能系皮损表浅及黏膜不受累之故；大多数患者的病情较轻。

红斑型天疱疮

红斑型天疱疮（pemphigus erythematosus）是落叶型天疱疮的变型，是局限性落叶型天疱疮或落叶型天疱疮的早期病变。本型具有与红斑狼疮共存的临床表现及免疫荧光和血清学证据。

【临床提要】

1. 基本损害　为散在红斑，其上有松弛性水疱，Nikolsky 征阳性，可形成糜烂、结痂和鳞屑（图 23-10）。面部出现蝶形分布的鳞屑性红斑，酷似红斑狼疮，或似脂溢性皮炎。口腔黏膜较少受累，偶可发展成泛发性落叶型天疱疮。

2. 发病特征　占天疱疮的 7.7%，发病年龄为 18～84 岁，平均 54 岁。儿童也有发生。损害主要发生于曝光部位，如头皮、面和躯干上部等皮脂溢出部位，口腔黏膜和上肢、下肢较少受累，偶可发展成泛发性落叶型天疱疮。损害主要发生于头皮、面和躯干上部等皮脂溢出部位。

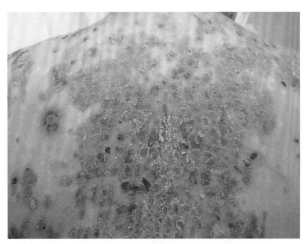

图 23-10　红斑型天疱疮

（深圳市第六人民医院　陆原惠赠）

3. 红斑型天疱疮与红斑狼疮共存　红斑型天疱疮具有某些与红斑狼疮重叠的临床表现及免疫荧光检查和血清学检查结果，目前一般认为其代表落叶型天疱疮与红斑狼疮共存。

4. 组织病理　落叶型和红斑型天疱疮的组织病理示表皮颗粒层裂隙或水疱，并见棘细胞松解现象（图 23-11）。免疫荧光染色显示 IgG 抗体和补体位于细胞间和基膜带两处。30% 的患者有低滴度抗核抗体。

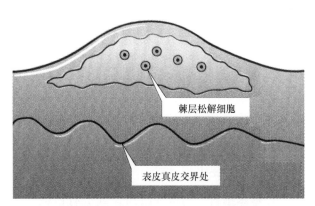

棘层松解细胞

表皮真皮交界处

图 23-11　落叶型天疱疮组织病理模型图

5. 鉴别诊断　包括寻常型天疱疮、脓疱病、葡萄球菌性烫伤样皮肤综合征、脓疱性银屑病、角层下脓疱性皮病和脂溢性皮炎，临床和组织病理特征可鉴别。

【治疗处理】

（一）治疗原则

治疗原则参照寻常型天疱疮。红斑型天疱疮

可能与红斑狼疮共存，应相应诊治。

（二）基本治疗

红斑型天疱疮的基本治疗见表 23-8。

表 23-8　红斑型天疱疮的基本治疗

局部治疗	仅局部浅表损害，可局部外用或皮损内注射糖皮质激素
系统治疗	糖皮质激素、羟氯喹、免疫抑制剂

（三）治疗措施

治疗措施可参照寻常型天疱疮。必须使用泼尼松，其剂量通常要远小于落叶型天疱疮。局部使用糖皮质激素和遮光剂在局限性红斑型天疱疮患者中可取得良好效果。严重病例可能需要使用免疫抑制剂。

（四）循证治疗步序

循证治疗步序参照寻常型天疱疮。

（五）治疗评价

对于红斑型天疱疮和疱疹样天疱疮，由于病情较轻，故激素用量应较其他型为小。对于较轻的患者，如损害仅局限于齿龈，或红斑型天疱疮的非常浅表的损害，或为局限型天疱疮时，可单独局部应用强效激素制剂。

（六）预后

红斑型天疱疮的死亡率极低，大多数患者的病情较轻。

新生儿寻常型天疱疮

自应用免疫荧光研究以来，文献报道了 9 例新生儿天疱疮及 3 例死产儿天疱疮。

新生儿寻常型天疱疮的发生机制有：①胎盘传递。新生儿和死产儿天疱疮的出现，进一步提示天疱疮抗体经胎盘传递的可能性。新生儿发生天疱疮，可能就是 IgG 经胎盘传递的结果。②与孕妇有关。对于寻常型天疱疮孕妇，当抗体滴度超过胎盘的饱和度后，抗体就会进入胎儿血液循环，引起胎儿发病。一般发生寻常型天疱疮的抗体滴度为 1：20，而落叶型天疱疮为 1：40 或更高。

【临床提要】

1. 皮肤损害　出现松弛性水疱，在外界因素的作用下极易破裂，形成表皮剥脱、糜烂，然后结痂。

2. 发病特征　除皮肤外，病变也可以累及其他器官，如口腔、食管、尿道、膀胱和眼，尿道黏膜的疼痛会导致排尿困难。皮损可以泛发或局限。Nikolsky 征阳性。

3. 实验室检测　有报道 1 例母亲患增殖型天疱疮，其新生儿发生天疱疮。另 1 例母亲妊娠前患天疱疮，母亲的天疱疮抗体 IIF 最大滴度为 1：80，其所生新生儿皮损位于下颌、颈部、腋下和足部，新生儿直接免疫荧光（DIF）显示 IgG 和补体 C3 沉积，IIF 最大滴度为 1：80。妊娠期间检测患病孕妇羊水中天疱疮抗体，可监测胎儿发病情况。

【治疗处理】

（一）治疗原则

（1）应警惕新生儿天疱疮，仔细询问其母水疱病史。

（2）糖皮质激素最有效，是治疗新生儿寻常型天疱疮最有效的药物。

（3）自限性疾病，新生儿天疱疮是自限性疾病，治疗与不治疗均可在 2～3 周痊愈。然而，治疗可改善其预后。

（二）基本治疗

新生儿寻常型天疱疮的基本治疗见表 23-9。

表 23-9　新生儿寻常型天疱疮的基本治疗

糖皮质激素首选	常规或冲击疗法
辅助治疗	酌情慎用硫唑嘌呤
特殊治疗	血浆置换、静脉注射丙种免疫球蛋白
局部治疗	糖皮质激素

（三）治疗措施

1. 糖皮质激素　建议初始剂量在 2～3mg/(kg·d)，2 周内逐渐减量至 0.5～0.8mg/(kg·d)。

2. 硫唑嘌呤　推荐起始量为 2mg/(kg·d)，分 2 次服用，维持量为 1mg/(kg·d)。

3. 血浆置换和静脉注射丙种免疫球蛋白　适用于高滴度抗体的进展期患儿。

4. 局部治疗　对仅有少量轻微或顽固皮损，可选用皮损内注射糖皮质激素。

（四）治疗评价

由于本病有自限性，一般治疗可试行局部糖皮质激素，以防止感染为主。必要时系统应用糖皮质激素，一般不使用免疫抑制剂。

（五）预后

新生儿天疱疮预后良好，皮损在有或没有局部治疗时，2～3 周可痊愈。免疫荧光检测及其抗体滴度在出生后短期内可转阴。

对所有患天疱疮的孕妇、曾患天疱疮的无症状孕妇、单卵同胞妊娠者，均应在妊娠期间监测天疱疮抗体的滴度。

疱疹样天疱疮

疱疹样天疱疮（pemphigus herpetiformis）是一种较为少见的自身免疫性水疱病。

【临床提要】

1. 基本损害　为绿豆大小或更大的水疱，疱壁较紧张，类似疱疹样皮炎。糜烂面较小，损害排列呈环状。

2. 发病特征　好发于中老年人，男女发病率相等，皮损分布于胸、背及腹部及四肢近端。

3. 组织病理　疱疹样天疱疮棘层松解发生在棘细胞层中部，疱内有嗜酸或中性粒细胞浸润。

【治疗处理】

（一）治疗原则

参照寻常型天疱疮，疱疹样天疱疮的病情较轻，故激素用量应较其他型为小。

（二）基本治疗

疱疹样天疱疮的基本治疗见表 23-10。

表 23-10　疱疹样天疱疮的基本治疗

靶向治疗	阻断血清内 IgG 型自身抗体的产生，阻断抗原抗体反应，抑制表皮细胞间 IgG 沉积
方法选择	氨苯砜、雷公藤、糖皮质激素

（三）治疗措施

轻症患者口服氨苯砜（100mg/d）或雷公藤总苷（40～60mg/d），疗效不佳者联用泼尼松（20～30mg/d）。

（四）治疗评价及预后

预后良好，病程慢，反复发作。多数病例能用药物长期控制，少数转变成寻常型或落叶型天疱疮。

药物诱发性天疱疮

药物诱发性天疱疮（drug induced pemphigus，DIP）的致敏药物包括巯基类药物（占 81%），如青霉胺、卡托普利等；含二硫键药物，如吡硫醇、硫代金钠；抗生素类，特别是青霉素及其衍生物、利福平等；吡唑酮衍生物；氨基比林等。

与大多数药疹不同，DIP 至少在用药后数月内可不发生。最早期表现为非特异性麻疹样疹或荨麻疹，随后发生天疱疮样皮损。

临床上最常见的是落叶型天疱疮（包括红斑型天疱疮）样损害；而寻常型天疱疮样、疱疹样天疱疮样损害少见。

【治疗处理】

（一）治疗原则及基本治疗

治疗原则参照寻常型天疱疮。停用可疑药物，应用糖皮质激素。

（二）治疗措施

停用致病药物，予以中等剂量的糖皮质激素治疗，直至皮损消退。临床症状一般在数周内减轻，糖皮质激素可在数月内逐渐减量至停用。

（三）治疗评价及预后

大多数病例在停用致病药物后，皮损会自行消退或改善。

副肿瘤性天疱疮

副肿瘤性天疱疮（paraneoplastic pemphigus）伴发的恶性肿瘤多为淋巴内皮细胞肿瘤，如非霍奇金淋巴瘤（42%）、胸腺肿瘤（6%）、慢性淋巴细胞白血病（29%），以及甲状腺肿瘤。可见各种良性和恶性肿瘤。

肿瘤可启动针对自身的免疫反应：对于体液免疫和细胞免疫共同介导的自身免疫性疾病，肿瘤可能异常表达上皮蛋白，抗肿瘤免疫反应不仅攻击这些蛋白质，而且可与上皮的正常构造蛋白发生交叉反应；α 干扰素治疗恶性肿瘤可诱导本病，提示肿瘤细胞与免疫系统之间可能存在较为复杂的相互作用（图 23-12）。天疱疮都可能为副肿瘤性，但副肿瘤性天疱疮具有特定的临床表现和免疫特征，并非与肿瘤有关。

副肿瘤性天疱疮的发病机制见图 23-12。

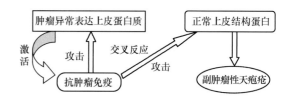

图 23-12　副肿瘤性天疱疮的发病机制

【临床提要】

1. 口炎　顽固性口炎是最常见的临床特征，一般为首发症状；表现为整个口咽表面的糜烂和溃疡伴唇红缘受累，持续存在，难以治疗。

2. 皮肤损害　皮损形态变异极大，且随疾病阶段而发生变化，可表现为糜烂、水疱、红斑和丘疹鳞屑性损害。肢体上的水疱有时为紧张性，类似于大疱性类天疱疮或多形红斑；躯干上的损害常为弓形，类似于线状 IgA 皮病。

3. 苔藓样损害　极为常见，包括浸润性红色丘疹和斑块，可为原发性皮损或在既往水疱的慢性损害上发展而成；慢性病变可以苔藓样损害为主。

4. 组织病理　口腔黏膜上皮显示基层上方棘层松解，苔藓样损害表现为真皮乳头内致密的带状淋巴细胞浸润，直接免疫荧光显示 IgG、补体成分沉积在棘细胞间和基膜带中。

【治疗处理】

（一）治疗原则

治疗原则参照寻常型天疱疮。切除肿瘤，立即给予全身糖皮质激素。

（二）基本治疗

副肿瘤性天疱疮的基本治疗见表 23-11。

表 23-11　副肿瘤性天疱疮的基本治疗

靶向治疗	阻断抗肿瘤的免疫反应，减轻其造成的皮肤、黏膜损害，肿瘤是自身免疫反应的启动因子，因而应消除这种因子，首先切除肿瘤
手术治疗	切除肿瘤
药物选择	系统性应用糖皮质激素、环磷酰胺、硫唑嘌呤、环孢素、氨苯砜
一线治疗	泼尼松 0.5 ～ 1.0mg/kg；甲泼尼龙，每日静脉滴注 ×3 日，或每周 1000mg，静脉滴注 1 次 ×2 周 利妥昔单抗每周 455mg/m² ×4 周；达珠单抗每周 1 次，静脉注射 2mg×4 周，后隔周 1 次
二线治疗	环孢素 5mg/(kg·d)；环磷酰胺 2.5mg/(kg·d)；吗替麦考酚酯 1.5g，2 次 / 日；IVIg 2g/kg，静脉注射，每 3 ～ 4 周重复 1 次；血浆置换隔日治疗 1 次
联合治疗	泼尼松联合托法替尼

（三）治疗措施

1. 伴良性肿瘤　伴有良性肿瘤的患者应行手术治疗，肿瘤切除后 1 年内病变明显改善或完全消退。

2. 伴恶性肿瘤　治疗恶性肿瘤，口服泼尼松 [1mg/(kg·d)] 仅使症状部分改善；皮损见效较快，但口炎一般用任何治疗均无效。环磷酰胺 [1 ～ 2mg/(kg·d)]、硫唑嘌呤 [1 ～ 3mg/(kg·d)]、环孢素 [4 ～ 6mg/(kg·d)]、氨苯砜、金盐和血浆置换均已试用，其中仅环孢素对少数慢性淋巴细胞白血病患者有一定疗效。

3. 利妥昔单抗　常在治疗副肿瘤型天疱疮时具有双重作用，既可抑制淋巴组织增生，也可治疗自身免疫病。

（四）治疗评价及预后

1. 良性肿瘤　副肿瘤性天疱疮的改善与恶性肿瘤的治疗之间亦无明显相关。然而，伴有良性肿瘤的患者在手术切除肿瘤后，病变明显改善或完全消退。

2. 恶性肿瘤　伴有恶性肿瘤者预后不良，Anhah（1996）观察了 33 例患者，其中 30 例患者死于败血症、胃肠道出血、多器官功能衰竭和呼吸衰竭。

IgA 天疱疮

本病亦称 IgA 落叶型天疱疮（IgA pemphigus foliaceus），是一种罕见的瘙痒性水疱脓疱性疾病，以鳞状细胞间 IgA 沉积和表皮内中性粒细胞浸润为特征，1987 年由靳培英首次报道。IgA 天疱疮仅有 IgA 免疫复合物沉积于表皮棘细胞之间。2000 年骆肖群、翁孟武亦报道 1 例。

【临床提要】

1. 基本损害　类似于落叶型天疱疮或角层下脓疱性皮病，红斑基底上发生松弛的水疱、脓疱或大疱，常呈环状或疱疹样排列，伴有明显瘙痒，Nikolsky 征阴性。少数患者可有口腔水疱、糜烂、溃疡。

2. 发病特征　主要发生于中老年人，儿童少见。皮损好发于皱褶部位，如腋窝、乳房下、阴股部、四肢近端。单个皮损可 2 ～ 3 周自愈，但它处又出现新的皮损。一般无全身症状，也可有轻到中度发热。

3. 临床分型　一般可分为两种类型：角层下脓疱性皮病样型（subcorneal pustular dermatosis like type）和表皮内脓疱疹型（intmepidermis pustular eruption type）。

4. 组织病理　其有两种类型的组织病理特征：①充盈中性粒细胞和稀少棘层松解细胞的角层下脓疱；②充盈中性粒细胞和偶见嗜酸性粒细胞的表皮内脓疱，棘层松解罕见或缺乏。直接免疫荧光显示 IgA 沉积在鳞状细胞间，一般无补体或其他免疫球蛋白，少数病例伴有 IgG 沉积。

5. 鉴别诊断　主要的临床鉴别诊断有角层下脓疱性皮肤病、疱疹样皮炎、落叶型天疱疮、IgG

疱疹样天疱疮、线状 IgA 大疱性皮病。

【治疗处理】

（一）治疗原则

单独应用糖皮质激素治疗 IgA 天疱疮常常不能控制病情，IgA 天疱疮的首选药物是砜类药物，如氨苯砜。

（二）基本治疗

IgA 天疱疮的基本治疗见表 23-12。

表 23-12　IgA 天疱疮的基本治疗

靶向治疗	阻断 IgA 抗体产生及发生免疫反应，抑制棘细胞间 IgA 的沉积及中性粒细胞浸润，减轻炎症损害，促进创面愈合
首选药物	氨苯砜，24 ～ 48 小时见效
替代疗法	磺胺吡啶＋泼尼松或 PUVA＋阿维 A 酯
其他联合治疗	单用中等剂量泼尼松或秋水仙碱
血浆去除疗法	

（三）治疗措施

1. 氨苯砜　首选药物，50 ～ 150mg/d，分次口服。多数患者采用氨苯砜治疗能够控制病情。

2. 替代治疗　如果患者不能耐受氨苯砜，替代疗法有磺胺吡啶合并泼尼松或 PUVA 的光化学疗法合并阿维 A 酯治疗。

3. 氨苯砜联合治疗　氨苯砜＋小剂量糖皮质激素治疗，或氨苯砜（50 ～ 100mg/d）和阿维 A 酯（20 ～ 30mg/d）联合用药疗效较好。

4. 泼尼松　30 ～ 40mg/d，清晨顿服。单独治疗亦有疗效。

5. 阿维 A 酯（银屑灵）　1 ～ 2mg/(kg·d)，分次口服。

6. 物理治疗和（或）阿维 A 酯　单独使用 PUVA 或 PUVA 合并阿维 A 酯治疗 3 例 IgA 天疱疮有效。

7. 秋水仙碱　有报道该药治疗 1 例 IgA 天疱疮也有效。

（四）治疗评价

1. 氨苯砜　Wallach 报道应用氨苯砜治疗 23 例 IgA 天疱疮（氨苯砜 100mg/d），其中 16 例有效。

2. 维 A 酸类　Wallach 报道阿维 A 酯治疗 4 例 IgA 天疱疮有效。部分患者是氨苯砜（50 ～ 100mg/d）和阿维 A 酯（20 ～ 30mg/d）联合用药疗效较好。近来 Gruss 等报道异维 A 酸已成功治疗 1 例角层下脓疱性皮肤样（SPD）型 IgA 天疱疮：异维 A 酸 20mg/d，4 日后皮疹明显改善，3 周内消退，随访 6 个月，未见不良反应，皮疹未复发。

3. 糖皮质激素　Wallach 报道的 23 例 IgA 天疱疮患者中，5 例单独全身应用中等剂量糖皮质激素 [0.5 ～ 1.0mg/(kg·d)]，2 例患者联合应用免疫抑制剂获得了很好的效果。

4. 米诺环素＋雷公藤　我国骆肖群、翁孟武用米诺环素结合雷公藤治疗，2 周内皮疹消退，考虑是否与米诺环素抑制中性粒细胞和嗜酸性粒细胞的趋化作用有关。

（五）预后

IgA 天疱疮的临床症状较轻，呈良性经过，病变可自行消退。病程缓慢，为 3 个月至 22 年。作为表浅水疱性疾病，经适当治疗后疗效好，通常愈后不留瘢痕。其原因是 IgA 天疱疮患者血清中 IgA 自身抗体滴度较低，不能通过经典途径激活补体。但停止治疗或减少药物剂量后，皮损会复发。IgA 天疱疮也合并其他疾病，如合并 IgA 单克隆丙种球蛋白病，B 细胞淋巴瘤和骨髓瘤预后与恶性肿瘤有关。

二、大疱性类天疱疮

大疱性类天疱疮（bullous pemphigoid，BP）是一种自身免疫性表皮下水疱性皮肤病，紧张性大疱、基膜带 IgG 和补体 C3 沉积，以及抗基膜带抗体是其特征，常见于老年人，儿童罕见。少数患者在紫外线或 PUVA 治疗后发病或加重。本病的发病机制：一种是体内产生的抗皮肤基底膜带（BMZ）抗体与自身抗原结合引起表皮、真皮分离导致疾病；另一种是在抗原抗体结合后可发生一系列免疫炎症反应，导致蛋白裂解酶的激活，使得半桥粒结构破坏产生疾病。此外，尚与相关疾病，如糖尿病、类风湿关节炎，以及药物如青霉胺、卡托普利诱发有关。

【临床提要】

1. 基本损害　为正常皮肤上或红斑基底上发生紧张性大疱或水疱（图 23-13），呈半球形，直径达数厘米，最大直径可达 7cm，少数患者主要为小水疱，泡液清亮，可为出血性。

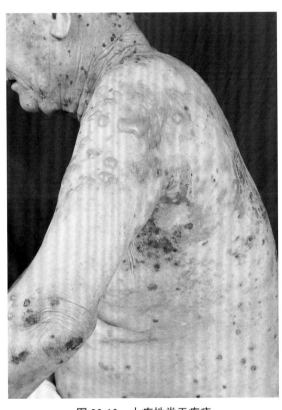

图 23-13　大疱性类天疱疮

（东莞市常平人民医院　曾文军惠赠）

2. 发病特征　好发于下腹部、大腿前内侧、前臂屈侧、腹股沟和腋窝等处，伴瘙痒。Nikolsky 征阴性。水疱破裂后形成糜烂，但愈合迅速，不向周围扩展。10% ～ 35% 的患者出现口腔黏膜受累，尤其颊黏膜，有完整的水疱，不向周围扩展。

3. 临床亚型　①局限性大疱性类天疱疮；②汗疱疹样类天疱疮；荨麻疹型天疱疮；③小疱型类天疱疮；④增殖型类天疱疮；⑤结节型类天疱疮；⑥红皮病型大疱性类天疱疮。

4. 组织病理　表皮下大疱（图 23-14），早期嗜酸性粒细胞浸润，DIF 示表皮基膜带 IgG 或补体 C3 线状荧光。可检出 IgG 类抗 BMZ 抗体。

5. 鉴别　本病需与寻常型天疱疮、疱疹样皮炎及大疱性多形红斑相鉴别。

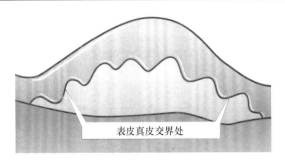

表皮真皮交界处

图 23-14　大疱性类天疱疮，表皮下大疱

【治疗处理】

（一）治疗原则

参见天疱疮治疗原则。应认真对病情进行评估，不能只根据抗体滴度来判定类天疱疮病情的轻重，而主要依据临床来进行合理的治疗，早期用药应小心选择和审慎地使用药物，并密切观察其副作用，当病情控制后及时减量或停药。

（二）基本治疗

大疱性类天疱疮的基本治疗见表 23-13。

表 23-13　大疱性类天疱疮的基本治疗

靶向治疗	阻止循环抗体的形成，抑制 IgG、补体 C3 及其在基底膜带透明板的沉积，抑制循环抗体激活的中性及嗜酸性粒细胞释放炎症介质，抑制真皮表皮交界处分离和表皮下水疱形成
停止诱发药物	利尿剂、降糖药、抗生素、血管紧张素转换酶抑制剂
监测肿瘤	老年人恶性肿瘤、淋巴增生性疾病
局限性	外用高效糖皮质激素制剂，如丙酸氯倍他索或皮损内注射，外用他克莫司
泛发性	皆可局部应用强效糖皮质激素
轻度	小量糖皮质激素、四环素联合烟酰胺
中度	中量糖皮质激素，不能耐受者试用氨苯砜、四环素、烟酰胺或硫唑嘌呤、甲氨蝶呤
重度	中量糖皮质激素加硫唑嘌呤；若病变进展，则应用糖皮质激素加环磷酰胺或吗替麦考酚酯或苯丁酸氮芥、糖皮质激素冲击治疗、IVIg、血浆置换或环孢素
生物制剂	利妥昔单抗、依那西普、奥马珠单抗、度普利尤单抗、达珠单抗
JAK 抑制剂	托法替尼

（三）治疗措施

大疱性类天疱疮的治疗措施见表 23-14。

表 23-14　大疱性类天疱疮的治疗措施

轻度 BP	(1) 轻度 BP：强效（如卤米松）15g/d，分 1～2 次外用 (2) 局限性或轻度 BP：单纯外用激素可明显缓解，考虑系统药物治疗，如四环素类抗生素及烟酰胺。①米诺环素 100mg，2 次/日，老年患者可采用米诺环素 50mg，2 次/日，需警惕对肾功能的影响，稳定后减量至 50mg，2 次/日，持续 4～6 周，继之 50mg，1 次/日，巩固半年。不能耐受或出现不良反应者可改用多西环素 100mg，2 次/日或红霉素 2g/d；②烟酰胺（600～900mg/d，分 3 次口服），如外用激素及米诺环素和烟酰胺治疗 3 周无缓解，可联合口服小剂量激素 20mg/d 或 0.3mg/（kg·d）
中重度 BP	(1) 系统泼尼松 0.5～1mg/（kg·d），初始 0.5mg/（kg·d）开始，7 日后，若病情未明显控制，可加量 1mg/（kg·d），若 1～3 周仍未明显控制，加用免疫抑制剂，病情得到控制开始减量，最初 3～4 周，可每 7～10 日减总药量 10%，之后每 2～4 周减 1 次，后期逐渐减量，逐步过渡到隔日晨起顿服 5～20mg，减量速度减慢，常需要 1 年以上，逐渐规律减量一般需 2～3 年 (2) 外用激素在中重度 BP 治疗中也有重要意义 (3) 有激素禁忌者或系统激素治疗不满意时可联合免疫抑制剂治疗，如甲氨蝶呤、吗替麦考酚酯、环孢素、硫唑嘌呤、环磷酰胺
顽固性 BP	BP 患者经规律治疗 1 个月后，每日仍有新发红斑、水疱，数量＞5 个，应选择以下方案：①静脉注射免疫球蛋白；②甲泼尼龙冲击治疗：0.5～1.0g/d，连续 3 日；③CD20 单抗：利妥昔单抗，第 0、14 日各给予 1g 静脉滴注；④抗 IgE 单抗：患者检测到循环 IgE 水平升高或 DIF 见表皮真皮交界处 IgE 沉积时，可考虑使用奥马珠单抗，300～450mg，每 4 周 1 次，有报道称奥马珠单抗对利妥昔单抗治疗失败的患者也有较好疗效；⑤瘙痒剧烈，伴嗜酸性粒细胞比例和（或）总 IgE 显著升高，可考虑使用度普利尤单抗，首次 600mg，之后 300mg，每 2 周 1 次，单用或与其他药物联合；⑥血浆置换或双重膜血浆滤过
BP 复发	激素减量维持过程中或激素停药后，患者出现原有皮疹扩展/瘙痒加重，或每月新发 3 个及以上皮损（如水疱、湿疹样或荨麻疹样斑块），持续超过 1 周，可用以下方案：①外用激素（用于局限性 BP）；②系统用激素，激素减量过程中复发，应恢复减量前的剂量或根据复发严重程度调整剂量（如患者服用 15mg/d 时出现复发，恢复到 20mg/d），并维持至少 1 个月

注：部分患者存在硫嘌呤甲基转移酶 (TPMT) 或核苷二磷酸连接结构 X 型基序 15(*NUDT15*) 基因缺陷，可能造成严重骨髓抑制，使用硫唑嘌呤前应常规进行 *TPMT* 及 *NUDT15* 基因多态性/蛋白水平检查。

1. 一般治疗　要注意对年老体弱者给予支持疗法。皮损广泛者，注意机体水、电解质平衡。防止继发感染。

2. 全身治疗

（1）糖皮质激素：对于轻度泛发性患者给予泼尼松 0.5mg/（kg·d），清晨顿服；对于中度泛发性患者泼尼松 [0.75～1.25mg/（kg·d），清晨顿服] 一般有效；而对于较严重的泛发性患者，糖皮质激素冲击治疗有效，如用甲泼尼龙 1g/d，静脉注射，连续 3 日。病情控制（常在 3 周内）后改为隔日用药，每周减少 10mg 直至达到隔日口服 20mg，以后每周减少 5mg 直至停药。

（2）氨苯砜：50～100mg/d，单用或联用糖皮质激素。

（3）雷公藤总苷：20mg，每日 3 次，与糖皮质激素合用可减少后者的剂量。

（4）免疫抑制剂

1）硫唑嘌呤：1～1.5mg/（kg·d），单独应用对老年患者有良好疗效，一般在 2～6 个月见效。严重病例应与中量糖皮质激素联用，病情控制后激素逐渐减量至停用，但硫唑嘌呤应继续应用数月。

2）环磷酰胺：2mg/（kg·d），分次口服。可与糖皮质激素联合应用，以减少糖皮质激素剂量。环磷酰胺亦可静脉冲击。

3）环孢素：5mg/（kg·d），维持量为 3mg/（kg·d）。单用或与糖皮质激素合用，不做首选。

吗替麦考酚酯、甲氨蝶呤也均可选用。

（5）四环素和烟酰胺：四环素 1～2g/d 或红霉素 1g/d，烟酰胺 1.5～2.5g/d，对不能耐受糖皮质激素的年轻患者有良好疗效。

（6）血浆置换：仅用于其他疗法无效的严重病例。

（7）静脉注射免疫球蛋白：对于严重病例或一般治疗无效者可选用。

（8）其他：氯喹（25～50mg/d）、磺胺吡啶（1.5～2g/d）。

3. 局部治疗　高效糖皮质激素制剂外用或皮损内注射仅适用于局限性病变者。对于轻型或局限型的一些老年患者，尤其推荐使用，每日 1 次；局部注射曲安奈德，倾斜进针达真皮乳头，接近表皮真皮交界处，以增强作用。有继发感染可能时，外用抗生素。

（四）循证治疗步序

大疱性类天疱疮的循证治疗步序见表 23-15。

表 23-15　大疱性类天疱疮的循证治疗步序

项目	内容	证据强度
一线治疗	外用 0.05% 丙酸氯倍他索	B
	系统应用糖皮质激素	B
	多西环素 / 四环素和烟酰胺	B
	米诺环素	C
	四环素	E
二线治疗	硫唑嘌呤 / 吗替麦考酚酯 / 氨苯砜	B
	甲氨蝶呤	C
三线治疗	静脉注射免疫球蛋白（IVIg）	B
	利妥昔单抗 / 奥马珠单抗	C
	苯丁酸氮芥 + 泼尼松龙	C
	静脉注射糖皮质激素冲击治疗	D
	环磷酰胺 + 静注糖皮质激素冲击治疗	D
	度普利尤单抗	D
	环磷酰胺 / 环孢素 / 依那西普	E
	富马酸二甲酯 / 达利珠单抗	E
	乌司奴单抗 / 司库奇尤单抗	E

（五）治疗评价

1. 糖皮质激素　为本病首选，疗效肯定，大疱性类天疱疮的激素控制量比天疱疮小。Morel 等对 50 例患者进行随机试验，比较单用两个剂量的泼尼松治疗 BP 的有效性和安全性，显示应用泼尼松 0.75mg/(kg·d) 和 1.25mg/(kg·d) 治疗的疗效没有差异。

2. 系统治疗　Morel 等对 50 例患者进行随机多中心试验，比较单用两个剂量的泼尼松治疗 BP 的有效性和安全性，结果显示应用泼尼松 0.75mg/(kg·d) 和 1.25mg/(kg·d) 治疗的疗效没有差异，而副作用的发生与剂量呈依赖关系。

3. 四环素 / 烟酰胺　四环素单独应用或与烟酰胺联合应用治疗本病均有效。Fivenson 等采用烟酰胺 500mg，每日 3 次和四环素 500mg，每日 4 次联合治疗 14 例患者，其中 10 例完全或部分有效。曾有单服四环素成功治愈的报道。本方法治疗 BP 的机制可能与四环素具有抑制白细胞趋化及其抗炎作用（可抑制在基膜带由补体介导的炎症），烟酰胺具有稳定肥大细胞，抑制嗜酸细胞趋化因子和其他炎症介质及溶酶体酶的释放有关。四环素与烟酰胺合用对本病的治疗有协同作用。

4. 免疫抑制剂　可单独使用硫唑嘌呤治疗严重的疾病。吗替麦考酚酯也可治疗该病，而且没有肝脏毒性，也可用低剂量甲氨蝶呤。用药的指征为：①泛发性 BP，对泼尼松 80mg/d 无反应者；②泛发性 BP，对全身激素治疗有禁忌，对 DDS 200mg/d 无效者；③病情反复发作，对激素依赖，副作用明显者；④发病年龄 < 60 岁，发作时即为泛发性病变者；⑤皮损表现为丘疹结节型或水疱和多形性变型者。免疫抑制剂产生疗效较慢，需 4～8 周，故应和糖皮质激素同时启用。

5. 甲氨蝶呤 / 氨苯砜 / 磺胺吡啶　有报道表明甲氨蝶呤的治疗效果比泼尼松好，口服小剂量甲氨蝶呤可诱导大疱性类天疱疮患者组织中嗜酸性粒细胞凋亡。某些病例也对氨苯砜 / 磺胺吡啶有效，这些药物在中性粒细胞浸润多的类天疱疮中更有效。

6. 血浆置换　可去除与本病有关的自身抗体和免疫复合物（在 BP 中 60%～70% 患者可测得自身抗体）。多中心对照随机研究中 41 例患者已证实临床有效。

7. 利妥昔单抗　有报道 2 例处于慢性白血病缓解期的女性 BP 患者接受利妥昔单抗治疗，剂量为 375mg/m²，每周 1 次，连服 4 周，2 例患者皮疹均消退。随后接受每 2 个月 1 次的利妥昔单抗治疗，3年内无复发。

8. 达珠单抗　1名52岁泛发性患者，采用泼尼松龙100mg/d加硫唑嘌呤、环孢素200mg/d及吗替麦考酚酯2g/d联合治疗无效，加用达珠单抗1mg/(kg·d)，6次治疗后以泼尼松5mg/d维持，2周后皮损完全消退。

9. 奥马珠单抗　有报道泼尼松40mg/d、硫唑嘌呤150mg/d及米诺环素200mg/d治疗下病情控制不佳，因此停用泼尼松，改用奥马珠单抗300mg皮下注射，每2周1次，共16周。皮疹面积由全身体表面积的50%降至5%，但当停用奥马珠单抗4个月后病情复发，而重新开始治疗后皮疹消退。

10. 其他药物　有研究比较了外用0.05%丙酸氯倍他索乳膏（40g/d）与口服泼尼松治疗BP的疗效，结果证实对于中重度BP，两种治疗方法的疗效相同。

DDS治疗本病相对安全，副作用有溶血性贫血、高铁血红蛋白血症、肝毒性和骨髓抑制。

（六）预后

如果不予治疗，病程将持续数月至数年，可出现自发性消退或加重，复发性病变常比初发者轻微。糖皮质激素治疗可使75%的病例获得长期临床缓解。该病死亡率相对较低，主要见于活动性病变的高龄或衰弱患者。

大多数患者经一段时间的治疗后能撤去所有的全身治疗，获得持久的缓解，但也有少数复发。

三、黏膜类天疱疮

黏膜类天疱疮（mucous membrane pemphigoid）又称瘢痕性类天疱疮（cicatricial pemphigoid），可能是类天疱疮的一个亚型，主要靶抗原为BP180，本病是一种主要累及黏膜的慢性表皮下大疱病，罕见，好发于眼（90%）和口腔（66%），炎性损害常以瘢痕愈合，可能由针对上皮基膜抗原的自身抗体介导。

【临床提要】

1. 局限性　①齿龈类天疱疮、脱屑性齿龈炎的类天疱疮类型；②口腔类天疱疮；③眼类天疱疮。

2. 泛发性　可累及口、眼及其他黏膜表面等多个部位；头皮、面、肢体、脐及肛门生殖器表面也可累及。泛发性病变更难以控制，特别是病情进展较快者。

3. 组织病理　与大疱性类天疱疮相同，只是在真皮上层可能有纤维化和瘢痕存在。

【治疗处理】

（一）治疗原则

治疗原则：①仅有口咽部受累时，可外用糖皮质激素制剂或皮损内注射，必要时短期口服泼尼松或氨苯砜；②有严重或进行性眼病变、食管和喉部受累及潜在的失明或窒息危险时，应积极治疗。

（二）基本治疗

黏膜类天疱疮的基本治疗见表23-16。

表23-16　黏膜类天疱疮的基本治疗

靶向治疗	阻止IgG、IgA和补体成分在基底膜带的沉积，抑制激活补体及其淋巴细胞、中性粒细胞和嗜酸性粒细胞浸润，抑制水疱形成和瘢痕愈合
局部治疗	外用及皮损内注射糖皮质激素
系统治疗	糖皮质激素、四环素或米诺环素、烟酰胺、硫唑嘌呤及环磷酰胺、IVIg、英夫利昔单抗、利妥昔单抗、依那西普

（三）治疗措施

1. 局部治疗

（1）糖皮质激素：外用糖皮质激素软膏或凝胶一般耐受良好，可减轻炎症。醋酸曲安西龙（5～7.5mg/ml）注射于损害周围有助于黏膜糜烂愈合，每2周1次。

（2）其他药物：用过氧化氢溶液或聚维酮碘稀释液轻轻擦洗口腔，每日数次；3%苯唑卡因硼酸甘油或碘甘油外涂；餐前可用局麻药（2%普鲁卡因）漱口。类似的药物可用于阴道损害的封闭治疗，糖皮质激素的离子透入疗法也可用于局限性皮损，局部硫糖铝悬浮液可减轻口腔和生殖器溃疡的疼痛和缩短痊愈时间。环孢素洗剂亦有一些效果。

（3）眼部损害：可外用糖皮质激素和选用适当

的手术治疗，如结膜瘢痕松解、睑内翻矫正、拔除倒睫和黏膜移植。

2. 全身治疗

（1）四环素类抗生素和烟酰胺：口服四环素 0.5～2g/d + 烟酰胺 0.5～2g/d，或米诺环素 0.1～0.2g/d + 烟酰胺 0.5～2g/d，单独口服糖皮质激素 0.5mg/(kg·d)，或联合硫唑嘌呤（用药前需排除 TPMT 及 *NUDT15* 基因缺陷）。

（2）泼尼松：较严重病例的常用剂量为 1mg/(kg·d) 或 60mg/d，病情控制后改为隔日口服，并逐渐减量，一些病例需较大剂量才能维持。

（3）氨苯砜：开始剂量为 25～50mg/d，根据耐受情况增至 100～150mg/d。

（4）免疫抑制剂：最常用的药物是环磷酰胺和硫唑嘌呤，前者的疗效较好，但毒性较大；两者均能诱导疾病缓解，两者的剂量均为 1～2mg/(kg·d)，数周内不会出现明显疗效，需要迅速控制病情者应在初期联用系统性糖皮质激素治疗。

（5）IVIg：对那些病程进展快、分布广泛，且对上述治疗抵抗者，IVIg 也有效。

（6）生物制剂：利妥昔单抗（375mg/m²，每周 1 次，4 周为 1 个疗程）。肿瘤坏死因子 α 抑制剂，依那西普皮下注射（25mg，每周 2 次或 50mg，每周 1 次），或英夫利昔单抗（首次 5mg/kg，静脉滴注）首次给药后第 2 周、第 6 周及以后每隔 8 周各给予 1 次相同剂量治疗。

（四）循证治疗步序

黏膜类天疱疮的循证治疗步序见表 23-17。

表 23-17　黏膜类天疱疮的循证治疗步序

项目	内容	证据强度
一线治疗	外用 / 系统应用糖皮质激素	C
	四环素	D
	氨苯砜 / 甲氨蝶呤 / 环磷酰胺	C
二线治疗	吗替麦考酚酯 / 利妥昔单抗 / 硫唑嘌呤	C
	环孢素	D
三线治疗	静脉注射免疫球蛋白	C
	外用丝裂霉素	D
	依那西普 / 英夫利昔单抗	E
	低强度激光 / 外用他克莫司	E

（五）治疗评价

1. 糖皮质激素　是治疗此病的第一线药物，特别是对泛发型。如泼尼松，剂量为 1～2mg/kg，连用较大剂量直到病情控制。

2. 免疫抑制剂　硫唑嘌呤及环磷酰胺作为辅助性药物。硫唑嘌呤毒性较环磷酰胺小，是缓慢进展性疾病的首选用药。使用前，须检测血硫嘌呤甲基转移酶（TPMT）水平，排除 *TPMT* 及 *NUDT15* 基因缺陷，以供临床医生评估用药后中性粒细胞减少发生的风险。环磷酰胺适用于病程进展较快者。环磷酰胺治疗 18～24 个月可使大多数患者的病情完全缓解。

3. 四环素 / 烟酰胺　Roubeck 等报道四环素对于局限性病变有效。Poskitt 等报道一些患者对四环素及烟酰胺治疗有效。

4. 氨苯砜 / 磺胺吡啶　对此病极有效。氨苯砜适用于局限型或进展缓慢的泛发型黏膜类天疱疮。在用药前，应检测红细胞酶即葡萄糖-6-磷酸脱氢酶水平，因其可以引起溶血性贫血，开始给予 25mg/d 连续 3 日，以后每日增加 25mg 直到 100mg，连用 7 日。氨苯砜可增至 125mg/d，单剂量口服维持 125～150mg/d，连服 12 周。大多数局限型或缓慢进展泛发型患者 12 周后有效。当系统应用糖皮质激素及免疫抑制剂治疗已控制病情后，氨苯砜在维持治疗方面极为有效。磺胺吡啶剂量为每日 1～2g。

（六）预后

本病可使眼黏膜呈慢性进行性皱缩和结缔组织继发性瘢痕形成，如未治疗，最终导致失明。与大疱性类天疱疮相反，瘢痕性类天疱疮缓解的倾向很小。部分局限型最终可以逐渐减用或停用所有药物，而大部分泛发型需长期治疗。瘢痕性类天疱疮可以被青霉胺和可乐定诱发。局限性病变易治疗并得到控制，一些可以发展为更广泛的病变，而另一些可以通过治疗缓解。

四、疱疹样皮炎

疱疹样皮炎（dermatitis herpetiformis，DH）属自身免疫性慢性丘疹水疱病，好发于青壮年人群，瘙痒剧烈。水疱发生在表皮下，临床表现为张力性的厚壁疱，皮损的直接免疫荧光示真皮乳头及表皮基膜带颗粒状 IgA 沉积，70% 的患者有循环型免疫球蛋白抗体，大多数患者伴有谷蛋白敏感性肠病。

疱疹样皮炎的发病机制见图 23-15。

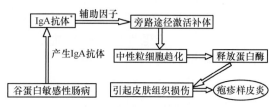

图 23-15　疱疹样皮炎的发病机制

* 推测皮肤 IgA 来源于胃肠道黏膜，须辅助因子参与疾病发生，真皮与表皮分离由中性粒细胞分泌的蛋白酶或其他酶所引起

【临床提要】

1. 基本损害　皮损呈多形性，有红斑、丘疹、丘疱疹、风团及水疱，偶见大疱。水疱常集簇成群，呈环形、不规则形或散在（图 23-16、图 23-17）。疱周轻微红晕，疱壁较厚，紧张丰满，不易破裂，尼氏（Nikolsky）征阴性。

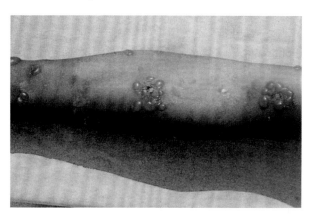

图 23-16　疱疹样皮炎（环状疱疹）

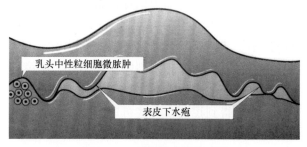

图 23-17　疱疹样皮炎模式图

2. 发病特征　损害对称分布于躯体的伸面，特别是肩、肘、臀、骶、膝和后发际。剧烈瘙痒为本病的特征，常伴烧灼感或刺痛感。病情缓解加重交替出现，迁延多年，约 15% 患者可自然缓解。

60%～70% 患者有谷蛋白敏感性肠病、乳糜泻，避免摄入如小麦、黑麦和燕麦可使小肠形态恢复正常。患者有特殊的高频率的 HLA 单倍型（HLA-A1-B8-DR3-DQw2）。

3. 伴发疾病　伴发胃肠道淋巴瘤和其他恶性肿瘤，恶性肿瘤发生率为 6.4%。

4. 组织病理　表皮下水疱，乳头尖部中性粒细胞微脓肿，皮损、皮损周围可见外观正常皮肤，DIF 显示真皮乳头 IgA 和补体 C3 颗粒状沉积。

5. 鉴别诊断　需与天疱疮、大疱性类天疱疮、多形红斑、妊娠疱疹、丘疹性荨麻疹、昆虫叮咬相鉴别。

【治疗处理】

（一）治疗原则

1. 检测相关疾病　疱疹样皮炎患者甲状腺病、恶性肿瘤（如小肠淋巴瘤）发病率升高，对于该类患者需进行相应处理，宜选用全身和局部治疗。

2. 氨苯砜或磺胺吡啶　是治疗疱疹样皮炎的首选药物。患者应避免进食谷蛋白饮食及含碘食物，忌用含碘药物。

（二）基本治疗

疱疹样皮炎的基本治疗见表 23-18。

表 23-18　疱疹样皮炎的基本治疗

靶向治疗	阻止血清中 IgA 型免疫复合物产生，抑制 IgA、补体 C3 在皮肤真皮乳头沉积，并阻止激活补体及中性粒细胞趋化，修复蛋白酶所致组织损伤
无谷胶饮食	禁食麦类食物，如小麦、黑麦、燕麦（最新研究认为可食用）。常见的抗原谷胶是谷类中的蛋白，可致空肠绒毛萎缩和小肠炎
全身治疗	首选：氨苯砜、磺胺吡啶、磺胺甲氧嘧啶、柳氮磺吡啶；替代：四环素联合烟酰胺；其他：泼尼松、秋水仙碱、抗组胺药
局部治疗	清洁杂菌，应用止痒剂、糖皮质激素
监测和治疗相关疾病	甲状腺病、小肠淋巴瘤

（三）治疗措施

1. 严格无谷胶饮食　谷蛋白敏感性肠病患者

第二十三章 大疱及疱疹性皮肤病

大多数处于亚临床状态。摄入谷胶可加重病情，严格长期避免谷胶饮食可以减少控制疾病所需的氨苯砜剂量（通常剂量为 100～200mg/d），甚至可以终止药物治疗。坚持无谷胶饮食难度较大，疱疹样皮炎患者患胃肠道淋巴瘤的危险性较高，无谷胶饮食可以降低其危险性。

2. 全身治疗

（1）氨苯砜：100～150mg/d，维持剂量每周为 25～50mg，少数病例仅需每周 25mg。氨苯砜可控制皮损，但不能缓解胃肠道症状和逆转肠道形态变化。其副作用有血液系统反应、白细胞减少、粒细胞缺乏、贫血等。葡萄糖 -6- 磷酸脱氢酶（G-6-PD）缺乏者，应检测 G-6-PD 水平，用该药可致高铁血红蛋白血症，严重者可致溶血性贫血。在初期应每周检查血常规。

（2）磺胺吡啶：1～1.5g/d，用于不能耐受氨苯砜者、老年人或心肺功能不良者。

（3）泼尼松：20～40mg/d，病情控制后减量，部分患者有效。

（4）秋水仙碱：0.5mg，每日 2 次，部分病例有效。

（5）抗组胺药：去氯羟嗪、赛庚啶、酮替芬等有止痒效果。

3. 局部治疗 皮损处外用糖皮质激素制剂、1% 樟脑炉甘石洗剂。

4. 无谷胶饮食 此种饮食的主要作用是控制肠病，从而控制皮疹，避免药物的副作用。患者应避免进食大麦、黑麦、小麦类食物。然而，对于中等量或特殊种植的无污染燕麦，患者或许可以耐受。

（四）循证治疗步序

疱疹样皮炎的循证治疗步序见表 23-19。

表 23-19 疱疹样皮炎的循证治疗步序

项目	内容	证据强度
一线治疗	氨苯砜 / 无谷胶饮食	B
二线治疗	磺胺吡啶和柳氮磺吡啶	E
	成分饮食*	C
三线治疗	四环素和烟酰胺 / 外用氨苯砜	E
	肝素 / 环孢素 / 利妥昔单抗	E
	秋水仙碱 / 系统应用糖皮质激素	E

* 成分饮食指仅摄取氨基酸和糖类，对严重难治性疱疹样皮炎有效，有助于肠道症状治愈，改善皮肤症状。

（五）治疗评价

1. 氨苯砜 为首选药物，是本病最有效的药物。大多数患者的症状在用药 24 小时内缓解，治疗效果既快速，又显著。对少数不典型病例，也可参考试验治疗的结果做出诊断。一旦达到有效反应，剂量应逐渐减至症状不再复发的最小剂量。

2. 磺胺吡啶 亦是主要有效药物，用于对氨苯砜不能耐受者。在免疫荧光技术出现以前，磺胺吡啶和氨苯砜已被认为可作为一种特异性诊断试验。如果患者对其中之一不发生反应，则便不是疱疹样皮炎患者。在用磺胺吡啶试验剂量 0.5g 后，每次 1 片（0.5g），每日 4 次。根据需要增加剂量，或有可能减少剂量，通常要使病情控制理想需要 1～4g。柳氮磺吡啶代谢产物为磺胺吡啶，也可以使用，剂量为 2～4g/d。

3. 环孢素 Stenveld 等报道 2 例严重疱疹样皮炎患者，对传统的治疗方法产生药物耐受或无效，以环孢素 5～7mg/(kg·d) 治疗后，皮损消除。

4. 其他药物 有效的药物有泼尼松、秋水仙碱，止痒时可外用糖皮质激素和口服抗组胺药物。磺胺甲氧吡啶可在 48 小时内控制瘙痒，随后皮疹消退。

5. 无谷胶饮食 饮食控制需 2 年才能见效，患者在起初 2 年仍需口服药物，直至单纯以严格的谷胶饮食能控制病情，此种饮食也可在数月内促使减少药物剂量。调查发现，只有 63% 的患者能遵医嘱进食，其中 37% 的患者单纯无谷胶饮食即可控制病情，而 26% 的患者除无谷胶饮食外，尚需口服药物才能控制病情。最近的研究发现，疱疹样皮炎患者可以进食燕麦，这将有助于患者服从医嘱。

有报道，单纯疱疹样皮炎患者对无谷胶饮食无效，但在去除无谷胶食物的蛋白质后有效，提示除谷胶以外的其他蛋白质在疱疹样皮炎的发病机制中也起到了重要作用。

6. 联合治疗 Shah 等报道 1 例严重疱疹样皮炎患者对氨苯砜及磺胺吡啶治疗产生药物耐受，予以皮下低剂量肝素、烟酰胺 1.5g 分开使用 1 日，以及四环素 2g/d 合并治疗，同时该患者实行无谷胶饮食。治疗后患者皮损消除。

Zemtsor 等报道 1 例本病患者又患有氨苯砜引起的粒细胞缺乏症，以烟酰胺 500mg，每日 3 次及四环素 500mg/d 治疗，皮损消除。以烟酰胺及米诺环素维持使用（100mg，每日 2 次），皮损未复发。同时，该患者并未实行无谷胶饮食。

（六）预后

病情以发作、缓解相交替为特点。40% 的患者发病超过 10 年。患者过敏性肠病通常并不严重，不会引起吸收不良症状。患者中胃酸缺乏性胃炎或萎缩性胃炎的发病率增高。有个别脾萎缩病例报道。

研究表明，坚持无谷胶饮食平均 13 年以后，约 24% 的患者皮肤 IgA 抗体转阴，而进食谷胶饮食后 12 周可使 IgA 抗体转为阳性。10% 的疱疹样皮炎患者可以自行缓解，随年龄增长，皮疹将逐渐减轻。合并恶性肿瘤者则预后较差。

五、线状 IgA 大疱性皮病

线状 IgA 大疱性皮病（linear IgA bullous dermatosis，LAD）是一种表皮下疱，以中性粒细胞浸润为主，也有嗜酸性粒细胞浸润，临床表现与疱疹样皮炎相似，但皮损的直接免疫荧光检查示皮肤基膜带有线状 IgA 沉积和循环型抗基膜带 IgA 抗体（图 23-18）。

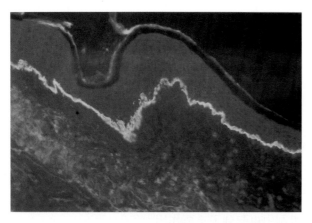

图 23-18　线状 IgA 沉积于透明板和（或）致密板下

【临床提要】

（一）成人线状 IgA 大疱性皮病

1. 基本损害　成人线状 IgA 大疱性皮病皮损有环状或多环形红斑、荨麻疹样斑块伴周围水疱形成、水疱或大疱，70% 以上的病例有口腔病变，表现为水疱、糜烂甚或瘢痕形成（图 23-19）。

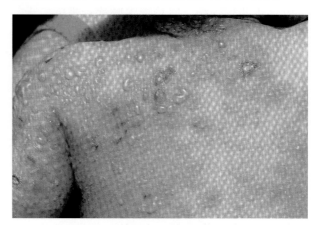

图 23-19　线状 IgA 大疱性皮病（儿童）

2. 发病特征　成年期发病，平均年龄在 60 岁以上，可出现与疱疹样皮炎、大疱性类天疱疮相似的症状，且常散在分布、不对称，伴有剧痒或烧灼感。躯干、四肢多见，可累及鼻、咽、食管、眼、泌尿生殖器和肛门。

（二）儿童线状 IgA 大疱性皮病

1. 基本损害　儿童线状 IgA 大疱性皮病环形红斑周围或正常外观皮肤上发生水疱、大疱，损害成批出现，愈合后遗留色素沉着或色素减退。少数有口腔受累。瘙痒或剧痒。

2. 发病特征　常在 5 岁之前发病。许多患儿在发病前有其他疾病史，如上呼吸道感染。一般为突然发病，主要累及下腹部、大腿、腹股沟和口周，分布广泛。

（三）鉴别诊断

本病在临床上难与疱疹样皮炎和大疱性类天疱疮鉴别，唯一的鉴别方法是直接免疫荧光检查。DIF 检查可见 IgA 呈均匀一致的线状沉积在基膜带。60% ～ 70% 患者存在血清抗基膜带抗体，透明板型者的抗体结合于盐裂皮肤的表皮侧。

【治疗处理】

（一）治疗原则

依照成人型和儿童型之不同而进行治疗，成人型相对积极治疗；儿童型多循保守疗法。

（二）基本治疗

线状 IgA 大疱性皮病的基本治疗见表 23-20。

表 23-20　线状 IgA 大疱性皮病的基本治疗

靶向治疗	抑制 IgA 在表皮真皮交界处沉积，减少其造成的临床损害
成人型	首选氨苯砜，局部或系统使用糖皮质激素联合治疗：四环素联合烟酰胺，静脉滴注免疫球蛋白或秋水仙碱
儿童型	首选磺胺吡啶或氨苯砜，局部或系统使用糖皮质激素及秋水仙碱
JAK 抑制剂	托法替尼联合泼尼松

（三）治疗措施

儿童型首选磺胺吡啶，成人型则为氨苯砜，少数病例需联用泼尼松。一般在用药后 2～3 日见效。

1. 磺胺吡啶　1.5～2g/d，儿童剂量为 70mg/(kg·d)［不超过 100mg/(kg·d)］，分次口服。如果不能完全控制症状，则需采用氨苯砜治疗。

2. 氨苯砜　100～300mg/d，开始剂量为 25mg/d，以后每 1～2 周增加 25mg，直至症状控制。儿童剂量为 1～2mg/(kg·d)［不超过 3～4mg/(kg·d)］，分次口服。用药前需测定葡萄糖 -6- 磷酸脱氢酶，正常者方可应用。

3. 四环素 + 烟酰胺　成人四环素 2.0g/d 和烟酰胺 1.5g/d。儿童不宜用此法。

4. 秋水仙碱　0.6mg，2～3 次 / 日，可能有效。

5. 泼尼松　成人 30～40mg/d，儿童剂量为 1mg/(kg·d)，清晨顿服。

6. 联合治疗　联合使用四环素 2.0g/d 和烟酰胺 1.5g/d，静脉注射免疫球蛋白，或秋水仙碱 0.6mg，2～3 次 / 日，可能有效。

（四）循证治疗步序

线状 IgA 大疱性皮病的循证治疗步序见表 23-21。

（五）治疗评价

1. 氨苯砜 / 磺胺吡啶 / 糖皮质激素　对于成人型，氨苯砜效果好，而对于儿童型，磺胺吡啶或氨苯砜效果好。儿童型局部单用糖皮质激素制剂偶见

表 23-21　线状 IgA 大疱性皮病的循证治疗步序

项目	内容	证据强度
一线治疗	氨苯砜	C
二线治疗	氨苯砜联合外用糖皮质激素	D
	氨苯砜联合系统应用糖皮质激素	D
	柳氮磺吡啶 / 磺胺嘧啶	C
	红霉素 / 秋水仙碱	D
三线治疗	双氯西林 / 吗替麦考酚酯 /IVIg	D
	柳氮磺吡啶 / 氟氯西林	E
	复方磺胺甲噁唑	E
	四环素和烟酰胺 / 甲氨蝶呤	E
	硫唑嘌呤 / 环磷酰胺 / 环孢素	E
	利妥昔单抗 / 奥马珠单抗	E

有效。Surbrugg 等报道在两项大型研究中（一项 42 例，另一项为 49 例），皆发现氨苯砜是一种治疗本病的有效药物。Yomoda 等报道 22 例患者服用磺胺吡啶（1～3g/d）后，获得疗效。

2. 秋水仙碱　Yomoda 等报道 11 例患者服用秋水仙碱（1.0～1.5mg/d）后，病情缓解。

（六）预后

绝大多数儿童型患者在青春期前自行缓解，一般持续 2 年；少数持续至青春期后，但病情常逐渐减轻。部分成人型患者的病程可为慢性，一些病例亦能自行缓解。

六、获得性大疱性表皮松解症

获得性大疱性表皮松解症（epidermolysis bullosa acquisita，EBA）是一种自身免疫性表皮下大疱病，Ⅶ型胶原自身抗体的存在为其特征，临床表现类似于遗传性营养不良性大疱性表皮松解症，与大疱性类天疱疮和黏膜类天疱疮难以区别。

【临床提要】

本病的发病年龄一般为 40～50 岁，儿童亦可发病。

1. 经典型　①皮肤脆性增加，手背、指节、肘、膝、骶部和趾等易受创伤部位出现水疱（图 23-20、图 23-21）、大疱、糜烂；②损害愈合

后遗留瘢痕，瘢痕内常有粟丘疹；③可有瘢痕性脱发和甲营养不良。

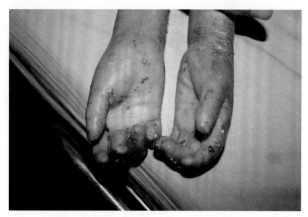

图 23-20　获得性大疱性表皮松解症（1）

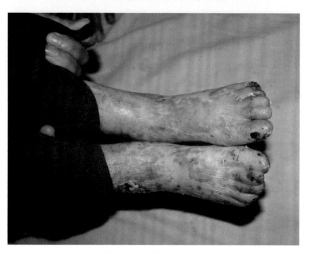

图 23-21　获得性大疱性表皮松解症（2）

2. 大疱性类天疱疮样型　躯干、皮肤皱褶和屈侧部位发生紧张性大疱，周围有红斑或荨麻疹样损害，或大片红斑无水疱，瘙痒。

3. 瘢痕性类天疱疮样型　口腔、食管上段、肛门、阴道黏膜和眼结膜均可出现糜烂及瘢痕。

4. 组织病理　表皮下水疱，损害周围皮肤 DIF 显示 IgG 和补体 C3 线状沉积在表皮真皮交界处，有时伴 IgM 或 IgA 沉积，免疫电镜为诊断 EBA 的金标准。

5. 伴发疾病　EBA 可为一种孤立性疾病，但常伴发其他疾病，如糖尿病、炎性肠病（特别是克罗恩病）、系统性红斑狼疮、自身免疫性甲状腺炎、类风湿关节炎、淀粉样变、冷球蛋白血症。

6. 鉴别诊断　需与迟发性皮肤卟啉病、大疱性系统性红斑狼疮、寻常型天疱疮和类天疱疮等相鉴别。

【治疗处理】

（一）治疗原则

按炎症性和非炎症性大疱病进行治疗。本病治疗极为困难，大剂量糖皮质激素、硫唑嘌呤、甲氨蝶呤和环磷酰胺亦无良好疗效，特别是经典型者。非炎症性大疱病不必特殊处理，可用支持疗法。

（二）基本治疗

获得性大疱性表皮松解症的基本治疗见表 23-22。

表 23-22　获得性大疱性表皮松解症的基本治疗

靶向治疗	针对 EBA 患者血清中的抗基底膜自身抗体，阻断其产生，降低其滴度，减少表皮下水疱发生
一般治疗	避免外伤和日光暴晒，局部皮肤感染时应对症处理
炎症性	糖皮质激素、硫唑嘌呤、氨苯砜、秋水仙碱、血浆置换、静脉注射免疫球蛋白、环孢素
非炎症性	支持疗法：加强营养、控制感染、精心护理伤口 生物制剂：抗 Tac 单克隆抗体、利妥昔单抗
联合治疗	托法替尼联合泼尼松（炎症级联中起上游管理作用）

（三）治疗措施

1. 全身治疗

（1）免疫抑制剂：硫唑嘌呤 [2～3mg/(kg·d)]、环磷酰胺 [1～2mg/(kg·d)] 或环孢素 [＞6mg/(kg·d)]。

（2）泼尼松：1～2mg/(kg·d) 或更大剂量，对播散性炎性损害有较好疗效，而对经典型者应联用氨苯砜或环孢素。

（3）静脉注射免疫球蛋白。

（4）利妥昔单抗：375mg/m²，每周 1 次，4 周为 1 个疗程，或第 0 天及第 14 天静脉滴注 1g。

（5）其他：①氨苯砜 50～100mg/d，单用或联用泼尼松，对以中性粒细胞浸润为主的损害有较好疗效；②秋水仙碱 0.5mg，每日 2 次；③血浆置换法，对部分病例有效。

2. 局部治疗　口腔损害可应用强效糖皮质激

素制剂。

（四）循证治疗步序

获得性大疱性表皮松解症的循证治疗步序见表 23-23。

表 23-23　获得性大疱性表皮松解症的循证治疗步序

项目	内容	证据强度
一线治疗	系统应用糖皮质激素 / 氨苯砜	D
	吗替麦考酚酯	E
二线治疗	静脉注射免疫球蛋白	D
	利妥昔单抗	D
三线治疗	秋水仙碱 / 环孢素	D
	米诺环素	E

（五）治疗评价

本病尚无特效疗法，有炎症的患者单用糖皮质激素或并用硫唑嘌呤或氨苯砜偶见效果。其他免疫抑制剂（如秋水仙碱）、血浆置换、IVIg 的使用均有治疗成功的个案报道，但对大多数患者无效。有报道一些病例使用环孢素有效，尚需进一步证实。

（六）预后

大多数 EBA 为慢性病程，常间歇性发作。此病具有相当大的破坏性，尤其是当黏膜表面受累时，可导致严重的伤残和毁形。少数 EBA 患者可缓慢自然缓解。

七、家族性慢性良性天疱疮

家族性慢性良性天疱疮（familial benign chronic pemphigus）又称 Hailey Hailey 病，系一种罕见的常染色体显性遗传病，本病由位于染色体 3q21 的钙依赖性 ATP 酶基因缺陷引起。水疱、糜烂和结痂好发于皱褶部位。本病可能是天疱疮的一种变型。表皮常在摩擦或感染后发生棘层松解，有时自发性松解。由 *ATP2C1* 基因突变使细胞内外钙离子调节缺陷所致。

【临床提要】

1. 基本损害　为红斑基底上的松弛性水疱，尼氏征阳性，水疱易破，遗留糜烂和结痂

（图 23-22、图 23-23）。损害常向周围扩展，中央愈合伴色素沉着或出现湿润的颗粒状赘生物。

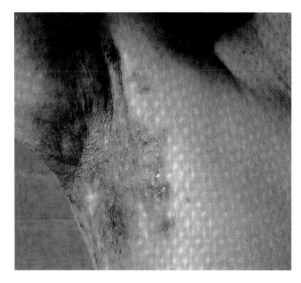

图 23-22　家族性慢性良性天疱疮（1）

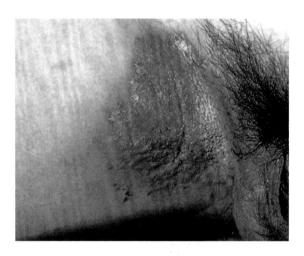

图 23-23　家族性慢性良性天疱疮（2）

2. 发病特征　一般在 10 ～ 30 岁发病，损害好发于颈侧、项部、腋窝和腹股沟等处。有瘙痒和烧灼感，损害在数月后愈合，不留瘢痕。周期性复发和完全缓解交替，缓解可达数月至数年，病程可长达 40 年以上。

3. 组织病理　基层上裂隙形成或水疱，表皮内棘层松解，棘细胞间桥消失或存在，彼此联系疏松似倒塌的砖墙（图 23-24）。

4. 诊断及鉴别诊断　常规病理检查、免疫病理检查和遗传方式有助于本病诊断，主要需与寻常型天疱疮、增殖型天疱疮、脓疱病和 Darier 病鉴别。

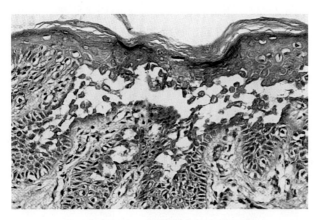

图 23-24　家族性慢性良性天疱疮（3）

组织学示细胞间桥广泛缺失，但部分细胞仍互相黏着形似倒塌的砖墙

（广东医科大学　黄文明制作）

【治疗处理】

（一）治疗原则

本病由钙依赖性 ATP 酶基因缺陷所致，故治疗较为困难，应积极长期坚持局部和系统治疗及护理。

（二）基本治疗

家族性慢性良性天疱疮的基本治疗见表 23-24。

表 23-24　家族性慢性良性天疱疮的基本治疗

靶向治疗	针对原发多糖类物质缺陷、角质形成细胞异常和黏附障碍，抑制棘层松解，缓解其所造成的损害
避免诱发因素	保护皮肤，防止日晒、外伤、感染
抗菌治疗（继发感染）	抗金黄色葡萄球菌抗生素、外用克林霉素和抗真菌药或莫匹罗星软膏、夫西地酸乳膏
糖皮质激素/免疫调节	糖皮质激素外用、口服，或两者合并使用也有效，外用他克莫司、吡美莫司、骨化三醇乳膏
严重病例	口服维 A 酸、氨苯砜、甲氨蝶呤、环孢素、肉毒杆菌毒素
生物制剂	依那西普
物理治疗	皮肤磨削术、CO_2 激光气雾、YAG 激光
外科治疗	手术切除、植皮、5-氨基乙酰丙酸光动力疗法、浅表外科剥蚀技术

（三）治疗措施

1. 全身治疗

（1）抗生素：一般首选四环素，青霉素、红霉素和米诺环素亦有效。四环素 0.5g，每日 4 次，损害愈合后应用维持量为 0.5g/d。

（2）氨苯砜：100 ～ 200mg/d，分次口服，维持量为 50mg/d，部分病例有效。

（3）泼尼松：30mg/d，分次口服或顿服，仅用于严重的病例。

（4）甲氨蝶呤：每周 7.5 ～ 15mg，顽固性病例可试用。

（5）环孢素/维 A 酸：口服，用于严重病例。

2. 局部治疗　①皮肤磨削法和 CO_2 激光气雾治疗已证实有效；②抗生素或抗真菌制剂，如莫匹罗星软膏、复方硝酸益康唑软膏（派瑞松）、复方曲安奈德乳膏（康纳乐）、地塞米松新霉素霜，亦有一定的疗效；③糖皮质激素外用疗效不佳；④境界线局部照射：10kV，300R，每周 3 次。

3. 外科治疗　分层皮片移植，移植部位偶可出现复发。

（四）循证治疗步序

家族性慢性良性天疱疮的循证治疗步序见表 23-25。

表 23-25　家族性慢性良性天疱疮的循证治疗步序

项目	内容	证据强度
一线治疗	外用抗感染药物和系统应用抗生素	C
	外用糖皮质激素	C
二线治疗	外用钙调磷酸酶抑制剂	E
	骨化三醇/系统应用糖皮质激素	E
	纳曲酮	C
	氨苯砜/镁剂/环孢素/肉毒素	E
	CO_2 激光	E
三线治疗	手术切除（二期愈合或植皮）	E
	激光治疗（除 CO_2 激光外）	E
	浅表放射治疗（Grenz 射线或电子束）	E
	皮肤磨削术/甲氨蝶呤/口服维 A 酸	E
	外用氟尿嘧啶/生物制剂	E
	光动力治疗/窄谱 UVB 治疗	E
	口服氯化镁/低剂量纳曲酮	E

（五）治疗评价

（1）总的评价：轻型、重型患者经上述治疗措施治疗后，病情可缓解，重型经手术植皮可获痊愈。

（2）局部治疗：Burge 等认为 86% 的患者对局部外用糖皮质激素合并抗感染药物治疗有效。

（3）系统治疗：Marsch 等认为系统应用糖皮质激素可暂时控制泛发性家族性良性天疱疮。

（4）肉毒杆菌毒素：有报道于皮损处经 1 次低剂量 A 型肉毒杆菌毒素治疗后症状改善，继而用 100 ～ 200BTA-A 治疗皮损完全消退。

（5）既往成功行广泛切除后植皮术，这种侵入性手术已被更表浅的剥蚀手术替代。例如，皮肤磨削术、二氧化碳激光、Er：YAG 激光或 5-氨基乙酰丙酸光动力疗法、蒸发气化法似乎也同样有效。

（六）预后

本病可周期性复发和完全缓解，患者 50 岁以后病情可减轻。皮肤创伤、细菌或真菌感染和皮肤病均可激发本病。药疹可导致严重后果，需要精心处理。晒伤也可能加重本病。因此，应避免刺激因素，长期坚持治疗和皮肤护理。表浅剥蚀手术一般预后良好。

八、暂时性棘层松解性皮病

暂时性棘层松解性皮病（transient acantholytic dermatosis）又称 Grover 病（Grover disease），或称良性丘疹性棘层松解性皮病。病因不明，日光、热、长期发热、出汗及电离辐射为其促发因素，IL-4 可能引起棘层松解。

【临床提要】

1.基本损害　突然发病，表现为水肿、红斑、丘疹、角化性丘疹和水疱，呈皮色或棕红色，群集或散在，瘙痒，持续数周或数月自行缓解。口腔受累罕见。

2.发病特征　本病多见于中年男性，皮疹好发于面、颈、胸背端、上腹部和四肢。无全身症状。多数患者日晒后发病或日晒后皮疹加剧。

3.组织病理　类似于 Darier 病。表皮内局灶

性棘突松解、裂隙或小疱。

4.诊断及鉴别诊断　病理变化应与天疱疮、家族性慢性良性天疱疮、毛囊角化病等相鉴别。临床应与疱疹样皮炎、痤疮、毛囊炎相鉴别。

【治疗处理】

（一）治疗原则

避免各种刺激、外用糖皮质激素或系统治疗。

（二）基本治疗

暂时性棘层松解性皮病的基本治疗见表 23-26。

表 23-26　暂时性棘层松解性皮病的基本治疗

轻症	止痒安抚剂，润肤剂，氧化锌油，糖皮质激素霜，卡泊三醇乳膏，抗组胺药物
重症	糖皮质激素、维 A 酸、氨苯砜、PUVA、窄谱 UVB、异维 A 酸

（三）治疗措施

1.避免促发因素　避免过度日晒、剧烈运动、过热及穿不透气的衣服。

2.轻症　止痒，外用炉甘石，口服抗组胺药。外用强效糖皮质激素、卡泊三醇乳膏常有效。

3.重症　系统性应用糖皮质激素、阿维 A、异维 A 酸或 PUVA、氨苯砜等治疗。PUVA 可能有效，但开始治疗时皮损有加重可能。

（四）循证治疗步序

暂时性棘层松解性皮病的循证治疗步序见表 23-27。

表 23-27　暂时性棘层松解性皮病的循证治疗步序

项目	内容	证据强度
一线治疗	润肤剂 / 外用糖皮质激素	D
	避免受热 / 出汗	D
二线治疗	卡泊三醇 / 他卡西醇	E
	系统应用糖皮质激素 / 维生素 A	D
三线治疗	系统应用维 A 酸类药物（阿维 A、阿维 A 酯、异维 A 酸）	E
	PUVA/UVA1/ 光动力治疗	E
	三氯醋酸 / 依他西普 / 利妥昔单抗	E

（五）治疗评价

1. 糖皮质激素 局部治疗时该药为首选。Paul 等报道了 1 例广泛性皮损病例，口服泼尼松仅部分皮损得到控制。Heenan 等对 24 名短暂性的皮肤棘层松解患者进行了研究，发现大部分患者需要局部外用氟化糖皮质激素以控制瘙痒，2 名患者还需要间断性口服糖皮质激素。抗组胺药对于本病控制瘙痒作用有限。

2. 异维 A 酸 少数无效的病例，剂量为 0.5mg/（kg·d），需 2～6 个月。停药后亦有复发或缓解。

3. 维生素 A Rohr 等报道对 8 名患者给予维生素 A 5 万 U、3 次 / 日治疗，持续 2 周，所有患者有效。见效即减至每日 5 万 U 作为维持，持续数周。

4. 光疗 Paul 等报道，以 50mg 的甲氧基补骨脂素和 UVA 光疗，2 次 / 周，由 2J/cm^2 开始，每次增加 0.5J/cm^2，开始患者皮疹潮红，而后缓慢改善。皮损完全消除之后再持续治疗 4 周，治疗完成 25 个月之后无复发。

5. 氨苯砜 对治疗无效的病症，可以给予氨苯砜治疗，可望缓解。

（六）预后

本病皮疹稀少，几乎常为自限性。

（吴志华　王　强　蔡艳霞　蔡川川　李常兴
　郑炘凯　杨桂兰　王晓华　杨朝晖　龙博泉）

角层下脓疱病

角层下脓疱病（subcorneal pustular dermatosis）是一种罕见的慢性复发性无菌性中性脓疱病。本病病因未明。脓疱培养阴性，无菌性是本病的标志。许多患者出现血清 IgA 水平增加，IgA 在上部表皮的细胞间沉积或在角层下呈线状沉积。

【临床提要】

1. 基本损害 为稀疏浅表的小脓疱或迅速变为脓疱的水疱（图 24-1），常在数小时内成批发生于正常或轻度红斑皮肤上；疱壁松弛，脓疱下垂。脓疱融合常呈环状或匐行状，数天后干涸和破裂、结痂，偶有淡褐色色素沉着。有瘙痒及灼热感。

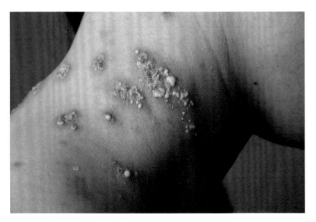

图 24-1　角层下脓疱病（颈）

2. 发病特征 皮损对称分布，主要累及腋窝（图 24-2）、腹股沟、腹部、乳房下和肢体屈侧面，掌跖偶可发病。病程为良性，平均持续时间为 5 ～ 8 年。

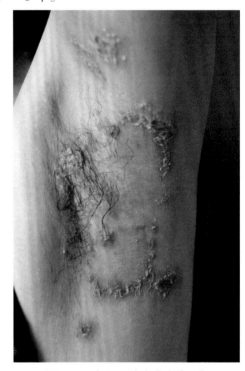

图 24-2　角层下脓疱病（腋下）

3. 伴发疾病 本病可伴发 IgA 型多发性骨髓瘤、IgA 型副蛋白血症、IgG 型冷球蛋白血症、坏疽性脓皮病和溃疡性结肠炎。

4. 组织病理 脓疱位于角层下，内含中性粒细胞，偶见嗜酸性粒细胞。

5. 鉴别诊断 需与本病鉴别的有脓疱病、疱疹样皮炎、落叶型天疱疮、泛发型脓疱性银屑病。

【治疗处理】

（一）治疗原则

本病治疗原则：控制病情发展，延长缓解时间，治疗潜在或共存疾病，提高生活质量。首选氨苯砜，抗生素无效，局部可行对症处理。

有些患者与 IgA 型副蛋白血症有关，口服氨苯砜有良好疗效，而脓疱性银屑病没有相关的副蛋白血症，而且以氨苯砜治疗无效，因而本病是与脓疱性银屑病不同的疾病。

（二）基本治疗

角层下脓疱病的基本治疗见表 24-1。

表 24-1　角层下脓疱病的基本治疗

靶向治疗	抑制血清 IgA 水平增高，抑制其在表皮浅层或在角层下呈线状沉积，减少中性粒细胞间角层移行聚集和脓疱形成，改善临床症状
首选药物	氨苯砜、柳氮磺吡啶
其他药物疗法	阿维 A 酯、宽谱 UVB、皮质类固醇、秋水仙碱、四环素联合烟酰胺、窄谱 UVB、他卡西醇（外用）、英夫利昔单抗
监测疾病	IgA 型骨髓瘤、坏疽性脓皮病、IgA 型副蛋白血症

（三）治疗措施

1. 氨苯砜　50 ～ 150mg/d，分次口服。起效较慢，但大多数病例可获得完全缓解；其中部分病例在数月后可停药，余者需用小剂量维持数年。

2. 磺胺吡啶　1 ～ 3g/d，分次口服，疗效较好。其他磺胺类（磺胺吡啶、柳氮磺吡啶）也有个案报道有效。

3. 糖皮质激素　大剂量使用可抑制全身性发作，但疗效一般较差。

4. 维 A 酸类　阿维 A 酯 0.5 ～ 1.0mg/(kg·d)，分次口服，可诱导病情缓解。

5. 物理治疗　PUVA、宽谱 UVB、窄谱 UVB光疗也可有效，亦可与维 A 酸或氨苯砜联用。

6. 中医药治疗　清热解毒和养阴清热为其治则，选用黄连解毒汤、增液汤或六味地黄丸，一般联用上述药物进行治疗。

（四）循证治疗步序

角层下脓疱病的循证治疗步序见表 24-2。

（五）治疗评价

1. 氨苯砜　为首选，正常情况下，用药 4 周内皮疹消失，但此停药常致复发。当病情控制后，要长期维持病情缓解。此病常呈慢性复发性病程，维持治疗常较困难。

表 24-2　角层下脓疱病的循证治疗步序

项目	内容	证据强度
一线治疗	氨苯砜	C
二线治疗	砜类 / 糖皮质激素 /PUVA	D
	阿维 A/ 窄谱 UVB/ 宽谱 UVB	E
三线治疗	依那西普 / 英夫利昔单抗	E
	他卡西醇（1-α, 24- 二羟维生素 D₃）	E
	马沙骨化醇（1-α, 25- 二羟基 -22-氧钙三醇）	E
	咪唑立宾 / 静脉注射免疫球蛋白	E
	酮康唑四环素、米诺环素	E
	青霉素 / 维生素 E/ 甲苄咪啉	E
	环孢素 / 己酮可可碱 / 烟酰胺	E

2. 氨苯砜 + 阿维 A 酯　Burrow 等报道，1 例不能忍受高剂量氨苯砜的患者联合使用氨苯砜（100mg/d）和阿维 A 酯（30mg/d），结果患者的病情得到控制。

3. 氨苯砜 + 泼尼松龙　Garg 等报道，1 例 12 岁的男孩使用氨苯砜（2mg/kg）和泼尼松龙（20mg/d）后，病情改善，但不能完全阻止新脓疱的形成。

4. 维 A 酸类　阿维 A 酯 0.5 ～ 1.0mg/(kg·d)已被成功用来治疗此病。而对那些不能耐受所需治疗量的氨苯砜患者，可将氨苯砜与维 A 酸类合用，这样使两者的剂量都降低。有报道阿维 A 也同样有效。

5. 柳氮磺吡啶　Sneddon 等报道，2 例此病患者使用柳氮磺吡啶治疗（1g，每日 2 次），结果病情得到控制，其中 1 例得到永久缓解。

6. 物理治疗　另有一些报道此病用 PUVA、窄谱 UVB 或宽谱 UVB 联用氨苯砜或维 A 酸有良效。

7. 皮质类固醇　一些个案报道皮质类固醇系统及局部外用有一定的疗效。皮质类固醇联用氨苯砜、维生素 E 或抗生素（米诺环素、四环素），也对此病有效。Grob 等报道，1 例患者使用氨苯砜、阿维 A 酯及血浆置换无效，但使用甲泼尼龙（64mg/d）却可使病情缓解，此药的维持剂量为 12mg/d。

8. 酮康唑 / 美海洛林　Verma 等报道，1 例女性患者使用氨苯砜（100mg，每日 2 次）及口服糖皮质激素治疗无效，而使用酮康唑 200mg/d 却得到缓解。Dorittke 等报道，美海屈林萘二磺酸盐（美海洛林）50mg，3 次 / 日，可使该病治愈。

（六）预后

病程为良性，平均持续 5 ～ 8 年，一般健康状况不受影响；病情活动和静止的间隙期可为数天至数周，新皮损常突然发生。有报道 1 例伴发坏疽性脓皮病及 IgA 型副蛋白血症者，病程长达 20 年，最终死于葡萄球菌性脓毒血症。然而，该病一般预后良好。

掌跖脓疱病

掌跖脓疱病（palmoplantar pustulosis，pustulosis palmaris et plantaris，PPP）可能与感染灶有关，亦有认为系局限型脓疱性银屑病。充盈中性粒细胞的表皮内脓疱为其病理特征；其急性型称为脓疱性细菌疹。人类白细胞抗原（HLA）分型研究表明，本病患者的银屑病相关同种抗原发生率不增加，PPP 是一种独立的疾病。

【临床提要】

1. 基本损害　为红斑基础上的小而深的脓疱，或先为水疱而后成为脓疱。

2. 发病特征　常发生于掌跖，手部以掌中部或鱼际为主（图 24-3），足部以足跟和足弓为主。

反复发作，时轻时重。有痒感和痛感，无全身性症状。

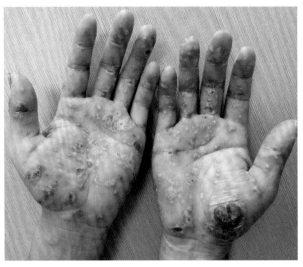

图 24-3　掌跖脓疱病
（广州中医药大学金沙洲医院　陈忠业惠赠）

3. 实验室检查　脓液培养无细菌及真菌生长，白细胞计数偶有中度增加。

4. 鉴别诊断　需与连续性肢端皮炎及汗疱疹继发感染相鉴别。

【治疗处理】

（一）治疗原则

除去诱因，对症治疗，依据病情严重程度选择治疗方法。

（二）基本治疗

掌跖脓疱病的基本治疗见表 24-3。

表 24-3　掌跖脓疱病的基本治疗

靶向治疗	抑制角质层内中性粒细胞聚集及真皮上部血管扩张，消除导致病变的启动因子或感染及金属致敏物，阻止角质层内脓疱形成
监测疾病	糖尿病、甲状腺疾病、谷蛋白不耐受、幽门螺杆菌感染，并进行相应处理
局部治疗	焦油类、维 A 酸软膏、皮质类固醇
物理治疗	光化学疗法、同位素、浅层 X 线治疗
系统治疗	阿维 A 酯、免疫抑制剂、甲氨蝶呤、甲砜霉素、皮质类固醇

（三）治疗措施

1. 病因治疗 本病难以治疗，预防是关键；治疗前应注意感染灶及金属致敏物（如汞、铜、锡、银等），其可通过食物或金属物、牙料进入血液循环，吸烟及药物如锂剂可诱发本病，应做相应处理。

2. 全身治疗

（1）四环素：0.5 ~ 1.0g/d，分次口服，连用4周，约半数病例有效，可抑制中性粒细胞趋化。

（2）氯法齐明：400mg/d，分2 ~ 3次口服，连用1个月；以后改为200 ~ 300mg/d，连用5个月。

（3）免疫抑制剂：甲氨蝶呤，每周20 ~ 25mg，起效后短期维持即可，疗效较好；甲砜霉素，0.5 ~ 1.0g/d，分次口服，症状控制后减量。

（4）维A酸类：阿维A酯25 ~ 50mg/d可有效防止新脓疱形成和迅速清除皮损，但停药后即复发。

（5）秋水仙碱：0.5 ~ 1.0mg，每日2次，见效后减至0.25 ~ 0.5mg，每日2次。该药是强效的白细胞抑制剂。90%的病例可获良好疗效。

（6）糖皮质激素：泼尼松40 ~ 50mg/d或更大剂量，可抑制脓疱形成，但停药后反跳严重，故不推荐首选。

（7）雷公藤：口服雷公藤糖浆或雷公藤多苷片。

3. 局部治疗 红斑和角化过度明显时，糖皮质激素封包有效；焦油类或水杨酸类软膏外用亦有一定疗效。

4. 其他 PUVA治疗。

（四）掌跖脓疱病的循证治疗步序

掌跖脓疱病的循证治疗步序见表24-4。

表24-4 掌跖脓疱病的循证治疗步序

项目	内容	证据强度
一线治疗	口服维A酸类药物	A
	PUVA/PUVA+口服维A酸类药物	B
	外用糖皮质激素	C
二线治疗	司库奇尤单抗/古塞库单抗/环孢素	A
	乌司奴单抗/甲氨蝶呤	B
	阿普斯特	A
	准分子光疗（308nm）	C
三线治疗	马沙骨化醇	A
	布罗达单抗/托法替尼	E

（五）治疗评价

1. 物理治疗 UVA照射优于外用甲氧沙林后UVA照射。

2. 外用糖皮质类固醇 氟轻松或其他皮质类固醇外用后予以聚乙烯手套封包同样有效，但有效时间一般很短。

3. 系统治疗 阿维A酯非常有效，剂量为1mg/(kg·d)。阿维A剂量为0.5mg/(kg·d)时疗效确切，小剂量环孢素1.25 ~ 3.75mg/(kg·d)也很有效。秋水仙碱已被成功用于一些病例。利罗唑（liarozole）75mg，每日2次，或阿来法赛每周30mg有效。Mihara等对7例患者使用伊曲康唑100mg/d有效，但停药后仍可复发。肌内注射曲安奈德可获短期缓解。

4. 综合评价 本病难以治疗，对大多数治疗皆有抵抗。预防是关键。

（六）预后

本病静止期和进展期交替出现，一般持续5 ~ 10年，对症治疗，一般预后良好。

脓疱性细菌疹

脓疱性细菌疹（pustular bacterid）特征是掌跖部对称性集簇状水疱或脓疱，加重和缓解长期交替出现。有学者认为本病是一种独立疾病，或为银屑病因感染激发的一种变型，可发现远离部位的感染病灶。

【临床提要】

1. 基本损害 为脓疱，起初可能是水疱，很快变成脓疱。许多小脓疱融合，呈蜂窝状。

2. 发病特征 一般初发于掌、跖中间部位，逐渐向外扩展，直至覆盖手、足的整个屈面。常有剧烈瘙痒、疼痛。每日有新疹成批出现。出疹时，白细胞计数增多，脓液培养阴性，葡萄球菌和链球菌抗原皮试可为阳性。

【治疗处理】

（一）治疗原则/基本治疗

除去病灶，局部对症处理，亦可全身应用抗生素。

（二）治疗措施

局部可用 0.1% 依沙吖啶溶液或 1% 新霉素溶液湿敷。皮质类固醇的全身使用可使皮损暂时消退，亦可全身使用抗生素。

（三）治疗评价及预后

典型病例对抗生素治疗或去除感染灶后反应良好，皮疹逐渐减少，病情平息进入静止期。

疱疹样脓疱病

疱疹样脓疱病（impetigo herpetiformis）是妊娠诱发的一种脓疱性银屑病。本病虽罕见，但较严重，甚至可危及生命，重症病例多有较明显的全身症状、低钙血症及手足搐搦。也有学者认为疱疹样脓疱病、脓疱性银屑病、连续性肢端皮炎可能为同一种无菌性脓疱性疾病。

【临床提要】

1. 基本损害　皮损为红斑基础上发生的成群小脓疱，其边缘又发生新的损害，离心性地发展以至全身或呈环状表现（图 24-4）。

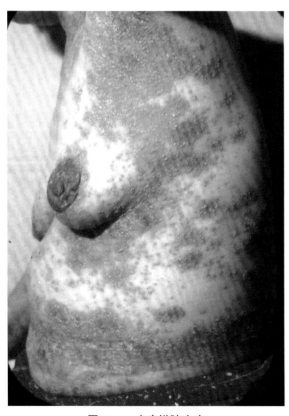

图 24-4　疱疹样脓疱病

2. 发病特征　发生于妊娠妇女，损害在下腹、股部和肢体屈面。常伴发热或手足抽搐等表现。可发生流产或死产。一般无痒感。患者可有或无银屑病家族史。

3. 实验室检查　呈脓疱性银屑病病理组织表现，周围血白细胞计数增高，红细胞沉降率增快，有低钙血症及低蛋白血症，脓疱为无菌性。

【治疗处理】

（一）治疗原则

积极治疗，保护胎儿，降低其死亡率。对于疱疹样脓疱病患者应给予特别护理，并密切注意病情变化，治疗主要是给予糖皮质激素口服。

（二）基本治疗

疱疹样脓疱病的基本治疗见表 24-5。

表 24-5　疱疹样脓疱病的基本治疗

靶向治疗	阻止白细胞在角层内聚集，改善低钙血症，防止手足抽搐
支持疗法	纠正低蛋白血症、低钙血症、体液丢失及感染
系统用药	首选皮质类固醇

（三）治疗措施

1. 一般治疗　纠正低蛋白血症、低钙血症、体液丢失及感染的处理。

2. 皮质类固醇　泼尼松剂量一般在 60mg 左右时即可控制病情。

3. 辅助治疗　合并应用抗生素如磺胺类药物，可提高疗效。也可试用绒毛膜促性腺激素，每次肌内注射 800U，每日 1 次。

（四）治疗评价

疱疹样脓疱病好发于妊娠第 9 个月，常在产后迅速缓解，再次妊娠时可复发。疱疹样脓疱病可增加孕妇及胎儿的死亡率。

连续性肢端皮炎

连续性肢端皮炎（acrodermatitis continua）又

称匍行性皮炎（dermatitis repens），该病可能与葡萄球菌感染、内分泌紊乱有关，亦有学者认为属自身免疫性疾病、银屑病或疱疹样脓疱病的异型。

【临床提要】

1. 局限型 一般在指（趾）端外伤或感染后发病，损害为密集的小脓疱或先为水疱而后迅速发展成脓疱。在损害边缘发生新的损害。小脓疱可排列成环形或特殊的圆形，自觉灼热和瘙痒。累及整个指（趾），手足背，常先为一侧，再累及对侧（图24-5）。

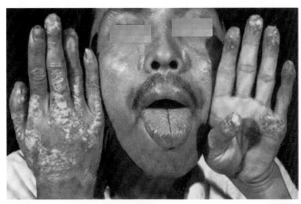
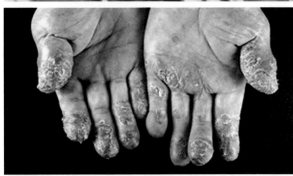
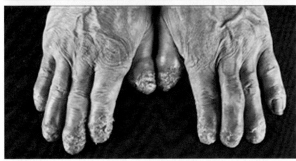

图 24-5 连续性肢端皮炎
（第1张图片为中国人民解放军白求恩国际和平医院 李成龙惠赠）

2. 泛发型 泛发全身，与脓疱性银屑病及疱疹样脓疱病相似。

3. 实验室检查 疱液培养无细菌及真菌生长，晚期病例的X线检查可显示远端指（趾）骨萎缩

及指（趾）间关节病。该病组织病理与银屑病类似，并且脓疱性银屑病、连续性肢端皮炎和疱疹样脓疱病均有相同的病理表现，三种疾病皆存在 Kogoj 海绵状脓疱。

4. 鉴别诊断 需与急性甲沟炎、掌跖脓疱病、化脓性出汗不良性湿疹、接触性皮炎继发感染和疱疹样脓疱病相鉴别，临床特点、疱液培养及组织学检查有助于鉴别。

【治疗处理】

（一）治疗原则

除去感染灶，调整免疫功能，对症处理，依据病情严重程度，选择治疗。

（二）基本治疗

掌跖脓疱病和连续性肢端皮炎的基本治疗见表24-6。

表 24-6 掌跖脓疱病和连续性肢端皮炎的基本治疗

靶向治疗	阻止角质层下白细胞聚集和表皮 Kogoj 海绵状脓疱形成，减轻远端指（趾）骨萎缩
局部治疗	皮质类固醇、PUVA、氮芥、氟尿嘧啶、卡泊三醇、浅层 X 线照射
系统治疗	阿维A、环孢素、皮质类固醇、秋水仙碱、甲氨蝶呤
一线用药	局部治疗：强效及超强效糖皮质激素，卡泊三醇 物理治疗：药浴治疗 4 次/周，紫外线照射 系统治疗：维 A 酸类 0.5mg/（kg·d）
二线用药	局部治疗：地恩酚，每日 1 次；他扎罗汀，每日 2 次 系统治疗：甲氨蝶呤 10～25mg/kg，环孢素 3～5mg/kg，依法珠单抗 1mg/kg（已退出市场）

（三）治疗措施

尚无特效药物能诱导长期缓解，可酌情选用下述方法。

1. 维 A 酸类 阿维A酯50mg/d，口服，疗效较好。

2. 物理治疗 PUVA 能抑制新脓疱形成，可行长期维持治疗。

3. 糖皮质激素　强效制剂外用或封包，有助于减少脓疱形成，皮肤萎缩者禁用。严重者应用泼尼松，40mg/d，口服，症状控制后给予维持剂量（10～15mg/d）。

4. 其他药物　秋水仙碱、四环素、环孢素、甲氨蝶呤或雷公藤总苷亦有一定的疗效，但停药后复发。

（四）治疗评价

阿维 A 酯、小剂量环孢素、阿维 A 酯与卡泊三醇联用，以及局部单用卡泊三醇也可获得疗效。Harland 等报道了 1 例顽固性持久性肢端皮炎患者，对大剂量甲氨蝶呤不敏感，但对小剂量环孢素疗效很好。

（五）预后

少数病例的损害可局限于原发部位，有时长达数年。泛发型经治疗后皮疹可以消退，残留的指（趾）原发病灶却长期存在，但皮疹仍可全身复发，个别患者发生红皮病，并常因并发症死亡。但本病为良性经过，预后良好。

（陆　原　李　文　李永双　吴昌辉　廖　家
麦镜明　徐永慧　陈　蕾　赖惠君）

第二十五章
结缔组织病

一、红斑狼疮

红斑狼疮 (lupus erythematosus，LE) 是一种病因未明的自身免疫病。LE 有临床病谱，盘状红斑狼疮与系统性红斑狼疮是这个病谱中的两端极型，中间有局限性红斑狼疮、泛发性红斑狼疮、儿童盘状红斑狼疮、肥厚性红斑狼疮、红斑狼疮 - 扁平苔藓重叠综合征、冻疮样肿胀性红斑狼疮、深部红斑狼疮，急性、亚急性和慢性皮肤红斑狼疮及新生儿红斑狼疮。亚急性皮肤红斑狼疮少见，盘状红斑狼疮常见。

盘状红斑狼疮

盘状红斑狼疮 (discoid lupus erythematosus，DLE) 也称慢性皮肤红斑狼疮 (CCLE)。

【临床提要】

1. 盘状红斑 为皮肤持久性盘状红斑，界限清楚，边缘隆起，中央稍凹陷，伴毛细血管扩张，多位于颊部、鼻梁、耳、颈外侧及头皮，其次为上肢、下肢、躯干，两侧颧颊和鼻翼间的损害可连成蝶形。

上覆黏着性鳞屑，去除鳞屑后可见角栓和扩大的毛孔。可有萎缩性瘢痕、肥厚、色素减退，头皮处皮损可致永久性脱发（图 25-1）。

2. 黏膜损害 常见于下唇，上覆白色鳞屑，可有糜烂。

3. 光敏感 对光敏感，日晒时皮损加重。

4. 冻疮样狼疮 6% DLE 患者，尤其是女性，于指尖、耳轮、足跟发生（图 25-1）。

5. 局限性 / 播散性 DLE 前者皮损仅累及颈部以上，后者还累及胸、臂、四肢（图 25-2）。

6. 组织病理 ①表皮角化过度，角栓形成，基底层液化变性；②真皮淋巴细胞斑状浸润。LBT 皮损区皮肤 90% 阳性。

7. 实验室检查 35% 患者可检出抗核抗体。

8. 鉴别诊断 应与扁平苔藓、脂溢性皮炎、酒渣鼻、多形性日光疹相鉴别。

【治疗处理】

（一）治疗原则

对症处理，避免日晒，长期坚持治疗，密切观察有无转型。

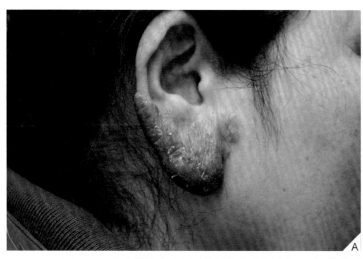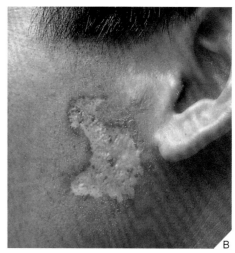

图 25-1　冻疮样狼疮（新疆维吾尔自治区人民医院　普雄明惠赠）（A）；盘状红斑狼疮（B）

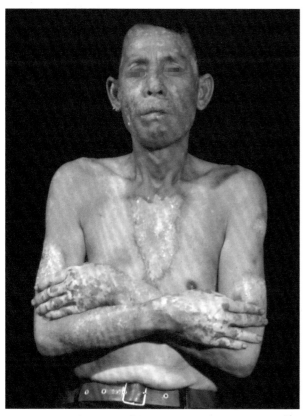

图 25-2　播散性盘状红斑狼疮

（二）基本治疗

避免日晒，局部应用糖皮质激素，系统使用羟氯喹，严重者可口服糖皮质激素，见表 25-1。

（三）治疗措施

1. 一般治疗

（1）避光：避免过多暴露于日光下，戴宽檐帽，避免穿短袖衬衣和短裤，并外用 SPF15 的防晒霜。反射性（物理性）防晒霜可保护患者免受 UVA 和 UVB 的照射。目前也有对唇的保护性遮光剂。

（2）保暖：因寒冷病情加重的患者应注意保暖，有雷诺现象的患者，给予血管扩张药、钙离子通道阻滞药如硝苯地平可能有帮助。

2. 局部治疗

（1）外用糖皮质激素：0.025% 氟轻松霜外用可控制病情，0.1% 倍他米松霜单独治疗有效，在 0.1% 醋酸曲安西龙霜外用 5 年的试验中，未观察到激素引起表皮萎缩。顽固病例可给予激素霜封包治疗。

表 25-1　盘状红斑狼疮的基本治疗

靶向治疗	抑制血清抗核抗体形成和表皮真皮交界处 IgG、IgA、IgM 及补体沉积，抗炎及减轻表层基底层液化变性和真皮淋巴细胞浸润
监测病情发展	临床症状，免疫指标，有无转型
避光防护措施	防止紫外线照射，外用遮光剂
局部治疗	糖皮质激素外用或皮损内注射、他克莫司、吡美莫司、0.5% 沙丁胺醇乳膏（抗炎），冷冻或激光（脉冲染料激光）、皮肤磨削术、外科手术植皮
系统治疗	抗疟药（羟氯喹/氯喹、阿莫地喹、米帕林平）、阿维 A、糖皮质激素、沙利度胺、来那度胺、氨苯砜、氯法齐明、利妥昔单抗

(2) 皮损内注射糖皮质激素：唇、口腔和耳廓处使用。醋酸曲安西龙混悬液 0.05 ～ 0.3ml，浓度为 5 ～ 10mg/ml，对手掌、足跖皆有效。

(3) 皮损内注射干扰素：α 干扰素（IFN-α）皮内注射可获得良好效果。

(4) 物理治疗：有时将干冰棒放在皮损上 10 ～ 15 秒也有效。CO_2 激光有效、脉冲激光和氩激光对毛细血管扩张性 LE 有一定治疗价值。

3. 系统治疗

(1) 抗疟药

1) 硫酸氯喹：250mg，每日 2 次，6 周后根据皮损改善的程度减量。伴轻微鳞屑的肿胀性损害，对氯喹的反应通常比慢性、萎缩性和瘢痕性损害快，对后者应延长疗程，但剂量应维持在最小。氯喹严重的毒性反应可能与累积剂量有关，常将 1 个疗程限制为 6 个月。大部分患者在 6 个月内对氯喹治疗有反应，停药后可保留在组织中数月。

2) 羟氯喹：100mg 或 200mg，每日 2 次。不良反应比氯喹少，某些患者对羟氯喹的耐受性好于氯喹，但有专家认为氯喹更有效。

3) 不良反应：抗疟药的严重不良反应包括角膜沉积，视网膜病变，颜面、甲和小腿灰 / 蓝 - 黑素沉着，头发和胡须变白等。约 75% 的患者对抗疟药有效，但 50% 的患者在 6 个月内复发，常需要重复治疗。

(2) 糖皮质激素：泼尼松龙 4mg，1 ～ 3 次 / 日，口服。或甲泼尼龙口服，对头皮银屑病样皮损有效。

(3) 沙利度胺：对皮损有明显的抑制效果，对冻疮性红斑狼疮也有效，开始推荐剂量为 100 ～ 200mg/d，4 ～ 6 周，维持量 25 ～ 100mg/d，90% 患者可获得完全或明显缓解。在总量达 3g 时，可能发生不可逆的神经病变。该药具有致畸性。

(4) 氨苯砜和氯法齐明：氨苯砜（100mg/d）对部分患者有效。氯法齐明（100mg/d）具有抗疟药的活性，并能抑制 2/3 患者的皮损，副作用为皮肤出现粉红色色素异常。

(5) 维 A 酸类：13-顺维 A 酸或阿维 A 酸，口服 20 ～ 40mg/d，对顽固性病例也有效，但停药后可复发。羟氯喹和阿维 A 均可改善 50% 的 DLE 患者皮损，13-顺维 A 酸对肥厚性损害也有效。阿维 A 酯 1mg/（kg·d）联合氯喹，对有慢性肥厚性损害的患者有效。

(6) 其他：硫唑嘌呤可成功治疗手掌和足跖的顽固性 DLE。据报道，INF-α$_2$ 可使病情获暂时性改善。达那唑对治疗经前加重的 DLE 可能有效。β-胡萝卜素 50mg，每日 3 次，也有效。

4. 外科治疗 必要时可选择切除皮损并植皮。CO_2 激光和氩激光可改善毁形性 LE。皮肤磨削术对筛状面部瘢痕有一定帮助。

（四）循证治疗步序

盘状红斑狼疮的循证治疗步序见表 25-2。

表 25-2 盘状红斑狼疮的循证治疗步序

项目	内容	证据强度
一线治疗	遮光剂	B
	外用或皮损内注射糖皮质激素	A
	钙调磷酸酶抑制剂	A
二线治疗	羟氯喹	A
三线治疗	免疫反应调节剂	A
	系统用维 A 酸类药物 / 沙利度胺	B
	来那度胺 / 硫唑嘌呤	D

（五）治疗评价

1. 一线治疗

(1) 遮光剂：应运用广谱的既防 UVB（SPF ＞ 15），又防 UVA（紫外线 A）的遮光剂。不透明遮光剂如二氧化钛、红凡士林、锌氧化物对广谱遮光保护特别有用。家中或车辆的窗户应安装紫外线滤过器。光散射罩可有效避免荧光灯的影响。此外，禁（慎）用可能致光敏的药物。

(2) 糖皮质激素局部封闭：长期运用可最终致使皮肤萎缩。弱效制剂对面部皮损更好，但如无效也可运用更强效的制剂。

2. 二线治疗

(1) 抗疟药物：抗疟药需 6 周才能发挥它的功效。因此，抗疟药物初期需联合用药。羟氯喹、氯喹是首选，但上述两种药物都可引起视网膜病。联合使用必须每 6 个月做一次眼科检查。奎宁较少引起视网膜病。

(2) 口服维 A 酸类药物：Shornick 指出，口服维 A 酸如异维 A 酸在治疗 DLE 方面非常有效，特别适合各种各样增生的 DLE 皮损。但它们的致畸效应必须有所考虑。

（3）氨苯砜：Neri 在运用氨苯砜成功治愈 1 例既有急性又有亚急性和慢性皮损的红斑狼疮患者的报道中指出，氨苯砜对治疗大疱性红斑狼疮有效，但也有报道称可治愈 DLE。

3. 三线治疗

（1）细胞毒制剂：Callen 指出细胞毒制剂如咪唑硫嘌呤、环磷酰胺、甲氨蝶呤曾被用于一般疗治不佳的 DLE。其对 DLE 瘢痕形成所致的毁容有良效。

（2）α 干扰素：Nilolas 指出 α 干扰素被系统或局部用于治疗 DLE，虽有成功的个案，但患者对 α 干扰素的反应各异，效果还不确切。

（3）沙利度胺：Arbiser 提及沙利度胺曾被成功用于治疗 DLE，但它对孕妇的致畸性及对神经系统的损害也不容忽视。

（4）柳氮磺吡啶：Delaporte 指出，柳氮磺吡啶曾被应用于一小部分 DLE 患者的治疗中且有一定疗效，但其有潜在光敏性，被限制用于顽固性 DLE 患者。

（5）单克隆抗体：Prinz 指出一种 CD4 嵌合型单克隆抗体曾被用于治疗 5 名重症皮肤红斑狼疮患者，其中大部分患者可减少病情活动并获得延长的临床缓解期，而且皮损治愈。

（6）激光治疗 / 手术美容：Kuhn 提到激光有效，但有报道 DLE 可产生同形反应。手术美容可能使静止性损害复发，故需慎重使用。

（六）预后

1. 缓解或痊愈　DLE 可自行缓解，遗留瘢痕，这是常见的。经过对症处理，皮损可消失或痊愈。受累部位可发生硬化结节，亦可发生黏蛋白沉着。复发亦常见。

2. 转型　95% 的病例在开始发病时限于皮肤，并且保持不变。由 DLE 进展为 SLE 者不常见。发热可能是进展为 SLE 的迹象。实验室检查异常，如 ANA 滴度升高、血白细胞计数降低、血尿或蛋白尿常提示患者可能进入 SLE。

3. 癌变　偶尔基底细胞癌或鳞状细胞癌可以发生在瘢痕上，而且呈侵袭性。

亚急性皮肤红斑狼疮

亚急性皮肤红斑狼疮（subacute cutaneous lupus erythematosus，SCLE）是一种以皮肤症状为主的特殊类型的 LE，属 DLE 和 SLE 的中间型，有时可由药物诱发，近半数（48%）患者符合美国风湿病学会 SLE 诊断标准，但系统损害为轻。

北京大学人民医院于 1986 年报道了 1 组我国 22 例 SCLE 患者，上海的研究小组也报道了 35 例 SCLE 患者。截至 2005 年 10 月，我国报道的 SCLE 病例数已超过 260 例。在这些患者中，环形红斑更多见，约占 70%，其余为丘疹鳞屑型。

【临床提要】

本病女性多见，患者以中青年为主。病变好发于暴露部位，而腰以下部位较少累及。

1. 丘疹鳞屑型（银屑病型）　皮损为非瘢痕性鳞屑性红斑、丘疹，如银屑病样或糠疹样。

2. 环状多环型　开始为小丘疹或斑丘疹，扩大成环状多环性损害（图 25-3），高起，有小鳞屑，中央消退，留色素沉着，毛细血管扩张。边缘可有水疱和结痂。

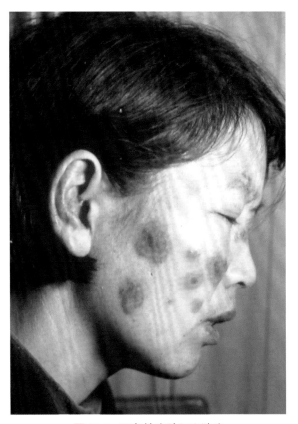

图 25-3　亚急性皮肤红斑狼疮

3. 系统损害 症状较轻，有关节炎、肌痛、发热和中枢神经系统受累，肾脏损害轻微且不常见。

4. 实验室检查 60% 均匀性抗核抗体、60%～70% 抗 Ro 抗体（SCLE 标志抗体）、40% 抗 La 抗体阳性。

5. 组织病理 表皮基底细胞液化变性和真皮水肿较明显，角化过度和炎症浸润较轻。

6. 鉴别诊断 本病应与银屑病、离心性环状红斑、多形性日光疹相鉴别。

【治疗处理】

（一）治疗原则

大致同盘状红斑狼疮，避免应用氢氯噻嗪、灰黄霉素、吡罗昔康及地尔硫䓬等药物。一般先予以局部治疗。严重病例可用甲氨蝶呤、环磷酰胺、甲泼尼龙冲击治疗。

（二）基本治疗

亚急性皮肤红斑狼疮的基本治疗见表 25-3。

表 25-3 亚急性皮肤红斑狼疮的基本治疗

靶向治疗	抑制抗胞质抗体、抗 Ro 抗体、抗 La 抗体的产生及皮损处免疫球蛋白沉积，减轻炎症浸润，改善临床症状，防止瘢痕、萎缩、色素沉着
避光	避免日晒，应用防晒剂，避免使用诱发皮损的药物
局部治疗	外用糖皮质激素联合口服抗疟药、维 A 酸类、他克莫司、吡美莫司
系统治疗	抑制广泛皮损可短期应用糖皮质激素、氯喹 / 羟氯喹 + 奎纳克林*、氨苯砜、氯法齐明、沙利度胺、维 A 酸类
严重病例	甲泼尼龙冲击、IVIg、利妥昔单抗
顽固病例	应用环磷酰胺、甲氨蝶呤、硫唑嘌呤，注射嵌合 CD4 的单克隆抗体

*奎纳克林是羟氯喹或氯喹的一种很好的附加物，羟氯喹不能与氯喹合用，否则会增加眼毒性，奎纳克林必须复合使用，在羟氯喹单药治疗无效时，添加奎纳克林可取得疗效。在多中心随机对照试验中，50% 接受羟氯喹治疗的患者在 8 周后好转。氯喹（毒性大）250mg/d、羟氯喹（毒性小）200～400mg/d。

（三）治疗措施

1. 避免日光 夏季尤应注意，户外活动使用防晒剂，撑伞或戴帽子，穿密织衣服或其他遮阳衣物；居室及汽车窗户玻璃安装阻挡紫外线的胶片；室内日光灯管上蒙上塑料阻挡其发出的少量紫外线；适当选用为皮肤提供保护因子及有遮光作用的化妆品。

2. 局部治疗 可选用氟新诺龙酯胶带、0.05% 丙酸氯倍他索、0.05% 二丙酸倍他米松、0.05% 双醋二氟松、0.01% 醋酸曲安西龙等，每日 2 次，持续 2 周，限制用药时间及用量，以减少局部并发症。

3. 口服皮质激素 / 甲强龙冲击 为了控制 SCLE 患者广泛性皮肤损伤，有时可短期口服较大剂量皮质激素。泼尼松，30mg/d，连续 7 日；继用 20mg/d，连续 7 日；最后 10mg/d，连续 10 日，然后停止口服泼尼松。甲泼尼龙冲击疗法：病情严重者可行甲泼尼龙 1.0g，静脉滴注，每日 1 次，连续 3 日，4 小时滴完。

4. 可选用药物 如抗疟药（参照 DLE）氨苯砜和氯法齐明、维 A 酸类、沙利度胺。

5. 雷公藤 有较强的抗炎和免疫抑制作用，可用雷公藤生药，20～40g/d，煎汁分两次服用；或雷公藤总苷片，60mg/d，分 3 次服用。

6. α 干扰素 Nicolas 等报道用 IFN-α_2 治疗 4 例 SCLE 患者，2 例完全好转，1 例部分好转，1 例无效。治疗有效的 3 例患者在停药 4～12 周后复发。也有报道 α 干扰素治疗 DLE 有效，却可使某些患者系统性自身免疫疾病恶化。

7. 静脉注射免疫球蛋白（IVIg） 有学者报道 IVIg 治疗顽固病例获得成功。

8. 顽固性 SCLE 可用环磷酰胺、甲氨蝶呤及硫唑嘌呤等。有学者静脉给予 γ- 球蛋白治疗顽固病例获得成功。

（四）循证治疗步序

亚急性皮肤红斑狼疮的循证治疗步序见表 25-4。

表 25-4 亚急性皮肤红斑狼疮的循证治疗步序

项目	内容	证据强度
一线治疗	**局部治疗**	
	化妆品	E
	防晒：如涂防晒霜、穿防晒服	A
	强效糖皮质激素	B
	外用他克莫司或吡美莫司	A
	系统治疗	
	抗疟药（羟氯喹、氯喹，加用奎纳克林）	A
二线治疗	**免疫抑制剂**	
	吗替麦考酚酯、吗替麦考酚钠肠溶片（霉酚酸钠）	B
	甲氨蝶呤	D
	免疫调节剂	
	口服维 A 酸	B
	沙利度胺、来那度胺	B、C
	氨苯砜	D
三线治疗	静脉注射免疫球蛋白 / 环磷酰胺	D
	贝利尤单抗（抗 B 淋巴细胞刺激因子单克隆抗体）	E

（五）治疗评价

1. 氨苯砜 Fenton 等报道氨苯砜（每日 25 ～ 200mg）对 SCLE 皮损、SCLE 伴随的血管炎皮损及大疱性红斑狼疮有效。

2. 柳氮磺吡啶 Delaporte 等报道在 11 例患者中使用柳氮磺吡啶，8 例患者取得疗效，开始时使用 2g/d，但接着发现每日的有效剂量为 1.5g。起效的 8 例患者都是快乙酰化者，而另外 3 例则是慢乙酰化者。在这项小型开放性试验中，没有发现严重的中毒反应。

3. 金制剂 Dalziel 等报道 23 例患者中有 19 例对口服金制剂金诺芬反应良好，其中 4 例皮损更是得到完全缓解。

4. 沙利度胺 Atra 等报道患有 SLE 的 23 例患者使用沙利度胺 300mg/d 治疗，18 例皮损完全缓解，2 例皮损部分缓解，而另 3 例因副作用而停药。嗜睡、腹胀是常见的副作用，而且与剂量有关。Ordiros 等报道 7 例患者长时间、低剂量地使用沙利度胺，平均 2.2 个月内获得显著或完全缓解，但会出现镇静、便秘、体重增加、间歇性颤动等表现。

5. 维 A 酸类 Newton 等报道，10 例皮肤红斑狼疮患者服用异维 A 酸（80mg/d），连用 16 周，其中 8 例效果良好。

6. 甲氨蝶呤 Boehm 等报道，12 例皮肤红斑狼疮患者使用低剂量甲氨蝶呤（10 ～ 25mg，每周 1 次），10 例取得疗效，停药后有 5 例患者获得长期（5 ～ 24 个月）缓解。

7. 苯妥英钠 Rodriquez-Castellanos 等报道 93 例患者口服苯妥英钠（300mg/d）连续 6 个月，90% 的患者获得良效。

8. 生物制剂 有报道如利妥昔单抗、抗 B 淋巴细胞刺激素（BlyS）、CTLA4-Ig、抗 IL-6 和抗 IL-10 制剂治疗 SCLE 有效。应用 TNF 拮抗剂时应慎重，尽管有个例报道有效，但是许多患者应用本药后反而使疾病进展。

（六）预后

皮损持续数月，愈合后可伴有毛细血管扩张和色素沉着，但不伴有毛囊栓塞、角化过度，也无萎缩及瘢痕形成。皮疹消退后可复发。本型与盘状红斑狼疮一样多数为良性经过。

环形红斑型比较稳定，北京大学人民医院报道了 1 组 40 例 SCLE 患者的随访结果，最长随访 14 年，发现环形红斑型 SCLE 的病变比较稳定，肾脏损害较少，约一半患者用抗疟药或沙利度胺即可有效控制病情，不必使用糖皮质激素，此型 SCLE 很少发展成为 SLE，其血清学特征为抗 La/SSB 抗体阳性率高。

丘疹鳞屑型不稳定，很容易发展成为 SLE，64.7% 的患者发生狼疮性肾炎，需要接受中到大剂量糖皮质激素或免疫抑制剂的治疗。

环形红斑型较丘疹鳞屑型预后好，抗 La/SSB 抗体和类风湿因子可能是此型 SCLE 预后较好的两个血清学指标。

深部红斑狼疮

深部红斑狼疮（狼疮性脂膜炎）[lupus erythematosus profundus（lupus panniculitis）] 是一种 LE 的临床变型，损害为真皮深层的结节或斑块。它常有痛性皮疹，表面呈现盘状红斑狼疮的皮损特征。与结节性红斑相反，它的分布常位于躯干和肢体近端。临床上很像结节病。2% ～ 3% 的 SLE

患者发生深部红斑狼疮，但其与 DLE 关系更密切。

【临床提要】

1.基本损害 为深部结节和斑块，大小不一，直径常为 1～3cm 或 4cm。坚硬如橡皮，边界清楚。其上皮肤正常，或呈淡红色，或有 DLE 损害。

2.发病特征 好发于面颊，也见于臀、臂（图 25-4、图 25-5），其次为股部、胸部，单侧或双侧分布。结节可吸收，或坏死、溃疡，愈合后常留下凹陷。许多患者伴有 DLE，或在皮损上重叠有 DLE 损害。

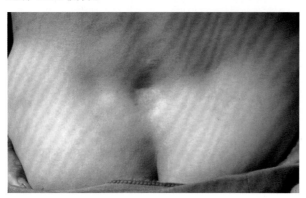

图 25-4 深部红斑狼疮（1）

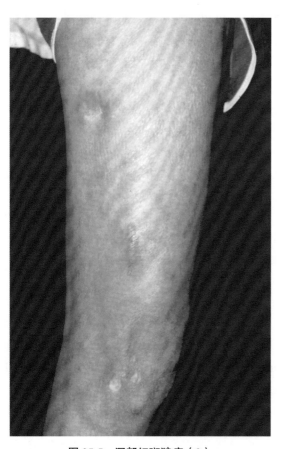

图 25-5 深部红斑狼疮（2）

3.组织病理 真皮深部和脂肪层可见淋巴细胞性脂膜炎。30% 病例 ANA（+），免疫荧光显微镜下常可见线状基膜带。直接免疫荧光检查在真皮小血管及深层血管处可见免疫复合物沉积。

4.诊断依据 依据临床实验室、组织病理及直接免疫荧光检查诊断，鉴别其他类型脂膜炎可用直接免疫荧光检查。

【治疗处理】

（一）治疗原则

常用于治疗 LE 的方法可以应用，常用羟氯喹和局部注射曲安奈德。

（二）基本治疗

深部红斑狼疮的基本治疗见表 25-5。

表 25-5 深部红斑狼疮的基本治疗

靶向治疗	抑制抗可溶性抗原（ENA）抗体发生，减轻脂膜炎症及皮下渐进性坏死和血管炎反应，以及真皮小血管及深层血管的免疫复合物沉积
局部治疗	皮损内注射糖皮质激素
系统治疗	抗疟药、沙利度胺、酚酞哌啶酮、金制剂、硫唑嘌呤、糖皮质激素

（三）治疗措施

抗疟药治疗有效，一种或几种抗疟药联合应用常可取得满意的疗效。可试用丙酸氯倍他索霜和氯倍他索水胶体封包治疗。也可用于儿童患者。皮损内注射曲安西龙 5mg/ml 有效。在观察的几例患者中，一部分伴有补体 C4 缺乏的患者口服沙利度胺、酚酞哌啶酮，可减轻顽固性损害。

深部红斑狼疮如果未经过治疗，常隐匿性恶化，发展为溃疡。可用糖皮质激素治疗，泼尼松 30mg/d，7 日；20mg/d，7 日；10mg/d，7 日；然后停药。此外，还可用金制剂、硫唑嘌呤等。

（四）循证治疗步序

深部红斑狼疮的循证治疗步序见表 25-6。

（五）治疗评价及预后

Diaz-Jouanen 等报道，6 位患者系统使用糖皮质激素加用羟氯喹后，5 位患者病情获得改善。

表 25-6　深部红斑狼疮（狼疮性脂膜炎）的循证治疗步序

项目	内容	证据强度
一线治疗	抗疟药 / 系统应用糖皮质激素	E
二线治疗	外用糖皮质激素封包 / 甲氨蝶呤	E
	添加一种抗疟药	D
三线治疗	静脉注射免疫球蛋白	E
	利妥昔单抗 / 环孢素 / 氨苯砜	E
	吗替麦考酚酯 / 英夫利昔单抗	E
四线治疗	沙利度胺	D

用抗疟药通常是成功的，但可能要观察数月才有效果。脂膜炎消失后可遗留深的凹陷，需多年后才可恢复。皮损多长期存在，颊部皮损还可引起面部畸形。

系统性红斑狼疮

系统性红斑狼疮（systemic lupus erythematosus，SLE）是一种自身免疫性疾病。

系统性红斑狼疮的免疫发病机制见图 25-6。

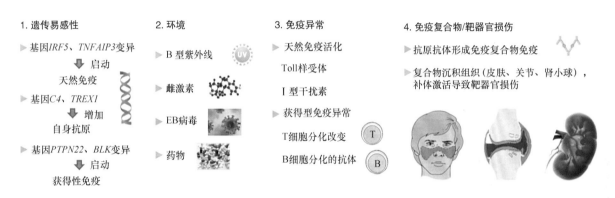

图 25-6　系统性红斑狼疮发病机制
易感基因与环境因素相互作用导致机体免疫反应异常。Toll 样受体、Ⅰ 型干扰素作用、T 细胞功能异常、B 细胞功能

【临床提要】

1. 一般症状　发热、乏力、体重减轻。

2. 皮肤、黏膜损害　①蝶形红斑：皮疹常开始于面颊区域和鼻梁，表现为对称性水肿性红斑（图 25-7）。②盘状红斑：20% ～ 25% SLE 患者可发生。③光敏感：50% ～ 58% 日光照射后出现皮疹。

④脱发：常为弥漫性脱发，1/3 ～ 1/2 患者有前额部脱发（狼疮发）（图 25-8）。⑤血管性损害：包括毛细血管扩张、真皮血管炎（图 25-9）、血栓栓塞性静脉炎、雷诺现象、网状青斑、慢性溃疡、冻疮性狼疮、荨麻疹、紫癜。⑥肢端损害：甲周红斑、手掌的毛细血管扩张及指尖冻疮样皮疹。

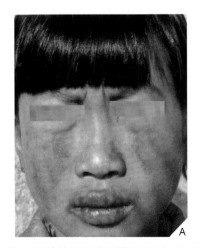
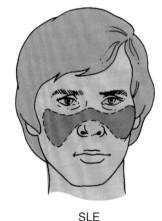
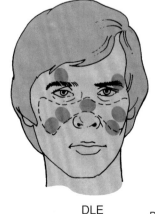

SLE　　　　　DLE

图 25-7　系统性红斑狼疮蝶形红斑（**A**）；红斑狼疮皮疹：系统性红斑狼疮的皮疹常为红斑，有时为暂时性，但占据大部分"蝴蝶"区；**DLE** 的皮疹为固定性的鳞屑性及瘢痕性斑块，可位于"蝴蝶"区域外（**B**）

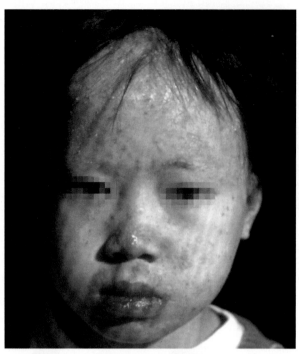

图 25-8　SLE 前额脱发

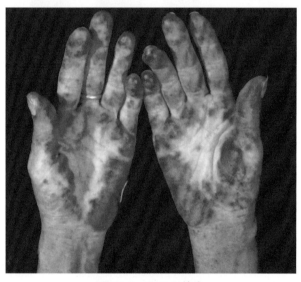

图 25-9　SLE 血管炎

3. 多系统损害　①骨关节和肌肉：90% 患者有关节痛，为多关节性、对称性及阵发性，最常见于手指、腕、膝等关节。40% 有肌痛，5% 有肌炎。②心脏：可侵及心包、心肌及心内膜，以心包炎最常见。③消化道：肠系膜血管炎、痉挛性疼痛、呕吐、腹泻、肠穿孔，肝大、慢性活动性肝炎或"狼疮性"肝炎，1% ～ 3% 的患者出现黄疸。④血液：50% 患者贫血，溶血性贫血占 5% ～ 10%，10% ～ 15% 的患者 Coomb 试验阳性，50% ～ 60% 的患者白细胞计数降至 $4.5×10^9/L$ 以下。血小板计数减少

致各系统出血，50% 的患者淋巴结肿大。⑤肺部：如急性狼疮性肺炎、弥漫性间质性肺炎、胸膜炎（占 40%）。⑥肾脏：以慢性肾炎和肾病综合征常见，有蛋白尿、血尿、各种管型尿、氮质血症、水肿、高血压和尿毒症。⑦中枢神经系统：受累占 25%。精神症状为情绪变化和精神分裂症，神经症状为癫痫发作、卒中、脑神经损害、偏瘫等。

4. 免疫学异常　① ANA 试验：95% 的 SLE 病例阳性。②抗 dsDNA 抗体：60% ～ 70% 阳性，但不很敏感，其滴度与病情活动平行。③抗 nRNP 抗体阳性率为 20% ～ 25%，抗 Sm 抗体阳性率为 35% ～ 40%，此两项抗体常提示肾脏损害。④血清总补体 C3、C4 下降，补体亦是判断 SLE 活动的指标。狼疮带试验（LBT）皮损处阳性率为 92%，正常皮肤为 50% ～ 70%（图 25-10）。

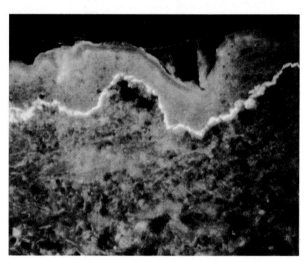

图 25-10　狼疮带试验，表皮真皮交界处基膜荧光带

5. 诊断　参考美国风湿病学会诊断标准（1997年修订）及系统性红斑狼疮国际协作组（SLICC）2012年修订的 SLE 分类标准。

【治疗处理】

（一）治疗原则

早期诊断、早期治疗急性期活动且病情重者，予以强有力的诱导缓解，病情缓解后，则接受维持性治疗，即序贯治疗。个体化治疗用药；权衡药物利弊，结合心理治疗。SLE 目前虽不能根治，但合理治疗后可以长期缓解，亦可采取中西医结合治疗。

（二）基本治疗

急性活动期要卧床休息；及早发现和治疗感染；避免使用可能诱发狼疮的药物，如避孕药等；避免强阳光暴晒和紫外线照射；缓解期才可做防疫注射，但尽量不用活疫苗，见表25-7。

表25-7 SLE 的基本治疗

靶向治疗	阻断和抑制多种自身抗体产生，阻断和抑制抗原抗体复合物沉积，保护重要器官免受损害，尤其是延长肾脏、中枢神经系统和血管病变缓解期，降低病死率
心理治疗	使患者对疾病树立乐观情绪
避免各种诱发因素	避免过劳、感染、精神创伤、有害药物，处理好妊娠与生育
轻度活动性/急性发作（面颊蝴蝶斑、关节痛、疲劳）	初始用药/剂量：硫酸羟氯喹片400mg/d，非甾体抗炎药，加减镇痛药 维持用药/剂量：硫酸羟氯喹片200mg/d
中度活动性/急性发作（关节炎、胸膜炎、心包炎、皮疹达体表面积的2/9）	初始用药/剂量：泼尼松20～30mg/d＋硫唑嘌呤2～3mg/(kg・d)；或MTX（约每周15mg）；或MMF(2～3g/d)。维持用药/剂量：泼尼松5mg/d＋硫唑嘌呤50mg/d；或MTX每周10mg；或MMF 750mg/d，环孢素、来氟米特、沙利度胺、雷公藤多苷
重度活动性/急性发作（非肾型）（皮疹超过体表面积的2/9、严重胸膜炎、心包炎、脑部受损）	初始用药/剂量：泼尼松30～50mg/d（或静脉滴注甲泼尼松500～750mg，共3次），以及MMF 2～3g/d或B细胞耗竭治疗。口服或静脉CTX。维持用药/剂量：泼尼松≤7.5mg/d，MMF 1g/d或咪唑硫嘌呤50～100mg/d
缓解期	糖皮质激素逐渐减量到维持剂量，免疫抑制剂使用维持小剂量，自我保健
稳定期	最小维持量泼尼松5～10mg/d，少数要小剂量免疫抑制剂维持，少数经多年观察可完全停用激素，但亦有停药4～7年后复发者
生物制剂	贝利尤单抗、利妥昔单抗
JAK 抑制剂	巴瑞替尼（JAK1、SLE）、迪高替尼（JAK1/2/3、TYK2、DLE）、氘可来替尼（TYK2、SLE）
中西医结合	依热毒炽盛、阴虚火旺、气阴两虚、肝郁血瘀、脾肾阳虚辨证施治
其他	单克隆抗体治疗、全身淋巴结放疗、体外光化学治疗

肾上腺皮质激素加免疫抑制剂依然是主要的治疗方案。急性期积极用药诱导缓解，快速控制病情活动；病情缓解后，即序贯治疗用药维持，使其保持缓解状态。

（三）治疗措施

1. SLE 各阶段的治疗

（1）早期与轻度 SLE 治疗：可给予非甾体抗炎药、沙利度胺、羟氯喹等。必要时可加硫唑嘌呤以巩固疗效。如不能控制病情的发展，免疫指标上升，则应及时给予糖皮质激素治疗。

（2）中度 SLE 伴轻度内脏受损治疗：见本章治疗措施。

（3）重度 SLE 伴重要脏器受累治疗：应主要分两个阶段，即诱导缓解和巩固治疗。诱导缓解目的在于迅速控制病情，阻止或逆转内脏损害，力求疾病完全缓解。目前，多数患者的诱导缓解期需要超过半年至1年才能达到缓解。见本章治疗措施。

（4）活动期治疗：详细的治疗方案与用药，请参阅本章治疗措施部分。

（5）皮肤损害的处理：参见皮肤红斑狼疮。

2. SLE 系统治疗 SLE 患者可用非甾体抗炎药、抗疟药、糖皮质激素和免疫抑制剂（包括环磷酰胺、硫唑嘌呤、甲氨蝶呤和吗替麦考酚酯）治疗。药物的选择主要由疾病严重程度和受累器官功能决定。

免疫反应调节剂〔如利妥昔单抗、抗B淋巴细胞刺激素（Blys）、CTLA4-Ig、抗IL-6和抗IL-10制剂〕可能在皮肤红斑狼疮的治疗中起主要作用。

糖皮质激素能同时抑制体液免疫和细胞免疫，它能抑制几乎所有细胞因子的合成，发挥免疫抑制作用，是治疗 SLE 的主要药物。治疗24小时内即生效，临床上 SLE 需糖皮质激素全身用药的大致情况有2种：一种是 SLE 疾病较轻，以关节炎、轻度浆膜炎为主要表现，用一般的抗疟药或非甾体抗炎药控制不佳者。另一种为SLE疾病较重，临床上有重要脏器或多脏器累及。

SLE的激素疗程较漫长，应注意保护下丘脑-垂体-肾上腺轴，避免使用对该轴影响较大的地塞米松等长效激素。

糖皮质激素用法：

小剂量泼尼松：≤7.5mg/d，适用于关节炎、皮疹及其他药物如非甾体抗炎药、抗疟药治疗无效的轻症SLE患者，其疗效显著，副作用小。

中等剂量泼尼松：20～40mg/d，用于存在高热、胸膜炎、心包炎，以及轻、中度活动间质性肺炎、系膜增生型肾炎的SLE患者，疗效显著，副作用小。

大剂量泼尼松：1mg/（kg·d），必要时甲泼尼龙100～1000mg/d冲击治疗，适用于SLE伴重要脏器受损及有弥漫性血管炎、弥漫增殖型肾炎、重症血小板减少性紫癜等患者，疗效显著，副作用小。

（1）SLE的糖皮质激素疗法：见表25-8。

表25-8 SLE的糖皮质激素疗法

重度活动性SLE

　方案1：诱导治疗，口服短效激素（泼尼松、泼尼松龙、甲泼尼龙），1～2mg/（kg·d），分次服用。可迅速控制病情，血液学异常3～10日，浆膜炎、血管炎3～10日，肾小球炎3～10周

　方案2：甲泼尼龙冲击疗法，剂量为500～1000mg/d，连用3～5日后再口服激素1～1.5mg/（kg·d），优点是能更快地控制病情，诱导缓解，不良反应同方案1

　方案3：方案1或方案2与一种细胞毒性药物联合应用

维持治疗

　方案1：继续口服糖皮质激素，最好每日早晨一次服用，随后逐渐减量。若病情允许，每周减量5%～15%；当泼尼松用量为30mg/d时，应以2.5mg为单位逐渐减量。泼尼松用量为10～15mg时，则应以1mg为单位逐渐减量，若病情复发，则应增加激素用量，以最近的有效量为准，并维持数周

　方案2：隔日疗法，先每日1次服用全天糖皮质激素用量，后可改为隔日服用。例如，60mg用量可先改为1日60mg，另1日50mg，交替进行。若病情允许，则隔日使用60mg，以后每1～2周可减量5%～15%

　方案3：方案1或方案2联合应用其他药物。若有关节炎、皮肤损害，可联合应用抗疟药；若伴关节炎、发热、浆膜炎，可联合应用非甾体抗炎药；若糖皮质激素用量减至15mg/d或隔日30mg，并无复发倾向时，可单独应用糖皮质激素；若糖皮质激素维持量较大，可考虑联合应用细胞毒性药物

（2）免疫抑制剂：是指能降低或抑制一种或一种以上免疫反应的制剂，具有抑制机体免疫应答效应的药物，最常用于SLE治疗的有糖皮质激素和环磷酰胺、环孢素、吗替麦考酚酯等，一般而言，后者不能替代激素，但对耐激素的肾损害、中枢神经障碍和心肺改变有一定疗效，与激素联合应用可增加疗效，并可减少激素用量。大多数SLE患者病情活动时需选用免疫抑制剂联合治疗，从而更好地控制SLE活动，保护重要脏器功能，减少复发，以及减少激素长期的需要量和副作用。在有重要脏器受累的SLE患者中，诱导缓解期建议首选CTX或MMF治疗，应用6个月以上。免疫抑制剂一般不作为首选，也不单用，而与糖皮质激素联用优于单用激素（表25-9）。

表25-9 免疫抑制剂在SLE中的应用

药物	用法	适应证及评价	不良反应
环磷酰胺（CTX）3～6周可达较好疗效	口服：100mg/d 静脉冲击，可周1次、每2周1次、每月1次。如1g，每月1次，共6个月。或600～800mg，每周1次（详见第五十四章CTX冲击疗法）。累计总量限定8～12g静脉冲击优于口服	为治疗狼疮性肾炎首选药物，能逆转其病理损害。CTX与糖皮质激素合用，多数6～12个月可缓解病情，用于诱导治疗。对胃肠道血管炎、间质性肺炎、神经精神狼疮及血小板减少亦有效。使用CTX，＜20岁女性几不发生卵巢功能衰竭，但＞30岁者易发生。大龄未育女性可改用MMF	骨髓抑制（＜5%）、白细胞减少（30%）、带状疱疹（30%）、膀胱炎（15%）、性腺抑制、不孕不育（15%）、闭经（50%）、恶心（20%）、脱发（20%）、致畸（30%）。CTX总量＜10g，一般较安全；＞30g，约10%的患者发生肿瘤；＞100g，几乎肯定发生肿瘤

续表

药物	用法	适应证及评价	不良反应
吗替麦考酚酯（MMF）3～16周起效	0.75～1.0g，每日2次。用小剂量MMF疗效不佳者可增加剂量。用于治疗Ⅳ型狼疮性肾炎，既可用于诱导缓解，又可用于维持巩固	可用于活动性狼疮的诱导治疗，做序贯循证医学研究，糖皮质激素与MMF分组治疗狼疮性肾炎，证明MMF比CTX、AZP更安全有效	骨髓抑制（7%～35%），发生肿瘤概率增加，感染、致畸。总的耐受性好，肝、肾毒性小
硫唑嘌呤（AZP）6～12个月见效	1～2mg/（kg·d）（50～100mg/d），口服给药，长期服用的时间可为0.5～4年	与糖皮质激素合用，可减少后者剂量，对肾脏和神经系统、浆膜炎、血液系统、皮疹等较好。疗效不如CTX，起效慢。AZP主要用于维持治疗的序贯疗法	白细胞减少（＜5%）、带状疱疹（15%）、肿瘤（10%）、闭经（＜5%）、肝损害（15%）、恶心（10%），治疗前检测TPMT酶活性，低者禁用
环孢素（CsA）1～2个月见效	3～5mg/（kg·d），起始量2.5mg/（kg·d），起效慢，有时12周以后方见疗效。每4～8周加量0.5mg/（kg·d），为减少副作用，剂量一般不超过5mg/（kg·d）	常与泼尼松联合治疗难治性狼疮性肾炎，对胎儿无毒性，孕妇安全，明显减少蛋白尿，改善肾功能。关于CsA的临床研究不及CTX和AZP，停药易反跳，不宜作为一线药物	肾毒性超过20%，因而其应用受限，其他有高血压、高尿酸血症、高血钾、低镁血症和氨基转移酶升高（50%）、高血脂、多毛
羟氯喹（各型LE、妊娠LE）	0.2g，每日2次，起效6～8周	可作为SLE的全程治疗，可在诱导缓解和维持治疗中长期应用	视网膜病变，血液、神经系统损害，G-6-PD溶血
雷公藤总苷	20mg，每日2次或3次	调节免疫紊乱，改善微循环，对肾病型疗效最好，皮损关节痛效果也好	生殖系统损害、胃肠反应、骨髓抑制、肝功能损害

1）甲氨蝶呤（MTX）：7.5～15mg，口服每周1次，口服后24小时内再给适量的甲酰四氢叶酸，叶酸1mg，可减轻副作用。甲氨蝶呤可对抗甲氨蝶呤的毒性，但几乎不影响其免疫抑制作用。PMC方案（为减少激素副作用而设置）：小剂量泼尼松（P）7.5～10mg/d，MTX（M）每周10mg，氯喹（C）0.25g/d，疗程6个月。适应证有肌炎、滑膜炎、皮疹、胸膜炎，也用于糖皮质激素疗效不佳而无严重肾脏、神经精神系统受累者。MTX有肾毒性，不适用狼疮性肾炎者。

2）他克莫司（tacrolimus）：与CsA有相似作用。治疗难治性SLE，能控制顽固性血管炎及其他活动指标，用法为3～6mg，每日分2次服用。

3）雷公藤总苷：每次20mg，每日3次，病情控制后可减量或行间歇疗法，1个月为1个疗程。

（3）IVIg：对危重SLE患者有效。一般每日0.4g/kg，静脉滴注，连用3～5为1个疗程。

（4）血浆置换：是用正常人血浆或血浆代制品、白蛋白、丙种球蛋白等置换患者的血浆，每日或隔日1次，每次置换2～3L，可进行5～10次。

（5）SLE血液系统损害的治疗：SLE自身免疫性溶血性贫血（AIHA）可予以大剂量甲泼尼龙冲击治疗，也可加用免疫抑制剂治疗。达那唑对部分难治性AIHA有效，常用剂量为600mg/d。严重贫血可采用IVIg。SLE患者表现为白细胞减少，如系药物所致，应停用可疑药物；若系疾病活动所致，应积极给予激素及免疫抑制剂抑制病情活动。SLE合并严重自身免疫性血小板减少，用大剂量糖皮质激素，可用免疫抑制剂治疗。达那唑常作为激素减量后维持用药。而大剂量IVIg多用于血小板计数＜30×10⁹/L或其他治疗无效时。

（6）狼疮性肾炎（LN）的治疗

1）轻度肾脏损害：尿蛋白＜1g/d，病理表现为Ⅰ型或Ⅱ型者，主要根据EN狼疮性肾炎外临床表现决定糖皮质激素和免疫抑制剂的使用情况。

2）局灶增生性狼疮性肾炎：为Ⅲ型患者，可继续给予对症治疗或小剂量糖皮质激素和（或）环磷酰胺，以控制狼疮性肾炎活动。

3) 膜性狼疮性肾炎（Ⅴ型）：对症治疗，控制肾外表现；肾病综合征者则需给予大剂量糖皮质激素 1mg/(kg·d) 或硫唑嘌呤治疗。

4) 弥漫增殖性（Ⅳ型）和严重局灶增殖性（Ⅲ型）狼疮性肾炎：应积极治疗，先给予诱导疗法，后转入维持治疗。

5) 活动性Ⅳ型狼疮性肾炎：用甲泼尼龙 15mg/(kg·d) 静脉滴注冲击治疗，1 次 / 日，3 次为 1 个疗程。冲击后常规激素治疗，泼尼松 1mg/(kg·d)×8 周，此后逐渐减量，直至 5 ~ 10mg/d 维持。环磷酰胺冲击（每月 0.5 ~ 1g/m^2，共 6 个月）联合静脉应用甲泼尼龙（1g/m^2）是治疗重症狼疮性肾炎的最佳治疗方案。亦可用吗替麦考酚酯（1.5 ~ 2.0g/d，分 2 次口服）诱导重症狼疮性肾炎，同样有效。6 个月诱导阶段后，维持治疗采用吗替麦考酚酯（0.5 ~ 1.0g/d，分 2 次口服）或硫唑嘌呤 [1 ~ 3mg/(kg·d)]。

(7) 神经精神狼疮：表现为脑卒中、癫痫、头痛和周围神经病。治疗方案依据：①血管闭塞，如果脑卒中是狼疮的唯一表现，尤其疑有抗磷脂抗体综合征时，应抗凝治疗；如无出血倾向，可用华法林。②弥漫性中枢损伤，用泼尼松 [1 ~ 2mg/(kg·d)] 或合用 CTX 静脉注射。

(8) SLE 合并妊娠处理

1) 病情处于缓解期达半年以上者，没有中枢神经系统、肾脏或其他脏器严重损害，口服泼尼松剂量低于每日 10mg 者，一般能安全地妊娠，对已经妊娠而伴有明显狼疮活动者，建议终止妊娠。

2) 胎盘能产生 11β-脱氢酶，能将泼尼松氧化成无活性的 11-酮形式，故母亲服用泼尼松对胎儿无影响，但倍他米松和地塞米松能以活性形式到达胎儿，故应避免使用。

3) 细胞免疫剂：例如 CTX 和 MTX 对胎儿有致畸作用，故须停用半年以上才能妊娠，AZP 和 CYA 可谨慎使用。目前认为羟氯喹和硫唑嘌呤对妊娠影响相对较小，尤其是羟氯喹可全程使用。对于有习惯性流产病史和抗磷脂抗体阳性的孕妇，主张口服低剂量阿司匹林（50 ~ 100mg/d）和（或）低分子量肝素抗凝以防止流产或死胎的发生。

(9) 生物制剂：生物制剂的靶向位点目前主要包括 B 细胞、抑制 T-B 细胞间相互作用、抑制炎症细胞因子等。激素或免疫抑制剂疗效不佳时

可考虑使用生物制剂。SLE 发病的主要环节有 B 细胞产生自身抗体，形成免疫复合物，激活补体，以及直接细胞毒性导致组织损伤，生物制剂中可选用 B 细胞抑制剂和 B 细胞清除法。注意适应证、禁忌证和不良反应。

1) 贝利尤单抗（belimumab）：贝利尤单抗靶向作用 SLE 关键致病 B 细胞通路，抑制 B 细胞过度增殖与分化，是一个全人源化的抗 B 淋巴细胞刺激蛋白（BLyS）单克隆抗体。通过阻断 B 细胞生长发育的必须信号，致 B 细胞清除而降低自身抗体的产生。2011 年美国 FDA 已批准它为治疗 SLE 的新药。可显著降低 SLE 的疾病活动度，延缓疾病复发，减少糖皮质激素的用量，用于常规治疗控制不佳的患者，剂量为静脉滴注，每次 10mg/kg，前 3 次每 2 周 1 次，以后每 4 周重复给药 1 次，疗程 48 ~ 72 周。不良反应有感染、头痛和恶心。

2) 利妥昔单抗（rituximab，RTX）：作用于 B 细胞的 B 细胞耗竭疗法，对于顽固性狼疮性肾炎和血液系统受累的患者，可控制病情，减少激素用量。临床缓解的患者超过 80%，有神经精神病变、PLN 和自身免疫性血细胞减少的患者缓解率更高。本药有轻度输液反应。轻度感染常见（高达 20%），但少数用本药治疗的类风湿关节炎和 SLE 患者出现进行性多灶性脑白质病。美国 FDA 警告 RTX 和 PML 可能相关，故将该药列为对常规免疫抑制剂治疗无效的狼疮性肾炎的治疗选择。

(10) JAK 抑制剂治疗：SLE Janus 激酶（JAK）抑制剂可阻断相应细胞因子的信号转导，可望成为 SLE 理想药物（详见第三篇皮肤科治疗药物学）。

3. SLE 的 CAR-T 细胞疗法 德国 Gerg Schett 先后报道 6 例伴有肾小球肾炎等内脏受累的严重 SLE 患者，所有患者之前都使用过几种免疫抑制剂，包括糖皮质激素、羟氯喹、霉酚酸酯、贝利单抗等。对上述 6 例患者用经过改造的抗 CD19 CAR-T 细胞治疗，清除产生抗体的 B 细胞，患者很快得到缓解，均实现了无药缓解 17 个月以上，未见复发。

4. 中医药

(1) 热毒炽盛型：相当 SLE 急性、亚急性阶段。证见发热、蝶形皮疹、紫红斑、乏力、关节痛、烦躁、口渴喜饮、溲赤便结、谵语、出血，舌质红或红绛或紫黯，舌苔黄腻，脉弦数、洪数或数弱，或

兼阴虚火旺证。治则宜清热凉血解毒。方用清瘟败毒饮、犀角地黄汤、复方鱼腥草青蒿汤、玉女煎等加减，高热、神昏、谵语者，加新雪丹或合安宫牛黄丸。或用下方：生石膏 60～90g（打碎先煎），鲜生地、鲜茅根、玄参、青蒿各 30g，赤芍、丹皮、知母、泽泻各 9g，黄连、甘草各 6g，水煎服。

（2）阴虚火旺型：相当 SLE 急性、亚急性轻中度活动阶段，见于心、肾损害者。证见皮疹淡红、五心烦热、颧红、月经不调、关节痛、目眩头晕、耳鸣、脱发、心悸、溲赤、便干、舌红、少苔、脉弦细或弦数。治宜滋阴补肾，兼以凉血活血解毒，方用鱼腥草益母汤、杞菊地黄汤、大补阴丸及二至丸加减。或用下方：鲜生地 30～60g，益母草、鱼腥草、青蒿梗、紫草根、知母、黄柏各 15g，女贞子、旱莲草、茯苓、泽泻、丹皮、萸肉各 9g。

（3）气阴两虚型：见于 SLE 的心、肾等损害及本病中后期的气虚阴虚证。证见心悸、自汗、气促、失眠、面色㿠白、虚热、关节酸痛、舌淡、苔薄白、脉细弱或结代。治宜养阴益气、安神养心，方用生脉散加味、补中益气汤或三甲复脉汤加减。或用下方：黄芪、党参、麦冬、生地、熟地、山药各 15g，玄参、白芍、女贞子、旱莲草、地骨皮各 12g，水煎服。

（4）肝郁血瘀型：皮损色黯、倦怠、腹胀嗳气、月经不调、头晕失眠、舌质红黯、舌苔薄白、脉弦数或沉细。治宜疏肝理气、活血化瘀，方用丹栀逍遥散、凉血四物汤加减。口泛清水、腹痛肠鸣、舌淡、脉细弱等，为阳虚之证，可配合附桂理中丸、补中益气汤等，交替应用。或用下方：柴胡、栀子各 10g，丹参 20g，白术、白芍各 12g，凌霄花 10g，茯苓 15g，陈皮 6g，水煎服，每日 1 剂。

（5）脾肾阳虚型：包括阴阳两虚之证，多见于系统性红斑狼疮肾损害、心损害和长期服用激素及部分中晚期患者。证见神倦、形寒、低热、脱发、耳鸣、自汗、面色苍白、苍黄或晃白、腰及关节酸痛，身肿腹胀、肢冷、水肿、动则气促、不思饮食，或伴恶心、小便不利、大便溏薄，皮疹不显或疹色暗紫，偶有虚热、皮肤红斑、舌质淡胖或边有齿印、舌苔薄白、脉濡细或沉细者。此型宜温补脾肾、调理任仲法，根据需要选用肾气丸、右归丸、附桂理中丸、十全大补汤、参附汤等方加减。或用下方：党参、黄芪、白术、茯苓、泽泻各 15g，熟附子 9g，赤芍、萸肉、黄精、熟地各 15g，益母草、鱼腥草各 30g，水煎服，每日 1 剂。

（四）治疗评价

1. 糖皮质激素

（1）每日大剂量糖皮质激素：Pollak 等对弥漫增生性肾小球肾炎研究表明，大剂量糖皮质激素可极大地提高患者的生存率。对于病情严重的狼疮性肾炎患者，泼尼松每日单次剂量不能低于 40～60mg，并且至少应治疗 4 个月。

（2）冲击疗法：甲泼尼龙冲击，每次 500～1000mg，连续应用 3～5 日，然后迅速减至维持量，每日口服泼尼松 40～60mg，可使 75% 以上伴有严重活动性肾炎、中枢神经系统受累、肺炎、多浆膜炎、血管炎或血小板减少的 SLE 患者在数日内明显改善。

（3）不同给药方法：隔日疗法较为理想。每日单剂口服治疗用于大多数活动性病变患者；每日 2 次或 3 次用药多用于发热患者或其他措施不能控制的活动性中枢神经系统受累患者。

隔日使用 100～120mg 泼尼松，此疗法可明显减少糖皮质激素对下丘脑 - 垂体轴的抑制及不良反应。Hahn 等认为此疗法仅可在病情控制后才能应用。泼尼松和甲泼尼龙是最常用的制剂，氢化可的松可用于危重患者和需要迅速起效者。

2. 吗替麦考酚酯（MMF） 抑制 T 和 B 细胞增殖，抑制抗体生成，肝肾毒性小，无骨髓抑制作用，用量为 1.5～2.0g/d（最大耐受剂量高达 3g/d），3 个月后减为 1.0g/d，维持 1 年。MMF 治疗 LN 的疗效优于或等于 CTX，对 CTX 耐药者用 MMF 仍可有效，可作为 SLE 治疗的一线用药。最近有学者报道，对 SLE 女性患者用 CTX 做诱导治疗，6 个月后再用 MMF 做维持治疗能保护卵巢功能。但也有相反的观点，过去 10 年的研究表明，用 CTX 做短期诱导治疗，以后再改用 MMF 或 AZP 作维持治疗的序贯治疗方法，是减少长期应用 CTX 毒性的理想方法。MMF 和 AZP 的维持治疗较长疗程 CTX 治疗更为安全。

3. CTX 和 AZP CTX 1 个疗程的总量为 8～10g，不宜超过 12g。

糖皮质激素与 CTX 联合：短期试验（随访

6 ～ 12 个月）证实，使用 CTX 者实验室指标改善明显，表现为抗 DNA 抗体滴度下降、补体水平上升、尿沉渣中的红细胞数减少。长期试验（随访 10 年以上）证实，使用 CTX 者肾衰竭的发生率明显降低。

糖皮质激素联合 AZP：随访 5 ～ 15 年，表现为①肾活检中慢性病变少见；②肾功能改善；③复发率低；④糖皮质激素维持量小。应用 AZP 以 6 ～ 12 个月为宜，当病情完全得到控制且糖皮质激素已减至最小量时，就应逐渐减少 AZP 的用量。

4. 来氟米特　新型免疫调节剂来氟米特 20mg/d 治疗本病初步显示有效，尤其对以关节炎为主要表现的 SLE 疗效确切，对 LN 的治疗也效果满意。

5. 中枢神经系统损害　鞘内注射 MTX 及糖皮质激素等对狼疮脑病的疗效肯定，起效迅速。

6. 静脉注射免疫球蛋白（IVIg）　IVIg 对 SLE 合并重度感染、血小板减少、炎性肌病、多发神经炎者和有反复流产史的妊娠者疗效肯定。

7. 自体干细胞移植　适用于免疫抑制剂及激素疗效不佳、重要脏器功能仍处于代偿期的患者，但部分患者会复发。

8. 全身淋巴结照射　经全身淋巴照射的患者的生存率与使用糖皮质激素或免疫抑制剂者相当，两者所出现的严重并发症也相差无几。

9. 中西医结合治疗评价

（1）缓解病情，改善预后：张志礼等报道，SLE 中西医结合治疗，他对全国 54 篇论文近千病例进行分析，得出采用西医辨病和中医辨证相结合的方法，中医以扶正固本、活血解毒为法则，急性发作期以西药为主，辅以中药清热凉血解毒法，然后逐渐撤减激素，继以健脾益气、养阴固肾法予以调理之中西医结合的方法，能明显地降低死亡率、改善预后。

（2）减少激素用量、疗效优于纯西医治疗：将 677 例病例分为三组（纯中医组、纯西医组与中西医结合组）的观察中，中西医结合组明显优于纯西医组及纯中医组；激素用量亦有显著降低，中西医结合组激素用量平均为 10.55mg/d，纯西医组为 25.15mg/d。

（五）预后

1. 预后不断改善　许德清在 1971 ～ 1979 年

治疗狼疮性肾炎 133 例，随访结果是 5 年存活率为 76.8%。上海顾越英报道 5 年随访 46 例 SLE 患者，5 年存活率为 80.4%。1990 年 Reville 等及陈顺和等分别报道 10 年存活率皆达到 84%，目前 10 年存活率也已达到 90% 以上。

2. 死亡原因　SLE 患者最常见的死因是感染和重症肾炎，其次则为心肌炎、肺炎、肺动脉高压、脑炎、卒中、心肌梗死、肠穿孔及颅外动脉栓塞。

我国 SLE 的死亡原因表明，一方面是 SLE 活动性病变，其中肾炎、肾衰竭占首位，其次为脑损害；另一方面的重要原因是感染。

3. 自然缓解　Dubois 报道，520 例患者中 35% 的患者病情自然缓解，有的可持续 10 ～ 20 年，疾病自然缓解或无须治疗而病情保持稳定。Dafna D 认为符合美国风湿病学会（ACR）标准的 SLE 患者，有 2% ～ 10% 可以真正缓解几个月到几年而无须治疗，所以在评估某些药物的疗效时要注意到这一点。

新生儿红斑狼疮

新生儿红斑狼疮（neonatal lupus erythematosus，NLE）是一种典型的由母体抗体引起胎儿免疫反应的疾病。临床特征为 SCLE 样或 DLE 样皮损和（或）先天性心脏传导阻滞（CHB），患儿母亲患有 SLE、Sjögren 综合征或其他自身免疫性结缔组织病或仅有抗 Ro/SSA、抗 La/SSB 或抗 U1-RNP 抗体。

【临床提要】

1. 皮肤型新生儿红斑狼疮　皮损好发于面（尤其是额部、颞部或上颊部）、头皮和颈部，偶可累及躯干或四肢。表现为边界清楚的环状红斑，有时略隆起，类似于 SCLE 或 DLE 皮损。少数出现紫癜样损害、泛发性网状红斑伴有皮肤萎缩或硬斑病样损害，或毛细血管扩张。组织病理学和免疫病理学的特征与 SCLE 相同。

2. 先天性心脏传导阻滞（congenital heart block，CHB）　一般占 54.5% ～ 64%，通常为三度，而且是持久的。有些婴儿只有单一的心脏损害。患儿还可出现心脏畸形或心肌炎。

在我国报道的 27 例病例中，只有 4 例发生了完全性心脏传导阻滞，提示 NLE 的心脏传导阻滞发生率可能存在人种间的差异。

3. 其他病变 Coombs 阳性溶血性贫血、白细胞减少和血小板减少，肝、血液、神经和肺病变。

4. 诊断 根据母婴病史、SCLE 样或 DLE 样皮损和（或）CHB，并联合应用皮肤组织病理、直接免疫荧光检查及母婴自身抗体检测来确诊 NLE。

对 NLE 认识的提高和 ENA 抗体（特别是 Ro/SSA 和 Ro/SSB 抗体）检测的普遍开展提高了 NLE 的诊断率，并使 NLE 的危险因素能够被及早发现。

在我国所报道的 NLE 病例中，92.6% 的患儿有抗 Ro/SSA 抗体，74.1% 的患儿有抗 SSB 抗体，22.2% 的患儿有抗 U1-RNP 抗体。这提示不仅 SSA/SSB 抗体，而且 U1-RNP 抗体也是 NLE 的致病抗体。

【治疗处理】

（一）治疗原则

防治并重。抗 Ro/SSA、抗 La/SSB 或抗 U1-RNP 抗体阳性的孕妇应在妊娠 16～18 周期间通过无负荷试验和超声心动图仔细检查胎儿心脏；如有心动过缓，即可考虑应用大剂量糖皮质激素治疗。

（二）基本治疗

新生儿红斑狼疮的基本治疗见表 25-10。

表 25-10 新生儿红斑狼疮的基本治疗

系统治疗	糖皮质激素
特殊处理	预防和治疗心脏传导阻滞

（三）治疗措施

1. 皮肤损害 应采取避光措施和酌情使用氢化可的松霜。对于活动性皮肤损害，可采用小剂量皮质类固醇治疗和使用抗疟药。

2. 内脏器官受损 严重的血小板减少、溶血性贫血或肝炎，可用系统性糖皮质激素治疗。对于抗 Ro 抗体阳性的母亲不宜内服皮质类固醇。

3. CHB 一旦确诊为 CHB，治疗一般无效，故预防是最好的方法。宫内治疗有两种途径：一是胎儿心脏传导阻滞确诊时予以治疗，应用地塞米松（9mg/d）和血浆去除法；二是预防性治疗，一般采用泼尼松（5～25mg/d）或联用血浆去除法。宫内起搏法是一种选择，但尚未有成功病例。绝大部分 CHB 患儿在出生后前 3 个月需安装心脏起搏器。

4. 监测胎心 由于心脏传导阻滞可在宫内发生，张建中报道，在对 1 例 Ro/SSA 和 Ro/SSB 抗体阳性的 SCLE 患者进行诊治时，如患者妊娠，应告诫患者注意监测胎心，以便及早发现可能发生的 NLE。在妊娠 38 周时，胎儿果然发生了心脏传导阻滞。通过对患者进行糖皮质激素治疗，胎儿心脏症状迅速好转。

（四）治疗评价

只有皮损或皮损伴有系统性病变而无 CHB 者，一般在 1 岁后症状消失，少数病例在长期随访时出现结缔组织病。皮下组织病变引起持久性凹陷，好发于颞部和头皮。

（五）预后

新生儿红斑狼疮预后一般较好，但超过 50% 的完全或三度房室传导阻滞患儿需安装植入式心脏起搏器，超过 10% 的完全或三度房室传导阻滞患儿存在顽固性心力衰竭。少数新生儿红斑狼疮患者在青春期可出现 SLE、幼年类风湿关节炎（JRA）、舍格伦综合征等，故 NLE 患者需长期随访。抗 Ro 抗体阳性的母亲在分娩 NLE 胎儿时，自身一般无临床症状，但随着时间的推移，也可罹患各种自身免疫性疾病。

CHB 患儿的死亡率为 15%～22%，晚期死亡原因为心律失常、起搏器故障或充血性心力衰竭。皮肤型 NLE 大多数病例的皮损在 1 年内消退，但萎缩和（或）毛细血管扩张可持续较长时间。

二、皮肌炎/多发性肌炎

皮肌炎/多发性肌炎（dermatomysitis/polymyositis，DM/PM）是患者的皮肤及肌肉的炎性疾病，可能与自身免疫、感染、遗传、恶性肿瘤有关。DM/PM 分类如下：①多发性肌炎；②皮肌炎；③相关性恶性肿瘤多发性肌炎或皮肌炎；④儿童多发性肌炎或皮肌炎；⑤无肌病皮肌炎。

皮肌炎的发病机制见图 25-11。

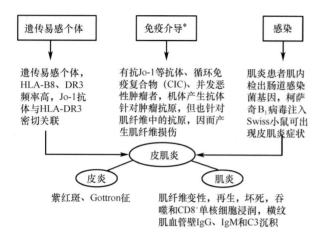

遗传易感个体 → 遗传易感个体，HLA-B8、DR3频率高，Jo-1抗体与HLA-DR3密切关联

免疫介导* → 有抗Jo-1等抗体、循环免疫复合物（CIC）、并发恶性肿瘤者，机体产生抗体针对肿瘤抗原，但也针对肌纤维中的抗原，因而产生肌纤维损伤

感染 → 肌炎患者肌内检出肠道感染菌基因，柯萨奇B₁病毒注入Swiss小鼠可出现皮肌炎症状

皮肌炎

皮炎 → 紫红斑、Gottron征

肌炎 → 肌纤维变性、再生，坏死，吞噬和CD8⁺单核细胞浸润，横纹肌血管壁IgG、IgM和IC3沉积

图 25-11　皮肌炎的发病机制

* 体液免疫和补体沉积介导的血管病变是肌肉损害的主要病因；细胞介导的细胞毒作用是致肌肉病变的原因

【临床提要】

1. 皮肤病变　①Gottron 丘疹及 Gottron 征：Gottron 丘疹为紫红色红斑和扁平丘疹，常发生于指关节的伸面。Gottron 征为紫红色斑及斑片，有或无鳞屑，常发生于指、肘、膝及内踝上（图 25-12）。②眶周紫红色斑：睑及眶周组织的紫红色水肿性红斑。③颧部类蝶形红斑：伴毛细血管扩张，类似 SLE 皮损。④曝光区皮损：于脸、胫前、上胸"V"形区的红斑、毛细血管扩张（图 25-13）。⑤甲周红斑 / 毛细血管扩张 / 甲营养不良。⑥雷诺现象：见于 20% ～ 30% 的患者。⑦血管萎缩性皮肤异色病样改变：色素沉着或脱失、萎缩及毛细血管扩张（图 25-14）。⑧技工手：双手的外侧和掌面角化、裂纹、脱屑似技工者的手。⑨皮肤钙化或肌腱的钙质沉着。

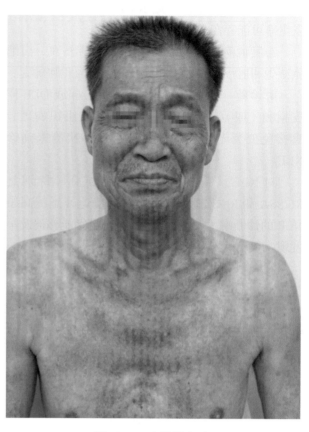

图 25-13　皮肌炎（1）

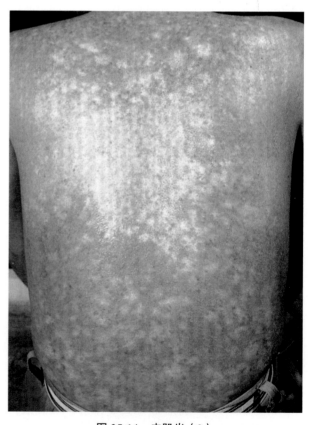

图 25-14　皮肌炎（2）

（深圳市第六人民医院　陆原惠赠）

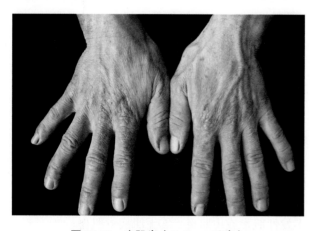

图 25-12　皮肌炎（Gottron 丘疹）

2. 肌肉病变 常累及横纹肌，亦可累及平滑肌和心肌，为对称性的肢体近端肌肉无力，不能行走，严重者不能翻身。患者乏力，常有受累肌肉群的功能障碍、疼痛及触痛。

3. 皮肤、肌肉外损害 ①关节病变：关节疼痛。②心肺损害：心律不齐、心包炎、心力衰竭、肺弥漫性间质纤维化、呼吸肌无力。③消化道：食管蠕动减弱，肠道功能紊乱。④内脏恶性肿瘤：15%～54% 的成人 DM 有内脏恶性肿瘤。

4. 无肌病性皮肌炎 患者具有皮肌炎的皮肤表现，但缺乏肌肉病变（如缺乏近端肌无力、血清醛缩酶及 CK 正常），若有典型皮肌炎皮损的患者经 2 年或更长时间不出现肌病，则为无肌病性皮肌炎，但同样有恶性肿瘤的高伴发率。

5. 实验室检查 ①血清肌酶升高，包括肌酸磷酸激酶（CK）、醛缩酶（ALD）、天冬氨酸氨基转移酶（AST）、丙氨酸氨基转移酶（ALT）、乳酸脱氢酶（LDH），其中 CK、ALD 特异性高。

②抗 Jo-1 抗体：为 PM 的标记抗体，阳性率为 25%～45%，在 DM 患者中＜10%。③肌电图显示为肌源性损害，肌肉活检为肌纤维的变性及再生；横纹消失，单核细胞浸润。

6. 鉴别诊断 本病应与系统性红斑狼疮、系统性硬皮病、旋毛虫病、进行性肌营养不良、重症肌无力相鉴别。

【治疗处理】

（一）治疗原则

本病青少年可伴发血管病变，年长者可伴发恶性肿瘤；应认真查找内脏肿瘤；若全面检查阴性，应隔 2～3 个月再复查；治疗采用糖皮质激素及其他免疫抑制剂，近年来静脉注射免疫球蛋白（IVIg）有肯定疗效。

（二）基本治疗

皮肌炎的基本治疗见表 25-11。

表 25-11 皮肌炎的基本治疗

靶向治疗	阻断和抑制自身抗体产生，减少循环免疫复合物在骨骼肌和皮肤血管壁的沉积，降低升高的肌酶，减轻皮肤肌肉炎症、肌纤维肿胀、纤维断裂，保护血管、关节、心肌等器官以免受损
病因治疗	针对皮肌炎病因，尤其发现恶性肿瘤
避光防护	高效遮光剂，防止皮损加重和出现新皮损
皮损治疗	外用糖皮质激素、他克莫司、非特异性润肤剂，口服氨苯砜、氯喹或羟氯喹，以及小剂量的甲氨蝶呤
系统治疗	首选糖皮质激素，亦可联用甲氨蝶呤、硫唑嘌呤及环磷酰胺 重症皮肌炎：甲泼尼龙冲击、IVIg，以及口服吗替麦考酚酯、环孢素、他克莫司、氟达拉滨、西罗莫司 皮肌钙质沉着：螯合剂、外科切除 恶性肿瘤性皮肌炎：外科切除 无肌病性皮肌炎：避光，给予钙调磷酸酶抑制剂、羟氯喹、沙利度胺、氨苯砜、甲氨蝶呤，IVIg
生物制剂	利妥昔单抗、英夫利昔单抗、托珠单抗、阿那白滞素、西法木单抗
JAK 抑制剂	托法替布，口服，每次 5mg，每日 2 次；芦可替尼，外用
物理治疗	恢复肌力、防止挛缩
中医药治疗	清热解毒、凉血活血，健脾化湿、温寒止痛，温肾散寒、补益气血

（三）治疗措施

皮肌炎/多发性肌炎治疗包括药物治疗和物理治疗。

1. 糖皮质激素

（1）初始剂量：泼尼松初始量可为 1～2mg/（kg·d），最高不超过 100mg/d，重症病例可用等量甲泼尼龙替代。有时在治疗第 1 周即起效，多数患者 3 ~ 6 个月出现肌力恢复。

（2）减量：应定期检查肌力及血清肌酶，初始量泼尼松应维持至肌力及肌酸磷酸激酶（CK）水平正常后 4 ~ 8 周才减量。而肌力是更重要的监测病情的指标，有时肌力无明显改善，但 CK 水平下降；有时肌力完全恢复正常而 CK 仍处于高水平，推测与炎症性肌病造成的细胞膜"渗漏"有关。一旦肌力有明显缓解，泼尼松可逐渐减量，一般每个月减 10mg，并可使用隔日疗法，如有反跳症状时，泼尼松应恢复至病情缓解前的剂量。

（3）治疗中出现肌无力的判断：在治疗过程中，某些患者疗效不佳并可出现肌无力，此时就应鉴别是肌炎病情发展抑或糖皮质激素诱发的肌病，方法是使用大剂量糖皮质激素或减少糖皮质激素用量，如果是糖皮质激素诱发肌病，糖皮质激素用量减少时病情可好转，如果与肌炎有关，则加大激素剂量可使病情减轻，反之亦然。激素性肌病尿肌酸的分泌增加，但肌炎却无此现象，因此，发现尿肌酸增加而血清 CK 值正常揭示为激素性肌病，大多数患者（包括那些肌炎患者）在激素性肌病发病时，其血清 CK 水平是正常的。

（4）联合治疗：糖皮质激素治疗 6 周后仍无反应或肌力恢复但不明显，就应考虑联合免疫抑制剂治疗。

2. 免疫抑制剂

（1）硫唑嘌呤：是唯一经双盲对照证实对本病有效的免疫抑制剂，常用剂量为 2 ~ 3mg/（kg•d），每日用量不超过 150mg。其与泼尼松合用后疗效优于单用泼尼松，从而减少泼尼松用量与副作用。

（2）甲氨蝶呤：常规用法为每周给药 1 次，口服 5 ~ 15mg 或静脉注射 15 ~ 50mg。治疗开始前应检查血清谷草转氨酶和谷丙转氨酶水平及肺功能，因为甲氨蝶呤有肝、肺毒性，这样在疗程中若上述指标发生变化，就可确定是原发病所致抑或甲氨蝶呤不良反应。

（3）环磷酰胺：本药多与泼尼松联合应用，活动期可用静脉冲击疗法或静脉隔日注射，前者每 4 周静脉输入 800 ~ 1000mg，后者隔日静脉输入 200mg。病情稳定后可改为口服，每日 50 ~ 100mg。远期疗效及肺间质疾病患者疗效不确定。

3. 其他　可试用全身淋巴结照射、血浆置换及静脉注射免疫球蛋白，疗效均缺乏对照试验的证实。

4. 钙质沉着　糖皮质激素及免疫抑制剂预防皮肤钙沉着。使用地尔硫䓬、磷酸盐、丙磺舒、华法林可治疗钙沉着。钙沉着处发生溃疡、感染或位于危险部位，可采用外科摘除或引流。局限性钙质沉着时多半自然消失或自行溶解。可用药物有螯合剂、丙磺舒、氢氧化铝、阿仑膦酸钠等。地尔硫䓬及华法林也显出良效。氢氧化铝在肠道内会形成不溶性的磷酸铝盐，认为可阻止磷酸的吸收，降低血中磷酸钙的合成。给予铝凝胶颗粒 2 ~ 3g/d，使用 3 个月以上。秋水仙碱对软组织和关节周围的钙质沉着有效。

5. 蛋白同化剂　丙酸睾酮及苯丙酸诺龙、司坦唑醇可促进蛋白合成，减少肌酸尿的排泄。亦可采用三磷腺苷、新斯的明、大量维生素 E、维生素 C 等。

6. 物理疗法　当疾病处于活动期时不提倡运动，在临床症状开始改善时即可开始，康复形式包括被动牵引、对抗练习、步态校正、耐力锻炼、呼吸肌及胸肌锻炼。

7. 皮疹治疗　氯喹和羟氯喹有一定的疗效，也可用遮光剂和非特异性润肤剂。

（四）循证治疗步序

皮肌炎 / 多发性肌炎的循证治疗步序见表 25-12。

表 25-12　皮肌炎的循证治疗步序

项目	内容	证据强度
一线治疗	**针对皮肤症状**	
	防晒霜 / 外用糖皮质激素	E
	联合抗疟治疗（奎纳克林加羟氯喹或氯喹）	E
	抗疟药（羟氯喹 / 氯喹）/ 甲氨蝶呤	D
	针对肌肉症状	
	系统应用糖皮质激素	B
	免疫抑制剂（甲氨蝶呤 / 吗替麦考酚酯 / 硫唑嘌呤）	A
二线治疗	**针对皮肤症状**	E
	静脉注射免疫球蛋白（IVIg）	A
	外用钙调磷酸酶抑制剂（他克莫司或吡美莫司）	D
	吗替麦考酚酯	D
	针对肌肉症状	
	IVIg/ 利妥昔单抗	A
	其他免疫抑制剂（环磷酰胺 / 苯丁酸氮芥 / 环孢素 / 他克莫司）	D

项目	内容	证据强度
		续表
三线治疗	利妥昔单抗治疗皮肤症状	D
	托法替尼，芦可替尼（JAK 抑制剂）	D
	来氟米特 / 全身放疗	D
	地尔硫䓬治疗钙质沉着	D
	干细胞移植 / 阿那白滞素	D
	西罗莫司 / 托珠单抗 / 阿普斯特	E
	治疗皮肤症状（抗雌激素药物 / 沙利度胺 / 氨苯砜）	E

（五）治疗评价

1. 糖皮质激素 可使 90% 的多发性肌炎 / 皮肌炎患者部分缓解，50% ～ 75% 可完全缓解。在初发 2 个月内进行激素治疗，疗效最好。对于大多数患者，疾病活动期为 2 ～ 3 年，需维持治疗以防止复发。若单用泼尼松的疗效不佳，采用大剂量静脉冲击甲泼尼龙治疗有良效。

对肌酶水平的检测可用来观察疗效。大多数患者 CK 水平在治疗 1 个月后可下降至治疗前的 50%，且在 3 ～ 4 个月恢复正常。治疗开始约 2 个月后肌力显著改善。肌力的改善迟于血清酶水平改善约 1 个月。

2. 甲氨蝶呤（MTX） 对糖皮质激素疗效不佳的患者（如治疗 3 个月后病情无改善），常需使用第二类药物。疗效最佳的为 MTX。已报道至少 37 例对糖皮质激素耐受的 PM/DM 患者使用静脉注射 MTX（每周 30 ～ 50mg）有效。

3. IVIg 双盲对照研究显示，15 例顽固 DM 患者应用 IVIg 治疗后，肌无力及红斑显著缓解，肌细胞骨架也明显改善，3 例顽固 DM/PM 且伴食管受累的患者亦快速改善。

4. 羟氯喹 对 7 例患者用羟氯喹治疗均反应良好，其中 3 例患者皮损完全消除，2 例患者可减少激素用量。然而羟氯喹对肌炎无效。

5. 全身放射治疗 Kelly 等报道了 2 例严重皮肌炎患者，行 150rad 的全身放射治疗，治疗 5 周。2 例患者均迅速见效，分别给患者带来 42 个月及 18 个月的症状部分缓解。全身放疗短期内可有效，因其会造成骨髓抑制及白血病、淋巴瘤等并发症，故仅用于难治性有生命危险的患者。

6. 生物制剂 B 细胞清除治疗是新的治疗，有报道利妥昔单抗对 DM 或 PM 患者有益。使用 TNF 抗疗的疗效不一，如英夫利昔单抗和糖皮质激素治疗儿童皮肌炎有效，但存在联合治疗因素，更大型的研究显示英夫利昔单抗仅对 30% 的患者有效，而其他患者或出现药物不良反应，或原病情加重。7 例患者采用利妥昔单抗治疗，其中 6 例患者的皮肤和肌肉症状明显改善。另一项研究表明，分别给予 8 例患者英夫利昔单抗注射 2 次，治疗间隔 2 周，7 例患者有效，其中 3 例患者的肌肉症状治疗反应极好，而皮肤症状仅中度改善。

（六）预后

1. 预后改善 在应用糖皮质激素治疗以前，本病的死亡率为 38% ～ 60%，缓解率约 10%。使用免疫抑制剂后，1947 ～ 1968 年成人病例的 5 年生存率为 68%，最近报道 5 年生存率已达 80%。

2. 不良因素 病程越长，开始治疗时肌无力症状越严重，死亡率越高、咽肌无力、间质性肺疾患、吸入性肺炎均预示着预后不良。肌肉乏力、呼吸肌无力，急性间质性肺炎，严重的心肌损害或完全性传导阻滞，预后不良者，常可因心肺功能不全死亡。但多数 PM/DM 患者呈慢性病程，预后较好，2 ～ 3 年后逐渐趋向恢复，或可缓解复发，一般认为病程超过 7 年者，很少死于本病。

3. 恶性肿瘤 可以因恶病质或肿瘤转移影响重要脏器而致死。发病年龄越大，预后越差。另有学者发现肌酸磷酸激酶不升高的患者合并恶性肿瘤和肺纤维化的机会大，预后差。

三、儿童皮肌炎

儿童皮肌炎（juvenile dermatomyositis，JDM）的好发年龄为 5 ～ 10 岁。日本报道男孩多发，而欧美则女孩多发。疫苗、药物及骨髓移植等亦可诱发 JDM。JDM 通常累及内脏器官少，合并肿瘤较成人皮肌炎少。

【临床提要】

1. 经典型 表现为典型的皮疹（图 25-15），近端肌无力，糖皮质激素及抗风湿药物治疗有效。

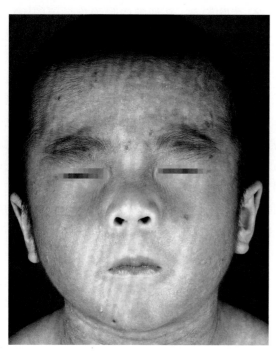

图 25-15　儿童皮肌炎
（广州市皮肤病防治所　张锡宝惠赠）

2. 重叠型　具有经典型的特征，多关节痛最具特征性，在面部和肢体远端有硬皮病样皮肤改变，有时伴有严重的肌无力，肌肉受累的程度可提示患儿的预后。

3. 血管炎和溃疡型　提示病情严重，表现为严重而广泛的皮疹（覆盖于四肢伸侧和眶周），常有甲周红斑和网状青斑，钙质沉着的发生率较高。

4. 无肌病型　有典型的皮疹，但临床表现及实验室检查缺乏肌肉受累证据，部分患儿可有肌酶的升高。

5. 实验室检查　急性期肌酸磷酸激酶（CK）呈标志性持续性升高，治疗后很快下降；慢性期肌酸磷酸激酶常不升高，也与肌无力程度无关。肌电图、肌活检异常，肌肉高频超声（20MHz）亦可显示肌炎及筋膜的病变、钙质沉着及肌肉中血管的血流量异常。

【治疗处理】

（一）治疗原则

应及早使用足量的糖皮质激素及免疫抑制剂，物理治疗亦是一种改善肢体功能的重要方法。

（二）基本治疗

儿童皮肌炎的基本治疗见表 25-13。

表 25-13　儿童皮肌炎的基本治疗

一般治疗	避光，用高 SPF 值（＞30）遮光剂防晒，防止关节处皮肤损伤
系统治疗	
糖皮质激素	泼尼松、甲泼尼龙冲击
免疫抑制剂	甲氨蝶呤、环磷酰胺、硫唑嘌呤、环孢素、麦考酚酸酯、他克莫司
静脉注射免疫球蛋白	400mg/(kg·d)，连用 3～5 日，用于药物反应不佳或不能耐受者
皮肤钙沉着	参阅成人皮肌炎
局部治疗	物理治疗，恢复肌肉关节功能

（三）治疗措施

1. 糖皮质激素　发作初期（复发时），泼尼松龙 1～2mg/(kg·d)，分 2～3 次口服。甲泼尼龙冲击治疗，20～30mg/(kg·d)，连续 3 日，以后每周或每 2 周冲击 1 次，共冲击 5 次。糖皮质激素治疗使用 1～2 周病情没有改善时，就应改用冲击疗法或免疫抑制剂合用。冲击疗法是应用甲泼尼龙 15～30mg/kg（溶于 5% 葡萄糖溶液 100～200ml，3 小时以上）静脉滴注。

2. 免疫抑制剂

（1）甲氨蝶呤：在泼尼松治疗无效时，MTX 与激素合用。20mg/m² （每周 1 次）口服和 1mg/kg（每周 1 次）或 1～3mg（两周 1 次）静脉滴注。因 MTX 不良反应相对较小而被首选。

（2）环磷酰胺：静脉应用环磷酰胺同时口服泼尼松对儿童皮肌炎及少数成人皮肌炎病例效果较好。

（3）硫唑嘌呤：对激素无效的病例，作为一线选择用药与激素合用 2～3mg/(kg·d)，口服。

（4）环孢素：使用小剂量 [2.5～7.5mg/(kg·d)] 疗效确切并且安全。

3. 静脉注射免疫球蛋白　用于对糖皮质激素治疗产生抵抗的长期慢性患者的辅助治疗，但也有首选使用者。

（四）循证治疗步序

儿童皮肌炎的循证治疗步序见表 25-14。

表 25-14 儿童皮肌炎的循证治疗步序

项目	内容
一线治疗	糖皮质激素，常规或冲击疗法
二线治疗	糖皮质激素，免疫抑制剂，如甲氨蝶呤、环磷酰胺、硫唑嘌呤、环孢素或 IVIg

（五）治疗评价

1. 甲泼尼龙冲击 有研究报道对严重的儿童皮肌炎用泼尼松龙 30mg/(kg·d) 冲击或大剂量泼尼松治疗有良效。该研究平均随访 3.2 年，80% 的患儿肌力和皮肤恢复正常。Huang 回顾性分析 24 例 JDM 患儿应用甲泼尼龙冲击治疗，平均随访 5.3 年，13 例 1 个月内肌酶恢复正常，2.5 个月肌力改善。

2. IVIg IgA 缺乏的患者对 IVIg 治疗高度敏感，而溃疡或血管炎型 JDM 患者治疗效果较差。Al-Mayouf 等研究 18 例对糖皮质激素抵抗的 JDM 患儿，使用免疫球蛋白 [0.3～0.5g/(kg·d)，连续 3～5 日] 冲击治疗，其中 10 例与免疫抑制剂联用，3 个月后 12 例减量至原糖皮质激素量的 50%，还有 6 例仍呈糖皮质激素依赖性。

3. 环磷酰胺 Heckmatt 等对 14 例经激素治疗无效的病例使用本药，全部病例的症状都有改善。

6 例完全撤停激素，7 例激素减量成功。

4. 硫唑嘌呤 有报道 5 例慢性复发型和慢性迁延型患者口服硫唑嘌呤 2～3mg/(kg·d)，症状得到完全缓解或部分缓解。

（六）预后

皮肌炎儿童病例的预后比成人病例好，90% 病程在 10 年以上的儿童患者可正常生活，约 30% 单发症状可治愈，剩余 60% 左右症状迁延，皮肤萎缩或关节挛缩。据报道 80 例 JDM 和 65 例 JDM 经糖皮质激素及二线药物治疗后随访 7 年，结果均仅有 8% 的患者处于中至重度功能障碍。儿童病例的死因多为心肌炎、内脏穿孔及感染。

（吴志华 甄琳 李润祥 朱慧兰 吴江）

四、硬皮病

硬皮病（scleroderma）是一种以皮肤变厚及纤维化，同时伴心、肺、肾和胃肠道受累为特征的全身性结缔组织疾病。

系统性硬皮病的发病机制见图 25-16。

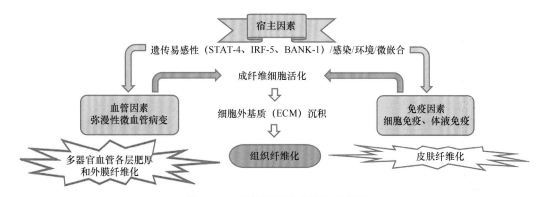

图 25-16 系统性硬皮病的发病机制

①系统性硬皮病突出的特征是胶原过度产生和其他 ECM 在皮肤及其他器官沉积。遗传易感性、感染、环境因素和药物及微嵌合是触发因素。②血管病变，初为内皮细胞损害和活化，血小板聚集和血管舒张因子减少，氧化应激，活性氧（RO）增加，血管收缩管腔闭塞，组织缺氧。③免疫失调，树突状细胞活化，产生 T 型干扰素，引起 T 细胞活化，B 细胞活化产生自身抗体，巨噬细胞分泌活化因子和细胞因子，诱导成纤维细胞活化。④纤维化是遗传易感个体免疫失调、血管损伤和缺氧的最终结果，成纤维细胞在 TGF-β 作用下发展成肌成纤维细胞，过多 ECM 聚集，胶原产生过度纤维化

【临床提要】

（一）局限性硬皮病

局限性硬皮病（localized scleroderma）：①点滴状硬斑病，为绿豆至黄豆大小的硬性丘疹，表面

光滑、发亮，橡皮色泽，久可萎缩。②斑块状硬斑病，呈圆形或卵圆形，直径 1～30cm 不等，融合成不规则形，呈蜡样或象牙色。③线（带）状硬皮病，上、下肢若同时受累，皮损多位于同一侧，为带状硬化，皮肤色素沉着或减退。发生于面部

的一侧。表现为刀砍状皮损，可合并偏面萎缩
（图 25-17）。④泛发性硬斑病，点滴状硬斑病与
斑块样硬斑病等各型可同时发生，偶可转为系
统性硬皮病。⑤硬斑病 - 硬化性苔藓重叠综合
征，有广泛的硬斑病，又有典型的硬化性苔藓
（LSA）。

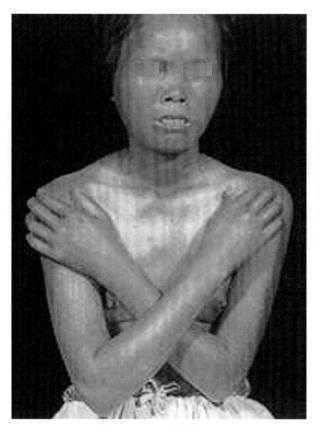

图 25-18　系统性硬皮病

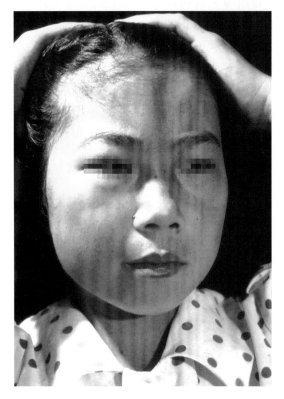

图 25-17　局限性硬皮病

（二）系统性硬皮病

系统性硬皮病（systemic scleroderma，SSc）见
图 25-18 ～图 25-20。

1. SSc 分类　SSc 根据皮肤受累情况，可分为
4 种亚型。

（1）弥漫皮肤型 SSc（diffuse cutaneous systemic
sclerosis）：特点为皮肤纤维化除累及肢体远端和
近端、面部和颈部外，尚累及胸部和腹部皮肤，
多伴有内脏病变。

（2）局限皮肤型 SSc（limited cutaneous systemic
sclerosis）：特点为皮肤病变局限于肘（膝）的远端，
可有面部和颈部受累。CREST 综合征为本病的一
种特殊类型。

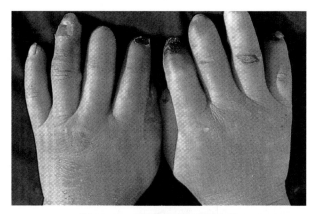

图 25-19　进行性系统性硬皮病

手指血管闭塞导致溃疡、坏疽及远端指骨吸收

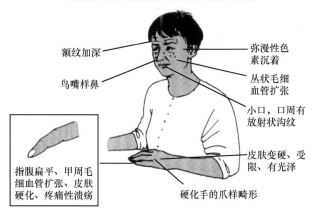

图 25-20　系统性硬皮病体征

（3）无硬化病的 SSc（systemic sclerosis sine scleroderma）：具有 SSc 的雷诺现象、特征性的内脏器官表现和血清学异常，但临床无皮肤硬化的表现。

（4）硬皮病重叠综合征（scleroderma overlap syndrome）。

上述四种情况中任意一种与诊断明确的类风湿关节炎、系统性红斑狼疮、多发性肌炎 / 皮肌炎同时出现。

2. SSc 症状

（1）雷诺现象：超过 90% 的患者发生。

（2）皮肤症状

1）皮肤症状可分为三期：①水肿期，颜面及指（趾）皮肤的凹陷性水肿。手指呈腊肠样。②硬化期，皮肤增厚变硬如革，指尖溃疡。③萎缩期，皮肤光滑而菲薄，紧贴皮下骨面，皮纹消失，毛发脱落。指尖变小变尖。

2）颜面呈假面具样改变：面部表情丧失呈假面具样，鼻尖唇薄口小，口周有皱褶。

3）CREST 综合征：肢端性皮肤硬化症常见，同时有皮肤钙化（calcinosis）、雷诺现象（Raynaud phenomenon）、食管功能障碍（esophageal dysfunction）、指端硬化（sclerodactyly）和毛细血管扩张（telangiectasis）者，称为 CREST 综合征。

（3）内脏损害：①肢体近端肌无力，60% 关节疼痛。②胃肠道，80% 有食管损害、咽下困难、胃蠕动减弱、腹胀、便秘及假性梗阻。③心肺：心肌缺血、心肌坏死。10% ～ 20% 发生心包炎。20% ～ 30% 发生呼吸困难、肺纤维化。④肾脏：蛋白尿、高血压、氮质血症。最新研究表明，有硬皮病且 RNA 聚合酶Ⅲ自身抗体阳性的患者，在硬皮病出现数年后，罹患肿瘤的风险增加。

（三）实验室检查

特异性抗体：40% 抗 Scl-70 抗体阳性，该抗体为弥漫性 SSc 的标记性抗体；60% ～ 80% 抗着丝点抗体阳性，该抗体为肢端 SSc 和 CREST 的标记性抗体。微循环障碍（图 25-21）：正常人的毛细血管袢纤细、规则；硬皮病及皮肌炎患者的毛细血管袢扩大、变粗和变形，许多血管袢丧失；红斑狼疮患者的毛细血管袢扭曲明显，但很少扩张。

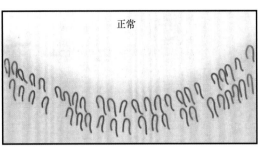
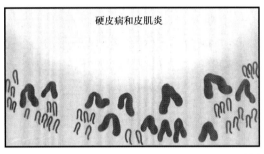
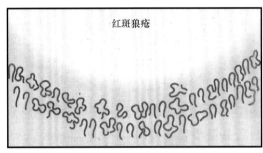

图 25-21　甲皱襞毛细血管显微技术
正常人毛细血管呈纤细、规则的袢状。硬皮病及皮肌炎患者可见毛细血管袢增大、变形、扩张，许多袢环消失，而红斑狼疮患者则可见毛细血管袢弯曲，但血管袢几乎无扩张

（四）诊断与鉴别诊断

诊断依据 2013 年美国风湿病学会 / 欧洲抗风湿病联盟（ACR/EULAR）制定的 SSc 标准。本病应与皮肌炎、成人硬肿病、嗜酸性筋膜炎等相鉴别。

【治疗处理】

（一）治疗原则

1. SSc 治疗　依据皮肤损害累及范围和病变程度，以及重要脏器累及的广泛性和严重程度给予对应和支持治疗。

2. 早期诊断和早期治疗　在早期测得小动脉病变而组织尚未发生纤维化之前，是治疗该病、预防内脏受累而取得明显效果的最佳时期。

3. 系统性硬皮病肾脏危象　可致高血压危象，必须尽早积极治疗。

Chapter 25

（二）基本治疗

硬皮病和局限性硬皮病的基本治疗见表 25-15，表 25-16。

表 25-15　硬皮病的基本治疗

靶向治疗	针对其发病有 3 个过程：纤维化、自身抗体、血管功能障碍。降解及延缓皮肤、血管、关节、内脏器官的结缔组织纤维化、硬化和萎缩
一般治疗	锻炼身体，活动关节及关节部位的理疗、按摩、保暖，避免受寒，防止创伤，禁止吸烟
扩张及保护血管	钙通道阻滞药：硝苯地平、地尔硫䓬、维拉帕米 前列腺素衍生物：伊洛前列素（iloprost）
免疫调节	环磷酰胺、环孢素、他克莫司、吗替麦考酚酯、甲氨蝶呤、常山酮、吡非尼酮、造血干细胞移植
生物制剂	利妥昔单抗、英夫利昔单抗、巴利昔单抗、依那西普、伊马替尼
抗纤维化	松弛素（一种生长因子，刺激胶原酶活性）、环磷酰胺、甲氨蝶呤、积雪苷、PUVA 及 UVA1
雷诺现象	首选血管扩张药、抗血小板药物、硝苯地平、地尔硫䓬、氯沙坦、普洛布考、伊洛前列素、西地那非、小剂量阿司匹林，严重者可静脉滴注血管扩张药前列腺素（PGE_1 和 PGE_2）3 ～ 5 日
皮肤硬化/钙质沉着	吗替麦考酚酯、环磷酰胺、UVA1/PVVA 改善皮肤厚度，低剂量华法林、钙通道阻滞剂、外科切除
肢端栓塞/溃疡	西地那非封闭性辅料：血小板源性生长因子 PDGF、波生坦
反流性食管炎	使用多巴胺激动剂、抗酸药保护黏膜，少食多餐，餐后取立位或半卧位
内脏器官受累	肾危害：血管紧张素转化酶抑制剂（ACEI）、肾衰竭可行血液或腹膜透析 间质性肺病：环磷酰胺、IFN-γ，其他有吗替麦考酚酯、硫唑嘌呤、环孢素
肺动脉高压	西地那非、5-磷酸二酯酶抑制剂、内皮素拮抗剂、钙通道阻滞药、前列环素及其类似物、波生坦
关节病	泼尼松、甲氨蝶呤、TNF 抑制剂
中医药	活血化瘀、改善微循环、分型辨证施治
其他方法	静脉注射免疫球蛋白、自体干细胞移植、阿维 A

表 25-16　局限性硬皮病的基本治疗

靶向治疗	纠正免疫异常及成纤维细胞中胶原酶 -1 活性降低，阻止其导致的胶原过度聚集
局部治疗	皮损内注射普鲁卡因、透明质酸酶、糖皮质激素，外用糖皮质激素、他克莫司、卡泊三醇、积雪苷
物理治疗	蜡疗、按摩、高频、放射性核素 ^{32}P 敷贴、PUVA、UVA1、UVA
系统治疗	骨化三醇、甲氨蝶呤、维生素 E、苯妥英钠、维 A 酸、青霉素、灰黄霉素、糖皮质激素、生物制剂（英夫利昔单抗）

（1）SSc 雷诺现象和指端溃疡的血管活性药物治疗：血管扩张药物仍是治疗雷诺现象的首选，如钙通道阻滞药。血管紧张素 Ⅱ 受体拮抗剂（如缬沙坦）也可能有效，也可联合使用硝苯地平、氨氯地平、但必须注意使用血管扩张剂不能过度，因其会降低全身血压。

（2）前列环素（prostacyclin，PGI_2）：是血管舒张因子，对严重的雷诺现象、肺动脉高压有疗效。我国有伊洛前列素（万他维）吸入剂。

氯沙坦是一种新型抗高血压药，系血管紧张素 Ⅱ 的 Ⅰ 型受体拮抗剂，可缓解 SSc 雷诺现象。

（三）治疗措施

1. 局限性硬皮病治疗 取决于疾病的严重程度、累及部位和疾病活动状态。

（1）单纯的表浅局部皮损可使用糖皮质激素、钙调磷酸酶抑制剂、咪喹莫特、维生素D，以及紫外线光疗如UVA1。

（2）中重度局限性硬皮病定义为跨关节的深部组织（如皮下组织），筋膜和肌肉受累快速进展过度或广泛的活动病变，对该病变应运用全身治疗方案，如MTX联合糖皮质激素。

（3）肢体受累的线性或深部局限性硬皮病则给予全身免疫抑制剂加理疗治疗，以减少关节挛缩。

（4）整形手术：正常萎缩和骨骼受累者适用。

（5）在疾病活动期应及时治疗，一旦数年之后形成纤维化及萎缩，针对炎症的治疗已无作用。

（6）其他治疗：①皮损内注射泼尼松龙2.5mg/ml或曲安西龙10～10mg/ml，并加入普鲁卡因或利多卡因液，或透明质酸酶150U损害内注射。②外用糖皮质激素制剂，并局部封包。③理疗，如蜡疗、按摩、音频疗法、放射性核素 ^{32}P 敷贴。④口服维生素E，每日200～300mg。亦可试用维生素 D_3、苯妥英钠、维A酸、青霉素、灰黄霉素、糖皮质激素（硬斑病炎症阶段有效）。⑤骨化三醇，即1，25-二羟维生素 D_3（即罗钙全，是维生素 D_3 的重要活性代谢产物），能抑制成纤维细胞增殖和胶原合成。有报道7例线状硬皮病患儿口服骨化三醇治疗，初始剂量0.25μg/d，每周酌情增加0.25μg，最大剂量1.25μg/d，疗程为3～10.5个月，5例获显著疗效。治疗期间要控制钙的摄入并监测血和尿中钙、磷酸盐、肌酐和尿素浓度。⑥卡泊三醇（calcipotriol）：在一项研究中，12例活动期硬斑病或线状硬皮病患者局部外用0.005%卡泊三醇软膏，每日2次，3个月后红斑、毛细血管扩张和色素脱失减轻。该药耐受性好，基本不影响钙代谢。

2. 系统性硬皮病治疗

（1）扩张及保护血管

1）雷诺现象/指尖缺血性溃疡：注意保暖、热水浸泡手、禁止吸烟。硝苯地平每日3次，每次10～20mg。地尔硫草30mg，每日3次。1%～2%硝酸甘油贴剂局部应用可扩张手指血管。此外，使用 α_1 肾上腺素受体拮抗剂哌唑嗪，也可取得一定疗效。上述治疗无效时，可考虑应用交感神经切除术，也可用伊洛前列素（iloprost）静脉注射，可有效控制雷诺现象以阻止坏疽和缺血性溃疡。将手浸泡于热水中每4小时1次，每次5分钟，可以加速血液循环。指尖溃疡用血管扩张剂，联合阿司匹林与双嘧达莫，若加上己酮可可碱则可增加微血管灌注。

2）秋水仙碱：0.5～1.5mg/d，连服2～3个月，可用于动脉痉挛和皮肤硬化。

3）卡托普利：每次12.5～25mg，每8小时1次。必要时加用硝苯地平或哌唑嗪，用于肾损害的治疗。

4）血管扩张剂：肼屈嗪25mg，每日3次，亦可用地巴唑、妥拉唑啉或低分子右旋糖酐加入丹参注射液8～16ml，静脉滴注。

（2）结缔组织形成抑制剂（抗纤维化）

1）D-青霉胺：近期的随机对照试验发现口服米诺环素和D-青霉胺对SSc无效。

2）人重组松弛素（relaxin）：最近一次随机双盲对照研究中，连续皮下输注24周，可使严重硬皮病患者皮肤增厚减轻，运动功能改善。松弛素是一种与妊娠有关的激素，具有抗纤维化的性质，可改善皮肤硬化、小口（口裂变小）、手伸展受限、肺活量受限指标，但进一步研究尚未能证实此结果。

3）沙利度胺：此药可改善皮肤纤维化，减轻胃肠反流，促进肢端溃疡愈合，但剂量依赖性副作用较常见，故用量不宜过大，一般每日100～400mg。

4）积雪苷（asiaticoside）：为中药积雪草中提取的一种有效成分，能抑制成纤维细胞的活性，软化纤维组织。片剂（每片含积雪苷6～10mg），每次3～4片，每日3次；针剂（每支2ml，含积雪苷20mg）肌内注射，每周2～3次，每次1支，一般1个月左右开始见效。

（3）调节免疫

1）糖皮质激素：不能延缓SSc的进展，但对于重叠的心肌炎或心包炎和间质性肺疾病炎症期的治疗有效，短期小剂量糖皮质激素（泼尼松30mg/d）可缓解水肿期的关节痛与肌痛。

2）免疫抑制剂：SSc患者存在细胞和体液免

疫的激活，免疫抑制剂对其应该有效，特别对关节、皮肤和肾脏病变有一定疗效。环孢素 3～4mg/(kg·d)和他克莫司有助于软化皮肤，改善皮肤紧张，但肾脏毒性发生率高，限制了其应用。抗胸腺细胞免疫球蛋白与吗替麦考酚酯可改善皮肤硬度，使系统性病变保持稳定。环磷酰胺用于肺损害的治疗。甲氨蝶呤 15～20mg，每周口服，仅对皮肤症状有帮助，亦可选用硫唑嘌呤。免疫抑制剂与糖皮质激素合用可提高疗效，并减少后者用量。

3）血浆置换法：血浆置换单独应用基本无效，宜与糖皮质激素、免疫抑制剂等联合应用。

4）IVIg：每月 1～2g/kg。具体做法：1g/kg，每日 1 次，连用 2 日，连用 6 个月，可治疗进行性 SSc，有效改善皮肤厚度。

5）自体干细胞移植（autologous stem cell transplantation，ASCT）：是治疗顽固性自身免疫病的新实验方法。进行自体干细胞移植，可重新建立免疫系统。

6）依那西普：融合蛋白依那西普可阻断 TNF-α。10 例弥漫性硬化病患者中有 4 例接受依那西普治疗，皮下注射每次 25mg，每周 2 次。结果显示，患者的皮损评分和肢端溃疡均得到改善。

（4）内脏损害

1）缓解消化道受累：口服小牛 II 型胶原可有效治疗 SSc 所致肠梗阻。静脉内联合应用环磷酰胺和甲泼尼龙，可使 SSc 伴发的胃窦血管扩张达到完全持续缓解。如胃肠反流可用质子泵抑制剂奥美拉唑，40mg，每日 1 次。

2）反流性食管炎：可以采取体位疗法（近似半卧位）和少食多餐的方法。用抗酸药以保护食管的黏膜，如西咪替丁，胃反流性食管炎严重者可用质子泵抑制剂，如奥美拉唑每次 20～80mg，每日 1 次，口服。西沙必利每次 5～10mg，每日 1 次，饭前 15 分钟或睡前服用。

3）减轻肺受累：间质性肺纤维化可联合口服环磷酰胺和小剂量泼尼松。有报道称甲氨蝶呤、环磷酰胺、环孢素及硫唑嘌呤均有效。D-青霉胺对间质纤维化也有一定疗效。肺动脉高压的治疗可采用血管扩张剂前列环素及其类似物。

4）心血管：硝苯地平与双嘧达莫可改善心肌灌注，对于症状性心包炎可给予非甾体抗炎药或糖皮质激素。应及时处理心律失常。

5）肾脏受累：控制血压，血管紧张素转化酶抑制剂如卡托普利和依那普利可用于硬皮病肾危象中高肾素型高血压的治疗，此外，米诺地尔、α-甲基多巴等亦有一定疗效。对于尿毒症患者，则应及时采取腹膜透析与肾移植。

6）关节受损：NSAID 可控制关节症状，小剂量泼尼松（≤10mg/d）可以改善 NSAID 治疗无效患者的症状。物理治疗能够改善 SSc 患者的关节功能。

（5）光疗及光化学疗法：UVA1（340～400nm）及 PUVA 均可选用。

（6）中医药治疗：以活血化瘀为主，改善微循环及结缔组织代谢。辨证施治有以下几种类型：

1）风寒湿阻

主证：皮肤肿胀，似蜡状紧张而发硬，皱纹消失，皮温降低。可有瘙痒刺痛、麻木、蚁行感，关节疼痛，活动不利，舌质淡红，苔薄白，脉弦紧。

治法：调和营卫，祛风除湿，温经散寒。方药：蠲痹汤加味。炙黄芪 30g，防风、赤芍、当归、威灵仙、羌活各 15g，姜黄、甘草、桂枝、生姜、大枣各 10g。水煎服，每日 1 剂，复渣再煎，分 2 次服。

2）肺脾两虚

主证：皮肤变硬、干枯，毛发脱落，伴有面色萎黄、倦怠乏力、进食困难、胃脘满闷、腹胀便溏，舌质淡红，苔白，脉濡弱。

治法：补肺扶脾，培土生金。方药：参苓白术散加减。白术、怀山药、茯苓、薏苡仁各 15g，高丽参（另炖）、桔梗、艾叶、甘草各 10g，陈皮、麻黄各 6g。水煎服，每日 1 剂，复渣再煎，分 2 次服。

3）脾肾阳虚

主证：皮肤变薄，紧贴于骨，眼睑不合，鼻尖如削，口唇变薄，张口困难，面色皓白，表情丧失，状如假面，手如鸟爪。伴有畏寒，肢冷，气短倦怠，腰酸肢软，大便溏泻或五更泄泻，月经不调，阳痿遗精。舌质淡胖，苔白，脉细弱。

治法：温补肾阳，健脾益气。方药：金匮肾气丸。生地黄、怀山药、山茱萸、泽泻、茯苓、牡丹皮各 20g，肉桂（焗服）2g，熟附子 10g。水煎服，每日 1 剂，复渣再煎，分 2 次服。

4) 寒凝瘀阻

主证：皮肤漫肿色白，酸痛而硬，面色白，小便清利，舌质淡，苔白，脉迟细或沉细。

治法：温经散寒，和阳通滞。方药：阳和汤。熟地 30g，鹿角胶（蒸兑）10g，白芥子、麻黄各 8g，肉桂（焗服）1g，姜炭 2g，甘草 10g。水煎服，每日 1 剂。

（四）循证治疗步序

循证治疗步序及参考见表 25-17 ~ 表 25-21。

表 25-17　局限性硬皮病（硬斑病）的循证治疗步序

项目	内容	证据强度
一线疗法	**泛发性真皮皮损**	
	光疗：BB-UVB、NB-UVB、UVA1	A
	中至重度硬斑病 / 深度受累	
	甲氨蝶呤 + 静脉注射糖皮质激素	A
	甲氨蝶呤 + 口服糖皮质激素	A
	局限性真皮皮损	
	外用他克莫司封包	B
	皮损内注射糖皮质激素 / 外用强效糖皮质激素	B
二线疗法	**泛发性真皮皮损**	
	PUVA（沐浴或乳膏）	B
	中至重度硬斑病	
	吗替麦考酚酯	B
	局限性真皮皮损	
	咪喹莫特 / 卡泊三醇封包 / 卡泊三醇 - 倍他米松	C
	8% 吡非尼酮凝胶	D
三线疗法	托法替尼	E
	阿巴西普	D

表 25-18　系统性硬皮病的循证治疗步序

项目	内容	证据强度
雷诺现象：一线治疗	硝苯地平 / 西地那非	A
	伊洛前列素 / 氯沙坦	B
雷诺现象：二线治疗	肉毒素 / 哌唑嗪 / 氟西汀	B
皮肤硬化及内脏器官受累：一线治疗	吗替麦考酚酯 / 甲氨蝶呤 / 环磷酰胺 /PDE5 抑制剂	A
	静脉注射免疫球蛋白 / 利妥昔单抗	B
	血管紧张素转化酶抑制剂（ACEI）	B
皮肤硬化及内脏器官受累：二线治疗	尼达尼布 / 波生坦 / 前列环素类似物	A
	安贝生坦联合他达拉非	B
	托珠单抗 / 伊马替尼	B
	系统应用糖皮质激素	B
皮肤硬化及内脏器官受累：三线治疗	自体非清髓性造血干细胞移植 (HSTC)	B
	体外光化学疗法	B
	UVA/ 肾移植 / 环孢素 / 维生素 A	C

Chapter 25

表 25-19 系统性硬皮病的抗纤维化循证治疗参考

药物	临床试验数据	证据强度	参考文献
D-青霉胺	没有明显的效果	B	Clements 等，1999
松弛肽	认为该药物无效	B	Seibold 等，2000
γ 干扰素	有轻微的改善	B	Grassegger 等，1998
抗 TGF-β 策略	初步研究无效	B	Denton 等，2007

表 25-20 系统性硬皮病的免疫调节循证治疗参考

药物	临床试验数据	证据强度	参考文献
环孢素	皮肤评分有改善	C	Clements 等，1993
甲氨蝶呤	皮肤评分有明显改善	B	ven dan Hoogen 等，1996；Pope 等，2001
环磷酰胺	功能测试仅有轻微改善，皮肤硬化损害和功能损害有明显的改善	C	Tashkin 等，2006
免疫消除 / 干细胞移植	正在进行	(-)	Tyndall 等，1997；Furst 等，1997
体外光分离置换法	病情改善	C	Krasagakis 等，1998
抗胸腺细胞球蛋白	皮肤评分有改善	C	Stratton 等，2001
吗替麦考酚酯	有效	B	Nihtyanova 等，2007

表 25-21 系统性硬皮病的雷诺现象及指端缺血的循证治疗参考

项目	内容	证据强度	参考文献
钙通道阻滞药（硝苯地平）	雷诺现象有效	C	Kahan 等，1985
ACEI	雷诺现象有效，肾危象有效	C	Challenor，1994
血管紧张素 II 受体阻滞剂	该类药物效果优于硝苯地平	D	Dziadio 等，1999
抗氧化剂（普罗布考）	治疗雷诺现象有效	E	Denton 等，1999；Herrick 等，2000
前列环素类药物（周围血管舒张药）	伊洛前列素静脉注射有效，低剂量无效	E	Wigley 等，1994
抗凝剂（肝素）	有效	D	Denton 等，2000
5-羟色胺重摄取抑制剂	疗效优于硝苯地平	D	Coleiro 等，2001

（五）治疗评价

1.总的评价

（1）SSc：在结缔组织病中，SSc 是对治疗反应较差的病种，一些治疗如血管扩张剂、免疫抑制剂、抗纤维化剂，仅能缓解病情。糖皮质激素疗效不明显，不能阻止本病的发展。在对照性、前瞻性研究中，没有一种治疗能够抑制或逆转 SSc 的病程。治疗能缓解或减轻患者的症状。

（2）硬斑病：炎症阶段外用糖皮质激素有效。皮损内注射曲安西龙对头皮和前额线状硬皮病有效。外用卡泊三醇软膏对活动性硬斑病有效，严重广泛的硬斑病可给予小剂量 MTX 口服，每周

15 ～ 25mg。物理治疗价值有限。

2. D-青霉胺
最近一项随机对照试验显示口服米诺环素和 D-青霉胺对 SSc 患者的治疗无效。

3.免疫抑制剂
MTX 15 ～ 20mg，每周口服，能改善皮肤硬化及抓握能力。Seyger 等给予 9 例泛发性硬斑病患者每周口服 MTX 15 ～ 25mg，连续 24 周，其中 6 例患者的皮肤硬化明显改善。环孢素用量超过 3 ～ 4mg/(kg•d)，能显著改善皮肤硬化，但对心肺受累病变无影响，有报道严重病例用硫唑嘌呤或环磷酰胺治疗有效。

4.糖皮质激素
没有持久的益处，但隔日泼尼松 10 ～ 15mg，患者感觉好转，关节症状改善。当有炎性肌炎时，糖皮质激素有效。早期弥漫皮肤型

SSc患者，大剂量糖皮质激素（如泼尼松≥15mg/d）和硬皮病肾危象的发生呈相关性，大剂量糖皮质激素可加速急性肾衰竭，因此对于心肌炎、心包炎或早期皮肤炎症患者，可考虑选用免疫抑制药物（如MTX、硫唑嘌呤、CTX），而应避免使用糖皮质激素。

5. 血管活性剂 扩张血管、降低血黏度、改善微循环，主要药物有胍乙啶、甲基多巴、丹参注射液，对皮肤硬化、张口和吞咽困难、色素沉着、关节僵硬和疼痛及雷诺现象等有效。伊洛前列素（iloprost）是前列腺素（PGI$_2$）的同类，更具优势。

6. 自体干细胞移植 Martini等采用自体干细胞移植治疗1例12岁女孩，该患者4岁时即患SSc伴进行性肺受累，移植后患者的呼吸困难和肺炎消失，术后随访2年，症状持续改善。另有报道1例SSc患者在接受自体干细胞移植术后2日死亡。

7. 阿维A酯 Marcellus等用该药治疗慢性移植物抗宿主病，结果大多数患者临床症状显著改善，包括皮肤软化、皮损变薄，肢体活动度增加，一般状况改善。由于慢性移植物抗宿主病的硬皮病样皮损和SSc很相似，因此阿维A酯治疗SSc的效果也应该令人满意。Marcellus等用口服阿维A酯治疗伴顽固性硬皮病慢性GVHD患者，这32例患者对常规治疗无效，其中27例完成3个月的治疗，20例显示皮肤软化，皮损变平，活动范围增加，行为能力改善。

8. 肺动脉高压及肺部炎症 Badesch等用依前列醇（epoprostenol）治疗111例SSc并伴中度及严重肺动脉高压患者，结果显示该治疗可以显著改善患者运动能力及心血管动力学指标。White等用环磷酰胺治疗103例患有肺部炎症（肺泡炎）的SSc患者，并进行回顾性队列研究，结果显示该治疗可以改善患者肺功能及提高生存率。

9. 光化学疗法 光化学疗法治疗泛发性硬斑病和线状硬皮病有效。有报道治疗15次后，17例中有13例皮损消退或显著改善。

10. 利妥昔单抗 利妥昔单抗（1g，每2周静脉滴注2次）在9例弥漫型SSc患者中改善改良Rodnan皮肤评分（mRSS）中位数为43.3%。该治疗耐受性好，随访36个月后显示安全。有2例患者因关节疾病需要重复治疗。

11. 中医药活血化瘀治疗硬皮病 丹参水溶性提取物丹参注射液及其活性单体丹参素和原儿茶醛，以及丹参脂溶性总提取物及其活性单体丹参酮ⅡA，不仅对体外培养的系统性硬皮病患者的皮肤成纤维细胞增殖具有显著的抑制作用，还能显著降低该细胞培养基中可溶性胶原的含量。丹参水溶性提取物丹参注射液及其活性单体丹参素和原儿茶醛还对该细胞Ⅰ、Ⅲ型前胶原mRNA的表达具有显著抑制作用，对胶原酶mRNA的表达则具有显著促进作用。故临床上用丹参制剂治疗水肿期和硬化期系统性硬皮病有效，小剂量糖皮质激素合并丹参注射液滴注治疗早期系统性硬皮病患者的疗效显著。

12. 其他 Soudah等报道用奥曲肽（octreotid）30～100μg/d治疗本病患者，结果显示该治疗能够刺激硬皮病患者的肠蠕动功能。

（六）预后

系统性硬化症大多为慢性进行性疾病，男性和老年患者预后较差，通常临床进程缓解与加剧交替进行，典型的呈无间歇性缓慢进展。由于侵犯内脏，特别是肺、心、肾、消化道重症受累时，预后如伴进行性肾功能不全的硬皮病性肾危象心肌炎，传导阻滞引起的严重心律不齐，肺动脉高压，左心、右心或全心衰竭和肺间质性肺炎可引起呼吸衰竭，甚至导致死亡。

儿童局限性硬皮病

虽然局限性硬皮病（LS）较少见，但系统性硬皮病更少见，两者比例约10∶1，其发病率粗略估计约1/100 000，而斑状较线状为多，硬斑病在成人较儿童多发。

儿童局限性硬皮病及相关疾病分类见表25-22。

表25-22 儿童局限性硬皮病及相关疾病分类

线状硬皮病	硬斑病
刀砍状头面部硬皮病	斑块状
Parry Romberg 综合征	泛发性
混合性（多于1种的局限性硬皮病见于同一患者）	儿童盘状硬化性硬斑病
	嗜酸性筋膜炎
	其他混合性或硬皮病样疾病

【临床提要】

1. 儿童线状硬皮病（liner scleroderma in children） 通常病损区变硬伴凹陷或皱缩，皮损区色素脱失或增多可并见。线状皮损进展各异，当皮损扩大越过关节时对活动功能影响显著，皮损常与收缩的韧带或关节周围组织或与肌肉及骨同时侵犯，导致肌肉甚至肢体发育障碍。深部组织受累常较轻微或仅致一过性萎缩，且多在皮损周围。

2. 刀砍状头面部硬皮病 头面部受累可仅为轻微凹陷至严重半侧萎缩，特别是头发脱失及眉毛脱失可见。舌萎缩或发育异常，牙齿发育不良，咀嚼功能受累常见，癫痫发作常因颅内钙化所致，葡萄膜炎可单独或与中枢神经系统受累共存，可影响视力。

3. Parry Romberg 综合征（Parry Romberg syndrome，PRS） 皮肤及皮下组织萎缩可致半侧萎缩，较军刀状头面部硬皮病更易累及下面部，表皮受累也较少，本病可能为军刀状头面部硬皮病的严重结果。PRS 与 LS 均有葡萄膜炎、颅内炎症 / 钙化及癫痫且有相似的自身抗体谱。

4. 斑块状硬化 皮损常起于炎症，随后色素脱失或增加可见，其后可见皮肤及皮下组织硬化，有的皮损为泛发性斑硬化，可致广泛播散性，其是指两个或两个以上部位的多于 4 个皮损的情况。

5. 儿童硬化性硬斑病（pansclerotic morphea of childhood） 皮肤损害少见，局限性硬皮病广泛存在深部或浅部躯体，皮肤受累呈系统分布，包括筋膜、肌肉、肌腱。其进展迅速，可出现关节挛缩、皮肤溃疡。皮肤外受累者：除骨肌外，脑、眼受累前已有所论及，并可累及颅内血管，发展至系统性硬皮病。

6. 临床检查 局限性硬皮病的诊断主要依据临床表现，但一些检查有助于诊断。

【治疗处理】

（一）治疗原则及基本治疗

减轻皮肤硬化，恢复功能，对于一些有面部受累的患者可给予心理治疗。

（二）治疗措施

1. 系统治疗 青霉素，柳氮磺吡啶（Sulphas-alagine），口服激素，有报道称阿维 A 酯在一些患者中有不同程度的疗效，表 25-23 列出了近年来局限性硬皮病治疗的研究结果。

表 25-23　近年来局限性硬皮病治疗的研究结果

治疗	研究设计	例数	结果
MTX	病例	7	有效
类固醇	病例	17	有效
IFN-γ	RCT（随机对照）	24	无效
维生素 D	病例	22	有效
维生素 D	RCT	20	无效
UVA1	病例	49	有效
UVA1/ 补骨脂	病例	8	有效
UVA1/ 维生素 D	病例	19	有效
血浆置换	病例	3	有效

2. 光疗 紫外线照射和（或）不加用补骨脂有一定效果，其对局限或浅表皮损更有效。体外光化学疗法（UVA）+ 补骨脂可用于治疗 LS，但其效果有待进一步观察。

3. 维生素 D 及其类似物 给儿童局限性硬皮病治疗带来新的曙光，但也有研究称其效果并不优于安慰剂。

4. 联合治疗 低剂量 MTX 联合激素口服或静脉注射冲击治疗在三个序列研究中取得令人瞩目的结果。

5. 关节病的治疗 物理疗法在 LS 治疗中有一定疗效，尤其关节挛缩。皮质激素关节内注射用于滑膜炎时有效。整形外科手术对萎缩和瘢痕疗效好。

（三）治疗评价

LS 与 SSc 目前皆无满意治疗，治疗 SSc 的方法对 LS 无明显疗效。皮损内使用 IFN-γ 未证明有治疗效果，但可防止新发皮损。

（四）预后

一般认为 LS 2 年内可部分进展，也有在 5 ～ 6 年内进展者，其后则发展缓慢，儿童随生长发育，轻度的皮损变显著，偶有系统性受累，可导致死亡。

儿童系统性硬皮病

儿童系统性硬皮病（systematic scleroderma in children，SSc）少见，其表现（图25-22）与成人类似。

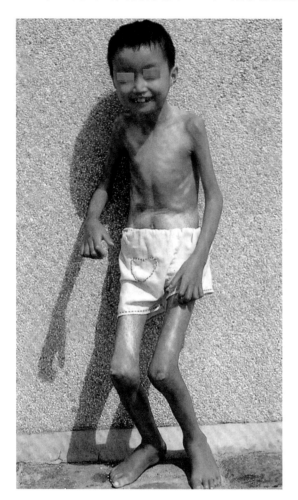

图 25-22　儿童系统性硬皮病

【临床提要】

1. 甲皱毛细血管　对怀疑为 SSc 的患儿应仔细检查甲周以评估诊断，SSc 患者甲皱毛细血管扩张及减少均常见。甲皱毛细血管减少较有特征性，雷诺病和系统性红斑狼疮等皆无毛细血管减少，局限性硬皮病患者甲皱是正常的，因此上述毛细血管减少具有鉴别意义。

2. 雷诺现象（RP）　类似成人 SSc，雷诺现象几乎发生于全部的 SSc 患儿，若缺如则应考虑诊断的可靠性。小儿可能无法清楚表达麻木、针刺感。虽然 RP 为 SSc 的原发表现，但其他相关疾病也应考虑。

3. 肺部疾病　病变呈广泛玻璃样、蜂窝样、线状半透明胸膜下小结节表现。早先侵袭性治疗可改善 SSc 肺部病变。

4. 食管病变　对于儿童 SSc 患者，胃肠反流及食管炎可见。

5. 自身抗体　儿童 SSc 研究表明，22% ～ 100% 患者有 ANA，在 ANA 阳性者中 40% 抗 SCL70 抗体阳性，抗着丝点抗体少见，这反映了儿童局限性疾病的少见性。

【治疗处理】

（一）治疗原则及基本治疗

治疗原则同成人 SSc，且应监测器官病变并在出现纤维组织损害前进行治疗。

（二）治疗措施

1. 雷诺现象　注意保暖，多数需药物治疗，可使用尼非地平。其他药物如钙通道阻滞药（维拉帕米等）也可应用，但不一定比硝苯地平更有效。对虚弱及难愈溃疡者，持续静脉滴注前列环素 E 及前列环素有效。

2. 反流性食管炎　奥美拉唑可应用的儿童剂量为 $0.6 \sim 0.7mg/(kg \cdot d)$，最高 20mg，每日 2 次，预防措施有少食，食后勿立即躺下，抬高头部。

3. 自体干细胞移植（ASCT）　儿童尝试性使用也有报道，可改善肺部症状、皮痛，在持续治疗 2 年后可改善部分症状，但肺功能检测、ANA 及抗 SCL70 抗体仍为阳性。

（三）治疗评价及预后

儿童 SSc 器官受累病变和死亡与成人是一致的，然而最近报道了 135 名青少年 SSc 患者，结果并非如此。在调查组中有 8 名患者死亡，其中 5 名患者死于心脏疾病，1 名死于脓毒血症，1 名死于肾疾病，1 名死因不详。

五、干燥综合征

干燥综合征（Sjögren syndrome，SS）是一种以外分泌腺高度淋巴浸润为特征的自身免疫病，主要侵犯外分泌腺，特别是涎腺和泪腺，最常见的症状是口眼干燥。其分为原发性和继发性两种，后者则伴有其他结缔组织病，而前者则否。

【临床提要】

1. 干燥性角膜结膜炎 眼干涩疼痛、畏光、泪腺分泌减少和丝状或点状角膜炎。干燥性鼻炎，口腔干燥、缺乏唾液，腮腺导管口几乎无分泌物，黏膜干燥，口角炎，舌乳头萎缩，唇干燥脱屑。皮肤黏膜干燥：皮肤如鱼鳞病样，伴瘙痒，毛发干燥、易脆、脱落，紫癜，阴道干燥和萎缩。涎腺症状、腮腺等涎腺局限或弥漫性肿大，晚期变硬呈强节状。其他外分泌腺：呼吸道干燥；胃肠综合征，如咽部、食管干燥。骨关节：关节痛或关节炎，常为非侵蚀性关节炎。系统损害：血管疾病、血液系统病变、肾脏病变、神经系统病变、肌炎、听力受损。

2. 实验室检查 血清抗 Ro/SSA 抗体、抗 La/SSB 抗体阳性，13% 可出现抗 dsDNA 抗体，类风湿因子阳性，泪流量测定（Schirmer 试验）阳性。

【治疗处理】

目前仍没有更好的治疗方法能阻止干燥综合征进展。采用人工泪液或口腔喷雾剂的局部治疗效果也有限，毒蕈碱激动剂可用于局部干燥症状的治疗，生物制剂可用于全身治疗。

（一）治疗原则

及早发现潜在的并发症。目前主要局限于对口、眼干燥等局部症状进行治疗，如人工泪液及唾液。对于有严重内脏受累及合并系统性血管炎的患者，需给予皮质激素及免疫抑制剂治疗。

（二）基本治疗

干燥综合征的基本治疗见表 25-24。

表 25-24 干燥综合征的基本治疗

靶向治疗	阻止多种自身抗体的产生和相关组织器官的淋巴细胞浸润，减轻分泌管周围的炎症和腺泡破坏，改善临床症状
监测治疗伴发疾病	继发性干燥综合征，如类风湿关节炎、系统性红斑狼疮
多系统损害	泌尿系统、消化系统、神经系统，以及血管（炎）、肾、关节、甲状腺受累的治疗
干燥症状处理	解决各器官系统的干燥症状，尤其眼、口、阴道、呼吸道干燥，可使用润湿剂、润滑剂、气雾吸入、空气加湿器 皮肤干燥：外用凡士林，含尿素或乳酸的润肤剂、维生素 E 脂质软胶囊 阴道干燥：甘油基质人工润滑剂，绝经者使用雌激素替代方法或外用雌激素乳膏，给予阴道抗真菌等治疗 口眼干燥：口眼干燥症最好的替代治疗是水，禁烟酒，含无糖口香糖；M3 受体激动剂毛果芸香碱（匹鲁卡品，pilocarpine)+毒蕈碱，西维美林，人工泪液（不含防腐剂）激动剂，如毛果芸香碱、西维美林、0.05% 环孢素滴眼液（FDA 批准）、羟氯喹 $[6mg/(kg \cdot d)]$ 适用于腺体组织残存者
系统治疗	免疫制剂：糖皮质激素、吗替麦考酚酯、环磷酰胺、硫唑嘌呤、氯喹 / 羟氯喹 其他：双氯去氧腺苷、阿糖腺苷、奥曲肽、齐多夫定、转移因子、胸腺素 生物制剂：英夫利昔单抗、依那西普、干扰素、利妥昔单抗
中医药治疗	依据燥盛成毒、津失敷布、气阴耗伤辨证施治 单用中药白芍总苷

（三）治疗措施

1. 干燥性角膜结膜炎及阴道干燥 人工泪液（成分为 0.5% 羧甲基纤维素溶液）加上黏液溶解剂（5%～10% 乙酰半胱氨酸）滴眼。严重患者，可每 30 分钟 1 次，并且可以通过电凝闭合鼻泪管。对于角膜溃疡，可做眼修补和用硼酸软膏治疗。应避免应用降低泪液分泌的制剂，如利尿剂、抗高血压药和抗抑郁药。

2. 口干燥症及皮肤干燥 多喝水以缓解症状，口服溴己新能增加泪腺分泌。亦可用柠檬酸溶液或柠檬汁漱口，以刺激唾液分泌功能及代替部分唾液。不用油性鼻润滑剂，因其可能引起脂质性肺炎，可用盐水滴鼻。皮肤干燥者可用润滑剂。

3. 羟氯喹 剂量为 0.2g/d，症状控制后减量维持。活动期给予有调节免疫和抗炎作用，调节淋巴增生，可缓解关节痛。

4. M3 受体激动剂 毛果芸香碱（20mg/d）、茴三硫（15～30mg/d）对口干、眼干症状有效。毛果芸香碱可使唾液分泌率提高 20%～40%。治疗时间 3 个月以上。环孢素滴眼液可能对干燥性角膜炎有效。

5. 毛果芸香碱 5mg，每日 3 次，口服可改善干燥症状。来氟米特和白芍总苷胶囊，0.6g，每日 2～3 次，可能对干燥综合征有效。

6. 英夫利昔单抗 患者分别在第 0 周、第 2 周和第 6 周接受治疗，注射剂量为 3mg/kg，随访 1 年，观察疗效。

7. 内脏损害 糖皮质激素和免疫抑制剂如环磷酰胺等可在明显内脏累及和有血管炎、肾损害及伴有其他结缔组织病时应用，尤其对严重肾病和系统性血管炎有效。

（四）治疗评价

本病目前尚无根治方法，主要是替代和对症治疗。

1. 皮质激素 / 免疫抑制剂 有研究显示，20 例干燥综合征患者接受泼尼松治疗后，血清 IgG、抗 Ro/La 抗体和类风湿因子水平明显下降，部分血清 IgA、IgM 水平也下降。Rogers 等报道，干燥综合征合并中枢神经系统包括脊髓病变时，需要给予皮质激素治疗，当效果不佳或病情恶化时应该联用免疫抑制剂（包括环磷酰胺、苯丁酸氮芥、硫唑嘌呤、环孢素及甲氨蝶呤），治疗后患者分泌腺和腺外症状均可同时改善。

2. D-青霉胺 Borg 等治疗 19 例干燥综合征患者，D-青霉胺用法：前 3 个月 250mg/d，后 3 个月 500mg/d。结果显示，3 个月及 6 个月治疗均可使患者唾液明显增加。血清 IgA、IgM、红细胞沉降率及 IgA 型和 IgM 型类风湿因子水平均明显下降，但 Schirmer 试验无明显变化，8 例患者由于出现不良反应停药。考虑其严重不良反应，该药不宜作为首选。

3. 毛果芸香碱 Tsifetaki 及 Solans 等的研究结果显示，每日口服 10mg、15mg 或 30mg 毛果芸香碱，对于改善腺体中度或重度受累患者的口干及眼干症状有明显疗效，直观模拟标度尺（VAS）检测改善超过 55mm，四氯四碘荧光素检查也有明显改善。

4. 白芍总苷 为免疫调节剂，用于治疗类风湿关节炎、干燥综合征。2015 年，王国春报道用白芍总苷治疗原发性干燥综合征。结果显示，与安慰剂组相比，白芍总苷组患者主观评分（ESS-PRI 评分，包括全身症状、淋巴结症状及腺体病变）显著下降，较基线也有明显改善。对于眼干、口干症状，研究结果证实，白芍总苷同样具有改善作用。白芍总苷可改善患者的泪腺分泌及唾液流率（刺激后），降低血清 IgG 水平及红细胞沉降率。

5. 西维美林 为胆碱能制剂。美国的一项双盲随机对照研究显示，30mg/8h 的治疗能明显减轻干燥症状，改善泪液与唾液流率。

6. 依那西普 Michiel 等报道，利用皮下注射治疗干燥综合征患者，每周 2 次，每次 25mg，共计 12 周。结果显示，依那西普可以改善部分患者干燥症状，使红细胞沉降率和类风湿因子水平降低，并使患者唇腺内淋巴细胞及浆细胞浸润减少。

7. 英夫利昔单抗 Steinfeld 等用该药治疗 10 例原发性干燥综合征，用药时间为 1 年。10 例患者局部症状和全身症状均有明显改善。Mariette 等进行了英夫利昔单抗治疗干燥综合征患者的随机、双盲、安慰剂对照研究，共 103 例原发性干燥综合征患者，治疗效果与安慰剂组无差异。

8. 干扰素 在美国，两项 α 干扰素治疗干燥综合征的疗效观察研究均显示，α 干扰素 150U 经口服或口腔黏膜给药，治疗 24 周后干燥综合征患者的唾液流率明显增加。但亦有其他报道经口腔黏膜途径给 α 干扰素，每次 150U，每日 3 次，不能显著提高涎腺分泌量，但干燥症状有所改善。

（五）预后

本病多为良性，不影响寿命；伴随疾病是影响预后的主要因素。原发性疾病患者的病情进展非常缓慢，在不伴有淋巴瘤时，不会造成外分泌腺急进性破坏和功能丧失。出现淋巴瘤和外分泌腺体以外的临床表现后，预后较差。

六、混合结缔组织病

混合结缔组织病（mixed connective tissue disease，MCTD）是一种混有类似系统性红斑狼疮（SLE）、系统性硬皮病（SSc）、多发性肌炎（PM）部分临床表现的结缔组织病。血清学检查有高滴度斑点型抗核抗体（ANA）和高滴度抗 nRNP（核糖核蛋白）抗体。

【临床提要】

1. SLE、SSc 及 PM 的症状 先后出现，常有疲劳、肌肉酸痛、关节痛及雷诺现象，此时并不能确定为上述哪一种结缔组织病。若患者出现腊肠样手或手部肿胀，并伴高滴度斑点型抗核抗体、高滴度抗 nRNP 抗体，就应疑为 MCTD。MCTD 也可急性发病，表现为 PM、急性关节炎、无菌性脑膜炎、肢端坏疽、急腹症及三叉神经痛等。肾脏损害较轻，且对糖皮质激素治疗反应好。

2. 发病情况 MCTD 患者 80% 为女性，平均发病年龄 37 岁，有家族倾向，具有 HLA DR4 的人群易患此病。

3. 儿童 MCTD 患者存在肾炎、残毁性关节炎、中枢神经系统受累，预后较成人差。

4. 实验室检查 高丙球蛋白血症，高滴度抗 nRNP 抗体（几乎 100%）。

依据 Alarcon-Segovia 诊断标准：①血清学检查，抗 nRNP 抗体＞1 ：600（白细胞凝集法）。②临床表现，手部肿胀、浆膜炎（1 个以上关节）、肌炎（活检证实或肌酸激酶升高）、雷诺现象、肢端硬化。③诊断要求血清学阳性加上 3 项以上临床表现。

【治疗处理】

（一）治疗原则

治疗前要除外 SLE、PSS 和皮肌炎。MCTD 应针对皮肤、关节、内脏各种损害进行治疗，治疗以糖皮质激素为主，并行中西医结合治疗。MCTD 治疗基本与组成这一综合征的各个结缔组织病相同。

（二）基本治疗

MCTD 的基本治疗见表 25-25。

表 25-25　MCTD 的基本治疗

病变	处理
靶向治疗	抑制抗 nRNP 抗体产生，降低肌酸激酶，改善微循环，阻止肢端硬化
推荐治疗方法	糖皮质激素是用于 SLE、PM/DM、RA 和 SCL 的传统有效药物
疲乏、关节（炎）痛、肌痛	非甾体抗炎药、抗疟药及小剂量泼尼松
胸膜炎	非甾体抗炎药、短程泼尼松
无菌性脑膜炎	短程大剂量泼尼松
肌炎	急性发作严重者，大剂量泼尼松 慢性 / 症状轻者，中剂量泼尼松、免疫抑制剂
膜性肾小球肾炎	试用中剂量至大剂量泼尼松、免疫抑制剂
肾病综合征	糖皮质激素很少有效，选用环磷酰胺、苯丁酸氮芥，可能需透析或肾移植
雷诺现象	保暖，避免指部外伤，硝苯地平，发生坏疽时可考虑使用己酮可可碱、前列环素
急性发作的指（趾）坏疽	试用皮质激素和环磷酰胺，避免使用地高辛
心肌炎	试用泼尼松、环磷酰胺
其他	血浆置换，自体外周血干细胞移植

（三）治疗措施

1. 糖皮质激素 约 2/3 患者给予中小剂量，每日 10 ～ 30mg。对关节炎、皮疹、浆膜炎、肌炎、贫血、白细胞减少和肾炎疗效良好，炎性肌病需较大剂量，每日 1 ～ 2mg/kg 或更大。约

36% 的患者反应差，如肺间质变、硬皮病样皮肤改变。

2. 免疫抑制剂 环磷酰胺对肾炎有效，可用静脉冲击，合用小剂量糖皮质激素控制肾外症状。亦可选用甲氨蝶呤、硫唑嘌呤、环孢素、雷公藤总苷。

3. 其他 ①非甾体抗炎药：布洛芬、萘普生对轻度关节炎有效。②抗疟药：如氯喹／羟氯喹，对皮肤损害有效。③金制剂或青霉素：用于有侵蚀性关节炎而无肾累及者。④硬皮病样表现：治疗十分困难。

（四）治疗评价

约 2/3 的 MCTD 患者有较好的治疗效果。最初认为糖皮质激素对 MCTD 的治疗效果良好，但经观察，并完全支持这种看法。糖皮质激素对本病的关节炎、皮疹、浆膜炎、肌炎、贫血、白细胞减少和肾炎有良好反应。轻度的关节炎症可用非甾体抗炎药，如布洛芬或萘普生控制；皮肤损害可用抗疟药如氯喹治疗。肾炎则给予环磷酰胺静脉冲击治疗。MCTD 患者的硬皮病样表现十分难治。

（五）预后

最初 Shaw 在发现此病时认为 MCTD 预后相对较好，而且对糖皮质激素治疗效果极佳。通过近 20 年的观察发现并非如此，Shaw 报道的 20 例 MCTD 患者经随访已有 8 例死亡，死亡的原因有进行性肺动脉高压、心肌受累等。日本学者报道在 45 例 MCTD 患者中，5 年生存率为 90.5%，10 年生存率则为 82.1%。

七、重叠综合征

重叠综合征（overlap syndrome，OS）是两种或两种以上结缔组织病同时存在或先后发生，可同时具有两种结缔组织病的临床表现及血清学异常，或仅以其中一种结缔组织病的临床表现为主。另一种情况是，先有 SLE，而后转变为 SSc，或先有 RA，而后转变为 SLE。

【临床提要】

（1）硬皮病 OS：硬皮病与系统性红斑狼疮重叠（SSc+SLE）。

（2）硬皮病、原发性胆汁性肝硬化与干燥 OS。

（3）硬皮病：多发性肌炎 OS。

（4）多发性肌炎 OS：可出现四种类型，①PM+SLE；②PM+SSc；③PM+MCTD；④PM+SS。

（5）实验室检查：不同重叠综合征有不同的实验室检查发现。SLE 与 SSc 重叠，抗 dsDNA 效价较低，LE 细胞阳性率低，ANA 呈高效价；SLE 与 PM 重叠，血清肌酸激酶增高，24 小时尿肌酸排出量增加；SSc 与 PM/DM 重叠，血清 Ku、PM-Scl-70 和 U1RNP 抗体阳性。

（6）诊断为 OS 时应写明哪两种结缔组织病重叠或某型综合征。

【治疗处理】

（一）治疗原则及基本治疗

依重叠的类型治疗。其治疗推荐基于 SLE、PM/DM、RA 和 SSc。

（二）治疗措施

1. 糖皮质激素 本病对糖皮质激素疗效好，对轻症者可用非糖皮质激素抗炎药物或小剂量糖皮质激素。如主要脏器受累可用较大剂量糖皮质激素，给予每日 1mg/kg 泼尼松，症状控制后可给予维持量 10mg/d。

2. 免疫抑制剂 亦可合并使用免疫抑制剂，其他可根据不同情况，参照系统性红斑狼疮、皮肌炎及硬皮病的治疗。

（三）治疗评价及预后

重叠综合征类型不同，治疗疗效不同。重叠综合征的预后与其重叠的类型密切相关，SLE 与 PSS 的 5 年生存率各为 70% 以上，而两者重叠，5 年生存率为 30%。MCTD 的存活率达 90% 以上。

八、Jessner 淋巴细胞浸润

Jessner 淋巴细胞浸润（Jessner lymphocytic infiltrate）的病理特征为淋巴细胞浸润，可能是一种独立疾病，而另一些学者则认为 Jessner 淋巴细胞浸润可能是盘状红斑狼疮、多形性日光疹及恶性淋巴瘤的初发阶段或变型。

【临床提要】

1. 基本损害　本病皮损多为丘疹或小斑块（图25-23）。皮损数目不等，可单发，也可多发，多持续数日，数周或数月后消退，不留痕迹，有时还可在同一部位或其他部位再发。

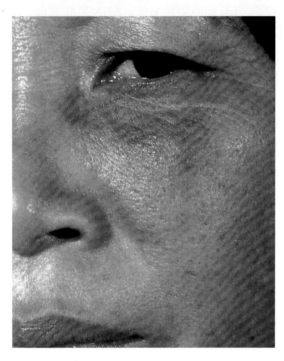

图 25-23　皮肤 Jessner 淋巴细胞浸润

2. 发病特征　患者20～50岁发病，女性多见，半数患者自觉瘙痒，偶尔可有触痛。情绪波动时、日晒后皮损加重。面部和躯干上部最常受累。

3. 组织病理　真皮血管及皮肤附属器周围有大量细胞浸润，多为大小正常的淋巴细胞，是一种 T 淋巴细胞增殖性疾病。

4. 诊断及鉴别诊断　首先应排除药物反应的可能，与皮肤 B 细胞淋巴瘤、淋巴细胞性白血病、盘状红斑狼疮和多形性日光疹相鉴别。

【治疗处理】

（一）治疗原则

本病需密切随访，监测可能存在的潜在疾病，治疗以避光，以及口服糖皮质激素、羟氯喹药物为主。

（二）基本治疗

Jessner 淋巴细胞浸润的基本治疗见表25-26。

表 25-26　Jessner 淋巴细胞浸润的基本治疗

靶向治疗	阻止真皮血管及皮肤附属器淋巴细胞浸润
监测	可能的潜在疾病及发展
避光	使用遮光剂
局部治疗	给予羟氯喹、糖皮质激素
系统治疗	给予羟氯喹、糖皮质激素、沙利度胺

（三）治疗措施

（1）避光，局部皮损则可外用遮光剂。

（2）局部治疗时外用或皮损内注射糖皮质激素有一定疗效，可间歇外用糖皮质激素，试用他克莫司乳膏。

（3）系统治疗

1）抗疟药：氯喹 0.25g，每日 1～2 次；羟氯喹 0.1g，每日 2～3 次，50% 使用羟氯喹者的症状有改善。

2）沙利度胺：0.25g，每日 3～4 次。疗效极好，达 76%，但该药有致畸等副作用。

3）普罗喹宗（proquazone）：为前列腺素合成抑制剂，已用于治疗 Jessner 淋巴细胞浸润，有一定疗效，但撤药后会复发。

4）阿维 A 酯：有学者报道，阿维 A 酯也有效，但缺乏对照研究。

5）糖皮质激素：本病的治疗应尽量避免口服糖皮质激素，因为减量过程中多有复发。

（四）治疗评价及预后

Jessner 淋巴细胞浸润的治疗颇为棘手，目前尚未无特效疗法，病程迁延，时重时轻，反复多年后可自然消退，常于 5～10 年后完全缓解，病程最长者可达 24 年。

九、嗜酸性粒细胞增多综合征

嗜酸性粒细胞增多综合征（hypereosinophilic syndrome，HES）的病因与发病机制未明，可能涉及多种病因，如感染、变态反应、肿瘤，大多数病例可能有过敏或自身免疫反应。

嗜酸性粒细胞增多综合征的发病机制见图 25-24。

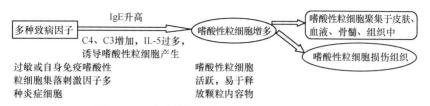

图 25-24 嗜酸性粒细胞增多综合征的发病机制

【临床提要】

临床亚型：①骨髓增生性；②淋巴增生性；③其他：嗜酸性血管炎、阵发性血管性水肿伴嗜酸性粒细胞增多、结节、嗜酸性粒细胞增多、风湿、皮炎和水肿综合征，以及多种其他疾病，包括嗜酸细胞性胃肠炎。

1. 发病特征 体重减轻、发热、厌食、疲劳和皮疹是常见的症状，心血管和造血系统几乎总是受累。27%～57% 的病例出现皮疹。

2. 皮肤损害 ①多形性损害，包括水肿性或弥漫浸润性红斑（图 25-25A）、多形红斑、环状红斑、麻疹样红斑、红皮病、丘疹（图 25-25B）、瘀点及色素沉着，常伴有剧烈瘙痒；②荨麻疹和血管性水肿；③黏膜溃疡，这种溃疡难以治疗。

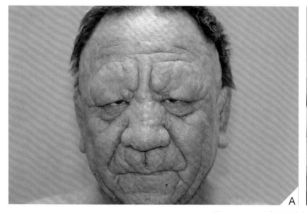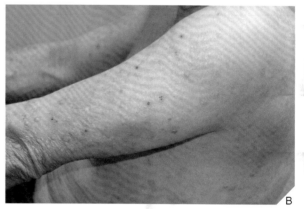

图 25-25 嗜酸性粒细胞增多综合征
（新疆维吾尔自治区人民医院 普雄明惠赠）

3. 内脏损害 有心脏、肺、消化系统、神经系统受累及全身淋巴结肿大。

4. 临床分型 *FIP1L1-PDGFRA* 融合基因的发现使 HES 的分类治疗更精确。

骨髓增生型 HES（m-HES）：*FIP1L1-PDGFRA* 融合基因阳性。

淋巴增生型 HES（l-HES）：*FIP1L1-PDGFRA* 融合基因缺乏。

其他：嗜酸性血管炎等。

5. 实验室检查 骨髓和外周血中均有嗜酸性粒细胞增多，约 50% 病例出现贫血及白细胞计数 $> 20×10^9/L$。

6. 诊断标准 Chusid 等（1975）提出的诊断标准如下：①嗜酸性粒细胞计数 $> 1.5×10^9/L$，持续 6 个月以上，或死亡之前 6 个月即有本病的症状和体征；②缺乏引起嗜酸性粒细胞增多的原因，如寄生虫感染、过敏等；③具有实质器官受累的症状和体征。

7. 鉴别诊断 应与血管淋巴样增生伴嗜酸性粒细胞增多、嗜酸粒细胞性蜂窝织炎、类风湿结节、结节性多动脉炎、Churg-Strauss 综合征相鉴别。

【治疗处理】

（一）治疗原则

治疗原则主要是治疗原发病。本病多系统损害，应重视系统受累，治疗应有全局观念。特发性高嗜酸性粒细胞综合征治疗的目的在于抑制嗜酸性粒细胞的生成。使外周血嗜酸性粒细胞计数维持在 1000 ～ 2000/μl，基本用药为糖皮质激素，无效可用羟基脲。

治疗目的是减轻患者的症状。

（二）基本治疗

嗜酸性粒细胞增多综合征的基本治疗见表 25-27。

表 25-27　嗜酸性粒细胞增多综合征的基本治疗

靶向治疗	抑制嗜酸粒细胞的增多，阻止和缓解其对实质性器官的侵犯和损害
监测和处理相关疾病（反应性和继发性 HES 需处理原发病）	对于寄生虫感染，变态反应性疾病，细菌、病毒、真菌感染，以及白血病、蕈样肉芽肿、天疱疮、血管炎等给予相应处理
系统治疗	(1) m-HES：伊马替尼首选，糖皮质激素、羟基脲、α 干扰素、化疗 (2) l-HES：糖皮质激素首选，α 干扰素、环孢素、抗 K-ZR-α、英夫利昔单抗 (3) 其他：α 干扰素、体外光化疗、抗 IL-5 单克隆抗体、氨苯砜、长春新碱单用，可加低剂量羟基脲 6-巯嘌呤、雷公藤、苯丁酸氮芥（冲击）
皮肤损害	外用抗组胺药物、糖皮质激素制剂
内脏损害	各系统损害相应处理
手术治疗	心瓣膜受累需外科手术换瓣

（三）治疗措施

1. 单纯皮肤损害　可用 PUVA 和氨苯砜，皮损可外用糖皮质激素。

2. 系统性糖皮质激素　用于有内脏损害者，如泼尼松 30 ～ 40mg/d 治疗有效，病情控制后减量。

3. 伊马替尼　每日口服从 100mg 逐步增至 400mg，可使所有患者取得完全血液学缓解及融合基因转录本转为阴性，但需要维持给药。对于部分 *FIP1L1-PDGFRA* 融合基因阴性的 CEL/HES 患者，伊马替尼也有一定的疗效。据推测这些患者可能存在未知的隐匿基因异常。

4. IL-5 单克隆抗体、CD52 单克隆抗体及自体造血干细胞移植　目前也用于临床治疗，其确切疗效有待进一步观察。

5. 羟基脲　糖皮质激素无效者选用羟基脲，每日 1 ～ 2g，单用或联用糖皮质激素。

6. 难治病例　给予长春新碱＋巯嘌呤及依托泊苷、苯丁酸氮芥冲击治疗。外周血嗜酸性粒细胞减少与心脏病变的改善平行。

7. 干扰素　α 干扰素每周 15 ～ 20U，可用于其他方法治疗无效的病例。

8. 中医药治疗　雷公藤和其他中医药疗法亦有效，或小剂量糖皮质激素与雷公藤合用。

9. 色甘酸钠　曾报道应用肥大细胞稳定剂色甘酸钠 200mg，每日 4 次，饭前服，取得满意疗效。

10. 手术治疗　心脏外科手术置换受损的瓣膜。

（四）治疗评价

系统用糖皮质激素是一线疗法，可使 1/3 的患者病情缓解。

（五）预后

本病的预后主要取决于器官受累的范围，白细胞计数 > 10×10^9/L、外周血嗜酸性粒细胞性原粒细胞、白血病标志、充血性心力衰竭和黏膜溃疡是预后不良的征象，心脏病变是最常见的死亡原因。糖皮质激素单一治疗失败的患者预后不佳。目前的资料表明，5 年生存率可达 80% 以上，及时治疗可防止器官受累和延长生存时间。

十、抗磷脂抗体综合征

抗磷脂抗体综合征（antiphospholipid antibody syndrome，APS）是一种以抗磷脂抗体（APA）持

续升高、动静脉血栓形成、血小板减少及反复自发性流产为特征的多系统受累疾病。APS 可分为原发型和继发型，原发型 APS 常无基础疾病，继发型 APS 常伴发于 SLE。

就其发病机制已经提出几种假说，第一种认为抗磷脂抗体的结合诱导了内皮细胞激活。第二种理论集中在氧化剂介导的血管内皮损伤。第三种认为抗磷脂抗体干扰或调节参与凝血的磷脂结合蛋白的功能。第四种将血栓形成与肝素诱导的血小板减少症中的血栓形成相提并论。

抗磷脂抗体综合征的发病机制见图 25-26。

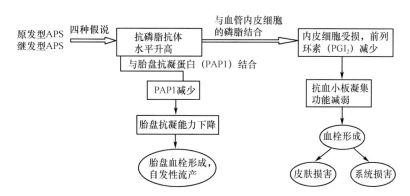

图 25-26 抗磷脂抗体综合征的发病机制

【临床提要】

1. 皮肤损害 约 41% 的患者多在疾病早期出现皮肤损害，网状青斑是最常见的皮肤表现。55% 的原发型 APS 可有网状青斑，SLE 患者中则有 23%～48% 出现网状青斑，常伴发血栓形成和血小板减少。皮肤溃疡大而深，伴疼痛，甚至可类似坏疽性脓皮病。

（1）大血管血栓栓塞形成：浅表血栓性静脉炎、裂隙状出血、下肢溃疡、末梢皮肤缺血、皮肤梗死、蓝趾综合征和手足发绀。

（2）血栓性微血管病：网状青斑、皮肤坏疽、紫癜、瘀斑或皮下结节。

2. 系统损害 ①神经系统：短暂性缺血发作、脑血管意外（血栓性或栓塞性）、舞蹈病、癫痫、梗死性痴呆、横贯性脊髓炎、脑病；②广泛的动脉、静脉血栓形成；③血液系统：血小板减少、溶血性贫血和血栓性血小板减少性紫癜；④产科并发症：流产、（胎儿）宫内发育迟缓、HELLP 综合征（溶血、肝脏酶升高和先兆子痫相关的血小板计数减少）、羊水过少；⑤心血管：心绞痛、心肌梗死。

3. 诊断标准 见表 25-28。

表 25-28 抗磷脂综合征的诊断标准*

临床标准
血管血栓形成
在任何组织或器官中出现动脉、静脉或小血管血栓形成的临床发作
妊娠并发症
死胎、早产、流产
实验室标准
抗心磷脂抗体：在至少相隔 6 周的时间中，血中出现中滴度或高滴度的抗心磷脂 IgG 或 IgM 抗体达 2 次
狼疮抗凝抗体：根据国际血栓和出血协会指南，在至少相隔 6 周的时间中，血中检测到狼疮抗凝血抗体 ≥ 2 次

*诊断 APS 需要符合至少 1 条临床标准及至少 1 条实验室标准。对临床事件与实验室阳性结果之间的时间间隔未作规定。

4. 鉴别诊断 引起网状青斑、紫癜和皮肤溃疡的皮肤病并有全身表现时，均应与抗磷脂抗体综合征相鉴别。同时，在诊断 APS 时亦应考虑与抗磷脂抗体相关的疾病。

【治疗处理】

（一）治疗原则

（1）治疗包括 4 个主要方面：预防性治疗、阻止大血管继续形成血栓、治疗急性血栓性微血管病和抗磷脂抗体相关妊娠的处理。

（2）确定原发型或继发型 APS，治疗基础疾病，防治血栓形成，对皮肤损害给予对症处理。

（二）基本治疗

抗磷脂抗体综合征的基本治疗见表 25-29。

表 25-29　抗磷脂抗体综合征的基本治疗

靶向治疗	抑制抗磷脂抗体升高，减轻或阻止动静脉血栓形成、血小板计数减少、反复流产及多系统受累，改善临床症状，提高治愈率，降低病死率
预防性治疗	给予阿司匹林、华法林、羟氯喹
阻止大血管血栓继续形成	
抑制血栓形成	给予抗血小板、抗凝、促纤维溶解药物
抗栓治疗	急性期采用介入治疗或外科治疗取栓
妊娠处理	阿司匹林、肝素、泼尼松、静脉注射免疫球蛋白
系统用药	原发型 APS：不用糖皮质激素和其他免疫抑制剂
	继发型 APS：酌情使用糖皮质激素和其他免疫抑制剂，如 SLE、血管炎、克罗恩病、类风湿关节炎
局部对症处理	给予阿司匹林、华法林、肝素、链激酶及其他纤溶剂

（三）治疗措施

1. 防治血栓形成　原发型和继发型 APS 患者的长程抗凝治疗可联合使用华法林和阿司匹林，但应注意药物的副作用。如仅有浅静脉血栓形成，可仅应用小剂量阿司匹林。也可行溶栓疗法及血栓切除术。

2. 治疗基础疾病　继发型 APS 可用糖皮质激素治疗，重症者（如 SLE 中血栓性血小板减少性紫癜）可联用免疫抑制剂（环磷酰胺）及血浆置换。此外，免疫球蛋白、羟氯喹、氨苯砜及鱼油衍生物均可试用。

3. 伴复发性流产　使用肝素加小剂量阿司匹林预防流产有效，如肝素 5000U，每日 2 次。一些专家主张给予大剂量肝素预防血栓，肝素每日 15 000 ～ 20 000U。亦可用低分子量肝素代替普通肝素。

4. 皮肤损害　对于紫癜及坏死性溃疡，可用小剂量阿司匹林与双嘧达莫。皮肤溃疡还可用华法林、肝素及纤维溶解药物，甲泼尼龙与肝素还可使肢端青斑消退。

（四）循证治疗步序

抗磷脂抗体综合征的循证治疗步序见表 25-30。

表 25-30　抗磷脂抗体综合征的循证治疗步序

项目	内容	证据强度
一线治疗	观察［碱性磷酸酶（aPL）持续升高但无血栓栓塞］	A
	长期华法林治疗，目标 INR 2.0 ～ 3.0	A
	纠正可逆的促凝因素	B
	长期华法林治疗，目标 INR > 3.0（复发的或动脉血栓形成）	B
	低分子量肝素和小剂量阿司匹林（妊娠）	B
	肝素继之以华法林治疗（急性血栓形成）	C
	羟氯喹联合低剂量阿司匹林（SLE）	D
	溶栓治疗或者经皮／外科介入治疗（危险的血栓形成）	E
	减少促血栓的危险因素，如长期制动	E

续表

项目	内容	证据强度
二线治疗	长期低分子量肝素治疗（复发血栓形成）	D
	利妥昔单抗（SLE）	D
	羟氯喹（SLE）	E
	静脉注射免疫球蛋白（妊娠）	E
三线治疗	血浆置换（妊娠）	D
	放置下腔静脉过滤器（难治，复发性静脉血栓）	D
	直接口服抗凝剂	D
	他汀类药物（复发性静脉血栓）	E
	静脉注射免疫球蛋白（复发性静脉血栓）	E
	西罗莫司（APS相关动脉血管病变）	E
重症抗磷脂综合征	抗凝，系统应用糖皮质激素和血浆置换或IVIg	D
	依库珠单抗	E

（五）治疗评价

1. 阿司匹林和肝素 Rai 等进行一项随机对照试验，提示以低剂量阿司匹林及肝素治疗者活产率为71%（32/45 孕妇），而单独用阿司匹林者则只有42%。肝素有诱导骨质疏松的危险，不宜长期使用。

2. 华法林 Rhamashta 等报道高剂量的华法林（INR > 3.0，加或不加用阿司匹林）用于防止复发血栓形式比低剂量华法林更有效，终止华法林治疗似乎与血栓形成危险增加甚至死亡相关，在停止抗凝治疗的最初 6 个月内尤其如此。未采用最佳抗凝治疗的患者，复发率可高达 70%，因此华法林治疗如果不是终身的也应该是长期的。伴静脉血栓史者主要的治疗措施是长期给予华法林，但华法林治疗的最佳持续时间还未确定。

3. 静脉注射免疫球蛋白（IVIg） Shere 等报道多个研究提示，IVIg 单独使用或联合阿司匹林/肝素治疗多次流产的患者，绝大部分患者可成功顺产。

4. 血栓治疗回顾性研究 三项回顾性研究显示，抗凝治疗在降低血栓形成复发率方面有益。在一项连续纳入 19 例抗磷脂综合征患者的小规模研究中，接受口服抗凝剂治疗患者的 8 年复发率为 0。在停止抗凝治疗的患者中，2 年复发率为 50%，8 年复发率为 78%。在两项更大规模的研究中，防止静脉和动脉血栓形成的保护程度与抗凝治疗水平直接相关。

5. 预防作用 在一项对照研究中，阿司匹林（每日 325mg）作为预防药物，在抗磷脂抗体阳性的男性中，阿司匹林对深静脉血栓和肺栓塞没有预防作用。相反，在具有抗磷脂综合征和既往流产史的妇女中，阿司匹林有预防血栓形成的保护作用。羟氯喹可能有预防血栓形成的作用。

（六）预后

皮肤坏死多发生于 APS 患者的小腿、面部、耳部。肢端坏死多发生于 APS 患者的小腿、面部、耳部。肢端缺血及坏疽多系小动脉闭塞所致，严重时可发生不可逆损害而需要截肢。血栓性静脉炎也较常见。多发性梗死后痴呆、急性缺血性脑病及一过性黑矇也与 APS 有关。抗心磷脂抗体（ACA）水平升高是中年男性发生心肌梗死或心源性猝死的一个危险因素。

十一、嗜酸性筋膜炎

嗜酸性筋膜炎（eosinophilic fasciitis）是一种病因未明的硬皮病样皮肤病，推测可能也是一种免疫性疾病。有学者认为其是硬皮病的一种变异，对口服泼尼松治疗极敏感。

【临床提要】

1. 皮肤损害 肢体对称性潮红、肿胀及触痛，迅速变硬、发亮，表面皮肤呈橘皮样外观，亦可有雷诺现象、毛细血管扩张及皮肤钙化（图 25-27、图 25-28）。

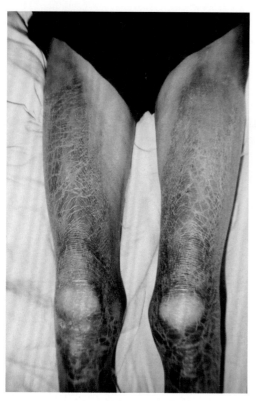

图 25-27　嗜酸性筋膜炎（1）
（复旦大学　王侠生、方丽惠赠）

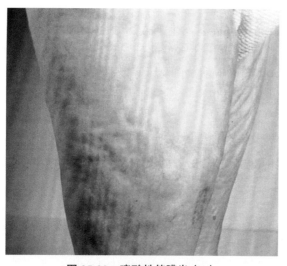

图 25-28　嗜酸性筋膜炎（2）

2. 发病特征　起病前常有过度劳累史。好发于四肢，或发生于大静脉或肌腱部，有条沟状凹陷。75% 病例有关节屈曲挛缩，90% 患者有外周血嗜酸性粒细胞增多、红细胞沉降率加快及高丙种球蛋白血症。

3. 组织病理　皮下组织和深部筋膜结缔组织比正常组织约增厚 20 倍，有嗜酸性粒细胞、淋巴细胞、吞噬细胞和浆细胞浸润。深部筋膜和肌束间隔中有 IgG 和补体 C3 沉积。

4. 诊断与鉴别诊断　诊断须同时结合临床表现、实验室检查及病理改变，其中以嗜酸性粒细胞增多最重要。本病应与硬皮病、皮肌炎、混合结缔组织病相鉴别。

【治疗处理】

（一）治疗原则

治疗以糖皮质激素为主，伴中西医结合治疗。

（二）基本治疗

使用糖皮质激素类药物，并针对不同的损害进行治疗。嗜酸性筋膜炎的基本治疗见表 25-31。

表 25-31　嗜酸性筋膜炎的基本治疗

靶向治疗	抑制嗜酸性粒细胞增多，对抗嗜酸性粒细胞释放活性氧化物及其胞内颗粒内容物对皮下组织、肌筋膜的损害
系统治疗	糖皮质激素及其他免疫抑制剂，如 MTX、硫唑嘌呤、氯喹、西咪替丁、英夫利昔单抗
中医药治疗	清热解毒、活血化瘀

（三）治疗措施

1. 糖皮质激素　治疗有良好反应。一般可口服泼尼松 30～60mg/d，1～2 个月后症状可明显改善，2～3 年完全治愈。但停药后易复发，对病情顽固者，可肌内注射曲安西龙 20mg，每周 2 次，有较好疗效。

2. 西咪替丁　有报道用西咪替丁 400mg，每 6～12 小时 1 次。也有报道指出，西咪替丁或雷尼替丁口服或静注有效。

3. 其他　如羟氯喹及 MTX、硫唑嘌呤、氯喹、酮替芬治疗，以及 PUVA 光疗也有疗效。

（四）循证治疗步序

嗜酸性筋膜炎的循证治疗步序见表 25-32。

表 25-32　嗜酸性筋膜炎的循证治疗步序

项目	内容	证据强度
一线治疗	系统应用糖皮质激素和甲氨蝶呤	B
	系统应用糖皮质激素	B
	甲泼尼龙冲击疗法	D
	甲氨蝶呤/吗替麦考酚酯	D
	辅助物理治疗	专家意见(没有研究评估)
二线治疗	羟氯喹/IVIg/环孢素	E
	泼尼松和D-青霉胺	E
三线治疗	PUVA/UVA1光疗/体外光化学疗法	E
	UVA1-维A酸-糖皮质激素联合	E
	D-青霉胺/硫唑嘌呤/氯喹	E
	柳氮磺砒啶/手术/氨苯砜	E
	英夫利昔单抗/利妥昔单抗	E
	西咪替丁	C
	托珠单抗/美泊珠单抗	E
	西罗莫司/托法替尼	E

（五）治疗评价

1. 糖皮质激素　治疗反应良好。约2个月临床症状可改善。已有报道有对长程糖皮质激素治疗无效者，且其发生率正在增加。

2. 西咪替丁/酮替芬　8例患者应用西咪替丁治疗，6例在半年内明显好转。1例皮损在1年后消退，其余患者皮损无反应。酮替芬(肥大细胞膜稳定剂)2mg，每日2次，可有效缓解患者的皮损症状。单独用药治疗4个月后未见复发。

3. 其他　部分患者应用青霉胺从125~375mg/d至最大量750mg/d有效。1例69岁女性患者应用英夫利昔单抗(5mg/kg)，一次治疗后即有显著改善。1例3岁男孩，病理诊断为嗜酸性筋膜炎，应用羟嗪[2mg/(kg·d)]15日后成功治愈。

（六）预后

大多数患者经泼尼松治疗后疗效明显，一旦缓解，可用小剂量泼尼松维持，2~4年后停药。也有报道称不需治疗，可自然缓解。本病预后较好，一些患者可遗留屈曲挛缩。但若合并再生障碍性贫血等血液学异常，其预后多不良。

十二、白塞病

白塞病(Behçet disease，BD)是一种以血管炎为病理基础的慢性多系统疾病。本病常发部位为口腔、眼、生殖器、皮肤。病因有感染、遗传、环境、自身免疫等因素。患者以青壮年为主，多见于20~30岁。BD与HLA-B51有强相关性。

【临床提要】

1. 复发性口腔溃疡　98%的BD患者有口腔溃疡，每年至少发作3次，疼痛，溃疡呈圆形或卵圆形，多发，呈米粒至黄豆大小，溃疡中心呈浅黄色坏死的基底，周围有红晕，好发于唇、牙龈、颊黏膜和舌部，持续1~2周后消失，不留瘢痕(图25-29)。

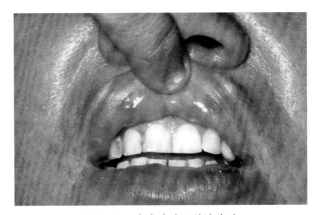

图 25-29　白塞病(口腔溃疡)

2. 眼部损害　表现为虹膜睫状体炎和前房积脓、结膜炎和角膜炎、脉络膜炎、视盘炎、视神经萎缩和玻璃体病变(图25-30)。

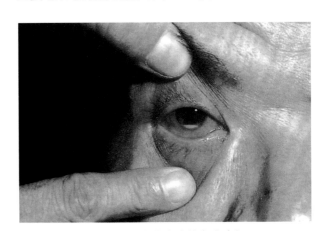

图 25-30　白塞病(前房脓肿)

3. 复发性生殖器溃疡 与口腔溃疡相似，疼痛，好发于阴茎头、阴道、阴唇和尿道口，也见于阴囊、肛周和会阴等处（图 25-31）。

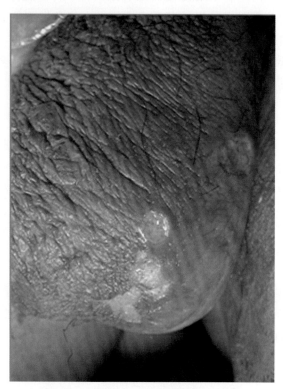

图 25-31 白塞病：生殖器（阴囊）溃疡
（深圳市第六人民医院 陆原惠赠）

4. 皮肤损害 表现为结节性红斑、毛囊炎、脓疱、针刺反应（皮内针刺或注射生理盐水 48 小时后针眼处出现毛囊炎和脓疱）（图 25-32）。

5. 关节损害 为一过性关节痛，膝关节受累多见。

6. 系统损害 有心血管、中枢神经、消化道、肺及肾受累。

7. 实验室检查 红细胞沉降率增快，C 反应蛋白、α_2 球蛋白升高，可检测到人抗口腔黏膜抗体。而 40% 抗结核菌素纯蛋白衍生物（PPD）抗体增高，针刺反应阳性（此特异性较强）。

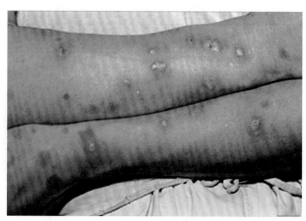

图 25-32 白塞病（毛囊炎样损害）

8. 组织病理 基本病变是血管炎，早期类似白细胞破碎性血管炎，或者呈嗜中性血管炎反应，晚期多为淋巴细胞性血管炎。

9. 鉴别诊断 本病需与阿弗他口腔炎、外阴溃疡、风湿性关节炎相鉴别。

【治疗处理】

（一）治疗原则

（1）白塞病无有效根治方法，治疗往往需要内科、眼科和皮肤科医师配合。

（2）皮肤黏膜及关节病变常见且发病早，但危害不重，治疗以缓解症状为主，从而减轻患者痛苦。

（3）眼病变是致残的主要原因，应及时选择各种有效的积极治疗，降低致残率。

（4）虽然中枢神经、大血管和肠等重要脏器的受累相对少见，且发病晚，但预后不佳，应早期预防，一旦发病，亦应积极治疗。

（二）基本治疗

白塞病的基本治疗见表 25-33。

表 25-33 白塞病的基本治疗

靶向治疗	免疫异常反应阻止热休克蛋白、巨噬细胞激活导致组织损伤、血管炎性反应、血栓形成、溃疡、皮肤脓疱和结节性红斑样病变，改善多器官、多系统症状
分类治疗	（1）仅有皮肤黏膜病：外用糖皮质激素、硫糖铝、他克莫司，口服秋水仙碱、氨苯砜 （2）严重的皮肤黏膜病：沙利度胺、甲氨蝶呤、泼尼松、α 干扰素 （3）系统受累：泼尼松、硫唑嘌呤、苯丁酸氮芥、环磷酰胺、环孢素、吗替麦考酚酯、IVIg、利妥昔单抗（严重眼部损害）、肿瘤坏死因子抑制剂

续表

相关推荐意见	(1) 眼部疾病：给予硫唑嘌呤或等效吗替麦考酚酯和全身使用糖皮质激素。对于严重的眼部疾病（定义为在 10/10 视力下降＞2 行和视网膜血管炎或黄斑病变），将环孢素或英夫利昔单抗与硫唑嘌呤和皮质类固醇联合应用
	(2) 血管病变：急性深静脉血栓形成使用免疫抑制剂，如皮质类固醇激素、硫唑嘌呤、环磷酰胺或环孢素
	(3) 关节炎：给予秋水仙碱
	(4) 中枢神经系统：对于脑实质受累者，可使用糖皮质激素、α干扰素、硫唑嘌呤、环磷酰胺、甲氨蝶呤和 TNF 抑制剂
	(5) 口腔 / 生殖器溃疡：首选局部皮质类固醇
	(6) 结节性红斑：结节性红斑为主要病变时，应优先考虑选用秋水仙碱，也可使用氨苯砜
	(7) 生物制剂：依那西普可有效控制白塞病的大多数皮肤黏膜表现，阿达木单抗和英夫利昔单抗有效
	(8) 中医药：活血化瘀，清热解毒，如桂枝茯苓丸（用于皮肤结节红斑）、雷公藤制剂 20mg（每日 3 次，用于眼炎、口腔溃疡、皮损、关节炎）
	(9) 难治性病例：给予沙利度胺、硫唑嘌呤、α干扰素和 TNF 抑制剂治疗

（三）治疗措施

1. 局部治疗

（1）口腔溃疡：硫糖铝悬浊液已被用于治疗白塞病患者的口腔溃疡，可减轻疼痛和缩短愈合时间。外用强效糖皮质激素，如在口疮性溃疡形成前驱期使用有效，口腔病变早期应用糖皮质激素软膏或贴膜。可局部注射醋酸曲安西龙，5mg/cm² 皮损下注射，每周 1 次，共 2 ～ 3 周，十分有效。缓解疼痛可用 2% ～ 5% 利多卡因及 1% ～ 2% 氯己定及四环素混悬液。250mg 胶囊的药物溶于约 5ml 的水或加有香料的糖浆中，含于口中约 2 分钟，然后吞下，每日 4 次外用他克莫司。

（2）生殖器溃疡：用 0.1% 依沙吖啶、氯己定、2% 夫西地酸。

（3）眼部损害：采用扩瞳药治疗眼葡萄膜炎已报道有部分效果。对于急性眼葡萄膜炎，可用各种散瞳剂滴眼，以防葡萄膜炎症后粘连；严重时可在球结膜下注射地塞米松 5mg，1 ～ 2 次。

（4）毛囊炎：可外用 2% 莫匹罗星、2% 夫西地酸。

2. 全身治疗

（1）非甾体抗炎药：对关节痛及皮肤、生殖器溃疡性疼痛有一定疗效。布洛芬 0.4 ～ 0.6g，每日 3 次；萘普生 0.2 ～ 0.4g，每日 2 次；肠溶阿司匹林 0.3g 合并双嘧达莫 25mg，每日 3 次；或吲哚美辛 25mg，每日 3 次。

（2）糖皮质激素：是皮肤、眼、神经系统损害及进行性血栓性静脉炎的主要治疗用药，对急性病症有效。一般用泼尼松 30 ～ 60mg/d，病情控制后减量维持，复发时应与硫唑嘌呤或苯丁酸氮芥联用。糖皮质激素也可注入患病关节或眼球后组织。对于严重病例，可采用甲泼尼龙冲击疗法（1g/d，连续 3 日，在 20 ～ 60 分钟内静脉滴入）。

（3）免疫抑制剂：重要脏器受损时选用。

1）苯丁酸氮芥：对葡萄膜炎、神经损害、口腔溃疡有效。用量 50 ～ 100mg/d，口服，维持量为 2 ～ 4mg/d。

2）环孢素：上述病症无效时可试用，开始剂量 5 ～ 10mg/(kg·d)，随后 3 ～ 5mg/(kg·d)。

3）环磷酰胺：冲击疗法对葡萄膜炎、视网膜血管炎、视神经炎有效，但逊于环孢素。环磷酰胺 1g/m² 静脉冲击，每月 1 次。

4）硫唑嘌呤[1 ～ 2.5mg/(kg·d)]、甲氨蝶呤（2.5 ～ 20mg/ 周）亦可选用。

（4）血浆置换法：短期间隔反复应用 10 次左右，或有规律地使用，每月 1 次。本法适用于伴循环免疫复合物的病例。

（5）秋水仙碱：0.5mg，每日 2 ～ 3 次，连用 1 ～ 2 个月，对关节病变、结节性红斑、口腔及阴部溃疡有效。

（6）己酮可可碱：600mg/d，同时联合瑞巴派特（rebamipide，抗溃疡药）300mg/d，可使个别患者的皮肤黏膜损害、眼部损害及口腔溃疡缓解。

（7）改善微循环：①血栓性静脉炎可用低分子量右旋糖酐、复方丹参注射液、阿司匹林、双嘧达莫等；②乙炔雌二醇和苯乙双胍，以及链激酶和司坦唑醇，已被成功用于血栓性静脉炎及血纤维蛋白溶解活性降低患者。

（8）柳氮磺吡啶：有眼色素层炎，但没有视网膜受累的患者，经口服柳氮磺吡啶 1.5～3g/d，同时联合中等剂量糖皮质激素 [0.5mg/（kg·d）] 治疗 1～2 个月症状可缓解。

（9）米诺环素：能抑制外周血单核细胞产生过多的 IL-1、IL-6。口服米诺环素 100mg/d，持续用药 3 个月，能有效缓解生殖器溃疡，但对口腔溃疡无效。

（10）沙利度胺：可调控 TNF-α 和其他细胞因子，治疗严重的白塞病。剂量为 200mg/d，病情控制后减量为 25～50mg/d，每晚 1 次，对口腔、生殖器溃疡疗效较好。最佳剂量为每晚口服 100mg，持续服用 2 个月，一般在治疗 6 周后可有效减少口腔溃疡的数目。沙利度胺只起抑制作用，停药后易复发，需维持治疗。维持剂量为每周口服 2 次，每次 50mg。

（11）γ干扰素：100μg/d，皮下注射。有报道，α干扰素从 300 万 U 增加到 1200 万 U，每周 3 次，皮下注射，共 8 周，对口腔及生殖器溃疡、脓疱性血管炎有很好的疗效。

（12）氨苯砜：100～200mg/d，对皮肤黏膜损害有效；G-6-PD 缺乏者禁用。

（13）瑞巴派特：300mg/d，以及阿普斯特 30mg，每日 2 次，治疗口腔病变，溃疡及相关疼痛显著改善。

（14）中医药治疗：雷公藤总苷用于口腔溃疡、皮下结节、关节痛、视力减退，剂量 1mg/（kg·d），疗程 2～3 个月。

（四）循证治疗步序

白塞病的循证治疗步序见表 25-34。

治疗步序说明：在治疗皮肤黏膜性疾病时，全身性糖皮质激素是二线药物，但对急性神经系统疾病则为一线药物，推荐治疗步骤依病情而定，α干扰素和免疫抑制剂为二线、三线药物，但对于眼病则为一线药，眼部疾病应加强全身治疗而防止失明。

表 25-34　白塞病的循证治疗步序

项目	内容	证据强度
一线治疗	秋水仙碱 / 糖皮质激素 / 氨苯砜	A
	阿普斯特 / 三氯生	A
	硫糖铝 / 吡美莫司 / 外用氨氯地平	A
	外用糖皮质激素，外用抗生素（四环素、多西霉素、米诺环素）	A
	外用抗菌药（氯己定、李斯特防腐液）	A
	秋水仙碱 + 苄星青霉素	B
二线治疗	硫唑嘌呤 / 环孢素 /α干扰素 / 硝酸银	A
	沙利度胺 / 硫酸锌 / 瑞巴派特	A
	异维 A 酸 / 双氯芬酸 / 利多卡因	A
	CO$_2$ 激光 /Nd：YAG 激光	A
	抗 TNF-α 治疗	A/B
	羟丙基纤维素	C
	皮损内注射糖皮质激素	E
三线治疗	柳氮磺吡啶 / 吲哚美辛 / 大蒜素	B
	他克莫司 / 利妥昔单抗	B
	米诺环素 / 霉酚酸钠	C
	乌司奴单抗 / 抗 IL-1/ 阿仑单抗	C
	司库奇尤单抗 / 苯丁酸氮芥	D
	阿奇霉素 / 伊索拉定	D
	甲氨蝶呤 / 己酮可可碱 / 环磷酰胺	E
	托珠单抗 / 干细胞移植 /IVIg	E

（五）治疗评价

1. 一般评价　临床病程多为慢性，轻重不一，但常见缓解与恶性交替。治疗用糖皮质激素、硫唑嘌呤、苯丁酸氮芥、己酮可可碱和环孢素均有效。口服糖皮质激素对口腔溃疡也有一定疗效。

白塞病的系统治疗尚无统一方案。大多数根据受累脏器及病情程度进行选择。联合用药常较单独用药更有效。

2. 秋水仙碱　Yurdakul 等报道，在一项回顾性、双盲、对照试验中，116 例患者使用秋水仙碱或安慰剂治疗。男性和女性患者使用秋水仙碱（每日 1～2mg）后，可有效治疗关节炎和结节性红斑。此疗法对女性患者口腔和生殖器的溃疡更加有效。

3. 沙利度胺　Hamuryudan 等报道，对 96 例女性患者进行了一项随机、双盲、对照试验，以比较沙利度胺（100mg/d）、沙利度胺（300mg/d）、安慰剂的疗效，试验时间为 24 周。两种不同剂量的沙利度胺在第 4 周时可显著抑制口腔溃疡，在第 8

周时可明显抑制生殖器溃疡和毛囊的皮损。

4. 干扰素 Alposy 等报道,在一项为期 2 个月的开放性试验中,14 例患者使用干扰素 α2a 治疗(皮下使用,3 次 / 周,开始的剂量为 300 万 U,然后逐渐增至 1200 万 U)。患者口腔和生殖器溃疡及化脓性血管炎的症状得到改善。

5. 环孢素 Avci 等报道,24 例患者使用环孢素 [5mg/(kg·d)] 治疗超过 6 个月,结果黏膜皮肤的皮损得到显著改善。此疗法可有效改善以下症状:生殖器溃疡、血栓性静脉炎、结节红斑样皮损、痤疮样皮损。

6. 米诺环素 Kaneko 等报道,11 例患者使用米诺环素(100mg/d)治疗后,皮肤症状的发生频率下降了,口腔溃疡减少了 10%,毛囊炎完全愈合。

7. 生物制剂 在随机、双盲、对照试验中对 40 例白塞病患者给予依那西普(25mg)或安慰剂治疗,一周 2 次,共 4 周。依那西普对于白塞病患者的口腔溃疡、结节性损害和丘疹脓疱性皮损有明显的抑制作用。对 12 例患有顽固性葡萄膜炎的白塞病患者,使用英夫利昔单抗治疗,其中 11 例患者眼损害复发明显减少,眼外症状也得到缓解。

该篇循证研究报道称,依那西普对白塞病合并黏膜损害和关节损害的患者有效;而英夫利昔单抗则对合并眼部损害、肠内病变和神经系统受累的患者更有效。肿瘤坏死因子抑制剂对白塞病和皮肤黏膜损害有改善作用。

(六)预后

大部分患者预后良好,其与病变部位、发作严重程度及复发频率直接相关。严重的眼病变常导致失明。中枢神经系统和大血管受累时,致残率和死亡率明显升高。

十三、复发性多软骨炎

复发性多软骨炎(relapsing polychondritis)的特点是间歇发作的关节和非关节性软骨炎症,最后导致受累软骨溶解、营养不良和萎缩。

由于本病与类风湿关节炎、红斑狼疮及桥本甲状腺炎有一定联系,提示其发病机制可能与自身免疫有关。

【临床提要】

1. 基本损害 耳、鼻和呼吸道的软骨可能溶解。耳廓受累呈牛肉红色(图 25-33),局限于软骨部分,而耳垂仍然保持正常外观。受累部分肿胀,有触痛。肿胀的软骨发生梗阻导致传导性耳聋。鼻中隔软骨受累会导致鼻炎,伴有结痂、出血和鞍鼻。支气管受累会产生声嘶、咳嗽和呼吸困难。经常发生游走性关节痛。最常见的眼部疾病是结膜炎、巩膜炎或虹膜炎。

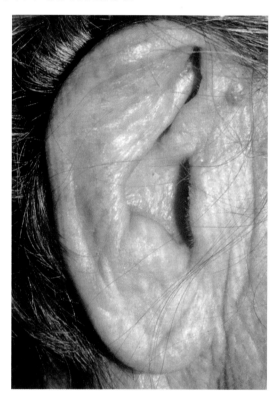

图 25-33 复发性多软骨炎
耳廓上 2/3 软骨区红肿,耳垂不受累

2. 发病特征 本病多见于女性,通常起于 30 ～ 50 岁,但也见于婴儿或老年人。多发性软骨炎发病部位大多在 3 处以上(早期可仅有 1 ～ 2 处),其中见于外耳、鼻、关节或喉部软骨者约占 80%,见于气管或肋软骨者占 40% ～ 50%,见于支气管或甲状软骨者较少。

3. 实验室检查 红细胞沉降率加快及贫血,类风湿因子阳性,并可能发现红斑狼疮细胞。周围血中白细胞总数可以正常,但 40% 的患者嗜酸性粒细胞可超过 30%。患者每次复发都可以发现尿中酸性黏多糖增多。

4. 组织病理 可见软骨溶解，合并软骨及软骨膜炎。

5. 诊断 根据临床表现，结合病理变化及测定尿中酸性黏多糖排泄量，可诊断本病。

【治疗处理】

（一）治疗原则

治疗原则为减轻炎症，此炎症常可进行性地破坏受累组织或器官，如耳、鼻、眼、关节、呼吸道及心血管系统的结构。应评估多脏器损害并进行相应治疗。

（二）基本治疗

复发性多软骨炎的基本治疗见表 25-35。

表 25-35　复发性多软骨炎的基本治疗

靶向治疗	调整体液免疫及细胞免疫功能，抑制血清 IgG 抗 Ⅱ 型胶原抗体产生，并降低其滴度，抑制细胞免疫对软骨的损伤、营养不良和萎缩，减轻软骨膜炎
药物选择	糖皮质激素及其他免疫抑制剂、生物制剂
外科治疗	气管造口 / 气管支气管支架留置

（三）治疗措施

1. 糖皮质激素 系统性糖皮质激素是治疗的基础药物，大多数患者在剂量 80 ～ 100mg/d 时能可靠地消除急性发作。维持量（10 ～ 25mg/d）可以减少复发次数及减轻严重程度，但对更具破坏性的病例并不能阻止疾病的进展。此外，由于长期应用的不良反应，治疗时有必要使用非激素类药物。非甾体抗炎药如阿司匹林、吲哚美辛（消炎痛）是较安全的一线药物，但单用该药时并不能完全控制病情。也可试用氨苯砜，部分患者在单用此药或与糖皮质激素合用时疗效极佳。氨苯砜常在 1 ～ 2 周起效，不过常使用较大剂量（200mg/d）。

2. 硫唑嘌呤（50 ～ 150mg/d）及环磷酰胺（100 ～ 150mg/d） 两者传统上用作非激素的药物。新近一些病例报道使用环磷酰胺有极好的疗效，剂量为 5 ～ 15mg/(kg·d)，小剂量联合糖皮质激素应用也有效。中等剂量的甲氨蝶呤（每周 10 ～ 15mg）能有效应用于激素减量时，大剂量（每周 20 ～ 25mg）单用也有成功的报道。

3. 秋水仙碱（colchicine） 0.6mg，2 次 / 日也可一试，是一种相当好的药物，但仅有少部分患者的治疗获得成功。当复发性多软骨炎对其他治疗无效时，柳氮磺吡啶和血浆置换疗法各自合用其他一线、二线药物时均有效。对于疾病晚期患者有显著肺功能受累时，气管造口术及气管支气管支架留置可以改善呼吸（肺）功能。

（四）循证治疗步序

复发性多软骨炎的循证治疗步序见表 25-36。

表 25-36　复发性多软骨炎的循证治疗步序

项目	内容	证据强度
一线治疗	非甾体抗炎药	D
	秋水仙碱 / 氨苯砜	C
	系统应用糖皮质激素	C
二线治疗	硫唑嘌呤 / 环孢素 / 甲氨蝶呤	D
	吗替麦考酚酯 / 来氟米特	D
	环磷酰胺 /IVIg	E
	英夫利昔单抗	D
	阿达木单抗 / 依那西普	E
	吸入氟替卡松 / 气管支气管支架留置	E
	持续气道正压通气	E

（五）治疗评价及预后

1. 萘普生 / 水杨酸盐 Kremer 等报道 1 名 59 岁男性患者，突发本病，采用萘普生（250mg，2 次 / 日）合并水杨酸盐（975mg，4 次 / 日）治疗，疗效良好。

2. 氨苯砜 Barranco 等报道 3 名急性发作的本病患者，以氨苯砜（100 ～ 200mg/d）治疗成功，在开始治疗 2 周内症状完全消除。

3. 环孢素 Priori 等报道，一名 54 岁女性患者同时合并严重的、复发的结节性坏死性巩膜炎，对激素及硫唑嘌呤治疗无效，以环孢素 5mg/(kg·d) 治疗获得完全缓解。

4. 糖皮质激素 / 环磷酰胺 Ruhlen 等报道 1 名 32 岁男性患者，同时患有危及生命的上呼吸道阻塞，对大剂量激素治疗有效，但随后患者病情发展，发生进行性肾功能不全。加口服环磷酰胺（150mg/d）治疗，随之减少泼尼松剂量，肾功能改善及随后 21 个月的随访中保持病情好转。

5. 秋水仙碱 Askari 报道给予 2 名本病患者口服秋水仙碱 0.6mg，2 次 / 日治疗可减轻本病发作的症状，并在治疗后几天病情有明显改善。

6. 甲氨蝶呤 / 己酮可可碱 Imai 等报道 1 名 39 岁女性患者，同时患白塞病［口腔和生殖器溃疡与软骨炎（MAGIC 综合征）］。给予甲氨蝶呤（每周 5mg）及己酮可可碱（300mg/d）治疗，口腔溃疡、结节性红斑、关节炎症状好转。

7. 依那西普 有持久疗效，甚至用英夫利昔单抗治疗失败的病例采用该药亦有效。

（六）预后

病程慢性，长短不一，可突然发作，治疗反应好，预后良好。

（吴志华　陶小华　叶巧园　王　强　陈嵘祎）

第二十六章
移植物抗宿主病

当免疫缺陷个体接受供体的具有免疫活性的T淋巴细胞，识别宿主抗原发生的一种免疫反应，这种反应可导致移植器官失败，而受体又不能将其排斥时，会发生主要累及皮肤、胃肠道和肝脏的反应，称为移植物抗宿主病（graft versus host disease，GVHD）。

GVHD见于下述四种情况：①免疫缺陷者通过骨髓移植（一般为同种异体）接受免疫活性T淋巴细胞；②免疫缺陷者输入HLA匹配者的血制品（含有免疫活性淋巴细胞）；③母体的淋巴细胞经胎盘转移给胎儿；④实质器官移植。

【临床提要】

急性GVHD发生于移植后1周至3个月，而慢性GVHD发生于移植后3个月以上。

1. 急性移植物抗宿主病

（1）皮肤损害：为淡红色斑疹或丘疹，始于躯干上部、面部（图26-1）、颈部及四肢末端（特别

是掌、跖）；病情发展，皮疹呈麻疹样、猩红热样、红皮病样、中毒性表皮坏死松解症样，愈合后遗留广泛性色素沉着。口腔黏膜红肿、糜烂、溃疡，类似化疗药物的毒性反应。

（2）肝脏损害，肝功能异常；肠道受累，恶心、呕吐。

GVHD患者骨髓移植后100天，面部出现LE样皮损。

2. 慢性移植物抗宿主病

（1）皮肤损害：①苔藓样，紫红色丘疹，似扁平苔藓；好发于四肢远端、口腔和外生殖器。②硬皮病样，损害为1～10cm硬斑，可融合成大片皮肤硬化，关节挛缩、肿胀（图26-2），脱发。③皮肤异色病样损害。④偶有躯干侧面和四肢筋膜炎及红斑狼疮（LE）样损害，如皮疹和脱发。

（2）其他：肝和肠道症状轻微。

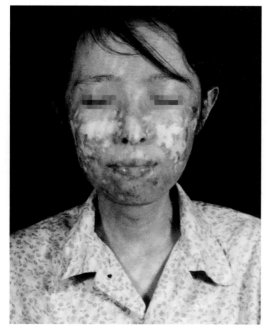

图 26-1　急性移植物抗宿主病
面部DLE样蝶形损害（北京大学　施曼绮惠赠）

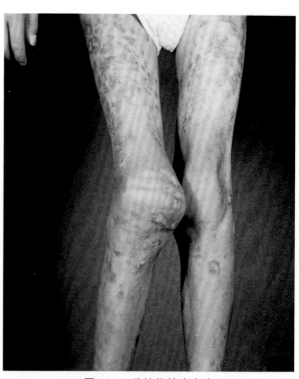

图 26-2　移植物抗宿主病
下肢硬皮病样改变伴关节挛缩（北京大学　施曼绮惠赠）

3. 组织病理

(1) 急性 GVHD：真皮淋巴样细胞浸润。

(2) 慢性 GVHD：①苔藓样，似扁平苔藓；②硬皮病样，表皮萎缩，真皮胶原束增厚。

4. 鉴别诊断 本病应与病毒疹、中毒性表皮坏死松解症、扁平苔藓、硬斑病相鉴别。

【治疗处理】

（一）治疗原则

治疗包括：抑制移植组织中的免疫活性细胞与宿主异种组织相容性抗原反应；保护宿主的靶细胞免受损害（靶细胞是表皮突角质形成细胞及朗格汉斯细胞）；改善临床症状。防治并重，对供者骨髓进行处理以防止 GVHD 的发生。输血前进行血液辐照可预防输血后 GVHD 的发生。GVHD 的治疗需要多学科协作，治疗方案的选择取决于病变分类、分级、受累器官和症状。

（二）基本治疗

GVHD 的基本治疗见表 26-1。

表 26-1 GVHD 的基本治疗

靶向治疗		阻断和抑制 GVHD 中免疫 T 细胞与宿主抗原反应
预防		**术前预防：** 肝移植前，他克莫司 0.1 ~ 0.2mg/(kg·d)，分 2 次口服 肾移植前，他克莫司 0.15 ~ 0.3mg/(kg·d) **其他：** 甲氨蝶呤、吗替麦考酚酯、糖皮质激素、硫唑嘌呤、沙利度胺降低 GVHD 发生率；输血或应用血制品前需放射线照射
治疗		环孢素单独或加用糖皮质激素可用于急性或慢性 GVHD
	急性期	抗胸腺细胞球蛋白 15 ~ 30mg/(kg·d)，静脉滴注
	慢性期	PUVA ＋甲氨蝶呤、阿维 A 用于 GVHD 硬皮样皮损
	局部用药	外用他克莫司、吡美莫司
	生物制剂	英夫利昔单抗、利妥昔单抗
	JAK 抑制剂	杰克替尼
	其他	丙种球蛋白、体外光分离置换法

（三）治疗措施

预防 GVHD 一般常规应用免疫抑制剂，如环孢素，最近常用的是他克莫司（FK-506），在移植前给予，之后持续 6 个月，并常合用甲氨蝶呤和糖皮质激素。

1. 急性 GVHD 的治疗

(1) 环孢素 / 甲氨蝶呤：环孢素通常与甲氨蝶呤合用（标准预防方案）。

(2) 无关 / 有关实验：在与供体移植无关的随机试验中，他克莫司与甲氨蝶呤合用的疗效长，应用环孢素和甲氨蝶呤的效果好。在与供体移植有关的随机实验中，他克莫司 / 甲氨蝶呤治疗效果优于环孢素 / 甲氨蝶呤，尤其是 GVHD 分度为Ⅱ～Ⅳ或无排斥反应的患者。

(3) 泼尼松：作用机制不清，在最近有关供体移植的研究中，应用泼尼松对预防急、慢性 GVHD 或无症状患者疗效不好。

(4) 糖皮质激素或环孢素冲击：大剂量糖皮质激素 / 甲泼尼龙 1mg/(kg·d) 冲击，或环孢素 15mg/(kg·d) 冲击。

(5) 一线 / 二线治疗：GVHD 的一线治疗是在给予环孢素作为预防的前提下，在适当剂量时给予泼尼松 2mg/kg，如果糖皮质激素治疗无效，应给予抗胸腺细胞球蛋白（ATG）作为二线治疗，一线治疗的疗效是预测患者长期存活的最重要因素。

(6) 顽固 GVHD：对于一些顽固性 GVHD，这时应给予支持疗法，包括停止口服药、全胃肠道外高营养支持、应用抗生素及预防应用抗病毒药，并给予镇痛。

(7) 静脉注射免疫球蛋白：0.4g/(kg·d)，静脉滴注，连用 3 ~ 5 天，必要时 2 ~ 4 周，重复 1 次。有效剂量为每月 1 ~ 2g/kg，分 2 天或 5 天用药。IVIg 0.4g/(kg·d)，每月连用 5 天；或 IVIg 1g/(kg·d)，每月连用 2 天，可连用 6 ~ 9 个月，两种用法并无疗效和副作用的差别。

2. 慢性 GVHD 的治疗

(1) 轻型 GVHD：对于皮肤症状较轻的 GVHD 患者，局部应用糖皮质激素和止痒药可控制症状。

(2) 苔藓样 GVHD：治疗根据疾病的程度而定，系统性疾病应给予泼尼松 1mg/kg 及环孢素 10mg/(kg·d)，对顽固性患者应用沙利度胺，联合应用他克莫司和吗替麦考酚酯或他克莫司单独应用效果好，应用体外光化学疗法，以及单独应用吗替麦考酚酯或羟氯喹作为补救疗法。

对于有明显黏膜与皮肤改变的患者，应依据皮肤的改变治疗；对于皮肤苔藓样改变，PUVA 治疗效果好。

（3）硬皮病样：对于硬皮病患者，阿维 A 酯或氯法齐明的治疗效果好，也有一些报道低剂量 UVA1 和吗替麦考酚酯合用治疗效果好。

（4）其他：单一口服药可与局部糖皮质激素或局部环孢素合用，如果是顽固性患者，可给予 PUVA，支持疗法包括加强营养、物理疗法、口腔护理及皮肤润滑。

泼尼松和硫唑嘌呤给予9～12个月，对 1/3 泛发性慢性 GVHD 病例有效。

针对细胞因子的单克隆抗体、体外光免疫化学疗法、免疫毒素和受体拮抗剂都被认为是有潜力的治疗方法。

3. 生物制剂　包括肿瘤坏死因子拮抗剂，如英夫利昔单抗和依那西普（主要用于伴有胃肠道受累的糖皮质激素抵抗性病例）；抗 IL-2 受体抗体，如达珠单抗；抗胸腺细胞球蛋白。

（四）循证治疗步序

移植物抗宿主病的循证治疗步序见表 26-2、表 26-3。

表 26-2　急性移植物抗宿主病的循证治疗步序

项目	内容	证据强度
一线治疗	外用糖皮质激素	D
	系统应用糖皮质激素［甲泼尼龙 1～2mg/（kg·d）］	B
二线治疗	鲁索替尼	B
	吗替麦考酚酯 / 体外光分离置换	C
	钙调磷酸酶抑制剂（他克莫司、环孢素）	C
	依那西普 /α₁- 抗胰蛋白酶	C
三线治疗	喷司他丁	C
	抗 CD52 抗体（阿仑单抗）	C
	mTOR 抑制剂（西罗莫司）	C
	英夫利昔单抗	C
	抗 IL-2 受体抗体（巴利昔单抗）	C
	间充质干细胞	B
	甲氨蝶呤	C
	托珠单抗	C
	抗胸腺细胞球蛋白	C
	地尼白介素	C
	PUVA	C
	窄带 UVB	C

表 26-3　慢性移植物抗宿主病的循证治疗步序

项目	内容	证据强度
一线治疗	系统应用糖皮质激素	B
	系统应用糖皮质激素和钙调磷酸酶抑制剂	C
二线治疗	利妥昔单抗	B
	钙调磷酸酶抑制剂（他克莫司、环孢素）	C
	体外光分离置换	C
	吗替麦考酚酯 / 鲁索替尼 / 依鲁替尼	C
	mTOR 抑制剂（西罗莫司、依维莫司）	C
	UVB、NB-UVB/PUVA、UVA1	C
三线治疗	**系统 GVHD**	C
	糖皮质激素冲击治疗	B
	IL-2/ 伊马替尼	B
	喷司他丁 / 沙利度胺 / 羟氯喹	C
	低剂量甲氨蝶呤 / 英夫利昔单抗	C
	依那西普 / 阿法西普 / 阿仑单抗	C
	环磷酰胺 / 氯法齐明	C
	阿维 A 酯 / 异维 A 酸 / 阿维 A	C
	胸腹部放疗 / 间充质基质细胞疗法	C
	口腔 GVHD	C
	外用糖皮质激素	C
	外用钙调磷酸酶抑制剂	C
	口腔内 PUVA/ 口腔 UVB	C

（五）治疗评价

1. 急性移植物抗宿主病

（1）IL-2：Anasetti 等以 IL-2 受体（抗 TAC）治疗急性 GVHD，对于激光治疗无效的患者，其中 40% 的患者在注射 1 次或 2 次抗体之后病情改善。

（2）吗替麦考酚酯：Basara 等报道以吗替麦考酚酯加用环孢素及泼尼松治疗本病患者，17 人中有 11 人（65%）总体评分有改善。

（3）光疗：Greinix 等以体外光化学疗法治疗 21 名对激素治疗无效的本病患者（分度为 Ⅱ～Ⅳ），治疗时间为 3 个月。其中 60% 获得症状的完全缓解，Ⅱ 度患者 100% 有效，Ⅳ 度患者有效率仅为 12%。对于皮肤或肝受累但不累及肠道的患者，治疗有效率为 60%。

Wiesmann 等以 PUVA 治疗 20 名本病患者，分度为 Ⅱ～Ⅳ。就患者的皮肤改善及糖皮质激素的减量而言，75% 患者有效。

（4）抗胸腺细胞球蛋白：Storb 等报道在用抗

胸腺细胞球蛋白治疗患者的研究中发现，19 例患者中有 12 例患者症状缓解。Ohashi 等报道用 FK-506（24 小时注入 1 次）治疗伴有激素抵抗的严重 GVHD 患者效果好。

2. 慢性移植物抗宿主病

（1）环孢素：Schwinghammer 等报道环孢素剂量用至 15mg/(kg•d) 及甲泼尼龙剂量用至 1mg/(kg•d) 可防治本病。

（2）沙利度胺：Vogelsany 等以沙利度胺治疗 44 例顽固、高危的本病患者，完全有效率为 32%，部分有效率为 27%。

（3）阿维 A 酯：Karcellus 等报道，用阿维 A 酯治疗伴有硬皮病的 GVHD 患者，27 名患者中有 20 名皮肤变软，并且皮肤活动范围增加。

（4）吗替麦考酚酯 / 他克莫司：Mookerjee 等报道用吗替麦考酚酯和他克莫司作为补救法治疗顽固性慢性 GVHD 患者，26 名患者中有 46% 的症状改善。Busca 等报道用吗替麦考酚酯治疗接受骨髓移植引起的顽固性 GVHD 儿童时，15 名患儿中 60% 完全或部分症状缓解。

（5）光疗：Greinix 等报道以体外光化学疗法治疗 15 名有广泛皮损的本病患者，这些患者对标准治疗无效。对累及皮肤的患者而言，80% 的患者完全有效，苔藓样病变者及硬皮病样者治疗效果无差别。70% 的患者可有肝功能异常完全缓解。大部分累及眼的患者症状有一些改善，3 名伴血小板减少症的患者中也有 2 名病情改善。

Enk 等报道用 UVB 预防慢性 GVHD 患者，2 名伴有口腔损害的慢性 GVHD 患者症状可完全消失。

（6）羟氯喹：Gilman 等报道以羟氯喹治疗本病患者，对于激素抵抗性或激素依赖性的本病患者，以羟氯喹 12mg/kg 治疗。32 名患者中 3 人完全有效，14 人部分有效。所有有效者在接受羟氯喹治疗时，对于糖皮质激素减量 50% 以上都能耐受。

（7）氯法齐明：Lee 等报道用氯法齐明治疗慢性 GVHD 患者，20 名患者中 50% 效果显著，32% 其他免疫抑制剂治疗减少。

3. 糖皮质激素和环孢素　糖皮质激素和环孢素可用于治疗急性和慢性 GVHD。有几项报道称，患者单独用 PUVA 或与甲氨蝶呤合用来治疗慢性 GVHD 获得成功。

（六）预后

1. 急性 GVHD　轻度的皮肤、胃肠道或肝脏病变可自行消退，中至重度病变在治疗后可改善。急性 GVHD 是 45% 骨髓移植患者的主要死因，其中进行性间质性肺炎是常见的死因。

2. 慢性 GVHD　6 年存活率为 20% ～ 70%，10 年总生存率为 42%。高危因素包括急性 GVHD 发展而成的慢性型、皮肤苔藓样组织学改变及肝脏受累。易于发生慢性 GVHD 的因素有年龄较大、既往皮肤活检显示急性皮肤 GVHD 的组织学特征，以及较严重的急性 GVHD 临床表现。

3. 肝移植患者发生 GVHD　临床表现与骨髓移植后所观察的不同，肝脏不受累，严重的全血细胞减少发生早，这是死亡的主要原因。

（吴　玮　何玉清　叶巧园　叶　萍　李芳谷）

第二十七章
神经性皮肤病

全身性瘙痒症

全身性瘙痒症（pruritus universalis）专指临床仅有皮肤瘙痒而无原发性皮肤损害的疾病，泛称为瘙痒症（pruritus）。本病病因繁杂，内因包括皮肤病或系统性疾病，外因包括物理、机械及化学刺激。

已知体内有许多化学物质介导瘙痒，包括①二十烷类（eicosanoids）：前列腺素 E_2、前列腺素 H_2；②胺类：组胺；③神经末梢直接激活介质：乙酰胆碱、5-羟色胺、香草基衍生物及其受体、蛋白酶和蛋白酶相关受体；④神经肽类：P 物质；⑤类胰蛋白酶；⑥类阿片类；⑦细胞因子类：IL-2；⑧各种血管神经肽和血管活性肽；⑨前列腺素：PGE。目前瘙痒症的发病机制尚未明了，治疗也较困难。

【临床提要】

瘙痒症种类常见有：①老年性瘙痒症（图27-1）；②冬季瘙痒症；③夏季瘙痒症；④水源性瘙痒症，即接触任何温度的水后数分钟内发生的严重瘙痒；⑤精神瘙痒症，包括心理异常、精神紧张、寄生虫恐怖等；⑥系统疾病瘙痒症，其中半数患者与系统性疾病有关，如尿毒症、糖尿病、梗阻性胆道疾病、淋巴瘤、白血病、甲亢及内脏肿瘤；⑦胆碱能性瘙痒。

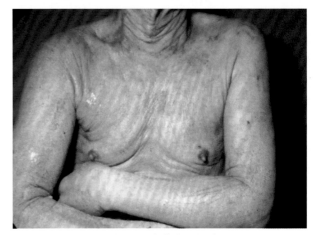

图 27-1　瘙痒症：抓痕

【治疗处理】

（一）治疗原则

积极寻找病因。避免接触已知的可诱发或加重瘙痒的因素。针灸、机械振动性刺激和经皮电神经刺激可缓解实验诱导的瘙痒。

停用可疑药物，避免局部刺激（如穿羊毛织物），减少洗澡次数，适当内服外用止痒药物。单独应用或联合全身治疗，给予镇静止痒和润肤剂。

（二）基本治疗

全身性瘙痒症的基本治疗见表27-1。

表 27-1　全身瘙痒症的基本治疗

靶向治疗	抑制感觉神经的感受和传导，对抗引起瘙痒的化学介质（如组胺、5-羟色胺、激肽、蛋白酶、P 物质），降低痒阈，阻断瘙痒—搔抓—瘙痒的恶性循环
诱因与基础疾病	避免刺激因素，治疗基础疾病，如皮肤 T 细胞淋巴瘤、尿毒症、肝病、甲状腺功能低下、甲状腺功能亢进、糖尿病、真性红细胞增多症、白血病类癌、霍奇金淋巴瘤、其他内脏肿瘤 （1）常见：慢性肾衰竭（血清组胺升高、高血磷、高血钙，与阿片类物质、周围神经病变及透析相关）；胆汁淤积性瘙痒症（胆道狭窄与闭塞，胆汁酸盐、阿片类物质、组胺、孕酮等代谢物质）；糖尿病瘙痒（微血管和周围神经病、口服降糖药致痒）；恶性肿瘤瘙痒（肿瘤细胞或细胞碎屑的变态反应，癌组织产生组胺、酶、抗原及癌胚蛋白） （2）不常见：甲状腺功能亢进相关瘙痒；真性红细胞增多症 / 缺铁性瘙痒；皮肤源性瘙痒（皮肤病引起的皮肤瘙痒）；神经疾病性瘙痒（中枢及外周神经系统病变性瘙痒） （3）其他：神经诱发瘙痒（潜在循环致痒因子，无明显系统疾病证据）；心因性瘙痒（精神疾病相关的心理因素瘙痒，妄想性疾病、情感性精神障碍）；药物致慢性瘙痒；妊娠特异性瘙痒；老年性瘙痒；特发性瘙痒
局部治疗	安抚止痒剂（含苯酚、薄荷脑、樟脑等），局麻药（丙胺卡因、苯佐卡因、5% 利多卡因），辣椒素（去除 P 物质），糖皮质激素，他克莫司 / 吡美莫司（抗炎作用、止痒），多塞平霜
物理治疗	UVB，PUVA，冰袋或热水袋外敷于瘙痒部位
全身治疗	抗组胺药，5-羟色胺受体拮抗剂，抗惊厥药（加巴喷丁、普瑞巴林），抗抑郁药（米氮平、舍曲林、帕罗西汀、氟西汀），阿片受体拮抗剂，沙利度胺（神经效应、免疫调节和镇静止痒），5-脂氧合酶抑制剂
严重瘙痒治疗 心理治疗	糖皮质激素：泼尼松每日 1mg/kg，每隔 4～6 日递减 25%；长效制剂康乃龙 (kenalon)40mg/ml；倍他米松 1ml 尤其是精神性瘙痒症
肾病性瘙痒治疗	清胆胺、活性炭、纳曲酮、沙利度胺、血液透析、肾移植、低剂量加巴喷丁
肝病性瘙痒治疗	胆汁性：类阿片拮抗剂和纳洛酮、布托菲诺、纳曲酮、纳美芬 胆汁性肝硬化：类阿片拮抗剂、纳曲酮、清胆胺、利福平、肝移植

（三）治疗措施

1. 全身治疗（表 27-2）

（1）炎性介质拮抗剂和镇静剂：H_1 受体拮抗剂对荨麻疹瘙痒有一定的疗效，联用 H_2 受体拮抗剂（如雷尼替丁）可治疗皮肤划痕症瘙痒。单独应用 H_2 受体拮抗剂对霍奇金淋巴瘤和红细胞增多症瘙痒有一定的疗效。

白天口服氯雷他定，于睡前再加服某种有镇静作用或轻度镇静作用的抗组胺药，如羟嗪 25mg。西替利嗪疗效与羟嗪相似，但不良反应较小。难治患者可加用西咪替丁及其衍生物等 H_2 受体拮抗剂。三环类抗抑郁药多塞平，有抗 H_1 受体和抗 H_2 受体活性，可作为二线治疗药物。

（2）非特异止痒剂：既往通过普鲁卡因静脉封闭阻断恶性刺激传导，阻断恶性循环，保护和恢复神经系统正常功能，达到止痒作用。其他非特异止痒剂有 10% 葡萄糖酸钙或 5% 溴化钙 10ml，每日 1 次，静脉缓慢注射。或 10% 硫代硫酸钠 10ml，每日 1 次，静脉缓慢注射，对全身性瘙痒症可能有效。

（3）糖皮质激素：剂量为 1.0～1.5mg/kg。一旦症状缓解，应开始逐步减量，减量过程可持续 14～21 日。适用于严重瘙痒或急性发作，主要用于伴有瘙痒的皮肤病，如荨麻疹、接触性皮炎、类天疱疮。

（4）5-脂氧合酶抑制剂：齐留通（zileuton）、咪唑斯汀（10mg/d）可抑制白三烯 B_4 的合成，明显减轻皮肤瘙痒。白三烯 B_4 是皮肤瘙痒的重要内源介质。此外，齐留通也可缓解特应性皮炎患者的瘙痒。

（5）性激素：男性用丙酸睾酮（25mg，肌内注射，每周 2 次）或甲基睾酮（5mg，口服，每日 2 次），女性则用己烯雌酚（0.5mg，口服，每日 2 次），用于老年性瘙痒症。

（6）考来烯胺和利福平：①考来烯胺 5～8g/d，可降低胆汁淤积者的总血清胆酸浓度和缓解其顽固性瘙痒症状，对尿毒症患者瘙痒亦有效；②利福平 0.6g，3 次 / 天，可用于治疗原发性胆汁性肝硬化所致的瘙痒，作用可能是其可影响胆酸代谢。

（7）沙利度胺 25mg，3 次 / 天。其机制可能是通过抑制中枢神经而发挥镇静作用和通过抑制肿瘤坏死因子-α 合成而发挥抗炎作用。

（8）纳洛酮：为长效阿片受体拮抗剂，50mg/d 口服对顽固性瘙痒者可以使用，但有潜在成瘾性。

（9）三环抗抑郁药：如多塞平 25mg，3 次 / 天，用于治疗精神性瘙痒症。

（10）类胰蛋白酶抑制剂：已用于某些类型慢性荨麻疹瘙痒的治疗。

（11）老年性皮肤瘙痒症：避免频繁冷热浴，勿用碱性肥皂。沐浴频率限制在每周 1～2 次，

浴后以浴巾吸干水分，使用保湿乳膏或软膏。已有报道神经活性化合物如阿米替林或卡马西平，联合外用润肤剂对卒中后瘙痒症治疗有效。

（12）水源性瘙痒：用碳酸氢钠碱化洗澡水，调 pH 至 8，内服抗组胺药，如西咪替丁、糖皮质激素，外用辣椒碱乳膏或 PUVA、UVB。

（13）胆碱能性瘙痒症：患者体温升高后出现瘙痒及刺痛，诱发因素包括运动、遇热和情绪因素或发热。不出现风团，是胆碱能性荨麻疹异型。治疗用抗组胺药物、达那唑，每次 200mg，每日 3 次，持续 1 个月，以后用量逐渐减至最小剂量以控制病情。

表 27-2 系统抗瘙痒治疗药物

药物	剂量	适应证	注意事项
多塞平	25～100mg 口服，每日 1 次	慢性荨麻疹	嗜睡，口干，陡然撤药可引起意识混乱，不能与其他抗抑郁药同时服用
纳洛酮	从 0.002μg/(kg·min) 逐步增加到 0.2μg/(kg·min)，24 小时后，12.5～250mg 口服，每日 1 次	胆碱能性瘙痒 尿毒症性瘙痒 胆汁淤积性瘙痒	肝毒性，恶心呕吐，难以入睡，镇痛逆转
纳曲酮	75～100mg/d	胆碱能性瘙痒 尿毒症性瘙痒	肝毒性，恶心呕吐，入睡困难，镇痛逆转，肝功能障碍者禁用
舍曲林	1～4mg 吸入 qhs	肝病性瘙痒	恶心呕吐
布托啡诺（鼻内用药）		由于系统性疾病及某些炎症性皮肤病引起的顽固性瘙痒	嗜睡，眩晕，恶心呕吐
考来烯胺	6～10g/d	肝病性瘙痒 尿毒症性瘙痒	脂肪吸收不良
米氮平	15mg po qhs	系统性及炎症性皮肤疾病	嗜睡，体重、食欲增加，口干
帕罗西汀	20mg 口服，每日 1 次	全身性瘙痒	失眠，性功能障碍
沙利度胺	100mg 口服，每日 1 次	结节性痒疹、光线性痒疹、尿毒症性瘙痒、特应性皮炎、特发性老年性瘙痒症	致畸，周围性神经病，嗜睡
加巴喷丁	300～2400mg 口服，每日 1 次	神经源性瘙痒	嗜睡，便秘

注：qhs，每晚睡前；po，口服。

2. 局部治疗

（1）各种止痒剂：0.025% 辣椒素霜对长期血液透析患者的瘙痒症有较好的疗效。5% 多塞平霜可明显减轻特应性皮炎患者的瘙痒，外涂润肤剂。如 0.125%～0.25% 薄荷醇洗剂或霜剂，糠浴、硫黄浴或淀粉浴。

（2）糖皮质激素：短期使用有效，长期使用强效氟化可的松可导致皮肤萎缩，外用他克莫司、

吡美莫司有效。

（3）麻醉药：如利多卡因和丙胺卡因的混合物恩纳（EMLA）在 30～60 分钟能渗透入皮肤而发挥止痒作用；另一种用于皮肤瘙痒的局麻药为普莫卡因（pramoxine）。

3. 光化学疗法 全身性 UVB 照射对许多疾病引起的瘙痒有效，如特应性皮炎、银屑病、尿毒症、胆汁淤积、真性红细胞增多症、水源性瘙痒症等，

每周 2 ~ 3 次，可缓解尿毒症性瘙痒。原发性胆汁性肝硬化患者亦可获得类似的效果，大部分患者的血清胆酸浓度降低；若单用 UVB 无效，可加用考来烯胺、环孢素或应用 UVA 治疗。

（四）循证治疗步序

循证治疗步序见表 27-3 ~ 表 27-6。

表 27-3 神经性瘙痒的循证治疗步序

项目	内容	证据强度
一线治疗	外用麻醉药	C
二线治疗	加巴喷丁	C

表 27-4 恶性肿瘤性瘙痒的循证治疗步序

项目	内容	证据强度
一线治疗	帕罗西汀	A
	米氮平	E
二线治疗	加巴喷丁 + 米氮平 / 布托啡诺	E
三线治疗	阿瑞匹坦	C
四线治疗	沙利度胺	E

表 27-5 胆汁淤积性瘙痒的循证治疗步序

项目	内容	证据强度
一线治疗	考来烯胺	C
	熊去氧胆酸	A
二线治疗	舍曲林	B
	米氮平	E
三线治疗	阿片受体激动剂与阿片受体拮抗剂	A
四线治疗	利福平 / 回肠胆汁酸转运蛋白	A

表 27-6 肾性 / 尿毒症性瘙痒的循证治疗步序

项目	内容	证据强度
一线治疗	外用麻醉剂	
	口服小剂量加巴喷丁	A
二线治疗	阿片受体激动剂与阿片受体拮抗剂	A

（五）治疗评价

1. 总的评估 评估抗瘙痒药物的效果有时较困难，尚缺乏更多的大规模双盲对照试验，因在一些临床观察中发现安慰剂的效果可达 50% 或更多。更有甚者，经严格的循证医学对照研究，发现有些原认为有效的药物是无效的。

2. 抗组胺药 该类药物对荨麻疹所致风团、瘙痒疗效好，对其他如皮炎湿疹相关瘙痒效果并不理想。对于全身性瘙痒，其效果有时是由于嗜睡作用所致，故对缓解夜间瘙痒症有一定的意义。第二代抗组胺药，如咪唑斯汀，能抑制白三烯生成，从而对湿疹相关瘙痒有效。

Krause 等报道，23 名有湿疹或银屑病的顽固瘙痒患者服用阿司咪唑、特非那丁、阿利马坚（有镇静作用的抗组胺药）、硝基西泮，能够减少瘙痒及搔抓，具有统计学意义。阿司咪唑与特非那丁（没有镇静作用）对缓解瘙痒及搔抓无效。

3. 普莫卡因（麻醉药） Yosipovitch 等报道，在一项双盲、安慰剂对照研究中，在皮内注射了组胺后，局部外用普莫卡因，结果在各个监测时点所测到的痒耐受及基准痒量均减少。

4. 辣椒素 Lotti 等报道 5 名水源性瘙痒患者使用辣椒素（浓度为 0.025%、0.5% 或 1.0%）每日 3 次，连用 4 周。治疗后患者再接触水而不引起瘙痒。患者治疗的第 1 周，涂了辣椒素的皮肤区域痒感及烧灼感减轻，在第 1 周后上述症状全部消失。通过直接免疫荧光检测，此药物的作用机制是排空了从 Aδ 和 C 型皮肤神经纤维上释放的神经递质。

Reimann 等采用辣椒素对 40 例瘙痒性皮肤病患者进行治疗，结果患者的瘙痒均显著减轻。外用辣椒素可以耗竭神经末梢的 P 物质而发挥止痒和消除疼痛作用，而且可以使表皮神经纤维变性而使痛觉减轻。而被证实治疗有效的疾病包括疱疹后遗神经痛、血液透析相关性瘙痒、银屑病瘙痒、糖尿病性神经病变。该报道中治疗有效的疾病包括结节性痒疹、神经性皮炎、钱币状湿疹、水源性瘙痒、羟乙基淀粉沉积性瘙痒、PUVA 相关性瘙痒、毛发红糠疹瘙痒。

5. 5-羟色胺受体拮抗剂 昂丹司琼（枢复宁，ondansetron）剂量为 8mg，口服，每日 2 次，或 4 ~ 8mg 加生理盐水静脉注射，注射后 30 ~ 60 分钟瘙痒症状几乎全部消失。对胆汁淤积性瘙痒有良好的反应。

6. 阿片受体拮抗剂（纳曲酮、纳美芬及纳洛酮）　主要治疗胆汁淤积性瘙痒。有研究对 8 例胆汁淤积性瘙痒患者输注纳洛酮 0.2μg/(kg·min)，结果显示 50% 患者的瘙痒明显减轻。Peer 等报道瘙痒患者每日服用纳曲酮 50mg，连续治疗 7 日，短期的纳曲酮治疗可改善尿毒症的瘙痒症状。阿片受体拮抗剂对慢性荨麻疹及特应性皮炎的瘙痒缓解也有一定疗效。

7. 地西泮　为镇静、抗焦虑药。Levy 等报道，151 名瘙痒症患者口服地西泮 2.5 ～ 10mg，每日 4 次，平均连用 6 周，结果显示 90% 的患者皮肤症状与合并症都得到改善。

8. 匹莫齐特　为抗躁狂、抗幻觉妄想药。Duke 等报道，12 名患者（其中 4 名患有寄生虫妄想症或神经官能症性表皮剥脱）口服匹莫齐特 5mg，每日 4 次。在 1 个月的疗程内，这 4 名患者妄想、瘙痒及表皮剥脱的症状完全缓解。

9. 环孢素　可以抑制细胞因子，如 IL-2 的产生，在治疗特应性皮炎、结节性痒疹、Sezary 综合征等顽固性瘙痒方面都取得了较好的疗效。对于重度儿童特应性皮炎，环孢素也安全有效。

10. 多塞平　5% 多塞平软膏治疗特应性皮炎、神经性皮炎和慢性钱币状湿疹瘙痒有良效。Drake 等在 270 例特应性皮炎患者中行双盲赋形剂对照研究显示，外用多塞平 1 周后，85% 的患者有疗效，而对照组中 57% 的有效，两者差异有统计学意义。

Sullivan 等报道，在一项随机双盲、安慰剂对照研究中，利用组胺在 5 名健康人身上诱发出风团，使用多塞平（每 12 小时 5mg）维持的药效超过 48 小时。

11. 他克莫司软膏　通过抑制 T 细胞诱导的免疫反应而起止痒作用，他克莫司有较快抗炎和止痒作用，长期应用的安全性优于糖皮质激素类制剂。

12. 光疗　Vaatainen 等报道，15 例患有结节性痒疹的患者使用 PUVA 治疗，平均每隔 3 周，患者的症状就会获得适度的（30% ～ 60%）或较多的（60% ～ 90%）缓解。

13. 其他　宽谱 UV 照射、低剂量加巴喷丁、普瑞巴林及阿片受体激动剂均是有效的治疗方法。

（六）预后

瘙痒是大部分皮肤疾病的主要症状，也是影响患者生活质量的重要因素。部分患者的瘙痒难以被常规治疗所缓解。预后决定于原发疾病和基础疾病的治疗。

神经疾病性瘙痒

周围神经或者中枢神经系统疾病导致的瘙痒症。

【临床提要】

1. 肩胛区内侧的局限性瘙痒　局限性瘙痒是相应皮节部位的脊柱退行性病变所致。脊柱神经受压和周围神经的损伤可能是导致感觉异常性背痛的原因。

2. 肱桡瘙痒症　以腋下和肘部背侧部位剧烈瘙痒为主，通常有灼烧、刺痛或掐挤的感觉特征。使用冰袋可以缓解症状，本瘙痒症可能是由于神经性疾病（如慢性颈椎神经根病变、颈椎病和横贯性脊髓炎）导致的。脊椎病是肱桡瘙痒症最主要的致病因素。

3. 肛门生殖器瘙痒症　80% 的患者并无皮肤疾病或肛门直肠病变，但确诊有腰骶神经根病和腰椎退行性病变。

4. 脑血管意外后瘙痒　尤其是卒中影响到延髓外侧和脑桥外侧引起的瘙痒。

【治疗处理】

（一）治疗原则

消除瘙痒，减少不适，提高生活质量。

（二）基本治疗措施及评价

外用局麻药（如聚多卡醇）能缓解症状，对 20 例感觉异常性背痛患者外用为期 10 周的 0.025% 辣椒碱（每日 4 次），具有明显的止痒疗效，辣椒碱治疗组和安慰剂对照组中症状改善的患者分别为 70% 和 30%。

0.025% 辣椒碱（每日 4 次）治疗 3 周，10 例患者在 3 周后症状显著缓解或瘙痒完全消失。

一些个案报道证实了加巴喷丁治疗肱桡瘙痒症的疗效。

16 例节段性瘙痒患者接受了受累椎旁肌的皮

节段部位的深部肌肉针灸刺激。12 例患者瘙痒症完全缓解，4 例患者部分缓解。

外用辣椒碱和系统使用加巴喷丁治疗似乎是有效的，但没有 RCT 数据支持。

（三）预后

预后取决于能否确定具体病因，如神经根型颈椎病（肱桡瘙痒）和脊椎退行性病变（感觉异常性背痛）。

局限性瘙痒症

局限性瘙痒症（pruritus localis）包括一些常见的疾病。

【临床提要】

局限性瘙痒症可分为：①头皮瘙痒症。②肛门瘙痒症，分为原发性（包括肛门湿疹、神经因素）如继发性（多与蛲虫病、痔疮、肛瘘、直肠癌、乳房外湿疹样癌等有关）。③阴囊瘙痒症，与局部多汗和内裤刺激、精神因素等有关。④外阴瘙痒症，分为原发性和继发性，与白带增多、阴道真菌病、滴虫病、更年期性激素水平低等有关。

【治疗处理】

（一）治疗原则

1.病因治疗　寻找可疑病因，避免各种刺激因素，并针对可能的病因进行治疗。

2.症状治疗　可依据瘙痒的部位和类型选择不同的治疗方案对症处理。

3.心因治疗　向患者解释病情，加强心因治疗、心理疏导，争取患者的配合，使疾病康复。

（二）基本治疗

局限性瘙痒症的基本治疗见表 27-7。

表 27-7　局限性瘙痒症的基本治疗

靶向治疗	阻断各种诱因，对抗引起瘙痒的化学介质，阻断瘙痒—搔抓—瘙痒的恶性循环，监测各种皮肤病、直肠癌、乳房外湿疹样癌、萎缩性外阴阴道炎、硬化性苔藓
方法选择	针对病因，主要选择局部止痒药物（如糖皮质激素、钙调神经磷酸酶抑制剂、辣椒素、薄荷或樟脑活剂、多塞平霜）、局麻药（如普莫卡因、苯佐卡因、5% 利多卡因、盐酸普莫卡因、利多卡因＋丙胺卡因混合剂）、针灸、紫外线、心理治疗

（三）治疗措施

1.肛门瘙痒症　除精神性肛门瘙痒症外，应针对其他引起瘙痒的病因，如用抗真菌药和驱肠虫药分别治疗真菌病和蛲虫病。外用糖皮质激素对非真菌性肛门瘙痒最有效。可使用普鲁卡因与氢化可的松洗剂，普莫卡因（pramoxine）尤其有效。此外，于便后肛门处应用纤维质卫生纸擦净，并用温和的肥皂和水清洗（表 27-8）。

表 27-8　局部抗瘙痒的治疗药物

药物	剂量	适应证	说明
皮肤屏障修复霜	N/A	特应性皮炎、干性皮肤	—
水杨酸	2%～6%	阴部瘙痒、慢性单纯性苔藓	皮肤刺激
他克莫司	0.1% 乳膏	阴部瘙痒、特应性皮炎、接触性皮炎	皮肤刺激，灼烧感
吡美莫司	1% 霜	阴部瘙痒、特应性皮炎、接触性皮炎	皮肤刺激，灼烧感
薄荷脑	1% 霜	阴部瘙痒	皮肤刺激
辣椒素	0.75%～1.0% 霜	阴部瘙痒、神经病性瘙痒、尿毒症性瘙痒、银屑病、特应性皮炎	一过性的灼烧感
普莫卡因	1.0%～2.5%	脸部湿疹、特应性皮炎、阴部痉挛	尤其对脸部痒症有效
聚多卡醇	5% 尿素 ＋3% 聚多卡醇（月桂酰聚乙二醇）	阴部痉挛、特应性皮炎、接触性皮炎、银屑病、阴部痉挛、尿毒症性瘙痒	—
多塞平	5% 霜	阴部痉挛、特应性皮炎	25% 有嗜睡现象
屈大麻酚		特应性皮炎、阴部痉挛、尿毒症性瘙痒	与皮肤屏障霜合用

注：N/A，不适用。

2. 阴囊瘙痒症　外用糖皮质激素有效，但有皮肤萎缩等副作用，或造成激素依赖，可选用非激素类药物外用，如他克莫司或外用普莫卡因或多塞平霜。

3. 外阴瘙痒症　病因治疗，如假丝酵母菌可外用抗真菌药物治疗。甲硝唑对滴虫感染疗效最佳，可口服或外用阴道栓。外用强效糖皮质激素对硬化性苔藓、扁平苔藓引起的瘙痒疗效良好。也可外用 5% 利多卡因、普莫卡因，或口服三环类抗抑郁药。对于治疗无效的患者，建议给予心理治疗。

4. 头皮瘙痒症　病因不明，但部分人患有毛囊炎。外用焦油香波、水杨酸香波和糖皮质激素凝胶与溶液有效。对于严重病例，可皮损内注射糖皮质激素混悬液。内服抗组胺药偶尔有效。

（四）循证治疗步序

外阴瘙痒症的循证治疗步序见表 27-9。

表 27-9　外阴瘙痒症的循证治疗步序

项目	内容	证据强度
一线治疗	口服奥培米芬	A
	阿米替林 / 普瑞巴林 / 加巴喷丁	C
	避免刺激、保持卫生、外用雌激素	E
二线治疗	外用抗组胺药	A
	皮下注射曲安奈德	B
	环丙甲羟二羟吗啡酮	D
三线治疗	外用糖皮质激素	A（阴性研究）
	替代疗法（中医针灸、催眠）	E

（五）治疗评价

1. 外阴瘙痒症

（1）糖皮质激素：Fleckner 等对 65 名本病患者给予局部外用氟西奈德治疗。有 56 名患者在 2 天内症状完全缓解，6 名患者复发，但重复治疗有效。Dalzicl 等对 13 名伴硬化性苔藓患者给予丙酸氯倍他索（0.05%）霜治疗，所有患者在治疗 12 周后症状明显改善。

有报告 15 例外阴瘙痒症患者外用吡美莫司，每日 2 次，1 个月后有 10 例患者症状完全缓解，3 例患者症状减轻，2 例失访。

（2）乙醇注射：Sutherst 等进行了一项双盲对照研究，结果显示皮内注射乙醇有效。其中 14 名患者在注射乙醇后一侧症状完全缓解，而安慰剂一侧则无效。

Woodruff 等以皮内注射乙醇治疗 30 名长期患有本病的患者，所有患者在最少 4 ～ 6 个月症状有所缓解，80% 的患者症状缓解持续超过 6 个月。

（3）外科治疗：Mering 等对 16 名难治性外阴瘙痒症患者行外科治疗（Mering 法），其中 15 名患者症状立即缓解，随访 3 个月到 3 年无复发。

（4）针灸治疗：Huang 等对 56 名难治性外阴瘙痒症患者行针灸治疗，其中 54 名在 1 ～ 7 个疗程之后有症状改善。

（5）心理治疗：Woodward 对 29 名有外阴阴道炎症状的体格检查正常、细胞学及拭子试验正常的患者行心理治疗，87% 的患者症状改善或缓解。

2. 肛门瘙痒症

（1）综合治疗：Daniel 等报道，27 名患者接受了增加食物纤维的摄入量、局部使用糖皮质激素软膏及干燥剂等治疗措施，结果所有患者的症状显著改善。Minvielle 等报道皮损内注射曲安西龙 5mg，每周 1 次，连续 4 周疗效较好。

（2）糖皮质激素：Allenby 等报道了一种用来治疗局部肛门瘙痒的含 0.2% 氢化可的松和 1% 盐酸布替萘芬、利多卡因的喷雾剂，52 名患者使用该药，其中 46 名患者症状缓解，4 名患者症状部分缓解。

（3）亚甲蓝（解毒剂）：Eusebio 等报道，患有慢性肛门瘙痒症的患者皮内注射亚甲蓝以破坏皮肤神经末梢。30 例患者中有 24 例症状消失。经过 12 个月随访 23 例持续缓解。

（4）石炭酸杏仁油：Shafik 等报道，于患者皮下组织内注射含 5% 石炭酸溶液的杏仁油。67 例患者中，62 例患者症状消失，5 例患者在经过一段缓解期后症状复发，但再次使用该法仍有效。

（5）冷冻治疗：Detrano 等报道，对 16 例慢性肛门瘙痒症患者行冷冻疗法，15 例患者症状获得完全缓解或者仍有少许偶然的自限性瘙痒，有 1 例患者在治疗 2 个月后病情复发。

（六）预后

消除病因后，通常局限性瘙痒能被消除，而

对于精神性或特发性瘙痒则应进行系统、局部及心理等综合治疗，亦有较好的预后。

其他几种瘙痒症

（一）真性红细胞增多症性瘙痒/缺铁性瘙痒

真性红细胞增多症由红细胞生成素激活细胞内激酶，促进红系细胞增殖和分化而致病，患者洗浴后尤其用热水洗浴后会出现瘙痒，可能与肥大细胞脱颗粒及前列腺素和血小板聚集有关。

缺铁性瘙痒通常在接触水后触发，研究表明口服铁剂后瘙痒可消失。

1. 真性红细胞增多症性瘙痒　血液组胺水平高，但 H_1 抗组胺药很少有效，可用选择性 5-羟色胺再摄取抑制剂，如帕罗西汀 20mg/d 及氟西汀 10mg/d，还可行窄谱 UVB、PUVA 治疗。

2. 缺铁性瘙痒　与铁缺乏有关，临床试验表明口服抗组胺药有效。

（二）内分泌性瘙痒

1. 糖尿病性瘙痒　占糖尿病患者的 30%，与糖尿病神经病变有关，如皮肤干燥、微血管和周围神经病变、皮肤感染与免疫性炎症、口服降糖药或注射胰岛素引起药物过敏，从而造成皮肤瘙痒，表现为全身和局部瘙痒。应保护皮肤屏障，减少对皮肤的刺激，局部止痒治疗，外用冷却剂和局麻药，包括薄荷脑、樟脑、苯酚，行全身止痒治疗，给予第二代 H_1 抗组胺药口服治疗。

2. 甲状腺毒症性瘙痒　甲状腺功能亢进并发皮肤瘙痒，发病率为 7%，发病机制为自身免疫功能紊乱，多种免疫细胞及因子参与了发病，全身瘙痒如蚁行感觉，甚至阵发性奇痒，夜间加重，甲状腺功能亢进相关瘙痒症和荨麻疹会严重影响睡眠，应纠正甲状腺功能。

（三）肛门生殖器瘙痒症

该症患者可能存在潜在疾病或腰骶进行性病变，如糖尿病、念珠菌病、直肠阴道恶性肿瘤等。

肛门生殖器瘙痒症的循证治疗步序见表 27-10。

表 27-10　肛门生殖器瘙痒症的循证治疗步序

项目	内容	证据强度
一线治疗	外用他克莫司/外用糖皮质激素	A
	保持卫生	B
二线治疗	外用辣椒素	A
	外用丙烯酸酯类屏障剂	D
三线治疗	皮损内注射糖皮质激素	C
	皮损内注射苯酚/亚甲蓝	B

（四）心因性瘙痒

心因性瘙痒是指与精神疾病和心理因素相关的瘙痒（如寄生虫恐怖或神经官能症性表皮剥脱的妄想状态），瘙痒可以是全身性的或者局部的。抑郁、焦虑和精神分裂症被认为是心因性瘙痒的病因。

（1）治疗潜在的病因，如神经官能症性表皮剥脱等。

（2）试用帕罗西汀 20mg/d、米氮平 15mg/d、氟西汀 20mg/d 有效。

心因性瘙痒的循证治疗步序见表 27-11。

表 27-11　心因性瘙痒的循证治疗步序

项目	内容	证据强度
一线治疗	抗抑郁药治疗焦虑或潜在心理因素	E
二线治疗	抗精神病药物治疗妄想症	C

（五）药源性瘙痒症

药源性瘙痒是指由药物引起的无皮肤损害的全身性瘙痒。

常用药物包括阿片类药物、抗疟药、羟乙基淀粉（HES）和靶向抗癌药。

1. 靶向抗癌药物　可以引起严重的瘙痒，瘙痒是表皮生长因子受体受抑制的常见副作用。在对 379 名癌症幸存者的调查中，36% 的人报告在治疗过程中出现瘙痒。表皮生长因子受体（EGFR）抑制剂，如西妥昔单抗、厄洛替尼和帕尼单抗通常会引起瘙痒。

2. 阿片类药物瘙痒　阿片性瘙痒的发生机制可能是通过 μ-阿片受体（MORS）介导的中枢过程。瘙痒更多见于对 MORS 有高亲和力的阿片类药物的使用，如吗啡和芬太尼，阿片类药物引起的瘙痒有时很严重。

3. 氯喹　可治疗疟疾和许多皮肤病，氯喹释放组胺导致瘙痒，40% 的人称瘙痒难以忍受，60% 的患者瘙痒累及全身各部。

4. 药物沉淀　使用羟乙基淀粉（HES）是外科和重症监护病房液体管理中常用的人工胶体，可预防低血容量，HES 副作用有凝血障碍、缺血、出血、血栓闭塞，严重瘙痒。

5. 治疗

（1）停用可疑药物，对症治疗，然而瘙痒可能会在停药后持续 6 周以上。

（2）氯喹致痒患者，可用抗组胺药物，而泼尼松比抗组胺药物更有效。

（3）药物沉积，皮肤组织中 HES 沉积物消失须几周到几个月，外用辣椒素软膏、紫外线治疗和纳曲酮。

（4）靶向抗癌药物引起瘙痒只能对症处理，如发生严重免疫反应，则可停药。有一种理论，靶向抗癌药物副作用增加，或与患者存活率呈正相关。

（5）阿片类受体拮抗剂纳曲酮是一种新的吗啡拮抗剂，是与海洛因相似的药物，但无海洛因效应，可试用，口服有效，可阻断外源阿片类的作用而治疗瘙痒。

（六）艾滋病相关瘙痒

艾滋病相关结节性痒疹采用沙利度胺、UVB 光疗有效。其他瘙痒可采用吲哚美辛（20mg，每日 3 次）、己酮可可碱（40mg，每日 3 次）、盐酸羟嗪（25g，每日 3 次）。

（七）特发性瘙痒

全面询问病史和查体后，仍未发现病因的瘙痒称为无诱因瘙痒，常见于成年人，尤其是老年人。

治疗：止痒、减轻不适和改善生活质量。可以尝试使用 UVB 或 UVA 与 UVB 联合光疗，避免皮肤干燥，做好皮肤日常保湿，使用外用药物对症治疗，如聚多卡醇和薄荷脑、地氯雷他定、纳曲酮（50～150mg/d）、加巴喷丁（3×100mg/d）、帕罗西汀（20～40mg/d）。

（八）恶性肿瘤性瘙痒

肿瘤细胞或细胞碎屑引起的变态反应，可释放致痒物质，癌组织可产生活性物质，包括组胺、酶、激素、抗原及癌胚蛋白等。

霍奇金淋巴瘤相关的恶性肿瘤性瘙痒患者经常遭受严重的顽固性瘙痒。16%～30% 淋巴瘤、25% 生殖器肿瘤、50% 直肠癌患者有不同程度顽固性瘙痒。

恶性肿瘤的瘙痒顽固持续、治疗困难，可试用抗组胺药、皮质激素、免疫抑制剂、加巴喷丁、普瑞巴林、抗抑郁药、沙利度胺、阿片 μ 受体拮抗剂、阿片 κ 受体拮抗剂。

紫外线治疗：窄谱 UVB 和 PUVA 是公认的皮肤 T 细胞淋巴瘤的治疗方法，米氮平低剂量（每晚 7.5～15mg）和加巴喷丁（每晚睡前 300mg 开始直到 900～2400mg）结合治疗皮肤 T 细胞淋巴瘤瘙痒是有效的。过去常用布托啡诺 3～4mg/d 治疗淋巴瘤顽固性瘙痒。淋巴瘤瘙痒的治疗选择是口服泼尼松 40mg/d，3 周后逐渐减量，沙利度胺可作为二线止痒药。

神经性皮炎

神经性皮炎（neurodermatitis）又称慢性单纯性苔藓（lichen simplex chronicus），是一种以阵发性剧烈瘙痒和皮肤苔藓样变为特征的常见皮肤病。

【临床提要】

1. 基本损害　为密集粟粒至米粒大小的扁平丘疹，呈圆形或多角形，逐渐形成边界清楚、皮纹加深和皮嵴隆起的苔藓样变斑块（图 27-2），一块或数块，大小不等，直径可达 2～6cm 及以上。

2. 发病特征　初期为局部皮肤瘙痒，经常搔抓后出现皮损。皮损好发于项、颈侧、小腿、腕、踝、前臂伸侧、上睑、耳后和外耳孔。

3. 临床分型　可分为局限性神经性皮炎和播散性神经性皮炎。

4. 鉴别诊断　本病应与慢性湿疹、皮肤淀粉样变及扁平苔藓相鉴别。

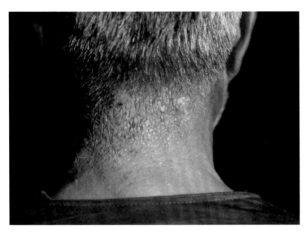

图 27-2 神经性皮炎

【治疗处理】

（一）治疗原则

心因治疗，力戒搔抓。阻断"瘙痒—搔抓—苔藓样变"的恶性循环。局部皮损对症处理。

（二）基本治疗

神经性皮炎的基本治疗见表 27-12。

表 27-12 神经性皮炎的基本治疗

靶向治疗	抑制感觉神经的传入，阻断"瘙痒—搔抓—苔藓样变"的恶性循环，抑制棘细胞层增生及炎症细胞浸润
心理治疗	克服焦虑、忧郁，亦酌情选用三环类抗抑郁药
避免诱因	避免衣着刺激，避免饮用咖啡、酒类，并禁止搔抓、烫洗患处
局部治疗	使用多塞平霜、辣椒素霜、糖皮质激素霜/硬膏，皮损内注射药物，如曲安西龙混悬液、复方奎宁（以生理盐水 1∶1 配制）同位素治疗，磷-32 敷贴，普鲁卡因封闭
系统治疗	给予镇静剂、三环类抗抑郁药

（三）治疗措施

1. 治疗潜在疾病　如神经衰弱、胃肠功能紊乱、内分泌异常（如更年期）及感染病灶等，避免搔抓及饮酒、饮浓茶和食用辛辣食物。

2. 止痒　对于瘙痒剧烈者，给予抗组胺药或三环类抗抑郁药（如多塞平、阿米替林）。对于精神紧张、失眠者，予以地西泮、氯氮䓬。

3. 泛发性神经性皮炎　普鲁卡因（100～300mg/d，加入 5% 葡萄糖液 500ml）静脉封闭疗法，可减少瘙痒，10 日为 1 个疗程。

4. 局部治疗　外用或皮损内注射糖皮质激素，外用辣椒素霜、止痒剂或焦油类制剂。一些患者用丁苯羟酸硬膏可能更有效，因其可防止搔抓及摩擦。

5. 同位素/X 线治疗　局限性神经性皮炎可行液氮冷冻，以及 ^{90}Sr、^{32}P 敷贴或软 X 线治疗。

（四）循证治疗步序

神经性皮炎的循证治疗步序见表 27-13。

表 27-13 神经性皮炎的循证治疗步序

项目	内容	证据强度
一线治疗	外用糖皮质激素	A
	氢氟缩松胶带封包	C
	皮损内注射糖皮质激素	C
	经皮气动注射	E
二线治疗	多塞平乳膏/他克莫司软膏	B
	吡美莫司乳膏	C
	辣椒素乳膏	E
三线治疗	阿司匹林	A
	经皮电刺激/聚焦超声波治疗	B
	针灸和电针刺/光疗	C
	肉毒素/加巴喷丁	D
	外科切除/催眠/心理治疗	E
	阿利维 A 酸/抗精神药物	E

（五）治疗评价

1. 糖皮质激素　Datz 等进行了一项双盲、多中心试验，用 0.05% 氯倍他索丙酸酯软膏及 0.05% 17-丙酸氯倍他索软膏分别治疗 127 名患慢性局限性异位性皮炎或慢性单纯性苔藓患者。氯倍他索丙酸酯组（即超强效糖皮质激素外用组）的治愈率为 65.1%，丙酸氯倍他索组（较弱糖皮质激素外用组）的治愈率为 54.7%。两组成功率、治疗起效程度及副作用相似。

2. 多塞平霜　Drabe 等进行了一项多中心、双盲试验，用于评价 5% 多塞平霜的安全性及止痒效果。其中单纯性苔藓者 136 例，钱币状湿疹者 87 例，接触性皮炎者 86 例。采用多塞平治疗的患者瘙痒缓解明显优于安慰剂组。采用多塞平者，60% 在 24

小时内瘙痒缓解，在研究结束时有效率为84%。

3. 酮替芬　Kikindjanin 等报道用酮替芬治疗17名神经性皮炎患者，剂量为1mg，2次/日。在2周内患者瘙痒减轻，平均20日患者瘙痒缓解。7～9个月皮损消除。

4. 针灸　Yang 等报道以针灸治疗96名局限性神经性皮炎患者及43名全身播散性神经性皮炎患者。1个疗程为10日，疗程之间停3～5日，有效率为81%，改善率为14%。

5. 外科切除　Porter 等报道2例结节性神经性皮炎患者行外科手术切除阴囊部苔藓样变斑块后，皮损持续缓解时间超过1年。

（六）预后

经上述处理，绝大部分病例好转和痊愈，但即使经过最彻底的治疗，本病仍常复发。

痒　疹

痒疹（prurigo）是以圆顶形丘疹、苔藓样结节和瘙痒为特征的一组皮肤病。目前，痒疹尚无公认的分类。

【临床提要】

1. 急性单纯性痒疹　参见"丘疹性荨麻疹"。

2. 单纯性痒疹（prurigo simplex）　又称成人痒疹，主要发生在青壮年，以女性为多。初起为小米至绿豆大小，呈淡红色或肤色、坚实的丘疹（图27-3），剧痒，可伴风团，1周后消退，遗留色素沉着。损害主要分布在四肢。

3. Hebra 痒疹　或称儿童痒疹，在儿童期1～5岁发病。为风团样丘疹，即随着风团样皮疹消退的丘疹，或发生丘疱疹，剧痒。皮疹发生于四肢伸侧，慢性病程，反复发作。

4. 光化性痒疹　又称夏季瘙痒，是多形性日光疹（PMLE）的异型。

5. 色素性痒疹　为突发性、红斑性丘疹或水疱，愈合后网状色素性沉着。

【治疗处理】

（一）治疗原则／基本治疗

对于痒疹，应去除各种病因和诱因，防止虫咬，

避免局部刺激，使用止痒药物。痒疹的基本治疗见表27-14。

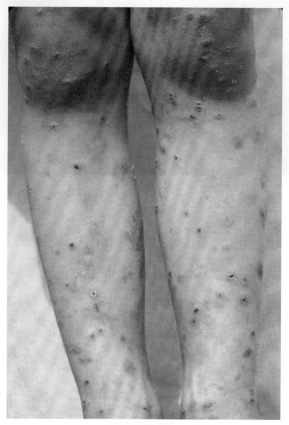

图 27-3　痒疹

表 27-14　痒疹的基本治疗

靶向治疗	阻断和缓解精神刺激和应激反应，对抗各种因素释放的炎性介质，降低痒阈
依痒疹分类治疗	单纯性急性痒疹（丘疹性荨麻疹）及慢性痒疹分类不同
系统治疗	应用抗组胺药物，如多塞平，必要时应用糖皮质激素
局部治疗	外用各种止痒剂

（二）治疗措施

1. 轻型病例　对症处理，外用糖皮质激素乳膏、抗组胺药物。

2. 重型病例　糖皮质激素如泼尼松（20～30mg/d），适用于症状严重者。沙利度胺（反应停）25mg，每日3次；氨苯砜50mg，每日2次，适用于泛发性病变者。

3. 伴神经精神因素者　地西泮2.5mg，3次/日；多塞平25mg，3次/日。

（三）循证治疗步序

色素性痒疹的循证治疗步序见表 27-15。

表 27-15　色素性痒疹的循证治疗步序

项目	内容	证据强度
一线治疗	米诺环素	C
	治疗酮症或其他病因	D
二线治疗	氨苯砜 / 多西环素	D
	罗红霉素 / 克拉霉素	E
三线治疗	异维 A 酸 / 窄谱 UVB	E

（四）治疗评价及预后

避免病因刺激，经治疗可使病情缓解、痊愈，但可复发，预后良好。

结节性痒疹

结节性痒疹（prurigo nodularis）是一种以结节性损害伴剧烈瘙痒为特征的特发性皮肤病，可能与虫咬及特应性皮炎等有关，系统性疾病如肝病、情绪过激或心理疾病也是重要因素。亦有学者认为系结节性局限性神经性皮炎。

【临床提要】

1. 基本损害　初期为淡红色丘疹，迅速变为半球形结节，数毫米至 1 ～ 2cm 或更大，顶部明显角化，表面粗糙，疣状，呈红褐色或灰褐色，质较坚实；数目不等，成群或散在分布。

2. 发病特征　常见于四肢、上背部、臀部，尤以小腿伸侧为甚（图 27-4），伴剧烈瘙痒，但并非所有的结节性疾病都有剧痒。病程为慢性，长期不愈。

3. 鉴别诊断　本病应与寻常疣、丘疹性荨麻疹、疣状扁平苔藓、结节性类天疱疮相鉴别。

【治疗处理】

（一）治疗原则

治疗多较困难，应避免各种因素及治疗其他疾病如肝病、尿毒症、淋巴瘤等。依病情选用各种方法治疗。

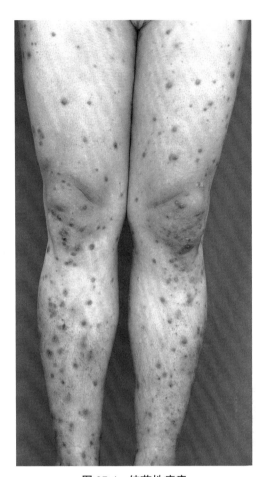

图 27-4　结节性痒疹
（广州中医药大学金沙洲医院　陈忠业惠赠）

（二）基本治疗

结节性痒疹的基本治疗见表 27-16。

表 27-16　结节性痒疹的基本治疗

靶向治疗	阻断瘙痒的感觉传入及搔抓的恶性循环，减轻不规则棘层增厚和真皮血管周围单核细胞浸润
检测和治疗	病因治疗和治疗其他疾病
局部治疗	局部疗法包括使用止痒剂和润肤剂，皮损内注射或外搽糖皮质激素、他克莫司、卡泊三醇，以及冷冻、UVB 治疗
系统治疗	病因治疗及心理治疗，服用异维 A 酸、抗组胺药、赛庚啶或地西泮 + 沙利度胺，或沙利度胺 +UVB、环孢素

（三）治疗措施

1. 系统治疗 ①消除促发因素，对症处理。②口服抗组胺药及镇静催眠药。③沙利度胺100～200mg/d，分次口服，一般在用药2～4周瘙痒消失，并有镇静作用，有效后逐渐减至最低剂量，须连续半年。④异维A酸（accutane）1mg/（kg·d），使用2～5个月对部分患者有效。UVB和沙利度胺联合治疗比单用效果更好。⑤光疗：PUVA对局限性病变疗效较好，而UVB适用于泛发性病变。PUVA对一些病例有效。⑥环孢素3～4.5mg/（kg·d），对难治性病例有较好的疗效。

2. 局部治疗 ①曲安奈德悬液皮损内注射，每周1次。30%冰醋酸外搽，2%苯甲醇溶液皮损内注射，每1～2周1次，共3～4次。②液氮冷冻或激光治疗。外搽维生素D₃软膏，每日2次，可有疗效，并可减少糖皮质激素的使用。③强效糖皮质激素软膏外用。

（四）循证治疗步序

结节性痒疹的循证治疗步序见表27-17。

表27-17　结节性痒疹的循证治疗步序

项目	内容	证据强度
一线治疗	外用糖皮质激素	A
	外用钙调磷酸酶抑制剂	A
	外用糖皮质激素封包	C
	抗组胺药	D
	皮损内注射糖皮质激素/封包治疗	E
二线治疗	外用维生素D₃衍生物	A
	PUVA+UVB/PUVA 或 PUVA 浴疗	B
	窄谱UVB/单频准分子光	C
	UVA1 光疗	D
	改良的 Goeckerman 疗法	E
三线治疗	冷冻疗法/脉冲染料激光	E
	辣椒素/普瑞巴林	B
	非索非那定＋孟鲁斯特/纳曲酮	C
	环孢素/甲氨蝶呤/沙利度胺	
	硫唑嘌呤/来那度胺	E
	IVIg/口服他克莫司/加巴喷丁	E
	火针联合中医疗法	B
	司洛匹坦	A

（五）治疗评价

1. 联合治疗 Stoll等对2例本病患者用沾有液氮的棉签涂于皮损上，持续10秒，随后皮损内注射曲安奈德10mg/ml混合0.75%的利多卡因。2例患者皮损行4～8次注射（间隔为4～6周）后均痊愈。

2. 沙利度胺 Winkelmann等报道口服沙利度胺治疗本病时可快速缓解患者瘙痒及消除继发结节，每日剂量100～300mg。患者中断用药后有复发，但重新服药又可见效。要获得长期疗效需服药6个月。

有学者报道，10例结节性痒疹患者，6例在使用沙利度胺后好转。所有患者均有不良反应发生，其中6例患者被迫停药。因而指出沙利度胺的不良反应常见、严重且不可预料，除非是在特殊情况下，否则不推荐沙利度胺用于治疗结节性痒疹。

（六）预后

各种疗法均有一定疗效，该病病程可迁延数年，预后良好。

股外侧皮神经炎

股外侧皮神经炎（lateral femoral cutaneous neuritis）是指股外侧的皮肤感觉异常。外伤、压迫、各种传染病、动脉粥样硬化、糖尿病、肿物可为其病因。有的病因不明。

股外侧皮神经为单纯感觉神经，由L₂、L₃神经组成，通过腹股沟韧带下方，在离髂前上棘以下5～10cm处穿出大腿的深筋膜，分布于股外侧皮肤（图27-5）。

【临床提要】

1. 皮肤症状 为股前外侧（尤其是股外侧下2/3）皮肤感觉障碍，以麻木为主，其次为蚁行感、刺痛感、烧灼感、发凉、沉重感，出汗减少。

2. 发病特征 本病多见于20～50岁较肥胖的男性，通常是单侧性，慢性病程，常迁延数月至数年。

3. 鉴别诊断 应与麻风相鉴别，麻风有皮损及神经粗大等证据。

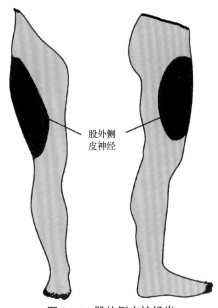

股外侧
皮神经

图 27-5　股外侧皮神经炎

【治疗处理】

（一）治疗原则 / 基本治疗

探明各种潜在病因和疾病，并针对病因治疗，恢复股外侧皮神经炎功能和镇痛。基本治疗见表 27-18。

表 27-18　股外侧皮神经炎的基本治疗

靶向治疗	调整和恢复 L_2、L_3 神经功能，缓解神经受压
镇痛	苯妥英钠、卡马西平
恢复神经功能	维生素 B_1、普鲁卡因封闭、物理治疗
外科手术	严重保守无效者，切开受压阔筋膜和腹股沟韧带
中医及针灸	毫针法、穴位注射法

（二）治疗措施

1. 治疗潜在疾病　治疗糖尿病、动脉粥样硬化等全身疾病，肥胖者减肥后症状可减轻或消失。

2. 镇痛　口服镇痛药、镇静剂及抗癫痫药，如苯妥英钠、卡马西平或神经营养药，如 B 族维生素。

3. 封闭疗法　可用维生素 B_1 100μg 加山莨菪碱（654-2）10mg，或 2% 普鲁卡因 5 ～ 10ml 在腹股沟下 5 ～ 10cm 处，即该神经穿过阔筋膜部位行浸润封闭有效。

4. 物理疗法　包括按摩、电疗、高频电疗、热疗、磁疗及紫外线照射后离子透入等。

5. 中医药治疗　治宜疏通经络，调和气血。针灸可分为：

（1）毫针法：循经取穴，如环跳、风市、中渎、阳陵泉。方法：施平补平泻法，针刺得气后留针30 分钟，每日 1 次。

（2）穴位注射法：肾俞旁穴（肾俞旁开 0.5 ～ 1 寸处）、股上穴（髂前上棘下 4 ～ 5 寸处）、肌外下穴（髂前上棘至股骨外上髁连线 3 等分的中下 1/3 交点处）。

6. 手术治疗　疼痛严重，保守治疗无效者可手术治疗，切开压迫该神经的阔筋膜或腹股沟韧带。

（三）治疗评价及预后

治疗潜在疾病，一些疾病可随潜在疾病好转而减轻或消失。而特发性股外侧皮神经炎经治疗预后尚好。

（李永双　王　强　马萍萍　陈　蕾
叶巧园　麦镜明）

Chapter 27

人 工 皮 炎

人工皮炎（factitious dermatitis artefacta）系指患者用机械或化学方法伤害自己皮肤而引起的各种皮肤损伤。人工皮炎是一种精神性皮肤病，患者自我造成皮肤损害，以此来满足某种心理需要。患者否认这是自我伤害所致。

【临床提要】

1. 皮损形态 外形奇特，可呈角状、几何形状或线状，表面有结痂或渗液（图28-1），常见表浅的坏死。

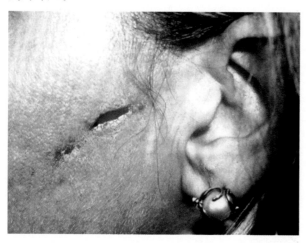

图 28-1 人工皮炎（自伤皮损）

2. 发病特征 皮损可为双侧对称性，常在手易于到达的范围内。患者对明显的损害无动于衷，自我造成的皮肤损害通常由异物引起。

3. 诊断及鉴别诊断 根据病史、皮损形态和患者的人格特性，可做出诊断。对器质性疾病的鉴别诊断，考虑的精神性疾病包括诈病、边缘人格障碍和其他精神病。

【治疗处理】

（一）治疗原则

治疗原则包括躯体疾病和精神疾病的治疗及心理治疗。

（二）基本治疗

人工皮炎的基本治疗见表28-1。

表 28-1　人工皮炎的基本治疗

靶向治疗	针对精神创伤和损害，对患者进行全方位治疗，恢复正常精神和人格
精神神经治疗	精神分析疗法、行为治疗、认识领悟疗法、疏导疗法
系统药物	抗精神病药（如奥氮平、匹莫齐特）、抗抑郁药（氟苯西汀）、抗焦虑药或地西泮、大剂量选择性5-羟色胺再摄取抑制剂（SSRI）

（三）治疗措施

1. 一般治疗 皮损可用包扎疗法，合并感染时则应局部或全身使用抗生素。癔症患者用心理治疗最好，可不用精神药物；边缘型患者的严重焦虑或抑郁需用抗焦虑药或三环类抗抑郁药。

2. 奥氮平 能与多巴胺受体、5-羟色胺受体和胆碱受体结合，并具有拮抗作用。适用于有严重阳性症状或隐性症状的精神分裂症患者和其他精神病的急性期及维持期患者。

3. 匹莫齐特 具有较长效的抗精神病作用，用于急、慢性精神分裂症，对幻觉、妄想、淡漠效果好。对慢性退缩性患者尤为适用。口服，开始每日 4～8mg，每日 1 次，必要时剂量可达每日 20mg。

4. 氟西汀 为非三环类新一代抗抑郁药，可选择性地抑制中枢神经系统 5-羟色胺的再摄取，延长和增加 5-羟色胺的作用，从而产生抗抑郁作用。口服，每日 20mg，每日 1 次，病情需要时可增至每日 80mg。老年人的起始剂量为每日 10mg。

（四）循证治疗步序

人工皮炎的循证治疗步序见表 28-2。

表 28-2 人工皮炎的循证治疗步序

项目	内容	证据强度
一线治疗	封闭性敷料/心理治疗（即使是支持性的）	D
	精神药物/继发皮肤并发症的治疗	D
二线治疗	奥氮平	D

（五）治疗评价及预后

1. 关怀与医疗 van Moffaet 指出本病治疗的皮肤科方法包括封包、软膏及安慰剂等，并建立良好的医患关系，从心理上给患者带来医疗关注及精神慰藉。

2. 奥氮平 Gupta 等报道 3 例分别患有剥脱性痤疮、人工溃疡及拔毛癖患者，以奥氮平 2.5～5mg/d 治疗 2～4 周后有效。

3. 30% 患者不能恢复 ①有学者对 33 例患者进行随访 22 年，发现 30% 患者不能恢复；②边缘型患者占持久性人工皮炎患者中的大多数，人工制造皮损已成为患者生活的一部分，每次生活应激均会使皮损加重，患者常需进行长期的精神治疗；

③儿童和青少年型患者的预后一般较好。支持疗法常可使患者正视应激性生活环境和停止人工损害。

4. 发展成精神疾病 当心理社会环境较为混乱和发育障碍较为严重，且无适当的精神治疗时，本病可发展成为慢性和复发性精神疾病。

5. 预后相关因素 ①本病的预后取决于精神疾病的类型和心理问题的实质，许多癔症患者用支持疗法效果良好；②无明显促发因素者，症状常可消失，对于病程较持久者，认识领悟疗法或精神分析法可使患者获得较好的生活调节能力和停止自我损害。

神经官能性表皮剥蚀

神经官能性表皮剥蚀（neurotic excoriation）是指患者无意识地强迫自己用指甲、刀或其他工具损伤自身皮肤，致使表皮呈不同程度的剥脱或出现深浅不一的溃疡。

【临床提要】

1. 皮损形态 不同形态的表皮剥蚀，多呈线条状、环状或椭圆形，亦可有深浅不等的溃疡，上覆有血痂或浆液性结痂。病程稍久会有明显的色素沉着。还有一种特殊类型表皮剥脱，出现小风团及痒疹性丘疹，称为荨麻疹性痤疮。患者常有神经官能症的症状。

2. 发病特征 初为局部瘙痒或角质栓、痤疮、昆虫叮咬等微小病变。一旦皮损形成，患者即用指甲（最常见）、刀或其他工具进行挖掘。皮损常以面、四肢伸侧和背部多见，均在手易于到达的范围内。

3. 诊断 本病与人工皮炎的鉴别要点是，后者的精神病理状况较严重（如精神病或边缘型人格障碍）和损伤的工具复杂（如锐利器具、腐蚀剂或燃烧的香烟蒂等）。

【治疗处理】

（一）治疗原则

心理治疗及精神治疗。治疗方法取决于患者的年龄和症状的严重性。

（二）基本治疗

神经官能性表皮剥蚀的基本治疗见表 28-3。

表 28-3　神经官能性表皮剥蚀的基本治疗

靶向治疗	针对其特定的心理矛盾和精神紧张，纠正其强迫习惯和行为，缓解释放其压抑情绪
心理治疗	精神分析疗法、行为疗法、疏导疗法
精神病咨询	请有关精神医师咨询
局部治疗	冷敷，外用 5% 多塞平乳膏、普莫卡因或樟脑、苯酚洗剂
系统治疗	多塞平（三环类抗抑郁药）、5- 羟色胺再摄取抑制剂（帕罗西汀）、三环类抗抑郁药（氯米帕明、阿米替林）、抗精神病药（匹莫齐特、奥氮平、阿立哌唑）、阿片类药物（纳曲酮）、抗组胺药物

（三）治疗措施

1.皮肤症状　处理同人工皮炎。

2.心理支持　医师应该帮助患者保持乐观和自信的态度。对于年幼患儿，随着发育的逐渐成熟和支持环境的改善，可较有效地控制攻击性情绪和停止自伤行为。

3.精神病咨询　若病情未改善，则预示有儿童神经症，需请儿童精神分析专家进行治疗。

4.精神病治疗　催眠疗法、行为疗法及短期使用抗焦虑剂、抗抑郁药和神经阻滞剂治疗均可，但疗效不一。

5.治疗药物　可选多塞平、去地昔帕明（desipramine）、丁螺环酮（buspirone）和速效的苯二氮䓬类药物（benzodiazepines）。参阅基本治疗中的系统治疗。

（四）循证治疗步序

神经官能性表皮剥脱的循证治疗步序见表28-4。

表 28-4　神经官能性表皮剥脱的循证治疗步序

项目	内容	证据强度
一线治疗	氟西汀 /N-乙酰半胱氨酸	A
	舍曲林	B
	认知行为疗法（包括习惯性逆转疗法）	B
	多塞平	E
二线治疗	依他普仑 / 氟伏沙明	C
	心理疗法	D
	帕罗西汀	E
三线治疗	窄谱紫外线	C
	奥氮平	D
	文拉法辛 / 氯米帕明 / 阿米替林	E
	匹莫齐特 / 阿立哌唑 / 纳曲酮	E
	催眠 / 苯二氮䓬类药物	E

（五）治疗评价

1.多塞平　Harris 等报道分别以多塞平 25mg 和 75mg（每小时 1 次）治疗 2 例本病患者有效。

2.氟西汀　Simeon 等进行了一项双盲试验，使用氟西汀治疗本病，开始剂量为 20mg/d，每周增加 20mg，直至最大剂量为 80mg/d。患者病情改善有统计学意义，治疗时间为 6 周，每日平均剂量为 55mg。

3.舍曲林　Kalivas 等报道以舍曲林治疗 28 例本病患者，起始剂量为 25 ～ 50mg/d，必要时可增至 100 ～ 200mg/d，其中 19 例患者平均 4 周内病情改善。

Blanch 报道 6 例精神性皮肤抓破患者在使用奥氮平 2.5 ～ 10mg/d 治疗后病情明显好转。

（六）预后

病程短、心理调节功能佳和有明显促发因素及时治疗者，以及年幼患儿的预后良好。经过治疗后，治愈率、好转率和未愈率分别约为 25%、50% 和 25%。

皮肤行为症

皮肤行为症（cutaneous behavior disorders）是指患者为获得快感而反复采取的自伤皮肤行为，根据其动机和损伤部位不同而有各种毁形表现。

教育方法不当或不良环境的影响下，出现性格失常和神经功能紊乱而发病；遗传素质和微量元素（如锌、铜等）缺乏亦与本病有关。

【临床提要】

本病多见于儿童和青少年，表现多样：①自咬行为。②吸吮手指，长期吸吮手指使之出现浸渍、肿胀和湿疹样变。③舔吮口唇，反复舔吮口唇使之发生潮红、肿胀、肥厚甚或糜烂、渗出等湿疹样变，称为舌舔皮炎（lick dermatitis）（图28-2）。④自伤，青少年为显示勇敢而制造自身撕裂伤。⑤碰撞头部，反复碰撞头部产生头皮裂伤和挫伤。

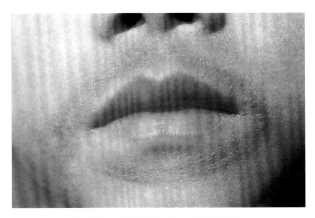

图28-2　皮肤行为症（舌舔皮炎）

【治疗处理】

（一）治疗原则

心理治疗及对症治疗。

（二）基本治疗

皮肤行为症的基本治疗见表28-5。

表28-5　皮肤行为症的基本治疗

靶向治疗	针对神经系统受损，调整其功能，恢复正常人的性格，补充缺乏的微量元素
心理治疗	行为疗法、疏导疗法
药物选择	依其类型选择，补锌补铁；唇部涂以黄连液（其苦味可阻止患儿舔唇），破损处搽抗生素软膏，对皮炎湿疹行对症处理

（三）治疗措施

缺锌者口服0.5%硫酸锌糖浆［6mg/(kg·d)］或葡萄糖酸锌，低铜者则口服0.03%硫酸铜糖浆［0.3mg/(kg·d)］。对于病因不明的患者，采用心理疗法，辅以适量的镇静剂。

（四）治疗评价及预后

轻症一般预后好，如舌舔皮炎。重症用精神药物与行为疗法，争取良好预后。

寄生虫病妄想症

寄生虫病妄想症（delusions of parasitosis）是患者误认为自己受到昆虫、蠕虫或其他生物的感染。分类有争议，从躯体变形性精神障碍（DSM-Ⅲ-R）到单症状疑病性精神病，观点各不相同。本病可能属于疑病症。

【临床提要】

1. 皮肤损害　患者疑有寄生虫，有蚁行感，寄生虫叮咬、爬行和刺痛感。自行挖取小块皮肤或皮屑（图28-3）、毛发送来检查，或有挖除寄生虫的割伤痕迹。

2. 发病特征　患者常为焦虑不安的中年人或老年人，女性多见，注意力难以转移，不停地详细描述"寄生虫"形态和生活史。可有多人同时陷入妄想中。

3. 伴发疾病　本病属偏执性精神病或抑郁性精神病的一种症状；少数可伴发糖尿病、肾病、动脉粥样硬化、神经梅毒、脑肿瘤、可卡因成瘾、类固醇性精神病、器质性脑病综合征等。

4. 诊断与鉴别诊断

（1）寄生虫病妄想症通常仅靠病史即可做出诊断，还需除外真正的寄生虫感染和其他皮肤病，如疥疮、Grover病。

（2）仅有蚁行感不是妄想症：单纯蚁行感多为特发性，极少数为多发性硬化等一些潜在的神经系统疾病的首发症状。

（3）鉴别器质性疾病：许多器质性精神病可有类似寄生虫病妄想症的表现，如药物滥用、痴呆、恶性肿瘤、脑血管病及维生素B_{12}缺乏症。如临床表现提示可能为器质性疾病所致，则应进行适当的检查。

（4）鉴别药物因素：可卡因、苯丙胺等药物可引起蚁行感，可有类似特发性寄生虫病妄想症的症状。

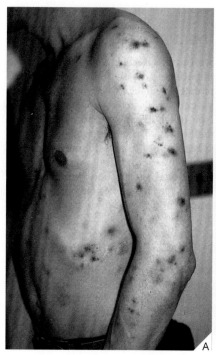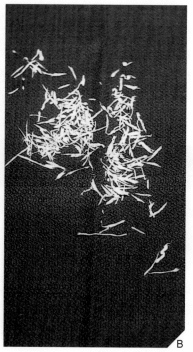

图 28-3 寄生虫病妄想症

A. 抓伤的皮肤；B. 患者抓或挖出的皮肤角质层，坚信这是寄生虫

【治疗处理】

（一）治疗原则

耐心地为患者进行心理治疗，解除顾虑，使疾病逐渐恢复。

（二）基本治疗

寄生虫病妄想症的基本治疗见表 28-6。

表 28-6 寄生虫病妄想症的基本治疗

靶向治疗	针对疑病性精神病，控制抑郁及偏执，改善临床症状
心理治疗	疏导治疗
药物治疗	匹莫齐特首选，但副作用较多，可能将被利培酮、奥氮平代替
非标准抗精神病药物治疗	奥氮平、利培酮、喹硫平

（三）治疗措施

1. 心理治疗，疏导治疗 治疗成功的第一步是建立良好的医患关系。要赢得患者的信任需要一段时间，一旦医生认为医患之间已经建立信赖关系，就可以开始使用匹莫齐特（pimozide）治疗。局部治疗包括温浴、润肤剂和安抚剂。

2. 首选匹莫齐特

（1）起始量：起始剂量为 1mg/d，以后每 5～7 日增加 1mg 直至偏执、蚁行感、焦虑症状明显减轻（通常为 4～6mg/d）。

（2）维持量：至少数周治疗之后症状才会明显改善，达到最佳疗效后要维持最低有效剂量至少 1 个月至数月。

（3）减量至停药：如症状无反复则缓慢减量，每 1～2 周减 1mg 直达最低必需剂量或完全停药。

3. 非标准抗精神病药物 如利培酮、奥氮平和喹硫平。

抑郁性精神病可使用三环类抗抑郁药，偏执狂可选用匹莫齐特。

（四）循证治疗步序

寄生虫病妄想症的循证治疗步序见表 28-7。

表 28-7　寄生虫病妄想症的循证治疗步序

项目	内容	证据强度
一线治疗	匹莫齐特	B
二线治疗	利培酮、奥氮平	D
	喹硫平、阿立哌唑、齐拉西酮	E
	三氟拉嗪、氟哌啶醇、舒必利	E
	氟奋乃静、氟哌噻吨、丙嗪	E

（五）治疗评价

1. 匹莫齐特　是目前治疗本病的最佳药物，完全缓解率达 50%。

（1）锥体外系副作用：其副作用是锥体外系症状（如强直），静坐不能。发生率为 10%～15%，与用药剂量有关。治疗用苯扎托品（1～2mg，每日 4 次）或苯海拉明（25mg，口服每日 3 次或肌内注射）。此副作用一旦被控制，即可继续增加匹莫齐特用量直至出现最佳疗效。

（2）心脏毒性：大剂量可致心脏毒性，如 QT 间期延长、T 波改变及 U 波的出现。英国已有 13 例因服用此药致心律失常猝死的报道，其中 10 例的用量大于 20mg/d。美国 FDA 推荐在用匹莫齐特之前检查心电图以除外潜在的心脏病，剂量达到 4～6mg/d 时复查，一旦 QT 间期大于 520ms 或比基础水平增加 25% 以上，就应减少用量。

（3）禁忌证：有先天性 QT 间期延长综合征、心律失常史者，不能联用使 QT 间期延长或引发帕金森综合征的药物，有癫痫发作史及肝肾疾病者慎用。

2. 奥氮平　Weintraub 等报道 1 例老年女性患者以奥氮平治疗有好的疗效。给予低于治疗精神分裂症所需量的剂量治疗。起始以 2.5mg/d 剂量治疗，随后每周增加 2.5mg，直至达到最大剂量 10mg/d。

3. 非标准抗精神病药物　据报道，该药疗效类似于传统抗精神药物且耐受性较好，很少引起锥体外系副作用。

（六）预后

如无其他器质性疾病，预后良好，心理治疗仍占首位，一些病例随着时间的推移，病情缓解和痊愈。

躯体变形障碍

躯体变形障碍（body dysmorphic disorder）是一种主观感觉躯体变形或变小的精神障碍性疾病。患者有非正常的主观感觉及皮肤改变，但客观上并不存在。主诉和主观症状多，但很少有器官病理改变的证据。自觉身体改变的部位以面部、鼻部、头发、胸部为主。

【临床提要】

1. 面部症状　面部烧灼感，臆想的面部发红、面部油腻感、皱缩感或面部瘢痕。部分患者在意于面部微小的线状小静脉，面部毛发，鼻的大小及形状等。每日耗时几小时地驻足于放大镜前。

2. 头皮症状　烧灼感，臆想的脱发及过分在意臆想的脱发。持续数年的每日坚持 2 次数头发的数目。

3. 生殖器症状　男性持续阴囊发红及会阴烧灼感、女性外阴发红及烧灼感是常见的症状。生殖器不适感常可放射至大腿。

4. 发病特征　某些患者为单症状疑病症精神表现，儿童或成人可为精神分裂症的表现，或有老年性痴呆。他们自认丑陋，情绪低落，是常见且顽固的症状，由此可能产生自杀倾向。在一项研究中，有 29% 的患者曾试图自杀。

【治疗处理】

（一）治疗原则

心理治疗，药物治疗，防止自杀，请相关专家会诊。

（二）基本治疗

躯体变形障碍的基本治疗见表 28-8。

表 28-8　躯体变形障碍的基本治疗

靶向治疗	针对精神障碍及其强迫观念，缓解其症状，防止自杀危险
病谱归类	强迫性到妄想性；归类于强迫性病谱或精神病谱可指导治疗
方法选择	首选选择性 5- 羟色胺再摄取抑制剂（SSRI）（具体药物见拔毛癖的基本治疗），抗抑郁药物治疗，对于妄想症患者则选择抗精神病药物

（三）治疗措施

1. 长期治疗 必须坚持长时间耐心治疗，然而多数患者对此不满，仅少于 10% 的患者对药物或手术治疗的结果感到满意。

2. 5-羟色胺再摄取抑制剂（SSRI） 氟西汀、帕罗西汀、氟伏沙明可能有效，剂量常大于抗抑郁症时的使用剂量，如帕罗西汀初始剂量为 20mg/d，1 个月内即加至最大剂量 60mg，仅 20% 的患者会戒除臆想，但多数将能回到理性的社会生活中。

3. 单胺氧化酶抑制剂 可逆性单胺氧化酶抑制剂可能有效。

4. 皮肤及整形手术治疗 有些患者会因本病而极力要求皮肤科或整形科医师予以手术治疗。但整形手术治疗后仅有极少数针对性的病例有效。若行手术治疗需对患者行前瞻性精神评估。某些患者会因不满意疗效而诉诸法律。

5. 其他 非药物性精神疗法：简单的行为治疗如鼓励患者不要每日都做习惯性对镜自检、逐步接触社会等可能有益。如果行为疗法联合 SSRI 治疗则效果可能会更显著。

（四）循证治疗步序

躯体变形障碍的循证治疗步序见表 28-9。

表 28-9 躯体变形障碍的循证治疗步序

项目	内容	证据强度
一线治疗	选择性 5-羟色胺再摄取抑制剂	A
	认知行为治疗*	B，C
二线治疗	其他精神药物和以自知力为导向的心理治疗	D，E
	视觉训练计划	E
三线治疗	未来的治疗方向	E

*认知行为治疗主要针对抑郁症、焦虑症等，通过改变患者对自己、对人或事的看法和态度来改变心理问题。

（五）治疗评价及预后

1. 氟西汀／丙米嗪 据称近 50% 的患者部分或全部对氟西汀或丙米嗪的治疗有效，而其他药物仅 5% 的患者有效，其后的一项研究表明 SSRI 同样有效，但有效率仅 25%。

2. SSRI 有效剂量通常要大于传统治疗抑郁症的剂量。丙米嗪为 175mg/d，氟西汀为 50mg/d，SSRI 的剂量要高于平常，用药时间为长程，通常为 2 个月，某些在 3 个月、5 个月后才会出现疗效。

3. 对本药无效的标准 为氟西汀 60mg/d 或丙米嗪 150 ～ 200mg/d，持续 3 个月无反应。对无效者可加用丁螺环酮 30 ～ 60mg/d，这对 1/3 的治疗者有帮助。如果患者存在躯体变形幻觉，可加用抗精神病药物，但不宜将匹莫齐特与丙米嗪联用，因二药联用可致 QT 间期延长。在 16 例伴轻度痤疮但有严重美容方面焦虑的患者中，有 14 例对异维 A 酸治疗有效，用药时间为 16 周。

4. 单胺氧化酶抑制剂 Jenike 报道 1 例女性本病患者在使用单胺氧化酶抑制剂后痊愈。

单症状性疑病症

单症状性疑病症（monosymptomatic hypochondriasis）是以疑病症状为主要临床表现的神经症，其特点是过分关注自身的健康状况或身体的某一部分，怀疑患某种躯体或精神疾病（但与其实际健康状况不符），并为此而恐惧不安，医生对疾病的解释或客观检查常不足以消除患者的成见。

【临床提要】

1. 基本症状 有关皮肤或其支持组织结构或功能的多种妄想信念、异常感受和颜色或气味的幻觉（hallucinatory perception）均可称为单症状性疑病症。

2. 发病特征 中年期开始发病，45 岁以上者略多见，面、头皮和肛门生殖区是最常见的病变部位；起病隐匿，但 30% 的患者可有促发应激因素。临床表现与寄生虫病妄想症患者相同，可出现极度焦虑。

【治疗处理】

（一）治疗原则

参照精神神经性皮肤病。

（二）基本治疗

单症状性疑病症的基本治疗见表 28-10。

表 28-10 单症状性疑病症的基本治疗

靶向治疗	针对强迫症、抑郁症
方法选择	抗抑郁药、神经阻滞剂、抗焦虑药，心理治疗

（三）治疗措施

1. 抗抑郁药 选用多塞平、阿米替林、丙米嗪、地昔帕明和氟西汀。

2. 神经阻滞剂 如氟哌啶醇、匹莫齐特。

3. 抗焦虑药 如地西泮、阿普唑仑。

4. 心理治疗 认识领悟、支持疗法、行为疗法。

（四）治疗评价及预后

精神药物的疗效不等，可选用匹莫齐特或氟哌啶醇。本病的预后比寄生虫病妄想症差，若未予以治疗，症状可无限期延续不缓解。部分患者会发展为精神分裂症；部分企图自杀和自杀身亡，特别是具有面部症状的妇女。

拔 毛 癖

拔毛癖（trichotillomania）是指患者以奇异的方式从毛发区拔出毛发。本病是一种以在强烈欲望支配下拔除毛发为特征的神经官能症。好发于女性，男女之比为 1：5，青春期前和青春期年龄组患者占 2/3。

【临床提要】

1. 强迫性症状 拔除头发、眉毛、睫毛和阴毛，但以拔除头发多见。拔毛可有其特定的时间和部位，如读书、写字、就寝之前、情绪低落或精神抑郁时进行。多数患者在拔毛时有舒适感，这种行为一般被患者否认。

2. 脱发形态 头皮有大片脱发（图 28-4），形如斑秃，但边界不齐，脱发处有残存毛发及断发（图 28-5）。

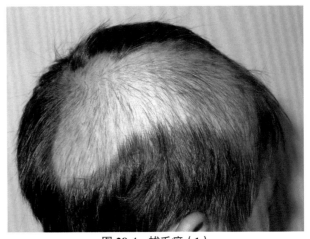

图 28-4 拔毛癖（1）

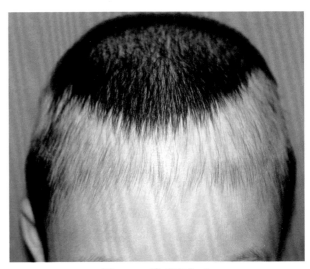

图 28-5 拔毛癖（2）

3. 特殊类型 ①断发癖：指患者撕断或剪断毛发；②拔食毛癖：指患者拔下毛发并食之。

【治疗处理】

（一）治疗原则

行为治疗或精神治疗。

（二）基本治疗

拔毛癖的基本治疗见表 28-11。

表 28-11 拔毛癖的基本治疗

靶向治疗	针对自身强迫性神经官能症、情感受挫（如母子情感被剥夺），缓解抑郁
方法选择	行为矫正疗法，自我监督，心理教育
	SSRI 抗抑郁药：该类药物有氟丙汀、帕罗西汀、氟伏沙明、舍曲林、依他普伦、西酞普兰
	非经典型抗精神病药：奥氮平、利培酮

（三）治疗措施

1. 心理治疗　50% 以上患者需精神病咨询，如森田疗法，心理治疗常已足够。

2. 继发于强迫观念与行为疾病的治疗　氟西汀（抗抑郁性精神障碍药）起始剂量 20mg，每日 1 次，渐加至 40～80mg，每日 1 次，维持剂量为 10～20mg，每日 1 次；或氯米帕明（抗抑郁、抗强迫症药）起始剂量 25～75mg/d，有效剂量为 100～200mg/d（最高剂量 300mg/d），维持量为 50～150mg/d；或文拉法辛对强迫观念与行为障碍也有效。其他抑郁症或焦虑症亦可选用。

3. 治疗潜在疾病　如有潜在性精神疾病，包括强迫观念与行为障碍（最常见）、抑郁症和焦虑症，应予以治疗。

（四）循证治疗步序

拔毛癖的循证治疗步序见表 28-12。

表 28-12　拔毛癖的循证治疗步序

项目	内容	证据强度
一线治疗	行为治疗 / 习惯逆转疗法	A
	N-乙酰半胱氨酸	A
二线治疗	氯米帕明	B
	选择性 5- 羟色胺再摄取抑制剂（SSRI）	B
	习惯逆转疗法联合药物治疗	C
三线治疗	抗精神病药	C

（五）治疗评价

1. 选择性 5-羟色胺再摄取抑制剂（SSRI）　抗抑郁对部分患者有效，van Hasselt 等报道使用 SSRI 可使 60% 的患者获得可喜的疗效。SSRI 抑制 5-羟色胺再摄取，发挥拟 5- 羟色胺作用，近年研究表明 SSRI 的应用对于抑郁症安全。

2. 氯米帕明　有报道治疗本病药物中以氯米帕明最有效，而氟西汀、文拉法辛和奥氮平对部分患者有效。

3. 文拉法辛　抗抑郁药通过阻滞 5-羟色胺和去甲肾上腺素的重摄取产生作用。Ninan 等报道，文拉法辛能显著减轻拔毛癖的症状，12 例患者中有 8 例使用该药后有效。

4. 西酞普兰　为 SSRI 类抗抑郁药。Stein 等报道，14 名患者使用剂量达到 60mg，且使用期超过 12 周，1/3 的患者获得疗效。

5. 心理治疗　Rapp 等报道，3 名此病患者使用简化的心理治疗，如习惯逆转疗程（包括意识训练、竞争反应训练及社会支持），治疗后可快速减少到零水平的毛发拔脱，此外还需 1～3 个疗程来维持。治疗后，疗效维持了 18～27 周。

6. 瑞司哌酮　苯甲酰胺类抗精神病药为选择性单胺受体拮抗剂，与 5-HT$_2$ 受体及多巴胺 D$_2$ 受体高亲和力结合。Stein 等报道，SSRI 抗抑郁药中加用瑞司哌酮在 5 名顽固性拔毛癖患者身上取得疗效。

（六）预后

除非有智障，小儿拔毛癖可以根除，一般预后较好。

皮肤垢着病

皮肤垢着病（cutaneous dirt-adherent disease）可能是一种精神性皮肤病。患者压抑、呆滞、腺体分泌增加、黏附的鳞屑、灰尘堆积于皮肤表面。

【临床提要】

1. 皮损特点　皮损好发于乳晕周围、面颊和额部等处。面颊、额部皮损可呈黑褐色污垢样色素沉着或黏腻的黑褐色痂（图 28-6），表面皲裂呈树皮状，亦可呈结节状或绒毛状。乳晕周围则呈褐色小丘疹样色素沉着，或似轻度鱼鳞病样网状褐色色素沉着。损害均可用棉花蘸汽油擦去，但不久后复发。

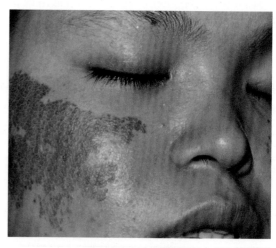

图 28-6　皮肤垢着病

2. 心理学检查　可能发现性格异常。

3. 组织学检查　皮脂腺及汗腺增多，周围有炎症细胞浸润。

【治疗处理】

（一）治疗原则 / 基本治疗

本病以精神治疗为主，局部做对症处理。皮肤垢着病的基本治疗见表 28-13。

表 28-13　皮肤垢着病的基本治疗

靶向治疗	针对心理障碍、情感压抑、抑郁
心理治疗	精神分析法、行为疗法、疏导疗法
药物选择	针对精神症状选择抗精神病药物，如奥氮平；抗抑郁药物，如氟西汀；外用脱痂药物，如水杨酸软膏

（二）治疗措施

棉花蘸汽油搽拭皮损，或选用脱痂软膏、3%硫黄霜。

（三）治疗评价及预后

经心理疏导、对症治疗预后良好。

皮　痛

皮痛（dermatalgia）又称皮肤神经痛，指只有皮肤疼痛而无明显损害的一种皮肤病。

【临床提要】

1. 症状特点　皮痛与感觉过敏常同时存在。疼痛常局限于身体某一处，面积大小不等，好发于头皮、背、掌跖部。疼痛程度各异，为轻微不适至剧烈疼痛，可为灼热感、冷冻感、刺痛、摩擦痛、刀割痛或通电感；局部无皮损。

2. 伴发疾病　常见于神经官能症及癔症患者；一些慢性疾病，如神经梅毒、运动性共济失调、消化不良、糖尿病、子宫功能障碍、闭经、风湿病及顿挫型带状疱疹等。

【治疗处理】

（一）治疗原则

其他疾病所致皮痛，称为继发性皮痛，应治疗原发性疾病，神经官能症及癔症者属特发性皮痛，应进行心理治疗及对症治疗。

（二）基本治疗

皮痛的基本治疗见表 28-14。

表 28-14　皮痛的基本治疗

继发性皮痛	治疗原发性疾病
特发性皮痛	心理治疗可用抗抑郁药（多塞平）；皮痛可系统或局部应用镇痛药

（三）治疗措施

寻找病因予以治疗，酌情应用维生素 B_1、维生素 B_{12}、镇静剂、镇痛药及针灸、理疗和冷冻治疗。

舌　灼　痛

舌灼痛（glossodynia，burning tongue）是一种主观感觉症状，患者自觉舌前半部，特别是舌尖和边缘处有灼热和疼痛感。

【临床提要】

1. 舌灼症状　可出现灼热、疼痛、口干燥或金属味感觉，累及舌、腭或颊黏膜，最敏感的部位是舌尖和舌缘。

2. 发病特征　常见于情绪不稳定的中老年妇女，特别是绝经者。疲劳、吸烟、饮酒、刺激性食物或热饮均可增加不适感，但口腔检查无明显的病变。

【治疗处理】

（一）治疗原则

病因治疗，心理治疗。本病与维生素 B_{12}、铁或叶酸缺乏和低雌激素血症、糖尿病、局部创伤及精神性紊乱有关，亦可适当处理。

（二）基本治疗

舌灼痛的基本治疗见表 28-15。

表 28-15 舌灼痛的基本治疗

精神神经治疗	心理治疗
病因治疗	避免各种刺激因素，如吸烟、饮酒、食用刺激性食物
药物选择	抗抑郁药，或 SSRI、氨磺必利、α-硫辛酸，补充维生素 B_{12}、铁剂、叶酸
局部治疗	外用糖皮质激素、多塞平或利多卡因，舌神经封闭

（三）治疗措施

避免刺激，消除激发诱因，纠正不良的饮食习惯，治疗原发病，酌情给予镇静剂。抑郁者给予三环类抗抑郁药，如阿米替林，焦虑者给予苯二氮䓬类药物。补充可能缺乏的维生素 B_{12}、铁剂或叶酸，控制可能致病的潜在基础糖尿病。绝经妇女可考虑激素替代疗法或做舌神经封闭。外用皮质类固醇有效。

（四）循证治疗步序

舌灼痛的循证治疗步序见表 28-16。

表 28-16 舌灼痛的循证治疗步序

项目	内容	证据强度
一线治疗	改善睡眠质量	B
	维生素 B_1，核黄素，吡哆醇，叶酸，钴胺素，铁，锌，抗坏血酸，镁	C
	异吡唑/唑类药物治疗（若出现功能性疼痛）	C
	评估义齿和口腔功能	C
	控制伴发的精神疾病	C
	治疗口干症（催涎剂，人工口腔润滑剂）	D
	确认并验证患者症状和体验，安抚	E
	避免接触刺激物（含乙醇的漱口水、腐蚀性漱口水、含香料的牙膏、酸性食物、碳酸饮料）	E
	停用或更换致病药物（ACEI、ARB、选择性 5-羟色胺再摄取抑制剂、5-羟色胺-去甲肾上腺素再摄取抑制剂、苯二氮䓬类药物、非核苷类反转录酶抑制剂、PPI、抗惊厥药、抗胆碱能药物、TNF-α 抑制剂）	E
	评估处理口腔功能异常的习惯（磨牙症、吐舌习惯）	E
	评估和解决口腔卫生问题	E
二线治疗	外用辣椒素/低剂量氯硝西泮	A
	加巴喷丁/α硫辛酸/布比卡因锭剂	A
	外用氯硝西泮/阿米替林	B
	认知行为治疗	B
	帕罗西汀/米那普仑/低剂量普瑞巴林	D
	度洛西汀/低剂量奥氮平	E
三线治疗	低水平激光治疗	B
	避免接触变应原	D
	下颌神经阻滞	E

（五）治疗评价

1. 避免接触过敏原 Lamey 等报道在 33 例伴有间歇性口灼痛症状的患者中，65% 的患者对食品添加剂或香料的斑贴试验呈阳性，80% 的患者通过避免接触变应原，而令病情得到改善。

2. 氯硝西泮 Woda 等报道，25 例有自发性口灼痛症状的患者服用氯硝西泮（0.5～1mg），

每日 2～3 次。10 例患者完全治愈，6 例患者未见任何疗效，9 例患者病情得到改善。作者认为其作用是氯硝西泮干扰了引起疼痛的神经病理机制。

3. 辣椒素 Epstein 等报道，局部使用辣椒素使一名患者病情完全缓解，而另一名伴有口灼痛症状的患者病情得到一定程度的缓解。

4. 多塞平 Lamey 等推荐那些悲观失望、

焦虑或者存在功能异常习惯的患者服用多塞平
（75～150mg，每小时 1 次）。

5. 抗精神病药物　Koblenzer 等报道，3 例患者单独服用匹莫齐特或联合服用氟西汀或三环类抗抑郁药后治疗成功。

（六）预后

本病为良性过程，但病程可延续数年，易于反复发作。

外阴痛与外阴痛综合征

外阴痛（vulvodynia）与外阴痛综合征（vulvodynia syndrome）是以灼痛、刺痛、触痛或刺激为特征的慢性外阴不适。外阴痛综合征指无明显感染和器质性病变的外阴痛。

外阴痛综合征的病因：①念珠菌感染；②医源性因素，如保护性屏障功能破坏，外用药物所致外阴刺激较常见；③心理和性心理因素；④遗传因素；⑤饮食因素，如食物中尖锐的草酸盐结晶与上皮表面接触引起严重灼痛；⑥盆底肌肉张力；⑦雌激素影响，经期加重，血清雌激素水平较低，口服避孕药与产痛相关；⑧神经因素，类似于反射性交感神经营养不良，如疱疹神经痛、脊神经受压。

【临床提要】

外阴痛综合征既往的名称包括外阴灼痛综合征、外阴前庭炎、外阴前庭炎综合征、感觉迟钝性外阴疼痛症、原发性外阴疼痛症和泛发性或局限性外阴异常感觉。目前的分类法将外阴疼痛分为局限型和泛发型，局限型又分为激惹型（物理性刺激引起的疼痛）、非激惹型（疼痛在无刺激时也会发生）和混合型（激惹型和非激惹型）。

1. 外阴前庭炎（综合征）　常有激惹性疼痛病史，如表浅性交痛和妇检时疼痛。疼痛在首次性交时出现，或手术、分娩、感染影响下急性发作。

2. 感觉异常性外阴痛　又称特发性外阴痛，好发于绝经后妇女，无性交痛。症状为持续性、非激惹性外阴灼痛和钝痛，偶尔累及肛周、会阴和大腿内侧。

【治疗处理】

（一）治疗原则

本病的治疗应侧重于明确病因及排除其他阴部刺激及外阴炎。缓解症状是首要目的，除与外阴痛有关的身体不适外，患者尚可有与外阴痛有关的精神抑郁及社交窘迫感。治疗原则是缓解症状及精神压力。

（二）基本治疗

外阴痛和外阴痛综合征的基本治疗见表 28-17。

表 28-17　外阴痛和外阴痛综合征的基本治疗

靶向治疗	针对心理障碍、神经敏感、缓解疼痛
支持和心理治疗	心理疏导，解除抑郁症
寻找病因，避免加重因素	患者大多数为特发性
饮食方法	推荐低草酸盐饮食和每日服枸橼酸钙
局部处理	润湿剂，他克莫司，局麻药，干扰素注射
系统治疗	三环类、SSRI 抗抑郁药，抗精神抑制剂，如加巴喷丁、多塞平
手术治疗	切除前庭

（三）治疗措施

保持外阴卫生，仅用温水清洗外阴，避免使用芳香产品和抗菌剂，从而尽量减少刺激物的接触。

1. 外用药物　局麻药凝胶和润滑剂是一线治疗药物。① 5% 利多卡因软膏或利多卡因凝胶：用于外阴前庭炎患者性交前 15～20 分钟；②其他，如辣椒素霜、酮康唑霜和干扰素凝胶，疗效不一。

2. 三环类抗抑郁药　对外阴痛的疗效较好，而对外阴前庭炎的疗效不一。首选阿米替林、加巴喷丁及多塞平、丙米嗪、度硫平（dothiepin）、去甲替林或卡马西平。

3. 饮食疗法　推荐低草酸盐饮食和每日服用枸橼酸钙（200mg 钙和 950mg 枸橼酸）。

4. 手术治疗　仅用于其他治疗无效的外阴前

庭炎，对于患有性交困难而无法进行任何性交活动并已确诊为慢性阴道前庭炎综合征的患者，可选用前庭切除术、前庭成形术和会阴成形术。

（四）循证治疗步序

外阴痛和外阴痛综合征的循证治疗步序见表 28-18。

表 28-18　外阴痛和外阴痛综合征的循证治疗步序

项目	内容	证据强度
一线治疗	盆底理疗 / 外用利多卡因 / 心理治疗	B
二线治疗	三环类抗抑郁药（口服阿米替林、地昔帕明及其他药物）/ 肌电生物反馈法	B
	抗惊厥药（口服加巴喷丁、普瑞巴林、拉莫三嗪）	C
三线治疗	经皮神经电刺激 / 皮下注射低分子量肝素	A
	培养的成纤维细胞 / 肉毒素 A 注射 / 手术 / 外用地西泮	B
	多层局部麻醉神经阻滞 / 硝酸甘油乳膏 / 针灸 / 激光 / 外用阿米替林	C
	脊髓刺激器 / 皮损内浸润倍他米松和利多卡因	E

（五）治疗评价

1. 局部注射干扰素　前庭外注射 α 干扰素

10 万 U，每周 3 次，连用 4 周，有效率约 50%。

2. 阿米替林　Mckay 等报道给予低剂量阿米替林起始剂量为 10mg/d，逐渐增加，最大不超过 75mg/d，配合 5% 利多卡因凝胶显示有显著疗效。

3. 加巴喷丁　Ben-David 等报道在加巴喷丁治疗外阴痛的有效性评估研究中，14 例患者得到部分或完全缓解，3 例无效，症状缓解出现在开始治疗后 2～4 周，4 例患者在终止治疗后无复发。肉毒素 A 注射（每个部位 20～40U），每 2 周 1 次，患者疼痛均完全缓解。

4. 神经阻滞 / 手术治疗　会阴部神经阻滞能暂时缓解疼痛，Shagit 等报道，年龄在 28～53 岁的 11 例患者行筋膜切开减压术以治疗坐骨直肠窝的阴部神经受压，9 例有效。手术前庭切除，治愈率达 60%～90% 或以上。

5. 针灸　Powell 等报道，12 例患者行针灸治疗，治疗 5～10 周，结果 2 例患者痊愈，3 例有改善，4 例轻度改善，2 例无效。

（六）预后

许多患者没有任何原因，即大部分为特发性病例，其治疗通常疗效不佳。本病可长达数月至数年，30% 的病例可自行缓解，其中半数发生在 1 年内。

（曾文军　李常兴　周　英　张书文　叶巧园）

第二十九章
遗传性皮肤病

鱼 鳞 病

　　鱼鳞病（ichthyosis）是一组遗传性角化障碍性皮肤病，是因某种表皮细胞动力学的稳态机制紊乱或分化异常导致疾病，至少有 15 个不同的基因与鱼鳞病相关，如 *FLG* 基因突变、丝聚蛋白缺失。

【临床提要】

　　1. 寻常性鱼鳞病（ichthyosis vulgaris）　白色细小鳞屑，呈菱形或多角形，紧贴皮肤上（图 29-1），边缘轻度游离。掌跖角化、线状皲裂和掌纹加深。本病为常染色体显性遗传病，于出生后 3 ～ 12 个月发病。通常对称分布于背及四肢伸面，屈侧常不受累，部分随年龄增长可改善。组织病理示表皮角化过度，毛囊角栓，颗粒层变薄或缺如。

　　2. 性联鱼鳞病（sex-linked ichthyosis）　鳞屑呈褐色、厚、大，黏着强性。皮损不随年龄增长而减轻，有时反而加重。本病属隐性遗传病，女性杂合子者常发病，但男性较重，1 岁之前发病。以颈部、面部和躯干受累最重。组织病理示表皮轻度增生，颗粒层正常或稍厚；致密的板层样角化过度（图 29-2）。

　　3. 板层状鱼鳞病（lamellar ichthyosis）　又称非大疱性先天性鱼鳞病样红皮病，全身弥漫潮红，上有大片灰棕色或灰白色菱形或多角形鳞屑，中

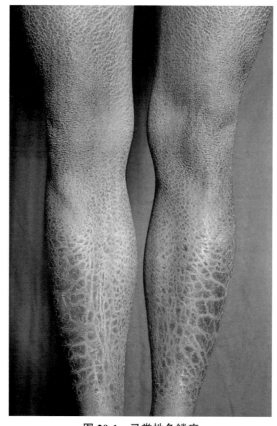

图 29-1　寻常性鱼鳞病

央黏着，边缘游离，鳞屑厚如板状或铠甲。掌跖角化过度、眼睑外翻，可持续终身。本病为常染色体隐性遗传病，于出生后不久发病。组织病理示表皮角化过度，灶性角化不全，颗粒层和棘层增厚，表皮突延长，毛囊口角栓（图 29-3、图 29-4）。

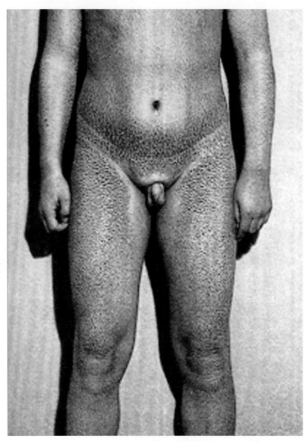

图 29-2 性联鱼鳞病

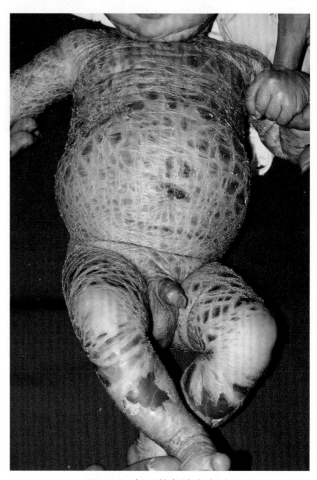

图 29-4 板层状鱼鳞病（2）

4. 火棉胶婴儿（collodion baby） 出生时即有，火棉胶样外壳覆盖全身，此膜光亮、紧张、无弹性，常使下睑和唇外翻。火棉胶薄膜在生后立即开始脱落，于 15～30 日全身脱屑（图 29-5）。本病可见于其他鱼鳞病中。与丑胎相比，死亡率较低。

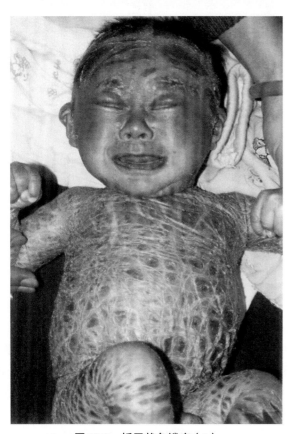

图 29-3 板层状鱼鳞病（1）

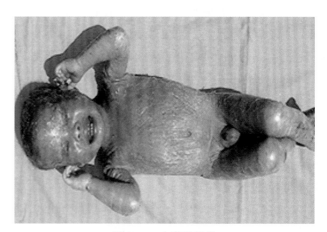

图 29-5 火棉胶婴儿

5. 丑胎（harlequin fetus） 又称胎儿鱼鳞病（ichthyosis fetalis），为常染色体隐性遗传病。

出生时即有僵硬的"铠甲"包被体表（图 29-6），严重的睑、唇外翻，面部变形，耳廓缺乏和末节指（趾）骨坏疽。"铠甲"由 2 ～ 5cm 大小的黄褐色角化性斑块组成，黏着牢固；其在胎儿出生后不久破裂，形成深达真皮的裂隙。火棉胶婴儿中的重型罕见，大多数为死产或出生后数天至数周内死亡。长期存活者生长发育迟缓。

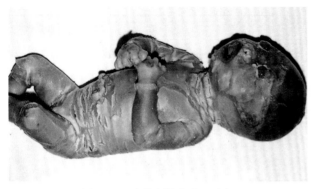

图 29-6　胎儿鱼鳞病（丑胎）
（南华大学　车锦云惠赠）

6. 表皮松解角化过度症（epidermolytic hyperkeratosis）又称大疱性先天性鱼鳞病样红皮病。

患儿出生时即有皮肤发红或角化过度（图 29-7），上有松弛水疱、湿润、触痛和表皮剥脱，以后不再发生，为厚的角化性疣状鳞屑，掌跖增厚。好发于四肢屈侧或皱襞部位。组织病理见表皮松解性角化过度，颗粒层增厚。细胞内水肿致表皮细胞松解，可见网状空泡化。

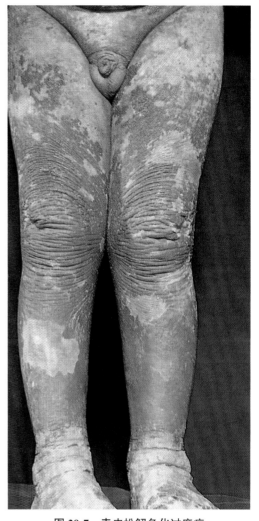

图 29-7　表皮松解角化过度症

【治疗处理】

（一）治疗原则

鱼鳞病长期存在或为终身性疾病，目前不能彻底治愈，治疗的原则是咨询、指导、保护，适当选用外用和内服药物，减轻症状，提高生活质量。

（二）基本治疗

鱼鳞病的基本治疗见表 29-1。

表 29-1　鱼鳞病的基本治疗

靶向治疗	调整表皮细胞动力学，恢复正常分化，软化和减轻潴留性角化，增加水合能力，改善临床症状
基因治疗	期待未来针对基因突变的靶向治疗，如导入基因矫正和治疗性联鱼鳞病
局部治疗	
保湿剂 / 润滑剂	单纯霜、复方甘油、鱼肝油软膏、维生素 E 软膏
角质剥脱剂	乳酸、乳酸铵洗剂、水杨酸（大面积可致中毒）、尿素软膏、丙二醇霜
维 A 酸制剂	0.1% 维 A 酸霜、他扎罗汀、阿达帕林
系统治疗	异维 A 酸、阿维 A、利罗唑（减缓表皮增殖，减少鳞屑）、来那度胺
生物制剂	昆泰克鳞、威罗菲尼
特殊处理	如火棉胶婴儿，可置于育儿箱内，保持湿度，防止裂隙处感染
其他	卡泊三醇、他克莫司软膏

（三）治疗措施

1. 各型鱼鳞病一般治疗 洗澡后立即吸干水分，在 5 分钟内给皮肤涂上润滑油，防止过多的水分丢失。试用几种润滑油，并比较使用效果后选用适合的，以保持皮肤湿润。

本病以对症治疗和外用药物治疗为主，局部治疗主要依靠润肤剂和角质松解剂、卡泊三醇、维 A 酸类药物，对于某些类型，也可局部应用抗炎药物如糖皮质激素和钙调磷酸酶抑制剂。应该预见和治疗皮肤的重复感染。对眼睛的护理应设法阻止睑外翻及角膜病变。外耳道物质的积聚可导致听力损伤，需对应处理。

2. 寻常性鱼鳞病 仅对症处理。润肤剂和温暖、潮湿的大气环境可改善病情。10% 乳酸铵软膏疗效显著，亦可用卡泊三醇软膏（50μg/g），10%～15% 尿素霜或软膏（增加角质层中水分），3%～5% 水杨酸软膏，0.1% 维 A 酸霜或软膏，30% 鱼肝油软膏或 40% 丙二醇水溶液外搽。凡士林、矿物油亦可选用。严重者可服维 A 酸类药物。忌用碱性强的肥皂洗澡，以免加重皮肤干裂。

3. 性联鱼鳞病 润肤剂和温暖、潮湿的大气环境可改善角质层水合，有益于治疗。外用 40%～60% 丙二醇后，用聚乙烯薄膜封包过夜，每周数次可获良好的疗效；α- 羟酸亦有效。维 A 酸口服治疗一般并无必要。

4. 板层状鱼鳞病 / 火棉胶婴儿 应保持育儿箱湿度，并预防裂隙处感染，避免使用角质溶解剂。表皮剥脱阶段用单纯性润肤剂最好。外用维 A 酸可减少鳞屑，联合应用糖皮质激素可减轻刺激和加强疗效。丙酮酸和 α- 羟酸亦是有效的局部脱屑剂。卡泊三醇软膏（50μg/g）每日 2 次外用，共 12 周，每周最大剂量为 120g，疗效较好。口服异维 A 酸 [1～2mg/(kg·d)] 或阿维 A [1mg/(kg·d)] 可显著减少鳞屑。

5. 表皮松解角化过度症 治疗方法类似于板层样鱼鳞病，可以应用角质剥离剂，但应注意本病的表皮易于剥脱，局部应用容易吸收而产生系统性毒性。口服维 A 酸可改善病情，但能增加皮肤脆性。有学者建议新生儿使用广谱抗生素直至病原菌培养阴性。

6. 丑胎 其治疗类似于火棉胶婴儿。维 A 酸促进异常鳞屑的松动和脱落，异维 A 酸或阿维 A 均可应用。长期存活者的智力发育似为正常，但生长迟缓。

（四）循证治疗步序

鱼鳞病的循证治疗步序见表 29-2。

表 29-2　鱼鳞病的循证治疗步序

项目	内容	证据强度
一线治疗	用或不用碳酸氢盐和漂白剂沐浴 / 泡浴	A
	润肤剂	A
二线治疗	角质松解剂 [水杨酸（避免用于婴儿及小于 12 岁儿童）、尿素、α- 羟酸、丙二醇]	A
	外用维 A 酸类药物（维 A 酸、他扎罗汀）	A
	外用 N-乙酰半胱氨酸	D
三线治疗	阿维 A	A
	异维 A 酸	B
	阿利维 A 酸	D
	度普利尤单抗	E
新兴疗法	体外皮肤基因治疗	
	小分子抑制剂（如神经系统中的激肽释放酶抑制剂）	
	显性负性突变引起的鱼鳞病（如表皮松解性鱼鳞病）的 RNA 干扰（RNAi）	

（五）治疗评价

1. 润滑 / 保湿剂、润肤剂 是鱼鳞病的基础治疗药物。保湿剂有水合作用，可增加表皮的弹性和恢复皮肤的屏障功能，除去鳞屑，并可外用凡士林。

2. 尿素霜 Ruster 等报道治疗 60 名 1～16 岁儿童，以 10% 尿素霜加入 Laceran（商标名）中与单独用 Laceran 比较。8 周之后含有尿素霜治疗组，有 78% 的患者症状改善，而单独使用 Laceran 则有 72% 的患者改善。

3. 他扎罗汀 Hofmann 等报道以 0.05% 他扎罗汀凝胶治疗 12 名非同种基因的成人先天性本病患者，与 10% 尿素霜比较，70% 的患者疗效良好。病情缓解可长达 2 个月。唯一的副作用是局部的刺激性。

4. 卡泊三醇 Kragballe 等报道用卡泊三醇治疗67名角化异常患者，并与安慰剂组对照，2次/天，持续12周（剂量可达每周120g），患者症状得到改善。该药对掌跖角皮病及毛周角化患者无效。

5. 口服维A酸类药物 是治疗大多数鱼鳞病患者最有效的药物。

Haenssle 报道了一例42岁男性患有常染色体遗传的板层状鱼鳞病，服用维A酸类药物后，皮肤症状明显减轻，出汗增多，温度调节功能显著改善。Vanhouter 报道32例患者被随机分配至利罗唑和阿维A治疗组，利罗唑每次75mg，每日2次；阿维A早服10mg，晚服25mg。12周后评估治疗效果，结果显示利罗唑组15名患者中的10名和阿维A组16名患者中的13名症状明显改善。维A酸类药物相关不良反应多为轻至中度，而利罗唑组相对更少。

6. 继发感染 皮肤屏障功能受到破坏，常致感染。除了细菌感染，病毒和真菌（特别是皮肤癣菌）感染常见，在眼睑外翻的情况下眼部经常感染，应该由眼科医生参与角膜护理。耳常被细胞残骸堵塞，需要定期清洁。

（六）预后

各型鱼鳞病预后不同，长期存在，但多数为良性过程。丑胎常发生死胎或出生后不久死亡，部分患者经积极治疗后生存期超过9年，长期存活者生长发育迟缓。

获得性鱼鳞病

获得性鱼鳞病（acquired ichthyosis）在临床上类似于寻常性鱼鳞病。遗传性角化病常在生后数月内出现，而后天性鱼鳞病则可在较大年龄时发病。虽然后天性角化病可为特发性，但许多病例可伴有系统性疾病或药物反应。

【临床提要】

1. 基本损害 类似于寻常性鱼鳞病，本病临床表现与皮肤干燥症无法区分。

2. 伴发疾病 主要见于淋巴瘤患者，包括霍奇金淋巴瘤、非霍奇金淋巴瘤及蕈样肉芽肿，偶见于内脏肿瘤和卡波西肉瘤，也可见于甲状腺功能减退、麻风病、严重营养不良、艾滋病、系统性红斑狼疮和皮肌炎患者，还可继发于多种药物的反应，包括烟酸、三苯乙醇（triparanol）、维A酸、西咪替丁和丁酰苯。

【治疗处理】

（一）治疗原则

本病为全身疾病，可为恶性肿瘤的皮肤表现，应先检查全身疾病，尤其是肿瘤，皮肤损害可对症处理。

（二）基本治疗

获得性鱼鳞病的基本治疗见表29-3。

表29-3 获得性鱼鳞病的基本治疗

监测基础疾病	淋巴瘤、骨髓瘤、乳腺癌、肠平滑肌肉瘤、艾滋病、严重营养不良、皮肌炎、系统性红斑狼疮、甲状腺功能亢进、甲状腺功能减退、维生素A缺乏、必需脂肪酸缺乏，以及继发药物如烟酸、三苯乙醇、别嘌醇、维A酸
停用诱发药物	氯法齐明、萘氧啶
系统用药	治疗基础疾病药物，补充蛋白质和维生素
局部用药	维A酸霜、尿素霜、卡泊三醇、润肤霜

（三）治疗措施

营养不良应及时视病情补充蛋白质和各种维生素。治疗基础疾病，如麻风病、营养不良、结缔组织病、淋巴瘤及其他恶性肿瘤等。皮肤损害外用润滑软膏、维A酸软膏、单纯霜剂、乳酸或12%乳酸铵洗剂、10%尿素霜、3%～6%水杨酸软膏、10%胆固醇霜、卡泊三醇，亦可用糖皮质激素制剂。上述方法可反复使用。

（四）治疗评价及预后

视基础疾病的纠正和改善而定。

先天性皮肤发育不全

先天性皮肤发育不全（aplasia cutis congenital）为出生时局限性或泛发性皮肤缺失或瘢痕形成，是一种皮肤融合的发育障碍，真皮、表皮和皮下脂肪均可缺乏或个别层缺乏。在部分家族中呈常染色体显性遗传或可伴发营养不良型大疱性表皮松解症。

【临床提要】

1.基本损害　皮损特点为边界清楚的卵圆形凹陷，直径为 1 ～ 2cm，皮损处缺乏头发，可表现为溃疡或由一层细微皱纹的平滑上皮膜覆盖（图 29-8），溃疡性缺损愈合后形成瘢痕。

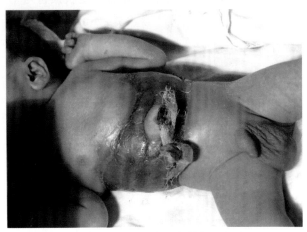

图 29-8　先天性皮肤发育不全

2.发病特征　主要位于头皮后正中线上，躯干、面部和近端肢体亦可发生。本病的伴发畸形有唇裂、腭裂、并指（趾）、指（趾）缺乏和先天性心脏病。

【治疗处理】

（一）治疗原则

对症处理，选择时机手术矫正。

（二）基本治疗

先天性皮肤发育不全的基本治疗见表 29-4。

表 29-4　先天性皮肤发育不全的基本治疗

小缺损	手术矫正
大缺损	毛发移植
其他畸形	唇裂、腭裂、并指行整形、手术矫正

（三）治疗措施

皮损外涂保护消炎剂，有感染可用 0.1% 依沙吖啶和 2% 莫匹罗星软膏。小缺损可用手术矫正，大缺损毛发移植已获成功。

（四）治疗评价及预后

预后良好，同时治疗伴发疾病，皮损处防止感染。

鳞状毛囊角化病

鳞状毛囊角化病（keratosis follicularis squamosa）的病因不明，可能是与鱼鳞病同类的罕见病。

【临床提要】

1.基本损害　为圆形或椭圆形的淡灰色或褐色鳞屑性斑疹，直径为数毫米至 1 ～ 2cm，中央有黑色小点，周围为片状薄鳞屑，边缘游离，鳞屑去除后又可再生。

2.发病特征　好发于青壮年，无性别差异。常对称分布于腹、腰、臀及股外侧。轻度瘙痒，冬重夏轻。

3.组织病理　角层增厚，毛囊角化明显，毛囊周围有少数淋巴细胞浸润。

【治疗处理】

（一）治疗原则 / 基本治疗

本病有自限性，一般对症处理。外用维 A 酸软膏、尿素软膏、水杨酸软膏、卡泊三醇。

（二）治疗措施

一般不需治疗。可内服维生素 A（5 万 U，每日 2 次），外用 0.1% 维 A 酸软膏、10% 尿素软膏、5% 水杨酸软膏和紫外线照射。严重者可试用维 A 酸类。

（三）治疗评价及预后

对症处理可缓解症状，减轻干燥和瘙痒，本病数年后鳞屑可完全脱落，遗留暂时性色素减退，预后良好。

毛囊角化病

毛囊角化病（keratosis follicularis）又称 Darier 病，是一种少见的角化不良疾病，为常染色体显性遗传病。本病是由位于常染色体 12q23—q24 的 ATP2A2 基因突变所致少见显性遗传性疾病。

角化性丘疹是其原发性皮损，尽管本病初始表现为毛囊角化不良，但这些丘疹并不局限于毛囊部位；皮损可融合形成乳头状瘤样外观。许多丘疹的形成与毛囊有关，而余者无关。本病常在 8～16 岁发病，到成年期加重，最后病情稳定。紫外线照射非皮损处皮肤可诱发本病，因而皮损夏季加重，有些病例冬季可缓解。此外，用碳酸锂治疗双相情感性疾病可诱发本病。损害可局限持续数年不变或进行性泛发全身。毛囊角化病的发病机制见图 29-9。

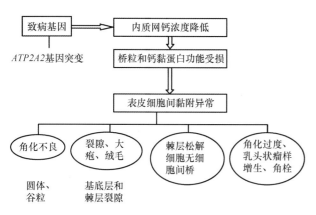

图 29-9　毛囊角化病的发病机制

【临床提要】

1. 基本损害　为针尖至豌豆大的坚硬角化丘疹，表面覆以油腻性、灰棕色、黑色痂。剥去痂，丘疹顶端可见一漏斗形小凹陷（图 29-10、图 29-11）。大多数为轻症，重者可为广泛的疣状斑块或乳头状瘤样，可伴有恶臭和瘙痒。掌跖点状角化、弥漫性角化和肢端角化；甲营养不良、甲板变薄，远端有角形切迹，可有深红色或白色纵纹。

2. 发病特征　本病随年龄增长病情加重。90% 以上分布于脂溢性区域，如头皮、额、颈、前胸、腋、外阴及四肢屈侧等，对称分布。屈侧累及可见于 80% 的患者，特别是腋窝、腹股沟和乳房下皱褶。

3. 其他特征　甲板常变薄，远端有角形切迹，宽度大于长度，可有深红色或白色纵纹（图 29-12）。15%～50% 的患者出现口腔病变，包括硬腭上的白色丘疹、颊黏膜及龈边缘处的鹅卵石样损害。对于 10% 的患者其损害分布呈带状或线状，并可局限于身体的一侧。

4. 组织病理　角化过度和不规则棘层肥厚；表皮内出现圆体和谷粒，是本病具特征性的角化不良细胞。

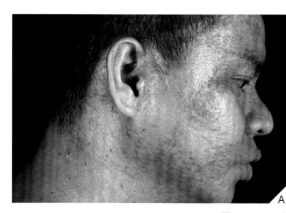

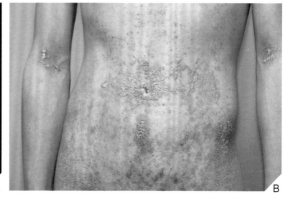

图 29-10　毛囊角化病（1）

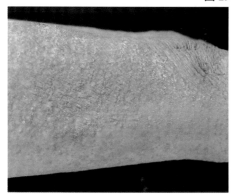

图 29-11　毛囊角化病（2）

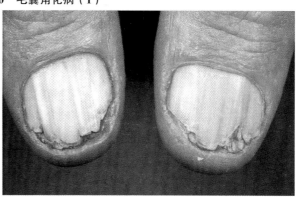

图 29-12　毛囊角化病甲远端角形切迹

5.鉴别诊断 本病应与脂溢性皮炎、融合性网状乳头状瘤病相鉴别。

【治疗处理】

（一）治疗原则

避免诱发因素，避免烈日暴晒，保持局部清洁，减少局部摩擦，亦应避免应用碳酸锂，防止感染。局部对症处理，系统治疗以维A酸类为首选。

（二）基本治疗

毛囊角化病的基本治疗见表29-5。

表29-5 毛囊角化病的基本治疗

靶向治疗	针对角化过度、角化不全、棘层肥厚及棘层松解，使之正常角化，改善临床症状；理想的是针对桥粒蛋白的异常。张力细丝与桥粒附着缺陷等的基因纠正和治疗
防止诱发因素	避免日晒、防止感染、避免口服锂剂（加重病情）
重症型治疗	口服阿维A、阿维A酯、异维A酸、环孢素
湿疹样型治疗	环孢素、泼尼松
光敏现象治疗	氯喹、羟氯喹
局部治疗	糖皮质激素外涂及皮损内注射，其他治疗有他扎罗汀、阿达帕林、水杨酸、煤焦油软膏、氟尿嘧啶软膏及激光、光动力治疗，防止感染，磨皮术。联合应用抗生素和真菌制剂
新型药物治疗	给予环氧化酶抑制剂（COX抑制剂），如双氯芬酸
手术治疗	切除后植皮，适用于蕈样斑块

（三）治疗措施

1.全身治疗

（1）维A酸：异维A酸 $[1mg/(kg \cdot d)]$ 或阿维A $[0.5mg/(kg \cdot d)]$ 可显著改善病情，但对于浸渍、间擦性损害的治疗疗效较差。

（2）环孢素：该药可用于不能耐受或对口服维A酸类药物无反应者，或病情严重的病例。$5 \sim 7.5mg/(kg \cdot d)$ 口服或 $3 \sim 5mg/(kg \cdot d)$ 静脉注射。

（3）抗生素：继发性金黄色葡萄球菌感染与皮损加重有关，应积极寻找并予以治疗。

2.局部治疗外用角质溶解剂

（1）0.1%维A酸软膏、5%～10%水杨酸软膏、10%尿素软膏、他扎罗汀、阿达帕林、5%氟尿嘧啶软膏均可选用。

（2）曲安西龙悬液皮损内注射有效，但易复发。

（3）激光、冷冻、皮肤磨削术或手术切除移植术适用于蕈样斑块、肥厚型损害。

（4）X线或境界线照射可改善症状。

（四）循证治疗步序

毛囊角化病的循证治疗步序见表29-6。

表29-6 毛囊角化病的循证治疗步序

项目	内容	证据强度
一线治疗	穿清爽的纯棉衣物	E
	润肤剂/外用糖皮质激素/外用维A酸类药物	D
二线治疗	口服异维A酸/口服阿维A	B
	口服阿利维A酸	C
	外用5%氟尿嘧啶/他克莫司（0.03%，0.1%)/0.05%吡美莫司/3%双氯芬酸钠	E
三线治疗	环孢素/口服泼尼松龙（仅限水疱-大疱型）	E
	激光（CO_2激光、Er:YAG激光、脉冲染料激光）/肉毒素/电子束放疗/皮肤磨削术/清创术/手术切除	E
	光动力疗法	D

（五）治疗评价

1.维A酸类 观察发现近90%的患者使用异维A酸和阿维A疗效显著。Burge等报道，11位患者使用0.05%异维A酸治疗，6位患者皮损得到改善。常见红斑、烧灼感及刺激。Burge等报道，18位患者使用阿维A(0.5～1.0mg/kg)治疗，

17 位患者有疗效。

　　Lauharanta 等报道，13 位患者使用阿维 A 治疗，开始剂量为 30mg/d，疗程为 16 周。所有患者的病情都获得一定的改善，但副作用包括瘙痒（5 位患者）及脱发（2 位患者）。

　　2. 激光　Beier 等报道，2 位患者使用 Er：YAG 激光治疗腋窝、肩胛部、肢端和颈部皮损。Er：YAG 激光治疗后，并对 2 位患者进行 2 年的随访，病情完全缓解，认为 Er：YAG 激光的治疗效果要优于二氧化碳激光。

　　3. 手术整平法　Zachariae 等报道，患有严重毛囊角化病的 5 位患者通过手术整平法治疗，皮肤被整平到真皮乳头层。半年后，3/4 患者仍未见病情复发。

　　4. 其他　维 A 酸封包治疗数月可使皮损消失，局部注射糖皮质激素可使皮损暂时缓解。

（六）预后

　　目前无满意的治疗方法。全身健康一般不受影响，当皮损广泛并形成薯样损害时，常伴全身虚弱表现。患者对水痘样湿疹及慢性化脓性炎症感染有易感性。

黑 棘 皮 病

　　黑棘皮病（acanthosis nigricans）是以皮肤角化过度、色素沉着及乳头状瘤样增生为特征的皮肤病，皮损好发于颈、腋窝、乳房下及腹股沟等皱褶部位。

【临床提要】

　　1. 基本损害　①皮肤角化过度，皮肤粗厚；②色素沉着，呈灰褐色或黑色；③乳头状瘤样增生，小突起，外观似天鹅绒样，皮纹加深、皮肤皱起。

　　2. 发病特征　皮损好发于颈、腋窝、乳房下和腹股沟等皱褶部位，但其他部位及黏膜亦偶可受累。

　　3. 临床分型

　　（1）遗传性良性黑棘皮病：常在婴儿期或儿童早期发病。

　　（2）假性黑棘皮病：是肥胖症的良性及可逆性并发症。本型或有胰岛素抵抗和内分泌改变。约 10% 的肾移植患者可出现黑棘皮病（图 29-13）。

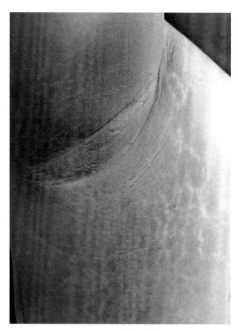

图 29-13　假性黑棘皮病

　　（3）药物性黑棘皮病：如烟酸、夫西地酸及口服避孕药。

　　（4）综合征型：伴发于多种综合征中，黑棘皮病可以发生于多种综合征，如 Bloom 综合征、Alstrom 综合征、共济失调毛细血管扩张症、Costello 综合征、MORFAN 综合征（智力发育不全、生长过度、面部异常和黑棘皮病）、Beare-Stevenson 回状皮肤综合征。

　　（5）恶性黑棘皮病：可发生于内脏癌症之前（18%）、同时（60%）或之后（22%）。多数为腺癌，来自胃肠道、胆道、食管、肾、膀胱、支气管和甲状腺。牛肚掌为本病特征，表现为掌部天鹅绒样增厚，皮纹显著。95% 见于癌症患者，77% 同时伴有黑棘皮病（图 29-14、图 29-15）。

　　（6）特发型：无特定病因与客观症状。

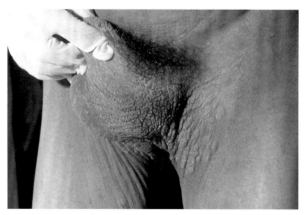

图 29-14　恶性黑棘皮病

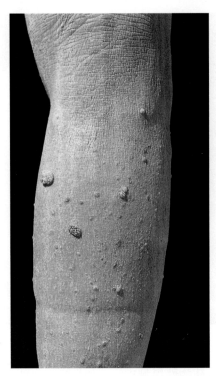

图 29-15 恶性黑棘皮病（小腿屈侧疣状损害）

4.组织病理 各型的组织病理表现相似，表现为表皮角化过度、轻度棘层肥厚和真皮不规则乳头状瘤样增生。

【治疗处理】

（一）治疗原则

判明黑棘皮病的型别，区分良性或恶性；针对各型黑棘皮病的病因进行治疗；而黑棘皮病皮损则外用角质溶解剂和内服维 A 酸类。

（二）基本治疗

黑棘皮病的基本治疗见表 29-7。

（三）治疗措施

1.恶性黑棘皮病 对恶性黑棘皮病的治疗是找出并除去致病的恶性疾病。早期诊断和早期治疗恶性肿瘤可以挽救生命。

表 29-7 黑棘皮病的基本治疗

靶向治疗	抑制角化形成细胞明显增殖，减轻角化过度、棘层肥厚和乳头状瘤样增生；分型不同，全身的靶向治疗不同；对于恶性黑棘皮病，针对恶性肿瘤，肥胖者减肥，药物型停用诱发药物
恶性型	检测和治疗内脏恶性肿瘤，胃腺癌多见
良性型	一般不需治疗，肥胖者减肥，或治疗内分泌疾病，皮损仅美容处理
药物型	停用致敏药物，如烟酸、烟酰胺、睾酮、避孕药、三嗪苯酰胺、己烯雌酚、重组生长激素
伴发病治疗	高胰岛素血症（糖尿病）、肾移植、肺移植后黑棘皮病（10%）、皮质醇增多症
局部治疗	三氯乙酸、卡泊三醇、外用维 A 酸类（阿达帕林、他扎罗汀）、12% 乳酸铵霜、角质溶解剂、鬼臼毒素、咪喹莫特、CO_2 激光消融术、长脉冲绿宝石激光
系统治疗	阿维 A、阿维 A 酯、赛庚啶

2.假性黑棘皮病 伴有肥胖的患者通常随体重恢复正常而病情改善。如果伴有内分泌疾病，必须同时予以治疗。该病发生于有或无内分泌疾病的肥胖者，也可发生于肢端肥大症和巨人症、库欣（Cushing）综合征、糖尿病、甲状腺功能减退、艾迪生（Addison）病、雄激素增多症、生殖腺功能不全综合征和各种已知的胰岛素抵抗性疾病。这些疾病均应进行相应治疗。

3.药物性黑棘皮病 细心询问病史，对可疑药物如烟酸、避孕药、烟酰胺、己烯雌酚、三嗪苯酰胺、糖皮质激素等应停止使用致病药物，皮损亦会逐渐变得平伏、消失。

4.遗传性良性黑棘皮病 试用阿维 A 酯。

5.皮肤损害 局部外用角质溶解剂或足叶草酯，0.1% 维 A 酸凝胶，系统服用阿维 A 酯和维 A 酸。皮损肥厚者可试用咪喹莫特。乳头状瘤可用冷冻或激光治疗。

（四）循证治疗步序

黑棘皮病的循证治疗步序见表 29-8。

表 29-8　黑棘皮病的循证治疗步序

项目	内容	证据强度
一线治疗	治疗潜在的病因	D
二线治疗	外用维 A 酸、阿达帕林	B
	外用他扎罗汀	E
	外用三氯乙酸	C
	口服二甲双胍	C
	外用 12% 乳酸铵、乙醇酸	E
三线治疗	尿素	E
	外用卡泊三醇、维 A 酸、氢醌、氟轻松	E
	口服褪黑素	C
	口服异维 A 酸、阿维 A 酸、奥曲肽、西他列汀、吡格列酮	E
	饮食中添加鱼油	E
	长脉冲（5ms）绿宝石激光，连续波长 CO_2 激光	E

（五）治疗评价

1. 治疗潜在疾病　Rendon 等报道 1 名 SLE 及 B 型胰岛素抵抗综合征女性患者，经口服糖皮质激素及皮下注射胰岛素后本病完全缓解，患者循环中抗胰岛素抗体也消失。

2. 异维 A 酸　Katz 等报道 1 名 33 岁肥胖的多毛发的女性糖尿病患者，以口服异维 A 酸治疗[2 ～ 3mg/（kg·d），持续 4 个月]后，本病症状缓解。停用维 A 酸后复发，需长期维持治疗。

（六）预后

恶性黑棘皮病预后较差，遗传性黑棘皮病的病情发展至一定程度会停止发展，且能自然消失。假性黑棘皮病患者纠正肥胖后，预后较好；对于内分泌异常者，视其病因进行治疗，从而决定其预后。

遗传性大疱性表皮松解症

遗传性大疱性表皮松解症（inherited epidermolysis bullosa，IEB）是由轻微物理性损伤引起的以水疱形成为特征的一组罕见的遗传性疾病。本组疾病有 3 个共同特征：①皮肤脆性增加；②自发性或轻微创伤后，发生水疱及糜烂；③具有遗传性。

本组疾病分成 3 型（图 29-16），且至少包括 23 种亚型。

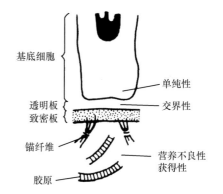

图 29-16　遗传性大疱性表皮松解症水疱的位置

【临床提要】

（一）单纯性大疱性表皮松解症

单纯性大疱性表皮松解症（epidermolysis bullosa simplex，EBS）是指手、足、肘、膝等处摩擦后，发生紧张性大疱或水疱（图 29-17、图 29-18），尼氏征阴性，轻度瘙痒，愈后不留瘢痕。本病为常染色体显性遗传病，多在出生后 1 年内发病。组织病理示表皮下大疱。

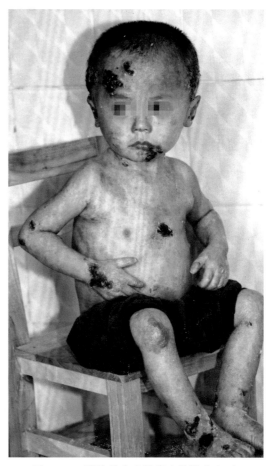

图 29-17　遗传性大疱性表皮松解症（1）

Chapter 29

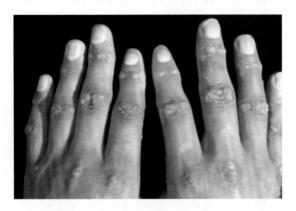

图 29-18　遗传性大疱性表皮松解症（2）

（二）交界性大疱性表皮松解症

交界性大疱性表皮松解症（junctional epidermolysis bullosa，EBJ）临床表现为形成水疱、糜烂、结痂、萎缩性瘢痕，口腔受累导致小口及舌系带短缩，釉质发育不全和甲营养不良、脱发，以及食管、上呼吸道受累。本病为常染色体隐性遗传病，发生于新生儿或婴儿。死亡原因包括气道梗阻、败血症及心律失常。

（三）营养不良性大疱性表皮松解症

营养不良性大疱性表皮松解症（dystrophic epidermolysis bullosa，DEB）表现为皮损呈水疱（尼氏征阴性）、糜烂、结痂、萎缩性瘢痕、粟丘疹，以及甲营养不良或无甲（图 29-19、图 29-20）。一般在出生时即发病。

1. **显性遗传型 DEB**　皮肤病变常泛发，大多数无皮肤外受累，仅部分出现食管狭窄。

2. **痒疹型 DEB**　表现为水疱、粟丘疹、甲营养不良和白色丘疹上剧烈瘙痒的紫色样结节（图 29-21），类似痒疹扁平苔藓。

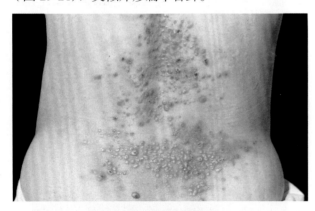

图 29-19　显性遗传型 DEB
（白色丘疹样皮损）

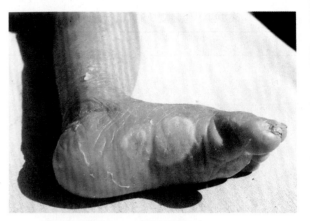

图 29-20　显性遗传型 DEB

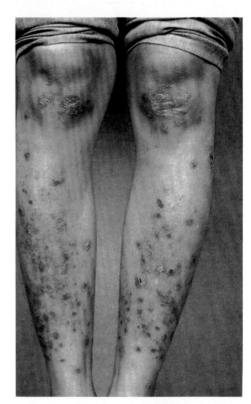

图 29-21　痒疹型 DEB

3. **泛发型 DEB**　患者寿命正常，鳞状细胞癌的发生率不增加。

4. **隐性遗传型 DEB**　常泛发，皮肤外病变严重，患者寿命缩短，发生皮肤癌。隐性遗传型重度 DEB 患者几乎所有上皮衬里器官均可发生水疱，假性并指（趾）多见，指（趾）肌肉萎缩、骨质吸收；膝、肘挛缩，关节功能丧失。

本病诊断不能完全靠临床表现和常规组织学。疾病类型的确定必须依靠电镜研究或免疫荧光技术，以此可确定表皮松解的部位及其他缺陷，如锚纤维缺失或半桥粒发育不全。

【治疗处理】

（一）治疗原则

支持对症治疗，依据不同类型、严重程度采用不同治疗方案。对所有类型的 IEB，治疗包括预防创伤、大疱的减压和防治感染。

（二）基本治疗

遗传性大疱性表皮松解症的基本治疗见表 29-9。

表 29-9　遗传性大疱性表皮松解症的基本治疗

靶向治疗	针对皮肤脆性增加和易发生水疱糜烂损害，改善临床症状
表皮内型 IEB	保护手足，预防创伤，防止感染，促进愈合
EBJ	支持治疗，糖皮质激素系统治疗，自体表皮移植
DEB	姑息治疗，营养支持，减少口腔损害，难愈皮肤损害可行自体网状层厚皮移植，异体角质形成细胞培养移植，人工皮肤
系统治疗	糖皮质激素、维生素 E、环孢素、维 A 酸类、光疗
基因治疗	将基因修正过的细胞培养为表皮片，重建患者皮肤

（三）治疗措施

本病无特效疗法，仅能行对症及支持治疗。

1. 一般疗法　保护皮肤，防止摩擦和压迫，长期外用非粘连性合成敷料、无菌纱布和外用 2% 莫匹罗星乳膏、2% 夫西地酸乳膏预防感染。必要时短期系统应用抗生素。

2. 营养支持　病情严重患儿的营养支持是治疗的关键，口服困难者应留置软质胃管进行喂养。

3. 糖皮质激素　对病情危及生命者，应予以支持治疗和系统性糖皮质激素强化治疗。

4. 其他药物治疗

（1）重组生长因子：一种或多种重组生长因子外用可能促进伤口愈合，但迄今尚未证实。

（2）苯妥英钠：100mg，每日 3 次。

（3）维 A 酸：体外研究表明，维 A 酸对胶原酶活性有影响，但其副作用（如皮肤干燥）较大，隐性 DEB 患者不能耐受。

（4）维生素 E：100mg，每日 3 次。

5. 手术治疗　食管狭窄和尿道狭窄需行扩张术，气管喉部病变可做气管切开术，软组织挛缩和假性并指（趾）可行组织松解术，长期不愈的糜烂或溃疡应行分层皮片移植，或采用同种或自体角质形成细胞培养移植物覆盖，牙釉质发育不全应在儿童早期进行牙修复术，皮肤癌均应立即切除。

（四）循证治疗步序

遗传性大疱性表皮松解症的循证治疗步序见表 29-10。

表 29-10　遗传性大疱性表皮松解症的循证治疗步序

项目	内容	证据强度
一线治疗	伤口护理和皮肤外表现的管理	B
	治疗鳞状细胞癌（SCC）	D
	疼痛和瘙痒的管理	B
	营养支持	B
	社会心理支持	B
	职业治疗	B
二线治疗	降低泛发性重度单纯性大疱性表皮松解症患者的 IL-1β	C
	抑制泛发性重度单纯性大疱性表皮松解症患者的磷酸二酯酶 -4	E
	诱导提前终止密码子通读	C
	氨苯砜作为单纯性大疱性表皮松解症的抗炎剂	E
三线治疗	粒细胞集落刺激因子	C
	基因治疗	E
	回复突变镶嵌、皮肤移植	E
	骨髓移植	C
	注射野生型同种异体成纤维细胞	C
	注射自体、基因校正的成纤维细胞	C
	同种异体间充质基质细胞治疗	D

（五）治疗评价

1. 营养支持　Haynes 等报道，对 13 位患者进行胃造口术来补充营养后，患者的生活质量得到改善。

2. EBS　有的患者应用大剂量维生素 E 治疗取得良效。

3. DEB　给予支持、营养治疗。避免创伤，防止感染，减少口腔损害导致的疼痛、瘢痕和瘢痕挛缩所造成的小口。进行积极的牙科治疗。营养支持很关键，可改善生活质量，延长寿命。

McGrath 等报道，在 10 位隐性 DEB 患者中，将培养的角质形成细胞移植到一部分伤口上，而伤口另一部分则不移植。唯一的区别就是移植物有镇痛效果。

4. EBJ 将从临床上未受累的皮肤中分离并在胶原海绵上培养的角质形成细胞进行自体表皮移植，这对慢性面部糜烂可能有帮助。7 ～ 10 个月后，可望获得完全的上皮再生。

5. 组织重建皮肤 Falabella 等报道，在一项开放性对照研究中，对 15 位患者（伴有 69 处急性伤口，9 处慢性伤口）利用组织工程皮肤进行治疗，1 周后 79% 的伤口治愈。

（六）预后

1. 预后较差 除了新生儿暂时性大疱性皮肤松解症之外，其余类型的 IEB 患者均在一生中反复出现水疱和糜烂，愈合缓慢。

2. 局限性 IEB 或病情轻微者 疾病活动与季节变化有关，如夏季加重、冬季减轻，部分病例（特别是局限性 IEB 者）在中年期或之后出现病变减轻。

3. 各型 IEB 在理论上均可引起婴儿或儿童死亡率增加，特别是泛发型 DEB，但 Fine 等（1994）发现儿童早期死亡的高危性主要局限于泛发型 DEB 患儿。

4. EBJ 喉部和支气管损害可导致呼吸窘迫，甚至死亡。

5. 特殊 IEB 亚型 并发症似与年龄有关，如 JEB 患者主要在 2 岁内发生气管喉狭窄，重度隐性 DEB 患者的鳞状细胞癌发病率在 20 岁之后迅速增加，食管狭窄的发病率或严重性随着年龄增长而增加。

着色性干皮病

着色性干皮病（xeroderma pigmentosum，XP）是罕见的常染色体隐性遗传病，特征为皮肤的色素改变、萎缩、角化及癌变，病变主要发生在暴露部位。皮肤对 280 ～ 310nm 的光线极为敏感，易发生光损伤和皮肤癌。XP 是第一个发现的与 DNA 损伤修复缺陷有关的人类疾病。

着色性干皮病的发病机制见图 29-22。

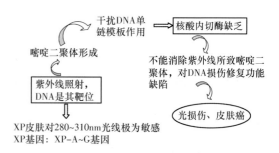

图 29-22 着色性干皮病的发病机制

【临床提要】

1. 基本损害 表现为曝光处皮肤雀斑和干燥，继而有毛细血管扩张、血管瘤、脱色性萎缩斑、水疱、大疱、结痂、溃疡、疣状物和光线性角化病（图 29-23）。严重者皮肤呈异色病样外观。

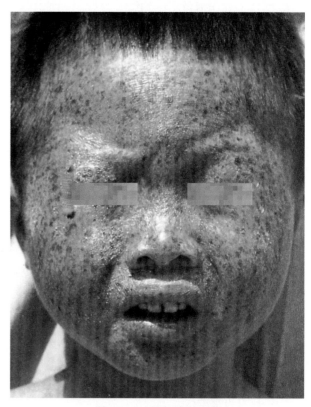

图 29-23 着色性干皮病

2. 发病特征 一般在 6 个月至 3 岁时才发病。具有光敏性，对日光呈异常反应，晒斑反应加重、过度持久的红斑、持续数月的毛细血管扩张和色素沉着。

3. 伴发皮肤肿瘤 如基癌、鳞癌、恶性黑素瘤、纤维肉瘤和血管肉瘤（图 29-24）。

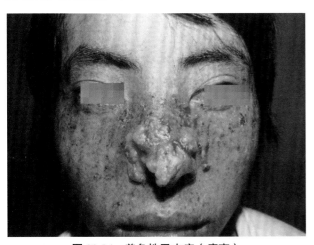

图 29-24　着色性干皮病（癌变）

4. 眼病变　畏光、睑痉挛和非感染性结膜炎、角膜血管化、云翳、角膜炎和溃疡及角膜混浊、黄斑色素沉着、结膜黄斑和结膜胬肉。

5. 神经异常　小头、发育差、智力障碍。

6. 诊断依据　患者的临床表现。临床诊断确

立后，可用下述实验室检查方法来证实。

（1）紫外线敏感性的确定：可证实 A ～ G 型 XP 和 Cockayne 综合征（A、B 型）。

（2）DNA 修复缺陷的测定可鉴定出 A ～ G 型 XP。

（3）紫外线辐射后 RNA 延迟恢复（DNA 修复正常）的测定可鉴定出 A、B 型 Cockayne 综合征。

7. 鉴别诊断　本病应与雀斑、先天性皮肤异色病相鉴别。

【治疗处理】

（一）治疗原则

终身防护避免日晒，适当选用外用内服药物，监测皮肤肿瘤的发生。

（二）基本治疗

着色性干皮病的基本治疗见表 29-11。

表 29-11　着色性干皮病的基本治疗

靶向治疗	修复 DNA 缺陷及 280 ～ 310nm 的光线对皮肤造成的损害，改善临床症状
严格避光	外用高防晒指数（SPF）避光剂，避免未遮蔽的荧光灯和卤素灯，戴防护眼镜，穿防护衣帽，遮盖尽可能多的皮肤
局部治疗	外用含 DNA 修复酶药物，外用氟尿嘧啶、咪喹莫特、皮肤磨削 / 皮肤削切、刮除术、电干燥法、冷冻、外科切除、Mohs 显微外科手术
眼科防治	眼干燥症用人工眼泪，闭眼困难用润滑软膏
系统治疗	口服异维 A 酸，异维 A 酸在 2 年治疗期内可使皮肤癌的数量减少 79%，补充钙剂、维生素 D（补偿避光后维生素 D 的不足）
DNA 修复酶	用细菌 DNA 修复酶 T4 核酸内切酶 V 脂质体（T4N5）导入，减少曝光角化和基底细胞癌
密切观察随访	3 ～ 6 个月行一次全面皮肤检查，早期发现和切除发生的皮肤肿瘤
其他	神经系统功能及神经系统听力检查，监测神经系统肿瘤

（三）治疗措施

1. 严格避免日晒　在家里，应把未加防护的荧光灯泡替换为白炽灯或在荧光灯泡上放置塑料屏蔽，可大大减少周围的紫外线水平。推荐把所有的卤素灯替换为白炽灯，因为卤素灯会放射大量的 UVB。尽量避免日晒并使用遮光剂，如 25% 二氧化钛霜和 5% 对氨基苯甲酸（PABA）液。

2. 癌变组织处理　尽早切除皮肤癌变组织，磨削术、手术切除和氟尿嘧啶（外用）均可选用。

3. 异维 A 酸　每日口服 2mg/kg 可有效地减少皮肤癌形成，但其副作用妨碍了长期应用。

4. 修复 DNA　治疗方法是用一种小噬菌体 T4 核酸内切酶 V 来促进 DNA 修复，其包裹在脂质体（T4N5）上。这种制剂使紫外线辐射后的正常人成纤维细胞的 DNA 修复合成增加了 30%，同时，其亦明显增加了辐射细胞的培养成活率。小鼠实验发现，局部应用 T4N5 脂质体制剂减少了紫外线诱发的皮肤癌。

（四）循证治疗步序

着色性干皮病的循证治疗步序见表 29-12。

表 29-12　着色性干皮病的循证治疗步序

项目	内容	证据强度
一线治疗	紫外线防护	C
	皮肤肿瘤切除	C
	与患者及其家属建立良好的合作关系，以便频繁地进行检查，尽量减少与焦虑和痛苦或毁容手术相关的压力和创伤	E
二线治疗	外用咪喹莫特/外用氟尿嘧啶	B
	口服维 A 酸	C
三线治疗	换肤：皮肤磨削或化学换肤	E

（五）治疗评价

目前只能对症处理，防护避光尤为重要，各种治疗措施尚不能根治本病。

1. 维 A 酸　Kraemer 在口服维 A 酸类药物降低着色性干皮病患者皮肤癌发生率的研究中发现，5 例鳞癌或基底细胞癌患者按 2mg/(kg·d) 口服 13-反式维 A 酸，为期 1 年。其间癌症的进展得以控制，但在停药后出现反弹。Anolik 报道在给予 1mg/(kg·d) 的反式维 A 酸口服治疗后，3 名着色性干皮病患者出现 NK 细胞活性下降，而 0.5mg/(kg·d) 给药组 3 位患者则无此表现，NK 细胞功能无变化。

2. 咪喹莫特　有报道同胞兄妹被诊断为着色性干皮病，口服维 A 酸对其伴发肿瘤无效，而使用 5% 咪喹莫特乳膏治疗数月（开始为每周 3 次），新发肿瘤均减少且多发性基底细胞癌消退。

3. 外用 T4 内切酶 V 脂质体软膏　Yarosh 报道，在一组随机双盲研究中，20 例着色性干皮病患者外用 T4 内切酶 V 脂质体软膏治疗 1 年，与对照组 8 位仅给予脂质体软膏而无酶加入的患者相比，在降低暴露于日光下所致光化性角化过度及基底细胞癌方面均有显著效果。

（六）预后

大量病例研究表明，仅 5% 的着色性干皮病患者存活至 45 岁以上，当时（1975 年）的平均死亡年龄比一般美国人群少 30 年，少数患者有正常寿命。癌症、感染和其他各种并发症是死亡的原因，其中以癌症最常见。

结节性硬化症

结节性硬化症（tuberous sclerosis）是一种几乎可累及所有器官的常染色体显性遗传病，50% 的病例是由自发性突变引起，多种不同的皮肤损害（图 29-25）、癫痫发作、智力障碍是本病的临床三大特征。

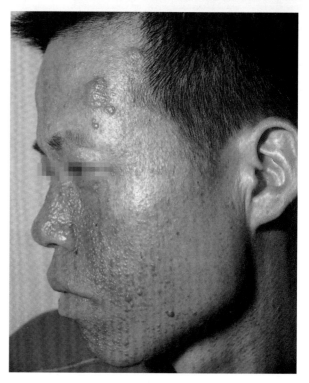

图 29-25　结节性硬化症（1）

【临床提要】

1. 皮肤损害

（1）色素减退斑：有三种。①桉树叶斑：或称叶状白斑，呈长卵圆形；②多角形斑：最常见；③五彩纸屑样斑：系多发性微小白斑。

（2）面部血管纤维瘤：或称皮脂腺瘤，发生于鼻唇沟、颊部（图 29-26），为 1 ~ 3mm 大小不等的半透明、蜡样、红黄色、淡红或肤色坚硬丘疹或斑块。

（3）甲周纤维瘤：甲周或甲下坚韧的红色指状赘生物（图 29-27）。

（4）鲨革样斑：不规则斑块，略隆起，质软，呈肤色或黄褐色，腰骶部最多见。

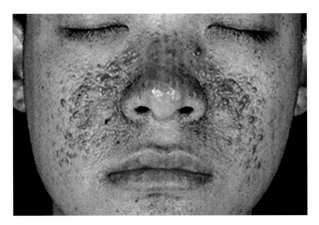

图 29-26　结节性硬化症（2）
（广东医科大学　李文惠赠）

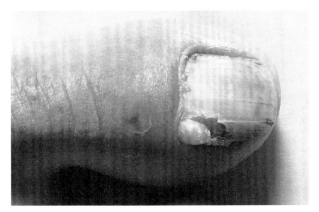

图 29-27　结节性硬化症（甲周纤维瘤）

（5）纤维瘤样斑块：呈肤色或黄褐色，光滑，隆起，硬如橡皮，位于额和头皮处。

（6）其他损害：咖啡牛奶斑、皮赘、痣、黏膜（齿龈多见）纤维瘤、白发症（图 29-28）。

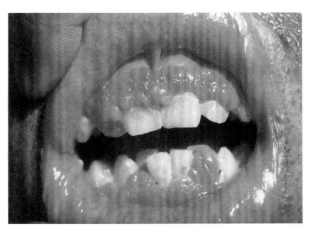

图 29-28　结节性硬化症（齿龈纤维瘤）

2. 皮肤外损害　中枢神经系统受损，如智力障碍（40% ～ 60%）、癫痫（80% ～ 90%），眼视网膜肿瘤、肾错构瘤、心脏横纹肌瘤和肺平滑肌瘤损害。

【治疗处理】

（一）治疗原则

并发症的监测和治疗是本病的治疗原则。一项研究表明，70% 死亡病例是可以治疗或预防的。定期脑 CT 或 MRI 检查可降低脑肿瘤的死亡率，而早期手术和手术技巧的提高可使其进一步降低。必须尽量控制癫痫发作，胸部 X 线、肾功能定期检查亦不可忽视。

（二）基本治疗

结节性硬化症的基本治疗见表 29-13。

表 29-13　结节性硬化症的基本治疗

靶向治疗	理想的靶向治疗是针对结节性硬化症基因，阻止其突变或对其进行修复。而目前的靶向治疗只能针对受累的脑、眼、皮肤、肾、心、肺等器官，以及其临床表现（如癫痫发作、智力障碍和多种不同的皮肤改变）
监测全身病变	神经系统：神经发育与智力、精神心理障碍、癫痫，以及室管膜下结节及巨细胞星形细胞瘤 眼科：视网膜病变、视网膜错构瘤 心血管：心横纹肌瘤、预激综合征 肾脏：血管平滑肌瘤、多发性肾囊肿 其他：肺淋巴管平滑肌病、错构瘤性直肠息肉
皮损损害	面部皮损：美容需要，应分批用刮除法、磨削法、激光治疗 躯干四肢皮损：可用物理疗法除去
手术治疗	脑组织损害切除，手术防治癫痫

（三）治疗措施

1. 面部血管纤维瘤　手术切除、环钻切除、皮肤磨削、冷冻或激光治疗。环钻切除适用于多发性肿瘤，每次切除 15 个皮损，间隔 3 ～ 6 个月后再次手术。表浅磨削术可能遗留肿瘤的下半部，非典型性肥厚性瘢痕。

2. 甲周纤维瘤　出现疼痛或毁形时，可行手术或 CO_2 激光治疗。由于肿瘤常在近端或侧甲皱下，故可能需要部分或完全拔甲；损害偶尔复发，常见者为数年后发生的新皮损。

3. 鲨革样斑　常无症状，一般无须治疗，必要时予以切除、磨削或激光治疗。

4. 星形细胞瘤　应避免颅内放疗，以免发展为胶质细胞瘤。

（四）治疗评价

治疗评价视损害发生的部位和大小，对于一般皮肤损害，整形美容、物理或手术治疗有效；损害易复发，需重复治疗。对于内脏损害，一般疗效较差。

（五）预后

预后取决于器官的受累和病变程度。在一组 49 例死亡病例报道中，47% 患者死于脑畸形（10 例肿瘤，13 例严重智力障碍并发症）。肾病变占死亡原因第 2 位，为 30 岁以上者的最常见死亡原因，与肾损害有关的死亡病例均大于 10 岁，肾衰竭、肾细胞癌和出血性血管肌脂瘤是其致死原因。

神经纤维瘤病

神经纤维瘤病（neurofibromatosis，NF）是一种多系统性疾病，咖啡牛奶斑、间擦性雀斑、神经纤维瘤、Lisch 小结、视神经胶质瘤、骨骼发育不良为其特征。

神经纤维瘤病的发病机制见图 29-29。

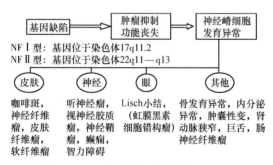

图 29-29　神经纤维瘤病的发病机制

【临床提要】

1. 皮肤损害

（1）神经纤维瘤：①皮肤型神经纤维瘤，为粉红色、橡胶样有蒂或无蒂肿瘤，数个至 1000 个以上（图 29-30、图 29-31），直径可从数毫米至数厘米或更大；轻压肿块，可使其疝样进入真皮内，放开手指后恢复原状。神经纤维瘤形态及分布见图 29-32。②皮下型神经纤维瘤，可硬如橡皮。③巨大的软疣状神经纤维瘤，向深组织浸润，可侵入肌肉、骨骼或关节。软疣可生长如袋状，柔软重叠构成折缝，但无压缩性。④丛状型神经纤维瘤，沿周围神经群集，形成不规则的串珠状肿块，累及表皮和皮下。可有疼痛或瘙痒，偶可恶变。

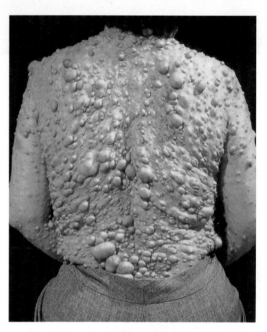

图 29-30　神经纤维瘤病（1）

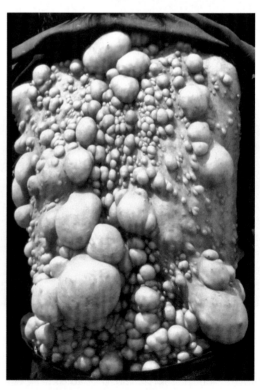

图 29-31　神经纤维瘤病（2）

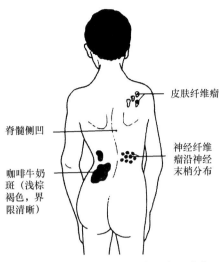

图 29-32　神经纤维瘤病的形态及分布

（2）咖啡牛奶斑：为淡褐色至深褐色斑，数毫米至数厘米不等，出生时即有，常在 10 岁内增多和变大（图 29-33）。

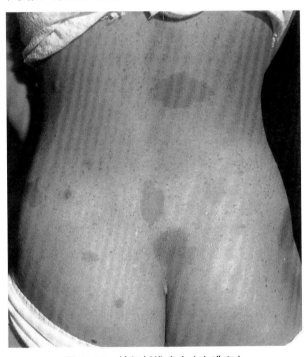

图 29-33　神经纤维瘤病（咖啡斑）

（3）间擦性雀斑：腋窝或腹股沟的雀斑（Crowe 征）有诊断意义。

2. 皮肤外损害　①中枢神经病变：颅内肿瘤、癫痫、智力障碍。②眼病变：Lisch 小结（虹膜黑素细胞错构瘤）、视神经萎缩和青光眼等。③骨损害：蝶骨翼发育不全和胫骨假关节。④内分泌异常：肢端肥大症、性早熟或延迟。⑤耳聋：听神经瘤所致感觉神经性耳聋。

3. 鉴别诊断　可能与血管瘤、淋巴管瘤等相混淆。血管瘤有压缩性、色红或暗黑；淋巴管瘤表面常有透明小颗粒突出，且都无咖啡牛奶斑、雀斑。下肢的神经纤维瘤偶与象皮腿相似，应鉴别。

【治疗处理】

（一）治疗原则

神经纤维瘤病需要多学科的综合治疗。

（二）基本治疗

神经纤维瘤病的基本治疗见表 29-14。

表 29-14　神经纤维瘤病的基本治疗

靶向治疗	未来目标是针对神经纤维瘤基因，阻止基因突变和进行基因修复，改善和根治本病。目前仅针对各系统病变进行相应处理，酮替芬可抑制肥大细胞活性
伴发症监测和处理	神经系统的智力发育障碍、神经胶质瘤、内分泌障碍、肢端肥大、嗜铬细胞瘤、癫痫、胃肠道出血、梗阻、肾动脉狭窄（监测血压）等
综合治疗/全程治疗/关注潜在并发症	幼年：咖啡斑可暂不治疗，注意发展成丛状神经纤维瘤 学龄前：腋窝雀斑、Lisch 小结、视神经胶质瘤（应检查视野缺损）；丛状神经纤维瘤发展成巨大瘤体（需外科切除）；早期发现学习智力障碍（进行干预） 儿童后期/青春期：皮肤神经纤维瘤数量增加（相应治疗）；脊柱侧弯（整形手术） 成人期：终身监护，对应治疗。监测恶性外周神经鞘瘤、乳腺癌
皮肤损害美容手术	冷冻、激光等方法除去结节和咖啡斑 有碍美观的瘤块、疼痛疑有恶变者手术切除 皮肤神经末梢处肿块可单纯切除
系统用药	酮替芬、维 A 酸
大出血处理	神经纤维瘤可破溃出血，做抢救处理

（三）治疗措施

本病无特殊疗法，神经纤维瘤病由于肿块可遍及全身，部分结节可侵入中枢神经系统引起智力低下或原因不明的头痛、头晕，目前尚无有效治疗方法。处理方法包括遗传咨询、随访和对症治疗。

1. 皮肤神经纤维瘤　手术切除，但邻近组织

Chapter 29

可发生新皮损；切除深度达皮下组织，伤口分层关闭。较小皮损用环钻切除，每次可切除数十个，伤口缝合或敞开。面部皮损还可用磨削术治疗，但较深层损害可复发。电干燥法或激光（CO_2、Nd：YAG）每次可治疗 100 个以上皮损；面部皮损可用磨削术治疗，但较深损害可复发。

2. 丛状神经纤维瘤 须由经验丰富的外科医生进行手术。

3. 咖啡牛奶斑 手术切除、皮肤磨削和激光（脉冲染料、Nd：YAG、红宝石）均可选用，由于复发率至少达 50%，故应优先选择激光治疗。

4. 酮替芬 由于神经纤维瘤常有丰富的肥大细胞，而肥大细胞分泌物可能促进肿瘤生长，故有研究用酮替芬（肥大细胞阻滞剂）（1mg，每日 1 ～ 3 次）治疗 11 例患者，发现所有患者均出现瘙痒和（或）疼痛减轻、肿瘤生长速度减慢，并有全身状况好转。

5. 系统损害治疗 如神经胶质瘤、嗜铬细胞瘤及神经发育障碍、内分泌障碍，请有关专家会诊决定治疗方案。

（四）循证治疗步序

神经纤维瘤病的循证治疗步序见表 29-15。

表 29-15　神经纤维瘤病的循证治疗步序

项目	内容	证据强度
一线治疗	全身治疗防止病变生长	
	去除有碍美观的皮损	
	去除影响功能和疼痛的皮损	
	手术切除	C
	激光治疗	B
	电干燥法	D
二线治疗	化疗	C
三线治疗	mTOR 抑制剂（西罗莫司、雷帕霉素）	B，E
	VEGF/c-Kit 抑制剂（贝伐珠单抗、西地那尼）	D，E
	多激酶抑制剂（索拉非尼）	E
	他汀类药物（辛伐他汀）	A，B，D
	BRAF 抑制剂（威罗非尼）	E
	α 干扰素	B
	MEK 抑制剂（曲美替尼、司美替尼）	B，E

（五）治疗评价

1. 皮肤神经纤维瘤 Roenigk 等报道以 CO_2 激光汽化治疗 4 例本病患者，可使神经纤维瘤完全汽化或切除，只留下小伤口。

Roberts 等报道使用一个连接到单极透热机的线圈，以透热法快速移除多发性皮肤神经纤维瘤，5 例患者的 243 个皮损得到治疗。治疗时间为 2 ～ 7 日并在 3 周内完全消除。

2. 酮替芬 Riccardi 等进行一项多阶段的对照试验，以酮替芬 2 ～ 4mg/d 治疗 52 例患者。研究发现与本病有关的疼痛、瘙痒及触痛症状于治疗后减轻。症状改善开始于治疗后 10 ～ 14 日并且长期有效。

3. 沙利度胺 Gupta A 报道 12 例严重丛状神经纤维瘤患者，用沙利度胺（血管生长抑制剂），1 ～ 4mg/d 治疗 1 年。4 例患者的瘤体缩小，7 例患者症状改善（如疼痛和感觉异常减轻），副作用少。

4. 法尼基转移酶抑制剂 除可抑制 Ras 信号通路外，还可以抑制血管生成并诱导细胞凋亡。

5. 吡非尼酮 Babovic-Vuksanovic D 用抗纤维化药物吡非尼酮治疗了 24 例丛状神经纤维瘤或脊柱旁神经腺瘤患者。结果显示，4 例患者瘤体缩小，3 例患者瘤体增大，17 例患者的瘤体无变化。

6. 全反式维 A 酸 /α 干扰素 对于 57 例儿童和成人进展期丛状神经纤维瘤患者，用全反式维 A 酸或 α 干扰素治疗，随访 18 个月，结果发现全反式维 A 酸治疗组 86% 的患者病情稳定或改善，α 干扰素治疗组 96% 的患者病情稳定或改善。

（六）预后

对症治疗有一定疗效，较深的损害易复发，重要器官损害治疗效果差。

5% ～ 15% 的患者可发生神经纤维瘤的肉瘤。象皮病样神经纤维瘤可逐渐泛发。发病早而增长快者预后不良，而广泛波及泌尿道、胃肠道或中枢神经系统者预后差。妊娠可使损害发展并有新损害发生。NF-2 型儿童患者的预后差，75% 导致失聪，83% 视力减退，25% 有行动障碍。

色素失禁症

色素失禁症（incontinentia pigmenti）是一种

主要累及女性的 X 连锁显性遗传病。已发现有 *NEMO* 基因突变，位于 Xq28。

【临床提要】

1. 临床分期

Ⅰ（水疱）期：水疱大疱疹，90% 病例在出生后 2 周内出现；常呈线状排列，四肢多见，可伴有红色结节或斑块，持续 2～6 周（图 29-34）。

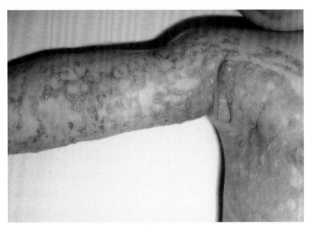

图 29-34　色素失禁症（Ⅰ期）

Ⅱ（疣状增生）期：在水疱损害处发生线状疣样或乳头状瘤样损害，持续约 2 个月。

Ⅲ（色素沉着）期：奇异的纹状或涡轮状褐色至暗蓝灰色色素沉着斑（图 29-35、图 29-36），主要位于躯干，在 16 周龄后逐渐消退。

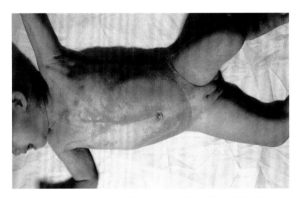

图 29-35　色素失禁症（Ⅲ期）线状疣性损害

Ⅳ（色素减退/萎缩）期：成年女性，轻微的浅色或萎缩性条状损害，最常见于四肢。

2. 皮肤外畸形　瘢痕性脱发，甲营养不良，牙齿畸形，以及癫痫（13%）、强直麻痹（11%）、智力障碍（12%）、白内障、视神经萎缩、儿童肿瘤发生率增加。

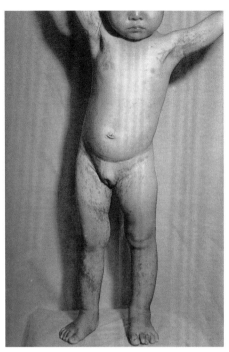

图 29-36　色素失禁症（Ⅲ期）

3. 鉴别诊断　应与大疱性表皮松解症及大疱性类天疱疮相鉴别。

【治疗处理】

（一）治疗原则

本病皮肤损害可以自愈，唯需监测其疾病过程，仅控制水疱损害的继发感染，如炎症期，可使用糖皮质激素。对于可能存在智力障碍、视网膜母细胞瘤等的病例，应与相关科室会诊处理。

（二）基本治疗

色素失禁症的基本治疗见表 29-16。

表 29-16　色素失禁症的基本治疗

靶向治疗	理想的靶向治疗是针对本病的基因突变及其修复。目前只能针对皮肤水疱疣状增生、色素沉着损害及皮肤外畸形
炎症水疱期	防止感染，严重者可用糖皮质激素
疣状增生和色素沉着期	不需处理
皮肤外损害	防治癫痫发生，干预智力障碍、强直麻痹，白内障复明、唇腭裂修补、牙列不良正畸
推荐	定期进行神经系统、眼科、牙科检查

（三）治疗措施

早期的皮损给予抗组胺药物，水疱予以安抚剂、炉甘石洗剂，防止或治疗继发感染，用0.1%依沙吖啶、2%夫西地酸乳膏外搽，皮损严重者可口服中小剂量糖皮质激素。

（四）治疗评价及预后

目前仍无特殊治疗。用红宝石激光治疗婴幼儿色素沉着无必要，且可能加重病情。通常色素失禁症的条纹在2岁后开始消退，到成年后可能仅留下轻度的痕迹。本病预后一般良好，男性表现严重，约50%的患者于胎儿期即死亡，因而男性仅报道1人。

（张锡宝　何玉清　王建琴　石丽君　梁远飞　梁碧华　陈忠业　李常兴　叶　萍　吴　江）

可变性红斑角化病

可变性红斑角化病（erythrokeratodermia variabilis，EKV）又称为可变性图案状红斑角皮病（erythrokeratodermia figurate variabilis），是一种常染色体显性或隐性遗传病。致病基因大多为定位于染色体 1p34.3 的连接基因 *GJB3* 及 *GJB4*，为显性突变。角化性斑块可与红斑同时出现或发生。

【临床提要】

1. 发病特征　大多在婴儿期发病。症状随年龄增长而改善，特别是在绝经后。妊娠期病情加重。图案状红斑皮疹可加重，情绪紊乱也是影响因素（图 30-1）。

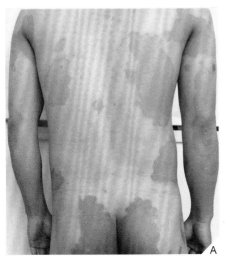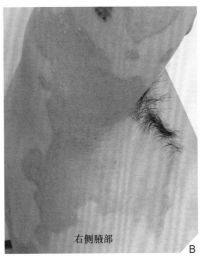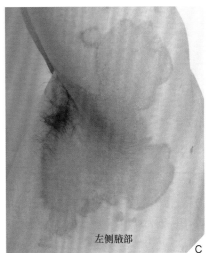

右侧腋部　　左侧腋部

图 30-1　可变性红斑角化病
（广州中医药大学金沙洲医院　陈忠业惠赠）

2. 临床分型　①相对固定的深红色角化性斑块，呈多环形、地图状，边界清楚，可持续数月至数年；②形态奇特的红斑，一般持续数天或数月，大小、形态和位置不断变化，或缓慢移动，完全消退。

【治疗处理】

（一）治疗原则

本病无特效疗法，基因疗法有待进一步研究。目前采取对症处理。本病是一种需终身治疗的慢性疾病，治疗取决于角化过度的程度和严重性。

（二）基本治疗

可变性红斑角化病和进行性对称性红斑角化病的基本治疗见表30-1。

表30-1　可变性红斑角化病和进行性对称性红斑角化病的基本治疗

靶向治疗	促进正常角化，抑制潴留性角化过度及片状红斑和角化过度性斑块形成，理想的靶向治疗是修复基因缺陷所致表皮角蛋白小体减少，清除角化过度
轻症局限	局部使用遮盖治疗，可用化妆品美容、水化、润肤、角质松懈剂，如凡士林、羊毛脂、6%～12%乳酸、尿素、尿酸、α-羟基酸、维A酸、3%～6%水杨酸、丙二醇等
泛发损害	系统治疗维A酸（最小维持剂量，儿童慎用）：阿维A、异维A酸、糖皮质激素、PUVA

（四）循证治疗步序

可变性红斑角化病/进行性对称性红斑角化病的循证治疗步序见表30-2。

表30-2　可变性红斑角化病/进行性对称性红斑角化病的循证治疗步序

项目	内容	证据强度
一线治疗	润肤剂	D
	外用角质剥脱剂	D
	外用维A酸	D
	外用卡泊三醇	E
二线治疗	阿维A	C
	异维A酸	D
	表皮生长因子受体（EGFR）抑制剂	D
三线治疗	PUVA	E
	H_1抗组胺药物	E
	mTOR抑制剂	E

1. 轻度、局限性病损　角化过度患者的局部外用治疗主要是对症性且集中于水化、润肤及角质松解作用。对于一些患者，润肤剂如凡士林、羊毛脂、硬脂酰乙醇、十六烷基乙醇或异丙基棕榈酸每日2次外用已足够，但大多数患者需行含角质剥脱剂的局部治疗。乳酸（6%～12%）、尿素（5%～20%）每日1～2次合并润肤剂使用非常有效，但因刺激性强，使用受限。其他α-羟酸、水杨酸（3%～6%）、丙二醇、羟乙酸（11%）或它们的混合剂，也可选用。

2. 泛发性病损　广泛或泛发性皮损的红斑角化病可选择系统性维A酸治疗。已在一些患者局

（三）治疗措施

对红斑角化病的局部治疗常令人失望，但它仍是治疗的基础之一。

部使用维A酸及其衍生物有效，但对另一些患者无效。

3. 糖皮质激素　外用糖皮质激素有一定疗效。

4. PUVA　虽未经对照，PUVA治疗对进行性对称性红斑角化病有效。

5. 其他　应避免皮肤外伤，如突然的温度变化、摩擦及机械性刺激。一些患者烧灼及瘙痒感，治疗棘手。

（五）治疗评价

（1）Tamayo等报道，对5名对称性进行性红斑角化病儿童患者给予阿维A酯治疗后，病情有显著的改善，初始剂量为0.6～1mg/kg，起效后减半剂量维持1年。但也有报道异维A酸对成人和儿童患者有效。

（2）van de Kerkhof等报道1例本病患者接受阿维A酯（平均剂量为25mg/d）治疗3年，治疗成功，而随后以异维A酸（20mg/d）治疗2年效果较差。以阿曲汀行系统性给药的起始剂量为35mg/d，用8周后减量，以25～35mg/d维持治疗，症状明显持久改善，角化过度减少，组织检查皮损炎症减轻。

（3）Common JFA报道6例可变性红斑角化病患者，口服阿维A[0.125～0.25mg（kg·d）]治疗，4例获得满意疗效，其中2例皮损完全消退，1例用阿维A 20mg/d。其余患者仍残留角化过度。

（4）Levi等报道了治疗来自同一家庭的患者，成年患者以芳香族维A酸治疗8周，而儿童用

PUVA 治疗（总量为 63J/cm^2 UVA），所有治疗均有效，但 PUVA 效果较好。

（5）维 A 酸的使用需仔细权衡，因为需要长期治疗才能取得持续疗效，长期使用可产生不良反应，特别是儿童。

（6）外用维 A 酸：Lacerda Costa 等报道给予 3 名本病患者局部外用 0.1% 维 A 酸霜治疗，可减少角化过度。不连续使用导致迅速复发。

（六）预后

皮损常终身存在，症状随年龄增长而改善，妊娠可加重病情，绝经时部分患者的皮损可消退。

进行性对称性红斑角化病

进行性对称性红斑角化病（progressive symmetric erythrokeratodermia，PSEK）属常染色体显性遗传病。

【临床提要】

1. 发病特征　常在出生后不久发病，但少数至 17 岁时发病。本病在青春期范围最广，以后可逐渐消退。

2. 皮肤损害　开始为双侧掌跖部发生边界清楚的红色角化斑块，有片状角质性鳞屑，皮损逐渐扩大累及手背、足背、胫前、肘、膝及大腿伸侧等部位，偶见于上臂、肩、颈、面部、臀部及口腔周围（图 30-2）。

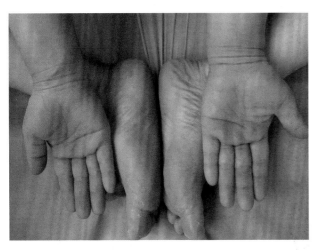

图 30-2　进行性对称性红斑角化病
（东莞市常平人民医院　曾文军惠赠）

3. PSEK 与可变性红斑角化病（EKV）　两者的临床表现非常相似，PSEK 的角化过度性斑块多发生于红斑基础上，且不会出现独立可变性红斑，掌跖角化常见。EKV 具有短暂的、能够分化的可变性红斑。另外，EKV 在面部较少出现角化过度性斑块。

【治疗处理】

（一）治疗原则

本病病因是兜甲蛋白基因发生突变，治疗仅为对症处理。

（二）基本治疗 / 治疗措施

1. 维 A 酸　口服维 A 酸疗效良好，异维 A 酸 0.5 ～ 1mg/kg 或阿维 A 0.5mg/kg。

2. 局部治疗　外用 20% 尿素霜、10% 水杨酸软膏、20% 鱼肝油软膏、糖皮质激素。

3. 物理治疗　X 线照射、PUVA 亦有一定疗效。

（三）治疗评价及预后

局部治疗包括角质溶解剂、糖皮质激素和维 A 酸可获得不同的疗效。本病病程缓慢，常呈进行性，遗传性病例的皮损持续存在，而散发性者可在数年后自行消退。

砷剂角化病

砷剂角化病（arsenical keratosis）是慢性砷中毒的皮肤症状之一。

慢性砷中毒一般由三价无机砷隐性接触引起，如亚砷酸钾（Fowler 液）治疗银屑病和三氧化二砷治疗哮喘。

【临床提要】

1. 皮损类型

（1）斑点状 / 鸡眼样：多发性斑点状鸡眼样丘疹位于摩擦和创伤部位，特别是掌、跖、跟、趾，质硬，呈淡黄色（图 30-3）。

（2）鳞屑红斑 / 色素斑：轻微隆起的鳞屑性红斑或色素沉着斑最常见于非暴露部位，一些患者仅有掌跖受累。

2. 慢性中毒　可出现 Mees 线（横行纹状白甲）、弥漫性脱发、鼻中隔穿孔、多神经炎、贫血、白细胞减少、腹泻、心电图异常等。

3. 皮肤癌　如鲍恩病、鳞癌、基底细胞癌，潜伏期 10 ～ 20 年。

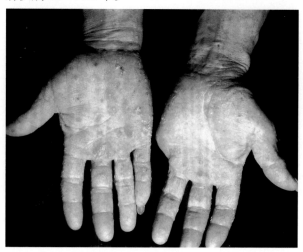

图 30-3　砷剂角化病

【治疗处理】

（一）治疗原则

防治结合，砷中毒是一种全身性疾病，可致内脏损害，应改善环境，或停止服用含砷药物；基本治疗是消除损害，防止癌变。

由于在发生肿瘤时，患者体内可能已无砷剂残留，故不需用二巯丙醇来螯合砷。

（二）基本治疗

砷剂角化病的基本治疗见表 30-3。

表 30-3　砷剂角化病的基本治疗

靶向治疗	急性期：阻止砷离子与体内酶蛋白分子结构中的巯基和羟基结合，并促进其排出 慢性期：解除砷剂毒性及其所造成的皮肤和系统损害
监测全身病变	监测肾功能损害、溶血性贫血，警惕砷剂角化病与内脏癌同时发生
系统治疗 　急性砷中毒 　慢性砷中毒	 螯合剂：二巯丙磺钠 / 二巯丙醇 螯合剂（二巯丙磺钠、硫代硫酸钠），几乎无效，可口服维 A 酸
局部治疗	外用氟尿嘧啶软膏、二巯丙醇软膏、糖皮质激素，冷冻、光动力治疗、手术切除
鲍恩病 / 鳞癌	手术治疗

（三）治疗措施

1. 选用急性砷中毒解毒药

（1）二巯丙磺钠：急性中毒时的首次剂量为 5% 溶液 2 ～ 3ml，肌内注射；以后每 4 ～ 6 小时 1 次，每次 1 ～ 2.5ml。1 ～ 2 日后，每日 1 次，每次 2.5ml。一般治疗 1 周左右。必要时可在 1 个月后再行治疗。常见副作用有头晕、头痛、恶心、食欲减退、无力等，偶尔出现腹痛或低血钾，少数患者出现皮疹，个别发生全身过敏性反应或剥脱性皮炎。

（2）二巯丙醇：其药理作用与二巯丙磺钠相似。首次剂量为 2.5 ～ 3.0mg/kg，每 4 ～ 6 小时深部肌内注射 1 次，共 1 ～ 2 日。第 3 日按病情改为每 6 ～ 12 小时 1 次，以后每日 1 ～ 2 次。共用药 10 ～ 14 日。注意副作用，发生肾衰竭应及早行血液透析、血浆置换，对于急性砷化氢引起的严重溶血，亦考虑血浆置换。

2. 慢性砷中毒的治疗　解毒剂应用方法：5% 二巯丙磺钠 2.5 ～ 5.0ml，肌内注射，每日 1 次，连续 3 日，停药 4 日，为 1 个疗程。一般用药 2 ～ 3 个疗程。此外，二巯丁二钠和青霉胺亦可选用。此外还可用 10% 硫代硫酸钠 10ml，静脉注射，以辅助砷排泄。

3. 局部治疗　外用氟尿嘧啶软膏，或 2.5% 二巯丙醇软膏或糖皮质激素霜。

（四）治疗评价及预后

鲍恩病和侵袭性及砷性鳞状细胞癌的潜伏期分别为 10 年内和 20 年内及 30 年后，砷剂角化病皮损变化可与内脏癌（胃肠道、呼吸道、泌尿生殖道癌）的发生平行，故其可作为可能发生内脏癌的皮肤标志。

毛周角化病

毛周角化病（keratosis pilaris，KP）或称毛发角化病、毛发苔藓（lichen pilaris），为常染色体显性遗传角化性皮肤病。表现为成群的毛囊出现微小不同程度的红斑（红色毛周角化病）。毛周角化病极为常见。

【临床提要】

1. 皮肤损害　皮损为针头大小的毛囊性丘疹，不融合，顶端有淡褐色角栓，内含卷曲的毛发；剥去角栓后遗留微小凹陷。

2. 发病特征　常见于青少年，常随年龄增长而改善。好发于上肢伸侧、股外侧和臀部，部分病例可扩展至腹部。毛囊角栓可发生在面部，面部受累可能误诊为寻常痤疮。冬季加重，夏季减轻。有时伴轻度瘙痒。

3. 临床分型　面部萎缩性毛发角化病（眉部瘢痕性红斑）、蠕虫性皮肤萎缩、脱发性小棘毛囊角化病（KFSD）、脱发性小棘毛囊炎（图 30-4）。

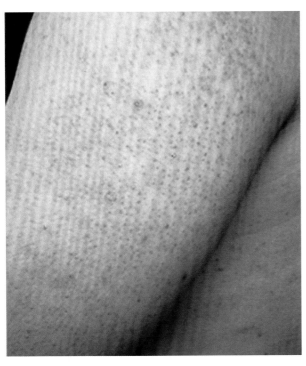

图 30-4　毛周角化病
（东莞市常平人民医院　曾文军惠赠）

4. 组织病理　毛囊口张开，内有圆锥形、板层样角栓。

【治疗处理】

（一）治疗原则

本病呈慢性病程，有自限性，一般不需治疗，或仅对症治疗，外用角质软化剂或角质溶解剂可减轻症状。

（二）基本治疗

毛周角化病的基本治疗见表 30-4。

表 30-4　毛周角化病的基本治疗

靶向治疗	抑制可能的角化细胞黏附障碍，促进正常角化
保守观察	有自限性，本病随年龄增长而减轻或隐匿，可以不治疗
伴发疾病处理	寻常性鱼鳞病、Noonan 综合征、Down 综合征
局部治疗	外用水杨酸或水杨酸丙二醇、维 A 酸类、乳酸铵、尿素、糖皮质激素、卡泊三醇软膏，激光
系统治疗	维 A 酸、抗组胺药物

（三）治疗措施

1. 全身治疗　病变严重者口服异维 A 酸。

2. 局部治疗

（1）保持皮肤湿润：减轻皮肤过度干燥。应避免使用精制肥皂，浴后应涂润肤剂。

（2）除去毛囊角栓：摩擦性聚酯海绵如 Bufpuf 有助于去除毛囊角栓。溶角质剂如乳酸铵、水杨酸及尿素是用来软化角化性丘疹的主要治疗药物。20% 尿素霜加 2% 水杨酸或 6% 水杨酸丙二醇同时具有润肤和角质溶解的双重功能。每日洗浴后用聚酯海绵涂擦上述制剂中的一种并轻轻按摩，疗效较佳。病情缓解后改用 20% 尿素霜，1 次 / 周或 2 次 / 周来维持。

（3）维 A 酸类：0.05%～0.1% 维 A 酸软膏可联用温和的摩擦性清洁剂。维 A 酸霜及凝胶使用时可先用较低浓度 0.025% 霜剂或 0.01% 凝胶。

（4）乳酸铵 / 糖皮质激素：12% 乳酸铵洗剂单用或联用中效糖皮质激素制剂可有一定疗效。

（5）严重病例：可将中效糖皮质激素置于润肤剂基质外用，如有毛囊炎，可试用双氯西林及米诺环素治疗。当炎症消退后，改用角质溶解剂。口服抗组胺药可治疗此病伴随的轻度瘙痒。口服异维 A 酸可控制进展。

（四）循证治疗步序

毛周角化病及其变型的循证治疗步序见表30-5。

表30-5　毛周角化病及其变型的循证治疗步序

项目	内容	证据强度
一线治疗	10% 乳酸乳膏 /5% 水杨酸乳膏	B
	乳酸钠和尿素霜	B
	聚酯海绵	D
	含水杨酸的尿素霜	D
	外用糖皮质激素	D
二线治疗	外用他扎罗汀	A
	外用维 A 酸	D
	口服维 A 酸	E
	外用他克莫司 / 希帕胺乳膏	A
	磨削术（用于虫蚀状皮肤萎缩）	E
三线治疗	口服四环素	E
	长脉冲光，非 Q 开关的红宝石激光 （脱发性棘状 KP）	E
	氨苯砜（脱发性 KP）	E
	脉冲可调染料激光（萎缩性 KP）	C
	强脉冲光（萎缩性 KP）	A, E
	磷酸氧钛钾激光（红色 KP）	E
	脉冲染料激光（红色 KP）	D
	脉冲染料激光（KP 或面部萎缩性 KP）	C
	Q 开关 1064nm Nd：YAG 激光	C
	长脉冲 1064nm Nd：YAG 激光	C
	FRAC3 1064nm Nd：YAG 激光	A
	810nm 半导体激光	C
	CO_2 点阵激光	B
	亚硝化单胞菌喷雾	B
	二氧化氯复合洗剂	D

（五）治疗评价

1. 聚酯海绵　Diamant 等报道，7 名患者使用聚酯海绵治疗此病，从 3 次 / 周到 1 次 / 日。经过平均 7.4 周后，皮损得到改善。

2. 维 A 酸类　Poskitt 等报道，对 49 名毛周角化病患者进行回顾性研究，其中有 14 名患者采用不同方法进行治疗，结果有效，而在这些患者中有 8 名患者使用局部维 A 酸。

3. 联合治疗　Novick 等报道了 30 名患者的治疗情况，为防止皮肤干燥，使用 20% 尿素霜和 2% ～ 3% 水杨酸的混合物，对于明显炎症，使用润肤剂和糖皮质激素，75% ～ 100% 的患者皮损消失，如每日治疗，经 2 ～ 3 周，大部分皮损消失。

Baden 等报道，21 例患者使用不同药物，如角质离解剂、抗生素、糖皮质激素（局部），以及维 A 酸类，但其疗效有限。4 例患者口服异维 A 酸（1mg/kg），结果 3 例患者皮损只有少许改善。

（六）预后

对发生于臀部、大腿部的毛周角化病并发毛囊炎，12% 乳酸最有效，矿泉浴亦能改善症状。本病常在儿童期发病，青春期达高峰，成年期好转，预后良好。

进行性指掌角化症

进行性指掌角化症（keratodermia tylodes palmaris progressiva）多见于年轻女性，本病可能与干燥、接触洗涤剂、妊娠、雌激素降低有关。

【临床提要】

1. 好发部位　好发于指屈面及掌前部，初起自右手或左手的末节指腹面，按降序依次为拇指、示指、中指及环指，逐渐扩展达掌跖、指侧、背侧。

2. 皮损形态　皮肤干燥、皮纹不清，色泽淡红有光泽，伴有浅表裂纹及少量细薄鳞屑（图30-5），重者指端变细、指关节弯曲。少数有疼痛、瘙痒及绷紧感。

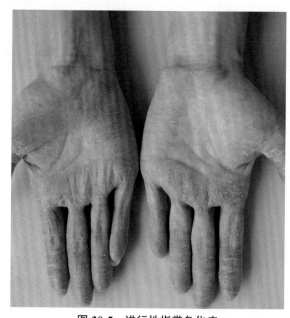

图 30-5　进行性指掌角化症

【治疗处理】

（一）治疗原则

重视病因治疗，避免接触肥皂、洗洁精，局部使用保护剂或尿素霜，糖皮质激素。

（二）基本治疗

进行性指掌角化症的基本治疗见表 30-6。

表 30-6　进行性指掌角化症的基本治疗

局部治疗	维 A 酸霜、糖皮质激素、尿素霜、乳酸乳膏、鱼肝油软膏
系统治疗	试用维生素 A、维生素 E、己烯雌酚

（三）治疗措施

口服维生素 A、维生素 E、己烯雌酚 1mg，每晚 1 次，仅适用于与性激素紊乱有关者。曲安西龙（40mg/ml）内关穴或腕部皮下注射（每 2 周 1 次）的近期疗效良好。外用药物可选择 0.05% ～ 0.1% 维 A 酸霜、三氯生乳膏、多磺酸黏多糖乳膏或 5% 水杨酸硫黄软膏等。

（四）治疗评价及预后

本病呈慢性病程，进行性发展，少数可出现缓解。对症处理可改善症状。

汗孔角化病

汗孔角化病（porokeratosis，PK）是一种遗传性慢性角化病，损害为缓慢性扩展性角化丘疹，边缘呈堤状隆起、中央萎缩，具有特征性。

1. PK 病谱　由 4 ～ 6 种不同临床类型构成，Schamroth 提出病谱一端为局限性（包括斑块型 PK、线状 PK、点状 PK），另一端为播散性（包括播散性浅表性 PK、播散性浅表性光线性 PK、播散性掌跖 PK），见图 30-6。

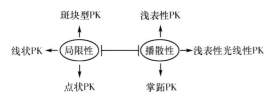

图 30-6　汗孔角化病病谱

2. 免疫抑制诱导型 PK　通常发生在器官移植（心脏、肾脏、肝脏、骨髓），肝病（慢性活动肝炎、胆汁性肝硬化），急性白血病，皮肤病（寻常型和落叶型天疱疮、蕈样肉芽肿、系统性红斑狼疮等）和艾滋病患者中，以及接受免疫抑制剂化疗时。

3. 遗传及其他因素　除线性 PK 外，其他类型 PK 为常染色体部分显性遗传的角化不全性疾病，散发病例则可能是体细胞突变所致。其他诱发因素有免疫抑制、感染因素、外伤。

4. PK 癌变　PK 可转变为鳞状细胞癌、鲍恩病和基底细胞癌，因此认为本病是一种癌前期病变。已报道恶变率为 7.5% ～ 11%，多在非暴露部位，平均潜伏期为 36 年，少数发生转移而致命。其中线状 PK 的癌变率最高，而播散性浅表性光线性 PK 的癌变罕见。MacMillan 等发现免疫力低下的人群易发生 PK。

【临床提要】

1. Mibelli 汗孔角化病（classic porokeratosis of Mibelli）

（1）基本损害：为缓慢向四周扩展的棕色角化丘疹，逐渐为环状（图 30-7）、地图状、斑块状（图 30-8、图 30-9）、边缘为角化性隆起，中央平坦，隆起的边缘上有线状沟槽及由沟槽处伸出的细棘。

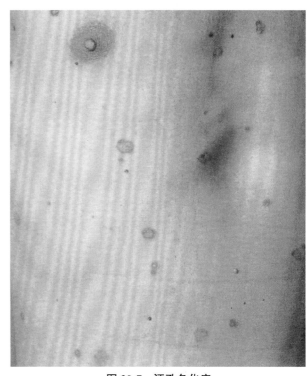

图 30-7　汗孔角化病

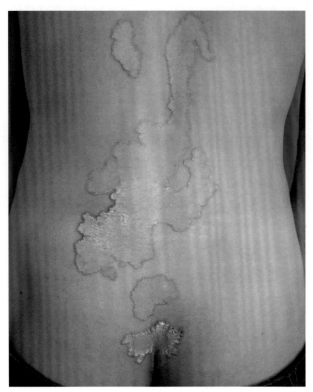

图 30-8 斑块型汗孔角化病（1）

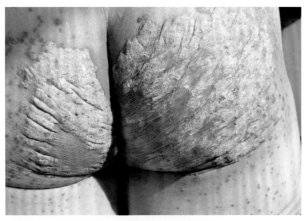

图 30-9 斑块型汗孔角化病（2）
（广州中医药大学金沙洲医院 陈忠业惠赠）

（2）发病特征：常染色体显性遗传，好发于男性儿童，创伤可为促发因素。皮损常为单侧，一般为单发，较大，直径可达 20cm；亦可多发，局限于四肢末端、掌跖、面、颈、肩、会阴、口腔黏膜。

2. 线状汗孔角化病（linear porokeratosis） 排列类似线状，好发于同侧肢体。

3. 播散性浅表性光线性汗孔角化病（disseminated superficial actinic porokeratosis，DSAP） 皮损累及曝光部位，中心萎缩的小角化丘疹，边缘隆起而呈环状损害，但缺乏沟槽。

4. 点状汗孔角化病（punctate porokeratosis） 掌跖大量的微小籽样角质栓，边缘隆起，无离心性扩大。

5. 掌跖汗孔角化病合并播散性汗孔角化病 损害最先发生于掌跖，然后播散至全身。

6. 组织病理 角样板层是本病的特征，角层有倾斜狭窄的角化不全细胞柱，其下颗粒层消失。棘层内有角化不良细胞。

【治疗处理】

（一）治疗原则

汗孔角化病目前还没有有效的治疗方法，只能对症处理。潜在的免疫抑制可能是加重因素，特别是那些播散性患者。因其是一种癌前期病变，故应对患者定期随访，疑有癌变应及时切除。

（二）基本治疗

汗孔角化病的基本治疗见表 30-7。

表 30-7 汗孔角化病的基本治疗

靶向治疗	解除免疫抑制，促进正常角化，阻止 PK 癌变
避光	尤其光线性汗孔角化病，应减少紫外线照射，减少 X 线照射，外用遮光剂
局部治疗	瘙痒：外用糖皮质激素 损害：皮肤磨削术、冷冻、激光、手术，外用 5% 氟尿嘧啶、咪喹莫特、维 A 酸乳膏、维生素 D_3 及衍生物
系统治疗	维 A 酸类（异维 A 酸、阿维 A）、氯喹、糖皮质激素（用于播散性）
癌前病变	疑有癌变的增殖性损害应手术切除并活检

（三）治疗措施

1. 全身治疗

（1）维 A 酸：依曲替酸或异维 A 酸，每日 0.5～1mg/kg，分 2 次口服。线状汗孔角化病癌变与等位基因缺失有关，口服维 A 酸制剂对一些患者有效。

（2）氯喹：每次 0.25g，每日 2 次，可试用于光线性汗孔角化病。

2. 局部治疗

（1）外用 5% 氟尿嘧啶软膏、0.1% 维 A 酸霜、卡泊三醇软膏，对浅表皮损可有暂时疗效。

（2）物理治疗：电灼、冷冻或 CO_2 激光，或 585nm 脉冲激光治疗。冷冻治疗对单个损害有效，但对泛发性病例用氟尿嘧啶软膏效果较好。有报道患者经 PUVA 3 次治疗（总量 $6J/cm^2$）后皮损消退，随访 1 年无复发。

3. 手术治疗　有学者对 PM 斑块不大的患者行外科手术切除皮损治疗。

（四）循证治疗步序

汗孔角化病的循证治疗步序见表 30-8。

表 30-8　汗孔角化病的循证治疗步序

项目	内容	证据强度
一线治疗	冷冻疗法	D
二线治疗	氟尿嘧啶/咪喹莫特	D
	维生素 D 衍生物	D
三线治疗	系统应用维 A 酸/外用维 A 酸	D
	CO_2 激光	D
	Er：YAG 激光/Nd：YAG 激光	E
	脉冲染料激光/红宝石激光	E
	分次光热溶解治疗/境界射线	E
	强脉冲光（IPL）/化学剥脱术	D
	光动力疗法	C
	皮肤磨削术/射频手术	E
	超声手术	E
	糖皮质激素/他克莫司	E
	3% 双氯芬酸凝胶	C
	巨大戟醇甲基丁烯酸酯	E
	胆固醇/洛伐他汀	D
	氟尿嘧啶联合咪喹莫特乳膏	E
	光动力疗法联合 CO_2 激光/皮损切除和植皮	E
	斑蝥素	E

（五）治疗评价

1. 维 A 酸类药物　维 A 酸类药物具有抑制细胞角化的作用。Sander 等应用异维 A 酸口服，每日 20mg，同时皮损外涂 5% 氟尿嘧啶软膏，1 个疗程为 21 日，成功地治疗了 27 例 DSAP 患者，但停药后可复发。

2. 维生素 D_3 及其衍生物　能诱导角质形成细胞的基因表达，促细胞分化，并通过减少鞘磷脂的水解、调节蛋白激酶 C 的活性而抑制细胞增殖。

Bohm 等用 0.000 4% 他卡西醇治疗 DSAP，每日 1 次，3 个月后皮损开始消退，5 个月后皮损完全消失。

（六）预后

本病呈良性病程，但可发生癌变，免疫抑制、AIDS、紫外线暴露和辐射治疗都可能加重症状和促使癌变。

掌跖角化症

掌跖角化症（palmoplantar keratoderma，PPK）又称掌跖角化病（keratosis palmaris et plantaris），是以手掌和足跖角化过度为特点的一组慢性皮肤病（图 30-10）。

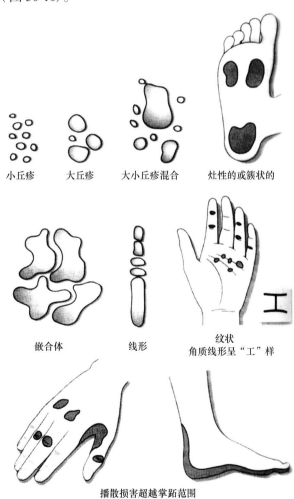

小丘疹　大丘疹　大小丘疹混合　灶性的或簇状的

嵌合体　线形　纹状
角质线形呈"工"样

播散损害超越掌跖范围

图 30-10　掌跖角化症的形态学模式

【临床提要】

1. 皮肤损害　对称分布于两手掌、足跖部

（图30-11）。表现为角化性斑块，呈黄白色、半透明状，边缘明显。分布形态可分为弥漫性、点状、条纹状。轻者仅表现为皮肤粗糙、干燥、增厚；重者可累及掌跖侧缘及手足背。

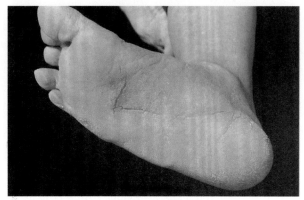

图30-11　弥漫性掌跖角化病（1）

2. 发病特征　婴儿期发病，常有家族史，为常染色体显性遗传病。常伴有甲板增厚、浑浊及手足多汗。

3. 伴发疾病　本病可为鱼鳞病、毛发红糠疹、银屑病、毛囊角化病等疾病的一种表现。

4. 临床分类

（1）遗传性：①斑点状PPK，可伴发膀胱癌、肺癌、胃肠恶性肿瘤；②残毁性PPK（图30-12）；③弥漫性PPK（图30-13）；④线条状PPK，斑状/线状掌跖角皮症；⑤钱币状PPK；⑥局限性PPK。

（2）获得性：①更年期PPK，可见散在性角化过度性厚斑块；②进行性指掌角皮症；③砷角化病；④掌皱褶点状角化病；⑤掌跖角化病有关的皮肤病，如银屑病、副肿瘤疾病、毛发红糠疹、扁平苔藓；⑥症状性PPK。

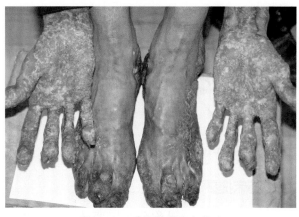

图30-12　残毁性掌跖角化病

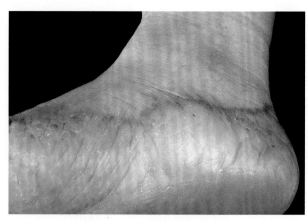

图30-13　弥漫性掌跖角化病（2）

【治疗处理】

（一）治疗原则及基本治疗

本病包含一组获得性或遗传性疾病，可以单独存在，并伴有其他疾病或作为某种综合征的一部分，因此要一一鉴别，给予相应处理。而PPK仅对症治疗。

（二）基本治疗

掌跖角化病的基本治疗见表30-9。

表30-9　掌跖角化病的基本治疗

靶向治疗	对于遗传性部分疾病，针对其角蛋白基因突变进行治疗；伴恶性肿瘤者靶向治疗肿瘤；获得性则针对原发皮肤病进行治疗；所有类型掌跖角化病的共同靶向治疗，促进正常角化，除去过度角化损害
局部治疗	温盐水浸泡足，再用刀削去增厚的角质层，外用角质松解剂、维A酸、糖皮质激素、10%～40%丙二醇、尿素霜、5%氟尿嘧啶、12%乳酸铵液、水杨酸软膏、卡泊三醇、蒽林软膏，顽固硬厚损害用刀片或牙钻机械去除
物理治疗	浅层X线照射、补骨脂及紫外线、PUVA
系统治疗	口服维A酸、维生素D_3类似物
手术治疗	对于弥漫性掌跖角化病，可分层移植皮片 对于残毁性PPK者有疼痛剧烈的缩窄环，可手术切除 掌跖点状角化病疼痛明显，机械或手术切除

（三）治疗措施

1. 系统应用维A酸　异维A酸、阿维A、阿维

A 酯。如口服 13- 顺维 A 酸，每日 0.5 ～ 1.0mg/kg，分 3 次服用。

2. 局部治疗　外用角质松解剂，如硫黄煤焦油软膏、10% ～ 20% 水杨酸软膏、乳酸霜、0.25% 蒽林软膏，可采用封包治疗，20% 尿素霜、0.1% 维 A 酸软膏。糖皮质激素软膏封包或使用糖皮质激素硬膏。

3. 掌跖点状 PPK　为 1 ～ 5mm 圆顶形丘疹，发生于左手和小鱼际，瘙痒。有发生肺和结肠恶性肿瘤的潜在危险。只有机械清除术和手术切除才能达到永久性效果。

4. 更年期 PPK　特征是掌跖尤其足跟的角化过度，开始于绝经期前后。治疗可用角质松解剂，包括 10% 水杨酸软膏、乳酸霜，或 20% ～ 30% 的尿素制剂。阿维 A 酯比异维 A 酸更有效。

5. 继发 PPK　PUVA 治疗或口服维 A 酸类 + PUVA（re-PUVA）对继发于银屑病或湿疹的 PPK 有效。

6. 浅层 X 线照射

7. 严重顽固的 PPK　可考虑切除整个角化性皮肤后再行皮肤移植。切除角化过度的皮肤时，需包括真皮、表皮及皮下脂肪以预防复发的可能。

（四）循证治疗步序

掌跖角化病的循证治疗步序见表 30-10。

表 30-10　掌跖角化病的循证治疗步序

项目	内容	证据强度
一线治疗	外用角质剥脱剂 / 外用维 A 酸	B
二线治疗	系统应用维 A 酸	A
三线治疗	完全切除角化过度皮肤后行皮肤移植外科重建术	C
	外用卡泊三醇 / 口服维生素 D₃ 类似物	E
	外用糖皮质激素联合或不联合角质剥脱剂	E
	PUVA 或 re-PUVA	D
	皮肤磨削术 / 氟尿嘧啶	E
	CO_2 激光	B
	眼皮肤角化病患者限制酪氨酸饮食	E

（五）治疗评价

1. 外用维 A 酸　Gunther 等报道，9 名 PPK 患者使用 0.1% 维 A 酸治疗。在 4 个月内，所有患者的病情均得到改善，其中有 2 名患者病情得到持久缓解。然而，大部分患者的病情在停止治疗 8 周后又复发。为减少复发，患者应每周 1 次或 2 次局部使用维 A 酸。

Touraine 等报道，6 名患者使用 0.1% 维 A 酸软膏或 0.05% 维 A 酸霜，共用 2 个月。大部分患者病情可得到改善。局部的封包、局部使用药物前剪削或使用高浓度（0.3%）维 A 酸可获得比较好的治疗效果。

2. 异维 A 酸　Bergfeld 等报道 6 例 Mal de Meleda 病患者用大剂量异维 A 酸［最大剂量为 4mg/(kg·d)］治疗，4 周后皮损消退；Camisa 等报道 1 例残毁型掌跖角化症（Vohwinkel 综合征）患者用异维 A 酸 0.6mg/(kg·d) 有效，对掌跖角化 - 牙周破坏（Papillon-Lefevre 综合征）也有效。

2 例先天性掌跖角化病患者应用阿维 A 治疗后，PPK 症状明显改善。最佳剂量为 10 ～ 30mg/d。大剂量可导致感觉过敏，而停药可导致症状在数日内复发。对口服维 A 酸的疗效已比较肯定，但应评估骨骼毒性风险，每年用 X 线监测骨骼，最好间歇性地服药。

更年期 PPK：Wachtel（1981 年）报道了 3 例妇女在双侧卵巢切除术后发生类似的病变，雌激素替代治疗后完全消失。

（六）预后

对症处理，可能改善局部症状。弥漫性 PPK：一旦患病，则病变持久甚至终身存在；斑点状 PPK：伴发内脏癌症者预后不良；症状性 PPK：依基础疾病如银屑病、毛发红糠疹等的转归而定。这组疾病在临床特征、遗传方式、伴有的缺陷和预后等方面有很大的差异。

（李　莉　高　涛　李常兴　赖　宽　陆　原
叶巧园　何玉清）

第三十一章
物理性皮肤病

热激红斑

热激红斑（erythema ab igne）又称火激红斑，是指皮肤反复暴露于不足以引起烧伤的高温，却导致局限性网状色素沉着和毛细血管扩张的一种疾病。

【临床提要】

1. 基本损害 开始呈一过性网状红斑，反复暴露红斑明显，呈淡红色、暗红色或紫红色，边界不清，毛细血管扩张和网状色素沉着，偶有水疱、轻度皮肤萎缩和角化过度。

2. 发病特征 好发于小腿伸侧、胸上部、背下部和腹部。病因去除后，皮损可能缓慢消退。

3. 不典型增生 / 癌变 本病斑块处极少见于 Bowen 病在内的上皮不典型增生，鳞状细胞癌罕见。

4. 鉴别诊断 需与网状青斑和大理石样皮肤相鉴别，后两者缺乏色素变化。

【治疗处理】

（一）治疗原则

除去病因，防止进一步损伤，可用温和的润肤剂。

（二）基本治疗

热激红斑的基本治疗见表 31-1。

表 31-1　热激红斑的基本治疗

靶向治疗	减少因长期红外线辐射引起的弹力纤维病变，抑制角化过度、角化不良，防止角质形成细胞异常及侵袭性鳞状细胞癌
除去致热源	电热毯、红外灯、手取暖壶、手提电脑、蒸气散热器、手炉
处理皮损	温和润肤剂
色素沉着	氢醌霜和维 A 酸霜
不典型增生	氟尿嘧啶霜
监测癌变	偶见的鳞状细胞癌

（三）治疗措施

皮损局部可外用超氧化物歧化酶（SOD）霜，角化性损害可外用氟尿嘧啶软膏或手术切除，宜密切随访。色素沉着用 5% 氢醌、0.1% 维 A 酸和 0.1% 地塞米松配成的亲水性软膏治疗可能有效。

（四）治疗评价及预后

当病因去除后，病损逐渐缓慢自行消退，但可留下永久色素沉着，警惕本病偶发的皮肤鳞癌。

胶样粟丘疹

胶样粟丘疹（colloid milium）为皮肤结缔组织的一种退行性改变，以曝光皮肤产生带黄色透明的丘疹或斑块为特征，内含有黏性胶样物质。成人胶样粟粒疹可看作日光性弹力纤维病的一种丘疹类型。

好发于面部、手背、前额、颊、鼻部。穿刺可释出胶样物质。

2. 成人型 成人期发病，见于长期日晒、户外工作者，石油化学物质接触史与本型有关，表现为半透明丘疹，可有结节，融合成斑块（图31-1），有轻微瘙痒。

【临床提要】

1. 儿童型 有家族史，儿童期或少年期发病，曝光部位发生半透明、淡黄色、1～3mm丘疹；

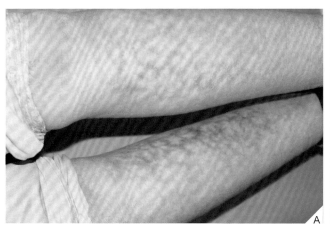
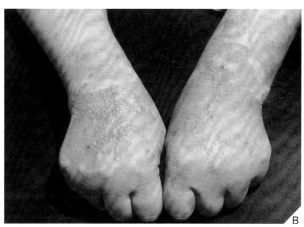

图 31-1 热激红斑
（新疆维吾尔自治区人民医院 普雄明惠赠）(A)；胶样粟丘疹(B)

3. 组织病理 上部真皮有均质嗜酸性物质团块，表皮与胶样物质之间有一条境界带。

4. 鉴别诊断 本病应与粟丘疹相鉴别，后者皮疹呈白色，以针尖挑破后可挤出珍珠样小粒。真皮上层可见表皮囊肿。

皮肤内汗液潴留的一组疾病，机制是发生阻塞部位以下的汗管破裂，形成汗液潴留水疱，汗液渗入周围组织引起炎症反应（图31-2），葡萄球菌产生的胞外多糖物质能诱发粟粒疹形成。

【治疗处理】

（一）治疗原则

避免中午时的日晒，可用屏障性衣物并每日搽遮光剂。避免日晒对于成人与儿童患者都重要。

（二）基本治疗/治疗措施

基本治疗包括避光、针挑、电解、冷冻或激光。可用电解、冷冻或激光除去。外用维A酸有效，但疗效缓慢。可服用羟氯喹和维生素C。

（三）治疗评价及预后

儿童型至成年期可自行消退，成人型经2～3年后稳定不变。

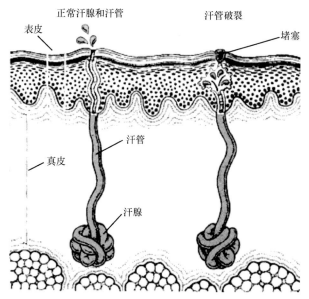

图 31-2 粟粒疹模式图
汗管堵塞、破裂后汗液淤积在表皮

粟 粒 疹

粟粒疹（miliaria）亦称痱子，系汗孔闭塞导致

【临床提要】

1. 晶形粟粒疹（白痱） 呈微小透明水疱，如

同微小水滴，直径约 1mm，表面皮肤无炎症，壁薄易于破裂，常见于间擦部位，如腋窝。

2. 红色粟粒疹（红痱） 为密集的针头大小丘疹或丘疱疹，周围绕以红晕。顶端可出现针头大无菌性或细菌性脓疱，即脓疱性粟粒疹或脓痱（图 31-3）。皮疹常成批出现。除掌跖外，体表部位均可发生，尤以躯干和颈部为甚。皮疹消退后有轻度脱屑。有瘙痒或烧灼感，常呈阵发性，可继发毛囊炎、疖。

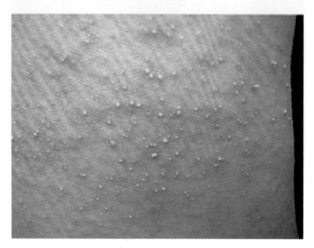

图 31-3 粟粒疹（脓痱）
（东莞市常平人民医院 曾文军惠赠）

【治疗处理】

（一）治疗原则与基本治疗

防暑降温是防治粟粒疹的重要环节，局部外用清凉止痒剂。

（二）治疗措施

1. 降温消暑 使患者处于凉爽环境中以停止出汗。每日至少 8 小时处于无汗状态可预防本病。

2. 局部治疗 抗炎止痒，虽然痱子粉（每日 4 次）、1% 炉甘石薄荷脑洗剂（每日 4 次）或 2% 鱼石脂炉甘石洗剂可使用，但大多数外用制剂会促进角蛋白损伤和粟粒疹形成。无水羊毛脂可清除毛孔闭塞，亲水性软膏也可溶解角质栓。此外可用温水浴，但应避免热水、肥皂烫洗。

3. 系统治疗 患者试服抗组胺药物，中药以清热、解毒、利湿为主，可服夏桑菊、绿豆苡米汤等。

（三）治疗评价及预后

通风、散热、对症处理病情可缓解，当气候凉爽时，本病自然痊愈。阻塞汗孔的角质栓在数日内脱落，但部分腺体可保持闭塞达 2 ～ 3 周。

夏 季 皮 炎

夏季皮炎（dermatitis aestivale）发生于炎热季节，常在 6 ～ 8 月份。

【临床提要】

1. 基本损害 皮损表现为大片红色斑丘疹，有时为丘疱疹。搔抓后出现抓痕、血痂、皮肤增厚及继发感染。

2. 发病特征 主要由于气温高、湿度大及灰尘等刺激皮肤所致。多见于成年人，自觉剧痒。皮损好发于四肢伸侧和躯干等处，尤以下肢多见，呈对称分布。

3. 鉴别诊断 ①红痱：常见于儿童，好发于头、面、躯干及皱褶部位，皮损为密集针头大小丘疹或丘疱疹。②瘙痒症：夏季瘙痒症无原发性皮损，可有抓痕及苔藓样变。

【治疗处理】

（一）治疗原则

保持室内良好通风和散热，室内温度不宜过高，患者不宜穿闷气、不通风的衣裤。保持皮肤清洁干燥，用温水外洗后用毛巾揩干，外用清凉止痒剂。

（二）基本治疗 / 治疗措施

通风降温，外用清凉止痒剂。治疗可外用 1% 炉甘石薄荷脑洗剂、1% 薄荷乙醇、0.1% 地塞米松霜等糖皮质激素外用制剂。剧痒时酌情口服抗组胺药。

（三）治疗评价及预后

气温下降、天气凉爽自然痊愈。

冻 疮

冻疮（pernio，perniosis，chilblain）是皮肤暴露于冰点以上的低温与高湿度联合环境（湿冷环境）所致的一种局限性炎性损害，天气转暖后自愈，为非冻结性冷伤。冻疮可见于外周循环不良的人，冷球蛋白、冷凝纤维蛋白质或冷凝集素可致本病。

冻疮、冻伤都属于冷伤，冷伤的分类见表31-2。

表31-2　冷伤分类

冻结性冷伤	全身冷伤（冻僵），局部冷伤（通常所称"冻伤"）
非冻结性冷伤	战壕足、水浸手、水浸足、防空壕足、高空冷伤、冻疮等

【临床提要】

1. 基本损害　为暗紫红色水肿性斑块或结节，境界不清，边缘鲜红色，表面紧张有光泽，水疱或血疱，破裂后形成糜烂或溃疡，局部皮温低；愈后遗留色素沉着或萎缩性瘢痕。自觉瘙痒、灼热或疼痛，受热后瘙痒加剧。

2. 发病特征　好发于高湿度的初冬、早春季节。于寒冷暴露后12～24小时发病。皮损常为对称性，儿童易累及手、耳廓、鼻尖和面部，成人好发于手、小腿和指（趾）。病程为自限性，持续3周左右，常易复发。

3. 临床分型　可分为3度：Ⅰ度为红斑性冻疮；Ⅱ度为水疱性冻疮（图31-4）；Ⅲ度为坏死性冻疮。

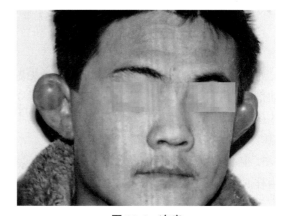

图31-4　冻疮
（吉林市中心医院　高嵩惠赠）

【治疗处理】

（一）治疗原则

在寒冷季节要注意手、足、耳等的保暖，并可涂搽某些防冻疮霜剂。发生冻疮后，局部表皮存在者可涂冻疮膏。有糜烂或溃疡者可用含抗菌药。改善机体状况，对症处理。可用温经通络、活血化瘀的中药以改善肢体循环。

（二）基本治疗

冻疮的基本治疗见表31-3。

表31-3　冻疮的基本治疗

靶向治疗	减轻较粗的皮肤小动脉持久性收缩和较细的表浅血管持久性扩张，改善微循环
监测潜在疾病	结缔组织病、冷凝蛋白（儿童）、外周循环功能不良（老人）、冻疮样红斑狼疮
预防	注意保暖，加强体育锻炼（尤其手足运动），增强防御能力，保持足部干燥，避免吸烟
系统治疗	使用血管扩张剂、钙通道阻滞药，如硝苯地平。还可用酚苄明、烟酸、烟酰胺
局部用药	外用5%米诺地尔、防冻膏，氦氖激光照射，UVB红斑量照射

（三）治疗措施

1. 系统治疗

（1）改善微循环：硝苯地平（低血压患者慎用，10～20mg，每日3次）或地尔硫䓬（30～60mg，每日3次）、双嘧达莫（潘生丁，25mg，每日3次）、烟酸（50～100mg，每日3次），适用于硝苯地平不能耐受者；部分患者外用烟酸衍生物和5%米诺地尔亦有效。亦可用己酮可可碱（pentoxifylline）0.1～0.2g，每日3次，可扩张血管，改善四肢血液循环。禁止吸烟。

（2）口服糖皮质激素：治疗红斑狼疮冻疮有效，如泼尼松30～40mg。

2. 局部治疗

（1）外用冻疮膏：早期未破溃者皮损外搽蜂蜜猪油软膏（70%蜂蜜、30%猪油）、2%烟酸乙酯霜或10%樟脑软膏；破溃者外用2%夫西地酸乳膏、莫匹罗星软膏。

（2）复方貂油防冻膏：对各种类型冻疮均有较好的防治作用，该制剂以吸收性能好、无油腻而保温性高的貂油为基质，加上有改善皮肤微循环的山莨菪碱和尿囊素等。

（3）氦氖激光和红外线照射：传统采用的紫外线治疗在目前却被认为并不是很好的选择。

（4）清洁、保暖：应用水清洗，并每日用温热的油剂轻轻按摩，防冷、防湿，受冻后不能立即加热或烤火。如果脚受冻，可考虑用电热毯小心地温暖局部，穿羊毛袜。禁止吸烟。

3. 中医药治疗　治宜益气温阳，通络散寒。方用桂枝加当归汤加减：当归、黄芪、党参、白术、茯苓皮各 10g，活血藤、鸡血藤、丹参、银花各 15g，桂枝、细辛、甘草、干姜各 6g。

（四）循证治疗步序

冻疮的循证治疗步序见表 31-4。

表 31-4　冻疮的循证治疗步序

项目	内容	证据强度
一线治疗	保守治疗	C
	钙通道阻滞药	B
	避免进一步冻伤	E
二线治疗	己酮可可碱	A
	外用硝酸甘油	C
	外用 2% 烟酸己酯乳膏 / 他莫昔芬	E
	5% 米诺地尔 / 酸化硝酸盐霜乳膏	E
三线治疗	非激素抗炎药 / 泼尼松龙	E
	羟氯喹 / 强脉冲光	E

（五）治疗评价

1. 硝苯地平　Rustin 等报道，在一项为期 12 周的双盲交叉试验中，10 例严重复发性肢端冻疮病患者使用 20mg 硝苯地平和安慰剂。在治疗期间没有患者出现新皮损，在平均 8 日后 70% 皮损消失。在一项开放性研究中，34 例患者使用 60mg 硝苯地平治疗 2 个月，使病程缩短。

2. 糖皮质激素　Gaynor 等报道，一些冻疮患者晚上使用糖皮质激素（0.025% 氟轻松霜）局部封包，取得很好的疗效。

（六）预后

本病病程慢，气候转暖后渐愈，但易复发。

冻　伤

冻伤是组织冰点以下低温（-10 ～ -2℃）暴露所致的一种局部组织急性冻结损伤，或称冻结性冷伤。本病有红斑、水肿、水疱和大疱、浅表坏疽、深部坏疽及肌肉、骨骼和神经损伤等表现。

【临床提要】

1. 分度　根据损伤的深度，冻伤可分为 4 度。

Ⅰ度冻伤：为皮肤浅层冻伤，解冻后皮肤出现红斑和水肿，无水疱形成，皮损在数天内消失。

Ⅱ度冻伤：病变限于真皮上部；复温后皮肤除出现红斑和水肿，可在 24 ～ 48 小时出现水疱和大疱，2 ～ 3 周后痂皮脱落痊愈，少有瘢痕。

Ⅲ度冻伤：病变累及皮肤全层和皮下组织。

Ⅳ度冻伤：病变累及肢体的全层，常有坏疽，创面经久不愈，有时植皮也不易存活。

2. 鉴别诊断　冻伤属冻结性冷伤，而冻疮属非冻结性冷伤（见冷伤分类）。冻疮的临床表现基本同冻伤，但多为Ⅰ度或Ⅱ度，很少有Ⅲ度。即使是Ⅲ度也仅是皮肤和皮下组织坏死，或四周为Ⅰ、Ⅱ度，中心有小片坏死皮肤。

（一）治疗原则

治疗原则是采取综合治疗措施，最大限度地保留有生机的组织，防止或减少伤残。

（二）基本治疗

冻伤的基本治疗见表 31-5。

表 31-5　冻伤的基本治疗

靶向治疗	针对冻伤初期的细胞直接冻结损伤和复温时伴发的后期血管及炎症变化，首先保留有生机组织，减少伤残
急性处理	快速复温，创面处理，预防感染
系统治疗	低分子右旋糖酐、肝素、链激酶、伊洛前列素、布洛芬，扩张血管，溶解栓塞
支持疗法	水和电解质平衡，补充高蛋白、高热量
手术治疗	清创、植皮，交感神经切除（解除血管收缩），必要时截肢

（三）治疗措施

1. 快速复温　是冻伤的现代最佳治疗，将患处浸入 40 ～ 42℃水浴中，直至最远端组织红润和柔软为止，常需 30 ～ 60 分钟；解冻期间应连续监测水浴温度，并予以镇痛剂。冰雪涂搽患处的方法可加重组织损伤，应予废弃。

2. 创面处理　解冰后患者卧床休息，抬高患肢，创面暴露，将小棉拭子置于指（趾）间，水疱一般应保持完整。无菌操作和预防性隔离需持续数周。

3. 血管扩张剂和溶栓剂　低分子右旋糖酐（500 ～ 1000ml/d）和肝素（每次 1 ～ 2mg/kg，加入 10% 葡萄糖溶液或生理盐水 100ml 中，每隔 6 小时 1 次）静脉滴注可改善微循环，应早期使用。布洛芬（0.6g/d，分 3 次口服，可抑制环氧合酶）和芦荟提取物（外用，抑制血栓素合成酶）亦可应用。

4. 清创或截肢术　坏死分界明显后方能施行，故应延迟至伤后数周或数月。

5. 其他　应给予高蛋白、高热量饮食，戒烟，肌内注射破伤风抗毒素（1500U）。预防性应用抗生素尚有争议。

（四）治疗评价及预后

Ⅰ度冻伤：数日后表皮干脱而愈，不留瘢痕。Ⅱ度冻伤：若无感染，局部可成痂，经 2 ～ 3 周脱痂愈合，少有瘢痕。Ⅲ度冻伤：若无感染，坏死组织干燥成痂，而后逐渐脱痂和形成肉芽创面，愈合甚慢而留有瘢痕。Ⅳ度冻伤：容易并发感染而成湿性坏疽；治愈后多留有功能障碍或致残。

摩擦性苔藓样疹

本病亦称儿童丘疹性皮炎（juvenile papular dermatitis）、肘膝复发性夏季糠疹（recurrent summertime pityriasis of the elbows and knees），一般认为与某些物品接触或摩擦刺激有关，亦有学者提出系病毒感染所致。约 1/3 病例有过敏性疾病史，以丘疹性荨麻疹多见。

【临床提要】

1. 基本损害　皮损为针头至粟粒大小的多角形或圆形丘疹，平顶或圆顶，正常肤色、灰白色或淡红色，数目众多；中心部密集（图 31-5）但不融合，呈轻度苔藓样变，周围有散在丘疹；有时丘疹表面覆有微细的糠秕样鳞屑。

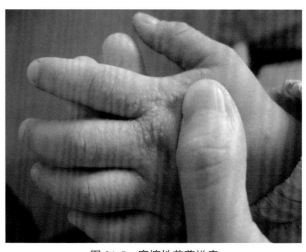

图 31-5　摩擦性苔藓样疹

2. 发病特征　2 ～ 9 岁发病，男孩多见。患儿常有玩沙土或接触表面粗糙物品的病史。好发于手背、腕和前臂，偶可见于肘、膝、足背和躯干部。可有轻度瘙痒。病程缓慢，数年后可自行消退。

3. 组织病理　非特异性炎症反应，表皮角化过度，棘层肥厚，真皮浅层有轻度慢性炎症细胞浸润。

4. 鉴别诊断　应与接触性皮炎和虫咬皮炎相鉴别。

【治疗处理】

（一）治疗原则及基本治疗

避免接触泥沙和粗制的物品，注意防护，患病后应防止再接触，外用安抚止痒剂或糖皮质激素。

（二）治疗措施

对症处理，局部外涂炉甘石洗剂、各种安抚保护剂或糖皮质激素软膏，每日 3 ～ 4 次。

（三）治疗评价及预后

避免再接触，对症处理可使皮损缓解或消失，病程缓慢，数年后可自行消退。

手 足 皲 裂

手足皲裂（rhagadia manus and pedalis）是因各种原因导致的手足皮肤干燥和裂隙。掌跖皮肤角层较厚、缺乏皮脂腺，而干燥、摩擦、酸碱物质、有机溶媒等因素亦可促发。本病可与手足癣、鱼鳞病、掌跖角化病和手足湿疹伴发。秋冬多见，好发于成年人。

【临床提要】

1. 基本损害 为深浅、长短不一的裂隙，常沿皮纹方向发展，多见于手掌、指屈面、足跟、足侧等处（图 31-6）。

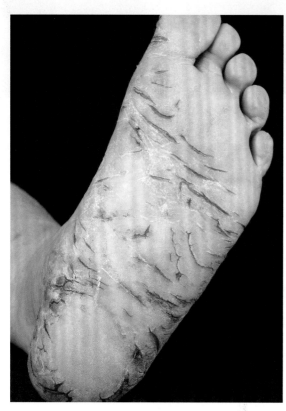

图 31-6 手足皲裂

2. 临床类型 Ⅰ度皲裂：皮肤干燥有龟裂，仅达表皮；Ⅱ度皲裂：皮肤干燥，裂隙达真皮浅层，伴轻度刺痛，无出血；Ⅲ度皲裂：皮肤干燥，裂隙达真皮和皮下组织，常有出血和疼痛。

3. 伴发病 如手足癣、掌跖角化病、鱼鳞病和手足湿疹等。

【治疗处理】

（一）治疗原则

去除病因。手足皲裂应防治结合，冬季外用油脂保护，并注意保暖。同时治疗手足癣、湿疹和鱼鳞病。外用角质溶解剂及润滑软膏。

（二）基本治疗

手足皲裂的基本治疗见表 31-6。

表 31-6 手足皲裂的基本治疗

软化 / 除去增厚角质	硫黄软膏、水杨酸软膏、尿素霜、削除角质
治疗基础疾病	手足癣、掌跖角化

（三）治疗措施

外用 10% 尿素脂、0.2% 求偶素软膏、0.1% 维 A 酸霜、10% 硫黄水杨酸软膏、甘油。用药前先用温水浸泡并削薄增厚的角质。

（四）治疗评价及预后

1% 尿囊素乳膏是治疗手足皲裂的一种比较理想的药物，其有水合（滋润）、软化、分解及去除角质，减轻和解除疼痛的作用，疗效优于 15% 尿素软膏及单纯脂。

鸡 眼

鸡眼（clavus，corn）是足部皮肤局限性圆锥状角质增生性损害，与局部长期受压及摩擦有关。

【临床提要】

鸡眼为绿豆至蚕豆大小圆锥状角质增生，呈淡黄色或深黄色，边界清楚，圆形或椭圆形，平坦或略隆起，外周有一圈透明的淡黄色环，呈鸡眼状；削去外层可见中心有角质栓塞。足跖发病多见，偶见于手部；多数为 1～2 个。

1. 临床类型 ①硬鸡眼：多见于足底，损害尖端可达真皮乳头层，刺激神经末梢，行走会发生顶撞样疼痛。②软鸡眼：位于趾间，因浸渍而变软，呈白色。

2. 组织病理 角质物呈圆锥形，尖端向内，呈 "V" 形嵌入。

3. 鉴别诊断 参见第十章图 10-16。

【治疗处理】

（一）治疗原则及基本治疗

矫正穿鞋以减少压迫或摩擦。用环状软垫包绕鸡眼，治疗选用各种外用药物或物理疗法，外科手术，除去皮损。

鸡眼的基本治疗见表31-7。

表 31-7 鸡眼的基本治疗

靶向治疗	软化、除去圆锥形角质物
纠正治疗	减少局部受压、穿着适合的鞋、矫治畸形足，已有鸡眼用带洞足垫
外贴（敷）药物	鸡眼膏，30% 水杨酸火棉胶
挖除术	仔细全部挖出增生角质，去除鸡眼的中央核
物理治疗	锶敷贴、X线照射、冷冻、激光、微波烧灼
手术切除	除去硬、软鸡眼下方骨刺或骨疣手术切除鸡眼

（二）治疗措施

1. 外敷药物 ①鸡眼膏、50% 水杨酸软膏或水杨酸火棉胶或 10% 硝酸银液外敷，每隔数天 1 次，直至损害脱落，保护好周围皮肤。如果鸡眼下部存在骨性异常，如骨刺或骨疣，常须将其去掉。②水杨酸、乳酸混合与火棉胶药剂仔细涂于鸡眼削除处，让其干燥，每日如此，直至治愈。在每次用药前，可将脚浸泡半小时，以增加药效。此法对趾间软鸡眼尤其有效。

2. 物理治疗 激光或液氮冷冻、X线治疗。

3. 挖出法去除 方法是用尖头手术刀划开一侧皮损角质增厚处，以有钩镊子夹住并沿青线进刀（青线即角质增厚部和正常皮肤的分界线，呈淡青灰色），逐渐深入，将圆锥形角质物连同基底部白膜挖出。挖出后立即行走不痛，至少可 2 个月不痛和不发。若再发可再挖，一般 1 ～ 2 次，个别 5 ～ 6 次均可痊愈。上述挖出法可结合外敷法合并治疗。

4. 微波烧灼 王敏用微波烧灼治疗鸡眼 31 例，鸡眼直径＞1cm 用酒精棉球将坏死变性组织拭去，辐射器对准基底部烧灼 2 ～ 3 次。干痂 10 ～ 15 日可自行脱落而愈。31 例患者经 1 年随访，均为一次性治愈。

5. 手术切除 方法较多，周南用改良切除法治疗鸡眼 69 例，用 1% 利多卡因局部麻醉，对皮损做圆柱状或圆锥状切除，深达真皮下层，不缝合，压迫止血包扎，换药，结痂后外涂肤康霜（成

分为积雪苷）3 次 / 日，连用 1 ～ 2 个月。随访半年，均愈，无复发。

6. 中医药治疗 苦参子去壳，捣烂外敷，用胶布固定，7 日后自然脱落，需几个疗程。外用万灵丹、水杨酸各 50g，东丹（广丹）3g，苯唑卡因 2g，白糖 2g，研末。

（三）治疗评价

郑向红用锶敷贴治疗鸡眼，均采用锶 -90、镱 -90 敷贴器，有效面积为 3.0cm×3.0cm，治疗照射总量为 48 ～ 111Gy，3 ～ 4 次为 1 个疗程，每次间隔 2 ～ 3 日，4 ～ 6 周后复查，未治愈者可行第 2 个疗程治疗。21 例患者共 30 个皮损，1 个疗程治愈 24 个皮损，治愈率为 80%，其余病灶 2 个疗程治愈，总治愈率为 100%。

（四）预后

本病一般不易自愈，若除去病因也可自然消失，治疗有时比较困难，易于复发。

胼 胝

胼胝（callus，callosity，tylosis）是由于长期受压和摩擦而产生的局限性扁平角质增生。

【临床提要】

胼胝为边界不清的半透明角质斑块，扁平或略隆起，呈蜡黄色、黄白色或黄褐色，质硬，表面光滑，皮纹明显，中央肥厚，边缘较薄（图31-7）。好发于手足，尤以掌跖骨突起部多见。常无自觉症状，严重者可有压痛。

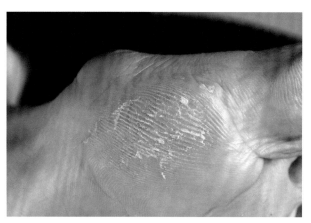

图 31-7 胼胝

【治疗处理】

（一）治疗原则

除去病因，不合脚的鞋、年龄老化所致的足部变形是导致胼胝的部分原因。用鞋垫减轻压迫，削除肥厚的胼胝，使用角质溶解剂。

（二）基本治疗（参阅鸡眼）

胼胝的基本治疗见表 31-8。

表 31-8　胼胝的基本治疗

除去病因	纠正生物力学异常，减少对角质的刺激，避免其过度增生，穿软鞋垫
局部治疗	使用角质溶解剂，如使用配制的药剂或市售药膏敷贴，定期用温肥皂水浸泡后削除或挫掉损害
手术治疗	寻找骨外生疣，必要时行整形外科手术

（三）治疗措施

1. 去除病因　损害常能自行消失，穿柔软靴鞋或有孔的海绵鞋垫。

2. 外涂角质溶解剂　如 30% 水杨酸火棉胶、0.3% 维 A 酸软膏和 30% 尿素软膏等。12% 的乳酸铵洗剂（lachydrin，商品名）常有效。每晚用 2 份丙二醇和 1 份水，使胼胝潮湿，再用塑料膜封包（也可用塑料袋和袜子），使胼胝软化。该方法对足跟的裂开性胼胝尤其有效。

3. 小刀修削　先用热水浸泡，小心用刀削去表面角质层，修削后再敷万灵丹。

4. 外用乌梅膏　本方：乌梅 30g，食盐 9g，醋 15ml，温开水 15ml，先将盐和乌梅放水中浸 24 小时，去掉乌梅核，将乌梅肉和醋捣成糊状，敷药前用刀刮去过厚的角质，每日换药 1 次，并用胶布固定。

（四）治疗评价及预后

当去除压力和机械性刺激后，本病胼胝可自行消失，故须减少手足过度摩擦和受挤压，否则痊愈后易复发。

放射性皮炎

放射性皮炎（radiodermatitis）是指各种类型射线包括 α、β、γ 和 X 线，以及粒子、电子、中子和质子等引起的皮炎。放射性损害的主要胞内靶目标为 DNA。

【临床提要】

1. 急性放射性皮炎　可分为 3 度。

Ⅰ 度：照射后 2 ～ 7 日开始出现红斑、水肿、灼痛或瘙痒，可发生湿性或干性脱屑，糜烂；3 ～ 4 周逐渐消退，遗留色素增多和暂时性或永久性毛发脱落。

Ⅱ 度：病变更为明显，除红斑和水肿之外，还可出现水疱、糜烂或表浅溃疡，创面一般在 6 周至 3 个月内自然愈合，常遗留瘢痕和永久性秃发。

Ⅲ 度：在表皮脱落后发生深在溃疡和坏死，此种溃疡病变可发生于皮下组织、骨或内脏，可持续数年和发生恶变，可伴或不伴疼痛。

急性 Ⅱ、Ⅲ 度放射性皮炎可伴全身症状，如头痛、头晕、精神萎靡、食欲缺乏、恶心、呕吐、腹痛、腹泻、出血及白细胞减少等，严重者可危及生命。

2. 慢性放射性皮炎　潜伏期平均 7 ～ 12 年或更久。表现为皮肤干燥、萎缩、发硬、局部色素减退或消失（图 31-8、图 31-9），毛发稀疏、脱落。甲色暗晦、增厚、变脆，甚至脱落。自觉瘙痒及烧灼感。皮损处可继发癌变。

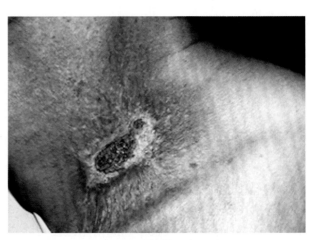

图 31-8　放射性皮炎（1）

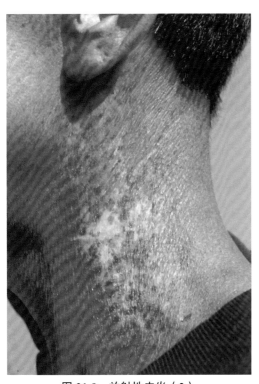

图 31-9 放射性皮炎（2）

3. 放射性癌 皮损处可继发癌变，潜伏期 20 ～ 40 年可出现各种恶性肿瘤，最常见的是基底细胞癌，然后是鳞状细胞癌。

【治疗处理】

（一）治疗原则

（1）对于不伴癌症的放射性皮炎，应避光和防止过热、过冷刺激，可不需治疗。

（2）早期清除癌前角化病和溃疡可预防癌变。

（3）放射性鳞状细胞癌容易转移，需要密切随访。

（二）基本治疗

皮炎、溃疡应对症处理。

放射性皮炎的基本治疗见表 31-9。

表 31-9 放射性皮炎的基本治疗

靶向治疗	针对放射线对组织的损伤和 DNA 改变及其继发性损伤。减轻真皮炎症和角化过度，斑状角化不良和继之的表皮变薄、纤维化和附属器萎缩
急性放射性皮炎	同烧伤一样处理，保护免受刺激，有渗出者湿敷，干性用粉剂如振荡剂，外用糖皮质激素
慢性放射性皮炎	对干燥萎缩性皮炎，用油性软膏，如鱼肝油软膏。对角化性损害进行冷冻、刮除，外用氟尿嘧啶软膏
并发症处理	控制溃疡、感染，清创切除、植皮。对于癌前病变的角化病和溃疡，用冷冻、氟尿嘧啶、咪喹莫特或 5- 氨基酮戊酸光动力治疗。对于癌变的角化病，行外科根治术

（三）治疗措施

1. 急性者 在渗出期应给予包扎和外用抗生素以预防继发感染，亦可应用炉甘石洗剂或 3% 硼酸溶液湿敷和外搽护肤霜、维生素 E 霜、糖皮质激素，严重者甚或进行口服糖皮质激素（泼尼松 40mg/d）治疗。

2. 慢性者 用冷冻术治疗放射性角化病有效。可能需要切除和移植，20% 鱼肝油软膏适用于干性萎缩性皮炎，干燥及刮除、冷冻破坏和外用氟尿嘧啶可去除角化病灶，病变区应密切观察有无肿瘤（如鳞状细胞癌）发生。如果角化呈浸润性，则需做活检。

3. 溃疡与癌变 早期溃疡可以愈合，复发性溃疡有疼痛，愈合极为缓慢，可持续数年；皮肤癌发生率增加。溃疡如果存在 3 个月以上，则应做切除性或非切除性活检。常要求完全清除病变，并排除溃疡中的灶性癌变，放射性鳞状细胞癌易于发生转移。

（四）循证治疗步序

放射性皮炎的循证治疗步序见表 31-10。

（五）治疗评价及预后

急性放射性皮炎 Ⅰ ～ Ⅱ 度病变一般 3 ～ 12 周自然消失；慢性放射性皮炎皮损可继发癌变。皮肤癌可在照射后 5 ～ 65 年中发生，中位潜伏期估计为 21 ～ 45 年。癌可为多发性，一般发生于放射性皮炎处，尤其是放射性角化病或慢性溃疡处。

表 31-10　放射性皮炎的循证治疗步序

项目	内容	证据强度
一线治疗		
急性期	外用糖皮质激素	A
	肥皂水冲洗	B
	银尼龙敷料/外用磺胺嘧啶银	B
慢性期	己酮可可碱/维生素 E	B
	脉冲染料激光	C
二线治疗		
急性期	薄膜敷料	B
	口服锌补充剂	A
慢性期	物理按摩	B
三线治疗		
急性期	外用他汀类药物	A
	外用金盏花/外用 β- 谷甾醇	B
	外用粒细胞 - 巨噬细胞集落刺激因子	B

压　疮

　　压疮（decubitus，decubitus ulcer，bedsore）俗称褥疮，是一种可累及皮下组织和筋膜的局限性皮肤缺损性疾病，起源于缺血血管闭塞所致的组织坏死。身体的骨隆起部位易受累，95% 发生于身体下部，65% 发生于骨盆，30% 发生于腿部。发病率一般在 1%～4.7%。压疮的形成与许多因素有关（图 31-10）。

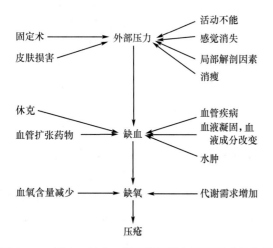

图 31-10　压力、缺血、缺氧等因素与压疮形成的关系

【临床提要】

　　1. 临床分型　①褪色性红斑；②非褪色性红斑；③压疮性皮炎；④压疮溃疡；⑤焦痂或坏疽。

　　2. 并发症　局部并发症有疼痛、感染、骨髓炎、化脓性关节炎、肠瘘、膀胱瘘、异位钙化；全身并发症包括贫血、脱水、低白蛋白血症、破伤风、脓毒血症及全身性淀粉样变性。

　　3. 诊断　仅凭临床表现即可做出本病的诊断。压疮通常发生在骨隆起部位，卧床患者的骶骨、大转子、足跟处最易发生，坐轮椅者好发于坐骨结节处。

【治疗处理】

（一）治疗原则

　　治疗原则：①预防重于治疗，早期发现和治疗；②依压疮病损分期进行处理；③改善微循环，防止溃疡发生和促进溃疡愈合；④重视支持疗法。

（二）基本治疗

　　压疮的基本治疗见表 31-11。

表 31-11　压疮的基本治疗

靶向治疗	减少局部压力和剪切力，减少缺血、缺氧，恢复组织血流和氧的供应
重在预防	规范预防压疮的发生
检测处理全身疾病	糖尿病、外周血管病、脑血管病、脓毒症和低血压
压疮分期治疗	
红斑期	增加翻身次数（间隔 2 小时），减轻受累处压力，使用充气垫、泡沫物，局部按摩，外用药物以促进局部血液循环
压疮性皮炎	活血、消炎，防治感染
压疮溃疡	促进溃疡愈合
焦痂/坏疽	清除焦痂和坏疽组织，植皮
支持治疗	补充营养和维生素，微量元素

（三）治疗措施

　　压疮的治疗措施见表 31-11。

　　1. 支持治疗　给予高蛋白、高热量饮食，血浆蛋白和血红蛋白必须分别维持在 60g/L 和 100g/L 以上。维生素 C、锌、镁的缺乏可使创面愈合延迟，故应足量补充。

　　2. 局部治疗　加强创面处理，促进局部血液循环。

3. 外科治疗 酌情采用：①仅将溃疡处理干净、稳定溃疡；②旋转皮瓣或其他整形外科技术覆盖溃疡。

4. 分期治疗

(1) 红斑期：褪色性红斑，一般无须处理；非褪色性红斑，防止受压，增加翻身次数，每 2 小时 1 次；50% 乙醇局部按摩，每次 5 ～ 10 分钟；烤灯照（40 ～ 50W），距皮肤 50cm，每日 4 次，每次 20 分钟；可用疏通血管药物，如 2% 硝酸甘油软膏。

(2) 压疮性皮炎：用无菌注射器抽出水疱内液体，烤灯照，使其干燥结痂，上面敷盖无菌纱布，以防感染。

(3) 压疮溃疡：消毒剂清洁创面，分泌物增多时增加换药次数，今村贞夫推荐使用聚维酮碘软膏（纯蔗糖 70%、聚维酮碘 3%、基质 27%），溃疡周边涂氧化锌软膏，给予高压氧。

(4) 焦痂或坏疽：消毒剂清洗创面，在焦痂及其边缘涂 5% 氟尿嘧啶软膏封包，每 8 小时换 1 次，直至焦痂分离为止，清除坏死组织，引流要通畅；紫外线灯照，局部吹氧，加强营养，增加抵抗力；亦可用蛋白水解酶软膏、硫酸镁软膏（硫酸镁 38.0g、苯酚 0.5g、无水甘油 61.5g）、右旋糖酐粉剂或软膏，或用中药，如生肌散、生皮粉、生肌玉红膏外敷。

(5) 其他：给予生长因子，培养角质形成细胞和皮肤替代物。

（四）循证治疗步序

压疮的循证治疗步序见表 31-12。

表 31-12 压疮的循证治疗步序

项目	内容	证据强度
一线治疗	解除压迫 / 变化体位 / 姑息治疗	B
	减压和使用减压设备	A
	清除坏死组织 / 外用药物	B
	保持创面湿润 / 保湿霜	C
	脂肪酸乳膏 / 硅胶泡沫 / 蛆疗法	A
	清洁 / 营养支持 / 膳食补充	C
二线治疗	水胶体敷料 / 水凝胶 / 合成敷料	C
三线治疗	贝卡普勒明凝胶 / 电刺激	A
	高压氧	E
	蜂蜜 / 富血小板血浆	B
	去除血小板的生长因子	C
	负压创面治疗	C
	手术治疗	D

续表

（五）治疗评价及预后

1. 甲硝唑凝胶 Bendy 等报道，予以甲硝唑凝胶外用可有效抑制厌氧菌繁殖及减轻因病菌繁殖而产生的异味。

2. 酮色林软膏 Janssen 等报道，25 例患压疮溃疡的患者在常规治疗外加用 2% 酮色林软膏外用较安慰剂外用者有明显的改善，其 8 周溃疡愈合率为 35%，而对照组仅 15%。

3. 血小板源性生长因子 Rees 等报道在联合使用人血小板源性生长因子（贝卡普勒明）凝胶治疗慢性肥厚性压疮，所有病例均较对照组有明显改善。予以 300μg/d 的贝卡普勒明使用效果较予以 100μg/d 使用者为优。

4. 粒细胞 - 巨噬细胞集落刺激因子 El Sughir 等报道，予以粒细胞 - 巨噬细胞集落刺激因子治疗 1 例骶部压疮患者。每 2 ～ 3 日局部予以患者稀释后的粒细胞 - 巨噬细胞集落刺激因子及溃疡底部注射 1 次，持续 2 周，继之以 1 次 / 周持续 4 周或至病情痊愈。新的肉芽组织在治疗开始数天后出现，2 周后溃疡愈合 85%，2 个月内 100% 愈合。9 个月无复发。

5. 其他 褪色性红斑，经治疗 3 周内可完全消失；压疮性皮炎，经过处理损害可在 2 ～ 4 周内愈合；压疮溃疡，视患者情况，可逐渐恢复。

6. 预防 遵守压疮的预防护理规则，及时处理好并发症、压疮并发症引起的溃疡恶化，防止危及患者生命。

（何玉清 吴 江 马萍萍 朱慧兰 叶 萍
郭红卫 许宗严）

第三十二章
光敏性皮肤病

光化性痒疹

光化性痒疹（actinic prurigo，AP）可能是多形性日光疹的变异型。

【临床提要】

1. 基本损害　典型的皮损为瘙痒性丘疹，逐渐变为融合的湿疹性斑块伴痒疹性丘疹，偶见水疱；唇炎常见，甚至可出现结膜炎。在儿童中，损害开始表现为小丘疹或丘疱疹，并结痂和形成脓疱化，瘙痒剧烈。在成人，慢性、干性丘疹和斑块最典型，而唇炎和结痂则较少见。

2. 发病特征　主要见于曝光区域，颊部、鼻尖、耳和下唇等部位，四肢表现为结节性痒疹。亦可非曝光部位（尤其是臀部）皮疹可终年出现，常在夏季恶化。

3. 鉴别诊断　包括重症多形性日光疹、种痘样水疱病、光变应性接触性皮炎、遗传过敏性湿疹伴光敏性和红细胞生成性卟啉病。

【治疗处理】

（一）治疗原则

避免日晒，外用遮光剂，症状对症处理。

（二）基本治疗

光化性痒疹的基本治疗见表 32-1。

表 32-1　光化性痒疹的基本治疗

靶向治疗	阻止 UVA/UVB 的照射，抑制光敏反应，减轻其造成的皮肤、黏膜损害
光防护	外用遮光剂
局部治疗	使用窄谱 UVB、PUVA，以及外用糖皮质激素、他克莫司乳膏，外用 2% 环孢素滴眼液（用于光化性痒疹结膜炎）
系统治疗	口服沙利度胺、β- 胡萝卜素、羟氯喹、环孢素、四环素 / 维生素 E、己酮可可碱、糖皮质激素

（三）治疗措施

治疗与多形性日光疹相同，包括沙利度胺（成人每日 50 ~ 100mg，儿童每日 50mg），常在治疗半月后开始见效，给予 β- 胡萝卜素、氯喹，以及 PUVA 及 UVB 光疗亦可选用。

（四）循证治疗步序

光化性痒疹的循证治疗步序见表 32-2。

表 32-2　光化性痒疹的循证治疗步序

项目	内容	证据强度
一线治疗	避光：注意环境、行为、穿着，外用防晒霜，使用窗户紫外线滤片	C
	外用强效 / 超强效糖皮质激素	C
	外用他克莫司	E
	窄谱 UVB 光疗 (TL-01 灯)	C

项目	内容	证据强度
		续表
二线治疗	PUVA/ 沙利度胺	C
三线治疗	β- 胡萝卜素 / 己酮可可碱	C
	四环素和维生素 E	C
	口服糖皮质激素 / 硫唑嘌呤 / 氯喹	E
	环孢素滴眼液 / 环孢素	E
	度普利尤单抗	E

（五）治疗评价

1. 总的评价　本病的治疗常是顽固的，病变可持续多年，应用一般的遮光剂或药物治疗很少有效。沙利度胺治疗可获显著疗效，但须持续 2 ～ 6 个月，部分患者停药后复发。

2. 广谱日光防护剂　Fusaro 等报道，在一项开放性研究中，30 例采用广谱日光防护剂的遗传性多形性日光疹患者中有 18 例取得疗效。

3. 糖皮质激素　Lane 等报道，8 例患者间歇性地局部使用 0.05% 丙酸氯倍他索霜或软膏，皮损消失或显著改善。

4. PUVA 治疗　Farr 等报道，5 例患者接受 PUVA 治疗，治疗后患者正常范围内光测试的 UVA 最小红斑量增加，临床症状改善。

5. 沙利度胺　Londono 等报道，34 例患者使用沙利度胺治疗，开始剂量为 300mg，逐渐减少到最小量 15mg。32 例获得良效，但停药复发。Lovell 等报道，14 例患者使用沙利度胺治疗（成人剂量为 100 ～ 200mg/d），13 例（其中有 1 例由于头晕不能耐受此药）病情获得改善。有 8 例病情持续改善，药物剂量在每周 50 ～ 100mg/d。多年研究证实沙利度胺安全有效。

6. β- 胡萝卜素　Fusaro 等报道，在一项纳入 54 例患者的开放性研究中，其中 16 例显著改善。在病情改善的患者中，血浆中胡萝卜素水平往往更高。

7. 四环素 / 维生素 E　Duran 等报道，8 例患者使用四环素治疗（1.5g/d），另有 8 例患者使用维生素 E 治疗（100U/d）。在随访中发现，两种治疗都有效，且无差异，可联合使用。

（六）预后

在 20 岁以前发病患者中，高达 60% 的患者病变可在 5 年内缓解或消退，然而成人期发病者则常常持续终身。一般在 10 岁前发病并在青春期好转或消退，但能持续至成年期，预后一般良好。

日光性荨麻疹

日光性荨麻疹（solar urticaria）是由紫外线或可见光照射所致罕见疾病。其偶可作为外用化学物质（如焦油、沥青和染料）、内源性代谢产物（如原卟啉）和一些药物 [如苯露丙芬（benoxaprofen）] 的光敏性反应。

【临床提要】

1. 基本损害　日晒后 5 ～ 10 分钟出现瘙痒、红斑和风团，皮损部分或全部位于暴露的皮肤上，在避光后 1 ～ 2 小时消退，极少数病例的风团可延迟数小时。

2. 发病特征　本病较常见于女性。一般在 20 ～ 40 岁发病，有时可伴发头痛、恶心、支气管痉挛、晕厥和乏力，特别是皮肤病变广泛者。

3. 诊断　依据临床，以及用单色光或广谱光源做光试验可明确诊断和确定作用光谱。可通过适当的检查排除红斑狼疮和红细胞生成性原卟啉病。

【治疗处理】

（一）治疗原则

避免日光照射，使用遮光剂，穿长袖衫，戴宽檐帽或用防紫外线伞，或服用防光剂，如羟氯喹。

（二）基本治疗

日光性荨麻疹的基本治疗见表 32-3。

表 32-3　日光性荨麻疹的基本治疗

靶向治疗	抑制光敏性反应及血清中变应原活性，抑制和对抗肥大细胞脱颗粒，释放组胺及其他炎性介质，阻止真皮血管扩张和水肿，减少风团形成
光防护	可使用标准遮光剂，但作用有限，因其致病光谱多为 UVA 和可见光谱
系统治疗	抗组胺药物、氯喹、UVA/PUVA、血浆置换法及 IVIg
明确诊断	排除其他荨麻疹，光试验确定致敏波长
监测伴发病	多形性日光疹、皮肤淋巴细胞瘤、红斑狼疮

（三）治疗措施

1. H₁ 受体拮抗剂　首选非镇静 H₁ 受体拮抗剂氯雷他定、盐酸西替利嗪，并加以避光。如上述药物疗效不佳，可加用多塞平。

2. UVA 或 PUVA 疗法　药物治疗无效者可使用，UVA 的优点是长期副作用的危险性较低，而 PUVA 的疗效较好；此法不能改变组织内组胺含量或肥大细胞数量，可能系通过非特异性光子诱导来稳定肥大细胞激活机制或通过变应原持续性占据 IgE 结合位点来起作用。

3. 血浆去除法　对于具有可测血清因子的患者，可使其获得数月的临床缓解。

（四）治疗评价及预后

联用 H₂ 受体拮抗剂一般不能提高疗效。虽然肥大细胞脱颗粒和组胺释放与本病有关，但抗组胺治疗的效果并不可靠，说明其他介质可能起重要作用，如中性粒细胞和嗜酸性粒细胞趋化因子。许多患者对 UVA 甚至可见光都有过敏反应，所以标准遮光剂的作用很有限。抗疟药对部分患者有效。PUVA 疗法或增加 UVA 照射对较难治的病例有效，前者疗效更佳。对于难治病例，可用血浆除去法清除循环光变应原，并结合 PUVA 使病情缓解。

蔬菜日光性皮炎

蔬菜日光性皮炎（vegetable solar dermatitis）是一种特殊类型的植物日光性皮炎，系大量进食某些蔬菜再经日光暴晒所致。致病的蔬菜主要有紫云英、胜利油菜、灰菜（藜）等，其含有光毒性或光变应性物质（可能属于卟啉类，如叶绿素、荧光素、黄素等）。

【临床提要】

1. 基本损害　突然发生对称性非凹陷性水肿，边界不清，质地坚实，表面微红或紫红。眼睑明显水肿，口唇肿胀翘起（图 32-1）。严重者可在水肿部位出现水疱、血疱、瘀点、瘀斑。

2. 发病特征　好发于中青年女性。日晒后的潜伏期为 4 小时至 2 日。面、手背、颈、皮损发生于前臂等曝光部位，自觉局部麻木、胀痛、灼痛和瘙痒。少数有发热、头痛、恶心、呕吐、腹泻等症状。尿中总卟啉增多，主要为尿卟啉。

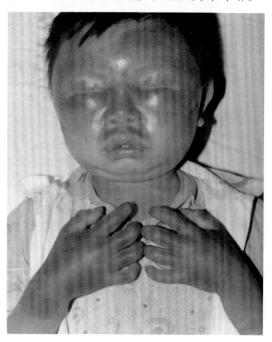

图 32-1　蔬菜日光性皮炎
（贵州医科大学　李思奉惠赠）

【治疗处理】

（一）治疗原则

避免大量食用致病的蔬菜及强烈日光暴晒。皮肤损害处给予对症处理，必要时系统使用糖皮质激素。

（二）基本治疗

蔬菜日光性皮炎的基本治疗见表 32-4。

表 32-4　蔬菜日光性皮炎的基本治疗

系统治疗	糖皮质激素
局部治疗	按皮炎、湿疹处理

（三）治疗措施

治疗采用利尿剂、泻药、复合维生素 B、维生素 C、烟酰胺等，严重者可口服泼尼松，10mg，每日 3 次；局部一般需对症处理，有水疱或糜烂时可用 3% 硼酸液湿敷。

（四）治疗评价及预后

病程为自限性，水肿约 1 周消退，水疱或血疱约 2 周吸收。少数病例可复发。

系统性药物的光敏反应

系统性药物的光敏反应（phototoxic reaction to systemic agent）是通过全身性途径给药导致的光敏反应。药物为化学物质，其中包括光毒性、光变应性物质，以光毒性反应物质为主，作用光谱主要是 UVA。

【临床提要】

1. 四环素、灰黄霉素和萘啶酸　最易引起红斑、水肿和大疱性皮疹。对氨基苯磺酰胺、噻嗪类利尿剂和磺酰脲除可形成同样类型的皮疹外，还可出现较多的丘疹甚或湿疹。血卟啉和补骨脂素是具有潜在光敏性的药物。达卡巴嗪、氟尿嘧啶和长春碱主要产生红斑、水肿反应。氯丙嗪可出现红斑、丘疹或苔藓样皮疹。

2. 胺碘酮　半数患者于暴露后 2 小时内诱发急性红斑反应，此种反应不是荨麻疹，其可持续数天。

吩噻嗪和碘酮亦可引起暴露皮肤的色素增多。

3. 非甾体抗炎药　可引起各种光敏性皮疹；吡罗昔康最常引起红斑性丘疹，苯露丙芬诱发速发性荨麻疹反应伴刺痛。

4. 假性卟啉病反应　萘普生、四环素、萘啶酸、晒黑美容和血液透析均可引起假性卟啉病反应，以萘普生为甚；患者的手、足及背易发生青肿和瘢痕，出现自发性或创伤性非炎性水疱，卟啉检测正常。

5. 诊断　主要依据光敏物的摄入病史和局限于曝光部位的皮疹。

【治疗处理】

（一）治疗原则及基本治疗

应停用可疑的光敏性药物（表 32-5），以阻止光毒性反应。尽可能避免日照，穿戴防护性衣服不可少。建议使用广谱 UVA 遮光剂。局部对症处理。

表 32-5　诱导光敏性疾病的常见外源性化学物质

	局部	全身
光变应性	抗菌剂：水杨酰苯胺、硫氯酚、溴柳氯苯胺、硫双氯酚 酚噻嗪类：氯丙嗪、异丙嗪 香料：葵子麝香、6-甲基香豆素 遮光剂：PABA 和 PABA 酯类、苯酚类、二苯甲酰甲烷 其他：檀木油、苯海拉明、补骨脂素、噻嗪类、磺酰脲、菊科植物	对氨基苯磺酰胺、氯丙嗪 / 异丙嗪、吡罗昔康
光毒性	焦油类：沥青、木馏油、治疗用焦油 呋喃香豆素类：治疗用香豆素类、香料物质*、植物**（酸柚、无花果、芹菜、欧洲防风） 染料：伊红、亚甲蓝、弥散蓝 35	抗生素：灰黄霉素、萘啶酸、对氨基苯磺酰胺、四环素 化疗药物：达卡巴嗪、氟尿嘧啶、长春碱 利尿剂：呋塞米、氢氯噻嗪 非甾体抗炎药：苯露丙芬、萘普生、吡罗昔康 其他：氯丙嗪、胺碘酮、血卟啉、补骨脂素、甲苯磺丁脲

* 香料皮炎；** 植物日光性皮炎（未全部包括）。

（二）治疗措施

立即中止接触光敏物，如果无替代药物或反应轻微，可在避免日晒的情况下继续使用。内服抗组胺药物，局部可外用糖皮质激素制剂。持久性光反应的治疗参见慢性光化性皮炎。

（三）治疗评价及预后

除去病因，一般预后良好。

晒　斑

晒斑（sunburn）是人类皮肤对日光照射所发生的一种急性炎症反应，在曝光处发生红斑、水肿，甚或水疱，随后有色素沉着和脱屑。此种反应的作用光谱多见于 UVB（亦称晒斑光线）。能诱发人体皮肤红斑的某一特长波长光的最小剂量被称为最小红斑量（minimal erythema dose，MED）。日晒伤是皮肤对超过红斑量的日光红斑量日光的正常反应。

【临床提要】

1. 基本损害 于曝光处出现边界清楚的红斑（图 32-2），烧灼痛或刺痛，一般在 24 小时后开始消退，2～3 日痊愈，有少许脱屑和色素沉着。重者表现为红斑、水肿、水疱或大疱，常有疼痛；数日后皮损消退，有明显脱屑和色素沉着。

2. 发病特征 儿童和妇女易发病，春夏季多见。轻者在日晒后 6～24 小时发生。重者可有畏寒、发热、头痛、乏力、恶心、呕吐，甚至谵妄或休克。

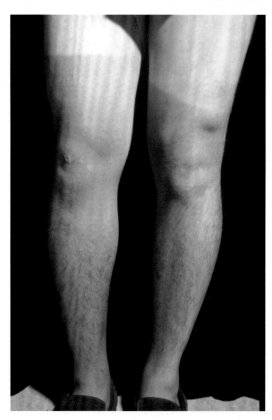

图 32-2　晒斑

【治疗处理】

（一）治疗原则

回避日晒，通过防护阻止紫外线照射，发生晒斑后积极治疗是最重要的原则。

（二）基本治疗

晒斑的基本治疗见表 32-6。

表 32-6　晒斑的基本治疗

靶向治疗	阻止日晒，抑制紫外线对血管的作用所发生的真皮和血管效应。对抗其炎性介质，如前列腺素、脂氧化酶产物和细胞因子，阻止或减轻其所造成的损害，如血管扩张、细胞浸润和水肿
治疗	口服阿司匹林、吲哚美辛，局部可冷湿敷、外搽糖皮质激素，口服抗组胺药物
预防	避免在最高强度 UVB 时的日晒（上午 10 时至下午 2 时之间） 戴帽子和穿上袖衣、衣衫。避免日晒，使用遮光剂

（三）治疗措施

1. 防晒 外出使用防紫外线伞，穿长袖衣、戴宽边帽，或日晒前 20 分钟使用遮光剂，如 5% 二氧化钛乳剂、10% 萨罗（Salol）软膏、5% PABA 乙醇或乳剂。

2. 局部治疗 对于严重的日晒伤，外涂 2.5% 吲哚美辛溶液，用手掌广泛外搽于日晒伤部位，让其干燥。亦可选用炉甘石洗剂，或冷敷和外用糖皮质激素。

3. 系统治疗

（1）抗组胺药物。

（2）口服糖皮质激素无效或疗效轻微。严重的广泛性损伤需住院治疗，治疗方法同广泛性 II 度热烧伤者。

（四）治疗评价及预后

1. 阿司匹林／吲哚美辛 由于前列腺素是晒伤的重要介质，故可口服阿司匹林 1g，每日 3 次，或吲哚美辛（消炎痛）25mg，每日 3 次，适用于重症病例，有镇痛和抗前列素作用。外用 2.5% 吲哚美辛可有效减少红斑，但吸收后可引起全身性副作用。

2. 防晒 如需防护 UVA，则用二苯甲酮或二苯甲烷有效。物理遮光剂和 UVA 化学遮光剂可联合使用。

3. 遮光剂选择 有化学性遮光剂（如对氨基苯甲酸，即 PABA、肉桂酸盐、水杨酸盐、邻氨基苯甲酸、二苯甲酮）、物理性遮光剂（如二氧化钛）或混合物。其被制成喷雾剂、凝胶、润滑霜剂和蜡棒。遮光剂能耐水（水浸 40 分钟后仍维持 SPF 值不变）或防水（水浸 80 分钟 SPF 值不变）。

4. 遮光剂使用 对于 Ⅰ～Ⅲ 型（颜色白）皮肤，建议每日应用 SPF 值为 6～15 的遮光剂，此遮光剂可配制在面部保湿剂、粉底霜或剃须后用的洗剂中。若在户外，则要常规应用 SPF 值为 15 以上的遮光剂。严重光敏性人群则要用 SPF 值为 30 以上的高效遮光剂或物理性遮光剂（二氧化钛）。

5. 防护 经常参加室外锻炼，使皮色能逐渐加深，以增强皮肤对日晒的耐受能力。

6. 病程 日晒伤患者有 1 日或 2 日的不适感甚至疼痛，此后缓解。

多形性日光疹

多形性日光疹（polymorphous light eruption, PMLE）是临床上最常见的光敏类型，为反复发作的慢性多形性光敏性皮肤病。本病可能系光线照射诱发的光合产物的细胞免疫反应所致，遗传、内分泌和年龄等因素亦有一定关系。PMLE 与其他光敏性疾病可部分重叠，如日光性痒疹和慢性光化性皮炎。

【临床提要】

1. 发病特点 好发于春季，而夏秋季因已对持续的日晒耐受故可不发疹。皮疹在日晒后数小时或数天（最常见）发生，有既往发作的病史。全身症状可有寒战、头痛、发热和恶心。

2. 基本损害 皮疹呈多形性，如红斑、水肿性红斑、斑丘疹、丘疹、丘疱疹、水疱、斑块、苔藓样变，可见成片的 2～5mm 红斑性丘疹，剧痒。尽管有多形性，但对个体而言皮损常单一或以一种为主，以丘疹或斑丘疹最常见。皮损持续 24～48 小时，可达 7～10 日。

3. 皮疹分布 对称，仅发生于曝光区，以面部、颈和胸 V 形区（图 32-3）、背侧、大腿常见，患者的皮损部位在复发时常保持恒定。瘙痒不明显。

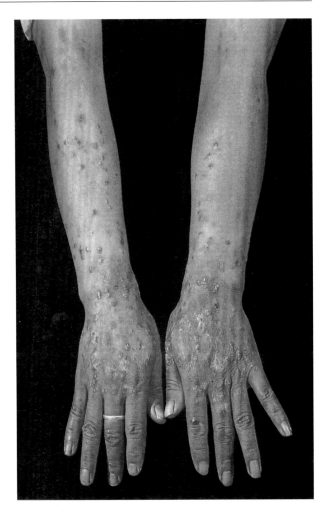

图 32-3 多形性日光疹

4. 临床类型 丘疱疹型、丘疹型、痒疹型、红斑水肿型、混合型，皮损常以一型为主。

5. 鉴别诊断 应与红斑狼疮、Jessner 淋巴细胞浸润症、蕈样肉芽肿、结节性痒疹、接触性皮炎和光敏性接触性皮炎相鉴别。

【治疗处理】

（一）治疗原则

治疗原则：①避免日晒，指导患者避免强烈日晒至关重要；②增强患者对日光的耐受性，短时间的日光疗法能提高机体对紫外线的耐受性；③依照病情选择治疗方法。

（二）基本治疗

多形性日光疹的基本治疗见表 32-7。

表 32-7　多形性日光疹的基本治疗

靶向治疗	阻止紫外线照射所致细胞免疫反应，减轻表皮海绵形成和真皮水肿、血管扩张、血管周围的淋巴细胞浸润
轻症	使用屏障物及高 SPF 值遮光剂，避免日晒，穿长袖防护衣，外用广谱（高 SPF 值）防晒剂。减少烈日下活动，对轻度、高阈值疾病者 * 和由 UVB 诱发的患者有效
中至重症	口服抗组胺药物、β- 胡萝卜素、烟酰胺、羟氯喹、对氨基苯甲酸（PABA）或使用 UVB 疗法，酌情选用糖皮质激素和免疫抑制剂，如硫唑嘌呤、环孢素、羟氯喹
重症	重症患者多为低阈值者 **，局部外用糖皮质激素、0.5% ～ 1% 吲哚美辛霜、他克莫司霜 系统治疗：羟氯喹、烟酰胺、沙利度胺、环孢素、硫唑嘌呤、吗替麦考酚酯、甲泼尼松、β- 胡萝卜素 光疗 / 硬化治疗：严重的患者可用 PVUB，或 UVB、窄谱 UVB，促进晒黑、角质层增厚及免疫学作用，提高机体对紫外线耐受（见治疗措施 PUVA 脱敏）

* 高阈值疾病：需长时间日光或人工紫外线照射后才会激发皮损。这些患者只要将光照限制在阈值以下或外用防晒霜就可预防疾病的发作。

** 低阈值病：常在日光照射 15 ～ 30 分钟后出现皮损，因此这些患者应尽量避免户外活动，需要药物治疗。

（三）治疗措施

轻症患者可采用避光、使用屏障物及高 SPF 值的宽谱遮光剂。家中和汽车窗口上贴遮光膜，以阻止绝大部分 UVB 和 UVA。外搽糖皮质激素制剂，通常采用超强效或强效制剂，数日至每周 1 次的冲击疗法，可有效控制痒感并使皮疹消退。抗组胺药物可用于止痒，必要时可口服糖皮质激素。

1. 一般处理　让患者了解 PMLE 的有关知识，避光能防止 PMLE 发生。避免 11：00 ～ 15：00 时外出为宜，因此时紫外线辐射最强。严格限制只在清早及傍晚数小时的日光暴露，穿保护衣服（长袖）。注意紫外线可能透过衣服，沙滩、雪和水也可反射紫外线。

2. 避免日晒 / 应用遮光剂　用广谱遮光剂能防护 UVA 及 UVB 等综合措施，对有高阈值疾病的患者及被 UVB 辐射诱发的患者最有效。亦可选用 15% 氧化锌软膏、5% 二氧化钛霜、5% PABA 霜等。

3. 抗组胺药 / 糖皮质激素　酌情选用一种药物。H_1 受体拮抗剂，第一代如赛庚啶、氯羟嗪；第二代如氯雷他定、西替利嗪。泼尼松剂量为 30 ～ 40mg/d。对偶发病例，在发作早期或发作危险期之初，推荐使用短程泼尼龙，但应避免长期使用。

4. 氯喹 / 沙利度胺　剂量为 0.2 ～ 0.4g/d，分 2 次口服。症状明显、反复发作者可使用。注意服药前检查 G-6-PD，长时间使用要定期检查眼底。沙利度胺剂量为 150 ～ 300mg/d，分 2 ～ 3 次口服，

2 周左右见效，持续 2 ～ 6 个月。对顽固病例可试用。因有致畸性，孕妇禁用。

5. 烟酰胺 / 对氨基苯甲酸（PABA）　剂量为 0.9 ～ 1.2g/d，分次口服，通常大剂量才有效，有学者主张每日剂量可达 2g。PABA 0.3g，3 次 / 日，连续 6 周。

6. 合成 β- 胡萝卜素　剂量为 180mg/d，仅约 20% 患者有效；不用天然 β- 胡萝卜素，因大剂量可致维生素 A 过多。

7. 雷公藤片 / 硫唑嘌呤　剂量为 2 片，每日 3 次，疗效较好，或给予昆明山海棠。硫唑嘌呤 50 ～ 150mg/d，分次口服，见效后递减至 25 ～ 50mg/d 维持，3 个月后症状明显改善。

8. PUVA 脱敏治疗　降低患者阈值的最有效治疗途径是春天时用 1 个疗程的 PUVA、窄谱 UVB（311nm）或宽谱 UVB 治疗来脱敏治疗。随后在夏季进行规律的日光暴露以维持耐受状态。应用此法，高达 90% 的患者能成功地预防发病。但此法需预先计划，起始剂量可以为亚红斑量、MED 或光毒剂量；治疗频率和增量方法因人而异。治疗需持续约 1 个月。在治疗时发生皮疹的患者仍需继续治疗，但需局部外用或口服糖皮质激素来控制皮疹。在光疗之前，须排除红斑狼疮。但其抑制作用短暂，通常维持 4 ～ 6 周。

9. 光疗法 / 光化学疗法　根据患者年龄、疾病的严重度，以及以往对治疗的反应和光疗法的特点选择宽谱 UVB（290 ～ 320nm）疗法、窄谱 UVB（311nm）或 PUVA。PUVA 的临床效果和患者满意度最好，其次为窄谱 UVB 和宽谱 UVB。

10. 局部治疗　糖皮质激素霜或软膏，或 0.5% ～ 1% 吲哚美辛霜。

（四）循证治疗步序

多形性日光疹的循证治疗步序见表 32-8。

表 32-8　多形性日光疹的循证治疗步序

项目	内容	证据强度
一线治疗	避免日晒/保护性衣物	E
	广谱防晒霜的应用	C
	外用糖皮质激素	A
二线治疗	光疗/光化学疗法	A
三线治疗	泼尼松龙/外用黄酮类抗氧化剂	A
	羟氯喹/氯喹	C
	热带蕨类植物	B
	硫唑嘌呤/环孢素	E
	β- 胡萝卜素无效	A
	烟酰胺无效	B
	ω-3 脂肪酸（激发试验）	C
	外用脂质体 DNA 修复酶（激发试验）	C
	1, 25(OH)$_2$D$_3$ 类似物（激发试验）	C

（五）治疗评价

1. 广谱遮光剂　Proby 报道，广谱遮光剂包括辛基 - 甲氧基肉桂酸盐、酰基甲烷和精纯二氧化钛（SPF30，防护 UVA 和 UVB），一般在外出前使用，每小时或游泳后需重复涂抹。有 27% 的患者得到完全保护，60% 的患者得到部分保护，遮光剂已被应用于美容品中，无不良反应。

2. 光疗及光化学疗法　光疗是在不激发 PMLE 发作的前提下，诱导患者发生光学耐受。疗效以 PUVA 为佳，窄谱 UVB 及宽谱 UVB 次之。PUVA 治疗中至重度 PMLE 病例能取得较好疗效，其作用机制在于诱导皮肤"硬化"（hardening）或降低敏感性，增强对日光的耐受。一项纳入 122 例患者应用 PUVA 的对照研究中，64% 的患者临床治愈，26% 的患者好转，10% 的患者无效。窄谱 UVB 疗法预防 PMLE 的效果可与 PUVA 媲美，而且有更简便和低致敏性的优点。

Addo 报道，患者按照规定时间口服 PUVA 或大剂量（引起红斑）宽谱 UVB 光疗治疗。春季以上述方法每周 3 次，治疗 5 周。进入夏季，最大可能地暴露于阳光下，90% 经 PUVA 治疗的患者和约 70% 经 UVB 治疗的患者在夏季无多形性日光疹症状。

3. 抗疟药　用于严重病例、遮光剂与局部糖皮质激素治疗失败及预防性 UVB 或 PUVA 疗法治疗失败的病例。可短期使用，最好在增加日光照射量前几天开始。然而，抗疟药疗效不及光疗法。

Murphy 报道，羟氯喹 400mg，每日 1 次，用 1 个月，随后每日 200mg，用 2 个月预防皮疹发展比安慰剂效果好。试验中几乎所有患者仍会出疹甚至病情恶化。羟氯喹的保护作用中等，且与血清浓度水平有关，羟氯喹每日 400mg 可提供较好保护作用，毒性仅为氯丙嗪的一半。

4. 免疫抑制剂　用于极严重病例，且对 PUVA 及其他治疗无效时，可服用硫唑嘌呤。有报道每日 75 ～ 150mg，连服 3 个月后，临床症状及光敏反应明显改善。Norris 报道，2 例患者用硫唑嘌呤 0.8 ～ 2.5mg/(kg·d) 治疗 3 个月，症状完全缓解且对阳光呈现良好耐受性。顽固病例还可考虑应用环孢素。有报道应用环孢素治疗者当年及以后未见复发。

5. β- 胡萝卜素　Parrish 报道，每日 β- 胡萝卜素 3.0mg/kg，分 2 次服用，整个夏季用药，30% 患者可得到完全保护，另有 20% 患者得到部分防护，且 β- 胡萝卜素无不良反应。

6. 烟酰胺　Neumann 报道，在暴露于阳光前口服烟酰胺 2 日，每日 3 次，每次 1g，60% 患者可得到防护，当剂量减至 2g/d，1 周后大约有一半的患者出现多形性日光疹症状。

7. 抗氧化剂及其他　维生素 C 3g 和维生素 E 1500IU 进行为期 8 日预防性系统治疗，与安慰剂组相比，治疗组大多数皮肤反应明显减少（如丘疹和水疱）。外用不同的由天然抗氧化剂（α 糖基芦丁、醋酸维生素 E、阿魏酸）组成的混合制剂在光激发试验中能明显缓解 PMLE 的发生及其严重程度，瘙痒也明显减轻。

8. IVIg　可使 PMLE 完全缓解，推测丙种球蛋白可能通过减少细胞因子的合成和阻断吞噬细胞膜上的 Fc 受体等非特异性免疫调节机制发挥作用。

（六）预后

1. 自然病程　在停止日光照射后 1 ～ 6 日或更久可完全消退。愈后不留瘢痕。一些病例可反复发生多年，而最后消失。

2. 病程的差异 病程差异很大。多数患者病程持久，但逐渐趋向改善。Hansan 等进行的队列研究，随访 32 年，94 例中 23 例治愈，48 例症状改善，23 例无变化或恶化。Ferguson 等随访 38 年的研究发现，患者自然缓解率为 24%。Jansen 等对 114 例随访 7 年，57% 症状改善，其中 11% 达完全消退。光试验阴性患者（常见于年轻人），皮疹渐趋消退，而阳性患者，病情顽固。

3. 发展成免疫性疾病 PMLE 有发展为自身免疫性疾病的倾向。Hasan 等报道 94 例患者中至少 14 例（15%）患有一种或一种以上自身免疫性疾病，主要为女性。甲状腺功能低下或非毒性甲状腺肿、自身免疫性甲状腺病、风湿性关节炎和白癜风是最常见的相关疾病。长期随访未显示转化为 LE 的危险性增加，尽管 PMLE 样皮损可能先于 LE 发生。

种痘样水疱病

种痘样水疱病（hydroa vacciniforme）是一种病因不明的复发性光线性皮肤病。夏令水疱病为本病的轻型。一般于儿童期发病。皮疹可见于婴儿期至成年期，常为自限性，在青少年期可消退。本病有时为家族性，但遗传方式未明。有报道本病与 EB 病毒感染有关。

【临床提要】

1. 发病特征 皮疹累及曝光部位，特别在颊、鼻梁（图 32-4）、额、耳廓、颈和手背；一般仅在夏季发病。

2. 皮损形态 发展过程有 5 种形态：①红斑，日晒后 15 分钟至 24 小时内红斑肿胀伴瘙痒、刺痛。②红色丘疹，随后在 24 小时内形成红色丘疹伴灼痛。③脐凹形水疱，在 3 日内丘疹演变为张力性脐形凹陷水疱伴疼痛或出血。④糜烂结痂，水疱破溃形成痂壳，此时疼痛可消失。⑤痘疮样瘢痕，痂脱落后形成痘疮样瘢痕伴毛细血管扩张（夏令水疱病不留瘢痕）。

3. 鉴别诊断 本病应与红细胞生成性卟啉病、盘状红斑狼疮相鉴别。

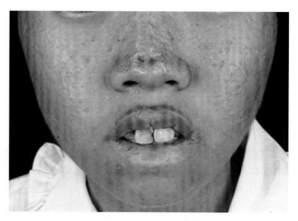

图 32-4 种痘样水疱病

【治疗处理】

（一）治疗原则

治疗原则为避光，用广谱或屏障性遮光剂防止 UVA 照射。给予羟氯喹和预防性 PUVA 照射对部分患者有效。

（二）基本治疗

种痘样水疱病的基本治疗见表 32-9。

表 32-9 种痘样水疱病的基本治疗

靶向治疗	阻止光线照射，抑制细胞免疫反应，减轻表皮海绵状态和灶性变性、角质形成细胞坏死及真皮血管周围淋巴细胞浸润
方法选择	避免日晒，外用遮光剂，口服羟氯喹、沙利度胺、雷公藤、β- 胡萝卜素，给予 UVB 或 PUVA 及皮炎对症处理

（三）治疗措施

1. 羟氯喹 服用羟氯喹 0.1g，每日 2 ～ 4 次，可改善症状和降低 UVA 敏感性。

2. 其他药物 如氨苯砜、维生素 B_6、烟酰胺联用亦有效。

3. 严重病例 可试用沙利度胺和 β- 胡萝卜素。预防性 UVB 光疗或 PUVA 亦有疗效，尤其是后者，但有时可促使疾病恶化。

4. 皮损处理 急性皮炎用消炎止痒剂，如炉甘石洗剂，亦可选用糖皮质激素。

（四）循证治疗步序

种痘样水疱病的循证治疗步序见表 32-10。

表 32-10　种痘样水疱病的循证治疗步序

项目	内容	证据强度
一线治疗	使用高指数的广谱防晒霜和注意避光	C
二线治疗	NB-UVB 光疗（TL-01）	C
	PUVA	D
	阿昔洛韦 / 伐昔洛韦	D
三线治疗	抗疟药	D
	β- 胡萝卜素 / 食用鱼油 / 抗炎药物	E

（五）治疗评价

1. 遮光剂　Gupta 等报道在对 17 例本病患者的治疗及随访中，有 9 例由于采用高效广谱遮光剂并日常注意避光使病情控制满意。

2. UVB　Collins 等报道 4 例患者每日平均接受 10 次窄谱 UVB 治疗，有 2 例患者对阳光的耐受时间由 1 小时增至 3 ～ 6 小时。

3. 羟氯喹 / 氯喹　Sonnex 等报道 10 例患者中有 4 例采用羟氯喹或氯喹治疗。采用羟氯喹（100mg/d）治疗的患者无效，而采用氯喹（100 ～ 125mg/d）治疗的患者，其疾病严重程度减轻。

（六）预后

本病经避光、使用遮光剂、口服羟氯喹等处理，可使病情缓解，但皮损破裂，中央形成坏死，愈后留下牛痘样瘢痕。皮疹可融合，形成大疱，反复发作可导致手指挛缩。可有结膜炎伴畏光，致角膜溃疡和混浊。常为自限性，在青少年期可消退。在 20 岁之前，病情逐渐改善，常能完全缓解。

日光白斑及日光苔藓

日光白斑及日光苔藓（leukoderma solaris and lichen solaris）是夏日常见病。

【临床提要】

1. 日光白斑

（1）基本损害：系指多次日光照晒后，皮肤出现不易消退的点状白斑。初起经日晒后皮肤发红，继而脱屑、色素沉着，随着色素沉着消失，出现散在淡白色或灰白色色斑，边界不清，大小不一，呈圆形（图 32-5）。

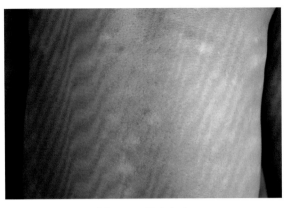

图 32-5　日光白斑

（2）发病特征：常见于夏日游泳者。好发于青壮年，皮疹多发于颈周、后背及上肢等部位，无自觉症状，数周后可自然消退，但也有经久不退者。

（3）鉴别诊断：本病应与花斑癣、白癜风、银屑病愈后色素减退斑相鉴别。

2. 日光苔藓

（1）基本损害：为日晒后于暴露部位发生密集的大小为针头到米粒大的扁平丘疹，呈淡红色或肤色（图 32-6）。

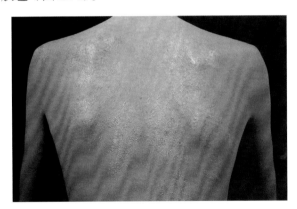

图 32-6　日光苔藓

（2）发病特征：好发于夏季，多见于中年男性，有不同程度的痒感。

【治疗处理】

（一）治疗原则及基本治疗

治疗原则及基本治疗同多形性日光疹。

（二）治疗措施

防护：宜穿长袖上衣，涂遮光剂。皮损处理：发病后可用保护止痒剂或 5% 硫黄霜、糖皮质激素制剂。

（三）治疗评价及预后

做好防护，通常预后良好。

慢性光化性皮炎

慢性光化性皮炎（chronic actinic dermatitis，CAD）是一组湿疹性光敏反应或假性淋巴瘤样变化的疾病，是某些患者进行性光敏感的终末阶段。通常为紫外线诱发，对 UVA 和 UVB 均非常敏感，偶尔也可由可见光引起。而 UVB 是最常见的作用光谱，CAD 可能是一种对光诱导的内源性过敏质的 IV 型变态反应。部分患者对其他变应原出现反应，包括树脂香料和遮光剂。

本病是一组好发于中老年男性的以慢性光敏感为特征的病谱性疾病，包括持久性光反应（persistent light reactivity，PLR）、光敏性湿疹（photosensitive eczema）、光敏性皮炎（photosensitivity dermatitis，PD）、光线性类网状细胞增生症（actinic reticuloid，AR）。因此有学者认为以上疾病在临床上和组织学上都有相似之处，认为是同一种疾病的不同表现形式或病程不同阶段的表现，将这些疾病统一命名为慢性光化性皮炎，即 CAD 是以 PD 和 AR 为两端的谱系光线性皮肤病，可归纳为网状细胞增生症过程（图 32-7）。

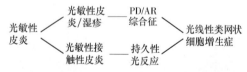

图 32-7　光敏性皮炎发展成光线性类网状细胞增生症过程

【临床提要】

1. 发病特征　主要累及曝光部位，如面部、项部、颈侧（图 32-8、图 32-9）、上胸部、手背和前臂伸侧，少数发生在非暴露部位。可为小丘疱疹的湿疹样损害，浸润性丘疹和斑块，苔藓样变，自觉瘙痒；与其他类型日光性皮炎有相似之处；夏季和日晒后加重。

2. 临床类型或同义名

（1）持久性光反应：患者光斑贴试验阳性。

（2）持久性药物光敏性：对系统性药物（如氢氯噻嗪和奎尼丁）发生持久性（湿疹性）光敏性。

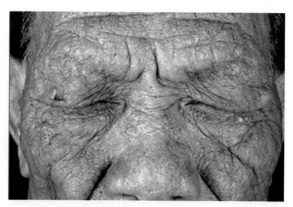

图 32-8　慢性光化性皮炎（1）

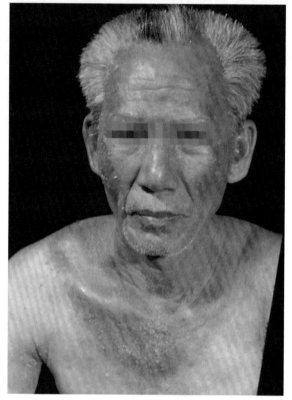

图 32-9　慢性光化性皮炎（2）

（3）光线性类网状细胞增生症（AR）：临床表现（狮子面容、增厚的浸润斑块）和非典型组织学表现类似于皮肤 T 细胞淋巴瘤，但极少或根本不会发展成真正的恶性肿瘤。

（4）光敏性湿疹：非光照分布性湿疹（如手皮炎）。

（5）光敏性皮炎：在曝光部位出现湿疹。

（6）湿疹性多形性日光疹。

3. 诊断　CAD 的诊断标准如下：①持久性皮炎或湿疹性皮损，可伴浸润性丘疹和斑块，主要累及曝光区；②最小红斑量测定对 UVB 异常敏感，部分患者对 UVA 和可见光也敏感，光激发试验和光斑试验可为阳性；③组织病理改变类似于慢性湿疹和（或）假性淋巴瘤。

4. 鉴别诊断 如多形性日光疹、湿疹。

【治疗处理】

（一）治疗原则

治疗强调个体化，根据患者病情、光敏感程度及致病光谱的不同而不同。避免接触和使用致敏物，避免日晒，并使用广谱遮光剂，外用或内服药物及光疗。电脑和电视荧光屏安全。

（二）基本治疗

慢性光化性皮炎的基本治疗见表32-11。

表32-11　慢性光化性皮炎的基本治疗

靶向治疗	严格进行光防护，避免接触可能的接触性变应原
光防护	避免接触由光斑贴试验或斑贴试验明确的变应原，不用含光敏物质的用品和药物；避免日晒
PUVA/UVB	低剂量PUVA，PUVA的开始剂量应低于MED(UVA)，此后逐渐增加，直至获得保护作用
系统治疗	轻症：仅用遮光剂或外用糖皮质激素 重症：口服糖皮质激素、硫唑嘌呤、环孢素、吗替麦考酚酯、羟基脲、沙利度胺、烟酰胺、羟氯喹、达那唑、英夫利昔单抗
局部治疗	PUVA，以及外用糖皮质激素、他克莫司、吡美莫司

（三）治疗措施

1. 避免日晒 紫外线尤其是UVB在11：00～15：00最强，在此期间患者应避免外出，外出时应戴帽子、穿长袖衣服。van Praag等认为在避免强烈日晒的同时，对于病情较轻的患者逐渐延长日晒时间，即利用自然光进行硬化治疗常有良效。而电脑和电视荧光屏安全。

2. 个体化治疗 ①轻症者：用遮光剂和外用糖皮质激素；②重症者：可用硫唑嘌呤（50mg，每日2～3次）、环孢素（每日3～5mg/kg）、沙利度胺（150～300mg/d，控制后减量维持2～3个月）、达那唑（600mg/d，连续服用半年以上）；③严重病例：一般短期口服糖皮质激素控制病情。用硫唑嘌呤也有效，有报道用环孢素、羟基脲、沙利度胺及羟氯喹等也可取得较好的疗效。

3. 光疗和PUVA疗法 也称硬化治疗，是控制中、重度多形性日光疹（PMLE）最有效的方法，也可用于治疗CAD。硬化治疗的目的为在不激发疾病发作的条件下，诱发患者产生光学耐受，作用机制可能与皮肤色素加深、角质层增厚、假定的抗原去除及有效抑制T淋巴细胞和朗格汉斯细胞有关。PUVA的照射起始剂量、剂量增加方案、治疗频度和时间一般根据患者的最小红斑量（MED）来调整，以患者MED(UVB)或最小光毒性剂量（MPD，PUVA）的70%作为起始剂量；依据红斑反应以10%～20%递增。对于对日光高度敏感患者可同时口服小剂量泼尼松，光疗一般2个月左右，然后维持一段时间。

（四）循证治疗步序

慢性光化性皮炎的循证治疗步序见表32-12。

表32-12　慢性光化性皮炎的循证治疗步序

项目	内容	证据强度
一线治疗	避光/避免接触相关变应原	C
	外用糖皮质激素/外用润肤剂	C
二线治疗	硫唑嘌呤	A
	环孢素/吗替麦考酚酯/羟基脲	E
	PUVA/UVB	D
	外用钙调磷酸酶抑制剂	B
三线治疗	羟氯喹	D
	阿维A酯/达那唑/沙利度胺	E
	干扰素/英夫利昔单抗/度普利尤单抗	E
	初乳-巨噬细胞活化因子	E

（五）治疗评价

1. 糖皮质激素 Lawe 等报道 8 例患者外用 0.05% 二丙酸倍他米松软膏 3 日后行光试验，4 例患者的最小红斑量提高至正常范围，而正常个体对照或者在用药对侧的基质对照则均无变化。

2. 硫唑嘌呤 Murphy 报道了 18 例本病病情严重的患者，其中 8 例以硫唑嘌呤 50mg，3 次/日治疗，有 5 例病情缓解，1 例病情改善，1 例由于胃肠症状在第 6 周时停药，还有 1 例经过 8 周治疗之后无改善，而 10 例使用安慰剂的患者则无明显改善。

3. 英夫利昔单抗 1 例患者在外用糖皮质激素、PUVA 及口服环孢素治疗无效后输注英夫利昔单抗治疗，获得显著改善。

4. UVB Toonstra 等报道了 15 例患者接受宽谱 UVB 治疗，每周 5 次，起始剂量为最小红斑量的 1/10，随着皮肤反应逐渐增加。13 例患者的临床症状显著改善、日光耐受能力提高。不连续治疗可导致复发。

Hindson 等报道了 4 例病情严重的病例接受 PUVA 治疗，2 次/周，UVA 起始剂量为 0.25J/cm²，并以 0.25～1J/cm² 的幅度增至最大剂量 10J/cm²。在前 6 次光治疗后以 1% 氢化可的松用于面部及倍他米松软膏用于其他部位。所有患者均有明显的疗效，且以 10J/cm²、2 次/月治疗后维持疗效。

5. 联合治疗 Lim 等对 12 例本病慢性患者进行了研究，其中 6 例患者对常用方法及局部外用糖皮质激素有效，5 例加用硫酸羟氯喹效果良好，1 例对 PUVA 有效。

6. 治疗困惑 外用和口服糖皮质激素对一些患者有效，但全身使用糖皮质激素的副作用限制了其长期使用。硫唑嘌呤被证明反复使用有效，可在每年日照强度增高时使用。羟氯喹配合糖皮质激素全身性使用，或与硫唑嘌呤共同使用，可增加疗效。低剂量 PVUA 照射有效。环孢素也是一种可选择的治疗方法，在严重病例中有一定疗效，停药后很快复发。

（六）预后

有报道极少数 CAD 患者最终发展为皮肤 T 淋巴细胞瘤，也有报道约 10% 的患者 5 年内自然缓解，20% 的患者 10 年内缓解，50% 的患者 15 年内缓解。

Dawe RS 研究了 178 例 CAD 患者的预后，结果显示，CAD 患者被确诊 5 年后有 7% 完全康复，13% 显著好转，37% 临床好转；10 年后有 22% 完全康复，24% 显著好转，64% 临床好转；15 年后有 45% 完全康复，30% 显著好转，79% 临床好转。对 UVB 严重敏感者（MED UVB ≤ 27mJ/cm²）预后差（P=0.01）。斑贴试验 1 种以上接触变应原阳性者比仅有 1 种接触变应原阳性者或斑贴试验阴性者预后差。结论是相当比例的 CAD 患者光敏现象可以彻底消退，预后好。

日光性弹力纤维病

日光性弹力纤维病（solar elastosis）或光线性弹力纤维病（actinic elastosis）指长期日光照射所致异常弹力纤维变性物质在皮肤沉积，多见于农民、渔夫、海员。

【临床提要】

1. 基本损害 皮肤变皱、发黄、失去弹性，可出现萎缩、毛细血管扩张、瘀斑或弥漫性红斑，面部可出现散在性黄色丘疹或斑块。

2. 临床类型 ①项部菱形皮肤（图 32-10）：不规则菱形小块；②播散性弹性纤维瘤：面颈部黄色斑块；③结节性类弹性纤维病：曝光部位皮肤增厚，呈橘皮样，伴黑头粉刺和皮内小囊肿（图 32-11、图 32-12）；④柠檬色皮肤：曝光处皮肤增厚，呈黄色；⑤手足胶原斑：黄色或皮色疣状小丘疹；⑥耳弹性纤维结节：白色或淡红色半透明小结节。

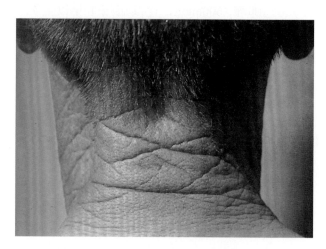

图 32-10 日光性弹力纤维病（项部菱形皮肤）

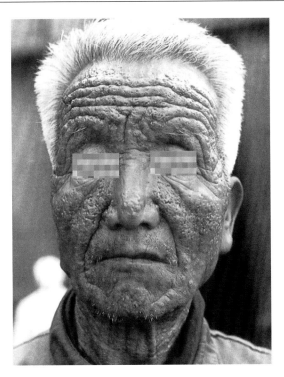

图 32-11　皮肤结节性类弹性纤维病伴囊肿和粉刺
（西安交通大学　李伯埙、王俊民惠赠）

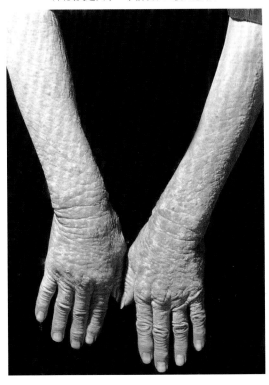

图 32-12　光线性类网状细胞增生症
曝光部位皮肤显著增厚，苔藓化，并呈红皮病样外观
（广州中医药大学金沙洲医院　陈忠业惠赠）

【治疗处理】

（一）治疗原则及基本治疗

治疗原则是避免日晒，外用遮光剂，除去大的粉刺和囊肿。

日光性弹力纤维病的基本治疗见表 32-13。

表 32-13　日光性弹力纤维病的基本治疗

靶向治疗	遮挡日光，阻止弹力纤维变性，减轻由慢性日光所致皮肤及黑素损伤，抑制炎症，恢复正常皮肤形态和功能
局部治疗	外用广谱遮光剂、维 A 酸霜，除去粉刺，可用皮肤磨削术
系统治疗	试用羟氯喹、β- 胡萝卜素、沙利度胺
监测疾病	光线性角化病、基底细胞癌、鳞状细胞癌

（二）治疗措施

避免光照，应用遮光剂，如戴宽檐帽，或用防紫外线伞，穿长袖衣。这些治疗可减缓病情发展，减少恶变率。外用维 A 酸可逆转光老化。这种改变很缓慢，高浓度维 A 酸有刺激性。清除受损的皮肤也是有效的治疗，粉刺除去器、皮肤磨削术、化学剥脱术或超脉冲激光消融法均可选用。

（三）治疗评价及预后

病程缓慢，少数伴发光线性角化病、基底细胞瘤或鳞状细胞癌。

（范文葛　叶巧园　李润祥　李　斌
李　莉　马萍萍　何玉清）

第一节　痤　疮

痤疮（acne）是一种毛囊皮脂腺单位的慢性炎症病变，其病因与雄激素、皮脂分泌增加、毛囊皮脂腺腺管的过度角化、腺管内痤疮丙酸杆菌移生、炎性介质及炎症有关（图 33-1）。

寻常痤疮

寻常痤疮（acne vulgaris）主要发生于面部（98%）（图 33-2），也见于背部和胸部。

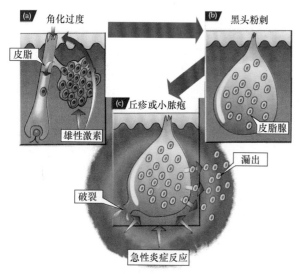

图 33-1　痤疮的发病机制

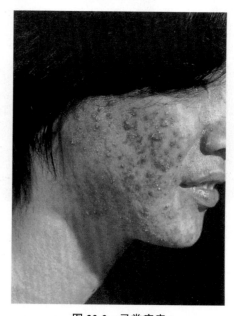

图 33-2　寻常痤疮

【临床提要】

1. 皮肤损害　①粉刺：直径 0.1 ~ 2.5mm，是毛囊漏斗过度角化的表现。黑头粉刺表现为毛囊丘疹，顶端黑色，挤压可挤出头部呈黑色而尾部呈白色半透明的脂栓。白头粉刺为毛囊漏斗部膨胀所致，灰白色丘疹，开口很难看到，不易挤出脂栓。②炎性丘疹：与毛囊一致的圆锥形丘疹。③脓疱：丘疹顶端出现脓疱，直径 0.1 ~ 4mm，较丘疹少见。④结节：为深在的损害，可持续数周。⑤囊肿：黄豆大或指头大囊状皮损，呈红色或皮色，有波动感（图 33-3）。⑥色素沉着 / 瘢痕：炎症后色素沉着和浅的凹坑状瘢痕（图 33-4）。⑦新生儿痤疮。⑧婴儿痤疮。⑨儿童期痤疮。⑩青春期痤疮。⑪其他类型痤疮。

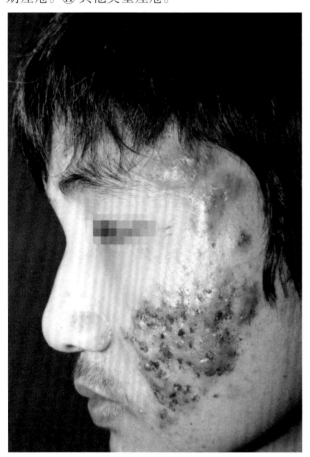

图 33-3　囊肿性痤疮

2. 发病特征　皮损好发于颜面部，尤其是前额、双颊和颏部，亦见于上胸、肩胛间背部及肩部等皮脂腺丰富部位。偶尔也可发生于其他部位，呈对称分布，但在颜面部中央尤其是鼻部及眼眶周围常无损害。

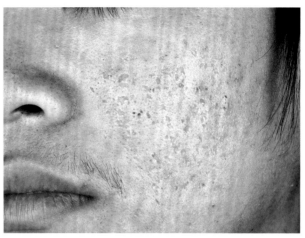

图 33-4　痤疮，颊部凹坑状瘢痕

3. 痤疮的分级　Pillsbury 分类法痤疮分级见表 33-1。

表 33-1　痤疮的分级（Pillsbury 分类法）

级别	临床表现
Ⅰ级（轻）	黑头粉刺，散发或多发，炎症性皮疹，散发
Ⅱ级（中等）	Ⅰ级加浅在性脓疱，炎症皮疹数目增多，限于面部
Ⅲ级（重）	Ⅱ级加深在性炎症性皮疹，发生于面、颈及胸背部
Ⅳ级（重度至集簇性）	Ⅲ级加囊肿，易形成瘢痕，发生于上半身

Lucky 等根据占优势的皮损类型和评价者的总体印象将痤疮严重程度分为 Ⅰ ~ Ⅴ 级（表 33-2）。

表 33-2　痤疮的分级（Lucky 分类法）

程度	临床表现
Ⅰ级（轻）	仅在仔细观察时发现少量散在分布的粉刺或丘疹
Ⅱ级（中等）	粉刺及小丘疹（6 ~ 12 个）累及 1/4 的面部皮肤，偶可见少量脓疱或较大、突出的丘疹
Ⅲ级（重度）	小丘疹和大小粉刺累及约 1/2 的面部皮肤，可见少量脓疱或较大、突出的丘疹
Ⅳ级（重度）	丘疹和（或）大的黑头粉刺累及约 3/4 的面部皮肤，可见大量脓疱
Ⅴ级（极重度）	皮损累及所有面部皮肤，常可见大而明显的脓疱，皮损炎性程度重，可出现聚合性结节或囊肿

4. 鉴别诊断 ①口周皮炎：常见于女性，表现为瘙痒性口周丘疹和脓疱，皮损形态较单一。②蠕形螨性毛囊炎：常位于前额和上颊部。③糠秕孢子菌性毛囊炎：丘疹常见，而表浅脓疱少见。毛囊中常可发现糠秕孢子菌。④酒渣鼻：颜面中部炎症，分为红斑期、丘疹期、脓疱期、鼻赘期。⑤脂溢性皮炎：伴有红斑和鳞屑性丘疹，在鼻唇沟、眉间皱褶及眉弓处尤为明显。⑥须疮：为胡须部位的化脓性毛囊炎，有毛囊炎性丘疹或脓疱，中心有毛贯穿。

【治疗处理】

（一）治疗原则

治疗原则：①综合治疗，由于痤疮发病机制的多元化及疾病不同阶段主要矛盾的不同（图 33-5），因此治疗方法需经常调整。②个体化治疗，应根据皮损性质、严重程度、药物机制、既往治疗史、经济情况及发病机制综合考虑，选择最适合患者的治疗方案。③心理治疗。④长期坚持治疗。⑤健康教育，痤疮是很常见的皮肤病。应向患者讲明防治知识，使之配合治疗。

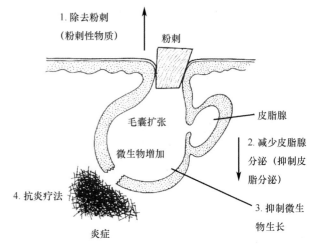

图 33-5 痤疮的治疗方法

（二）基本治疗

痤疮的基本治疗见表 33-3。

表 33-3 痤疮的基本治疗

靶向治疗	抗雄激素，减少皮脂分泌；纠正毛囊过度角化，除去角栓；抗痤疮丙酸杆菌增殖，减少细菌所产生的炎症物质，减少皮脂中的游离脂肪酸，改善临床症状
治疗前评估	•毛表皮脂腺单位疾病，内外因素综合作用 •XYX 染色体基因型或内分泌紊乱：多囊卵巢综合征、雄激素过多、皮质醇增多症、性早熟 •药物性：达那唑、睾酮、碘溴化物、表皮生长因子受体（EGFR）抑制剂、皮质激素 •职业性：油痤疮、焦油痤疮、化妆品痤疮（演员） •综合征：Apert 综合征（骨骼毁损，痤疮广泛布满上肢、臀部及大腿）
抗雄激素/抑制皮脂腺分泌	口服避孕药、结合雌激素、醋酸环丙孕酮、西咪替丁、螺内酯、糖皮质激素、维 A 酸、丹参酮（抗炎抗雄激素）
纠正毛囊皮脂腺腺管异常角化	异维 A 酸、维 A 酸、阿达帕林、他扎罗汀、壬二酸、水杨酸
抗微生物/痤疮丙酸杆菌	四环素、土霉素、多西环素、米诺环素、红霉素、克林霉素、甲硝唑、过氧苯甲酰、10% 磺胺醋酰钠、壬二酸、锌、氧氟沙星、维 A 酸
物理治疗	激光、化学脱皮、磨削、光动力疗法、单纯蓝光、蓝光和红光联合、果酸疗法
手术治疗	修复瘢痕、挑除粉刺、囊肿局部注射糖皮质激素、切开引流
心理治疗	与本病相关的心理因素应首先受到重视
中西医结合	分型治疗：清泻肺胃、解毒散节、调理冲任、活血散瘀
瘢痕痤疮治疗	CO_2 点阵激光比 Er∶YAG 激光疗效更好
暴发性痤疮	泼尼松 30mg/d，4 周，联合异维 A 治疗

（三）治疗措施

1. 痤疮的分级治疗方案 临床上常采用 Pillsbury 分类法并同时参考 Lucky 分类法对寻常痤疮治疗和疗效进行评估。下面以 Pillsbury 分类法为标准具体介绍治疗方法（图 33-6）。

（1）轻度痤疮（Ⅰ级）：外用维A酸、过氧苯甲酰或抗生素。

局部维A酸类药物多用于治疗粉刺性痤疮。例如，他扎罗汀或阿达帕林凝胶每晚1次，1周后减至隔日1次。抗生素凝胶、过氧苯甲酰及壬二酸则多局部外用于以炎症为主的皮损，可明显减轻粉刺。也可做药物面膜，并用粉刺挤压器挤压出已形成的粉刺。

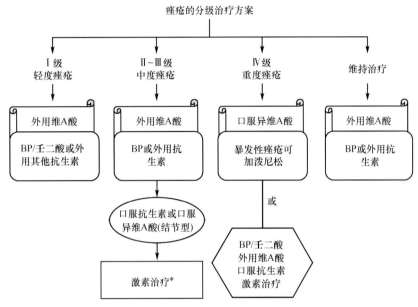

图 33-6　痤疮的分级治疗方案

BP. 过氧苯甲酰；*激素治疗（女性患者二线用药，表33-4）：雌激素、抗雄激素、口服避孕药、螺内酯、糖皮质激素（暴发性痤疮给予小剂量泼尼松联合异维A酸）

（2）中度痤疮（Ⅱ～Ⅲ级）：同轻度痤疮治疗。

针对粉刺可先做药物面膜并挤出粉刺，并外用维A酸类药物如他扎罗汀、1%达芙文凝胶。口服四环素或米诺环素加甲氧苄啶（TMP）0.1g，每日2次。皮脂分泌过多的结节性痤疮可加服异维A酸胶丸。25岁以上的女性患者可口服螺内酯40mg，晨起顿服。

（3）重度痤疮（Ⅳ级）：口服异维A酸、外用维A酸、口服抗生素及激素治疗。

应认真考虑是否给予异维A酸口服，但是也可口服大剂量抗生素（如米诺环素200mg/d或甲氧苄啶600mg/d）治疗。口服异维A酸可作为一线治疗。对异维A酸有禁忌时可用抗雄激素药物，女性可服用螺内酯20mg，每日2～3次，或达英-35。男性用抗雄激素药物要谨慎，可短期选用西咪替丁0.2g，每日2次，或螺内酯20mg，每日3次。也可用泼尼松20～30mg，晨起顿服，待皮损消退后减量并停用；还可口服丹参酮4片，每日3次，连服4～6个月。

（4）维持治疗：同轻度痤疮。

（5）联合治疗：适用于粉刺性痤疮和炎症性痤疮。轻、中度患者一般为外用维A酸与外用克林霉素或过氧苯甲酰等抗生素药物联合应用；中、重度患者可外用维A酸与口服抗生素联合应用。阿达帕林可增加抗生素等外用药物的穿透性，提高疗效。痤疮治疗的靶点见表33-4。

表 33-4　痤疮治疗的靶点

药物	脂质分泌	角化性	滤泡痤疮丙酸杆菌	炎症反应
过氧苯甲酰	−	+	+++	+
维A酸	−	++	+	−
克林霉素	−	−	++	−
抗雄激素	++	−	−	−
壬二酸	−	++	++	+
四环素	−	−	++	+
红霉素	−	−	++	−
异维A酸	+++	++	+	++

注：−，无作用；+，有效；++，效果强；+++，效果更强。

2. 全身治疗

（1）一般治疗：减少脂肪和糖类摄入，避免饮酒及其他刺激性食物；有学者认为饮食不影响痤疮，所以不需要控制饮食，但临床发现并非如此，如一些患者食用牛肉、狗肉、辣椒会出现新的皮损或痤疮加重。此外，不要用手挤压损害，常用温水及中性肥皂洗脸，以去除油脂。

不用封闭性油性化妆品和清除油脂虽有助益。每日对患区轻柔清洁处理 2 ～ 3 次，可使表面油性减少。

（2）雌激素和抗雄激素类药（表 33-5）：对雄激素水平过高的女性痤疮患者效果好，主要是抑制皮脂腺活性。①己烯雌酚：每日 1mg，10 ～ 14 日为 1 个疗程，女性宜在月经期后第 5 日开始服用，本法可造成男性女性化、女性月经紊乱，不宜常规使用；②复方炔诺酮：0.625mg，月经来潮第 5 日开始，连服 22 日；③孕酮：经前加重者可于经期前 10 日，10mg 注射 1 次，前 5 日再注射 5mg；④西咪替丁：0.2g，每日 3 次，4 周为 1 个疗程，可阻断双氢睾酮与毛囊受体的结合；⑤螺内酯：每日 100mg；⑥达英 -35：每片含 2mg 醋酸环丙孕酮和 0.035mg 炔雌醇，在月经周期第 1 日开始服药，每日 1 片，连续 21 日、停药 7 日为 1 个疗程，一般需要 3 ～ 4 个疗程才会有明显疗效。

表 33-5　痤疮的激素治疗药物（女性患者二线药物）

药物	适应证	作用机制	剂量	注意事项
口服避孕药*	抗生素治疗失败 泼尼松或地塞米松无反应 FT 水平升高	抑制卵巢和肾上腺雄激素分泌	见口服避孕药*	恶心、呕吐、月经异常、乳房触痛
螺内酯	抗生素治疗失败 不推荐男性使用	阻断雄激素受体、5α-还原酶抑制剂可减少皮脂和粉刺	25 ～ 200mg/d，通常分 2 次给予	同口服避孕药，孕妇服用有男胎女性化危险
地塞米松或泼尼松	DHEAS 水平升高 DHEAS 正常但抗生素或异维 A 酸治疗失败 口服避孕药或螺内酯无效	抑制肾上腺雄激素分泌	0.25 ～ 0.5mg，睡前使用；5 ～ 10mg，每日 1 次或隔日 1 次	暴发型痤疮可小剂量联合异维 A 酸短期使用

注：FT. 游离睾酮；DHEAS. 硫酸脱氢表雄酮。

* 美国 FDA 批准：诺孕酯与炔雌醇（35μg）复合物；炔雌醇（20 ～ 35μg）联合醋酸炔诺酮；炔雌醇（20μg）和屈螺酮（3mg），每 24 日给药法。

（3）维 A 酸类：可抑制皮脂腺活性，控制角化过程和炎症，抑制痤疮丙酸杆菌。异维 A 酸适用于重度痤疮，如聚合性、囊肿性、硬结性及瘢痕性痤疮。与进餐同服。异维 A 酸每日 0.5 ～ 1mg/kg，累计用量 120 ～ 150mg 最适合，但 > 150mg/kg 不会增加效果，疗程为 4 ～ 7 个月。用于泛发性痤疮、中度痤疮及重度痤疮。副作用有皮肤干燥、唇炎、关节痛、高三酰甘油血症、致畸等，FAD 要求验证工作包括签同意书和避孕，孕龄患者服药期间及 1 年内应避孕。

（4）抗生素治疗：适用于中重（Ⅲ级）、重度（Ⅳ级）痤疮。

口服四环素类（四环素、多西环素、赖甲环素、米诺环素）、大环内酯类（红霉素）、磺胺类（磺胺甲噁唑 /TMP）抗生素。①四环素类：四环素，0.25g，每日 4 次，连服 1 个月以后每 2 周递减 0.25g，至每日 0.25 ～ 0.5g，再维持 1 个月。疗程须数月，亦可用米诺四环素、丹参酮（抗炎抗雄激素）。多西环素每次 100mg，1 ～ 2 次 / 日，米诺环素 100 ～ 200mg/d，甲氧苄啶每次 200 ～ 300mg，2 次 / 日。②红霉素：剂量用法同四环素。红霉素和锌的混合制剂可克服痤疮丙酸杆菌对红霉素的耐药性。③阿奇霉素：对痤疮丙酸杆菌有效，250mg/d，每周 3 次，口服抗生素应至少 4 周或以上，最佳疗效一般在 6 ～ 12 周。④甲硝唑：对炎症性痤疮亦有一定疗效。

（5）糖皮质激素：口服用于聚合性或暴发性痤疮，亦有用于严重的结节性和囊肿性痤疮。泼尼松每日 30 ~ 40mg，8：00 一次服用，有效后每周减 5 ~ 10mg，但不可长期服用。

（6）氨苯砜：对于严重的囊肿性和结节性痤疮患者，50mg，每日 2 次，连用 1 ~ 2 个月。

（7）锌制剂：能调节多形核白细胞的趋化作用，也有一定的抗炎作用。硫酸锌片，0.2g，每日 3 次，4 周为 1 个疗程。

（8）中药：以清泄胃热为主，可用枇杷清肺饮（枇杷叶 12g、桑白皮 9g、黄芩 9g、山栀子 9g、赤芍 9g、丹皮 9g、连翘 9g、甘草 9g）加减。丹参酮具有抗炎及可能的抗雄激素作用。

3. 局部治疗

（1）外用药物：常规外用痤疮治疗处方包括①粉剂：全反式维 A 酸、壬二酸、异维 A 酸等。②抗炎：壬二酸、过氧苯甲酰、克林霉素、红霉素、四环素等。

1）维 A 酸类：包括全反式维 A 酸、异维 A 酸、他扎罗汀和阿达帕林。其中 0.1% 阿达帕林的疗效更强、起效更快，为低刺激外用凝胶，每日 1 次耐受性更好，可以明显提高痤疮患者治疗的依从性。维 A 酸的剂型有乳剂（0.025%、0.05% 和 0.1%）、胶状（0.01% 和 0.025%）和液状制剂（0.05%），维 A 酸对皮肤有刺激性，开始应使用低浓度、较小刺激性的乳剂，然后逐渐使用较大刺激性的胶状和液状制剂。对于敏感的皮肤，治疗应隔天 1 次或 2 次 / 周，然后逐渐改为每日 1 次。

2）抗微生物治疗：适用于中度（Ⅱ、Ⅲ级）痤疮。

有效的外用抗生素：过氧苯甲酰（BPO），如 2.5%、5% 和 10% 的洗液、乳剂和胶状过氧苯甲酰，有抑制痤疮丙酸杆菌、减少毛囊内游离脂肪酸和轻微角质溶解作用。最好从低浓度、低刺激性逐步增至高浓度。王爱平研究发现不同浓度的过氧苯甲酰均有效，但以 5%、1% 浓度的过氧苯甲酰效果最好。

林可霉素及红霉素制剂最常使用，一般用 1% 林可霉素软膏、洗剂和溶液。1% 盐酸克林霉素溶液或乳剂对囊肿性痤疮疗效较好。

壬二酸：对不同类型的痤疮均有效。其作用机制在于抑制痤疮丙酸杆菌、抗毛囊皮脂腺腺管角化。

（2）物理疗法

1）冷冻治疗：可引起皮肤红斑及脱皮。

2）紫外线照射：日光紫外线或人工紫外线，光照强度及时间应以皮肤产生中度的红斑及脱屑为限度。

3）光疗：联合应用蓝光、红光照射，可杀灭痤疮杆菌及减轻炎症反应。

4）放射治疗：皮肤表面放疗能使皮脂腺缩小，不过这种缩小是暂时的，3 ~ 4 个月后可以再生。

（3）皮损内注射糖皮质激素：在治疗较严重的结节型及囊肿型痤疮时较常用，可以使皮损快速消退并减少瘢痕。常用药物有醋酸曲安西龙（10mg/ml）、乙酰乙酸曲安西龙（25mg/ml）、倍他米松混悬液（6mg/ml）。取 0.05 ~ 0.25ml 药液直接注射或用 1% 利多卡因稀释 1 ~ 4 倍后注射，注入结节、囊肿内，1 ~ 2 次 / 周。取 2.5mg/ml 醋酸曲安西龙混悬液 0.1ml，结节或囊肿内注射。副作用有局部萎缩，通常为暂时性。

（4）外科治疗

1）粉刺治疗：用特制的粉刺挤压器挤出，对多而小的粉刺可采用各种方法进行轻度剥脱，如冷冻、羟乙酸。切开引流脓疱和囊肿有助于这些损害的消退。

2）瘢痕治疗：痤疮瘢痕有凹陷性瘢痕、广口凹陷和瘢痕疙瘩。有很多治疗方法可供选择，如化学脱皮、超频激光换肤、磨削术、瘢痕切除、点状植皮或与磨削术合用，以及胶原注射都可改善患处外观。

（5）倒模面膜疗法：先清洁皮肤，然后用药物喷雾，再应用中医按摩，配以相应药物，结合石膏和中药倒模，使理疗、按摩、药物融为一体，相互作用，达到治疗和美容作用，是一种比较有效的方法。

（四）循证治疗步序

寻常痤疮的循证治疗步序见表 33-6。

表 33-6　寻常痤疮的循证治疗步序

项目	内容	证据强度
一线治疗		
轻度痤疮	外用维 A 酸类药物（阿达帕林、维 A 酸、他扎罗汀）/ 过氧苯甲酰	A
	联合外用阿达帕林和过氧苯甲酰 / 维 A 酸和克林霉素	A
	外用过氧苯甲酰、维 A 酸类和抗生素 / 水杨酸制剂	B
	外用氨苯砜 / 壬二酸	A
中度痤疮	外用维 A 酸类药物和过氧苯甲酰 / 抗生素和过氧苯甲酰	A
	固定剂量组合阿达帕林 / 过氧苯甲酰	A
	固定剂量组合维 A 酸 / 克林霉素	A
	外用维 A 酸、过氧苯甲酰，外用 / 口服抗生素	A
	固定剂量组合阿达帕林 / 过氧苯甲酰和多西环素	A
	固定剂量组合维 A 酸 / 克林霉素、过氧苯甲酰和米诺环素	B
重度痤疮	固定剂量组合阿达帕林 / 过氧苯甲酰和多西环素	A
	固定剂量组合维 A 酸 / 克林霉素、过氧苯甲酰和米诺环素	B
	外用维 A 酸和过氧苯甲酰，口服抗生素	A
	口服异维 A 酸	B
二线治疗		
轻度痤疮	外用氨苯砜 / 壬二酸	A
中度痤疮	联合口服避孕药（女性）/ 口服异维 A 酸	A
	口服螺内酯（女性）	B
三线治疗		
轻度痤疮	口服螺内酯（女性）/ 小剂量异维 A 酸 / 茶树油 / 烟酰胺	B
	光动力疗法（PDT）/ 化学剥脱术（乙醇酸、水杨酸等）	B
中度痤疮	壬二酸	A
	光动力疗法	B

（五）治疗评价

在治疗方面明显缺乏很好的循证医学证据，高质量双盲对照研究数据较少。

1. 痤疮的抗微生物治疗　口服抗生素可抑制痤疮丙酸杆菌的生长，被推荐用于改善炎症性痤疮，但对耐药的痤疮丙酸杆菌在临床上治疗效果差。一些抗生素具有抗炎症特性，通过减少白细胞的趋化作用和改变细胞因子产物来改善痤疮。四环素、红霉素和氧氟沙星可抑制中性粒细胞产生活性氧，从而减轻痤疮的炎症。治疗痤疮的新型抗生素包括赖甲四环素（第二代四环素）和罗红霉素（具有抗炎症和抗雄激素活性的大环内酯类）。

第二代四环素类（多西霉素、米诺环素、赖甲四环素）在药代动力学上优于四环素，由于其半衰期长，使用剂量简单，可在就餐时服用，但四环素必须在餐前半小时服用。

2. 抗痤疮治疗药物的副作用

（1）许多局部外用药可导致刺激性皮炎；口服抗生素可能产生胃肠道症状；药物皮炎，多西素可介导剂量相关性的光毒性皮疹且极少导致痛经光照性甲脱离。米诺环素可导致良性颅内高压、色素沉着及药物性狼疮。色素沉着常表现为部分痤疮及斑痕的灰黑色样变。它偶尔累及黏膜及巩膜。年轻患者的色素沉着常可在 18 个月内消除，但年长患者的症状持续时间会较长。QS Ruby 激光有助于消除色素沉着。

（2）革兰氏阴性菌性毛囊炎：大量脓疱的突

然发生，尤其是口周和鼻周区域，提示革兰氏阴性菌性毛囊炎的存在。用拭子从鼻孔和皮肤上取分泌物做检查呈阳性。治疗措施：口服甲氧苄啶300mg，每日2次或者口服异维A酸0.5mg/(kg·d)，但使用抗生素的患者复发率仍很高（80%），而使用异维A酸的为20%。

（3）痤疮丙酸杆菌耐药菌株：痤疮丙酸杆菌有耐药性，许多国家发生率约为65%。其中有60%是对红霉素和（或）克林霉素耐药。交叉耐药也很多（35%），同时对四环素和多西环素耐药的约20%。痤疮丙酸杆菌并不是痤疮的唯一病因，而抗生素是通过抗炎作用治疗痤疮。

3. 雌激素和抗雄激素　炔雌醇35mg及醋酸环丙孕酮（dianette）2μg合并局部治疗是有效的选择。口服螺内酯有抗雄激素作用，可用于老年妇女，剂量为每日100～200mg，但常需要治疗几个月，对于伴多毛症及雄激素性脱发者也有效。该治疗可引起月经不规则，需要监测血清中离子情况。孕妇应慎用，以防男性胎儿女性化。由于应用雌激素或抗雄激素疗法的副作用较多，因此不作为常规疗法。雌激素和抗雄激素类药对雄激素水平过高的女性痤疮患者效果好，如达英-35等。

4. 糖皮质激素　小剂量糖皮质激素，如泼尼松5mg/d，可抑制肾上腺皮质功能亢进造成的雄激素水平过高产生的痤疮。糖皮质激素短期口服用于聚合性痤疮或暴发性痤疮。

5. 维A酸类/异维A酸

（1）异维A酸系统治疗：对各种痤疮都有效。40%～60%的患者只进行了1个疗程的异维A酸疗法就消除了痤疮。White等的经验表明，停用异维A酸并在3年内不进行任何治疗仍有39%的患者可维持无痤疮状态。成年痤疮患者常不能很好地耐受异维A酸的不良反应，可尝试较低剂量和（或）间歇疗法。

剂量与方案：异维A酸的推荐使用剂量是0.5mg/(kg·d)，对大部分重度痤疮患者推荐使用0.5～1mg/(kg·d)，共6～12个月，以使总累积量达到150mg/kg。异维A酸作为一种强效化合物还有低剂量长期方案[0.1～0.3mg/(kg·d)，或间断使用]，可降低副作用发生的风险。

异维A酸治疗早期可引起痤疮的炎症性充血，偶尔会导致痤疮暴发，往往发生于开始用药后3～4周。

（2）异维A酸适应证：在以下情况需要口服异维A酸治疗，包括严重痤疮，经6个月的口服和外用抗生素治疗后皮疹好转率低于50%的疗效差的痤疮，以及复发性痤疮、瘢痕性痤疮和导致严重心理忧虑的痤疮。另外，革兰氏阴性菌所致毛囊炎、炎症性酒渣鼻、面部脓皮病、暴发性痤疮及化脓性汗腺炎也都是适用指征。许多患者在治疗的第1个月，痤疮可能会加重。继续口服抗生素或偶尔给予泼尼松有助于防止这种情况发生。

（3）适时调整异维A酸剂量：开始使用的剂量为0.5mg/(kg·d)，然后根据患者的反应，逐渐调整剂量。治疗的时间为4～8个月。有证据表明，如果患者所使用的累积剂量达到100～120mg/kg，病情很少复发。

成人中，低剂量的异维A酸可以不同的方案服用，如40mg，28日只服用7日，又或者是在每周的周一和周五各服用40mg。如此的治疗要维持6～12个月，如有需要，重复疗程。

（4）口服异维A酸能致畸：当妇女使用该药时及最后一次用药后6周内要避孕，而且在治疗期的第一日或第二日要进行妊娠试验，在第二日或第三日开始使用该药（详见第五十六章"维A酸类药物"及第五十九章"特殊用药"）。

（5）局部应用维A酸类：维A酸类剂型有溶液、霜剂或凝胶，可能要经过8～12周才能见效。如果局部用维A酸霜剂起效较慢可改用维A酸凝胶或溶液。由于它具有极强的影响毛囊角化过程的能力，因而是一种很好的溶粉刺药物。为了减少其刺激性，改进方法包括将维A酸溶于微海绵或多元醇预聚物（polyol prepolymer）中，如阿达帕林（adapalene）及他扎罗汀（tazarotene）。局部应用维A酸类对一些不易被压出的微小粉刺特别有效。在治疗的开始阶段，它们可能产生严重的刺激反应或红斑，若发生这种情况，则应改为隔日1次，直到皮肤可以耐受。

（6）阿达帕林和过氧苯甲酰联合治疗：傅雯雯用阿达帕林凝胶联合过氧苯甲酰/维A酸类/异维A酸凝胶治疗寻常痤疮的多中心随机对照研究，治疗组用5%过氧苯甲酰凝胶早晨涂1次，用0.1%阿达帕林凝胶晚上临睡前涂抹1次，对照组仅晚上临睡前涂阿达帕林凝胶1次，两组均连续用药12周。结果显示，治疗组和对照组有效率在第8周分别为74.6%和56.7%($P < 0.05$)，在第12周分别为81.3%和68.9%($P < 0.05$)。局部刺激发生率相似。认为联合应用0.1%阿达帕林凝胶和5%过氧苯甲酰凝胶治疗中、重度痤疮较单用阿达帕林凝胶疗效显著，且未增加不良反应。

6. 痤疮的治疗时间或疗程

(1)治疗时间或疗程：口服抗生素可能需要持续6～8个月。醋酸环丙孕酮可持续使用4年，口服异维A酸常用4～6个月，如有需要可重复疗程治疗。

治疗4个月时40%患者可获得症状改善，8个月时80%症状可获改善。然而，有20%患者的病程并不如期望般发展，这就需要考虑其他可能的原因以解释为何疗效不佳。

(2)患者的依从性：研究显示即使是要求患者行14日短期抗生素治疗，其依从性也未能达到100%。有的痤疮患者需要几个月甚至几年的治疗。

(3)维A酸类副作用：详见第五十六章。

7. 光疗法

(1)单纯可见光疗法：Sjgurdsson等过滤掉大部分有害长波紫外线，采用含紫、蓝、绿及部分中波紫外线的混合光照射治疗痤疮，30例患者的炎性丘疹数目平均下降50%。Papageorgiou等认为蓝光、红光混合光兼有抗菌抗炎作用，治疗轻至中度痤疮有效，不良反应少。有学者认为高能窄谱蓝光可通过短时间内高能量特异性杀灭痤疮丙酸杆菌，同时保护其他皮肤组织不受损伤。Cunliffe等认为单纯可见光可能比光动力疗法更为有效。

(2)光动力疗法：2000年Hongcharu等试验性治疗了22例背部有轻至中度痤疮的患者，结果患者皮脂分泌及痤疮丙酸杆菌均显著减少，这种疗效可维持至少20周，20周后皮脂分泌又部分缓慢地恢复。Wiegell SR采用随机、双盲对照试验评估甲氨基酮戊酸-光动力疗法（MAL-PDT）治疗中至重度面部寻常痤疮的疗效和耐受性，证实MAL-PDT治疗炎症性痤疮效果好，但往往在治疗时较疼痛，并在治疗后会有严重不良反应。

（六）预后

痤疮为一种良性疾病，需较长时间的综合治疗，然而，本病会对患者的社交、心理、精神方面造成严重影响，须认真对待。

聚合性痤疮

聚合性痤疮（acne conglobata）是痤疮中较重的类型，有黑头粉刺、丘疹、脓疱、结节、脓肿及囊肿。脓肿间以窦道相连，常遗留凹陷性瘢痕及瘢痕疙瘩。

【临床提要】

1. 皮肤损害 是许多多头粉刺（多为双头或三头粉刺）通过内部窦道相连的大脓肿，内含黏稠液体的囊肿及群集的炎性结节。化脓是聚合性痤疮的特征，这些囊肿被认为是化脓性汗腺炎。

2. 发病特征 病程进展期有不适、发热、多关节痛，化脓性汗腺炎与头皮层间蜂窝织炎可见于聚合性痤疮，这些合起来称为毛囊闭塞三联征。

【治疗处理】

（一）治疗原则

参照寻常痤疮。

（二）基本治疗

聚合性痤疮的基本治疗见表33-7。

表33-7 聚合性痤疮的基本治疗

靶向治疗	阻止毛囊周围淋巴细胞、浆细胞和中性粒细胞浸润，减少多头粉刺、毛囊角栓形成，减轻血管充血、异物肉芽肿及瘢痕形成
抗菌	四环素、利福平、红霉素、阿奇霉素、甲硝唑
抗炎	氨苯砜、糖皮质激素
抗雄激素及抗脂溢	异维A酸、西咪替丁、螺内酯
瘢痕疙瘩	复方倍他米松（得宝松）局部注射
囊肿	复方倍他米松加阿奇霉素局封
局部治疗	过氧苯甲酰液、克林霉素凝胶

（三）治疗措施

参照寻常痤疮。除了早期损害以外，所有的损害都可选用异维 A 酸治疗，剂量为 0.5～1mg/（kg·d），到累积剂量150mg/（kg·d），若损害不消退，可在停药 2 个月后再进行第 2 个疗程。

（四）治疗评价及预后

囊肿破溃后会流出恶臭的脓液，并形成瘘管。病程顽固，常持续多年。聚合性痤疮愈合后可留下明显的瘢痕，影响患者的心态。聚合性痤疮患者发生鳞状细胞癌的概率升高。

暴发性痤疮

暴发性痤疮（acne fulminans，AF）是一种罕见的极严重的急性化脓性痤疮，是一种具有轻度痤疮数月或数年的患者突发的重度痤疮，特点是有溃疡、发热、多关节痛。

本病病因不清，血液细菌学培养阴性。皮损处的细菌培养，以痤疮丙酸杆菌和表皮葡萄球菌生长为多见。异维 A 酸是其触发因子，根据 AF 患者对抗生素治疗疗效不佳，而糖皮质激素可获显著疗效，认为本病可能是患者对痤疮丙酸杆菌的 Ⅲ 型或 Ⅳ 型变态反应。已有报道患者可出现补体降低、γ- 球蛋白增高、免疫复合物增多等免疫指标的异常。

【临床提要】

1. 皮损形态　有明显炎症性的结节和斑块，并迅速出现化脓性变性，导致高低不平的溃疡。皮损呈痤疮样、多发且集簇成片。多为毛囊性炎症性丘疹、脓疱，有剧烈的炎症反应，局部疼痛明显，易形成糜烂、溃疡，愈后易留有浅表瘢痕。

2. 发病特征　发病突然，皮损以胸背部为主，亦可出现于面颊部。发病中常伴有发热，体温可高达 39℃。外周白细胞增多。关节痛，通常为多关节性；患者有倦怠、食欲缺乏、肌肉疼痛及头痛等症状。

3. 并发症　尚见 AF 伴有体重减轻、关节炎、骨髓炎、肝脾大、贫血、结节性红斑、强直性脊柱炎、炎症性肌病、坏疽性脓皮病及巩膜炎的报道。

4. 诊断标准　Karvonen 总结 24 例 AF 患者的诊断标准是：①严重溃疡性结节囊肿性痤疮，急性发病；②关节痛，严重的肌肉疼痛或两者兼有，至少 1 周；③发热 38℃以上，至少 1 周；④白细胞总数 > $10×10^9$/L 或红细胞沉降率 ≥ 50mm/h 或 C 反应蛋白 ≥ 50ml/L；⑤疼痛部位的骨 X 线摄片发现骨溶解性损害或骨扫描发现摄入量增加。确认有①和②条，加上③、④、⑤中的任意 2 条，可确诊为 AF。

【治疗处理】

（一）治疗原则

认真积极治疗，抑制丙酸杆菌及其可能的败血症，本病单用抗生素无效，而糖皮质激素、维 A 酸和抗生素联合应用有效。

（二）基本治疗

暴发性痤疮的基本治疗见表33-8。

表 33-8　暴发性痤疮的基本治疗

靶向治疗	抑制对痤疮丙酸杆菌的 Ⅲ 型或 Ⅳ 型变态反应，调整免疫功能，抑制患者血清免疫复合物或免疫球蛋白沉积，减轻中性粒细胞浸润和脓肿形成、表皮坏死、血栓形成及对毛囊和皮脂腺的破坏
系统治疗	
首选	糖皮质激素
次选	异维 A 酸，糖皮质激素＋异维 A 酸，糖皮质激素＋抗生素，糖皮质激素＋硫唑嘌呤，氨苯砜
发热与关节痛	非甾体抗炎药
预防感染	抗生素
局部治疗	清创及对症处理，可用抗生素液；糖皮质激素皮损内注射或外用

（三）治疗措施

泼尼松每日口服 40～60mg 对本病有效。剧烈炎性反应缓解后，再加用异维 A 酸治疗，剂量为 0.5～1mg/（kg·d）。但也有学者认为异维 A 酸可加重本病。目前倾向于糖皮质激素、异维 A 酸、抗生素、非甾体抗炎药联合应用。糖皮质激素可与异维 A 酸或硫唑嘌呤或抗生素合用。预防感染用大环内酯类，如红霉素、阿奇霉素。大囊肿可切开引流。皮损内注射糖皮质激素。氨苯砜治疗有效，但只有在中毒剂量下（每次 100mg，每日 3～4 次）。

局部治疗：外科清创，可用抗生素液、15% 壬二酸、2% 间苯二酚、2% 莫匹罗星软膏、糖皮质激素外用或皮损内注射。

（四）治疗评价

（1）目前倾向于异维 A 酸与抗生素、糖皮质激素及非甾体抗炎药联合应用，这可能有利于 AF 的长期治疗。

（2）糖皮质激素＋维 A 酸＋抗生素：本病对肾上腺皮质激素和维 A 酸治疗有效，有学者认为泼尼松联合 13-顺维 A 酸治疗，疗效更好。抗生素可以配合糖皮质激素治疗暴发性痤疮，疗效良好。

（五）预后

积极认真治疗，预后良好。该病愈后可在局部留有色素沉着和浅表性瘢痕，但预后良好。留有骨病变后遗症者罕见。

高雄激素痤疮

高雄激素痤疮是多囊卵巢综合征（polycystic ovary syndrome, PCOS）临床表现的一个组成部分，PCOS 时雄激素过多和持续无排卵是基于卵巢、肾上腺、垂体、下丘脑及周围脂肪的内分泌活动异常，PCOS 病因可能与高胰岛素血症和胰岛素抵抗有关。本病可引起卵巢分泌雄激素，阻碍正常卵泡发育。严重的胰岛素抵抗患者有时发生雄激素过多、胰岛素抵抗和黑棘皮症综合征。

高雄激素痤疮（多囊卵巢综合征）的发病机制见图 33-7。

【临床提要】

1. 高雄激素血症

（1）多毛：在雄激素敏感的皮肤区域毛发过度生长，如下巴、上唇、鬓角、胸骨、乳周、脐部、骶骨区、耻骨区、大腿根部。

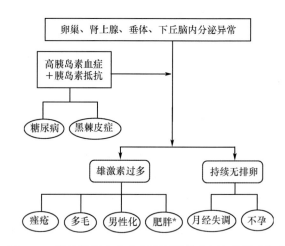

图 33-7 高雄激素痤疮（多囊卵巢综合征）的发病机制
* 肥胖是由雄激素过多和未结合睾酮比例增加引起，亦与雌激素长期刺激有关

（2）痤疮和皮脂过多：严重的囊肿性痤疮或持续性痤疮，面部皮脂分泌过多，皮肤粗糙，毛孔大，有白头、黑头粉刺，以炎性丘疹为主，伴有结节、囊肿、破溃，有溢脓，并形成瘢痕，雄激素性脱发。

（3）轻度男性化，罕见男性型秃顶。

2. 排卵障碍 无排卵或稀发排卵的表现为月经紊乱，如原发性或继发性闭经、月经稀发、功能性子宫出血或不孕、乳房发育不良。

3. 其他可能存在的体征

（1）肥胖／糖尿病：35%～80% 的患者有肥胖。胰岛素抵抗和代偿性高胰岛素血症与肥胖有关。20% 葡萄糖不耐受或明显糖尿病。

（2）黑棘皮症：见于皮肤褶皱处。常在阴唇、颈背部、腋下、乳房下和腹股沟等处皮肤出现灰褐色色素沉着，呈对称性，皮肤增厚、轻抚软如天鹅绒。

4. 实验室和辅助检查

（1）雄激素测定：雄激素水平升高，包括睾酮、雄烯二酮升高。由于性激素结合蛋白（SHBG）降低使游离态雄激素水平升高。患者对雄激素的敏感性增加。

（2）血孕酮测定：用于确定无排卵或稀发排卵。

（3）B 超检查：多囊卵巢的超声学特点包括双侧卵巢增大、回声增强、中心间质增厚（最大直径可＞9cm），每个卵巢有≥10 个、直径为 2～10mm 的卵泡。20% 的正常妇女可有多囊卵巢。

5. 鉴别诊断 应进行实验室检查除外迟发性、先天性肾上腺皮质增生；甲状腺疾病；库欣综合征；高泌乳素血症。泌乳素、睾酮、脱氢表雄酮硫酸盐（DHEA-S）、促肾上腺皮质激素刺激的17α-羟孕酮水平正常，可除外上述疾病。

【治疗处理】

（一）治疗原则

治疗针对雄激素过多和持续无排卵，根据患者最关心的问题，以及是否要求妊娠而制订治疗方案。给予抗雄激素药物治疗或做一侧卵巢楔形切除。寻常痤疮按分级选择治疗方案。

（二）基本治疗

高雄激素痤疮（多囊卵巢综合征）的基本治疗见表33-9。

表33-9　高雄激素痤疮（多囊卵巢综合征）的基本治疗

靶向治疗	抑制多囊卵巢所致雄激素过多，抑制睾酮过多，诱发排卵，纠正促性腺激素比值失常及胰岛素过多
一般治疗	饮食控制，规律锻炼，肥胖或有胰岛素抵抗者需控制体重，脂肪过多加剧高胰岛素和高雄激素
雄激素过多	适用于无妊娠要求出现多毛和痤疮者
卵巢性高雄激素血症	口服避孕药，非那雄胺
肾上腺性高雄激素血症	糖皮质激素
抗雄激素药物	螺内酯、环丙孕酮和雌激素、氟化酰胺
手术治疗	腹腔镜手术电凝或激光治疗多囊卵巢，行卵巢楔形切除术
不孕症	氯米芬、促性腺素（FSH）等促排卵药物，二甲双胍，恢复月经周期和诱发排卵
皮肤科局部治疗	
多毛症	抑制高雄激素，物理治疗脱毛
痤疮	关键是抗高雄激素，全身可使用抗痤疮丙酸杆菌药物，纠正异常角化药物，如异维A酸；局部外用抗脂溢药物、抗角化剂、消粉刺制剂
黑棘皮病	减肥，外用0.1%维A酸软膏

（三）治疗措施

1. 抗雄激素治疗

（1）口服避孕药：避孕药中雌激素成分使性激素结合球蛋白浓度增加，结果游离睾酮减少。孕激素成分通过抑制黄体生成素而减少卵巢雄激素的产生。

（2）醋酸环丙孕酮：具有较强的抗雄激素作用。目前多用达英-35（diane-35），每片含醋酸环丙孕酮2mg、炔雌醇（EE）0.035mg，为周期疗法，即于出血第5日起，每日口服1片，连续21日，停药7日后重复用药，共3～6个月。可对抗雄激素过多症状。

（3）螺内酯：抗雄激素剂量50～200mg/d具有抑制卵巢和肾上腺生物合成雄激素的作用，治疗多毛需要用药6～9个月。

（4）非那雄胺：5mg，每日1次，可能出现乳房触痛如肿大，过敏反应，禁用于孕妇或准备妊娠者。

（5）促性腺激素释放激素激动剂：可用曲普瑞林（triptorelin）3.75mg，周期第2日肌内注射，每28日1次，共6个月。

（6）糖皮质激素：适用于本病雄激素过多为肾上腺来源或混合性来源者。常用地塞米松（0.25mg/d，口服）即可有效抑制脱氢表雄酮硫酸盐浓度。

2. 不孕症　妇科专科诊治。

3. 多毛症的治疗　如轻度多毛且局限，可采用剃毛、激光、电针或脱毛剂治疗（详见第三十四章"毛发病"）。多毛症严重时，在抑制雄激素药物起效前可采用非药物方法。

4. 手术治疗　适用于血睾酮高、双侧卵巢增大，经促排卵治疗6周仍不奏效。

（四）循证治疗步序

高雄激素痤疮（多囊卵巢综合征）的循证治疗步序见表 33-10。

表 33-10 高雄激素痤疮（多囊卵巢综合征）的循证治疗步序

项目	内容	证据强度
一线治疗	联合口服避孕药/调整生活方式	B
	螺内酯	B
	强脉冲光/激光脱毛	A
	米诺地尔	E
二线治疗	醋酸环丙孕酮/比卡鲁胺	A
	口服异维 A 酸	B
三线治疗	氟他胺/非那雄胺	A
	噻唑烷二酮类（吡格列酮和罗格列酮）	B
	二甲双胍	B

（五）治疗评价

1. 一般评价 经抗高雄激素治疗 6 ～ 12 个周期可抑制毛发生长和治疗痤疮，约 2/3 的患者有效。

2. 口服复方避孕药 通过负反馈抑制促性腺素释放，以减少卵巢雄激素生成，促进 SHBG 合成以降低游离睾酮浓度，可降低黄体生成素（LH）水平，抑制 LH 峰。治疗多毛症及痤疮，需用药 3 ～ 8 个月才会起作用。

3. 非那雄胺 是一种合成的甾体类化合物，它是睾酮代谢成为双氢睾酮过程中的细胞内酶Ⅱ型 5α- 还原酶的特异性抑制剂，对该酶的抑制能阻碍外周组织中睾酮向双氢睾酮的转化，使血清及组织中双氢睾酮转化，并使之浓度显著下降。

4. 螺内酯 为醛固酮拮抗剂并具有多种抗雄激素活性，如抑制睾酮生成，拮抗 5α- 还原酶活性和雄激素受体。临床效果表明，可降低 40% ～ 80% 的患者毛发生长，但可能需用药 8 ～ 14 个月才对痤疮有效。偶尔可恢复患者的月经。螺内酯通常和口服避孕药合用以防止不规则阴道出血。

（六）预后

随着妇科治疗，多囊卵巢综合征、高雄激素得到控制，痤疮症状自然好转。

革兰氏阴性菌毛囊炎

革兰氏阴性菌毛囊炎（Gram negative folliculitis）是一种浅表感染，主要发生于长期全身使用抗生素治疗的寻常痤疮患者。

【临床提要】

1. 临床分型 ①表浅脓疱型：常发生在鼻周，致病可能与克雷伯杆菌或肠杆菌有关；②深部结节或囊肿型：与变形杆菌有关，常发生在颈部。本病两型均常被误诊为痤疮。

2. 细菌学特征 在鼻孔和脓疱中可发现致病菌，脓液做革兰氏染色可见革兰氏阴性杆菌；在适当的培养基上可见致病菌生长旺盛。

【治疗处理】

（一）治疗原则

防治结合。在长期用广谱抗生素（主要是四环素类）治疗的患者中，注意鼻孔前部革兰氏阴性菌的清除。以异维 A 酸为首选。

（二）基本治疗

革兰氏阴性菌毛囊炎的基本治疗见表 33-11。

表 33-11 革兰氏阴性菌毛囊炎的基本治疗

靶向治疗	针对表浅脓疱和深在结节及鼻孔前部定植的革兰氏阴性菌
药物选择	首选异维 A 酸，次选阿莫西林

（三）治疗措施

异维 A 酸对这种疾病非常有效，可供选择。其不仅清除痤疮，也清除了革兰氏阴性菌在鼻前部的定植。当对异维 A 酸不能耐受或有禁忌时，阿莫西林或甲氧苄啶、磺胺甲噁唑治疗本病有效。

（四）预后

本病预后良好。

新生儿痤疮

新生儿痤疮可在出生或其稍后出现，若仅依据粉刺而做出诊断，将有超过 25% 的新生儿可能符合这一标准。

【发病机制】

1. 遗传因素　家族性肾上腺皮质功能亢进症（包括痤疮及多毛症）显示雄激素在这一疾病中有重要意义，其可透过胎盘刺激胎儿皮脂腺，在新生儿痤疮发生期可见高皮脂腺分泌，其后至6个月皮脂腺分泌水平显著下降。

2. 母体影响　母体与新生儿皮脂腺高分泌间的直接相关性显示，母体环境对婴儿皮脂腺有重要影响。对于男性儿童，6～12个月时黄体化激素水平升高，这是伴随睾酮水平变化而出现的结果。因而，以男性新生儿及婴儿痤疮多见。

【临床提要】

1. 皮损形态　较常见为粉刺、丘疹及脓疱，皮损数目通常较少，多见于面部，尤以颊部及前额多见（图33-8），但也可累及胸背部及腹股沟。

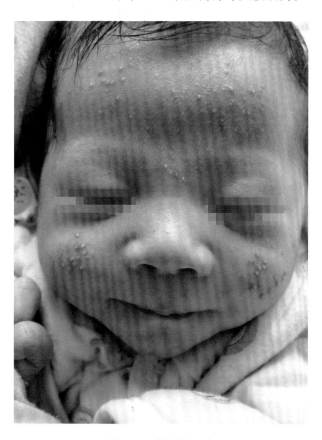

图 33-8　新生儿痤疮
（广州市皮肤病防治所　张锡宝惠赠）

2. 发病特征　男性婴儿较多，病情较轻，且持续时间短暂，皮损多在2～4周自愈，病程从

4周也可延至3～6个月。

3. 诊断与鉴别诊断　本病需与粟丘疹、痱子、皮脂腺增生症、对称性粉刺、痤疮样疹鉴别，并常与由糠疹癣菌引起的头部脓疱疹难鉴别。

【治疗处理】

（一）治疗原则

本病可自然痊愈，只需对症处理，或使用抗炎保护、安抚剂。

（二）基本治疗

新生儿痤疮的基本治疗见表33-12。

表 33-12　新生儿痤疮的基本治疗

治疗决定	一般不需治疗，皮损可自行消退
药物选择	外用抗角化制剂、粉刺溶解剂、皮炎止痒剂

（三）治疗措施

治疗粉刺的药物包括维A酸类，如维A酸（0.025%～0.05%软膏）或壬二酸（20%软膏），每日或交替使用。对炎性皮损，外用抗生素（4%红霉素软膏）及过氧苯甲酰常有效。

（四）治疗评价及预后

本病对症处理有效。

婴 儿 痤 疮

婴儿痤疮（IA）发生于婴儿，与肾上腺源性雄激素增高有关。婴儿痤疮通常较新生儿痤疮发生较晚，通常在出生后6～9个月（包括6～16个月），以男性患儿多见。

关于遗传因素，婴儿痤疮，特别是聚合性痤疮，1例家族性严重痤疮见诸报道。

【临床提要】

1. 发病特征　皮损以面颊部为主，最近对IA的大规模调查显示，62%患者病情迟缓，24%轻微，17%严重，对开放性或闭合性粉刺，59%伴炎性皮损，17%出现瘢痕，聚合性痤疮偶见；发病以面部为主，临床上很似成人痤疮。

2. 鉴别诊断 婴儿痤疮需与以下疾病相鉴别：痤疮样疹（因家长应用外用护肤品所致者，应用激素或皮肤接触，食用、吸入含氯芳香烃所致者）、口周皮炎类似于 IA，丘疹及脓疱主要见于口周（95%），偶见于眼周（44%）。

【治疗处理】

（一）治疗原则

参照新生儿痤疮，可给予外用维 A 酸类、过氧苯甲酰及红霉素，若患儿有内分泌异常，则应进行相应治疗。

（二）基本治疗

婴儿痤疮的基本治疗见表 33-13。

表 33-13 婴儿痤疮的基本治疗

轻症	外用维 A 酸、阿达帕林、抗炎止痒剂
炎症重者	外用抗生素或口服四环素

（三）治疗措施

本病仅对应治疗，口服抗生素在此年龄段应予以严格控制，红霉素 125 ~ 250mg，2 次 / 日，甲氧苄啶 10mg，2 次 / 日，仅用于红霉素耐药者。深在的结节及囊肿可注射低浓缩曲安西龙悬液（2.5mg/ml），异维 A 酸也可考虑应用，剂量比例与成人类似［0.5mg/(kg·d)，持续 4 ~ 5 个月］。

（四）治疗评价及预后

经上述治疗，通常反应良好，若患儿有内分泌异常，则应进行相应治疗。本病病程不一，一些在 1 ~ 2 岁消退，一些持续至 4 ~ 5 岁消退，还有一些可延至青春期。

儿童期痤疮

此类痤疮发生于 1 ~ 7 岁，此年龄段发病较少，对此类患儿应当排除雄激素过多症所致者。

【临床提要】

与一般痤疮皮损相同。

鉴别诊断有库欣综合征、先天性肾上腺增生症、生殖腺或肾上腺肿瘤及真性青春期早熟。

本病的预防、治疗与婴儿痤疮相同。

青春期前痤疮

青春期前痤疮的发生增多，与青春期发育、遗传因素有关。

肾上腺功能成熟初期可见脱氢异雄酮（DHEA）及硫酸脱氢异雄酮（DHEAS）水平升高，女性多始于 6 ~ 7 岁，男性多始于 7 ~ 8 岁，伴随青春发育中期 DHEA 及 DHEAS 增高。此外，过多的雄激素可由肾上腺雄激素增多症、先天性肾上腺增生症、库欣综合征、21- 羟化酶缺乏症所致，少见 DHEA 及 DHEAS 升高是分泌雄激素的肿瘤所致。

【临床提要】

1. 青春期成熟的标志 常伴尿、皮脂雄激素分泌增多，痤疮的流行与过早的青春期成熟有关，一般被认为是青春期成熟的标志。

在痤疮及激素相关性研究中发现，女性患者呈现显著的月经初潮提前（12.2 岁），而轻中度患者则较晚（12.4 岁及 12.7 岁）。有时在月经初潮前 3 年便可出现这一现象。

2. DHEAS 水平增高 明显的 DHEAS 水平与青春期女性粉刺及炎性痤疮呈正相关，通常皮损见于前额中部、鼻及下颌，呈现高水平的 DHEAS。皮脂腺分泌物多少及 DHEAS、激素、睾酮水平高低与严重粉刺性痤疮患者的严重程度呈正相关。

3. 皮损特点 最常见的痤疮为粉刺性，女童患严重痤疮者 10 岁前有较多粉刺及炎性皮损，在月经初潮前 2.5 年即可见。月经初潮早者，其痤疮严重，且伴高水平皮脂、DHEAS 及游离睾酮。

【治疗处理】

（一）治疗原则

治疗原则同寻常痤疮。

（二）基本治疗

青春期痤疮的基本治疗见表 33-14。

表 33-14　青春期前痤疮的基本治疗

轻症	外用维 A 酸，过氧苯甲酰
重症	口服抗生素及异维 A 酸
肾上腺疾病	低剂量糖皮质激素、螺内酯

（三）治疗措施

选用维 A 酸、过氧苯甲酰，抗生素可用于轻中度粉刺性及炎性痤疮，严重者口服抗生素及异维 A 酸，如有肾上腺疾病，可能需口服低剂量皮质激素，亦可选用螺内酯。

（四）治疗评价及预后

本病无内分泌异常，治疗反应及预后良好。

其他类型痤疮

1. 药物性痤疮（drug induced acne）　这种痤疮样皮疹不局限于皮脂腺分布区，见于任何年龄，脓疱和囊肿较少，可无粉刺。雄激素、糖皮质激素、合成类固醇、卤素（碘和溴）、巴比妥酸盐、抗惊厥药等均可引起药物性痤疮。

2. 剥脱性痤疮(acne excoria)　主要为女性，颊部的丘疹样皮损被患者抓伤后，引起大面积的炎症反应。

3. 机械性痤疮（mechanical acne）　发生于物理性损伤的部位，如"小提琴手颈"发生于小提琴手的颈部，表现为特征性苔藓样变和色素沉着。腰带和（或）毛衣摩擦的颈部或紧束的乳罩带部位也会发生痤疮。

4. 瘢痕疙瘩性痤疮（acne keloidalis）　是一种累及项部毛囊的慢性炎症，在丘疹和斑块上发生肥厚性瘢痕。发生于青春期后 14～25 岁的男性，常分离出金黄色葡萄球菌。发生于项部发际下的毛囊性丘疹或脓疱，常排列成不规则的线状，皮损可向上扩展累及头皮。

5. 热带痤疮（tropical acne）　发生于热带的湿热季节。皮损为结节、囊肿及脓疱，主要发生于背部、臀部和大腿。其特点是面部不受累。常有聚合性脓肿，尤易发生在背部，黑头粉刺稀少。

6. 月经前痤疮（premenstrual acne）　月经前发病或加剧，皮损限于颏、眉间，或一侧颊部，数量少。

7. 面部脓皮病（pyoderma faciale）　本病少见，急性发作，好发于无痤疮的健康年轻女性。与痤疮的关系仍不确切，脓液中常可培养出凝固酶阳性葡萄球菌。起病突然，皮损局限于面部。大量的脓肿和囊肿形成、广泛的红斑、窦道，深部可有瘘管相连。皮损可持续数月，遗留严重瘢痕。其他部位无粉刺和痤疮样皮损出现，而且发病急骤，可与痤疮相鉴别。

8. 虫蚀状痤疮（acne vermiculata）　又称虫蚀状皮肤萎缩（atrophoderma vermiculata），5～12 岁发病。双侧颊部或耳前区发生红斑和针头大小的毛囊性角栓，角栓脱落后迅速形成网状萎缩；病变可局限或扩展至额、上唇、颏和耳垂，头皮一般不受累。典型损害呈无数密集的虫蚀状萎缩性小凹，直径 1～3mm，深约 1mm，形状不规则，对称分布，密集存在，小凹之间有狭窄的正常皮肤，局部呈蜂窝状或筛孔外观；萎缩处皮肤略硬，有蜡样光泽，有毛细血管扩张，边缘处可见稀少的黑头粉刺及粟丘疹。

9. 绝经期和绝经后痤疮　两者于停经时或停经后数年发病，青春期多无痤疮史，此系卵巢功能衰退而致肾上腺分泌的雄激素水平相对增高所致。

10. 职业性痤疮　多由石油和焦油与皮肤接触后引起（详见第六章"职业性皮肤病"）。

【治疗处理】

（一）治疗原则及基本治疗

参照寻常痤疮的治疗原则，以及各种痤疮的类型、临床表现选择治疗方案。

（二）治疗措施

1. 药物性痤疮　主要如糖皮质激素、雄激素、碘化物、溴化物、锂及作为某些口服避孕药成分会导致男性征的孕激素类。因此如需口服避孕药，应选用雌激素与孕激素含量之比较高的制剂，以减轻孕激素所致男性化体征，勿用只含激素的制剂。

2. 热带痤疮　治疗同囊肿性痤疮，但热带痤疮可持续存在，直到气候凉爽才能缓解。抗生素对本病治疗较差，肌内注射曲安西龙有效。

3. 月经前痤疮　有证据表明孕酮可促发月经前痤疮。以雌激素为主的避孕药通常可减少或预防月经前痤疮的发生。

4. 职业性痤疮　关键在于去除原因，停止接触可能引起痤疮的物质或因素。对皮肤损害可进行对症处理。

5. 药物性痤疮 停用有关药物,对症处理皮损。

6. 机械性痤疮 治疗同其他类型的痤疮,首先要去除刺激因素。

7. 面部脓皮病 抗生素常能有疗效。有些患者对抗生素治疗无反应,以异维 A 酸 1～2mg/kg,连用 20 周,常可治愈。外用药物治疗同Ⅳ级痤疮。系统应用糖皮质激素。感染性瘘管持续存在,则需手术治疗。

8. 瘢痕疙瘩性痤疮 皮损内注射糖皮质激素可减少瘢痕和炎症,口服糖皮质激素有一定帮助。

顽固病例可切除受累区域并给予植皮,或给予 CO_2 激光治疗。X 线疗法用于皮损内注射类固醇药物失效的病例。在 100kV 条件下产生的非滤过性 X 线,每周给予 1Gy 或每隔 3 周给予 3Gy,总量 8～10Gy,可以得到良好的效果。

9. 剥脱性痤疮 主要是心理治疗,如果患者患有强烈的焦虑症或抑郁症,可试服镇静药和精神病药。

(三)治疗评价及预后

依各型痤疮进行治疗,消除病因,预后一般较好。

第二节 玫瑰痤疮及其他

玫 瑰 痤 疮

玫瑰痤疮(rosacea)又称酒糟鼻。病因与饮食及胃肠道疾病、环境因素(热、冷)、日光、蠕形螨感染、体质、免疫因素、血管高反应性、神经介导的功能反应有关。

【临床提要】

1. 发病特征 40～60 岁多见;女性较多,女:男为 3:1,以面部中央出现弥漫性红斑、毛细血管扩张、丘疹和脓疱为其特征,晚期形成鼻赘。发生鼻赘者基本上为男性。皮损位于面部中央,即鼻、颊、额和眉间。慢性病程,无明显自觉症状。

2. 临床分期

(1)红斑期:面中部特别是鼻部。毛细血管扩张,两颊发生红斑,呈细丝状(图 33-9),鼻尖鼻翼尤为明显。

(2)丘疹脓疱期:在红斑基础上成批出现痤疮样丘疹和脓疱。毛细血管扩张更加明显。

(3)鼻赘期:鼻部结缔组织增生,皮脂腺增大致使鼻尖部肥大,形成大小不等的结节隆起,毛细血管显著扩张(图 33-10)。

(4)眼部受累:眼睑炎、结膜炎、角膜炎、虹膜炎和外层巩膜炎。

3. 鉴别诊断 应与皮肤红斑狼疮、痤疮、口周皮炎相鉴别。

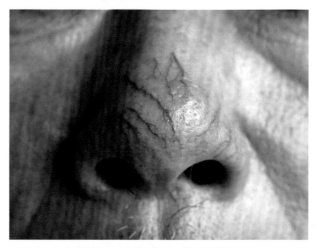

图 33-9 玫瑰痤疮(红斑期)

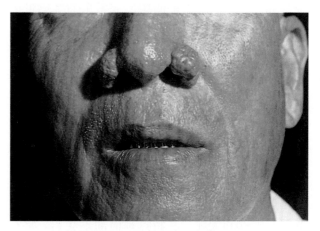

图 33-10 玫瑰痤疮(鼻赘期)

【治疗处理】

患者应防晒,避免饮酒及饮热饮料、咖啡,

以及进食辛辣食物，其可引起（面部）潮红及促进毛细血管扩张的发生、发展。女性患者可使用化妆品遮盖红斑和毛细血管扩张。脸部按摩可促进淋巴引流，进而减少淋巴水肿的发生。对于丘疹、脓疱及红斑，可以通过各种局部外用及系统应用抗生素、维A酸及其他药物。皮肤潮红通常最难处理。毛细血管扩张可用物理方法治疗，如用血管激光（光量子激光）或强脉冲光（IPL）治疗去除小血管。而鼻赘也可用物理方法及外科手术方法去除。酒渣鼻常并发眼部损害，如结膜炎、角膜炎、虹膜炎等，但这些常在皮肤炎症得到治疗后改善。

（一）治疗原则

本病治疗困难，治愈常不可能；治疗方案取决于疾病的分期和严重程度。避免局部刺激（肥皂、乙醇清洁剂、酊剂、摩擦剂、剥脱剂）和促发因素（情感应激、日光、风、热饮料及含酒精饮料、辛辣食物、过热或过冷），纠正胃肠功能紊乱。蠕形螨感染是一种诱发因素，但可能不是本病致病因素。

（二）基本治疗

玫瑰痤疮的基本治疗见表33-15。

表 33-15　玫瑰痤疮的基本治疗

靶向治疗	调节血管舒缩神经功能，降低血管扩张阈值，抑制血管高反应性和神经功能高反应，杀灭蠕形螨、幽门螺杆菌，使用遮光剂，不外用糖皮质激素，避免局部刺激，避免使用血管扩张剂
监测系统疾病	帕金森病（神经源性疾病，改变面部血管反应），炎症综合征（多见于肥大细胞增生症及嗜铬细胞瘤）
病因治疗	防晒，避免乙醇、辛辣食物，热反应，幽门螺杆菌，杀灭蠕形螨（使用伊维菌素、硫黄、林丹、克罗米通、苯甲酸苄酯，以及广谱驱虫剂，如吡喹酮）
系统治疗	抗生素（如四环素、多西环素、米诺环素、红霉素、氨苄西林、阿奇霉素），甲硝唑，异维A酸，羟氯喹，根治幽门螺杆菌药物（如奥美拉唑、克拉霉素、阿莫西林）
局部治疗	避免局部刺激，外用壬二酸、过氧苯甲酰、他克莫司、吡美莫司，0.05%维A酸霜（数周才见效），激光治疗毛细血管扩张
红斑期	外用克林霉素、维A酸霜、硫黄洗剂、10%磺胺乙酰钠、5%硫黄溶液、0.75%甲硝唑凝胶、壬二酸，光动力疗法，口服四环素、甲硝唑、异维A酸
丘疹脓疱期	同红斑期，1%伊维菌素乳膏加外科磨削术、冷冻、激光（氩激光、CO_2激光、Nd:YAG激光、Er:YAG激光）、电外科手术治疗
鼻赘期	用于毛细血管扩张、鼻赘，局部麻醉后用多刃切割刀片纵向、横向反复切割，并用油纱布换药
磨削法/切除法	前者用于毛孔粗大者，后者用于切除鼻尖肉赘，并用油纱布换药
眼部损害	润湿剂（人工泪液）需系统使用，选用异维A酸，治疗皮肤炎症后可使眼部损害改善

（三）治疗措施

1. 全身治疗

（1）抗生素：四环素族抗生素常可有效控制丘疹脓疱性损害，红斑减轻或无变化，开始需予以足够剂量。四环素或土霉素，1～1.5g/d；米诺环素或多西环素，0.1～0.2g/d，分2次口服；一般在2～3周后即可完全控制丘疹脓疱，此时可用维持剂量，即四环素或土霉素为0.25～0.5g/d，米诺环素或多西环素为50mg/d；停药后复发常见。如

果四环素无效或不耐受，可选用红霉素或氨苄西林。

（2）甲硝唑：0.4g/d，分2次口服，一般对各种类型酒渣鼻均有效，可能需20～60日才能控制病情；可能与酒精产生双硫仑样反应、诱变性和致癌性，故仅将其作为二线药物。

（3）异维A酸（isotretinoin）：适用于严重或顽固性病例。研究表明，85%病例在停药后1年内无复发。目前有三种治疗方案：①标准剂量，0.5～1mg/(kg·d)，仅用于暴发性酒渣鼻或鼻赘手术之前（服用数月可使鼻赘缩小）；许多患者出

Chapter 33

现眼部副作用，并随酒渣鼻加重而加重，表现为眼部干燥、睑炎。②小剂量，0.1～0.2mg/(kg·d)，严重酒渣鼻常有效，但疗程可能较长。③大剂量，2.5～5mg/d，疗程约为6个月（比其他剂量者长），眼部副作用极小，适用于许多类型病变，特别是Ⅲ期、狼疮样玫瑰痤疮和持久性玫瑰痤疮性水肿。

（4）雌激素或可乐定：对部分绝经期妇女的严重玫瑰痤疮有效，可能系抑制绝经性潮红之故。

（5）纳洛酮（naloxone）：Bemstein 和 Soltani（1982年）推测阿片肽可能介导潮红（特别是乙醇诱导者），试用纳洛酮口服治疗取得了明显效果。

2. 局部治疗　可选用治疗寻常痤疮的药物。

（1）抗生素：夫西地酸、四环素、克林霉素或红霉素外用，常用浓度为0.5%～2%，红霉素疗效良好，而四环素疗效不佳。

1% 伊维菌素乳膏对丘疹脓疱型有效。伊维菌素是阿维菌素家族中的半合成大环内酯衍生物，具有抗炎、杀螨和广谱抗寄生虫的双重作用。

（2）甲硝唑：0.75% 甲硝唑凝胶每日2次外用对丘疹、脓疱极为有效，但不影响红斑、毛细血管扩张或潮红，是中、重度玫瑰痤疮的安全、有效方法。

（3）异维A酸：0.2% 异维A酸霜可抑制Ⅱ、Ⅲ期玫瑰痤疮的炎性损害。

（4）过氧苯甲酰：5%～10% 过氧苯甲酰凝胶每日2次外用对本病有效；而5% 过氧苯甲酰和2% 硫黄乳膏特别适用于毛囊蠕形螨感染的病例。

（5）遮光剂：最好选用防晒指数（SPF）≥15 的 UVA+UVB 遮光剂。

（6）糖皮质激素：除暴发性玫瑰痤疮外，其余类型者不应使用。

（7）物理治疗：扩张血管的闭塞血管内插入细透热针（fine diathermy needle）、氩激光、脉冲染料激光或电凝均可使扩张血管闭塞；Lowe 等（1991年）用 585nm 脉冲染料激光治疗毛细血管扩张，59% 的病例在治疗后丘疹和脓疱减少。

3. 手术治疗

（1）毛细血管扩张：对鼻尖、鼻翼部毛细血管扩张显著者，可采用外科方格划切法治疗，即局部消毒麻醉后以手术刀片按纵、横方面浅划局部切断毛细血管网；也可用 KTP532 激光治疗。

（2）鼻赘：手术切除、电切除、激光（氩、CO_2 和脉冲染料激光）等均可采用，也可通过磨削术削去过厚的鼻赘。治疗之前可服用异维A酸使之缩小，术后继续服用。

4. 暴发性玫瑰痤疮的治疗　开始时口服泼尼松［1mg/(kg·d)］1周，随后加用异维A酸［0.2～0.5mg/(kg·d)］，最大剂量为1mg/(kg·d)，接着在2～3周内逐渐将泼尼松减量并停用；异维A酸持续至炎性损害完全消退，可能需要3～4个月。糖皮质激素治疗不应超过2～3周。

（四）循证治疗步序

循证治疗步序见表33-16～表33-20。

表33-16　玫瑰痤疮的循证治疗步序

项目	内容	证据强度
一线治疗	外用甲硝唑/磺胺乙酰钠	A
	口服四环素/口服红霉素	A/C
二线治疗	外用壬二酸	A
	外用红霉素或克林霉素	C
	维A酸乳膏	C
	口服甲硝唑，外用过氧苯甲酰	A
	口服氨苄西林	A
	口服阿奇霉素	B
三线治疗	系统应用异维A酸	B
	外用硫黄乳膏	C
	外用糖皮质激素/酮康唑	D
	外用阿达帕林	B
	光动力疗法/螺内酯	D
	联苯苄唑/奥硝唑	D
	根治幽门螺杆菌	D
玫瑰糠疹	遮光剂	E
面部潮红	可乐定（抗高血压药，治疗面部潮红）0.05mg，每日2次	D
	纳洛酮（类阿片阻滞剂，抑制酒精诱发的面部潮红）0.8mg，皮下注射	
	利美尼定（抗高血压药）1mg，每日1次	D
	0.33% 溴莫尼定凝胶（治疗面部潮红）每日1次，作用12小时	D

表 33-17　玫瑰痤疮性毛细血管扩张症的循证治疗步序

项目	内容	证据强度
一线治疗	外用 α 受体激动剂（溴莫尼定凝胶、羟甲唑林乳膏）	A
	光疗法（强脉冲光）	B
	血管激光（脉冲染料激光和其他）	B
二线治疗	肉毒素 / 色苷酸钠	D
玫瑰痤疮、面部潮红一线治疗		
	可乐定 / 卡维地洛	D
	纳洛酮 / 肉毒素	D

表 33-18　丘疹脓疱性玫瑰痤疮的循证治疗步序

项目	内容	证据强度
一线治疗	外用壬二酸 / 伊维菌素	A
	外用米诺环素 / 甲硝唑	A
	口服四环素类（包括亚抗生素剂量多西环素）	A
二线治疗	外用大环内酯类 / 林可酰胺类	C
	外用过氧苯甲酰（含或不含克林霉素）	A
	选择性口服抗生素（阿奇霉素、红霉素、甲硝唑）	A，B
三线治疗	系统应用异维 A 酸	B
	外用维 A 酸类药物（阿达帕林、维 A 酸）	B
	外用硫黄 ± 磺胺醋酰	B
	光动力疗法	D
	根除蠕形螨	B
	外用钙调磷酸酶抑制剂（吡美莫司、他克莫司）	C，D
	口服含锌烟酰胺	C
	硫酸锌	B

表 33-19　肥大性酒渣鼻（鼻赘）的循证治疗步序

项目	内容	证据强度
一线治疗	皮肤磨削术	C
二线治疗	电外科 / 脉冲染料激光 /CO_2 激光	C
	Nd：YAG 激光	E
	Er：YAG 激光	D
	冷冻疗法 / 水疗法	D
	异维 A 酸	C
	显微清创器 / 肖氏手术刀	E
	放射疗法	E

表 33-20　暴发性玫瑰痤疮的循证治疗步序

项目	内容	证据强度
玫瑰痤疮性淋巴水肿（Morbihans 病）		
一线治疗	口服抗生素治疗（尤其是四环素制剂）	E
	异维 A 酸	D
	口服糖皮质激素和抗生素（甲硝唑、多西环素）	E
	手术治疗（CO_2 激光眼睑成形术、眼睑减负荷）	E
眼部玫瑰痤疮		
一线治疗	口服抗生素（特别是多西环素，包括亚抗生素剂量多西环素）	A
	外用环孢素	A
	外用抗菌药物（阿奇霉素、伊维菌素）	C，D
暴发性酒渣鼻 / 面部脓皮病		
一线治疗	系统应用糖皮质激素 / 异维 A 酸	C
	口服抗生素治疗	D

壬二酸：Bjerke 等报道，在一项包含 116 名玫瑰痤疮患者的随机、双盲研究中，比较 20% 壬二酸霜及其赋形剂的疗效和安全性。20% 壬二酸霜的用法为 2 次 / 日。20% 壬二酸霜在改善总的炎症皮损方面比赋形剂明显要好（73% vs 50.6%）。

维 A 酸：Kligman 等报道，在一项开放性的包含 19 名患者的研究中，患者使用 0.025% 维 A 酸局部治疗，70% 的患者玫瑰痤疮获得改善。

联苯苄唑：Veraldi 等报道，8 名玫瑰痤疮患者使用 1% 联苯苄唑霜治疗，结果成功。在 3 个月时，病情并没有复发。

Key 等报道，20 名面部毛细血管扩张的患者使用 578nm 铜蒸气激光治疗。18 名患者获得满意的效果。另有报道氩激光治疗玫瑰痤疮的血管扩张，取得较好疗效。闪光灯泵染料激光对 24/27 例玫瑰痤疮患者经过 1 ~ 3 次治疗后，对其红斑及毛细血管扩张有良效或极好的疗效。有报道强脉冲光治疗对玫瑰痤疮的毛细血管扩张症有效。

El Azhary 等报道，30 名患者使用 CO_2 激光治疗，随访期为 1 ~ 4 年。病情比较轻的患者使用激光蒸

Chapter 33

发治疗，比较严重的患者使用 CO_2 激光切除，随后蒸发。许多患者出现毛孔扩张，个别患者出现白斑病、单侧鼻翼上翘、轻度的过度萎缩性瘢痕。

Veraldi 等报道，5 位患者使用联合疗法成功治疗了此病。具体方案：二丙酸阿氯米松霜，每日 2 次，用 10 日，接着每日 1 次，用 10 日。异维 A 酸开始剂量为 0.5mg/(kg·d)，用 1 个月，接着 0.7mg/(kg·d)，用 3 个月。同时使用醋酸环丙孕酮/炔雌醇避孕。1 个月后，病情显著改善。4 个月后，病情完全缓解。

（五）治疗评价

1. 四环素 对口服四环素进行 3 年的研究，发现 5% 有胆红素及碱性磷酸酶升高。几例患者口服 500mg/d 后出现轻度黄疸，因此长期用此药物应监测肝功能。

2. 甲硝唑 口服甲硝唑 200mg，每日 2 次 × 6 周治疗，10/14 例患者示效果良好，但使用甲硝唑 > 3 个月，其外周神经病变的危险性增加。然而，甲硝唑局部使用则安全有效。

3. 异维 A 酸 有报道异维 A 酸可治疗玫瑰痤疮，剂量为 0.5～1mg/(kg·d)，或 10～60mg/d×(6～28) 周。停药后复发率不一样。服用总量较低者常更易复发。

毛细血管扩张、红斑及红斑鳞屑性皮损均有改善。

有报道 40 例患者外用 10% 硫黄霜，其效果与口服赖甲环素 150mg/d 等同。

4. 幽门螺杆菌 根除幽门螺杆菌能缓解玫瑰痤疮的严重性。有研究对 13 例患者进行规范治疗，治疗结束发现玫瑰痤疮的严重程度显著降低。

（六）预后

本病治疗困难，治愈常不可能。病因为多种因素，难以短期治愈。鼻赘期常规治疗无效。

脂溢性皮炎

脂溢性皮炎（seborrheic dermatitis）是发生在皮脂溢出基础上的一种慢性炎症性皮肤病。病因包括皮脂及皮脂溢出、糠秕孢子菌、皮脂中的三酰甘油作用，个体易感性为其主因，其他有帕金

森病、HIV 感染，饮食习惯、B 族维生素缺乏、嗜酒，同时也是一些基础疾病的表现。

【临床提要】

1. 成人脂溢性皮炎 ①好发部位：发生于头皮、面部（图 33-11）、胸骨前区、肩胛间区及屈侧部位。②皮损：为毛囊周围红色斑疹或斑丘疹，随后融合成暗红色或黄红色斑片，上覆油腻性鳞屑，可有渗出及瘙痒。③面部脂溢性皮炎：额部、眉弓、鼻旁红斑。④头皮脂溢性皮炎：鳞屑呈干燥粉末状或油腻性鳞片状，可有渗出，厚痂。⑤躯干损害：于胸前和肩胛区，皮损呈花瓣状、图案状。⑥皱褶部损害：弥漫性红斑，界清，上覆油腻性鳞屑（图 33-12）。

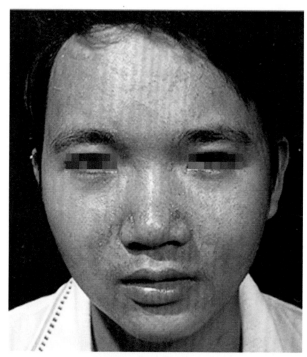

图 33-11 脂溢性皮炎（1）

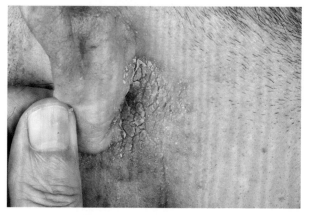

图 33-12 脂溢性皮炎（2）

2. 婴儿脂溢性皮炎乳痂 ①好发于2周至6个月婴儿。②最常累及头皮、尿布区及皱褶部位。③头皮有大片油腻性厚痂，呈黄褐色，称为头皮乳痂、摇篮帽（图33-13、图33-14）。

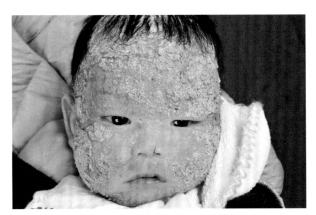

图 33-13 婴儿脂溢性皮炎

3. 基础疾病 帕金森病患者可伴发脂溢性皮炎；左旋多巴治疗可使帕金森病患者脂溢性皮炎减轻。单侧皮脂溢、面神经瘫痪及躯干瘫痪患者亦可伴发脂溢性皮炎。

4. 鉴别诊断 本病应与银屑病、玫瑰糠疹、红斑性天疱疮、体癣、外耳炎、睑炎等相鉴别。

【治疗处理】

（一）治疗原则

减少皮脂分泌，抗炎止痒及去屑。调节饮食，多吃蔬菜，限制多脂饮食，忌食刺激性食物，轻

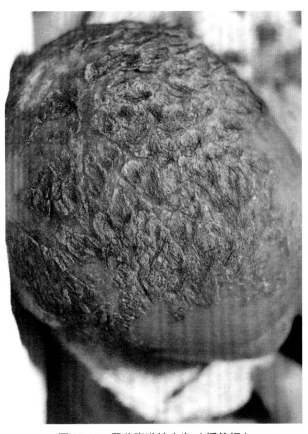

图 33-14 婴儿脂溢性皮炎（摇篮帽）

者局部治疗，重者试用糖皮质激素。

（二）基本治疗

脂溢性皮炎的基本治疗与局部用药见表33-21与表33-22。

表 33-21 脂溢性皮炎的基本治疗

靶向治疗	抑制皮脂分泌溢出，抑制糠秕孢子菌感染，针对帕金森病、面神经瘫痪及躯干瘫痪进行治疗，改善临床症状
局部治疗	外用硫黄皂、磺胺酰钠、硫黄霜、糖皮质激素，兼用抗细菌（莫匹罗星软膏）、抗真菌洗剂（如酮康唑香波）及环吡酮胺霜、吡硫翁锌、他克莫司、吡美莫司
系统治疗	口服维生素 B_6、四环素、红霉素、伊曲康唑、抗组胺药物，严重者短期试用糖皮质激素
基础疾病治疗	帕金森病、糖尿病、面部单侧神经损害、HIV 感染、精神类疾病、慢性酒精中毒

表 33-22 脂溢性皮炎的局部用药

干预	剂型	用法	需要治疗的次数	不良反应	评价
酮康唑	2%香波、泡沫剂、凝胶剂或霜剂	头皮：每日2次，然后每周1次或隔周1次；其他部位：从每日2次到每周2次治疗，然后从每周2次到隔周1次	1.3～8.0次，6个月时需要采用每周1次方案进行4次治疗，以预防头皮复发	＜1%患者出现刺激性接触性皮炎；约3%的患者出现瘙痒和烧灼感；妊娠分类C	对头皮屑的疗效研究，酮康唑香波和硫化硒香波两者皆有效，酮康唑香波比硫化硒香波更佳

续表

干预	剂型	用法	需要治疗的次数	不良反应	评价
吡硫翁锌	1% 香波	头皮：每周2次	FDA批准用于去屑止痒	3% 局部刺激反应	去屑效果优于酮康唑
联苯苄唑	1% 香波或霜剂	头皮：每周3次治疗；其他部位：每日1次治疗	治疗5次	局部刺激性反应（10%）、刺激性接触性皮炎（<1%）、瘙痒、烧灼（2%）；妊娠分类B	现有证据有限
环吡酮胺	1.0% 或 1.5% 香波或霜剂	头皮：每周2~3次，然后每周1次或每2周1次；其他部位：每日2次，然后每日1次	治疗3~5次。每周1次，维持方案，预防头皮病变复发需要治疗5次		随机研究，环吡酮胺有效率为63%；比酮康唑价格高
氢化可的松不能做维持治疗	1% 霜剂	除头皮外的其他部位：每日1~2次	用来评估的数据不充分	长期使用皮肤萎缩和毛发生长过度，眼周长期使用可导致青光眼；妊娠分类C	2%酮康唑乳膏和1%氢化可的松乳膏相比，酮康唑症状改善者占80.5%，氢化可的松占94.4%
二丙酸氯倍他索	0.05% 香波	头皮：每周2次，使用10分钟，然后冲洗	用来评估的数据不充分	长期使用皮肤萎缩和毛发生长过度，眼周长期使用可导致青光眼；妊娠分类C	现有证据有限
琥珀酸锂加硫酸锌	含8%琥珀酸锂加0.05%硫酸锌的软膏	除头皮外的其他部位：每日2次	用来评估的数据不充分	约7%的患者有刺激性局部反应	对照研究可改善头皮以外脂溢性皮炎的所有症状
葡萄糖酸锂	8% 凝胶剂	除头皮外的其他部位：每日2次	在一项安慰剂对照试验中显示需要治疗5次	≤10%的治疗患者出现刺激性局部反应	
吡美莫司/他克莫司	1%霜剂或0.03%~0.1%软膏	除头皮外的其他部位：每日2次	临床试验显示需要大概10次治疗	长期使用可能增加皮肤癌危险；妊娠分类C	他克莫司治疗28日，使61%患者皮损消退；无皮肤萎缩
二硫化硒	2.5% 香波	头皮：每周2次	现有的唯一试验显示需要治疗4次	3%局部刺激反应；头发变浅和褪色；妊娠分类C	比其他多数选择更便宜
甲硝唑	0.75% 凝胶剂	每日2次，共4周	有效率为80%	2%与酮康唑相同	2周可改善症状，8周可显著改善或完全清除

（三）治疗措施

1. 内用疗法 补充维生素 B_6、维生素 B_2 或复合维生素 B。瘙痒者用抗组胺药物，炎症明显或继发感染者可用抗生素（如四环素或红霉素口服），顽固性病例选用 UVB 或伊曲康唑（100mg/d，连用21天）、泼尼松（30mg/d）、异维 A 酸治疗。

2. 局部治疗　以去脂、杀菌、抗炎、止痒为治则，可用雷琐锌、硫化硒、煤焦油、水杨酸和硫黄等。①头部皮损无糜烂渗出时，可用含煤焦油或硫化硒的洗发剂，5% 硫黄霜与糖皮质激素霜混合应用，亦可应用糠馏油或煤焦油糊剂。②有糜烂渗出者，可用 3% 硼酸液湿敷。③婴儿头皮乳痂可外用植物油（花生油），亦可分片用含鱼石脂、抗生素软膏敷贴，使之软化脱落。④睑炎者应避免局部刺激，用棉签清洗局部，然后外涂四环素可的松眼膏。⑤咪唑类药可抑制糠秕孢子菌生长，如用 2% 酮康唑洗发剂洗头，也可使用 3% 克霉唑霜、2% 咪康唑霜、联苯苄唑霜及特比萘芬乳膏等。⑥甲硝唑凝胶。⑦外用糖皮质激素制剂，如 1% 氢化可的松霜每日 2～3 次，面部不用氟化糖皮质激素。

3. 伴发病的治疗　在帕金森病中，有时可看到累及头皮和面部的严重脂溢性皮炎，表现为大量蜡样鳞屑。面部单侧神经损害可导致同侧出现局限性脂溢性皮炎。而 HIV 感染者脂溢性皮炎严重。糖尿病尤其是肥胖者，腹泻、营养吸收不良、癫痫及能诱发帕金森病的神经精神类药物，如氟哌啶醇（haloperidol）等；还有对砷与金剂的反应等，都可以产生脂溢性皮炎样损害，这些均应相应处理。

（四）循证治疗步序

脂溢性皮炎的循证治疗步序见表 33-23，头皮脂溢性皮炎的循证治疗步序见表 33-24。

表 33-23　脂溢性皮炎的循证治疗步序

项目	内容	证据强度
一线治疗	外用酮康唑 / 弱到中效糖皮质激素	A
	外用润肤剂及肥皂替代品	D
二线治疗	外用琥珀酸锂 / 葡萄糖酸锂 / 环吡酮胺乳膏 / 钙调磷酸酶抑制剂 / 唑类（咪康唑 / 克霉唑）	A
三线治疗	口服特比萘芬	A
	口服伊曲康唑 / 甲硝唑	B
	光疗 / 外用特比萘芬	C

表 33-24　头皮脂溢性皮炎的循证治疗步序

项目	内容	证据强度
一线治疗	酮康唑洗发水 / 环吡酮洗发水 / 吡硫翁锌洗发水	A
二线治疗	外用丙二醇洗液 / 咪康唑	A
	外用强效 / 超强效糖皮质激素	A
	二硫化硒洗发水	C

（五）治疗评价

1. 环吡酮胺霜　1% 环吡酮胺霜治疗轻、中度面部脂溢性皮炎安全、有效。对 129 名患者进行双盲试验证明其有明显疗效；随后超过 300 名患者参加的开放性试验显示，1% 环吡酮胺霜治疗面部脂溢性皮炎较 2% 酮康唑发泡凝胶更有效。其具有良好的抗卵圆形糠秕孢子菌的效果，还能通过脂肪氧化酶途径抑制花生四烯酸代谢而具有抗炎作用。Chosidow 推荐某些患者首先用皮质类固醇，炎症反应减轻后才加入抗真菌治疗。

2. 吡硫翁锌　本药具有细胞生长抑制和抗真菌作用，对头屑和脂溢有效。吡硫翁锌不与洗发剂的基质发生反应，因而可以使这种去屑洗发剂温和有效。吡硫翁锌优于酮康唑，它比含二硫化硒的洗发剂稳定，没有焦油制剂的难闻气味和损伤头发的缺点。1964 年美国 FDA 批准用本药去屑止痒，每周数次。

3. 酮康唑　Farr 等报道，在一项小型研究中，5 名患者使用 2% 酮康唑霜治疗 1～4 周，其中 4 名患者的病情得到了改善。有报道酮康唑对局部轻度脂溢性皮炎效果差，联合糖皮质激素有效。

4. 琥珀酸锂　Anonymous 等报道在一项多中心、安慰剂对照、双盲研究中，227 名成年患者使用 8% 琥珀酸锂软膏治疗，病情获得显著的改善。

5. 过氧苯甲酰　Bonnetblanc 等报道 30 名患者使用 2.5% 过氧苯甲酰制剂治疗 1 周，其中 20 名患者病情获得改善。

（六）预后

婴儿脂溢性皮炎一般为自限性。由于病因不明，成人脂溢性皮炎可持续较长的时间。

口 周 皮 炎

口周皮炎（perioral dermatitis，PD）是一种主要累及育龄期妇女的面部皮肤病。病因与蠕形螨感染、不耐干燥的反应、化妆品机械阻塞、含氟牙膏或含氟类固醇制剂、口服避孕药、外用糖皮质激素、情感应激及系统性疾病有关。

本病与酒渣鼻可能相关，有学者认为口周皮炎是酒渣鼻亚型，也有学者认为本病与痤疮相似。

【临床提要】

皮损为红斑、丘疹和鳞屑，偶见丘疱疹或丘疹性脓疱疹；红斑常为持久性，丘疹分批发生。本病好发于 19 ～ 40 岁女性，儿童亦可见，且好发于鼻唇沟、颏和上唇（图 33-15）。眼睑和眶周又称眼周皮炎。不累及唇红缘周围的狭窄皮肤区。自觉有轻度刺激、瘙痒或烧灼感，一般持续数年，可自发性消退。本病应与脂溢性皮炎、酒渣鼻和接触性皮炎相鉴别。

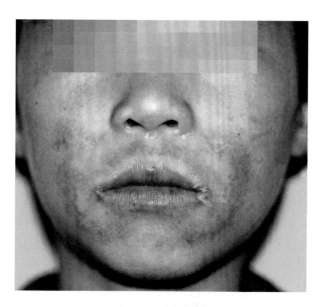

图 33-15　口周皮炎

【治疗处理】

一般认为口周皮炎是酒渣鼻的一种变异型。但它的皮疹分布部位及相对单一形态可与酒渣鼻相鉴别。此病潮红及毛细血管扩张不明显。

（一）治疗原则

口周皮炎是酒渣鼻的一种变型，治疗方法相似。停止外用糖皮质激素和避免应用湿化剂，早期外用相对弱效的糖皮质激素以减轻症状。可选择系统应用四环素治疗。

（二）基本治疗

口周皮炎的基本治疗见表 33-25。

表 33-25　口周皮炎的基本治疗

靶向治疗	减轻皮肤炎症反应、毛囊漏斗海绵状水肿和单核细胞浸润，减轻真皮水肿和毛细血管扩张
检测病因	蠕形螨、念珠菌感染治疗，停用糖皮质激素、化妆品、加氟牙膏、含氟类固醇制剂及口服避孕药
局部用药	外用过氧苯甲酰、硫黄炉甘石洗剂、阿达帕林、吡美莫司乳膏、他克莫司、壬二酸、甲硝唑乳膏
系统治疗	四环素、米诺环素、甲硝唑

（三）治疗措施

（1）针对病因［如念珠菌、细菌、蠕形螨感染，刺激性或变应性接触物（化妆品、含氟牙膏）］治疗，可采用激光、口服避孕药或外用糖皮质激素。

（2）首选四环素 0.25g，每日 2 次，持续 6 周左右，重症每日 4 次，然后在数周内改为每日 1 次并停药；氟化糖皮质激素长期应用而突然停药者，可能发生严重潮红，此时需用大剂量四环素（1 ～ 1.5g/d）来控制。顽固性病例可用米诺环素（50mg，每日 2 次）或多西环素。红霉素口服效果较差，但可用于孕妇和儿童，剂量同四环素；克林霉素亦有相同的疗效。

（3）其他局部治疗：①红霉素、甲硝唑和低浓度氢化可的松联合外用有较好疗效；②过氧苯甲酰洗剂；③含硫化硒或吡硫翁锌香波可消除皮脂溢出和防止复发，每周 2 次。

（四）循证治疗步序

口周皮炎的循证治疗步序见表 33-26。

表 33-26　口周皮炎的循证治疗步序

项目	内容	证据强度
一线治疗	外用吡美莫司 / 口服四环素	A
	停止外用糖皮质激素	B
	外用伊维菌素 / 红霉素	B
	外用甲硝唑 / 吡喹酮	B
二线治疗	外用四环素 / 壬二酸 / 克林霉素	C
	口服伊维菌素 / 光动力治疗	
	口服阿奇霉素 / 外用硫黄 - 磺	C
	胺醋酰	D
三线治疗	外用阿达帕林 / 他克莫司	E
	口服甲硝唑 / 红霉素 / 异维 A 酸	E

（五）治疗评价

1. 四环素 / 红霉素 / 克林霉素　Macdonald 等报道，用四环素 0.25g，每日 3 次 ×1 周，然后，每日 2 次 ×（2～3）个月，治疗 29 例口周皮炎取得良效。Wilson 对 30 例口周皮炎患者使用四环素局部外涂，2 次 / 日，24 例患者用药后 5～28 日皮疹完全消除。

2. 甲硝唑与土霉素　Veien 等报道，在一项双盲的 109 例患者的试验中，两组患者均获得改善。但 1% 甲硝唑霜（每日 2 次）比土霉素（250mg，每日 2 次）效果差。

（六）预后

一般仅有轻度刺激或烧灼感，有时伴有瘙痒。皮损一般持续数年（平均 2～3 年），最长者可达 10 年，可自发性消退。预后良好，治疗后复发罕见。

面颈毛囊性红斑黑变病

面颈毛囊性红斑黑变病（erythromelanosis follicularis faciei et colli）是一种可能与毛周角化发病相关的疾病。它始于亚洲人，最常见于成年人和青年人，特别是男性，可能有常染色体以隐形方式遗传。

病变呈棕红色，界限清晰的红斑、色素沉着，损害对称性累及两侧（图 33-16），有针尖大小的毛囊性丘疹及点色素沉着，红棕病变区有毛细血管扩张。通常呈散在、均匀分布，一些病例可达耳鬓及颈部边缘。患者上臂外侧可有毛周角化。

一般无萎缩。组织病理无特异性，仅显示不同程度的毛囊过度角化、毛囊口在真皮上部膨大扩张，血管周围炎性物质浸润，以及基底层的色素沉着。本病需与面部萎缩性红色毛周角化病和局部瘢痕性红斑相鉴别。

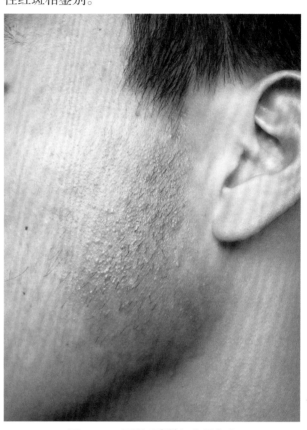

图 33-16　面颈毛囊性红斑黑变病
（东莞市常平人民医院　曾文军惠赠）

【治疗处理】

（一）治疗原则 / 基本治疗

外用角质溶解剂，外用或口服维 A 酸，激光治疗或果酸换肤。

（二）治疗措施 / 治疗评价

角质溶解剂有 10%～20% 尿素霜、12g 乳酸铵乳液，或用乳酸铵和 4% 氢醌复方软膏、阿达帕林或他扎罗汀乳膏；或口服异维 A。色素沉着、红斑、毛细血管扩张可用激光。

（李　斌　陶小华　叶巧园　范　敏　苏　禧
窦舒慧　路　涛　刘业强）

第三十四章
毛 发 病

斑 秃

斑秃（alopecia areata）是一种突然发生的局限性斑片状脱发，局部皮肤正常。全秃是指头发全部脱落，普秃则为全身毛发均脱落。

本病病因未明，可能涉及患者的遗传素质、内分泌、特应性、基因调控、自身免疫和神经功能紊乱，病情分为进展期、稳定期。

斑秃发病机制见图 34-1。

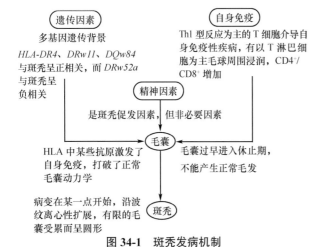

图 34-1 斑秃发病机制

【临床提要】

1. 斑秃 ①儿童和年轻人常见；②基本损害：圆形或椭圆形斑片状脱发（图 34-2），脱发区皮肤光滑、正常。其边缘可出现"感叹号"样头发，此处毛发外观正常但易于拔出。

2. 全秃 斑秃严重可使整个头皮头发脱落。

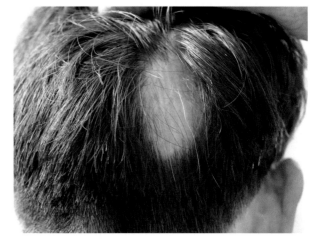

图 34-2 斑秃

3. 普秃 斑秃可致全身毳毛、眉毛、睫毛、腋毛、阴毛均脱落。

4. 临床分四型 ①遗传过敏型：发病年龄早，易发展成全秃；②自身过敏型：40 岁以后发病，不易发展成全秃；③高血压前型：青年期发病，有高血压家族史，易发展成全秃；④寻常型：不易发展成全秃，可自然缓解。

5. 形态分型 ①斑状斑秃；②马蹄形斑秃；③弥漫性斑秃；④痣周斑秃：皮损围绕痣的脱发；⑤匐行性或者带状斑秃（沿颞部和枕部头发边缘带状脱发）；⑥网状斑秃（以复发斑片状为特征，一处脱发，另处再生）；⑦斑秃弥漫型（广泛稀疏的头发，累及头顶区）。

6. 伴发疾病 ①甲病变：甲凹陷、砂纸样改变；②遗传过敏性疾病；③自身免疫性疾病；④ Down 综合征。

7. 鉴别诊断　斑秃应与假性斑秃相鉴别。后者患处头皮萎缩、毛囊口消失、脱发区边缘毛发不松动。病理检查示毛囊皮脂腺均萎缩。亦应与梅毒、早期红斑狼疮、拔毛癖所致脱发相鉴别。

【治疗处理】

（一）治疗原则

本病的治疗原则为控制病情发展，促使毛发再生，减少复发。①单发型或脱发斑数目较少、面积小的患者可以随访观察，或仅使用外用药。②脱发面积大、进展快者，主张早期积极治疗。③对于久治不愈的全秃、普秃或匐行型即带状型斑秃患者，也可充分沟通后停止药物治疗，使用假发和发片修饰。④弥漫性斑秃在第 1 个月内的脱发为生长期，然后转变为退行期和休止期，故此脱发能在第 1 个月内进行干预，有可能阻断对毛囊的损伤。

（二）基本治疗

斑秃的基本治疗见表 34-1。

表 34-1　斑秃的基本治疗

靶向治疗	调整免疫，阻断和抑制异常细胞介导的免疫因子及毛球周围辅助性 T 细胞为主的炎症细胞浸润，恢复正常神经功能，改善微循环，刺激毛发生长
监测伴发病	过敏性疾病（如特应性皮炎、过敏性皮炎、哮喘）；自身免疫性疾病（慢性淋巴细胞性甲状腺炎、白癜风、炎性肠病、盘状红斑狼疮、扁平苔藓、二期梅毒）
心理 / 诱因治疗	患者有心理压力，应进行心理疏导，避免精神创伤，调节免疫功能
治疗选择原则：	(1) 单发型或脱发斑数目较少、面积小的患者可以随访观察，或仅使用外用药
	(2) 脱发面积大、进展快者，主张早期积极治疗
	(3) 对于久治不愈的全秃、普秃或匐行型即带状型斑秃患者，也可充分沟通后停止药物治疗，使用假发和发片修饰
	(4) 弥漫性斑秃在第 1 个月内的脱发为生长期，然后转变为退行期和休止期，故此脱发可在第 1 个月内进行干预，有可能阻断对毛囊的损伤
	疗程＜ 1 年患者自愈率达 80%
急性进展期	系统应用糖皮质激素，常规及冲击治疗，复方甘草酸苷，抗组胺药（依巴斯汀、非索非那定）
慢性期	非特异性刺激剂：地蒽酚、酚、他扎罗汀、壬二酸 免疫抑制剂：糖皮质激素、甲氨蝶呤、氮芥、环孢素和 PUVA 免疫增强剂：接触性皮炎诱导剂、五肽胸腺素和异丙肌苷 作用不明药物：米诺地尔、氨苯砜和锌等 中医药：滋补肝肾，养血安神，改善微循环，活血祛瘀
方法选择	使用一种疗法，或联用米诺地尔、蒽林和外用或皮损内注射糖皮质激素：毛发脱落＜ 50%，依次选用皮损内注射糖皮质激素、米诺地尔、蒽林、米诺地尔＋蒽林、米诺地尔＋强效皮质激素霜及其他接触免疫疗法（方酸二丁酯、二苯基环丙烯酮）；毛发脱落＞ 50%，可选用 PUVA、米诺地尔、接触免疫疗法、高效糖皮质激素霜、甘草酸、糖皮质激素口服、抗组胺药等
重症斑秃	口服 JAK 抑制剂，托法替布（8~18 岁儿童，5~10mg/ 次，每日 2 次）、巴瑞替尼；5~39 月龄（平均 33 月龄）婴幼儿重症斑秃有 51% 患者获得毛发再生长
假发和修饰品	假发、织发、发片、假睫毛、遮盖性化妆品、文眉、戴眼镜（睫毛脱落者）
疗程	所有局部治疗必须试用至少 3 个月，因 3 个月内可没有早期毛发再生

（三）治疗措施

1. 局部治疗

（1）地蒽酚（dithranol anthralin）：0.5% ～ 1% 软膏外涂，25% 严重斑秃患者有良效，开始每日 30 分钟，以后逐渐延长应用时间，3 个月内有毛发再生，达到美容效果的时间平均为 3 周。0.5% 蒽林霜（夜间使用）+5% 米诺地尔（每日 2 次）对顽固性病例有协调作用，11% 的患者在 24 周后获得美容效果，其中 80% 的患者经维持治疗能保持良好的毛发再生。

（2）糖皮质激素：强效激素局部封包，0.05% 倍他米松霜或 0.1% 曲安西龙霜，联用米诺地尔效果较好。曲安西龙混悬液（2.5～10mg/ml）每处注射 0.1ml，间隔 1cm 多处注射，总量可达 2ml，每 4～6 周 1 次。

（3）氮芥：盐酸氮芥水溶液（0.2mg/ml）每日外涂，1～2 个月毛发再生时减为 3 次 / 周，毛发再生良好时维持治疗（1 次 / 周）2 个月。

（4）局部免疫治疗：是诱导头皮的接触过敏反应。首先吸引效应 T 细胞到达局部，反复应用则激活非特异性抑制机制来抑制引起斑秃的效应细胞。药物还包括方酸二正丁酯（SADBE，稳定性差）、二苯基环丙烯酮（DPCP）。有效性和安全性好，最初可以在头皮小范围（2～4cm²）使用 2% DPCP 洗剂，直到用药部位出现红斑和瘙痒。然后每周 1 次连续大面积使用低浓度药物，常用浓度为 0.001%～0.1%。通常先给患者治疗一半的头皮，直到得到满意的效果，才扩大到对侧头皮，1 次 / 周，最初治疗反应一般在 12 周后出现，若 24 周后无效则停止，治疗区水疱可外涂糖皮质激素霜。

（5）米诺地尔（minoxidil）：疗效与斑秃范围及药物浓度有关，5% 米诺地尔洗剂的有效率为 81%，病程超过 10 年和全秃者疗效差，普秃者无效。一般应 12 小时使用 1 次，终毛生长的平均时间为 2～3 个月，最大疗效的平均时间则为 62 周。蒽林和倍他米松可提高米诺地尔的近期疗效，副作用包括接触性皮炎和面部终毛生长。

2. 全身治疗

（1）糖皮质激素：口服或肌内注射常有效，适用于普秃、全秃或发展迅速、范围较广泛的早期病例，但副作用较大，且不能改变远期预后，不应作为常规治疗。中小剂量泼尼松≤ 0.5mg/(kg·d)，分次口服，1～2 个月后根据病情减量，小剂量（10mg/d）维持 6 个月或联用其他药物（如米诺地尔）。

（2）环孢素：每日 6mg/kg 口服，2～4 周见效，但在停药后可复发。

（3）JAK 抑制剂：近几年小分子靶向药物 JAK 抑制剂亦应用于斑秃的治疗，有效率可达 70%～80%，它通过阻断 JAK-STAT 信号传导通道，抑制 T 细胞诱导的免疫反应和干扰素、白介素等细胞因子的产生，可作为重症斑秃治疗的二线治疗，可减少多发性斑秃进展成全脱和普秃。试用托法替尼（tofacitinib）5mg，每日 2 次，口服，应注意副作用；外用 1.5% 鲁索替尼乳膏亦安全有效。

（4）异丙肌苷（inosiplex）：可使患者头发不同程度再生。

（5）氨苯砜：有研究显示本药可使 70% 斑片型患者头发全部再生，全秃型和普秃型患者则为 20%。

3. 物理疗法

（1）PUVA：是一种光免疫作用，可能通过耗竭朗格汉斯细胞而抑制其引起的对毛囊的局部免疫攻击。有效率为 40%～73%，6～12 个月后仅 10% 复发，普秃者的疗效很差，1% 8- 甲氧沙林（8-MOP）软膏或 0.1% 8-MOP 溶液外用，或 8-MOP 口服（0.6mg/kg），1～2 小时后用 UVA 照射，2～3 次 / 周，逐渐增加 UVA 剂量。

（2）血卟啉（HP）和 UVA：0.5% HP 外用，2 小时后局部照射 UVA（360～365nm），每次剂量为 4J/cm²，3 次 / 周，总剂量为 96～120J/cm²。

（3）液氮冷冻：喷雾或棉签直接按压，以局部发红、无水疱形成为宜，数分钟后重复，连续 2～3 次，1 次 / 周，4 周为 1 个疗程。

4. 中医药治疗 以滋补肝肾、养血安神、活血祛风为原则，成药有养血生发胶囊、当归丸、何首乌片等。

（1）肝肾不足，血虚受风。治法：滋补肝肾，养血祛风。

方药：①神应养真丹（汤剂、丸剂均可）；②煎剂。

（2）情志烦劳证。治法：疏肝健脾，清心安神。

方药：逍遥散合归脾汤加减。

（四）循证治疗步序

斑秃的循证治疗步序见表 34-2。

表 34-2 斑秃的循证治疗步序

项目	内容	证据强度
一线治疗	皮损内注射糖皮质激素 / 外用糖皮质激素	A
	局部免疫疗法	B
	口服 JAK 抑制剂	B

项目	内容	证据强度
二线治疗	口服米诺地尔/外用米诺地尔	B
	蒽林	B
三线治疗	口服糖皮质激素	B
	口服环孢素	A
	皮损内注射自体血小板血浆	C
	柳氮磺吡啶/甲氨蝶呤/硫唑嘌呤	C
	准分子激光	C
	辛伐他汀与依折麦布联合治疗	C
	外用/混合 JAK 抑制剂	A

续表

（五）治疗评价

1. 系统使用糖皮质激素 通常 1～2 个月起效，可暂时使毛发再生，但停药后又会脱落；又由于其副作用较大，不应作为常规治疗，但为控制来势凶猛的斑秃，避免发展为全秃或普秃，此法值得一试。如 3～6 个月无明显疗效，应停止使用。

Friedli 等报道，在一项开放性研究中，45 例有快速的广泛脱发（初发或复发），脱发面积超过头皮 30%。连续 3 日静脉使用甲泼尼龙 250mg，每日 2 次，随访 12～29 个月。此疗法有效，但对匍行型脱发或普秃患者无效。

2. 环孢素 外用不能刺激毛发再生，经口服 ≤3mg/(kg·d) 却可见明显毛发再生，有报道停药可复发，又可致肝、肾中毒及淋巴组织增生疾病，因此其应用受到限制。

3. 伊巴斯汀 第二代抗组胺药物伊巴斯汀（ebastine）抗炎机制在于抑制相关细胞的活化，抑制 γ 干扰素诱生的多种细胞表面分子的表达及组胺诱导的 P 物质表达。29 名斑秃患者接受伊巴斯汀治疗，中、重度斑秃患者改善率为 75% 和 64%。本药具有耐受性好和操作方便的优势。

4. 米诺地尔 通过刺激真皮毛乳头细胞超量表达多种细胞生长因子，对于雄激素依赖和非依赖的脱发都能诱导毛发生长。国外临床多与强效糖皮质激素和地蒽酚合用，米诺地尔浓度为 2%～5%（5% 治疗效果可能更好，但不良反应相对较多），口服 10mg/d，平均起效时间约 9 周，与外用相比，其毛发再生作用迅速而广泛。但停药后在 6 个月内逐渐脱落，因此其应用受到限制。

5. 联合治疗 Fiedler 等报道，在一项双盲研究中，通过比较末端毛发生长来比较 5% 米诺地尔、0.05% 二丙酸倍他米松两药及联合疗法与安慰剂的疗效。16 周后，安慰剂组 33% 患者出现末端毛发生长，二丙酸倍他米松组为 55%，而米诺地尔组和联合疗法组则分别为 64% 和 74%。

Fiedler 等报道，51 例严重斑秃患者使用 5% 米诺地尔治疗，每日 2 次，用完第 2 次米诺地尔 2 个小时后，使用 0.5% 地蒽酚霜。治疗 6 个月后，45 例患者中有 5 例（11%）可见到美容效果。此 5 例患者继续治疗 84 周，其中 4 例（80%）未复发。

6. 芳香疗法 每日使用精油（百里香、迷迭香、薰衣草和雪松木）混合于溶媒油（希蒙得木油和葡萄籽油）中按摩头发，43 例患者中有 19 例（44%）改善。洋葱治疗组的 45 例患者，其中 20 例出现完全再生。

7. 局部免疫疗法

（1）二硝基氯苯（DNCB）：1%～2% DNCB 每日 1 次外涂，有效率为 25%～89%；因在 Ames 试验中其可为诱变剂，故不再建议使用。

（2）方酸二正丁酯（squaric acid dibutyl ester，SADE）：有效率为 50%～70%。

（3）基环烯（diphenylcyclopropenone，DPCP）：有效率为 50% 左右，其中 68% 患者在停止治疗后半年仍达到美容效果。副作用包括淋巴结病、湿疹、白癜风。

8. 中医药治疗 中医内外合治法，采用补肾、养血、活血及凉血的中药及针灸按摩的方法，其作用机制可能包括调节机体免疫、改善微循环、调节神经内分泌系统等方面，治愈率多在 70% 以上，总有效率在 90% 以上。

（六）预后

轻度斑秃患者大部分可自愈或在治疗后痊愈，34%～50% 的轻症患者可在 1 年内痊愈，但部分患者呈缓解与复发交替，而其中 14%～25% 的患者持续或进展到全秃或普秃。一般病程 >2 年、脱发面积大者对治疗反应差，斑秃复发率可达 50%。常见复发因素有发病年龄小、病程长、有复发病史、曾用过系统性激素治疗且复发者，此外全秃、普秃和带状型脱发、有甲改变、合并自身免疫性疾病和过敏性疾病者预后不良。

假 性 斑 秃

假性斑秃（pseudopelade）又称萎缩性脱发，其毛囊萎缩、脱发为永久性。在分类上属瘢痕形成性脱发。

本病为一种原因不明的独立疾病，在许多患者的瘢痕斑块中已经发现博氏疏螺旋体，提示为重要病因之一。以往很多描述中假性斑秃是多种瘢痕形成性脱发的终末阶段，包括盘型红斑狼疮、毛发扁平苔藓和中央远心性瘢痕形成性脱发。然而，Brocq 假性斑秃的概念应该是指那些经过深入的临床和组织学检查及相关实验室检查后除外了所有其他瘢痕形成性脱发，如排除扁平苔藓、盘状红斑狼疮、局限性硬皮病、脱发性毛囊炎等所致的脱发。但亦有学者否认其为一种独立疾病。本病可能涉及一种局限性自身免疫机制。

【临床提要】

1. 皮损形态　初起于头皮有一个或数个圆形、椭圆形或不规则形的脱发斑，以后扩展和增多。脱发区头皮发亮、萎缩，毛囊萎缩、破坏，略显凹陷，境界清楚，边缘头发不松动。已脱掉的毛发永不再生。本病脱发斑数目多而小，不像斑秃大而少。病情经过数月或数年以后不再发展，但亦有个别病例 2 ～ 3 年后可出现近全秃。

2. 鉴别诊断　与斑秃相鉴别，后者为突发性的斑状脱发，头皮不萎缩，能逐渐恢复，脱发区边缘头发松动。基于作为一种独立疾病的观点，本病应与扁平苔藓、盘状红斑狼疮、局限性硬皮病、脱发性毛囊炎等所致的脱发相鉴别。

【治疗处理】

（一）治疗原则

明确诊断，假性斑秃与斑秃的治疗及预后是不同的。如假性斑秃与盘状红斑狼疮、局限性硬皮病的病因不同，治疗方法也有不同，应予以仔细鉴别。本病毛囊破坏萎缩，永久性脱发，不能恢复，因而尚无确切治疗方法。

（二）基本治疗

明确诊断，进行心理治疗，消除诱因，治疗潜在疾病，阻止新的病损发生。

（三）治疗措施

本病患者应进行心理治疗，目前无确切有效的治疗方法。有学者于患者脱发区外用或皮损内注射糖皮质激素，同时长期服用抗炎剂量的四环素，但并不常有效。若患者曾用过热梳（用热梳拉直头发），则应停止使用。

（四）治疗评价及预后

本病多在 2 ～ 18 年后停止发展，常趋向于稳定状态。

弥漫性脱发——休止期脱发／生长期脱发

头发的正常生长状况见表 34-3。人的头发有正常的新陈代谢和脱落（图 34-3）。弥漫性脱发（diffuse alopecia）包括休止期（多见）和生长期（少见）脱发，可由多种原因所致。

表 34-3　正常头发生长

头发平均数	10 万根
最快生长	15 ～ 30 岁
慢速生长	婴儿和老年人
平均生长速度	0.35mm/d
休止期	1 ～ 4 个月
生长期	2 ～ 8 年
	毛囊夏末约占 80%，春季占 90% 以上
平均每日丧失	25 ～ 100 根
生长期头发与休止期头发之比	约为 90 : 10
男性生长较女性快	
头发直径和形状随种族和毛发类型而异	

【临床提要】

1. 休止期脱发（telogen effluvium）　即休止期的头发脱落率大于正常脱落率。

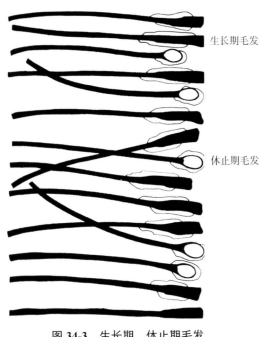

图 34-3 生长期、休止期毛发

（1）病因：产后脱发是常见的类型。其他病因有高热、感染、外科休克、精神因素等。生长期毛囊过早地进入休止期而导致正常的杵状发随后脱落。

（2）脱发特征：弥漫性头发脱落为唯一症状，患者发现在梳头或洗头时头发脱落增加。休止期头发每日脱落不超过 100 根是一种生理现象。头发脱落为间歇性或持续性，一般表现为头发暂时性稀疏，休止期毛发计数＞25% 是休止期脱发的诊断标准。头发一般在 6 ～ 12 个月可自发地完全再生。

2. 生长期脱发（anagen effluvium） 即主要使正在生长的头发脱落。

（1）病因：辐射、毒性药物（如抗肿瘤药）所致脱发是常见的类型。此外，砷、铅、铋等重金属亦可引起生长期脱发。

（2）脱发特征：生长期脱发是一种累及大多数生长期毛囊的急性严重病变，可导致 80% ～ 90% 及以上的头发急性脱落，常引起毛发营养不良，如感叹号形发。正常的头发大量脱落，表现为毛发稀疏，也可表现为斑秃状，呈一片脱落。终止或去除促发因素后，绝大多数生长期脱发完全恢复，大剂量放射引起的广泛真皮病变则不易恢复。

（3）诊断、明确病因：本病的病因较难确定，应根据下述几点进行。①仔细询问毛发脱落、系统性疾病、药物或毒物接触史、饮食情况、头发

修饰过程、心理应激及诱发的家族史；②检查头发及体毛的密度、长短和分布情况，头皮和（或）其他皮肤病变、甲病变均应详细检查；③在头皮的数个部位做牵拉试验或拔毛试验；④收集一天的脱发，检查发干的结构及直径，计算数量及确定其是生长期或休止期毛发；⑤进行相关实验室检查、皮肤活检和毒物学检查。

（4）拔毛发试验：可精确计算生长期、休止期比例，但常导致生长期毛发的明显变形；休止期毛发计数在正常成人占 4% ～ 37%（平均 13% ～ 15%），这种差异主要是性别和年龄的不同所致。

【治疗处理】

（一）治疗原则

寻找出休止期和生长期脱发的病因是最好的治疗原则，并依其选择治疗方案。

（二）基本治疗

心理治疗，停止和避免致病因素，外用米诺地尔。休止期和生长期脱发的基本治疗见表 34-4。

表 34-4 休止期和生长期脱发的基本治疗

作用靶位	恢复头发正常的生长周期，针对休止期脱发，促进休止期毛囊进入生长期；针对生长期脱发，阻止毛囊球的破坏，恢复毛母质细胞的分裂，促进头发生长
病因治疗	休止期脱发：生理性，加强产后营养，消除精神紧张
	生长期脱发：病理性，纠正甲状腺功能减退或亢进，停用致脱发药物及抗肿瘤药物，解除重金属中毒，纠正营养不良
心理治疗	承认脱发的精神压力，树立信心，有助于恢复健康
外用药物	米诺地尔
化疗患者保护措施	保持头皮低温，戴加压帽
系统治疗	支持疗法，适当补充氨基酸、锌

（三）治疗措施

1. 心理治疗 向患者解释病因，绝大部分休止期脱发和生长期脱发能完全恢复。让患者了解头发生长周期的基本知识，解除焦虑。

Chapter 34

2. 病因治疗

（1）休止期脱发：将刺激如手术、分娩、发热、药物或牵拉等因素的影响减到最低限度。停止使用导致休止期脱发的药物，已知的药物有苯丙胺、氨基水杨酸、溴隐亭、卡托普利、香豆素、卡马西平、西咪替丁、达那唑、依那普利、异维 A 酸、碳酸锂、左旋多巴等。

休止期脱发还有其他原因，最显著的是恶性营养不良或饥饿。应补充蛋白质，防止其缺乏。

（2）生长期脱发：停用常致脱发的药物，如抗代谢药、烷化剂、有丝分裂抑制剂、多柔比星、亚硝基脲和环磷酰胺。停用这类药物后，毛囊可在数周内恢复正常，这一过程是完全可逆的。

3. 米诺地尔　外用 5% 米诺地尔。本药为抗高血压药物，外用可促进毛发生长。

4. 休止期脱发　绝经期前女性可用 5% 米诺地尔，并在月经周期第 5 ～ 15 日时口服 50mg 醋酸环丙孕酮，同时服用炔雌醇 0.035mg/d；绝经后女性（大部分人属于此类）可单用醋酸环丙孕酮 50mg/d，也可用螺内酯 50 ～ 100mg/d，或氟他胺 125 ～ 150mg/d 来代替醋酸环丙孕酮。

（四）治疗评价

局部用米诺地尔可使脱发病程平均缩短 50 日。慢性休止期脱发，有报道外用 5% 米诺地尔溶液对 70% 的患者有效。局部使用米诺地尔可使许多休止期毛囊进入生长期，从而治疗休止期脱发。

（五）预后

1. 休止期脱发　休止期脱发无特殊治疗，大多数病例可在数月内自行停止，且头发会重新长出。如果病因明确，则预后较好。

2. 生长期脱发　绝大多数急性生长期脱发可完全恢复。大剂量放射引起广泛真皮损害则脱发不易恢复。

雄激素性脱发

雄激素性脱发（androgenetic alopecia，AGA）又称早秃（alopecia prematura）、脂溢性脱发、男性型脱发，其发生与遗传素质和雄激素有关。女性雄激性脱发又称女性型脱发。

患者头发的生长期缩短导致生长期头发数目减少，同时毛囊缩小，终末期毛囊转变为毳毛毛囊。由于生长期头发数目减少，而短期生存的休止期头发比例增加，从而头发逐渐变为稀薄。

雄激素性脱发的发病机制见图 34-4。

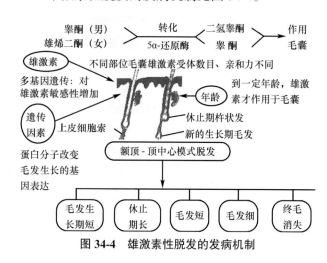

图 34-4　雄激素性脱发的发病机制

【临床提要】

1. 人种关系　约 50% 白种人发生早秃，而黄种人和黑种人发生率较白种人显著降低，且比白种人的脱发程度轻。

2. 发病年龄　本病可发生于青春期后，男性和女性发病年龄分别为 17 岁和 25 ～ 30 岁。女性可与多囊卵巢综合征伴发。早发型（30 岁前发病）和迟发型（50 岁后发病）是由不同的单基因遗传所致。

3. 脱发形式　持续性或发作性休止期脱发常为本病的先兆。雄激素促使毛发进入休止期，使毛囊萎缩，发生脱发。

特征为毛发和毛囊的进行性变小、脱发。①具有明显的额顶 - 顶（frontoparietal vertex）中心模式（图 34-5、图 34-6），即脱发从前额和顶部开始。前额脱发向上扩展，与顶部脱发融合成片，仅枕及两颞保留剩余的头发。额部（特别是颞部和顶部）发际退缩的脱发模式常见于男性，但亦可见于女性（图 34-7）。②顶部中心性脱发：常见于女性，但亦偶见于男性（图 34-8）。

【治疗处理】

（一）治疗原则

治疗原则：①降低雄激素性疾病患者的雄激素水平；②抑制靶器官将雄激素转化的 5α- 二氢睾

酮；③阻滞雄激素受体位点；④减缓头发脱落和
逆转毛囊微小化。

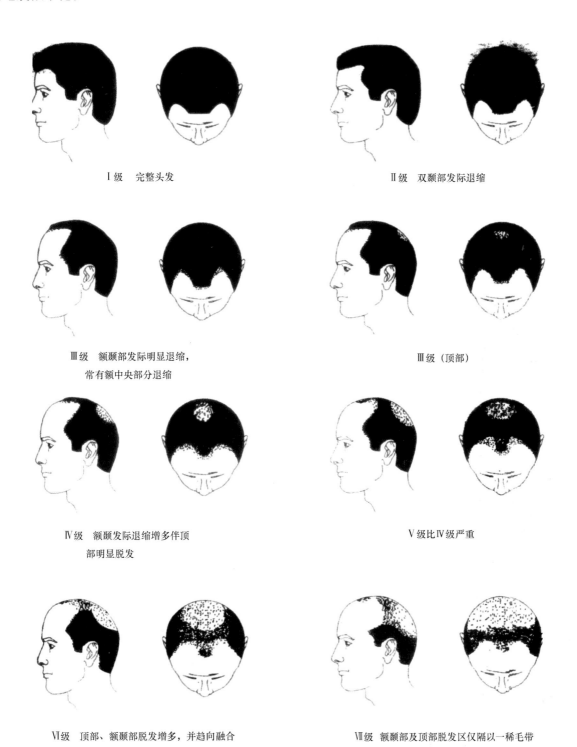

I 级　完整头发

II 级　双颞部发际退缩

III 级　额颞部发际明显退缩，
常有额中央部分退缩

III 级（顶部）

IV 级　额颞发际退缩增多伴顶
部明显脱发

V 级比 IV 级严重

VI 级　顶部、额颞部脱发增多，并趋向融合

VII 级　额颞部及顶部脱发区仅隔以一稀毛带

图 34-5　男性雄激素性脱发的 Hamilton 分级（VIII级未显示，即额颞部至顶部之间脱发）

Chapter 34

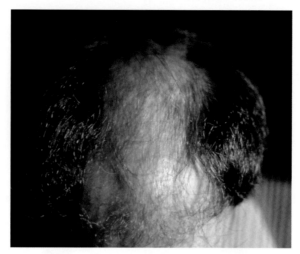

图 34-6 雄激素性脱发

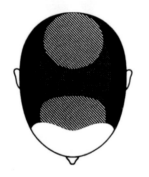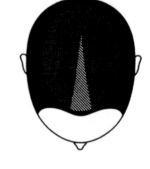

图 34-7 女性雄激素性脱发示意图

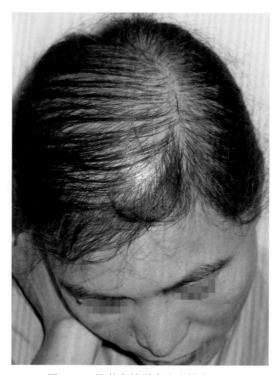

图 34-8 雄激素性脱发（女性）

（二）基本治疗

雄激素性脱发的基本治疗与药物治疗见表 34-5、表 34-6。

表 34-5　雄激素性脱发的基本治疗

靶向治疗	降低雄激素双氢睾酮水平，抑制 5α- 还原酶，阻止毛囊缩小，保护毛囊免受损害，促进生长期头发数目增多
FDA 批准药物	米诺地尔、非那雄胺
局部治疗	米诺地尔、环孢素、他克莫司、0.005% 非那雄胺溶液、酮康唑（2% 采乐洗剂，每日 1 次，有抗雄激素作用）
系统治疗	非那雄胺、度他雄胺、螺内酯（女性）
手术及其他美容疗法	女性若确诊多囊卵巢综合征，对其肿大的卵巢进行彻底切除手术，毛发移植，佩戴假发或织发
基因治疗	生长因子 / 细胞因子基因转入毛囊细胞

表 34-6　雄激素性脱发的药物治疗

	机制	用法	疗效	副作用及其他
一、口服药物				
（一）5α- 还原酶抑制剂				
非那雄胺（FDA 批准）	降低头皮及血清中双氢睾酮水平的 60% ～ 75%，阻止头皮毛囊变小	非那雄胺影响 5α- 还原酶的活性，抑制双氢睾酮生成，剂量每日 1mg，连续服药 1 年以上 0.25% 非那雄胺外用	可使 90% 男性患者停止头发脱落，使 65% 患者头发再生	3% ～ 5% 有性欲减退、勃起功能障碍、射精障碍、男性乳房发育、睾丸疼痛。孕妇禁用，因其致男性胎儿外生殖器畸形
度他雄胺（FDA 批准）	抑制 I 型和 II 型 5α- 还原酶，降低双氢睾酮的作用更强，可抑制几乎 100% 血清二清睾酮活性	治疗前列腺增生，每日 2.5 ～ 5.0mg	II 期临床试验表明治疗雄激素性脱发 6 个月，可增加 30% 的头发数量	
（二）雄激素拮抗剂				
螺内酯（适用于女性）	治疗女性雄激素性脱发，为醛固酮拮抗剂，干扰睾酮与其受体的相互作用	50 ～ 200mg/d，与口服避孕药合用更有效	防止脱发、促毛发生长	直立性低血压、电解质紊乱、月经紊乱、乳房胀痛、肝功能异常
醋酸环丙孕酮（适用于女性）	抑制促性腺激素释放，抑制雄激素受体活化	50 ～ 100mg 1 个月周期给药 10 天，用 1 年	88% 脱发停止，但毛发再生差	月经紊乱、体重增加、性欲下降、精神抑郁、乳房发育和胃肠道紊乱
氟他胺	与雄激素受体结合，阻断双氢睾酮与雄激素受体结合，抗雄激素作用	125 ～ 250mg/d，连续 1 年	停止脱发，比醋酸环丙孕酮和螺内酯更有效	肝毒性、男性女性化、孕妇服用可致男性胎儿产生假两性畸形
（三）非抗雄激素药物				
米诺地尔（FDA 批准）	扩张血管，增加血流；刺激毛乳头血管内皮生长因子（VEGF）的表达，促进毛囊生长；延长毛发生长期，缩短休止期，延后退行期	5% 米诺地尔，每日 2 次，每日用量不超过 1mg FDA 批准 2% 用于女性 男性：米诺地尔 2.5mg/d 口服 女性：米诺地尔 1.25mg/d 口服	5% 米诺地尔组头发增加数较 2% 米诺地尔组高 25.6%	头皮刺激和过敏性接触性皮炎 82% 多毛，尤其女性双颊和额部，停药后可消失，严重血管病患者慎用

续表

	机制	用法	疗效	副作用及其他
酮康唑	抑制雄激素合成，降低血清睾酮水平，与非那雄胺合用，可增强后者作用	2% 霜与洗剂，每日外用	酮康唑洗发水和非那雄胺合用，促进毛发生长显著	肝毒性、恶心、呕吐、瘙痒、头痛、嗜睡
1% 非那雄胺凝胶	5α- 还原酶特异抑制剂，抑制睾酮转化为双氢睾酮，降低双氢睾酮水平	1% 非那雄胺凝胶外用，6 个月	口服非那雄胺每日 1mg 和外用非那雄胺凝胶疗效相同	1% 非那雄胺凝胶，可避免口服非那雄胺的不良反应
二、注射药物				
肉毒杆菌毒素	可能与促进头皮毛发血管血流有关	肉毒杆菌毒素 A 注射，共 60 周	有效率 75%，头发增加 18%，与口服非那雄胺结果相似	变态反应、出血性水肿、疼痛、麻木。孕妇禁用
三、其他	自体富血小板血浆（PRP） 低能量激光：655mm、678mm、650mm 波长激光治疗 隔天 1 次 15 ～ 30min/d			

（三）治疗措施

1. 抗雄激素治疗

（1）非那雄胺：可拮抗 II 型 5α- 还原酶活性，临床上用于治疗良性前列腺增生症。单独口服非那雄胺 1mg/d 或联用 2% 米诺地尔液在猴实验中有较好的疗效。

（2）醋酸环丙孕酮：从月经周期的第 5 ～ 10 日使用，50 ～ 100mg/d，同时在月经周期第 5 ～ 24 日联合口服炔雌醇，20mg，每日 2 次。

2. 富血小板血浆（PRP）治疗

通过离心 36ml 外周血获得富血小板血浆，将其注射于皮损内，每月 1 次，共 3 次，富血小板血浆刺激毛发再生的效果显著。

3. 米诺地尔（2% 和 5%）

是一种口服降压药，内服可造成多毛症，以延长毛囊生长期持续的时间，使微型化的毛囊增大，扩张血管，头顶部效果最好，前额部效果最差，可有头皮刺激。2% ～ 5% 米诺地尔溶液外涂，每日 2 次，至少 6 ～ 8 个月才能评价疗效；只有 2% 的浓度被 FDA 批准用于女性，停止治疗后 4 ～ 6 个月疗效开始消失。

4. 基因治疗

一些细胞因子和生长因子对毛囊生长有明显调控作用。局部治疗的新方法是将生长因子或细胞因子的基因转入毛囊细胞。最新文献报道，通过脂质体已将 *reporter* 基因成功地转入鼠活体毛囊。一旦细胞因子和生长因子基因选择性导入毛囊并能在毛囊局部有效表达这些因子，基因治疗将成为毛囊生长因子和细胞因子局部治疗的一种新的治疗方法。

5. 手术治疗和美容处理

毛发移植术和头皮缩减术见于美容外科，微小移植、显微量移植和毛囊单位移植技术是过去环钻移植技术的发展。也可佩戴合适的假发和织发。

6. 女性雄激素性脱发

治疗参考男性雄激素性脱发的治疗措施，但又有不同。

（1）美国 FDA 批准 20% 米诺地尔用于女性型脱发。

（2）口服抗雄激素，螺内酯 40 ～ 60mg/d，连续 1 ～ 6 个月。醋酸环丙孕酮从月经周期的第 5 ～ 10 日使用，50 ～ 100mg/d，同时在月经周期第 5 ～ 24 日联合口服炔雌醇，20mg，每日 2 次。

（3）口服避孕药：女性型脱发可能伴有高雄激素血症，应口服避孕药，以抑制卵巢雄激素产生。

（4）非那雄胺：服用此药可避孕，孕妇禁用。

（5）手术头发转移（同男性型脱发）。

（四）循证治疗步序

雄激素性脱发的循证治疗步序见表 34-7。

表 34-7 雄激素性脱发的循证治疗步序

项目	内容	证据强度
男性型脱发		
一线治疗	外用米诺地尔 / 口服非那雄胺	A
	口服米诺地尔	C
二线治疗	口服度他雄胺	A
三线治疗	毛囊移植手术 / 低能量激光治疗	A
	皮损内注射富含血小板血浆 /	A
	外用前列腺素类似物	
	微针 / 点阵激光 / 外用司莫昔定	B
女性雄激素性脱发		
一线治疗	外用米诺地尔	A
	口服米诺地尔 / 口服螺内酯	B
	醋酸环丙孕酮 / 氟他胺 / 非那雄胺	B
	比卡鲁胺	C
二线治疗	毛囊移植手术 / 低能量激光治疗	A
	皮损内注射富含血小板血浆 /	A
	外用前列腺素类似物	
	微针 / 点阵激光 / 外用司莫昔定	B

（五）治疗评价

1. 雄激素受体拮抗剂 只适用于女性 MA 患者，男性患者则不太适用。这是由于雄激素受体拮抗剂有引起男性乳房女性化、男性女性化和勃起功能障碍的潜在作用。

（1）螺内酯 / 醋酸环丙孕酮：两种药物是女性治疗雄激素过多最有价值的药物。该研究对 80 例女性使用螺内酯或醋酸环丙孕酮治疗，结果显示这两种药均有效。治疗组 44% 的女性出现头发再生，44% 的脱发不再进展，12% 的脱发继续发展。

抗雄激素药物主要有醋酸环丙孕酮和醋酸氯地孕酮等，大多数的女性雄激素性脱发患者体内雌激素和雄激素水平均正常，雌激素和（或）抗雄激素有利于头发生长这一说法因此而受到质疑。有报道外用 2% 米诺地尔溶液明显比醋酸环丙孕酮更有效，到目前为止，几乎没有令人信服的证据表明雌激素和（或）抗雄激素药物治疗能阻止或延迟女性雄激素性脱发，但增加了深静脉血栓形成和发生致命栓塞的危险，因此有学者不愿对女性雄激素性脱发患者系统使用激素。

（2）非那雄胺 5α- 还原酶抑制剂：Kaufman 等

报道对于男性头顶模式脱发，非那雄胺 1mg/d 治疗 2 年可有延缓脱发，促进毛发生长的效果。第 1 年可发现头发数目增加。有报道用 1mg/d，连续治疗 1 年。结果仅 1% 患者脱发继续进展，51% 患者脱发停止进展，48% 患者有不同程度的头发再生。轻度头发再生者为 30%，中度头发再生者为 16%，密集头发再生者为 2%。非那雄胺开始治疗可能要经 4 个月才能见效。至少要用药 24 个月后才能评价该药的疗效。非那雄胺治疗可使 90% 男性停止脱发 5 年，使 65% 患者头发再生，持续头发再生需要持续用药。非那雄胺最好的疗效出现在头顶部，前额部最差。

1）男性型脱发：张滨岳用非那雄胺治疗男性型脱发 56 例，口服非那雄胺 1mg，1 次 / 天，外用育发剂 2 次 / 日。对照组 70 例单纯外用育发剂，连续治疗 4 个月判效。经 4 个月治疗，治疗组与对照组有效率比较差异有统计学意义（$P < 0.05$），显效率比较差异无统计学意义（$P > 0.05$）。治疗组中治疗 10 个月组与治疗 4 个月组有效率、显效率比较差异均有统计学意义（$P < 0.01$）。说明非那雄胺的疗效随治疗时间的延长而提高。建议最好坚持用药 1 年。

2）女性雄激素性脱发：已经证明，经该药治疗后，患者头皮和血清中的双氢睾酮浓度会降低。对于想生育的女性，应禁用非那雄胺。非那雄胺是致畸剂，已经证实在绝经妇女中无效。

2. 米诺地尔 Savin 报道局部外用米诺地尔治疗本病男性患者，90% 患者有防止脱发并有促进头发再生的效果，60% 患者有中至高度的毛发再生。改善真皮乳头的微循环是米诺地尔改善脱发的可能机制之一。

Devillez 等报道以 2% 米诺地尔溶液治疗的女性患者，使用 32 周大约 60% 的患者有头发再生。同非那雄胺一样，最佳疗效出现在头顶部，前额部最差。停止用药后 3 ~ 4 个月疗效开始消失。

3. 氟罗地尔（fluridil） 是一种新型局部用抗雄激素药物，能抑制雄激素受体在头皮的表达。Sovak 等采用随机双盲安慰剂对照研究方法，治疗组每晚睡前涂 2% 氟罗地尔 2ml 于患处，每周单纯以温水洗发 2 次，安慰剂组以同样方法给予无水异丙醇。3 个月后，治疗组生长期毛发计数明显增加，且静止期毛发计数明显下降；安慰剂组上述两类毛发计数治疗前后无明显变化。氟罗地尔最大可获效能在 90 日以内。

（六）预后

雄激素性脱发是一种进行性疾病，存在着遗传和激素的双重因素，目前治疗尚未达到理想阶段。

脱发性毛囊炎

脱发性毛囊炎（folliculitis decalvans）又称为脱发性痤疮（acne decalvans），是一种引起进行性瘢痕性脱发的慢性毛囊炎。本病的病因未明。严重者伴慢性念珠菌病，有细胞免疫缺陷。推测免疫反应或白细胞功能的局部缺陷可能是其病因。

【临床提要】

1. 皮损形态 初期为毛囊周围的红斑、丘疹，继之出现毛囊性脓疱，愈合后遗留不规则或卵圆形萎缩性瘢痕，毛发永久性脱落；瘢痕周围不断出现脓疱和瘢痕，呈离心性向外扩展，致使头皮出现很多大小不等、形状不规则的脱发区。

2. 发病特征 可累及任何长毛部位，其中以头皮多见。类似假性斑秃。自觉瘙痒或无自觉症状。

【治疗处理】

（一）治疗原则

有的病损经革兰氏染色和渗出液细菌培养显示凝固酶阳性葡萄球菌。许多病例未发现病原微生物。但亦可选用抗生素口服或外用，或联合口服或外用糖皮质激素。

（二）基本治疗

脱发性毛囊炎的基本治疗见表 34-8。

表 34-8　脱发性毛囊炎的基本治疗

作用靶位	调整免疫功能，减轻毛囊的炎症反应，制止毛囊的破坏和萎缩性瘢痕
治疗选择	抗生素、糖皮质激素、浅层 X 线、硫酸锌、维生素

（三）治疗措施

对局限性皮损可使用抗生素合并糖皮质激素软膏，广泛者需全身使用抗生素。除头孢菌素、双氯西林和阿奇霉素外，利福平也可用于治疗。还可将抗生素及糖皮质激素联合应用，局部用类固醇和皮损内注射曲安西龙有助于慢性炎症反应的恢复。近来研究表明用夫西地酸治疗有效。有学者认为口服锌或维生素 C 可加强上述药物的治疗作用。

（四）循证治疗步序

脱发性毛囊炎的循证治疗步序见表 34-9。

表 34-9　脱发性毛囊炎的循证治疗步序

项目	内容	证据强度
一线治疗	**局部应用抗生素**	
	夫西地酸、克林霉素、红霉素、莫匹罗星	E
	系统应用抗生素	
	利福平和克林霉素	C
	四环素类抗生素、氟氯西林、氟喹诺酮类和第三代头孢菌素类	C
	阿奇霉素	D
二线治疗	异维 A 酸	C
	系统应用 / 皮损内注射糖皮质激素	D
	夫西地酸和口服硫酸锌	E
	氨苯砜	E
三线治疗	外用光动力治疗	C
	系统应用光动力治疗	E
	0.1% 他克莫司软膏	E
	角质剥脱剂和焦油洗发水	E
	口服 L- 酪氨酸 / 药用蜂蜜	E
	头皮剃毛 / 激光脱毛 / 浅表放疗	E
	抗肿瘤坏死因子治疗	E
	司库奇尤单抗 / 手术切除	E
	免疫球蛋白治疗 / 自体脂肪移植	E

（五）治疗评价及预后

病程缓慢，可经过数年或数十年，炎症变化的严重性起伏不定。

须部假性毛囊炎

须部假性毛囊炎（pseudofolliculitis barbae）为修剪胡须时或拔除卷曲毛发时，将毛的尖端穿入囊壁内或卷曲于真皮内所引起胡须部异物炎症反应，好发于伴卷曲毛发的男性。多见于胡须卷曲且经常刮剃者。

【临床提要】

典型皮损为炎性丘疹，其次为脓疱，里面埋着毛发，毛尖易于拔出。内生毛发可诱发炎性反应，这时正常皮肤微球菌侵入而致继发感染。

【治疗处理】

（一）治疗原则

停止刮须或拔毛后病情自然缓解。如细菌感染则外用抗生素。

（二）基本治疗

暂停剃须，局部使用抗生素软膏可使病情缓解。

（三）治疗措施

改变刮剃胡须方法，胡须应让其长出而不是被拔出。剃须应顺着而不是背着胡须生长的方向。可用发剪剪胡须，但不能距离太近，以免发生毛囊穿透。可使用抗生素或糖皮质激素软膏，0.05% 维A酸软膏亦有效，洗剂脱毛剂较容易使用和清除，刺激性小，可以每2天使用1次，以达到满意的美容外观。

外用2%夫西地酸对继发感染有效。刺激剂如维A酸、羟乙酸可促进胡须长出，清除色素沉着。

激光脱毛，Nd：YAG激光或810nm超长脉冲 CO_2 激光，每隔3～4周进行一次治疗，共治疗2～3次。

（四）循证治疗步序

须部假性毛囊炎的循证治疗步序见表34-10。

表 34-10 须部假性毛囊炎的循证治疗步序

项目	内容	证据强度
一线治疗	停止剃须 / 优化剃须方案和保湿方案	B
	外用 5% 过氧苯甲酰 -1% 克林霉素凝胶	B
	化学脱毛剂 / 外用维 A 酸	B
二线治疗	激光脱毛 / 果酸 / 光动力疗法	B

（五）治疗评价及预后

（1）不剃须，不拔胡须，等胡须长到1cm以上时本病会自然缓解。

（2）羟乙酸：Perricone 等报道在一项包含 35 位成年人的试验中，羟乙酸治疗须部假性毛囊炎的效果比安慰剂明显要好，皮损减少 60%。

（3）报道 20 例发生在颈部和下颌的须部假性毛囊炎的患者接受 2 次 Nd：YAG 激光治疗，结果发现，丘疹 / 脓包数减少了 76%～90%，有显著差异。试验后 1 个月毛发减少了 80%，3 个月毛发减少了 23%。

妇女多毛症

多毛症（hirsutism）或妇女多毛症定义为妇女有男性型终毛，即女性在典型的雄激素依赖区域如下颏、上唇、两颊、乳房、背及腹部的体毛过度生长，多毛症与雄激素水平增高或终末器官对雄激素的多毛症反应性增高有关。而毛增多症仅指毛发数量的增多。

妇女多毛症的发病机制见图34-9。

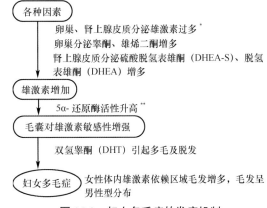

图 34-9 妇女多毛症的发病机制

* 卵巢或肾上腺皮质分泌雄激素过多，或源于垂体功能亢进或垂体肿瘤刺激；** 睾酮在毛囊由 5α- 还原酶还原成双氢睾酮，促进雄激素依赖性毛发生长

【临床提要】

1. 发病特征 粗大的终毛出现于上唇、颊旁和下颌等部位，躯干和四肢较少见（图 34-10）。最常见者为单独上唇多毛，有时耳前区亦有明显的毛发；髭部、颏部两侧的毛发粗黑可见于任何年龄，但以中年女性多见；绝经期或绝经后出现的多毛症常局限于面部。

2. 伴发疾病 轻至中度的多毛症常见于肾上腺增生、边缘性肾上腺功能障碍和多囊卵巢综合

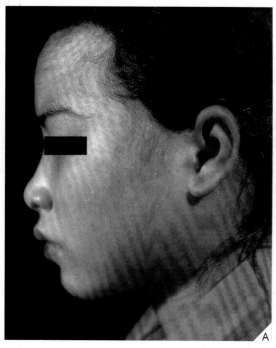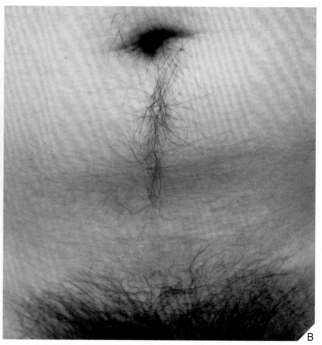

图 34-10　妇女多毛症

一位妇女阴毛过度生长，呈男性型分布，即盾牌样，向上达脐部（B）

征；中至重度者则以卵巢和肾上腺肿瘤、肾上腺增生及库欣综合征多见；而特发性妇女多毛症和特纳（Turner）综合征常为轻度多毛。

3. **诊断**　多毛症或其他男性化症状的急性发作提示肿瘤的可能，而较隐匿发病者应做雄激素过多的筛查，包括血清睾酮、硫酸脱氢表雄酮（DHEA-S）和雄烯二酮等；当月经周期不规则时，还应另外检查卵泡刺激素（FSH）、黄体生成素（LH）和催乳素。

【治疗处理】

对有特殊潜在病因的多毛症或妇女多毛症必须治疗；由药物诱发的多毛症须停药；如有卵巢或肾上腺肿瘤，则应切除；因为先天性酶缺乏而致先天性肾上腺增生，则可通过糖皮质激素抑制过多的 ACTH 及阻止肾上腺雄激素的分泌。

大多数多毛症妇女并没有基础疾病，但可能有多囊卵巢，其可能有胰岛素抵抗，如果肥胖，则建议减低体重。

美容措施如物理脱毛法极有价值，为一线治疗。也可以用过氧化氢溶液漂白黑色毛发。此外，还可选用口服避孕药和螺内酯来治疗。

（一）治疗原则

多毛症的病因及类型较为复杂，应去除病因，根据其不同情况选择治疗方案。

（二）基本治疗

多毛症的基本治疗见表 34-11。

表 34-11　多毛症的基本治疗

靶向治疗	阻止终毛生长过多，抑制各种原因所致雄激素过多，如卵巢和肾上腺分泌雄激素过多，垂体功能或肿瘤的过度刺激致激素过量分泌
治疗前准备	应对雄激素过多症和内分泌异常做出诊断，并排除药物或肿瘤诱发的多毛症
病因治疗	1. 潜在 / 基础疾病治疗，如先天性肾上腺增生症和肾上腺肿瘤、库欣综合征、肢端肥大症、多囊卵巢病、良性及恶性卵巢肿瘤 2. 停服致病药物，如米诺地尔、达那唑、二氮嗪、糖皮质激素、苯妥英钠
美容治疗	刮毛术、脱毛蜡、化学脱毛剂、15% 依氟鸟氨酸霜（FDA 批准）、激光脱毛、电解脱毛、E 光脱毛
系统治疗	1. 非特异性治疗：口服避孕药、糖皮质激素 2. 特异性治疗：抗雄激素、屈螺酮、非那雄胺、酮康唑、螺内酯、氟他胺、醋酸环丙孕酮

（三）治疗措施

如轻度多毛且局限，可采用剃毛、激光、电针或脱毛剂治疗。多毛症严重时，在抑制雄激素药物起效前可采用非药物方法。

1. 病因/基础疾病治疗 如局限性获得性或先天性多毛症。皮肤肿瘤、贝克（Becker）痣均可伴发多毛症。针对病因分别进行相应治疗。

2. 美容治疗

（1）15% 依氟鸟氨酸：用于面部多毛，每日2次，延缓毛发生长。

（2）脱毛蜡疗：由蜂蜡和松香制成，可暂时性脱去中等数量的毛发。可用于上唇，2～6周1次，面积较大者可分次进行。已证实用蜡暂时脱发、刮毛或拔毛既不会刺激毛发生长，也不会使后来长出的毛发变粗。

（3）激光脱毛：是一种快速、大面积除毛的有效疗法。

（4）光子脱毛：E光脱毛突破了传统的激光和强脉冲光治疗，利用E光技术进行脱毛。

（5）高频电流脱毛：可永久性脱去多余毛发。脱毛复发率达 20%～35%。

（6）拔毛：适用于小面积多毛症。由于易引起皮肤感染，故需经常用药皂清洗，外涂含抗生素和低效糖皮质激素的制剂。

（7）剃毛：主要用于四肢的多毛症，简单、有效，但在心理上可能难以接受。

（8）电解术：适用于小面积多毛症。利用直流电直接破坏毛囊基底，造成永久性脱毛；应注意针刺深度和通电时间，过浅拔毛后可再生，过深则造成瘢痕，大面积电解可导致淋巴回流障碍。缺点是部分毛发再生（20%～35%）、瘢痕形成和感染。

（9）脱毛霜：5% 硫代乙醇酸钙霜、45% 硫化钡糊剂或 10% 硫化钠糊剂外涂约数分钟，待毛发溶解后立即清水洗净。脱毛是暂时的，需经常应用；应注意局部皮肤刺激和过敏现象。

（10）漂白法：过氧化氢和氨水（10∶1）混合液外涂，每日2次，2～3周后见效，黑毛变白或淡黄色而不显眼，细毛可被腐蚀；使用之前应洗去油脂。

3. 非特异性抑制治疗 ①糖皮质激素：泼尼松（2.5～5.0mg/d）或地塞米松（0.25～0.75mg/d），睡前口服；②避孕药。

4. 特异性抑制治疗

（1）螺内酯：抗雄激素作用较西咪替丁和醋酸环丙孕酮均强。50～100mg/d，超过此剂量为大剂量，应用时常有不良反应，如子宫出血。单独应用时约半数人有效。

（2）醋酸环丙孕酮：为抗雄激素孕酮，可作用于雄激素受体部位。100mg/d，自月经第5日开始，连服20日，同时服用炔雌醇（0.05mg/d），治疗6～8个月，一般第3个月开始见效，半年后可逐渐减量。

（3）氟他胺：每次 250mg，每日2次，可与避孕药联用，共12个月，治疗前7个月疗效最明显。为非激素类药物，可阻断靶细胞的雄激素受体，对螺内酯、避孕药和地塞米松无效者亦有疗效。疗效与螺内酯（100mg/d）相似。患多毛症的育龄女性进行任何全身性治疗都应严格避孕。

（4）达英 -35（醋酸环丙孕酮 2mg 和炔雌醇 35μg）：月经来潮第1日开始服用，每日1片，连服21日，停用7日为1个疗程，需要数个疗程才有疗效。

（5）促性腺激素释放激素：如亮丙瑞林（leuprolide）和那法瑞林（nafarelin）能抑制卵巢类固醇激素产生。

（6）局部治疗：1.5% 孕酮软膏和 7% 甲基纤维素水溶液为基质加入 4% dimexide 透皮剂，每日2次，涂搽于多毛区。

（四）循证治疗步序

多毛症的循证治疗步序见表 34-12。

表 34-12 多毛症的循证治疗步序

项目	内容	证据强度
一线治疗	基础病理的筛查和治疗	
	肥胖患者应减轻体重	B
	联合口服避孕药（OCP）	B
	螺内酯	A
	非那雄胺	A
	醋酸环丙孕酮	B
	依氟鸟氨酸乳膏	B
	机械脱毛，漂白，遮盖	B
	电解法脱毛	B
	激光脱毛	A

Chapter 34

续表

项目	内容	证据强度
二线治疗	口服避孕药和抗雄激素联合使用	B
三线治疗	氟他胺	A
	GnRH 激动剂	B
	糖皮质激素	B
	降胰岛素药	A
	外用非那雄胺	B
	外用坎利酮	C

（五）治疗评价

1. 总的评价　剃（刮）除及化学脱毛不会导致毛发生长速度增加，化学脱毛法简单，但易有皮肤刺激。拔毛法可以去除带有毛根的整根毛发，副作用有炎症后色素沉着、毛囊炎、假性毛囊炎及瘢痕等。永久性拔（脱）毛只能通过电解法达到，其副作用有疼痛、瘢痕、炎症后色素减退或色素沉着。

2. 电子外科脱毛　Kobayashi 等报道 39 名患者使用绝缘针头电子外科脱毛术后 6 个月到 1 年，毛发生长极大减少，且无瘢痕留下。

3. 光子脱毛　如 E 光脱毛，临床研究结果显示毛发清除率最高的在面部，可达到 72%。

4. 依氟鸟氨酸霜　15% 依氟鸟氨酸霜局部（尤其面部）外用来延缓毛发生长。Barman 等报道用 15% 依氟鸟氨酸（2 次 / 日，连用 24 周）治疗本病患者，32% 的患者完全起效，70% 的患者部分有效，通常在用药第 2 周即起效。停止治疗后 8 周内复发。30% 的患者诉有烧灼感。

5. 抗雄激素　一般首选口服避孕药和（或）螺内酯。

（1）避孕药：Barth 等报道，21 位多毛症妇女服用一种避孕药（含 35μg 炔雌醇 +2mg 醋酸环丙孕酮）。20 位患者服用此种避孕药的同时，在 1 ～ 10 日加服 20mg 醋酸环丙孕酮。19 位患者除了服用此种避孕药，在 1 ～ 10 日内加服 100mg 醋酸环丙孕酮。此 3 种给药方案可显著减少毛发的生长。亦有报道服含孕酮量大的避孕丸致妇女多毛症者。

（2）螺内酯：Barth 等报道，在一项开放性试验中，22 名患有多毛症的妇女使用螺内酯治疗。其中 18 名患者完成 12 个月的治疗（200mg/d）。结果每日毛发的产生量在脸部下降至 60%，手臂下降至 52%，腹部下降至 34%，大腿下降至 48%。若将螺内酯和口服避孕药合用，约 75% 的患者有效。

6. 非那雄胺　5α- 还原酶抑制剂，可有效治疗妇女多毛症。其剂量为 5mg/d 时，疗效相当于螺内酯 100mg/d。如果胎儿为男性，则服用该药可引起胎儿女性化。

7. 醋酸环丙孕酮与炔雌醇联合用药　既有效，又安全。醋酸环丙孕酮 100mg/d，连用 5 ～ 14 日，炔雌醇 30μg/d，连用 5 ～ 25 日，对痤疮和妇女多毛症效果最佳（有效率 80% ～ 95%）。1.5% 孕酮软膏治疗 3 ～ 8 个月后，37 例中 26 例有效，仅 1 例出现过敏反应。

8. 激光治疗　有报道用长脉冲紫翠宝石激光脱去多余体毛，并使用波长为 755nm 的长脉冲紫翠宝石激光对体毛进行多次治疗。结果有效率为 96.8%，仅 1 例出现暂时性色素沉着。但激光法无法永久性完全脱毛。

（六）预后

本病病因不同，预后亦不同。多囊性卵巢综合征为多毛症最常见的原因。可用雌激素或抗雄激素抑制促性腺激素治疗，楔形切除部分卵巢对一些患者也有效果。总的说来，妇女多毛症尚无特殊治疗方法，多数有关因素去除后，预后良好。

毛 增 多 症

毛增多症（hypertrichosis）与雄激素无关，为无性别分布差异的毛发过度生长，患者可有家族史，也可继发于药物或系统性疾病。

【临床提要】

1. 局限性获得性多毛症（localized acquired hypertrichosis）　皮肤肿瘤或 Becker 痣均可有终毛过多现象（图 34-11、图 34-12）。反复刺激、创伤、分泌物阻塞、湿疹性病变、外用糖皮质激素及胫骨前黏液水肿等也可引起局限性毛发增多。

2. 先天性胎毛增多症（congenital hypertrichosis lanuginosa）　为常染色体显性或隐性遗传病，胎儿期毛发持续存在，不被毫毛或终毛取代。

3. 获得性毳毛增多症（hypertrichosis lanuginosa acquisita）　表现为面部长出丝绸状柔软的胎毛，继续生长可遍及全身（掌跖例外）。大部分病例伴有内脏恶性肿瘤。

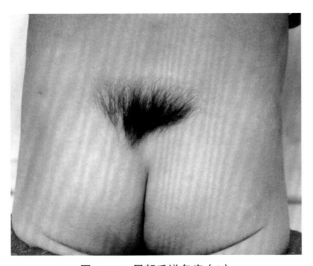

图 34-11 局部毛增多症（1）

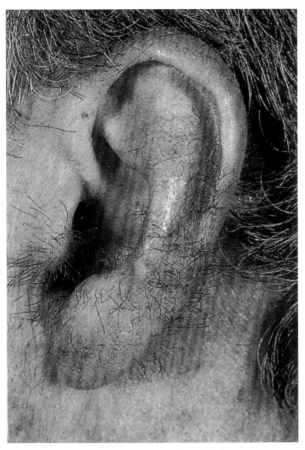

图 34-12 局部毛增多症（2）

4. 痣样多毛症（naevoid hypertrichosis） 出生时即有或幼年发病，可单独或与痣共存。

5. 症状性多毛症（hypertrichosis symptomatica）大多数有内分泌疾病。

6. 医源性多毛症（iatrogenic hypertrichosis）苯妥英钠、青霉素、链霉素和青霉胺可引起多毛，此外，补骨脂素、二氮嗪、米诺地尔、苯露丙芬

（benoxaprofen）和环孢素亦可引起多毛。

【治疗处理】

（一）治疗原则及基本治疗

参照妇女多毛症，依据不同多毛症的病因，选择治疗方案。对症治疗包括剃毛、应用脱毛剂、电解去除多毛或用过氧化氢使其颜色变淡。

（二）治疗措施

1. 获得性毳毛增多症 除去肿瘤，毳毛可以减少。

2. 局限性获得性多毛症 针对病因，减少刺激，停止使用糖皮质激素，治疗原发病和胫前黏液水肿，切除肿瘤等。

3. 症状性多毛症 治疗原发病如库欣综合征、肢端肥大症、甲状腺功能亢进、甲状腺功能减退、卟啉病，经控制原发病，多毛症可逐渐消失。

4. 医源性多毛症 尽量避免或停止应用引起此型多毛症的病因，如系使用雄激素或同化类固醇、苯妥英钠、青霉素、链霉素、米诺地尔等所致者，应避免或停用该药。

（三）治疗评价及预后

预后决定于基础疾病的治疗。能消除致病因素者预后好。药物引起的医源性多毛症在停药后6个月至1年内一般可恢复正常。而系足量的雄激素或同化类固醇引起医源性妇女多毛症，多毛全部或部分呈男性第二性征型分布，常在停药后不能恢复正常。

医源性多毛常呈暂时性，停药后可逐渐恢复，但有些药物所致者亦可持久存在。

毛发结构异常

毛发结构异常（abnormalities of the hair structure）是由于遗传或某些因素作用于毛母质，使毛发生长受到干扰，引起种种缺陷。常见类型见图 34-13。除小棘状毛壅病外，以头发受累为主。图 34-13 第一行前 5 种为常染色体显性遗传，发病于出生时或婴儿期，青春期以后多渐趋正常。图 34-13 第二行后 4 种亦可能与遗传有关。

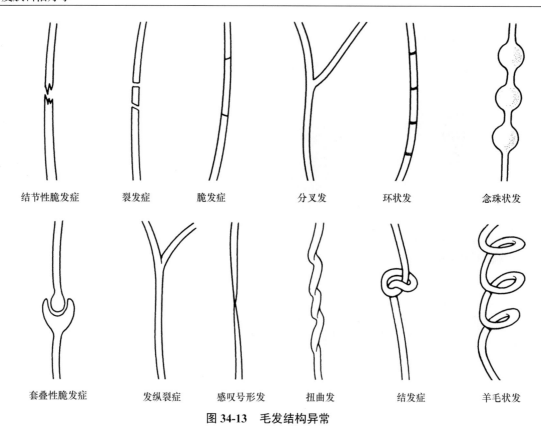

结节性脆发症　　裂发症　　脆发症　　分叉发　　环状发　　念珠状发

套叠性脆发症　　发纵裂症　　感叹号形发　　扭曲发　　结发症　　羊毛状发

图 34-13　毛发结构异常

【临床提要】

1. **扭曲发**（pili torti）　发干扭曲呈螺旋形，干燥无光泽，易断及脱落。可累及短硬毛。

2. **念珠状发**（monilethrix）　头发稀疏，干燥无光泽，发干粗细不均，有多个梭形结节与萎缩相间，呈串珠状（图 34-14），可累及短硬毛及毳毛。假性念珠状发（pseudomonilethrix）是显性遗传性疾病。毛发脆，在日常梳理头发时毛发出现明显的折断。弥漫或局限的家族性毛发稀少，不伴毛囊角化过度。

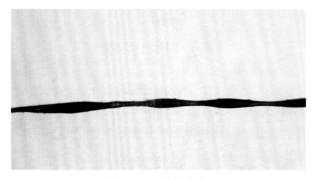

图 34-14　念珠状发

光学显微镜检查：正常外观圆柱状毛发上可见散发的、不规则的圆形或卵圆形结节（图 34-15A），毛发上无缩窄。

显微镜下可见不规则的结节，无缩窄

3. **环状发**（pili annulati）　发干间断性变白，间隔规则或不规则。可累及腋毛。

4. **羊毛状发**（wooly hair）　男性和阿拉伯人多见。发干纤细、卷曲，似绵羊毛（图 34-15B），远端可有分叉。

5. **玻璃丝发**（spun glass hair）　也称蓬松发或沟状发（uncombable hair，pili canaliculi）。其特征为毛发干燥、粗糙，通常色浅，发质呈稻草样。本病见于头发茂密的年轻人或儿童。头发茂密、干燥，呈淡黄色，有特殊光泽，质脆，发干生长不规则。

6. **毛发纵裂症**（trichoptilosis）　头发干燥，发干末端纵裂成数条细丝，状如羽毛。多见于青年女性。可能与物理性及化学性损伤有关。

7. **管形毛发**（hair cast）　又称毛发周围角质套（peripilar keratin casts），发干有长 1～4mm 的白色角质套包绕，可上下推移。发病原因是发干长期受牵拉，使内毛根鞘节段性脱屑和潴留所致。常见于扎辫妇女。

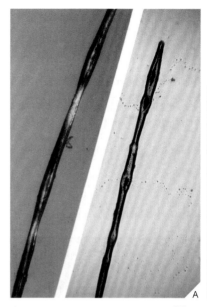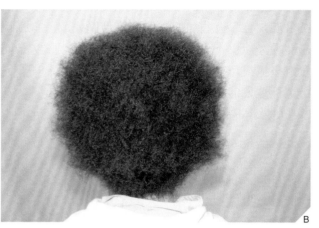

图 34-15 假性念珠状发和羊毛状发
A.假性念珠状发；B.羊毛状发（新疆维吾尔自治区人民医院 普雄明惠赠）

8. 结节性脆发症（trichorrhexis nodosa） 发干有 1 个至数个梭形结节（图 34-16）。因发干多处不完全横折裂成细丝所致。可累及腋毛和阴毛。

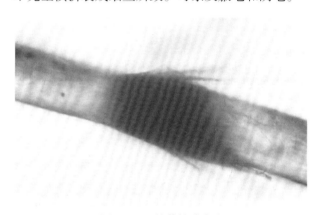

图 34-16 结节性脆发症

9. 结发症（trichonodosis） 头发稀疏，发干中段及末梢因发生纵裂而扭成环状或打结。

10. 竹节状发（bamboo hair） 由于发干有部分套叠，形成结节，结节近端则凹陷而呈竹节状。

11. 小棘状毛壅病（trichostasis spinulosa） 是毛囊中毳毛相继连续滞留所致。在皮脂腺丰富处，如头皮、前额、鼻和颊、躯干和上臂对称性出现黑头样黑点，为毛囊性灰黑色栓塞物，内含一束无髓质的毳毛，在同一毛囊角栓中，可多至 50 根短毛，易于拔去。周围有一圈色素沉积。多见于青年男性。

【治疗处理】

（一）治疗原则

由遗传等因素引起的毛干异常疾病也是引起脱发的一个主要原因。本病目前尚无特殊治疗方法。

（二）基本治疗

对症治疗，一些患者可试服维 A 酸、生物素，减少牵拉。

（三）治疗措施

1. 管形毛发 Taeb 等发现用 0.25% 维 A 酸洗剂治疗有效。

2. 扭曲发 可伴有其他疾病。如 Bjornstad 综合征，包括先天性耳蜗型耳聋及扭曲发。扭曲发也可见于瓜氨酸血症（精氨酸琥珀酸合成酶缺乏）、Menkes 卷发综合征、Bazex 毛囊皮肤萎缩综合征（伴许多外胚叶缺陷病）、Crandall 综合征（扭曲发、神经性耳聋及性功能减退），或用异维 A 酸及阿维 A 酯治疗时引起，以及毛发硫营养不良。可针对这些病因进行治疗，并停用异维 A 酸，改善毛发营养等。

3. 念珠状发 妊娠期间毛发症状可改善，但产后又恢复原状。可随年龄的增长而有所改善，并在夏季有季节性缓解。试服维 A 酸。外用维 A 酸类和（或）羟乙酸治疗角化过度可使改善更明显。局部外用米诺地尔用于青春期以后的患者。

4. 结节性脆发症 有些病变常伴有该型脆发症，如瘙痒性神经性皮炎、接触性皮炎及特应性皮炎，病发由搔抓或摩擦引起。甲状腺功能减退均可出现结节性脆发症。结节性脆发症样的毛发断裂可见于毛发营养不良。针对上述病因治疗。

5. 小棘状毛壅病 先用石蜡脱发剂，然后再用角质分离剂，此法有效。每日外用 0.05% 维 A 酸溶液，连用 2 ~ 3 个月，也可产生满意效果。

可服维生素 A，外用脱毛蜡有效。少用刷子和梳子梳理头发可使症状改善。

6. 玻璃丝发（蓬松发） 随着时间的推移，本病有自发好转的趋势。有报道用生物素治疗有效。应用含有吡啶锌的洗发香波有助于症状的改善，同时应用护发素也有帮助。

（四）治疗评价及预后

本组疾病一般无须治疗。对于毛发结构异常疾病还在寻找好的治疗方法。本组疾病预后良好。

（郭红卫　刘　栋　何玉清　陈　蕾

刘金花　赖惠君）

第三十五章
汗 腺 病

臭 汗 症

臭汗症（bromhidrosis，osmidrosis）是指皮肤散发出难闻的气味，可分为：①大汗腺臭汗症，由大汗液细菌分解所致；②小汗腺臭汗症，系小汗液分泌过多使角质层软化，并继发微生物的分解所致。

【临床提要】

1. 大汗腺臭汗症 发生于腋窝、外阴、肛门及乳晕等处。

2. 小汗腺臭汗症 发生于掌跖和间擦区（常为腹股沟）。①多汗是重要因素，但肥胖症、间擦疹和糖尿病亦可促发；②引起脚臭的主要臭味物质可能是异戊酸。

【治疗处理】

（一）治疗原则

1. 大汗腺臭汗症 ①去除皮肤表面和毛发的大汗液；②抑制腋窝细菌；③用香水掩饰臭味；④腋窝大汗腺局部切除。

2. 小汗腺臭汗症 经常清洗、治疗细菌和真菌感染，减轻、控制糖尿病。

（二）基本治疗

大汗腺臭汗症的基本治疗见表35-1。

表35-1 大汗腺臭汗症的基本治疗

非手术治疗	保持清洁，外用止痒、消炎、杀菌、收敛的药物治疗，注射肉毒杆菌毒素A
处理并发症	控制感染，治疗糖尿病
手术治疗	大汗腺手术切除或微波等法破坏汗腺

（三）治疗措施

1. 大汗腺臭汗症

（1）收敛、抗氧化：经常仔细清洗腋窝皮肤、剃除腋毛，局部应用铝、锆或锌盐和2%夫西地酸乳剂可有效抑制腋窝细菌生长。

（2）清洁、消炎、抑菌：25%氯化铝溶液、5%甲醛乙醇、腋臭散、枯矾散经常敷搽。外用抗氧化剂（如维生素E）抑制脂肪酸形成，而离子交换树脂吸附脂肪酸和氨。香水掩饰难闻的腋臭，大多数除臭剂含有香料成分。

（3）局部封闭肉毒杆菌毒素：可用容积比6∶3∶1的无水乙醇、2%普鲁卡因、1%利多卡因混合溶液做腋窝局部皮下注射，每侧10ml，以破坏汗腺。肉毒杆菌毒素A腋窝注射有效。

（4）手术治疗：腋臭最可靠的根治方法是手术切除汗腺。

1）腋臭剥离术：是将腋部皮肤与皮下脂肪分离，切断大汗腺导管及破坏腺体，阻碍汗液排出。手术切口小，损伤小，恢复快，愈合后瘢痕极小，疗效确实，是目前腋臭手术中较好的一种方法。

2）腋臭"Z"形皮瓣术：在腋毛分布区自上而下做"Z"形切口，将皮肤与皮下脂肪剥离，翻转皮瓣，剪去皮瓣内面附着的脂肪球及毛乳头，然后将皮瓣复位缝合。切口覆盖凡士林纱布，垫以消毒棉垫，绷带加压包扎，7日拆线。必要时，也可做"Z"成形术或五瓣成形术。

2. 小汗腺臭汗症　经常清洗、治疗细菌或真菌感染、减肥、控制糖尿病。间擦区应用金属盐止汗剂无效。跖臭汗症可用足粉吸收过多的汗液和离子透入及手术方法减少出汗。

（四）治疗评价及预后

杨军通过切开腋下皮肤以CO_2激光治疗腋臭，35例患者臭味全部消除，治愈率达97.2%，1例减轻。伤口均1期愈合。

本病青春期较重，而到中老年以后程度渐渐减轻，终于痊愈。

大汗腺性痒疹

大汗腺性痒疹（大汗腺粟粒疹、顶汗腺粟粒疹，apocrine miliaria）亦称Fox-Fordyce病，系大汗腺导管阻塞和破裂所致慢性瘙痒性疾病，主要累及腋窝和肛门外生殖器周围、乳晕周围、耻骨区。

【临床提要】

临床特征：①皮损为针头至绿豆大小的半球形毛囊性丘疹，坚实、光滑、圆形，呈肉色或淡黄色，成群分布，互不融合；②好发于腋窝、耻骨区、乳晕和躯干，以前两者最多见（图35-1）；

③瘙痒常为阵发性，情绪应激和局部刺激均可促发。受累处毛发稀少。

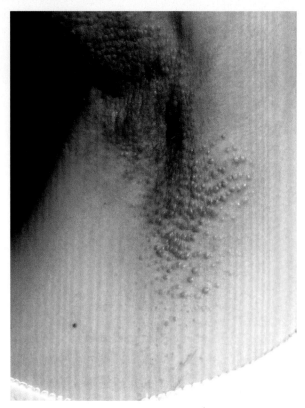

图35-1　大汗腺性痒疹

【治疗处理】

（一）治疗原则

减少大汗腺活动，减少角质阻塞导管和破裂所致瘙痒。

（二）基本治疗

大汗腺性痒疹的基本治疗见表35-2。

表35-2　大汗腺性痒疹的基本治疗

靶向治疗	调节顶泌汗腺正常机制，阻止和减少大汗腺导管的角质性阻塞及汗液潴留，以及无菌性炎症
治疗选择	局部外用或皮损内注射糖皮质激素，克林霉素洗剂，他克莫司软膏，电凝、光疗、电灼切除乳晕周围皮肤 口服雌激素、避孕药，或异炔诺酮、美雌醇联合应用

（三）治疗措施

1. 局部治疗　抗生素和糖皮质激素洗剂或霜剂外用。皮损内注射曲安西龙（5～15mg/ml）可使病情缓解6～8个月。

2. 系统治疗　口服异维A酸10mg，每日2次，或维A酸霜外用可缓解症状。口服避孕药可能最有效，剂量及用法参考避孕方法。亦可用己烯雌酚，每次1mg，每日1次。

3. 难治病例　可以浅层X线治疗，或试行皮肤切除或皮肤移植。

（四）循证治疗步序

大汗腺性痒疹的循证治疗步序见表 35-3。

表 35-3　大汗腺性痒疹的循证治疗步序

项目	内容	证据强度
一线治疗	外用和皮损内注射糖皮质激素	D
	外用克林霉素	E
	口服避孕药 /UVB	D
	外用维 A 酸类药物	D
	外用吡美莫司和他克莫司	D
	外用卡泊三醇倍他米松	E
二线治疗	口服异维 A 酸	E
	电烙术 / 切除	D
	使用显微套管抽脂术去除大汗腺	E
	肉毒素 / 微波和激光	E

（五）治疗评价

1. 雌激素　为最常有效的疗法，通常采用口服避孕药，可减少瘙痒和丘疹的发生。

2. 克林霉素　Feldmann 等报道一例腋窝、耻骨、腹股沟处本病患者，将 1% 克林霉素加入 1, 2- 丙二醇乙醇溶液中，治疗 1 个月有效（克林霉素 10mg/ml，1, 2- 丙二醇 50mg/ml，异丙基乙醇 0.5mg/ml 水）。9 个月后，治疗停止，无复发。

3. 电凝治疗　Pasricha 等报道以电凝法治疗 2 例患者，在局部麻醉下使用电凝法达到 3～4mm 的水平可使 2 名患者腋窝处症状永久性缓解。

4. 糖皮质激素皮损内注射　皮损内注射曲安西龙 5～15mg/ml，可使病情缓解 6～8 个月，仅适用于病程早期和较局限的病变。

5. 局部外用维 A 酸霜　可缓解症状，但皮损不一定完全消退。

6. 手术治疗　受累皮肤切除和皮肤移植也许

是唯一的根治措施，但在本病中应用很少。

7. 其他　抗生素（新霉素或克林霉素溶液），口服维 A 酸（异维 A 酸）及紫外线（石英光）光疗对少数患者有效。

（六）预后

除妊娠期间消退和绝经期后部分缓解外，本病可长期存在。尽管患者经常搔抓患处，但很少合并细菌性毛囊炎或化脓性汗腺炎；其他局限性或系统性并发症或后遗症未见报道。

全身性多汗症

全身性多汗症（generalized hyperhidrosis）或系外分泌腺分泌过多所致。激素紊乱如甲状腺功能亢进、肢端肥大症、糖尿病、妊娠和绝经也可引发全身性多汗症。其他如脑震荡、帕金森病、交感神经紊乱、转移癌所致完全性脊髓横断、嗜铬细胞瘤、低血糖、水杨酸中毒及淋巴瘤也可导致本病。

【治疗处理】

（一）治疗原则

找出病因给予相应治疗。穿薄的衣服，环境保持凉爽，补充丧失的电解质。

对于原发性多汗症，目前仍是对症治疗，很多可供选择的方法都可使患者症状获得不同程度的缓解或痊愈。全身性多汗症的治疗目的就在于治疗潜在的全身性疾病。

（二）基本治疗

全身性多汗症的基本治疗见表 35-4。

表 35-4　全身性多汗症的基本治疗

靶向治疗	神经性：①皮层性，如情绪性多汗症；②下丘脑性，温度调节；③代谢病，如甲状腺功能亢进、血管舒缩功能障碍；④髓性，生理性味觉性出汗、鼻红粒病；⑤轴突反射性，如乙酰胆碱
	非神经性：局部加热，药物（胆碱能），器官样出汗性痣
	对症处理：减轻多汗，改善临床症状
基础疾病	治疗甲状腺功能亢进、糖尿病、帕金森病、嗜铬细胞瘤
局部治疗	2% 格隆溴铵，20% 氯化铝无水乙醇，10% 甲醛液，乌洛托品液，间苯二酚，戊二醛

续表

离子电渗疗法	自来水离子电渗疗法
肉毒杆菌毒素 A	受累区皮内注射
系统治疗	弱效镇静药，抗焦虑药（如地西泮、羟嗪、多塞平），抗胆碱能药（如格隆溴铵、溴丙胺太林），中枢神经抑制药（如可乐定、吲哚美辛），钙通道阻滞药（如地尔硫草）
外科治疗	手术治疗（大汗腺切除），选择性交感神经切断术

（三）治疗措施

1. 局部治疗　注意清洁，保持干燥。

（1）收敛、消炎剂：10% 鞣酸、乙醇、5% 乌洛托品溶液、2% ～ 10% 戊二醛溶液、0.5% 乙酸铝溶液及 5% 明矾溶液，每日浸泡 1 次，每次 10 ～ 15 分钟。

用 3% ～ 5% 甲醛溶液外涂掌跖部，或用足粉（樟脑、水杨酸、氧化锌、滑石粉）外扑。

睡前将 20% ～ 25% 氯化铝无水乙醇涂于干燥的腋下、掌跖，用薄型聚乙烯紧密覆盖过夜，第 2 日早晨揭去薄膜，用水洗净，用药 2 次，疗效可维持 1 周。

（2）离子导入疗法：适用于掌跖多汗症，它以直流电将离子化物质导入真皮或皮下组织进行局部治疗，由此引起表皮微小损伤而致汗管角化和阻塞，但确切机制未明。单用自来水离子导入者仅 3.5 日。

2. 全身治疗

（1）抗胆碱能类药物：如阿托品、颠茄、山莨菪碱、普鲁苯辛、波拿普林。有暂时效果，副作用有口干。

（2）靶向药物：可乐定（降压药，减弱交感神经张力）、吲哚美辛（前列腺素合成酶抑制剂）和地尔硫草等。

（3）其他：地西泮 2.5mg，每日 2 ～ 3 次，或溴剂、谷维素等对情绪性多汗症常有效。心理治疗及生物反馈疗法亦能奏效，严重者可选用肉毒杆菌毒素 A（BTX-A）。

（四）循证治疗步序

全身性多汗症的循证治疗步序见表 35-5。

表 35-5　全身性多汗症的循证治疗步序

项目	内容	证据强度
一线治疗	外用六水合氯化铝乙醇溶液	B
	外用六水合氯化铝水杨酸凝胶	C
二线治疗	离子透入疗法 / 口服抗胆碱药物	B
	肉毒杆菌毒素 A	A
	肉毒杆菌毒素 A 无针注射	C
	肉毒杆菌毒素 A 离子透入	D
	肉毒杆菌毒素 B	C
三线治疗	外用抗胆碱能药物 / 微波设备	B
	胸腔镜交感神经切除术	B
	外科切除（仅适用于腋窝）	C
	点阵式微针射频装置	C
	激光和光动力疗法	D
	生物反馈及行为疗法	D
	地尔硫草 / 氯硝西泮 / 可乐定	E

（五）治疗评价

1. 一般评价　针对多汗症有许多有效的治疗手段，每种方法都有其优缺点。

2. 氯化铝　可用 20% 氯化铝无水乙醇溶液，氯化铝可阻塞小汗腺导管开口并使汗腺分泌细胞萎缩，进而降低汗液分泌量。

3. 治疗原发病　继发性多汗症应重点治疗原发病。

（六）预后

本病不影响健康，但会给患者造成心理负担和不便。

掌跖多汗症

掌跖多汗症（volar hyperhidrosis）多为原发性掌跖多汗症，局限在掌跖，汗腺功能亢进、手部潮湿自发出汗旺盛的一类疾病，多为常染色体显性遗传病，神经调节因子 (NRG)-1 基因表达水平较高。掌跖情绪性出汗过多见于各种族人群，大多数患者有阳性家族史。

【临床提要】

常从婴儿期或儿童期开始发病，出汗严重而干扰正常工作和生活（图 35-2、图 35-3）。一般无局部或系统性伴发病，实验室检查无异常。若不予以治疗，病变将持续存在。

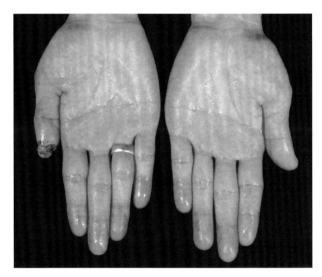

图 35-2　掌跖多汗症

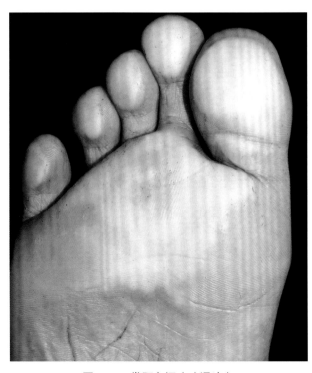

图 35-3　掌跖多汗症（浸渍）

【治疗处理】

（一）治疗原则

减少出汗。

（二）基本治疗

掌跖多汗症的基本治疗见表 35-6。

表 35-6　掌跖多汗症的基本治疗

靶向治疗	原发性局部多汗症，阻止神经末梢释放胆碱，减少出汗
局部治疗	铝盐制剂：使汗腺结构和导管改变，堵塞汗腺，如氯化铝 20%～30%、20% 六合氯化铝、0.5% 醋酸铝溶液 3%～5% 甲醛溶液：阻断小汗腺汗液排出；5% 乌洛托品凝胶（释放甲醛） 格隆溴铵溶液敷贴（抗胆碱能） 其他：5% 鞣酸溶液、5% 明矾溶液
口服药物	抗焦虑药物：羟嗪、多塞平 抗胆碱能药物：阻断交感神经，抑制汗腺分泌 (1) 推荐药物：格隆溴铵（1mg，2 次 / 日）、奥昔布宁（剂量逐渐增至 5mg，2 次 / 日，抗胆碱能活性为阿托品的 1/3，国外报道有效率为 60%～97%，但仍有口干等副作用） (2) 淘汰药物（副作用为口干、眼干）：阿托品、溴丙胺太林、颠茄、东莨菪碱
肉毒杆菌毒素 A 局部注射	阻断胆碱能神经元释放乙酰胆碱，用于掌跖多汗症，注射部位疼痛，重症肌无力、妊娠期及哺乳期妇女禁用
水离子电泳疗法	直流电泳设备：直接作用于汗腺，离子阻断汗液分泌（对于掌跖多汗症有效，而对腋窝多汗症的疗效有争议）
外科手术	胸腔交感神经切除：$T_2 \sim T_4$ 对胸交感神经节，用于严重的局部掌跖、轻度腋窝多汗症，副作用有代偿性出汗及味觉性出汗 腋窝多汗症：腋下吸脂术和（或）皮下切除术，去除腋下脂肪和活跃的汗腺

（三）治疗措施

1. 局部治疗

(1) 5% 甲醛：外用 5% 甲醛暂时有效，持续应用可诱发接触性皮炎；戊二醛的过敏反应较少，可使皮肤染色，临床上用碳酸氢钠缓冲液配制10%戊二醛溶液浸泡患处，每周数次直至获得理想的效果。10%鞣酸（70%乙醇配制）每日外涂；乌洛托品凝胶外用，其可在局部释放甲醛，但不诱发接触性皮炎；用20%氯化铝无水乙醇溶液在睡眠时封包数小时。

（2）抗胆碱能药物离子透入：并非理想的方法，有引起青光眼和前列腺增生的危险；但自来水或蒸馏水离子透入对部分患者疗效极佳，其机制是诱发汗孔的栓塞，每侧掌跖用20mA电流，每天1次，30分钟/次，直至出汗停止，皮肤上外涂硅油可增加疗效。

（3）浅层X线放射：对局部性多汗症有一定疗效。

（4）肉毒杆菌毒素A（BTX-A）：可阻止胆碱能神经末梢释放乙酰胆碱。Drobik等对Frey综合征患者受累区域皮内注射BTX-A约0.5U/cm²，结果所有患者的发汗全部消失，其中1例随访12个月未复发。Wollina等对10例顽固的掌跖多汗症患者局部皮内注射BTX-A，每只手掌200U，可使之长期缓解（平均6.8～17.8个月，最长达22个月）。

2. 系统治疗

（1）抗胆碱能药：如溴丙胺太林或葡萄糖吡咯可能有效，每种药物的剂量依患者耐受力和反应来调整。

（2）生物反馈、放松训练和类似的心理治疗方法对少数患者可能有效。

（3）颈胸或腰交感神经切除术：可能是最有效的方法，但其偶可导致代偿性热力性多汗症（以躯干常见）。

（4）镇静剂、抗焦虑剂。

（四）治疗评价及预后

1. 六氢氯化铝 有研究对12例患者单侧掌给予20%六氢氯化铝治疗4周，结果所有患者均有效，4例有皮肤刺激症状。

2. 电离子透入法 如并用抗胆碱能药与外用氯化铝，起效快且疗效持续时间长。

3. BTX-A 对于掌跖多汗症和腋窝多汗症，治疗安全有效。注射后2～3日止汗，5～7日止汗明显，平均可维持9～10个月。

另有报道BTX-A对上胸部交感神经切除术后的代偿性多汗症有安全快速的疗效，但存在对疼痛的耐受问题和潜在的肌肉麻痹等缺陷。

4. 抗胆碱能药物 通常对抗胆碱能药物的不良反应难以忍受时，出汗才受到抑制。这种抑汗作用仅持续4～6小时，此外抗胆碱能药物能诱发或加重青光眼和惊厥，因此该方法应被淘汰。

5. 交感神经切除术 Lin报道以经胸廓的内镜行交感神经切除术治疗350例儿童青年手掌多汗症患者。350例共行699次交感神经切除术，患者年龄介于5～17岁（平均为12.9岁）。平均随访25个月（5～44个月），95%的患者疗效满意。第1年的复发率为0.6%，第2年为1.1%，第3年为1.7%。

交感神经切除术治疗掌跖多汗症和轻度腋窝多汗症有效，不良反应（代偿性多汗症和味觉性出汗）较为常见且部分永久性存在。

腋窝多汗症

腋窝多汗症（axillary hyperhidrosis）一般在15～18岁时发病。许多患者伴发掌跖多汗症，其中大多数以腋窝病变为主；患者常无腋窝臭汗症，可能系大量小汗液冲洗掉大汗液臭味之故。

【临床提要】

患者的出汗量一般很大，在中度的精神或情绪刺激下，每侧腋窝在5分钟内可产生汗液150～200ml；大量出汗常使患者的衣服在15～30分钟内湿透。女性出汗一般少于男性，右侧腋窝出汗常较为严重，夏季出汗更为明显。不伴发功能性或器质性疾病。

【治疗处理】

（一）治疗原则

稳定情绪，参照全身性多汗症，针对局部多汗使用止汗收敛剂。

（二）基本治疗

腋窝多汗症的基本治疗见表35-7。

表 35-7　腋窝多汗症的基本治疗

靶向治疗	调节神经功能，阻止末梢神经释放乙酰胆碱，选择特定的交感神经切除
系统治疗	镇静剂，抗胆碱能药如溴丙胺太林、格隆溴铵
局部治疗	肉毒杆菌毒素 A 皮损内注射，氯化铝无水乙醇溶液（Drysol）外涂
手术治疗	交感神经切除、腋下吸脂及汗腺切除

（三）治疗措施

1. 系统治疗　①镇静剂口服；②部分极为严重的多汗症患者用氯化铝无水乙醇溶液治疗无效，但可在前 2～3 次试用治疗时提前 45 分钟口服格隆溴铵（glycopyrrolate）1mg，此药是一种抗胆碱能药物，能减缓出汗速度而使足量的氯化铝无水乙醇溶液发挥作用，除非治疗中断或病情复发，一般不需长期应用格隆溴铵。

2. 局部药物　甲醛、戊二醛、铝盐、锆盐、锌盐和抗胆碱能药物。

（1）氯化铝或水合氯化铝：是最常用的治疗多汗症的药物。对于腋窝多汗，每晚 20%～25% 的该溶液擦干燥的腋窝（用吹风机吹干）非常有效。

20% 氯化铝无水乙醇溶液在汗腺处于非活动期时（一般在睡眠时）应用，然后盖上一层聚乙烯塑料薄膜并穿上贴身的 T 恤衫以免移动，翌日晨去除薄膜并用肥皂和水清洗腋窝，每周 1 次至连续 3 次，一般可获得疗效，用药之前擦干但不清洗腋窝，本法由 Shelley 和 Hurley（1975 年）首次报道。

（2）离子电渗方法：局部治疗失败的患者可用自来水离子电渗疗法。通常每次 20～30 分钟及以上，每日 1～2 次，离子流通浸水的垫子起作用。一旦有效，可间歇治疗（可减至每 2 周 1 次维持治疗）。离子电渗介质中加入 0.01% 葡萄糖吡咯（glycopyrrolate）和 2% 氯化铝，可加快反应。

（3）肉毒杆菌毒素 A：参见掌跖多汗症。

3. 手术治疗　改良的颈胸交感神经切除术和腋窝手术均可采用。

（四）治疗评价及预后

1. 肉毒杆菌毒素 A　Heckmann 等对 145 例腋窝多汗症患者给予肉毒杆菌毒素 A 治疗，分别以 200U 及 100U 用于每边腋窝，比较疗效。出汗程度通过比重测定法获得。治疗 2 周之后，用肉毒杆菌毒素者出汗量有明显减少。经比较，用 200U 时一侧腋窝出汗量比平均出汗量稍少。24 周之后，用 100U 与 200U 者效果基本一致，均比基线出汗量少一半有余。

2. 腋窝皮肤切除　Bretteville-Jensen 等对 123 例腋窝多汗症患者行外科治疗，切除腋窝穹隆并以 "Z" 形整形术重建。其中 75% 患者获得 75%～100% 腋窝出汗量减少，36% 患者获得 50%～75% 出汗量减少。

有报道在汗腺最活跃处做椭圆形切除，继而从下部切开并在两侧的椭圆形切口上下切除汗腺深达 1～2cm，能有效控制腋窝多汗症。此方法有肯定疗效。

3. 腋窝局部的治疗　最常用的方法是外用氯化铝制剂，皮下脂肪抽吸或汗腺刮除术也是安全而可靠的方法，外用药物疗法均无甚大疗效，可能是大量出汗冲洗掉活性药物所致。

4. 交感神经离断术　其与后来的改良方法是长期治疗掌跖及腋下多汗症的选择，但应严格选择适应证。

味觉性多汗症

味觉性多汗症（gustatory hyperhidrosis）是由于传出刺激常涉及味觉感受器，故又称味觉性出汗（gustatory sweating）。

【临床特征】

1. 生理性味觉性多汗症　许多人在摄入辛辣或香味食物和饮料后发生局限性出汗，在数分钟内出现；以面部多见，特别是上唇和颊部，可为单侧或双侧，罕见头皮和膝部；好发于年轻人，夏季多发，有家族性。

2. 病理性味觉性多汗症　有 3 种类型：①腮腺局部创伤或疾病所致；②一些中枢神经疾病所致，如脊髓空洞症或脑炎；③胸交感神经干损伤所致。

（1）耳颞综合征（auriculotemporal syndrome）：又称 Frey 综合征，在腮腺或耳前区手术、创伤和脓肿等病变损伤了耳颞神经之后 1 个月至 5 年内出现。吃、喝，甚或咀嚼刺激唾液分泌时，于耳颞神经分布区发生局限性疼痛、血管扩张和出汗。

（2）脊髓空洞症或脑炎所致的味觉性多汗症：可能涉及迷走和舌咽神经的刺激，由控制出汗和流涎的髓核破坏所致；有较广泛的出汗反应。

（3）胸交感神经干损伤后的味觉性多汗症：可见于交感神经切除、肺癌、脊椎骨瘤、锁骨下动脉瘤和甲状腺切除患者。在交感神经干损伤后，患者常在进食或吞咽后出现面、颈、躯干和上肢的出汗反应。

【治疗处理】

（一）治疗原则

对于生理性味觉性多汗症，可对症处理；而病理性味觉性多汗症要治疗原发疾病。

（二）基本治疗

味觉性多汗症的基本治疗见表35-8。

表35-8　味觉多汗症的基本治疗

靶向治疗	针对生理性及病理性味觉多汗，选择靶向治疗与药物
生理性味觉性多汗症	减少香味食物、辛辣食物的刺激，尤其在炎热干燥天气
病理性味觉性多汗症	治疗腮腺疾病或创伤，脊髓空洞症或脑炎，胸交感神经干损伤

（三）治疗措施

（1）避免刺激因素，减少食用辛辣食物。进食时保持通风、凉爽环境，进食不要过快。

（2）耳颞综合征味觉性多汗症：常较轻微，仅10%病例需要治疗。3%～5%东莨菪碱霜和20%氯化铝乙醇溶液外用的疗效不等，耳颞神经周围乙醇注射可使症状消失达数月，鼓室神经（舌咽神经分支）切断和筋膜间置术可获持久疗效。

（3）脊髓空洞症、脑炎、交感神经干损伤：要综合治疗，但收效不大。

（四）治疗评价及预后

生理性味觉性多汗症无理想的治疗方法，部

分患者的症状可在数月或数年后消失。病理性味觉性多汗症视原发疾病治疗和恢复程度而定。

色汗症及血汗症

色汗症（chromhidrosis）是由于汗液被染料、微生物（毛孢子菌或棒状杆菌属）色素或其他化学物质污染所致。

【治疗处理】

（一）治疗原则

仔细检查病因及潜在疾病。

（二）基本治疗

色汗症及血汗症的基本治疗见表35-9。

表35-9　色汗症及血汗症的基本治疗

除去病因	汗液蓝/蓝绿色：炼铜工人
	汗青色：注射亚甲蓝
	汗淡红/红色：碘化物、氯法齐明
治疗潜在疾病	血汗：鼠疫、血友病、出血性疾病

（三）治疗措施

1.病因治疗　炼铜工人的铜绿色皮肤是由于铜盐在体表沉积所致，其汗液呈蓝色或蓝绿色；注射亚甲蓝可使汗液呈青色；碘化物或氯法齐明则使汗液呈淡红色或红色。小汗腺性色汗症与大汗腺性色汗症的区别在于后者有大汗腺分泌细胞产生的色素。

2.潜在疾病及治疗　血汗症罕见，一般发生于鼠疫、血友病、月经异常或出血性疾病的患者，睑、额、胸和生殖器等部位多见。应针对确定的疾病治疗。

（四）治疗评价及预后

除去病因，预后良好，如有潜在疾病则依其治疗归转而定。

鼻红粒病

鼻红粒病（granulosis rubra nasi）为常染色体显

性或隐性遗传病，有学者认为本病是血管舒缩神经功能障碍所致的多汗症。

【临床提要】

发病年龄为 6 个月至 16 岁，鼻尖红斑为其主要特征，并可扩展至鼻的其余部分或颊、上唇和颏部，红斑上散布针尖至针头大小的暗红色丘疹，或伴有汗滴（局部多汗），偶见水疱和小囊性损害。轻微瘙痒。本病在青春期或之前常可消失（图 35-4）。

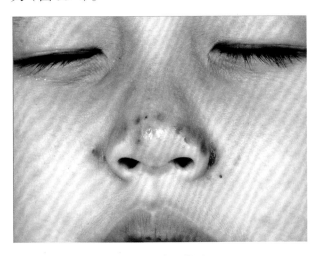

图 35-4　鼻红粒病
鼻尖红斑，上有暗红色丘疹

【治疗处理】

（一）治疗原则及基本治疗

鼻红粒病的基本治疗见表 35-10。

表 35-10　鼻红粒病的基本治疗

靶向治疗	阻止或抑制局部血管扩张，减轻汗管周围炎症细胞浸润
无须治疗	本病为自限性
方法选择	收敛安抚保护剂，冷湿敷，严重者试用冷冻治疗

（二）治疗措施

无特效的治疗方法。外用收敛洗剂和粉剂，以及润肤保护剂，严重者可冷湿敷。液氮冷冻亦可试用。经治疗可使炎症缓解。

（三）治疗评价及预后

本病有自限性，随着年龄增长至青春期可消失。

（李　莉　麦镜明　方培学　蔡艳霞
　　　　　叶　萍　吴　江）

第三十六章
甲　病

常 见 甲 病

甲病（nail disease）常见下列表现（图 36-1）。

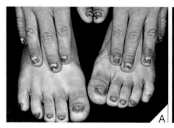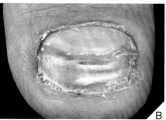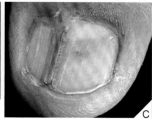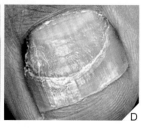

图 36-1　各种甲病表现
A. 甲营养不良；B. 甲横嵴；C. 甲纵嵴；D. 甲脱落

【临床提要】

1. 遗传性甲病

（1）无甲（anonychia）：指完全缺乏甲，可为先天性或源于母质的永久性损伤（图 36-2）。

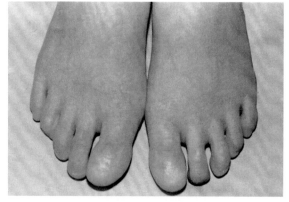

图 36-2　无甲
（中国医科大学　何春涤、王雅坤惠赠）

（2）先天性厚甲症（pachyonychia congenita）：是一种罕见的甲肥大性遗传性皮肤病，一些病例伴发甲床肥厚和甲下皮角化过度。

（3）球拍状指甲（racket nail，nail en raquette）：为常染色体显性遗传病，女性多见。其是一种拇指的畸形，即远端指骨比正常的短而宽。

（4）甲凹陷点（nail pitting）：引起本病的原因多为银屑病或斑秃，甲凹陷点可在幼年时出现或在数年后变得明显。

（5）儿童期20甲营养不良（twenty nail dystrophy of childhood）：发生于儿童早期，20甲均有过多的甲嵴，不一定伴发甲凹陷点，也不伴发假丝酵母菌性甲沟炎（图 36-3），病变可缓慢恢复正常。

（6）感染性甲病：真菌、细菌（图 36-4）、螺旋体和病毒感染所致甲病最常见，其中又以皮肤癣菌和细菌感染多见。

2. 创伤性甲病

（1）甲刺（hang nail）：又称逆剥，为表皮碎片与甲皱分离所致，裂隙损及真皮时可引起疼痛。

（2）嵌甲（unguis incarnatus）：是指甲板边缘刺入侧甲皱内引起疼痛、脓毒症和晚期的肉芽组织形成（图 36-5）。

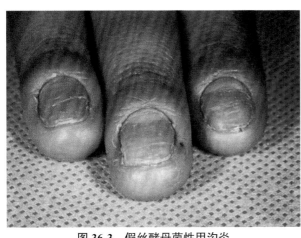

图 36-3 假丝酵母菌性甲沟炎

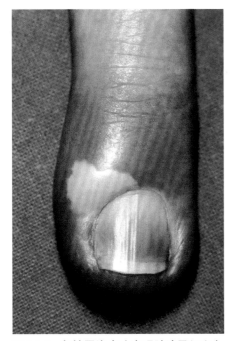

图 36-4 急性甲沟炎（出现脓液及红斑）

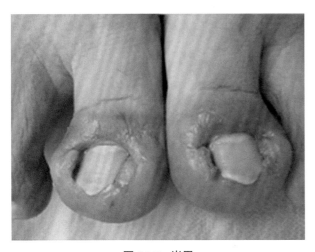

图 36-5 嵌甲

（东莞市常平人民医院 曾文军惠赠）

3. 甲肿瘤

（1）甲下外生骨疣（subungual exostosis）：是正常骨组织的生长过度，最常见于踇趾。表现为甲下的坚实肿块，常使趾尖移位和误诊为疣。

（2）恶性黑素瘤（malignant melanoma）：甲下部位的黑素瘤罕见，好发于踇趾和拇指。

4. 伴发系统性疾病的甲改变

（1）反甲（koilonychia）：亦称匙形甲（spoon nail），表现为甲呈扁平或凹陷外观。反甲可伴缺铁性贫血。

（2）甲剥离（onycholysis）：甲板常从甲尖部开始逐渐与甲床分离，一般只累及甲板的 1/3，使之松弛而不发生脱落（图 36-6）。

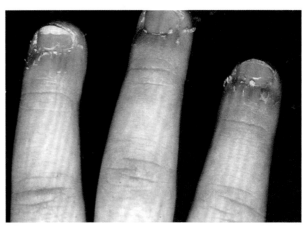

图 36-6 甲周剥离（逆剥）
近端甲皱表皮撕裂，表皮层仍与皮肤粘连

（3）甲变色（nail discoloration）：指（趾）甲颜色改变，涉及甲板、甲床和母质的变化（图 36-7）。

1）白甲（white nail）：①点状白甲，由外伤、真菌感染、梅毒和系统性疾病所致；②线状白甲，为遗传性或外伤、烟酸缺乏病等引起；③部分白甲，见于结核病、肾炎；④完全白甲，可为常染色体显性遗传，或伴发伤寒、麻风、肝硬化。

2）黑甲（melanonychia）：①甲板变成黑色，由良性色素痣、恶性黑素瘤、辐射治疗、奇异变形杆菌感染和重金属沉着所致。②纵向黑甲，是从甲护皮延伸至甲板远端边缘的纵向褐色色带。由正常或异常黑素细胞局限性生长引起，单个纵向色素带要排除黑素瘤，需活检鉴别（图 36-8）。

3）绿甲（green nail）和绿带甲（green striped nail）：甲下片状或全部变绿而不伴甲分离者称为绿甲。甲内有平行的绿色条纹称为绿带甲，系甲

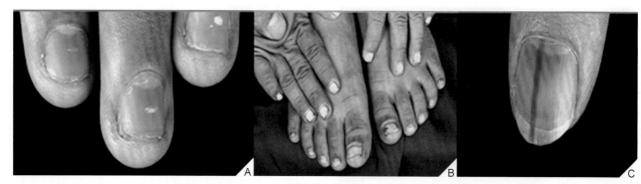

图 36-7 甲变色
A. 点状白甲，指甲；B. 全白甲，双指（趾）甲；C. 纵向黑甲

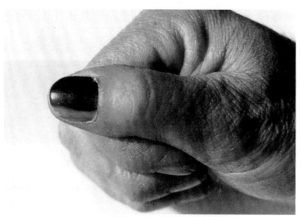

图 36-8 黑甲

沟绿脓假单胞菌感染所致，或原发感染为念珠菌或表皮癣菌。

4）甲胬肉（pterygium unguis）：甲上皮不正常地向前生长，覆盖萎缩或缺如的甲板。首先由于甲母质严重破坏，如先天性甲形成不全、扁平苔藓（图 36-9）或原因不明的永久性无甲，而后发生甲胬肉。

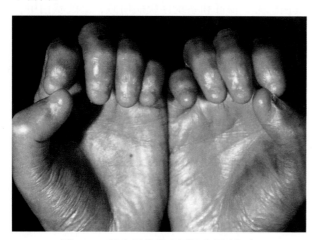

图 36-9 甲扁平苔藓（甲板全部破坏）

5）对半甲（half and half nails）：表现为甲近端部分为白色，远端为红色、粉红色或棕色。两者分界清楚。见于肾脏移植者、血液透析者。

6）杵状指（clubbing of the fingers and toes）：可伴发许多疾病，如肺病、心血管病、胃肠病、肝病和厚皮性骨膜增生病。病变初期仅有甲板与近端甲皱之间的正常角度消失（正常时为 160°，杵状指则大于 180°），以后出现远端指骨增粗和甲变大。

5. 甲萎缩（onychatrophia） 系甲板发育不良，由甲母质萎缩或破坏引起。甲板变薄变小。见于先天性外胚叶发育不良、大疱性表皮松解症，后天有麻风病、梅毒、扁平苔藓、毛囊角化病、甲状腺功能亢进，阿维 A 酯或 13-顺维 A 酸治疗时也可发生（图 36-10）。

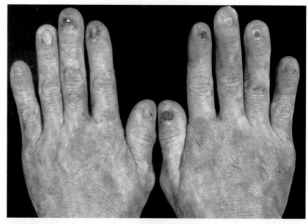

图 36-10 甲萎缩
甲板变薄、缩小，甚至完全缺乏

6. 钩甲（onychogryphosis） 甲板明显肥厚、过长及弯曲，形如鸟爪。多见于老年人（图 36-11），少数为先天性（图 36-12）。

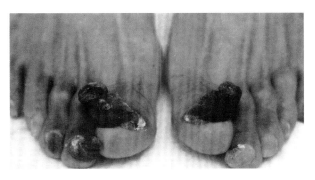

图 36-11　老年性厚甲

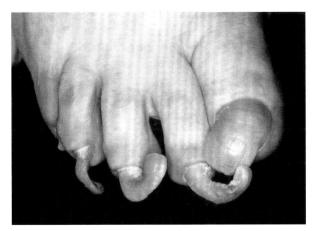

图 36-12　钩甲

表 36-1　甲病的基本治疗

靶向治疗	促进正常甲的生长，改善临床症状
潜在疾病	治疗贫血、扁平苔藓、银屑病、湿疹
外科治疗	嵌甲、钩甲
原发性甲病	选用调整和改善微循环的药物，厚甲应用角质松解剂、糖皮质激素

【治疗处理】

（一）治疗原则

依据不同病因，选择各种治疗。对症治疗，至今仍存在较多困难。

（二）基本治疗

甲病的基本治疗见表 36-1。

（三）治疗措施

1.治疗总则

（1）病因治疗：对原发性甲病可酌情给予改善肢端微循环的药物，感染性甲病则行抗感染性治疗，先天性甲病目前尚无有效疗法。而其中先天性厚甲中角化过度的皮肤损害可外用各种角质松解剂及皮质类固醇软膏封包治疗。

（2）外科治疗：甲损害常采用的方法是将甲、甲床、甲母质全部切除，移植皮肤组织至切除部位，或拔甲后将甲母质和甲床完全刮除以阻止病甲再生长。这种治疗方法在改善功能和美观方面都具有较好的效果，但新长出的甲仍有复发的可能。

（3）药物治疗：内服维生素 A、维生素 B、维生素 E 在一些病例中有效。此外，维 A 酸治疗也是行之有效的一种方法，尤其治疗后组织学方面的改善非常明显。但药物治疗疗效仍不理想，且副作用较多。

（4）甲营养不良：无特殊治疗，部分病例随着年龄增长可逐渐好转。

2.甲病治疗细则　见表 36-2。

表 36-2　甲病治疗细则

项目	治疗方法
1. 甲扁平苔藓	皮质类固醇损害内注射无效。口服泼尼松 [0.5mg（kg·d），3 周] 对有些患者有效。亦可口服维 A 酸，早期治疗，避免甲永久性丧失
2. 甲银屑病	甲银屑病的治疗主要针对其他部位皮损。当甲病是其唯一或主要症状时，可采用下述几种方法：①强效糖皮质激素封包，糖皮质激素与 10% 过氧苯甲酰凝胶或 0.1% 维 A 酸霜混用可加强激素的效应；②母质或甲床内注射醋酸曲安西龙（5mg/ml），每点 0.1ml，共 2～3 点，3～4 周后重复；③PUVA 治疗可改善远端母质和甲床病变，近端母质病变则基本无效；④卡泊三醇霜（50mg/g），外搽患甲及甲周组织，7 例患者中有 5 例在 3 个月后改善。甲下用 1% 氟尿嘧啶溶液有疗效。甲氨蝶呤、PUVA、环孢素或阿维 A 可能有效
3. 甲肥厚	可用机械或化学方法（40% 尿素糊）分期地部分或完全去除增厚的甲板

续表

项目	治疗方法
4. 钩甲	若病甲血供良好，可行甲板抽出术后用酚（phenol）或 CO_2 激光破坏甲母质
5. 甲凹陷点	在可逆性母质疾病时，糖皮质激素的早期治疗常能消除母质炎症，防止破坏和瘢痕形成。近端甲皱皮肤内注射醋酸曲安西龙（1.5mg/ml），注射量不超过 0.1ml 即可使皮肤变白和母质内充盈皮质激素；高浓度的皮质激素注射伴发萎缩的危险性较大，故浓度不应超过 10mg/ml。泼尼松（每日 1mg/kg）口服，停药后有复发的可能，不作为常规治疗
6. 嵌甲	应穿宽松的鞋以减少侧向压迫和横向修剪趾甲，趾甲生长至趾缘之前应避免修剪，以防止边缘刺的进一步形成 病程早期用杀菌剂和在甲缘下插入小棉拭子控制感染，每日 2 次温水浸泡，如感染严重，全身使用抗生素 肉芽组织可用电灼破坏和手术治疗。切除肉芽组织的同时可能需要切除甲皱，部分病例需拔甲 单纯拔甲后复发者，需做甲母质部分切除。甲器全切除术适用于年轻患者的顽固性病变，老年患者（尤其伴发糖尿病或外周血液循环不良）应采用保守疗法
7. 杵状指	治疗可能存在的基础疾病
8. 甲剥离	治疗原发病或去除致病因素、反复修剪剥离的甲板、甲床的过度水合和外用抗生素及抗真菌药。病变消失可能需 3～4 个月，应每隔 4 周重复修剪甲板。碘伏与 70% 异丙醇（1：1）配制的酊剂、2%～4% 麝香草酚氯仿溶液反复涂擦甲床
9. 甲变色	病因治疗，药物或其他化学物质、感染、系统性疾病、皮肤病、辐射等

（四）治疗评价

少许甲病如病因明确且能除去的，可能治愈或明显改善，如药物所致甲变色、贫血所致匙形甲，但多数甲病尚无特效治疗。

（五）预后

随基础疾病改善而改善，如扁平苔藓、银屑病，一些疾病有自然病程，如全甲营养不良。儿童患者到 20～25 岁时可自行恢复。一些感染性甲病，经治疗感染会很快痊愈，如真菌、细菌所致的甲病。甲凹陷点部分病例仅短时存在，而余者则持续数年。

纵 向 黑 甲

纵向黑甲（longitudinal melanonychia，LM）指近端甲皱襞或甲半月向甲板边缘延伸的色素带。LM 的病因为甲母质处黑素细胞活化和黑素细胞增生。

黑素细胞活化，指甲母质上皮和甲板黑素增多，而黑素细胞数目正常，或称为黑素细胞激活。黑素细胞活化源于生理性、皮肤病性、医源性和综合征性因素。

黑素细胞增生指黑素合成增加且黑素细胞增生，如甲母质痣、甲雀斑样痣和恶性黑素瘤。因 LM 可能为甲黑素瘤，因此医生和患者对此格外关注。

LM 的良、恶性与发病年龄有关：①若黑甲发病年龄为婴幼儿，其黑甲为良性。②若为儿童，其黑甲几乎为良性。③若为青少年，则通常为良性。④若为 30 岁以下的成人，则可疑恶性。⑤若为 30～40 岁成人，则可能为恶性。⑥若为 40 岁以上成人，则很有可能为恶性。高天文团队对一组甲黑素瘤及一组甲母痣进行分析，发现 30 岁后发生黑素细胞增生和纵向黑甲者均为黑素瘤，16 岁前极少出现甲黑素瘤，但并非所有 30 岁以后出现的黑甲均为黑素瘤（《恶性黑素瘤高天文 2019 观点》科学技术文献出版社，2019）。

【临床提要】

1. LM 的临床特点　为一个或三个正常指（趾）出现规则或不规则纵向线条状色素带，色素可呈灰色、棕褐色及黑色（图 36-12A ～ C）。

2. 甲下雀斑样痣及甲母痣　多为形状规整、颜色均匀的灰色、棕褐色纵向色素斑。

3. Hutchinson 征 是指 LM 患者可在黑甲局部甲襞、指尖、侧边甲廓出现青色、棕色、黑色外延性色素斑。此征为恶性 LM 的高危表现，有时需与假 Hutchinson 征相鉴别。

4. 儿童 LM 多为良性病变，多为甲母痣，其他有甲下雀斑样痣，甚至非特异性炎症，但仍然有恶性黑素瘤（罕见），儿童 LM 患者 Hutchinson 征阳性，虽然单个纵向色素带不一定系黑素瘤所致，但必须鉴别之。儿童 LM 中黑素细胞活化少见，多数是黑素细胞增生，基本上是甲母痣和甲母雀斑样痣，发生恶性黑素瘤的概率极低。

【诊断与鉴别诊断】

（一）诊断

1. LM 诊断 尽量保证恶性黑素瘤不漏诊。

2. 临床诊断 ABCDF 标准，Levit 等在 2000 年提出了甲下黑素瘤 ABCDEF 诊断方案：A，年龄 50～79 岁，非洲、美洲土著及非洲人；B，宽度＞3mm、边界不清；C，黑甲表现有变化；D，累及部位拇指＞趾＞其他趾（指）；E，甲周受累（Hutchinson 征）；F，阳性家族史或个人史。ABCDEF 诊断方案仅能提供初步诊断和活检指征，并不能作为确诊依据。

3. 皮肤镜 在黑甲和 LM 的鉴别诊断中起到很重要作用，甲床和甲基质的皮肤镜检查较甲板的皮肤镜检查在鉴别良、恶性皮疹方面更为准确，能够提供更多的诊断信息。

4. 组织病理 是金标准，病理分型：①黑素细胞活化所致色素沉着；②甲下雀斑及雀斑样痣；③甲下色素痣；④甲下黑素瘤。

（二）鉴别诊断

引起 LM 的主要疾病有：①甲下雀斑样痣、色素痣、黑素瘤；②药物包括化疗药物、抗凝药物、抗疟药、水银等；③甲外伤；④非特异性炎症；⑤全身系统疾病，如 Addison 病、库欣综合征、Peutz-Jeghers 综合征、肢端肥大症等。

【治疗处理】

（一）治疗原则

（1）良性黑甲尽量不处理，活检及手术治疗时尽量保证甲不畸形。

（2）恶性黑甲尽量保证不漏诊而延误治疗。

（3）LM 应随访观察；掌握好 LM 的活检、治疗指征、手术时机，恶性黑素瘤手术尽量保证指甲不畸形、不截肢、不截指。

（二）基本治疗

纵向黑甲的基本治疗见表 36-3。

表 36-3 纵向黑甲的基本治疗

观察	依据发病年龄、临床表现及变化观察
活检	把握好时机，选择活检术式 宽度未超过 1/2 甲的 LM 可行局部甲床及甲基质组织活检 色素斑宽度＜3mm，可用环钻切除 色素斑宽度＞3mm，行甲基质切削活检 对于面积较大，高度怀疑侵袭性黑色素瘤的 LM，彻底切除皮损
手术	手术指征和选择手术方法
注意	活检及手术对甲母质甲有刺激，可能是引起肢端黑素瘤和甲畸形的因素
晚期 LM	生物制剂、靶向治疗

（三）治疗措施

LM 的治疗需依据组织病理结果以及患者意愿，比较焦虑或者强烈要求手术治疗的患者，应当事先告知术前可能出现的后果，如甲营养不良、LM 再发。不同 LM 的处理方式选择见表 36-4。

表 36-4 纵向黑甲的处理方式选择

项目	处理方式
甲黑素细胞活化	定期观察，无须处理
儿童甲黑素细胞增生	定期观察，如成年后不消退再处理；如快速扩展且出现 Hutchinson 征，可考虑活检
成人甲黑素细胞增生（儿童时发病）	薄层切削甲母质黑斑全切术（黑斑宽度＜3mm）或纵行全层切除（位于甲板边缘）
青少年甲黑素细胞增生（良性可能大）	首选定期观察；如黑斑扩大可选薄层切削、甲母质黑斑全切（黑斑宽度＜3mm）或纵行全层切除（位于甲板边缘）

续表

项目	处理方式
青少年甲黑素细胞增生（有恶性可能）	甲母质黑斑全部切除、纵行全切或部分甲单元全切活检
成人甲黑素细胞增生（恶性可能小）	
成人甲黑素细胞增生，（恶性可能大）	部分甲单元切除或全甲单元切除活检，切除范围同原位黑素瘤，且切缘外扩 6mm，出现 Hutchinson 征时可在黑斑边缘外扩 1cm，行甲单元全切活检

资料来源：王大光，蒋佳怡，2021. 几种甲病诊疗的思考. 中华皮肤科杂志，54（8）：735。

（四）治疗评价

（1）目前甲黑素瘤在没有骨侵犯情况下多数不再主张截肢手术，原位甲黑素瘤主张从黑斑处扩 0.6cm，在骨膜深度切除，因甲床较薄，在手术不易控制的情况下最好连同骨膜一起切除。侵袭性黑素瘤根据 Breslow 厚度切除 1～2cm 的范围，深度为连同骨膜一起切除。侵袭性甲黑素瘤明显侵犯指（趾）骨情况下可考虑截肢手术。

（2）拇指甲黑素瘤手术尽可能不予以截指，未来的甲黑素瘤基本上在原位或Ⅰ型即能早期发现并纠正，扩大 0.5cm 切除即可，应避免通常使用的截指术，特别是拇指和示指，空军军医大学第一附属医院（西京医院）高天文、赵建红团队做的甲黑素瘤手术既保留了拇指的功能，又保证了指的美观。

（五）预后

LM 的预后与良性和恶性有关，如甲下雀斑样痣、甲下色素痣导致的 LM 有转变为甲下黑素瘤的风险，不能仅仅等待观察，医生要密切观察，随诊其变化并及时处理，改善 LM 的预后。

黄甲综合征

黄甲综合征（yellow nail syndrome）是一种病因未明的疾病，其典型表现为黄甲、淋巴水肿及呼吸道症状三联征。

【临床提要】

1. 甲病　甲生长速度明显降低，呈淡黄色或浅黄绿色，轻度增厚，质地坚硬并沿长轴极度弯曲；护皮缺失，甲剥离，广泛的甲剥离可导致甲板脱落，甲再生极为缓慢。

2. 淋巴水肿　水肿常累及小腿。仅有少数患者伴发先天性淋巴管畸形；一些无淋巴管畸形的病例，可能存在功能缺陷或仅少数的淋巴管缺陷。

3. 系统病变　伴发的系统性疾病有胸腔积液、肺气肿、支气管扩张、鼻窦炎、恶性肿瘤、肾病综合征和 AIDS。

4. 诊断及鉴别诊断　虽然三联征并不都出现于每位患者，但典型的甲变化却是诊断本病的必备条件。黄甲综合征也应与银屑病、甲真菌病、先天性厚甲、老人甲相鉴别。

【治疗处理】

（一）治疗原则

查明潜在疾病，如呼吸系统疾病、恶性肿瘤、感染、免疫系统及血液系统异常，还有内分泌、结缔组织及肾脏疾病，以及其他的一些疾病情况，包括曾接受青霉胺治疗等，对于以上这些情况都应跟踪追查。

（二）基本治疗

黄甲综合征的基本治疗见表 36-5。

表 36-5　黄甲综合征的基本治疗

潜在疾病	治疗呼吸道炎症、肾病、HIV 感染、原发性淋巴水肿伴黄甲、免疫系统和血液系统异常及内分泌疾病、结缔组织病、恶性肿瘤
甲病	
局部治疗	注射糖皮质激素
系统治疗	试用糖皮质激素、伊曲康唑、氨苄西林、维生素 E、锌

（三）治疗措施

治疗措施：①口服 800U 的维生素 E 和局部涂擦维生素 E 溶液有效。某些病例使用伊曲康唑（联合维生素 E）和口服锌剂也取得很好疗效。局部注射醋酸氟羟泼尼松龙。皮质激素、生物素、己烯雌酚、黄香草木樨、氨苄西林均有报道治疗有效者。②潜在疾病治疗，呼吸道疾病可给予抗生素，淋巴水肿可用利尿剂，或抬高患肢、束弹力绷带等方法治疗。并发感染时应给予抗感染治疗。

（四）循证治疗步序

黄甲综合征的循证治疗步序见表 36-6。

表 36-6　黄甲综合征的循证治疗步序

项目	内容
一线治疗	氟康唑 300mg，每周 1 次，加 α-生育酚早晚各服用 500mg，长期口服克拉霉素 300 ～ 400mg/d
二线治疗	氟康唑 300mg，每周 1 次，加每月指甲病灶内注射曲安奈德 长期口服克拉霉素 300 ～ 400mg/d + 曲安奈德 流感和肺炎球菌疫苗 理疗
三线治疗	口服补锌 奥曲肽 300mg，每日 1 次或兰瑞肽 补充中链三酰甘油的低脂饮食

（五）治疗评价

1. 维生素 E　Agrcs 等认为每日使用维生素 E 600 ～ 120U 可使甲改变完全消除。

2. 伊曲康唑　Lugten 等认为伊曲康唑冲击治疗联合维生素 E 对治疗本病有效。

3. 曲安西龙　Samman 等报道对 55 例本病患者研究认为，于近端甲质处皮内注射曲安西龙治疗有效。

4. 补锌　Arroyo 等报道以口服补锌治疗合并淋巴水肿的黄甲综合征患者，治疗 2 年，症状完全缓解。

5. 奥曲肽　是一种生长抑素类似物，对黄甲综合征中黄甲、下肢淋巴水肿有效。

（六）预后

甲变色一般为永久性，但有时可完全逆转至正常，此似与治疗无关。黄甲综合征预后取决于潜在疾病的治疗和转归。

（叶　萍　何玉清　麦镜明　普雄明
李　文　陆　原）

第三十七章
真皮及皮下组织病

皮肤弹性过度

皮肤弹性过度（cutis hyperelastica）即 Ehlers-Danlos 综合征，为先天性结缔组织的缺陷，多为常染色体显性遗传。

皮肤弹性过度的发病机制见图 37-1。

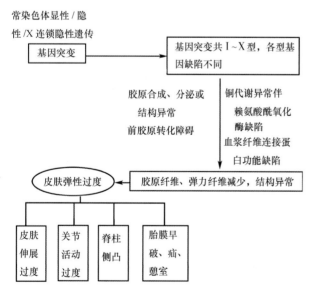

图 37-1　皮肤弹性过度的发病机制

【临床提要】

1.基本损害　①皮肤弹性过度，皮肤如橡皮带，可拉长 15cm 或更长，放手后立即回到原位（图 37-2、图 37-3）；②皮肤和血管脆性增加，轻微外伤易引起破裂、血肿、出血，不易止血，愈合缓慢；③关节过度伸展，尤其指（趾）及肘膝关节伸展度大，使步态摇摆，大关节易脱臼（图 37-4）；④其他：有眼距增宽、眼部血肿、肠壁自发破裂、多发性疝、主动脉瘤等。

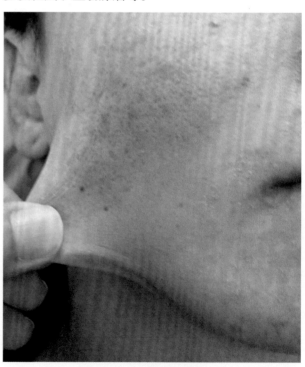

图 37-2　皮肤弹性过度（1）

（深圳市第六人民医院　陆原惠赠）

642

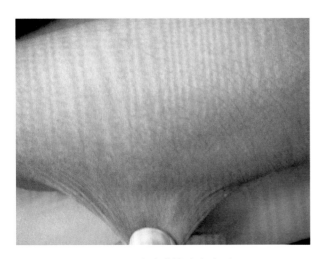

图 37-3　皮肤弹性过度（2）
（深圳市第六人民医院　陆原惠赠）

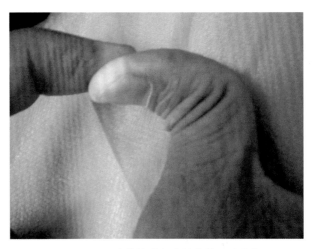

图 37-4　皮肤弹性过度（关节伸屈过度）
（深圳市第六人民医院　陆原惠赠）

2. 临床分型　①经典型（关节松弛、皮肤过度伸展）；②过度移动型；③血管型（淤伤血管和内脏破裂）；④眼 - 脊柱后侧凸型；⑤关节松弛型（多发关节松弛、半脱位、皮肤中度伸展）；⑥皮肤脆裂症型（皮肤脆裂症、皮肤过度伸展）。

3. 鉴别诊断　需与马方综合征、弹性假黄瘤、成骨不全和皮肤松弛症相鉴别。

【治疗处理】

（一）治疗原则

本病无特殊治疗方法，以预防外伤和对症处理为主。

（二）基本治疗

治疗是支持性的，应避免对皮肤和关节的损伤（表 37-1）。

表 37-1　皮肤弹性过度的基本治疗

靶向治疗	针对基因突变所致胶原纤维减少、弹力纤维增加所引起的多种病变，如皮肤脆性增加，皮肤松弛和皮肤过度伸展及关节、血管改变等，对其进行矫正并防护
监测并发症 / 对症处理	肠壁破裂、肠胃出血、妊娠子宫破裂、主动脉瘤破裂、视网膜剥离、多发性疝、血肿及皮下出血
防护	1. 免受外伤，防止假瘤形成，防止关节损害，护膝，避免冲撞，避免日晒 2. 手术抢救大血管出血，疝修补，稳定关节

（三）治疗措施

1. 避免外伤　关节的稳定性可通过相应的外科手术得到解决。

2. 保护皮肤　皮肤变薄易受光化损害，应避免日光暴晒。维生素 C 能增强皮肤的抵抗力和促进伤口愈合并增强肌肉强度，成人剂量为 2 ~ 4g/d，儿童酌减，但有肾结石者应慎重使用维生素 C，以免增加结石形成的机会。

3. 血肿处理　压迫包扎血肿可促进吸收和防止假瘤形成。

4. 疝修补　对于症状明显的疝进行修补。

5. 手术抢救　大血管破裂所致急性出血性休克应紧急手术抢救。

6. 手术注意事项　由于血管脆性增加，手术缝合困难，缝合伤口易裂开，因此手术时应加压包扎，延期拆线。尽量避免不必要的手术。

（四）治疗评价

支持对症治疗，监测各种并发症，可提高生活质量。

（五）预后

本病虽随年龄增长症状可减轻，但却终身存在。患者可因血管损伤和肠穿孔致死亡。

萎 缩 纹

萎缩纹（striae atrophicae）又称膨胀纹（striae distensae），因妊娠发生的称为妊娠纹（striae gravidarum）。

【临床提要】

1. 相关因素 ①与糖皮质激素分泌过多或长期使用此类药物有关。激素能分解弹力纤维蛋白，使弹力纤维变性、断裂。②与局部皮肤张力有关，如青春期迅速长高、肥胖、腹水、库欣综合征等。

2. 皮肤损害 初起为红色或紫红色的波浪形条纹（膨胀纹、红纹），多条互相平行（图 37-5），无自觉症状。渐变为淡紫色、正常皮色或浅白色，柔软平滑，伴有轻微的皱纹（萎缩纹、白纹）。本病好发于股部、腰部、腹部、上臀外侧等处。

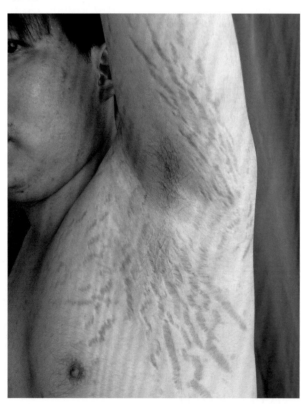

图 37-5 萎缩纹

【治疗处理】

（一）治疗原则及基本治疗

本病一般无须特殊治疗，经过一段时间后，条纹会有所消退。

（二）治疗措施

早期外用 0.1% 维 A 酸霜能改善其外观，并已显示可减少萎缩纹的长度及宽度。其他包括 0.05% 维 A 酸 /20% 羟乙酸及 10% 左旋维生素 C/20% 羟乙酸也可改善萎缩纹的外观。激光已被用于治疗萎缩纹：585nm 的脉冲染料激光已显示能改善红纹的外观，但对白纹无效，而 308nm 准分子激光能改善白纹的白斑。

（三）治疗评价及预后

有报道用低剂量全反式维 A 酸治疗 7 个月后病情未见缓解。本病可长期存在。

皮肤松弛症

皮肤松弛症（cutis laxa）又称泛发性弹力纤维松解症（generalized elastolysis），是一种异质性弹力纤维病，以皮肤松弛和内脏受累为特征。

本型可分三型：常染色体显性遗传型、隐性遗传型和获得型。除发病时间不同外，二者无其他区别。

皮肤松弛症的发病机制见图 37-6。

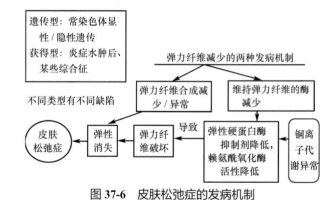

图 37-6 皮肤松弛症的发病机制

【临床提要】

1. 发病特征 一般而言，先天型于婴儿期发病，但有些常染色体显性遗传型要到成年才发病。获得型常在青春期发病，或可起病于任何年龄。

2. 皮肤松弛、皱折 以面部及眼周最易发生（图 37-7），下颌皮肤松散下垂。因皱折较多，呈早衰容貌。上唇及耳壳均较长，下唇松弛，易流涎。

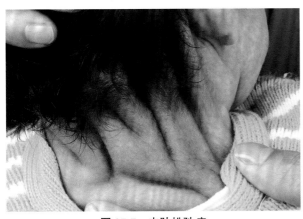

图 37-7 皮肤松弛症

腹部皮肤下垂，可遮盖外阴部。皮肤拉紧后再放松，复原缓慢。

3. 内脏受累 有肺气肿、肠憩室、疝及直肠、阴道脱垂、主动脉扩张等。

4. 继发性（获得型）皮肤松弛症 发病前有其他皮肤病史，如湿疹、荨麻疹、多形红斑、水疱、红斑，也可伴有多发性骨髓瘤、由膜增殖型肾小球肾炎所致肾病综合征、淀粉样变性、急性发热性中性粒细胞性皮炎和药物反应（尤其是青霉胺）。

5. 组织病理 遗传型和获得型皮肤松弛症组织学相似。真皮乳头的弹力纤维缺如，弹力纤维很短，直径不一，形同球状。

6. 鉴别诊断 本病应与弹力过度性皮肤相鉴别。弹力过度的皮肤伸展过度但仍富弹性，而皮肤松弛症的皮肤松弛且无弹性。

【治疗处理】

（一）治疗原则

1. 分清疾病类型 皮肤松弛症是一种症状，可由各种不同原因引起。

2. 获得型 有些获得型病例与潜在性疾病或先前的炎症性皮肤病有关，包括荨麻疹、湿疹、红斑狼疮、肾小球肾炎、浆细胞恶病质和系统性淀粉样变。对于这些潜在的疾病需予以相应治疗。

（二）基本治疗

皮肤松弛症的基本治疗见表 37-2。

表 37-2 皮肤松弛症的基本治疗

靶向治疗	针对不同类型的生化缺陷、弹力纤维缺失所致的皮肤和内脏损害，力争改善临床症状
整形美容	纠正松垂皮肤及萎缩皱纹
改善功能	手术纠正直肠、子宫脱垂及疝修补
保守治疗	内科对症处理，缓解皮肤内脏松弛的症状，如憩室疼痛止痛，胃溃疡时使用制酸剂，以及改善心肺功能

（三）治疗措施

1. 改善外貌 对于皮肤损害，皮肤皱褶处松垂及皮肤的萎缩性皱纹（尤其眼睑周围），为美容问题，可借助外科手术改善损坏的外貌。

2. 改善功能 弹力纤维缺失影响内脏，如直肠突出、子宫脱垂等，也可有疝形成，此时可做疝修补术。

3. 内科治疗 如肺心病、肺气肿、食管扩张、食管憩室、胃溃疡等需进行内科治疗。

（四）治疗评价及预后

目前无有效的治疗方法，整形手术不能阻止皮肤松垂的发展。

1. 显性遗传型 主要是皮肤损害，为美容问题，预后好。

2. 隐性遗传型 伴有重要内脏器官累及，包括疝、憩室、肺气肿、肺心病、主动脉扩张、龋齿和骨质疏松。受累于年轻时死亡。

通常治疗效果不佳。有多种外科手术可切除松垂组织，但大部分都不成功，手术不能阻止皮肤松垂发展，因为切除部位很快又出现新的皱褶。

弹性假黄瘤

弹性假黄瘤（pseudoxanthoma elasticum，PXE）是一种罕见病，与 16 号染色体短臂上的 *ABCC6*

基因突变有关。弹力纤维结构在一定条件下容易钙化。血清钙、磷一般正常。

【临床提要】

1. 皮肤损害　儿童或青春期首先发生。特征性的皮损为淡黄色丘疹或斑块，呈鹅卵石样或拔毛的鸡皮样损害，常对称分布于双侧颈部、腋窝、肘窝和腹股沟（图37-8）。

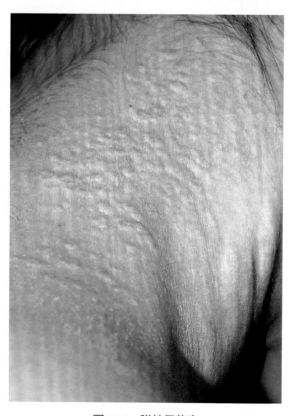

图 37-8　弹性假黄瘤

2. 视网膜病变　血管样条纹和斑状色素沉着。晚期并发症为视网膜出血及瘢痕形成，可导致中心性视盲，但不会完全失明。

3. 心血管病变　类似动脉粥样硬化。周围血管病变导致间歇性跛行、细或无脉和肢体无力，并发高血压和胃肠道出血，以及心绞痛、心肌梗死和脑血管意外。

【治疗处理】

（一）治疗原则

本病不能治愈，治疗仅控制病情，限制铵的摄入，监测皮肤、眼及心血管病变，并进行相应处理。

（二）基本治疗

弹性假黄瘤的基本治疗见表37-3。

表 37-3　弹性假黄瘤的基本治疗

靶向治疗	针对酸性黏多糖升高，弹力纤维肿胀、碎片状、团块、易钙化所造成的皮肤血管病变，进行监测和对症处理，改善症状和预后
监测和处理并发症	各种出血：眼底出血、视网膜出血、鼻出血、胃出血 高血压，二尖瓣脱垂，间歇性跛行，视力减退
饮食干预	限钙限磷（尚有争议）
生活干预	运动健身，减少心血管病并发症，禁烟
皮肤损害	手术整形，试用维生素 E

（三）治疗措施

虽然 PXE 不能治愈，但可控制病情。

1. 限钙限磷　须限制钙的摄入，尤其是儿童及青春期。避免头部损伤和精神紧张将减少视网膜出血。亦应将磷的摄入限制到最低水平。

2. 运动锻炼　刺激侧支循环形成可缓解由周围血管病变导致的并发症的严重程度。

3. 生活干预　严禁吸烟。告知孕妇妊娠将加快病情发展，而口服避孕药亦应避免。

4. 皮损治疗　少数报道维生素 E 可能有效，但尚需进一步研究。对于皮肤损害中松弛的皱褶，可做整形手术。玻璃体内注射贝伐珠单抗（bevacizumab）用于治疗脉络膜新血管生成。

（四）循证治疗步序

弹性假黄瘤的循证治疗步序见表37-4。

（五）治疗评价

1. 限制钙摄入　Renie 等发现在儿童或青年阶段的高钙饮食可加重本病。每日的钙摄入量不应超过 800mg，特别是在儿童及青年期。血脂异常可通过饮食及允许范围内的运动控制，或者通过治疗控制。血脂异常者应每年进行监测。

表37-4　弹性假黄瘤的循证治疗步序

项目	内容	证据强度
一线治疗	优质营养；避免摄入反式脂肪；根据患者年龄和当前推荐摄入钙；规律运动；避免可能造成头或眼部损伤的运动	B
	控制高血压、高血脂及其他心血管疾病的高危因素；避免长期服用抗凝药物以减少眼、胃部和肠道及其他部位出血风险	C
	定期与熟悉PXE的眼科医师进行随访；如有脉络膜新生血管生成，可考虑使用贝伐珠单抗或雷尼珠单抗治疗	C
	心内科就诊，完善超声心动图，了解有无心血管异常；孕妇应密切监测有无高血压及子痫前期	C
二线治疗	要求去除不良皮损，有美容目的的患者可行美容手术	B
	点阵CO_2激光，注射胶原蛋白	E
三线治疗	盐酸司维拉莫800mg，每日3次	A
	氧化镁（500mg镁元素）800mg，每日2次，持续1年，随后予以1250mg（750mg镁元素），每日2次	A
	依地膦酸20mg/kg，每2周1次，连续使用1年	E
	静脉注射硫代硫酸钠	

2. 控制心血管症状　Goodman等认为本病心血管症状很少发生于30～40岁之前，最常见首发症状为下肢间歇性跛行。己酮可可碱400mg，3次/日，进食及运动时服用有效。

（六）预后

青春期钙的摄入似乎与病情加重有关；在青春期，当血磷和碱性磷酸酶活性增高时病情加重，可有进行性视力减退，合并眼、心血管病变，预后较差。

回 状 颅 皮

回状颅皮（cutis verticis gyrata）又称为皱褶性厚皮病（pachyderma plicature），指头皮肥厚及折叠，状如脑回。

1. 原发性　48%的患者为原发性或特发性。原发性者为头皮的发育退化所致，可伴有小头白痴症。另一厚皮性骨膜病（pachydermoperiostosis）或称 Touraine-Solente-Cole 综合征、原发性或特发性肥大性骨关节病（primaryor idiopathic hypertrophic osteoarthropathy），以头和肢端皮肤增厚，额、颊和头皮深皱纹（回状颅皮），长骨骨膜肥厚，杵状指（趾），以及手足铲状增大为特征。

2. 继发性　可因头皮炎症、创伤、肿瘤、痣等引起，亦可为系统性疾病的一种表现。

【临床提要】

1. 基本损害　头皮发生折叠，形成迂回的沟和嵴，嵴宽0.5～2cm，2～20条不等，沟深约1cm，以顶、枕部常见。其上头发正常。外观如脑回状（图37-9）。

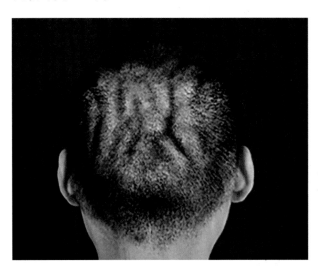

图37-9　回状颅皮
（广东医科大学　李文惠赠）

2. 发病特征　原发性者多为先天发育缺陷；继发性者多为局部炎症、神经纤维瘤、痣、肢端肥大症、白血病、黏液水肿。本病只见于男性。较少是家族性的。

3. 组织病理　单纯表皮和真皮肥厚，神经纤维增生，慢性炎症。

【治疗处理】

（一）治疗原则

应判明为原发或继发，或为系统疾病综合征的一个部分，并进行相关治疗，回状颅皮仅对症处理。严重皮肤损害病例可手术切除，行植皮或头皮还原术。

（二）基本治疗

回状颅皮的基本治疗见表 37-5。

表 37-5　回状颅皮的基本治疗

靶向治疗	酌情应用手术方法除去回状颅皮
监测和处理原发病	白血病、黏液水肿、神经纤维瘤病、肢端肥大症、厚皮性骨膜病
颅皮治疗	手术切除或加植皮术

（三）治疗措施

1. 原发性　患者常伴智力障碍或慢性精神分裂症，应进行治疗。

2. 继发性　约有半数患者存在潜在疾病，炎症、创伤应消炎处理创伤。肿瘤或痣应行手术切除。

3. 回状颅皮　头皮肥厚及折叠，可行整形外科手术、植皮术治疗。

（四）治疗评价及预后

视其潜在疾病转归，而单纯性或特发性者预后良好。原发性非痴呆性、继发性非肿瘤性预后好。

面部单侧萎缩

面部单侧萎缩（hemiatrophy facialis）又称 Rombery 病，为单侧面部包括皮肤、皮下组织、肌肉，甚至骨的进行性萎缩。

主要发病机制有以下几个学说：①感染学说，全身或局部感染后。②外伤学说，患者有外伤、拔牙史，有的在拔牙后发生。③三叉神经末梢神经炎学说，发病初期有时有该区三叉神经痛，面部萎缩的范围也多与三叉神经分布一致。④交感神经学说，外伤或感染所致交感神经兴奋诱发面部萎缩。⑤中枢神经学说。⑥其他，家族遗传等。

【临床提要】

1. 发病特征　好发于左侧，10～20 岁者多见，女性占 3/5，但偶有老年人发病者。其主要症状为半侧颜面缓慢地进行性萎缩。开始多为前额、颊部、下颌区。发病部位多与三叉神经分布区一致。

2. 基本损害　面部一侧逐渐萎缩。皮肤、皮下组织、肌肉和骨均萎缩，严重时可波及同侧头颅、眶内容物、鼻翼、耳、舌腭、颈，面部一侧歪斜（图 37-10）、瘦削和凹陷，偶可蔓延至肩、胸、半侧躯体（全身面偏侧萎缩）。出现不规则色素斑，皮肤干燥、变薄似瘢痕，患侧不出汗。10 岁以前颜面发育未完成时发病可影响骨的构造，20 岁以后主要是软组织变化。进行性萎缩一般经 2～10 年后自行停止。约 5% 病例为双侧受累。

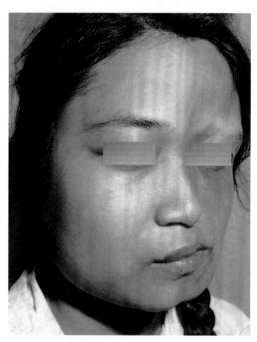

图 37-10　面部单侧萎缩

3. 组织病理　真皮、皮下组织和基底组织萎缩。

4. 鉴别诊断　本病应与额部刀伤形硬皮病相鉴别，后者呈纵行带状分布，范围狭窄且表浅，皮肤硬，与下方组织粘连甚深、不易捏起，脱发。然而，亦有两种疾病共存者。

【治疗处理】

（一）治疗原则/基本治疗

需等待患者 20 岁后待病变完全静止才考虑治疗，基本治疗为外科整容术。

（二）治疗措施

1. 选择术式　为使修复后外形和功能上获得比较良好的疗效，要根据术者的经验选择术式。

2. 轻度凹陷病变　可植以组织片（真皮脂肪片、筋膜片）或注射脂肪颗粒；鼻翼缺损可用耳轮复合片修复；骨萎缩可用软骨片、骨片、医用硅橡胶块或羟基磷灰石等充填。

3. 中度或重度凹陷病变　根据不同情况选用真皮脂肪瓣、颞筋膜瓣、胸锁乳突肌瓣、胸大肌瓣、背阔肌瓣、斜方肌瓣、骨瓣、肌骨瓣、大网膜等进行带蒂移植或游离移植，显微血管吻合较好。

4. 术前设计　术前宜用计算机成像技术做好测量分析，确定填充量及充填后的模拟图像作为手术设计的参考。按图像做模型，在模型上用弹性模做好填充物的大小和形状，消毒后备用。

（三）治疗评价及预后

相对而言，经整形手术预后较好。

斑　萎　缩

斑萎缩（macular atrophy）又称斑状皮肤松垂（anetoderma maculosa），分为原发性斑萎缩和继发性斑萎缩两种。

1. 原发性斑萎缩　弹力纤维缺失可能是由于过度降解或合成减少所致。免疫机制在某些病例中可能起作用。

2. 继发性斑萎缩　损害发生在伴发病的皮损处。感染原因为梅毒、瘤型麻风、结核。Wilson病患者的斑萎缩是青霉胺治疗的并发症，青霉胺可能会影响弹力纤维稳定的交联形成。

【临床提要】

1. 原发性斑萎缩　①红斑型斑萎缩：Jadassohn-Pellizzari 型，有一个原发性炎症性皮损期，初起为小红斑，渐增大至 0.5 ~ 2.0cm，从中心起颜色逐渐变淡，呈青白色或灰色，表面萎缩起皱，微凹陷或隆起（图 37-11），触之柔软，可插入指头，损害为单个或多个到数百个。好发于腰、背、肩、上肢伸侧。②无红斑型斑萎缩：Schwenonger-

Buzzi 型，无炎症，为钱币状青白色气球样损害，大小 1 ~ 2cm，少数损害上有毛细血管扩张，触之有疝样感，损害为多个。主要见于肩、背、腹、上臂伸侧。③两型患者预后一样，同一患者可能同时具有两种皮损。

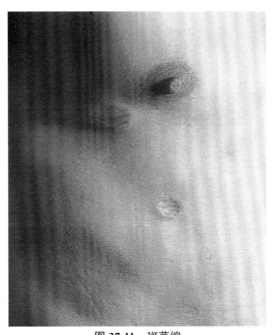

图 37-11　斑萎缩

2. 继发性斑萎缩　继发于麻风、红斑狼疮、扁平苔藓、结节病、黄瘤等。

【治疗处理】

（一）治疗原则

原发性斑萎缩应早期治疗，继发性斑萎缩以原发病治疗为主。

（二）基本治疗

斑萎缩的基本治疗见表 37-6。

表 37-6　斑萎缩的基本治疗

原发性	早期试用青霉素，系统应用糖皮质激素、羟氯喹
继发性	积极治疗原发病，如红斑狼疮、麻风、结节病等

（三）治疗措施

无特效疗法。早期炎症阶段可试用青霉素。有报道应用羟氯喹取得改善。局限性皮损行外科切除手术可能有帮助。

（四）治疗评价及预后

原发性斑萎缩，有报道 1 例患者应用 6- 氨基己酸（6-aminocaproic acid）有效，1 例女性患者全身应用糖皮质激素后无新皮损的发生，而另 1 例患者口服青霉素后红斑消失。

进行性特发性皮肤萎缩

进行性特发性皮肤萎缩（progressive idiopathic atrophoderma）又称 Pasini-Pierini 特发性萎缩性皮病（idiopathic atrophoderma of Pasini and Pierini），是一种以边界清楚的凹陷性大斑块为特征的罕见疾病。

本病与硬斑病的关系存在分歧。部分学者认为本病多是一种独立的疾病，另有认为其是硬斑病的一种特殊类型。

【临床提要】

1. 基本损害 表现为卵圆形或圆形的凹陷性斑块，呈褐蓝色或紫罗兰色、淡灰色，周围有清晰的分界线，部分病灶可能继发皮肤硬化；深层血管隐约可见，表皮无萎缩，皮纹存在。损害直径为 1 ～ 20cm，常有手掌大小；一般与皮肤皱纹相平行，可融合成大的不规则形斑块。

2. 发病特征 皮疹呈双侧、对称性分布，部分患者可呈带状疱疹样、单侧或无规律分布。本病可能发展为硬皮病样损害，常发生于萎缩病灶的中央部位。

【治疗处理】

（一）治疗原则及基本治疗

注意与硬斑病鉴别及向硬皮病发展，曾有 1 例患者发展成系统性硬皮病。

（二）治疗措施

本病尚无特效的治疗方法。考虑到有潜在的包柔螺旋体感染，青霉素可用于治疗该病，但效果不确定。口服 2 ～ 3 周的青霉素（200 万 U/d）或四环素（500mg，每日 3 次），其中 20 例有临床改善。个别患者行 Q 开关绿宝石激光治疗 3 个疗程后，色素沉着减少了 50%。李思奉等（1988）报道口服泼尼松 20mg/d、维生素 A、维生素 E，以

及复方丹参加入低分子右旋糖酐内静脉滴注的联合疗法对本病有一定的疗效。也可施行按摩、透热频谱及氦氖激光照射等物理治疗。

（三）治疗评价及预后

本病发展缓慢，最终稳定。本病呈良性经过，自然病程常迁延多年（10 ～ 20 年），但能自愈。

箍指病和假性箍指病

箍指病（ainhum）亦称为阿洪病，或自发性指（趾）脱落（dactylolysis spontanea），是一种以小指（趾）环状缩窄为特征的获得性疾病。假性箍指病（pseudoainhum）又称为假阿洪病，是指由于遗传或其他相关疾病导致的以指（趾）环状缩窄带为特征的病变。

【临床提要】

1. 箍指病 是一种小指（趾）环状缩窄的获得性疾病。

常见是小指（趾）的第一指（趾）关节内侧出现一凹槽。凹槽逐渐变深扩大，最终环绕指（趾）。浸渍和感染可导致溃疡和疼痛。病因不明，与患者赤脚、外伤、血管异常、感染及有纤维组织增生的种族遗传倾向有关。约 3/4 病例为双侧发病。骨质被吸收，最终指（趾）远端变成一个肿胀的球形体，与近端指（趾）仅有一细长、缩窄的颈部相连，平均 5 年后发生自截。

2. 假性箍指病 是指由于遗传或其他相关疾病导致的以指（趾）环状缩窄带为特征的病变（图 37-12）。

（1）先天性假性箍指病：可在宫内自截。轻症患者可在指（趾）、四肢或躯干出现环状缩窄。如未发生宫内自截，在出生后病情不会恶化。

（2）继发性假性箍指病：可继发于掌跖角化、毛发红糠疹、梅毒、麻风、硬皮病、糖尿病等。

【治疗处理】

（一）治疗原则及基本治疗

1. 箍指病 在早期病例，通过切断缩窄带的治疗无效；在晚期病例，对受累的指（趾）推荐截指（趾）。

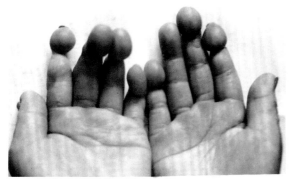

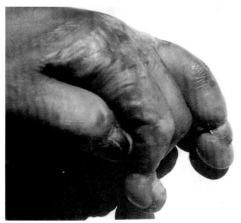

图 37-12　假性箍指病
（青海省卫生防疫站　董世珍惠赠）

2.假性箍指病　治疗原发病。

（二）治疗措施

1.箍指病　保护手足，减少外伤，轻症患者行"Z"形手术，可解除疼痛和预防复发。治疗可通过手术或损害内注射糖皮质激素，或维A酸可用于其敏感的病例。严重病例则应截指（趾）。

2.假性箍指病　治疗原发病。

（三）治疗评价及预后

有报道损害内注射倍他米松（总计注射 15 次）也可获得成功。

结 节 病

结节病（sarcoidosis）又称肉样瘤病，是一种病因不明的多器官系统肉芽肿性疾病，其特征为 T 淋巴细胞和单核 - 巨噬细胞在受累组织器官中发生聚集，出现非干酪样上皮肉芽肿。许多脏器存在非干酪样肉芽肿。可能与感染、化学因素、药物、变态反应、自身免疫和遗传等有关。

结节病的发病机制见图 37-13。

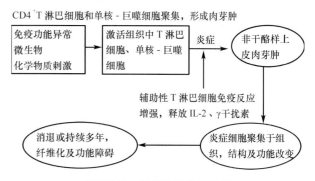

图 37-13　结节病的发病机制

【临床提要】

1.皮肤损害　有斑片、斑丘疹、结节、冻疮样狼疮、鱼鳞病样、银屑病样、红皮病、皮肤溃疡、瘢痕性脱发、皮下病变和皮肤萎缩及结节性红斑。皮损常为多发性，坚硬而有弹性，其上有毛细血管扩张和鳞屑，呈暗红色、紫色、棕色或黄色。部分伴有瘙痒。

分型：①丘疹性结节病（图 37-14）；②斑块型结节病；③冻疮样狼疮；④银屑病样结节病；

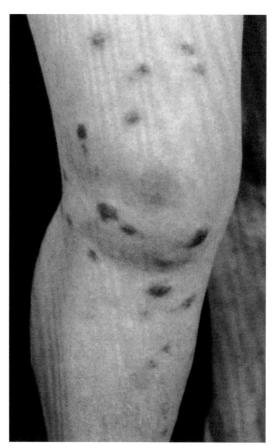

图 37-14　丘疹性结节病

⑤环状结节病；⑥结节性结节病；⑦皮下结节病；⑧瘢痕性结节病；⑨红皮病性结节病；⑩血管狼疮样结节病；⑪口腔结节病。

2.系统性损害 心肺、神经系统、眼、肌肉关节、肝、骨髓等均可受累。

3.实验室检查 胸部 X 线片示肺门淋巴结肿大，Kveim 试验阳性。

4.鉴别诊断 本病应与盘状红斑狼疮（DLE）、光线性肉芽肿、淋巴细胞瘤、组织细胞增生症、结核样型麻风、冻疮、多形红斑、环状肉芽肿相鉴别。

【治疗处理】

必须认识到对内脏受累的治疗应先于皮肤损害。对于小的丘疹或极端局限的结节病，外用强效糖皮质激素或皮损内注射曲安西龙（3.3 ～ 10mg/ml）均可行。如果此治疗无效或累及更弥散，口服氯喹（初始剂量 250mg，2 次 / 日）或羟氯喹（初始剂量 200mg，2 次 / 日）可能有效。如果抗疟药无效或有毁容性皮损，可口服泼尼松 1mg/（kg·d）（最大量 60mg），至少服用 3 个月，然后如病情好转或病情稳定，则可以减量至维持量 5 ～ 10mg，隔日服 1 次，持续数月，如果其中病情反复，有必要增量。

溃疡性结节病或病情严重且对泼尼松治疗无效者，选用甲氨蝶呤，初次剂量为每周 15 ～ 20mg。如果甲氨蝶呤治疗失败，可用沙利度胺、硫唑嘌呤、苯丁酸氮芥、异维 A 酸或别嘌醇。对于皮肤结节病，沙利度胺似比异维 A 酸及别嘌醇更有效。但也有报道用阿维 A 酯及别嘌醇治疗失败者。

局限性疾病如对糖皮质激素外用及皮损内注射无效，且不愿意用系统性抗疟药或糖皮质激素，可用其他替代疗法，如切除、激光、皮损内注射氯喹治疗。

（一）治疗原则

皮肤结节病的治疗取决于皮损的类型及存在的范围。本病有自限性，可自行消退，仅极少数复发，无症状的损害不需要治疗。一般仅在出现肺、肾、心脏、眼或中枢神经系统功能障碍或高钙血症时才开始治疗。

（二）基本治疗

结节病的基本治疗见表 37-7。

表 37-7 结节病的基本治疗

靶向治疗	阻止辅助性 T 细胞介导的免疫反应，抑制 $CD4^+$ T 细胞和单核 - 巨噬细胞聚集，以及肉芽肿形成。减轻皮肤和系统损害
临床观察	一般无症状，无须治疗。重要器官受累或高血钙才开始治疗
局部治疗	参照环状肉芽肿，糖皮质激素外用及皮损内注射，PUVA 损害切除、脉冲染料激光、CO_2 激光，皮损内注射氯喹或超声波导入，手术切除植皮
眼部损害	局部或系统治疗
系统治疗	糖皮质激素、抗疟药、抗结核、非甾体抗炎药、沙利度胺、羟氯喹、环磷酰胺、硫唑嘌呤、环孢素、异维 A 酸、米诺环素、别嘌醇、甲氨蝶呤、来氟米特、对氨基苯甲酸酯、他克莫司、英夫利昔单抗、阿达木单抗

（三）治疗措施

1.全身治疗

（1）糖皮质激素：可使肉芽肿消退，但似乎并不影响疾病的自然进程，停用时肉芽肿可复发。永久性器官功能障碍用糖皮质激素常不能改善。皮肤损害常用泼尼松，1mg/（kg·d），连续口服 4 ～ 6 周，2 ～ 3 个月内逐渐减量。如病变复发，则重复治疗。轻度眼部病变常用局部治疗，但葡萄膜炎常需给予系统性糖皮质激素治疗。

（2）氯喹：每次 0.25g，每日 2 次，2 个月后减为每日 0.25g，隔日服用，共用半年。长期应用可能出现眼部损伤，故仅用于糖皮质激素无效或冻疮样狼疮病例。

尽管羟氯喹比氯喹的安全性更好，但对氯喹治疗结节病研究较成熟，羟氯喹一般以 200 ～ 400mg/d 治疗。

（3）甲氨蝶呤与糖皮质激素交替使用，可能有一定作用。

（4）抗结核治疗：异烟肼，每次 0.1g，每日 3 次，尤其是结核菌素试验阳性时可试用。

（5）非甾体抗炎药：吲哚美辛和其他非甾体抗炎药的疗效不一。

（6）生物制剂：如英夫利昔单抗，起始用量为3～5mg/kg，每2周1次，共给药2次，维持剂量为3～10mg/kg，每4～8周监测指标（用药前行结核菌毒试验）。副作用：感染、过敏反应、致癌效应；适应证：慢性肺部病变；有潜在结核病或充血性心力衰竭者慎用；阿达木单抗是一种人源性抗肿瘤坏死因子单克隆抗体，高剂量可用于治疗结节病和克罗恩病。

2.局部治疗　对单发或少数皮肤损害可外用糖皮质激素制剂（曲安西龙），或皮损内注射泼尼松龙混悬液。一些非对照资料报道强效激素（氯倍他索）外用治疗结节病有效。但大多数报道皮损内注射更有效。这些方法适用于较小的皮损，但也有报道对狼疮性冻疮有效。有报道用盐酸氯喹（50mg/ml）多点皮损内注射治疗1例患者的5个皮损，证明有效。唯一的副作用为注射部位一过性刺激。

（四）循证治疗步序

结节病的循证治疗步序见表37-8。

表37-8　结节病的循证治疗步序

项目	内容	证据强度
一线治疗		
局限性疾病	局部应用糖皮质激素/皮损内注射糖皮质激素	C
泛发性疾病	口服糖皮质激素	C
或局部治疗	米诺环素、多西环素	D
效果有限	氯喹	B
	羟氯喹	C
	甲氨蝶呤	B
二线治疗	英夫利昔单抗/阿达木单抗	B
	吗替麦考酚酯	D
三线治疗	局部应用钙调磷酸酶抑制剂	D
	病灶处应用氟尿嘧啶	E
	切除术	D
	PUVA/光动力疗法	D
	UVA1	E
无法耐受三线治疗	激光	E
	阿普斯特/沙利度胺	C
	己酮可可碱/异维A酸/硫唑嘌呤	E
	别嘌醇/托法替尼/来氟米特	D
	苯丁酸氮芥	B

（五）治疗评价

1.泼尼松　是治疗结节病的常选药物。通常开始剂量为每日30～40mg，偶尔最初的治疗剂量为每隔1日50～60mg，根据治疗的反应，数周后即应逐渐减少剂量，最终维持量应为最低的。一般每隔1日服用10～15mg泼尼松，总疗程1年或泼尼松1mg/(kg·d)（最大量60mg）8～12周，随后减至0.25mg/(kg·d)，再持续用药6个月。

2.甲氨蝶呤　Webster等报道，每周小剂量甲氨蝶呤治疗皮肤结节病。3例严重治疗抵抗的皮肤结节病患者，甲氨蝶呤初始剂量为每周15～22.5mg（3次，每12小时1次），数周后明显起效，4～6个月后，减量至每周10mg。甲氨蝶呤对溃疡性结节病特别有效。许多患者甲氨蝶呤联合泼尼松取得满意疗效。

Veien等报道12/16例皮肤结节病患者在用甲氨蝶呤（每周25mg）治疗后皮疹消退。病情改善后，可以每周5mg减量，直至有复发的征兆。维持量约为每周10mg，但10/13例患者停药后，皮损复发。

3.沙利度胺　一些小病例及个案报道沙利度胺最大量100～400mg/d治疗有效，起效时间自2周至4个月不等。沙利度胺已作为单一治疗用药或非激素治疗用药。

Carlesimo等报道一例56岁斑块型盘状结节病患者在进行6个月的局部外用及系统皮质激素治疗无效后，用沙利度胺200mg/d×2周，随后改为100mg/d×11周，然后又改为100mg/d，隔日给药，治疗2周后病情改善。

4.别嘌醇　一些病例报道证实别嘌醇100～300mg/d有效，可单独给药或联用口服皮质激素。

5.异维A酸　Georgiou等报道1例31岁的女性患者，躯干四肢有结节、斑块损害，在用8个月的异维A酸1mg/(kg·d)治疗后，完全缓解。随访15个月后仍保持缓解。

另有报道2例患者用异维A酸[0.67～1.34mg/(kg·d)]30周及[0.4～1mg/(kg·d)]6个月后病情好转。

6.曲尼司特　Yamada等报道使用曲尼司特300mg/d治疗2例皮肤结节病患者，导致其皮疹消退。

7. 苯丁酸氮芥　Kataria 报道，3 例患者用苯丁酸氮芥治疗皮肤结节病，2 例完全缓解，1 例不完全缓解，苯丁酸氮芥开始剂量为 4 ～ 6mg/d，有 2 例患者同时予以泼尼松治疗。

8. 生物制剂　Doty JD 对 10 例以往治疗无效的结节病患者采用英夫利昔单抗治疗。9 例患者评价皮疹好转，10 例患者客观评价皮疹均有改善。5 例冻疮样狼疮患者皮疹好转明显或消退。另一篇病例文献报道用阿达木单抗成功地治疗了 1 例 55 岁女性溃疡性结节病患者。依那西普对眼结节病无效。

（六）预后

许多结节病患者在 3 年内其病变可完全自行消失。80% ～ 90% 伴肺门和纵隔淋巴结肿大者或单独的 Loeffler 综合征可消退，极少数伴有肺实质受累患者的病变也可自行消退。其他患者表现为病变停止在中度纤维化阶段。少数患者发展为进行性纤维化和器官受损。一旦病变自行消退，仅极少数会再次发作。激素治疗可使肉芽肿消退，但似乎并不影响疾病的自然过程。因为停止治疗时肉芽肿可再复发。总体来说，本病预后良好。

环状肉芽肿

环状肉芽肿（granuloma annulare，GA）是一种病因未明的以环状丘疹和结节性损害为特征的良性炎性皮肤病。本病一般无明确的病因，少数患者可在昆虫叮咬、日光暴露、结核菌素皮试、PUVA 和病毒（EB 病毒、带状疱疹病毒、HIV）感染之后发病。

【临床提要】

1. 发病特征　儿童和年轻人多见，男：女为 1：2。好发于手、足背、前臂、上臂、小腿和大腿。病程缓慢，无自觉症状。

2. 皮损形态　为质地坚实的小丘疹，呈皮色或淡红色，成群排列成环形或半环形（图 37-15，图 37-16），直径为 1 ～ 5cm，损害中央可有色素沉着和轻微凹陷（脐凹）。

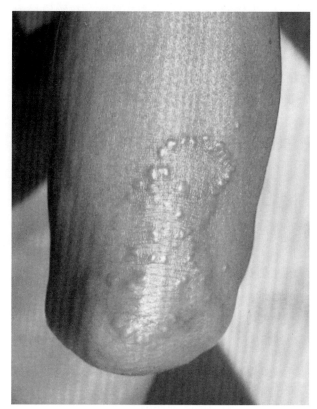

图 37-15　局限性环状肉芽肿（1）

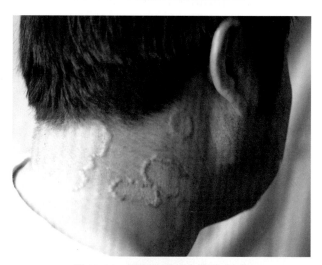

图 37-16　局限性环状肉芽肿（2）

3. 临床亚型　①泛发性 GA：为数百甚或数千个 1 ～ 2mm 丘疹、小环形斑块；②穿通性 GA：小丘疹中央脐形凹陷或结痂，溃疡和乳酪样液体流出；③红斑性 GA：为轻度浸润性大红斑；④皮下结节性 GA：结节为孤立性或多发性。

4. 组织病理　真皮内出现单个或数个结缔组织渐进性坏死灶，周围由栅栏状组织细胞环绕和少数急性炎症细胞（中性、嗜酸性粒细胞）组成。

5. 鉴别诊断 本病应与肉样瘤病、环状扁平苔藓、皮肤结核、类风湿结节、类脂质渐进性坏死相鉴别。

【治疗处理】

（一）治疗原则

本病常为自限性或无须治疗，治疗旨在促进消退。

（二）基本治疗

环状肉芽肿的基本治疗见表 37-9。

表 37-9 环状肉芽肿的基本治疗

靶向治疗	抑制炎症反应或细胞介导的免疫反应，以及组织细胞等细胞浸润，阻止胶原纤维变性和栅栏状肉芽肿形成及其造成的损害
监测副肿瘤性反应	如霍奇金淋巴瘤、非霍奇金淋巴瘤、蕈性肉芽肿
局部治疗	冷冻、咪喹莫特、PUVA、UVA1、CO_2 激光、光动力治疗，糖皮质激素外用（封包）或皮损内注射
系统治疗	烟酰胺、异维 A 酸、水杨酸盐、碘化钾、甲状腺素、阿司匹林、双嘧达莫、氨苯砜、抗疟药、苯丁酸氮芥（小剂量）、维生素 E、干扰素、己酮可可碱和糖皮质激素
JAK 抑制剂	托法替尼/托布替尼
生物制剂	阿达木单抗、英夫利昔单抗、注射用重组人 II 型肿瘤坏死因子受体抗体融合蛋白（益赛普）、依那西普

（三）治疗措施

1. 局部治疗

（1）糖皮质激素：损害内注射，外用封包。

（2）重组人 γ 干扰素：皮损内注射。

（3）物理治疗：①电疗，可用电灼法、电干燥法。② PUVA、UVA1、CO_2 激光、光动力治疗。③冷冻，一般用液氮冷冻，使病损发白，数分钟可缓解肿胀，1 ~ 2 日发生水疱，然后干燥，1 ~ 2 周脱痂而愈。

2. 系统治疗 泛发性环状肉芽肿可选择系统治疗。

（1）可选择的治疗：① 10% 碘化钾 10ml，3 次/日；②异烟肼 0.1g，3 次/日；③苯丁酸氮芥一般 0.05mg/(kg·d)，平均 2 ~ 4mg/d，疗程总量 300 ~ 500mg，维持量 0.03mg/(kg·d)，本病用小剂量，可以 1 ~ 2mg/d 试用；④氨苯砜，成人每日 12.5 ~ 25mg，逐渐加至每日 100mg，无效则停用；⑤抗疟药，如羟氯喹和氯喹。

（2）免疫抑制剂：白消安 4 ~ 6mg/d，维持剂量减半，用于泛发性损害，注意骨髓毒性。

（3）糖皮质激素：小剂量泼尼松试用，10mg，3 次/日。

（4）维 A 酸类：异维 A 酸每日 0.5mg/kg，分 2 次，4 周后改用维持量，每日按 0.1 ~ 1mg/kg 计算。阿维 A 酯，开始每日 0.75 ~ 1mg/kg，分 2 次，疗程 2 ~ 4 周。用于泛发性损害。

（5）己酮可可碱：口服 100 ~ 200mg，3 次/日，可扩张脑外周血管，改善脑和四肢血循环，有冠心病合并高血压者禁用，孕妇不宜使用。

（6）维生素 E：有报道口服或外用维生素 E 也有良好效果，可能是过氧化物在 T 细胞损伤中起重要作用，而维生素 E 可发挥抗氧化作用。

（四）循证治疗步序

环状肉芽肿的循证治疗步序见表 37-10、表 37-11。

表 37-10 局限性环状肉芽肿的循证治疗步序

项目	内容	证据强度
一线治疗	皮损内注射糖皮质激素	B
	冷冻治疗	B
	外用糖皮质激素	E
二线治疗	脉冲染料激光	C
	308nm 准分子激光	C、E
	局部应用光动力治疗	D
	外用咪喹莫特/氨苯砜/他克莫司/吡美莫司/托法替尼	E
	划痕疗法	E
	外科手术	E、E
	UVA1	E、E
	皮损内注射干扰素	E、D
	每月利福平、氧氟沙星和米诺环素冲击治疗	D

表 37-11 播散性环状肉芽肿的循证治疗步序

项目	内容	证据强度
一线治疗	UVA1	B
	PUVA	C
	窄谱中波紫外线 (NB-UVB)	D
	异维 A 酸	C
	口服氨苯砜/羟氯喹/氯喹	C
	局部应用光动力治疗	E
二线治疗	外用糖皮质激素/吡美莫司/他克莫司/维生素 E	E
	系统应用糖皮质激素	E
	托法替尼	E
	富马酸酯	C
	苯丁酸氮芥	D
	别嘌醇/烟酰胺/多西环素	E
	己酮可可碱	E
	阿普斯特	E
	口服骨化三醇	E
	利福平、氧氟沙星和米诺环素冲击治疗	D
	环孢素/甲氨蝶呤/羟基脲	E
	去纤苷	E
	蒽林	E
	阿达木单抗	D
	英夫利昔单抗	E
	依那西普	E
	激光［掺钕钇铝石榴石 (Nd：YAG)]	E
	口服维生素 E 和白三烯抑制剂	E

（五）治疗评价

1. 总的评价 治疗 GA 有多种方法,疗效各异。以下方法有不同程度的疗效:损害内注射糖皮质激素、手术切除、局部外用药、电干燥法、激光破坏、冷冻;系统用药如氯喹、碘化钾、异烟肼、苯丁酸氮芥、己酮可可碱等。系统应用碘化钾治疗泛发性 GA 疗效并不比安慰剂组优越。

2. 划痕疗法 Wilkin JK 使用划痕法成功治疗了 2 例环状肉芽肿患者。具体方法为使用 19 号注射器针头在皮损划一横线使毛细血管出血。每周治疗 1 次,连续 8 周,之后每 2 ~ 3 周治疗 1 次。

3. 氨苯砜 治疗 GA 疗效不一。氨苯砜对局限性或泛发性 GA 有效,能控制皮损,有学者报道用氨苯砜治疗 1 例泛发性 GA,用药 12 周皮损无变化。Czarnecki DB 报道 6 例播散性 GA 患者使用氨苯砜治疗,剂量为 100mg/d。所有患者都达到了完全缓解,其中 5 例在 8 周内皮损完全消退。

4. 环孢素 有报道,治疗 30 日后皮损消退,减量维持治疗 90 日,1 年后皮损无复发迹象。

5. 干扰素 局部注射人成纤维细胞干扰素对 GA 有疗效。β 干扰素有抑制巨噬细胞活性的作用。4 例 GA 患者注射 β_1 干扰素,注射 2 次后皮损部分消退,5 ~ 6 次后消退,未接受注射的皮损则无显著变化。2 例分别随访 5 个月、1 年无复发。另外 2 例在 2 个月内复发,再注射仍有效,但 6 ~ 8 个月又复发。

6. PUVA 治疗播散性 GA 有效,但易复发,并且需将光化学治疗维持一段时间。有报道单纯使用长波紫外线治疗也有效。

7. 维生素 E/齐留通 有报道 3 例病程超过 1 年的播散性 GA 女性患者,采用维生素 E 400IU/d 和齐留通 2400mg/d 治疗。3 个月内损害均完全消除。

8. 其他 1 例播散性 GA 合并深静脉血栓的男性患者在使用去纤苷治疗 30 日内,皮损得到改善,90 日后 GA 完全缓解。

（六）预后

本病有自限性,50% 以上的病例在 2 年内自发性消退,但 40% 复发,复发一般位于原处;复发损害常易于消退,2 年内的消退率为 80%。中年患者的泛发性肉芽肿不易消退。如合并糖尿病等基础疾病要认真治疗。

新生儿硬肿病

新生儿硬肿病(scleredema neonatorum)系新生儿时期由于多种原因引起的皮肤和皮下脂肪变硬及水肿,常伴有低体温及多脏器功能低下。无水肿者称为新生儿硬化症(sclerema neonatorum)。棕色脂肪代偿性产热不足和微循环障碍是本病的主要发病机制。

【临床提要】

1. 发病特征 多发生在出生后 7 ~ 10 日,体温常低于 35℃。硬肿常首先发生于下肢及面部,逐渐扩展至臀、下腹部,最后累及上肢和全身。

2. 皮肤损害 皮肤和皮下组织出现硬肿,呈浅红色或暗红色、灰色或青紫色。患处皮肤紧贴皮下组织，不易捏起，指压可有凹陷；有时只硬不肿，皮肤苍白。重型硬肿病可发生弥散性血管内凝血（DIC）、休克和肺出血，死亡率高。

3. 鉴别诊断　本病应与新生儿水肿、新生儿皮下脂肪坏死相鉴别。

【治疗处理】

（一）治疗原则

本病尚无特效疗法，一般采取综合性治疗措施。

（二）基本治疗

支持治疗，复温，使用改善血液循环药物。新生儿硬肿病的基本治疗见表37-12。

表 37-12　新生儿硬肿病的基本治疗

靶向治疗	针对棕色脂肪代偿性产热不足、低温，纠正微循环障碍、DIC 和休克，改善临床症状
保暖复温	暖箱复温，缓慢上升，防止突然死亡
支持疗法	吸氧，纠正电解质紊乱，给予多次少量母乳，补充足够热量，输新鲜血
处理并发症	早产儿严重感染、休克、DIC、肺出血

（三）治疗措施

治疗措施包括针对败血症的治疗，辅助呼吸，纠正水、电解质紊乱，保暖。血浆置换疗法对某些病例可能有效。

1. 复温　轻症患儿在温水浴后用预热的棉被包裹，置于 24 ～ 26℃房间中，外加热水袋即可。中至重度患儿置于远红外线开放型保暖床上，将温度调节至高于患儿体温 1.5 ～ 2℃，约每 30 分钟能提高体温 1℃，随患儿体温上升继续提高温度，体温达 34℃时可移至暖箱内，保持箱温在 35℃左右；或将患儿置于比其体温高 1 ～ 2℃的暖箱内，每小时提高箱温 1℃，使体温每小时升高 0.5 ～ 1℃，力争在 12 ～ 24 小时内恢复正常体温。

2. 支持治疗　供给足够的热量及液体，并适量给予新鲜血或血浆、氨基酸、脂肪乳、IVIg、白蛋白、维生素等，液体量一般控制在每日

60 ～ 80ml/kg，速度约每小时 4ml/kg；能进食者给予母乳喂养。

3. 特定电磁波谱（TDP）治疗　TDP 单头照射硬肿部位，每次 30 分钟，每日 2 次，辐射极距皮肤 40cm，维持皮肤温度 36 ～ 40℃，以皮肤充血发红为度，辐射次数 2 ～ 10 次（平均 6.4 次）。

（四）治疗评价及预后

重症患儿、早产儿、严重感染所致者病死率高，肺出血是致死的主要原因。

新生儿皮下脂肪坏死

新生儿皮下脂肪坏死（subcutaneous fat necrosis of the newborn）罕见，系脂肪细胞破裂所致的一种皮下结节，冷损伤可能是其原因。常有围生期低温、窒息或难产史。新生儿脂肪含有较多饱和脂肪酸，其熔点高于成人脂肪酸；当皮肤温度低于其熔点时，真皮脂肪细胞内形成结晶，随后发生肉芽肿性反应。发生机制可能与冷性脂膜炎有关。

【临床提要】

1. 发病特征　一般在出生后 2 ～ 3 周出现，常为足月或过期妊娠婴儿，其他方面很健康。

2. 皮损形态　边界清楚的红色或紫色坚硬结节位于颊、臀、上臂和大腿外，豌豆至鸡蛋大小，表面光滑、活动，可融合成斑块，少数有触痛。经数周至数月后，结节变软，逐渐吸收。消退之前首先出现皮肤颜色改变，即从红色变为青紫色。

3. 组织病理　皮下脂肪坏死是一种伴脂肪细胞颗粒状坏死的小叶性脂膜炎。

【治疗处理】

（一）治疗原则

注意保温，密切监护。

（二）基本治疗

新生儿皮下脂肪坏死的基本治疗见表37-13。

表37-13 新生儿皮下脂肪坏死的基本治疗

靶向治疗	减轻脂膜炎症和肉芽肿反应，抑制炎症细胞浸润，改善临床症状，治愈本病
保温	热水浴或温箱保暖
监测血钙	治疗高钙血症和高钙尿症，限制维生素D和钙的摄入
支持疗法	补充液体及足够热量，维持水、电解质平衡
对症治疗	如发热、腹痛、呕吐及抽搐

表37-14 新生儿皮下脂肪坏死的循证治疗步序

项目	内容	证据强度
一线治疗	大多数患者无须治疗	C
	低钙和低维生素D的配方奶粉	C
二线治疗	静脉注射正常维持剂量1.5倍的生理盐水	D
	呋塞米1～1.5mg/kg，每6～12小时1次，5日	D
三线治疗	口服或静脉注射类固醇［泼尼松和甲强龙，1～2mg/(kg·天)，连续5日］	C
	皮下注射降钙素(4～8IU/kg，每6～12小时1次，2～3日)	D
	注意：因其快速耐受性而使用受限	D
	二膦酸盐（帕米磷酸酯0.25～0.5mg/kg/剂量，2～4日）	
	唑来膦酸0.025mg/kg单剂	

（三）治疗措施

1. 保温或热水浴 本病无特效疗法，保温，如有必要，可放入温箱内，热水浴可加快肿块的吸收。

2. 糖皮质激素 黄月珍报道2例患者应用糖皮质激素后有利于皮损消退。

3. 皮损液化 皮损很少发生液化，如有，则可用大号注射器抽液治疗。

4. 监测血钙浓度 可能发生高钙血症及低钙血症。正常婴儿及围生期异常的婴儿在最初1～2周都有低血钙。因此，患儿须连续5个月每周或每2周检测1次血钙水平以监测钙的上升。

5. 高钙血症及高钙尿症 治疗主要针对高钙血症及高钙尿症，如血清水平仅偏高，只要监测血清及尿钙水平就已足够，且常可自行恢复正常。如果持续高于正常或进一步上升，则应考虑给予治疗。轻度高钙血症的治疗可用停止摄入维生素D及低钙饮食。最好母乳喂养，因为母乳含维生素D及钙都较低。如果非母乳喂养，必须用不含维生素D、低钙的配方乳。如果血钙水平不下降或上升，则给予1.5倍生命维持必需量的生理盐水，静脉滴注，通过肾脏来加强钙的排泄。还可用呋塞米（速尿）来增强疗效。其他治疗选择有降钙素(48IU/kg，每6～12小时1次)、二膦酸盐(biphosphonate)及糖皮质激素（氢化可的松或泼尼松）。

6. 专家共同诊治 在进行这些治疗措施前，有必要请儿科医生进行内分泌方面的会诊咨询。

（四）循证治疗步序

新生儿皮下脂肪坏死的循证治疗步序见表37-14。

（五）治疗评价

1. 一线治疗 Repisojimenez等报道1例由于难产引起大脑前额叶出血的患儿，其皮肤结节在数周内自动消失，随诊1年后没有发生并发症。

Lum等报道在研究患者的无症状高钙血症时发现，3例婴儿尽管有显著的血清钙水平升高，但临床无明显症状，常规行血清钙监测可确保避免所有患者并发高钙血症。

2. 二线治疗 Ghirri等报道用钙调节激素治疗有症状的高钙血症（在出生第1个月内）研究中提出，新生儿高钙血症很少见，提示婴儿可应用排钙性利尿剂、呋塞米、糖皮质激素及低钙饮食治疗。

高钙血症的治疗包括通过强有力的水合作用增加肾中钙的排泄，以及使用呋塞米等利尿剂排泄钙，限制钙饮食和维生素D的吸收，糖皮质激素无论口服还是静脉内给药，可通过干扰维生素D的代谢而有效控制高钙血症，泼尼松也可抑制巨噬细胞的产物，经皮下给予降钙素还可控制高钙血症。

3. 三线治疗 Rice等报道指出新生儿及皮下脂肪坏死是以硬化的紫色皮肤结节为特征，偶然伴有生命危险的高钙血症。羟乙二膦酸盐、二膦酸盐能控制患者的高钙血症。

（六）预后

本病预后良好，极少数严重患者合并发热、抽搐、肺炎和败血症而导致死亡。皮损在 1 年内可自发性消退。留下正常皮肤或小的凹陷性瘢痕。少数患儿可发生高钙血症或伴发易激惹、呕吐、体重减轻。

慢性耳轮结节性软骨皮炎

慢性耳轮结节性软骨皮炎（chondrodermatitis nodularis chronica helicis）以耳轮上发生单个触痛性小结节为其临床特征。

【临床提要】

本病损害常为单个，位于上耳轮，右耳多见，沿着耳轮呈串珠状发病者罕见。表现为触痛性结节，直径 3 ～ 10mm，一般为皮肤色，偶呈蜡样外观；周围可出现红晕，中央则可有硬痂，去除后呈现管道结构。

【治疗处理】

（一）治疗原则及基本治疗

镇痛或除去结节。

（二）治疗措施

本病可选用糖皮质激素皮损内注射、冷冻或 CO_2 激光治疗，无效者手术切除之。切除损害并连同其下的软骨刺一起切除。

（三）循证治疗步序

慢性耳轮结节性软骨皮炎的治疗步序见表 37-15。

表 37-15　慢性耳轮结节性软骨皮炎的循证治疗步序

项目	内容	证据强度
一线治疗	排除皮肤肿瘤 / 保守治疗 / 使用减压垫或者海绵	B
	外用糖皮质激素 / 皮损内注射糖皮质激素	B
	外用硝酸甘油	C
二线治疗	手术切除受累软骨	B

续表

项目	内容	证据强度
三线治疗	刮除术 / 钻孔移植法 / 皮损内注射透明质酸	B
	CO_2 激光 / 氩激光烧灼	C
	胶原蛋白注射 / 光动力疗法治疗	D
	冷冻疗法 / 手术切除受累软骨	E

（四）治疗评价

1. 局部糖皮质激素治疗　Beck 等报道以局部外用糖皮质激素（0.025% 倍他米松霜）2 次 / 日，持续 6 周，并皮损内注射曲安西龙（0.2 ～ 0.5ml，10mg/ml）对约 25% 的患者有效。

2. 手术治疗　Hudson-Peacock 随访 62 例耳轮受累者发现，其中有 10 例复发（16%，均为男性），对 20 例耳轮受累者行平均 55 个月的随访（8 ～ 93 个月），有 5 例复发（25%，均为女性）。该研究认为对结节性软骨炎有效的长期治疗为切除软骨。

3. 耳垫治疗　Pereira 等报道 46 例患者采用晚上戴耳垫治疗，其中 45 例患者症状完全缓解。

（五）预后

当肿块达到一定大小后，停止生长。无恶性变趋势。皮损不适感可缓解，但结节不会自发性消退。

穿通性皮肤病

穿通性皮肤病（perforating dermatoses）包括 4 种疾病，即反应性胶原病、匐行性穿通性弹力纤维病、Kyrle 病、穿通性毛囊炎。本病为经表皮排出胶原、弹力纤维组织或坏死结缔组织的疾病。

【临床提要】

1. 反应性胶原病　①婴儿 / 儿童遗传型，糖尿病 / 肾衰竭获得型：脐样角化丘疹在易损伤区出现 Koebner 现象，获得型有瘙痒。②经表皮穿孔排出渐进性坏死的嗜碱性胶原束。

2. 匐行性穿通性弹力纤维病　①常染色体隐性遗传型：在 30 岁内发病，有皮损角化性丘疹，群集为环形或匐行性，偶见 Koebner 现象。②经狭窄的表皮管道排出嗜碱性碎屑和弹力纤维。

3. Kyrle病　①本病常累及健康青年人及老年糖尿病、肾衰竭患者。损害为小的红褐色毛囊性和毛囊外丘疹，中央有角栓。②排出物为含有变性胶原的肉芽肿和嗜碱性碎屑。

4. 穿通性毛囊炎　①20～40岁的中青年和血透的老年糖尿病患者，为多发性、播散性、毛囊性、脐样角化丘疹，不融合，呈红色，有Koebner现象；②扩张毛囊内有嗜碱性碎屑、变性胶原、嗜酸性弹力纤维、卷曲的头发。

5. 诊断　穿通性皮肤病的确诊依赖于皮肤活检证实的"经表皮排除"，而不同类型的穿通性皮肤病的鉴别诊断可用Masson三色对胶原纤维的染色（反应性穿通性胶原病），Verhoeff van Gieson对弹力纤维染色（匐行性穿通性弹力纤维病）。分步切片去寻找毛囊（穿通性毛囊炎）。

6. 鉴别诊断　鉴别十分重要，因为匐行性穿通性弹力纤维病可伴发其他疾病如弹力纤维性假黄瘤、唐氏综合征、成骨不全、Ehlers-Danlos综合征、Rothmund-Thomson综合征、马方综合征及青霉胺治疗时。穿通性疾病的治疗涉及潜在病因的确认。最常见的是一些糖尿病及肾衰竭患者发生穿通性皮损。如果潜在病因不明显，则血生化检测肝肾功能及葡萄糖耐量有助于诊断及鉴别诊断。

【治疗处理】

（一）治疗原则

依据各种类型穿通性皮肤病选择治疗方案，包括治疗原发病和皮肤损害的对症处理。

（二）基本治疗

穿通性皮肤病的基本治疗见表37-16。

表37-16　穿通性皮肤病的基本治疗

靶向治疗	治疗糖尿病、肾衰竭及停用诱发药物如青霉胺、茚地那韦、西罗莫司
局部处理	冷冻、激光、维A酸、氟尿嘧啶、糖皮质激素、PUVA（反应性胶原病）

续表

止痒	抗组胺药，外用薄荷醇、苯酚、樟脑和利多卡因
系统用药	维A酸、甲氨蝶呤、别嘌醇
分类治疗	反应性胶原病：避免损伤，外用维A酸，PUVA 匐行性穿通性弹力纤维病：玻璃胶带剥脱，液氮冷冻 Kyrle病：局部及系统应用维A酸 穿通性毛囊炎：外用维A酸 肾病：UVB、PUVA，改善瘙痒；肾衰竭：肾移植后，透析患者的获得性穿通性皮肤病治愈

（三）治疗措施

1. 原发病及诱因治疗　糖尿病、肾衰竭的系统治疗。有青霉胺诱发型，可停用青霉胺或用其替代药物。

2. 皮损处理

（1）止痒：使用局麻药、薄荷醇及口服抗组胺药治疗瘙痒。尽可能减轻瘙痒十分重要，因为许多穿通性皮肤病表现出典型的Koebner现象（同形反应），这意味着搔抓或皮肤外伤可以引发皮损。局部外用止痒药如薄荷醇、酚或樟脑，以及局麻药如利多卡因及普拉莫星（pramoxine）有用。局部应用盐酸多塞平或口服抗组胺药也有一定疗效。因此，勤剪指甲以尽量减少对皮肤的损伤，避免抓挠是治疗的重要部分。

（2）皮损内注射糖皮质激素。

（3）维A酸：一些患者外用维A酸有效。

（4）UVB：对于有肾病的患者，UVB对瘙痒有奇效，也对穿通性皮肤病皮损有效。

（5）其他：冷冻、激光，外用氟尿嘧啶软膏。

3. 系统治疗

（1）维A酸：口服，也可以试用异维A酸。

（2）别嘌醇：对于高尿酸血症患者，可试用别嘌醇治疗。

（四）循证治疗步序

穿通性皮肤病的循证治疗步序见表37-17。

表 37-17 穿通性皮肤病的循证治疗步序

项目	内容	证据强度
一线治疗	1% 维 A 酸	D
	0.1% 他扎罗汀凝胶	E
	广谱 UVB	E
	窄谱 UVB	D
二线治疗	别嘌醇	D
	异维 A 酸 /PUVA	E
	阿维 A	E
三线治疗	多西环素 / 甲硝唑 / 克林霉素	E
	羟氯喹 / 咪喹莫特 / 斑蝥素	E
	外科清创术 / 冷冻治疗	E
	超脉冲激光 /CO_2 激光 / 准分子激光	E
	光动力治疗	E
	经皮神经电刺激 (TENS)	E
	阿米替林 /0.1% 他克莫司	E
	他卡西醇、马沙骨化醇	E
	过氧苯甲酰 + 外用类固醇	E

治疗反馈：

（1）Cullen 报道 1 例反应性穿通性结缔组织病，外用 0.1% 维 A 酸霜，有效减少皮损数目。

（2）Serrano 等报道 1 例 21 岁女性患者，有 10 年的反应性穿通性胶原性疾病。接受 PUVA 治疗 4 次 / 周。2 周内病情好转。治疗后 1 年的观察无新皮损出现。

（3）Kruger 等报道 2 例同时患糖尿病及高尿酸血症的本病患者，用别嘌醇（100mg/d）治疗，皮损在 1 ～ 2 周内治愈，6 个月后均获得完全缓解。

（五）治疗评价及预后

1. 反应性胶原病 损害于 4 周后达到最大，约 6mm，于 6 ～ 8 周后自行消退。因损害可自行消退，故无须特殊治疗。0.1% 维 A 酸霜外用可能有效。

2. 匐行性穿通性弹力纤维病 本病病程不一，常在发病后 6 个月至 5 年自行消退，并留下萎缩性瘢痕。

3. Kyrle 病 本病可数年保持不变，当相关疾病控制时，皮疹可消退，也可自行消失而形成萎缩性瘢痕。一些治疗和应用维 A 酸（内，服外用）能缓解，但易复发。

4. 穿通性毛囊炎 在接受血透的糖尿病、尿毒症患者中该病的发病率增加。皮损数月至数年可自行消退，以后再发；除非肾移植，否则糖尿病患者的皮损很少自行消退。

（叶巧园 王建琴 陈嵘祎 曾文军

石丽君 廖 家）

第三十八章
脂 膜 炎

皮下脂肪层又称脂膜（图 38-1），脂膜炎是指以皮下脂肪层炎症为主的一组疾病，可分为以脂肪小叶炎症为主及以脂肪间隔炎症为主的两大类（图 38-2 ～图 38-4，表 38-1）。

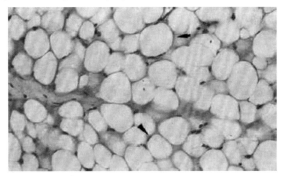

图 38-1　脂膜（皮下脂肪层）

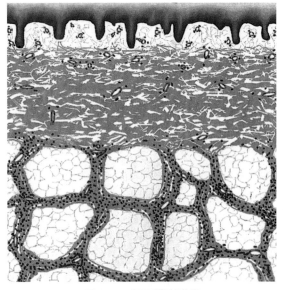

图 38-2　间隔性脂膜炎

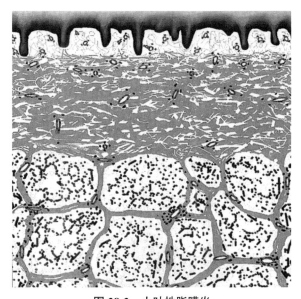

图 38-3　小叶性脂膜炎

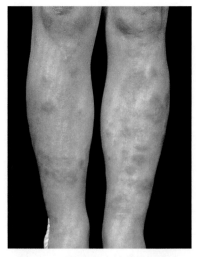

图 38-4　脂膜炎（结节性红斑）

表 38-1　脂膜炎的分类

小叶性脂膜炎	结节性发热性非化脓性脂膜炎、α₁- 抗胰蛋白酶缺陷性脂膜炎、酶缺乏性脂膜炎、组织细胞吞噬性脂膜炎、类固醇后脂膜炎、物理性（人工、化学、冷性、创伤）脂膜炎、胰腺性脂膜炎、狼疮性脂膜炎
间隔性脂膜炎	结节性红斑（图 38-4）、硬化性脂膜炎、嗜酸性筋膜炎、深部硬斑病、硬皮病、浅表性迁移性血栓性静脉炎、血管炎、血管病和皮下脂肪缺血坏死

病因：①感染；②药敏；③免疫反应及炎症细胞浸润。

治疗原则：抑制免疫、控制感染、停用致敏药物、对症处理、系统治疗。

Weber-Christian 病

Weber-Christian 病又称结节性发热性非化脓性脂膜炎（nodular febrile nonsuppurative panniculitis）。其特点是反复发热伴皮肤触痛性结节，组织学特点为非化脓性脂膜炎，愈合后留有深陷的瘢痕。本病好发于年轻的白种人女性，常见于下肢，也可见于上肢、臀、腹、乳房和面部。本病常伴有关节炎、关节痛和肌痛。系统型可累及肠、肠系膜、肺、心和肾。一些病例可以肯定是结节性红斑。还有许多病例以现在的认识水平来看应该重新分类。Weber-Christian 病可见于结节性红斑、人工性脂膜炎、狼疮性脂膜炎、胰腺性脂肪坏死相关性脂膜炎、α₁- 抗胰蛋白酶缺陷性脂膜炎、结缔组织病、组织细胞吞噬性脂膜 / 皮下脂膜炎性 T 细胞淋巴瘤。Weber-Christian 病似乎不能作为一种独立的疾病，因此建议废除这一病名。Weber-Christian 病患者应进一步查找病因。同样，Rothmann-Makai 综合征这一病名也应被废除。

组织细胞吞噬性脂膜炎

组织细胞吞噬性脂膜炎（cytophagic histiocytic panniculitis，CHP）是一种以泛发性红斑、疼痛性皮下结节为特点的多系统疾病。这些病变由具有强吞噬能力且广泛分布于单核 - 巨噬细胞系统的组织细胞的良性增生所致。病变到终末阶段时，患者以严重的血细胞减少症、肝衰竭和终末期出血为特征。

许多组织细胞吞噬性脂膜炎患者有 T 细胞瘤，与具有 α/β 或 γ/ζ 表型的皮下脂膜炎样选择 T 细胞淋巴瘤关系密切。

【临床提要】

1. 皮肤损害　初期表现为深在的触痛性皮下结节和斑块，呈肉色至红色，直径为 2 ～ 20cm。
2. 发病特征　皮损通常多发，侵犯小腿、大腿、臀、臂、乳房和颈部。可伴有发热、黏膜溃疡、浆液渗出和肝脾大，以及全血细胞减少症、肝功能异常。此病可伴病毒感染（主要为 EB 病毒）及血液系统恶性肿瘤。

【组织病理】

特征性表现为小叶性脂膜炎，以单核 - 巨噬细胞浸润为主，可有淋巴细胞、噬脂细胞、浆细胞、粒细胞。组织细胞吞噬红细胞、淋巴细胞、血小板形成"豆袋"（beanbag）样细胞。

【治疗处理】

治疗措施为治疗任何潜在的恶性肿瘤，条件允许者行骨髓移植。如果已排除了恶性肿瘤，则用环孢素常有效。

（一）治疗原则

区分恶性、非恶性，并进行相应治疗。

（二）基本治疗

组织细胞吞噬性脂膜炎的基本治疗见表 38-2。

表 38-2　组织细胞吞噬性脂膜炎的基本治疗

靶向治疗	阻止组织细胞的良性增生及其吞噬作用所造成的脂膜炎性损害
系统治疗	糖皮质激素、环孢素、环磷酰胺、氨苯砜、碘化钾
监测潜在疾病	HIV 感染、B 或 EB 病毒、T 细胞淋巴瘤，尤其是皮下脂膜炎样 T 细胞淋巴瘤

（三）治疗措施

若检测为非恶性的，在所有报道的病例中用环孢素治疗均很有效，可诱使长期缓解。若检测为恶性者，应积极化疗甚至考虑骨髓移植。泼尼松、苯丁酸氮芥和环磷酰胺已被试用，但有许多副作用。Willis 等（1985）报道了 1 例脾切除治疗患者，其作用明显但时间短暂。

（四）循证治疗步序

组织细胞吞噬性脂膜炎的循证治疗步序见表 38-3。

表 38-3　组织细胞吞噬性脂膜炎的循证治疗步序

项目	内容	证据强度
一线治疗	治疗基础 T 细胞淋巴瘤（化疗）	E
	泼尼松 / 环孢素	E
二线治疗	他克莫司 / 氨苯砜 / 碘化钾	E
	环磷酰胺 / 阿那白滞素	E
	骨髓移植 / 放射治疗	E

（五）治疗评价

1. 一线治疗　Ostrov 等报道，1 名 16 岁的患者用泼尼松治疗，开始剂量为 $2mg/(kg \cdot d)$，后改用环孢素治疗每日 $4mg/kg$，患者除遗留甲状腺功能减退外，其他症状完全消失，在停止使用环孢素治疗后 6 年，病情仍未复发。

Marzano 等报道 7 例患者，5 名伴有皮下 T 细胞瘤，并在应用各种化疗药物无效后死亡。1 名患者应用泼尼松治疗 13 个月，疗效良好。另 1 名患者用皮质类固醇、环磷酰胺、氨苯砜系统治疗 36 年，疗效良好。

Alegre 等报道，1 名患者病情加重 2 个月，用环磷酰胺、硫酸长春新碱、多柔比星及泼尼松治疗 9 个疗程，并且得到治愈，研究结果提示应早期积极治疗。

2. 二线治疗　Koizumi 等报道，一名继发 T 细胞淋巴瘤的患者用环磷酰胺、多柔比星、硫酸长春新碱、泼尼松、依托泊苷及 GM-CSF 治疗，在治疗 3 个疗程（每 2 周）后症状缓解，随后用骨髓移植治疗，症状消失持续 1 年。

White 等报道 1 名患者用碘化钾治疗 15 年，症状完全缓解，另 1 名患者用泼尼松治疗症状完全缓解，随访 28 年，症状完全消失。

（六）预后

本病治疗困难，可持续数年，进行性肝衰竭和出血是死亡的原因。

α₁- 抗胰蛋白酶缺陷性脂膜炎

α_1- 抗胰蛋白酶缺陷性脂膜炎（α_1-antitrypsin-deficiency panniculitis）与 α_1- 抗胰蛋白酶缺陷有关；*SERPINA1* 基因 Z 位点为纯合子（PiZZ）的患者症状最为严重。α_1- 抗胰蛋白酶是肝脏产生的一种糖蛋白，严重的 α_1- 抗胰蛋白酶缺陷可伴发全腺泡性肺气肿、肝硬化、非感染性肝炎、冷性荨麻疹、获得性血管性水肿、持久性皮肤脉管炎和脂膜炎。

【临床提要】

1. 皮肤损害　最常见的临床表现是红色触痛性深部斑块或结节，皮温增高，可自行破溃和形成溃疡。

2. 发病特征　好发于臀部、下背部、胸部及四肢近端。偶尔伴有发热、胸腔积液、呼吸困难和肺栓塞。

3. 组织病理　病理检查示小叶脂膜炎伴脂肪坏死，中性粒细胞浸润。间隔液化坏死，中性粒细胞和巨噬细胞浸润。

【治疗处理】

α_1- 抗胰蛋白酶缺陷性脂膜炎是由于此酶缺乏导致皮下组织的慢性炎症，因为脂酶、弹力蛋白酶及其他酶不能被中和。活检组织弹力组织染色有助于显示弹性组织减少，小叶及小叶间隔有脂膜炎。治疗方法有酶的替代，使用氨苯砜、秋水仙碱及肝移植以永久取代丧失的酶。

（一）治疗原则

酶缺乏的替代疗法可致皮肤病变缓解。紧急情况可用 α_1- 抗胰蛋白酶（α_1-AT）溶缩剂。

（二）基本治疗

α_1- 抗胰蛋白酶缺陷性脂膜炎的基本治疗见表 38-4。

表 38-4 α₁- 抗胰蛋白酶缺陷性脂膜炎的基本治疗

靶向治疗	针对 α₁- 抗胰蛋白酶缺乏，补充 α₁- 抗胰蛋白酶；或减少中性粒细胞趋化作用，减轻淋巴细胞和吞噬细胞激活，减轻脂膜炎症和坏死
系统用药	静脉滴注补充 α₁- 抗胰蛋白酶最有效 抑制脂膜炎症：氨苯砜、多西环素、秋水仙碱
外科治疗	肝移植，恢复 α₁- 抗胰蛋白酶至正常水平

（三）治疗措施

治疗措施：①首选氨苯砜，常用剂量为150mg/d。②静脉滴注补充 α₁- 抗胰蛋白酶，每周60mg/kg，连续给药 3～7 周。③环磷酰胺和秋水仙碱的疗效不一，司坦唑醇或达那唑、糖皮质激素、利福平的疗效不佳或无效，可使脂膜炎加重。④肝移植可使酶恢复至正常水平，使脂膜炎消退。

（四）循证治疗步序

α₁- 抗胰蛋白酶缺乏性脂膜炎的循证治疗步序见表 38-5。

表 38-5 α₁- 抗胰蛋白酶缺乏性脂膜炎的循证治疗步序

项目	内容	证据强度
一线治疗	多西环素 /α- 浓缩抗胰蛋白	E
	氨苯砜	D
	肝移植	E
二线治疗	血浆置换	E
	环磷酰胺 / 秋水仙碱 / 泼尼松	E

（五）治疗评价及预后

1. 一线治疗

（1）静脉滴注补充 α₁- 抗胰蛋白酶：起效相对迅速，3 周后脂膜炎就可能消退。当体内 α₁- 抗胰蛋白酶水平低于 50mg/dl 时，本病可复发，再次替代疗法仍然有效。

（2）多西环素：Humbert 等报道，3 名反复发作的患者用多西环素治疗（200mg/d），持续 3 个月，在 8 周内症状完全消失，3 名患者中有 2 名能够停止治疗，而另 1 名患者继续用药，剂量改为100mg/d。

（3）氨苯砜：可抑制中性粒细胞趋化，Smith等报道，6 名患者中有 5 名用氨苯砜治疗有效。

Bleumik 等报道，应用四环素治疗无效，改用氨苯砜治疗（50mg/d），疗效好。在长期的氨苯砜治疗期间，患者有少数几次反复发作。

Smith 等报道 1 例患者用泼尼松治疗无效，但对氨苯砜（75mg/d）及每周注入 α₁- 抗胰蛋白酶疗效好。另 1 例经氯喹、硫唑嘌呤及泼尼松治疗，疗效不好，但氨苯砜和 α₁- 抗胰蛋白酶浓缩剂疗效显著。

2. 二线治疗

（1）肝移植：O'Riorden K 等在用静脉注射 α₁- 抗胰蛋白酶法和肝移植方法来治疗 α₁- 抗胰蛋白酶缺乏性脂膜炎研究中指出，伴有纯合子缺失的2 名患者用 α₁- 抗胰蛋白酶替代治疗，1 名患者接受肝移植后治愈，另 1 名患者静脉给药 α₁- 抗胰蛋白酶，症状消失。当患者游离的 α₁- 抗胰蛋白酶血清水平降至 50mg/100ml 时，复发过一次。

（2）联合治疗：Strunk 等报道，1 名患者用泼尼松 80mg/d 和静脉内给予肝素（对怀疑有深静脉血栓患者给予），治疗无效，后加入环磷酰胺150mg/d，疗效好，泼尼松用量在 2 个月内逐渐减少，环磷酰胺在 14 个月后停用，在停用后症状消失持续 2 年。

（3）秋水仙碱：若患者不能耐受氨苯砜，可试用秋水仙碱，该药可减少酶替代的量，且可用于维持性治疗。

3. 三线治疗 酮康唑：Pottage 等报道，1 例在腿上有小结节的患者，在通过胸廓切开术辨明和行淋巴结培养后，诊断为 α₁- 抗胰蛋白酶缺乏和组织胞浆菌病，应用酮康唑 400mg 持续 6 个月，再继续治疗 9 个月后，症状消失。

人工性脂膜炎

人工性脂膜炎（factitial panniculitis）是一种对注射物质的异物反应和愈合过程。

【临床提要】

1. **皮肤损害**　表现为皮下结节，表面皮肤正常或轻度发红，可发生液化、蜂窝织炎、溃疡形成。

2. **发病特征**　吸毒所致的脂膜炎经常发生在注射部位，如三角肌、大腿和臀部。强迫性精神病患者可能固定注射牛奶、粪便或其他物质，而其他患者可能完全随意注射。

【治疗处理】

（一）治疗原则及基本治疗

最重要的是对潜在疾病的治疗和戒毒。

（二）治疗措施

阻止或劝说患者自我注射毒品或其他物质。对于局部溃疡等损害给予对症处理。

（三）治疗评价及预后

预后良好。

冷性脂膜炎

冷性脂膜炎（cold panniculitis）是局限于寒冷暴露部位的脂膜炎。

本病可能与寒冷引发的过敏反应有关，新生儿皮下组织中饱和脂肪酸较成人多，这种脂肪酸熔点较高，在低温时更易凝固，因此新生儿更易患冷性脂膜炎。

【临床提要】

1. **皮肤损害**　为红斑样皮下结节或斑块。几周后病灶自行消失，可出现局部色素沉着，但无瘢痕。

2. **发病特征**　暴露于寒冷 3 ～ 4 小时后，皮损出现在面部、四肢等暴露部位。

3. **组织病理**　病理检查示小叶性和间隔性脂肪炎，可有脂肪坏死，混合性细胞浸润。真皮皮下组织交界处血管周围存在以淋巴细胞为主的浸润，似冻疮样改变。

4. **鉴别诊断**　应与冻疮相鉴别，冻疮通常发生在手指或脚趾，尽管炎症可以影响皮下组织，但其主要发生在真皮。冷性脂膜炎不局限于肢端。

确诊主要依据寒冷暴露史。

【治疗处理】

（一）治疗原则

最好的治疗是保持受冻部位温暖和避免进一步暴露于寒冷。骑马者应换上宽松和保暖的衣物。

（二）基本治疗

冷性脂膜炎的基本治疗见表 38-6。

表 38-6　冷性脂膜炎的基本治疗

靶向治疗	阻止饱和脂肪酸凝固，抑制脂肪小叶和间隔内淋巴细胞炎症浸润
治疗选择	保暖，缓慢升温，支持疗法

（三）治疗措施

保持受冻部位温暖，避免进一步暴露于寒冷之中。给予足够热量和丰富的维生素，使用血管扩张药物通常没有帮助。肢体受冷，不可立即加温，以防组织缺氧坏死。

（四）治疗评价及预后

本病无须治疗，病变在数天或数周后缓解。

创伤性脂膜炎

创伤性脂膜炎（traumatic panniculitis）是一种由创伤所致的脂膜局部反应，可能是对创伤的一种异物反应。

【临床提要】

1. **皮肤损害**　病变包括有触痛的红色质硬的结节和斑块，可出现坏死或溃疡。1987 年，Rostom 和 El-Sayed 报道了乳腺癌手术和放疗后患者发生这种少见并发症。儿童面部钝器伤（如荡秋千撞伤）亦可发生类似病变。

2. **发病特征**　常见于有巨大乳房的肥胖妇女，可能将其误诊为乳腺癌。

3. **组织病理**　病理检查示小叶性脂膜炎非特异性改变，可见明显出血、血肿、肉芽组织，局限性脂肪坏死，晚期纤维化。

【治疗处理】

（一）治疗原则

对症处理，不能忽略外伤史，以及胸部手术、放疗史。

（二）基本治疗

创伤性脂膜炎的基本治疗见表 38-7。

表 38-7　创伤性脂膜炎的基本治疗

靶向治疗	阻止创伤性异物反应继续发展，减轻肉芽肿性损害及坏死、纤维化
治疗选择	物理治疗、手术切除

（三）治疗措施

试用物理治疗促进炎症吸收，乳房病灶必要时可行手术切除，这样既可将其与乳腺癌相鉴别，同时又能治愈创伤性脂膜炎。儿童患者不需治疗，因损害可自发性愈合。

（四）治疗评价及预后

预后良好。

类固醇后脂膜炎

类固醇后脂膜炎（post-steroid panniculitis）是口服糖皮质激素的一种并发症，但准确的发病机制仍不清楚。

【临床提要】

1. 皮肤损害　结节直径为 0.5 ～ 4.0cm，伴有红斑和瘙痒，数周至数月后常自行消失。病变好发于面颊、臀和躯干。

2. 发病特征　停止系统性应用糖皮质激素后 1 ～ 13 日出现深部结节。常见于在短时间内接受大剂量口服糖皮质激素治疗风湿热的儿童。

3. 组织病理　表现为小叶性脂膜炎。

【治疗处理】

（一）治疗原则及基本治疗

一般无须治疗，关键在于使用皮质类固醇激素应逐渐减量。

（二）治疗措施

一般可自行缓解而无瘢痕，故不必治疗；风湿热、白血病或肾病综合征患者应逐步减少泼尼松剂量。

（三）治疗评价及预后

预后良好。

聚维酮性脂膜炎

聚维酮性脂膜炎（povidone panniculitis）系聚维酮（1- 乙烯基 -2- 吡咯酮多聚体）所致的一种脂膜炎。

聚维酮是一种惰性物质，可在许多器官内沉积。作为发胶和药物制剂的悬浮剂及分散剂。Kossard 等（1980）报道了 1 例肌内注射聚维酮引起的脂膜炎。

【临床提要】

1. 皮肤损害　注射部位出现压痛、硬化的斑块和结节。Cabanne（1969）等发现，在一些患者的面部、胸部及背部等非注射部位也出现棕红色硬化的丘疹、结节和斑块。

2. 发病特征　每周肌内注射聚维酮数年，双侧手臂、臀部等可发病。因本品可在许多器官内沉积，表现为肝脾大、淋巴结肿大、呼吸困难、发热可达 38.9℃，出现流感样症状。

【治疗处理】

（一）治疗原则及基本治疗

皮损应对症处理，同时处理皮肤外症状。

（二）治疗措施

可试用泼尼松（60mg/d）口服，病情控制后逐渐停药。

（三）治疗评价及预后

避免注射聚维酮药物，预后良好。

硬化性脂膜炎

硬化性脂膜炎（sclerosing panniculitis）又称硬皮病样皮下炎（hypodermitis sclerodermiformis），脂肪性皮肤硬化病（lipodermatosclerosis）。

【临床提要】

1. **皮肤损害**　典型者，硬化性损害沿小腿皮肤呈"袜状"分布，类似于一个倒置的酒瓶。这种硬化是因皮下脂肪纤维化所致，临床上不存在原发性炎性脂膜炎。病变呈多灶性和超微性，遍布于整个受损区域，称为硬皮病样皮下炎。常出现红斑性触痛的皮下结节或斑块，因而称为硬化性脂膜炎。

2. **发病特征**　主要见于 40 岁以上女性，小腿中下 1/3 部分。病变常为双侧，但左腿更常见且更严重。可有静脉功能不全，静脉曲张。

3. **组织病理**　表现为间隔性脂膜炎，缺血性脂肪坏死改变，间隔和小叶均可受累，血管周围淋巴细胞浸润，脂肪细胞呈灰白色，核消失、核碎裂，出血及含铁血黄素沉积，晚期进行性纤维化，脂肪小叶和血管消失，脂膜坏死。

【治疗处理】

（一）治疗原则

解除疼痛，减轻硬化。

（二）基本治疗

挤压治疗，给予药物司坦唑醇。

硬化性脂膜炎的基本治疗见表 38-8。

表 38-8　硬化性脂膜炎的基本治疗

靶向治疗	改善小腿静脉功能及组织缺氧，增加纤溶活性
方法选择	加压缩带，糖皮质激素，司坦唑醇，抗生素，外科疗法

（三）治疗措施

静脉缺血性的标准疗法如逐级挤压性袜套和抬高腿部，在这种情况下最有效。但由于疼痛，一些患者不能耐受挤压治疗。可用司坦唑醇（stanozolol），每日 2 次，每次 2～5mg，它能增加血管内纤维蛋白溶解活性，减少毛细血管周围的纤维蛋白，可在 3 周内缓解疼痛，在 8～10 周内减轻硬化。然后再使用挤压袜套，并减少司坦唑醇的剂量直到停药。在使用司坦唑醇期间，应监测血压和肝功能。

（四）治疗评价及预后

本病治疗困难。纤维变性区为不可逆损害。

胰腺性脂膜炎

胰腺性脂膜炎（pancreatic panniculitis）又称皮下脂肪坏死（subcutaneous fat necrosis），可由胰腺炎或胰腺癌引起。有 40% 的病例以皮肤损害作为潜在性胰腺病变的首发症状，因此成为诊断的重要线索。

【临床提要】

1. **皮肤损害**　表现为多发性隆起、疼痛的红斑样结节，直径为 1～2cm，一些结节可有波动，并排出油样物质。

2. **发病特征**　好发于下肢，但臂和躯干也可发生。其他表现有关节痛或关节炎、浆膜炎。

3. **实验室检查**　血嗜酸性粒细胞、脂肪酶和淀粉酶经常增高，酶水平增高可为暂时性，脂肪酶和淀粉酶增高可在整个病程中间歇性出现。

4. **组织病理**　表现为小叶性脂膜炎，皮下组织灶性坏死，坏死区有大量"影子"细胞。可有颗粒状钙质沉积，周围炎症细胞浸润，包括中性粒细胞、淋巴细胞、组织细胞、泡沫细胞及异物巨细胞等，并可见出血区。

【治疗处理】

胰腺性脂膜炎常发生于各型胰腺组织坏死，如胰腺炎、胰腺导管狭窄、胰腺癌。应注意腹部症状可能缺如。应行淀粉酶和脂酶检测，它们常升高。还应查全血细胞计数以发现是否有嗜酸性粒细胞增多症，约 60% 的患者可发生。而 MRI 有助于发现胰腺恶性肿瘤。如治疗胰腺炎症的基础原因，则脂膜炎才可消退。

（一）治疗原则

胰腺性脂膜炎可无腹部症状，也好发于小腿。可通过皮肤活检、血清淀粉酶和脂酶来鉴别，特别是嗜酸性粒细胞增多时，需进行胰腺肿瘤的检查。治疗主要围绕胰腺炎的病因治疗。局部对症处理。胰腺疾病的药物和手术治疗是主要的治疗方法。

（二）基本治疗

胰腺性脂膜炎的基本治疗见表38-9。

表 38-9 胰腺性脂膜炎的基本治疗

靶向治疗	针对酶的升高，阻止胰腺炎症或去除胰腺恶性肿瘤
治疗选择	手术治疗，奥曲肽（抑制胰酶生成）

（三）治疗措施

治疗措施包括对导管阻塞中狭窄的恢复，假性囊肿的引流。对于胰腺癌病例，如有必要，可使用奥曲肽（octreotide）0.1mg，皮下注射，每日4次，疗程为3～7日。奥曲肽为人工合成的八肽环状化合物，能抑制缩胆囊素-胰酶泌素的分泌，减少胰腺分泌。下肢抬高和弹力绷带包扎有助于缓解下肢结节的症状。

（四）循证治疗步序

胰腺性脂膜炎的循证治疗步序见表38-10。

表 38-10 胰腺脂膜炎的循证治疗步序

项目	内容	证据强度
一线治疗	治疗潜在的胰腺疾病	E
	胰腺癌转移瘤切除术	E
	FOLFIRINOX 化疗	E
二线治疗	奥曲肽	E
	血浆置换	E

（五）治疗评价及预后

Hudson 等报道，一位患者大腿上出现了一些继发于低分化腺癌的痛性结节。使用泼尼松龙治疗无效。奥曲肽（50μg，皮下注射，每日2次）可抑止皮肤结节的进一步发展。然而，此患者虽然得到治疗，但3周后仍然死亡。

由于皮下脂肪坏死常伴有一系列与其他器官脂肪坏死相关的发现，因此预后取决于基础疾病（胰腺炎、胰腺癌）及伴发症。

结节性红斑

结节性红斑见第八章。

（普雄明 叶巧园 何玉清 周 琛 徐永慧）

第一节　色素增加性皮肤病

雀　　斑

雀斑（freckle）是极为常见的常染色体显性遗传性色素沉着病。

【临床提要】

1. 发病特征　皮损好发于面部，特别是鼻部及眶下，重者可累及颈、肩、背上方等部位。雀斑可在 3 岁时出现。

2. 皮损形态　日光暴露区出现淡褐色斑点（图 39-1），直径一般为 3 ～ 5mm。雀斑与日光照射关系明显，其大小、数量和色素沉着程度在夏季增加，冬季明显减少。

3. 鉴别诊断　应与单纯性雀斑样痣相鉴别（图 39-2），后者 1 ～ 2 岁开始发生，不限于日光暴晒区，避免日晒后不减少、广泛的雀斑，应考虑着色性干皮病。

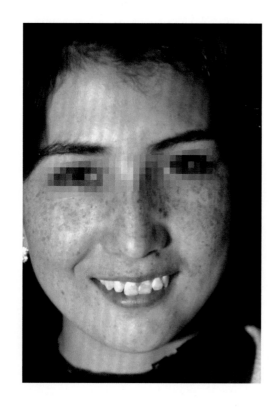

图 39-1　雀斑

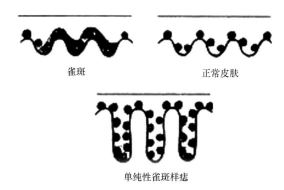

图 39-2　单纯性雀斑样痣与雀斑的组织学比较

【治疗处理】

（一）治疗原则

避免日晒和选用遮光剂。局部对症治疗，选用脱色剂、化学祛斑剂、激光或磨削术。可根据病变程度及患者的美容要求决定治疗方案。

（二）基本治疗

雀斑的基本治疗见表 39-1。

表 39-1　雀斑的基本治疗

靶向治疗	针对表皮基底层黑素（并非黑素细胞）含量增多而采取措施，抑制黑素产生和消除黑素
避光	戴宽檐帽，用防紫外线伞，外涂遮光剂
局部治疗	脱色制剂：氢醌、过氧化氢液 / 霜、维 A 酸、氧化氨基汞 物理 / 化学治疗：冷冻、激光、化学剥脱、脉冲染料激光治疗 中药制剂：五妙水仙膏 外科：皮肤磨削术
系统治疗	维生素 C、维生素 E

（三）治疗措施

1. 遮光剂治疗　如 5% 对氨基苯甲酸霜或复方二氧化钛霜，既有遮光和护肤作用，又有减褪色斑、增白皮肤的作用。患者应尽量避免日光照射面部，外出时注意使用遮光保护用品，如戴草帽、打遮阳伞或外涂防晒霜（如 5% 对氨基苯甲酸霜、5% 二氧化钛霜或两者配在一起的霜剂）或防晒蜜等。禁用含有雌激素的软膏或化妆品。

2. 局部治疗　可用 3% 氢醌霜、3% ～ 5% 过氧化氢溶液或 25% 过氧化氢霜、表皮生长因子霜、1% 万年青溶液，后者如能配合离子喷雾治疗，则效果更佳。5% ～ 10% 氧化氨基汞软膏、5% 水杨酸软膏、0.1% 维 A 酸霜等可使有色素的皮肤加速剥脱。

3. 液氮冷冻　将液氮短暂地（一般为 3 秒）喷射于雀斑上，数日后雀斑可脱落。必须注意的是喷射时间不宜超过 15 秒，否则可致局部过度脱色而形成不可逆转的白斑或萎缩性瘢痕。本法只用于成人。治疗前 2 个月最好停用氢醌霜类药物。

4. 化学性剥脱法　如采用 25% 苯酚乙醚点涂剥脱（数目多可分批），亦可用 60% 三氯乙酸点涂剥脱。此法必须由有经验的医师操作，注意掌握表皮剥脱的深度，以免因操作不慎而引起瘢痕，甚至引起全身中毒。须谨慎使用。

5. 泛发性雀斑　可内服归脾丸、六味地黄丸和维生素 C（维生素 C 每日用量至少 1g）、维生素 E 联合治疗。

6. 激光治疗　Q 开关脉冲红宝石激光、510nm 色素性损害染料激光有效。

7. 皮肤磨削术　重症可采用磨削术，常可获得较好的效果。

8. 中医药治疗　中药制剂"五妙水仙膏"有一定效果，但本法操作精细，技术要求较高，必须由有经验的医师或美容师掌握。

（四）治疗评价

选择各种治疗均有一定疗效，但需慎重，考虑发生后遗症的可能，如色素沉着，治疗要十分仔细小心，掌握好深浅，有时可因操作造成浅表瘢痕。

（五）预后

本病有随年龄增长而逐渐消失的倾向。

黄　褐　斑

黄褐斑（chloasma）是发生在面部的常见色素沉着病。

病因如下：①雌激素、孕酮，开始于妊娠中期，分娩后逐渐消退。可能为孕酮和雌激素增多所致；②紫外线使黑素细胞产生过多黑素；③药物因素，口服避孕药（与孕酮相关，约20%服药者发生），氯丙嗪、苯妥英钠（光毒性）；④症状性，可见于慢性疾病，如月经不调、慢性盆腔炎、慢性肝功能不全、结核病、癌瘤等患者；⑤其他，如化妆品、外用药物等。

【临床提要】

1. 基本损害 皮损为淡褐色至深褐色，两颊对称出现，呈蝶形，边界清楚。日晒后皮损颜色加深，偶见月经前颜色加深（图39-3）。

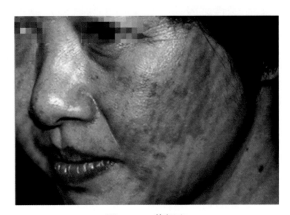

图 39-3 黄褐斑

2. 发病特征 多见于青春期、中老年女性，好发于两颊，亦可见于颈、眉、颧、鼻及口周等处，无自觉症状。

3. 组织病理 ①表皮型：黑素主要沉积在基底层和棘层。②真皮型：除表皮色素增多外，浅层和深层真皮内的噬黑素细胞增多。

4. 临床分型 参考中国中西医结合学会皮肤性病专业委员会色素病学组2003年制定的《黄褐斑的临床诊断和疗效标准（2003年修订稿）》进行分型。

（1）按皮损发生部位分为4型：①蝶形型，皮损主要分布在两侧面颊部，呈蝶形对称性分布。②面上部型，皮损主要分布在前额、颞部、鼻部和颊部。③面下部型，皮损主要分布在颊下部、口周。④泛发型，皮损泛发在面部大部区域。

（2）按病因分为2型：①特发型，无明显诱因者。②继发型，因妊娠、绝经、口服避孕药、日光照射等原因引起者。

【治疗处理】

先确定黄褐斑的临床类型。若患者是真皮型或混合型，则单纯外用脱色剂治疗效果常不显著，可采用化学剥脱和脱色剂合用，并适当延长疗程。另外，应尽可能帮助患者找到诱发病因并避免之，有内科病者应及时彻底治疗。口服避孕药的患者必须停用，改用工具避孕。应使用遮光剂和避免日晒，禁止日光浴和去热带或日光照射强烈的地方旅游，因为数分钟的日光浴便能使治疗数月的成果丧失殆尽，应尽量避免使用有香味的化妆品和光感性药物或食物。关于黄褐斑药物治疗的疗程，一般应8周以上，疗程越长，显效率越高。

（一）治疗原则

去除致病因素，防晒遮光，依据黄褐斑分型综合治疗。

（二）基本治疗

黄褐斑的基本治疗见表39-2。

表 39-2 黄褐斑的基本治疗

靶向治疗	抑制酪氨酸酶及使黑素沉着增多的相关酶活性，拮抗促黑素生成细胞因子，去除或破坏黑素
去除致病因素，治疗慢性疾病	治疗盆腔炎或轻度卵巢功能障碍、肝病、结核、肿瘤、甲状腺疾病，停用避孕药
避免/减少色素	避免日晒，使用宽谱UVA遮光剂
脱色/减少色素局部治疗	酪氨酸酶抑制剂：氢醌、壬二酸、熊果苷、甘草黄酮、曲酸、维A酸（阿达帕林）、茶多酚、氨甲环酸、化学剥脱术
三联霜	三联霜（4%氢醌+0.01%氟轻松+0.05%维生素A酸）或（2%~4%氢醌、0.05%~0.1%维A酸及5~7级皮质类固醇）
物理治疗	强脉冲光、中等光斑（4~6mm）低剂量调Q1064nm激光、点阵红宝石激光治疗
美白化妆品	含曲酸、熊果苷、甘草等植物提取物的美白化妆品；含左旋维生素C、硫辛酸等还原剂的化妆品，可抑制酪氨酸酶的活性或阻碍黑素细胞膜的脂质过氧化
系统治疗	氨甲环酸、茶多酚联合抗氧化剂维生素C和维生素E、辅酶Q10及谷胱甘肽
中医药治疗	辨证施治

（三）治疗措施

1. 局部治疗 每日应用广谱遮光剂 Parsol 1789 化合物吸收 UVA 光谱，而含有二氧化钛和氧化锌配方者可有效阻止 UVA 和 UVB 辐射。

（1）氢醌：通过抑制酪氨酸酶和黑素细胞毒作用来阻止黑素合成。Kligmma 和 Willis（1975）提出了一种由 5% 氢醌、0.1% 维 A 酸、0.1% 地塞米松和维生素 C 组成的配方，可通过改变维 A 酸和氢醌浓度，以及糖皮质激素效能来改良配方；其中氢醌可为 2%～5%，维 A 酸可为 0.05%～0.1%。氢醌以低浓度（皮损较少者，3%）开始，根据需要增加，每日 2 次（清晨和睡前）外搽，清晨应用广谱遮光剂。

维 A 酸／氢醌疗法中可加入羟乙酸以提高疗效，或交替或混合外用 3% 氢醌霜与 0.05%～0.1% 维 A 酸霜。

氢醌治疗的副作用包括刺激性接触性皮炎、假褐黄病（外源性褐黄病）和甲褐色变（氢醌氧化产物沉积所致），刺激性反应与氢醌浓度和维 A 酸联用有关。

（2）维 A 酸：给予 0.025%～0.05% 维 A 酸，通过抑制酪氨酸酶的转录干扰黑素合成，促进角质形成细胞脱落。剂型包括①霜剂：0.025%、0.05%、0.1%；②凝胶：0.01%、0.025%、0.1%；③溶液：0.05%。该药可增加脱色剂效果，通过它的溶角质特性而减轻色素沉着。

（3）外用糖皮质激素：脱色能力取决于糖皮质激素的化学结构；通常起效迅速，脱色不完全，停药后复发。一般推荐用中效或弱效类糖皮质激素制剂，如 0.1% 曲安奈德、0.1% 地塞米松，而不主张用超强和强效类糖皮质激素制剂。

（4）壬二酸：10%～20% 壬二酸是酪氨酸酶抑制剂，已用于治疗黄褐斑、痤疮和其他色素沉着病（如物理性和炎症后黑皮病）。单独应用治疗本病的疗效尚未肯定，但联用 2% 氢醌霜的有效率达 73%；一般应用 20% 壬二酸霜。

（5）曲酸：通过螯合铜离子抑制酪氨酸酶活性，诱导角质形成细胞分泌 IL-6，从而抑制黑素合成。外用浓度为 1%～2% 的凝胶，每日 2 次，共 2 个月。

（6）5% 吲哚美辛：其作用类似类固醇，对表皮黄褐斑有效，特别是妇女面颊部。

（7）局部使用维生素 E：也能减少紫外线诱导的皮肤反应，遮光剂中添加维生素 E 可能产生进一步的局部遮光作用。

（8）熊果苷：能明显抑制人黑素细胞和鼠黑素瘤细胞酪氨酸酶活性和黑素产生。据报道用 3% 熊果苷霜剂或溶液治疗黄褐斑，每日外用 2 次，共计 12 周，有效率达 71.4%。

2. 物理治疗

（1）化学剥脱术（chemical peeling）：25% 三氯乙酸或 95% 酚溶液对选择的色素斑可有暂时性疗效，常在 1 周后产生漂白效果。

（2）激光：Q 开关红宝石激光、Q 开关 Nd：YAG 激光和 510μm 脉冲染料激光可破坏色素组织，不伤及周围正常组织，但色素消退的效果不一，红宝石激光对表皮型最有效。

（3）倒模面膜治疗：有改善面部皮肤血液循环、促进脱色药物吸收、加速色素斑消退的作用，每周治疗 2～3 次，10 次为 1 个疗程。

3. 全身治疗

（1）抗氧化剂：维生素 C 1～3g/d，其通过螯合铜离子抑制酪氨酸酶活性，抑制多巴醌的氧化，清除氧自由基，抑制黑素生成。部分患者有效。或予以维生素 E（60mg/d）。有研究发现，系统使用维生素 C 和维生素 E 可减少日光灼伤反应，这种光防护作用需联合使用两种维生素，单独使用维生素 C 或维生素 E 效果不佳，可选用辅酶 Q10。

（2）谷胱甘肽：每次 400mg，联合维生素 C（每次 1.0g）静脉注射，每周 2 次，抑制黑素生成，对顽固性病例有效。

（3）氨甲环酸：250mg，每日 2 次。可通过抑制纤溶酶原结合角质形成细胞，降低酪氨酸酶活性，抑制黑素形成。

4. 中医药治疗 本病多属肝肾阴虚、肝郁气滞、气血不调，宜以滋补肝肾、调和气血、活血化瘀为治疗原则，一般选用六味地黄丸、逍遥丸、桃红四物汤加减杞菊地黄液。

（四）循证治疗步序

黄褐斑的循证治疗步序见表 39-3。

表 39-3　黄褐斑的循证治疗步序

项目	内容	证据强度
一线治疗	三联霜治疗 / 氢醌 / 维 A 酸 / 遮光剂	A
二线治疗	壬二酸 / 羟基乙酸剥脱术 / 阿达帕林	A
三线治疗	烟酰胺 / 曲酸 / 半胱胺 / 局部外用氨甲环酸	A
	激光和强脉冲光 (IPL)/ 口服氨甲环酸	B

Piquero Martin 报道对 60 例患者进行 24 个月双盲对比研究发现 20% 的壬二酸与 4% 氢醌在治疗本病上效果相似。

Griffiths 等报道，19 例本病患者中约 13 例在给予 0.1% 维 A 酸乳膏外用 40 周后有显著临床改善，而给予赋形剂及 SPF 15 遮光剂联用的对照组中仅 1 例有改善。

Verallo Rowell 等报道在 10% 壬二酸与 2% 氢醌联合遮光剂治疗约 24 周的双盲对照研究中发现，73% 使用壬二酸治疗的患者病情改善，而仅 19% 使用氢醌治疗的患者病情改善，这表明 10% 壬二酸较 2% 氢醌为优。

Manaloto 等报道 10 例脱色剂及化学药物难治的黄褐斑患者予以 5.1 ～ 7.6J/cm² Er: YAG 激光 (2.94μm) 治疗，10 例均有显著改善，但于术后 3 ～ 6 周常出现炎症后色素沉着。

Garcia 报道给予 39 例患者一半面部用羟乙酸，另一半面部用曲酸的对比研究中发现，两者改善病情的作用相似。

（五）治疗评价

现有治疗黄褐斑药物的效果还不够理想，且大多需要较长的治疗时间。用药的目的在于阻止黑素细胞的生成，抑制黑素小体的形成和促进使其分解。

从现有证据来看，对黄褐斑患者有效的治疗是使用 2% ～ 4% 的氢醌及防晒霜，以及三联疗法 (TCC)（即 0.01% 氟轻松、4% 氢醌、0.05% 维 A 酸）任何两联药物治疗有效组合，其比仅使用 4% 氢醌更有效。有足够证据评估激光疗法治疗黄褐斑的效果，一项非随机化研究显示，脉冲光疗法可以更快地改善黄褐斑，有限的证据表明，维生素 C 和维生素 E 的组合比单独维生素 C 的疗效更好。

1. 联合治疗　用氢醌、维 A 酸、糖皮质激素联合治疗，表皮型黄褐斑常需要治疗 2 个月才能开始起效，需要治疗 6 个月才可能获得满意的效果，并且三种药物混合外用可减少副作用的发生，并能提高治疗效果。其是疗效较肯定且国内外较常用的主要配方之一。

2. N- 乙酰 -4-S- 半胱氨基酚　是一种新的褪色剂，据报道治疗黄褐斑有非常好的效果。该药刺激性小，性质稳定，并能特异性地作用于黑素合成细胞，其机制可能是减少功能性黑素细胞的数量和向角质形成细胞转运黑素小体的量。

3. 氨甲环酸　化学结构与酪氨酸相似。可能通过竞争抑制使酪氨酸酶失活。外用及口服可见表皮中黑素减少。吴溯帆等通过口服氨甲环酸 250mg，每日 2 次，治疗 256 例患者取得了较好的效果。副作用有 5.4% 患者发生恶心、腹泻，8.1% 患者月经减少。有报道治疗后随访 6 个月，有 9.5% 的患者出现不同程度复发，再次该药治疗仍可获得改善。

4. 维 A 酸　使用时通常先从低浓度开始，待患者能够承受后逐步提高浓度；否则减少使用频率，可隔日使用；另外霜剂的刺激性小于凝胶和溶液。单用维 A 酸有脱色素作用，但目前多与其他脱色剂合用（如 Kligman 配方），局部应用常见的不良反应有光敏、皮肤干燥、红斑和脱屑。为防止光敏和维 A 酸的见光分解，一般多晚间使用。

5. 三联霜（4% 氢醌 +0.01% 氟轻松 +0.05% 维 A 酸）　用维 A 酸避免氢醌氧化，增加后者渗透性；糖皮质激素降低氢醌、维 A 酸的刺激性，并通过减少细胞代谢，抑制黑素生成，双盲试验结果示三联霜组中有 77% 达到治愈或显效，但因配方中含有糖皮质激素，可能继发皮肤萎缩、糖皮质激素依赖性皮炎，不建议每周 2 次、超过 6 个月的长期应用。

6. 茶多酚 / 异黄酮　口服茶多酚能抑制长期 UVB 或 UVA 照射鼠皮肤基质金属蛋白酶 (MMP) 表达亢进及 Ⅰ 型、Ⅲ 型胶原纤维的降解。外涂茶多酚可抑制 UVB 引起的红斑反应，抑制紫外线照射下 NHEK MAPK 通路的活化。外用异黄酮可抑制 UVB 照射鼠表达 c-fos、c-jun，减少 UVB 造成的氧化性损伤。

激光治疗作用有限,因为可发生炎症色素沉着。

（六）预后

本病仅有黄褐色色素沉着,女性多发,对健康无影响,然而对心理影响较大,治疗疗效较差。

里尔黑变病

里尔黑变病（Riehl melanosis）病因不明,可能是一种光敏性炎症反应,亦有可能是一种光毒性皮炎,与多种因素有关,如粗制化妆品成分经日晒所致,亦可有营养等因素。

【临床提要】

1. 发病特征　好发于成年女性。皮损常累及面部（图 39-4）、颈部,特别是额部、颞部,而口周和下颌常不受累。偶有头晕、乏力、食欲缺乏和消瘦等症状。

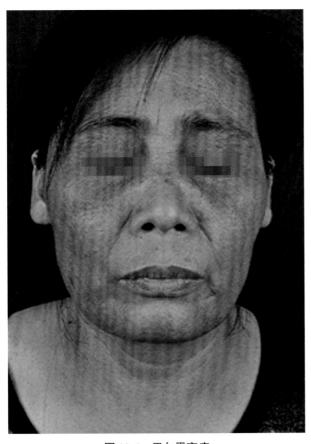

图 39-4　里尔黑变病
（东莞市常平人民医院　曾文军惠赠）

2. 皮损形态　开始为瘙痒、红斑、色素沉着,皮损为紫灰色、紫褐色至褐黑色网状色素沉着斑,

局限在毛孔周围,以后融合成大小不一的斑片,边界不清,上有微细屑覆盖,呈粉尘样外观,可伴有毛囊角栓。皮损逐渐扩展,当达到某种程度时趋于稳定。

3. 组织病理　表皮轻度角化过度,基层液化变性;真皮血管周围炎症细胞浸润,噬黑素细胞内外有大量黑素颗粒。

【治疗处理】

（一）治疗原则及基本治疗

寻找并除去病因,局部对症处理。
里尔黑变病的基本治疗见表 39-4。

表 39-4　里尔黑变病的基本治疗

靶向治疗	阻断皮肤光敏性炎症反应
方法选择	避免日晒和光敏物质
	口服维 A 酸、维生素 E、维生素 C
	外用氢醌、壬二酸,激光治疗

（二）治疗措施

避光,避免接触可疑致敏物。参照黄褐斑的治疗。

（三）治疗评价及预后

除非能找到光敏原因,否则所有的治疗都不十分有效,但过度角化和色素沉着最终会逐步自行消失。

焦油黑变病

焦油黑变病又称中毒性黑素皮炎（melanodermatitis toxica）,是指不同的焦油制剂所致的接触性皮炎和随后出现的皮肤色素沉着,这些焦油制剂含有蒽、吖啶和其他复杂的芳香族化学物质,是一种职业性皮肤病。光毒性及光敏反应是本病的发病机制。

【临床提要】

1. 发病特征　多见于接触焦油数年以上的人。大多数人分布于眶周、颧颞部、手及前臂。少数分布于腰部或呈全身性（图 39-5、图 39-6）。

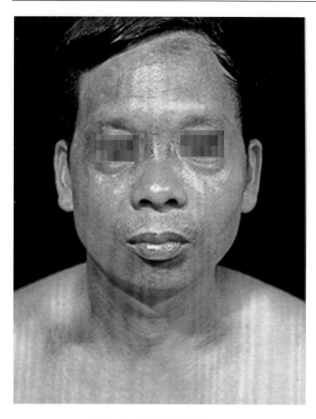

图 39-5 焦油黑变病（1）

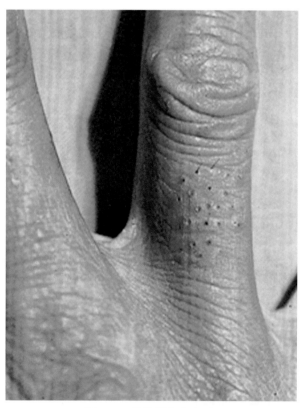

图 39-6 焦油黑变病（2）

2.皮损形态 初起有炎症，后发展成为青灰色到暗褐色或网状色素沉着。可有毛囊丘疹和黑

头粉刺。长期受累可引起皮肤萎缩、毛细血管扩张和毛囊角化病，甚或癌前期变化和恶性变。

【治疗处理】

（一）治疗原则及基本治疗

避免接触焦油类物质，对于色素沉着行对症处理。

（二）治疗措施

焦油黑变病的治疗措施同黄褐斑。

（三）治疗评价及预后

若脱离接触，炎症数周消退，色素沉着在 1～2 年消退。

眶周色素过度沉着

眶周色素沉着症（periorbital hyperpigmentation）又称眶周黑变病（periorbital melanosis），亦可称为眼下圈（circles under the eyes）。

【临床提要】

1.皮损形态 指眉毛和颧骨之间的眶区表皮黑素沉着（图 39-7）。

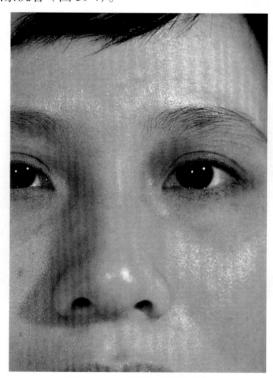

图 39-7 眶周色素过度沉着

2. 发病特征　可能为常染色体显性遗传，通常有家族史，常见于皮肤较黑的人，眶周黑色圈可为许多因素所促发，如应激、视疲劳、睡眠不足、恶病质、胆道疾病和内分泌紊乱（如甲状腺功能亢进和月经失调）。

【治疗处理】

（一）治疗原则及基本治疗

一般无须治疗。

（二）治疗措施

色素过度沉着或试行美容整形。治疗伴发病，如恶病质、胆道及内分泌疾病。

（三）治疗评价及预后

治疗较为困难。

文　身

【临床提要】

文身（tattoo）系用各种不溶性颜料人工地刺入皮内，形成各式图案的永久性色素斑（图 39-8）。常用颜料有黑墨、蓝靛、朱砂等，文身通常无症状，少数可并发局部感染或诱发瘢痕疙瘩。含汞、铬、钴等颜料可发生过敏反应、同形反应、光敏性或文身肉芽肿。

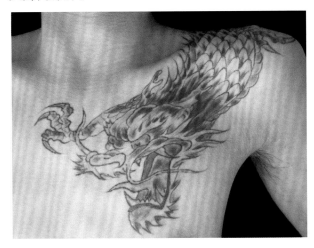

图 39-8　文身

（东莞市常平人民医院　曾文军惠赠）

【治疗处理】

（一）治疗原则

一般可以不必治疗，但仍需监测。有报道年久者可在文身基础上发生黑素瘤、鳞癌、盘状红斑狼疮。

（二）基本治疗

文身的基本治疗见表 39-5。

表 39-5　文身的基本治疗

靶向治疗	选择适合的方法除去色素图案
监测文身并发病	癌变，发生黑素瘤、鳞癌
消除文身方法	
古老方法	鞣酸和硝酸银（法国方法）、水杨酸、一氯乙酸或三氯乙酸、苯酚、硫酸、浓硝酸、氯化锌、氯化汞、斑蝥膏、次氯酸钠，电解疗法，手术切开和刮除色素，刷除术，皮肤环钻术，干冰冷冻，单纯切除
现代方法	
手术方法	切除术或切除+皮片移植，切除+缝合，分层切除，钻孔，盐磨削术，皮肤磨削术
激光	Q 开关红宝石激光，翠玉激光，钇铝石榴石激光
其他	冷冻，电灼，红外线凝固，植皮+皮瓣，腐蚀法（硝酸、鞣酸等），Mohs 技术，组织扩张术

（三）治疗措施

治疗措施包括小面积切除或用电解、电灼、化学性剥脱法。皮肤磨削术、冷冻，以及激光治疗也有较好效果。

（四）治疗评价及预后

文身治疗是皮肤外科中较棘手的问题之一。当损害很小且适于做椭圆形切除时，可获满意的疗效。

1. 传统方法，留有瘢痕　传统疗法如皮肤磨削法、盐磨削术（salabrasion）、冷冻术、平切法和老式激光，如连续波的 CO_2 激光和 Ar 激光，会破坏组织并留下瘢痕。

2. Q 开关调频激光，不留瘢痕 用 Q 开关调频激光治疗文身已取得成功，它可消除文身而不留下瘢痕。

3. 其他 如磨削术、取皮术、切除缝合术，手术不易彻底，残留较深部分需用针挑，挑起后剪除掉；取皮术取其间未被墨汁污染的皮片，移植于创面较深处，以加速愈合，减少瘢痕。一般经 6～12 个月后恢复皮肤色泽；按几何图形做局部皮片切除后游离创缘缝合法，适用于多数病例，且有愈合快、创口小、瘢痕不明显等特点，能收到较好的皮肤美容效果。Anderson 等报道 5 例有白色、皮色和粉红-红色美容性文身的患者，在治疗后皮肤变黑，显然这是由于形成了氧化亚铁，因此应事先告诉患者可能出现这种不良的结局。

遗传性对称性色素异常症

遗传性对称性色素异常症（dyschromatosis symmetrical hereditary）又称对称性肢端色素沉着，系常染色体显性遗传。

【临床提要】

1. 基本损害 为 0.3～0.5cm 褐色斑疹。间杂有黄豆大色素减退斑。色素增加和减退斑疹排列成网状，皮损亦可累及全手、足背、前臂及小腿（图 39-9、图 39-10）。

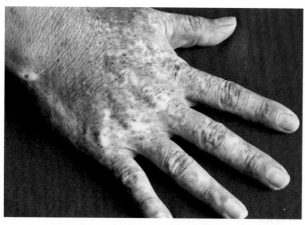

图 39-9　遗传性对称性色素异常症（1）

2. 发病特征 婴儿期或儿童早期发病。主要于手背、足背，对称发生。

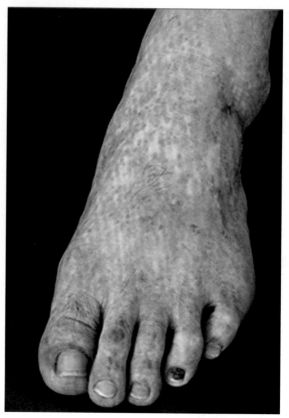

图 39-10　遗传性对称性色素异常症（2）

3. 鉴别诊断 本病应与网状肢端色素沉着（北村）相鉴别，后者在肢端有雀斑样褐色斑，呈网状，但无白斑。

【治疗处理】

（一）治疗原则及基本治疗

本病一般无须治疗。

本病仅影响外观，治疗与否及选择方法需权衡利弊。治疗上可行激光、皮瓣移植。

（二）治疗措施

Taki 等利用治疗白癜风的经验将皮瓣移植手术试用于该病的治疗，取得一定效果。近年来，随着激光治疗在色素性疾病治疗中的成功，人们也开始用 Q 开关红宝石激光、YAG 激光等治疗遗传性对称性色素异常症中的色素沉着性皮损。

（三）治疗评价及预后

缺乏有效的治疗方法。外用糖皮质激素或 PUVA 对本病没有明显疗效，可使用白癜风皮瓣移植手术，目前尚未见 Q 开关红宝石激光、YAG 激光治疗成功的报道。70% 在 6 岁前发病，到青春期前停止发展，持续终身。本病夏季明显，日晒后可加重，但无明显光敏。亦有报道中年后白斑大部分有色素恢复。

血管萎缩性皮肤异色病

血管萎缩性皮肤异色病（poikiloderma atrophicans vasculare，PAV）有色素沉着和色素减退、皮肤萎缩、毛细血管扩张。本病可为特发性，亦可继发于结缔组织病、淋巴瘤（斑块型副银屑病及蕈样肉芽肿）、霍奇金淋巴瘤和遗传性皮肤病。

【临床提要】

1. 发病特征　常见于中年人。皮疹可对称性分布于乳房、臀部及屈侧，黏膜极少受累，可呈泛发或局限性。

2. 皮损形态　初为不同程度的色素沉着的网状红斑，伴有少许鳞屑，偶见淡红色小丘疹；间有毛细血管扩张、皮肤萎缩。疾病常持续较久。呈色素减退斑点和点状毛细血管出血性紫癜，酷似放射性皮炎。

3. 诊断及鉴别诊断　血管萎缩性皮肤异色病症状可先于皮肤或全身性淋巴瘤数年出现。斑块状副银屑病损害并发皮肤异色病改变常为潜在的蕈样肉芽肿的征象，伴蕈样肉芽肿的异色病样损害有严重瘙痒，可发生于非曝光部位，组织病理改变与蕈样肉芽肿一致。特发性血管萎缩性皮肤异色病与皮肌炎或红斑狼疮的皮肤异色性皮疹相比，后两种疾病引起的皮肤异色病样改变主要在疾病晚期出现，自觉症状较少，在暴露部位可有其他皮肤表现。

【治疗处理】

（一）治疗原则

首先查明本病的病因，若继发于结缔组织病、淋巴瘤及霍奇金淋巴瘤的血管萎缩性皮肤异色病，主要是治疗原发病。对于皮肤损害行对症处理。

（二）基本治疗

血管萎缩性皮肤异色病的基本治疗见表 39-6。

表 39-6　血管萎缩性皮肤异色病的基本治疗

靶向治疗	阻断原发和继发因素，减轻皮肤异色损害
监测潜在疾病	判断原发或继发，继发如皮肌炎、硬皮病、红斑狼疮；淋巴瘤如蕈样肉芽肿及其他淋巴网状组织系统疾病的处理
皮肤损害	色素沉着：口服维生素 C、维生素 E，外用维 A 酸、曲酸、壬二酸 色素减退：糖皮质激素软膏、复方氮芥酊 毛细血管扩张：激光 皮肤萎缩：润肤膏

（三）治疗措施

（1）继发者主要是治疗原发病。

（2）毛细血管扩张可用电灼、皮肤磨削术、硬化剂及激光治疗。

（3）色素沉着和色素减退一般不需要治疗。若美容需要者可参照黑变病或白癜风治疗方法。

（四）治疗评价及预后

疾病可存在较久，预后取决于原发疾病，而皮肤损害属良性过程。

第二节　色素减少性皮肤病

白　癜　风

白癜风（vitiligo）是一种较常见的后天性脱色素疾病，表皮、黏膜和其他组织内黑素细胞丧失为其特征。病因有遗传学说、神经学说、自身免疫学说、病毒（如巨细胞病毒）感染，黑素细胞学说，黑素细胞死亡可能系环境中或自身产生的化学物质的细胞毒性作用所致。

【临床提要】

1. 发病特征　约半数病例发生于 20 岁之前。好发于曝光部位、擦烂区和骨突起处，腔口（如鼻、口腔）亦常受累；白斑内的毛发可变白或无变化。损害可缓慢或迅速增加，融合，亦可停止自发性或部分色素再生。

2. 皮损形态 初期损害常为 1 ～ 3cm 大小的色素减退或雪白色斑，边缘清楚，约 5.5% 病例白斑周围有色素沉着环（图 39-11 ～图 39-13）。

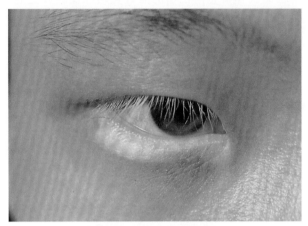

图 39-11 白癜风（局限型）

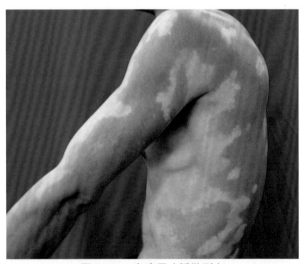

图 39-12 白癜风（播散型）

泛发型白癜风的好发部位：口腔周围、伸侧面、骨突起及指（趾）。

三色反应 / 三色白癜风：其色调介于正常皮肤颜色和色素脱色之间，有中等的灰白色带，即自内向外表现为白色、灰白色、近正常肤色之三色反应，或三色白癜风。

症状：白癜风边缘炎症型（边缘略隆起伴有炎症）可能有瘙痒，易发生晒斑，亦可出现同形现象，发生于创伤或晒斑之后。

3. 分型 ①节段型（SV）：白斑为一片或数片，

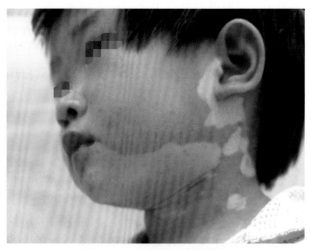

图 39-13 白癜风（节段型）

沿某一皮神经节段支配的皮肤区域走向分布，一般为单侧。②非节段型（NSV）：局限型、播散型、泛发型、黏膜型、肢端型。③混合型：节段型和非节段型并存。④未定类型：局限型、黏膜型（单发）。

4. 分级 体表面积为 1 级：轻度，< 1%；2 级：中度，1% ～ 5%；3 级：中重度，6% ～ 50%；4 级：重度 > 50%。上述分级计算方法，手掌面积为 1%。

5. 分期 ①进展期：白斑增多，原有白斑逐渐向正常皮肤移行、扩大，境界模糊不清，易发生同形反应；②稳定期：白斑停止发展，境界清楚，白斑边缘色素加深，没有新的白斑出现；③退行期：亦有自行缓解。

6. 鉴别诊断 应用伍德灯检查，除外其他疾病。应与单纯糠疹、花斑癣、盘状红斑狼疮、黏膜白斑、贫血痣、无色素痣、斑状白化病、硬化萎缩性苔藓及炎症后白斑相鉴别。

【治疗处理】

（一）治疗原则

治疗原则是使病情停止发展，恢复色素。首先判别疾病的类型，是进展期或稳定期，有无自身免疫性疾病并进行相应处理。在该疾病的进展期，应控制患者病情发展，进入稳定期后再行综合治疗，恢复色素。

（二）基本治疗

白癜风的治疗见表 39-7、表 39-8。

表 39-7　白癜风的基本治疗

靶向治疗	调整免疫、神经体液功能，恢复酪氨酸酶活性，阻止黑素细胞的损伤和破坏，促进黑素合成或黑素细胞移植，恢复皮肤正常颜色
监测伴发的自身免疫疾病，阻止急性进展	如甲状腺疾病、糖尿病、恶性贫血、艾迪生病、斑秃、结缔组织病，并予以治疗，口服或外涂糖皮质激素
局部用药	糖皮质激素、钙调神经磷酸酶抑制剂、维生素 D 衍生物、驱虫斑鸠菊（光敏剂）、假性过氧化氢酶、氮芥乙醇外涂
光疗法	PUVA，准分子激光（308nm），单频准分子光（MEL308nm），窄谱 UVB（311nm）
内科法	糖皮质激素口服、冲击或Ⅲ级糖皮质激素外涂，新型靶向药物，如托法替尼
外科法	自体表皮移植、自体黑素细胞移植、自体表皮细胞悬液移植用于节段性白癜风、自体非培养性黑素细胞 - 角质形成细胞移植、文身法
联合治疗	Q 开关红宝石激光＋准分子激光＋他克莫司软膏；丙酸氟替卡松（Ⅳ级糖皮质激素）+UVA
脱色法	仅剩下少许正常肤色皮肤（如面部、手背处）时，可用氢醌、4-甲氧苯酚、20% 苄基醚氢醌，或 Q 开关红宝石激光脱色
维持疗法	0.1% 他克莫司软膏，每日 2 次，可预防复发
新疗法	α- 黑素细胞刺激素（阿法诺肽）联合光疗（NB-UVB/ 准分子激光） JAK 抑制剂：口服托法替布（托法替尼）/ 外用鲁索替尼（芦可替尼）
中医药治疗	见治疗措施

表 39-8　白癜风的分期治疗

分期	治疗
（一）进展期	早期糖皮质激素治疗，阻止细胞应激和自身免疫，保护黑素细胞免受损伤
未定类型	外用糖皮质激素，面积＜ 3% 的白斑 特殊部位，如眶周、黏膜、生殖器，用他克莫司、吡美莫司 局部：超强效或强效糖皮质激素连续 3 个月，或强效、弱效与中效糖皮质激素交替 如 3～4 个月无复色，更换其他治疗 可选 308nm 准分子激光、准分子光或局部 NB-UVB 系统：快速进展期可用糖皮质激素
非节段型和混合型	进展期：白癜风疾病活动度评分（VIDA）积分＞ 3 分，或 BSA 超过 5% 者，口服或肌内注射糖皮质激素使病情尽快趋于稳定 中医药，NB-UVB、308nm 准分子光、准分子激光 快速进展期：快速进展期光疗＋系统糖皮质激素或抗氧化剂治疗
节段型	参考进展期未定类型治疗 节段型累及面部，6 个月至 2 年快速发展，尽量早期行系统糖皮质激素治疗
（二）稳定期	促进色素再生、皮损边缘黑素细胞迁移，毛囊外毛根鞘毛囊干细胞迁移分化 首选光疗，光疗和联合治疗，以毛囊周围复色为主，完成复色
未定类型（原称局限型）	外用光敏剂（如呋喃香豆素类药物 8-MOP 等）、糖皮质激素、氮芥、钙调磷酸酶抑制剂、维生素 D₃ 衍生物等；自体表皮移植及黑素细胞移植；局部光疗参考进展期未定类型
非节段型和混合型	光疗（如 NB-UVB、308nm 准分子光及准分子激光等）、中医药、自体表皮移植和黑素细胞移植（暴露部位或患者要求的部位）。局部外用药参考稳定期未定类型
节段型	自体表皮移植或黑素细胞移植（稳定 6 个月以上），包括自体表皮片移植、微小皮片移植、刃厚皮片移植、自体非培养表皮细胞悬液移植、自体培养黑素细胞移植、单株毛囊移植等。参考稳定期未定类型治疗 移植手术治疗适用于稳定期，尤其稳定期未定类型和节段型患者，以及其他型别白癜风的暴露部位皮损。负压吸疱表皮片移植是最常用的移植方法

（三）治疗措施

色素再生需要黑素细胞从储存处移动至脱色部位并增生，其仅能从色素沉着边缘移行数毫米。毛囊是其主要储存处，无毛部位损害经内科治疗无效，而终毛明显脱色的损害也同样无效（毛囊已破坏）。

1. 糖皮质激素及钙调神经磷酸酶抑制剂

（1）糖皮质激素

1）系统性用药：每日口服泼尼松，每次 5mg，每日 3 次；或 15mg，每日 1 次，见效后每周递减 5mg，维持 3～6 个月，如服药 4～6 周无效则停止治疗。慎用于泛发型损害者，亦可用冲击疗法，Seiter 等对 1 例 24 岁的快速进展期泛发型女性白癜风患者给予泼尼松龙 500mg 静脉滴注，每日 1 次，连用 3 次为 1 个疗程，每月重复 1 个疗程，连续 6 个疗程以后，患者皮损处大部分色素恢复。尽管全身皮质激素可导致短暂的色素恢复，但当激素减量时，色素又会丢失。

2）外用糖皮质激素：每日外搽 1 次糖皮质激素制剂，如三氯生、0.2% 倍他米松霜、0.1% 曲安西龙霜持续数月以上，约半数患者有明显色素再生，3 个月内未见色素再生，应停止用药，半年后重复应用或换用其他方法。皮损内注射曲安西龙混悬液（10mg/ml）亦有一定的疗效，但应注意糖皮质激素本身可能引起色素减退和局部皮肤萎缩。

局部糖皮质激素对局灶型或皮损较少的白癜风有效。面部较薄部位的皮肤似乎反应最好。躯干和肢端的皮损通常无效。通常需要中效到高效的糖皮质激素。出现疗效时，可逐渐降低激素强度，治疗观察期至少 2 个月。尽管全身糖皮质激素可导致短暂的色素恢复，但当激素减量时，色素又会丢失。

（2）外用钙调神经磷酸酶抑制剂：该抑制剂为成年人及儿童新发、扩散快的白癜风皮损治疗的有效替代物。仅建议应用于头颈部、颜面部位，每日 2 次，治疗 6 个月，每日进行适当的日光照射。若有效，则建议长期使用（＞12 个月）。外用吡美莫司可能会增加窄谱 UVB（NB-UVB）治疗面部白癜风的疗效，但对非面部皮损无效。

2. 物理治疗　补骨脂素加 320～340nm 紫外线照射（PUVA）是最常用的治疗方法，可能是通过增加黑素细胞密度、酪氨酸酶活性而促进黑素的合成和转运，导致肤色逐渐恢复。可用于 10 岁以上的患者。

（1）局部 PUVA：外用补骨脂素的安全范围很窄，几乎全部患者在治疗期间均发生疼痛性水疱，不应使用直接日光照射。在完成治疗后，患者必须立即应用 UVA 遮光剂，其余时间内应避免所有的日光暴露。此法很难掌握，经验丰富者方可施行。

（2）PUVA：系统性治疗 3～4 个月，仍无反应者应停用并在半年后重复试用。治疗应持续至色素再生时为止，一般需要 100 次。

（3）准分子激光（308nm）：准分子激光使用的波长和窄谱 UVB 使用的波长相近。局限性白癜风皮损每周接受治疗 2 次，平均 24～48 次。准分子激光治疗的优点是将高剂量的光能直接照射在白癜风皮损上。

（4）单频准分子光（MEL308nm）：每周治疗 1～3 次，起始剂量为 250～400mJ/cm^2，以后每次治疗增加 50mJ/cm^2，最大剂量可至 4500mJ/cm^2，光源距照射部位 15cm，不良反应为红斑和小水疱。

（5）窄谱 UVB：多项试验证实窄谱 UVB 作为单一疗法治疗有效。起始剂量一般为 100～250mJ/cm^2，此后每次照射剂量增加 10%～20%，治疗时间一般为每周 2～3 次。窄谱 UVB 与 PUVA 相比，治疗时间更短，少有光毒性反应，不需要治疗后光保护。窄谱 UVB 可用于儿童、孕妇和哺乳期妇女，已经是成年人和 6 岁以上儿童泛发型白癜风的首选治疗方法。

（6）准分子激光+他克莫司：准分子激光 1 周照射 3 次，1 个疗程可至 10 周，外用他克莫司软膏，每日 2 次。

3. 新疗法及其他

（1）新型靶向药物：包括新型小分子拮抗剂、JAK 抑制剂，其中托法替尼（tofacitimib）效果明显。JAK 抑制剂主要通过抑制 JAK 激酶阻断 IFN-γ-JAK-STAT 通路及 CXCL9、CXCL10 产生，使细胞毒性 T 细胞（CTL）对黑素细胞的特异性杀伤作用丧失，使黑素细胞恢复功能。2015 年 Craiglow 首次利用口服药物治疗白癜风，主要方法是每日 5mg，经 5 个月后皮损消退。2020 年 Kevin 等报道了 45 例白癜风患者治疗的荟萃分析结果，推荐使用托法替尼口服，每次 5mg，每日 2 次或 10mg/d，结果示面部有效率达 70%，四肢达 27.3% 和躯干非曝光部位达 13.6%。与 UVB 联合，面部色素复色率达 88.9%，给白癜风患者带来希望。

（2）脱色法：当病变范围超过体表面积一半、各种疗法无效时，用 20% 氢醌单苯甲醚每日 2 次外涂正常皮肤，连续 3 ~ 6 个月，残留的色素逐渐消失。用药后 1 ~ 2 小时，患者不应接触他人，以免引起脱色。

（3）遮盖疗法：用含染料的化妆品涂擦，使白斑染色与正常皮肤颜色相似，如皮损内注射 1% 黄色素或外涂 0.2% ~ 5% 二羟基丙酮。因低浓度的二羟基丙酮呈金黄色或棕黄色，而高浓度则呈深棕色，需要反复涂擦（5 ~ 10 日 1 次）。

（4）其他：① malagenina（人胎盘的醇提取物）外用 + 红外线、凯林（khellin）口服（50 ~ 100mg）或外用 +UVA（5 ~ 15J/cm²）、L-苯丙氨酸口服（50mg/kg）+UVA（2 ~ 12J/cm²）、米诺地尔 +PUVA、α-生育酚 +PUVA、UVB 光疗均有一定的疗效。② 0.05% 氮芥乙醇：盐酸氮芥 50mg 加 95% 乙醇 100ml，即配即用可保存 1 周，外用，每日 2 次。此药可激活酪氨酸酶，显效率 50% 左右。③ 0.5% 硫酸铜溶液：10 滴，每日 3 次。

4. 外科治疗　适用于所有类型的静止期白癜风患者，节段型或肢端型白癜风。病变范围较小、病情稳定期（无新发皮损，1 年内皮损无扩大）。而对于出现 Koebner 现象或活动期白癜风患者，外科治疗无效。

（1）钻孔移植术：将色素沉着区的钻孔活检标本移植到脱色区。供区钻孔略大于受区，移植片适当加压包扎。色素再生和扩展见于移植后 4 ~ 6 周，色泽匹配良好。由于移植片不一定吻合良好，故皮肤表面可能出现卵石样或鲨革样外观，面部的卵石样皮肤难以被患者接受。

（2）小片移植：是钻孔移植的一种变型，4mm 直径的供皮片等分成 4 块，受区消毒和麻醉后用 11 号刀片做 2 ~ 3mm 戳口，间隔 3 ~ 4mm，小皮片插入并适当加压包扎；皮片容易成活，在 4 ~ 6 周开始再生色素。卵石样外观不甚明显，美容效果良好。每次做 50 ~ 100 片移植，耗时数小时；中等大小的脱色区一般需行数次移植术。

（3）吸引水疱法：本法是用真空吸引（一般约为 150mmHg）来施行表皮移植。供区的水疱形成需数小时，水疱全部去除作为移植物。受区在移植前 24 小时通过吸引、液氮冷冻或皮肤磨削术进行准备，目前采用供、受区同时吸疱方法。丢弃脱色的疱顶，表皮置于擦烂区。本法可用于较大面积的病变，色素再生易于形成斑点状冷冻水疱伴疼痛；小而不规则的水疱不能应用，张力性大疱最好。

（4）薄片移植：裂层皮片（split thickness graf）移植于受区，供、受区均用手术刀或皮刀切取，效果良好。

（5）自体表皮培养移植：水疱或刮除活检标本（表皮层）胰蛋白酶作用后形成单细胞悬液，随后行角朊细胞和黑素细胞混合培养，产生复合的皮肤代用品。受区用吸引、冷冻或磨削法去除表皮，混合培养物置入后适当加压包扎。该方法的优点是只需少量供区皮肤，缺点是斑点状着色、费用昂贵。

（6）自体黑素细胞移植：体外培养的黑素细胞悬液移植于受区。受区用液氮冷冻或吸引法制成大疱（直径 1cm），用空针抽出疱液后注射黑素细胞悬液 100 ~ 200μl（> 5×10⁵ 个黑素细胞），绷带包扎；或皮肤磨削至点状出血的真皮乳头层（0.6 ~ 3cm²，边缘距正常皮肤 3 ~ 5mm），PBS 冲洗，纱布吸干，黑素细胞悬液滴于其上，调刀铺开，密度为 1000 ~ 2000 个 /mm²，用微孔网或 SephadexG-150 凝胶固定，用培养液浸透的纱布和敷料封闭，患者卧床 4 ~ 5 小时以减少移植处移动。

45 岁以下的局限型稳定期患者最适合本法治疗，躯干、面、颈和手背部色素再生良好，臂、大腿次之，肘、手指效果差，可能与关节部位活动、磨削深度难以掌握有关。

（7）文身法：美容文身用于稳定期的局限型白癜风，尤其黏膜部位，以及深肤色患者的脱色区。九头针可减少穿刺次数，着色素必须混合以匹配患者的自然肤色。着色后易于消退，常有蓝色变。唇白癜风是最佳适应证。唇单纯疱疹是常见的后遗症，阿昔洛韦治疗效果较好。如施用文身法后白癜风扩展，必须放弃这种治疗。

5. 中医药治疗

（1）肝郁气滞证：发病时间短，白斑数可逐渐发展。患者表现为抑郁，胁肋胀痛，心烦易怒，失眠，月经不调。舌淡红或暗红，苔薄白，脉弦滑。

治宜舒肝解郁，活血增色。方用逍遥散加减。

（2）肝肾不足证：病程长且白斑静止，伴头晕、耳鸣，腰膝酸软，舌淡红，苔少或光剥，脉细弱。

治宜滋补肝肾，养血祛风。

（3）气血瘀滞证：病程日久，局限或泛发，亦可停止发展，尚可发生于外伤的部位。舌质暗红、有斑点或瘀斑，脉涩。

治宜活血化瘀，理气通络。中药：补骨脂、白芷、驱虫斑鸠菊。

（四）循证治疗步序

白癜风的循证治疗步序见表 39-9。

表 39-9　白癜风的循证治疗步序

项目	内容	证据强度
一线治疗	**节段型或局灶型白癜风**	
	外用皮质类固醇或钙调磷酸酶抑制剂	A（对于节段型：B)
	泛发型白癜风（大于 3%BSA)	
	窄谱中波紫外线（或联合外用皮质类固醇或钙调磷酸酶抑制剂)	A
二线治疗	**节段型或局灶型白癜风**	
	靶向光疗装置（手持 NB-UVB、准分子激光、单色灯)	A
	泛发型白癜风（大于 3%BSA)	
	系统性使用皮质醇（口服脉冲疗法)	B
三线治疗	**节段型或局灶型白癜风**	
	外科治疗（自体黑素细胞移植)	A
	泛发型白癜风（大于 3%BSA)	
	外科治疗（自体黑素细胞移植)	A
	对苯二酚单苯醚	C

注：BSA，体表面积。

（五）治疗评价

依据皮损的解剖部位可预测疗效，与使用的治疗方法无关。面部白癜风治疗效果较好，手足背部白癜风患者对大多数治疗的有效率仅为 10%～20%。躯干部的白癜风疗效居中。对于唇黏膜白癜风，以及甲周和手背部白癜风基本缺乏有效的治疗方法。

1. 糖皮质激素

（1）局部治疗：Koopmans-van Dorp 等在 0.2% 17- 戊酸倍他米松二甲基亚砜溶液与安慰剂 4 个月对比治疗白癜风的研究中发现，9 名患者（43%）皮损有完全或近似完全的恢复，5 名（24%）有

25%～50% 的改善，面部及肢端皮损对药物治疗的反应较好。

Kumari 报道以 0.05% 丙酸氯倍他索、50% 异丙酸溶液用于躯干及肢端，以及 0.05% 丙酸氯倍他索的石蜡软膏用于面部，每日 2 次，最长 2 个月。使用剂量限制在每周 1g 以下。皮损色素恢复标准为 90%。25 例患者中约 21 例（84%）眼睑部皮损于 1 个疗程后恢复。另外 30 例面部皮损患者中有 15 例恢复，另 8 例在第 2 个疗程显效。10 例（17%）躯干及四肢皮损患者于 1 个疗程后恢复，另 12 例（20%）在 2 个疗程后恢复。

（2）口服糖皮质激素：Pasricha 报道在倍他米松 / 地塞米松 5mg/d，每周连续 2 日顿服，持续 6 个月到 2 年治疗白癜风的研究中，36 例患者中的 32 例（89%）在 1～3 个月内进展皮损得以控制。皮损恢复程度各异。在皮损恢复的 32 例患者中 14 例恢复小于 10%，7 例为 10%～25%，10 例为 26%～50%，3 例为 51%～75%，6 例为 76%～99%。

Kim 等用小剂量激素治疗 81 例进展期患者 5 个月，阻止白癜风发展率和复色率分别为 87.7% 和 70.4%。Khalid 以 0.05% 丙酸氯倍他索霜治疗 40 例节段型白癜风患者，每日外用 2 次，平均疗程 16.3 个月，结果 30 例有效，34% 的患者获得了 50% 的复色。

2. 光化学疗法

（1）PUVA：泛发型白癜风局部 PUVA 疗法治疗 4 个月，46% 的患者恢复色素。

光疗对长毛部位的较早期损害疗效最好，对慢性损害、节段型或线样分布损害、无毛部位病变和浅肤色（Ⅰ型或Ⅱ型皮肤）者疗效不佳。

（2）窄谱 UVB：Lotti 报道对 8 例散发白癜风患者行具有皮肤生物活性的窄谱 UVB 疗法，为期 6 个月，仅照射白癜风皮损部位。6 个月后 8 例中的 5 例在大于 75% 的治疗部位出现了正常的色素沉着，2 例取得 50%～75% 的恢复，仅 1 例恢复小于 50%。308nm SQLED 光治疗面部白癜风与 308nm 准分子光治疗同样有效，且安全性更好。

（3）局部光化学疗法：Kenney 报道 21% 用补骨脂治疗的白癜风患者取得满意的可确定及检测的皮肤色素恢复，在病程 10～14 年的未治疗患者中 12 例患者的 25 处皮损已得以控制或缩小，

病程 3 ～ 9 年的未治疗患者中 9 例的 18 处皮损得以控制或缩小。

（4）凯林（khellin）UVA：Ortel 报道对 38 例白癜风患者给予 1 周 3 次凯林并配合 UVA 治疗，41% 的患者在 100 ～ 200 次治疗后，皮损 70% 得以恢复，与补骨脂相比，二药疗效相近，但本药无皮肤光毒性作用。

3. 准分子激光 + 他克莫司　联合治疗使 50% 皮损对治疗反应良好，而单独激光治疗只有 20% 改善。有研究报道 6 名试验对象中有 3 人约 3 周皮损恢复色泽。

4. 自体皮肤移植　皮片移植、毛发移植对眼睑和眉毛白癜风有效。近年来较广泛采用的是吸疱法移植，即通过负压吸引使正常皮肤产生水疱，将疱壁移植到白斑处，较以前的皮肤移植法，该方法的损伤显著减少，愈合和色素恢复也较快。

5. 黑素细胞的自体移植　取患者自身的少许正常皮肤进行黑素细胞培养，将经培养增殖的黑素细胞移植到白斑部位。移植后 6 天发生色素再生，2 ～ 4 周开始出现点状色素沉着，一般 3 ～ 6 个月后色素再生良好，颜色均匀；部分移植区有色素沉着过度，可能与培养的黑素细胞活性过高或移植区损伤愈合过程中生长因子和黑素生成肽增多有关，但数月后消退，呈正常肤色。本法可成功治疗节段性白癜风，而非节段性白癜风移植的黑素细胞可能会脱失。

6. 黑素生成素　国内许爱娥提取黑素生成素治疗 30 例白癜风患者。在白斑处外搽水剂黑素生成素，质量浓度为 1.2mg/ml，立即用红外线灯照射（功率为 250W），2 次 / 日，20 分钟 / 次，3 个月为 1 个疗程，一般使用 2 个疗程后观察疗效。结果：痊愈 4 例（13.3%），显效 7 例（23.3%），好转 8 例（26.7%），无效 11 例（36.7%），总有效率为 63.3%。随访半年以上未见色素斑脱失。年龄小于 16 岁者疗效好于年龄大于 16 岁者。

7. 假性过氧化氢酶　Schallreuter 报道，对 33 位患者给予假性过氧化氢酶及氯化铝外用，每周 2 次，每次 1 小时，服药后用 UVB 全身照射，平均治疗周期为 15.3 个月，该方法对 90% 患者的面部手背皮损有效。对局灶性及不完全性皮损缓解率为 90% ～ 100%，但对散在皮损恢复较慢。

8. 皮肤磨皮术　Tsuji 报道在皮肤磨削术后给予 5% 氟尿嘧啶皮损区封包。28 例白癜风患者中有 18 例完全恢复，5 例无效，3 例 1 年内复发。

9. 叶酸 / 维生素　Montes 报道 8 例患者接受长期口服叶酸联合维生素 B_{12} 及维生素 C 治疗。1 ～ 2 年的持续治疗后 6 例患者皮损 100% 恢复，其余 2 例患者皮损取得 80% 恢复。

10. 卡泊三醇 / 卡西醇　朱铁君用卡泊三醇软膏治疗 32 例寻常型稳定期白癜风患者，同一患者一侧白斑处外用卡泊三醇软膏，对侧用曲安奈德尿素软膏，2 次 / 日，疗程 12 周。结果两组有效率和痊愈率分别为 15.36%、6.25% 与 12.5%、6.25%，差异无显著性。Amano 报道 1 例儿童用卡西醇联合日光照射完全治愈。

11. 中医药治疗　单方中药内服或外用也有一定的疗效和辅助治疗效果。中药对白癜风尤其是进展期白癜风的疗效肯定，一般采取辨证施治的原则，副作用少。中成药如补骨脂、白芷、驱虫斑鸠菊有一定的疗效。

（六）预后

15% ～ 25% 的患者可发生自发性色素恢复。对治疗的反应较慢，有效率低。某些治疗如 PUVA 可使周围皮肤色素加深，因此使色素脱失区更加明显。

儿童白癜风

儿童白癜风（child vitiligo，CV）可以视为白癜风的一个独特类型，不同于成人白癜风。发病年龄最小为出生后不久，平均为 4.6 ～ 4.8 岁。多数报道女孩发病率高于男孩。节段型比例高，伴发的自身免疫性疾病少。

【临床提要】

1. 典型的皮损　为分散、界限清楚的灰白色、瓷白色或乳白色斑（图 39-14）。早期可呈淡白色斑，边界不清，进展期皮损不规则扩大、融合，稳定期皮损境界清楚，边缘色素沉着。

2. 碎纸屑样皮损　白斑直径 2 ～ 4mm，呈碎纸屑样，易与先天性无色素痣相混淆。

3. 伍德（Wood）灯检查　灯下白癜风皮损呈瓷白色，活动期白斑有时可发出特征性的蓝色荧光或黄 / 绿色荧光，为积聚在表皮内的生物蝶呤所致。

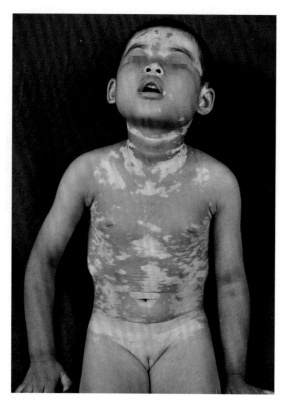

图 39-14 儿童白癜风
（广州市皮肤病防治所 张锡宝惠赠）

4. 诊断 有以下 5 条诊断要点：①后天性色素脱失斑或色素减退斑；②皮损界限清楚且形态不规则；③皮损边缘色素加深；④皮损内毛发可变白或可见毛囊口周围复色现象；⑤ Wood 灯下白斑呈瓷白色。

5 项中有 3 项成立可以确诊为白癜风，只有 2 项成立则疑为白癜风，需进一步排除其他白斑性皮病。第 1 项为必要条件。

补充条件：①患儿指（趾）、腕部、口唇、面部和外阴等部位出现明显的色素脱失斑。②头皮出现数束灰发。

5. 鉴别诊断 需与脱色素痣、结节性硬化病（皮肤可出现多边形、叶状白斑和碎纸屑样白斑）、贫血痣、白色糠疹相鉴别。

【治疗处理】

（一）治疗原则

本病的治疗应选用糖皮质激素、光疗和手术疗法，近年使用卡泊三醇、他克莫司外用治疗儿童白癜风也取得较好的疗效。另外光疗及手术治疗的可行性及安全性还需进一步研究。

（二）基本治疗

儿童白癜风的基本治疗见表 39-10。

表 39-10 儿童白癜风的基本治疗

恢复色素	非手术治疗：糖皮质激素、卡泊三醇、他克莫司、光疗
	手术治疗：自体表皮移植、黑素细胞移植
心理治疗	消除白癜风对儿童心理及成长的影响
进展期治疗	糖皮质激素

（三）治疗措施

1. 外用糖皮质激素 为皮损面积小于 10% 和 2 岁以下患儿的首选治疗方案。小儿选用低效至中效糖皮质激素，年龄较长者可选用高效糖皮质激素，如丙酸氯倍他索或氟轻松，治疗时间 6 ～ 9 个月。对眼睑部位皮损慎用，不推荐使用高效含氟糖皮质激素。

2. 卡泊三醇 / 他克莫司 0.1% 卡泊三醇 / 他克莫司均可选用，对小儿安全有效。

3. 局部光化学疗法 适用于 2 岁以上，皮损面积 < 20% 者。1% 甲氧沙林乳剂局部涂抹，30 分钟后行 UVA 照射，开始剂量为 0.12 ～ 0.25J/cm^2，每周增加 0.12 ～ 0.25J/cm^2，直至产生无症状红斑，维持该剂量，每周 1 次，连续 6 ～ 12 个月。每次 UVA 照射后，用肥皂水将局部清洗干净，外用防光剂。

窄谱 UVB（311nm）治疗作用同 UVB，但诱发肿瘤和光老化的副作用减少。局部外涂假性过氧化氢酶联合窄谱 UVB 效果更佳。亦可用 0.1% 甲氧沙林或丙酸氯倍他索乳剂涂抹，30 分钟后，接受 10：00 ～ 16：00 时间内的阳光照射 10 ～ 15 分钟，2 周后，日照时间可增加到 45 分钟至 1 小时。日照后局部处理同上。

4. 外科治疗 自体表皮移植、黑素细胞移植。

（四）治疗评价及预后

1. 卡泊三醇 在 21 例 5 ～ 17 岁的儿童中应用浓度为 50μg/g 的卡泊三醇软膏，晚上外用后次日晒太阳 10 ～ 15 分钟，大部分患者在 6 ～ 12 周开始复色，有 10 例完全复色。外用卡泊三醇是治疗儿童白癜风的比较有效的方法。

2. 他克莫司　一项外用 0.1% 他克莫司和 0.05% 丙酸氯倍他索软膏治疗白癜风患儿的随机双盲试验显示，经过 2 个月的治疗，他克莫司和丙酸氯倍他索软膏的有效率分别为 41.3% 和 49.1%，而前者没有产生皮肤萎缩变薄、毛细血管扩张等不良反应。2005 年美国 FDA 告诫，他克莫司、吡美莫司有潜在致癌危险，详见第六十三章。

3. 外科治疗　包括自体表皮移植和黑素细胞移植。在疾病稳定期，局部皮肤移植的成功率（≥75% 复色）为 31%～81%。不良反应包括结痂、鹅卵石样外观和感染。Gupta 等观察了 10 例儿童患者应用负压吸疱自体表皮移植后的疗效，其中有效率为 80%（≥75% 复色），高于文献报道的 62% 有效率，显示了很好的疗效。近来又有应用黑素细胞角质形成细胞移植治疗稳定期白癜风，尤其对节段型白癜风有很好的效果，有效率可达 84%。

4. 糖皮质激素　由于儿童在年龄和生长发育上的特殊性，治疗方面存在的问题比成人多。在儿童中倾向于应用无氟的糖皮质激素，如 0.2% 戊酸氢化可的松用于除面部以外的部位，每日 2 次，连续 3～4 个月可以收到满意的效果。儿童外用糖皮质激素的有效率为 50% 左右，比成人疗效好。

5. PUVA　外用强效糖皮质激素软膏 6 个月无效或泛发型儿童白癜风患者可以选择光疗。现在最常用的方法是 PUVA，成功率达 30%～50%。

晕　　痣

晕痣（halo nevus）又称 Sutton 痣、离心性后天性白斑，为色素痣周围出现一圈色素脱失斑，与白癜风均为色素脱失性疾病，两者可同时发生，也可先后发生。

流行病学：晕痣在人群中的发病率约为 1%，20 岁前最常见，躯干为好发部位，儿童期前发病，少数患者出生即有，皮损单发多见。有报道单发占 79.06%，多发占 20.94%，好发于面颈部（54.86%）与躯干部（37.03%），38.27% 并发白癜风。白癜风患者并发晕痣的比例为 3.04%～14%，47%～77.5% 的晕痣患者发生白癜风，白癜风可与晕痣同时发生，也可发生于晕痣之后。

对于晕痣与白癜风的关系，目前仍有争议。分子水平与人类白细胞抗原（HLA）亚型方面的研究发现两者有可能具有不同的发病机制：白癜风皮损处 H_2O_2 高密度聚集，而晕痣的色素脱失区 H_2O_2 缺失；白癜风患者倾向与 HLA-DR4、DR53、HLA-DR3 相关联，而并发晕痣的白癜风患者与 HLA-DR11 有相关性。也有学者比较晕痣、白癜风患者的临床特征，发现晕痣患者的发病年龄、病期、Koebner 反应阳性率及自身免疫性疾病的发病率等均明显不同于白癜风患者，故认为晕痣是一种独立的疾病。

然而，晕痣与白癜风有一定的关联性，晕痣也可能是白癜风发病的一个危险因素。晕痣发病年龄小者易发生白癜风，多发性晕痣也易发生白癜风。发病超过 3 年、无自身免疫疾病、白癜风家族史阴性等因素越多，晕痣患者发生白癜风的风险越低，间接提示晕痣与白癜风在发病上可能相关，提示晕痣与白癜风之间存在一定的关联性。

【临床提要】

1. 皮损形态　典型的晕痣表现为中央着色的黑素细胞痣，周边无黑素环，增至 0.5～1cm 或更宽。皮损中心有斑点状色痣、皮内痣、混合痣，偶见毛痣、蓝痣、发育不良痣，Spitz 痣、纤维瘤和恶性黑素瘤等，周围环绕圆形或卵圆形色素减退斑，边界清楚，边缘无色素沉着（图 39-15）。

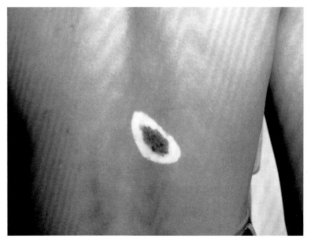

图 39-15　晕痣

2. 发病特征　晕痣的演变有 4 个阶段：①晕细胞出现；②中心痣色素丢失；③痣消失；④晕消失。好发于青少年，以躯干多见。半数病例的中心痣在 5 个月至 8 年内自然消退，部分白晕随后亦消退。

3. 组织病理　晕痣中心痣可为交界痣、皮内痣或混合痣，但多为混合痣。痣周围及其皮内有密集的淋巴细胞和巨噬细胞浸润。

4. 鉴别诊断　应详细检查皮肤和黏膜，这对排除可能同时存在的黑素瘤有重要意义。

【治疗处理】

（一）治疗原则及基本治疗

一般不需治疗。

（二）治疗措施／治疗评价及预后

典型晕痣可暂勿治疗，而查看中心皮损十分重要，尤其要排除黑素瘤。有报道显示，至少50%的晕痣患者中心痣在数月或者数年后可消退，少数患者白晕也随之消失，但绝大多数白晕可持续存在，手术切除是治疗晕痣的一种有效手段，少数晕痣的中心痣切除后会继发白癜风，大部分在术后半年内发生，因此应予以随访，手术切除结合白癜风的药物治疗或者光疗对于晕痣的治疗可能更有效。

张倩、高天文、李春英等报道了110例未发白癜风的晕痣患者的术后随访情况，14例患者痣周色素脱失斑当时即切除；96例患者仅切除痣，其中术后痣周色素脱失斑渐消退51例（53.13%），无明显变化43例（44.79%），色素脱失斑面积扩大2例（2.08%）。

白　化　病

白化病（albinism）是皮肤、毛发、眼睛缺乏色素的一种遗传性疾病，属常染色体隐性遗传。由于先天性缺乏酪氨酸酶或酪氨酸酶功能消退，以至黑素合成障碍所致。

本病涉及皮肤、毛囊和眼黑素合成减少或缺乏，累及三种结构者为眼皮白化病（oculocutaneous albinism，OCA），主要累及眼者为眼白化病（ocular albinism，OA）。

【临床提要】

1. 皮肤损害　为部分或全身皮肤发白或呈粉红色，毛发纤细呈白色或淡黄色（图 39-16、图 39-17），皮肤日晒后易致各种光感性皮炎、雀斑样色素沉着和皮肤癌。

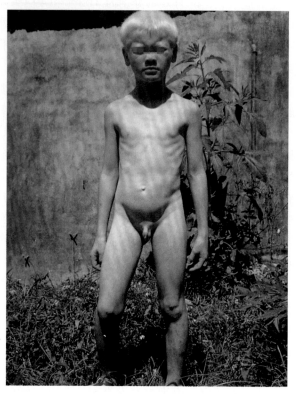

图 39-16　白化病（1）

2. 眼睛　因眼组织缺乏色素，出现畏光流泪、近视、散光和眼球震颤。

3. 全身症状　部分白化病伴有其他先天发育异常或智力缺陷，身材矮小、先天性耳聋等。

4. 临床分型　①眼皮白化病1型（oculocutaneous albinism 1，OCA1）是由酪氨酸酶基因突变产生。OCA1可分为两型：OCA1A 和 OCA1B。两亚型在出生时不能区分。OCA1A 是最严重的1个亚型，酪氨酸酶的活性完全缺失，皮肤和眼睛完全缺乏黑素。视觉敏锐度下降到20/400。OCA1B 会有酪氨酸酶活性明显下降，但没有缺失。②眼皮白化病2型（OCA2）以前被称为"酪氨酸酶阳性"白化病，为常染色体隐性遗传病，由基因突变产生。③眼皮白化病3型（OCA3）是一种常染色体隐性遗传病，由位于9号染色体上的酪氨酸相关蛋白1（TRP-1）的突变所致。OCA3型仅见于黑种人。④眼白化病（ocular albinism，OA）有多种类型。OA1肤色较浅。

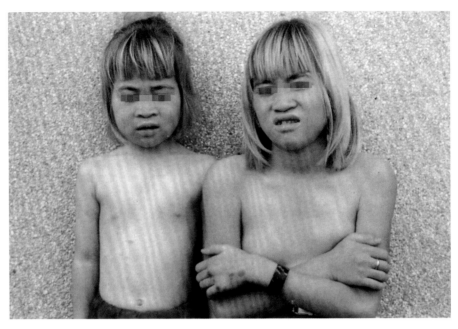

图 39-17 白化病（2）

5. 相关综合征 ① Chédiak-Higashi 综合征；② Hermansky-Pudlak 综合征；③ Griscelli 综合征；④ Elejalde 综合征；⑤ Cross-McKusick-Breen 综合征；⑥ Cuna 月亮儿童（Cuna moon children）；⑦硒缺乏：导致假性白化病；⑧ Waardenburg 综合征。

6. 诊断 泛发性皮肤色素脱失，加上眼部色素脱失、眼球震颤易于诊断。

7. 鉴别诊断 应与白癜风相鉴别，后者是后天性发病，色素脱失的周围常有着色过深的边缘，随病程的延长可增多、减少或消失。

【治疗处理】

（一）治疗原则

各类型白化病的皮肤表现呈多样性，目前有几型眼皮白化病和白化病相关综合征，显然眼和系统损害的治疗是重要的，而皮肤的白化尚无特效疗法。

（二）基本治疗

白化病的基本治疗见表 39-11。

（三）治疗措施

1. Chédiak-Higashi 综合征 免疫缺陷为特征。如不进行骨髓移植，大部分患者在儿童期死亡。

表 39-11 白化病的基本治疗

避光	给予各种防护措施防晒，使用遮光剂，戴墨镜保护眼睛
系统治疗	对各伴发病及综合征进行治疗
皮肤损害	对于光敏性皮炎、晒伤、皮肤干燥、光敏性唇炎、毛细血管扩张等进行对症处理
监测癌变	皮肤鳞状细胞癌、基底细胞癌

2. Griscelli 综合征 部分白化病伴免疫缺陷，以反复化脓感染、中性粒细胞减少症和血小板减少症为特征，应给予抗感染治疗。

3. Cross-McKusick-Breen 综合征 也称眼脑色素减退综合征或色素减退和小腿病，为云雾状角膜、痉挛性的眼球震颤、齿龈的纤维瘤病和严重的智力障碍。角膜云雾可手术，其他治疗很难奏效。

4. 白化的皮肤 目前无特效治疗。皮肤损害如硒缺乏在全胃肠外营养支持的情况下可以导致假性白化病。补充后皮肤和头发的色素可以恢复正常。平常应注意保护眼睛、戴墨镜，避免日晒。外出时皮肤可外用遮光剂，如 5% 对氨基苯甲酸乙醇。

Chapter 39

（四）治疗评价及预后

本病无特效治疗。Hermansky-Pudlak 综合征（HPS）占波多黎各白化病的 80%，1800 名波多黎各人中就有 1 人患本综合征。患者可以完全缺失正常的色素，大部分人有典型白化病的眼部表现。80% 在 *HPS1* 基因上有 16bp 重复的患者可以发生日光性损害，如日光性雀斑样痣、光化性角化和非黑素瘤性皮肤癌。

斑 驳 病

斑驳病（piebaldism）又称斑状白化病，属先天性常染色体显性遗传性皮肤病，是由 *Kit* 基因突变所致，病变累及黑素母细胞，并影响其分化。

【临床提要】

1. 皮肤损害　先天性局部性皮肤及毛发变白。四肢、腹部、局限性白斑，其中可见岛屿状正常色素，手足及背部皮肤正常。白斑大小形状一般终身不变（图 39-18、图 39-19）。

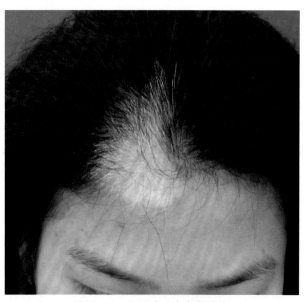

图 39-18　斑驳病（白色额发）

2. 白色额发　出生时即有，呈三角形，该处头皮亦变白。

3. 鉴别诊断　应与白癜风相鉴别，后者是后天性，白斑边缘色素沉着，手足等处亦见白斑，头发虽可变白，但极少呈三角形。

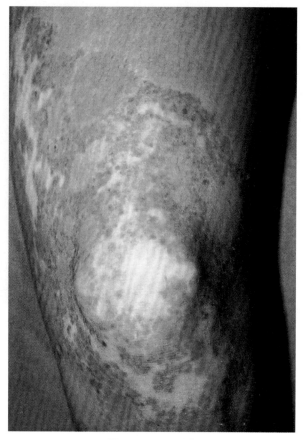

图 39-19　斑驳病

【治疗处理】

（一）治疗原则 / 基本治疗

一般治疗无效，需行特殊治疗。斑驳病的基本治疗见表 39-12。

表 39-12　斑驳病的基本治疗

避免日晒	物理防护及使用遮光剂
监测伴发病	聋哑、精神发育异常、兔唇，以及耳、齿畸形，并适当处理
首选治疗	外科手术如自体表皮移植 培养或非培养的黑素细胞移植、黑素细胞悬浮液
基因治疗	尚待时日，目前尚未达到此水平

（二）治疗措施

1. 外科治疗　对于局限性皮损，表皮移植、自体微移植、培养或非培养的黑素细胞移植均有效。正常色素沉着的小块自体皮片移植术已取得较好疗效。

2.黑素细胞悬浮液　Olsson 等进行了用富含黑素细胞悬浮液治疗斑驳病的有效性研究，将得到的表皮样本用胰蛋白酶 - 依地酸溶液消化，用高速冷冻离心和漂洗得到的含有黑素细胞的表皮细胞悬浮液治疗表皮磨削后的白斑部位，此法在治疗大面积斑驳病患者方面取得成功。

3.基因治疗　斑驳病由 *c-Kit* 原癌基因突变引起。由于基因突变的位置不同，家族间的表现型也不同。轻型发生在配体连接区的突变。而重型是由于酪氨酸激酶末端基因组的突变所致。最近 Alexeev 等研究显示通过嵌入 RNA-DNA 寡核苷酸和单链寡脱氧核苷酸能够改变哺乳动物的染色体基因，通过修饰突变的 *c-Kit* 基因激活 Kit 受体激酶导致酪氨酸酶转化酪氨酸为黑素，这一研究表明基因治疗成为可能。

4.个人防护　避免日晒，使用遮光剂，监测皮肤外病变尤为重要。

（三）治疗评价及预后

Horikawa 等证实用皮肤磨削及小片表皮移植的方法治疗斑驳病患者的额前白发，症状 1 年内可得到恢复。Olsson 等和 Ongenae 等在 1 ～ 7 年的追踪复查中发现，用培养黑素细胞或角质形成细胞含黑素细胞的悬浮液治疗色素缺失性疾病包括斑驳病的患者时未见病情复发。

脱色性损害呈静止和稳定状态。目前尚无特效疗法，补骨脂无效，PUVA 疗法和培养黑素细胞移植术未达到显著的美容效果。

无色素性痣

无色素性痣（achromic nevus，nevus depigmentosus）是一种常见胎痣，是胚胎发育时体细胞突变的结果，本病存在黑素体的转运缺陷。

【临床提要】

1.发病特征　出生或出生不久发病。持续终身不变。好发于躯干上部及上肢。

2.皮损形态　为局限性色素减退斑，呈圆形或矩形，大小为 0.5 ～ 10cm，边界不清，色素减退斑周围无色素沉着带，呈单侧性或列序性分布（图 39-20）。

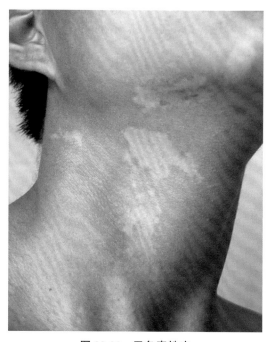

图 39-20　无色素性痣

3.组织病理　表皮黑素细胞数目大多正常，但树突发育不良，多巴反应减弱，黑素体大小正常，但数目减少或消失。角质形成细胞中黑素体数目减少。

鉴别诊断见表 39-13。

表 39-13　白癜风、无色素性痣、贫血痣的鉴别

	白癜风	无色素痣	贫血痣
先天性 / 获得性	获得性	先天性	先天性
发病年龄	任何年龄，15 ～ 30 岁高发	出生后即可或出生后不久	多发生在出生后
皮肤损害	局限性色素脱失，早期为白色、淡白色，之后变为瓷白色；呈圆形、椭圆形、不规则或条状；边界清楚，边缘色素沉着	不完全性脱色，淡白、苍白，边缘不清，无边缘色素沉着，边缘呈不规则形或锯齿状、花瓣状	花瓣状，淡白色，不规则，呈卵圆形，边缘清楚但不规则

续表

	白癜风	无色素痣	贫血痣
检查（组织病理）	黑素细胞缺失或数目减少	表皮黑素细胞数目正常，黑素小体密度显著减少	玻片压诊白斑与周围正常皮肤不易区分；摩擦皮肤不变红；伍德灯下白斑不明显，白斑血管处于收缩状态；皮损无变化，终身存在
预后	局限，发展，少数自愈	白斑无变化，终身存在	白斑无变化，终身存在

【治疗处理】

（一）治疗原则及基本治疗

由于治疗方法不同，因此应明确诊断。本病白斑持续终身不变，白斑边缘无色素增加现象。确定为本病者，则按无色素痣的治疗方案执行。

（二）治疗措施／治疗评价及预后

本病无满意疗法，外用药物治疗无效，小片损害可试行自体表皮移植。预后良好。

贫　血　痣

贫血痣（nevus anemicus）为局限性皮肤浅色斑，该处血管组织发育缺陷，对儿茶酚胺敏感性增强，血管处于收缩状态，血管结构正常而功能异常。

【临床提要】

1. 发病特征　在出生后或儿童时期发生，也可晚发。本病以躯干多见。终身不消退。

2. 皮损形态　单个或多个圆形、卵圆形或不规则形状的浅色斑。以玻片压之，则与周围变白的皮肤不易区分；或以手摩擦局部，则周围的皮肤发红，而浅色斑不红（图39-21）。

【治疗处理】

（一）治疗原则及基本治疗

由于治疗方法不同，首先要明确诊断并与白癜风相鉴别，用玻片压诊可与白癜风及其他色素减少白斑相鉴别。本病玻片压诊皮损与周围正常皮肤界限消失，颜色一致，即皮损消失，其他色素减退斑则否。一旦确定为贫血痣，则无特殊治疗方法。

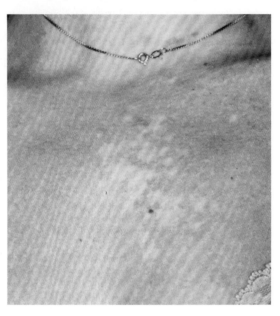

图39-21　贫血痣

（二）治疗措施／治疗评价及预后

本病不需治疗，可试用遮盖剂。本病预后良好。

特发性滴状色素减少症

特发性滴状色素减少症又称特发性点状白斑（idiopathic guttate leukoderma），包括老年性白斑（senile leukoderma）、对称性进行性白斑（symmetrical progressive）或特发性点状色素减少症（idiopathic guttate hypomelanosis）。此3种病可能是略有差异的同一种疾病。

【临床提要】

1. 基本损害　皮疹为针头至黄豆大小的白斑，呈圆形或卵圆形，直径不超过1cm，境界早期模糊，日久清楚，颜色早期淡白，日久瓷白，表面较光滑，早期不凹陷，日久可稍凹陷 （图39-22、图39-23）。

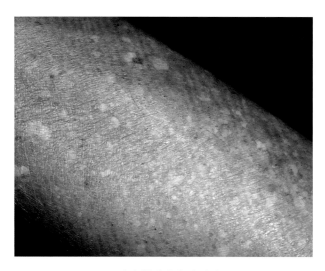

图 39-22　特发性滴状色素减少症（1）

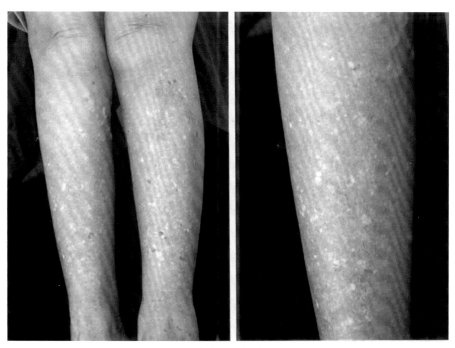

图 39-23　特发性滴状色素减少症（2）

2. 发病特征　好发于躯干、四肢，对称或不对称，发病年龄从3岁开始，50岁以上者为最多。

【治疗处理】

（一）治疗原则及基本治疗

应确定诊断，便于采用正确治疗方法。本病需与白癜风相鉴别，后者白斑大小、形状不一，周边色素加深。与花斑癣相鉴别，后者有细薄鳞屑，真菌检查阳性。

（二）治疗措施／治疗评价及预后

因本病对容貌影响不大，一般无须治疗。近来有学者将正常皮肤移植到白斑中心，继而用曲安西龙局部注射，观察到受损皮肤有色素再生。本病预后良好。

（吴　江　杨桂兰　张书文　叶　萍
何玉清　叶巧园）

痛　风

痛风（gout）是体内嘌呤代谢障碍性疾病，表现为高尿酸血症、关节炎、关节畸形、痛风石形成和后期的肾病变。本病分为原发性和继发性。前者呈常染色体显性遗传。痛风的发病机制见图 40-1。

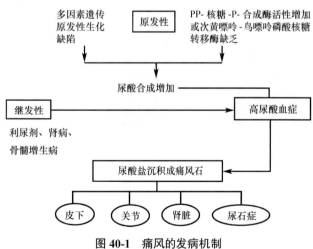

图 40-1　痛风的发病机制

【临床提要】

1. 临床分型　①无症状期，称为间歇期痛风。②急性关节炎期。③慢性关节炎期：尿酸盐沉积于皮下组织形成痛风石，多发生在耳轮、跖趾、指间、掌指关节等处（图 40-2、图 40-3）。痛风

石为谷粒至豌豆大小，呈黄色或乳白色，质硬，破溃时流出石灰样物质，形成不易愈合的瘘管。④痛风性肾病，肾的痛风石引起肾绞痛。

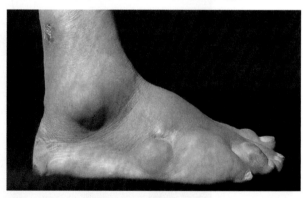

图 40-2　痛风（1）

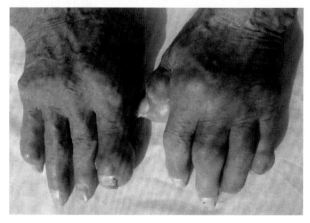

图 40-3　痛风（2）

2. 病程　未经治疗的发作过程有很大不同。初次发作常呈自限性。轻度发作可在几小时至数天恢复。严重发作可持续数天至数周。发作停止后，炎症部位皮肤出现脱屑。患者又再进入无症状期。随后的病程难以预料。

3. 组织病理　见针形尿酸盐结晶。

4. 鉴别诊断　需与钙质沉着病、多中心性网状组织细胞增生症相鉴别，后两者均无血尿酸增高。

【治疗处理】

（一）治疗原则

①迅速终止急性痛风发作。②防止急性痛风性关节炎复发。③防止或逆转关节和肾脏因尿酸钠沉积所引起的并发症。④防止尿酸性肾结石形成。⑤根据疾病阶段和并发症选择治疗方式。

（二）基本治疗

痛风的基本治疗见表 40-1。

表 40-1　痛风的基本治疗

靶向治疗	控制高尿酸血症和尿酸性尿石症，阻止尿酸结晶在关节内和关节周围、肾间质内沉积
一般治疗	控制总热量，减肥，减少摄入果糖，以免腺嘌呤核苷酸产生过多，尿酸生成增加，避免高嘌呤食物（动物心、肝、肾、脑及蚝、蛤、蟹），严格戒酒，多饮水，保持尿量，碱化尿液
无症状期 / 高尿酸血症期急性期处理	保持血尿酸正常范围，超过者用降尿酸药物，绝对卧床，应用秋水仙碱、非甾体抗炎药、糖皮质激素或促肾上腺皮质激素（ACTH）
发作期 / 慢性期处理	给予排尿酸药、抑制尿酸合成药，治疗关节炎（活动关节、理疗），手术取痛风石
并发症处理	急性肾衰竭处理

（三）治疗措施

1. 急性发作

（1）秋水仙碱：初始剂量为 0.6 ～ 1.2mg，随后 8 小时每小时给予 0.6mg，以后每 2 小时 1 次，直至疼痛缓解或出现恶心、呕吐、腹痛或腹泻。最大耐受剂量为 4 ～ 8mg，多数患者疼痛会奇迹般缓解，同时出现胃肠道副作用。

（2）非甾体抗炎药：治疗急性痛风时与秋水仙碱有相同效果。吲哚美辛初始剂量为 50mg，每日 3 ～ 4 次。疼痛缓解后 48 ～ 72 小时逐渐减少剂量。其他非甾体抗炎药，如萘普生和布洛芬亦可使用。保泰松和羟布宗对急性痛风性关节炎亦有效。

（3）糖皮质激素：糖皮质激素或 ACTH 静脉滴注，每日 40U，或肌内注射 ACTH 凝胶（每日 40 ～ 80U），或给予糖皮质激素 2 ～ 3 日（极少患者需较长时间使用），随后逐步减少剂量至停药。

2. 间歇期　避免高嘌呤食物，以减轻尿酸排泄负担。如果超重应逐渐降低体重。应积极治疗高血压；必要时应用抗高尿酸药物做针对性治疗。保证足够的水分摄入，使每日维持 2000ml 的尿量以促进尿酸排泄。

3. 其他　慢性痛风性关节炎伴有痛风石、尿酸盐沉积物 X 线证据，两次或两次以上急性痛风性关节炎发作史的痛风患者，应使用药物把血清尿酸水平降至 0.357mmol/L（6mg/dl）或以下。

（四）治疗评价与预后

1. 秋水仙碱　仅秋水仙碱为急性痛风中具有特异性诊断性价值的药物，一旦怀疑本病应立即给予。

2. 反复发作　为常见反复发作。一组统计表明，62% 的患者在第 1 年内复发，16% 在 1 ～ 2 年内复发，11% 在 2 ～ 5 年内复发和 4% 在 5 ～ 10 年内复发，7% 长期追踪未见复发。

3. 未治疗患者的预后　未治疗者的发作频率常增加，症状越来越严重，持续时间更长，最终难以完全恢复，并导致对一般痛风急性发作有效的药物剂量长久地失去反应。

幼年黄色肉芽肿

幼年黄色肉芽肿（juvenile xanthogranuloma，JXG）是一种主要累及婴儿的良性、自限性疾病，皮肤、黏膜上出现淡黄色丘疹、结节为其临床特征，偶尔伴有其他器官受累。病因不明，无明显的代谢紊乱。

【临床提要】

1. 皮肤幼年黄色肉芽肿 两种类型：丘疹型

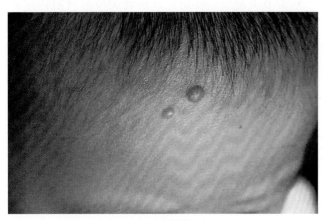

图 40-4 幼年黄色肉芽肿（额部淡黄色丘疹，无自觉症状，于一年半内自行消退）

幼年黄色肉芽肿（图 40-4、图 40-5）和结节型幼年黄色肉芽肿。皮损随着时间的延长而趋于变平，每个损害单独发展，故同一患者可见到不同进展阶段的损害。

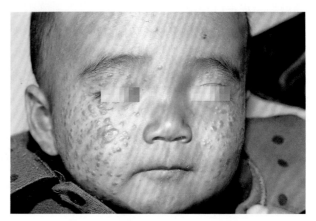

图 40-5 幼年黄色肉芽肿（丘疹型）

2. 眼部受累 葡萄膜损害最常见，可累及眼睑、眼眶、结膜、角膜及视神经。

3. 系统性 JXG 包括皮下组织、中枢神经系统、肝、脾、肺和肾等。

4. 实验室检查 JXG 组织病理特征为泡沫样组织细胞和多核 Touton 巨细胞。免疫组化 JXG 皮损有 XⅢa 因子、CD68、CD163、Fascin/HLA-DR 和 CD14 表达。超声、X 线、CT 和 MRI 等影像学检查能对内脏损害做出评估。

5. 鉴别诊断 JXG 应与朗格汉斯细胞组织细胞增生症相鉴别。如损害无痂或鳞屑，分布典型，大小一致，则支持 JXG 诊断。对于难鉴别病例，由于 JXG 可使朗格汉斯细胞染色的标志物（S-100，CD1）染色为阴性，因此组织学检查可确诊。发生在儿童的单个 JXG 应与 Spitz 痣相鉴别，通常需做活检。

【治疗处理】

（一）治疗原则

皮疹能自行消失，故无须处理，脏器有症状时需治疗。皮肤外的损害也可自发消退，器官功能受损是治疗的唯一指标。

（二）基本治疗

幼年黄色肉芽肿的基本治疗见表 40-2。

表 40-2 幼年黄色肉芽肿的基本治疗

靶向治疗	必要时可选择药物或手术除去损害
皮肤型 JXG	皮疹无须治疗，能自行消退，对于孤立损害可给予激光、可的松局部注射治疗，也可手术切除
系统型 JXG	
保守治疗	多数长期稳定，部分自发消退，但内脏损害不及皮肤损害，容易消退
治疗指征	内脏肿块进行性增大，或中枢、眼重要器官占位性病变侵蚀损害，功能障碍、危及生命者酌情应用糖皮质激素及免疫抑制剂
眼部损害	虹膜损害外用糖皮质激素软膏，眼部损害可手术切除

（三）治疗措施

1. 治疗指征 皮肤、黏膜损害因可消退，不需治疗。系统性 JXG 则酌情处理。内脏损害多数长期保持稳定，部分损害会自发消退不需治疗，仅肿块进行性增大，或中枢神经系统、眼等重要器官发生占位性或侵蚀性损害时需积极治疗。

2. 手术治疗　孤立损害，位于易切除部位，手术切除可一次性治愈。

3. 分类治疗　损害多发，不能手术，或损害数目虽少，却位于不能切除的部位，可采取以下方法：①皮质类固醇外用或局部注射，适用于眼和眼眶损害，Casteels 和 Karcoglu 等用该方法治疗眼部病变，80% 病例损害消退。②系统治疗，如使用泼尼松、甲泼尼龙、长春碱、依托泊苷、6- 巯基嘌呤、甲氨蝶呤、环孢素等药物。系统治疗可使少数损害完全消退，部分缩小，大部分损害保持稳定。因 JXG 有自限性倾向，在使用系统治疗时应权衡药物的毒副作用和疗效。

（四）循证治疗步序

幼年黄色肉芽肿的循证治疗步序见表 40-3。

表 40-3　幼年黄色肉芽肿的循证治疗步序

项目	内容	证据强度
一线治疗	无须治疗	E
	手术切除	D
	眼部损害局部或皮损内应用糖皮质激素	D
二线治疗	皮肤外科治疗 / 眼部外科手术	E
	眼部损害全身糖皮质激素治疗 / 低剂量放射疗法	E
三线治疗	全身性损害及器官功能损害者放疗及化疗	D

（五）治疗评价

Casteels 等报道眼部皮损予以糖皮质激素皮内注射可获得明显效果。Freyer 等报道，放疗及化疗或两者联合应用适用于孤立的无法切除或浸润性皮损，尤其是对中枢神经系统病变。Parmley 等报道对 1 例青年虹膜皮损患者予以放疗加甲氨蝶呤，治疗效果有效。

（六）预后

皮肤和内脏损害在 3 ～ 6 个月至 3 岁内可自发性消退，而成人患者损害常持续存在。无伴发病者预后良好。

坏死松解性游走性红斑

坏死松解性游走性红斑（necrolytic migratory erythema，NME）又称为胰高血糖素瘤综合征（glucagonoma syndrome），是一种副肿瘤性综合征，是胰高血糖素瘤的皮肤标志。

该病病因不清，有些病例并不伴发分泌胰高血糖素的肿瘤。补充氨基酸、锌和必要脂肪酸能改善皮疹而不降低胰高血糖素水平，提示高糖血症可能不是本病的真正原因。

【临床提要】

1. 发病特征　多见于女性（75%），发病年龄 20 ～ 73 岁。半数以上患者有轻至中度糖尿病。其他有间歇性腹泻，偶有呕吐、腹胀、腹痛和黑便。亦可有低血钾症、低血红蛋白正细胞性贫血。

2. 皮肤损害　表现为红斑、水疱、脓疱、大疱及糜烂，常累及面部、间擦部位及胫前、踝部、足及指尖，初起时易被误诊为皱褶部位念珠菌感染；水疱较表浅，可相互融合并易破裂。皮肤表面常散在分布暗红色丘疹，向四周扩大可呈环形或回状形。

3. 伴发病　舌炎、口炎、甲萎缩、脱发、体重减轻、贫血及糖尿病、胰腺炎、乳糜泻、肝硬化，大多数伴有分泌胰高血糖素的胰岛细胞肿瘤。有神经精神症状及智力下降、轻度痴呆。

4. 实验室检查　表现为胰高血糖素升高及糖尿病表现，还可有低血清锌、低氨基酸血症、低血钾、低血色素正细胞性贫血表现。

5. 诊断　主要依据病理活检、血清胰高血糖素测定等，肿瘤定位于胰尾，准确定位需要行 CT 及动脉造影检查，可检出新生物。

【治疗处理】

（一）治疗原则

确定有胰高血糖素肿瘤者，应手术治疗。无胰高血糖素肿瘤者，给予对症治疗。

（二）基本治疗

坏死松解性游走性红斑的基本治疗见表 40-4。

表 40-4　坏死松解性游走性红斑的基本治疗

靶向治疗	针对分泌胰高血糖素的胰岛细胞瘤，除去肿瘤，纠正高血糖、贫血、低血清锌、低氨基酸血症
伴发肿瘤	手术切除胰腺肿瘤，已转移不能手术者，选用化疗药物（如链佐星、达卡巴嗪、奥曲肽）
不伴胰高血糖素瘤者	监测营养缺陷性疾病，如肝病、乳糜泻、克罗恩病、肠炎、慢性胰腺炎，如有这些疾病，可补充氨基酸、锌及必要的脂肪酸

（三）治疗措施

1. 手术治疗　手术切除胰高血糖素瘤，对于无转移的良性腺瘤，术后可获根治。

2. 化疗　不能手术或切除不彻底者可采用化疗，常用药物有链佐星（streptozocin）和达卡巴嗪（dacarbazine），L-门冬酰胺酶也曾被用于治疗胰高血糖素瘤。

3. 其他　如长效生长抑素（奥曲肽）、双碘喹啉、四环素、糖皮质激素的应用可获一定效果。此外，静脉滴注混合氨基酸或 5% 右旋糖酐半量生理盐水也可使皮疹缓解。口服锌剂或局部外用糖皮质激素对皮疹亦见疗效。

（四）循证治疗步序

坏死松解性游走性红斑的循证治疗步序见表 40-5。

表 40-5　坏死松解性游走性红斑的循证治疗步序

项目	内容	证据强度
一线治疗	兰瑞肽	A
	放射性核素肽受体介导治疗（¹⁷⁷LU-DOTATATE）	B
	放射性微粒子	B
	肿瘤切除术	C
二线治疗	氨基酸、锌或必需氨基酸的营养补充	D
三线治疗	化疗	
	链佐星 ± 氟尿嘧啶或阿霉素	C
	卡培他滨 / 替莫唑胺（CAPTEM）	B
	达卡巴嗪（DTIC）	C
	依维莫司 / 舒尼替尼	A
	肝移植	C
	环孢素	E

（五）治疗评价

1. 切除肿瘤　切除胰腺肿瘤后，皮损迅速消失，有时可在 48 小时内消退。Smith 等报道，一位患有胰高血糖素瘤相关性本病患者在接受切除术后，皮肤的症状也消失了。不幸的是，半数病例在确诊时，肿瘤已经发生转移。

2. 补充锌　Sinclair 等报道，12 位患有肠炎或酒精性肝硬化的患者伴有坏死松解性游走性红斑样皮损及低血锌，补充了血锌后，皮疹皆消失。

3. 补充必需物质　Thorisdottir 等报道，一位坏死松解性游走性红斑患者，伴随营养不良、胰腺酶不足，在补足了维生素、矿物质及胰酶后，症状消失。

4. 化疗　用于不能手术者，可给予链佐星或者奥曲肽治疗，有一定疗效。

（六）预后

依原发肿瘤情况而定，无转移者手术可以根治，因其恶性程度不高，转移者仍可切除原发病灶。

类脂质渐进性坏死

类脂质渐进性坏死（necrobiosis lipoidica，NL）是一种真皮结缔组织变性疾病，胫前炎性丘疹或硬皮病样斑块和后期的皮肤萎缩为其临床特征；2/3 病例在诊断时有糖尿病。

【临床提要】

1. 皮肤损害　胫前区红色丘疹或结节，斑块，中央黄褐色，边缘紫红色，蜡样；周围略硬，中央有鳞屑、毛细血管扩张、萎缩和凹陷，溃疡和瘢痕形成（图 40-6、图 40-7）。

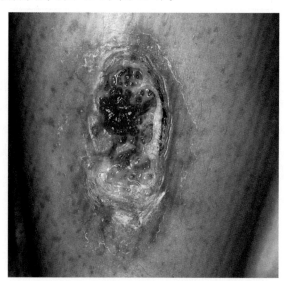

图 40-6　类脂质渐进性坏死（1）

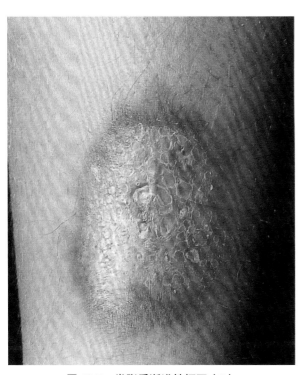

图 40-7　类脂质渐进性坏死（2）

2. 发病特征　非糖尿病性类脂质渐进性坏死最常见于 20～40 岁，糖尿病性类脂质渐进性坏死为 50～60 岁。损害好发于胫前区，但其他部位亦可受累。

3. 临床分型　本病分为两型：糖尿病性和非糖尿病性，两种类型在临床上不能区别。

4. 组织病理　表现为肉芽肿反应、胶原变性和硬化。组织细胞不完全包绕变性的结缔组织，有时呈栅栏状排列，可见少许上皮样组织细胞和巨细胞。

5. 鉴别诊断　本病需与淀粉样变性、环状肉芽肿、肉样瘤病和局限性硬皮病相鉴别，活检可证实。

【治疗处理】

（一）治疗原则

首先确定病因，属糖尿病性或非糖尿病性，对于前者针对糖尿病进行治疗。避免外伤，低脂饮食可能有帮助。治疗目的在于改善美容外观、防止溃疡形成及促进愈合。

（二）基本治疗

类脂质渐进性坏死的基本治疗见表 40-6。

表 40-6　类脂质渐进性坏死的基本治疗

靶向治疗	减少糖蛋白在小血管壁的沉积，阻止其闭塞、组织坏死和肉芽肿反应，改善临床症状
系统治疗	给予甲状腺素、胰岛素（控制糖尿病）、维生素 E、双嘧达莫、阿莫西林、烟酰胺（抑制淋巴细胞因子释放及巨噬细胞迁移）、糖皮质激素、己酮可可碱、氯喹、沙利度胺、英夫利昔单抗、依那西普
局部治疗	促进损害吸收：糖皮质激素封包或损害内注射，或外用 0.025% 维 A 酸凝胶、他克莫司，或给予 X 线或 PUVA、UVA1 光疗及光动力疗法 促进溃疡愈合：应用高压氧，外用牛胶原蛋白和环孢素
手术治疗	对于难治性皮损或溃疡，可切除和植皮

（三）治疗措施

本病的治疗措施如下：①糖皮质激素，封包或皮损内注射，如泼尼松、复方倍他米松、曲安西龙，皮损边缘注射。②改善微循环，双嘧达莫、阿司匹林、大剂量烟酰胺（500mg，每日 3 次）和己酮可可碱、低分子右旋糖酐可试用。③聚脲烷（polyurethane）和水胶体敷料有助于溃疡愈合。④手术植皮，部分溃疡需手术切除和植皮，但术后可能在其移植部位或边缘复发。⑤系统使用糖皮质激素，40mg/d，疗程为 1～2 个月；注意长期使用的副作用。⑥免疫抑制剂，如吗替麦考酚酯（500mg，每日 2 次）、环孢素。⑦PUVA，局部使用。

（四）循证治疗步序

类脂质渐进性坏死的循证治疗步序见表 40-7。

表 40-7　类脂质渐进性坏死的循证治疗步序

项目	内容	证据强度
一线治疗	戒烟和优化糖尿病控制	C
	闭塞状态下病灶内或局部应用糖皮质激素	D
二线治疗	全身用糖皮质激素	D
	阿司匹林和双嘧达莫/富马酸酯/光动力疗法	C
	己酮可可碱/烟酰胺/氯法齐明/局部 PUVA/外用他克莫司	D

续表

项目	内容	证据强度
三线治疗	局部类维 A 酸 / 肝素钠 / 外科手术治疗溃疡 / 沙利度胺	E
	环孢素 / 抗疟药 / 促溃疡剂 / 吗替麦考酚酯 / 秋水仙碱	D
	肿瘤坏死因子 α / 贝卡普勒明治疗溃疡	E
	粒细胞单核细胞集落刺激因子治疗溃疡	D
	脉冲染料激光治疗毛细血管扩张	D
	静脉注射免疫球蛋白和甲泼尼松	E
	UVA1 光疗 / 富血小板血浆	E
	JAK 激酶抑制剂 / 氯化钾 / 高压氧 / 过氧化苯甲酰	D
	CO_2 激光	C
	铒玻璃点阵激光 / 吡格列酮 / 噻吗洛尔 / 优特克单抗	E

（五）治疗评价

1. 控制糖尿病 应用胰岛素或口服降糖药物，但在控制了糖尿病以后并不能取得完全满意的疗效。

2. 糖皮质激素局封 Goette 报道了 1 例对局部丙酸氯倍他松封包治疗获显效的病例。Sparrow 等以 5g/ml 的曲安西龙注射于皮损边缘，5 例患者中有 3 例完全消退，1 例有部分改善。

3. 环孢素 Darvay 等应用环孢素治疗顽固性类脂质坏死性溃疡患者，采用环孢素治疗 4 个月后，两例患者溃疡得到治愈。有效剂量介于 $3 \sim 5mg/(kg \cdot d)$。

4. 甲泼尼龙 Petzelbauer 等给予 5 例本病患者口服甲泼尼龙治疗，持续 5 周；在 7 个月的随访中，所有患者的疾病均已被控制。起始剂量为 $1mg/(kg \cdot d)$，持续 1 周，接着 40mg/d，持续 4 周，随后在 2 周内逐渐减量并停药。所有患者包括糖尿病患者，对本治疗耐受良好，但萎缩没有改善，随访无复发。

5. 粒细胞 - 巨噬细胞集落刺激因子（GM-CSF） Remes 等利用局部使用 GM-CSF 的方法在 10 周内治愈 2 名类脂质渐进性坏死性溃疡患者。首次局部使用即可有溃疡面积的缩小。溃疡愈合长于 3 年。

6. 手术 + 植皮 手术切除和皮肤移植对某些病例有帮助，但有的则在移植部位或其边缘复发。Dubin 等对 7 例患者行手术治疗，切除深达深筋膜，结扎相关穿孔血管并植皮，患者术后无复发。

7. PUVA 治疗 Mckenna 等用局部 PUVA 方法治疗本病。接受治疗的 8 例患者中有 4 例效果良好。治疗采用局部 PUVA 及 0.15% 8-MOP 乳剂，每周 1 次，开始治疗时以 $0.5J/cm^2$ 及 20% 剂量逐步增加。

8. 己酮可可碱 Noz 等以己酮可可碱 400mg，2 次 / 日，在 8 周内治愈类脂质渐进性坏死性溃疡。

9. 阿司匹林 / 双嘧达莫 Heng 等给予 7 名新近发生坏死性溃疡的糖尿病患者阿司匹林 80mg/d 及双嘧达莫 75mg，3 次 / 日，溃疡得到治愈。

10. 烟酰胺 Handfield-Jones 等在一项开放性研究中给予 15 名本病患者大剂量烟酰胺治疗，在 13 名接受超过 1 个月治疗的患者中，有 8 名症状改善，疼痛和红斑得到缓解，溃疡愈合。

11. 改善微循环药物 报道联合运用双嘧达莫 225mg 和阿司匹林 1g 有效，但可能要持续 3 ～ 4 个月，直到出现疗效。己酮可可碱 400mg，每日 3 次也是有效的，特别对于溃疡的愈合有帮助。

12. 沙利度胺 1 例难治性类脂质渐进性坏死患者用沙利度胺每日 150mg，逐渐减量到 50mg，每周 2 次。治疗 4 个月后见效，2 年后仍未复发。

（六）预后

病程较慢，常缓慢发展达数年之久，可长期处于静止状态或愈后形成瘢痕。伴有糖尿病，但其与本病的发展无关。约 1/3 的损害可发生溃疡。13% ～ 19% 的患者在 6 ～ 12 年自动缓解。

卟 啉 病

卟啉病（porphyria）是一组由卟啉代谢异常引起的疾病，卟啉及其前体产生过多并沉积于皮肤、肝和神经系统内。卟啉是血红素生物合成的中间产物，合成 1 个血红素分子需要 8 个甘氨酸和 8 个乙酰辅酶 A 分子，有 8 种酶参与，这些酶主要位于含血红素组织内，特别是骨髓（红细胞）和肝脏。

卟啉病的分类方法尚不完善，目前根据临床特征和血、尿、大便中卟啉类型的不同，分为肝型和红细胞生成型两大类。

1. 肝型　急性间歇性卟啉病（AIP）、变异型卟啉病（VP）、遗传性粪卟啉病（HCP）、ALA脱水酶缺乏症（ALADD）、迟发性皮肤卟啉病（PCT）、肝性红细胞生成性卟啉病（HEP）。

2. 红细胞生成型　红细胞生成性原卟啉病（EPP）（图40-8）、先天性红细胞生成性卟啉病（CEP）、红细胞生成性粪卟啉病（ECP）。

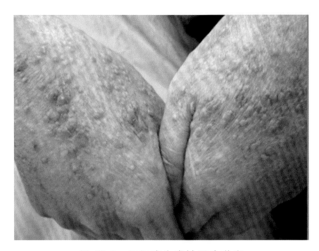

图40-8　红细胞生成性原卟啉病
（深圳市第六人民医院　陆原惠赠）

一些卟啉病（AIP、VP、HCP和ALADD）可出现急性发作（神经精神症状和卟啉前体尿排出增多），一些则为慢性（皮肤光敏性为主要特征），大多数卟啉病有其他系统性症状。除CEP和ALA（δ-氨基、γ-酮戊酸）脱水酶缺乏症为常染色体隐性遗传之外，其余均为常染色体显性遗传，但PCT尚有获得型。

先天性红细胞生成性卟啉病

先天性红细胞生成性卟啉病（congenital erythropoietic porphyria，CEP）亦称Gunther病（Gunther disease），系尿卟啉原Ⅲ合成酶（UⅢCOS）先天性缺乏所致。

【临床提要】

1. 发病特征　常在出生后数月内发病，出生后不久一般可见尿布粉红色至深褐色染色。

光敏性严重，致使婴儿在日晒或光疗时发出尖叫声。

2. 皮损形态　曝光部位出现红斑、水肿、水疱、溃疡，愈合缓慢，遗留瘢痕、色素沉着/色素减退，水疱反复发作导致耳、鼻和指残缺。受累处毛发增多、增粗，瘢痕性脱发。牙齿呈褐色，Wood灯照射有粉红色荧光。

3. 系统性病变　溶血性贫血、脾大、胆结石、血小板减少、骨质疏松、肢端骨溶解、软组织钙化和脊椎压缩性骨折。

4. 主要临床表现　特别是光感性皮炎及特殊棕红色，而UⅢCOS酶活性测定显著减低则有助于本病的确诊。

【治疗处理】

（一）治疗原则/基本治疗

本病无特效治疗，但对症处理仍属重要，可避免并发症或缓解症状。应尽可能避免阳光照射和皮肤损伤。本病的基本治疗见表40-8。

表40-8　先天性红细胞生成性卟啉病的基本治疗

靶向治疗	阻断和降低光敏反应，抑制红细胞生成，阻止卟啉吸收，减少溶血
皮肤损害	严格避光，外涂遮光剂，口服β-胡萝卜素、维生素B₂、米帕林
溶血性贫血	脾切除术
抑制红细胞生成	反复输入红细胞
促进卟啉排泄	使用考来烯胺、活性炭

（二）治疗措施

本病的治疗措施如下：①避免日晒，外用遮光剂效果不佳；②口服β-胡萝卜素可降低对光敏感性；③大量输入红细胞对抑制红细胞生成及卟啉产生有一定疗效；④活性炭口服，阻止内生卟啉的吸收；⑤脾切除术用于顽固性溶血性贫血。

（三）治疗措施

无特殊治疗。①尽量避免日晒，外用遮光剂效果不佳；②口服β-胡萝卜素可降低皮肤对光敏感性；③大量输入红细胞抑制红细胞生成及卟啉产生有一定疗效；④活性炭口服，阻止内生卟啉的吸收，可减轻症状；⑤脾切除术用于顽固性溶血性贫血，部分病例近期疗效良好。

（四）治疗评价及预后

治疗可暂时缓解。本病进展较缓慢，无神经系统症状，大多因严重溶血性贫血或继发性感染而在童年死亡。曾见报道多例本病轻型在成人期才发病。

红细胞生成性原卟啉病

红细胞生成性原卟啉病（erythropoietic protoporphyria，EPP）为常染色体显性遗传病，系亚铁螯合酶缺乏所致。

【临床提要】

1. 发病特征 儿童期发病，平均发病年龄为4岁。光敏性几乎是其唯一表现，可在 10～11 岁后自行改善。

2. 皮损形态 曝光部位在日晒后数分钟至1小时内出现灼痛、麻刺感或瘙痒，数小时后发生红斑、荨麻疹样斑块，偶见紫癜、水疱或糜烂。反复发作后出现线状或椭圆形浅表凹陷性瘢痕，好发于额、颊、鼻和手背（图 40-8）。皮肤增厚、起皱。

3. 肝病 一般轻微，约 10% 病例有严重肝病，胆结石常见（主要由原卟啉组成）。

【诊断】

红细胞内和血浆中原卟啉浓度增高是诊断本病的主要依据。在骨髓、胆汁和粪便中原卟啉浓度亦均增高。红细胞内游离原卟啉 > 0.89μmol/L（50μg/dl），可高达 35.6μmol/L（2000μg/dl）。本病与先天性红细胞生成性卟啉病不同，患者尿中尿卟啉不增多。

【治疗处理】

（一）治疗原则

本病无特效疗法。对症处理首先须注意皮肤的防护，避免日光直接照射。

（二）基本治疗

治疗方法包括应用 β-胡萝卜素、考来烯胺、脾切除、静脉滴注血红蛋白或输血，具体的基本治疗见表 40-9。

表 40-9 红细胞生成性原卟啉病的基本治疗

靶向治疗	针对皮肤损害和溶血性贫血，降低皮肤光敏感性，清除自由基，抑制红细胞系和肝脏生成原卟啉，阻断原卟啉肠肝循环，促进原卟啉随粪便排泄
避免日光照射	穿长袖衫、戴宽檐帽，搽遮光剂，如二氧化钛、氧化锌
光疗法	PUVA 或窄谱 UVB，通过增加皮肤的厚度和表皮黑素可能有帮助
系统治疗	口服半胱氨酸、β-胡萝卜素、考来烯胺
纠正贫血	输入经清洗的浓缩的红细胞
手术治疗	脾切除，解决溶血

（三）治疗措施

本病的治疗措施如下：①避免日晒，应用含有二氧化钛的反射性遮光剂；②β-胡萝卜素：清除自由基，可提供光保护，不影响原卟啉水平，剂量为 50～200mg/d，服药 1～3 个月后起效；③半胱氨酸：500mg，每日 2 次，可预防光敏反应；④考来烯胺：可降低光敏反应和减少肝原卟啉量，考来烯胺、活性炭能阻断肠肝循环；⑤ PUVA、UVB 或窄谱（311～313nm）光疗会增加表皮黑素含量和诱导表皮增生，有光保护作用；⑥肝移植用于严重和进行性肝病；⑦脾切除可消除溶血。

（四）循证治疗步序

红细胞生成性原卟啉病的循证治疗步序见表 40-10。

表 40-10 红细胞生成性原卟啉病的循证治疗步序

项目	内容	证据强度
一线治疗	避免阳光和人造光源的有害辐射 外用遮光剂，物理遮盖	C
	β-胡萝卜素	B
	阿法诺肽（afamelanotide）	A
	维生素 D 和钙	D

项目	内容	证据强度
二线治疗	光疗（窄谱中波 UVB）	D
三线治疗	半胱氨酸	A
	抗组胺药（包括西咪替丁）	D（E）
	维生素 E	D
	维生素 C	A
	铁剂	D
	考来烯胺、活性炭	D
	输血或血浆置换	D
	血红蛋白输注	D
	血浆置换/造血细胞移植	D
	胆汁酸	D
	肝移植	B

注：阿法诺肽是 α-黑素细胞刺激物类似物，使表皮变黑，增加皮肤对日光耐受性，在欧洲该药凭处方购买，皮下植入。

（五）治疗评价

1. 局部治疗　Fusaro 等报道 7 名患者外用 3% 二羟丙酮及 0.13% 2-羟基 -1, 4-萘醌霜剂治疗，患者对日光照射耐受时间延长，角质层呈褐色着色。

2. β-胡萝卜素　Mathews Roth 等报道 133 名卟啉病患者，摄入药用 β-胡萝卜素后，84% 的患者有≥3 倍的日光照射耐受量增加。

3. 半胱氨酸　Mathews Roth 等报道进行一项安慰剂对照试验。16 名患者口服半胱氨酸 500mg，2 次/日，8 周后对 UVA 及可见光照射测试耐受时间延长。

4. 维生素 B_6　Ross 等报道对 2 名患者给予口服维生素 B_6 治疗，100mg，每日 3 次，再改为每天早上 1g，结果患者日光照射耐受能力提高。

5. 碳酰铁　Cordeuk 等报道以碳酰铁 400～4000mg/d 口服，使用 15 周，治疗同时有缺铁性贫血及早期肝功能不全的本病患者，治疗后患者红细胞卟啉下降、光敏性症状改善及肝功能恢复正常。

（六）预后

本病一般呈良性发展，但由于原卟啉累积可引起慢性肝细胞损害，少数病例可因肝衰竭死亡。有些杂合子病例无症状，患者红细胞内原卟啉极少或不增多，提示本病表现类型的不同，在于外显率的变异。

迟发性皮肤卟啉病

迟发性皮肤卟啉病（porphyria cutanea tarda，PCT）为一种光敏性皮肤病，水疱、大疱、多毛和色素沉着是本病的特征。

本病系尿卟啉原脱羧酶的代谢性缺陷所致，有两种类型：获得型（Ⅰ型）和遗传型（Ⅱ型）。肝病、乙醇、雌激素和铁过多（如慢性肾病）是本病的主要促发和加重因素。

【临床提要】

1. 发病特征　成年期发病，好发于男性和饮酒及服用雌激素的女性。积聚的肝内卟啉可能是致癌物质，使患肝癌可能性增大。

2. 皮损形态　光敏性皮肤损害，面、颈、前臂和手足等暴露处出现水疱、大疱、糜烂和溃疡，常继发感染。损害愈合缓慢，皮肤增厚、硬皮病样瘢痕、局限性钙化和瘢痕性脱发。面部红斑及多毛症（眶周和颧部多见），面、颈和手的色素增多，毛发颜色变深（图 40-9、图 40-10）。

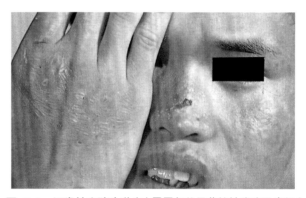

图 40-9　迟发性皮肤卟啉病（暴露部位见萎缩性瘢痕及糜烂）
（中国人民解放军白求恩国际和平医院　李成龙惠赠）

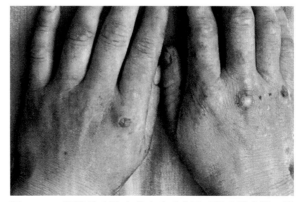

图 40-10　迟发性皮肤卟啉病（手背及手指皮肤糜烂、结痂及萎缩性瘢痕）
（中国医学科学院皮肤病研究所　顾恒、常宝珠惠赠）

3. 实验室检查　尿中有大量尿卟啉，24 小时排出量 > 1000μg，比正常值高 15 ～ 20 倍；Wood 灯照射显示粉红色至红色荧光。血清铁水平升高。

4. 组织病理　可见表皮下大疱，弹力纤维变性，真皮浅层血管和表皮真皮交界处有耐淀粉酶 PAS 阳性物质沉淀。

5. 诊断　根据临床皮肤光敏感反应的表现和实验室卟啉的检查，后者主要是尿中和血浆中尿卟啉和 7- 羧基卟啉增多，以及粪卟啉增多，是 PCT 诊断的重要依据。

6. 鉴别诊断　本病应与多形性日光疹、种痘样水疱病、烟酸缺乏病、硬皮病、药物性光敏性皮炎、大疱病相鉴别。

【治疗处理】

（一）治疗原则

1. 鉴别疾病　其伴发疾病可影响治疗。对于病毒感染、血红蛋白病或其他引起过多铁贮积的疾病，如红斑狼疮、糖尿病及贫血等，必须注意鉴别并及时处理。

2. 避免诱发因素　禁止服用雌激素、避孕药和铁剂，避免太阳照射，防止机械外伤等。静脉放血可获良好的疗效。可给予氯喹、羟氯喹、去铁胺、碳酸氢钠等药物治疗，对皮损进行对症处理。

（二）基本治疗

迟发性皮肤卟啉病的基本治疗见表 40-11。

表 40-11　迟发性皮肤卟啉病的基本治疗

靶向治疗	针对肝内尿卟啉原脱羧酶缺乏，消除肝内贮铁，促进肝内卟啉排泄，纠正卟啉代谢异常及其所造成的损害
诱因治疗	避免太阳照射，戴帽子，防止外伤，戴手套，易受累部位予以物理屏障保护
反复放血	静脉放血，以清除肝内贮铁，减少对尿卟啉原脱羧酶的抑制
系统治疗	给予氯喹、羟氯喹、去铁胺、碳酸氢钠
皮肤损害	对症处理

（三）治疗措施

1. 一般治疗　戒酒、去除毒物、停用雌激素和不摄入含铁饮食，可明显减少卟啉分泌和改善症状，避免日晒和应用遮光剂的效果有限，给予二氧化钛和氧化锌治疗，效果较好。

2. 静脉放血法　每 2 周放血 500ml，直至症状缓解或血红蛋白 < 120g/L，一般放血 2 ～ 4L 即有效，平均缓解 31 个月（6 个月至 10 年），是目前的首选疗法。2 ～ 3 次放血后即有皮损的显著减轻，6 ～ 10 次为 1 个疗程。

3. 血浆置换法　是近期报道的一种方法，尚未广泛应用。

4. 抗疟药　不能施行静脉放血疗法者可选用。

（1）氯喹：每次 50 ～ 125mg，2 次 / 周，至少持续 10 个月；其在肝细胞内与卟啉结合成高度可溶性复合物，加速卟啉从尿中排出；部分起效缓慢者，可联用 D-青霉胺。

（2）羟氯喹：每次 200mg，2 次 / 周，连续服用 1 年后尿中卟啉排泄量明显下降，与静脉放血法相比，该药的使用能更有效地减少卟啉产生和改善症状。亦有人采用大剂量短期疗法，每次 250mg，每日 3 次，连续 3 天；肝肾疾病者，每日 1 ～ 2 次，连续 2 ～ 45 天；治疗前 1 ～ 3 周放血 500ml。

氯喹和羟氯喹是一线治疗药物，适用于静脉放血法无效或禁忌者，起效时间常为 4 ～ 18 个月。

5. 去铁胺（deferoxamine）　有清除肝内贮铁的作用。本品可与三价铁离子螯合成稳定无毒的螯合物，并迅速从尿和胆汁中排出。剂量为 1.5g/d，皮下缓慢注射，每周 5 天，适用于禁忌放血疗法者。

6. 5- 腺苷甲硫氨酸（SAM）　剂量为 12mg/（kg·d），连续 3 周，然后口服氯喹（每次 100mg，2 次 / 周）4 ～ 5 个月。此疗法安全、有效，有学者认为该药是本病的首选药物。

7. 其他　碳酸氢钠：每次 1 ～ 2g，每日 2 ～ 3 次，可与卟啉结合成卟啉钠盐而随尿排出；维生素 E：每次 100 ～ 200mg，每日 1 ～ 2 次，调节血红素生物合成；重组人红细胞生成素：150U/kg，每次透析时静脉注射，对长期血透诱发者有效；活性炭：口服，可减轻症状；西咪替丁：口服 2 周可降低卟啉水平；α 干扰素及抗反转录病毒药物：对此病伴发丙型肝炎患者及 AIDS 患者有效。

（四）循证治疗步序

迟发性皮肤卟啉病的循证治疗步序见表 40-12。

表 40-12　迟发性皮肤卟啉病的循证治疗步序

项目	内容	证据强度
一线治疗	避免日晒，给予不透光防晒、物理防晒，消除促成因素（补铁、吸烟、饮酒、药用雌激素、肝毒素暴露）	C
	连续放血	B
	氯喹、羟氯喹	B
二线治疗	铁螯合剂（肠外、口服）	C，E
	促红细胞生成素	E
三线治疗	高效抗 HCV 或 HIV 治疗	E
	维生素 E、维生素 C	D
	血浆净化、血浆置换	D
	高通量血液透析、口服碳酸氢钠碱化、给予肠道吸附剂（考来烯胺、活性炭）	D
	西咪替丁、点阵式光热分解作用	E

（五）治疗评价

1. 治疗的常见错误　如在放血术的同时给予口服铁补充剂来治疗贫血。抗疟药可作为放血术以外的治疗选择，对于某些难治性病例，可以两种方法联合使用。经放血术和抗疟药两种治疗后，可达到多年的缓解。

2. 重复静脉放血　通过减少血中的卟啉及铁，缓解皮损，治疗方案根据个体的忍受程度而调节，标准量为 200 ～ 500ml 全血 1 周 2 次到 2 周 1 次，或 1 个月 1 次。保持血红蛋白超过 100 ～ 110g/L 可以最低限度地减轻医源性贫血的症状。

3. 氯喹　风险在于使用大的累积剂量（超过 100 ～ 300g）导致不可逆的视网膜病变，但如果剂量 < 4mg/(kg·d)［羟氯喹 < 6.5mg/(kg·d)］，则视网膜毒性很少见。应推荐用药前及每 6 个月检测眼 1 次。

4. 去铁胺　Rocchi 等报道，18 名患者皮下泵注去铁胺剂量 1.5g（5 天 / 周），5 名患者静脉滴注去铁胺（200mg/kg，1 次 / 周），另 22 名患者则行放血疗法。治疗 6 个月后，所有患者的病情皆缓解。

5. 红细胞生成素　剂量可达 150U/kg，3 次 / 周。1 例患者用红细胞生成素 50U/kg，每周 3 次，连续数月，无辅助放血疗法。可见低血清铁及血卟啉水平，大疱性皮损缓解。

6. 西咪替丁　据报道，西咪替丁可在 2 周内降低卟啉水平，这可能对不愿意或不能尝试标准治疗方案的患者有用。

（六）预后

治疗的常见错误是在放血术的同时给予口服补充剂来治疗贫血。抗疟药可作为放血术以外的治疗选择，对于某些难治性病例，可以两种方法联合使用。经放血术和抗疟药两种治疗后，可达到多年的缓解。如果患者复发，治疗能重复进行。PCT 在卟啉病中的治疗效果较满意，虽非根治，但预后良好。

变异型卟啉病

变异型卟啉病（variegate porphyria，VP）又称混合型卟啉病（mixed porphyria）。

【临床提要】

1. 发病特征　VP 皮肤病变与迟发性皮肤卟啉病相同，但一般在 20 ～ 30 岁发病；神经、内脏病变同急性间歇性卟啉病，药物（特别是巴比妥类）、妊娠、糖类摄入减少可促发，表现为腹痛、精神错乱、周围神经病等。妇女以急性发作多见，而男性常有皮肤病变。

2. 诊断　本病的生化特征是粪便和尿液中持续排泄的原卟啉和粪卟啉明显增多，在急性发作期尿中排泄 δ- 氨基酮戊酸（ALA）和卟胆原（PBG）亦增多。

【治疗处理】

（一）治疗原则及基本治疗

本病用血红蛋白治疗，避免应用有害的药物，避免日晒，可用护肤软膏治疗皮肤损伤。β-胡萝卜素、静脉放血和氯喹等治疗无明显疗效。

（二）治疗措施

包括：①急性发作使用高铁血红蛋白或精氨酸血红蛋白〔3～4mg/(kg·d)，静脉注射，连续4天〕、对症处理、避免使用加重病情的药物（巴比妥类、呋塞米、苯二氮䓬类、东莨菪碱、氨苯磺胺等）；②对于皮肤病变，避免日晒，应用遮光剂、β-胡萝卜素有一定疗效，但静脉放血法和氯喹无效。

（三）治疗评价及预后

及时发现隐匿性病例、避免诱发因素、妥善治疗急性发作，可使本病发作及死亡大为减少。

血 色 病

血色病（hemochromatosis）是具有色素沉着、糖尿病和肝硬化三联征的综合征，与内脏器官中铁的沉积有关，常伴有性腺功能减退。

1. 原发性血色病　为常染色体显性或隐性遗传病，欧洲国家大多数患者的突变位点在 *Cz8zy* 和 *H63D*。

2. 继发性血色病　主要见于铁利用障碍或伴有红细胞无效生成引起的贫血，因反复输血导致体内铁负荷过多。此外，迟发性皮肤卟啉病、酒精性肝病、长期摄入铁质过多、遗传性转铁蛋白缺乏症等也可导致体内铁负荷过多。

3. 血色病致病机制　见图 40-11。

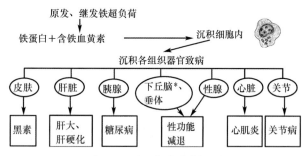

图 40-11　血色病致病机制
* 下丘脑、垂体铁沉积，促性腺激素分泌不足，致性功能减退、闭经、睾丸萎缩、体毛减少

【临床提要】

1. 发病特征　许多血色病患者早期并无症状，症状较易出现在 20 岁以上的男性和绝经后妇女，而青春期儿童和年轻妇女则罕有症状。男：女为 10：1，好发于 40～60 岁。

2. 皮肤损害　色素沉着，可比其他症状皮肤颜色的改变出现早许多年，亦有在晚期出现者。皮肤呈明显的灰棕色色素沉着，由于皮肤内沉积的黑素和铁均增加，因此皮肤呈特征性金属青灰色。色素沉着一般呈弥漫性全身性分布，但以面部、颈项部、前臂伸侧、手背、外阴部、大腿和瘢痕处色素更深。口腔黏膜色素沉着较少。有时颊黏膜受累酷似艾迪生病。Chevrant Breton 研究了 10 例患者，发现 100% 有色素沉着，75% 有脱发（包括腋毛和阴毛），50% 有反甲，45% 有鱼鳞病样皮肤干燥。

3. 系统损害　如肝硬化、糖尿病、睾丸萎缩、心脏病、腹膜炎或脓毒血症、体重减轻。关节病类似于类风湿关节炎，但类风湿因子阴性，以及腹膜炎或脓毒血症。

4. 实验室检查/组织病理　原发性血色病肝细胞有明显的铁沉积，Kupffer 细胞铁沉积较少。皮肤色素沉着（黑素引起），真皮深层铁沉积。血清铁浓度升高，总血清铁水平升高至 180～300mg/100ml，血清转铁蛋白饱和度＞80%，转铁蛋白水平和总铁结合力（TIBC）可降低，HLA 分型显示 HLA-A3 和 B14 的频率增加。血清 ALT 和 AST 升高，血糖升高，糖耐量异常，血清睾酮降低，血清雌激素和孕激素降低，卵泡刺激素（FSH）和黄体生成素（LH）降低，血清中甲状腺素（T_4）降低而促甲状腺激素（TSH）升高，精子缺乏症。

【治疗处理】

（一）治疗原则

早期诊断、早期治疗，反复静脉放血，使血清铁蛋白浓度降至 20μg/L 以下，直到铁水平达到满意水平。

（二）基本治疗

血色病的基本治疗见表 40-13。

表 40-13　血色病的基本治疗

靶向治疗	减少体内铁负荷过多，阻止铁以铁蛋白和含铁血黄素储存，减轻其对靶器官皮肤、心肝肾、性腺、关节的损害
原发病监测处理	遗传性血色病、各种慢性贫血、先天性红细胞生成障碍性贫血、迟发性皮肤卟啉症
纠正外源性铁超负荷	减少输血及铁的摄入，如输血依赖性贫血,慢性摄入口服铁剂(铁缺乏时)
减少铁储存	反复静脉放血，应用铁螯合剂
并发症处理	治疗心功能异常、糖尿病、性功能减退、肝衰竭，肝衰竭晚期可行肝移植

（三）治疗措施

1. 静脉放血　①基本方法：每次 400ml（含铁 200mg），开始每周 1 次，至少 100 次才能达到治疗目的，常见的做法是每周静脉放血 1 ～ 2 次，直至静脉血中血红蛋白浓度或血细胞比容开始下降，但并不恢复到正常水平。然后，测定血清铁蛋白水平以确定是否需要进一步放血。②达标铁蛋白浓度：治疗目标是使血清铁蛋白浓度降至 20μg/L 以下，然后再减少放血次数。③维持放血：大多数患者每年需要 4 ～ 6 次静脉放血以使血清铁蛋白浓度维持在正常范围。铁参数恢复正常后，可每 3 个月放血 1 次，须终身维持。④其他：因为转铁蛋白饱和度通常偏高，与铁储存状态不符，所以测定血清铁浓度、总铁结合力和转铁蛋白饱和度不能较可靠地确定何时还需放血治疗。

2. 铁螯合剂　适用于禁忌放血者。去铁胺，10mg/(kg · d)，肌内注射，可从尿排出 10 ～ 20mg 铁；乙二胺四乙酰胺（EDTA）也可选用。

3. 低铁饮食　尽量避免食用促进铁吸收的药物（如维生素 C 等）和高铁食物（如肝、心、肾、各种瘦肉、蛋黄、黄豆等）。饮食以含铁很少的食物（如牛奶、奶酪、苹果、梨、杏、浆果类、花菜、卷心菜等）为主。此外，勿用铁制烹饪用具。但低铁饮食对消除体内沉积的铁作用不大。

4. 防止感染　血色病患者应避免触摸或食用未经烹饪的贝壳类水生物或海鱼，患者易发生由海洋细菌 *vulnificus* 弧菌引起的致命性败血症。应确保完全戒酒。

5. 并发症治疗　如治疗肝衰竭、心力衰竭和糖尿病等，对性功能减退可给予睾酮或促性腺激素治疗。

6. 查治家庭成员　检查家庭成员的血清铁水平，相应地预防性静脉放血。

（四）治疗评价

（1）反复静脉放血：最有效，可排出机体内过量的铁。螯合治疗或控制饮食都无助于治疗本病。因为铁的储存可达 25 ～ 40g，每半升放出的血液含有近 200mg 铁，所以在储存的铁除去之前，在 13 年或更长的时间内每周需放血 1 ～ 2 次。必须放血 50 ～ 100 次或更多才能使储存铁回降至正常水平。

（2）肝硬化很少能消失，去除铁并不能改善糖尿病。关节炎也不因铁的排出而获改善，但心功能的异常可得到相当程度的改善。对于勃起功能障碍患者需给予雄激素治疗，但仍不能改善精子缺乏症。闭经很少能获缓解。

（五）预后

既往在确诊后患者的平均存活期约为 2 年。早期诊断和早期治疗已极大地改善了该病的预后。纯合子患者如能做出早期诊断并及时治疗，可能达到正常人的预期寿命，确诊时已有肝硬化或糖尿病者，则预后较差。

类癌综合征

类癌综合征（carcinoid syndrome）又称嗜银细胞瘤，系胃肠道或其他器官的内分泌细胞肿瘤分泌大量药理活性物质所致，皮肤潮红、肠蠕动亢进、支气管痉挛和心瓣膜病变是其主要表现。

本综合征最初认为是 5- 羟色胺所致，但组胺、儿茶酚胺、激肽、P 物质、神经降压素和前列腺素亦起一定的作用。类癌除了产生上述物质外，还可产生 5- 羟色胺酸、促肾上腺皮质激素和胰岛素。

类癌综合征的发病机制见图 40-12。

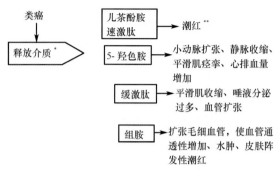

图 40-12　类癌综合征的发病机制
*5- 羟色胺、组胺、儿茶酚胺、激肽、P 物质、神经降压素、前列腺素
** 引起潮红的介质：组胺、儿茶酚胺、速激肽

【临床提要】

1. 内脏病变　①胃肠道症状：腹痛、恶心和呕吐。②心脏表现：心内膜纤维化（胃肠道肿瘤时出现右侧三尖瓣和肺动脉瓣狭窄及关闭不全，支气管类癌时则为左侧三尖瓣和肺动脉瓣狭窄及关闭不全）伴充血性心力衰竭。

2. 皮肤损害

（1）皮肤潮红：见于 95% 的患者，为阵发性血管舒张、皮肤潮红。潮红的程度根据肿瘤的起源而异。支气管类癌的潮红常持续数小时至数天并可累及全身，呈红色；部分患者有流泪、眶周肿胀和面部充血感，可有低血压、气喘和心动过速，可能由血管舒缓素介导；胃类癌的潮红呈鲜虾红色斑片样，颈周最明显，可能系组胺介导；回肠类癌所致者持续时间短暂，呈红色，发生于头颈部。可能由血管舒缓素或 5- 羟色胺介导。进餐、兴奋、用力、饮酒或触摸腹部肿块可促发潮红反应。

（2）毛细血管扩张：主要发生在面部和颈部，在颧骨部位最明显。复发性潮红可导致永久性毛细血管扩张和面、颈部发绀。

（3）硬皮病样损害：可发生眶周的肿胀、面、颈和足部水肿及硬皮病样改变。

（4）结节：原发性支气管类癌，可产生播散性真皮深部和皮下的转移性结节。

（5）糙皮病：由于大部分摄入的色氨酸被肿瘤分解而形成 5- 羟色胺，故可发生烟酸缺乏病样皮损，如角化过度、皮肤干燥、鳞屑形成、口角炎和舌炎。

3. 伴发病　类癌可伴发许多其他肿瘤和疾病。

4. 类癌危象　可自发地产生或在麻醉诱导、手术或化疗开始时出现，表现为低血压或高血压、持久潮红、精神错乱和昏迷；推测其系大量肿瘤性血管活性物质的突然释放所致。生长抑素八肽可用于预防和治疗此种危象。

5. 诊断　类癌综合征的诊断常依赖于尿中 5- 羟吲哚乙酸（5-HIAA）测定，尿排出量正常值 3 ～ 8mg/d，超过 30mg/d 即为阳性，但胃类癌仅达 15mg/d；服用吩噻嗪类药物可引起假阴性结果，而愈创木酚甘油醚（glyceryl guaiacolate）止咳药或过量的饮食性 5- 羟色胺食物（如香蕉、胡桃、番茄和鳄梨）摄入导致假阳性结果；5-HIAA 排出量大于 150mg/d 是预后不良的指标，患者的中位存活时间一般为 14 个月。转移性胃类癌可分泌大量的组胺和 5- 羟色胺酸。

【治疗处理】

（一）治疗原则

对本病的治疗主要是针对原发类癌的治疗，手术切除肿瘤，不能切除者予以化疗及放射治疗，减少和缩小肿瘤包块，其他治疗包括支持疗法、对症治疗及伴发病治疗。

（二）基本治疗

类癌综合征的基本治疗见表 40-14。

表 40-14　类癌综合征的基本治疗

靶向治疗	除去肿瘤和阻断 5- 羟色胺等介质释放，抑制其对人体器官组织的损害
针对肿瘤	手术切除，转移肝脏肿瘤也可考虑切除；化学治疗用于不能切除者；放射治疗可用钴做姑息疗法
皮肤潮红	给予 5- 羟色胺受体拮抗剂，抗组胺类药物如糖皮质激素
哮喘	给予氨茶碱、糖皮质激素
腹泻	给予对氯苯丙氨酸、甲基多巴
针对类癌介质	α 受体阻滞剂，H_1、H_2 受体阻滞剂，5- 羟色胺受体拮抗剂，白细胞干扰素，奥曲肽
内脏疾病治疗	治疗心瓣膜病、心力衰竭、中枢神经系统紊乱
姑息治疗Ⅱ	长效生长抑素类似物（用于不能切除肿瘤者）
伴发病治疗	肢端肥大症、库欣综合征、腹泻、胰腺肿瘤、甲状旁腺腺瘤

（三）治疗措施

1. 一般治疗 避免摄入含 5- 羟色胺食物，如香蕉、胡桃、番茄和鳄梨等。补充维生素和蛋白质，但应避免可诱发皮肤潮红和腹泻的食物，如牛奶制品、蛋类、柑橘等。

2. 手术治疗 手术切除类癌组织是最有效的方法。应力争早期发现、早期切除病灶，即使怀疑有转移，仍不应放弃手术。

小肠类癌恶变率高，可做肠和肠系膜淋巴结根治术。直肠类癌依照大小可用电灼或局部切除；或行扩大局部切除或根治术。如肝内转移或肿瘤转移，可做肝部分切除及肝动脉栓塞。

3. 化疗 用于不能切除者，可选用氟尿嘧啶、环磷酰胺、链佐星和多柔比星联合化疗，但效果不佳。

4. 对症治疗 ①皮肤潮红：应用 5- 羟色胺受体拮抗剂如二甲麦角新碱、赛庚啶，或用 SMS-201-995、地芬诺酯（diphenoxylate）、阿托品、复方樟脑酊或可待因等；对支气管类癌所致皮肤潮红可应用糖皮质激素。也可用酚苄明 10mg，每日 3 次，能改善因 5- 羟色胺酸（5-HTP）引起的潮红。②腹泻：腹绞痛应用抑制 5- 羟色胺合成药，对氯苯丙氨酸有良效。盐酸 4- 去氧吡多醇及甲基多巴能抑制 5- 羟色胺的合成，对氯苯丙氨酸可控制腹泻。

5. 针对不同类癌肿瘤 ①α 受体阻滞剂：如苯氧苄胺和糖皮质激素，用于血管舒缓素分泌性肿瘤。② H_1、H_2 受体阻滞剂：用于组胺产生性肿瘤。③ 5- 羟色胺受体拮抗剂：如苯海拉明、西咪替丁、赛庚啶和美西麦角，治疗 5- 羟色胺相关性肿瘤。④白细胞干扰素：对中肠类癌和类癌综合征有效。⑤烟酸：可使烟酸缺乏病性皮损消失。

6. 奥曲肽（octreotide） 是一种生长抑素八肽，用于消化道疾病和内分泌肿瘤的治疗。可控制促胃液素瘤、血管活性肠肽（VIP）瘤、类癌综合征、胰岛素瘤、生长激素释放激素瘤、胰高血糖素瘤、胰源性异位库欣综合征等疾病症状，亦可控制部分患者肿瘤生长。类癌综合征患者皮下注射奥曲肽，每 8 小时 1 次，通常以 75 ～ 150μg 开始，逐渐滴注至能够最大限度抑制潮红及其他症状时为止。奥曲肽严重的不良反应是低血糖。

（四）治疗评价及预后

1. 手术去除肿瘤 是唯一有效方法，如不能手术者，则可使用化疗、放疗。阑尾类癌少见转移，切除阑尾可得到根治。支气管和卵巢的静脉回流不经过肝，故其类癌可不发生转移而导致类癌综合征，肿瘤切除即可治愈本病。

2. 药物治疗 能改善症状，抑制前列腺素合成的抗炎药如吲哚美辛对本病有效，对于支气管痉挛、哮喘，用氨茶碱和糖皮质激素有效；甲氧明或血管紧张素对低血压有效。对氯苯丙氨酸、盐酸 4- 氧吡多醇（4-deoxypyridoxine HCl）、甲基 DOPA 及二苯丙对噻嗪等对 5- 羟色胺均有拮抗作用，能改善腹痛、腹泻等消化道症状。

3. 奥曲肽 90% 以上患者潮红与喘鸣改善，67% 患者尿 5- 羟吲哚乙酸、5- 羟色胺酸降低，症状复发者增加剂量仍有效，对类癌危象患者使用奥曲肽（50 ～ 1000μg/h）持续静脉滴注有良效。Kvols 等应用奥曲肽治疗 25 例恶性类癌综合征患者，其中 22 例患者治疗后面红、腹泻症状减轻，18 例患者治疗后 5- 羟基吲哚乙酸浓度下降超过 50%。与联合化疗相比，奥曲肽的治疗效果较好，患者生存期明显延长。

4. 预后 一般认为类癌瘤生长缓慢，一旦出现症状，仍可存活 5 ～ 20 年，因此即使发现较晚亦应尽量切除。对卵巢或睾丸畸胎瘤或发生于支气管的肿瘤患者，早期诊断出类癌综合征能使少数患者通过手术而完全治愈。通常发生于阑尾、胃、回肠的类癌瘤的预后较好，已向肝脏转移或起源于支气管者预后较差。

黄 瘤 病

黄瘤病（xanthomatosis）系含脂质的组织细胞在皮肤、肌腱和内脏器官内形成的丘疹、结节及斑块样损害。根据病因及发病机制分为两大类：高脂蛋白血症性黄瘤病和正常脂质血症性黄瘤病。不同类型的脂蛋白形成特定类型黄瘤病。常伴有血脂增多、脂蛋白血症、动脉粥样硬化。

【临床提要】

1. 腱黄瘤（tendinous xanthoma） 为大小不等的坚硬结节，光滑，位置较深，可移动。最常累及手伸肌腱、膝、肘和跟腱。

2. 结节性黄瘤（tuberosum xanthoma） 为黄色至红色的群集丘疹和结节（图 40-13、图 40-14），好发于伸侧（如肘、膝、前臂、指节和臀部）和掌部。

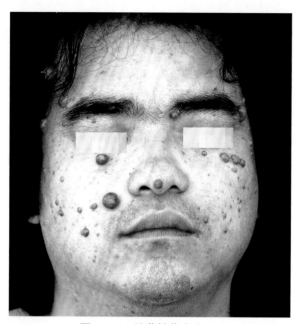

图 40-13　结节性黄瘤（1）

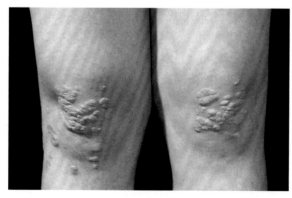

图 40-14　结节性黄瘤（2）

3. 发疹性黄瘤（eruptive xanthoma） 其特征是 1～4mm 的黄色、棕黄色或红色小丘疹，常突然大量出现于受压部位和臂、下肢的伸侧及臀部；可有瘙痒，皮疹可自行消退而不留痕迹；特发于三酰甘油脂蛋白［乳糜微粒（CM）、极低密度脂蛋白（VLDL）、中密度脂蛋白（IDL）］增多时。

4. 扁平黄瘤（planar xanthoma）

（1）黄斑瘤或睑黄瘤（xanthelasma）：发生于眼睑，呈淡黄色柔软的扁平疣状隆起斑块，对称发生于双侧内眦（图 40-15）。不能自行消退。40～50 岁以前发生者表明有潜在的低密度脂蛋白（LDL）增加，但仅有半数患者血浆脂蛋白升高；年轻患者的高 β 脂蛋白血症发生率较高。

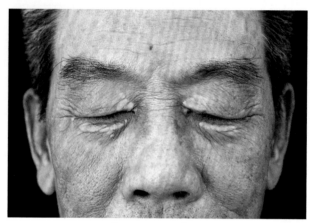

图 40-15　睑黄瘤

（2）掌纹黄瘤（xanthoma striatum palmare）：掌、指纹中出现的黄色至橙黄色扁平线状损害，常见于 VLDL 或 IDL 增多时。

（3）泛发性扁平黄瘤（diffuse planar xanthoma）：广泛累及面、颈、躯干和臀部（图 40-16）。

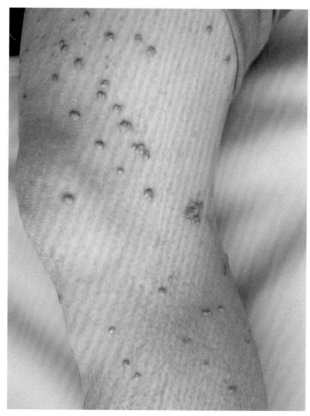

图 40-16　泛发性扁平黄瘤

5. 疣状黄瘤（xanthoma verruciform）　罕见，为橙红色乳头状瘤状、卵石状或疣状斑块，见于口腔或手部。

6. 播散性黄瘤（xanthoma disseminatum）　罕见，为米粒至豌豆大小的红黄色丘疹，呈结节对称性成群分布。可自行消退。无脂质或脂蛋白异常，可能系反应性组织细胞增生伴继发性组织细胞内脂质沉积。

7. 组织病理　真皮内有大量充满脂肪的组织细胞，即泡沫细胞和黄瘤细胞，以及多核的Touton巨细胞，其特征是核呈环状排列。

【治疗处理】

（一）治疗原则

治疗原则如下：①黄瘤病的治疗方法选择依赖于潜在的脂蛋白异常；②除正常脂蛋白血症性黄瘤外，根据不同类型要求，应限制脂质及糖类饮食；③按内科要求治疗高脂蛋白血症及其他并发症。

少数局限性损害可用冷冻、激光治疗或手术治疗；疹性黄瘤可试用己酮可可碱治疗，睑黄瘤用普罗布考治疗6个月至2年有较好疗效。

（二）基本治疗

黄瘤病的基本治疗见表40-15。

表 40-15　黄瘤病的基本治疗

靶向治疗	阻止含脂质的组织细胞在皮肤和内脏器官的沉积，抑制血脂升高、脂蛋白血症、动脉粥样硬化，皮肤损害可选择适合的方法
内脏疾病的治疗	治疗动脉粥样硬化、糖尿病、肝大、脾大、胰腺炎
纠正脂蛋白异常	饮食疗法：除正常血脂蛋白血症性黄瘤外，限制脂质、糖类、三酰甘油、胆固醇升高，调整饮食 药物疗法：三类降脂药物。① HMG-CoA 还原酶抑制剂；②烟酸（抑制 VLDL 合成、降低 LDL）；③胆汁酸结合树脂类（降低 LDL 胆固醇）及苯甲酸衍生物
皮肤损害	使用 CO_2、脉冲染料或 Er∶YAG 激光，以及激素、三氯乙酸、冷冻、外科手术
单纯黄瘤、疹性黄瘤*	可试服普伐他丁（降低 TC、LDL、VLDL）、普罗布考
睑黄瘤、跟腱黄瘤*	可试服普罗布考（兼有降脂和抗氧化作用，降 LDL-C 和 HDL-C）

* 药物降脂治疗系与内科共同制订，血浆中的脂质有胆固醇（C）、胆固醇脂、三酰甘油（TG）、磷脂及游离脂肪酸等，随着基础研究的发展，调整黄瘤靶向治疗的药物。

（三）治疗措施

1. 一般治疗　①影响胆固醇和胆盐吸收，如考来烯胺。②改变脂蛋白合成和分解代谢，如氯贝丁酯、右旋甲状腺素、烟酸、吉非罗齐（每次300mg，每日3次）和普罗布考（每次500mg，每日2次，餐后服用）。③影响内源性胆固醇合成，如洛伐他汀（20～80mg/d，每日1～2次）。

2. 治疗潜在的脂蛋白异常

（1）三类降脂药：被推荐作为高胆固醇血症的一线治疗。① HMG-CoA（3- 甲基 -3 羟基戊二酰辅酶 A）还原酶抑制剂：洛伐他汀 10～80mg/d。②烟酸 50～100mg，每日 3 次起始，然后渐增至 1.0～2.5g，每日 3 次。③胆汁酸结合树脂类：考来烯胺 8～12g，每日 2 次或每日 3 次。

（2）二线治疗：苯甲酸衍生物，如氯贝丁酯1000mg，每日 2 次；吉非罗齐60mg，每日 2 次。

（3）饮食治疗：除家族性高胆固醇血症外，单用饮食治疗可有效降低血浆脂蛋白水平。

（4）结节性黄瘤：伴高 β 脂蛋白血症的结节性黄瘤可在饮食和降脂药（氯贝丁酯 1g，每日 2 次）治疗数月后消退。

家族性高胆固醇血症所致的肌腱及结节性黄瘤和黄斑瘤难以消退，控制胆固醇饮食和联用降脂药（洛伐他汀和考来烯胺 3～4g，每日 3 次）后可以消退。

（5）发疹性黄瘤：饮食调节和使用降脂药可有效。

（6）睑黄瘤：用普罗布考治疗 6 个月至 2 年有较好疗效。

3. 局部治疗　少数局限性损害可用三氯乙酸、冷冻、激光治疗或手术治疗。

4. 中医药治疗　中医可采用活血化瘀、软坚消瘤等方法辨证治疗。对于高脂蛋白血症患者，可采用一些可降低胆固醇的中药，如山楂、黄精、舒血宁（在银杏叶中提炼的黄酮苷类药物）、何首乌、虎杖等。

（四）循证治疗步序

黄瘤病的循证治疗步序见表 40-16。

表 40-16 黄瘤病的循证治疗步序

项目	内容	证据强度
一线治疗	低脂饮食和系统用降脂治疗	B
二线治疗	手术	B
	CO_2 激光 / 脉冲燃料激光 / 氩激光 / Er：YAG 激光 /1450nm 二极管激光 / 低压射频 / 调 Q 开关 Nd：YAG 激光 /KTP 激光	B
三线治疗	二氯乙酸或三氯乙酸	C
	冷冻疗法 / 局部咪喹莫特	E
	博来霉素	B
	曲安奈德	D
	苯丙胺	E
	泼尼松龙 / 静脉注射免疫球蛋白	E
	阿那白介素 / 克拉屈滨 / 贝沙罗汀	E

（五）治疗评价

1. 系统治疗 饮食和降脂药可有效消除发疹性黄瘤；伴高 β 脂蛋白血症的结节性黄瘤可在饮食和降脂药（氯贝丁酯）治疗数月后消退；家族性高胆固醇血症所出现的腱及结节性黄瘤和黄斑瘤虽然难以消退，但在严格控制胆固醇饮食和联用降脂药（特别是洛伐他汀和考来烯胺）后可以消退。

2. 激光治疗 与普通连续 CO_2 激光相比，超脉冲 CO_2 激光可在一个脉冲内释放很高的能量，可降低发生瘢痕及色素沉着的风险。

（六）预后

皮肤损害预后良好，其伴发相关疾病预后则不能预测。

糖尿病性皮肤病

糖尿病性皮肤病（diabetes mellitus dermatitis）临床表现见下文。

糖尿病性皮肤病的发病机制见图 40-17。

【临床提要】

1. 皮肤感染 ①脓皮病（特别是金黄色葡萄球菌感染）。②坏死性筋膜炎：病菌包括 β 溶血性链球菌、葡萄球菌、类杆菌和胨链球菌。③真菌性浅表（皮肤癣菌病或念珠菌病）和深部（毛霉病）感染。

2. 微血管病 小腿皮肤溃疡，类脂质渐进性坏死，糖尿病性皮肤病（胫前斑、褐色浅表瘢痕），糖尿病性大疱，潮红（面部皮肤玫瑰色）。

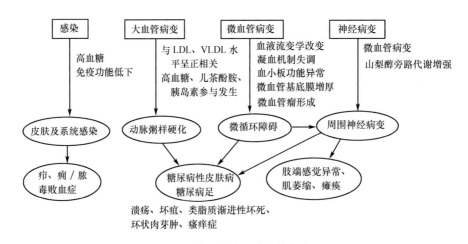

图 40-17 糖尿病性皮肤病的发病机制
LDL，低密度脂蛋白；VLDL，极低密度脂蛋白

3. 周围神经病变 神经营养性溃疡（足部穿通性溃疡）。

4. 大血管功能不全 皮肤缺血性溃疡和指（趾）坏疽，丹毒样红斑。

5. 糖尿病足　约 20% 的糖尿病患者发生，原因包括感染、神经营养和动脉粥样硬化（图 40-18、图 40-19）。

下肢和全身性瘙痒）、白癜风、黑棘皮病。

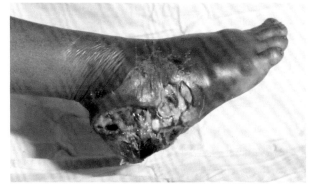

图 40-19　糖尿病足

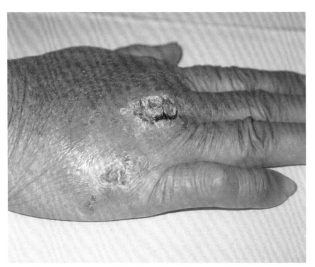

图 40-18　糖尿病性皮肤病（手背溃疡）

6. 其他　包括环状肉芽肿、成人硬肿病、发疹性黄瘤、穿通性皮肤病、瘙痒症（肛门生殖器区、

【治疗处理】

（一）治疗原则

治疗糖尿病，各种皮肤表现对症处理。

（二）基本治疗

糖尿病性皮肤病的基本治疗见表 40-17，糖尿病足溃疡的治疗措施见表 40-18。

表 40-17　糖尿病性皮肤病的基本治疗

靶向治疗	针对高血糖，控制血糖水平，纠正脂代谢紊乱、微血管、大血管及周围神经病变，改善临床症状
系统治疗	①糖尿病：根据糖尿病类型及并发症进行内科治疗 ②微血管病：改善微循环药物，如丹参、烟酸肌醇、己酮可可碱、右旋糖酐
皮肤并发症	依据不同并发症如类脂质渐进性坏死、环状肉芽肿、发疹性黄瘤等进行治疗
皮肤溃疡感染	溃疡可选用莫匹罗星软膏，皮疹可外用消炎止痒药物
糖尿病足溃疡	
一线治疗	对糖尿病神经病变性溃疡应减轻负荷
二线治疗	局部应用重组人血小板源性生长因子（rh-PDGF）（贝卡普勒明），用皮肤替代物覆盖，口服己酮可可碱
三线治疗	口服抗生素，给予激光、电磁疗法治疗

表 40-18　糖尿病足溃疡的治疗措施

多学科综合治疗	降低截肢率及死亡率
清创	外科手术清创，酶促清创（伤口因酶促清创功能减弱患者）
抗感染	联合口服抗感染药物，脓液引流
血管重建	血管腔内治疗，血管旁路移植
外用敷料	水凝胶，藻酸盐，水合纤维敷料，含碘和银的敷料
干细胞疗法	干细胞诱导新生血管形成，促进组织恢复血供，优于手术治疗
物理治疗	高压氧治疗，局部氧疗，低强度激光，光动力疗法，减轻疼痛，促进伤口愈合

Chapter 40

（三）治疗措施

（1）内科专家诊治糖尿病、控制其发展。

（2）皮肤感染：针对感染可选用抗生素，如头孢菌素及抗真菌剂，如伊曲康唑、特比萘芬、氟康唑。

（3）微血管病变：应用改善微循环、活血化瘀药物，如丹参、川芎、烟酸、烟酸肌醇、阿司匹林、己酮可可碱、右旋糖酐。对于大血管功能不全病变、神经营养性溃疡，可局部使用抗炎杀菌剂，如0.1%雷夫奴尔液、炉甘石洗剂、2%莫匹罗星软膏。

（4）伴发皮肤病：如黑棘皮病、硬肿病、穿通性皮肤病等，按该疾病治疗。

（四）治疗评价及预后

由糖尿病、皮肤感染的控制情况及血管病变的程度而定。

朗格汉斯细胞组织细胞增生症

朗格汉斯细胞组织细胞增生症（langerhans cell histiocytosis，LCH）是一种以表皮朗格汉斯细胞组织克隆性积聚/增生为表现的反应性疾病。最近研究显示，细胞的增殖/调节通路发生突变，表面朗格汉斯细胞组织是一种源自髓系的肿瘤。研究发现 *BRAF* V600E 和 *MAP2K1* 基因突变率为 32% 和 17.5%。可侵犯多种器官系统，主要为骨、皮肤、淋巴结、肺、肝、脾、内分泌腺和神经系统。

【临床提要】

1. Letterer-Siwe 病 为急性播散性 LCH，好发于 2 岁以下的幼儿。内脏受累，预后较差。发热、贫血、血小板减少、肺浸润和肝、脾、淋巴结肿大最常见。80% 的患者有皮损，为瘀点、瘀斑及丘疹，或密集的淡褐色丘疹，上覆鳞屑或结痂（图 40-20），可泛发全身，类似脂溢性皮炎或 Darier 病。

2. Hand Schüller Christian 病 为慢性播散性 LCH，好发于 2 ～ 10 岁儿童，尿崩症、突眼及多发性骨质缺损（特别是颅骨）为其典型三联征，肝、脾、淋巴结肿大。约 1/3 的患者有皮损：①浸润性结节和斑块，溃疡；②广泛的丘疹，有鳞屑、结痂；③丘疹性黄瘤。

3. 嗜酸细胞肉芽肿（eosinophilic granuloma） 为慢性局灶性 LCH，5 ～ 15 岁发病，为单个或数

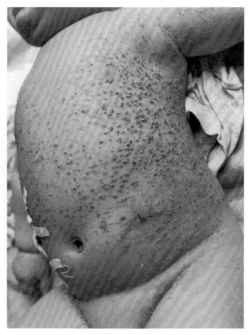

图 40-20　Letterer-Siwe 病（急性播散性 LCH）

个骨损害。皮肤或口腔黏膜偶可受累，有自愈倾向。

4. 先天性自愈性网状组织细胞增生症（congenital self-healing reticulohis tiocytosis） 病变局限于皮肤，能很快消退。

5. 成人 LCH 很少见，最易受累的是皮肤、肺和骨骼，其中 1/3 ～ 2/3 的患者有多系统损害。

6. 骨髓检查 可有组织细胞增多，可见朗格汉斯细胞。

7. 组织病理 ①朗格汉斯细胞聚集在真皮乳头和真皮网状层的血管周围，或呈苔藓样浸润。②噬表皮现象。③嗜酸性粒细胞。④细胞 S-100 和 CD1a（OKT6）阳性。

8. 现行 LCH 的分类 现在则依据受累器官数目（局限性或泛发性）和这些器官是否伴有功能障碍来分类，见表 40-19。

表 40-19　LCH 分类系统

局限性 LCH	a. 活检证实有皮肤损害但无其他器官受累
	b. 单骨性损害，伴有或不伴有尿崩症、局部淋巴结肿大或皮疹
	c. 多骨性损害，包括多骨同时受累或同一骨有两处以上损害，伴有或不伴有尿崩症、局部淋巴结肿大或皮疹
泛发性 LCH	内脏器官受累，伴有或不伴有骨损害、尿崩症、局部淋巴结受累和（或）皮疹；无肺、肝或造血系统的功能障碍表现

9. **诊断** 根据临床表现、组织学免疫组化表达 CD1a 及电镜检查发现 Birbeck 颗粒且鉴定为朗格汉斯细胞，即可诊断本病。多个器官系统受累须进行全血细胞数和血细胞分类、肝功能、凝血时间、胸部和骨骼 X 线、整夜禁水后的尿渗透压检查等。

10. **鉴别诊断** 本病需与脂溢性皮炎、播散性黄瘤、恶性淋巴瘤、恶性组织细胞增生症、骨髓炎、骨肿瘤等鉴别。

【治疗处理】

（一）治疗原则

本病患者需进行血液、呼吸、肝肾、骨骼、中枢神经系统检查，以评估疾病的严重情况，可根据 LCH 的类型、病损的轻重选择治疗方案。

（二）基本治疗

LCH 的基本治疗见表 40-20。

表 40-20 朗格汉斯细胞组织细胞增生症的基本治疗

靶向治疗	病变分为 3 个等级：①单系统受累（单骨和多骨骼受累）；②多系统受累；③器官功能障碍多系统受累
骨骼或皮肤单系统	预后较好，可先观察暂不治疗或病灶刮除或病灶内注射糖皮质激素
皮肤病变	(1) 轻度：外用糖皮质激素、盐酸氮芥、咪喹莫特、光疗（窄谱 UVB、PUVA） (2) 广泛：沙利度胺、硫唑嘌呤、甲氨蝶呤 (3) 靶向治疗：对于 *BRAF* V600E 病变，选用 BRAF 抑制剂如维莫拉尼
LCH 肺功能受累	泼尼松 [2mg/（kg·d）] 硫唑嘌呤 [2mg/（kg·d）] ± 甲氨蝶呤（每周 5～10mg）
多系统受累：骨骼、皮肤、淋巴结、垂体、肺、中枢神经、胃肠道、脾、骨髓	患者病程迁延，多因器官受累或药物治疗所致，或继发肿瘤内分泌失调
BRAF V600E、*MAP2K1* 基因突变	泼尼松联合长春碱（6mg/m²，静脉注射，每周 1 次） 成人依托泊苷 200mg/（kg·d），每 3 周用 3 日 硫唑嘌呤 2- 氯脱氧腺苷 0.1mg/（kg·d）
顽固病例	威罗菲尼（vemurafenib） 抗胸腺细胞球蛋白
系统治疗	
(1) 单系统肺受累	2mg/（kg·d）泼尼松治疗有效
(2) 对上述治疗无效的单系统受累者，单系统淋巴结受累和不伴有器官功能障碍的多系统受累者	可系统单用硫唑嘌呤 2mg/（kg·d）或同时联合低剂量甲氨蝶呤，每周 5～10mg，都有一定疗效
(3) 伴有器官功能障碍的多系统受累病例	
1) 儿童	泼尼松联合长春碱（6mg/m²，静脉注射，每周 1 次）
2) 成人	一线治疗：依托泊苷 [200mg/（kg·d），每 3 周用 3 日]
慢性反复发作者	硫唑嘌呤治疗维持 1 年
3) 儿童 / 成人	上述无效者可试用，2- 氯脱氧腺苷 [0.1mg/（kg·d）] 有效
4) 骨髓移植	对个别更严重病例有效，异体造血干细胞移植报道有效，α 干扰素皮下注射治疗 600 万 U/d，连续 9 个月；完全缓解 300 万 U/d，再连用 3 个月
5) 生物制剂	*BRAF* V600E 和 *MAP2K1* 基因突变者，威罗菲尼有效，来那度胺 25 万 U/d，连续 21 日或 28 日 4 个疗程有效。氯法拉滨 25mg/m²，5 日可缓解
6) 其他	口服异维 A 酸 115mg/（kg·d），连续 9 个月，5 年无复发

（三）治疗措施

1. 局部治疗　孤立性皮损可用手术切除或病灶内糖皮质激素注射，播散性患者行 PUVA 光疗或 0.01% ～ 0.02% 氮芥外用。甲泼尼龙（50 ～ 150mg）注射、手术刮除或放疗对单骨性病变有良好疗效。孤立性淋巴结浸润采用手术切除。

2. 化疗　糖皮质激素和（或）细胞毒性药物对大多数患者有效。泼尼松、长春碱、6- 巯基嘌呤或甲氨蝶呤单用或联用 3 ～ 6 个月，足叶乙苷（VP16）可有效预防和治疗尿崩症；环磷酰胺、苯丁酸氮芥及蒽环类药物（均为一次使用）应避免在初期治疗时应用，而应慎用于上述药物疗效不佳者。2 岁以下的多系统病变和器官功能不良患儿需要应用非侵袭性治疗方案，而多骨受累者推荐应用糖皮质激素和（或）长春碱。

3. 放疗　大的疼痛性骨损害、负重部位的骨损害和扩散至脊髓的脊椎病变是放疗的适应证，剂量一般为 6 ～ 8Gy，不应超过 10Gy，成人所需的剂量则应加大；尿崩症的疗效尚未肯定，一般无效。

4. 其他　胸腺激素（胸腺素 1 ～ 2mg，肌内注射，隔日 1 次）或胸腺因子的疗效在未选择的病例中并不优于化疗，α 干扰素和环孢素已分别用于慢性复发性病例（特别是多骨性病变）、急性播散性 LCH，同种异体骨髓移植对少数慢性复发患者有效。克拉屈滨（leustatin）为抗肿瘤药物，适用于毛细胞白血病、B 细胞非霍奇金淋巴瘤患者。

（四）循证治疗步序

朗格汉斯细胞组织细胞增生症的循证治疗步序见表 40-21。

表 40-21　朗格汉斯细胞组织细胞增生症的循证治疗步序

项目	内容	证据强度
一线治疗		
	皮肤损害	
	单个皮损外科切除	E
	外用激素药膏、钙调磷酸酶抑制剂、5% 咪喹莫特乳膏	E
	物理治疗（PUVA、UVB）	E
	外用 20% 氮芥	C
	系统损害	
	长春新碱和泼尼松（儿童）	B

续表

项目	内容	证据强度
	阿糖胞苷（成人）	B
	克拉屈滨（成人，累及器官）	E
	维莫非尼（成人）	C
二线治疗	放疗（骨、肺）	D
	泼尼松龙 / 硫唑嘌呤	B
	沙利度胺 / 甲氨蝶呤 / 羟基脲 / 双膦酸盐类	C
	克拉屈滨（累及器官）/ 阿糖胞苷	C
	MACOP-B（甲氨蝶呤、多柔比星、环磷酰胺、长春新碱、泼尼松、博来霉素）	D
三线治疗	氯法拉滨 / 吲哚美辛 /IVIg	D
	维莫非尼（儿童）/ 达拉菲尼（成人）/ 曲美替尼（成人）	D
	骨髓移植	D

（五）治疗评价

1. 总的评价　糖皮质激素有肯定疗效，可以缓解和延长病期。如果采用化疗，有可能继发恶性肿瘤，其发生率小于 5%。孤立性淋巴结病变的手术治愈率接近 100%。Letterer Siwe 病应用糖皮质激素、抗叶酸药物和烃化剂治疗能缓解病情或转为慢性型。有报道单用长春碱获显效。通常以联合化疗疗效较佳，但应密切注意有害的不良反应。对 Hand Schüller Christian 病和骨嗜酸细胞肉芽肿的骨损害可采用放射治疗，单个损害可行外科手术刮除。内脏受侵者也可用抗叶酸药物治疗。迄今为止，本病尚无满意的治疗。

2. 保守治疗　Mclelland 等报道，伴有单一系统疾病的 14 名患者中，8 名患者不需治疗，而另外 6 名患者则仅需局部治疗。伴有多系统疾病的 44 名患者中，8 名患者不需要系统治疗，17 名患者短期使用泼尼松龙有效。作者因此提倡保守治疗 LCH，因为许多伴有低危险性疾病的患者的症状会得到自发性缓解，而其他患者使用低强度治疗有效。

3. 依托泊苷　Ceci 等报道，18 名多发性 LCH 患者使用依托泊苷治疗，结果 12 名患者病情得到完全缓解。有报道极少数儿童使用依托泊苷后继发白血病，因此该药的使用受到限制。

4. 氮芥　Sheehan 等报道，16 名患有多系统 LCH 的儿童患者伴有严重皮肤症状，局部使用盐酸氮芥治疗后，临床症状很快得到改善。其中 1 名儿童使用该药物后发展为接触性过敏。经研究氮芥是最有效的方法，而发生皮肤癌的风险限制了它的使用。

5. 窄谱 UVB　有个案报道经 11 次窄谱 UVB 治疗（逐渐增加治疗量 0.4～1.0J/cm²，总剂量为 9.3J/m²），皮损几乎完全消退，停止治疗 12 个月无复发。

6. 沙利度胺　有报道用于 16 名皮肤、骨骼、脑损害者，成人起始剂量 100mg/d，儿童 50mg/d，每月皆加 50mg，直到起效或出现中毒症状，高危患者疗效好。在 16 名患者中，4 名患者完全缓解，3 名部分缓解，2 名无效，其余失访。

7. 联合治疗　Gadner 等报道，106 名患有播散性 LCH 的患者被分成 3 个组：A 组（多病灶的骨疾病）；B 组（软组织疾病且无器官功能不全）；C 组（伴有器官功能不全）。所有患者使用依托泊苷、长春碱、泼尼松龙治疗 6 周，接着继续使用 6-巯基嘌呤、长春碱、泼尼松治疗 1 年。B 组患者在继续治疗的过程中也使用依托泊苷，而 C 组患者使用依托泊苷和甲氨蝶呤。结果显示，A 组中有 89% 患者病情完全缓解，而 B 组和 C 组病情完全缓解患者分别占各组的 91% 和 67%。

Roadbent 等报道，在一项研究中，将 LCH 患者随机分配到 2 组中，一组使用长春碱（每周 6mg/m²），另一组使用依托泊苷（150mg/m²，每 3 周使用 3 日）。治疗开始时，所有患者都使用高剂量甲泼尼龙［30mg/（kg·d），连用 3 日］。136 名患者都是被随机分组的，50% 对治疗有反应；两组间没有差别。依托泊苷或长春碱对无器官功能障碍患者皆有疗效。依托泊苷对肺、肝、脾和造血系统受累患者效果更好。

有报道老年患者进行泼尼松联合沙利度胺治疗，4 个月后皮损完全消退，停药复发，再用小剂量沙利度胺（50mg/d）维持得到控制。

（六）预后

本病可为急性、亚急性或慢性病程，病变可呈进行性发展、稳定或自发性消退，每名患者的进展情况难以预测，皮肤损害可以自行消退。

局灶性 LCH 常局限于骨骼，预后良好。孤立性皮肤损害可自发性消退或在手术、PUVA 治疗后消失，但合并其他器官受累者预后不良。

对于多系统受累患者，治疗最初 6 周内，对治疗无明显反应的患者预后不好。诊断时，对于年龄大于 2 岁、多系统受累患者，如果疾病没有累及血液系统、肝、肺和脾，存活率可达 100%。

60 岁以上老年人和 2 岁以下幼儿的预后很差，死亡率达 50% 以上。

（叶巧园　李芳谷　林立航　周　英）

第四十一章
营养缺乏性皮肤病

蛋白质能量缺乏症

蛋白质能量缺乏症（protein energy deficiency）又称 Kwashioikon 病，指蛋白质和能量缺乏同时存在，可发生一系列症状，同时有铁及维生素 A 缺乏。本症可以蛋白质是摄入不足引起的原发性缺乏，也可以是其他疾病消耗增多而不能满足需要引起的继发性缺乏，如癌症、贫血、结核病、寄生虫病等。

【临床提要】

1. 发病特征 其常在 6 个月至 5 岁时发生，有蛋白质缺乏史，或断奶后以木薯等食物为主。患儿出现喂养困难、生长缓慢、智力发育迟缓、水肿、蛙腹和肌肉消瘦（图 41-1、图 41-2）。

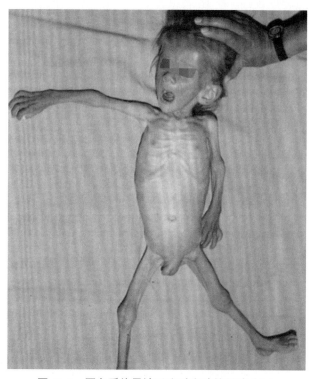

图 41-2 蛋白质能量缺乏症对皮肤的影响（2）

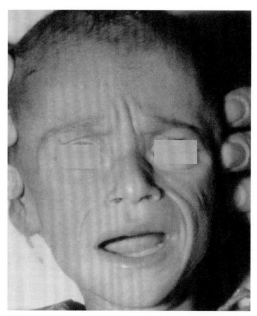

图 41-1 蛋白质能量缺乏症对皮肤的影响（1）

2. 皮肤损害 皮损初为红斑，随后变为紫红色或淡红褐色，表皮剥脱，色素减退和炎症后色素沉着形成斑片，小腿和下腹部皮肤龟裂，毛发干燥无光泽、稀疏、纤细、质脆，呈淡红褐色或灰白色。另有唇炎、眼干燥和外阴阴道炎等。

3. 全身症状 智力障碍程度不一，可出现情感淡漠或易激惹，一系列低白蛋白血症症状，低血糖、昏迷，以及可能出现严重的细菌感染。

4. 临床分型　①消瘦型（marasmus）：主要以能量缺乏为主；②水肿型（Kwashiorkor）：主要以蛋白质缺乏为主；③混合型：大部分病例是单纯能量缺乏和单纯蛋白质缺乏之间的混合型。

5. 实验室检查　①蛋白质：水肿型常有负氮平衡，血中总蛋白降低，主要是白蛋白降低，β-球蛋白也降低，球蛋白正常或升高。消瘦型患者的血浆蛋白降低较少或正常。②氨基酸：水肿型蛋白质能量缺乏，血浆游离氨基酸谱出现异常。而消瘦型血浆氨基酸没有变化。③其他：血糖降低。

6. 鉴别诊断　本病应与肠病性肢端皮炎鉴别。

【治疗处理】

（一）治疗原则

治疗原则：①预防和治疗并重，改善抚育条件，给予营养治疗，处理各种危及生命的并发症，治疗原发病。②依据水肿型、消瘦型、混合型补充蛋白质和能量。补充营养而不引起内环境紊乱。③皮肤症状对症处理。④严重患儿应请儿科专家会诊治疗。

（二）基本治疗

蛋白能量缺乏症的基本治疗见表41-1。

表41-1　蛋白能量缺乏症的基本治疗

靶向治疗	补充蛋白质和能量，针对蛋白质能量缺乏所致的系统损害进行治疗
治疗的3个阶段	第一阶段：调整机体环境。抗心力衰竭，防治低血糖、低体温，纠正脱水及电解质紊乱并抗感染 第二阶段：纠正微量元素缺乏。①补充多种维生素及矿物质；②开始喂养：给予充足的能量和蛋白质 第三阶段：恢复期，追赶性生长。建议逐步过渡，以避免因患儿突然大量进食而发生心力衰竭。分类：①过渡期的喂养；②过渡后期的喂养
方法选择	消瘦型：多补充能量，纠正能量不足 水肿型：多补充蛋白质，纠正低血清白蛋白 混合型：两者兼顾
原发病并发症治疗	恶性营养不良或传染病如麻疹、腹泻等合并消化吸收障碍、蛋白质吸收障碍或蛋白质丢失过多等
营养治疗	应缓慢进行，总热量、各种维生素逐渐补充到位。营养可经口服、胃肠（胃管）、静脉补充，少量输全血*、血浆或人血白蛋白

* 掌握输血指征。

（三）治疗处理

1. 对于继发性者，应寻找并治疗原发病，采取积极治疗。一般支持疗法：尽量给予平衡饮食，补充各种维生素以满足合成代谢需要。通常在能量及蛋白质缺乏得到纠正后，潜在的维生素缺乏症状将会变得明显，尤其B族维生素缺乏。治疗可分为急救期和恢复期两个阶段。急救期主要是抗感染，调节水、电解质平衡和抗心力衰竭。应补充液体至维持尿的正常排出量。

2. 纠正电解质紊乱

（1）意义：应首先纠正水、电解质紊乱。①纠正低血浆渗透压伴低钠血症；②纠正轻至中度代谢性酸中毒。临床上一些患者并非死于饥饿，而是死于治疗时的并发症和电解质紊乱。

（2）方法：液体的补充应保证有足够尿量，儿童至少每24小时200ml。WHO推荐的口服补液盐（oral rehydration salt，ORS）组成如下：每1L溶液含有氯化钠3.5g、枸橼酸钠2.9g（或碳酸氢钠2.5g）、氯化钾1.5g、葡萄糖20g（或蔗糖40g），其渗透压为310mmol/L，含钠90mmol/L，含钾20mmol/L，含葡萄糖111mmol/L。通常在失水纠正后通过饮食补充钾，以保证钾的摄入总量为每日每千克体重6～10mmol。ORS应分小量多次喂服。对于轻至中度失水患儿，在12小时内每千克体重补充70～100ml，其速度慢于治疗一般失水患儿。

（3）监测：应严密监测病情，如脉率和呼吸频率随体重增加而加快，出现肺部啰音、肺水肿，提示输液过多。若脉率和呼吸频率加快伴随体重减轻，尿少，持续腹泻、呕吐，提示水分不足。

3. 营养治疗

（1）意义：水肿型患者宜多摄取蛋白质，消瘦型患者应多摄取能量。营养治疗应缓慢进行。补充蛋白质，可从食物中获取，或经口服或静脉给予营养液补充，开始总热量宜给予每日每千克实际体重 125.5kJ（30kcal），蛋白质摄入量每日每千克实际体重 0.8g。病情稳定后总热量逐步增至每日每千克实际体重 167.4 ～ 209.2kJ（40 ～ 50kcal），如合并感染、发热，可酌情增加；蛋白质可增至每日每千克实际体重 1.5 ～ 2.0g，其中至少 1/3 为动物蛋白。

（2）方法：①口服营养治疗；②经胃管营养治疗；③静脉营养治疗。

（3）监测：重症患者可能在输液期间、输液后或高蛋白、高能量喂食后不久发生心力衰竭，应严密观察病情，给予相应处理。

4. 输血 / 血浆 / 人血白蛋白　用于严重贫血者（血红蛋白＜ 40g/L）。消瘦型患者轻度贫血（血红蛋白＞ 60g/L）可口服铁剂和维生素 C，严重贫血（血红蛋白＜ 40g/L）可输血，消瘦型 10 ～ 20ml/kg 体重，水肿型患者除因贫血出现虚脱或心力衰竭外，不宜输血。

5. 抗感染　本病患者特别容易发生感染，疑有感染者，应选用合适的抗生素。

6. 恢复期治疗　可供给营养全面的混合食物，体内蛋白质和能量缺乏的恢复时间不等，约需 12 周。恢复情况可通过人体测量方法判定，凡达到标准值的 90% 以上即为恢复正常。

7. 皮肤症状的治疗　可使用皮质类固醇软膏，伴有继发感染和溃疡者，应予以抗真菌、抗细菌的外涂剂，如联苯苄唑霜、2% 莫匹罗星软膏。

（四）治疗评价与预后

早期经积极治疗，预后良好。严重病例，可有低血糖、低体温、昏迷、严重的细菌或寄生虫感染，这些都是严重致死的并发症。

维生素 A 缺乏症

维生素 A 缺乏症（vitamine A deficiency）主要见于吸收不良疾病患者，常伴有其他脂溶性维生素缺乏。锌缺乏可导致本病。

【临床提要】

临床表现包括：①眼干燥，夜盲、结膜干燥、Bitot 斑（球结膜表面三角形灰色泡沫红斑，内含角化上皮）、角膜干燥及角膜软化；②全身皮肤干燥，大面积皮肤干燥、起皱，上覆纤细鳞屑；③毛囊角化过度，毛囊角化性丘疹（图 41-3）密集或疏散分布，尤其肢体伸侧及外侧，曾称为蟾皮病（phrynoderma）；④组织病理显示毛囊周围板层样角化过度、毛囊角栓形成及皮脂腺萎缩；⑤典型的眼部表现，血清维生素 A 水平检测有助于诊断。

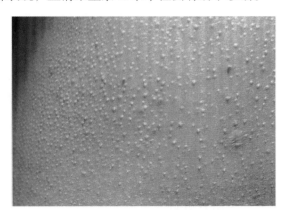

图 41-3　维生素 A 缺乏症

【治疗处理】

（一）治疗原则及基本治疗

及时补充维生素 A，皮肤损害对症治疗，全身尤其眼部损害要请相关专家共同诊治，维生素 A 缺乏症的基本治疗见表 41-2。

表 41-2　维生素 A 缺乏症的基本治疗

靶向治疗	按标准供给维生素 A，促进正常维生素代谢及维持其各种功能，治愈本病及并发症
纠正摄入不足	学龄前儿童、肠道吸收障碍者、婴儿与妊娠哺乳者、代谢要求增高者
潜在疾病治疗	肝硬化、血中 β- 脂蛋白缺乏影响维生素 A 储存或转运功能缺乏；治疗甲状腺功能亢进、消耗性疾病、消化系统疾病
皮肤病治疗	补充足量维生素 A，外用润滑剂
眼干燥症治疗	摄入足量维生素，防止失明

（二）治疗处理

1. 一般治疗 改善营养状况，预防角膜继发感染。摄入富含维生素 A 及胡萝卜素的饮食，如牛奶、动物肝脏、胡萝卜等。慢性消耗性疾病和过分限制饮食者应注意补足维生素 A。

2. 补充维生素 口服鱼肝油或维生素 A 胶丸，补充其他脂溶性维生素。维生素 A 的治疗剂量为 10 万 U/d，持续 2 日，腹泻时再加服 20 万 U，然后按推荐需要量服用。重症可肌内注射或同时口服 β- 胡萝卜素和维生素 E。用法：维生素 A 10 万（3～12 月婴儿）～20 万 U（1～6 岁儿童）口服，第 2 日和 1～2 周后重复，不能口服或吸收不良者肌内注射 10 万 U。间隔 6 个月重复给药可防止复发。补充维生素 A 不宜过量，时间不能过长，以防止维生素 A 中毒。

3. 皮损处理 外用 0.05%～0.1% 维 A 酸霜或 15% 尿素脂。

4. 眼部病变 应用广谱抗生素眼膏及阿托品眼膏散瞳。

（三）循证治疗步序

中国居民膳食维生素 A 推荐摄入量见表 41-3。

表 41-3 中国居民膳食维生素 A 推荐摄入量（RNI）

年龄 / 人群	RNI 维生素 A 当量（μg）
0～0.9 岁	400
1 岁以上	500
4 岁以上	600
7 岁以上	700
14 岁以上：男	800
女	700
孕妇：初期	800
中后期	900
乳母	1200

（四）治疗评价及预后

维生素 A 缺乏症是引起发展中国家儿童失明的主要原因。维生素 A 缺乏症与脂肪吸收障碍有关。其异常角化导致胃肠道和肺部的炎性疾病——腹泻和肺炎（特别是麻疹）伴发者的病死率增加。补充维生素 A，预后良好。

维生素 B$_1$ 缺乏症

维生素 B$_1$（硫胺素）缺乏症又称脚气病（beriberi），是以多发性神经炎、心功能失调，伴上行性水肿或眼球震颤、共济失调等中枢神经受损为特征的营养缺乏病。

本病常见于孕妇、老年人及吸收不良综合征、甲状腺功能亢进、糖尿病、溃疡性结肠炎、胃酸缺乏、黏液性水肿患者。饮食不当，如喜食精白米、淘米过分搓洗，可导致维生素 B$_1$ 缺乏。嗜酒者慢性酒精中毒常导致维生素 B$_1$ 缺乏而发生韦尼克脑病（Wernicke encephalopathy）。

【临床提要】

1. 成人脚气病 ①神经系统症状：周围神经炎症状，以下肢远端最为常见，感觉异常早于运动障碍。足底有烧灼感和针刺感，足趾、踝部和膝盖的颤动感消失，膝腱反射先过敏、后迟钝，最后消失，腓肠肌压痛、共济失调。由于多数周围神经同时受损，患者呈现对称性袜套式或手套式感觉障碍（干性脚气病）。②循环呼吸系统症状：患者常觉心悸、气喘、胸部胀满，血压低，脉搏缓慢，心浊音界扩大。③水肿：是最显著的症状，初见于小腿，以后逐渐蔓延波及全身，常伴有心包腔、胸腔积液及腹水。④胃肠道症状：恶心、呕吐、胃部胀满、消化不良等。

2. 婴儿型脚气病 母亲在妊娠后期或产后患有脚气病，所分泌乳汁中维生素 B$_1$ 含量极微。婴儿型脚气病常与蛋白质能量营养不良并存。

3. 韦尼克脑病 见于维生素 B$_1$ 严重缺乏者，有慢性酒精中毒。因中枢神经系统受损而出现眼球震颤、共济失调，并伴有多发性神经炎症状。

4. 实验室检查 ①高效液相色谱：可用于测定血清或全血中维生素 B$_1$ 浓度。②尿液测定维生素 B$_1$：每天尿中维生素 B$_1$ 浓度小于 27mg 每克肌酐比值时为异常。在测定维生素 B$_1$ 尿液排泄量时，应保证患者并未同时服用利尿剂，因为应用利尿剂会增加维生素 B$_1$ 排泄。

【治疗处理】

（一）治疗原则

脚气病患者常伴有其他营养缺乏，必须加强

营养，采用饮食治疗。对于婴儿型脚气病，无论乳母有无维生素 B_1 缺乏症状，应同时治疗。

（二）基本治疗

维生素 B_1 缺乏症的基本治疗见表 41-4。

表 41-4　维生素 B_1 缺乏症的基本治疗

靶向治疗	补充维生素 B_1 使其构成辅酶和参与能量代谢，减轻能量代谢失调、丙酮酸和乳酸堆积，减轻维生素 B_1 缺乏对心脏和神经系统及胃肠道、肌肉组织的损害
饮食补充	进食富含维生素 B_1 的食物
补充维生素 B_1	成人型 / 婴儿型均适用，口服维生素 B_1 5～10mg，每日 3 次，严重者肌内注射
急性维生素 B_1 缺乏	伴心血管 / 神经系统症状，胃肠外给予维生素 B_1 100mg/d×7 日直至痊愈
其他	同时补充其他 B 族维生素，纠正伴发疾病和异常，防止猝死

（三）治疗措施

治疗措施包括去除病因，摄入富含维生素 B_1 食物，如粗粮、豆类、瘦肉、动物肝肾。

1. 成人　先静脉注射维生素 B_1 50～100mg，连续 10 日，以后改肌内注射（也可每日肌内注射丙硫硫胺 10mg 或呋喃硫胺 20～40mg）。症状改善后改口服，每日 3 次，每日 5～10mg 持续至痊愈。

2. 婴儿　发病的第 1 周，每日至少给予维生素 B_1 10mg，第 2 周至临床症状消失，每日给药 3～5mg，以后维持量为每日 1～5mg。其乳母无论有无维生素 B_1 缺乏症状，也应同时给予治疗，日服维生素 B_1 50mg。

（四）治疗评价

1. 急性病例　经注射大剂量维生素 B_1 之后，症状一般可以缓解或逐渐消失。

2. 无并发症病例　无并发症的维生素 B_1 缺乏者，可以口服矫治，但紧急情况下，也可由胃肠道外给药。患者吸收能力有限，口服最大吸收量可能只有 5mg。

3. 遗传因素引起的维生素 B_1 缺乏症　由遗传因素决定的维生素 B_1 依赖性的存在已为少数病例报道所证实。症状如严重贫血、糖尿病、耳聋等，皆可于大量应用维生素 B_1（每日 100mg）后改善。

4. 维生素 B_1 毒性　维生素 B_1 口服并无毒性反应，如过多，即由尿迅速排出。但敏感者大量静脉注射后，有发生类过敏反应的报道，并有少数死亡病例。

（五）预后

心血管系统症状改善可出现于补充维生素 B_1 后 12 小时内，而眼肌麻痹症状可在 24 小时内得到改善。Wernicke-Korsakoff 综合征的精神症状可保持终身或持续数月，脚气病虽似痊愈，但可能因心脏症状突发而猝死。韦尼克脑病、婴儿型脚气病如治疗不及时，预后不良。

维生素 B_2 缺乏症

维生素 B_2 缺乏症常继发于酒精性肝硬化、慢性疾病（特别是患胃酸缺乏症的老年妇女）或营养不良，一般伴有其他维生素缺乏。

【临床提要】

1. 口角炎　为常见症状，最初表现为口角黏膜苍白，然后上皮脱落，形成浸渍、表浅线状裂纹或结痂。

2. 舌炎　舌面鲜红，蕈状乳头呈针头大红点（图 41-4），舌肿胀，日久萎缩，乳头消失。

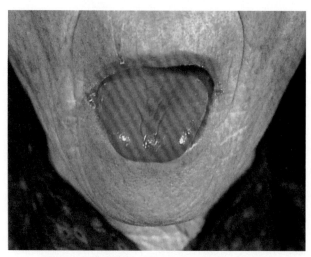

图 41-4　维生素 B_2 缺乏症（口角炎、舌炎）

3. 生殖器损害　阴囊炎（图 41-5）或阴唇炎，出现红斑、脱屑、结痂、苔藓样变，瘙痒或疼痛。

4. 其他　类似于脂溢性皮炎，鼻唇沟、鼻翼、内外眦油腻性鳞屑。

【治疗处理】

（一）治疗原则／基本治疗

重视维生素 B_2 缺乏症与全身疾病的关系，本症最常见于酗酒患者及新生儿黄疸、光疗、急性硼酸中毒、甲状腺功能减退和使用氯丙嗪者，需要及时治疗，见表 41-5。

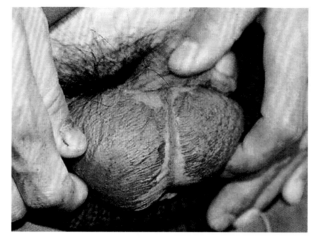

图 41-5　维生素 B_2 缺乏症（阴囊炎）
（内蒙古自治区人民医院　包德必里格、马凤珍惠赠）

表 41-5　维生素 B_2 缺乏症的基本治疗

靶向治疗	补充维生素 B_2，使其在体内生物氧化过程中发挥递氢体作用、黄酶的辅酶作用，参与物质代谢，治愈本症及其并发症
系统治疗	应用维生素 B_2 片、酵母片、B 族维生素
改善膳食	食用经过维生素 B 强化的食品，如面包、麦片、饼干
治疗相关疾病	纠正影响维生素 B_2 吸收的情况，如肠道疾病、嗜酒
对症治疗	除补充维生素 B_2 等措施外，对症治疗因维生素 B_2 缺乏导致的下列疾病：眼病、皮肤病、舌炎、口角炎、阴囊炎、贫血

（二）治疗措施

治疗潜在疾病，纠正不良饮食习惯。食用富含维生素 B_2 的新鲜食物，如动物肝、肾、心及牛奶、蛋黄、谷类、黄豆、蔬菜、水果，口服维生素 B_2（5～15mg，每日 3 次），直至痊愈，或应用酵母 3g，每日 3 次。口角炎可涂 1% 硝酸银或 1% 结晶紫，阴囊炎按一般皮炎、湿疹处理。

（三）治疗评价及预后

治疗相关疾病，补充维生素 B_2，疗效显著，皮肤损害于 2 周即可治愈。

烟酸缺乏症

烟酸缺乏症，又称糙皮病（pellagra），为饮食内烟酸（维生素 PP）和色氨酸（在体内转化为烟酸）供给不足所致，尤其单吃玉米、高粱者，见于长期酗酒、胃肠疾病和严重精神障碍、类癌患者，长期应用异烟肼（化学结构与烟酸相似）、巯嘌呤和氟尿嘧啶也是烟酸缺乏症的病因。

【临床提要】

本症的典型三联征是皮炎、腹泻和痴呆。

1. 皮肤损害　局限于曝光和受压部位，如面、颈、手背、前臂和足。①手背：双手背对称性红斑、边界清楚，伴有瘙痒和灼痛，可发生水疱、大疱，类似晒斑；继而有褐色鳞屑；皮肤粗糙、皲裂，呈淡黑色（图 41-6）。②面部：损害对称，呈"蝴蝶样"红斑（图 41-7）。③ Casal 颈圈：指颈部的红斑、脱屑和色素沉着呈衣领状环绕颈部，向下延至胸骨柄缘。

2. 消化系统　50% 的患者出现腹痛、腹泻和胃酸缺乏、口炎、舌炎。舌蕈状乳头增大，呈牛肉色。

3. 神经系统　痴呆、烦躁、定向力障碍、周围神经炎。

4. 鉴别诊断　本症需要与药疹、卟啉病、光敏性皮炎、红斑狼疮和光线性类网状细胞增多症鉴别。

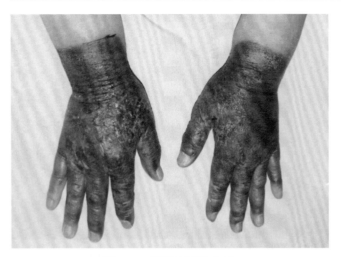

图 41-6   烟酸缺乏症（1）
（山西医科大学   叶培明惠赠）

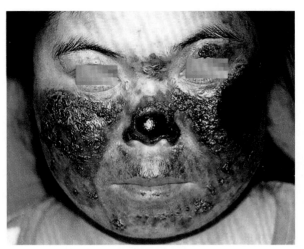

图 41-7   烟酸缺乏症（2）
（空军军医大学   高天文惠赠）

【治疗处理】

（一）治疗原则 / 基本治疗

治疗原则：去除和治疗各种病因，补充烟酰胺等。基本治疗见表 41-6。

表 41-6   烟酸缺乏症的基本治疗

靶向治疗	阻断造成烟酸缺乏的环节，补充烟酸和含烟酸及色氨酸食物，补充相关营养素，纠正烟酸缺乏所导致的代谢紊乱
严重病例	对严重患者应该进行抢救，迅速纠正水、电解质失衡，口服烟酰胺，直至急性症状消失
系统治疗	应用烟酰胺、B 族维生素、白蛋白、铁剂
膳食治疗	进食富含烟酸、色氨酸食物，改变以玉米为主食的膳食习惯，因其缺乏烟酸及前体色氨酸
三大症状治疗	皮肤、黏膜症状：减轻光毒性反应 消化系统症状：如舌炎、腹泻，对症处理 神经系统症状：如痴呆、精神错乱、神经过敏，对症处理
其他	避光、戒酒

（二）治疗措施

（1）发现和消除疾病相关原因，如酗酒、类癌、肠道疾病、肠道寄生虫病和胃肠手术，以及长期静脉营养、厌食神经官能症、减肥及应用致病的药物（如异烟肼、硫唑嘌呤、苯巴比妥等）。

（2）及时补充烟酰胺（0.5g/d），一般口服，重症者肌内或静脉注射烟酸或烟酰胺（每日 1 ～ 5mg/kg）。

（3）摄入富含烟酸、色氨酸饮食，如动物蛋白、米、麦类食物、鸡蛋、牛奶、蔬菜。

（4）如存在皮肤损害，应避免日光照射，其他症状及局部做相应处理，如涂润肤霜、氧化锌软膏、皮质类固醇。

（三）治疗评价及预后

应用烟酰胺开始治疗后的 24 小时内，皮肤症状逐渐改善，如引起烟酸缺乏症的因素得到纠正，本症预后良好。

肠病性肢端皮炎

肠病性肢端皮炎（acrodermatitis enteropathica），也称锌缺乏症（zinc deficiency），是一种常染色体隐性遗传病，或为获得性疾病。本病锌吸收不良，血浆锌水平 ≤ 0.765μmol/L（5μg/dl），可能为特殊的肠道转运蛋白或锌结合配体缺乏或缺陷所致。

【临床提要】

1. 发病特征   一般发生于断奶后 4 ～ 6 周，非母乳喂养者发病较早。典型三联征：皮炎、腹泻和脱发。

2. 皮炎   ①皮疹好发于口（图41-8）、鼻、肛门、外阴等腔口周围及枕骨、肘、膝、手足；②皮损为干燥的鳞屑性湿疹样斑片，成群水疱或大疱、脓疱、糜烂、结痂（图41-9），形成境界清楚的结痂性或鳞屑性暗红斑，呈银屑病样；③口角炎，皮肤和口腔培养常有白色念珠菌生长。

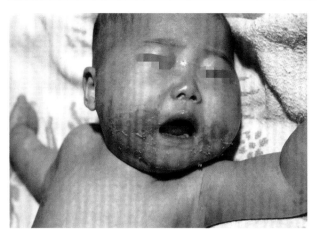

图 41-8 肠病性肢端皮炎（1）

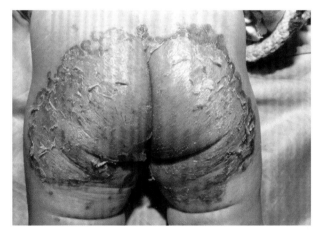

图 41-9 肠病性肢端皮炎（2）

3. 腹泻/肠炎 90% 有腹泻，加重和缓解交替，大便呈水样或泡沫状，恶臭。

4. 脱发/甲病 毛发稀疏，片状或弥漫性脱发，严重者全秃、甲肥厚、变形或萎缩、甲沟炎。

5. 全身症状 精神压抑、反应迟钝；畏光、倦怠、食欲缺乏、贫血。

6. 实验室检查 血清锌降低，口服锌剂有效有诊断价值。

【治疗处理】

（一）治疗原则

治疗原则：补充锌、防治继发感染及支持治疗。支持治疗包括母乳喂养，母乳中含低分子锌结合配体，能增加锌吸收；补充维生素；补充水、电解质；输血。

（二）基本治疗

获得性肠病性肢端皮炎应补充锌及纠正潜在

疾病和病因。基本治疗见表 41-7。

表 41-7 肠病性肢端皮炎的基本治疗

靶向治疗	针对肠道转运蛋白或锌结合配体缺乏或缺陷，补充锌
纠正缺锌的病因	如肠胃外营养、吸收不良、肠炎、酗酒、神经性厌食、AIDS、感染、外伤或恶性肿瘤、手术（如空肠-回肠吻合术）、妊娠、肾病及尿路排泄增加
监测	有的需终身服用锌剂，应进行监测，以控制本病
促进母乳喂养	母乳有足够的锌并可增加锌吸收
补充锌制剂	硫酸锌、葡萄糖酸锌；饮食补锌：坚果、绿叶蔬菜、海产品和肉类；应避免食用谷类食物，因其含有的肌醇六磷酸为锌的螯合剂，可阻障锌吸收
辅助用药	双碘喹啉

（三）治疗措施

1. 母乳喂养 鼓励母乳喂养，因母乳中含低分子锌结合配体，其可促进锌吸收。

2. 系统治疗

（1）补充锌制剂：补充推荐摄入量（15mg/d）2 ～ 3 倍的锌（30 ～ 55mg/d），可在数日至数周恢复正常锌水平。腹泻常在 24 小时内停止，皮损 1 ～ 2 周愈合，3 ～ 4 周体重增加和毛发生长。为防止复发，需用药至成年。

各种锌制剂均有效，如硫酸锌 2mg/(kg·d)、葡萄糖酸锌、枸橼酸锌，4 个月以上儿童，50mg，每日 3 次，4 个月以下减半。

（2）辅助药物：双碘喹啉，200 ～ 300mg，每日 3 次，本药可促进锌吸收和利用。二碘羟基喹啉结构与吡啶羧酸相似，能增加锌吸收及其生物利用率，成人剂量为每日 200 ～ 300mg，分 3 次服用。小儿剂量为每次 10 ～ 15mg/kg，每日 3 次，待症状改善后逐步减量。

3. 局部治疗 注意皮肤创面处清洁卫生，防止细菌和真菌感染。

（四）循证治疗步序

肠病性肢端皮炎的循证治疗步序见表 41-8。

表41-8   肠病性肢端皮炎的循证治疗步序

项目	内容	证据强度
一线治疗	口服锌剂	A
二线治疗	通过饮食补充锌	A
	监测血铜（可因锌降低而降低）	A
	血常规检查	A
三线治疗	遗传咨询	

（五）治疗评价及预后

Neldner等报道口服锌有多种不同的化学形态，锌推荐的每日膳食许可量（RDA）为15mg，对于本病，锌元素的起始剂量为50mg/d。口服锌是本病唯一必需的治疗，使用少量或不用局部外用药治疗，皮损均可快速完全消退。继发的细菌感染不需抗生素治疗通常也可以消除。肠炎也可自发性缓解。

本病若不治疗，患者可因营养不良、贫血、感染死亡。应积极治疗，重点是补锌，预后良好。

（张锡宝   窦舒慧   李芳谷   陈   蕾
范向阳   朱宝国）

第四十二章
皮肤黏膜蛋白沉积和淀粉样变性

黏 液 囊 肿

黏液囊肿（myxoid cyst）可分为指（趾）黏液囊肿和口腔黏膜黏液囊肿两型。本病为黏蛋白的灶性聚集，或黏蛋白从关节腔隙进入相邻组织所致（图42-1、图42-2）。

【临床提要】

1.指（趾）黏液囊肿（mucous digital cyst） 为单个囊性结节，位于近端甲皱的甲床上，指累及常见，直径很少超过 2cm，半透明，穿刺一般可抽出清亮的黏性物质，出血后可呈黑色。组织病理显示表皮变薄，黏液样基质无被囊。自发性消退罕见。

2.口腔黏膜黏液囊肿（mucous cyst of the oral mucosa） 为单个圆顶形半透明囊肿，常位于下唇内面或口腔底，呈淡蓝色，蜡样，直径常＜1cm，内含清亮黏性液体；无自觉症状，数月内可变小。唇表面上皮的多发性黏液囊肿罕见，类似于水疱病变。

3.骨关节炎 常出现于相邻的末端指（趾）间关节处。

【治疗处理】

（一）治疗原则 / 基本治疗

治疗方法为去除内容物且采取措施防止关节再漏出复发。选择物理治疗或手术治疗。

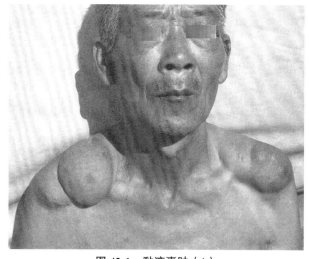

图 42-1　黏液囊肿（1）

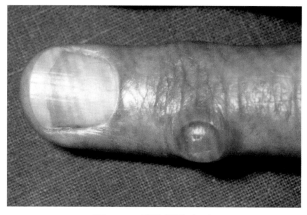

图 42-2　黏液囊肿（2）

黏液囊肿的基本治疗见表42-1。

表 42-1　黏液囊肿的基本治疗

靶向治疗	抑制真皮内黏蛋白灶聚集，或阻止关节腔黏蛋白进入邻近组织，反复穿刺抽吸或外科摘除除去病损
方法选择	硬化剂、糖皮质激素、物理治疗、外科手术切除

（二）治疗措施

1. 皮损内药物注射治疗　如皮损内注射曲安西龙或硬化剂。

2. 反复穿刺抽液　抽出黏蛋白液后，可在局部损害内注射糖皮质激素。损害的基底部可在引流后行电灼术。曾有将囊肿内黏液排去后，注入少量曲安西龙获得疗效者。

3. 物理治疗　二氧化碳激光切除和液氮冷冻有效。

4. 手术　手术切除或切开引流后复发率高。因 Heberden 结节可促进复发，故应切除。

5. 局部治疗　可选用放射疗法，也有主张广泛切除后植皮者。

（三）循证治疗步序

黏液囊肿的循证治疗步序见表 42-2。

表 42-2　黏液囊肿的循证治疗步序

项目	内容	证据强度
一线治疗	冷冻手术	B
	穿刺	D
	激光疗法 / 硬化剂	C
二线治疗	外科手术	B
三线治疗	氟氢缩松贴敷	D

（四）治疗评价

1. 皮损内注射硬化剂　Audebert 等报道，15 名患者皮损内注射硬化剂 3% 十四烷硫酸钠溶液，每次注射仅使用"几滴"，其中 4 名患者需要第 2 次注射，另一名患者需第 3 次注射。但所有患者囊肿均消失。

2. 冷冻　此法最好在利多卡因阻滞麻醉远端指（趾）神经后使用，当囊肿切开并排液引流后，再用液氮冷冻 20 秒使中间完全冻融，2 个循环。手指受累成功率为 50%。治疗失败者可重复此法

治疗或改为手术治疗。

Dawber 等报道，14 名患者使用冷冻治疗方法 2 次，每次 30 秒。随访期为 14 ～ 40 个月，治愈率为 86%。其中 1 名患者出现明显的甲萎缩。

Kuflik 等报道，49 名患者使用大范围的单一冷冻手术治疗。同时其中 23 名患者联合使用刮除术，以及去除皮损残留物。在 1 ～ 60 个月的随访期间，63% 囊肿消退。

3. 手术　Eaton 等报道，44 名患者采用边缘骨赘切除手术，结果在 6 个月到 10 年的随访期间，43 名患者获得治疗上的成功。手术治疗失败者，应再次手术治疗或更改手术方式。二氧化碳激光也可选用，据报道一部分患者治疗后取得良效。也可应用硬化剂。

4. 反复穿刺　反复穿刺技术可达 70% 的治愈率，但需要多次穿刺（40 次以上）。此法易造成感染。

5. 囊肿切除　Salasche 曾报道一种切除这些囊肿的简单而有效的方法。由 Nasca 等报道 11 例患者经细致切除囊肿及其"蒂"后获得成功，未再复发。

（五）预后

本病疗效差，治疗后常复发。黏液囊肿有时可自发消失，手术切除或冷冻治疗效果良好。

胫前黏液水肿

局限性或胫前黏液水肿（pretibial myxedema）是由黏蛋白沉积所致胫前皮肤病变。

0.4% ～ 0.5% 弥漫性甲状腺功能亢进（甲亢，Graves 病）患者伴发本病，Graves 病患者血清中有长效甲状腺刺激因子，其与胫前黏液水肿的出现高度相关。

胫前黏液水肿发病机制见图 42-3。

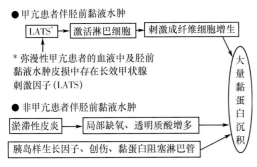

* 弥漫性甲亢患者的血液中及胫前
黏液水肿皮损中存在长效甲状腺
刺激因子（LATS）

图 42-3 胫前黏液水肿发病机制

【临床提要】

1. 发病特征　胫前黏液水肿伴甲亢或发生于甲状腺切除术后，亦可见于无甲状腺功能异常的中年人。

2. 皮肤形态　胫前区出现边界清楚的结节或斑块，常为双侧，可扩展至下肢其他部位。斑块为非凹陷性，呈肉色至红色，褐色或淡黄色，蜡样外观（图 42-4）；毛囊孔常扩张，使之呈橘皮状；严重者呈象皮病样（图 42-5）。晚期损害可呈疣状、疼痛和瘙痒。轻度病变可自发性消退。

3. 临床分型　胫前黏液水肿可分为局限型、弥漫型、象皮病型。

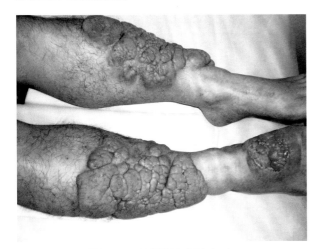

图 42-4 胫前黏液水肿（1）

（广州市皮肤病防治所　梁碧华惠赠）

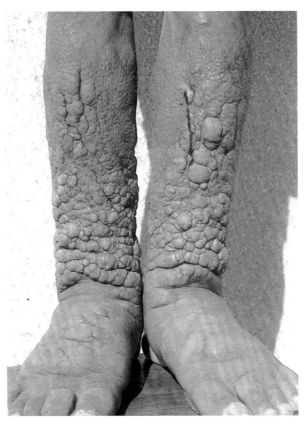

图 42-5 胫前黏液水肿（2）

4. 组织病理　真皮水肿，大量黏蛋白沉积，使真皮增厚和胶原纤维束分离。

【治疗处理】

（一）治疗原则

监测和处理甲状腺疾病及神经压迫所致足下垂，治疗目的是清除病损和防止并发症，如象皮肿。

（二）基本治疗

胫前黏液水肿的基本治疗见表 42-3。

表 42-3 胫前黏液水肿的基本治疗

靶向治疗	阻断致病因素，抑制成纤维细胞产生黏蛋白，减少真皮内黏蛋白沉积，缓解创伤和黏蛋白所致淋巴管阻塞
系统治疗	糖皮质激素，己酮可可碱，血浆置换，静脉注射免疫球蛋白，抗肿瘤药物
局部治疗	促进黏蛋白吸收、消散，糖皮质激素制剂皮损内注射或封包，角质剥脱剂
手术治疗	切除皮损及植皮，但可复发
中医药治疗	化痰软坚，活血通络

（三）治疗措施

1.全身治疗

（1）糖皮质激素：泼尼松 30 ～ 40mg/d，分次口服，停药后可复发。

（2）己酮可可碱（pentoxifylline）：每次 400mg，每日 3 次，餐后服用，最大量可达 2.2g/d。

（3）血浆置换（plasmapheresis）：患者血液流入血浆分离器，弃去血浆，将细胞成分和等量的置换液（新鲜血浆或血浆代用品）回输患者体内，隔日或每周 1 次，6 ～ 10 次为 1 个疗程。本法可清除血浆内的病理性物质，从而缓解病情。

（4）PUVA：8-MOP，0.6mg/kg，口服 2 小时后照射 UVA，0.4J/cm^2，开始每周 2 次，以后减少，持续 8 个月，皮损可望改善。

（5）抗肿瘤药物：苯丁酸氮芥每日 0.1 ～ 0.3mg/kg，分 2 ～ 4 次口服，总量 400 ～ 500mg；或环磷酰胺 200mg/d，逐渐减至 500mg/d，总量约 8g。

2.局部治疗

（1）糖皮质激素制剂：如 0.05% 丙酸倍他米松软膏封包，局部压迫包扎可使病变缓解。曲安西龙悬液（5mg/ml）皮损内注射，每个部位 1ml，每次总量＜ 40mg，每 3 ～ 4 周 1 次，适用于封包无效者。

（2）角质剥脱剂：可用于疣状皮损。

（3）手术治疗：手术切除皮肤移植后，供体组织可出现皮损。

（四）循证治疗步序

胫前黏液水肿的循证治疗步序见表 42-4。

表 42-4　胫前黏液水肿的循证治疗步序

项目	内容	证据强度
一线治疗	外用糖皮质激素联合用或不用封闭治疗	C
	病灶内注射糖皮质激素 / 加压疗法	D
二线治疗	口服己酮可可碱	E
	己酮可可碱联合外用和（或）病灶内注射激素	E
三线治疗	静脉注射免疫球蛋白	D
	全身性糖皮质激素治疗（包括激素冲击疗法）	D
	奥曲肽 / 利妥昔单抗 / 细胞毒性药物 / 利替妥昔单抗	E
	血浆置换 /UVA 照射联合外用或病灶内注射糖皮质激素	D
	手术治疗 / 完全减充血疗法 / 放疗	E
	应用透明质酸酶	E

（五）治疗评价

进行甲状腺功能的全面内科检查，并进行相应治疗。

1.糖皮质激素 ①封包：局部采用糖皮质激素软膏封包治疗，疗效较好。Kriss 等报道以 0.2% 氟轻松在睡眠时行局部封包治疗 11 例本病患者，症状改善明显。Fatourechi 等进行一项纳入 150 例患者的回顾性研究，使用 0.05% ～ 0.1% 曲安奈德霜局部封包 2 ～ 10 周，76 例患者中有 29 例患者症状部分缓解，有 1% 的患者可完全缓解。②皮损内注射：皮损内曲安西龙注射疗法，每 3 ～ 4 周注射 1 次，可使损害完全消退。但停药数月，通常复发，复发病例如再应用此疗法治疗仍可获得疗效。Lang 等报道以曲安奈德溶液于皮损内注射治疗本病患者 9 例。用法为每月注射 1 次，剂量为≤ 8ml（5mg/ml，每个注射部位用 1ml）。其中 7 例患者经 3 ～ 7 次门诊治疗后，症状完全缓解。③口服：Benoit 等报道，口服泼尼松龙，开始剂量为 60mg，之后逐渐减量，同时使用甲泼尼龙，开始剂量为 40mg，治疗本病患者，其中 4 例皮损消失，2 例症状改善。在多种糖皮质激素治疗研究中，得到最好疗效的用法是大剂量全身应用糖皮质激素持续 2 周。

2.抗肿瘤药物 对消退皮损有一定效果，但需注意不良反应。

3.静脉注射免疫球蛋白 Antorelli 等报道以大剂量静脉注射免疫球蛋白治疗本病患者 6 例，药物使用方法为 400mg/（kg·d）的高剂量静脉 IgG 治疗，给药时间应＞ 3 ～ 4 小时，连续用 5 日。该治疗每 21 日重复，共 3 次。而患者在治疗开始几日之后即有病情改善。皮肤和眼部症状及免疫学指标皆有好转。

4.其他 Chang 等报道以初始剂量 400mg/d 静脉注射及 800mg/d 口服己酮可可碱治疗，可在 1 周内使皮损缩小。Chang 等报道以奥曲肽 100μg，3 次 / 日成功治疗 3 例本病患者。

（六）预后

针对伴发甲亢的治疗并不能改善本病，但本病可在平均 3.5 年后自发消退。

黏液水肿性苔藓

黏液水肿性苔藓（lichen myxedematosus）是一种罕见的皮肤病，以局限性或全身性丘疹、成纤维细胞增生和真皮内酸性黏多糖增多为特征。病因不明。

【临床提要】

1. 发病特征 30～50 岁发病最常见，无性别差异。

2. 皮损形态 皮损为多发性蜡样扁平丘疹（图 42-6），孤立存在或融合成斑块（图 42-7、图 42-8），黄色或淡红色，线状、环状、结节状、荨麻疹性或囊样损害也可出现；眉间纵沟使一些患者呈狮面外观（图 42-9）。

3. 系统损害 硬化性黏液水肿患者可出现神经、心血管、肾脏病变和风湿病、坏死性肌病、

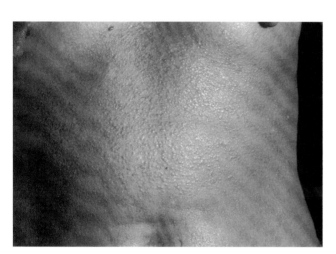

图 42-6 黏液水肿性苔藓（1）

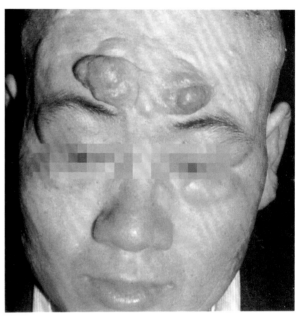

图 42-7 黏液水肿性苔藓（2）

（重庆医科大学 李桂明惠赠）

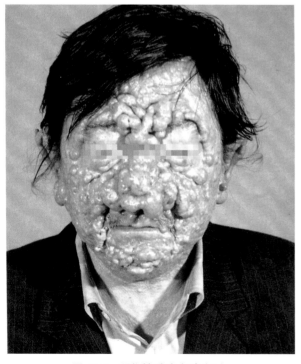

图 42-8 硬化性黏液水肿（1）

（北京医科大学 施曼绮惠赠）

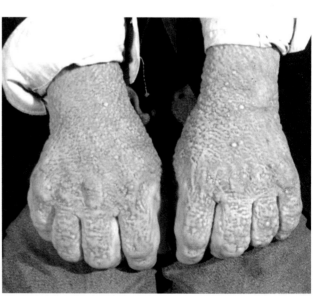

图 42-9 硬化性黏液水肿（2）

（北京医科大学 施曼绮惠赠）

皮肌炎、食管蠕动不良及喉病变,少数患者发生骨髓瘤、Waldenstrom 巨球蛋白血症或 HIV 感染,但大多数病例无内脏受累。

4. 临床分型 ①局限型,单个部位受累;②弥散型,多个部位受累;③全身型,大部分皮肤甚或全身受累,也称硬化性黏液水肿(scleromyxedema)。

5. 诊断及鉴别诊断 组织病理特征和单克隆丙种球蛋白病(monoclonal gammopathy)的存在有助于鉴别环状肉芽肿、苔藓样淀粉样变性和扁平苔藓等。硬化性黏液水肿的临床表现可类似于成人硬肿病,两者均伴有副蛋白血症和罕见的潜在性浆细胞恶病质,但后者不出现丘疹和易伴发糖尿病(50%),组织病理检查可鉴别。

【治疗处理】

(一)治疗原则

本病无特效疗法,仅采取对症治疗,其病损有毁容、致残风险或病变极其严重者才可考虑抗肿瘤药物治疗。

(二)基本治疗

黏液水肿性苔藓的基本治疗见表 42-5。

表 42-5 黏液水肿性苔藓的基本治疗

靶向治疗	抑制成纤维细胞增殖,减少酸性黏多糖(黏蛋白)在真皮网状层过度沉积
监测系统损害	查找内脏系统损害,硬化性黏液水肿常伴发副蛋白血症,不足 10% 发展为骨髓瘤,给予相应治疗,清除破坏体内病理性物质
系统治疗	异维 A 酸、阿维 A 酯、糖皮质激素、干扰素、环孢素、沙利度胺、血浆置换、环磷酰胺、美法仑
物理治疗	PUVA 治疗、电子束治疗、体外光化学疗法
局部治疗	皮肤磨削法,外用或皮损内注射糖皮质激素,他克莫司,吡美莫司

(三)治疗措施

1. 全身治疗

(1)维 A 酸:口服有一定疗效,如阿维 A 酯,开始每日 0.75～1mg/kg,分 2～3 次,疗程 2～4 周,最大用量不得超过 75mg/d。维持量根据疗效及耐受程度而定,通常按每日 0.5mg/kg 计,用 6～8 周,即可获得明显疗效。

(2)血浆置换(plasmapheresis):患者血液流入血浆分离器,弃去血浆,将细胞成分和等量的置换液(新鲜血浆或血浆代用品)回输患者体内,隔日或每周 1 次,6～10 次为 1 个疗程。本法可清除血浆内的病理性物质,从而缓解病情。

(3)抗肿瘤药物:可选用下述一种。

1)美法仑(melphalan):开始剂量为 10mg/d,以后减至 5mg/d,可使皮损在 3 个月内逐渐消退,硬化皮肤变软。

2)环磷酰胺:开始剂量为 200mg/d,逐渐减至 50mg/d,共用 6 个月,可使皮肤恢复正常。

3)苯丁酸氮芥(chlorambucil):开始剂量为 4mg/d,以后改为 4mg/d 和 6mg/d 交替,18 个月后病情停止发展时停药。

2. 局部治疗

(1)透明质酸酶:本品是分解透明质酸的酶,可提高组织间隙的通透性,使肿胀消退,疼痛减轻。每次皮下注射或肌内注射 1500U,1～2 次/日,先用 0.9% 氯化钠注射液稀释,再与其他注射药合用。本品与局麻药合用时,每 10ml 后者加入本品 150U,如再加入肾上腺素,则可延长局麻作用的持续时间。然而皮损内注射透明质酸酶疗效不佳。

(2)糖皮质激素:外用有一定疗效。

(3)皮肤磨削术:可改善受累皮肤外观及活动性。

3. 物理治疗

(1)电子束或浅层 X 线治疗可缓解症状。

(2)PUVA 可试用。

(四)循证治疗步序

黏液水肿性苔藓的循证治疗步序见表 42-6。

表 42-6　黏液水肿性苔藓的循证治疗步序

项目	内容	证据强度
硬化性黏液水肿或黏液水肿性苔藓合并系统表现		
一线治疗	静脉注射免疫球蛋白	C
	沙利度胺、来那度胺	D
	系统应用糖皮质激素	D
二线治疗	美法仑	C
	自体干细胞移植	D
	硼替佐米（±系统应用糖皮质激素）	D
三线治疗	血浆置换	E
	全身皮肤电子束照射*	E
局部黏液水肿性苔藓无系统表现		
一线治疗	外用或皮损内注射糖皮质激素	E
	外用钙调磷酸酶抑制剂	E
	程序模式：皮肤磨削术、手术切除、激光治疗	E

*据报道可改善皮肤表现，但不能治疗系统疾病或副蛋白血症。

（五）治疗评价

1. 糖皮质激素　中等剂量系统性应用类固醇常无效，但大剂量应用可暂时性抑制内脏的渐进性损害。

2. 异维 A 酸　Hisler 报道应用异维 A 酸 40mg，每日 2 次，3 个月使黏液水肿性苔藓症状改善。

3. 美法仑　Dinneen 等报道，17 例患者使用美法仑治疗，其中 12 例患者的皮肤症状获得改善。Nieves 等报道，1 例患者使用美法仑和血浆置换治疗，除了患者的神经症状外，其皮肤症状获得完全缓解。

4. 沙利度胺　Sansury 报道应用沙利度胺 50 ～ 400mg/d，连续 2 个月，治疗 3 例顽固性黏液水肿性苔藓患者，皮损和关节活动明显改善。

5. 免疫抑制剂　许多硬化性黏液水肿患者曾应用免疫抑制剂治疗，特别是美法仑或环磷酰胺，同时采用或不采用血浆置换。渐进性内脏损害可能暂时缓解，应用美法仑时必须权衡这些短期获益和常可致死的恶性肿瘤与败血症患病风险增加的弊端。

6. 其他　α干扰素、环孢素、PUVA、电子束治疗和皮肤磨削术也可尝试用于治疗本病。体外光化学疗法可能很有效。

（六）预后

黏液水肿性苔藓特别是硬化性黏液水肿的治疗仍然具有挑战性，硬化性黏液水肿的总体预后较差。局限型和弥散型病变可自发消退；全身型者预后不良，病程常为进行性。肺炎、血栓形成或内脏病变是导致死亡的原因。

毛囊黏蛋白病

毛囊黏蛋白病（follicular mucinosis）又称黏蛋白性脱发（alopecia mucinosa），临床上表现为浸润性斑块，伴有鳞屑和脱发。

本病可能是一种非特异性反应，与伴发的红斑狼疮、单纯性苔藓、血管淋巴样增生所见者类似。

【临床提要】

1. 原发性毛囊黏蛋白病　表现为结节、环形斑块、毛囊炎和痤疮样皮损等，与淋巴瘤不相关，以一个或几个粉红色的斑块（有时伴有鳞屑）或由群集毛囊性丘疹组成的斑块为特征。皮损限于面部、头皮，并伴有脱发（图 42-10）。

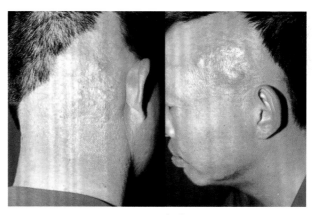

图 42-10　毛囊黏蛋白病
（西安交通大学　邓云山惠赠）

2. 继发性毛囊黏蛋白病　分布广泛，包括四肢、躯干和面部，斑块更大或更多，病程慢性。本病可继发于特应性皮炎或皮肤 T 细胞淋巴瘤。

3. 组织病理　黏蛋白聚集在毛囊上皮或皮脂腺内，毛囊周围有淋巴细胞、组织细胞和嗜酸粒细胞浸润。

4. 诊断及鉴别诊断　根据毛囊性斑块上有脱发、挤压毛囊有黏蛋白压出、特征性的组织病理学改变进行诊断。应与湿疹、脂溢性皮炎、单纯性苔藓、玫瑰糠疹相鉴别。

【治疗处理】

毛囊黏蛋白沉积尚无标准的治疗方案，但需要随访和评估以除外淋巴瘤。

（一）治疗原则 / 基本治疗

判别类型，针对不同类型进行治疗，毛囊黏蛋白病的基本治疗见表42-7。

表 42-7　毛囊黏蛋白病的基本治疗

靶向治疗	阻止外毛根鞘和皮脂腺黏蛋白沉积及细胞浸润
监测疾病	皮肤 T 细胞淋巴瘤
局部治疗	皮损内注射糖皮质激素
系统治疗	糖皮质激素、异维 A 酸、氨苯砜、吲哚美辛、干扰素 α-2b、止痒剂、米诺环素、羟氯喹
物理治疗	矫形电压发射、PUVA/UVA1、光疗、放疗

（二）治疗措施

治疗措施：①治疗潜在疾病，本病可伴 T 细胞淋巴瘤或其他肿瘤及炎性疾病，予以治疗。②局部治疗，糖皮质激素局部外用或皮损内注射。③系统治疗，应用氨苯砜、异维 A 酸、干扰素、糖皮质激素。

（三）循证治疗步序

毛囊黏蛋白病的循证治疗步序见表42-8。

表 42-8　毛囊黏蛋白病的循证治疗步序

项目	内容	证据强度
一线治疗	外用和皮损内注射糖皮质激素	D
	氨苯砜 / 四环素 / 米帕林	E
二线治疗	H$_1$ 和 H$_2$ 抗组胺药	C
	选择性 5- 羟色胺再摄取抑制剂	A
	5- 羟色胺去甲肾上腺素再摄取抑制剂	A
	可乐定 / 加巴喷丁	A

续表

项目	内容	证据强度
三线治疗	外用他克莫司 / 吡美莫司 / 贝沙罗汀 /5% 咪喹莫特	E
	补骨脂素联合 UVA 照射（PUVA）	E
	紫外线疗法（UVA1）	E
	吲哚美辛 / 异维 A 酸 / 干扰素	E
	系统应用糖皮质激素	E
	浅表放射治疗	D
	光动力治疗	E
	羟氯喹	D

（四）治疗评价

1. 糖皮质激素　Emmerson 报道，以局部或皮损内应用糖皮质激素治疗本症，有 8 例皮肤湿疹样变得到改善。10 例慢性患者局部应用或皮损内注射糖皮质激素，6 例患者仅有轻度的改善。

2. 异维 A 酸等　Wittenberg 等治疗 2 例有痤疮样面部皮损患者。其中 1 例以 0.01% 全反式维 A 酸凝胶外用并口服己酮可可碱 400mg，3 次 / 日治疗，随后患者口服异维 A 酸 40mg/d 达 2 年，治疗后皮损数目及大小皆有减少。另一例口服异维 A 酸 40mg/d 及间断使用氯倍他索软膏，病情也有明显改善。

3. 干扰素　Meissner 等报道了 1 例 37 岁原发性男性患者，有 5 年皮损及脱发病史，应用异维 A 酸、氨苯砜及全身应用糖皮质激素无效。Kim KP 报告 52 岁女性双颊斑块，用多种方法治疗，如局部类质醇、吲哚美辛、糖皮质激素治疗后复发或无效，皮损内注射干扰素 α-2b 3×10^{6}IU，每 2 周 1 次，治疗 5 周，随后频率调至每周 4 次后得到控制，治疗 6 个月完全缓解，随访 4 个月无复发。之后由于轻微复发，使 IFN-10 剂量增至 1000 万 U/m^2，在 46 周获得完全缓解。

4. 其他　有报道羟氯喹治愈 6 例本病，氨苯砜、米诺环素、光动力治疗对个别病例有效。

（五）预后

1. 原发性毛囊黏蛋白病　可以自发消退。脱发通常经过几个月可自然恢复，但也可延迟至 1 年或更长时间。Emmerson 等报道 22 例轻度的本病患者，皮损均可在 2 年内自发消退。

2. 继发性毛囊黏蛋白病　伴有 T 细胞淋巴癌

预后较差。

3. 慢性毛囊黏蛋白病 可持续多年。

硬 肿 病

硬肿病（scleredema）是黏蛋白沉积和真皮增厚所致皮肤硬肿，犹如在皮肤充填了石蜡一般，与感染、淋巴管损伤、糖尿病有关。病程呈自限性，可自发消退。

【临床提要】

（1）Ⅰ型好发于中年女性，儿童也可受累。起病前有发热、不适和呼吸道感染（常为链球菌感染）；颈面区皮肤突然变硬，随后发展至躯干和上肢近端，受累皮肤表面光滑，呈棕黄或苍白色（图 42-11），发凉，皮纹消失，边界不清；面部受累呈假面具样，舌、咽受累使张口和吞咽困难。皮损常在 2～4 周达高峰，持续数月至 2 年消退。

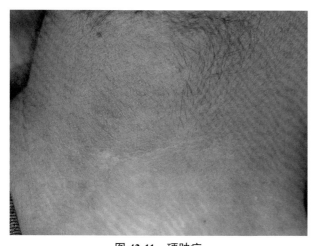

图 42-11 硬肿病
（新疆维吾尔自治区人民医院 普雄明惠赠）

（2）Ⅱ型临床表现与Ⅰ型相同，伴发单克隆丙种球蛋白病，起病隐匿，无前驱症状，可持续数年。

（3）Ⅲ型中 35% 的病例伴有糖尿病，其见于患胰岛素依赖性糖尿病的中年肥胖男性，又称糖尿病性硬肿病。

（4）组织病理：主要病变为真皮增厚和胶原束之间黏蛋白沉积；血管周围有稀少的淋巴细胞和肥大细胞浸润。

（5）鉴别诊断：系统性硬皮病的早期水肿阶段

可与本病混淆，但其有雷诺现象和肢端硬化。

【治疗处理】

（一）治疗原则

首先分清类型，针对病因治疗相关疾病，如感染、糖尿病等，应予以相应治疗。皮损治疗较为困难，但多有自然病程，仅采取对症治疗。

（二）基本治疗

硬肿病的基本治疗见表 42-9。

表 42-9 硬肿病的基本治疗

靶向治疗	阻止真皮黏蛋白沉积，抑制真皮胶原增粗和纤维化，改善临床症状
病因治疗	治疗链球菌咽炎，控制糖尿病、单克隆丙种球蛋白病进展
对症治疗	针对进食困难、舌肿胀、心律不齐及肺功能受限（电子束治疗）进行治疗
监测其他伴发病	甲状旁腺功能亢进、干燥综合征、多发性骨髓瘤、胆囊癌、恶性胰岛素瘤
中度至严重病例	PUVA、窄谱 UVB、电子束治疗（改善肺功能）、输注ⅩⅢ因子、环孢素、环磷酰胺、青霉素

（三）治疗措施

1. 试用的治疗 无特效疗法。口服或皮损内注射糖皮质激素、皮损内注射透明质酸酶、紫外线照射及应用甲氨蝶呤、抗生素和青霉胺均无效，环磷酰胺和电子束治疗有一定的疗效。据报道，2 例患者应用环孢素治疗有效。个别病例予以静脉注射青霉素、PUVA 浴有效。由内科专家诊治糖尿病，控制其发展。

2. 皮肤损害 对症处理。针对感染可选用抗生素；针对皮肤瘙痒可用抗组胺药物，外用止痒剂。

3. 微血管病变、大血管功能不全病变 可用改善微循环、活血化瘀药物，如烟酸、阿司匹林、己酮可可碱。

4. 中医药治疗 治则：活血通络、温阳利水。

（四）循证治疗步序

硬肿病的循证治疗步序见表 42-10。

表 42-10　硬肿病的循证治疗步序

项目	内容	证据强度
一线治疗	发现并治疗潜在疾病/保守治疗	D
二线治疗	窄谱 UVB/光化学疗法/体外光化学疗法	E
	UVA1	D
	电子束照射/物理治疗	E
	他莫昔芬/大剂量青霉素/环孢素	E
	调频电磁神经刺激	E
	别嘌醇/曲尼司特/化学疗法（美法仑）	E
	静脉注射免疫球蛋白	E

（五）治疗评价

1. 严重病例　对于中度严重的患者，起始治疗推荐补骨脂浴加 UVA 照射（PUVA），对于严重的患者，特别是有肺功能受限者，可首选电子束治疗。替代治疗包括应用环孢素及大剂量青霉素。

2. 抗糖尿病　治疗效果较差，抗糖尿病治疗对糖尿病性硬肿病的消退无影响，且发现硬肿病的进展与血糖水平控制无关。硬肿病的治疗较困难。现在只有个案病例报道采取的治疗方法的有效率。伴有的糖尿病长期存在，且很难控制。

3. 感染因素　约一半发生于感染后的患者，在数月至数年后可自发消退。其他病例可表现为迁延病程。无有效治疗方法，但患者可生存多年。

4. 环孢素　Mattheou-Vakali 等报道，2 例患者使用环孢素〔5mg/（kg·d），5 周〕后，硬肿病完全消除。此 2 例没有单克隆丙种球蛋白病或糖尿病。此 2 例患者表现出硬肿病的感染后形态，即使没有治疗，他们的症状也会得到缓解。

5. 电子束治疗　Tamburin 等报道，1 例硬肿病患者伴有胰岛素依赖性糖尿病接受电子光束治疗（每周 2 次）后，皮肤症状完全消失。在这之前局部的皮损内及系统应用糖皮质激素都没有效果。此患者同时也遭受着继发于硬肿病的限制性肺病，经电子光束治疗后，通过肺功能检测发现肺功能得到显著改善。

（六）预后

Ⅰ型常 6 个月到 2 年完全自然消退，其他型持续时间更长，Ⅲ型内脏受累偶可致死。

皮肤淀粉样变

皮肤淀粉样变（cutaneous amyloidosis）是淀粉样蛋白沉积于组织所致的疾病，又称皮肤淀粉样变性，本病属全身性疾病，有许多亚型，其中 12 种亚型有皮肤损害。

淀粉样变的分类：①系统性淀粉样变，包括原发性（骨髓瘤相关）系统性淀粉样变、继发性系统性淀粉样变；②皮肤淀粉样变，包括斑疹性淀粉样变、苔藓样淀粉样变、结节性淀粉样变、继发性（肿瘤相关）皮肤淀粉样变；③家族性淀粉样变。

淀粉样蛋白形成机制见图 42-12。

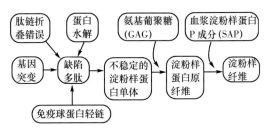

图 42-12　淀粉样蛋白形成机制

【临床提要】

1. 苔藓样淀粉样变（LA）　①好发于男性，50～60 岁最多见；②皮损对称分布于胫前、臂外侧和上背部；③损害为芝麻至绿豆大小的半球形、圆锥形或多角形丘疹，质硬，呈肤色、淡红色或褐色，密集而不融合，部分丘疹上覆鳞屑。瘙痒剧烈（图 42-13）。

2. 斑疹性淀粉样变（MA）　①好发于中年妇女，可有轻度瘙痒；②损害为褐色色素沉着斑，呈网状或波纹状，发生于上背、颈部、胫前、大腿和臀部等处（图 42-14）。

3. 双相型淀粉样变（RA）　50～60 岁为发病高峰，LA 和 MA 共存于同一部位或不同部位。

4. 结节性淀粉样变（nodular amyloidosis）　①好发于中年女性，单发或多发，以面部、头皮和小腿多见。②皮损为黄褐色蜡样肿瘤结节或萎缩斑块；部分结节呈半透明，类似于大疱。

5. 其他　如皮肤异色病样淀粉样变（PCA）、系统性皮肤淀粉样变。

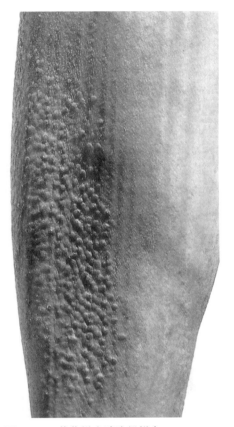

图 42-13　苔藓样皮肤淀粉样变

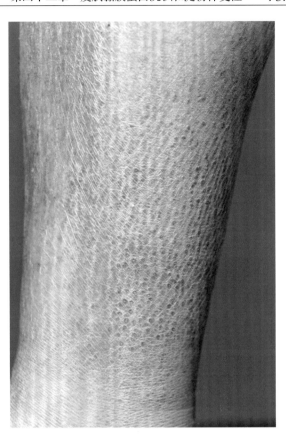

图 42-14　斑疹性皮肤淀粉样变

6. 组织病理　①LA，棘层肥厚和角化过度，淀粉样蛋白沉积于真皮乳头层；②MA，表皮萎缩，乳头层有很少的淀粉样蛋白沉积。

7. 诊断及鉴别诊断

(1)LA：根据瘙痒性、念珠状排列的硬性丘疹成片分布，好发于胫前，不难诊断。LA需与慢性单纯性苔藓、肥厚性扁平苔藓、黏液样水肿性苔藓、胶样粟丘疹、淤积性皮炎鉴别。

(2)MA：诊断需依据病理变化及临床出现的波纹状排列的褐色小斑疹的特点，应与鱼鳞病、色素性紫癜性皮肤病、黑变病等鉴别。

【治疗处理】

(一)治疗原则

MA及LA尚无疗效确切或根治的方法。未来可能的治疗方案包括应用试验性新药CPHPC以清除普遍存在的淀粉样蛋白P成分，以及应用特异性抗体的免疫疗法促进淀粉样蛋白清除。

(二)基本治疗

皮肤淀粉样变的基本治疗见表42-11。

表 42-11　皮肤淀粉样变的基本治疗

靶向治疗	除去淀粉样蛋白在真皮内的沉积；稳定产生淀粉样蛋白的母体分子；清除产生淀粉样蛋白的细胞；刺激自身免疫应答清除淀粉样蛋白
原发性皮肤淀粉样变	
系统治疗	糖皮质激素、氮芥、环磷酰胺（小剂量50mg/d，苔藓性）、环孢素、维A酸
局部治疗	强效糖皮质激素外用或皮损内注射，应用钙调神经磷酸酶抑制剂、手术（如皮肤磨削术、刮除术）
物理治疗	CO_2激光、电灼、冷冻、PUVA、UVB
未来展望	新药CPHPC、特异性抗体免疫疗法

(三)治疗措施

1. 全身治疗

(1)维A酸类：阿维A酯每日口服75mg，10～20周对部分LA病例有效。阿维A，

0.5mg（kg·d），治疗 2 周以上，可缓解瘙痒。

（2）抗组胺药：适用于瘙痒剧烈者，如去氯羟嗪 25mg，每日 1～3 次，咪唑斯汀 10mg，每日 1 次，氯雷他定 10mg，每日 1 次。

（3）封闭治疗：0.25% 普鲁卡因 100ml+5% 葡萄糖注射液 250ml + 维生素 C 3.0g，静脉滴注，每日 1 次，10 日为 1 个疗程，用于皮损广泛剧烈瘙痒者。

（4）活血化瘀：低分子右旋糖酐 + 丹参注射液，静脉滴注，可缓解瘙痒。

2. 局部治疗

（1）50% 二甲基亚砜（DMSO）软膏、0.05% 维 A 酸霜、0.025% 氟轻松或 0.1% 倍他米松霜、巯基乙醇 - 尿素溶液外用，糖皮质激素封包或联合焦油制剂也可采用。

（2）曲安西龙（去炎松）皮损内注射，每 1～2 周 1 次。

（3）其他：皮肤磨削术、CO_2 激光、脉冲染料激光、532nm Nd：YAG 激光、UVB、PUVA。

（四）循证治疗步序

皮肤淀粉样变的循证治疗步序见表 42-12。

表 42-12   皮肤淀粉样变的循证治疗步序

项目	内容	证据强度
一线治疗	具有镇静作用的抗组胺药	E
	局部外用强效糖皮质激素	E
二线治疗	光疗 / 光化学疗法	D
	口服维 A 酸	D
	激光 / 经皮神经电刺激	D
	他克莫司	E
三线治疗	辣椒素	E
	维甲酸维 E 酯	D
	阿米替林 / 甲氨蝶呤	E

（五）治疗评价

1. 一般评价   对原发性皮肤淀粉样变的治疗通常不令人满意。减少对皮肤的摩擦，指导患者避免搔抓是关键。封包为主要治疗手段，又对防止皮肤损伤起到物理性保护作用。

2. 皮肤磨削术   可使皮损消失，但有轻度色素沉着或脱色，因淀粉样蛋白在真皮浅层，不易掌握深度，可能有表浅瘢痕。

3. 光疗   Hudson 报道 UVB 可减轻本病患者瘙痒症状。患者共治疗 11 次，时间超过 4 周。在第 3 周末，患者瘙痒有明显减轻，治疗停止之后，症状缓解持续 6 个月。

4. 激光   Alster 等报道 1 例患者以脉冲染料激光治疗，治疗间隔为 6～8 周。结节在大小、颜色及硬度方面均有改善。治疗停止后这种改善仍可持续 6 个月，病理组织检查显示皮损病理变化有所好转，且于治疗后即有炎症减轻。脉冲染料激光治疗结节型淀粉样变的机制被认为是促使皮肤血管损伤，耗竭淀粉蛋白结节。

5. 局部治疗   Monfrecola 等报道 1 例患者局部外用 DMSO 治疗 2 周，瘙痒症状减轻同时结节变平。在 3 个月的随访中无症状复发。

Ozkaya-Bayazit 等报道应用 DMSO 间断治疗本病患者，13 例患者接受治疗时间平均为 6.5 个月。结果显示超过一半的患者皮损变平超过 70%，其中 11 例患者治疗 11 周之后，色素沉着症状有接近 50% 缓解。治疗间隔延长为每隔 9 日使用患者没有复发。

6. 维 A 酸   Reider 等报道 1 例患者以阿维 A 酯治疗 6 周后，皮损变平及瘙痒减轻，治疗 3 个月后停止，在以后的 3 年随访中，患者无症状复发。

7. 其他   手术切除、物理治疗如冷冻激光对丘疹性结节性损害有效，但均易复发。MA 可用角质溶解剂。本病皮损一旦出现，很难消失，但患者健康不受影响。

（六）预后

淀粉样蛋白极其稳定，清除极其困难，给淀粉样变性治疗带来极大困难。

（高　涛　周　英　叶巧园）

第四十三章
血管舒缩紊乱性皮肤病

雷诺现象

雷诺现象（Raynaud phenomenon）又称肢端（手指和足趾）动脉痉挛症，是一种周围循环障碍性疾病（图43-1），常由冷刺激或情绪波动引起。原发性或无潜在疾病的雷诺现象又称雷诺病（Raynaud disease）；继发性雷诺现象与多种潜在疾病密切相关，如硬皮病、红斑狼疮，其他相关因素有药物、神经功能紊乱、周围血管病、创伤，以上两种情况合称为雷诺综合征（Raynaud syndrome）。

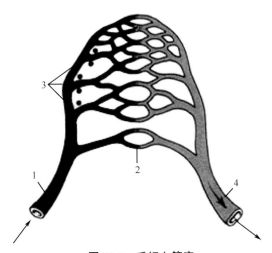

图43-1 毛细血管床
1. 小动脉；2. 动静脉；3. 毛细血管括约肌；4. 静脉吻合口

【临床提要】

1.发病特征 雷诺现象多见于年轻女性，常在暴露于寒冷后发生，通常为双侧性，最常累及肢端尤其指（趾）尖，冬季加重。

2.三相性肤色变化 约2/3的患者有特征性三相性肤色改变。①苍白：肢端小动脉和细动脉痉挛，局部温度降低、麻木、刺痛及僵硬感（图43-2）；②发绀：小动脉和细动脉痉挛解除，但细小静脉仍处于痉挛状态，血流缓慢或淤积；③充血：细动脉、毛细血管和细静脉反应性扩张充血（图43-3）。

3. 其他症状 雷诺现象可每日发作或间隔长时间后发作，可发生坏疽、肢端溃疡。

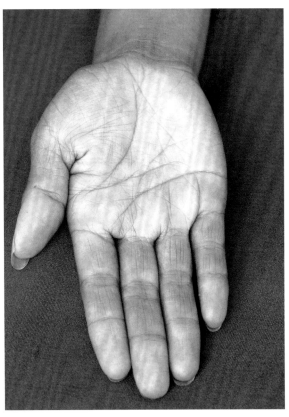

图43-2 雷诺现象缺血期

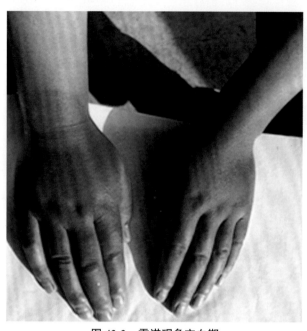

图 43-3 雷诺现象充血期

4.诊断 诊断有疑问时，可将患部浸入 4℃ 水中 1 分钟或降低身体中心温度，常可导致雷诺现象。

5.鉴别诊断 本病应与肢端发绀相鉴别，后者无阵发性发作及苍白、发绀、充血等变化。

【治疗处理】

（一）治疗原则

包括：①监测和治疗潜在疾病；②避免寒冷刺激；③注意保暖，戴保暖手套，戒烟；④选用扩张血管、改善微循环药物。

（二）基本治疗

雷诺现象的基本治疗见表 43-1。

表 43-1 雷诺现象的基本治疗

靶向治疗	阻滞血管 α_2 交感神经受体活性，解除动脉痉挛闭塞、增加灌注压、降低血液黏稠度，改善临床症状
监测治疗潜在疾病	硬皮病、红斑狼疮、周围血管病、神经功能紊乱
防护	改善微循环，疾病初期，轻型者采取保暖措施（如戴手套），戒烟
扩张血管	钙离子通道阻滞剂：硝苯地平和地尔硫䓬 α 受体阻滞剂：妥拉唑林、酚苄明、低分子右旋糖酐 前列腺素：前列腺素 E，10mg/(kg·min)，静脉滴注数小时至 3 天 其他：双氢麦角碱、甲基多巴、利血平、血管舒缓素
诱导血管扩张	患肢及全身暴露于 0℃ 环境中，而双手浸泡于 43℃ 热水中，每次治疗 10 分钟，使患者再遇寒冷环境时，肢端血管不再痉挛收缩
手术治疗	伴有严重营养性改变的致残性雷诺病，可考虑行交感神经切除术
中医药治疗	温经通络、活血化瘀

（三）治疗措施

1.系统治疗

（1）钙离子通道阻滞剂：可抑制钙离子向细胞内转运，使小动脉扩张，增加周围血流，是治疗本病的首选药物。①硝苯地平：开始每次 5mg，每日 3 次，可逐渐增至每次 10～20mg；②地尔硫䓬：每次 30～60mg，每日 3～4 次。

（2）α 受体阻滞剂：能抑制肾上腺素、去甲肾上腺素与血管壁 α 受体结合，使血管扩张。①盐酸妥拉唑林：常用量为 25mg，肌内注射；口服，

开始每次 25mg，每日 4～6 次。②酚苄明：开始 10～20mg，每日 1 次，以后根据病情反应，可逐渐增加（至少间隔 4 日）至 60mg/d，分 2～4 次服用。③氢化麦角碱：每 4～6 小时舌下含服 0.5～2mg，也可用本品 0.3～0.6mg，每周或每 2 周肌内注射或皮下注射 1 次。注射后必须平卧 2 小时以上，防止直立性低血压。④舌下含服硝酸甘油。

（3）血管扩张药：Bunker 等报道降钙素基固相关肽是一种有效的血管扩张药，静脉内给药（0.6μg/min，每日 3 小时，连用 5 日），可以使严

（4）5- 羟色胺受体拮抗剂：萘呋胺和酮色林能干扰肾上腺素能系统的活性，使血管平滑肌收缩和血小板聚集，也可增加组织内 ATP 浓度，降低乳酸浓度和提高细胞氧化能力。酮色林，20 ~ 40mg，每日 3 次；静脉注射，每次 10mg。

（5）烟酸肌醇酯：Sunderland 等报道，烟酸肌醇酯（每日 4g）对始发雷诺综合征的患者治疗有效。

（6）其他：前列环素类似物伊洛前列素静脉注射有持久的疗效。血浆置换、口服羟甲雄烷吡唑、动脉注射利血平、静脉滴注低分子右旋糖酐、补充鱼油、ACEI（如卡托普利）、口服左旋精氨酸（每日最多 8g）也可应用。

2. 局部治疗

（1）硝酸甘油：外用硝酸甘油软膏，并按摩数次，症状可在 2 小时内减轻。

（2）右旋糖酐软膏、1.2% 烟酸苄酯促进血液循环也有效。

3. 手术治疗　长期内科治疗无效者，可行交感神经切除术、区域性交感神经切除如上胸交感神经切除，但由于不一定能中断指的交感神经支配，现已少用。交感神经末梢切除术，即将指动脉周围的交感神经纤维连同外膜一并去除一小段，近期效果较好。

（四）循证治疗步序

雷诺现象的循证治疗步序见表 43-2。

表 43-2　雷诺现象的循证治疗步序

项目	内容	证据强度
一线治疗	钙离子通道阻滞剂（硝苯地平）/5 型磷酸二酯酶抑制剂（西地那非）	A
	行为矫正	N/A
二线治疗	肉毒毒素 /α₁ 受体阻滞剂（哌唑嗪、多沙唑嗪）/选择性 5- 羟色胺再摄取抑制剂（氟西汀）/血管紧张素 II 受体拮抗剂（氯沙坦）	B
	前列环素类似物（伊洛前列素）/局部应用和口服硝酸盐	A
三线治疗	前列腺素 E₁（前列地尔）/内皮素受体拮抗剂（波生坦）/西洛他唑 / 己酮可可碱	B
	硝酸甘油贴片 / 烟酸肌醇 / 他汀类药物	A
	双嘧达莫和小剂量阿司匹林	B
	降钙素基因相关肽 / 三碘甲状腺原氨酸 / 月见草油补充剂	C
	L- 精氨酸	D
	幽门螺杆菌治疗 / 鱼油补充剂 / 低分子肝素	B
	交感神经切除术 / 低水平激光疗法	C
	针灸	C

（五）治疗评价

1. 钙离子通道阻滞剂　Vayssairat 等应用地尔硫䓬 60mg，每日 3 次，共 2 周治疗 26 例雷诺综合征患者。结果在发作次数和主观症状上均见改善，$P < 0.05$。硝苯地平是最有效的制剂之一。有报道对 30 例患者应用硝苯地平 20mg，每日 3 次，进行共 2 周的前瞻性随机双盲对照交叉试验，结果表明在血管痉挛发作的次数上，特发性患者减少 90.1%、系统性红斑狼疮患者减少 78.6%、硬皮病患者减少 64%，与安慰剂组比较差异具有统计学意义。地尔硫䓬和硝苯地平可使 60% ~ 90% 的雷诺综合征患者产生主观症状的改善，对特发性患者效果更好。

2. ACEI　Rustin 等报道卡托普利（25mg，3 次 / 日）改善了血供，但并没有降低雷诺综合征的发生率及严重程度。

3. 氯沙坦　Dziadzio 等报道雷诺综合征合并硬皮病的患者服用氯沙坦（50mg/d）后，能够减少雷诺综合征发生的严重程度及频率。

4. 依前列醇钠　Wigley 等报道，系统性硬皮病患者静脉滴注依前列醇钠 6 小时 [0.5 ~ 2.0μg/（kg·min）]，与应用安慰剂（22.2%）的患者比较，应用依前列醇钠（39.1%）的患者雷诺综合征的发生率下降。随访 9 周病情改善显著。

5. 哌唑嗪 对血管平滑肌有直接松弛作用。Waldo 应用哌唑嗪治疗 1 例右手雷诺综合征患者获得成功。经用哌唑嗪 1mg、每日 2 次后，在第 2 日患者感到右手有短暂搏动感和指端发绀逐渐消失。在治疗后第 2 个月，血管痉挛明显改善，发作次数和时间均减少，皮色接近正常。

6. 纤溶疗法 Jarrett 等对 50 例雷诺综合征患者进行检查，发现其血液纤溶活动明显降低和血浆纤维蛋白明显升高。对其中 20 例严重患者应用司坦唑醇 5mg、每日 2 次，共 3 个月治疗，结果均显示血流增加，症状减轻。疗程结束后再测血浆纤维蛋白原降低，手掌和示指复温。约 80% 的患者疗效显著。

7. 月见草油 Belch 等报道，21 例患者使用月见草油后，系统症状得到改善。

8. 手术治疗 Mccall 等报道，7 例患者采取指（趾）端动脉交感神经切除术，其中 6 例患者见效，患者指（趾）溃疡愈合，避免了指（趾）切除。

（六）预后

1. 与潜在疾病有关 最常见的疾病是硬皮病、红斑狼疮，其他相关因素有药物、神经功能紊乱、周围血管病、创伤。治疗好潜在疾病是改善预后的关键。

2. 缓解或停止发展 大多数患者经药物治疗后症状缓解或停止发展。

3. 手术治疗近期效果好 交感神经末梢切除术，即将指动脉周围的交感神经纤维连同外膜一并切除一小段，近期效果较好。

网 状 青 斑

网状青斑 (livedo reticularis) 又称树枝状青斑，为功能性皮肤血管痉挛病。本病是一种非特异性临床反应，与一些疾病有关；呈网状改变是皮肤浅表静脉血液淤滞阻塞所致（图 43-4）。

【临床提要】

1. 症状性 ①冻疮；②动脉硬化；③结节性动脉周围炎、系统性红斑狼疮、风湿性关节炎、

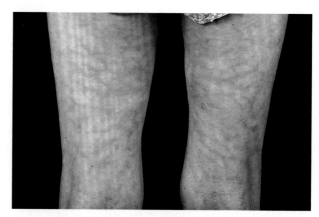

图 43-4 网状青斑（浅蓝色渔网状斑纹）

皮肌炎、网状青斑血管炎；④血管内凝血、动脉栓塞、冷球蛋白血症、血小板增多症、真性红细胞增多症、白血病；⑤其他：药疹、高半胱氨酸尿症、胰腺炎、甲状腺病、梅毒、淋巴瘤。

2. 特发性 多发于 20 ～ 40 岁，女性好发。

3. 先天性 血管扩张性大理石样皮肤。

4. 皮肤损害 紫红色、暗红色网状斑纹，压之褪色，好发于下肢，尤其是踝部，也可累及臀部、躯干和上肢。严重者可发生溃疡。本病可有皮肤僵冷、麻木或疼痛感。遇冷加重。

【治疗处理】

（一）治疗原则

查出潜在疾病和病因，对其进行有效治疗。网状青斑采取对症治疗，注意保暖和应用血管扩张药。

（二）基本治疗

网状青斑的基本治疗见表 43-3。

表 43-3 网状青斑的基本治疗

靶向治疗	对于原发性和继发性皮肤浅表静脉血液淤滞阻塞，扩张血管、改善微循环
治疗潜在疾病	如动脉硬化、结缔组织病、血管内凝血
一般治疗	保温，有溃疡者卧床休息。下肢肿胀者，用弹性绷带包扎
系统治疗	血管扩张药（如酚苄明、硝苯地平、利血平），抗纤溶药物
局部处理	如局部有溃疡，用饱和硼酸溶液浸泡，抗生素软膏外用
神经阻滞疗法	星状神经节、腰交感神经节、硬膜外阻滞

（三）治疗措施

1. 伴发高血压者　可口服肼乙啶 10 ～ 20mg，每日 2 ～ 3 次。

2. 血管扩张药　如烟酸，50 ～ 200mg，每日 3 ～ 4 次。硝苯地平，10mg，每日 2 ～ 3 次。

3. 抗纤溶药　如口服苯乙双胍 50mg 和乙炔雌二醇 4mg，每日 2 次，此外也可应用链激酶、尿激酶和低分子右旋糖酐静脉滴注。

4. 中药　复方丹参片或复方丹参滴丸 10 粒，每日 3 次，内服。

（四）网状青斑的循证治疗步序

网状青斑的循证治疗步序见表 43-4。

表 43-4　网状青斑的循证治疗步序

项目	内容	证据强度
一线治疗	华法林	D（有抗磷脂抗体相关的 Sneddon 综合征）
	阿司匹林或氯吡格雷	D（无抗磷脂抗体的 Sneddon 综合征）
二线治疗	糖皮质激素、补骨脂素 + 紫外线光疗（PUVA）	D
	己酮可可碱 + 甲泼尼龙、己酮可可碱 + 硝苯地平	E
	辣椒霜剂	E
三线治疗	化学腰交感神经切除术	C
	停用致病药物（米诺环素、α 干扰素、金刚烷胺）	D
	辛伐他汀	E

（五）治疗评价

治疗原发病，保暖。血管扩张药和抗凝药物有一定帮助，如硝苯地平、烟酸、复方丹参、苯乙双胍、炔雌醇，低分子右旋糖酐、溶栓药及硫唑嘌呤也可能有效。先天性和特发性一般无须治疗。糖皮质激素治疗尚有争议。交感神经切除术疗效不佳。

（六）预后

预后取决于原发疾病，而特发性和先天性网状青斑无须特殊治疗。

青斑样血管病

青斑样血管病（livedoid vasculopathy）又称白色萎缩（atrophie blanche）或节段性透明性血管炎（segmental hyalinizing vasculitis）、网状青斑样血管炎（livedoid vasculitis），临床表现为下肢复发性痛性溃疡，皮损可在正常部位或在网状青斑的斑片内发生，愈后留下不规则的萎缩性色素减退性瘢痕。

【临床提要】

1. 发病特征　本病主要见于中年妇女，可自发或伴发于一些间质性疾病，如红斑狼疮、结节性周围动脉炎、多发性神经炎。皮损开始出现于下肢、足部、踝部。

2. 皮损形态　皮损为不规则紫癜样斑，继而发展为出血性水疱和凿孔状溃疡，溃疡为疼痛性，伴有黑色结痂，溃疡边缘组织炎性水肿。皮损愈合后留下小的星状凹陷性色素减退性瘢痕（白色萎缩），呈象牙色，边缘色素沉着伴毛细血管扩张（图 43-5）。

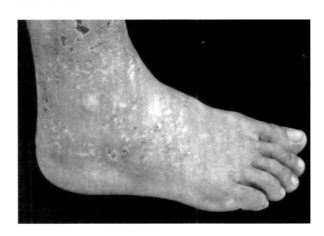

图 43-5　青斑样血管病（白色萎缩）

3. 组织病理　真皮中小血管内皮细胞增生、玻璃样变、纤维素沉积、血栓。血管周围红细胞渗出，但无多形核中性粒细胞，该病是一种血管病，非血管炎。

【治疗处理】

（一）治疗原则

主要针对高凝状态进行治疗，如抗炎、抗凝

和促纤溶。应积极治疗伴发病。同时治疗特发性青斑样血管病。

（二）基本治疗

青斑样血管病的基本治疗见表 43-5。

表 43-5　青斑样血管病的基本治疗

靶向治疗	刺激内源性纤溶活性，抑制血栓形成，扩张血管，改善微循环
监测疾病	结缔组织病、多发性骨髓瘤、淋巴瘤、深静脉血栓形成
刺激内源性纤溶活性	口服达那唑、司坦唑醇、苯乙酸胍、炔雌醇、链激酶
抗凝 / 抑制血栓形成	双嘧达莫、阿司匹林、小剂量肝素
促进血管扩张	烟酸、硝苯地平、己酮可可碱
其他	利妥昔单抗、静脉注射免疫球蛋白、PUVA、烟酸、华法林
中医药治疗	活血化瘀，改善微循环，如复方丹参注射液静脉滴注

（三）治疗措施

1. 一般治疗　疾病活动期应开放性湿敷和卧床休息。

2. 选用药物　低分子右旋糖酐（静脉滴注）、抗凝药物、神经节阻滞剂、烟酸（每次 100mg，每日 3 次）、磺胺吡啶（每次 500 ~ 1000mg，每日 3 次）等对活动期均有治疗效果，并能防止复发。

3. 糖皮质激素　口服糖皮质激素或局部封闭能缓解症状，但对阻止新皮损的发生无效。

4. 联合治疗　联合应用苯乙双胍（每次 50mg，每日 2 次）、乙雌烯醇（每次 2mg，每日 2 次）、羟甲烯龙（2 ~ 6mg/d，分 1 ~ 3 次服用）和达那唑（每次 0.2g，每日 2 次）治疗本病，可获得良好效果，这些药物能增加纤维蛋白溶解。

5. 抗血栓治疗　也有效，如盐酸噻氯匹定、双嘧达莫及小剂量阿司匹林。己酮可可碱由于能增加红细胞弹性、降低血液黏滞性，对治疗有益。

（四）循证治疗步序

青斑样血管病的循证治疗步序见表 43-6。

表 43-6　青斑样血管病的循证治疗步序

项目	内容	证据强度
一线治疗	伤口护理（卧床休息和足部抬高），应用阿司匹林、双嘧达莫及	C
	己酮可可碱	D
二线治疗	低分子肝素、利伐沙班	C
	华法林、高压氧、达那唑	D
三线治疗	静脉注射丙种球蛋白、组织纤溶酶原激活物、PUVA	C
	磺胺嘧啶	D
	阿哌沙班、西洛他唑、达比加群酯、前列腺素（PGE$_1$，前列环素）	E

（五）治疗评价

1. 第一步治疗：阿司匹林、双嘧达莫　该病用小剂量阿司匹林 325mg 或 162mg，每日 1 ~ 2 次，以及双嘧达莫治疗有效。若加用第三代抗血小板药物可增加疗效，如贝前列素钠（beraprost sodium）（120μg/d），或小剂量肝素，每 3 日用 5000U，据报道有效。

2. 第二步治疗：硝苯地平、己酮可可碱　阿司匹林和双嘧达莫治疗失败的患者，可用硝苯地平 10mg，每日 3 次，有较好的效果。己酮可可碱 400mg，每日 2 ~ 3 次，维持量为 400mg，每日 2 次，是一种可供选择的治疗手段。用小剂量达那唑治疗（每日 200mg 口服）的 7 例患者中，6 例很快不再有新溃疡发生，疼痛也很快减轻，活动性溃疡也开始愈合。联合应用苯乙双胍和乙雌烯醇（ethylestrenol）也取得了成功。

3. 低分子右旋糖酐 / 静脉注射免疫球蛋白　前者对低纤维蛋白溶解性疾病有效，在网状青斑和青斑样血管病中也取得了较好的效果。Kreute 报道对 9 例患者评价静脉注射免疫球蛋白安全性及有效性，其中 7 例患者对其他治疗方式无效。结果在所有患者中，红斑、溃疡面的愈合及疼痛均有显著改善。

4. 感染与溃疡　应系统性使用抗生素进行治疗，巨大溃疡可行皮肤移植。Chio 等报道，2 例患者采取 PUVA 治疗有效。

（六）预后

本病为良性经过，若伴发基础疾病，则其预后随疾病的控制情况而不同。

遗传性出血性毛细血管扩张症

遗传性出血性毛细血管扩张症（hereditary hemorrhagic telangiectasia）是一种累及全身血管的显性遗传性疾病。已定位两个基因突变位点，即*ENG*（*endoglim*基因）突变和*ACVRL1*（*ALK*）突变。20%的患者未发现家族史，纯合子状态可能为致死性，妊娠期病变常更明显。

【临床表现】

1. 发病特征　本症通常见于儿童期或青春期，鼻中隔及咽喉黏膜受累表现为鼻腔、口腔、唇、牙龈及皮下出血。

2. 皮损形态　皮损为红点（直径 2 ~ 3mm）或红色线状毛细血管（图 43-6），无搏动，极少数为蜘蛛网状或结节状，患者可出现杵状指、发绀。

3. 全身症状　胃肠道、肾上腺、脑、肺、脾、肝及视网膜也可受累。患者有血尿、肝大和肝硬化。15%的患者发生胃肠道出血。患者也可存在主动脉弓、脾动脉和肝动脉动脉瘤，血管壁薄，易自发性破裂。X线检查及实验室检查：肺部可见钱币样损害；血小板计数一般正常。

4. 鉴别诊断　本症应与蜘蛛痣、角化性血管瘤及小静脉扩张鉴别。

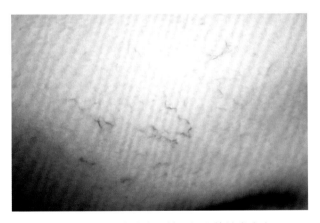

图 43-6　遗传性出血性毛细血管扩张症

【治疗处理】

（一）治疗原则

本症系遗传性疾病，至今尚无根治方法，基本治疗是出血时采用止血措施。注意重要并发症如肺含铁血黄素沉着症、脑脓肿、脑栓塞的监测和处理。

（二）基本治疗

遗传性出血性毛细血管扩张症的基本治疗见表 43-7。

表 43-7　遗传性出血性毛细血管扩张症的基本治疗

靶向治疗	针对各个器官出血的毛细血管，使其收缩、凝血或闭塞而止血
急性出血	鼻腔出血：鼻腔填塞、压迫止血，局部应用血管收缩剂，电凝术，外用氨甲环酸 内脏出血：垂体后叶素注射、输血及应用止血药物、贝伐单抗
慢性出血	雌激素合用孕酮 输血，补充铁剂、叶酸，中医药治疗
手术治疗	鼻中隔皮肤形成治疗 肺、胃出血手术治疗

（三）治疗措施

1. 局部压迫止血　如局部加压或外科缝合，局部用凝血酶、纤维蛋白原等促凝血药物；各种止血海绵，如纤维蛋白海绵、吸收性明胶海绵、淀粉海绵及医用黏合剂等；或用中药止血粉，如三七粉和白及粉等。

2. 鼻部出血

（1）填塞止血：鼻出血时用鼻腔填塞止血法，包括棉球、纱布、中药马勃鼻腔填塞及蘸有垂体后叶素及止血药物的纱布填塞；也可用烧灼术、电凝术及化学剂止血。

（2）鼻中隔皮肤形成术：可用股部或臀部的皮肤来代替黏膜进行鼻中隔皮肤成形术。对于明显、顽固性的慢性鼻出血，可彻底治疗。

（3）雌激素：复发性出血（特别是鼻出血）可应用烯雌醇治疗，开始每日 0.25mg，酌情增减剂量，直到完全控制后，改用维持量。小剂量氨基己酸（1 ~ 1.5g，每日 2 次）和硫酸亚铁（350mg/d）联用可减轻鼻出血。

3. 内脏出血

（1）垂体后叶素：内含加压素，能使血管收缩，用于肺部、胃肠道及其他部位出血。方法：5 ~ 10U 垂体后叶素加入 25% 葡萄糖注射液 20 ~ 40ml，缓慢静脉注射，若出血仍不止，可用 10 ~ 20U 垂体后叶素加入 5% 或 10% 葡萄糖注射液 500ml 中静脉滴注，可以收到速效。学龄前儿童剂量减半。

（2）卡巴克络：每次 40 ～ 60mg，加入 5% 或 10% 葡萄糖注射液 500ml，进行静脉滴注，每日 1 ～ 2 次；也可每次 10 ～ 20mg，肌内注射，每日 2 或 3 次，均有效。

（3）其他止血药物：氨基己酸、巴曲亭、维生素 K_1、抗纤溶药物、酚磺乙胺等也可应用，但疗效不定。

4. 中药　如侧柏叶、土大黄、地榆、蒲黄、血余炭、旱莲草、金樱子、阿胶、三七等煎服，有一定效果。

（四）循证治疗步序

遗传性出血性毛细血管扩张症的循证治疗步序见表 43-8。

表 43-8　遗传性出血性毛细血管扩张症的循证治疗步序

项目	内容	证据强度
一线治疗	**鼻出血或胃肠道出血**	
	输注红细胞治疗严重急性出血	A
	口服铁剂治疗慢性失血引起的缺铁性贫血	A
	非特异性治疗：避免使用阿司匹林、其他抗血小板药物和抗凝药物	A
	如果患者有活动性出血，则逆转严重的凝血功能障碍［如严重血小板减少症者输注血小板治疗，国际标准化比值（INR）升高者输注新鲜冰冻血浆治疗］	A
	贝伐珠单抗	B
	雌激素和孕激素治疗	B
	鼻出血	
	非特异性（且非常安全）的一般疗法：房间加湿和应用鼻腔湿润剂	A
	鼻腔填塞术	A
	鼻中隔成形术	A
	氩等离子体凝固术	A
	胃肠道出血	
	内镜治疗 - 氩等离子体凝固术	A
	内镜治疗 - 热凝术或电凝术	B
	血管造影栓塞内镜治疗难治性出血	B
	节段性肠切除术，用于内镜和血管造影治疗难治性出血	A
	皮肤病变	
	美容需要：针对皮肤病变采取激光治疗或其他局部消融术	A
二线治疗	**鼻出血**	
	动脉结扎术	B
	局部使用血管收缩药	B
	冷冻治疗 / 电烧灼术	B
	单侧或双侧鼻孔闭合术	B
	动脉栓塞术	B
	他莫昔芬	B
	黏膜下切除术	C
	局部使用氨基己酸	D
	胃肠道出血	
	沙利度胺	B
	口服氨基己酸治疗	D
	α 干扰素	D

（五）治疗评价

1. 一线治疗反馈　Saunders 等报道在 10 年期间，对 125 例伴严重鼻出血患者施行鼻中隔皮肤成形术后，症状明显减轻。

Gostout 等报道应用 YAG 激光内镜凝固术治疗 10 例由毛细血管扩张引起胃肠出血患者中 9 例得到有效控制，83 例单发毛细血管扩张症患者中 72 例也得到有效控制。

van Custen 等报道在一项双盲试验中，10 例伴严重胃肠出血的患者治疗 6 个月，用雌激素治疗者，输血量明显减少。

2. 二线治疗反馈　Saba 等报道应用氨基己酸治疗 2 例伴严重鼻出血和胃肠出血的患者，疗效快而持久。

治疗毛细血管出血采用口服或静脉注射止血剂效果差，而局部止血及手术止血效果较好。

（六）预后

预后视病变部位、范围及出血严重程度和能否及时有效止血而定。若出血在皮肤表面，则预后良好；相反，若颅内出血，则预后差。大量鼻出血、咯血可致窒息；呕血及便血可引起失血性休克。本症病死率为 10%。

红斑肢痛症

红斑肢痛症（erythromelalgia）表现为受累肢体对称性血管扩张，伴阵发性疼痛。原发性为自主神经功能紊乱，家族性有 *SCN9A* 基因突变。而继发性者继发于真性红细胞增多症和血小板减少性紫癜、血小板增多的骨髓增生性疾病和高血压及红斑狼疮。

【临床提要】

1. 发病特征　高温、运动或肢体下垂等可诱发本病，发作的临界温度为 32～36℃，高于 36℃疼痛发作，低于 32℃疼痛缓解。

2. 三联征　①发红发绀：受累的手足发红或发绀；②局部皮肤温度升高；③疼痛：灼热、尖锐刺痛、叮咬痛或抽搐痛，可持续数分钟至数小时。受累肢体动脉搏动通常正常。本病可反复发作，

持续数年，局部缺氧、坏疽，可致残。

3. 鉴别诊断　本病应与雷诺病、肢端发绀鉴别。

【治疗处理】

（一）治疗原则

认真检查和积极治疗潜在疾病，避免诱发因素。对红斑肢痛症采取对症处理。

（二）基本治疗

红斑肢痛症的基本治疗见表 43-9。

表 43-9　红斑肢痛症的基本治疗

靶向治疗	调整和减少前列腺素、血管活性物质 5-羟色胺释放，抑制血小板聚集和血栓形成，改善临床症状
治疗潜在疾病	真性红细胞增多症，血小板减少或增多，高血压，糖尿病，周围血管病，红斑狼疮
系统治疗	5-羟色胺受体拮抗剂：二甲麦角新碱 抑制前列腺素合成：阿司匹林、吲哚美辛、苯噻啶、舍曲林（sertraline） 抗抑郁药：阿米替林（增加脊髓对痛觉的抑制）、去甲替林、卡马西平、舍曲林、加巴喷丁 其他药物：麻黄碱、肾上腺素、硝酸甘油（舌下含服）
局部治疗	发作时抬高患肢，冷却患肢，将肢体浸入冷水中以缓解疼痛，普鲁卡因患肢套式封闭，1% 阿米替林、0.5% 氯胺酮凝胶
手术治疗	腰交感神经节切除术和周围神经阻滞或切断
中医药治疗	清热解毒，活血止痛

（三）治疗措施

1. 急性发作　抬高患肢、冷敷，冷却患处，如踩于冷地砖。严重时可将肢体浸入冷水中或应用电扇吹风，以降低皮肤温度使病情缓解。

2. 阿司匹林　抑制前列腺素合成和血小板黏附，一次口服 0.5～1.0g，可预防疼痛发作数日。对继发于骨髓增生症者，抗凝剂如肝素、阿司匹林能缓解症状。

3. 神经外科　神经节阻滞、交感神经切除。

4. 其他　泼尼松治疗、血浆置换疗法、甲基

麦角酰胺（2mg，3次/日）治疗和生物反馈疗法效果不定。

（四）循证治疗步序

红斑肢痛症的循证治疗步序见表43-10。

表43-10　红斑肢痛症的循证治疗步序

项目	内容	证据强度
一线治疗	治疗潜在疾病	C
	阿司匹林	D
	前列腺素/前列环素或口服其类似物	A
二线治疗	外用：阿米替林/氯胺酮、米多君、辣椒素、利多卡因	C
	钠离子通道阻滞剂（利多卡因、美西律、布比卡因、XEN402）	C，D
	普瑞巴林、加巴喷丁	D
	抗抑郁药	D
三线治疗	硝普钠/镁剂/钙通道阻滞剂	E

（五）治疗评价

1. 潜在疾病　①原发性，或继发于骨髓增生性疾病如真性红细胞增多症、血小板减少性紫癜或血小板增多症；②儿童患者通常没有潜在疾病，可能为家族性，且有耐阿司匹林的倾向；③成年发病的特发性红斑肢痛症尚无有效治疗方法；④阿司匹林对血小板增多症引起的红斑肢痛症有效；⑤潜在疾病引起者可随原发病控制而缓解。

2. 1%～2% 阿米替林与 0.5% 氯胺酮　采用该复方治疗红斑肢痛症患者 12 个月疗效显著。

3. 5- 羟色胺受体拮抗剂　对于一些难治病例，可应用 5- 羟色胺受体拮抗剂。

4. 非甾体抗炎药/抗抑郁药　阿司匹林作用持久可靠，通过抑制前列腺素合成和血小板聚集而发挥作用。应用吲哚美辛或吡罗昔康，48 小时内症状可见显著改善，双腿红、热、水肿减轻。Davis 等报道，12 例患者中 5 例对抗抑郁药疗效好，49 例患者中 25 例对非甾体抗炎药疗效好。

5. 阿司匹林　Michiels 等报道应用阿司匹林 250～500mg/d，可完全缓解骨髓增生性疾病引起的症状，这可能是抗血小板作用引起的。

6. 前列腺素 E_1/ 前列环素　Morkc 等报道，进行一项双盲试验，用米索前列醇（口服前列腺素 E_1 类似物）治疗 21 例患者，患者的症状明显减轻。前列环素效果与前列腺素相似。

7. 加巴喷丁　McGraw 等报道，应用加巴喷丁治疗红斑肢痛症引起的疼痛，疗效安全可靠。

8. 苯噻啶　可在 2～4 周缓解症状。

9. 硝普钠　Kvernebo 报道以硝普钠胃肠道外给药治疗 2 例病情严重的本病患者，使用 7 日，剂量逐步增加 [$1\mu g/(kg \cdot min)$、$3\mu g/(kg \cdot min)$、$5\mu g/(kg \cdot min)$]，治疗有效。

10. 钙离子通道阻滞剂　可能会加重或引起本病。

11. 针刺疗法　取涌泉、足临泣、太冲等穴，疼痛平均在 2～4 日消失。

（六）预后

本病可历经多年，继发性者的预后取决于其基础疾病，伴发动脉硬化和真性红细胞增多症者预后不佳。

肢端青紫症

肢端青紫症又称肢端发绀症（acrocyanosis），是肢体末端对称性、持续性发冷和发绀，无全身循环障碍，多见于青春期女性。病因不明，推测皮肤发绀是末梢细、小动脉对寒冷反应过度，发生痉挛，导致血流缓慢、淤血所致。

【临床提要】

1. 皮损特征　受累的手、足呈红色、蓝色花纹状，伴多汗及轻度感觉过敏，或肿胀。受冷和情绪紧张时病情可加重，保温则减轻，下垂肢体抬高时可变成红色（图43-7）。患者易发生冻疮，可伴发网状青斑。

2. 鉴别诊断　本病需与雷诺现象鉴别，后者呈间歇性发作，患者呈持续性发绀，无溃疡和坏疽发生。

【治疗处理】

（一）治疗原则

注意保暖，应避免吸烟、饮用咖啡和茶，必要时给予血管扩张药。

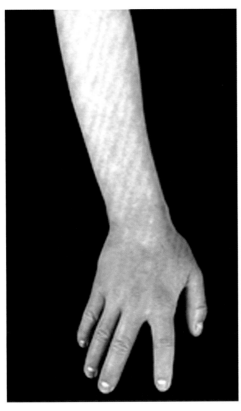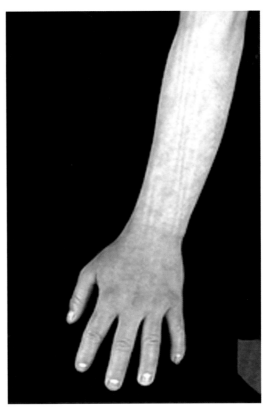

图 43-7　肢端青紫症

双手背、手指呈红色、蓝色花纹状青紫斑

（二）基本治疗

肢端青紫症的基本治疗见表 43-11。

表 43-11　肢端青紫症的基本治疗

靶向治疗	减轻末梢细小动脉痉挛、减少毛细血管和乳头下静脉丛继发扩张，改善微循环，消除淤积
方法选择	血管扩张药：硝苯地平、哌唑嗪、利血平；交感神经切除术
一般治疗	保持心态稳定，避免情绪波动，注意保暖
药物疗法	血管扩张药，包括酚苄明、双氢麦角碱或利血平等
神经阻滞疗法	
星状神经节阻滞	主要用于上肢受累时，1% 利多卡因和（或）0.5% 布比卡因 8～10ml 双侧交替阻滞用于下肢受累时，1% 利多卡因和（或）0.5% 布比卡因阻滞 L_1～L_4 中的 3 个交感神经节
腰交感神经阻滞	每个神经节注射药物 7ml 左右
硬膜外阻滞	上肢受累时经 C_5～C_7 椎间隙、下肢受累时经 L_1～L_4 椎间隙行硬膜外穿刺术
手术治疗	置入硬膜外导管，经导管注入 0.25%～0.5% 布比卡因，保留 1～4 周上述疗法无效时，可行交感神经节切除术

（三）治疗措施

必要时可用哌唑嗪 1mg，每日 2 次；利血平 0.25mg，每日 2 ~ 3 次；硝苯地平 10 ~ 20mg，每日 3 次。严重者药物治疗无效时可行交感神经切除术。

（四）治疗评价及预后

至成年时症状好转，也有持续存在者。本病持续整个冬季，严重者夏季也可发生。

（蔡志强　廖　家　叶巧园）

第四十四章
紫癜（血管性皮肤病）

色素性紫癜性皮病

色素性紫癜性皮病（pigmented purpuric dermatosis，PPD）又称毛细血管炎（capillaritis），是一组病谱性疾病。静脉高压、重力作用、毛细血管脆性增加、局灶性感染和化学物质摄入等均可诱发。药物是最常见激惹因素，与异常凝血无关。

发病机制：①细胞介导的免疫反应；②细胞因子介导；③免疫复合物作用；④朗格汉斯细胞作用；⑤红细胞外漏。

【临床提要】

1. 进行性色素性紫癜性皮病（progressive pigmented purpuric dermatosis） 又称 Schamberg 病，好发于下肢（特别是胫前区），躯干及上肢也可受累。开始有针尖大棕红色斑点，逐渐融合成斑片，边缘呈锯齿状，中央为陈旧皮损，呈棕黄色，边缘不断出现新疹，为鲜红色斑点，似撒在皮肤上的胡椒粉样（图 44-1）。皮损中央偶可萎缩。患者可有微痒。病程呈慢性，可持续数年。

2. 毛细血管扩张性环状紫癜（purpura annularis telangiectodes） 又称 Majocchi 病，常发生于女性下肢，躯干或上肢极少累及。初起为毛囊周围毛细血管扩张及出血点，逐渐扩展成半环状、环状，直径 1～3cm 的斑疹，皮损中央因含铁血黄素沉积而呈紫色、黄褐色，中央可有轻度萎缩（图 44-2）。本病可持续数月至数年，少数可伴有下肢瘙痒。

3. 色素性紫癜性苔藓样皮炎（pigmentary

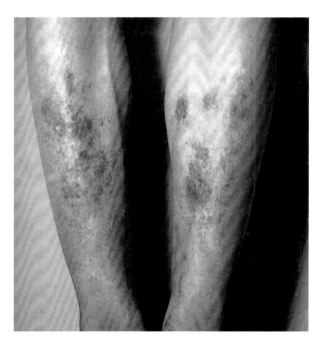

图 44-1　色素性紫癜性皮病

purpuric lichenoid dermatosis） 又称 Gougerot-Blum 病，多见于男性，最常见于小腿，也可累及大腿、躯干及上肢，常为双侧对称性紫癜性苔藓样丘疹，呈鲜红、棕红、黄褐色，压之不褪色，可融合成斑块，可有鳞屑、瘙痒。

4. 湿疹样紫癜 又称 Doucas-KapetanaKis 病，见于中老年男性下肢，可见瘙痒性鳞屑性瘀点或紫癜性斑点、血疹及斑片。

5. 组织病理 各型色素性紫癜性皮病浅表静脉丛周围有淋巴细胞浸润、红细胞外漏和噬铁细胞。含铁血黄素为粗颗粒状、黄褐色、折光性物质。

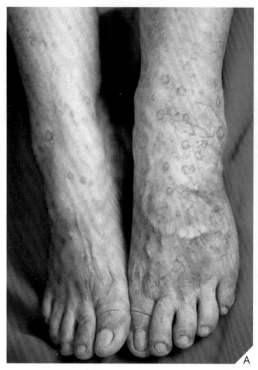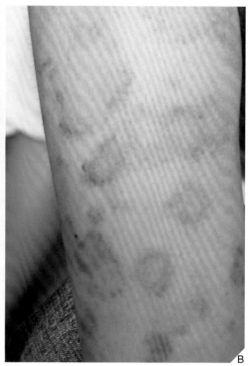

图 44-2 毛细血管扩张性环状紫癜

（一）治疗原则

去除可疑病因，增加血管壁的致密性、降低血管通透性、减少红细胞外漏。

（二）基本治疗

色素性紫癜性皮病的基本治疗见表 44-1。

表 44-1 色素性紫癜性皮病的基本治疗

靶向治疗	阻止红细胞外漏，减少皮肤浅层血管周围淋巴细胞浸润和含铁血黄素沉积及真皮浅层轻度纤维化
病因治疗	避免应用某些化学物质和药物及静脉高压、局灶性感染
监测并发症	糖尿病、类风湿关节炎、红斑狼疮、甲状腺功能障碍、遗传性球形红细胞症、血液病、肝病、卟啉病、恶性肿瘤、高脂血症和蕈样肉芽肿
局部治疗	穿弹力袜，应用糖皮质激素制剂，PUVA、窄谱 UVB 照射
系统治疗	维生素 C、芦丁、维生素 E、抗组胺药、钙剂、己酮可可碱
中医药治疗	活血化瘀、改善微循环

（三）治疗措施

1. 一般治疗 口服维生素 C、维生素 E、抗组胺药、芦丁，外用糖皮质激素，疗程 4 ～ 6 周。

2. 加压治疗 穿弹力袜有一定疗效。对合并静脉曲张者可采用加压治疗，应避免长期小腿下垂。

3. 糖皮质激素 口服糖皮质激素疗效好，可用于较严重的病例，控制或改善皮疹和瘙痒，常用 4 ～ 6 周，但停药易复发。

4. 己酮可可碱 新近有学者应用己酮可可碱 400mg，每日 3 次，用药 2 ～ 3 周，治疗有效。

5. 光疗 有报道采用 PUVA 治疗 2 例进行性色素性紫癜性皮病获得成功，治疗 7 例色素性紫癜性皮病也有效，共治疗 7 ～ 20 次。PUVA 也可治疗金黄色苔藓，其作用机制为免疫调节，改变 T 淋巴细胞活性，抑制 IL-2。

6. 灰黄霉素 在纳入 6 例患者的开放性试验中，用灰黄霉素 500 ～ 750mg/d 治疗，1 周内见效，新发皮疹平均 33 日停止再发，灰黄霉素可能起免疫调节作用。

7. 其他 个别患者采用环孢素治疗获得成功。Rheinhold 等报道口服芦丁 50mg 每日 2 次和维生素 C 500mg/d 共 4 周，治疗 3 例获得痊愈。也可用氨苯砜（100mg/d）、沙利度胺（100mg/d）和碘化钾（900mg/d）治疗本病，但治疗时应权衡利弊，注意药物引起的不良反应。

8. 中医药治疗 凉血散风、活血化瘀为主，佐以补血养神。方药：生地 12g、丹皮 6g、紫草根 6g、槐花 9g、鸡血藤 15g、桃仁 6g、红花 6g、丝瓜络 6g、浮萍 6g、白藓皮 9g、茜草根 6g。丹参片、当归丸或牛角粉 3g，煎服，每日 3 次。

（四）循证治疗步序

色素性紫癜性皮病的循证治疗步序见表 44-2。

表 44-2 色素性紫癜性皮病的循证治疗步序

项目	内容	证据强度
一线治疗	口服生物类黄酮和维生素 C	C
	局部糖皮质激素最初用于湿疹样或瘙痒性紫癜	D
	二苯磺酸钙/窄谱 UVB 照射（或 PUVA）	D
	弹力袜用于静脉压升高所致病情加重	E
二线治疗	宽带脉冲光的先进荧光技术（AFT）	D
	己酮可可碱/外用钙调磷酸酶抑制剂	E
三线治疗	秋水仙碱/环孢素/甲氨蝶呤	E

（五）治疗评价

治疗效果通常不满意，维生素 C、抗组胺药、芦丁、外用糖皮质激素及穿弹力袜有一定疗效。系统性应用糖皮质激素疗效较满意，但停药易复发。己酮可可碱治疗有效。有学者不推荐应用环孢素。

（六）预后

本病病程缓慢，可持续存在，随着时间延长而扩展，迁延数月至数年，可自发消退，但常复发。

单纯性紫癜

单纯性紫癜（purpura simplex），又称易发瘀斑综合征（easy bruising syndrome），是指无其他病症，自发性在皮肤反复出现紫癜，可自发消退的一种出血性疾病。

病因和发病机制至今未明，可能与下列因素有关：①雌激素，与月经周期有关；②血小板聚集反应缺陷；③血管壁通透性增加。

【临床提要】

1. 发病特征 本病好发于儿童及女性青年，男性少见，常位于双下肢，少数见于上肢，但很少发生于躯干，为皮肤自发地出现细小的瘀斑或瘀点。瘀点或瘀斑大小不等，不高出皮面，压之不褪色，也不疼痛。不经治疗，瘀斑可自发消退，留下青黄色色素斑块，过一段时间后可重复出现，常于月经期发生。黏膜出血少见，但有时牙龈少量出血，月经量增多，经期延长。拔牙、手术、创伤、分娩时出血量可稍多。

2. 诊断 ①素来体健，大多下肢自发出现瘀点或瘀斑，可自发消退，无家族史；②束臂试验阳性或阴性，止血功能正常；③血小板计数正常，仅部分患者血小板聚集功能可能稍差；④少数患者抗血小板抗体阳性；⑤能排除其他原因所引起的紫癜。

3. 鉴别诊断 本病需与过敏性紫癜（为血管变态反应性疾病，伴小血管炎，而单纯性紫癜为毛细血管壁异常所致的出血性疾病）、轻型血管性血友病、阿司匹林样缺陷鉴别。

【治疗处理】

（一）治疗原则

本病多见于女性青年，易于月经期发作，推测本病与雌激素增多、毛细血管通透性增加有关。有学者疑其可能是轻型血友病、变态反应性血管炎或药物性血管炎等，因此要查找病因。治疗选用可降低血管通透性的药物。

（二）基本治疗

单纯性紫癜的基本治疗见表 44-3。

表 44-3 单纯性紫癜的基本治疗

靶向治疗	针对血管壁，降低血管通透性，恢复血小板正常聚集功能，减少出血，改善临床症状
药物选择	维生素 C、芦丁、卡巴克络、复方丹参滴丸
监测潜在疾病	血友病、变态反应性血管炎、药物性血管炎

（三）治疗措施

本病无须特殊治疗。可用维生素 C 0.1g，口服，每日 3 次；芦丁 20mg 口服，每日 3 次；卡巴克络 5mg，口服，每日 3 次。中药复方丹参滴丸、桃红四物汤有一定效果。

（四）治疗评价及预后

本病以女性多见，常为平素健康的青壮年及生育年龄的妇女。本病一般对健康无明显危害，预后良好。

暴发性紫癜

暴发性紫癜（purpura fulminans）又称坏疽性紫癜，指皮肤突然发生大片出血，随之出现皮肤血管内血栓形成及皮肤坏死和（或）弥散性血管内凝血（DIC），甚至导致死亡。

【临床提要】

1. 特发性暴发性紫癜 常发生于儿童。发病前常有不明显的细菌或病毒感染，临床表现有突然发热及寒战，24～48 小时出现紫红色皮损，并很快发展为出血性坏死（图 44-3、图 44-4）。皮损好发于大腿、小腿、臀部及下腹部，深部软组织及大血管受累，常需截肢。

2. 新生儿暴发性紫癜 为蛋白 C 和蛋白 S 完全缺乏所致，病情加重可导致死亡。

3. 获得性蛋白 C 缺乏症 与 DIC、进行性血栓性疾病、脑膜炎球菌性暴发性紫癜及狼疮抗凝物质有关。

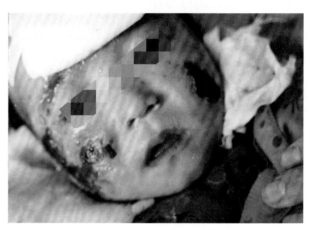

图 44-3 暴发性紫癜
（上海卫生检疫局 戴玉琳惠赠）

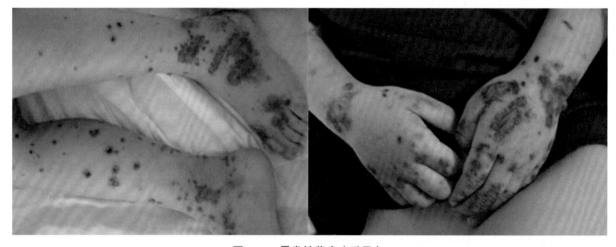

图 44-4 暴发性紫癜（手足）
（深圳市第六人民医院 陆原惠赠）

【治疗处理】

（一）治疗原则

积极抢救，使用抗凝药、糖皮质激素、新鲜血及肝素等抑制凝血，阻止血管内血栓形成。

（二）基本治疗

暴发性紫癜的基本治疗见表 44-4。

表 44-4 暴发性紫癜的基本治疗

靶向治疗	阻止血管内血栓形成，减少皮肤坏死和防止弥散性血管内凝血
系统治疗	支持治疗，抗凝血、输血及应用大量糖皮质激素和抗生素

（三）治疗措施

1. 支持疗法 多次少量输新鲜血，低分子右旋糖酐静脉滴注，成人每次 250 ～ 500ml，儿童每日不超过 20ml/kg，每日或隔日 1 次，7 ～ 14 次为 1 个疗程。

2. 抗感染　感染后暴发性紫癜，如水痘、猩红热、脑膜炎球菌感染、葡萄球菌感染及立克次体感染，要积极应用抗感染药物，如青霉素、阿昔洛韦等，或敏感的抗生素。

3. 大剂量糖皮质激素　泼尼松龙 60 ～ 120mg/d，或甲泼尼龙 500 ～ 1000mg 冲击。儿童，泼尼松龙 2mg/(kg · d)，4 次口服，或静脉滴注 0.25mg/kg，每日 1 ～ 2 次；或甲泼尼龙 4 ～ 30mg/kg 肌内注射或静脉滴注。

4. 给予蛋白 C　治疗蛋白 C 缺陷者。

5. 出现 DIC 时　可用肝素静脉滴注、血小板和凝血因子置换。

6. 坏疽肢体　可截肢，亦有高压氧治疗坏疽性病变取得良效者。

（四）治疗评价

Hattersley 应用肝素钠、泼尼松及输血治疗水痘后严重的暴发性紫癜获得成功。Wadgoen 等主张立即应用肝素钠 100U/mg，每 4 小时静脉注射 1 次，并调整剂量使凝血时间维持在 25 ～ 30 分钟，应用肝素钠治疗可控制此病达数周之久。

（五）预后

本病预后严峻，深部软组织及大血管受累需截肢，新生儿如不及时治疗可发生死亡。

特发性血小板减少性紫癜

特发性血小板减少性紫癜（idiopathic thrombocytopenic purpura, ITP）是一种很常见的免疫介导的出血性疾病，多见于儿童和青年，女性发病率较高。病因：①自身免疫异常，包括体液免疫和细胞免疫异常；②肝脾破坏，血小板增多；③血小板功能障碍和毛细血管因素。

【临床提要】

1. 急性型　①发病特征：起病急，常伴发热，儿童多见，发病前 1 ～ 3 周常有感染史；②出血症状：皮肤黏膜出血较严重，表现为出血点、紫癜或瘀斑，黏膜出血多见于鼻腔、齿龈和口腔，还存在消化道、泌尿道、阴道出血，颅内出血，结膜下及视网膜出血；③肝脾不大；④病程：常有自发缓解，病程一般不超过半年，仅 10% ～ 20% 病例迁延。

2. 慢性型　①发病特征：病程均达半年以上，多见于成年人。②出血症状相对较轻，以皮肤出血多见，器官严重出血少见，可有贫血；③肝脾：约 10% 的病例可肋下刚刚触及。

3. 实验室检查　①血小板计数减少，急性型常低于 20×10^9/L，甚至仅 $(2 \sim 3) \times 10^9$/L，慢性型多为 $(30 \sim 40) \times 10^9$/L；②毛细血管脆性试验常为阳性；③出血时间延长，血块收缩不佳，凝血酶原时间缩短，但凝血时间正常；④血小板抗体测定：超过 10% 则为异常；⑤血小板寿命明显缩短；⑥血小板第 3 因子活动度降低，血小板黏附和聚集功能降低。⑦骨髓中血小板少见。

4. 鉴别诊断　本病需与血小板减少的相关疾病鉴别。

【治疗处理】

（一）治疗原则

防治感染、创伤及颅内出血，根据急性特发性血小板减少性紫癜和慢性特发性血小板减少性紫癜制订治疗方案。

（二）基本治疗

特发性血小板减少性紫癜的基本治疗见表 44-5。

表 44-5　特发性血小板减少性紫癜的基本治疗

靶向治疗	抑制血小板抗体产生、抑制单核巨噬细胞系统（尤其脾脏）吞噬和破坏血小板，使血小板恢复正常，改善临床症状
慢性特发性血小板减少性紫癜	首选糖皮质激素
	免疫抑制剂：长春新碱、环磷酰胺、硫唑嘌呤、环孢素
	其他：炔羟酮、维生素 C、氨苯砜、秋水仙碱、氨肽素、肝素钠、达那唑（减少血小板破坏）
	抗 Rh(D) 免疫球蛋白：减少血小板破坏
	脾切除：血小板抗体合成的重要器官和主要破坏血小板的器官
	控制感染：选用适合的抗生素（血小板 $< 20 \times 10^9$/L 及出血症状明显者）
急性特发性血小板减少性紫癜	糖皮质激素、血小板成分输入、血浆置换、静脉注射免疫球蛋白

（三）治疗措施

1. 急症抢救 防止创伤及颅内出血。止血药有卡巴克络、氨甲环酸、酚磺乙胺、巴曲亭等。可输新鲜血，采血后 6 小时内输入为宜，可保持 80%～90% 血小板活力，采血后 24 小时，其活力明显下降。

2. 糖皮质激素 治疗慢性特发性血小板减少性紫癜首选的糖皮质激素为泼尼松或相应剂量的其他糖皮质激素，通常用量为 1.25mg/(kg·d)。

3. 脾切除 一般慢性特发性血小板减少性紫癜经糖皮质激素治疗 6 个月以上无效者可行脾切除。

4. 免疫抑制疗法

（1）长春新碱（VCR）：开始每周 2mg，静脉注射，1 个疗程 4～6 周。一般用药后 1～2 周血小板即回升，停药后 2～3 周大多数病例又可复发。

（2）硫唑嘌呤：2～4mg/(kg·d)，一般常于治疗数月后才见疗效，临床上与泼尼松合用，疗效更佳。

（3）环磷酰胺：口服量为 50～200mg/d，或静脉注射，每隔 3～4 周 1 次，每次 400～600mg。一般需要 3～6 周才获疗效。

（4）环孢素：口服 10mg/(kg·d)，分 2 次用，共 10～21 日（多数为 6 周）。

5. 达那唑 雄激素衍生物。剂量为 0.1～1.2g，每日 2～4 次。一般用药后 2～6 周血小板有所回升，疗效可维持 2～13 个月。

6. 静脉注射免疫球蛋白 大剂量专供静脉注射用的丙种球蛋白（HD-IgG）静脉滴注，0.4g/(kg·d)，连续 5 日。维持量为 0.4g/(kg·d)，每 1～6 周重复 1 次。

7. 其他尚在探索和试用的治疗方法

（1）联合疗法：如大剂量 IgG 与糖皮质激素联合疗法，使用大剂量地塞米松之后，接着给予 HD-IgG，血小板计数可恢复正常。

（2）秋水仙碱：剂量为 0.6mg，每日 2～4 次，3 例完全缓解，1 例部分缓解，一般在用药后 2 周内生效。

（3）维生素 C：剂量 2g/d，应用维生素 C 后血小板数上升。需 2～12 周生效，可能需要维持治疗。

（4）氨苯砜：单独应用氨苯砜口服，剂量 75mg/d。用药前需排除葡萄糖 -6- 磷酸脱氢酶缺乏症。

（5）小剂量肝素钠：肝素钠应用的方法为腹部脐周皮下注射 1250U/ 次，每日 2 次。

（6）干扰素（IFN）：进行免疫调节，重组 IFNα-2b 对成人难治性特发性血小板减少性紫癜有效。

（四）治疗评价

Proctor 等用短疗程 IFN，300 万 U/ 次 ×12 次，治疗 13 例，11 例血小板明显升高，3 例完全有效（血小板 > 200×10^9/L），持续 3 个月以上。

1. 慢性特发性血小板减少性紫癜

（1）糖皮质激素：应用糖皮质激素者 60%～80% 病情获得改善，其中仅 10%～15% 能达到缓解。

（2）脾切除：70%～90% 显效。45%～60% 完全缓解。脾切除无效者，可与副脾存在有关。

（3）其他：达那唑可使 10%～60% 病例获得满意疗效。环孢素治疗特发性血小板减少性紫癜 8 例，其中 3 例明显改善，2 例缓解 18 个月，1 例用小剂量维持，另 1 例完全停药。肝素钠治疗后，总有效率 71%。

2. 急性特发性血小板减少性紫癜

（1）急性特发性血小板减少性紫癜疗效比慢性特发性血小板减少性紫癜好：目前已知肾上腺皮质激素对急性型有较好的疗效，静脉注射免疫球蛋白对急性型有良好的疗效，而对成人慢性型较差；血浆置换疗法对急性型的疗效也比慢性型为优。

（2）争取短期获得疗效：根据临床经验，急性特发性血小板减少性紫癜大多可自然缓解，病情较严重的仍应采取积极治疗措施，争取短期内获得疗效。

（五）预后

1. 急性特发性血小板减少性紫癜 急性并发颅内出血者占 3%～ 4%，其中因颅内出血死亡者约占 1%。

2. 慢性特发性血小板减少性紫癜 常呈持续性或反复发作，反复发作者有间歇性缓解。缓解长短不一，可 1 个月至数年，少数自发性缓解后不再复发。严重的血小板减少者，可因颅内出血或重要器官出血死亡。

药物性血小板减少性紫癜

药物性血小板减少性紫癜（drug-induced immunologic thrombocytopenic purpura）与服药有关。药物性紫癜多数血小板减少，少数血小板正常。

【临床提要】

1. 发病特征　本病可见于任何年龄，但以中老年人较多见，可能与药物的广泛应用有关。

2. 潜伏期　视所用药物不同而异，如由奎宁、奎尼丁引起者，多在用药后 12 小时之内发病，肝素引起的重型血小板减少多在用药数日后发病，而由金盐引起者，可长达数月不等。

3. 症状与体征　先驱症状有发热、寒战、关节痛、嗜睡和全身瘙痒等，继之突然发生血小板减少和全身出血，以皮肤出血点、紫癜和瘀斑多见，常见口腔黏膜血疱，也可有消化道出血和血尿，如能及时停药，一般于 3～4 日出血停止，1～2 周血小板恢复正常。

4. 临床分型　可分为 3 种类型，即抑制型、免疫型、直接破坏血小板型。

5. 实验室检查　①常规血常规：血小板常明显减少，低于 10×10^9/L，偶尔红细胞和中性粒细胞也有减少；②骨髓象：骨髓巨核细胞数通常正常或增加，少数病例巨核细胞数减少。

6. 鉴别诊断　本病应与特发性血小板减少性紫癜、其他继发免疫性血小板减少性紫癜鉴别。

【治疗处理】

（一）治疗原则

立即停用一切可疑药物。本病多在数日内恢复。若血小板减少显著，出血严重且危及生命，应积极抢救。

（二）基本治疗

药物性血小板减少性紫癜的基本治疗见表 44-6。

表 44-6　药物性血小板减少性紫癜的基本治疗

靶向治疗	减少致敏药物对血小板生成的抑制，阻止抗原抗体反应及直接破坏血小板的作用，使血小板数回升，改善临床症状
分型治疗	
抑制型	停用致敏药物，同再生障碍性贫血（见"治疗措施"）
免疫型直接破坏血小板型	停用可疑药物、输血小板、试用糖皮质激素、全血交换、静脉注射免疫球蛋白停用肝素

（三）治疗措施

1. 抑制型

（1）停用一切可疑的药物

1）全面抑制骨髓造血组织的药物或化学物质：①苯、二甲苯等。②化疗药物：烷化剂，如氮芥、环磷酰胺、苯丁酸氮芥、甲氧芳芥等；抗代谢药物，如阿糖胞苷、巯嘌呤、甲氨蝶呤、硫唑嘌呤等；抗生素类药物，如柔红霉素、多柔比星（阿霉素）等。③有机砷等。

2）可以引起骨髓再生障碍或低下的药物：如氯霉素、磺胺类、三甲双酮、苯妥英钠、抗甲状腺药物、抗糖尿病药、阿司匹林类、保泰松、吲哚美辛、镇静剂（如地西泮、甲丙氨酯、氯氮䓬、氯丙嗪等）、金制剂、染发剂、青霉素、链霉素、新型青霉素Ⅰ、氯苯那敏、乙酰唑胺等。

3）选择性抑制巨核细胞生成血小板的药物：氯噻嗪类、雌激素类、乙醇、甲苯磺丁脲、利托菌素等。

（2）按再生障碍性贫血治疗：依病情选择免疫抑制剂如抗淋巴细胞球蛋白、环孢素、单克隆抗体、T 细胞抗体、甲泼尼龙、静脉注射免疫球蛋白、脾切除和骨髓移植。

2. 免疫型

（1）停用可疑药物：因病情关系不宜停止治疗者，可给予分子结构与原来药物无关的药物继续治疗。如果体内药物排泄较快，一般在 2 日之内血小板即回升。

（2）血小板输入：血小板重度降低和出血严重危及生命者，特别是老年人、高血压患者，在停药后的第 1 日,输入的血小板可在体内迅速被破坏;一般在第 3 日才有好转,故其疗效并不一致。

(3) 糖皮质激素:对药物性紫癜的疗效并不理想,如果停药后给予短时间的糖皮质激素治疗,使单核巨噬细胞受抑制,有可能促进血小板回升。

(4) 重金属所致血小板减少:重金属如金盐及砷剂引起血小板减少时,可用二巯丙醇、二巯丁二钠等药物加速致病药物排泄。

(5) 其他重型患者:也可以试用全血交换疗法和丙种球蛋白静脉注射。

3. 直接破坏血小板型　肝素可通过免疫机制使血小板减少,可使血小板减少 10% ~ 60%。肝素钠所致血小板减少分为短暂性和持久性血小板减少,停用肝素,一般 1 ~ 10 日可使血小板恢复正常。

(四)疗效评价及预后

1. 抑制型　预后较差。文献报道约 800 余例骨髓移植患者中 30% ~ 50% 输入的骨髓能够生长,这些患者已存活 2 ~ 73 个月,5 年生存率为 57%±4%。急性再生障碍性贫血患者中仍有 1/3 ~ 1/2 于 1 年内死亡,死亡原因多为脑出血和败血症。

2. 免疫性　本型一般预后佳,但在急性、严重血小板减少期时,可因脑出血致死。

老年性紫癜

老年性紫癜(purpura senilis)是老年人皮肤和皮下组织内血管脆性增加所致的一种常见紫癜性皮肤病。病因是皮肤胶原弹性蛋白及皮下脂肪丧失和退化,血管缺乏弹性,在活动时皮肤组织受到切力损伤,造成血管破裂出血。

【临床提要】

1. 发病特征　紫癜常自发或因轻微损伤发生,好发于前臂桡侧、伸侧面,手背、颈部,为红色或浅红色瘀点,逐渐形成局限性紫癜。

2. 皮损形态　色泽形状大小不一,呈不规则的境界清楚的暗紫色斑疹或斑片,皮损多在暴露部位,紫癜也可在眼镜架压迫鼻梁处发生。经几周后皮损消退,留下棕色色素沉着(图 44-5)。

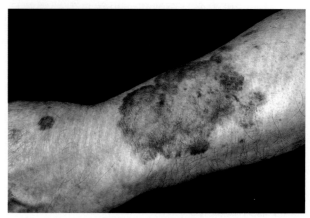

图 44-5　老年性紫癜

3. 实验室检查　除毛细血管脆性增加、束臂试验常为阳性外,各项检查均正常。

【治疗处理】

(一)治疗原则 / 基本治疗

排除其他疾病,如特发性血小板减少性紫癜、过敏性紫癜、血友病及维生素 C 缺乏症。皮损对症处理。老年性紫癜的基本治疗见表 44-7。

表 44-7　老年性紫癜的基本治疗

靶向治疗	保护老年人脆性增加的血管免受损伤,去除诱因,防止切力作用诱发
系统治疗	增加血管壁致密性,应用改善微循环药物

(二)治疗措施

老年人应保护好皮肤,避免切力损伤,如负重、压迫、碰撞、外伤。皮损治疗可给予卢丁或维生素 C、烟酸、维生素 E,也可应用复方丹参滴丸。

(三)治疗评价及预后

几周内自然消退,但可复发,预后良好。

疼痛青紫综合征

疼痛青紫综合征(painful bruising syndrome),又称自身红细胞过敏综合征(autoerythrocyte sensitization syndrome),是指患者对自身红细胞产生过敏反应。

【临床提要】

1. 发病特征　本病好发于 20 ～ 30 岁女性，发作常与精神刺激有关，常见于下肢，继而妥生于躯干、颜面及背部。患者可有胃肠道出血、鼻出血、血尿、生殖道出血等表现及全身症状。

2. 紫癜　皮肤反复出现疼痛性紫癜，局部先有烧灼、针刺和跳动感，继而出现红斑、肿胀，数小时后或于翌日出现单个或成批的大小不等的紫癜。

3. 实验室检查　出凝血时间和血小板计数均正常。自身红细胞皮内注射，在注射部位发生典型的紫癜。

【治疗处理】

（一）治疗原则

病因治疗，避免诱发因素，治疗某些精神、性格障碍，如沮丧、焦虑等，治疗精神创伤，缓解情绪激动。对紫癜和出血等症状对症处理。

（二）基本治疗

疼痛青紫综合征的基本治疗见表 44-8。

表 44-8　疼痛青紫综合征的基本治疗

靶向治疗	防止精神创伤或情绪激动所造成的水肿和毛细血管通透性增加及其所致皮下出血和疼痛
精神治疗	地西泮、安定剂
皮损及出血	大量维生素 C、止血剂或输血

（三）治疗措施

1. 镇静剂　地西泮 2.5mg，每日 3 次，阿普唑仑 0.25，每日 3 次，或多塞平 25mg，每日 3 次；或中药柏子养心丸等综合治疗，以减轻患者精神紧张。

2. 严重出血　可应用大量维生素 C、止血剂或输血。

3. 其他　也可试用赛庚啶 2 ～ 4mg，每日 3 次。

（四）治疗评价及预后

针对情绪障碍的精神治疗可使病情得到缓解，但治疗疗效有限。本病自然病程，红斑与肿胀 1 ～ 2 日消失，紫癜逐渐褪色，1 ～ 2 周后自行消退，也可数周、数月或数年后复发。

冷球蛋白血症

冷球蛋白血症（cryoglobulinemia）是一种原发性或继发性疾病，其特征是血清中出现冷免疫球蛋白，该蛋白在低温时（4℃左右）能自然沉淀，复温后（37℃左右）又能溶解。

冷球蛋白血症发病机制见图 44-6。

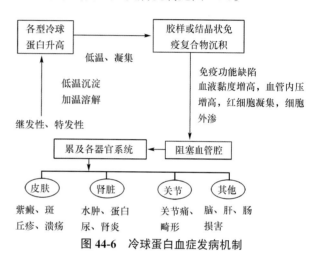

图 44-6　冷球蛋白血症发病机制

【临床提要】

临床表现包括：①皮肤表现，包括雷诺现象、肢端发绀、网状青斑、紫癜、瘀点、瘀斑、荨麻疹、皮肤溃疡、指（趾）坏疽；②全身症状，有寒战、发热、口鼻出血、视力下降、耳聋、呼吸困难、黑便、口炎、血管闭塞、肺部感染及血红蛋白尿，表现为肾小球肾炎、滑膜炎、浆膜炎、高黏滞综合征、贫血、白细胞减少及血小板减少；③实验室检查，发现红细胞形成钱串状、假性凝集及红细胞沉降率加快。

【治疗处理】

（一）治疗原则

继发性冷球蛋白血症主要治疗原发疾病，原发性冷球蛋白血症尚缺乏满意治疗方法。

（二）基本治疗

冷球蛋白血症的基本治疗见表 44-9。

表 44-9　冷球蛋白血症的基本治疗

靶向治疗	原发病理想的靶向治疗是阻断或抑制冷免疫球蛋白产生
病因治疗	治疗原发病，避免寒冷刺激
系统治疗	糖皮质激素、免疫抑制剂、血浆置换、静脉注射丙种球蛋白
监测处理原发病	周围血管炎、多发性骨髓瘤、慢性淋巴细胞白血病、自身免疫性疾病、感染、肝硬化、冠心病

（三）治疗措施

1. 一般治疗　避免寒冷刺激，注意保暖，下肢紫癜者不要长时间站立，关节痛者给予非甾体抗炎药。

2. 糖皮质激素和免疫抑制剂　两类药物可以单独或联合应用于病情较重者。

3. 血浆置换　可清除循环免疫复合物和恢复补体的正常水平，但必须同时应用免疫抑制剂治疗，适用于病情严重者。

4. 其他治疗　氯喹、大剂量丙种球蛋白、α干扰素能抑制冷球蛋白形成，也可应用氨基己酸。

5. 中医药治疗　金匮肾气丸治疗原发性冷球蛋白血症也可获得疗效。

6. 脾切除　IgM-IgG 型冷球蛋白血症患者行脾切除后，症状减轻，血冷球蛋白浓度下降。

（四）循证治疗步序

冷球蛋白血症（合并丙型肝炎）的循证治疗步序见表 44-10。

表 44-10　冷球蛋白血症（合并丙型肝炎）的循证治疗步序

项目	内容	证据强度
一线治疗	低量抗原饮食	A
	干扰素 + 利巴韦林	A
	糖皮质激素	C
二线治疗	糖皮质激素 + 环磷酰胺	C
三线治疗	静脉注射免疫球蛋白 / 血浆置换	C

（五）评价及预后

血浆置换去除冷球蛋白只能取得短期效果，且费用较高。由于寒冷可诱发紫癜，患者应注意保暖，避免受凉。继发性冷球蛋白症的预后取决于原发疾病。

（叶巧园　叶　萍　许宗严）

过敏性紫癜

　　过敏性紫癜（anaphylactoid purpura）为小血管性血管炎的亚型，组织学上为白细胞破碎性血管炎，是一种血管变态反应性出血性疾病，又称免疫性血管性疾病，并伴小血管炎。由于毛细血管脆性及通透性增加，血液外渗，产生皮肤紫癜、黏膜及某些器官出血，表现为关节痛、腹痛、胃炎。其多见于儿童和青年，病因有感染、食物、药物、花粉等。过敏性紫癜发病机制见图45-1。

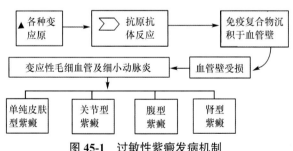

图 45-1　过敏性紫癜发病机制

【临床提要】

　　1. 单纯皮肤型紫癜　主要表现为皮肤紫癜。①基本皮损为可触性紫癜（图 45-2、图 45-3），也可有风团、红斑、斑丘疹、结节、水疱、血疱、坏死或溃疡；②皮损好发于下肢，常呈对称性。

　　2. 腹型（Henoch 型）紫癜　毛细血管受累，有恶心、呕吐、呕血、腹痛、腹泻及黏液便、血便、肠套叠等。

　　3. 关节型（Schonlein 型）紫癜　关节部位血管受累，临床表现为关节肿胀、疼痛、压痛及功能障碍。

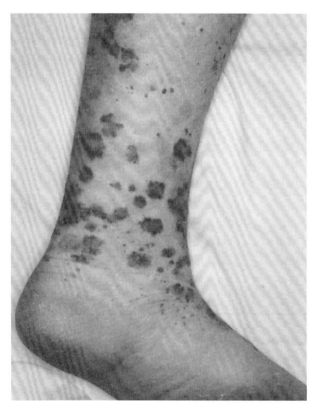

图 45-2　过敏性紫癜（1）

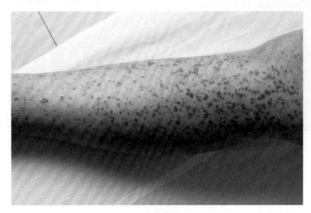

图 45-3　过敏性紫癜（2）

4. 肾型紫癜　肾小球毛细血管炎，临床表现为血尿、蛋白尿及管型尿，偶见水肿、高血压及肾衰竭等。

5. 混合型紫癜　单纯皮肤型紫癜合并其他类型紫癜。

6. 其他紫癜　可因病变累及眼部、脑及脑膜血管而出现相关症状、体征。

7. 实验室检查　①毛细血管脆性试验半数以上阳性。②血小板计数（93% 患者正常）、功能与凝血检查均正常。出血时间可能延长。皮肤都有 IgA、补体 C3 和纤维素的沉积。IgA 型免疫复合物水平升高。

8. 组织病理　毛细血管及小动脉发生免疫性病变，引起血管壁纤维素样坏死和红细胞渗出血管外，血管壁及其周围有中性粒细胞浸润。

【治疗处理】

（一）治疗原则

应尽量找出致敏药物或化学物质，立即撤除或停止接触该类物质，并避免再次接触。如有明显感染，应给予有效抗生素。如果同时存在慢性疾病，治疗潜在的疾病可改善皮肤损害。根据皮肤损害程度和治疗药物毒性及不良反应，治疗药物可分为一线和二线两种。

（二）基本治疗

过敏性紫癜的基本治疗见表 45-1。

表 45-1　过敏性紫癜的基本治疗

靶向治疗	1. 阻止 IgE 参与的速发型超敏反应和 IgG 参与的抗原抗体复合物反应
	2. 抑制肥大细胞释放介质
	3. 抑制血小板聚集、微血栓形成
	4. 减少免疫复合物在血管壁基底膜上沉积及炎症细胞浸润
去除病因	降低血管壁通透性，防止胃肠道、皮肤及黏膜出血，关节水肿
	感染（细菌、病毒、寄生虫）、药物、寒冷（抗原抗体复合物反应）、外伤、更年期、昆虫叮咬、结核菌素试验、精神因素
一般治疗	抗组胺药、芦丁、维生素 C、止血药、卡巴克洛（安络血）
对症治疗	大多数患者尤其是儿童，仅须对症治疗
系统治疗	1. 非甾体抗炎药：治疗关节痛
	2. 糖皮质激素：治疗急性腹痛、肠道出血、关节痛、肾损害
	3. 免疫抑制剂（硫唑嘌呤/环磷酰胺）：治疗肾小球肾炎
	4. 血浆置换、免疫球蛋白疗法、严重肾损害可加用抗凝治疗（如肝素）
	5. 抗感染：上呼吸道感染可用青霉素
局部治疗	应用止痒剂，对症处理
中医药治疗	清热凉血活血

（三）治疗措施

1. 一般治疗

（1）去除病因：细菌和病毒感染，寄生虫感染，食物（异体蛋白）、药物（抗生素、解热镇痛药、镇静催眠药、人工合成雌激素、丙酸睾酮、胰岛素、抗结核药、洋地黄制剂、奎尼丁、麻黄碱、阿托品、奎宁、金、砷、铋、汞等），其他有寒冷、外伤、昆虫叮咬、花粉、种痘、更年期、精神因素。

（2）抗组胺药：基于本病属于变态反应性疾病，故可选用异丙嗪、布可利嗪（安其敏）、氯苯那敏等抗过敏类药物，但其疗效不定。

（3）维生素 C、卡巴克络及芦丁：可增强毛细血管抵抗力，降低毛细血管通透性及脆性，作为辅助药物应用。一般剂量宜大，维生素 C 以静脉注射为好。

2. 对症治疗

（1）腹痛：皮下注射阿托品、山莨菪碱、东莨菪碱等解痉药，可皮下注射 0.1% 肾上腺素 0.3 ～ 0.5ml。

（2）水肿、尿少：可应用利尿剂、山梨醇等；急性肾功能不全时可进行腹膜透析或血液透析。

（3）有脑部并发症者：可用大剂量激素、山梨醇、甘露醇、呋塞米等。

（4）消化道出血：口服止血粉、输血。

3. 普鲁卡因封闭疗法　普鲁卡因具有调节中枢神经系统、抑制过敏反应、使血管功能恢复的功能。

用法：皮试阴性者，以普鲁卡因 150 ～ 300mg 加入 5% 葡萄糖注射液 500ml，静脉注射，每日 1 次，连用 7 ～ 10 日为 1 个疗程。少尿时也可做肾周封闭，但疗效不肯定。

4. 糖皮质激素　泼尼松 20 ～ 60mg/d，分 3 ～ 4 次口服，一旦病情控制，剂量递减至最小维持量，疗程 3 ～ 4 个月。其可抑制抗原抗体反应，改善毛细血管通透性。对单纯皮肤型和关节型有效，但对肾型可能无效，也不能预防肾炎并发症。

5. 免疫抑制剂　主要适用于肾型过敏性紫癜，如硫唑嘌呤 [2 ～ 3mg/（kg·d）] 或环磷酰胺 [2 ～ 3mg/（kg·d）]，服用数周或数月。对肾型或并发膜性、增生性肾炎者（单用激素治疗效果不显著）或有严重并发症如高血压者,可应用免疫抑制剂。

6. 雷公藤制剂　对肾型过敏性紫癜疗效颇佳，复发率较低，复发后再用雷公藤制剂仍然有效。一般应用雷公藤多苷片，1 ～ 1.6mg/（kg·d），分 2 ～ 3 次口服，疗程 3 个月。病情严重者可适当延长疗程。

7. 联合治疗　糖皮质激素联合免疫抑制剂治疗，对尿检异常持续 7 个月以上的患者可采用激素和免疫抑制剂联合疗法。少数用上述疗法效果不明显或有急进性肾损害，血及尿中纤维蛋白降解产物增多，血中总补体或补体 C3 下降者，可联合应用激素、免疫抑制剂、肝素及双嘧达莫，有的病例可奏效。

8. 其他　早期可应用抗组胺药，如氯苯吡胺 2mg，每日 4 次；联合应用非甾体抗炎药，如吲哚美辛 225 ～ 50mg，每日 3 次。依据治疗反应可加用或交替用秋水仙碱 0.5mg，每日 3 次；或羟氯喹 200 ～ 400mg/d。如无治疗效果，可试用氨苯砜。

（1）低剂量免疫球蛋白：有学者以低剂量免疫球蛋白肌内注射治疗过敏性紫癜，初步观察表明治疗有效，但有待进一步随机对照试验证实。

（2）皮肤损害：紫癜、水疱、溃疡采用一般局部处理。

9. 中医药治疗

（1）清热凉血活血消斑，兼以养阴。方药：凉血五根汤加减。

（2）血热者宜凉血、止血。方药：凉血四物汤。

（3）气血不足者宜益气、摄血。

（四）循证治疗步序

过敏性紫癜的循证治疗步序见表 45-2。

表 45-2　过敏性紫癜的循证治疗步序

项目	内容	证据强度
一线治疗	支持治疗（数周至数月自行缓解）	
二线治疗	氨苯砜	B
	糖皮质激素	A
	秋水仙碱	C
	糖皮质激素 + 硫唑嘌呤	B
	糖皮质激素 + 环磷酰胺	B
三线治疗	静脉注射免疫球蛋白	C
	氨基己酸或血浆置换	B
	血浆 XIII 因子（关节型及腹型）	B

（五）治疗评价

1. 静脉滴注免疫球蛋白（IVIg）　继发于这些异常血清蛋白性疾病的紫癜有慢性化倾向，也有大剂量 γ- 球蛋白输注后获得长时间缓解的报道。

2. 糖皮质激素 / 环磷酰胺 / 硫唑嘌呤　能减轻急性期皮肤和肠道出血及水肿、缓解腹痛及关节痛、预防儿童肠套叠，并能缩短皮疹持续时间，但不能减少复发。泼尼松和细胞毒性药物，尤其是环磷酰胺和硫唑嘌呤常用于治疗严重的肾脏损害。

3. 其他　在无对照的研究中发现氨苯砜可以缩短皮损的疗程；小样本研究证实血浆置换疗法和氨基己酸对肾脏损害有效。

（六）预后

1. 本病有自限性　本病通常呈自限性，大多于1～2个月自行缓解，但少数患者可转为慢性。约半数以上缓解的患者于2年后出现一次或多次复发。本病的病程长短与急性期的严重程度、重要器官是否受累、是否反复发作等因素有关。

2. 各型过敏性紫癜病程　单纯皮肤型和关节型者病程较短，1～2周。腹型者病程3～5周；肾型者病程最长，最长达4～5年及以上。

3. 预后相关因素　95%以上的患者预后良好。病死率很低，一般低于5%。单纯皮肤型、关节型预后均良好，腹型若无肠套叠、肠梗阻等并发症，预后较好。肾脏有病变者大多数经治疗后可以恢复，肾脏有严重病变或中枢神经系统有并发症者预后严重，但经积极治疗大多数可恢复。预后差及死亡的患者大多为慢性紫癜性肾炎患者。

变应性皮肤血管炎

变应性皮肤血管炎（allergic cutaneous vasculitis）又称白细胞碎裂性血管炎（leukocytoclastic vasculitis），主要累及皮肤的细小血管（尤其是毛细血管后静脉），并以中性粒细胞浸润及其核破碎为病理特征的血管炎。常见变应原为药物和化学品，感染及潜在疾病如系统性红斑狼疮、类风湿关节炎、淋巴组织增生性疾病和特发性发病与Ⅲ型变态反应有关。变应性皮肤血管炎发病机制见图45-4。

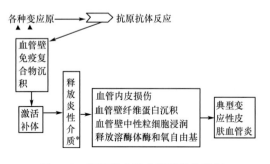

图 45-4　变应性皮肤血管炎发病机制

* 组胺、凝血酶、肿瘤坏死因子 α(TNF-α)、IL-1、IL-6、白三烯 B_4、干扰素

【临床提要】

1. 发病特征　本病常呈急性发病，在接触某种致病因素后迅速出现各种皮疹，可有全身症状，如发热、体重减轻、肌痛、关节痛。

2. 多形皮损　如可触性紫癜、荨麻疹、斑丘疹、结节、瘀斑、大疱、坏死、溃疡（图45-5）。

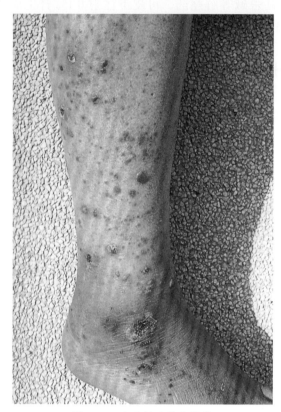

图 45-5　变应性皮肤血管炎

3. 系统损害　重者可有蛋白尿、血尿甚至肾功能不全，也可引起肺炎、末梢神经炎等广泛的系统性病变。

4. 组织病理　活检可见微静脉、微动脉、毛细血管壁中性粒细胞或淋巴细胞浸润，白细胞核破碎及血管壁纤维蛋白样坏死。

5. 诊断　1990年美国变应性皮肤血管炎诊断标准：①发病年龄＞16岁；②发病前服药史；③隆起性紫癜，压之不褪色；④斑丘疹（一处或多处，大小不等、扁平、突出表皮）；⑤皮肤活检显示微动脉或微静脉血管壁或血管外周有中性粒细胞浸润。以上5项中具备3项或以上者即可诊断变应性皮肤血管炎。

（一）治疗原则

按不同病因和依临床类型进行治疗。

应尽量找出潜在的疾病致敏药物或化学物质，立即撤除或停止接触该类物质，并避免再次接触。如有明显感染，应给予有效抗生素。如果同时存在慢性疾病，治疗潜在的疾病可改善皮肤损害。

（二）基本治疗

大部分病例为急性自限性，为轻度、仅有皮肤受累的情况，可能采取支持治疗或对症治疗即可，如适当休息和抬高患肢、穿弹力袜及应用抗组胺药、非甾体抗炎药。有时也外用糖皮质激素、钙调神经磷酸酶抑制剂，还应去除明确的抗原物质、药物，治疗存在的感染，对结缔组织病或肿瘤都应进行治疗。

严重者需要系统治疗，单独使用或联合使用秋水仙碱及氨苯砜对皮肤小血管炎患者均有效。

口服秋水仙碱（0.6mg，每日2～3次）可在2～3周改善皮肤及关节症状。口服氨苯砜（50～200mg/d）可使轻至中度的皮损改善。

严重的、坏死溃疡性皮肤损害，须口服大剂量糖皮质激素如泼尼松1mg/（kg·d）、免疫抑制剂如硫唑嘌呤［2mg/（kg·d）］和甲氨蝶呤（<25mg/w）。

难治系统性血管炎患者使用大剂量糖皮质激素联合环磷酰胺治疗，麦考酚酯和硫唑嘌呤可以代替传统药物而作为诱导缓解治疗及维持治疗的方法，可用上述方法并选用环磷酰胺或糖皮质激素每月静脉冲击治疗，IVIg和（或）血浆置换疗法亦可选用。

生物制剂可用于阻滞血管炎发病机制中的一个阶段或多个阶段，如利妥昔单抗、依那西普等。需要注意的是，这些药物本身也可以引起血管炎。变应性皮肤血管炎的基本治疗见表45-3。

表 45-3　变应性皮肤血管炎的基本治疗

靶向治疗	阻断 III 型变态反应，避免和减少抗原来源，如感染因素和药物等，阻止免疫复合物沉积于血管壁并激活补体，以及其释放多种炎性介质，如白三烯B$_4$、组胺、凝血酶、白细胞介素、肿瘤坏死因子和干扰素等，减轻其所造成的血管损害
去除病因	药物、明确的抗原化学物质、感染
治疗潜在疾病	结缔组织病、冷球蛋白血症、溃疡性结肠炎、淋巴细胞增生性肿瘤
系统治疗	抗生素、抗组胺药、非甾体抗炎药、糖皮质激素、环磷酰胺、硫唑嘌呤、利妥昔单抗、秋水仙碱、氨苯砜
中医药治疗	清热解毒、活血化瘀

（三）治疗措施

1. 一般治疗　必要时卧床休息，抬高患肢以降低静脉压对病变的影响。

2. 去除病因　可形成免疫复合物的抗原种类很多。治疗这些疾病，去除致病因素十分重要。有的较明确，如感染性因素或药物。

3. 治疗潜在疾病　血管炎伴发的疾病有系统性红斑狼疮、干燥综合征、类风湿关节炎、白塞病、高球蛋白血症、冷球蛋白血症、短肠综合征、溃疡性结肠炎、淋巴细胞增生性肿瘤和实质性肿瘤，以上疾病发病过程中可发生变应性皮肤血管炎。

4. 糖皮质激素　对于有系统性表现或坏死性损害的患者，推荐内服糖皮质激素，如泼尼松20～60mg/d，分3～4次口服，一旦病情控制，

剂量递减至最小维持量，疗程3～4个月。

5. 免疫抑制剂　如硫唑嘌呤［2～3mg/（kg·d）］或环磷酰胺［2～3mg/（kg·d）］，服用数周或数月。有条件者，硫唑嘌呤用量应根据硫代嘌呤甲基转移酶（thiopurine methyltransferase）的水平调整。

6. 雷公藤制剂　疗效颇佳，复发率较低，复发后再用雷公藤制剂仍然有效。一般采用雷公藤多苷片，1～1.6mg/（kg·d），分2～3次口服，疗程3个月。病情严重者可适当延长疗程。

7. 抗生素　有一定价值，其中以红霉素和氯霉素较好，也有人用氨苄西林有效。

8. 皮肤/轻型变应性血管炎　如疾病仅限于皮肤，可试用非甾体抗炎药，秋水仙碱0.6mg，每日2～3次，氨苯砜50～200mg/d，可用2～3周。其他早期用抗组胺药，如氯苯吡胺2mg，

每日 4 次；联合应用非甾体抗炎药，如吲哚美辛 25 ～ 50mg，每日 3 次。其机制可能是抑制前列腺素合成。依据治疗反应可加用或替用秋水仙碱 0.5mg，每日 3 次；其机制可能是抑制白细胞趋化因子，稳定溶酶体膜及减轻炎症，或羟氯喹 200 ～ 400mg/d。如无治疗效果，可试用氨苯砜（50 ～ 150mg/d），1 ～ 2 周。

9. 局部治疗 皮肤溃疡一般采取局部处理。

10. 中医药治疗 血管炎基本治法为活血化瘀、清热解毒、抗炎消肿等；其药理作用有扩张血管、减少血小板凝集、增加纤溶，改善微循环。此外尚有控制感染、促进增生性病变的转化吸收、调节代谢失调等作用。中医辨证施治如下。

（1）寒湿型。治则：温经通络。方药：温经通络汤。

（2）气血瘀滞型。治则：理气活血。其适用于气隔血聚的初期，症状较轻者。方药：补阳还五汤加味。

（3）湿热型。治则：清热利湿，化瘀散结。方药：活血解毒汤加减。

（四）循证治疗步序

变应性皮肤血管炎的循证治疗步序见表 45-4。

表 45-4 变应性皮肤血管炎的循证治疗步序

项目	内容	证据强度
一线治疗	观察	C
	去除或终止诱发因素（如药物）	C
	治疗潜在疾病（如系统性红斑狼疮、类风湿关节炎、炎性肠病、感染）	C
	秋水仙碱 / 氨苯砜	C
	非甾体类抗炎药	C
二线治疗	系统应用糖皮质激素	A
	硫唑嘌呤 / 甲氨蝶呤	C
	环孢素 / 吗替麦考酚酯	C
	利妥昔单抗（用于冷球蛋白血症和低补体性荨麻疹血管炎）	A
三线治疗	抗组胺药 / 己酮可可碱	C
	血浆置换 /IVIg	C
	英夫利昔单抗 / 他克莫司	C
	奥马珠单抗 / 阿那白滞素	C

（五）治疗评价

1. 联合治疗 如泼尼松和硫唑嘌呤联合治疗。Heurkens 等报道，患血管炎的 28 例患者伴随类风湿关节炎，应用泼尼松（60mg/d）、硫唑嘌呤 [2mg/（kg·d）] 治疗后，症状得到改善。19 例仅患有皮肤血管炎的患者进入一项随机对照研究，以比较泼尼松加硫唑嘌呤的疗法与先前的疗法。虽然在治疗的前 3 个月，应用泼尼松加硫唑嘌呤患者的血管炎与关节炎症状得到很大程度的改善，而且血管炎的复发率低，但是在随访结束时，此两种治疗方案无显著区别。

2. 氨苯砜 Fredenberg 等报道，3 例此病患者使用氨苯砜 100 ～ 150mg/d 治疗获得成功。

3. 甲氨蝶呤（MTX） 1 例类风湿关节炎患者罹患变态性血管炎，应用小剂量甲氨蝶呤使皮损迅速愈合。停药后皮损复发，再次用药后消退。此外，也有其他有效的病例报道，但同样也有许多血管炎患者由甲氨蝶呤诱发或加重的报道。

4. 血浆置换 Turner 等报道，8 例顽固性患者采取血浆置换治疗。7 例患者症状得到改善。其中 5 例患者基本痊愈。4 例患者在 5 ～ 12 年继续间隔性地采取血浆置换治疗。

（六）预后

大部分病例为急性自限性，仅侵犯皮肤，没有发生进行性内脏损害的危险。然而，系统性变应性皮肤血管炎的转归还应视潜在疾病的治疗效果而定。一般而言，损害通常在 3 ～ 4 周恢复，但可复发或变为慢性，反复发作，持续多年。

荨麻疹性血管炎

荨麻疹性血管炎（urticarial vasculitis，UV）是血管炎的一种亚型，荨麻疹损害和坏死性血管炎是其临床特征，毛细血管后小静脉内免疫复合物沉积可能是其病因。此病还可作为其他疾病的表现之一，如系统性红斑狼疮、低补体血症性荨麻疹性血管炎综合征、干燥综合征及混合性冷球蛋白血症等。

【临床提要】

1. 发病特征 反复周期性发作疼痛性、持续性荨麻疹性皮损，伴或不伴血管性水肿，伴低补体血症性的患者更可能系统受累，可能并发自身免疫性疾病（如系统性红斑狼疮、干燥综合征）和病毒感染。

2. 皮肤损害 荨麻疹性血管炎通常皮损持续超过 24 小时，有灼热和疼痛感，瘙痒不明显，且消退后存在炎症后色素沉着。使用玻片压诊时可见到出血。

3. 临床亚型 ①低补体血症型：伴低补体血症的患者 50% 伴有关节炎、20% 有肺部及胃肠道症状。其他表现包括发热、乏力、淋巴结肿大、肝脾大和呼吸道症状。本型是本病病谱中最严重的类型，临床表现与系统性红斑狼疮相似。②正常补体血症型：血清补体正常的荨麻疹性血管炎患者通常病变仅限于皮肤。③ Schnitzler 综合征：荨麻疹性血管炎合并单克隆 IgM 丙种球蛋白病有发热、关节痛、肝脾肿大。

4. 诊断 / 鉴别诊断 依据反复发作慢性荨麻疹，风团持续时间长，往往 24 ～ 72 小时甚至数日，无瘙痒或轻微瘙痒，而有疼痛的斑块皮损活检显示白细胞破碎性血管炎变化，或有荨麻疹样损害、血管性水肿、发热、关节痛、红细胞沉降率加快及严重低补体血症而诊断。

本病应与荨麻疹及其他免疫复合物病如系统性红斑狼疮、血清病、紫癜、传染性单核细胞增多症、特发性冷球蛋白血症等鉴别。

【治疗处理】

（一）治疗原则

查找相关疾病和可能的病因，采取抗变态反应治疗原则。

（二）基本治疗

荨麻疹性血管炎的基本治疗同白细胞碎裂性血管炎，见表 45-5。

表 45-5 荨麻疹性血管炎的基本治疗

靶向治疗	阻止毛细血管后小静脉内免疫复合物沉积、介质释放及其所造成的损害，同时针对其他潜在疾病进行治疗
监测并治疗系统疾病	系统性红斑狼疮、低补体血症性荨麻疹性血管炎综合征、干燥综合征、混合性冷球蛋白血症、感染、恶性肿瘤、血清病
治疗选择	抗组胺药、抗炎药、秋水仙碱、氨苯砜、羟氯喹、糖皮质激素、免疫抑制剂、利妥昔单抗

（三）治疗措施

1. 原发疾病治疗 对原发疾病如眼虹膜炎、葡萄膜炎及表层巩膜炎、心包炎及心脏瓣膜病、假性脑瘤及周围神经病、胸膜炎及肺部病变、肾小球肾炎及间质性肾炎、单克隆丙种球蛋白病、肿瘤等进行治疗。

2. 继发性和特发性荨麻疹性血管炎治疗 泼尼松（＞ 40mg/d）、吲哚美辛（25 ～ 50mg/ 次，3 ～ 4 次 / 日）、秋水仙碱（0.6mg/ 次，2 ～ 3 次 / 日）、己酮可可碱、氨苯砜（100mg/d）联合己酮可可碱（1200mg/d）及 8 周的氨苯砜。羟氯喹（200mg，每日 2 次）、吗替麦考酚酯 (2g/d) 和甲氨蝶呤（低剂量口服）均有效。仅用抗组胺药物疗效不佳。利妥昔单抗用于低补体血症型有良效。

3. 中医药治疗 参考变应性皮肤血管炎辨证施治。

（四）循证治疗步序

荨麻疹性血管炎的循证治疗步序见表 45-6。

表 45-6 荨麻疹性血管炎的循证治疗步序

项目	内容	证据强度
一线治疗	抗组胺药 / 吲哚美辛	C
	氨苯砜（100 ～ 200mg/d）	C
	羟氯喹（200 ～ 400mg/d）	C
	糖皮质激素	C
二线治疗	硫唑嘌呤	C
	秋水仙碱	B
三线治疗	吗替麦考酚酯	C
	利妥昔单抗（低补体血症）	C

（五）治疗评价

（1）冲击治疗：有报道用地塞米松和环磷酰胺冲击治疗低补体血症性荨麻疹性血管炎（HUV）获得明显好转。方法是环磷酰胺500mg静脉滴注1次，地塞米松100mg静脉滴注，每日1次，共3日。2～4周重复1个疗程。间歇期加环磷酰胺50mg/d口服。16个疗程后停药。

（2）金制剂、己酮可可碱加氨苯砜、血浆置换治疗有成功的报道。局部用糖皮质激素部分有效。

（3）其他：对于继发性和特发性荨麻疹性血管炎，应用不同药物治疗时疗效不同。有散在或无病例对照的报告称单用或合用H$_1$受体拮抗剂、H$_2$受体拮抗剂、钙通道阻滞剂、多塞平、吲哚美辛、甲氨蝶呤、秋水仙碱及己酮可可碱可成功治疗荨麻疹性血管炎，但这些药物均不能控制低补体血症型荨麻疹性血管炎综合征、系统性红斑狼疮、干燥综合征及混合性冷球蛋白血症患者的荨麻疹性血管炎损害。

（六）预后

病程难以预料，在数周或多年内皮损可持续发生。在Mehregan的研究中（纳入72例患者）平均病程36个月，在Sanchez的研究中（纳入40例患者）则为4年（1个月至20年）。正常补体血症型荨麻疹性血管炎为慢性良性病程。影响其发病率和死亡率的主要原因为慢性阻塞性呼吸道疾病和急性喉头水肿。

结节性多动脉炎

结节性多动脉炎（polyarteritis nodosa）是一种系统性中性粒细胞性血管炎，可累及所有器官的中、小动脉，特别是中等大小的肌性动脉。

【临床提要】

1. 经典型结节性多动脉炎

（1）皮肤表现多样：15%的病例沿动脉走向有痛性红斑性皮下结节，可持续数日至数月。皮损主要分布于四肢，下肢多见。40%的病例发现网状青斑，其他皮肤表现有溃疡、瘀斑、坏疽、甲皱襞栓塞和指（趾）末端裂片状出血（图45-6）。

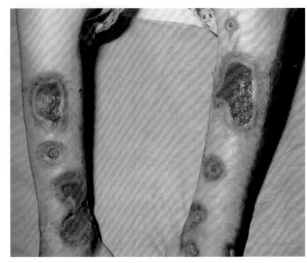

图45-6　结节性多动脉炎
（重庆医科大学　李桂明惠赠）

（2）系统受累：如肾性高血压、腹痛、出血、穿孔和梗死；关节痛、肌痛、充血性心力衰竭、心包炎、传导系统缺陷和心肌梗死；脑血管意外；眼血管炎、视网膜动脉瘤、视盘水肿和萎缩。

（3）非特异性症状：如发热、消瘦、不适、衰弱，半数以上患者有高血压、关节炎、关节痛和肌痛。

2. 良性皮肤型结节性多动脉炎　主要局限于皮肤，为内脏受累较轻、临床过程较长的经典型结节性多动脉炎。

3. 组织病理　主要累及中等大小肌性动脉。血管壁及其周围主要为中性粒细胞浸润，血管壁内弹力膜破坏，血栓形成和红细胞外漏。

【治疗处理】

（一）治疗原则

首先治疗基础疾病如干燥综合征、混合性冷球蛋白血症、毛细胞白血病或类风湿关节炎，本病可以是其皮肤表现或并发症。

（二）基本治疗

结节性多动脉炎的基本治疗见表45-7。

表 45-7 结节性多动脉炎的基本治疗

靶向治疗	抑制抗中性粒细胞自身抗体，减轻中小动脉管壁的细胞浸润，减少血栓形成和红细胞外漏，缓解中小血管坏死和阻塞性全动脉炎，改善临床症状
系统治疗	包括局部措施如用适合步行的压力袜（弹力袜），系统性应用糖皮质激素＋免疫抑制剂、IVIg、抗肿瘤坏死因子抑制剂
抗感染	抗病毒药物（减少病毒抗原产生）、青霉素（治疗链球菌感染）
肢端坏死	前列腺素、钙通道阻滞剂
治疗并发症	心、脑、肾、眼并发症

（三）治疗措施

1. 糖皮质激素＋环磷酰胺 系统性糖皮质激素和其他免疫抑制剂如环磷酰胺可较好地控制疾病。一般来说，受累系统越多，糖皮质激素治疗剂量越大，常需使用数年。一般糖皮质激素和环磷酰胺剂量分别为 $1mg/(kg \cdot d)$ 和 $50 \sim 100mg/d$。对十分严重的患者，可将剂量翻倍。治疗平均需 $18 \sim 24$ 个月。大多数良性皮肤型结节性多动脉炎患者对阿司匹林、泼尼松和甲氨蝶呤有较好的反应，可单独应用或联合用药，通常在数日内即可出现临床疗效。磺胺吡啶治疗在以皮肤损害为主的患者中，也可诱导缓解。

2. 雷公藤制剂 雷公藤多苷或雷公藤片为良性皮肤型结节性多动脉炎的首选药物，对系统型的疗效也很好。

（四）循证治疗步序

良性皮肤型结节性多动脉炎的循证治疗步序见表 45-8。

表 45-8 良性皮肤型结节性多动脉炎的循证治疗步序

项目	内容	证据强度
一线治疗	局部措施（如穿弹力袜、休息、抬高腿部、局部伤口护理）	E
	系统应用糖皮质激素	E
	非甾体抗炎药，青霉素（如果有前驱链球菌感染）	E
	免疫抑制剂：硫唑嘌呤、甲氨蝶呤、吗替麦考酚酯、环磷酰胺	E

续表

项目	内容	证据强度
二线治疗	静脉注射免疫球蛋白，己酮可可碱，羟氯喹	E
三线治疗	依那西普，扁桃体切除术	D
	他莫昔芬，英夫利昔单抗，利妥昔单抗，华法林，托珠单抗	E

（五）治疗评价

1. 甲氨蝶呤 Jorizzo 报道，3 例良性皮肤型结节性多动脉炎患者每周用低剂量甲氨蝶呤治疗有明显疗效。

2. 静脉注射免疫球蛋白 (IVIg) 可治疗小儿良性皮肤型结节性多动脉炎。Uziel 报道 1 例 9 岁皮肤型结节性多动脉炎男性患儿采取 IVIg 治疗，病情迅速缓解。

3. 他莫昔芬 可用枸橼酸他莫昔芬治疗雌激素敏感的皮肤型结节性多动脉炎。Cvancara 报道，雌激素敏感的皮肤型结节性多动脉炎患者联用雌激素治疗使得病情恶化。用枸橼酸他莫昔芬 $10 \sim 20mg/d$ 治疗，可使病情缓解。在 5 日内停用他莫昔芬，病情复发。再次用他莫昔芬病情又迅速缓解。

（六）预后

皮肤受累为主的患者，糖皮质激素、环磷酰胺可应用较低剂量，$3 \sim 6$ 个月可缓解。肾脏疾病和高血压并发症是死亡的主要原因，几乎 50% 死亡病例是死于尿毒症。

Wegener 肉芽肿病

Wegener 肉芽肿病（Wegener granulomatosis，WG）是一种少见的特发性多系统疾病，为泛发性坏死性血管炎，主要侵犯小动脉和小静脉，原因不明，可能与遗传、感染、抗中性粒细胞质抗体（ANCA）、细胞免疫有关。

【临床提要】

本病较少见，多见于 $40 \sim 55$ 岁，男性略多于女性。疾病初期表现多样。

1. 系统症状 ①上呼吸道症状（92%），如流涕、鼻塞、鼻窦区疼痛、鼻咽部溃疡、软腭穿孔（图45-7）；②肺部表现（85%～90%），如咳痰、咯血、呼吸困难、胸痛；③肾脏受累（85%），局灶性和节段性肾小球肾炎；④多关节痛（1/3病例）；⑤眼受累（52%），有眼球突出、眼血管炎；⑥心脏受累（8%）：心包炎、全心炎、冠状动脉炎；⑦神经系统受累（25%），神经炎和癫痫。

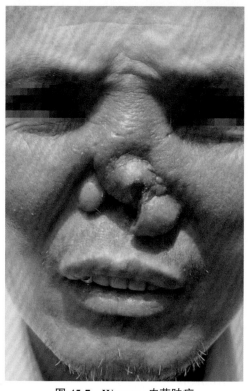

图45-7　Wegener肉芽肿病

2. **皮肤损害**　占50%，主要有可触性紫癜、皮下结节、斑块和溃疡，瘀点性损害，水疱、大疱、脓疱，甲下裂片形出血和指（趾）坏疽。其多发生于四肢，尤其是小腿部，但面部、颈部和躯干也可受累。

3. **组织病理**　典型者有血管炎、肉芽肿性炎症和组织坏死三联征。

4. **诊断**　1990年美国提出4条Wegener肉芽肿病的诊断标准：①鼻或口腔炎症；②胸部X线片异常，胸部X线片显示结节、固定浸润灶或空洞；③尿沉渣异常，镜下血尿 > 5WBC/HP，或红细胞管型；④活检显示动脉壁、动脉周围炎或血管外部区域有肉芽肿性炎症改变。4条标准中凡具备2条者即可诊断。

【治疗处理】

（一）治疗原则

本病为全身性多系统疾病，要依据疾病类型、内脏损害情况和病情严重程度选择治疗方案。

（二）基本治疗

Wegener肉芽肿病的基本治疗见表45-9。

表45-9　Wegener肉芽肿病的基本治疗

靶向治疗	抑制和减轻多系统的中等血管炎症、肉芽肿形成和血管壁的坏死，缓解皮肤和（或）各器官系统损害，改善临床症状
系统治疗	最佳选择：首选糖皮质激素＋环磷酰胺联合治疗（75%以上有效），次选IVIg、硫唑嘌呤、吗替麦考酚酯、甲氨蝶呤、复方新诺明、环孢素 生物制剂：英夫利昔单抗、利妥昔单抗有效，依那西普效果不佳
局部治疗	皮损对症处理，继发感染行抗菌治疗

（三）治疗措施

1. **联合治疗**　口服环磷酰胺2mg/(kg・d)，加口服泼尼松1mg/(kg・d)，直到环磷酰胺的免疫抑制作用出现，泼尼松改为隔日治疗，并逐渐减量，环磷酰胺在诱导缓解后继续用药1年，然后减量。对于暴发性病例，可加大环磷酰胺剂量[3～5mg/(kg・d)]或静脉冲击治疗。

2. **IVIg**　0.4g/(kg・d)，连用5日。

3. **其他细胞毒性药物**　环磷酰胺、硫唑嘌呤、甲氨蝶呤、苯丁酸氮芥和环孢素治疗本病也有效，但以环磷酰胺最好。

4. **复方新诺明**　对局灶型Wegener肉芽肿病有效，但缺乏对照研究。

5. **皮肤损害治疗**　局部清创、治疗继发性细菌感染和保护伤口。

（四）循证治疗步序

Wegener肉芽肿病的循证治疗步序见表45-10。

表 45-10 Wegener 肉芽肿病的循证治疗步序

项目	内容	证据强度
一线治疗	糖皮质激素 + 环磷酰胺	B
	糖皮质激素 + 甲氨蝶呤	B
二线治疗	甲氧苄啶 - 磺胺甲噁唑（复方新诺明）	B
三线治疗	吗替麦考酚酯 /IVIg	C
	糖皮质激素 + 利妥昔单抗	B
	血浆置换	B

（五）治疗评价

1. 糖皮质激素 治疗本病有一定疗效。在环磷酰胺治疗之前，肾衰竭是最常见的致死原因，环磷酰胺的应用极大地改变了该病的预后。

2. 环磷酰胺 + 泼尼松联合治疗 93% 以上的患者获得了完全缓解，平均生存期为 4 年。环磷酰胺的冲击疗法药物剂量可为 15mg/kg，最初可隔 1 周给药 1 次，以后逐渐延长给药间隔，经过 3 个月治疗后，91% 患者得到缓解。

3. 局限性病例 应用甲氧苄啶 - 磺胺甲噁唑治疗也有成功的报道，该药可减少复发率，可作为缓解本病的长期治疗。

（六）预后

1. 未经治疗者 未经治疗的 Wegener 肉芽肿病平均生存时间为 5 个月，2 年内病死率达 90%。仅累及上呼吸道而无肾脏损害者预后较好。特别是系统型，通常继发肾衰竭，不及时治疗可迅速导致死亡。在应用系统性免疫抑制剂之前，平均生存 5 ～ 7 个月，1 年死亡率为 82%，2 年死亡率达 90%。

2. 联合治疗显著改善预后 美国国立卫生研究院（NIH）1983 年总结了 21 年来采用糖皮质激素联合环磷酰胺治疗 85 例 Wegener 肉芽肿病患者，平均随访 51 个月，93% 的患者诱导缓解，仅 6 例（7%）死亡。

持久性隆起性红斑

持久性隆起性红斑（erythema elevatum diutinum，EED）是一种罕见的局限性、轻度慢性白细胞破碎性血管炎，可能与链球菌感染有关。

【临床提要】

1. 皮肤损害 为丘疹或结节，然后逐渐融合为红色、紫红色或铁锈色斑块，对称性累及手背和关节伸侧（图 45-8）。

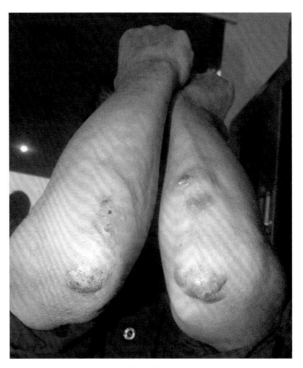

图 45-8 持久性隆起性红斑
（广州中医药大学金沙洲医院 陈忠业惠赠）

2. 相关疾病 持久性隆起性红斑被报道可合并 AIDS、血液病（IgA 单克隆 γ 球蛋白病）、腹部疾病、高 IgG 综合征、Wegener 肉芽肿病和慢性复发性链球菌感染。

3. 组织病理 本病是一种轻度的慢性白细胞破碎性血管炎，伴有缓慢的纤维化。初期为丘疹或结节，对称，以后逐渐增大或融合成不规则形、环状或回形斑块，质地逐渐变硬，直径 0.5cm 至数厘米，呈红色、紫红色或铁锈色，有浸润，好发于四肢。

4. 鉴别诊断 本病需与下列疾病鉴别：面部肉芽肿、环状肉芽肿、血液病、Wegener 肉芽肿病、网状组织细胞瘤、结节病、肥大性扁平苔藓、黄瘤和 Sweet 病。

【治疗处理】

（一）治疗原则

监测伴发病，如少数病例伴有炎性肠病、HIV

感染、坏疽性脓皮病、软组织巨细胞瘤、血液系统疾病，并做相应处理。

（二）基本治疗

持久性隆起性红斑的基本治疗见表 45-11。

表 45-11　持久性隆起性红斑的基本治疗

靶向治疗	阻止中性粒细胞及弥漫性混合性炎症细胞浸润，以及血管周围真皮纤维化。改善慢性纤维化、白细胞碎裂性血管炎症状
系统治疗	非甾体抗炎药、氨苯砜、氯喹、四环素、秋水仙碱、血浆置换、糖皮质激素
局部治疗	外用糖皮质激素或皮损内注射
处理伴发疾病	肠病：无谷胶饮食 HIV 感染：抗反转录病毒治疗

（三）治疗措施

氨苯砜口服后 48 小时内即有显著疗效，开始每晚 50mg，以后逐渐增加至每日 4 次。糖皮质激素外用或皮损内注射仅有轻微改善。伴有大疱的严重病例可选用四环素及烟酰胺，病情控制后单用烟酰胺（0.1g，每日 3 次）。有腹部疾病的患者可能对无谷胶食物有良好反应。间断性血浆置换曾被成功用于治疗 IgA 副蛋白血症。

（四）循证治疗步序

持久性隆起性红斑的循证治疗步序见表 45-12。

表 45-12　持久性隆起性红斑的循证治疗步序

项目	内容	证据强度
一线治疗	氨苯砜	D
	氨苯砜联合抗反转录病毒药物（HIV 相关性疾病）	E
	氨苯砜联合其他制剂（如糖皮质激素、抗生素）	D
二线治疗	磺胺类药物	D
	秋水仙碱	D
	口服糖皮质激素	D
	烟酰胺和四环素	E
	氯喹/甲氨蝶呤	E
	氨苯砜和环孢素	E

续表

项目	内容	证据强度
三线治疗	外用 5% 氨苯砜	E
	局部手术切除（结节性持久性隆起性红斑）	E
	环磷酰胺	E
	血浆置换 ± 沙利度胺	E
	降低环孢素剂量	E
	透皮尼古丁贴	E
	甲泼尼龙	E
	结肠切除术	E
	无麸质饮食	E
	苯乙双胍	E

（五）治疗评价

1. 氨苯砜　Wilkinson 等报道对 13 例患者进行研究，氨苯砜 100mg/d 治疗是最有效的，但仅是部分有效，而且与药物剂量有关。其他有效的药物包括磺胺类药物、糖皮质激素及羟氯喹。

2. 烟酰胺 + 四环素　Kohler 等报道 1 例本病 60 岁女性患者以烟酰胺 100mg、每日 3 次加口服盐酸四环素 250mg、每日 1 次治疗，皮损完全消除。此后，如皮损复发，单独口服烟酰胺足以治疗。

3. 环磷酰胺 / 糖皮质激素　Bernard 等报道 1 例 69 岁男性患者有复发性软骨炎病史，发生本病。采取口服环磷酰胺 100mg/d 及泼尼松龙 20mg/d 治疗有效。2 个月后环磷酰胺停用，泼尼松龙也减至 15mg/d。

（六）预后

预后视伴发病治疗反应而定，本病一般持续数年，甚至长达 25 年，有时可自发消退。

面部肉芽肿

面部肉芽肿（granuloma facei，GF）又称面部嗜酸性肉芽肿（granuloma faciale eosinophilicum），是一种病因不明的局限性肉芽肿性皮炎伴白细胞破碎性血管炎。

【临床提要】

1. 发病特征　损害为单个或多发性，好发于鼻、颊和额部（图45-9），一般无自觉症状，损害缓慢增大，自发性消退罕见。

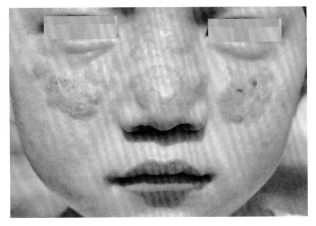

图 45-9　面部肉芽肿
（中国人民解放军白求恩国际和平医院　李成龙、张青迁惠赠）

2. 基本损害　表现为边界清楚的结节或斑块，质软，呈淡红褐色至暗紫色，表面光滑，偶有毛细血管扩张及中央凹陷，常有明显的毛囊开口。

3. 实验室检查　GF 的病理特征与持久性隆起性红斑一样。通常，直接免疫荧光可发现血管周围免疫球蛋白（IgG）和补体沉积。

4. 鉴别诊断　本病需与下述疾病鉴别：假性淋巴瘤、Jessner 病、红斑狼疮、卡波西肉瘤、蕈样真菌病、梅毒等。

【治疗处理】

（一）治疗原则

本病治疗参照慢性肉芽肿、血管炎治疗原则。选用局部和系统治疗，除去皮损。

（二）基本治疗

面部肉芽肿的基本治疗见表 45-13。

表 45-13　面部肉芽肿的基本治疗

靶向治疗	阻止血管周围免疫球蛋白和补体沉积，减轻炎症细胞浸润，消除肉芽肿损害
局部治疗	糖皮质激素注射或霜剂外用，他克莫司、吡美莫司、冷冻、PUVA、表皮磨削、染料激光、电灼
系统治疗	氨苯砜、秋水仙碱、抗疟药、金制剂静脉注射
联合疗法	系统治疗（氨苯砜、秋水仙碱、抗疟药），加糖皮质激素皮损内注射或外涂
手术治疗	切除

续表（右栏上方）

（三）治疗措施

皮损内注射糖皮质激素、冷冻、电凝、二氧化碳激光、皮肤磨削和手术切除均可采用，尽管临床上缺乏对照试验，但如果患者不敏感，可考虑氨苯砜、秋水仙碱或抗疟药与糖皮质激素局部或皮损内注射联合应用。有报道局部 PUVA 和金制剂静脉注射有效。

（四）循证治疗步序

面部肉芽肿的循证治疗步序见表 45-14。

表 45-14　面部肉芽肿的循证治疗步序

项目	内容	证据强度
一线治疗	糖皮质激素	D
	钙调磷酸酶抑制剂	D
	冷冻治疗	D
	激光治疗	D
二线治疗	氨苯砜	D
	氟尿嘧啶	E
	手术	E
三线治疗	秋水仙碱	E
	丁烯酸酯	E
	利妥昔单抗	E
	局部 PUVA 治疗	E

（五）治疗评价

1. 局部治疗　首选糖皮质激素皮损内注射。冷冻治疗联合糖皮质激素皮损内注射有非常好的疗效。局部糖皮质激素外用也有帮助。Dowlati 等报道，冷冻 20～30 秒立即以曲安西龙 5mg/ml 皮损内注射治疗本病，每 3 周重复 1 次。治疗次数取决于患者个体。Apfebberg 等报道 3 例对皮损内注射无效的患者，以氩激光治疗有效，5～23 个月无复发。

2. 氨苯砜　van de Kerkhof 报道一个 4cm 斑块以氨苯砜 200mg/d 治疗有明显改善。

3.氯法齐明　Gomez de la Fuente 等报道 1 例有 10 年病史的患者，皮损位于鼻部，病理诊断为面部肉芽肿。以氯法齐明 300mg，1 次 / 日，持续 5 个月进行治疗，有明显病情改善。

（六）预后

本病无内脏损害的报道，良性经过，一般无自觉症状，损害缓慢增大，可几个月或数年无恶化，偶可自发消退。

恶性萎缩性丘疹病

恶性萎缩性丘疹病（malignant atrophic papulosis）又称 Desos 病，是一种少见的特发性血管闭塞性疾病，其特征性表现为皮肤出现丘疹，迅速形成萎缩性淡白色瘢痕。部分病例可累及胃肠道和中枢神经系统。病因不明。本病可能与病毒、自身免疫和凝血异常或遗传有关。

【临床提要】

1.基本损害　皮损为无症状性群集的红斑性丘疹，丘疹大小为 2 ～ 5mm，平均 30 个甚至 100 个以上，可融合。皮损发展慢，持续数周或数月，最后变成特征性瓷白色，中心有脐凹。单个丘疹可消退，留下小的白色瘢痕。本病可出现荨麻疹样、脓疱性溃疡和肉芽肿性结节。

2.发病特征　本病常发生于 20 ～ 40 岁男性，损害除面部、掌跖外，可累及全身任何部位的皮肤，但多发生于躯干，分批发生。

3.系统损害　胃肠道受累，有恶心、呕吐、腹痛、腹泻、便秘、出血、黑便及吸收不良、穿孔及腹膜炎；神经系统症状有头痛、肢体麻木、共济失调和复视；视网膜及巩膜斑块、球结膜血管微动脉瘤；心、肾、心包及膀胱也可受累。

4.组织病理　特征性损害为楔形缺血性梗死、内皮细胞肿胀及小动脉增生，内膜与内弹力板之间纤维化，血管中膜或外膜无炎症或坏死。

5.诊断与鉴别诊断　诊断只能依靠皮损的形态和病理组织学改变。红斑狼疮与恶性萎缩性丘疹病非常类似，如表皮萎缩、基底细胞空泡变性和真皮黏蛋白沉积，任何怀疑恶性萎缩性丘疹病的患者均应进行红斑狼疮的血清学和（或）免疫荧光检查，以排除红斑狼疮。

【治疗处理】

（一）治疗原则

治疗原则为改善血管内膜炎和血栓形成的闭塞，阻止病情发展，并治疗内脏损害。

（二）基本治疗

恶性萎缩性丘疹病的基本治疗见表 45-15。

表 45-15　恶性萎缩性丘疹病的基本治疗

靶向治疗	抑制血管内膜炎症、血管闭塞和消除血栓形成，减少淋巴细胞浸润、组织缺血性梗死，改善微循环，缓解临床症状
系统治疗	阿司匹林、双嘧达莫、己酮可可碱
伴发病处理	伴有系统性红斑狼疮者，应用肝素、糖皮质激素

（三）治疗措施

1.糖皮质激素　疗效仍有争议，因其能引起肠道穿孔和加重其他症状，伴有系统性红斑狼疮的恶性萎缩性丘疹病患者对糖皮质激素治疗有效。

2.肝素　持续静脉滴注可能有效。

3.提高纤维蛋白溶解活性　华法林和乙雌烯醇可提高纤维蛋白溶解活性。

4.改善微循环　己酮可可碱（400mg，每日 3 次）、双嘧达莫（25mg，每日 3 次）及阿司匹林（100mg/d）联合应用有效。

（四）恶性萎缩性丘疹病的循证治疗步序

恶性萎缩性丘疹病的循证治疗步序见表 45-16。

表 45-16　恶性萎缩性丘疹病的循证治疗步序

项目	内容	证据强度
一线治疗	依库丽单抗 / 曲前列环素	D
	阿司匹林	D
二线治疗	双嘧达莫 / 己酮可可碱	D
三线治疗	静脉注射免疫球蛋白 / 阿哌沙班	E
	系统应用糖皮质激素 / 尼古丁贴	E
	依诺肝素 / 苯乙双胍	E
	乙雌烯醇 / 环孢素	E
对疗效的描述不够充分，无法推荐使用	肝素 / 环磷酰胺 / 托西珠单抗	E
	氯吡格雷 / 前列地尔 / 达肝素	E

（五）治疗评价

有学者认为糖皮质激素治疗无效。有报道显示在一些观察性研究中，口服阿司匹林 0.5g，每日 2 次，双嘧达莫每日 3 次，应用 20 个月，显示有效。Degos 报道，抗凝治疗和应用肝素对某些患者有效。

（六）预后

本病皮损可成群出现，持续数年。预后不容乐观，死亡通常由肠管多发性穿孔产生的暴发性腹膜炎所致，其次为脑梗死。尽管 50% 的患者在 3 年内死亡，但 33% 的患者随访 15 年仅有皮肤损害。

血栓闭塞性脉管炎

血栓闭塞性脉管炎（thromboangiitis obliterans）又称 Buerger 病，是一种中小动脉节段性炎性闭塞性疾病，病理变化为炎症细胞浸润性血栓，而血管壁很少受累，不属于血管炎。本病主要累及肢体（尤其是下肢），内脏不受累。本病与吸烟高度相关。暴露于寒冷和潮湿的环境也是重要因素。

【临床提要】

1. 皮损形态　为受累肢体发冷和体位性肤色改变、疼痛、营养性改变、复发性表浅性游走性静脉炎、动脉痉挛现象和坏疽（图 45-10）。

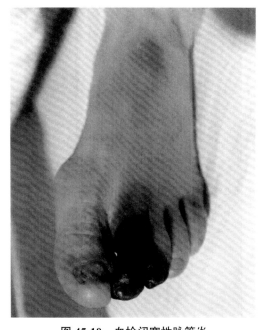

图 45-10　血栓闭塞性脉管炎

2. 临床分期　按肢体缺血程度，本病可分为三期。一期为局部缺血期，患肢麻木、发凉、怕冷、轻度间歇性跛行，短暂休息后可缓解；二期为营养障碍期，上述症状日益加重，间歇性跛行距离越来越短，直至出现持续性静息痛，夜间更剧烈；三期为坏死期，症状继续加重，患肢趾（指）端发黑、干瘪、坏疽、溃疡形成。

【治疗处理】

（一）治疗原则

戒烟及防止受凉、防潮。全身使用血管扩张药、抑制血小板凝集药，活血化瘀，改善微循环。

（二）基本治疗

血栓闭塞性脉管炎的基本治疗见表 45-17。

表 45-17　血栓闭塞性脉管炎的基本治疗

靶向治疗	针对中小动脉闭塞、痉挛和坏死，增加受累动脉支配的皮肤区域血供，减少中央坏死和溃疡形成
避免诱因	严禁吸烟，防止受凉、受潮和外伤，但不应使用热疗，以免组织需氧量增加而加重症状
Buerger 运动法	每日活动患肢数次，建立侧支循环（见"治疗措施"）
系统用药	扩张血管及抑制血小板凝集：前列腺素 E$_1$、α 受体阻滞剂和 β 受体兴奋剂，如妥拉唑林硫酸镁静脉滴注、低分子右旋糖酐
感染	抗生素、高压氧疗法
手术	交感神经节阻滞或切除
局部治疗	消毒清洁创面，防止继发感染，普鲁卡因封闭
中医中药	清热解毒、活血化瘀

（三）治疗措施

1. 一般治疗　戒烟、镇痛，避免穿过紧的鞋袜，对溃疡和坏死采取预防性和局部措施。

2. Buerger 运动法　可试行 Buerger 运动法，患者平卧，抬高患肢 45°，保持 1～2 分钟，然后双肢下垂 2～5 分钟，同时活动双足和足趾 10 次，再将患肢放平，休息 25 分钟，如此反复 5 次，每日做此运动数次有利于侧支循环建立。

3. 药物治疗　可试用：①α 受体阻滞剂，如酚妥拉明、妥拉唑林和酚苄明等；②β 受体兴奋剂，如苄丙酚胺、可酚胺等；③直接作用于小动脉的药物，如烟酸和罂粟碱（不宜长期应用，避免成瘾），己酮可可碱能增加微循环的血流量，提高组织的氧供给，口服 200～600mg，3 次／日；④抗凝药，如低分子右旋糖酐可改善微循环，阿司匹林有抑制血小板作用；⑤伊洛前列素（iloprost），多中心试验，缓解疼痛，促进愈合。

4. 中医药治疗　辨证论治：①阴寒型，多属 Ⅰ 型，宜温经散寒，活血通络，以阳和汤加减。②血瘀型，多属 Ⅱ 型，宜活血化瘀，以活血通脉饮、血府逐瘀汤治疗。③湿热型或热毒型，多属 Ⅲ 型，以清热利湿治之，常用四妙勇安汤加减。④气血两亏型，多属久病不愈，体质已虚者，以补气养血辅以活血化瘀，常用顾步汤加减。

5. 手术治疗　血管痉挛显著、药物治疗无效时，可采用腰交感神经节阻滞术、腰交感神经节切除术、动脉重建、静脉动脉化等。组织坏死已有明确界限者，需做截肢（趾、指）术。

6. 局部处理　对于干性坏疽创面，应在消毒后包扎创面，预防继发感染。感染创面可做湿敷处理。

（四）循证治疗步序

血栓闭塞性脉管炎的循证治疗步序见表 45-17。

表 45-17　血栓闭塞性脉管炎的循证治疗步序

项目	内容
一线治疗	戒烟 局部伤口护理 镇痛药
二线治疗	抗血小板药物 口服血管扩张药 西洛他唑 己酮可可碱
三线治疗	伊洛前列素 血管成形术 动脉手术切除术或旁路移植手术 交感神经阻断术 截肢

（五）治疗评价及预后

中西医结合治疗能改善症状，但本病最重要的是禁止吸烟。在一组 69 例患者的研究中，71% 的患者因疾病发展而终止工作，83% 的患者坚持他们的吸烟习惯。继续吸烟的患者预后较差，已戒烟的患者预后欠佳。一些治疗仅能减轻本病症状。如果血管扩张药治疗失败，可试行交感神经切除术。本病患者最后常需截肢。

显微镜下多血管炎

显微镜下多血管炎（microscopic polyangiitis，MPA）又称显微镜下结节性多动脉炎（microscopic polyarteritis nodosa）、显微镜下多动脉炎（microscopic polyarteritis），是毛细血管、小静脉和中等大小动脉的血管炎。1994 年共识会议将其定义为显微镜下多血管炎，因并非所有病例均有动脉受累。

病因尚不明确，通常认为本病是特发性疾病。有学者认为药物和环境暴露可能是本病的诱发因素之一。

【临床提要】

1. 基本损害　表现为毛细血管、小静脉和中等大小动脉的血管炎，可触及紫癜，多发生于下肢（图 45-11），碎片形出血，溃疡少见。

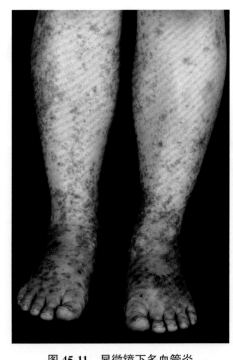

图 45-11　显微镜下多血管炎

2. **系统损害**　肾脏受累（90%），病理改变是微量免疫性新月体性坏死性肾小球肾炎，出现血尿、蛋白尿，可发展为终末期肾衰竭。肺部受累（25%～50%）时，患者可有严重的肺泡出血、肺毛细血管炎。神经受累（35%），主要表现为周围神经病或多发性单神经炎。白细胞计数、红细胞沉降率、C反应蛋白增快增高，可见嗜酸性粒细胞增多，部分患者类风湿因子和抗核抗体阳性。75%患者抗中性粒细胞胞质抗体（ANCA）阳性，其中60%为核周型（pANCA），15%属胞质型（cANCA）。

3. **组织病理**　典型表现包括最小血管（如毛细血管、微静脉和微动脉）的节段性坏死性血管炎及小和（或）中等大小动脉的血管炎。

4. **诊断与鉴别诊断**　依据临床表现和病理特征，有节段性坏死性和新月体性肾小球肾炎，伴有肾外小血管的血管炎，无肉芽肿改变或哮喘，可以诊断。

本病应与结节性多动脉炎如Wegener肉芽肿病、变应性肉芽肿性血管炎（Churg-Strauss综合征）及某些药物诱发的血管炎鉴别。

【治疗处理】

（一）治疗原则

本病尚无对照治疗的评估，主要选用泼尼松和免疫抑制剂治疗。

（二）基本治疗/治疗措施

本病可应用糖皮质激素治疗，如泼尼松1mg/（kg·d），肾脏、肺部及神经受累时，可加用环磷酰胺，环磷酰胺可静脉冲击（每月0.5～1.0g/m²）。硫唑嘌呤、麦考酚酸治疗或IVIg可作为激素替代治疗。最近应用生物制剂如利妥昔单抗、英夫利昔单抗治疗有效。

一线治疗：糖皮质激素；二线治疗：糖皮质激素＋环磷酰胺；三线治疗：硫唑嘌呤、吗替麦考酚酯、IVIg。

（三）预后

显微镜下多血管炎较经典结节性多动脉炎更容易复发。

（郭红卫　刘业强　路　涛　范　敏

苏　禧　王洁娣）

光化性唇炎

光化性唇炎又称光线性唇炎（actinic cheilitis）、日光性唇炎（solar cheilitis），其慢性型有灰白色角化性斑块者易发生癌前病变，病损局限于唇红部黏膜，常发生于肤色白皙者的下唇。最显著发病因素是长期受来自日光的紫外线辐射，慢性刺激和吸烟也可能起重要作用。

本病可能是体内卟啉代谢障碍引起光敏感，从而导致唇黏膜的炎症性反应。影响卟啉代谢的因素有过食某些中草药和蔬菜（如当归、灰菜）、某些药物（如四环素、磺胺类药物）及肝脏疾病等。

【临床提要】

1. 急性型 唇红部充血肿胀，密集性水疱、糜烂、结痂或溃疡。损害以下唇为主。自觉灼热刺痛。

2. 慢性型 下唇干燥、脱屑，黏膜增厚、变硬、皲裂。自觉干燥不适，如出现灰白色角化性斑块、硬结或溃疡，应考虑恶变。

3. 实验室检查 进行血、尿、粪卟啉测定，尿卟啉测定简便易行。阳性者诊断可以确立。

4. 组织病理 角化过度、角化不全、棘层肥厚及上皮发育异常，后者表现为轻度角化不良至原位鳞状细胞癌。

5. 鉴别诊断 本病需与扁平苔藓、盘状红斑狼疮、卟啉病、多形红斑等鉴别。

【治疗处理】

（一）治疗原则 / 基本治疗

治疗原则：①遮蔽强烈日光，戴口罩，发病后限制于室内活动 5 ～ 7 日；② 不宜使用诱发本病的口红或唇膏；③涂搽遮光剂，如防晒唇膏，对可疑持久的肥厚损害应行活检。基本治疗有氟尿嘧啶治疗、物理治疗、手术（下唇、唇缘切除术）。

光化性唇炎的基本治疗见表 46-1。

表 46-1　光化性唇炎的基本治疗

靶向治疗	纠正卟啉代谢异常，阻断紫外线照射，避免其他诱发因素，治疗其所造成的损伤，改善临床症状
避光	防晒，涂防晒膏，服防光敏药物
局部治疗	奎宁软膏、糖皮质激素、冷冻、激光、光动力治疗、氟尿嘧啶、咪喹莫特乳膏
系统治疗	氯喹 / 羟氯喹、对氨基苯甲酸（PABA）、复合维生素
监测癌变	如出现灰白斑块、结节与溃疡，应警惕癌变，如活检证实，则手术切除

（二）治疗措施

1. 病因治疗　停服有关光敏性药物及食品，如芹菜、青菜、无花果等；停用某些化妆品等。平时应避免服用光敏性药物，如苯巴比妥、苯妥英钠、磺胺类药物、灰黄霉素等。发病后限制患者在室内 5 ～ 7 日，症状常可消退。

2. 避光　应用遮光剂，外用防晒唇膏，如 1% 对氨基苯甲酸软膏、5% 奎宁霜、地塞米松软膏等。服用避光剂，如外出时口服一片羟氯喹，促进体内卟啉代谢。其他有烟酰胺、复合维生素 B 等。

3. 药物治疗　外用维 A 酸软膏；短期小剂量应用糖皮质激素如泼尼松等也有一定疗效。

4. 其他　有灰白色角化性斑块者可考虑冷冻、二氧化碳激光治疗及涂搽 5% 氟尿嘧啶软膏或唇红手术切除。

（三）治疗评价及预后

1. 避免日晒　多数情况下，单纯避免日晒就能防止进一步损害，使用防晒唇膏也有好处。

2. 冷冻激光　有效，尤其适用于局限性损害。

3. 氟尿嘧啶　对于演变为黏膜白斑的严重病例，局部使用氟尿嘧啶可以治愈。

4. 唇红缘切除术　上述治疗失败者可能需做下唇唇红缘切除术。切除暴露的唇黏膜并将内侧唇黏膜移至唇外侧的皮肤交界处有效，但因有激光治疗，手术已较少使用。

5. 光动力疗法　使用 5- 氨基酮戊酸（5-aminole-vulinicacid）的光动力疗法也已显示出治疗潜力。

6. 癌变　发生于反复不愈的慢性光化性唇炎。出现乳白色斑块，组织学上若表皮细胞有异形性改变，应考虑为光线性白斑病，部分黏膜白斑病可进一步发展为鳞状细胞癌，应及时手术活检。

7. 有明显的季节性　春末起病，夏天加重，秋天减轻或消退。

接触性唇炎

接触性唇炎（contact cheilitis）指唇部因接触外界化学物质而发生的局部刺激性或变应性反应。

【临床提要】

1. 基本损害　红肿、水疱、糜烂、结痂为急性接触性唇炎的特征，而干燥、脱屑、增厚、皲裂为慢性接触性唇炎的特征，后者可发展为白斑、疣样结节甚或癌变。

2. 发病特征　本病多见于妇女。口红唇炎（lip-stickcheilitis）有时局限于唇红，一般扩展至唇红之外；各种病因引起者表现各异，其中食物所致者常累及口周皮肤。

3. 诊断　可做斑贴试验，此前应仔细审查唇部化妆品的成分，以保证所有变应原皆受到检测。

【治疗处理】

（一）治疗原则 / 基本治疗

仔细查找致敏物质，基本治疗为外用类皮质激素、护唇油膏。接触性唇炎的基本治疗见表 46-2。

表 46-2　接触性唇炎的基本治疗

靶向治疗	去除刺激或变应原，减轻唇部上皮细胞水肿、炎症细胞浸润，恢复上皮缺损和正常屏障
除去病因	避免刺激因素，如风吹、寒冷、辛辣食物、芒果、口红、牙科制剂（汞、丁香酚）、乐器的金属吹口
局部治疗	外用抗炎软膏、糖皮质激素软膏（或局部注射）、鱼肝油软膏，激光
系统治疗	短期小剂量应用泼尼松

（二）治疗措施 / 治疗评价及预后

1. 急性期　可用生理盐水、3% 硼酸溶液等冷敷，每日 3 ～ 4 次，每次 30 分钟。口服抗组胺药物，严重者可短期小剂量应用糖皮质激素，如泼尼松龙 5mg，每日 3 次。

2. 慢性期　外用糖皮质激素制剂，但长期使用强效制剂可导致萎缩。慢性期可外用润肤膏。或皮损内注射曲安西龙 20mg/ml，每次 1～2ml，分次注射。低能量激光（如氦-氖激光）照射，每日 1 次，每次 10～20 分钟，连续 10～30 次，可获理想的效果。

3. 去除致敏物质　预后良好。

剥脱性唇炎

剥脱性唇炎（exfoliative cheilitis）是以唇红缘持续性脱屑为特征的慢性、浅表性炎症性疾病。病因不明，其多见于年轻女性，特别是神经质者。

【临床表现】

（1）基本损害：有结痂、鳞屑、显著的脱屑，鲜红和发亮的湿润面。唇红缘常干燥而发生皲裂、出血，伴有疼痛及触痛（图 46-1）。

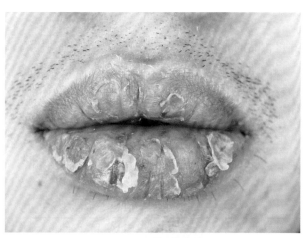

图 46-1　剥脱性唇炎
（广东医科大学　李文惠赠）

（2）发病特征：损害一般始发于唇中部，随后扩展至整个下唇，有时可波及上唇或面部。病程常持续数月至数年。

（3）鉴别诊断：本病需与接触性唇炎、光化性唇炎、腺性唇炎、盘状红斑狼疮、黏膜良性淋巴细胞增生症及黏膜浆细胞增生症鉴别。

【治疗处理】

（一）治疗原则

本病需避免各种致病和刺激因素，可采取外用糖皮质激素霜和物理治疗。

（二）基本治疗

剥脱性唇炎的基本治疗见表 46-3。

表 46-3　剥脱性唇炎的基本治疗

靶向治疗	抑制唇口炎症，减少真皮炎症细胞浸润，恢复正常的上皮角化
方法选择	外用糖皮质激素软膏、他克莫司软膏或局部泼尼松封闭

（三）治疗措施

（1）可试用氨苯砜 50mg，每日 2 次；氯喹 250mg，每日 1～2 次；维生素类药物和抗组胺药均可服用。

（2）外搽润肤露、糖皮质激素软膏、他克莫司乳膏或抗生素软膏。

（3）当出现裂隙时，可以使用硝酸银或氧化锌软膏。

（4）顽固性病例可用泼尼松龙及普鲁卡因等量局部封闭。

（5）药物离子透入，如 5%～10% 碘化钾或 5% 普鲁卡因导入唇部。

（四）治疗评价及预后

唯一普遍有效的治疗方法是去除能够发现的致病因素。局部使用糖皮质激素霜剂通常有帮助。病程缓慢，病情持续数月至数年不等。

腺 性 唇 炎

腺性唇炎（cheilitis glandularis）是一种主要累及唇部小涎腺的炎症性疾病。病因不明。本病与日光照射、吸烟、感染、遗传、过敏有关。近来认为本病是克罗恩病的一种表现，至少与胃肠道疾病的关系甚为密切。

【临床提要】

1. 皮损特点　上下唇皆可罹患，常在下唇发病。唇呈弥漫性肥厚肿大、外翻，唇内侧黏膜有散在数量不等的紫色颗粒状突起，中心为腺导管开口，挤压时有透明黏液溢出，扪诊可触及多个散在小结节，其为肿大的腺体。

2. 病理　为非特异性腺体增生、肿大及导管扩大与炎症细胞浸润。

【治疗处理】

（一）治疗原则 / 基本治疗

本病应避免刺激因素，保持口腔卫生。治疗依据原发性刺激而定，大多数病例的治疗与光化性唇炎相似。腺性唇炎的基本治疗见表 46-4。

表 46-4　腺性唇炎的基本治疗

靶向治疗	避免刺激，抑制黏液腺体、腺管增生肥大，减轻其炎症细胞浸润，改善临床症状
局部治疗	注射倍他米松（得宝松注射液），外用糖皮质激素、金霉素甘油、鱼肝油软膏
系统治疗	碘化钾、替硝唑
手术治疗	下唇唇红切除术，疑有恶变，手术根治

（二）治疗措施

1. 系统治疗　感染时应用抗生素和替硝唑。10% 碘化钾 2 次 / 日，每次 10ml，可能增加涎腺分泌，稀释分泌物，但要注意碘过敏。也可口服糖皮质激素治疗。感染时应给予足量的抗生素。

2. 局部治疗　糖皮质激素封闭，如泼尼松龙混悬液，外用抗生素激素软膏、金霉素甘油、碘伏、放射性核素 ^{32}P 贴敷。

3. 手术治疗　疗效不佳者，或唇肿外翻明显者，可做唇整形术。有恶变迹象时应手术切除。

（三）治疗评价及预后

唇内注射曲安西龙对部分病例有效。本病癌变率为 18% ～ 35%。

浆细胞性唇炎

浆细胞性唇炎（plasma-cell cheilitis）系唇部的炎性疾病，为发生于下唇的界限清楚、暗红色、有漆样特征光泽的浸润性斑块，组织学以浆细胞浸润为主。Luger 认为本病与 Zoon 浆细胞性阴茎头炎是同一种疾病。这种以浆细胞浸润为主的炎症还可见于口腔、外阴。

【临床提要】

1. 黏膜损害　唇黏膜有疼痛性或无痛性溃疡或水肿性斑块，黏膜肥厚浸润，表面结痂、脱屑，后期有萎缩改变（图 46-2）。

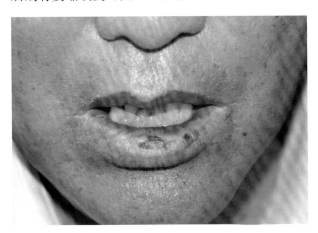

图 46-2　浆细胞性唇炎
（新疆维吾尔自治区人民医院　普雄明惠赠）

2. 发病特征　本病好发于下唇，但上唇也可受累。本病呈慢性经过，病情较长。

3. 组织病理　黏膜上皮轻度增生伴海绵形成，真皮内水肿，有成熟的浆细胞浸润。

4. 鉴别诊断　本病需与浆细胞瘤及唇黏膜鳞状细胞癌、黏膜白斑鉴别，因其也有广泛性浆细胞浸润。

【治疗处理】

（一）治疗原则 / 基本治疗

本病应避免刺激，减轻针对浆细胞浸润炎症。

（二）治疗措施

1. 避免刺激　减少病理性、物理机械性刺激，减少长期光线作用，避光，可外涂避光剂。

2. 局部治疗　糖皮质激素外用或局部封闭，他克莫司乳膏外用。

3. 灰黄霉素　也有报道用灰黄霉素每日 500mg 治疗。

（三）治疗评价及预后

对症治疗，预后较好，密切观察，有无伴发唇黏膜恶性或癌前病变，如唇部鳞状细胞癌或黏膜白斑。

良性淋巴增生性唇炎

良性淋巴增生性唇炎（cheilitis of benign lympholysis）是良性淋巴组织增生的唇部表现，以唇部淡黄色痂皮覆盖的局限性结节损害伴阵发性剧烈瘙痒为特征。

本病病因不明，可能与胚胎发育过程中残留的原始淋巴组织在光辐射下增生有关。

【临床提要】

1. 基本皮损　常表现为单个或多个局限性结节状损害。损害上覆淡黄色痂皮，少量白色鳞屑，无明显炎症，基底柔软。有大量淡黄色稀薄液体自痂皮下溢出，此后瘙痒缓解，液体停止流出，又结成黄痂。

2. 发病特征　唇部是其好发部位。以青壮年女性较多。病变多见于下唇唇红部。患者有阵发性剧烈瘙痒感，因而咬唇或揉擦止痒。每日反复 1 ~ 2 次。

3. 病理　真皮有特征性的淋巴滤泡样结构，故本病又称淋巴滤泡性唇炎。

4. 鉴别　本病淡黄色液体溢出和痂皮应与腺性唇炎鉴别。后者常呈多发性散在小结节，位于下唇黏膜下，只有在翻转下唇并挤压时才见溢出，黄色痂皮多见于晨起时。本病局限性损害和结痂应与盘状红斑狼疮鉴别。后者好发于下唇唇红部。

【治疗处理】

本病应避免日照暴晒。由于本病对放射线敏感，既往用放射性核素 ^{32}P 贴敷治疗，可试用冷冻或激光治疗。渗液和痂皮可用 0.1% 依沙吖啶溶液湿敷去除。干燥损害可用安抚保湿霜，瘙痒明显者可涂搽达克罗宁霜或糖皮质激素制剂。

口 角 唇 炎

口角唇炎（angular cheilitis）常为维生素 B_2 缺乏，白色念珠菌或金黄色葡萄球菌感染导致。易感因素包括无牙患者口裂加深、义齿修复体所致垂直距离缩短伴口角处皱折加深、多涎症所致流涎、舔唇、特应性及局部刺激。

【临床提要】

1. 皮损特点　两侧口角部位红斑、水肿、渗液、结痂和皲裂（图 46-3），长期可能呈肉芽肿样。自觉轻微烧灼感及干燥感。一般数周可愈，易于复发。

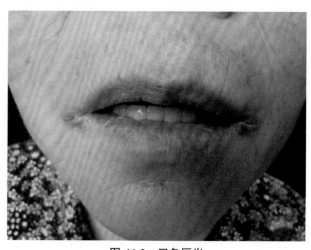

图 46-3　口角唇炎
（东莞市常平人民医院　曾文军惠赠）

2. 临床分型　①维生素缺乏或营养不良性口角炎，为维生素 B_2 缺乏病（舌炎、阴囊炎）；②细菌性口角炎；③真菌性口角炎；④皱褶性口角炎（颌间垂直距离过短性口角炎）；⑤创伤性口角炎；⑥变态反应性口角炎。

【治疗处理】

（一）治疗原则 / 基本治疗

治疗原则：去除刺激因素，纠正不良习惯，修复缺失牙，矫正间距；使用氯碘喹啉、氢化可的松软膏。口角唇炎的基本治疗见表 46-5。

表 46-5　口角唇炎的基本治疗

靶向治疗	阻断流涎、舔唇、特应性局部刺激所致炎性浸润、渗出、糜烂
病因治疗	去除局部刺激，如营养不良、维生素缺乏、感染创伤、变态反应或接触药物或化学物质、牙齿磨耗或缺牙过多，造成颌间垂直距离过短、口角流涎
治疗方法	多种维生素，尤其维生素 B_2，胶原注射修复口角，修改义齿修复体，矫正颌间垂直距离过短，恢复正常颌间高度，局部用 0.1% 依沙吖啶溶液湿敷，莫匹罗星软膏

（二）治疗措施

1. 一般治疗 营养不良性口角炎应补充营养及维生素。球菌性口角炎应使用广谱抗生素。真菌性口角炎患者应增强机体抵抗力。

2. 营养不良 口服复合维生素 B 或维生素 B₂。有铁、维生素缺乏症者应给予补充。

3. 合并念珠菌感染 可外用或内服抗真菌药。

4. 细菌感染 外用红霉素软膏，也可应用抗炎防腐药，如 0.1% 氯己定、1∶5000 呋喃西林湿敷、2% 磷酸氢钠湿敷。

5. 皱褶性口角炎 矫正颌间垂直距离过短。

（三）循证治疗步序

口角唇炎的循证治疗步序见表 46-6。

表 46-6 口角唇炎的循证治疗步序

项目	内容	证据强度
一线治疗	外用咪康唑霜、酮康唑霜或制霉菌素霜，每日涂 2～3 次，持续 2～3 周	D
	外用多黏菌素 B 或莫匹罗星软膏，每日涂 3～4 次直到痊愈	D
	每晚取下义齿，用 2% 氯己定溶液或 0.02% 次氯酸钠溶液清洗过夜。在重新安装前清洗并风干。需要注意的是氯己定和制菌霉素相互灭活，因此不应同时应用	D
二线治疗	全身抗真菌治疗（氟康唑），每日 50～100mg，每周 3 次，100～200mg，或每周 150mg 直到痊愈	E
	两性霉素 B 霜，每日 3～4 次，持续 7～14 日	E
三线治疗	填充剂注射	E
	口腔修复评估及治疗	E
	含木糖醇或醋酸氯己定和木糖醇的口香糖	B
	0.5% 结晶紫溶液，每日 2 次	E
	光动力治疗	E
	外用臭氧橄榄油，每日 2 次	E

（四）治疗评价及预后

同时联合局部使用制霉菌素。胶原注射或植入 SoftForm 移植物使口角皱褶消失。局部切除、然后皮瓣移植，不作为治疗的首选。寻找致病原因，针对病因进行治疗后一般都能很快恢复。

复发性阿弗他口炎

复发性阿弗他口炎（recurrent aphthous stomatitis, RAS）表现为反复发作的局部溃疡，剧烈烧灼痛，病程为自限性。病因为免疫介导的上皮细胞损害。易感因素包括感染、创伤、免疫、应激、消化道疾病、营养不良、内分泌变化。复发性阿弗他口炎发病机制见图 46-4。

【临床提要】

1. 皮损特点 溃疡最常发生于颊黏膜，也见于唇黏膜、龈颊沟、舌、软腭及口咽（图 46-5、图 46-6）。病损经历斑疹、丘疹、丘疱疹、溃疡，其上有淡黄色纤维素膜覆盖，周围有红晕。自觉不适或疼痛。

2. 临床类型 ①轻型阿弗他溃疡：直径为 2～10mm，最常见，可能有一个或多个病损，7～10 日后愈合；②重型阿弗他溃疡：直径大于

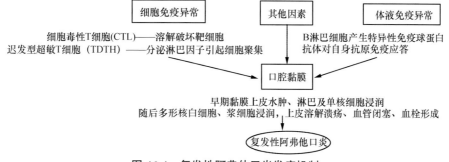

图 46-4 复发性阿弗他口炎发病机制

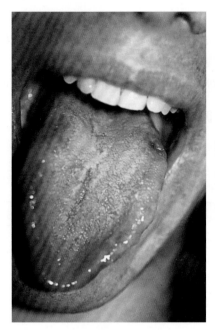

图 46-5　复发性阿弗他口炎（1）

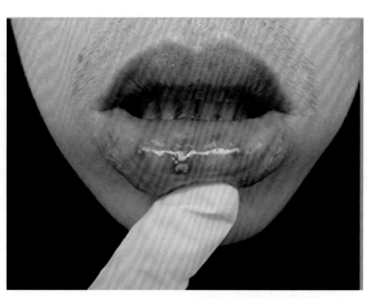

图 46-6　复发性阿弗他口炎（2）
（东莞市常平人民医院　曾文军惠赠）

10mm，10～30 日愈合；③疱疹样溃疡：类似单纯疱疹性口炎，直径 1～2mm，7～30 日愈合。

3. 鉴别诊断　需要鉴别的疾病包括唇单纯疱疹、复发性单纯疱疹性口炎、疱疹性咽峡炎、手足口病。

【治疗处理】

（一）治疗原则

（1）避免刺激因素，如口腔创伤、化学物质刺激、精神紧张或病毒感染。

（2）多数患者局部用药后可以缓解疼痛或达到临床痊愈，而频繁发作、重症者需系统用药治疗。

（二）基本治疗

复发性阿弗他口炎的基本治疗见表 46-7。

（三）治疗措施

1. 局部治疗

（1）镇痛：0.5% 达克罗宁涂搽，溃疡处注射利多卡因，可暂时解除疼痛。

表 46-7　复发性阿弗他口炎的基本治疗

靶向治疗	消除病因、阻断免疫反应、减少免疫复合物沉积、抑制毛细血管内皮细胞肿胀及管腔狭窄坏死
监测处理基础疾病	参见"复发性坏死性黏膜腺周围炎"
局部治疗（消炎、镇痛，促进溃疡愈合）	1. 膜剂：口腔溃疡膜（四环素泼尼松膜）、金霉素药膜、氯己定药膜、生物黏附剂 2- 辛基氰基丙烯酸酯膜 2. 糊剂：罗红霉素鱼肝油糊剂、金霉素甘油、糖皮质激素软膏、氨来占诺糊剂及贴片 3. 中医散剂：锡类散、冰硼散、金冰霜及生肌散 4. 理疗：激光、微波等 5. 其他：表面麻醉剂（利多卡因、0.5% 达克罗宁、苯佐卡因）、腐蚀性药物（1% 硝酸银，铬酸烧灼）、0.5mg/5ml 地塞米松含漱液、倍氯米松气雾剂、局部封闭；溃疡下封闭（泼尼松＋利多卡因）
系统治疗	糖皮质激素、免疫抑制剂（环磷酰胺、甲氨蝶呤、硫唑嘌呤）、秋水仙碱、氨苯砜、己酮可可碱、沙利度胺、依那西普、阿达木单抗
中医药治疗	清热泻火、凉血、滋阴

（2）腐蚀性药物：如 10% 硝酸银、50% 三氯乙酸、95% 乙醇、8% 氯化锌等。方法：棉卷隔离唾液，小棉签蘸取少量上述药液，勿使过多滴下。将溃疡面擦干，表面涂布麻醉药后将棉签置于溃疡面至黏膜颜色变白，勿超出溃疡面，以免灼伤正常黏膜。

（3）抗炎：可应用 0.2% 葡萄糖氯己定含漱液、0.5% 氯己定含片或用冰硼散。生物黏附剂 2- 辛基氰基丙烯酸酯可形成保护膜，减少愈合时间。常用的抗生素有四环素、头孢氨苄等。将四环素片或头孢氨苄胶囊（250 ～ 500mg）溶于 30 ～ 50ml 水中制成的溶液可当作漱口液漱洗口腔，也可将多层薄纱浸泡入溶液，拧至半干直接在溃疡面上湿敷。

（4）理疗：利用激光、微波等治疗仪或口内紫外灯照射，有减少渗出、促进愈合的作用。

（5）糖皮质激素：强效氟化糖皮质激素在发病时或前驱期每 1 ～ 2 小时使用 1 次，可避免其发作或消除早期病损，但溃疡发生时应停止使用。

（6）5% 氨来呫诺（amlexanox）：外用能加快溃疡愈合、缩短疼痛持续时间，也可用 5% 氨来呫诺糊剂，每日 4 次（饭前或睡前各 1 次）。

（7）环孢素：漂洗 500mg/5ml，3 次 / 日，或低剂量 IFN-α-2a（200IU/d，每次 1 分钟浸洗和吞咽）。

2. 全身治疗

（1）秋水仙碱：可从 0.6mg 开始，每日 1 次用 1 周，然后每日 2 次用 1 周，接着每日 3 次直到病情缓解。

（2）己酮可可碱：400mg，每日 3 次获得极佳效果，一部分甚至有长期效应。然而，有报道称多数患者对其不敏感。左旋咪唑 50mg，3 次 / 日，每 2 周用 3 日，可抑制口腔溃疡。

（3）氨苯砜 50 ～ 150mg/d，沙利度胺 100 ～ 150mg/d，以及非甾体抗炎药有效。

（4）糖皮质激素：用于严重病例，泼尼松龙 1mg/（kg·d），于 2 周内逐渐减量，或在更短时间内采取冲击疗法。

（5）中医药治疗：如昆明山海棠片有良好的抗炎和抑制增生作用，降低毛细血管通透性，减少炎性渗出。毒副作用较小，但长期使用应注意

血常规改变。每片 0.25g，每日 3 次，每次 2 片，口服。

辨证施治：根据四诊八纲进行辨证，分清虚实与寒热。脾胃伏火型宜清热泻火，凉血通便，方用凉膈散、清胃散、玉女煎等加减。

（四）循证治疗步序

复发性阿弗他口炎的循证治疗步序见表 46-8。

表 46-8　复发性阿弗他口炎的循证治疗步序

项目	内容	证据强度
一线治疗	维生素和微量元素缺乏替代疗法	A
	外用糖皮质激素 /5% 氨来呫诺口腔贴片	A
	皮损内注射糖皮质激素	B
	四环素混悬剂 / 硫糖铝	A
	抗微生物含漱液	A
	羟丙基纤维素 / 羧甲基纤维素	C
	草药补充剂	D
二线治疗	口服糖皮质激素 / 秋水仙碱 / 沙利度胺 / 氨苯砜 / 硫酸锌	A
	低能量激光治疗	B
	欧米茄 -3	B
	阿普斯特	B
三线治疗	己酮可可碱 / 维生素 B_{12}/ 青霉素 G 钾锭剂	A
	氯法齐明 / 硝酸银	B
	抗坏血酸盐（维生素 C）/ 口服干扰素 α-2a	C
	外用环孢素 /TNF-α 抑制剂	D
	CO_2 激光	D
	孟鲁司特	A

（五）治疗评价

1. 一般治疗　多数复发性阿弗他口炎患者仅外用一些药物即能得到缓解、控制。药物包括麻醉药、伤口清洁剂、涂剂和封包敷料。涂药后局部疼痛减轻，病程缩短，但这仅是对溃疡浅表、疼痛轻、病程短的复发性阿弗他口炎患者而言。

2. 氨来呫诺　美国 FDA 批准其为治疗有免疫活性的口腔溃疡疾病的首选药物。其能抑制白三烯生成，防止组胺游离，从而起到抗炎作用，能使疼痛完全缓解时间分别缩短 1.3 日和 0.7 日，溃疡完全愈合时间缩短 1.6 日和 0.7 日。此基质优点

是对口腔黏膜黏附力强，刺激性小。该药外用处可有烧灼感和针刺感。

3. 外用糖皮质激素　应使用强效糖皮质激素制剂。软膏不同于凝胶或霜剂，对黏膜吸附力不强，建议将药物外涂于溃疡面后，用手指轻轻按摩 30～60 秒或用棉签头部点住溃疡 1 分钟。用药后 30 分钟内禁饮食。

4. 系统应用糖皮质激素　泼尼松每日 40～60mg，持续 3～4 日，常能减轻炎症反应和缓解疼痛；症状控制后逐渐减量，疗程为 2 周。

5. 秋水仙碱　0.6mg，每日 3 次，能减轻复发性阿弗他口炎症状，延长复发性阿弗他口炎的发作间隔。至少 50% 的复发性阿弗他口炎患者对该药有效，且可长期口服。

6. 氨苯砜　治疗口疮性溃疡如白塞病和复发性阿弗他口炎的肯定疗效均有报道。Eisen 等对多例复发性阿弗他口炎患者给予氨苯砜口服均收到满意疗效。

7. 沙利度胺　对复发性阿弗他口炎、白塞病和克罗恩病等原因不明的难治性口腔溃疡疾病有效。

（六）病程与预后

本病轻症一般经 7～10 日治愈，而重症则可长达 1 个月。各种治疗有效，加速愈合，甚至可延长复发的间隔时间，但均不能阻止其复发。

复发性坏死性黏膜腺周围炎

复发性坏死性黏膜腺周围炎（periadenitis mucosa necrotica recurrens），又称重型口腔溃疡，是复发性阿弗他口炎的重型（major aphthous stomatitis），病因不明，但有证据倾向于免疫学或感染性病因。本病在复发性口腔溃疡中较少见，占复发性口腔溃疡患者的 8%～10%。常见于 HIV 感染者的食管、直肠、肛门和生殖器部位。

【临床提要】

1. 皮损形态　基本损害为溃疡，溃疡开始时，其表现与轻型口腔溃疡相似，但很快溃疡扩大，一般直径大于 5mm，大的达 1～3cm。基底加深，直达黏膜下层的腺体或黏膜腺周围组织，故溃疡基底微硬或呈结节状。溃疡边缘不齐，高低不平，四周有炎症反应，表面覆盖灰黄色纤维素性渗出。

2. 病程　病期较长，一般数周至 1～2 个月溃疡才能愈合。个别患者可达 4～5 个月及以上，愈合后可遗留坚硬而高低不平的瘢痕组织。

3. 诊断　诊断依据为反复发作的深而大的溃疡，但组织病理变化为非特异性炎症性溃疡，深达黏膜腺体。无身体其他部位的病损。

【治疗处理】

（一）治疗原则/基本治疗

基本治疗同复发性阿弗他口炎。

（二）治疗措施

1. 局部治疗

（1）地塞米松 2mg（1ml）加利多卡因 0.5～1ml，注射于溃疡基底下方，每周可注射 1～2 次。

（2）紫外线照射也可促进溃疡愈合。氦氖激光、二氧化碳激光也可用于局部照射，促进正常代谢使溃疡易于愈合。

（3）创面清洁剂：外用莫匹罗星软膏。

2. 系统治疗

（1）糖皮质激素：泼尼松每日 15～30mg，分 3 次服用。一般按上述剂量用药后 5 日左右病情可得到控制，即旧病损逐渐愈合，无新溃疡发生。此时可开始减量，每日减 5～10mg。总疗程 7～10 日即可完全停药。

（2）沙利度胺：开始治疗时每日 100mg，1 次口服。控制病情后，可减量至每日 50mg，可连续用药 1～2 个月。

（3）厌氧棒菌菌苗：开始每次 0.5～1mg（0.5～1ml）皮下注射，每周 1 次，可递增至每次 1mg，最多不能超过 1.5mg。如超过 1mg，可多点注射，以减轻对局部皮肤的刺激。用药时间可 1～3 个月。

（4）应用干扰素。

3. 中医药治疗　虚火以阴虚火旺型多见，治宜滋阴清热。方药如六味地黄汤、一贯煎、甘露饮等加减。实火以脾胃伏火型居多，治宜清胃降火。方药如清胃散、凉膈散等加减。外用药如养阴生肌散、白清胃散、锡类散、冰硼散、双料喉风散等。

（三）治疗评价及预后

腺周炎型口腔溃疡一般病期较长，易有继发感染。深大溃疡一般持续 1～2 个月才能愈合，个别患者病程可达 4～5 个月及以上。

坏疽性口炎

坏疽性口炎（gangrenous stomatitis）又称走马疳（noma），或称奋森口炎（Vincent stomatitis）、梭螺菌性坏疽性口炎，病灶可检出梭螺菌（梭状杆菌）和奋森氏包柔氏螺旋体，此外，还有产气荚膜杆菌和化脓性细菌感染。在口腔内前两种微生物共生，单独一般不易感染致病。局部或全身抵抗力下降时，因两种微生物大量繁殖而发病。

【临床提要】

1. 基本损害 颊黏膜溃疡，很快出现坏疽性，并扩散累及皮肤和骨，引起坏死，可致患者死亡。病损多发生于牙龈边缘或牙龈乳头之间，常很快蔓延，并破坏牙龈软组织或骨质。坏死部位覆盖由坏死组织形成的黄白色假膜。患者可有顽固性疼痛和反复出血。

2. 发病特征 本病发生于抵抗力低和营养不良的儿童。重者可伴发热等全身症状，急性期进一步发展时可扩散到口腔黏膜的其他部位。

3. 临床表现 牙龈坏死溃疡，龈乳头消失，有特殊腐败臭味，唇、颊、舌、腭、咽、口底等处黏膜可有不规则坏死性溃疡。涂片有大量梭状杆菌和螺旋体。

4. 鉴别诊断 急性疱疹性口炎：病原体为单纯疱疹病毒，口腔黏膜表现有散在或成簇小疱疹，水疱破裂呈小圆形溃疡。球菌性口炎：口腔黏膜广泛充血，牙龈充血，但龈缘无坏死，有浅表平坦的糜烂面，上覆黄色假膜。

【治疗处理】

（一）治疗原则/基本治疗

治疗原则为提高免疫力，治疗潜在疾病，加强营养，应用有效抗生素。

坏疽性口炎的基本治疗见表 46-9。

表 46-9 坏疽性口炎的基本治疗

靶向治疗	提高免疫力，杀灭病原体，减少炎症细胞浸润，促进溃疡愈合
治疗潜在疾病	营养不良、急性传染病、消耗性疾病
免疫治疗	转移因子、干扰素、静脉注射免疫球蛋白
系统应用抗生素	青霉素、氨苄西林、头孢拉啶、乙酰螺旋霉素、甲硝唑
局部治疗	清创、抗炎，使用过氧化氢、过锰酸钾或 10% 硝酸银清创，或 8% 铬酸或碘酚烧灼溃疡面

（二）治疗措施/治疗评价及预后

1. 支持疗法 包括少量多次输新鲜血。

2. 治疗潜在疾病 极度衰弱的患儿（如麻疹、猩红热、黑热病及流行性斑疹伤寒后期患儿），成人的重症消耗性疾病（如白血病、糖尿病、结核病等）及 HIV 感染均要积极处理。

3. 全身应用抗生素 如青霉素、头孢类抗生素、红霉素、甲硝唑 0.2g，每日 4 次口服，或 0.2% 甲硝唑溶液 250ml（5～150mg/kg），每日 1 次静脉滴注。

4. 补充维生素 维生素 B、维生素 C 大剂量口服或静脉滴注。

5. 静脉滴注免疫球蛋白 必要时静脉滴注免疫球蛋白。

6. 局部治疗 改善牙齿及口腔卫生。局部清创，应用 3% 过氧化氢漱口。

本病可导致死亡，应积极救治，预后取决于潜在疾病的转归。

克罗恩病

克罗恩病（Crohn disease）是一种亚急性或慢性胃肠道非特异性肉芽肿性炎症，包括末端回肠炎、局限性肠炎、回肠结肠炎、节段性结肠炎和肉芽肿性结肠炎。本病可发生口腔黏膜的炎性增生，并伴有金属性味觉障碍和牙龈出血。

【临床提要】

1. 皮肤表现 有坏疽性脓皮病、结节性红斑、结节性多动脉炎、糙皮病、恶性贫血、肢端皮炎样疹、荨麻疹及坏死性血管炎。

2. 黏膜表现　典型病变包括弥漫性口腔肿胀、灶性黏膜肥大与裂隙（鹅卵石样变）、持久性溃疡、疼痛、息肉样损害、下唇硬化性裂隙、口角唇炎、肉芽肿性唇炎或脓性增殖性口炎，肛门和食管黏膜受累。

3. 诊断　仅依据口腔病变及其他肠道外的表现不能确诊。肠道的临床表现，如有肠梗阻、瘘管形成及典型的 X 线征象有诊断意义。

【治疗处理】

（一）治疗原则 / 基本治疗

克罗恩病的基本治疗是应用糖皮质激素和水杨酸类药物，必要时采取手术治疗，皮肤损害可对症处理，基本治疗见表 46-10。

表 46-10　克罗恩病的基本治疗

靶向治疗	抑制肉芽肿及淋巴组织增生及口腔黏膜组织增生肥厚、肿胀，改善临床症状
局部治疗	0.1% 氯己定溶液、复方硼砂溶液漱口，0.5% 达克罗宁或 2% 利多卡因溶液含漱
一线治疗	糖皮质激素、水杨酸类药物
二线治疗	硫唑嘌呤、甲硝唑
三线治疗	手术治疗

（二）治疗措施

1. 一般治疗　精神支持，心理治疗，补充营养及维生素，改善贫血及低蛋白血症，纠正代谢紊乱。

2. 糖皮质激素　一线药物，泼尼松适用于中、重度病例。常用剂量为 30 ～ 40mg/d，重度者可达 60mg/d，疗程最好控制在 6 ～ 8 周，发作控制 2 ～ 3 周后，尽早减量，并维持治疗。

3. 水杨酸类药物　如柳氮磺吡啶（SASP），主要用于轻、中度病例。常用剂量为 2 ～ 6g/d，平均初始剂量为 4g/d，共 4 个月，而维持剂量为 1 ～ 2g/d，共 6 ～ 12 个月。

4. 免疫抑制剂　如硫唑嘌呤或硫唑嘌呤加泼尼松，通常需 6 ～ 8 个月（平均 3.1 个月）才显示效果。近 10 年来环孢素被用于克罗恩病治疗。

5. 抗菌治疗　甲硝唑除抗菌作用外，可能因其改变白细胞趋化作用，对结肠克罗恩病伴肛门病变、瘘管形成者尤其有价值，常用 0.8g/d（或 10mg/kg）。氨苄西林、第三代头孢菌素、磺胺增效剂均可显示治疗效果。

6. 手术治疗　手术指征主要是克罗恩病并发症，如肠穿孔、出血、梗阻、瘘管、脓肿形成及巨结肠等。

7. 皮肤损害治疗　口腔损害含曲安奈德、四环素和利多卡因的漱口液可使症状改善。可应用强效糖皮质激素，其对克罗恩病引起的皮肤溃疡性肉芽肿和红斑有效。在已报道的几例患者中，刮除术和口服锌剂可使病变愈合。

（三）治疗评价及预后

本病以慢性渐进性多见，虽可自行缓解，但常有反复。绝大多数患者经治疗后，可获得某种程度的康复。发病 15 年后约半数尚能生存。急性重症病例常有严重毒血症和并发症，预后较差，近期病死率为 3% ～ 10%。克罗恩病的癌变率也较高。

肉芽肿性唇炎

肉芽肿性唇炎（cheilitis granulomatosa）是梅 - 罗综合征（Melkersson-Rosenthal syndrome，MRS）或 Meischer 综合征的一个症状。MRS 以口面部复发性肿胀、沟纹舌、面神经麻痹三联征为特征，Meischer 综合征则为一种伴有肉芽肿性唇炎的少症状性 MRS。病因不肯定，包括感染、自身免疫和遗传因素，机体对慢性感染灶的免疫反应可能解释口面部肿胀及肉芽肿样表现。

【临床提要】

1. 基本损害　唇部弥漫性肿胀、肥厚，淡红色，柔软无压痛，重者有脱屑、干燥、皲裂、渗液和结痂，触之有颗粒样感（图 46-7）。

2. 发病特征　本病在中年发病。MRS 最突出的症状是复发性、无痛性、无发红的口面肿胀，首先出现于上唇和（或）下唇，眼睑、鼻及颊部也可受累。加重可能持续数日到数月，可在数日到数年后复发，偶尔在多次复发后肿胀可变成持续性。

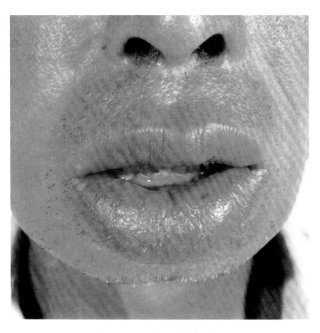

图 46-7　肉芽肿性唇炎

3. 组织病理　为伴有淋巴细胞及浆细胞的非干酪性上皮样细胞肉芽肿。

4. 诊断与鉴别诊断　根据病变多见于上唇、呈弥漫性肥厚上翘等临床特点可考虑为该病，应同时注意 MRS 的诊断。本病需与牙源性感染引起的唇肿、血管神经性水肿、腺性唇炎等鉴别。口面肿胀的鉴别诊断包括肉样瘤病、血管性水肿、放线菌病及鼻硬结病。

【治疗处理】

（一）治疗原则

本病可能是综合征的症状之一，应针对病因进行治疗，如慢性牙源性感染病灶必须根除。局部注射糖皮质激素，抗组胺药物，必要时整形外科手术。

（二）基本治疗

肉芽肿性唇炎的基本治疗见表 46-11。

表 46-11　肉芽肿性唇炎的基本治疗

靶向治疗	抑制和消除肉芽肿形成，减轻肉芽肿内真皮血管、淋巴管及黏液腺周围炎症细胞浸润，去除龋齿、根尖炎、牙周炎、冠周炎、扁桃体炎、残根等慢性病灶，糖皮质激素局部封闭，放射治疗

续表

局部治疗	抗变态反应药物：糖皮质激素、羟氯喹、达那唑
系统治疗	抗感染药物：四环素、甲硝唑、英夫利昔单抗、阿达木单抗
手术治疗	唇部整形、面神经减压
中医药治疗	清热解毒、活血化瘀

（三）治疗措施

1. 局部治疗　局部注射糖皮质激素。

2. 抗菌抗炎　氯法齐明 100mg，每日 2 次，连续应用 10 日，再每周 2 次，连服 4 个月；也可应用沙利度胺；治疗牙源性感染可用四环素、磺胺嘧啶。

3. 抗变态反应　口服泼尼松 10mg，每日 4 次。

4. 其他药物　羟氯喹、达那唑、氨苯砜、沙利度胺、肿瘤坏死因子抑制剂。

5. 手术治疗　对于伴有复发性面瘫的患者，面神经减压术可能有效。病情稳定半年以上，通过整形外科手术，肿胀的上唇可恢复正常形态。手术联合皮损内注射类固醇激素治疗效果可能比单独应用更好。

（四）循证治疗步序

肉芽肿性唇炎的循证治疗步序见表 46-12。

表 46-12　肉芽肿性唇炎的循证治疗步序

项目	内容	证据强度
一线治疗	皮损内注射糖皮质激素 ± 外用免疫调节剂	C
	口服糖皮质激素	C
二线治疗	氯法齐明	C
	生物制剂，包括英夫利昔单抗、阿达木单抗	C
	阿奇霉素/罗红霉素	D
	米诺环素/四环素 ± 口服糖皮质激素	E
	甲硝唑 ± 皮损内注射糖皮质激素	E
	吗替麦考酚酯 ± 外用糖皮质激素	E
三线治疗	唇成形术 ± 术后皮损内注射糖皮质激素	C
	沙利度胺	E
	羟氯喹	E

（五）治疗评价

1. 糖皮质激素皮损内注射　Williams 等以曲安西龙 20mg/ml 皮损内注射成功治疗下唇的肉芽肿性唇炎。0.2 ~ 0.3ml 注射于下唇 10 ~ 15 个部位，每周 1 次，持续 4 周；双周用，持续 1 个月；每月 1 次，持续 2 个月；双月用，持续 4 个月。唇成形术后病变内注射糖皮质激素对部分病例有效。

2. 神经阻滞　Sakuntabhai 等报道颏及眶下神经阻滞的使用，以高剂量皮损内注射曲安西龙 10mg/ml（单唇用 3.0 ~ 3.5ml，双唇用 5 ~ 10ml）治疗本病。5 例患者中 3 例有效，治疗时间为 6 周。

3. 系统应用糖皮质激素　Rogers 报道系统性糖皮质激素治疗推荐用于减轻肿胀及防止顽固性 MRS 组织水肿，泼尼松 1 ~ 1.5mg/(kg·d)，逐渐减量，应用超过 3 ~ 6 周可有效。

4. 氯法齐明　Sussman 等报道应用氯法齐明 100mg，4 次 / 周，持续 3 ~ 11 个月，治疗 10 例 MRS 相关性唇水肿患者。其中 5 例完全缓解，3 例病情改善。

5. 甲泼尼龙冲击　Kesler 等报道 1 例 24 岁复发性面部肿胀女性患者，给予静脉用甲泼尼龙 1g/d 治疗，2 日后患者症状好转。症状持续缓解达 2 个月，直至复发，再次应用甲泼尼龙有效。全身应用糖皮质激素暂时有效，停药会复发。

（六）预后

本病可持续数月至数年，为良性经过。

口腔毛状黏膜白斑

口腔毛状黏膜白斑（oral hairy leukoplakia，OHL）是与 EB 病毒感染明显相关的一种独特性疾病。本病仅见于免疫抑制和缺陷患者，为 AIDS 患者常见的一种疾病。

【临床提要】

1. 发病特征　本病主要发生于舌的侧缘，多为双侧性，有时可扩展至整个舌背面甚至累及舌腹部。1/3 以上的 AIDS 患者有 OHL。其也发生于其他免疫抑制者，特别是肾脏和骨髓移植患者。本病仅有轻度不适、疼痛或烧灼感，或有棉花样感觉。

2. 皮损形态　白色斑块由细小的白色线条组成，平行排列于舌侧缘（见图 20-32），呈肋条状或碎片状分布，表面有皱褶或突起，似毛发状或地毯状，不能擦掉。用刮舌的刀片不能将 OHL 刮去，凭此可与鹅口疮鉴别。

【治疗处理】

（一）治疗原则 / 基本治疗

OHL 常无症状，应查找致病因素，需要做 HIV 检测。假如 HIV 为阴性，应查找 EB 病毒。如发现 EB 病毒，则应对患者做免疫抑制方面的检查。OHL 的基本治疗见表 46-13。

表 46-13　口腔毛状黏膜白斑的基本治疗

作用靶位	阻止黏膜上皮细胞增生，抑制纤细角蛋白呈毛状突起，减轻棘细胞肿胀，改善临床症状
病因治疗	主要治疗免疫抑制的基础疾病，如 HIV、EB 病毒感染
方法选择	局部用足叶草脂毒素，口服阿昔洛韦、伐昔洛韦

（二）治疗措施

1. 皮损处理　免疫抑制者中，如需要治疗，可在损害处应用足叶草脂毒素 30 秒至 1 分钟，每月 1 次。局部应用维 A 酸凝胶每日 2 次，或口服伐昔洛韦 0.3g，每日 2 次。当治疗中断时，损害会复发。

2. 相关疾病　如 HIV 感染等，应给予治疗。

（三）治疗评价及预后

本病易复发，预后取决于基础疾病，如 HIV 感染，预后不良。此外，在免疫抑制宿主，EB 病毒可造成淋巴组织增生性疾病且可能是致命的。在免疫功能正常宿主，EB 病毒感染与淋巴瘤相关。在霍奇金淋巴瘤患者中，特别是混合细胞型，常可发生 EB 病毒感染。因此要密切随访。

毛　舌

毛舌（hairy tongue）是舌背人字沟前方丝状乳头密集区域，丝状乳头过度伸长形成丝毛状改变，如为黑色或黑褐色，称为黑毛舌，如为白色，则称为白毛舌。舌背有黑色毛状覆盖物，发病可能与卫生不良、真菌感染、细菌繁殖、使用抗生素或吸烟有关，也可与某些全身疾病（如高热、慢性炎症、贫血、糖尿病、放线菌病）、放射治疗等有关。一般认为由于口腔环境的改变，角蛋白酶的功能受影响，使丝状乳头角化上皮细胞脱落延缓，从而导致丝状乳头伸长成毛状。丝状乳头环境或唾液 pH 降低时，有利于黑根霉生长繁殖并产生黑色素，将丝状乳头染成黑色。

【临床提要】

1. 毛状　丝状乳头良性过度生长而形成毛状，有时长达 2cm。

2. 黑色及白色　由于产色素细菌产生色素过量或真菌加速繁殖，少部分毛舌呈黑色（图 46-8）、白色、黄色、绿色等。

本病一般无自觉症状，可有味觉改变。

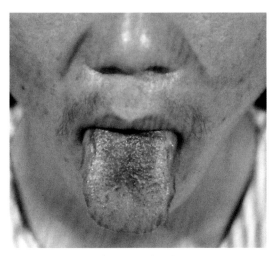

图 46-8　黑毛舌

【治疗处理】

（一）治疗原则

预防诱发因素，如戒烟、避免使用抗生素和氧化物及少喝浓茶与咖啡。

（二）基本治疗

毛舌的基本治疗见表 46-14。

表 46-14　毛舌的基本治疗

病因治疗	应找出诱发因素，采取相应措施，避免接触
方法选择	局部应用抗炎杀菌剂清洗涂搽

（三）治疗措施

1. 一般治疗　注意口腔卫生，使用软毛牙刷。停用可疑药物，维 A 酸凝胶外用，慎用角质溶解剂如 5% 水杨酸乙醇液、0.5% 小檗碱液、三氯乙酸、40% 尿素水溶液及鬼臼脂或 1% 过氧化氢漂白黑色。可剪除较长的毛或刮除毛状物。

2. 内服药物　内服维生素 B、维生素 C 及烟酰胺等。

3. 真菌感染　有真菌感染者用 2% 碳酸氢钠溶液含漱或用 1∶10 万 U 的制霉菌素混悬液涂抹，以抑制真菌生长，消退黑毛。

（四）治疗评价及预后

病程长短不一。1～2 周或数月后，患处逐渐脱屑，颜色随之变淡，损害消失后不遗留痕迹，可能复发。应注意口腔清洁卫生，不要滥用抗生素及免疫抑制剂等。

地　图　舌

地图舌（geographic tongue）又称良性游走性舌炎，是一种地图状浅表性炎症，极少见于颊黏膜、唇黏膜和软腭。

【临床提要】

1. 皮损形态　皮损发生于舌背，为一个或数个不规则的红色环状斑，带有灰白色角化边界，损害可扩大成地图状，偶有触痛或麻刺感（图 46-9）。

2. 潜在疾病　地图舌常伴有 Reiter 病、脂溢性皮炎、脓疱型银屑病等。

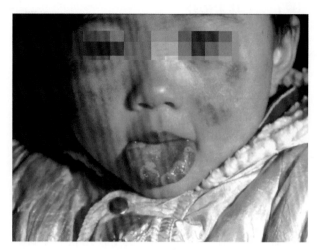

图 46-9　地图舌

【治疗处理】

（一）治疗原则

去除慢性病灶，纠正消化道功能紊乱及内分泌失调，治疗潜在疾病，如脓疱型银屑病、Reiter病及 AIDS。口服 B 族维生素。

（二）基本治疗

地图舌的基本治疗见表 46-15。

表 46-15　地图舌的基本治疗

治疗原发疾病	银屑病、Reiter 病、AIDS
地图舌治疗	复合维生素 B，外用抗菌剂、他克莫司乳膏、维 A 酸、糖皮质激素、碳酸氢钠
中医药治疗	和胃养阴，清热利湿

（三）治疗措施

1. 西医治疗　避免辛辣食物。用含漱液漱口。外搽糖皮质激素、抗真菌药或 0.1% 维 A 酸、0.5% 结晶紫。进食后常用 2% ～ 4% 碳酸氢钠溶液、复方硼酸溶液等含漱。也可每日晨起及入睡前用软牙刷在舌背上自内向外轻轻洗刷 1 ～ 2 次，若有疼痛不适等感觉，可用抗炎镇痛含漱液，也可涂 0.5% 结晶紫液或 5% 石炭酸品红液等。

2. 中医药治疗　脾虚、湿热采用补脾益气、和胃养阴、清热利湿等法治之。方药如补中益气散、

沙参麦门冬汤等加减。发红充血者可用导赤丹合玉女煎加减。

（四）循证治疗步序

地图舌的循证治疗步序见表 46-16。

表 46-16　地图舌的循证治疗步序

项目	内容	证据强度
一线治疗	避免辛辣食物，含漱口水，嚼口香糖和薄荷糖	D
	外用糖皮质激素（如 0.05% 醋酸氟轻松凝胶、地塞米松酏剂，口服 0.1% 曲安奈德）	C
	外用抗组胺药（如 12.5mg/5ml 苯海拉明酏剂与水 1 ：4 稀释）	C
	抗酵母菌治疗	E
	他克莫司漱口（如将 1mg 他克莫司胶囊溶解于 500ml 水中，漱口 2 分钟并吐出），每日 2 次	C
二线治疗	外用麻醉药	C
	外用维 A 酸	E
	停止使用牙膏和其他口腔清新剂	D
	外用他克莫司	E
	普瑞巴林	E
三线治疗	环孢素	E

（五）治疗评价及预后

局部应用 0.1% 的维 A 酸溶液可使患者 4 ～ 6 日恢复正常。本病的特征是周期性加重和缓解。损害可以在同一部位长期保持不变。病程可持续数月到数年，有时能自然缓解。

沟 纹 舌

沟纹舌（fissured tongue）又称阴囊舌（scrotal tongue），是一种解剖变异，可为先天性，也可继发于营养不良、感染、创伤。

【临床提要】

1. 皮损形态　舌背有许多皱褶及深沟或裂纹，常有一中心裂，从其分出副沟，类似叶脉状扩展（图 46-10）。本病常无症状，偶因食物碎屑残留于沟

内而致细菌和真菌过度生长，造成刺激、炎症和口臭。

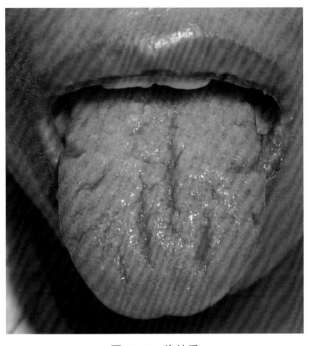

图 46-10　沟纹舌

2. 伴发疾病　沟纹舌见于 Melkersson-Rosenthal 综合征和大多数 Down 综合征患者。有时 B 族维生素缺乏或黏液性水肿患者可引起典型的沟纹舌。

3. 鉴别诊断　应注意肉芽肿性舌炎也可发生舌裂纹。本病必须与梅毒所致"鹅卵石"样舌鉴别。

【治疗处理】

（一）治疗原则 / 基本治疗

治疗潜在疾病，对症处理。沟纹舌的基本治疗见表 46-17。

（二）治疗措施

1. 一般治疗　平时应保持口腔卫生，以避免裂沟内积存食物残屑和细菌滋生感染。补充维生素 B。

表 46-17　沟纹舌的基本治疗

治疗潜在疾病	如脓疱型银屑病、连续性肢端皮炎、掌跖脓疱病、维生素 B 缺乏、黏液性水肿
对症处理	清洁口腔和舌面，外涂抗菌抗炎液
手术治疗	切除沟纹缝合

2. 局部处理　应用软毛牙刷、牙膏及漱口液仔细进行机械清洗。有炎症感染者可用 1% 过氧化氢溶液、0.1% 氯己定溶液冲洗或含漱。饭后漱口，常用防腐剂含漱以防感染。

3. 手术治疗　有报道采取广泛切除裂沟病灶恢复外形，在舌背前 2/3，从边缘向中央呈"W"形切口。对于深沟纹且经常感染者，可切除裂纹内上皮后缝合。

（三）治疗评价及预后

本病不会引起不良后果，除了用漱口水含漱以保持深沟纹清洁外，一般无须治疗。

皮脂腺异位症

皮脂腺异位症（ectopia of sebaceous gland）又称 Fordyce 病，指皮脂腺异位、错生于唇颊黏膜，也可见于眼睑（睑板腺）、乳晕、小阴唇和包皮（Tyson 腺）。

【临床提要】

1. 好发年龄　发病率随年龄增长而增加，儿童罕见，青春期发疹，逐渐增多。

2. 皮损形态　损害为小黄色丘疹或斑点，常在颊或唇黏膜上沿唇红缘密集、成簇分布（图 46-11）。

3. 组织学　为正常皮脂腺，单个或成簇分布于开口到口腔黏膜的皮脂腺管周围。

【治疗处理】

本病一般无症状且对机体影响不大，只有在明显影响美观的情况下才进行治疗。Monk 用异维 A 酸治疗本病有一定效果。

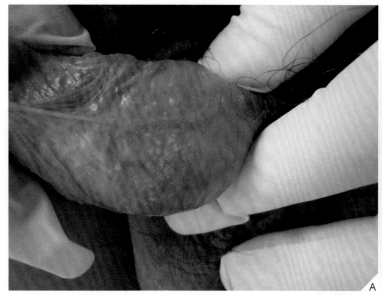
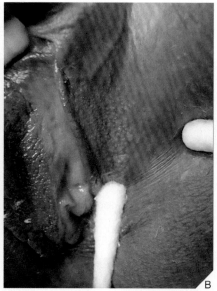

图 46-11　皮脂腺异位症
A. 男；B. 女
（东莞市常平人民医院　曾文军惠赠）

阴 茎 头 炎

阴茎头炎（balanitis）（包括浆细胞性阴茎头炎）指阴茎头炎症性疾病。本病的病因复杂多样，潜在诱发因素包括感染、创伤、患处局部不卫生、接触性变态反应、其他皮肤病及药物性皮炎。

【临床提要】

1. 各型阴茎头炎　一般表现为阴茎头红斑、水肿、脱屑、渗出（图 46-12），患者常诉阴茎头瘙痒及刺激。这种情况最常见于未行包皮环切手术的患者。

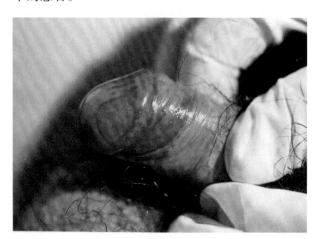

图 46-12　糜烂性阴茎头炎

2. 浆细胞性包皮阴茎头炎　表现为局限性暗红斑块，表面光滑、脱屑或潮湿，浸润较为明显，边缘一般清楚，不形成溃疡。有时外形和阴茎头的增殖性红斑很相似。病理改变为真皮内有大量浆细胞浸润（图 46-13）。

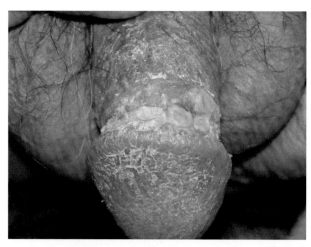

图 46-13　浆细胞性包皮阴茎头炎
（新疆维吾尔自治区人民医院　普雄明惠赠）

3. 特殊检查　① KOH 镜检；②包皮下拭子查念珠菌并细菌培养；③血糖；④组织病理检查；⑤斑贴试验。

4. 诊断　询问病史，判别潜在的刺激原与变应原。Fornasa 等报道 321 例，其中感染性 185 例，创伤引起或原发刺激性 17 例，变态反应性 3 例，8 例有赘生物。其他病因包括银屑病、扁平苔藓、干燥性阴茎头炎、浆细胞性阴茎头炎及药物性皮炎。

【治疗处理】

（一）治疗原则及基本治疗

保持局部清洁，避免刺激，治疗基础疾病，局部系统用药，酌情使用抗生素；包皮过长者行环切术。

（二）治疗措施

1. 一般治疗　保持患处清洁卫生。避免刺激原和变应原，清洁时患者应翻起包皮显露阴茎头，以生理盐水清洗患处，肥皂具有刺激性，应避免使用。

2. 外用药物　应于患处清洗之后使用油剂、润肤剂。低效糖皮质激素如 1% 氢化可的松乳膏可减轻患处炎性反应。如症状持续，可应用较高效的糖皮质激素。甘珀酸凝胶，局部使用丙酸睾酮及皮损内注射糖皮质激素应谨慎。

3. 包皮环切　是一种有效的治疗方法，应在治疗早期即向患者推荐。该治疗能使初患者及顽固复发者症状完全缓解。

（三）循证治疗步序

阴茎头炎的循证治疗步序见表 46-18。

表 46-18　阴茎头炎的循证治疗步序

项目	内容	证据强度
一线治疗	保持卫生 / 润肤剂	B
二线治疗	外用糖皮质激素	A
	包皮环切术	B
	莫匹罗星	E
三线治疗	外用他克莫司	B，C
		（浆细胞性阴茎头炎）
	局部使用吡美莫司	A/D
		（浆细胞性阴茎头炎）
	咪喹莫特	E
	二氧化碳激光	C
	Er：YAG 激光	B
	光动力疗法	E
	阿奇霉素	A
	沙利度胺	E
	三种硫酸盐的水	A
	尿道内类固醇	C

（四）治疗评价及预后

1. 非特异性阴茎头炎　Birley 等报道 18 例患者采用润肤霜治疗，并限制使用肥皂清洗患处。其中 15 例患者症状消除，其余 3 例患者对 1% 氢化可的松治疗有效。Csonka 等报道 50 例非感染性阴茎头炎患者，采用甘珀酸凝胶治疗效果与氢化可的松一样，使用甘珀酸凝胶者满意率为 73%，而使用氢化可的松者满意率为 58%。

2. 干燥性阴茎头炎　Psieczny 报道 4 例患者使用 2.5% 丙酸睾酮霜治疗，使用 3～4 个月后症状明显改善。Rosemar 报道 3 例患者以二氧化碳激光治疗，经 1～2 次治疗皮损即完全消除。

3. 浆细胞性阴茎头炎　Kumar 等报道 27 例浆细胞性阴茎头炎患者采用包皮环切术治疗，经 3 年随访，无复发。Ferrandez 等报道 7 例浆细胞性阴茎头炎患者采用包皮环切术治疗，其中 6 例患者治愈，3 年随访无复发。Murray 等报道 5 例顽固性浆细胞性阴茎头炎患者采用包皮环切术治疗。5 例患者的皮损均在几个月消除。

坏疽性阴茎头炎

坏疽性阴茎头炎（necrotic balanitis）病因有动脉栓塞、继发感染，或偶为硬下疳、软下疳的并发症。

【临床提要】

1. 皮损形态　阴茎头包皮溃疡逐渐蔓延至阴茎体、阴囊、耻骨处，可使阴茎残毁，溃疡有脓性分泌物和坏死组织（图 46-14）。症状为剧痛，局部淋巴结肿大。

2. 潜在疾病　患者可有糖尿病、免疫功能低下。

【治疗处理】

（一）治疗原则

治疗基础疾病，如糖尿病、免疫功能低下、动脉栓塞及伴发病硬下疳、软下疳等。提高免疫力，全身依据培养结果选用敏感抗生素。

（二）基本治疗

坏疽性阴茎头炎的基本治疗见表 46-19。

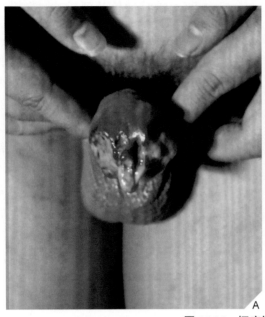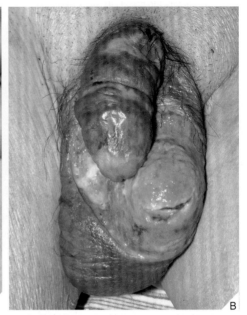

图 46-14 坏疽性阴茎头炎

表 46-19 坏疽性阴茎头炎的基本治疗

靶向治疗 / 治疗终点	提高免疫力，杀灭病原体，改善微循环，促进溃疡愈合，减少残毁，治愈疾病
监测和处理潜在疾病	糖尿病，动脉硬化
系统治疗	应用广谱抗生素或敏感抗生素
局部治疗	清洁创面，外用莫匹罗星、聚维酮碘溶液（原液浓度 5%，一般用 10% 湿敷或清洗）

（三）治疗措施

本病应积极治疗，加强全身支持治疗，补充多种维生素。保守治疗失败且长期不愈者，可考虑从坏疽部位的近心端行根治性切除。全身静脉应用广谱抗生素，如头孢菌素类或大环内酯类；或根据细菌培养结果选择敏感抗生素。外用抗菌剂清洗或湿敷，或外用 2% 莫匹罗星软膏。

（四）治疗评价及预后

重症可致阴茎头、阴茎坏死和脱落。经治疗基础疾病、提高免疫力及应用广谱抗生素，预后较好。

下疳样脓皮病

下疳样脓皮病（chancriform pyoderma）多为金黄色葡萄球菌或副大肠杆菌引起。

【临床提要】

1. 皮损形态　皮疹为丘疹、脓疱或结节，破溃成表浅溃疡，边缘卷起，周围红晕，基底有浆液性或脓性分泌物，质硬如软骨，颇似硬下疳（图 46-15）。

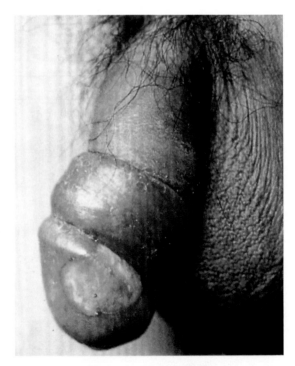

图 46-15 下疳样脓皮病

2. 好发部位　本病好发于颜面和阴茎冠状沟，损害常为单发，自觉症状不明显，一般 4～8 周而愈，留浅表瘢痕。

【治疗处理】

（一）治疗原则 / 基本治疗

明确诊断，本病应排除硬下疳与软下疳等溃疡性疾病，治疗可选用抗生素，基本治疗见表46-20。

表 46-20　下疳样脓皮病的基本治疗

靶向治疗 / 治疗终点	杀灭病原体，促进创面愈合，治愈疾病
治疗方法	系统或局部应用抗生素

（二）治疗措施

全身和局部应用抗生素等抗炎杀菌药物，如2% 莫匹罗星软膏、聚维酮碘溶液，全身可试用对金黄色葡萄球菌敏感的抗生素，如头孢菌素类或喹诺酮类。或依据培养结果选用敏感抗生素。

（三）治疗评价及预后

皮损可在 1～2 周不变，以后迅速愈合形成瘢痕。病程呈自限性，一般为 4～8 周。

急性外阴溃疡

急性外阴溃疡（ulcus vulvae acutum），病因不明，病变处可找到粗大革兰氏阳性杆菌，但不能肯定其为本病病原体，有学者认为本病是白塞病、阴部疱疹、结节性红斑的表现，也有不少学者仍将本病视为一种独立疾病。

【临床提要】

1. 发病特点　本病主要见于青年女性，好发于大阴唇、小阴唇内侧和前庭黏膜（图46-16）。

2. 皮损形态　溃疡数目不定，粟粒大至直径1～2cm。严重者溃疡大而深，表面覆盖坏死物，常有发热、乏力、阴部灼热、疼痛，附近淋巴结肿大。病程 3～4 周，愈后留瘢痕，易复发。

3. 临床分型　①坏疽型；②软下疳样型；③粟粒型。

4. 伴发疾病　本病可伴有结节性红斑、口腔阿弗他溃疡。

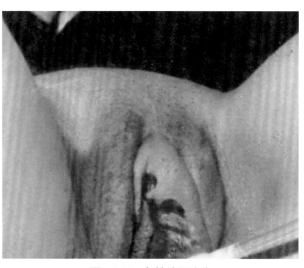

图 46-16　急性外阴溃疡

【治疗处理】

（一）治疗原则 / 基本治疗

本病可能是其他疾病的外阴部位的表现，要排除其他疾病的存在。作为一种独立疾病，急性外阴溃疡病因不明，无特效治疗方法，有的患者病程呈自限性。急性外阴溃疡治疗：局部仅抗菌抗炎处理，必要时应用糖皮质激素，基本治疗见表46-21。

表 46-21　急性外阴溃疡的基本治疗

系统治疗	抗生素，糖皮质激素
局部治疗	外用抗炎抗菌剂，如高锰酸钾、黏膜溃疡膏、莫匹罗星软膏、聚维酮碘溶液
物理治疗	紫外线、氦氖激光照射

（二）治疗措施

本病应卧床休息，保持阴部清洁。本型常见于全身营养情况差，或合并糖尿病、免疫功能低下等患者。全身支持疗法。坏疽型需全身应用糖皮质激素和抗生素。局部用 1：8000 高锰酸钾溶液坐浴，或黏膜溃疡膏（地塞米松 0.025g，新霉素 0.5g，丁卡因 1.0g，应加霜至 100g）外涂，也可试用紫外线、氦氖激光照射。

（三）治疗评价及预后

本病病程一般为 3～4 周或更长，但可反复发作，预后良好。

外阴假性湿疣

外阴假性湿疣（pseudocondyloma of vulvae）又名绒毛状小阴唇，本病似属外阴黏膜的异常增生，是发生于阴唇黏膜的一种良性乳头状瘤，损害与早期的尖锐湿疣相似，易误诊为尖锐湿疣。

【临床提要】

1. 发病特点 本病多见于青年女性，典型损害为直径 1～2mm 的淡红色或白色丘疹，表面光滑，排列密集而不融合，对称分布于小阴唇内侧，呈绒毛状或鱼子状外观，有时可见息肉状小丘疹（图 46-17），尿道口、处女膜、阴道口、阴道前庭也可受累。可有微痒。

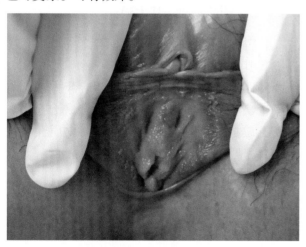

图 46-17 外阴假性湿疣
（东莞市常平人民医院 曾文军惠赠）

2. 组织病理 可见表皮乳头状瘤样增生，真皮血管扩张，周围有以淋巴细胞为主的炎症细胞浸润。

3. 鉴别诊断 本病主要应与尖锐湿疣鉴别，后者多有不洁性交史，典型为菜花状、鸡冠状。

【治疗处理】

（一）治疗原则 / 基本治疗

本病为外阴黏膜的异常增生，仅注意外阴清洁卫生，一般不必治疗。

（二）治疗措施 / 治疗评价及预后

本病不需治疗。保持外阴清洁卫生，治疗外阴念珠菌病，有瘙痒者用止痒抗炎剂。合并念珠菌感染时，若患者坚持要治疗，可试用激光治疗。预后良好。

阴茎珍珠样疹

阴茎珍珠样疹（pearly penile papules）可能是生理发育上的变异。本病常被误诊为尖锐湿疣。

【临床提要】

1. 发病特点 本病多见于青壮年，无自觉症状。皮疹大小长期无变化，可持续十几年。

2. 皮损形态 损害为肤色或淡红色小丘疹，形似小珍珠，直径 1～3mm，表面光滑，也可呈毛状或丝状，皮疹不融合，沿阴茎头后缘冠状沟处排列一行或数行，可部分或完全环绕阴茎头（图 46-18）。

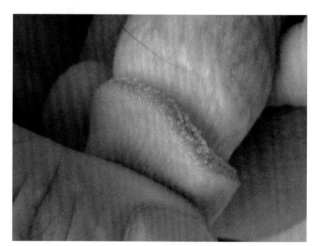

图 46-18 阴茎珍珠样疹
（东莞市常平人民医院 曾文军惠赠）

3. 组织病理 可见一个被致密结缔组织包绕的血管网，存在轻度淋巴细胞浸润。有学者认为本病是血管纤维瘤。

4. 鉴别疾病 ①尖锐湿疣：皮疹呈鸡冠花或菜花状；②皮脂腺异位症：为黄色小丘疹，组织学检查显示成熟的皮脂腺小叶。

【治疗处理】

（一）治疗原则 / 基本治疗

本病可能为发育上的变异，一般不需要治疗，若损害多或呈毛状丝状，则注意清洁卫生。

（二）治疗措施 / 治疗评价及预后

本病不需要治疗，注意清洁卫生，若患者坚持要治疗，可用激光去除。包皮过长者行包皮环切术。

本病长期存在可达十几年，预后良好。

口周色素沉着 - 肠道息肉病综合征

口周色素沉着 - 肠道息肉病综合征（perioral pigmentation-intestinal polyposis syndrome）又称 Peutz-Jeghers 综合征（PJS）。

【临床提要】

典型的色素沉着斑、胃肠道多发性息肉和家族遗传史是本病的三大特征，仅有典型的皮肤黏膜（尤其口、唇周围和颊黏膜）色素沉着斑或胃肠道错构瘤性息肉称为不完全性 PJS（图 46-19、图 46-20）。

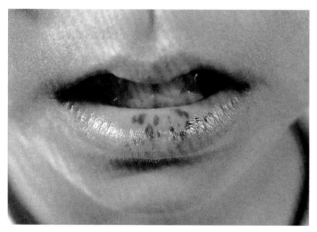

图 46-19　口周色素沉着 - 肠道息肉病综合征（1）

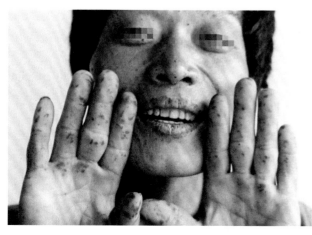

图 46-20　口周色素沉着 - 肠道息肉病综合征（2）
（山西医科大学　陈丽英、叶培明、白立仁惠赠）

【治疗处理】

（一）治疗原则

首先确定本病的范围，针对皮肤黏膜色素沉着、肠道息肉和伴发其他肿瘤分别治疗。

（二）基本治疗

口周色素沉着 - 肠道息肉病综合征的基本治疗见表 46-22。

表 46-22　口周色素沉着 - 肠道息肉病综合征的基本治疗

皮肤黏膜色素沉着	唇、口腔黏膜色素斑激光治疗
胃肠息肉	针对肠套叠、溃疡、肠道出血分别治疗
监测癌症	息肉恶变、胃癌、十二指肠腺癌监测和治疗，以及其他癌肿的监测和治疗

（三）治疗措施

1. 色素斑　青春期后可望消退或好转。可应用激光治疗。有研究用红宝石激光（Q 开关及短脉冲）治疗唇部雀斑样痣，治疗效果很好，二氧化碳激光及氩激光对唇部雀斑样痣治疗也有效。治疗后的美容效果极佳。也可采用冷冻治疗，但它常不能完全去除皮损且可在治疗部位留下色素减退斑。三氯乙酸点涂不能获得完全消退。手术切除、电干燥、皮肤磨削术常有不完全去除、瘢痕形成或正常肤色的改变。

2. 肠出血、肠道息肉和多种内脏异常及癌症　胃肠道的评估是制订总体方案中一个主要部分。儿童期息肉以保守治疗、观察为主。因胃肠道息肉分布广泛，不可能彻底切除；手术目的是解除威胁生命或健康的问题，如肠套叠复位、坏死肠段切除等。

（四）循证治疗步序

口周色素沉着 - 肠道息肉病综合征的循证治疗步序见表 46-23。

表 46-23　口周色素沉着 - 肠道息肉病综合征的循证治疗步序

项目	内容	证据强度
一线治疗	Q 开关 Nd：YAG 激光	C
	红宝石和翠绿宝石激光	D
二线治疗	其他激光治疗 / 强脉冲光治疗 / 冷冻治疗	E

（五）治疗评价

1. 色素斑　Hanada 等报道 6 例患者采用脉冲红宝石激光治疗，疗效极好。Njoo 等报道 15 例患者采用 Q 开关红宝石激光治疗日光着色斑、唇着色斑、节段性着色斑及单纯着色斑。激光能量为 $3 \sim 10J/cm^2$。其中 11 例患者仅 1 个疗程即足以使皮损消除。

2. 息肉　多发性息肉的恶变率为 2%～3%。

Peutz-Jeghers 综合征患者发生其他类型恶性肿瘤的危险性较高，特别是女性的乳腺癌和妇科恶性肿瘤。

（六）预后

皮肤黏膜色素沉着治疗效果良好。本病预后取决于胃肠道息肉及其演变和并发症。

（范文葛　吴　江　李永双　蔡川川　刘业强）

肿瘤（tumor）是机体在内外各种致瘤因素作用下，如化学因素、电离辐射、DNA 损伤、病毒作用，局部组织的细胞在基因水平上失去对其生长和分化的正常调控，导致其克隆性异常增生而形成的新生物。

癌基因过度表达导致细胞增殖增加，抑癌基因功能缺失导致组织细胞生长失控，从而引发肿瘤，因此肿瘤本质上来说是基因病。

癌基因（oncogene）与抑癌基因（tumor suppressor gene）的发现在肿瘤研究史上具有划时代的意义，已有数百个癌基因和抑癌基因得到克隆和鉴定，它们广泛存在于细胞内，参与细胞增殖、分化、凋亡等正常生理过程的调节。当细胞受到生物或理化等各种因素作用时，癌基因或抑癌基因结构或表达水平可发生异常，导致癌基因活性过高或抑癌基因活性过低，进而促进肿瘤发生发展。因此，从一定意义上说，肿瘤的发生是癌基因激活和（或）抑癌基因失活的最终结果。

表 皮 痣

表皮痣（epidermal nevus）又称疣状痣（verrucous nevus）、线状表皮痣（linear epidermal nevus）。发病是基因突变的结果。

【临床提要】

1. 基本损害　皮损为密集的疣状丘疹，可融合成乳头状瘤样，为灰褐色、褐色。损害常呈线形，尤其在四肢者，沿皮肤张力线或 Blaschko 线分布，躯干皮损呈波纹状或其他几何形状（图 47-1、图 47-2）。

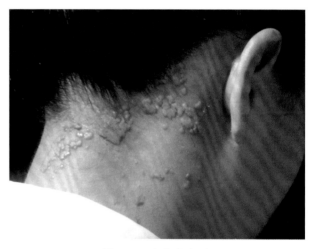

图 47-1　表皮痣（1）

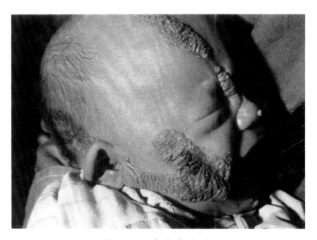

图 47-2　表皮痣（2）

2. 发病特征 皮损在儿童期缓慢增大,至青少年期稳定,偶可发生基底细胞癌和鳞状细胞癌。

3. 临床分型 ①局限型;②系统型,呈泛发性分布;③单侧痣,位于躯体一侧;④系统性疣状痣(systematized verrucous)或豪猪状鱼鳞病(ichthyosis hystrix gravior type),也称高起鱼鳞病(ichthyosis hystrix),皮肤角化过度,表现为疣状外观或突起的豪猪样突刺,广泛性双侧分布,呈不规则形;⑤炎性线状型,有红斑、鳞屑和瘙痒。

4. 组织病理 角化过度、棘层肥厚、乳头状瘤样增生和表皮突延长。

5. 鉴别诊断 本病需与色素失禁症(疣状期)、纹状苔藓、线状汗孔角化病、线状扁平苔藓和线状银屑病鉴别。

【治疗处理】

(一)治疗原则/基本治疗

本病罕见发生癌变,依据病损程度、美容需要、功能障碍情况、患者意愿选择治疗措施。基本治疗见表 47-1。

表 47-1　表皮痣的基本治疗

靶向治疗	抑制乳头状瘤样增生,除去疣状病损
局部治疗	红宝石激光、Er:YAG 激光、液氮冷冻、皮肤磨削、化学剥脱(三氯乙酸、酚)、氟尿嘧啶软膏、卡泊三醇、维 A 酸软膏
手术治疗	手术切除较大的损害
系统治疗	口服维 A 酸
监测癌变	罕见发生基底细胞癌和鳞状细胞癌,应给予监测处理

(二)治疗措施

(1)广泛者口服维 A 酸有暂时疗效,也可外用 0.1% 维 A 酸霜、5% 氟尿嘧啶软膏。

(2)可采取刮除术、激光、电灼、液氮冷冻、皮肤磨削或化学剥脱术(三氯乙酸)治疗,手术切除时应至深部真皮,否则可能复发。

(三)循证治疗步序

疣状表皮痣的循证治疗步序见表 47-2,炎性/发育不良性表皮痣的循证治疗步序见表 47-3。

表 47-2　疣状表皮痣的循证治疗步序

项目	内容	证据强度
一线治疗	局部麻醉下切除、削除或刮除	D
	冷冻治疗	C
二线治疗	激光切除	B
	皮肤磨削术	E
	红宝石激光	E
	Er:YAG 激光	C
三线治疗	系统应用维 A 酸	D
	外用维 A 酸及氟尿嘧啶	E
	光动力疗法	E
	西罗莫司	E

表 47-3　炎性/发育不良性表皮痣的循证治疗步序

项目	内容	证据强度
一线治疗	外用糖皮质激素	D
二线治疗	外用卡泊三醇/他卡西醇	D
	外用维 A 酸/蒽林	E
	系统应用维 A 酸	E
三线治疗	脉冲染料激光	E
	CO_2 激光	E
	外科切除	D
	依那西普	E
	光动力疗法	E
	克立硼罗(crisaborole)	E
	准分子激光	E

(四)疗效评价及预后

1. 疣状表皮痣

(1)手术/冷冻:Fox 等认为外科手术切除只适用于小皮损,表浅皮肤磨削术常导致复发,太深则可导致肥厚性瘢痕。冷冻治疗亦然。

(2)激光:Hohenleutner 等报道 43 例患者用氩激光或 CO_2 激光治疗。柔软、疣状皮损采用氩激光治疗效果好,而对于坚硬的角化性痣,效果不佳。CO_2 激光效果更好,但治疗后可能发生瘢痕。Kaufman 等报道给予 6 例患者 Er:YAG 激光表浅精确蚀刻治疗效果好,6 个月后未见瘢痕形成或色素样变。

(3)维 A 酸:Taskapan 等报道 1 例表皮痣患者以阿维 A 75mg/d 治疗有效,治疗停止 6 周后皮损复发。Nelson 等报道给予患者联合应用 0.1% 维

A 酸霜及氟尿嘧啶 2 次 / 日封包治疗效果好，但停止治疗 3 ～ 4 周后复发。

2. 炎性 / 发育不良性表皮痣　Bohm 等报道 1 例患者用卡泊三醇治疗成功。使用 8 周后皮损消失，治疗停止 25 周后保持无复发。

3. 预后　良好，罕见癌变。

脂溢性角化病

脂溢性角化病（seborrheic keratosis，SK）又称老年疣（senile wart），其发病与遗传、年龄、日晒、血脂、人乳头状瘤病毒感染、慢性刺激有关。其病理变化为细胞增殖、分化和凋亡异常，有学者认为 SK 是介于正常与恶性肿瘤之间的一种皮肤病。致病基因成纤维细胞生长因子受体 3（*FGFR3*）突变与 SK 相关。

【临床提要】

1. 基本损害　常为扁平的淡褐色斑，边界清楚，直径小于 1cm 至数厘米，无光泽，犹如"黏着"在皮肤表面，可有毛囊角栓；日久常有色素沉着和油腻鳞屑（图 47-3、图 47-4）。

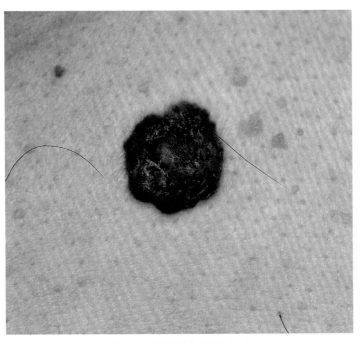

图 47-3　脂溢性角化病（1）

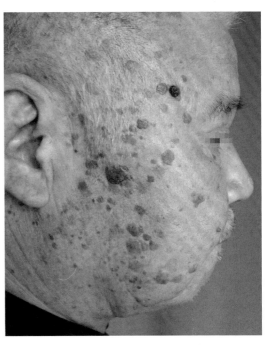

图 47-4　脂溢性角化病（2）

2. 发病特征　SK 好发于 30 岁以上人群，男性多见，常发生于面部和躯干。皮损为一个或数百个，一般为 20 ～ 40 个。躯干的多发性皮损呈"圣诞树"样，长轴平行于皮纹或 Blaschko 线，偶有痒感。病程可长达 30 年以上。其可伴发基底细胞癌（BCC）和鳞状细胞癌（SCC）。

3. 临床分型　①寻常型；②灰泥角化病，表现为灰白色疣状丘疹；③刺激型；④Leser-Trelat 征，又称多发性发疹性 SK，可伴有内脏癌。

4. 组织病理　角化过度、棘层肥厚和乳头瘤样增生，肿瘤向上生长使棘层肥厚，而其下缘平坦，肿瘤基底与两端正常表皮在同一水平上。

5. SK 与肿瘤的关系　有学者发现临床上 SK 灶中有 1.4% 标本含有灶性 SCC，国外学者通过 82 例病例对照研究发现突发的 SK 与内脏肿瘤无显著性关联，但是它有潜在癌变倾向。

6. 鉴别诊断　本病需与痣细胞痣、光线性角化病、寻常疣和恶性黑素瘤鉴别。

【治疗处理】

损害限制在表皮，故采取刮除和电干燥法进行治疗，或应用化学物质如液氮、苯酚、二氯乙酸或三氯乙酸治疗。在临床可发现显性损害以前，用氟尿嘧啶霜剂消灭微小损害的预防治疗特别有效。

（一）治疗原则 / 基本治疗

SK 一般不需要治疗，也可依据美容需要、患者意愿选择治疗方法。基本治疗见表47-4。

表47-4 脂溢性角化病（SK）的基本治疗

靶向治疗 / 治疗终点	针对 SK 中角质形成、细胞凋亡和异常增生进行靶向治疗使其恢复正常的增殖和凋亡机制，针对 SK 刺激黑素细胞增殖和产生黑素特点进行治疗，使 SK 皮损的颜色降低，色素减少。治疗终点为消除其增生损害
监测癌变	Leser-Trelat 征可能伴有内脏癌，近年有学者认为 SK 具有潜在癌变倾向，因此要认真监测，及时处理
局部治疗	外用维 A 酸他扎罗汀霜、氟尿嘧啶软膏、化学剥脱术、刮除、烧灼、冷冻及脉冲、CO_2 激光、Er：YAG 激光
系统治疗	病变广泛者口服阿维 A 25mg/d

（二）治疗措施

1. 局部涂搽药物　早期可用 0.25% ～ 0.1% 维A酸霜、氟尿嘧啶软膏，试用 5% 咪喹莫特。

2. 物理治疗　①液氮冷冻；②化学剥脱；③表面刮除后，基底部烧灼、电凝，或硝酸银、亚硫酸铁（Monsel 液）外涂；④激光。

3. 手术切除　疑有癌变或恶性黑素瘤者应手术切除。

（三）循证治疗步序

脂溢性角化病的循证治疗步序见表47-5。

表47-5 脂溢性角化病的循证治疗步序

项目	内容	证据强度
一线治疗	冷冻疗法 / 烧灼 / 电干燥法	B
二线治疗	CO_2 激光（10 600nm）	C
	Er：YAG 激光（2940nm）/ 二极管激光（532nm）	B
	掺铒光纤激光器	C
三线治疗	过氧化氢外用溶液［40%（w/w）］	A
	硝酸 - 锌复合物溶液	B
	3% 亚铁甲醚溶液	C

（四）疗效评价及预后

Fitzpatrick 等报道 65 例患者共有 492 处皮损，使用坎德拉色素损害染料激光治疗（510nm，300ns）。需治疗的皮损包括咖啡牛奶斑、雀斑样痣、脂溢性角化、炎症后色素沉着。剂量范围为 2.0 ～ 3.5J/cm²，平均为 2.25J/cm²。经过一次治疗后，效果良好，40% ～ 50% 的患者皮损完全消失，另外 33% 的患者皮损消失 75% 或更多。再次治疗将剩下皮损清除。但物理治疗后可复发，或有色素沉着。本病预后良好。

痤疮样痣

痤疮样痣（naevus acneiformis）又称黑头粉刺痣、毛囊角化痣，系毛囊局部发育异常。有家族史报道，本病皮损中存在 *FGFR2* 突变，而邻近正常皮损无突变，提示本病可能由基因镶嵌引起。

【临床提要】

1. 基本损害　损害为簇集疣状毛囊性丘疹，顶部有角栓，似黑头。因感染可遗留萎缩性瘢痕，似聚合性痤疮。常单侧沿肢体分布，排列成线状，偶为双侧性或泛发全身（图47-5）。

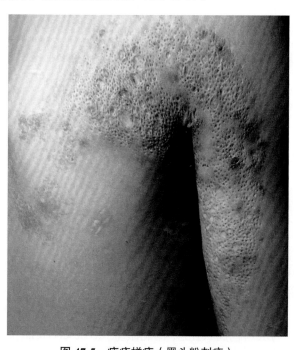

图 47-5　痤疮样痣（黑头粉刺痣）

2. 发病特征　本病少见，出生即有或出生不久发生，好发于面、颈、肩、上臂、前胸。

3. 组织病理　见单个黑头粉刺为充满角质的宽而深的表皮凹陷，似扩张毛囊，基底部偶见毛干，故为残留毛囊，也可见皮脂腺小叶开口于凹陷下端。

【治疗处理】

（一）治疗原则 / 基本治疗

依据病损位置和大小、美容需要选择治疗方案。痤疮样痣的基本治疗见表 47-6。

表 47-6　痤疮样痣的基本治疗

靶向治疗	内服药物抑制黑头和粉刺增长，物理、手术方法除去损害，治愈疾病
方法选择	酌情采用物理治疗、手术治疗，外用维 A 酸对部分病例有效

（二）治疗措施

1. 局部治疗　可用冷冻或激光治疗，外用维 A 酸对部分病例有效。

2. 手术切除　是最好的方法，大片者可采取手术并植皮。

3. 反复感染或脓肿形成者　系统性应用抗生素、皮损内注射糖皮质激素、切开引流或口服异维 A 酸治疗。

4. 病变广泛者　有报道外用 12% 乳酸铵洗剂（每日 1 次）对 1 例广泛性病变者有良好疗效。

（三）疗效评价及预后

上述治疗疗效尚好，本病为良性病程，预后良好。

角化棘皮瘤

角化棘皮瘤（keratoacanthoma，KA）是一种在临床和病理上类似于鳞状细胞癌的上皮肿瘤，可能起源于毛囊，常有自发性消退。本病有很多种染色体异常，1790 年报道了一个 KA 单基因突变。

【临床提要】

1. 基本损害　开始为坚硬的红色丘疹，2 ～ 8 周迅速增大，常达 1 ～ 2.5cm。成熟损害呈半球形，表面皮肤紧张、光亮，呈肤色或粉红色，中央似火山口样凹陷，内充满角质栓（图 47-6）。

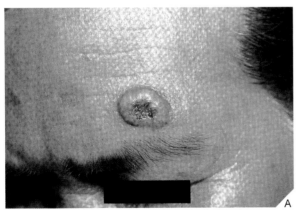
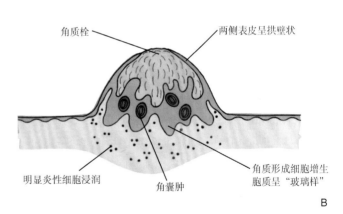

图 47-6　角化棘皮瘤（A）；角化棘皮瘤病理模式图（B），表皮凹陷，扩大如火山口，其中充满角蛋白

2. 发病特征　本病好发于面部、颈部和手背、前臂。进展期后有 2 ～ 8 周的静止期，随后自发性消退，愈合后遗留萎缩瘢痕。病程常 2 ～ 8 个月。

3. 临床分型　包括单发型、多发型、发疹型及巨大型。

4. 组织病理　显示增生的表皮内有不典型细胞，核分裂象，角栓；中心有火山口样凹陷，内充以角质。

5. 鉴别诊断　本病应与鳞状细胞癌鉴别，但前者发展较快，一般不破溃，可自愈，但须活检确诊。

【治疗处理】

（一）治疗原则

尽管本病可自行消退，但预见其何时消退是不可能的。更为重要的是，即使活检阴性，也不能排除一级鳞状细胞癌的可能。因此，要尽早手术切除。

（二）基本治疗

角化棘皮瘤的基本治疗见表 47-7。

表 47-7　角化棘皮瘤的基本治疗

靶向治疗	彻底清除肿物，治愈疾病
治疗方法	因本病不能排除鳞状细胞癌，尽早采用手术 / Mohs 显微手术、激光、冷冻、刮除、皮损内注射药物治疗，以及外用咪喹莫特、氟尿嘧啶，干扰素 α-2a 皮损内注射
多发性角化棘皮瘤	口服维 A 酸、异维 A 酸、阿维 A、甲氨蝶呤（MTX）、环磷酰胺
巨大角化棘皮瘤	手术切除 /Mohs 显微手术、放射治疗或口服异维 A 酸

（三）治疗措施

1. 治疗方法选择　①冷冻激光：对于直径小于 2cm 的皮损，最安全的疗法是切除活检、刮除或电灼、电干燥法和液氮冷冻。②手术切除：Mohs 显微手术可用于治疗易引起毁容的皮损。③ X 线照射：6 ～ 10Gy 剂量照射有较好疗效。④氟尿嘧啶：50mg/ml，皮损内注射 0.2 ～ 0.3ml，每周 1 次，疗效极佳。⑤ MTX 皮损内注射（25mg/ml，0.5 ～ 1ml）或肌内注射（25mg/ 周），已证明有效。氟尿嘧啶软膏局部外用也有效。皮损内注射博来霉素（1mg/ml，用等量利多卡因稀释），经短期治疗后皮损可在 20 天内消退。⑥鬼臼树脂溶解于苯偶姻（benzoin）制成的复合性酊剂，可用于治疗巨大型角化棘皮瘤。

2. 多发性角化棘皮瘤　可口服异维 A 酸、阿维 A 酯和 MTX。发疹型常对治疗有很强的抵抗性，然而，口服或局部应用维 A 酸和环磷酰胺能取得良好疗效。

3. 巨大型角化棘皮瘤　不适合外科切除或电灼且有放疗指征时，可采用与鳞状细胞癌相同的治疗方法，即放疗。给予 50Gy 的放射剂量治疗 15 ～ 20 日及以上，可取得良好疗效。放疗对甲下角化棘皮瘤也很有效。

（四）循证治疗步序

角化棘皮瘤的循证治疗步序见表 47-8。

表 47-8　角化棘皮瘤的循证治疗步序

项目	内容	证据强度
一线治疗	手术切除	E
	Mohs 显微手术	E
	阿维 A	A
二线治疗	电干燥法和刮除法	B
	外用氟尿嘧啶	E
	注射氟尿嘧啶	D
	注射甲氨蝶呤	B
	注射糖皮质激素	E
三线治疗	物理治疗（如激光、光动力疗法）	D

（五）治疗评价

1. 小而孤立的角化棘皮瘤

（1）电灼、刮除、Mohs 显微手术：Nedwich 报道的 111 例角化棘皮瘤患者治疗的回顾性研究中，106 例给予电灼术及刮除术治疗，4 例患者在平均随访 28.5 个月内复发；Reymann 报道 47 例角化棘皮瘤患者采取刮除术治疗，1 例在 4 个月至 5 年（平均 32 个月）随访中复发；Larson 报道对存在 43 个组织学证明为角化棘皮瘤皮损的 42 例患者给予 Mohs 显微手术切除后，仅 1 例在 6 ～ 24 个月的随访中复发。

（2）氩激光治疗：Neumann 报道 17 例经组织病理学证实的孤立较小（< 10mm）角化棘皮瘤患者给予氩激光治疗，65% 无瘢痕，35% 有轻微瘢痕，2 年内无复发。

2. 巨大的迅速发展的角化棘皮瘤

（1）放疗、氟尿嘧啶、MTX：Donahue 等报道对 18 例患者 29 个角化棘皮瘤皮损，给予 3500(15 级)～ 5600(28 级)cGy 的放疗后，皮损完全消退者有 14 例；Odom 报道 14 例患者约 26 个角化棘皮瘤皮损给予每周 2 ～ 5 次、0.2 ～ 0.5ml（浓度为 50mg/ml）氟尿嘧啶皮内注射，隔周 1 个疗程，13 例皮损完全消退，随访 3 ～ 17 个月无复发；Melton 报道 9 个角化棘皮瘤皮损（6 个经组织学证实）行 1 ～ 2 次、0.4 ～ 1.5ml MTX（浓度为 12.5 ～ 25mg/ml）皮损内注射后，完全缓解，且瘢痕较小。

（2）干扰素、曲安西龙：Grob 等报道，对 6 例直径大于 2cm，且处于增殖相的角化棘皮瘤，给予皮损内注射 α 干扰素（剂量为 600 万～ 1800

万 U/ 周）3 ～ 7 周，5 例完全缓解，随访 6 个月至 3 年无复发。McNairy 等报道给予 10 例单发或簇集角化棘皮瘤患者皮下及皮损内注射曲安西龙 25mg/ml，1 ～ 2 周间隔 1 次，8 ～ 78 日皮损均消退。

3. 多发性角化棘皮瘤维 A 酸类治疗　Benoldi 报道 2 例多发性 Ferguson Smith 型角化棘皮瘤患者口服 1mg/(kg·d) 阿维 A 酯 8 周后减至维持量 0.5 ～ 0.75mg/(kg·d)，1 例 1 年内皮损完全消退，另 1 例 6 个月内皮损部分消退；Shaw 报道，给予 1 例多发性角化棘皮瘤患者 1.5mg/(kg·d) 异维 A 酸治疗后，患者皮损消失。

4. 复发性角化棘皮瘤放疗及异维 A 酸、MTX 治疗　Gold-Schmidt 等报道 16 个大而生长迅速的角化棘皮瘤皮损中 14 个为手术后复发，给予 2.5 ～ 5Gy（总量为 45 ～ 60Gy）5 次 / 周的照射后，皮损消退，效果满意。Goldbery 报道 12 例经组织学证实的孤立角化棘皮瘤皮损，口服异维 A 酸 0.5 ～ 1mg/kg，9 例消退。Kestel 等报道治疗 2 例组织学证明的复发性角化棘皮瘤，给予 MTX 25mg/ 周，肌内注射，5 ～ 8 周皮损完全消失。

（六）预后

治疗反应及预后良好。

表 皮 囊 肿

表皮囊肿（epidermal cyst）是一种含有角质物的表皮衬里囊肿，外伤将表皮或附属器上皮植入真皮所致者，称为外伤性表皮囊肿。

【临床提要】

1. 基本损害　皮损为圆顶形隆起的囊肿，皮色呈淡黄色或白色，直径为数毫米至数厘米；坚硬，表面光滑；部分囊肿与表皮固定。中央小点为栓塞的毛囊皮脂腺开口，挤压时流出干酪样角质物（图 47-7）。

2. 发病特征　本病常见于成人，单个或数个；常见于面、颈、胸和上背部，创伤所致的囊肿常位于掌、跖或臀部。

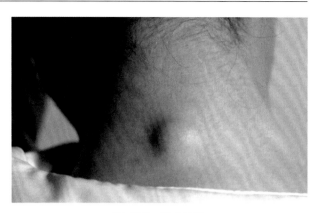

图 47-7　表皮囊肿

3. 组织病理　囊肿由复层扁平上皮衬里，粒层存在，类似于毛囊间表皮。囊腔内含有板层样角质物。

4. 鉴别诊断　本病应与多发性皮脂腺囊肿、脂肪瘤及神经纤维瘤鉴别。

【治疗处理】

（一）治疗原则 / 基本治疗

本病可采取保守治疗或手术切除。表皮囊肿的基本治疗见表 47-9。

表 47-9　表皮囊肿的基本治疗

靶向治疗 / 治疗终点	局部注射药物如曲安西龙、抗生素（炎症），物理方法或手术方法除去肿瘤，治愈疾病
手术切除	感染者切开引流，囊肿手术切除，去净囊壁，防止复发

（二）治疗措施

1. 方法选择　囊肿内注射曲安西龙（5mg/ml）；感染者予以抗生素治疗，或切开引流；囊肿可手术切除，应彻底切除表皮衬里以防复发。

2. 治疗反馈　李占国用高频电针打孔治疗表皮囊肿 118 例，用多功能电离子手术治疗仪电针短火打孔，一般为 1.5 ～ 2.0mm，面部不超过 2.0mm，其他部位最大不超过 4.0mm，适当挤压或捻搓囊壁，分离囊，将整个囊壁拉出，随后包扎。如囊壁粘连，可分块取出，然后用电针烧灼囊底促使其粘连，结果全部治愈。

（三）治疗评价及预后

最快和最有效的治疗是通过一小切口，甚至通过 2～4mm 的皮肤环钻活检小孔将其摘除。有炎症的囊肿不适合此治疗方法，而应采取手术切除囊肿和清除内容物的方法。若残留囊肿壁碎片，则会复发。

粟 丘 疹

粟丘疹（milium）是一种表浅角蛋白小囊肿，为潴留性囊肿，常见于足月新生儿和成人。

【临床提要】

1. 基本损害　皮损为表浅的珍珠白色球形丘疹，直径为 1～2mm，常多发（图 47-8）。

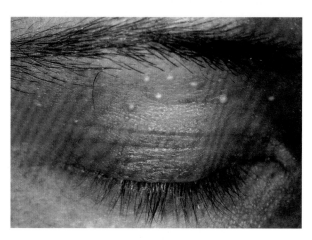

图 47-8　粟丘疹

2. 临床类型　①原发性粟丘疹：好发于面部、眼睑、颊和鼻部（新生儿）或其他部位，可自发消退；②继发性粟丘疹：见于水疱性皮肤病、大疱性扁平苔藓，弥散分布，经数年自然脱落；③发疹性粟丘疹：面部和躯干突然发生大量皮损；④斑块状粟丘疹（MEP）。

3. 组织病理　与表皮囊肿相同。

【治疗处理】

（一）治疗原则 / 基本治疗

粟丘疹可自发消退，酌情治疗，基本治疗见表 47-10。

表 47-10　粟丘疹的基本治疗

散在粟丘疹	激光、电解、针头或小刀挑出粟丘疹中角蛋白、低功能 YAG 激光
斑块粟丘疹	局部外用维 A 酸乳膏、口服米诺环素

（二）治疗措施

局部乙醇消毒，电解，用消毒针头或小刀挑破、切开表面皮肤，用粉刺挤压器挤出角蛋白核心（白色颗粒）；损害数目较多时，采用电干燥法烧焦表皮，挤出角蛋白核心，或采取低功能 YAG 激光治疗予以除去。局部外用维 A 酸治疗 MEP 和面部播散性粟粒疹有效。米诺环素治疗 MEP 有一定疗效。

（三）治疗评价及预后

Khosla 等报道，大量应用软膏及粉剂可防止粟粒疹。本病治疗可外用氯己定软膏或霜，加或不加水杨酸。如果粟丘疹转变为脓疱型，则应给予全身抗生素治疗。Stearms 报道可将 0.1% 倍他米松涂于患处止痒。对于继发感染者，可使用抗葡萄球菌类药物治疗，如多西环素 250mg，每日 4 次，用 10 日。本病可自发消退，预后良好。

皮 样 囊 肿

皮样囊肿（dermoid cyst）是含有各种表皮附属器的表皮衬里囊肿，可在出生时即有或儿童早期发生。本病有家族聚集现象，提示与基因有关。

【临床提要】

1. 基本损害　囊肿位于皮下，活动，质硬；可高出皮面，直径达 1～4cm 或更大，一般为单发。鼻部皮样囊肿可有开口于鼻部皮肤的窦道，可挤出干酪样物质（图 47-9）。

2. 发病特征　囊肿沿胚胎闭合平面分布，眉外侧 1/3、鼻和头皮最常见，少见部位有颈部、胸部、阴囊、会阴缝和骶尾部。

3. 组织病理　囊肿有表皮衬里，囊壁内含有各种成熟的皮肤附属器，即毛囊、汗腺和皮脂腺。

4. 鉴别诊断　本病需与炎性畸胎瘤鉴别。

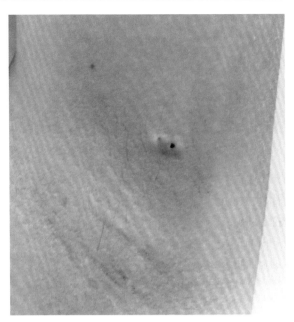

图 47-9　皮样囊肿
典型的圆顶状肿物伴两个尖顶
（广州市皮肤病防治所　张锡宝惠赠）

【治疗处理】

（一）治疗原则 / 基本治疗

皮样囊肿罕见发生癌变，需手术治疗，基本治疗见表 47-11。

表 47-11　皮样囊肿的基本治疗

靶向治疗	除去肿瘤，治愈疾病
手术治疗	手术切除，术前应充分评估肿物深度，术中不能遗留囊壁，否则易复发。手术时注意保护深部重要结构。手术时将囊肿连同基底及与骨面粘连的骨膜一并切除
术前准备	头皮最常见，术前应明确有无颅内延伸，应行影像学检查

（二）治疗措施

1. 手术治疗　潜在的窦道也应切除。术前应明确有无颅内延伸，可行颅脑 MRI 和 CT 检查。

2. 治疗反馈　丁强治疗面部皮样囊肿 42 例，沿囊肿边缘切一小口，从小口处将眼科小括匙插入囊腔内，挤压囊肿以排出内容物，再用小血管钳将囊壁夹出，或用括匙将囊壁刮出，然后将 1% 碘酊注入腔内冲洗。结果：痊愈 40 例（95.24%）；获得好、较好美容效果者 90.47%；随访半年至 1

年半，95.24% 的患者未见复发。

（三）治疗评价及预后

本病易复发。如有窦道深入颅内，则手术有一定难度，一般预后良好。

阴茎中线囊肿

阴茎中线囊肿（cyst of median penile raphe）见图 47-10，有些囊肿被认为由异常的尿道上皮发育而来，但并不与尿道相通。

【临床提要】

1. 基本损害　损害为单个，呈半球状、半透明，囊肿直径仅数毫米，有时呈线状，可长达数厘米（图 47-10）。

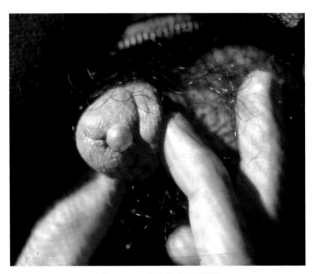

图 47-10　阴茎中线囊肿

2. 发病特征　阴茎中线囊肿常见于青年人，系先天性发育异常所致，位于阴茎腹侧，尤其是阴茎头。

3. 组织病理　囊肿壁由假复层上皮组成，通常有 1～4 层。上皮细胞胞质透明，少数可见含有黏液的细胞。

【治疗处理】

本病采取手术治疗，须完整切除囊肿，以防复发。创面如凹陷明显，可即时修复。

（蔡艳霞　吴昌辉　叶巧园）

毛发上皮瘤

毛发上皮瘤 (trichoepithelioma) 又称囊性腺样上皮瘤 (epithelioma adenoids cysticum)，系毛源性上皮肿瘤，常为常染色体显性遗传，青春期时发病，女性多见。基因连锁分析显示，染色体 9p21 可能与该病发病有关，但尚未筛选出候选基因。

【临床提要】

1. 多发性毛发上皮瘤 ①其为半透明皮肤色或粉红色丘疹或结节，质硬（图 48-1、图 48-2），直径 0.2 ～ 3cm，损害表面有毛细血管扩张。②皮

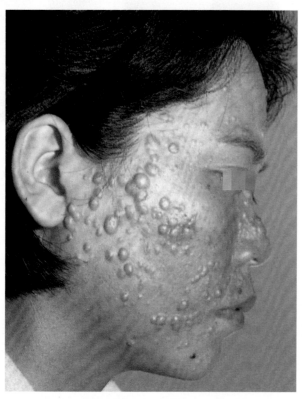

图 48-1　毛发上皮瘤（1）

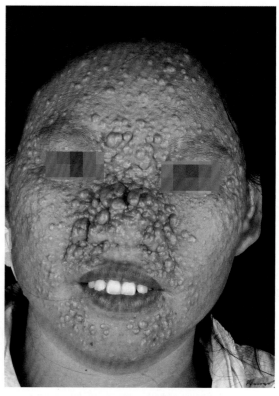

图 48-2　毛发上皮瘤（2）

面部半透明皮色、粉红色丘疹和结节，质硬

损好发于面部，特别是鼻唇沟、颊部和额部，偶见于头皮、颈部和躯干上部；为多发性，成群分布，偶成斑块，面部皮损呈对称性分布。损害随年龄增长而增多、增大。

2. 孤立性毛发上皮瘤　好发于成人面部，一个或数个苍白色或皮肤色丘疹或结节，质硬，直径可达2cm。

3. 组织病理　边界清楚的角质囊肿内壳完全角化，外壳由扁平的嗜碱性粒细胞组成，此类细胞类似于基底细胞癌细胞。

4. 鉴别诊断　本病在临床上需与皮脂腺增生症、汗管瘤和汗腺囊瘤鉴别，组织学上应与基底细胞癌鉴别。

【治疗处理】

（一）治疗原则 / 基本治疗

毛发上皮瘤依据美容需要选择良好的治疗方法，基本治疗见表48-1。

表48-1　毛发上皮瘤的基本治疗

靶向治疗 / 治疗终点	物理或手术方法除去肿物，治愈疾病
监测相关疾病	少数报道本病转化为基底细胞癌，同时伴脱发、重症肌无力、圆柱瘤
方法选择	物理治疗，如 CO_2 激光、电灼；或手术治疗，如 Mohs 显微手术

（二）治疗措施

本病可采取激光、电灼及电干燥治疗，孤立者可手术切除。恶变者采用 Mohs 显微手术。

（三）治疗评价及预后

因美容需要，本病治疗十分重要，轻微电灼和中度电干燥法的疗效尚可；液氮冷冻对小的损害有时能达到满意效果；皮肤磨削术疗效较好但易复发；孤立性皮损最好予以手术切除或 CO_2 激光治疗。

毛 母 质 瘤

毛母质瘤（pilomatricoma, pilomatrixoma）又称 Malherbe 钙化上皮瘤（calcifying epithelioma of Malherbe）。本病是由编码 β-连环蛋白的 *CTNNB1* 基因突变所致。

【临床提要】

1. 基本损害　一般为单发，多发者罕见。损害为深在的质硬结节，略隆起，基底可活动，呈皮肤色、红色或蓝黑色，直径 0.5～5cm，触之呈分叶状（图48-3）。

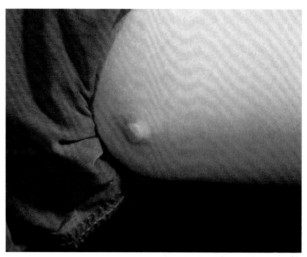

图48-3　毛母质瘤

2. 发病特征　本病以儿童期发病多见，少数患者为家族性。本病好发于面部和上肢，其余部位也可出现。

3. 组织病理　不规则的肿瘤岛含有3种类型上皮细胞：①嗜碱性粒细胞；②过渡细胞；③影子细胞伴钙质沉着。

4. 鉴别诊断　本病应与基底细胞癌、鳞状细胞癌及其他附属器肿瘤鉴别。

【治疗处理】

（一）治疗原则 / 基本治疗

明确良性或恶性毛母质瘤后进行治疗，基本治疗见表48-2。

表48-2　毛母质瘤的基本治疗

靶向治疗	手术切除肿物，治愈疾病
首选	手术切除
替代方案	小切口刮除囊内容物

（二）治疗措施 / 治疗评价及预后

完整切除肿瘤常可治愈。虽然通过小的切口或 2mm 打孔器活检的洞口刮除囊内容物已成功治疗本病，但单纯切除并活检应视为首选治疗方法。

术后复发率为 3%，预后一般良好。

皮脂腺增生症

皮脂腺增生症（sebaceous hyperplasia）可能是最常见的毛囊皮脂腺肿瘤。

【临床提要】

1. 基本损害 损害为 1 个或数个隆起的结节，质软，呈淡黄色，表面呈分叶状或中央脐形凹陷，直径 2 ～ 4mm。

2. 发病特征 本病仅有 1 个或数个皮脂腺扩大，发生于中、老年人面部，特别是额部和颊部（图 48-4）。

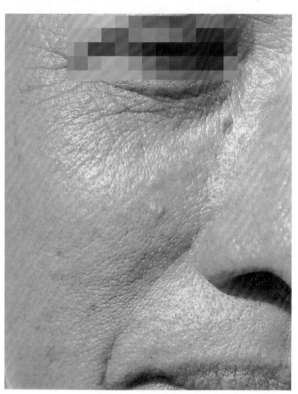

图 48-4　皮脂腺增生症

3. 组织病理 损害由成熟的皮脂腺小叶组成，中央有通向皮面的皮脂腺导管。

4. 鉴别诊断 本病需与鼻赘、基底细胞癌和皮脂腺痣鉴别。

【治疗处理】

（一）治疗原则 / 基本治疗

本病一般不需要治疗，要求治疗者主要是为了美容，故应仔细选择既能除去病损又能满足美容需要的治疗方法。

刮除、冷冻、电干燥、CO_2 激光或手术治疗均有效。

（二）治疗评价及预后

尽管刮除术和浅表削切活检术对不能确诊的病例较适用，但电干燥法或非常精细的电火花疗法可成功去除皮损。异维 A 酸可治愈皮损，但常复发。激光治疗也是有效的。本病预后良好。

皮 脂 腺 痣

皮脂腺痣（nevus sebaceous）是一种由多种皮肤成分组成的器官样痣，是毛囊皮脂腺单位的畸形。本病可能受某些激素的调控，皮损在出生时隆起，儿童期变平，青春期时再次隆起，青春期后一般再扩大。

【临床提要】

1. 基本损害 儿童的皮损为略隆起的淡黄色斑块，表面较光滑；在青春期时，皮损增厚，边界清楚，呈圆形或带状、黄色或黄褐色、蜡样光泽，表面呈颗粒状或结节状、乳头状瘤样（图 48-5）。

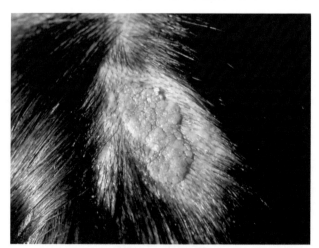

图 48-5　皮脂腺痣

2. 发病特征 单个皮损常在出生时即有或在

儿童早期出现。皮损好发于头皮，偶可见于面部、颈部或躯干。

3. 组织病理　Ⅰ期（早期）：皮脂腺和毛囊发育不全；Ⅱ期（成熟期）：毛囊仍未发育，皮脂腺增生明显、数量增多；Ⅲ期：出现伴发的肿瘤结构。

4. 诊断和鉴别诊断　幼年发生的头面部黄色至褐色斑块应考虑本病。如皮损呈疣状，还需要与疣状痣鉴别。

【治疗处理】

（一）治疗原则 / 基本治疗

由于皮损在出生时隆起，儿童期变平，可在青春期增大和在青春期后发生恶变，故应在青春期之前切除。皮脂腺痣的基本治疗见表 48-3。

表 48-3　皮脂腺痣的基本治疗

靶向治疗	青春期前应去除病损，防止恶变，治愈疾病
方法选择	外科切除、刮除或电灼、激光、光动力疗法
头皮部位	手术切除或头皮移植

（二）治疗措施

CO_2 激光可用于治疗鼻部皮损，以防止形成疣状，儿童期切除，瘢痕风险最小。然而，因本病常向深处发展，所以病程较长的皮损的恶变风险较高。对于大的皮损，可能要用组织膨胀器。头皮部位的皮损最好手术切除，然后再进行缝合，或移植头皮，而烧灼、冷冻、激光治疗的创面愈合后不长头发。

（三）循证治疗步序

皮脂腺痣的循证治疗步序见表 48-4。

表 48-4　皮脂腺痣的循证治疗步序

项目	内容	证据强度
一线治疗	观察	D
	手术切除	E
二线治疗	刮除术和腐蚀 / 冷冻疗法	E
	激光美容 / 光动力疗法	E

（四）治疗评价 / 预后

1. 光动力疗法　Dierickx 等报道了 1 例采取 20% δ - 氨基乙酰丙酸光动力疗法联合 630nm 激光治疗的病例。在连续治疗 13 个疗程后，发现此疗法具有很好的美容效果，而且疗效可维持 16 个月。

2. 激光　Ashinoff 等报道了 1 例 10 岁男孩，鼻子有皮脂腺痣，经 CO_2 激光治疗后得到美容改善。

3. 治疗反应和预后　治疗反应好，预后良好。

皮脂腺腺瘤

皮脂腺腺瘤（sebaceous adenoma）属于肿瘤。

【临床提要】

1. 基本损害　本病表现为圆形、边界清楚的小结节或边界不清的斑块，质硬，表面光滑，常呈黄色或黄褐色，有时带蒂，直径小于 1cm。

2. 发病特征　本病好发于老年人，大多数为孤立性损害，位于头皮或面部。

3. Muir-Torre 综合征　包括多发性面部皮脂腺腺瘤、皮脂腺上皮瘤、皮脂腺癌、角化棘皮瘤和多发性内脏癌。

4. 组织病理　肿瘤由多个大小与形状不一的皮脂腺小叶组成。小叶内可见生发细胞和成熟的皮脂腺细胞混杂在一起。

5. 鉴别诊断　本病需要与皮脂腺囊肿、老年性皮脂腺增生症、皮脂腺上皮瘤鉴别。

【治疗处理】

（一）治疗原则 / 基本治疗

如有 Muir-Torre 综合征，应检查是否存在内脏癌，如胃肠道、气管支气管和泌尿生殖道恶性肿瘤，特别是结肠腺癌。

（二）治疗评价 / 预后

治疗可能存在的相应内脏癌，皮脂腺腺瘤手术切除可以治愈。除个别病例合并系统性癌症外，本病患者通常预后良好。

多发性皮脂腺囊肿

多发性皮脂腺囊肿（steatocystoma multiplex）是一种以含有皮脂的多发性真皮囊肿和衬里上皮

含有皮脂腺为特征的疾病，为管腔阻塞，皮脂腺分泌物潴留所致，非真性肿瘤。多数病例为常染色体显性遗传，由角蛋白 17 基因突变所致。

【临床提要】

1. 基本损害　皮损为光滑的囊性丘疹和结节，质硬，可活动，直径为数毫米至数厘米；较深的损害呈皮色，表浅者为淡蓝色或淡黄色；数目不等，可多达数百个；穿刺时可抽出奶油样液体（图 48-6）。

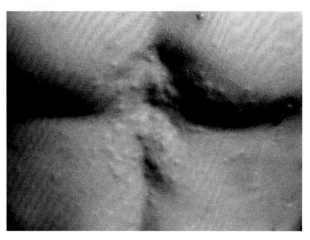

图 48-6　多发性皮脂腺囊肿（1）

2. 发病特征　本病常在青少年期或成年早期发生，好发于前胸部、腹部、前额、头皮、阴囊（图 48-7）。

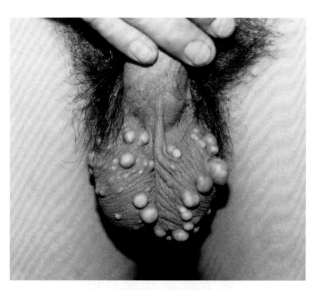

图 48-7　多发性皮脂腺囊肿（2）

3. 组织病理　囊壁由缺乏粒层的鳞状上皮构

成，囊壁内一般有附属器结构，特别是皮脂腺或发育不全的毛囊；囊腔含有无定形油状物，偶见毳毛。

4. 鉴别诊断　本病需与皮样囊肿及脂肪瘤等鉴别。

【治疗处理】

（一）治疗原则 / 基本治疗

多发性皮脂腺囊肿一般不需要治疗，亦可采取手术切除等方法治疗。基本治疗见表 48-5。

表 48-5　多发性皮脂腺囊肿的基本治疗

靶向治疗	保守观察，或物理方法、手术方法除去肿物
治疗指征	美容需要，炎症感染
非手术治疗	穿刺抽吸内容物及激光、冷冻治疗，炎症者口服异维 A 酸，也可皮损内注射糖皮质激素治疗
手术治疗	手术切除或切开挤出囊肿内容物。除去囊壁，感染者切开引流，破溃伤口愈合后再行手术

（二）治疗措施

（1）穿刺、激光、冷冻均可选用。

（2）口服异维 A 酸对炎性病变有效，对非炎性病变无效。其疗效可能由直接抗炎效应而非减少皮脂分泌所获得。四环素 1g/d，分 4 次口服，或米诺环素 100 ～ 200mg/d。外用药因不能渗透至囊壁，治疗大部分无效。

（3）单个皮损应采取切除治疗，做椭圆形切口，缝合一针或最多两针效果极佳。可切开并彻底挤出囊肿内容物或用 18 号针头抽出内容物，但会复发。通过内镜手术进行皮下囊肿摘除可避免出现手术切口瘢痕。

（4）多发性损害难以行手术切除，炎性病变可切开引流，或皮损内注射糖皮质激素。

（三）循证治疗步序

多发性皮脂腺囊肿的循证治疗步序见表 48-6。

表 48-6　多发性皮脂腺囊肿的循证治疗步序

项目	内容	证据强度
一线治疗	非炎性病变	
	切除囊壁的外科手术	D
	炎性病变	
	异维 A 酸	D
	抗生素	E
	切开引流	E
二线治疗	CO_2 激光 / 联合激光治疗	E
三线治疗	冷冻疗法	E
	阿达木单抗	E

（四）治疗评价

1. 异维 A 酸　Friedman 报道 7 例患者口服异维 A 酸治疗，$1mg/(kg \cdot d)$，持续 20 周。患者炎性囊肿明显减少。非炎性囊肿则不受影响，1 例治疗成功的患者停止治疗 10 周后复发，其他患者随访 8 个月未见复发。

2. 抽吸治疗　Sato 等报道对于 > 1.5cm 的囊肿，采用 18 号针抽吸的方法治疗，在 10 个月的随访中，囊肿没有增大。

3. 手术切除　有学者用改良法切除皮脂腺囊肿 49 例，将三角手术刀片垂直刺入皮肤至囊内，切口长为 0.5 ～ 0.8cm。术者双手用力挤压囊肿周围，挤净内容物，用止血钳有齿一面伸入囊壁搔刮，使囊壁与周围组织分离，将囊壁提出，本组 49 例成功切除 45 例。

（五）预后

切除预后良好。应彻底完整摘除囊肿，囊壁较薄极易破碎，如残留囊壁，则容易复发。

汗　管　瘤

汗管瘤（syringoma）是一种良性的表皮内小汗腺导管肿瘤，好发于女性，常在青春期发病。有些汗管瘤患者伴有 21 号染色体三体。

【临床提要】

1. 基本损害　皮损为皮色或淡黄色半球形丘疹，略带蜡样光泽，直径常为 1 ～ 3mm，质中。一般为多发性，数个至数百个，密集而不融合。

2. 发病特征　病损最常见于下睑（图 48-8），也见于腋窝、脐、会阴、外阴、阴蒂、手、头皮、胸部等处，极少单侧线样分布。外阴受累者常有瘙痒。病程可长达 30 年。

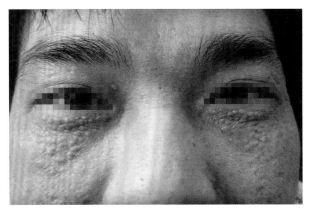

图 48-8　汗管瘤
（东莞市常平人民医院　曾文军惠赠）

3. 临床分型　①眼睑型；②生殖器型；③肢端型；④发疹性汗管瘤，大量的皮损出现于颈前、胸部和腹部。

4. 组织病理　真皮内可见大量小囊状导管和实心上皮索，部分导管的外壁细胞突出而形成小逗号样赘生物——蝌蚪样导管。

5. 鉴别诊断　本病需与扁平疣、毛发上皮瘤、发疹性黄瘤鉴别。

【治疗处理】

（一）治疗原则 / 基本治疗

汗管瘤影响美观，常需要治疗，基本治疗见表 48-7。

表 48-7　汗管瘤的基本治疗

靶向治疗 / 治疗终点	临床观察，采取物理或手术方法除去肿物
治疗选择	电干燥、电频电灼、CO_2 激光、三氯乙酸、冷冻、外用维 A 酸
手术	眼科剪剪除、磨削手术切除

（二）治疗措施

美容治疗，必要时采用钻孔活检方法治疗，或用激光或电干燥法去除，或用眼科剪、化学烧灼法去顶，也可用磨削方法治疗。因皮损病理改变在真皮，且数目多发，治疗时宜细心，以免产生瘢痕等毁容性后遗症。

（三）循证治疗步序

汗管瘤的循证治疗步序见表 48-8。

表 48-8　汗管瘤的循证治疗步序

项目	内容	证据强度
一线治疗	手术切除 / 剪断切除，二期愈合	E
	电烙术	E
	病灶内电干燥 /CO_2 激光	D
二线治疗	电干燥法和刮除法	E
	CO_2 激光联合三氯乙酸 /Nd:YAG 激光	D
三线治疗	皮肤磨削术	E
	三氯乙酸 / 局部外用阿托品 / 外用维 A 酸	E

（四）治疗评价及预后

1. 激光　方丽华采用美国 HGM 公司生产的铒激光治疗仪，根据患者年龄、皮损大小选择治疗剂量，平均能量密度为 $11.3J/cm^2$，术后随访 6 个月。结果 29 例皮损完全消退，治愈率为 85%，有效率为 94%；总共 1117 个皮损中 1106 个完全消退。Wang 等报道，10 例患者使用 CO_2 激光治疗获得良好效果。其中，汗管瘤较多的患者需要多次治疗，1 例患者治疗后 48 个月时，眶周出现新的汗管瘤。

2. 电干燥法　Karma 等报道 12 例患者使用电干燥法治疗获得良好的治疗效果，经过 18 ～ 48 个月的随访，没有复发。

3. 手术平整　Fulton 等报道 65 例痤疮瘢痕、光化性损伤、皮脂腺腺瘤和汗管瘤患者使用调整手术平整法后，获得良好效果。

4. 总的评价　应用电干燥法、激光或液氮冷冻法去除每个瘤体是有效的治疗方法，但由于破坏较深，应避免形成明显的瘢痕。本病预后良好。

圆　柱　瘤

圆柱瘤（cylindroma）又称头巾瘤（turban tumor）、番茄瘤（tomato tumor），本病为良性，但也有极少数恶变者，且见于多发性圆柱瘤的患者。一些病例与染色体 16q 上的 *CYLD* 基因突变有关。

【临床提要】

1. 基本损害　本病表现为无症状性坚硬的皮内或皮下结节，表面光滑，有时呈蒂状，粉红色至橘红色，直径一般小于 1cm，但多发性损害者的一些损害可达数厘米甚或覆盖整个头皮，类似头巾（图 48-9）。

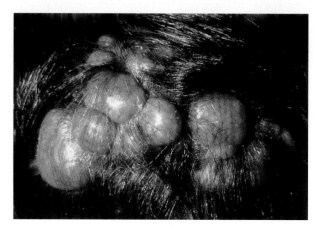

图 48-9　圆柱瘤

2. 发病特征　散发性病例为单个损害，多发性损害常见于家族性病例。成年早期发病，皮损好发于头部、颈部，特别是头皮。

【治疗处理】

（一）治疗原则及基本治疗

本病采取手术切除，恶变见于多发性圆柱瘤，因此对该类型应诊查有无恶变。

（二）治疗措施

手术切除即可治愈，恶变者需做广泛切除才能防止局部复发。多发性圆柱瘤采取手术治疗并植皮。

（三）治疗评价及预后

除个别恶变或发生转移外，预后良好。

透明细胞汗腺瘤

透明细胞汗腺瘤（clear cell hidradenoma）是顶端汗管分化的良性肿瘤。

【临床提要】

1. 基本损害　本病表现为缓慢生长的结节，质硬，直径 0.5～2cm 或更大，表面皮肤正常或偶呈红色或蓝色；部分肿瘤可排出浆液性物质，余者倾向于溃疡形成（图 48-10）。

大量皮损者罕见；半透明囊性结节为淡黄色或淡蓝色；皮损随环境变化和汗腺分泌增大或缩小，如夏季增多，冬季减少。

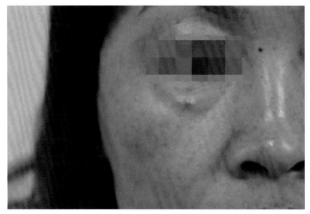

图 48-11　小汗腺汗囊瘤
（新疆维吾尔自治区人民医院　普雄明惠赠）

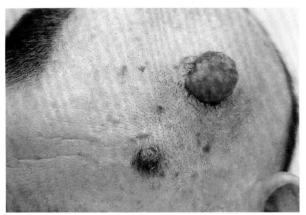

图 48-10　透明细胞汗腺瘤
（广东医科大学　李顺凡惠赠）

2. 发病特征　肿瘤常为单个，偶可有数个，无特殊的好发部位。

3. 组织病理　边界清楚的肿瘤由分叶状团块组成，周围常有增厚的透明膜，肿瘤的实体部分有两种类型细胞，即梭形细胞和透明细胞。

4. 鉴别诊断　临床上需与其他汗腺肿瘤鉴别，有时需与基底细胞癌、鳞状细胞癌鉴别。

【治疗处理】

警惕恶变，首选手术切除。该瘤对放射治疗不敏感，完整切除肿瘤可治愈。复发性者行广泛切除。本病预后良好。

小汗腺汗囊瘤

小汗腺汗囊瘤（eccrine hidrocystoma）又称汗腺囊腺瘤（cystadenoma），为来源于小汗腺的皮肤良性肿瘤。其可能是小汗腺导管畸形而致汗液暂时或永久性潴留引起真皮内直行导管扩张所致，罕见。

【临床提要】

1. 皮肤损害　临床上，囊肿较小，如针头或豌豆大（图 48-11）。直径 1～3mm，呈透明至蓝色。多发性见于中年妇女面部，可至数百个，特别是眶周和颊部。而单发性可见于颈部、胸部及躯干。

2. 临床亚型　Robinson 型，皮损小而多发；Smith 型，皮损大而单发，更为少见。穿刺皮损有液体流出，或消退。本病应主要与痱子、汗管瘤、大汗腺汗囊瘤、囊性腺样上皮瘤等鉴别。

3. 组织病理　囊肿为单房，内衬单层立方细胞，没有肌上皮层（图 48-12）。小汗腺小叶一般排列紧密，偶尔可见导管进入囊肿。有些病变为顶泌汗腺囊瘤变性。没有断头式分泌或胞质内 PAS 阳性颗粒，不同于顶泌汗腺囊腺瘤。有些病例 S-100 蛋白和 CEA 呈阳性，但 GCDFP-15 为阴性。超微结构显示内衬细胞类似小汗腺或顶泌汗腺导管上皮细胞。

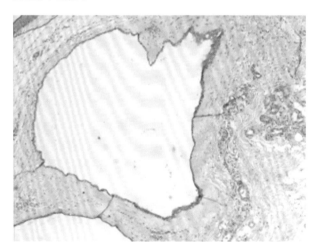

图 48-12　小汗腺汗囊瘤组织病理 HE 染色
囊壁由单叶性囊肿组成，有两层立方细胞，胞质呈嗜酸性，无肌上皮细胞和顶浆分泌
（新疆维吾尔自治区人民医院　普雄明惠赠）

【治疗处理】

本病可行手术切除。单发性囊肿可手术切除。多发性囊肿药物治疗可能有效。Smith 型可考虑针刺、手术切除、电烧灼或电干燥法治疗。Robinson 型皮损应用 CO_2 激光和脉冲染料激光治疗有一定的疗效，国外有成功外用阿托品或山莨菪碱治疗的报道，亦可应用肉毒毒素治疗。

（吴　玮　蔡艳霞　林映萍　黎世杰
吴土明　王洁娣）

软 纤 维 瘤

软纤维瘤（soft fibroma）亦称皮赘（skin tag），是一种带蒂的良性肿瘤。

【临床提要】

1. 基本损害 软而皱缩状小丘疹，或呈丝状、带蒂样赘生物。

2. 发病特征 本病好发于绝经期妇女，常伴发脂溢性角化病。一些学者认为其与结肠息肉、糖尿病和肢端肥大症有关，但目前尚未证实。

3. 临床分型 ①皱缩状小丘疹，多发性，质软，表面有沟纹，一般长 1～2mm，好发于颈部及腋窝；②丝状瘤，单个或多发，表面光滑，长、宽分别约为 5mm、2mm；③带蒂袋样瘤，孤立性，直径约为 1cm 或更大，质软，呈深褐色或黑色，好发于躯干下部（图 49-1、图 49-2）。

4. 组织病理 ①沟纹状小丘疹、丝状瘤为棘层肥厚，乳头状瘤样增生；蒂由疏松的胶原纤维组成。②袋样瘤为疏松排列的胶原纤维和成熟脂肪细胞。

【治疗处理】

治疗方法有冷冻、激光或局部麻醉下剪除、手术切除。如不治疗，大部分也可自行坏死脱落而不留瘢痕。

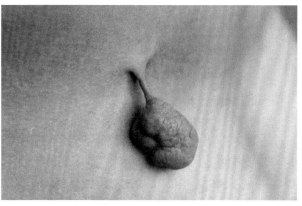

图 49-1 软纤维瘤（1）

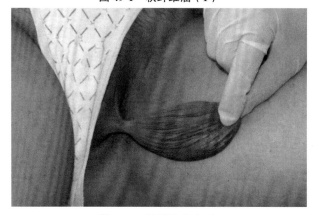

图 49-2 软纤维瘤（2）

皮肤纤维瘤

皮肤纤维瘤（dermatofibroma）是一种常见的纤维组织细胞肿瘤。

【临床提要】

1. 基本损害 损害为圆形或卵圆形结节，质硬，直径 0.5 ～ 1cm，表面光滑或粗糙；可为深褐色、紫色、红色或黄色（图 49-3）；与皮肤粘连，但与深部组织不粘连；侧向压迫可使损害中心产生"小凹"。一般无自觉症状，偶有压痛，可长期存在。

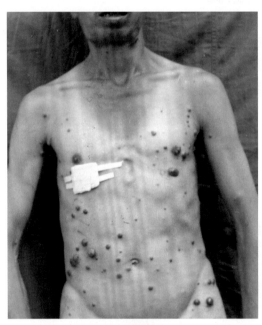

图 49-3　皮肤纤维瘤
（华中科技大学同济医学院附属同济医院　陈映玲惠赠）

2. 发病特征 中、青年人多见，好发于女性。损害一般为单发，20% 病例为多发性。本病以四肢多见（约占 80%），特别是下肢，少数可局限于掌跖。

3. 组织病理 病变无包膜，由漩涡状梭形细胞束和胶原束组成；梭形细胞核细长，胞质少，呈淡蓝色，有丝分裂可见而无异型性。组织学变型：①细胞型；②纤维型；③硬化性血管瘤；④上皮样皮肤纤维瘤。

【治疗处理】

本病需活检或手术切除以除外黑素细胞增生等肿瘤，应连同表浅脂肪完整切除，以防复发，

复发率约为 4%。若不处理，本病可持续存在，有部分可消退。

指 节 垫

指节垫（knuckle pad）为关节伸面皮肤纤维性增厚所致。

【临床提要】

1. 基本损害 皮损为扁平或隆起的角化性斑块，直径 3 ～ 10mm，椭圆形或圆形，呈皮肤色、淡黄色或棕色，表面粗糙（图 49-4）、干燥无鳞屑，与深部组织不粘连，可自由移动。

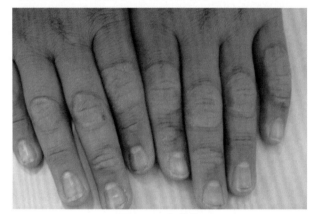

图 49-4　指节垫
（新疆维吾尔自治区人民医院　普雄明惠赠）

2. 发病特征 本病好发于近端指（趾）间关节伸面及掌指关节伸面，无自觉症状，病程呈慢性。

【防治】

切除后可发生瘢痕疙瘩，损害内注射糖皮质激素或氟尿嘧啶可能有效。可试用液氮冷冻或 X 线照射。

瘢 痕 疙 瘩

瘢痕疙瘩（keloid）是指皮肤损伤后纤维组织的过度增生，超出原有的损害范围。也有病例无创伤史，而易受创伤的掌跖却不发病。部分可为常染色体显性或隐性遗传。研究显示，调节凋亡的基因改变可促使纤维增生；抗凋亡基因 *Bcl-2*、*c-jun* 和 *c-fos* 的蛋白表达明显增高，而凋亡基因 *p53* 不表达。

【临床提要】

1. 基本损害　损害为圆凸的肿块，质坚实，边界清楚而不规则，有时呈蟹足样，粉红色；上皮变薄，可有毛细血管扩张（图 49-5）。

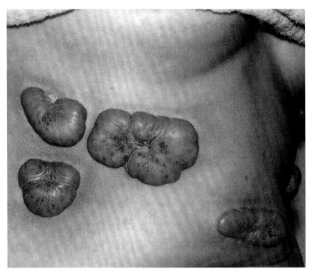

图 49-5　瘢痕疙瘩

2. 发病特征　本病好发于肩周、上背部和胸部，伴有瘙痒、疼痛和感觉过敏。

3. 组织病理　早期为增殖期，成纤维细胞较多；中期为纤维化期，胶原纤维和胶原束均增粗，嗜伊红性增加，排列更紧密；晚期为硬化期，胶原纤维透明化。

4. 鉴别　肥厚性瘢痕有类似的表现，但不超过外伤部位，无蟹足样突出（图 49-6）。本病尚需与隆突性皮肤纤维肉瘤鉴别。

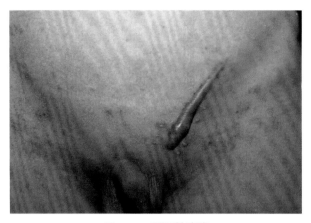

图 49-6　肥厚性瘢痕

【治疗处理】

（一）治疗原则

（1）综合评估：应结合病史、临床表现综合评估。根据皮损的进展阶段、大小、质地、症状等决定治疗方案。

（2）硅凝胶片与压力衣（建议成人压力为 24～30mmHg）可以作为基础性辅助治疗手段；皮损内注射糖皮质激素作为一线治疗方法；外科手术需严格掌握适应证、遵循操作原则，术后及时辅以放射治疗等治疗；冷冻、激光可根据情况适当选用。

（二）基本治疗

瘢痕疙瘩的基本治疗见表 49-1。

表 49-1　瘢痕疙瘩的基本治疗

作用靶位 / 治疗终点	抑制成纤维细胞增生和胶原合成，或应用综合疗法除去瘢痕组织 按摩、应用咪喹莫特、硅胶膜贴敷（水合剂）
外用治疗	糖皮质激素、维 A 酸、腐胺（丁二胺）、水合剂、康瑞宝凝胶（洋葱提取物）、曲尼司特电离子渗入瘢痕、维生素 Bt（肉毒碱）、积雪苷、多磺酸黏多糖
皮损内注射治疗	糖皮质激素、氟尿嘧啶（5-FU）或曲安西龙混悬液联合氟尿嘧啶、博来霉素、维拉帕米、透明质酸、青霉胺、α 干扰素、依那西普、钙离子通道阻滞剂、A 型肉毒毒素
系统治疗	曲尼司特（抑制肥大细胞、纤维细胞产生胶原）、他莫昔芬、维生素 E、维生素 B、维生素 C、肤康片（积雪苷片）、己酮可可碱、别嘌醇、丹参、维 A 酸、磷酸羟基哌喹、吡非尼酮（抑制成纤维细胞增殖和胶原合成）
中医药治疗	活血化瘀，黑布药膏及其改良药膏，软化病损，止痒镇痛
压迫治疗	硅胶片、硅胶垫封包，四肢某些部位可用弹力绷带加压包扎、可塑性夹板、包扎、穿加压衣
物理治疗	浅层 X 线、同位素、脉冲染料激光、离子透入、冷冻、激光

Chapter 49

手术治疗	禁止单纯手术，肥厚性瘢痕可手术去除，治疗后可能不复发
	手术切除＋压力治疗、局部糖皮质激素注射、放疗、硅胶膜外用、5% 咪喹莫特
	手术切除植皮＋放射治疗，包括深度 X 线及镭锭
	手术中应注意缝合前在切口边缘注入少量的曲安奈德，缝合宜无张力、顺皮纹进行并采用连续皮内缝合法，术后及早拆线，拆线后早期行放射治疗或加压疗法等综合治疗。手术后＋ X 线＋外用咪喹莫特＋硅酮胶膜和加压
肥厚性瘢痕	生物活性因子：生长因子 β、干扰素
肥厚性瘢痕	手术去除，皮损内注射（曲安西龙、α 干扰素），闪光灯泵，脉冲染料激光，加压，外用维 A 酸，局部外用氟尿嘧啶，硅胶凝胶膜

（三）治疗措施

1. 减少成纤维细胞增生和胶原合成 ①维 A 酸：口服或外用。②外用咪喹莫特。③肤康片（积雪苷片）：为积雪草总苷，能抑制成纤维细胞活性，软化结缔组织。2 ～ 4 片 / 次，每日 3 次。④放射治疗：浅层 X 线或接触治疗有效。

2. 激光 Nd：YAG 激光和 585nm 脉冲染料激光治疗使胶原产生减少和临床症状改善。

3. 皮损内注射治疗 采用普通注射器、压力注射器或无针头注射器。

（1）糖皮质激素：曲安西龙（10 ～ 40mg/ml），每隔 1 ～ 2 周 1 次，可使大多数病例的病变停止发展和明显变平；应注意药物仅可注射在损害中心，否则可导致周围组织萎缩；注射之前的冷冻治疗可使损害软化和易于注射药物。

（2）氟尿嘧啶：50mg/ml，每 2 周 1 次，共 8 次。

（3）混合液：皮损内注射曲安奈德（1mg/ml）与氟尿嘧啶（45mg/ml），每 2 周 1 次，共 8 次。

（4）透明质酸酶、青霉胺损害内注射。

（5）博来霉素：用 2% 甲哌卡因局部麻醉后将 1.5U/ml 博来霉素滴于瘢痕疙瘩皮损上，再以 25G 针头多针穿刺（8 针 /mm²）皮损。每隔 1 ～ 4 个月为 1 个疗程，共 1 ～ 5 个疗程。1 个疗程后瘙痒完全消失，几乎所有皮损均显著变平。

（6）维拉帕米（异搏定）：是一种钙离子通道阻滞剂，可以抑制细胞外基质分子如胶原蛋白、氨基聚糖、纤连蛋白的合成与分泌，并增加胶原酶。2004 年 Copcu 等切除 21 例瘢痕疙瘩患者皮损后行"W"整形或表皮移植术，术后皮损内注射盐酸维拉帕米（2.5mg/ml），每部位 0.5 ～ 5ml。术后 2 年时 12 例患者获显效，患者满意度评分（0 ～ 10 分）2 ～ 9 分，平均 6.4 分。

4. 手术切除配合其他治疗 术后立即（24 ～ 48 小时）行放射治疗，可减少血管化，常能防止瘢痕疙瘩形成，并联合采取损害边缘糖皮质激素注射、皮肤移植和加压包扎。供皮区应术后加压包扎。加压包扎应持续至瘢痕不再发红为止，可能需要数月之久；单纯压迫（压力＞ 3.20kPa）可防止烧伤患者发生肥厚性瘢痕，应用于早期肥厚性瘢痕也能诱导退化。在不能压迫的部位，一旦出现瘢痕肥大的征象，立即反复注射糖皮质激素常能阻止病变发展，也可采用放射治疗。

5. 维 A 酸 口服或外用维 A 酸有一定的疗效，其可减少成纤维细胞增生和胶原合成。Jamssem 报道 28 例难治性瘢痕疙瘩患者外用维 A 酸治疗后 77% 瘢痕缩小，症状改善。

6. 抑制成纤维细胞增生和胶原合成 这些药物具有抑制纤维增生、胶原合成和分泌及抑制生长因子等作用，在抗肥厚性瘢痕和瘢痕疙瘩形成方面具有较好的应用前景和潜力。

（1）己酮可可碱（PTX）：可抑制正常人皮肤成纤维细胞（Fb）增殖，常用剂量为 1.2g/d，分 3 次口服，可防止手术后复发。

（2）他莫昔芬（TAM）：10mg，口服，每日 2 次，为非类固醇类抗雌激素药物，可抑制瘢痕疙瘩成纤维细胞增殖，已被成功地用于治疗腹膜后纤维变性和硬纤维瘤。

（3）曲尼司特：可抑制肥大细胞释放组胺和前列腺素，有抑制瘢痕疙瘩成纤维细胞产生胶原的作用，成为临床上治疗肥厚性瘢痕和瘢痕疙瘩常用药物之一。用量：0.1g，每日 3 次，连续应用半年以上，或用电离子渗入瘢痕内。

（4）米诺地尔：2.5mg，每日2次，具有降压作用，还具有抗纤维化和刺激毛发生长、抑制胶原合成作用。机制是该药抑制了赖氨酰羟化酶的活性，使胶原肽链中羟赖氨酸的含量减少，阻止胶原交联，从而抑制胶原合成。

（5）吡非尼酮（pirfenidone，PFD）：是消炎镇痛药，也有抗纤维化作用，可抑制由转化生长因子 β_1 诱导的成纤维细胞生长和胶原合成。动物实验中其治疗瘢痕疙瘩有效。

（6）肉毒碱（putrescine，四甲基二胺）：50mmol/L 的浓度可抑制组织型转谷氨酰胺酶的活性，阻止其在伤口基质内Ⅲ型前胶原的交联。切除病变在切口旁1cm处注射，注射点均匀分布，每点5.0U，两点间隔1cm。肉毒碱是治疗肥厚性瘢痕的安全有效的制剂。

（7）丹参：通过影响脯氨酰羟化酶和赖氨酰羟化酶的活性抑制人皮肤成纤维细胞合成胶原，是治疗纤维化疾病包括瘢痕疙瘩的药物。丹参酮片，每片0.2g，口服，每日3次，每次2～4片。

（8）水合剂：利用硅凝胶片水合作用与局部闭合作用达到软化瘢痕、抑制其增生的目的。硅凝胶片于术后48小时开始每日外用12～24小时，且每日用中性清洁剂清洗。随访6个月发现其疗效显著高于对照组。推荐使用硅凝胶片3个月以上，可以有效预防异常瘢痕形成。

（9）干扰素：γ干扰素因具有抗纤维形成作用而被广泛用于治疗纤维增生性疾病。局部应用干扰素 α-2b 霜可治疗如肥厚性瘢痕等皮肤纤维增殖异常性疾病。

7. 压力治疗 持久连续加压1日（24小时），除洗澡外不要解下，压迫达半年以上。

（1）方法：①应用对苯二甲酸乙二酯纤维及含88%以上聚氨基甲酸乙酯的长链聚合体纤维组成的珠罗纱立体织物或运动员护腿用的弹力布制成的弹力绷带、弹力套、弹力服等包扎或穿于瘢痕组织的表面。②夹板固定，应用热塑料夹板或矫形夹板加压固定，其中以热塑料夹板较常用。

（2）作用机制：局部压力大于1.33～2.00kPa时即会使组织缺血，使螺旋胶原重新排列，组织二氧化碳分压上升，氧分压下降，血管数量减少，管腔狭窄，内皮细胞变性等，从而造成瘢痕组织缺血缺氧，限制了瘢痕增生。

8. 中医药治疗

（1）内治法：软化皮损。可选用：①大黄䗪虫丸，大黄75g，庶虫30g，黄芩60g，甘草90g，桃仁60g，杏仁60g，赤芍20g，生地30g，干漆30g，虻虫60g，水蛭60g，蛴螬60g，共为细末，炼蜜为丸，每丸3g，每服1丸，日服1～2次。②散结灵，白胶香、炙草乌、五灵脂醋炙、地龙肉、木鳖子肉各30g，炙乳香、当归、炙没药各15g，香墨2g，菖蒲膏5g，研细面制成片，每片0.25g，每服1g，日服2次。③活血消炎丸，乳香（醋炙）、没药（醋炙）各18g，菖蒲膏干2.25g，黄米蒸熟9g，兑研牛黄0.45g，每服3g，日服2次。

（2）外治法：布药膏。①赵炳南验方：黑醋2500g，五倍子860g，蜈蚣10条，蜂蜜180g，冰片3g，配制成为黑色稠膏。用时涂药后贴黑布。②涂药前加针刺或在药膏中加适量麝香者疗效较好。

（四）循证治疗步序

瘢痕疙瘩的循证治疗步序见表49-2。

表49-2 瘢痕疙瘩的循证治疗步序

项目	内容	证据强度
一线治疗	局部注射糖皮质激素/氟尿嘧啶	B
	加压、封包	B
二线治疗	局部注射干扰素 α-2b	B
	物理治疗（如冷冻、光疗）	B
三线治疗	激光手术	C
	咪喹莫特乳膏	B
	丝裂霉素 C	B
	局部注射γ干扰素	C
	局部外用维A酸类药物	B
	局部注射博来霉素	B
	维拉帕米	B
	手术治疗	B

（五）治疗评价

瘢痕疙瘩治疗具有挑战性，本病的治疗方法多，但并不能达到满意的疗效。

1. 非硅基/硅胶片 可应用无硅酮基质封包。Bidey 等给予患者不渗水的无硅酮基质封包治疗并持续2个月，使21例患者中19例患者瘢痕疙瘩的高度降低 35%，并减轻了疼痛、瘙痒及红斑。

硅胶片和硅胶垫封包疗法有抗瘢痕疙瘩形成的作用，其作用可能是水合作用的结果。压力装置可使局部组织缺氧，有使瘢痕疙瘩变薄的疗效。

2. 糖皮质激素 抑制成纤维细胞增生，抑制胶原纤维合成。临床上常用曲安西龙局部注射，利多卡因稀释可减轻注射疼痛。Kiil 等在一项前瞻性临床试验中，为 52 例患者皮损内注射曲安奈德，使 93% 的瘢痕疙瘩患者的皮损变平并瘙痒缓解。有 1/3 的患者在一年之内复发，超过 50% 在 5 年内复发。所有复发病例再用曲安奈德注射治疗有效。

Fitzpatrick 9 年内为超过 1000 例瘢痕增生的患者行皮损内注射氟尿嘧啶。以 0.1ml 曲安奈德（10mg/ml）加入 0.9ml 氟尿嘧啶（50mg/ml）中，每周 3 次并逐渐减量。一般只需每周注射 1 次。平均每例患者需要注射 5 ～ 10 次。本疗法对瘢痕增生的疗效优于瘢痕疙瘩。

3. 干扰素 Larrabee 等采取皮损内注射 γ 干扰素的方法治疗本病，10 例中 5 例皮损范围（以直线长度计）最少减少了 50%，用法为每周 1 次，持续 10 周。每周以 0.05mg γ 干扰素注射。在一项以患者为自身对照的临床试验中，将干扰素 α-2b 每周 3 次注入瘢痕疙瘩皮损内，在第 22 日时瘢痕体积缩小 30.4%。

4. 咪喹莫特 / 氟尿嘧啶 Brian Berman 等对 13 例瘢痕疙瘩术后患者，采取 5% 咪喹莫特外用于切口处的方法治疗，每晚使用，持续 8 周，12 例患者在 5 个月内完成随访，没有复发。有报道 20 例瘢痕疙瘩患者接受每周 1 次、平均 7 次的皮损内注射氟尿嘧啶（50mg/ml，$0.2 \sim 0.4ml/cm^2$）治疗，17 例（85%）有 > 50% 的改善。而 47% 的患者（19 例中的 9 例）有复发。

5. 物理治疗 本病可采用放射性核素治疗。Escarmant 等对 783 例瘢痕疙瘩切除术后患者行铱 -192 间隙辐射治疗研究发现，接受治疗后一年随访的 783 例患者中 21% 复发。

（1）放射治疗：Ragoowansi 等 10 年内对 80 例瘢痕疙瘩患者均采用沿皮损外缘切除，术后 24 小时内接受光子束放射治疗，每个部位 10Gy，耳垂部位照射 100kV，其余部位照射 60kV，同时辅助硅凝胶片治疗、皮损内注射糖皮质激素。随访 4 周时，所有患者得到控制；1 年复发率 9%，5 年 16%。Norris 等在一项以表面 X 线治疗 24 例瘢痕切除术后患者的研究中发现，2 年随访复发率 53%。

（2）冷冻治疗：Rusciani 等报道有效率为 74%，Zouboulis 等报道有效率为 61%。治疗时需反复冻融 2 ～ 3 次，每次 30 秒。此方法对病程短的患者的疗效要好于病程长的患者。与糖皮质激素注射相比，该方法对病程小于 12 个月患者的疗效明显优于糖皮质激素注射治疗。

（3）激光治疗：采用脉冲染料激光与糖皮质激素局部注射联合应用治疗取得良效。一般不主张应用 CO_2 激光，有学者认为此种治疗易复发且可能加重病情，故现在已被 Nd：YAG 激光和 585nm 脉冲染料激光所取代，因为后两者更有效，不良反应更小。

6. 手术切除 简单的切除复发率可达 55%。因此手术切除要与其他疗法联合应用，如压力治疗、糖皮质激素注射或放射治疗等。术后注射曲安西龙每周 1 次，连续 5 ～ 6 周，以后每月 1 次，持续 4 ～ 6 个月，可减少复发。

（1）手术 + 干扰素 + 曲安西龙：Berman 等在一项对 124 例瘢痕疙瘩患者行切除术后复发的研究中发现，术后应用干扰素 α-2b 者复发率为 18.7%，与单纯切除（复发率 51.1%）及术后皮损内注射曲安西龙者（复发率 58.4%）比较，复发率下降具有统计学意义。

（2）瘢痕内切除术：吕建萍采用在瘢痕内切除大部分瘢痕组织，将保留的创缘两侧瘢痕皮肤修薄，无张力缝合，拆线后给予曲安奈德注射治疗，每 2 周 1 次，注射 3 ～ 5 次，共治疗 220 例，213 例痊愈，随访 6 个月未复发。

7. 己酮可可碱 Steele 以每次口服 400mg、每日 2 ～ 3 次的治疗方案，治疗了 3 例巨大瘢痕疙瘩，3 例患者用药后的 2 周内，瘙痒和疼痛症状明显减轻。而治疗 7 ～ 18 个月未见瘢痕体积缩小。Steele 认为要使瘢痕体积缩小，可能还须加大药量。

8. 中医药治疗——改良黑布药膏 敷上此种药膏后，当晚即不觉痒痛，1 ～ 2 个疗程后（每个疗程为 1 周），增厚的瘢痕逐渐变软、平坦，色泽也逐渐从深红退到正常。4 ～ 5 个疗程后瘢痕较快萎缩。有效率达 80% 以上。

（六）预后

本病为良性肿瘤良性过程，治疗颇为困难，经治疗病损容易复发。本病晚期色泽可自行转淡，质变软，痒痛减轻，停止扩张，但也有破溃者。

血管瘤与血管畸形

1982 年，美国波士顿儿童医院整形外科 Mulliken 和 Glowacki 提出了基于血管内皮细胞生物学特性的分类方法，将血管性疾病根据脉管胎痣的组织学和自然病程分为血管瘤和血管畸形两大类，两者的根本区别为是否存在血管内皮细胞的异常增生，血管瘤是一种内皮细胞异常增生，而血管畸形内皮细胞更新正常。其分类成为现代分类标准的基础。

1996 年国际脉管性疾病研究学会（International Society for the Study of Vascular Anomalies，ISSVA）制订了一套较为完善的分类系统，获得业界广泛认同，成为世界范围内不同学科研究者交流的共同标准，见表 49-3。

表 49-3　ISSVA 的脉管性病变分类

疾病分类	特征
脉管肿瘤（血管内皮细胞异常增生）	脉管畸形（无血管内皮细胞异常增生） 低流量脉管畸形
婴儿血管瘤	毛细血管畸形 / 葡萄酒样痣 / 毛细血管扩张 / 角皮性血管瘤
先天性血管瘤（RICH 和 NICH）*（表现为出生后即有，1 岁左右几乎完全消退或不消退，其临床、病理和影像学表现与婴儿血管瘤有明显差别）	静脉畸形 / 普通单发静脉畸形 / 蓝色橡皮疱样痣 / 家族性皮肤黏膜静脉畸形 / 球状细胞静脉畸形 /Maffucci 综合征
丛状血管瘤（伴或不伴 Kasabach-Merritt 综合征）	淋巴管畸形
卡波西型血管内皮瘤（伴或不伴 Kasabach-Merritt 综合征）	高流量脉管畸形
梭状细胞血管内皮瘤	动脉畸形
少见血管内皮瘤（上皮样血管内皮瘤、混合性血管内皮瘤、多形性血管内皮瘤、网状血管内皮瘤、多形性血管内皮瘤、血管内乳头状血管内皮瘤、淋巴管内皮瘤）	动静脉瘘
皮肤获得性血管肿瘤（化脓性肉芽肿、靶样含铁血黄素沉积性血管瘤、肾小球样血管瘤、微静脉型血管瘤）	动静脉畸形
	复杂混合性脉管畸形
	CVM/CLM/LVM/CLVM AVM LM/CM AVM

注：C，毛细血管；A，动脉；V，静脉；L，淋巴；M，畸形；RICH，迅速消退型先天性血管瘤；NICH，不消退型先天性血管瘤。

* RICH 和 NICH 是罕见的血管肿瘤，在婴儿出生时即生长完全，然后快速消退，或不能消退。而在婴儿血管瘤中平滑肌肌动蛋白（αSMA）阳性细胞常见于婴儿血管瘤的血管壁，但是在 RICH 中罕见。有报道伴有 RICH 或 NICH 的儿童血管瘤和婴儿血管瘤共存，儿童 RICH 患者迅速好转，但不能完全消退。在这些病例中，残余的损害演变为 NICH。Gorham 征（Gorham-Stout 综合征）表现为大块骨溶解（骨消失），伴血管瘤样组织增生，用双膦酸盐治疗有效。

儿童血管胎记

（一）概述

儿童血管胎记 (vascular birthmarks in children) 的发生与血管解剖学基础有关。

家族聚集性提示本病具有遗传易感性，易感基因定位于染色体 5q。合并动静脉畸形者可能与染色体 5q 的 *RASA1* 基因突变有关。*RASA1* 基因突变不只导致鲜红斑痣（又称葡萄酒样痣），它会导致一个病谱，包括动静脉瘘、动脉畸形等。

儿童血管胎记又称脉管胎痣 (vascular birth-mark)（如草莓状血管瘤、鲜红斑痣、海绵状血管瘤，新旧名称对比见表 49-4），分为两类。① 血管

Chapter 49

瘤：一般在 1 岁内迅速生长，随后缓慢退化，大部分常在儿童期内完全消退；②脉管畸形 (vascular malformation)：为先天性脉管发育畸形，不能发生自发性退化（橙红色斑大部分可消退）。一些血管瘤口服糖皮质激素等有效，而血管畸形则无效。

表 49-4　儿童血管胎记新旧名称一览表

新名称	旧名称
婴儿血管瘤 (hemangioma of infant)	草莓状血管瘤
葡萄酒样痣 (port-wine stain)	鲜红斑痣、红胎记
先天性毛细血管和微静脉畸形 　静脉畸形 (venous malformation)	海绵状血管瘤
低流量脉管畸形 　动静脉畸形 (arteriovenous malformation)	蔓状血管瘤
淋巴管瘤 　巨囊型 　微囊型	淋巴管瘤
先天性血管瘤 (congenital hemangioma) 　迅速消退型 (rapid involuting congenital，RICH) 　不消退型 (non involuting congenital，NICH)	血管球瘤
血管球静脉畸形 (glomuvenous malformation)	

（二）辅助检查

1. 血管造影　血管瘤显示高密度、分叶状、局限、边界清晰的实质性团块，伴有大小不一的滋养引流血管（表 49-5）。血管畸形：表现为弥漫无实质性团块影像，低流速有静脉结石和扩张的血管，高流速显示增粗扭曲的血管伴动静脉瘘。

表 49-5　血管瘤与脉管畸形的区别

	血管瘤	脉管畸形
出生时临床表现	通常 30% 在出生时出现症状	100% 出生时出现症状，症状可能不明显
男女发病比	1：(3～5)	1：1
发病率	出生时发病率为 1%～2.6%，一年内发病率为 10%～12%	0.3%～0.5% 鲜红斑痣
自然病程	增生期、退行期及消退期	随年龄增长成比例生长
细胞学	内皮细胞增生	内皮细胞更新正常
骨骼改变	偶有邻近骨骼"肿块效应"	慢流速：变异，肥大或发育不全；快流速：毁损，变异或肥大

2. 活体组织检查　①血管瘤，增生期多由毛细血管、微静脉、小静脉构成血管丛，内皮细胞增生活跃。肥大细胞明显超越消退期，有多层基底膜。内皮细胞可培养出带腔的毛细血管。②血管畸形，结构为正常内皮细胞更新，肥大细胞正常，有一层基底膜。内皮细胞培养不出毛细血管。

（三）儿童血管胎记分类与治疗的关系

传统分类中血管瘤可分为毛细血管瘤、海绵状血管瘤、混合型血管瘤及蔓状血管瘤。毛细血管瘤又分为葡萄酒色斑与草莓状血管瘤。

Mulliken 分类将血管胎记分为血管瘤 (hemangioma）与血管畸形（vascular malformation）（表49-6）。此分类有助于明确治疗，血管瘤可自行消退，而血管畸形不能消退，需要治疗。

表 49-6　血管胎记的生物学分类

血管肿瘤	
婴儿血管瘤（可消退）	表浅婴儿血管瘤（草莓状）
	深在婴儿血管瘤（海绵状）
	混合型婴儿血管瘤（真皮及皮下，也可分为节段型、局限型、多病灶型和未定类型）
其他	先天性血管瘤
	迅速消退型
	不消退型
血管畸形（不可消退）	卡波西型血管内皮细胞瘤
	丛状血管瘤
	化脓性肉芽肿
	先天性血管外皮细胞瘤
	梭形细胞血管瘤
	毛细血管畸形（鲜红斑痣）
	橙红色斑（例外，可以消退）
	葡萄酒样痣
	Sturge-Weber 综合征
	Klippel-Trenaunay 综合征
	静脉畸形（海绵状血管瘤）
	动静脉畸形（蔓状血管瘤）
其他	淋巴管畸形
	大囊型
	微囊型

　　有学者将血管瘤分为可消退血管瘤和不可消退血管瘤，并更进一步明确了治疗。

　　（1）可消退血管瘤：占所有新生儿和儿童期血管瘤至少95%。通常，其于出生时或出生2～3周时就发病；在4～6个月内增长很快，然后生长停止，自发性消退开始；在5～7岁以前，缓慢消退。

　　（2）不可消退血管瘤：这种血管瘤在出生时即有。与可消退血管瘤相反，其在出生后4～6个月出现，发展不是很快，而是随着年龄增长而发展，持续至成人期，动静脉瘘可导致心力衰竭而死亡。

鲜 红 斑 痣

　　鲜红斑痣（nevus flammeus）是一种先天性血管发育畸形（毛细血管畸形）。

【临床提要】

　　1. 橙红色斑（salmon patch）　又称项部或中线毛细血管扩张痣。①橙红色斑极为常见。损害好发于眉间、眼睑和项部等面部中央，以项部最多见。②损害为淡粉色至猩红色斑片（图49-7），不高出皮面，压之变白，剧烈活动、发热、哭闹时色泽常加深。③绝大多数在3岁之前完全消退；而项部和眉间的损害可能持续至成年期。④极少数3岁时仍未消退。

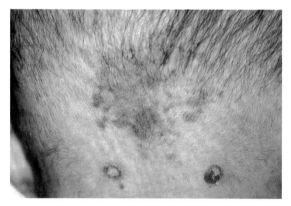

图 49-7　橙红色斑

　　2. 葡萄酒样痣 (port wine stain)　又称侧位鲜红斑痣（图49-8），不会自发消退。约半数面部

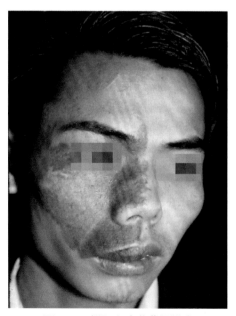

图 49-8　鲜红斑痣葡萄酒样痣

葡萄酒样痣局限于单侧三叉神经一个分支范围，包括 3 个区域：V1（眼支，前额与上眼睑）、V2（上颌支）、V3（下颌支）。①本病是真皮乳头层和网状层血管的先天性畸形，出生时即有；②本病可伴发其他血管畸形或作为一些综合征，如 Klippel - Trenaunay 综合征（骨肥大性鲜红斑痣）（图 49-9）。

3. 组织病理　本病的特征是真皮乳头层和网状层浅部的毛细血管扩张，无内皮细胞增生。

【治疗处理】

（一）治疗原则 / 基本治疗

治疗原则参照血管瘤治疗的总原则，鲜红斑痣演变及治疗参考时机 / 基本治疗见表 49-7。

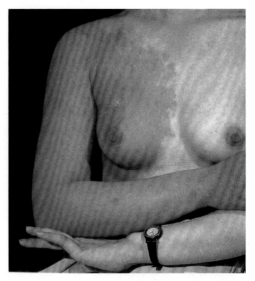

图 49-9　Sturge-Weber 综合征中葡萄酒样痣
右上肢明显粗大

表 49-7　鲜红斑痣演变及治疗参考时机 / 基本治疗

	演变	治疗时机	基本治疗
橙红色斑	3 岁之前完全消退，极少不消退	3 岁以后	非手术治疗包括冷冻治疗、同位素 ^{32}P 或 ^{90}Sr 敷贴、脉冲染料激光（PDL）和光动力治疗（PDT）。其中冷冻治疗、同位素敷贴已基本不用。目前脉冲染料激光治疗为首选，光动力治疗是另一种重要方法
葡萄酒样痣	不会自发消退	择期治疗或对发展较快者治疗	

（二）治疗措施

1. 欧洲激光皮肤科学会于 2007 年提出鲜红斑痣的治疗　Ⅰ级：最早期、最小血管，直径 50~80μm，淡粉红色或深粉红色斑片，可用闪光灯泵脉冲染料激光、可变脉宽倍频掺钕钇铝石榴石激光或强脉冲光治疗。Ⅱ级：类似Ⅰ级，血管扩张更明显，直径 80～120μm，每条血管肉眼明显可见，可用闪光灯泵脉冲染料激光（长脉宽）、可变脉宽倍频掺钕钇铝石榴石激光或强脉冲光治疗。Ⅲ级：血管直径 120～150μm，血管更加扩张的红色斑片，可用闪光灯泵脉冲染料激光（长脉宽）、可变脉宽倍频掺钕钇铝石榴石激光（大光斑）或强脉冲光治疗。Ⅳ级：血管直径大于 150μm，表现为紫色，较厚，可触及，有结节，其上见扩张的血管，可用激光有强脉冲光、翠绿宝石激光、掺钕钇铝石榴石激光（避免照射眼眶周）或半导体激光治疗。治疗间隔约为 8 周。

2. 脉冲染料激光（PDL）　是应用罗丹明类染料通过氙灯激励发射的激光，一般采用 585nm 波长，脉宽为 400～500μs，利用其选择性光热作用的原理，通过精确的激光束透过皮肤，被病变处血红蛋白和红细胞吸收并发生凝固，使异常血管网破坏吸收，使其既能去除病损，又不遗留瘢痕，从而达到治疗的目的。此激光治疗可获得最佳效果。面部鲜红斑痣的反应常最为迅速，但面中部损害的反应较慢，特别是三叉神经上颌支分布区域。在过去 10 年中，激光（特别是脉冲染料激光）的应用极大地改善了本病的治疗效果。需要多次治疗。许多成人不需麻醉，而年幼儿童根据情况选用镇静、局麻或全麻；不良反应如萎缩性瘢痕发生率＜1%。面部与牙龈部位的增殖性鲜红斑痣需要特殊处理。也可选用闪光灯激发式染料激光（FPDL）治疗。Sturge-Weber 综合征需要跨学科合作治疗。

3. 新开发激光　虽然瘢痕形成和色素变化的发生率较高，但连续波长激光（如氩激光、连续波长可调染料激光）仍是肥大性鲜红斑痣的重要治疗手段。初步研究表明，连续波长染料激光对本病的治疗效果并不亚于脉冲染料激光。

（三）循证治疗步序

鲜红斑痣的循证治疗步序见表 49-8。

表 49-8 鲜红斑痣的循证治疗步序

项目	内容	证据强度
一线治疗	脉冲染料激光	B
二线治疗	紫翠玉 755nm 激光	B
	掺钕钇铝石榴石（Nd：YAG）激光	B
	强脉冲光	B
三线治疗	磷酸肽钾激光	B
	咪喹莫特（抗血管生成治疗）	B
	光动力治疗	B
	雷帕霉素（抗血管生成治疗）	B

1. 一线治疗反馈

（1）Nguyen 等报道决定脉冲染料激光治疗效果的因素依次为皮损位置、皮损大小、患者年龄。其中疗效好者见于幼年患者（＜1 岁）、皮损较小者（＜20cm²），以及皮损位于面部多骨头的部分如额部中间者。皮损面积减小最多应在前 5 次治疗之后。随后皮损面积减小较少。

（2）Goldman 等认为症状改善情况与治疗次数有关。患儿首次治疗可 40% 改善，随后直至第 6 次治疗 10% 有改善。只要治疗有改善，治疗应持续进行。行较少治疗时，年龄小于 4 岁的患儿效果优于年龄大于 4 岁的患儿。

（3）Geronemus 等报道于患儿婴儿期给予脉冲染料激光行早期治疗，可使皮损消除并且有最小的危险性及不良反应，使用激光波长较长的 tamoxitem，波长 595nm，脉冲时间为 1.5ms，治疗前采用动态冷冻喷雾，以及高能剂量流量。

2. 二线治疗反馈 Raulin 等报道 40 例本病患者以精准窄谱强脉冲光（IPLS）治疗，28 例患者有 70%～100% 的皮损消除。粉红皮损者平均治疗 4 次（100% 皮损消除），红色皮损者平均治疗 1.5 次（100% 皮损消除），紫色皮损者平均治疗 4.2 次（70%～99% 皮损消除）。

（四）治疗评价

磷酸钛氧钾激光/脉冲染料激光主要用于治疗浅表血管疾病（浅表的血管瘤及毛细血管畸形）。磷酸钛氧钾激光波长为 532nm，穿透力较差，适用于表浅血管疾病的治疗，对增殖期的病变疗效较好；脉冲染料激光具有促进浅表血管瘤消退、抑制血管增殖的作用，也可加快消退期血管瘤消退，目前是治疗鲜红斑痣的首选。

强脉冲光作用于血管瘤中的血红蛋白，使病变处的血管凝固、萎缩，从而达到治疗目的，适用于浅表血管瘤的治疗。超脉冲二氧化碳激光凝血效果差，术后瘢痕的发生率较高。

长脉冲掺钕钇铝石榴石激光可用于治疗深红、紫红色鲜红斑痣患者，其中病变位置深在、血管直径较大的，使用高能量长脉冲掺钕钇铝石榴石激光治疗有较好效果。

应用激光治疗血管瘤可能出现的并发症包括表皮水疱、溃疡、结痂、瘢痕形成及色素异常等。

光动力疗法用于治疗鲜红斑痣，将光敏剂静脉注入后，首先在血液中形成浓度高峰并迅速被血管内皮细胞吸收，经适当波长激光照射患部，选择性地破坏吸收光敏药物的病变血管。

目前鲜红斑痣和毛细血管扩张最好用脉冲染料激光治疗。该治疗对鲜红斑痣十分有效，1 岁内的患儿治疗效果更佳，尤其是病变较小时（＜20cm²）。每次应用脉冲染料激光治疗前先做冷冻喷雾，有一定的麻醉效果，治疗前再结合应用 EMCA 霜（2.5% 利多卡因、2.5% 丙胺卡因）封包 2 小时，可在儿童患者中减少全麻的应用。新一代脉冲激光有冷却装置，可减轻疼痛。

本疗法较氩激光更安全，适用于婴幼儿、老年人及其他各年龄段的患者。一次治疗未消退者，需再做 2～3 次及以上治疗，每次治疗后一般间隔 1～3 个月进行下一次治疗，坚持治疗直到皮损消退为止。

（五）预后

本病预后良好，仅影响美观。

婴儿血管瘤

婴儿血管瘤（infantile hemangiomas）曾称草莓状血管瘤（strawberry hemangioma）。

婴儿血管瘤可简单分为表浅型（草莓状）

（图 49-10、图 49-11）和深在型（海绵状）（图 49-12），两型组织病理和免疫组化相同。

之以水肿性胶原纤维。

【临床提要】

1. 基本损害　血管瘤前体 (hemangioma precursor) 为苍白色斑块、线状毛细血管扩张，易误诊为贫血痣、鲜红斑痣或青肿。真皮血管瘤为鲜红色隆起的丘疹或结节，表面呈分叶状，质硬，边界清楚（图 49-10～图 49-12）。皮下血管瘤一般为质软的较大团块，表面皮肤呈蓝色。

2. 发病特征　88% 的病例在出生后 4 周内出现，25% 出生时即有，一般为单发，大小不一，可从数毫米直至整个面部、大部分肢体和躯干。

3. 临床分期　①增生期：持续至 1 岁，其中以 3～6 个月生长最快；②稳定期：持续数月至数年；③消退期：完全消退率在 5 岁、7 岁及 9 岁时分别为 50%～60%、75% 及 90%，余者直至 10～12 岁时仍有改善。患儿 1 周岁左右血管瘤开始进入漫长的消退期（图 49-13），此阶段可持续几年甚至十几年。临床表现通常为瘤体生长逐渐停止，体积持续变小，患区皮肤开始皱缩并由鲜红色转为暗红色。消退完成后仍可能遗留色素沉着、毛细血管扩张、纤维和脂肪组织沉积。如 6 岁左右时仍无退化征象，本瘤则不可能消退。

4. 组织病理　①早期毛细血管内皮细胞显著增生，大多聚集成实体性条索或团块，仅有少数小的毛细血管腔。②分化成熟的损害，部分毛细血管明显扩张。③退变期管腔变窄甚至闭塞，代

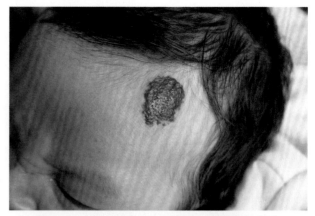

图 49-10　婴儿血管瘤（表浅型，草莓状）（1）

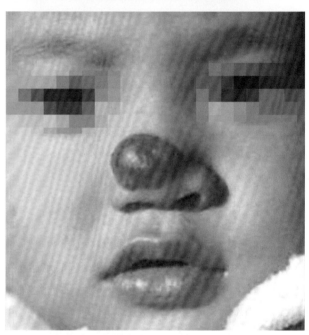

图 49-11　婴儿血管瘤（表浅型，草莓状）（2）

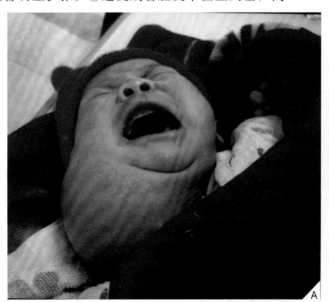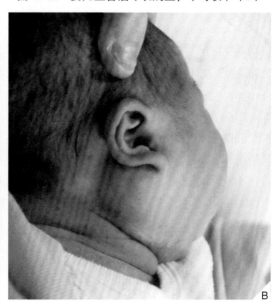

图 49-12　婴儿血管瘤（深在型，海绵状）

（广东医科大学　肖小娜惠赠）

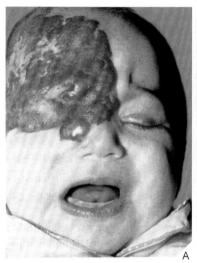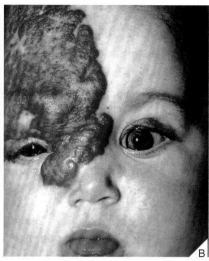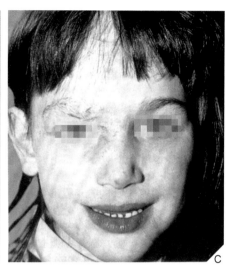

图 49-13　婴儿血管瘤演变过程
A.3 个月瘤体遮盖眼睑，视力障碍；B.糖皮质激素干预，2 周眼睑睁开；C.6 岁时，肿瘤消退

【治疗处理】

（一）治疗原则

（1）明确诊断和分型：由于婴儿血管瘤（可消退型、不可消退型）不同，故治疗时机和方法也不同。

（2）积极不干预，婴儿血管瘤自行消退后的外貌比手术切除后尚有瘢痕的外貌美观。

（3）婴儿血管瘤演变过程及无须积极干预原则（表 49-9）。

表 49-9　婴儿血管瘤演变过程及无须积极干预原则[*]

演变	参考治疗时机
消退期 5～7 岁	6～7 岁后进行治疗
6 岁左右无消退则不可能消退	

*目前积极不干预的原则受到动摇，尤其是泼尼松、普萘洛尔、伊曲康唑、卡替洛尔和噻吗洛尔等和局部治疗方法引入后，婴儿血管瘤可权衡利弊选择是否干预，选择干预或不干预要以最好的结果和预后来确定

（4）血管畸形一般不会自然消退，但 85%～90% 的血管瘤在 7～10 岁时能自然消退，对于部分能自然消退的血管瘤，可以不积极干预。

（5）并非所有的婴儿血管瘤均能自然消退，一般认为其治疗指征如下：累及口、鼻、眼睑、耳、咽、颈、生殖器等重要器官组织，严重影响美容及视力、听力、呼吸、喂养；血管瘤伴血小板减少、心力衰竭或活动性出血等严重并发症；随访 5 年无消退迹象。

（二）基本治疗

婴儿血管瘤可应用硬化剂（5% 鱼肝油酸钠）治疗。婴儿血管瘤的基本治疗见表 49-10。

表 49-10　婴儿血管瘤的基本治疗

靶向治疗	掌握好血管瘤增生期、稳定期和消退期规律，可诱导血管瘤早期消退和减少并发症，促进血管内皮细胞衰老、死亡，瘤体组织发生纤维化和脂肪沉积，肿瘤消退
局部治疗	包括应用硬化剂、糖皮质激素（外用或皮损内注射）、咪喹莫特（用于浅表型，可能引起糜烂）、平阳霉素治疗，放射治疗，冷冻治疗，光动力疗法，铜针留置治疗，以及 0.5% 噻吗洛尔滴眼液、0.1% 溴莫尼定凝胶、普萘洛尔纳米水溶胶、卡替洛尔
激光治疗 浅表 深在	倍频掺钕钇铝石榴石激光（磷酸钛氧钾激光 / 脉冲染料激光 CPDC，波长 585～595nm）翠绿宝石激光（755nm），长脉冲掺钕钇铝石榴石激光（1064nm），连续性掺钕钇铝石榴石激光穿透深度 4～6mm 双波长激光，将 585nm、1064nm 波长序贯组合使用，提高疗效，减轻不良反应
系统治疗	糖皮质激素、普洛萘尔、伊曲康唑、重组干扰素、长春新碱

Chapter 49

续表

手术治疗	特殊情况，药物无效或药物治疗比手术风险大者，如影响功能的眶周血管瘤；学龄前儿童鼻尖、唇部处于消退期的受损手术最佳时期尚有争论
新开拓疗法	醋丁洛尔、噻吗洛尔、他克莫司、吡美莫司、贝伐珠单抗

（三）治疗措施

1. 局部治疗　本病可应用 β 受体阻滞剂（0.5% 噻吗洛尔滴眼液、0.2% 溴莫尼定 +0.5% 噻吗洛尔复方滴眼溶液、0.1% 噻吗洛尔凝胶、普萘洛尔纳米水溶胶）、5% 咪喹莫特软膏局部治疗。噻吗洛尔凝胶治疗婴儿血管瘤时，作为 β 受体阻滞剂，其作用强度为普萘洛尔的 8 倍，局部应用 0.5% 噻吗洛尔治疗婴儿血管瘤特别是表浅血管瘤安全、有效且无系统不良反应。5% 咪喹莫特软膏常局部应用治疗婴儿血管瘤，其疗效与 0.5% 噻吗洛尔疗效相当。外用卡替洛尔或噻吗洛尔治疗婴儿血管瘤安全有效，噻吗洛尔疗效明显优于卡替洛尔。

（1）表浅型婴儿血管瘤（草莓状）：可以应用 585nm 脉冲染料激光治疗，也可以采用局部血管瘤间质注射方法，注射药物包括泼尼松、平阳霉素等。大多数可以选择局部注射治疗，以达到控制血管瘤生长的作用，促使血管瘤转为稳定消退期。

（2）深在型婴儿血管瘤（海绵状）：可以采用栓塞硬化联合激素注射治疗。先压迫瘤体周围并向一侧推动瘤体，或用止血带环绕瘤体底部，以减缓血管瘤瘤体血液回流速度。在瘤体中心穿刺，回抽见血后，分次缓慢注射无水乙醇，每次0.2 ~ 0.3ml，见回抽液中富含凝血颗粒（提示血管瘤瘤体组织回流静脉大部分栓塞），随即注入含复方倍他米松注射液（得宝松）的硬化剂（5% 鱼肝油酸钠加 5ml 复方倍他米松注射液，混匀）。治疗过程中注意观察患者血氧饱和度变化。

（3）局部注射治疗

1）药物注射：① 40% 尿素溶液，每次注射1 ~ 10ml，每 1 ~ 3 日 1 次，10 ~ 20 次为 1 个疗程，观察 3 ~ 6 周后决定下个疗程的治疗。可从肿瘤一侧或中间注药，局部发白变硬即可，下次轮换注射点，肢体血管瘤可在应用止血带后注射并加压包扎。②损害较小者可选用 5% 鱼肝油酸钠溶液或其他硬化剂注射入损害内。

2）糖皮质激素：醋酸泼尼松龙注射治疗主要的作用机制是通过诱导血管内皮细胞（VEC）凋亡及抑制其增值而促进血管瘤自然消退，使间质纤维化，纤维隔增厚，毛细血管腔最后完全闭塞。新生儿血管瘤的剂量为每次 0.6 ~ 0.8ml(15 ~ 20mg)，瘤体中心及其边缘分点注射，每处 0.2ml，注射后压迫数分钟；5 ~ 7 日重复 1 次，一般 3 次即可治愈，适用于直径＜ 1cm 的头顶、面颊、唇及大阴唇血管瘤。醋酸曲安缩松 (triamcinolone acetonide acetate)20 ~ 50mg/ 次 + 倍他米松磷酸钠 5.26mg/ 次，直接注入瘤体间质，应注意回抽无血后再缓慢多方向推药，间隔 6 ~ 8 周可重复注射，一般注射3 ~ 4 次即可。

2. 手术治疗　对于生长迅速、面积较大和较厚的血管瘤或影响重要器官功能者，可采取手术切除，如眼睑血管瘤。手术治疗尤其适用于头皮，切除后缝合不致造成瘢痕，头发如常。

3. 全身治疗

（1）糖皮质激素（GC）：84% 的血管瘤患者于GC 治疗后收到较好效果。其对浅表婴儿血管瘤（体表为草莓状）、深部婴儿血管瘤（海绵状）皆有疗效。

GC 可以抑制间充质细胞自休止期转入增殖期。GC 引起血管收缩，血供减少、血栓形成、血管闭塞，GC 可以诱导血管内皮细胞凋亡，抑制血管内皮细胞增殖，促进血管进入稳定期、消退期，血管瘤停止生长并消退。

Hilles 等认为应用 GC 后，末梢血管对生理性血管收缩物质更敏感，肿瘤血管皱缩，肿瘤也萎缩，实际上对末梢血管起到药物结扎作用。

糖皮质激素用法：泼尼松 2 ~ 5mg/（kg·d）口服，一般在用药数日至数周内即有明显的效果；有的采取 2 ~ 3mg/(kg·d) 低剂量口服治疗，有效则 2 ~ 4 周减量，维持 10 ~ 11 个月。数月后才能逐渐消退，约 1/3 的血管瘤明显皱缩，1/3 的血管瘤停止生长而无明显皱缩，1/3 的血管瘤无反应。目前国内比较认同的治疗方案是口服泼尼松（3.0 ~ 5.0mg/kg，总量不超过 50mg），隔天晨起顿服，共服 8 周（第 1 ~ 8 周），第 9 周减量 1/2，第 10 周服 10mg/ 次，第 11 周服 5mg/ 次，第 12 周停服，完成 1 个疗程。如需第 2 个疗程、第 3 个疗程治疗，可间隔 4 ～ 6 周重复。他莫昔芬、沙利度胺（抑制血管内皮细胞增生，使其纤维化）及系统性糖皮质激素，适用于面积较大或具有侵袭性的血管瘤，危及生命、影响重要器官功能或病变部位增殖期血管瘤使用效果较好，对消退期血管瘤可能无效。

（2）普萘洛尔（propranolol）：又称心得安，为 β 受体阻滞剂，可阻断心肌的 β 受体，减慢心率，抑制心脏收缩力与房室传导，使循环血流量减少，心肌氧耗量降低，可用于各种心律失常、心绞痛、高血压。普萘洛尔治疗血管瘤是法国 Leatue Labrezeet 等在 2008 年偶然发现的。普萘洛尔治疗血管瘤作用机制可能是其对婴儿血管瘤非选择性的 β 受体阻滞作用，可阻断心脏 $β_1$ 和 $β_2$ 受体。作用机制：它可能通过收缩血管、抑制血管生成、诱导增生性毛细血管内皮细胞凋亡而使肿瘤消退。普萘洛尔对婴儿血管瘤有良好及快速的疗效，即使对于巨大、复杂、伴有溃疡和对糖皮质激素抵抗的血管瘤都具有较快较好的疗效，而且停药后血管瘤不会重新生长。普萘洛尔对处于增殖期和稳定期的婴儿血管瘤皆有效果。

临床应用：治疗最小年龄为 36 日，平均起始治疗年龄为 2 ～ 4 个月。由于新生儿期更容易发生低血糖，故建议将治疗年龄定为 1 个月以上。治疗剂量，普萘洛尔 2 ～ 3mg/(kg·d)，分 2 ～ 3 次口服，平均疗程为 6.1 个月。普萘洛尔 2 ～ 3mg/(kg·d) 的经验治疗剂量取得了较好的疗效。也有些研究采用普萘洛尔 1 ～ 2 mg/(kg·d) 的治疗剂量。Tan 等的治疗方案：起初按住院患者常规处理，普萘洛尔初始剂量为 0.25mg/(kg·d)，分 2 次口服。每 4 小时监测 1 次心率、血压及检测餐后半小时血糖水平。24 小时后，观察血管瘤的变化和有无任何心血管系统异常（如低血压）及代谢不良反应（如低血糖）。如果以上指标稳定，则每 24 小时剂量增加 0.5mg/(kg·d)，分 2 次口服，直至剂量增至 2mg/(kg·d) 或者反应出现。Holmes 等采用普萘洛尔 3mg/(kg·d) 分 3 次给药的方法，97% 的患者血管瘤增殖得到迅速抑制，87% 的患者血管瘤明显消退。需逐步减量，切忌突然停药，过早停药可出现反弹，停药一般需要 2 ～ 3 周。

多在 1 岁以后停药，患儿停药后如出现复发或反弹可重新应用普萘洛尔。普萘洛尔潜在的不良反应包括心动过缓、低血压、支气管收缩、低血糖、食欲减退、腹泻、嗜睡或失眠等，有房室传导阻滞和哮喘的患者禁用普萘洛尔。

普萘洛尔的临床疗效和安全性：大多数婴儿对 2 ～ 3mg/(kg·d) 普萘洛尔具有良好的耐受性，但为安全起见，对于首次治疗的患儿，在给药 6 小时内，需密切监测血压、心率和心电图，如无异常，可回家治疗，1 周龄的患儿应避免使用普萘洛尔。

（3）伊曲康唑：学者冉玉平初起应用伊曲康唑治疗 2 例婴儿血管瘤溃疡继发念珠菌感染患者，意外发现婴儿血管瘤消退，首例患儿为 2 个月大女婴，口服伊曲康唑治疗，每 100mg 胶囊微颗粒均匀分成 5 等份，每份 20mg，混溶于全脂牛奶送服，100mg 分 5 日服完，继而给 15 例婴儿血管瘤患者应用伊曲康唑 [5mg/(kg·d)] 治疗，治疗第 1 个月皮损血管瘤颜色变浅、血管瘤生长速度放缓，随访第 3 个月时所有患儿皮损明显改善。疗程 2 ～ 22 周（平均 8.8 周）。伊曲康唑治疗婴儿血管瘤系列病例有效率为 70.58%，第 1 个月后血管瘤颜色变淡，血管瘤生长速度放缓，3 个月后明显改善。体内外研究发现伊曲康唑可抑制血管生长和肿瘤生长，MTT 分析伊曲康唑对血管瘤内皮细胞生长抑制作用比普萘洛尔强 10 倍。其分子机制可能是下调 Hedgehog 和 PI3K-AKT-mTOR 信号通路介导，伊曲康唑可减少细胞增殖、血管内皮细胞血管形成和移行，增加细胞凋亡。

（4）干扰素（IFN）：如 IFN-α-2a、IFN-α-β 干扰素，每日 300 万 U/m² ，皮下注射，需持续 6 ～ 12 个月。IFN 的可能作用机制为非特异性地阻抑了内皮细胞增殖及血管生成的步骤。主要适应证：其可作为占位并侵犯主要器官或通道而危及生命、生长在四肢有截肢危险并经糖皮质激素系统治疗无效的重症婴幼儿血管瘤患者的二线药物，或作为 Kasabach-Merritt 综合征的一线药物。

Ezekowitz 等应用 IFN-α-2a 治疗危及生命的血管瘤患者。对于患有危及生命及影响容貌的血管瘤且行糖皮质激素治疗失败的患者，每日给予 300 万 U/m² 的 IFN-α-2a，在接受治疗 7 ～ 8 个月之后，90% 的患儿有 50% 或更大的皮损减少。治疗的不良反应是短暂的，包括发热、中性粒细胞减少及皮肤坏死。平均随访16个月证实该治疗无长期的疗效。

4. 新开拓的药物　①有报道用醋丁洛尔（8mg/kg，2次/日）治愈声门下血管瘤1例，安全性较好，用药后血管瘤无复发及无严重支气管收缩。②噻吗洛尔凝胶治疗婴幼儿血管瘤时，作为β受体阻滞剂，其作用强度为普萘洛尔的8倍，局部应用治疗婴儿血管瘤特别是表浅血管瘤安全、有效且无系统不良反应。③其他尚有他克莫司、吡美莫司、血管内皮生长因子拮抗剂贝伐珠单抗（avastin）、他莫昔芬（tamoxifen）及沙利度胺。

（四）婴儿血管瘤的循证治疗步序

婴儿血管瘤的循证治疗步序见表49-11。

表49-11　婴儿血管瘤的循证治疗步序

项目	内容	证据强度
一线治疗	系统应用β受体阻滞剂	A
	外用β受体阻滞剂	B
	外用糖皮质激素	D
	皮损内注射糖皮质激素	B
	系统应用糖皮质激素	B
二线治疗	手术切除	D
	脉冲染料激光治疗	B
	贝卡普莱明凝胶用于治疗溃疡性损害	D
三线治疗	咪喹莫特	C

（五）治疗评价

1. 噻吗洛尔　0.5%噻吗洛尔滴眼液外用于婴儿血管瘤，每日2～3次，3～6个月。本品一般用于治疗青光眼和高血压，此处可收缩血管，抑制血管生成，诱导血管瘤内皮细胞凋亡，使血管瘤消退，有报道浅表型婴儿血管瘤有效率为88.88%。

2. 糖皮质激素

（1）局部治疗：局部注射有效率为93.8%。Iwanaka等报道，眼睑和眶内血管瘤可采取病灶内注射曲安西龙（40mg/次）+地塞米松（8mg/次）治疗，2次/周，同时口服泼尼松龙[2～3mg/（kg•d）]1周；首次治疗后，仅采取局部注射治疗（每2～3个月1次）直至痊愈；5例疗效良好。皮损内注射糖皮质激素治疗眶周血管瘤仍然有争议，当血

管瘤累及球后组织时，病灶内注射可能引起视网膜中央动脉闭塞、视神经损伤和球后血肿、永久失明，一般不建议使用此法。

糖皮质激素注射剂常含有一种称为苯甲醇的防腐剂，未满月婴儿过多地使用这种物质可能出现神经毒性。

局部治疗药物：有报道乙酸缩丙酮曲安西龙20～50mg/次+倍他米松磷酸钠5.26mg/次，直接注入瘤体间质，注射3～4次有效率可达93.8%。平阳霉素局部注射，每周1次，有效率为50%。

（2）系统治疗：口服治疗早期见效表现为肿瘤生长停止而非消退，治疗使血管瘤提前进入稳定期和消退期，但消退依旧是一个漫长的过程。对于难治性、多发性及危重的婴幼儿血管瘤，口服激素是有效加速其自然消退的首选方法。

3. 普萘洛尔的疗效及不良反应　Denoyelle等报道2例阻塞性声门下血管瘤患者，普萘洛尔2mg/（kg•d）分3次给药，对声门下血管瘤起效迅速。另有一例婴儿肝脏血管瘤患儿服用普萘洛尔1mg/（kg•d）治疗，1周后增大的腹围从59cm减到50cm；药物剂量增至2mg/（kg•d）继续治疗，效果满意。Buckmiller等用普萘洛尔治疗32例婴儿血管瘤，98.3%取得满意疗效。

普萘洛尔：科马琳、杨舟等报道，90例婴儿血管瘤应用普萘洛尔治疗起始剂量为0.5～1.0mg/（kg•d），分2次（间隔12小时）口服，1～2日后增至治疗剂量1.5～2.0mg/（kg•d）。婴儿年龄越小，起始剂量越小，年龄越大，起始剂量越大，6月龄后，起始剂量均为1mg/（kg•d）。该报道评估90例患儿中82例（91.1%）口服普萘洛尔后24～48小时起效。用药1～10个月的患儿88例，用药后瘤体缩小0～25%或瘤体表面颜色较前变浅7例（8.0%），瘤体缩小26%～50%或瘤体表面颜色较前明显变浅35例（39.8%），瘤体缩小51%～75%且瘤体表面颜色较前明显变浅23例（26.1%），瘤体缩小大于75%或瘤体表面颜色消退23例（26.1%）。用药3～4个月疗效优于1～2个月；用药5～6个月疗效优于3～4个月；用药7～8个月疗效优于5～6个月。初步观察患儿于10个月至1岁4个月间停药后瘤体未见反弹。

治疗过程中患儿可出现低血压、睡眠障碍、稀便、低血糖、肢端发凉、气道高反应性、肝功能异常、心肌酶异常，大部分用药早期出现，经随诊或对症治疗后可好转。普萘洛尔可抑制增生期血管瘤生长，并加速其消退，部分患儿效果显著；对消退期血管瘤初步观察发现其也有促进消退作用。治疗不良反应程度较轻，但需严密监测，及时对症处理。

普萘洛尔潜在的不良反应尚有心动过缓，有房室传导阻滞和哮喘的患儿禁用普萘洛尔。婴幼儿每日口服 10 ~ 20mg β 受体阻滞剂的风险极低。小于 3 月龄的婴儿治疗易诱发低血糖，应住院监测。

普萘洛尔可能成为治疗婴儿血管瘤的一线药物。与糖皮质激素相比，治疗疗效相当，但后者治疗婴儿血管瘤的剂量比较大，为 2 ~ 3mg/(k·d)，有时要 3 ~ 5mg/(kg·d)，不良反应明显，而普萘洛尔具有显著而快速的疗效，不良反应少，停药后血管瘤不会反弹。

4. 物理治疗

（1）放射性核素：可以采取放射性核素磷-32 或锶-90 面部敷贴治疗。

（2）放射治疗：如浅层 X 线照射治疗，对年龄小的患者效果较好，因此时的损害对放射治疗有较高的敏感性，经治疗后血管生成过程停止，毛细血管闭塞变性，出现类似消退的表现。在操作时剂量掌握应得当，否则可能出现局部皮肤色素改变尤其是色素减退、瘢痕形成等近期并发症；剂量更大时甚至造成骨生长中心抑制、深部组织损伤及慢性放射性皮炎等并发症，并增加后期放射部位癌变的危险性。

（3）激光：脉冲染料激光的问世基本代替了其他治疗方法，因其安全方便，愈后不留瘢痕。应用 YAG 激光、二氧化碳激光的非选择性光热作用治疗混合型血管瘤的工作仍在开展，但将趋淘汰。连续波长激光并不能选择性破坏血管，故增加了瘢痕形成和色素脱失的可能性。Nd：YAG 激光穿透较深，已用于治疗深部血管瘤。

（六）预后

婴幼儿血管瘤消退过程在 5 年内可达到 50%，7 年内可达到 70%，9 年内可达到 90%。血管瘤消退后的组织残留情况不一样，可完全消退，也可残余血管扩张，或者遗有纤维、脂质残留物。

静 脉 畸 形

静脉畸形（venous malformation，VM）曾被称为海绵状血管瘤（cavernous hemangioma），本病是一种位于真皮深部和皮下组织的血管畸形，很少自然消退。皮损柔软可挤压，临床上其可与婴儿血管瘤（深在型）混淆。

【临床提要】

1. 基本损害 鲜红色或暗紫色圆形或不规则形结节、斑块、肿瘤。损害边界不很清楚，质软有弹性，挤压后缩小，压力去除后迅速充盈。少数损害表面伴发毛细血管瘤，偶合并动静脉瘘。

2. 发病特征 本病常在出生时或生后不久发病，少数在数年内变小甚至消退，大多数持续存在和增大。其好发于头部、颈部，其他部位也可发生（图 49-14）。

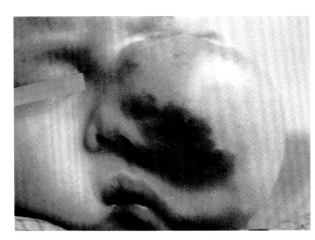

图 49-14 静脉畸形
（原同济医科大学 刘少亨惠赠）

本病曾被称为海绵状血管瘤，柔软可挤压，不会自然消退，常与深在型婴儿血管瘤混淆（图 49-15）。

3. 综合征 少数为综合征的表现：① Maffucci 综合征；②蓝色橡皮疱痣综合征（blue rubber bleb nevus syndrome）。

4. 组织病理 血管扩张明显，衬里单层内皮细胞，周围有增厚的纤维组织包绕，纤维组织内可见平滑肌。

Chapter 49

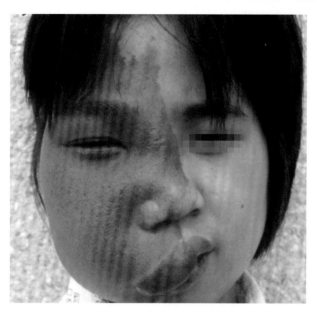

图 49-15 鲜红斑痣 + 静脉畸形（混合性血管瘤）

5. 鉴别诊断 本病在组织学上应与平滑肌瘤、血管纤维瘤和血管脂肪瘤等鉴别。

【治疗处理】

（一）治疗原则

对于无消退迹象的血管瘤，应给予治疗。静脉畸形演变及治疗参考时机具体见表 49-12。

表 49-12 静脉畸形演变及治疗参考时机

演变	所有脉管畸形终身存在，可能恶化，影响美观和功能障碍
治疗时机	应寻找适当时机给予治疗

（二）基本治疗

静脉畸形的基本治疗为长脉冲 Nd：YAG 激光治疗，见表 49-13。

表 49-13 静脉畸形的基本治疗

作用靶位 / 治疗终点	手术切除瘤体，或利用不同的方法使内皮细胞无菌性坏死，随之纤维结缔组织增生及血管纤维化、萎缩
非手术治疗	穿弹力袜、应用硬化剂（无水乙醇、3% 十四烷基硫酸钠）、栓塞治疗、电化学治疗、铜针留置治疗、激光治疗、应用小剂量阿莫西林
手术治疗	小的可切除，大而深的应认真评估，根治或部分切除或综合治疗

（三）治疗措施

1. 方法选择 静脉畸形由于受累的管腔及范围不同，选择的治疗方法也不同。弹力袜预防肿胀和疼痛，控制慢性凝血可使用小剂量阿司匹林、低分子量肝素，全身应用干扰素、局部注射硬化剂、激光手术治疗等皆可选择。也出现一些新的治疗方法，如口服西罗莫司、西地那非等，可治疗复杂型脉管畸形。

2. 激光治疗 以长脉冲 Nd：YAG 激光为代表的激光治疗为浅表小静脉畸形的治疗提供了最佳选择。

3. 硬化剂局部注射 如注射聚乙二醇单十二醚微泡沫或 3% 十四烷基硫酸钠，其他有鱼肝油酸钠、尿素、平阳霉素、高渗氯化钠。40% 尿素注射：尿素对血窦样组织或器官有明显的硬化剂作用，可使血管内皮细胞发生无菌性炎症反应，最终为纤维结缔组织所取代。本法适用于头面部及四肢大面积血管瘤和血管畸形。

4. 干扰素 为治疗快速增殖期病变侵犯主要器官、严重影响机体功能甚至危及生命的血管瘤的二线药物。

5. 手术治疗 包括切除、畸形整复。局限性的可以安全切除，对于较大或估计较深的血管瘤，手术根治有时也有可能。

（四）治疗评价

1. 干扰素 与激素治疗不同，对各期血管瘤都有效，但在血管瘤消退速度方面干扰素较激素慢，且不良反应较多，如一过性白细胞减少、轻度发热、轻度氨基转移酶升高等，甚至少数患者可发生不可逆的痉挛性双瘫。

2. 硬化剂 治疗的不断发展使硬化剂治疗取代了手术治疗成为主流治疗方法。血管内硬化剂治疗避免了大出血、皮肤瘢痕等并发症。对于体积较大、流量较高的静脉畸形，需要选择栓塞引流静脉后再行硬化剂注射治疗，较单纯硬化剂注射治疗效果明显。

3. 平阳霉素 应用平阳霉素系统和局部注射治疗后，有报道 14 例头面部大面积血管瘤和 5 例血管畸形完全消退，而 4 例肢体血管畸形大部分消退。平阳霉素能抑制内皮细胞增生和杀伤异常内皮细胞。常需持续 1 个月至数月才能引起逐渐消退，一般在用药数日至数周内即有明显效果；
约 1/3 的血管瘤明显皱缩，1/3 停止生长而无明显
皱缩，余者无反应。

4. 手术切除　适用于严重影响美容或对功能
有影响的血管瘤。手术时间应选在学龄前。

（五）预后

血管瘤为良性肿瘤，呈良性过程，仅影响美
观和功能。综合治疗有较好的效果，预后良好。

动静脉畸形

动静脉畸形（arteriovenous malformation，AVM）
为不常见的头皮或面部的先天性动静脉瘘
（arteriovenous fistula）（图 49-16、图 49-17）。动静
脉瘘是指动脉不经过毛细血管床而直接与静脉相
通，可为先天性或获得性。曲张状动脉瘤（动脉
蔓状血管瘤）又称动脉瘤静脉曲张状（葡萄状血
管瘤）。

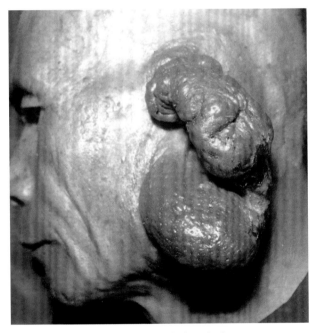

图 49-16　动静脉畸形（1）

【临床提要】

1. 疾病分期　ISSVA 采用 Schobinger 分期标
准。1 期（静止期）：病变为斑疹或有轻度浸润，
红色且温暖，似鲜红斑痣或恢复期后的血管瘤。2
期（进展期）：病变为温暖的团块，血液流经扩

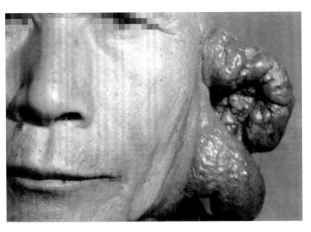

图 49-17　动静脉畸形（2）

张的回流静脉可产生颤动和杂音，超声检查很容
易证实存在动静脉瘘。3 期（破坏期）：除了有
2 期的症状及体征外，此阶段还可发生坏死、溃疡、
出血，偶有骨质溶解。4 期：2、3 期临床症状合
并心功能失代偿。

2. 发病特征　临床分为两种类型，即深在型
和浅在型，后者仅表现为蓝色丘疹。本病看似为
获得性，最常累及头部。临床可疑的动静脉畸形
可由超声确诊。

3. 诊断　动静脉瘘的诊断可通过体积描记法、
体温记录法、静脉血氧饱和度的测定或动脉造影
确定。

【治疗处理】

（一）治疗原则

动脉蔓状血管瘤属血管畸形，无消退可能，
因此治疗应争取手术切除。

（二）基本治疗

动静脉畸形的基本治疗见表 49-14。

表 49-14　动静脉畸形的基本治疗

靶向治疗	采用各种适当手段除去瘤体
保守治疗	复杂病例，难以切除者保守治疗，用弹力袜或弹力织物压迫控制感染、治疗溃疡
硬化剂	无水乙醇硬化使畸形细胞坏死，血栓形成
栓塞治疗	栓塞材料有金属圈、Ethibloc 及十四烷基硫酸钠

续表

手术治疗	可作为首选,但较为复杂;术前栓塞,手术切除,皮瓣和组织移植
截肢	坏死、溃疡、出血等复杂病例
Klippel-Trenaunary 综合征	激光,硬化疗法或手术切除、矫形、有下肢长短不一
Parker-Weber 综合征	动脉栓塞与动静脉巢切除

(三)治疗措施

1. 手术治疗 术前进行 X 线血管造影检查,详细了解血管瘤范围,设计好手术方案。必须做好充分准备,包括准备术中控制失血及大量输血等。由于先天性畸形较为复杂,因而一些病例一般手术治疗不可行。

2. 保守治疗 对于不能手术切除者,其他治疗方法有加压和抬高患处,有助于预防溃疡、感染和其他继发性并发症。

3. 栓塞治疗 头皮的曲张状动脉瘤可采取栓塞治疗如注射十四烷基硫酸钠。手术治疗仍然有其局限性,对于巨大、深在或波及重要器官的血管瘤,如累及咽喉、颅底或整个肢体,或已侵入胸腔等部位者,手术则是危险的选择。因此,经导管介入栓塞是一种有发展价值的治疗手段。目前单纯进行多次介入栓塞的病例还较少,常用的栓塞材料如金属圈、Ethibloc 等较适用于蔓状血管瘤,而且基本上不易再通。栓塞血管及栓塞材料的选择是今后治疗中的重要研究方向。

(四)治疗评价及预后

1. 术前栓塞 术前栓塞防治过多的术中出血之后,可对 2 期与 3 期头颈动静脉畸形行广泛切除。

2. 复发 次全切除常导致动静脉畸形迅速复发,这是由于邻近血管代偿与真性血管形成。

3. 栓塞不足与作用 单纯栓塞治疗通常不能治愈表浅的动静脉畸形。最好的栓塞剂是无水乙醇,当并发症如出血发生时,应给予栓塞治疗,其可挽救生命。然而,上下肢远端动静脉畸形很少能通过栓塞疗法与病灶切除控制;伴剧痛、坏死、溃疡与出血的复杂病灶可能需要截肢。

血管栓塞是一种姑息疗法,只能控制动静脉畸形,不能彻底治愈动静脉畸形。

动脉栓塞可用于短时间阻断病灶血流,为 24 小时后的手术做准备。所有治疗的目标均为控制动静脉畸形,要达到治愈常是不可能的。

栓塞经手术治疗需随访数年。

对于创伤所致动静脉瘘,切除是有效的治疗。一般预后良好,复杂的病例,如累及范围大而深者,预后较差。

樱桃样血管瘤

樱桃样血管瘤(cherry hemangioma)又称老年性血管瘤(senile hemangioma),发生于成年早期,以后增多增大。

【临床提要】

损害为鲜红色至紫色圆顶形丘疹,表面光滑,质软,直径 1 ~ 3mm,好发于躯干上部,偶可累及颈部及面部(图 49-18)。组织病理显示真皮乳头内有半球形的血管增生。

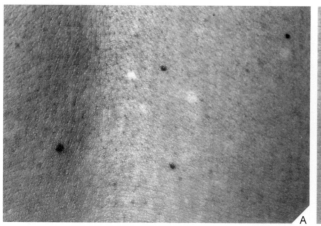
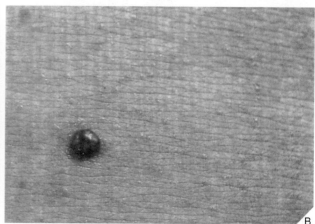

A B

图 49-18 樱桃样血管瘤

【治疗处理】

本病可采取长脉冲 Nd：YAG 激光、电干燥法或冷冻治疗，不留瘢痕。多数并不需要治疗，仅解释本病属良性，消除患者思想顾虑。

血管角化瘤

血管角化瘤（angiokeratoma）是一种以真皮上部毛细血管扩张和表皮角化过度为特征的良性血管畸形，并非肿瘤。

【临床提要】

1. **丘疹型血管角化瘤**（popular angiokeratoma）损害为疣状小丘疹，呈红蓝色、深红色或黑色，直径 > 0.5mm，好发于年轻人下肢。

2. **界限型血管角化瘤**（angiokeratoma circumscriptum）　罕见，出生时即有或儿童早期发病，好发于小腿和躯干，损害为疣状丘疹或结节，可融合成斑块，表面可有鳞屑，呈深红色至蓝黑色，常呈线样，局限于一处（图 49-19）。

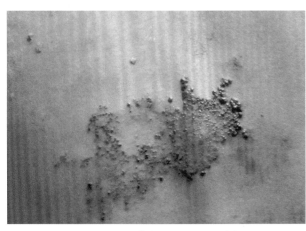

图 49-19　血管角化瘤（界限型）

3. **阴囊和外阴血管角化瘤**（angiokeratoma of the scrotum and vulva）　又称 Fordyce 血管角化瘤，3 ～ 4mm 大小的深红色或黑色丘疹，表面光滑或呈轻度疣状（图 49-20），散布于阴囊和外阴，有时累及阴茎、腹股沟，偶有轻度瘙痒。

4. **肢端型血管角化瘤**（angiokeratoma acroasphyticum）　又称 Mibelli 血管角化瘤，为常染色体显性遗传病，可伴肢端发绀症，有冻伤及冻疮史，损害多发，对称分布于肘、膝、指、趾和手背、

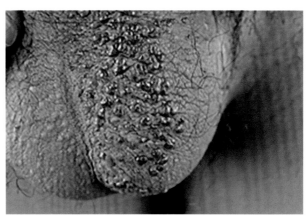

图 49-20　血管角化瘤（阴囊型）
阴囊多发性紫色丘疹，无自觉症状
（广东医科大学　李文惠赠）

耳廓和鼻尖等处。早期损害为粉红色或紫色丘疹，此后，变为深红色，呈疣状和角化性结节。

5. **弥漫性躯体血管角化瘤**（angiokeratoma corporis diffusum）　又称 Fabry 病，是 X 连锁隐性遗传的鞘脂代谢病，为皮肤血管瘤，尚有肾、心血管、胃肠道和中枢神经系统病变。

6. **组织病理**　真皮上部有扩大的薄壁内皮衬里血管；表皮增生伴程度不一的角化过度。

【治疗处理】

（一）治疗原则 / 基本治疗

丘疹型可行手术切除，多发性者采用冷冻、电干燥、激光或手术治疗去除。

血管角化瘤的基本治疗见表 49-15。

表 49-15　血管角化瘤的基本治疗

靶向治疗	物理或手术方法去除肿瘤
监测系统损害	如弥漫性躯体血管角化瘤，尚有心血管、肾、胃肠道、中枢神经系统损害
皮损治疗	激光、电凝、冷冻治疗或手术切除

（二）治疗措施

1. **激光治疗**　如二氧化碳激光、氩激光、铜激光及闪光灯泵脉冲染料激光治疗。铜蒸汽激光较氩激光更有优势，因为它的波长对血红蛋白具有特异性。闪光灯泵脉冲染料激光较其他激光治疗对于患者疼痛和出血更轻，并可以缩短治愈时

间、减少色素改变和瘢痕形成。

2. 酶替代疗法（ERT） 美国 FDA 仅批准了重组人半乳糖苷酶（galactosidase）和阿糖苷酶（agalsidase）用于治疗本病，如静脉注射阿糖苷酶 -α 0.2mg/kg 和阿糖苷酶 -β 1.0mg/kg，两周 1 次。Ⅲ期临床试验治疗 30 ～ 36 个月后的最新数据显示，ERT 降低了半乳糖凝集素 3（GL-3）水平，使血管内皮的 GL-3 清除，少见不良反应。同时 ERT 还能稳定肾功能。ERT 可明显降低左心室容积，改善心室壁的僵硬度。

（三）循证治疗步序

弥漫性躯体血管角化瘤（Fabry 病）的循证治疗步序见表 49-16。

表 49-16　弥漫性躯体血管角化瘤（Fabry 病）的循证治疗步序

项目	内容	证据强度
一线治疗	酶替代疗法	A
	激光治疗 / 强脉冲光	E
	手术切除	E
	苯妥英钠	B
	冷冻治疗	E
二线治疗	加巴喷丁	D
	卡马西平	D
三线治疗	位点特异性分子伴侣疗法（米加司他，migalastat）	A
	底物还原疗法（依利格鲁司特 eliglustat tartrate，Genz 112638）	
	基因替代疗法	
	肾移植 / 血液透析	C

本病是一种由 α- 半乳糖苷酶 A 缺乏或不足引起的 X 连锁溶酶体贮积症，患者通常存在肾功能不全、心肌病和心律失常、脑血管并发症等。皮肤特征包括血管角化瘤、少汗症、毛细血管扩张和淋巴水肿。弥漫性血管角化瘤是其典型皮肤表现。

（四）治疗评价

1. β 射线 李陕区用 β 射线治疗阴囊血管角化瘤 6 例，应用 β 射线治疗仪，放射源为钇 -90，对准患处接触照射，每次 20 ～ 30Gy/s，2 日 1 次，3 次为 1 个疗程，未愈者再行第 2 个疗程。结果，1 个疗程后 4 例痊愈，2 例显效；第 2 个疗程后痊愈，未见复发。

2. 铜蒸气激光 Lapins 等报道铜蒸气激光治疗 220 个血管角化瘤，直径为 2 ～ 3mm，3 个月之后，血管角化瘤基本消除。

3. 苯妥英钠 Lockman 等报道，给予 8 例 Fabry 病患者预防性服用低维持剂量的苯妥英钠，可减轻患者的周期性疼痛。

（五）预后

本病除系统损害外，一般预后良好。

匐行性血管瘤

1. 匐行性血管瘤（angioma serpiginosum） 是一种以表浅真皮毛细血管和小静脉进行性扩张为特征的罕见血管疾病。损害好发于四肢，为针头大小的红色至紫色斑点，紧密群集，形成斑片，可呈丘疹状，病损向周围扩展，形成匐行性（图 49-21）或环状边缘，一面消退，一面发生。

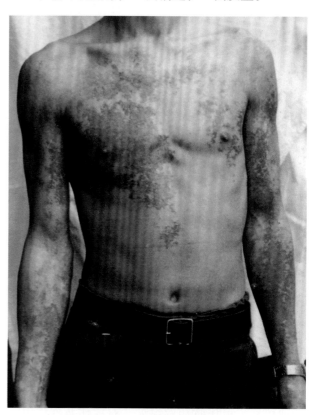

图 49-21　匐行性血管瘤
深红色小点群集而呈斑状或网状改变，边缘呈匐行性
（原同济医科大学　刘少亨惠赠）

2. 组织病理　明显扩张的毛细血管位于真皮乳头内，为孤立的团块或成群出现。

3. 治疗　可采用电灼和激光治疗（脉冲染料激光、铜蒸气激光）。

化脓性肉芽肿

化脓性肉芽肿（granuloma pyogenicum）是一种与轻微创伤有关的毛细血管和小静脉分叶状增生，表现为后天性红色丘疹或结节，并非一种感染性疾病。本病发生于轻微创伤、激素或药理性刺激之后。

【临床提要】

1. 基本损害　常为单个鲜红色或棕红色小丘疹，表面有光泽和细小分叶，迅速增大成息肉状或蒂状结节。表面糜烂、结痂、质脆，轻微创伤可出血，直径很少超过 1cm，呈黄色、褐色或黑色（图 49-22）。

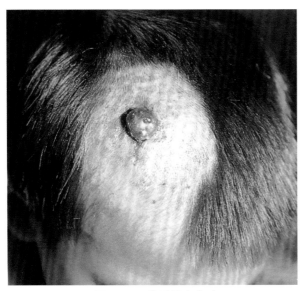

图 49-22　化脓性肉芽肿

2. 组织病理　真皮内含许多新生毛细血管，血管扩张，内皮细胞增生，间质水肿继发炎症。

3. 鉴别诊断　本病应与毛细血管瘤（先天性）、黑素瘤、无色素性黑素瘤、卡波西肉瘤和杆菌性血管瘤病鉴别。

【治疗处理】

（一）治疗原则 / 基本治疗

确定创伤由血管增生或药物治疗所致。

化脓性肉芽肿的基本治疗见表 49-17。

表 49-17　化脓性肉芽肿的基本治疗

靶向治疗	应用物理或手术方法去除肿瘤
去除诱因	防止创伤、避免应用异维 A 酸
方法选择	物理治疗或手术治疗

（二）治疗措施

（1）病因治疗：因异维 A 酸治疗寻常痤疮时，能够在躯干损害处并发大量的化脓性肉芽肿样增生，故应避免。

（2）可选择电干燥法、脉冲染料激光治疗、氨基乙醇硬化疗法、冷冻治疗和手术切除。治疗为局部麻醉下用皮肤刮匙挖出损害或深部削除，随后用电灼疗法毁坏基质部。

（三）循证治疗步序

化脓性肉芽肿的循证治疗步序见表 49-18。

表 49-18　化脓性肉芽肿的循证治疗步序

项目	内容	证据强度
一线治疗	简单的刮除术 / 电灼术	A
	全层皮肤切除 / 冷冻疗法	A
	局部应用 β 受体阻滞剂	C
	硫酸银灼烧	D
二线治疗	脉冲染料激光 / 二氧化碳激光 / Nd：YAG 激光治疗	B
三线治疗	结扎术	E
	5% 咪喹莫特乳膏	C
	硬化疗法 / 光动力疗法	D
	病灶内部应用糖皮质激素 / 病灶内部应用博来霉素 / 局部应用苯酚	E

（四）治疗评价 / 预后

局部麻醉下电凝手术后削除皮损对大部分皮损而言足以治愈，对于小的化脓性肉芽肿，脉冲染料激光治疗是一种安全有效的治疗方法，特别是小儿患者。最近有报道 9 例化脓性肉芽肿患者在应用氨基乙醇硬化疗法治愈后无明显瘢痕形成。

有时，经过以上的治疗后顽固性损害依然存在。由药物引起的变异型，在减少剂量或停药后，损害可消退。

Chapter 49

本病预后良好。

血 管 球 瘤

血管球瘤（glomus tumor）又称血管球静脉畸形（glomuvenous malformation），来源于血管球。

【临床提要】

1. 孤立性

（1）基本损害：为红色、紫红色或蓝色结节，质软或硬，直径常不超过 1cm；甲下损害（图 49-23）可侵蚀指（趾）骨和导致甲营养不良。

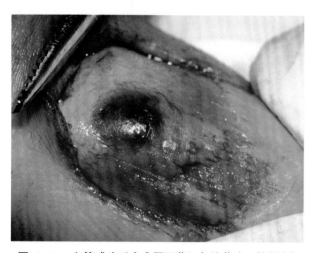

图 49-23　血管球瘤手术［甲下紫红色结节（已拔甲）］

（2）发病特征：本病一般发生于成人，好发于甲床，常伴有阵发性剧痛，持续时间不等，一般为数分钟，偶可长达 3 日，轻触或冷暴露常可诱发。

2. 多发性　较常见于儿童，可为常染色体显性遗传，可有血小板减少。损害广泛分布，但不累及甲床；可群集并形成斑块。偶有触痛和阵发性疼痛。

3. 组织病理　由血管球细胞小叶组成，每个小叶中央有内皮细胞衬里腔隙——小静脉。

【治疗处理】

完整切除是最好的治疗方法。甲下肿瘤难以定位和根除，因为它们通常很小，直径很少超过几毫米。

淋巴管畸形

淋巴管畸形（lymphangioma）是由淋巴管和结缔组织组成的一种先天性良性肿瘤，主要由淋巴管内皮细胞增生或淋巴管扩张而成。淋巴管畸形多数在幼年时期出现，但少数在出生时即被发现。淋巴管瘤发生的解剖学基础见图 49-24。

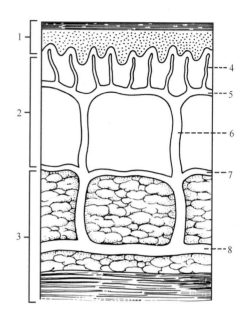

图 49-24　皮肤淋巴系统
1. 表皮；2. 真皮；3. 皮下脂肪；4. 毛细淋巴管；5. 浅表毛细血管丛；
6. 前收集管；7. 深淋巴管；8. 主淋巴管

【临床提要】

1. 毛细淋巴管畸形　多位于面、唇、舌部的皮肤或黏膜，皮肤光亮呈疣状，有时呈淡红色，挤压可见淋巴液渗出（图 49-25、图 49-26）。

2. 海绵状淋巴管畸形　仅次于皮下或黏膜下的疏松结缔组织，由扩张迂曲的淋巴管及充满淋巴液的腔隙组成，常见于颈部、腋窝等处，局部隆起，有包块，质软，可压缩，病变局限或体积很大（图 49-27）。

3. 蔓状淋巴管畸形　多见于胸背、四肢，可深入肌层，有时可有表面皮肤变薄、破溃。

4. 囊状水瘤畸形　系淋巴管肿瘤扩大或较大囊肿，囊壁薄，呈多囊或多房状，多见于幼儿颈外侧、腋窝等处。体积较大者可引起压迫症状（图 49-28、图 49-29）。

5. 鉴别诊断　毛细血管型应与毛细血管瘤鉴别，但有时两者可同时存在而成为淋巴血管瘤。这时肿瘤表面常出现红色及黄色小刺泡状突起，其可为临床诊断的依据。在小儿患者中，淋巴管瘤应与脂肪瘤做出区别，脂肪瘤较少见于小儿，质地也较淋巴管瘤略硬。

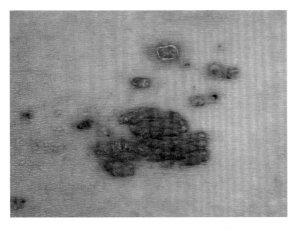

图 49-25 淋巴管畸形（单纯性淋巴管瘤）

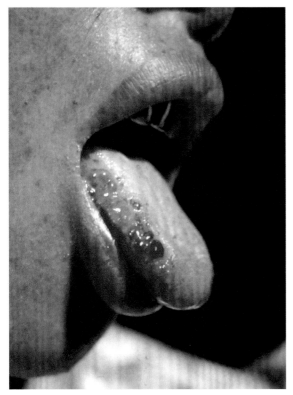

图 49-26 毛细淋巴管畸形

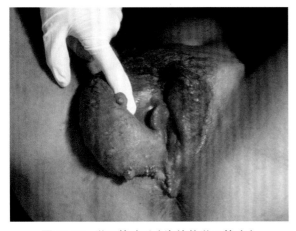

图 49-27 淋巴管畸形（海绵状淋巴管瘤）

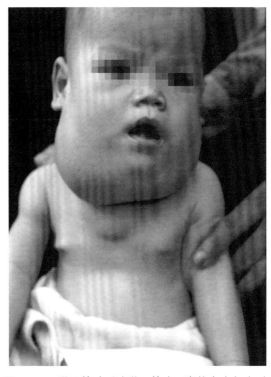

图 49-28 淋巴管畸形（淋巴管瘤，囊状水瘤）（1）

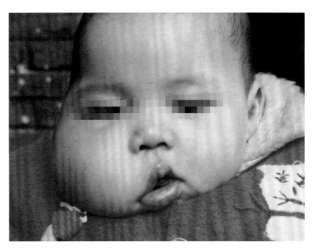

图 49-29 淋巴管畸形（淋巴管瘤，囊状水瘤）（2）

【治疗处理】

（一）治疗原则

毛细淋巴管畸形一般无须治疗，可采用冷冻疗法或电干燥疗法治疗及手术切除。大部分淋巴管瘤都属弥漫性。海绵状淋巴管瘤和囊状淋巴管瘤境界不清，彻底切除比较困难，也可考虑不全切除缝合。囊状淋巴管瘤向邻近组织间隙广泛伸展侵袭，解剖层次不清，手术难度较大。囊状淋巴管瘤行硬化剂注射治疗，部分有效。

Chapter 49

（二）基本治疗

淋巴管畸形的基本治疗见表 49-19。

表 49-19　淋巴管畸形的基本治疗

靶向治疗	抑制、破坏或手术方法去除肿物
手术治疗	因囊壁较薄、范围不清，故应扩大切除范围，避免切除不彻底而复发
局部注射药物	平阳霉素、OK-432、硬化剂、泼尼松龙
物理治疗	二氧化碳激光、铜蒸气激光、染料激光治疗及浅层 X 线照射*

*硬化剂、电灼、放射或同位素等治疗，效果均不满意。应用低温冷冻疗法治疗局限性淋巴管瘤有一定疗效。

（三）治疗措施

（1）毛细淋巴管畸形可采用冷冻、切除缝合或皮片移植等法治疗。海绵状淋巴管畸形可采用硬化剂注射、手术切除等方法治疗。蔓状淋巴管畸形手术切除不易彻底，有时需分次切除。小的囊状水瘤有自行闭合的可能，大的则行切开剥除，对残留的部分囊壁，可用 2% 碘酊或 10% 甲醛反复涂抹或注射平阳霉素，破坏内皮，防止复发。注意保护囊壁内的重要血管、神经。

（2）手术治疗：因病变可呈浸润性生长，致使手术切除困难，手术并发症较多和复发率较高。手术时应注意不强求完整切除肿瘤，而应将囊腔剖开，逐步切除；放置引流管在术后行负压吸引，以免皮下积液。

（3）局部注射治疗

1）平阳霉素：1mg/kg，10mg 稀释至 10ml，将淋巴液抽净后注药，每周 1 次，一般 3～4 次注射即可治愈；胡银道和耿锡慧用本法治疗新生儿头部淋巴管畸形 20 例，有效率达 100%。

2）OK-432：Ogita 等用 OK-432 瘤内注射治疗不能切除的儿童淋巴管畸形，获得了满意效果。

3）泼尼松龙：2～10mg 注入肿瘤边缘，每日 1 次，10 次为 1 个疗程，注射后局部压迫 15 分钟，以防止血肿形成。

（4）激光治疗：氩激光、氪激光、磷酸钛氧钾激光、二氧化碳激光、铜蒸气激光和连续波长染料激光治疗均可选用，对表浅淋巴管畸形和深

部淋巴管畸形累及皮肤者有一定疗效。

（四）循证治疗步序

淋巴管畸形的循证治疗步序见表 49-20。

表 49-20　淋巴管畸形的循证治疗步序

类型	项目	内容	证据强度
局限性淋巴管瘤	一线治疗	避免外界刺激	D
		手术治疗 / 控制感染	D
	二线治疗	电灼术 / 激光	D
		浅层 X 线照射	E
		冷冻疗法 / 皮损内注射硬化剂	D
淋巴水肿	一线治疗	淋巴减压治疗	B
	二线治疗	充气加压疗法	B
		药物治疗	C
	三线治疗	手术治疗	B

（五）治疗评价及预后

1. 局限性淋巴管畸形

（1）手术：Browse 等报道，小的损害（直径小于 7cm）有可能治愈，大的损害（直径大于 7cm）采用基底切除方法治疗，20 例患者中 4 例复发。

（2）二氧化碳激光：Bailin 等报道采用二氧化碳激光（10 600nm）治疗使 7 例患者的小水疱气化。采用该治疗的复发率低于其他创伤性治疗。一年随诊 5 例患者中 2 例复发（该方法对于本病可能是一种有效的治疗，但随访时间较短）。

（3）巨舌、巨唇及巨肢：淋巴管畸形所致者，一般只能做局部切除以改善局部功能和外形。肢体的淋巴管畸形在手术后也可能造成局部淋巴漏，使创口经久不愈。腹股沟和大阴唇等部位的畸形在手术后也可能发生同样并发症。

2. 淋巴水肿　Badger 等认为穿弹力袜后应用多层弹力绷带加压包扎可减轻肿胀，其效果明显优于只单独穿弹力袜。效果最少持续 6 个月。这是由一项纳入 80 例患有单侧上肢或下肢淋巴水肿的女性患者的随机试验得到的结论。Yamamoto 等报道对 18 例淋巴水肿患者微侧淋巴静脉吻合手术并联合减压治疗，平均随访 2 年，结果 78% 疗效良好。

脂　肪　瘤

脂肪瘤（lipoma）为成熟脂肪细胞组成的良性

肿瘤，多发生于皮下，也可以发生于内脏等深部组织，如肌间隔、肌肉深层及腹膜后等部位。2/3 的患者有克隆性染色体异常，*HMBA2* 基因位于 12q13—15 区域，可能在疾病发生中起作用。

【临床提要】

1. 基本损害　一般为单发性边界不清楚的肿块，圆盘形、圆形或分叶状，质软，表面皮肤正常，可移动；大小可从数毫米至 15cm 以上，如压迫神经可引起疼痛。

2. 发病特征　中年人多见；本病好发于颈部和躯干，其余部位也可发生。

3. 组织病理　瘤体由大小一致的成熟脂肪细胞组成。本病可分为血管脂肪瘤（血管较多）、纤维脂肪瘤。

4. 鉴别诊断　脂肪瘤的诊断一般并不困难，但需与血管瘤、淋巴管瘤、神经纤维瘤等鉴别。

【治疗处理】

（一）治疗原则 / 基本治疗

明确诊断，视情况选择保守治疗或手术切除。脂肪瘤的基本治疗见表 49-21。

表 49-21　脂肪瘤的基本治疗

靶向治疗	较小的无不适者无须处理，保守观察；较大的可行脂吸术，手术去除肿物
最佳选择	手术切除，有包膜较易，无包膜不易彻底切除
替代选择	脂吸术，去除较大的脂肪瘤
保守治疗	多发性或无症状的脂肪瘤，不予处理

（二）治疗措施

1. 多发性脂肪瘤　可以不处理，如不能排除神经纤维瘤或囊虫病，可做病理检查。

2. 手术治疗　较大的孤立性脂肪瘤、长在面颈部有碍美容、位于关节影响功能、位于腹膜后影响肠功能或不能排除恶性者，可手术切除并做病理检查。

3. 脂吸术　可在皮肤上做小切口，将吸脂管插入皮下脂肪层，利用负压吸力去除较大脂肪瘤，不留显著瘢痕。

4. 手掌脂肪瘤　可发生于指或手掌的掌侧。若沿着解剖的合适平面，瘤体很易剜除，但当肿瘤贴近重要神经时，剜除时则需小心。

（三）治疗评价及预后

本病预后良好。

浅表脂肪瘤样痣

【临床提要】

浅表脂肪瘤样痣（nevus lipomatosus superficialis）是一种罕见的浅表良性畸形，发育正常或结构瘤性增生，常在出生时即有，群集的软结节局限性分布于背部或臀部，皮肤色或淡黄色，表面一般有皱褶（图 49-30），呈带状或孤立，后者更像脂肪的软垂疣，常无自觉症状。组织病理显示网状真皮内有成熟脂肪细胞增生。

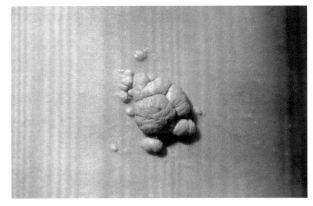

图 49-30　浅表脂肪瘤样痣

【治疗处理】

本病一般不需治疗，可行手术切除，预后良好。

平 滑 肌 瘤

平滑肌瘤（leiomyoma）可起源于任何类型的正常平滑肌。多发性平滑肌瘤常有家族性，其具有位于染色 1q42.3—43 的延胡索酸水合酶基因的胚系突变。

【临床提要】

1. 毛发平滑肌瘤（pilar leiomyoma）　单发或多发，好发于肢体伸侧、躯干、面部及颈部两侧。

肿瘤直径数毫米至 1cm，可融合成斑块，表面淡红褐色，自发性疼痛（图 49-31、图 49-32）。

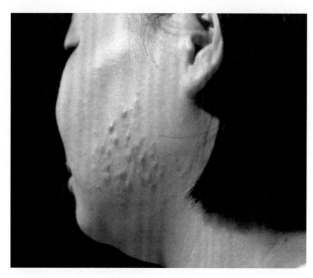

图 49-31 平滑肌瘤

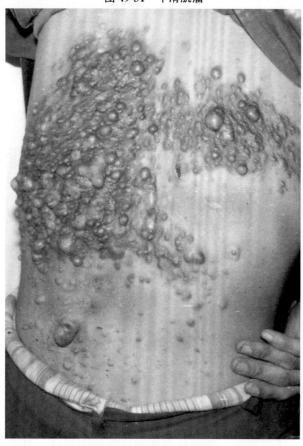

图 49-32 多发性平滑肌瘤
（华中科技大学同济医学院附属同济医院 陈映玲惠赠）

2. 血管平滑肌瘤 好发于妇女下肢，直径一般小于 1cm，常为单发性，可移动，呈皮色或淡紫红色，常有阵发性刺痛或烧灼感。

3. 肉膜平滑肌瘤 起源于生殖器、乳晕或乳头的肉膜肌，常为单个，偶呈蒂状，表面皮肤正常或呈红色、青色，直径可达数厘米，可有阵发性疼痛。

4. 组织病理 毛发平滑肌瘤位于真皮内，由杂乱排列的增生平滑肌束组成，血管平滑肌瘤中，平滑肌纤维围绕许多裂隙样血管腔呈同心圆排列；肉膜平滑肌瘤类似于毛发平滑肌瘤。

5. 鉴别诊断 本病应与神经瘤、神经纤维瘤、血管球瘤、纤维瘤等鉴别。

【治疗处理】

（一）治疗原则 / 基本治疗

孤立性平滑肌瘤首选手术治疗，基本治疗见表 49-22。

表 49-22 平滑肌瘤的基本治疗

靶向治疗	保守、镇痛治疗或手术去除肿瘤
手术治疗	孤立性平滑肌瘤
镇痛	多发性平滑肌瘤

（二）治疗措施

多发者可选用酚苄明或钙通道阻滞剂（如硝苯地平）镇痛。α 受体阻滞剂或者硝苯地平 10mg，每日 3 次，可减轻疼痛，钙离子通道阻滞剂可通过放松平滑肌而发挥作用。孤立性平滑肌瘤可手术切除。

（三）循证治疗步序

平滑肌瘤的循证治疗步序见表 49-23。

表 49-23 平滑肌瘤的循证治疗步序

项目	内容	证据强度
一线治疗	手术切除	D
二线治疗	多沙唑嗪 / 酚苄明 / 硝苯地平 / 氨氯地平 / 硝酸甘油 / 加巴喷丁	E
	局部氢溴酸东莨菪碱 / 肉毒毒素 A	E
	冷冻疗法 / 二氧化碳激光治疗	E
	度洛西汀	E
	5% 利多卡因贴膏	E

（四）治疗评价及预后

将一冰块放于损害上常导致疼痛，放置冰块到产生疼痛的时间可用来评价疗效。

1. 手术切除　Tiffee 等将 1 例家族性多发性平滑肌瘤患者的皮损切除。术后 4 个月，2 处皮损复发。Fisher 等对 38 例患者 54 个皮肤平滑肌瘤进行手术切除，复发率 50%。

2. 硝苯地平　Thompson 等报道，使用硝苯地平治疗（10mg，每日 3 次，用 8 个月，天气变冷或疼痛加重，10mg，4 次 / 日）1 例有疼痛性多发性平滑肌瘤的患者，结果治疗成功。血压低者慎用。

（普雄明　叶巧园　张国学　梁碧华
吴　江　路　涛）

Chapter 49

第五十章
黑素细胞良性肿瘤及肥大细胞增生症

雀 斑

雀斑 (freckle) 表现为边界清楚的点状色素沉着斑，由正常数量的黑素细胞产生过度的黑素，输送至角质形成细胞所致。日晒或 X 线照射可加重。本病与黑素皮质素受体 1 (*MC1R*) 基因有关，为常染色体显性遗传病。雀斑多见于浅肤色个体暴露部位，为边界清楚的色素沉着斑点，直径为 1～3mm，夏季加重，冬季明显减轻。

治疗：防晒，应用遮光剂，外用 3% 氢醌霜、0.1% 维 A 乳膏、10% 白降汞软膏、5% 水杨酸软膏；皮肤磨削术，Q 开关脉冲红宝石激光、510mm 脉冲染料激光。

痣 细 胞 痣

痣细胞痣 (nevocytic nevus) 或称普通获得性黑素细胞痣 (acquired melanocytic nevi)、黑素细胞痣、色素痣。根据痣细胞在皮肤内的位置（图 50-1）分类如下：①交界痣，主要位于表皮与真皮的交界处，可恶变；②皮内痣，主要位于真皮层内，不发生恶变；③混合痣，位于表皮深层及真皮层内，可恶变。

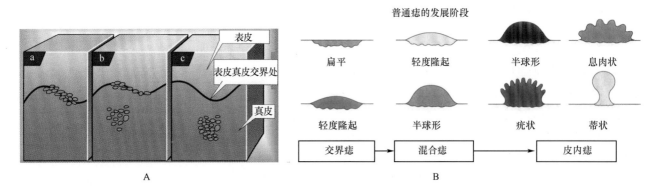

图 50-1　痣细胞（A）；痣的发展阶段（B）
a. 交界痣；b. 混合痣；c. 皮内痣

【临床提要】

1. 交界痣 (junctional nevus)　多在出生后发生，直径为 0.1～1cm，表面光滑，无毛，扁平或略高出皮面，呈淡棕色、深褐色或黑色。发生于掌、跖或外阴部的痣细胞痣通常为交界痣。交界痣恶变时，局部常有疼痛、灼热或刺痛，边缘处出现卫星小点，损害突然增大，颜色加深，有炎症反应、破溃或出血。

2.混合痣（compound nevus）　外观似交界痣，但较高起，多见于儿童和青少年。

3.皮内痣（intradermal nevus）　成人常见。损害为半球状隆起丘疹或结节，淡棕褐色，其直径达数毫米至数厘米，表面光滑或呈乳头状，或有蒂，可含有毛发。其多见于头部、颈部，不发生于掌跖或外生殖器部位。

4.组织病理　①交界痣：痣细胞完全位于表皮深层，表皮和真皮交界处；②皮内痣：痣细胞完全位于真皮内；③混合痣：即皮内痣与残留的交界痣并存。

5.诊断与鉴别诊断　单纯依靠痣的临床形态诊断不很准确，最后需要依据病理检查确诊。

（1）交界痣：Allen 证明 50 颗儿童的痣中 98% 有交界变化，而在 400 颗成年人的痣中只有 12% 有交界变化。交界痣的形成主要是一种幼年期发展过程，到年龄较大后就停止发展。交界痣有恶性倾向，但真正发展成恶性的极少。交界痣表面平坦或仅略高出表面，呈淡或深棕色，无毛发生长。其常生长于手掌、足掌、手指末端等易受刺激的部位。

（2）皮内痣：是良性的斑痣，无论有无损伤或刺激，均不会转为恶性。皮内痣通常有毛发。临床上皮内痣可与上皮瘤或基底细胞癌混淆，而需借助病理切片做出诊断。

【治疗处理】

对于大面积斑痣是否恶变，目前尚无肯定结论。这类斑痣在幼年时期呈混合型者较多，有学者认为在青春期后，这类混合型斑痣有恶变的可能。Greeley 统计，在 56 例大块黑痣患者中，6 例发生恶变；面积大于 $10cm^2$ 的黑痣的恶变发生率为 4%～7%，年发生率不超过 1/1000 病例。国内报道进行手术的 112 例大面积斑痣患者中，62 例为皮内痣，50 例为混合痣，未见发生恶变。患儿巨痣应做早期预防恶变性切除。手术安全性是任其自然存留者 7 倍。

（一）治疗原则

1.治疗指征　本病一般不需治疗，去掉痣的指征如下：①发展成黑素瘤的斑痣，多属于交界痣或混合痣。②有恶变征兆。③美容需要。④后天性痣。⑤头皮毛发内的痣如果不典型，又不便于观察，应该去除。⑥发生于掌、跖、腰部、腋窝、腹股沟、肩部等处，或易摩擦受损的部位，所有切除的痣都应做组织学检查。⑦如果口腔或阴道黏膜出现一个单独的着色性损害，应先切除，因一旦诊断为黑素瘤，则已侵入很深，且不易观察。⑧甲母质痣：成年人单个甲的获得性纵向着色带。而儿童甲母质黑素瘤例外，不主张对儿童病例进行常规甲活检。⑨眼睑分裂痣：睑结膜或穹窿结膜出现痣，如果结膜缘不能滑动，扩展至角膜，或有小管阻塞流泪，或痣内有血管样结构，都应怀疑黑素瘤而进行活检。

2.治疗方法　正确的治疗方法是手术切除并进行病理检查。

（二）基本治疗

痣细胞痣的基本治疗见表 50-1。

表 50-1　痣细胞痣的基本治疗

作用靶位	保守观察，皮损达 0.4～0.6cm 可考虑切除治疗
最佳选择	手术切除
不推荐的方法	激光、冷冻、电灼、高频电等，因易留下瘢痕、色素沉着或色素减退，有碍美容或治疗不彻底导致恶变

（三）治疗措施

（1）本病一般无须治疗，随访观察。

（2）手术切除：较大或有待病理确诊的色素痣，可沿痣边缘外 2～3mm 的正常皮肤处切除，直至皮下，以防复发。面部较大的皮内痣可自痣中心进行分期切除，如此治愈后仅留有一条线形瘢痕。手术间隔时间为 3～6 个月。面部有恶变倾向的巨痣，可保留睑缘、眉毛、头皮等，进行选择性部分切除。

经过精心设计，采用眼科用的细针细线缝合，由于无组织缺失，面部皮损手术切除 5～7 日可拆除缝线，少数较大的皮损分 2 次切除。经过半年至 2 年的修复，多数患者基本不留痕迹。

（3）不推荐的方法：激光、电灼治疗。应注意治疗要彻底，否则残留痣细胞容易复发，反复发作或刺激可以引起恶变。对于色素痣治疗的负面评价，激光的主要问题有三方面：致恶变、致瘢痕、复发。这是皮肤科临床医师和病理学家长期关注和争论的问题。

（四）疗效评价

1. 痣的处理是一个复杂的问题 显然，如果去掉所有的痣，这是不切实际的，因为人体的痣很多。

2. 色素痣恶变的征兆 以往将色素痣发生不明原因的出血、溃疡及附近淋巴结肿大、周围出现卫星状损害等视为色素痣恶变的征兆。事实上，这些"征兆"通常不是较早期损害的特点，一些"征兆"提示色素痣恶变后发生了淋巴结或局部皮肤转移。学者高天文等观察发现下列情况可能为色素痣恶变征兆：①青春期后皮损显著增大或在斑疹上出现丘疹；②青春期后皮损出现疼痛不适；③青春期后皮损色素明显加深，周围出现红晕。但需注意，可能因痣细胞上有孕激素受体，少数色素痣在妊娠期可出现增大、疼痛不适现象。此外，对甲黑线需加以注意，学者观察随访 46 例甲下黑素瘤中，9 例初始为甲黑线，经过数年后黑线增宽形成黑素瘤，时间长者达 20 年。但并非所有的甲黑线均与黑素瘤有关，有的甲黑线可自然消退，有的数十年无变化。

3. CO_2 激光治疗色素痣的结局 ①彻底去除，但由于去除较深造成组织缺损较大，胶原增生及周缘表皮缓慢覆盖修复后形成瘢痕；②去除肉眼可见的黑色，有的色素痣临床上看起来是平的，但痣细胞位置可能较深，深部无色素的痣细胞仍残留导致复发；③残留的痣细胞因受刺激而恶变；④治疗前已是早期的黑素瘤，由于误诊为色素痣而行激光治疗造成严重后果，学者已经发现了 CO_2 激光除"痣"恶变的病例。

4. Q 开关 1064nm 激光 /755nm 激光 对太田痣、伊藤痣等的疗效已毋庸置疑，但治疗常见的后天性色素痣、先天性小痣、先天性巨痣、晕痣等则不可取。

5. 手术切除是色素痣正确治疗方法 液氮冷冻、药物腐蚀、电灼、高频电等已是临床治疗色

素痣的常见方法，这些方法的效果及后果均不优于 CO_2 激光治疗，应摒弃。不论出于预防恶变还是美容需要，正确的治疗方法是手术切除并做病理检查。

学者高天文自 1998 年以来以色素痣相关名称切除的 1024 例病例中，有的患者治疗前仅考虑为色素痣，而病理确诊为黑素瘤。病理修正了包括恶性黑素瘤、基底细胞上皮瘤在内的 120 例诊断。未见复发患者，无由于美容效果差而造成医疗纠纷的案例。

（五）预后

如果没有恶变，按规范手术切除，预后良好。

先天性黑素细胞痣

先天性黑素细胞痣（congenital melanocytic naevus）又称先天性痣细胞痣，是出生时即有的黑素细胞痣，包括表皮内、真皮内或两者都有的良性黑素细胞增生。皮损也可以在出生或出生后 2 年内出现，但这种情况罕见，被称为迟发型先天性痣（图 50-2 ～图 50-4）。

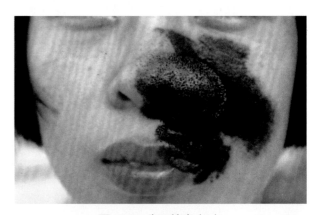

图 50-2 先天性痣（1）

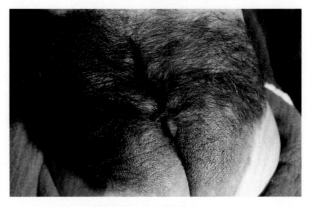

图 50-3 先天性痣（2）

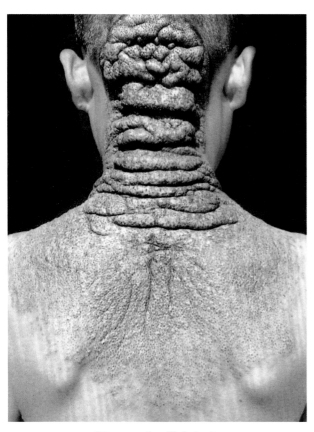

图 50-4 先天性痣（3）

小的先天性痣直径小于 1.5cm；中等大小先天性痣直径为 1.5～19.9cm；只有在成年期直径达到 20cm 或更大的先天性痣（或巨痣）才有发展为黑素瘤的可能。

先天性痣可以发展为丘疹和小结节（如增殖性结节）。对发生这种变化的皮损建议进行组织学检查，以排除恶变。

小型先天性痣常能通过简单的切除去除，中型先天性痣常需要多次切除以利于缝合。巨痣常无法切除或需要多次分步切除。

非 典 型 痣

非典型痣（atypical nevus）又称发育不良痣（dysplastic nevus），可呈散发或家族性，可进展为黑素瘤。

【临床摘要】

非典型痣为不对称、颜色改变多样的痣，可单发或多发，常为斑疹和丘疹，有些为斑块，无毛，大小不一，常大于 5mm，比普通痣大（图 50-5）。

非典型痣有多种颜色，不均匀加深，色素沉着不规则，从棕褐色、棕色到黑色，常有部分区域呈粉红色。

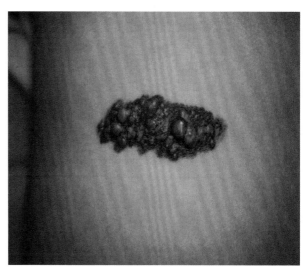

图 50-5 非典型痣

组织病理显示表皮内黑素细胞可分别轻度异型、中度异型、重度异型增生，重度异型的细胞呈 Paget 样（放射生长）扩散，提示发育不良痣样原位黑素瘤。

【治疗处理】

（一）治疗原则

本病是有争议的，须慎重处理，结合活检结果，每年检查 1 次。多数非典型痣不发展为恶性黑素瘤，多发展为发育不良痣，其与家族性恶性黑素瘤有关。本病应避免采取激光、冷冻等手段治疗，以免诊断不明及治疗不彻底。

（二）基本治疗和治疗措施

（1）明确非典型痣的诊断，判断是否有恶变，定期全身检查，皮损拍照随访。

（2）对于恶性痣，选择手术切除，如果不确定是否为恶性或不排除也可以选择手术切除。

（3）应教会患者如何自我检查和有效避光。对于皮损较少、较大者，手术切除并行组织病理检查为首选治疗方法。应避免激光、冷冻等治疗手段，以免诊断不明及治疗不彻底。

（三）非典型痣的循证治疗步序

非典型痣的循证治疗步见序表 50-2。

Chapter 50

表 50-2　非典型痣的循证治疗步序

项目	内容	证据强度
一线治疗	短期（3～6个月）监测单发的、不可触及的、令人担忧的病变	C
	通过全身摄影和数字皮肤镜对高危痣表型患者进行长期（＞6个月）监测	C
	切除可疑病变	C
	再次切除伴有阳性边缘的可疑、严重发育不良痣	C
	患者教育，自我检查	C

（四）评价与预后

绝大多数非典型痣稳定，但一些皮损最终发展为皮肤黑素瘤，非典型痣是黑素瘤的危险因素，非典型痣可发展为浅表扩散性黑素瘤，密切观察是否恶变是关键。

单纯性雀斑样痣

单纯性雀斑样痣（simple lentigo）又称单纯黑子。

【临床提要】

1. 基本损害　常为少数散在分布的斑疹，呈圆形、卵圆形或多角形，直径 1～3mm，一般不超过 1cm，呈均匀的棕色或黑色，日晒后颜色不加深，边缘整齐（图 50-6）。

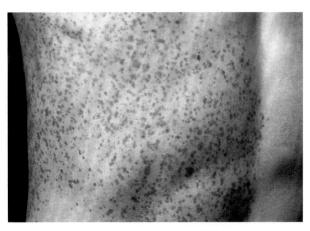

图 50-6　单纯性雀斑样痣

2. 发病特征　本病多发生于儿童。损害不限于暴露部位。

3. 特殊类型　①泛发性雀斑样痣（图 50-7）；②多发性雀斑样痣综合征；③斑点状雀斑样痣；④面中部雀斑样痣；⑤部分单侧性雀斑样痣；⑥唇部黑色斑。

4. 组织病理　单纯性雀斑样痣为表皮黑素细胞良性增生病变。表皮突轻度或中度伸长并变细，基底层内黑素细胞密度增大，黑素增多。

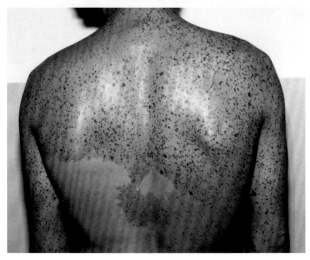

图 50-7　泛发性雀斑样痣
（中国医科大学　何春涤、王亚坤惠赠）

【治疗处理】

（一）治疗原则

单纯性雀斑样痣因无恶变倾向，通常不需要治疗。对本病及综合征中并发症应予以监测与鉴别。

（二）基本治疗

单纯性雀斑样痣的基本治疗见表 50-3。

表 50-3　单纯性雀斑样痣的基本治疗

作用靶点	保守观察或物理疗法除去损害
监测和处理潜在疾病	多发性雀斑样痣可伴内脏损害，如肺动脉瓣狭窄、心脏传导异常、生长迟缓、神经性耳聋
	面中部雀斑样痣，神经管闭合不全，多发性骨骼异常
	Moynahan 综合征，雀斑样痣，先天性二尖瓣狭窄，侏儒、智力缺陷
	着色性干皮病伴有雀斑样损害，而多发性神经纤维瘤、结节性硬化中亦有类似雀斑样痣的牛奶咖啡斑
雀斑样痣	可选用物理治疗，如脉冲染料激光治疗

（三）治疗措施 / 治疗评价及预后

有碍美容者可采取脉冲染料激光治疗。

单纯性雀斑样痣预后良好。

日光性雀斑样痣

日光性雀斑样痣（solar lentigo）又称老年性雀斑样痣。

【临床提要】

1. 基本损害　为良性、散在、形状不规则的色素沉着斑。皮肤上可出现明显不规则的、网状、深黑色变异型损害，类似于墨水洒在皮肤上的斑点。

2. 发病特征　本病发生于日光暴露的皮肤。在典型的中老年患者中，手背和额部是其好发部位。

3. 组织病理　表皮突呈小棒状，并且出现小的芽状突起。基底层细胞及邻近角质形成细胞着色加深，黑素细胞数量显著增加。真皮上层常有噬黑素细胞。

【治疗处理】

（一）治疗原则 / 基本治疗

本病需预防日光暴露，物理方法去除皮损。日光性雀斑样痣的基本治疗见表 50-4。

表 50-4　日光性雀斑样痣的基本治疗

作用靶点	遮光防晒，减少损害发生，外用药物或物理治疗，破坏雀斑样痣
防晒	遮光剂
去除雀斑	维 A 酸霜、冷冻、激光

（二）治疗措施

1. 防晒　应采用防护措施，特别是应用遮光剂，以预防过度的日光暴露。

2. 去除色素　含 4% 或 5% 氢醌的漂白霜连续使用数月可使皮肤颜色暂时变淡，必要时可再次使用。化学性剥脱剂和外用维 A 酸单独或联合应用，也可使用水杨酸软膏。

3. 冷冻和激光治疗　用棉签轻微地涂液氮进行冷冻治疗，仅就美容而言，对这种损害不失为一种极好的治疗方法。据报道氩激光、Q 开关 Nd：YAG 激光、Er：YAG 激光、Q 开关紫翠玉激光、Q 开关红宝石激光和短脉冲染料激光治疗雀斑样痣有效。

（三）治疗评价及预后

日光性雀斑样痣治疗后可以复发，有时演变为一种恶性雀斑样痣或恶性雀斑样痣性黑素瘤。嘱患者，如再次出现色素沉着，应复诊。

色素性毛表皮痣

色素性毛表皮痣（pigmented hairy epidermal nevus）又称 Becker 痣（Becker's nevus），是雄激素依赖性器官样皮损，组织学上可伴平滑肌错构瘤，损害通常是无症状的，多是要求诊断或因美容需要而就诊。

【临床提要】

1. 基本损害　为色素性斑片，通常单发，边缘清楚，但不规则，偶见多发，或可融合成网状，其上毛发出现较晚（图 50-8），有时可无毛发。

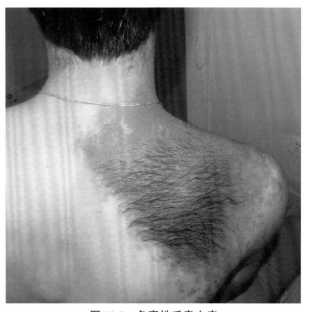

图 50-8　色素性毛表皮痣
（广州鸿业皮肤病专科医院　陈忠业惠赠）

2. 发病特征　本病好发于 10 ～ 20 岁男性肩部或胸部的一侧或双侧，也有发生于下肢者。

3. 组织病理　表皮轻度角化过度，棘层肥厚，表皮突不规则向下延伸。基层内黑素增多，但黑素细胞数目正常或轻度增多，但无活性增加。

【治疗处理】

（一）治疗原则 / 基本治疗

评估病情及患者的要求，选择治疗方案或不必治疗。色素性毛表皮痣的基本治疗见表 50-5。

表 50-5　色素性毛表皮痣的基本治疗

作用靶点	物理治疗或手术去除毛发及色素痣
物理治疗	小片适用激光治疗
最佳治疗	手术治疗，大片适用手术切除或加植皮

（二）治疗措施

由于美容需要，可行治疗，小片可采取激光治疗，大片可行手术切除，本病可伴发立毛肌平滑肌瘤，应给予相应治疗。

（三）循证治疗步序

色素性毛表皮痣的循证治疗步序见表 50-6。

表 50-6　色素性毛表皮痣的循证治疗步序

项目	证据强度
一线治疗　**减少过多的色素**	
强脉冲光治疗	B
Er：YAG 激光治疗	C
长脉冲翠绿宝石激光 / 长脉冲 Nd：YAG 激光治疗	D
掺铒光纤激光（飞梭）治疗	D
减少过多的毛发	
二极管激光治疗	C
普通模式红宝石激光 / 长脉冲 Nd：YAG 激光治疗	D
二线治疗　**减少色素沉着**	
倍频 Q 开关 Nd：YAG 激光治疗	E
Q 开关红宝石激光 / 皮秒翠绿宝石激光治疗	E
减少过多的毛发	
电解	E
三线治疗　螺内酯 / 外用氟他胺 / 外用乙醇酸	E
外用壬二酸 / 矫正性化妆	E

（四）治疗评价

1. 减少色素沉着

（1）Raulin 等推荐采取 Q 开关红宝石激光治疗，7 ～ 20J/cm²，每月 1 次，3 ～ 10 次治疗色素沉着。笔者并不推荐 Q 开关红宝石激光用于长期消除多毛症状，并提出长脉冲（755nm）翠绿宝石激光可能有效。

（2）Tse 等比较 Q 开关红宝石激光及 Q 开关 Nd：YAG 治疗疗效。将 1 例患者色素性毛表皮痣皮损行麻醉后，平分为两部分，又分别接受上述两种激光治疗，结果 Q 开关红宝石激光（8.4J/cm²）侧症状减轻为 63%，而 Q 开关 Nd：YAG 激光（2.8J/cm²）侧症状减轻为 43%。Q 开关红宝石激光在手术过程中疼痛较明显，而 Q 开关 Na：YAG 激光带来的更多是术后不适。

2. 减少过多的毛发　Nanni 等报道 1 例患者以 694nm 长脉冲红宝石激光治疗。该患者经 3 个月治疗后毛发增长减少 90%，且色素沉着已有所减轻。病情改善可于治疗结束后持续 10 个月。

（五）预后

本病预后良好。

良性幼年黑素瘤

良性幼年黑素瘤（benign juvenile melanoma）又称 Spitz 痣（Spitz nevus）。体细胞遗传学研究显示，伴有 11p 拷贝数增加的 Spitz 痣中 70% 伴有位于该位点的 *HRAS* 基因突变。

【临床提要】

1. 基本损害　为丘疹，常单发，偶见多个集簇于一处甚至泛发。直径常小于 6mm，一般不超过 1cm。呈半球形，表面光滑，粉红色、棕褐色甚至黑色（图 50-9），无毛发，生长较快。

2. 发病特征　患者半数以上大于 14 岁，1/4 大于 30 岁，偶尔出生时即有，好发于下肢和面部。

3. 组织病理　本病为痣细胞痣的一种异型，大多为复合痣，也可为皮内痣甚至交界痣。痣细胞为梭形细胞、上皮样细胞或两者均有。MIB-1 和 bcl-2 免疫组化染色可区别大多数良性幼年黑素瘤与黑素瘤，黑素瘤免疫反应为阳性，而良性幼年黑素瘤为阴性。

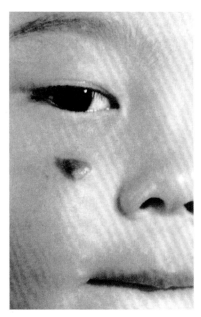

图 50-9　良性幼年黑素瘤（Spitz 痣）
（日本鹿儿岛大学　神崎保惠赠）

4. 鉴别诊断　临床上常将良性幼年黑素瘤误诊为化脓性肉芽肿、肥大细胞瘤、幼年黄色肉芽肿或黑素瘤。

【治疗处理】

（一）治疗原则

本病是一种良性痣细胞痣，但与结节性恶性黑素瘤鉴别相当困难，对所有的良性幼年黑素瘤均应在早期行超出皮损边缘的完整切除。如果临床医生及病理医生都明确了诊断，则不需治疗，但这种"确定性"对高达 10% 的病例是困难的。

（二）基本治疗

良性幼年黑素瘤的基本治疗见表 50-7。

表 50-7　良性幼年黑素瘤的基本治疗

靶向治疗	手术去除病损
最佳治疗	手术切除，一般应尽早手术切除，完全切除并送病理检查
保守治疗	如随访观察、活检

（三）治疗措施

以往认为，一般病变可以密切随访观察，如有恶变趋势，可手术切除，同时做病理检查。但

新的观念是其与恶性黑素瘤鉴别困难。由于切除不干净可导致 7% ～ 16% 的复发率，因此建议所有的良性幼年黑素瘤均应行超出皮损边缘的完整切除。显著异型的良性幼年黑素瘤切除边界约需 1cm。具有异型性良性幼年黑素瘤患者每 6 ～ 12 个月需进行随访。异型性显著，Breslow 厚度为 1mm 或更厚时，可考虑进行前哨淋巴结活检。良性幼年黑素瘤如果切除不完全，易复发。

（四）循证治疗步序

良性幼年黑素瘤的循证治疗步序见表 50-8。

表 50-8　良性幼年黑素瘤的循证治疗步序

项目	内容	证据强度
一线治疗	切除整个皮疹直到皮下脂肪再行缝合	B
二线治疗	仅活检，不进一步治疗	C
	不治疗，不活检	C
	电干燥治疗	D
	冷冻治疗	E
	激光去除	E

（五）治疗评价

一线治疗：Casso 等报道 716 例患者行皮损完全切除，如有复发，则再行切除，其中仅 6% 的患者有局部复发。

二线治疗：Kaye 等进行研究发现 49 例本病患者中仅 39% 皮损可于首次治疗完全切除。6 例行再次切除，5 例显示完全切除。在平均 5 年的随访期中没有患者复发。

（六）预后

无恶变转移者预后良好。

眼颧部褐蓝痣

眼颧部褐蓝痣（nevus fuscoceruleus ophtha-lmo maxillaris）又称太田痣（nevus of ota），是一种累及单侧或双侧三叉神经分布区域的蓝黑色或灰褐色蒙古斑样色素沉着斑，以三叉神经第一分支和第三分支支配部位最常见；其是真皮黑素细胞错构瘤，可能系黑素母细胞移行缺陷之故。

【临床提要】

1. 发病特征　约60%的患者在出生时即有皮肤损害，余者大多数在10～20岁出现。女性多见（80%），双侧病变者少见（5%～10%）。

2. 皮损形态　受累侧常有巩膜的蓝色斑点；黑素细胞还可浸润至角膜、结膜、眼内结构、球后组织和眶骨膜（图50-10）。

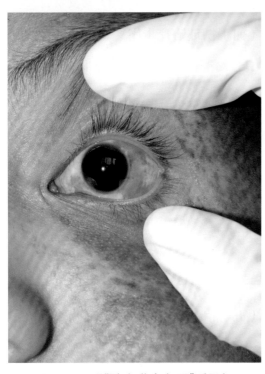

图 50-10　眼颧部褐蓝痣（巩膜受累）

3. 并发症　极少数可发生开角型青光眼和眼（特别是虹膜）恶性黑素瘤；此外，本病还可伴发皮肤和中枢神经系统的黑素瘤、Klippel-Trenaunay-Weber 综合征、Sturge-Weber 综合征、感觉神经性耳聋及颅内畸形。

4. 分型　眼颧部褐蓝痣可分为四型（图50-11）。Ⅰ型（轻型），累及眶周、颧部、额部、鼻区；Ⅱ型（中型），累及面颊、眶周、鼻部（图50-12）；Ⅲ型（重型），累及头部；Ⅳ型，累及双侧。

5. 组织病理　表现类似于蒙古斑，黑素细胞数量增多、树突增加、长度增加，弥散分布于整个真皮内。

6. 鉴别诊断　获得性双侧眼颧部褐蓝痣又称颧部褐青色痣和Hori痣，表现为颧部蓝灰色至灰褐色斑片，较少累及部位为额部、上睑部及鼻部，而眼部和口腔黏膜不会受累，易被误诊为黄褐斑。

【治疗处理】

眼颧部褐蓝痣一般不会自行消退，且色素可在青春期后有加深趋势，以往曾有用冷冻、磨削、化学药物剥脱术等治疗，因出现色素脱失、瘢痕、皮肤增生等不良反应，这些方法已被摒弃。近年来随着激光技术的发展，尤其是"光热分离"理论的提出，本病的治疗取得了满意的临床疗效。治疗机制是透过表皮破坏真皮黑素细胞中的黑素颗粒，使其破裂，破裂的黑素体被吞噬细胞消除。Q开关激光是目前治疗眼颧部褐蓝痣的首选方法。

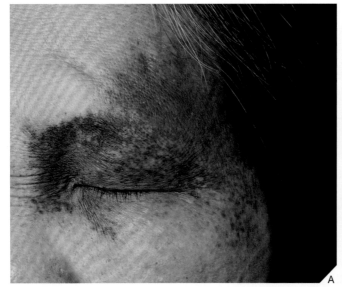
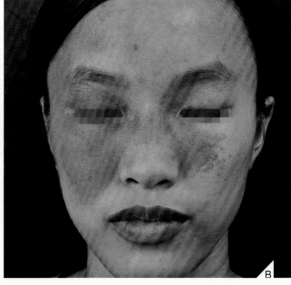

图 50-11　眼颧部褐蓝痣

A. 单侧眼颧部褐蓝痣；B. 双侧眼颧部褐蓝痣

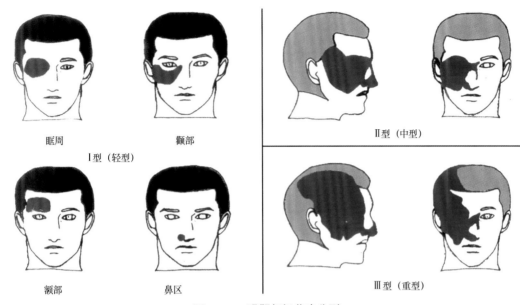

眶周　　　　　颧部

Ⅰ型（轻型）

Ⅱ型（中型）

额部　　　　　鼻区

Ⅲ型（重型）

图 50-12　眼颧部褐蓝痣分型

Ⅰ、Ⅱ、Ⅲ型见图，Ⅳ型为双侧累及（图中未体现）

（一）治疗原则 / 基本治疗

虽然损害为良性，但也有很少的患者发生恶性黑素瘤，因此应密切观察，有条件者应予以积极治疗。眼颧部褐蓝痣的基本治疗见表 50-9。

表 50-9　眼颧部褐蓝痣的基本治疗

靶向治疗	选择不破坏表皮，仅针对真皮内损害的激光，而普通激光不能定位，治疗后有瘢痕和色素变化
监测	本病为良性，但也罕见发生恶性黑素瘤（眼脉络膜常见）等并发症
最佳治疗方法	选定特定的激光治疗，如 Q 开关翠绿宝石激光、Q 开关 Nd:YAG 激光、Q 开关脉冲红宝石激光、调 Q-Nd:YAG 染料 700nm 激光、强脉冲光

（二）治疗措施 / 治疗评价

1. Q 开关翠绿宝石激光　其波长为 755nm，脉宽为 100ns，常用能量为 $5.0 \sim 9.0 \text{J/cm}^2$。该激光可以选择性地破坏眼颧部褐蓝痣真皮的黑素细胞而不损伤相邻的皮肤组织，达到治疗目的。治疗时根据皮损的部位、颜色选择合适的能量，需反复多次治疗。

2. Q 开关 Nd:YAG 激光　其波长为 1064nm，脉宽为 10ns，常用能量为 $4.0 \sim 8.0 \text{J/cm}^2$。有报道治疗 5 次，有效率为 98.92%，而 6 次以上者达 100%。少数患者可出现色素减退或沉着。曾维惠对 1012 例 Nd:YAG 激光治疗的眼颧部褐蓝痣患者分析发现，疗效与治疗次数呈正相关；男性患者疗效较女性好；年龄与疗效无绝对关系；疗效与皮损的颜色有关，通常青黑色皮损疗效最好，青褐色皮损疗效最差；额颞部疗效最好，眼睑最差；治疗间隔时间 4 ～ 6 个月最好，过短会引起皮肤质地改变、色素沉着。

3. Q 开关脉冲红宝石激光　红宝石激光波长为 694nm，脉宽为 20 ～ 40ns，常用能量为 $4.0 \sim 8.0 \text{J/cm}^2$，治疗 1 ～ 4 次后皮损消退 50% ～ 100%，无瘢痕形成，偶有暂时性色素沉着。

4. 调 Q-Nd:YAG 染料 700nm 激光　输出波长为 700nm，脉宽为 7 ～ 10ns。5 次以上治愈率 75%，显效率 100%。安全性高，治疗后无瘢痕形成或皮肤纹理变化；但其光斑较小，治疗时间相对延长，并且需要经常更换染料。

5. 光子嫩肤的强脉冲光　其光源是高功率氙灯，经滤光器可输出 560 ～ 1200nm 波长的光，治疗时多以脉冲输出。曹光玲等选用 645nm 滤光器、能量密度 48 ～ 318J/cm²、三脉冲、脉宽 2.5 ～ 3.0ms、脉冲间歇 30 ～ 50ms 的强光治疗眼颧部褐蓝痣，间隔 3 ～ 6 个月重复治疗，治疗 3 次后有效率 97.6%，4 次后 100%。

Chapter 50

蒙 古 斑

蒙古斑（mongolian spot）系真皮黑素细胞向表皮移动时，未能穿过真皮与表皮交界，停留在真皮延迟消失所致。

【临床提要】

大多数病例在 5 岁之前自发性消退。皮损形态：出生时即有，为蓝色或暗蓝灰色斑，圆形、椭圆形，直径从数毫米至数厘米不等，边界不清，单发或多发，绝大多数位于腰骶部中央。组织病理显示黑素细胞位于真皮中部，常呈梭形（图 50-13）。

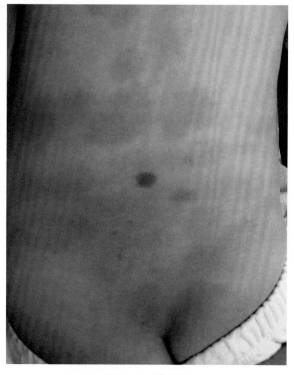

图 50-13　蒙古斑

【治疗处理】

本病不需要治疗。持久性蒙古斑或可试用激光治疗（参考眼颧部褐蓝痣）。蒙古斑常在儿童期消失，少数可持续到成人期。

蓝 痣

【临床提要】

1. 临床分型　蓝痣（blue nevus）可分为 3 种：①普通型蓝痣，好发于面部及四肢伸侧，尤其是手、足背及腰、臀部等处。损害一般单发，偶或数个，直径常不超过 1cm，呈灰蓝色或青黑色半球状小结节（图 50-14），质地坚实。②细胞型蓝痣，出生即有，约半数位于臀部或骶尾部，呈蓝灰色结节，直径 1 ~ 3cm 或更大，偶可恶变。③联合痣，即蓝痣表面并发黑素细胞痣，通常颜色很深。

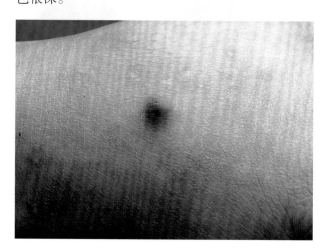

图 50-14　普通型蓝痣（灰蓝色圆顶状结节）

2. 组织病理

（1）普通型蓝痣：其黑素细胞主要位于真皮中、下部，偶可扩展到皮下组织或靠近表皮，多巴反应阳性，呈长梭形，末端有长而带波形的树枝状突，排列成束，或弥漫性分布，其长轴大部分与表皮平行。

（2）细胞型蓝痣：除具有树枝状突的黑素细胞外，尚常见梭形细胞，其胞体较大，胞核呈椭圆形，胞质丰富、淡染，内含极少黑素，偶或缺如，常致密排列成大小不等的岛屿状。

（3）联合痣：本身为普通型或细胞型蓝痣，并发的黑素细胞痣多为交界痣、皮内痣或复合痣，很少为 Spitz 痣。

3. 诊断与鉴别诊断　本病应与皮肤纤维瘤、蒙古斑、蓝痣恶变鉴别。

【治疗处理】

（一）治疗原则 / 基本治疗

细胞型蓝痣可恶变，应手术治疗。蓝痣的基本治疗见表 50-10。

表 50-10　蓝痣的基本治疗

靶向治疗	物理治疗或手术方法去除病损
最佳治疗	手术切除
其他治疗	Q 开关红宝石激光
蓝痣恶变	按恶性黑素瘤治疗方法处理

（二）治疗措施／治疗评价及预后

手术切除是治疗蓝痣的主要手段。现在已有应用 Q 开关红宝石激光成功治疗蓝痣的报道。蓝痣恶变者的治疗方法与恶性黑素瘤相同。除恶变的细胞型蓝痣外，其他预后良好。

肥大细胞增多症

肥大细胞增多症（mastocytosis）是一组以皮肤或其他器官内肥大细胞浸润为特征的疾病。其由肥大细胞活化及各器官肥大细胞浸润所致。病因不明。本病的发生可能与遗传有关。

根据预后，可将该病分为：Ⅰ型，病变一般较为顽固，并分为局限于皮肤和伴全身受累两种；Ⅱ型，伴有血液学异常（骨髓增生性或骨髓发育不良性），其预后取决于血液病；Ⅲ型，为侵袭性病变；Ⅳ型，为肥大细胞白血病，后两型虽予以治疗但预后仍差。肥大细胞增多症发病机制见图 50-15，多种免疫和非免疫刺激物可引起肥大细胞增生和脱颗粒。

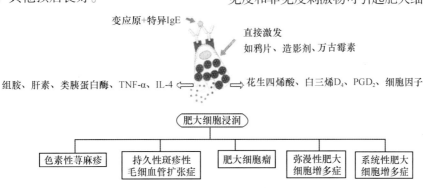

图 50-15　肥大细胞增多症发病机制

【临床表现】

1. 色素性荨麻疹

（1）基本损害：皮损为红褐色小色素性斑疹或丘疹，平均 0.5 ～ 1.5cm，结节和斑块少见，可有水疱和大疱，一般有 25 ～ 100 个损害（图 50-16、图 50-17）。用棉签尖端摩擦斑丘疹可诱发风团，称为 Darier 征。成年期发病者 Darier 征常阴性。

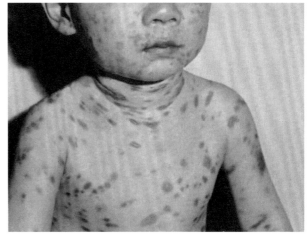

图 50-17　肥大细胞增多症（2）
面部及躯干椭圆形或圆形棕色斑疹，呈散在对称分布

（2）发病特征：色素性荨麻疹主要见于婴儿和儿童。约半数在青少年期自发消退，也可持续到成年。

2. 肥大细胞瘤　常为单个，为 2 ～ 5cm 大小的卵圆形斑块或结节，边界清楚，棕色或黄褐色，Darier 征阳性。

3. 持久性斑疹性毛细血管扩张症　躯干棕红

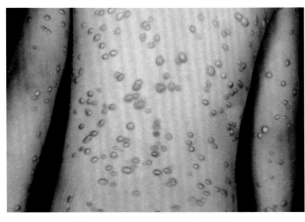

图 50-16　肥大细胞增多症（1）
躯干椭圆形或圆形棕色斑疹，呈散在对称分布

色斑、毛细血管扩张。

4. 弥漫性肥大细胞增多症　罕见，所有皮肤皆有肥大细胞浸润，罕见。皮肤增厚、苍白、湿润。皮损呈苔藓样，重度瘙痒。

5. 系统性肥大细胞增多症　最常见于骨、肝、脾和胃肠道。该病也可并发血液系统恶性肿瘤，特别是髓细胞性肿瘤和淋巴瘤。

6. 症状　半数以上的患者无症状，1/3 的患者有瘙痒，或运动、刺激后皮肤发红。

7. 组织病理　各类肥大细胞增多症组织相均有肥大细胞浸润。活检取材时，避免形成荨麻疹损害。

【治疗处理】

（一）治疗原则

1. 保守治疗　多数患者，尤其是儿童和病变局限于皮肤者预后良好，故一般应采取保守治疗。约 50% 的患者因无症状而无须治疗，1/3 的患者有

瘙痒和潮红等，这些患者可避免触发因素和应用抗组胺药等。

2. 避免触发因素　是本病一线治疗。

（1）物理因素：避免理化及食物刺激，如冷、热、光照、摩擦、热水浴、运动。

（2）食物因素：虾、辛辣食物、水生贝壳类动物和可使组胺释放的物质（如酒精和某些干酪）也可引起症状。

（3）药物因素：吗啡、可待因、维生素 B、多黏菌素 B 及 ^{131}I 等。某些药物如非甾体抗炎药、阿片制剂、水杨酸盐、普鲁卡因、奎宁、东莨菪碱、阿托品和多黏菌素 B 等可触发肥大细胞脱颗粒。

（4）其他因素：细菌毒素、昆虫螫伤及接触一些变应原（如放射摄影的染料等）也可能触发本病。

（二）基本治疗

肥大细胞增多症的基本治疗见表 50-11。

表 50-11　肥大细胞增多症的基本治疗

治疗方法	适用范围
靶向治疗	抑制肥大细胞增生和浸润，抑制组胺、前列腺素（D_2、$F_2\alpha$）、TXA_2、白三烯（C_4、D_4、E_4）、血小板活化因子、趋化因子、类胰蛋白酶、胃促胰酶、肝素等释放，改善临床症状
避免触发因素	所有各期（见"治疗原则"）
药物治疗	
H$_1$ 受体拮抗剂	瘙痒和预防过敏
H$_2$ 受体拮抗剂（西咪替丁、雷尼替丁、法莫替丁）	胃肠道症状
色甘酸钠	胃肠道症状
阿司匹林	潮红和晕厥。应小心应用，因其可引起肥大细胞脱颗粒
抗胆碱能药物	腹部痉挛
物理治疗	
PUVA（UVA、UVB、UVA1）	皮肤和全身病变
放射治疗	骨损害
糖皮质激素	
外用强效糖皮质激素封包	皮肤病变：瘙痒和大疱
口服糖皮质激素	严重皮肤病变和起疱性吸收障碍
甲磺酸伊马替尼	取决于 *c-Kit* 突变的类型 *
外科治疗	
外科手术	孤立的肥大细胞瘤
脾切除	II 型和 IV 型病变
化疗	
生物制剂（奥马珠单抗）	II 型和 IV 型病变
其他如克拉屈滨（2-氯脱氧腺苷）	干扰素治疗失败病例
监测恶性肿瘤	系统性肥大细胞增多症可能伴发恶性肿瘤

* "KIT 靶向"酪氨酸激酶抑制剂前应做突变分析，因为发生 *D816V* 突变的成人患者对伊马替尼反应不佳，而表达 *FIP1L1/PDGFRA* 融合基因的患者对治疗有反应。

（三）治疗措施

1. 全身治疗 应用抗组胺药 H_1、H_2 受体拮抗剂，可防止肥大细胞脱颗粒而减轻潮红、瘙痒、荨麻疹症状。

（1）H_1 受体拮抗剂：其中赛庚啶 2mg，每日 3 次；特非那定 60mg，每日 2 次。羟嗪、氯苯那敏和多塞平有阻滞组胺的作用。羟嗪有助于缓解瘙痒、大疱、潮红和腹痛；多塞平除有抗组胺作用外，对该病的神经精神症状有用。酮替芬可部分阻滞白三烯和血小板活化因子，并可稳定肥大细胞膜。氮䓬斯汀具有抗组胺和稳定肥大细胞膜的双重作用，减轻瘙痒效果较好。

（2）H_2 受体拮抗剂：西咪替丁 0.1g，每日 3 次。西咪替丁或雷尼替丁联合 H_1 受体拮抗剂治疗本病有效。

（3）色甘酸钠或酮替芬：防止肥大细胞脱颗粒，可减轻皮肤、胃肠道和中枢神经系统症状。色甘酸钠，成人为 0.1g，每日 4 次，儿童为 20～40mg，每日 4 次。酮替芬，1mg，每日 2 次。

（4）阿司匹林：可阻止肥大细胞合成前列腺素 D_2，用于严重潮红伴血管萎陷者，以及抗组胺药无效者。开始剂量为 50mg/d，逐渐增至 750mg/d，以后小剂量维持。

（5）硝苯地平：Fairley 报道对一例女性色素性荨麻疹患者给予硝苯地平 10mg，每日 3 次，可减少荨麻疹样皮损。

（6）糖皮质激素：幼儿可间断口服泼尼松以控制严重的水疱。

（7）肾上腺素：低血压发作者，立即皮下或静脉注射。

2. 局部治疗 可采取糖皮质激素封包治疗，如 0.05% 二丙酸倍他米松软膏封包（面部除外）6 周，每周用 45g，每晚 1 次，首次封包体表面积一半，缓解后每周 1 次维持。

PUVA：对泛发性病变有效，如使瘙痒减轻和皮损消退，则平均需做 27 次，治疗中断后数周至数月复发。

3. 手术治疗 局部切除适用于皮肤肥大细胞瘤。"侵袭性"系统性肥大细胞增多症可采取脾切除。

4. 预防治疗 外科和激光治疗，术前必须应

用 H_1 和 H_2 受体拮抗剂，以预防术中肥大细胞介质释放的影响。肥大细胞增多症的循证治疗步序见表 50-12。

表 50-12 肥大细胞增多症的循证治疗步序

项目	内容	证据强度
一线治疗	H_1 受体拮抗剂 /H_2 受体拮抗剂 / 色甘酸二钠	A
二线治疗	外用糖皮质激素与塑料薄膜闭合疗法	C
	NB-UVB/PUVA	D
	UVA1 照射	D
三线治疗	α 干扰素 / 局部降钙素酶抑制剂	D
	白三烯受体抑制剂	E
	沙利度胺	C
	手术切除 / 闪光灯泵浦脉冲染料和 Nd：YAG 激光	E
	酪氨酸激酶拮抗剂	A
	破坏性治疗	B
	奥马珠单抗	E

（四）治疗评价

1. 糖皮质激素 Guzzo 报道 9 例色素性荨麻疹患者采取 0.05% 丙酸倍他米松半身整夜封包，6 周治疗，在停止治疗 3～12 周后，7 例患者的皮损得以改善，完整治疗 6～9 个月后可见复发。再次每周 1 次的丙酸倍他米松封包 6 个月治疗可使皮损缓解 2.5 年。

2. 酮替芬 Czarnetzki 报道应用酮替芬治疗色素性荨麻疹的双盲交叉试验中，10 例成人色素性荨麻疹患者在使用 1mg、每日 2 次治疗后，风团及瘙痒显著减轻。

3. 色甘酸钠 Soter 报道在口服色甘酸钠治疗系统性肥大细胞增多症的双盲研究中，5 例系统性肥大细胞增多症及色素性荨麻疹患者在口服药物后瘙痒及风团症状均有所减轻。

4. 曲尼司特（tranilast） 是一种肥大细胞稳定剂，已成功用于治疗 2 例患孤立性肥大细胞瘤的婴儿，使其症状减轻和皮损消退。

5. PUVA Christophers 报道给予 10 例色素性荨麻疹患者每周 4 次的 PUVA 光化学疗法，6～57 次治疗后物理性刺激不再引起风团，瘙痒症状也得缓解，复发见于治疗后 3～6 个月。

6. 干扰素 Kolde 报道对 6 例色素性荨麻疹患者予以皮下注射 α 干扰素，剂量因人而异，最长 12 个月可减轻瘙痒，但不能减少皮损。

7. 脾切除 应考虑用于 Ⅱ 型和 Ⅲ 型病变，因已有些证据显示脾切除可延长生存期和改善患者对化疗的耐受性，但对 Ⅰ 型无价值。

（五）预后

1. 预后与临床类型有关 肥大细胞增多症常可自发消退。儿童色素性荨麻疹有 50% 在成年前自发消退，但成年发病者预后不良，儿童期后发生多发性皮肤损害的色素性荨麻疹患者中 15% ～ 30% 发生系统性肥大细胞增多症。

2. 系统性肥大细胞增多症 通常持续终身。虽然目前认为系统性肥大细胞增多症与恶性肿瘤有关，但这种关系的性质未明。侵袭性系统性肥大细胞增多症患者疾病进展迅速。生存期以月为单位计数。病程由相应的血液病决定。

（李常兴　蔡川川　李　莉　赖　宽
　　　　　　　　杨艳平　祝　玉）

光线性角化病

光线性角化病（actinic keratosis，AK）又称光化性角化病（solar keratosis）、老年性角化病（senile keratosis），是一种上皮性癌前期损害，与紫外线有关。

紫外线导致肿瘤抑癌基因 *p53* 突变。大量紫外线导致的细胞损伤使光化性损伤的皮肤有向鳞状细胞癌转变的趋势。光线性角化病进展为浸润性鳞状细胞癌涉及 9p21 区 *p16*（*CDKN2A*）肿瘤抑癌基因缺失，UVB 照射而发生侵袭性癌。

【临床提要】

1.基本损害 皮损为边界不清的斑疹或丘疹，呈皮色至淡红褐色或淡黄色、黑色，有不易剥离黏着鳞屑，为针头大至数厘米。有时可有轻微局部触痛。由于免疫排斥作用，本病 25% 可自发性消退，12%～13% 可发展为侵袭性鳞状细胞癌，偶可发生基底细胞癌。

2.发病特征 40～50 岁开始发生，皮损随年龄增长而增多，男性多见。皮损位于曝光部位，如面部、手背、下唇（光化性唇炎为下唇光线性角化病），单发或多发。

3.组织病理 变化可从轻微细胞异型性直至全层异型性（原位癌）。病理可分为肥厚型、萎缩型、色素型、鲍恩（Bowen）病样型和扁平苔藓样型。其病理改变见图 51-1。

4.鉴别诊断 有时本病需与盘状红斑狼疮、脂溢性角化病、浅表性基底细胞癌、鲍恩病、播散性表浅性光化性汗孔角化病鉴别。

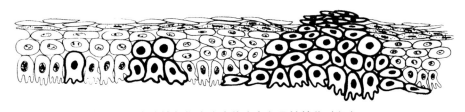

图 51-1 光线性角化病（癌前病变向恶性转化过程）

【防治】

（一）治疗原则

光线性角化病是最常见的上皮癌前病变，因而应密切随访，选择时机治疗去除。

（二）基本治疗

光线性角化病的基本治疗见表 51-1。

表 51-1　光线性角化病的基本治疗

靶向治疗	阻断阳光、放射线、砷剂对皮肤的损害，减轻细胞极性改变和核异型性，消除病损，防止癌变
局部治疗	咪喹莫特、氟尿嘧啶、双氯芬酸、维 A 酸类（阿达帕林、他扎罗汀）、二硝基氯苯、α 干扰素皮损内注射
物理治疗	冷冻治疗、皮肤磨削术、化学剥脱、CO_2 激光、电干燥术、皮肤激光消融
系统治疗	口服维 A 酸类
联合治疗	氟尿嘧啶与口服异维 A 酸，冷冻与外用药物
手术治疗	切除局部病变
防护/监测	避免日光照射、应用遮光剂、使用防晒霜、低脂饮食，必要时活检，排除侵袭性鳞状细胞癌

（三）治疗措施

1. 避免日光暴晒　使用遮光剂，远离强电离辐射、热辐射，对本病的防治有重要意义。儿童期减少日光暴露可明显减少日后光线性角化病和鳞状细胞癌发生。

2. 免疫治疗　二硝基氯苯（DNCB）、α 干扰素皮损内注射及咪喹莫特外涂。

3. 细胞毒性药物　皮疹泛发者，可选用外搽药物，如 0.5% 足叶草毒素酊、咪喹莫特、5% 氟尿嘧啶软膏等，每日 1～2 次，使用 3～4 周，但要注意保护好周围的正常皮肤。

4. 维 A 酸　外用他扎罗汀、阿达帕林凝胶或口服阿维 A 或异维 A 酸。

5. 物理治疗　液氮冷冻、激光治疗及皮肤磨削术和外用氟尿嘧啶。疑有恶变时应手术切除，并送病理检查。

6. 手术治疗　大的损害或疑有恶变者，切除应彻底，面部及美容需要可选择 Mohs 手术。

（四）循证治疗步序

光线性角化病的循证治疗步序见表 51-2。

表 51-2　光线性角化病的循证治疗步序

项目	内容	证据强度
一线治疗	应用防晒霜	A
	冷冻治疗	B
	外用氟尿嘧啶（5-FU）/咪喹莫特	A
	光动力疗法	A
二线治疗	外用阿达帕林凝胶/双氯芬酸/巨大戟醇甲基丁烯酸酯	A
三线治疗	刮除术/皮损切除	E
	激光消融术	B
	化学剥脱/皮肤磨削术	D

（五）治疗评价

1. 光动力疗法（PDT）　即皮损处用 20% 氨基酮戊酸（aminolevulinic acid，ALA）溶液湿敷，之后用红光（580～740nm）照射。大量研究显示 ALA-PDT 治疗光线性角化病，皮损治愈率为 70%～100%。某些部位（如面部、头皮）疗效好于其他部位（如手部、前臂、躯干）。PDT 具有较好的美容效果，没有全身性的，仅有局部的光敏反应。美国 FDA 批准咪喹莫特用于治疗面颈部的光线性角化病。应用 5% 咪喹莫特软膏 12～16 周，每周使用 3 次，对皮疹的清除率可达到 50%，毒副作用主要为局部刺激性反应。

某随机对照研究中 90 例患者分别以 0.1% 阿达帕林凝胶、0.3% 阿达帕林凝胶和赋形剂治疗。初始时每日使用 1 次，4 周后改为每日使用 2 次，共治疗 9 个月。0.1% 阿达帕林治疗组 62% 的患者和 0.3% 阿达帕林治疗组 66% 的患者达到中等以上的缓解，赋形剂组只有 34% 的患者得到缓解。

2. 联合治疗　长期外用维 A 酸治疗面部皮损有效，但疗效不佳，氟尿嘧啶和冷冻治疗等疗效更快速。氟尿嘧啶和异维 A 酸联合应用治疗播散性损害有效。

Odom 报道以 0.1% 维 A 酸 2 次/日治疗光线性角化病，73% 的患者就临床及组织学而言均有极好的疗效，而安慰剂对照组仅 40% 有效。

3. 氟尿嘧啶　对于播散性、大面积或数目多的损害，外用氟尿嘧啶非常有效。面部损害用 1% 氟尿嘧啶霜剂或溶液，或 2% 氟尿嘧啶；躯干、头皮、手、上肢和颈部皮损用 5% 氟尿嘧啶霜剂。每日涂药 2 次，头面部皮损用药 3～4 周，其余部位用药 4～6 周。Unis 报道的另一种治疗方法为每日外用氟尿嘧啶 4 次，共用 7 ～ 12 日。这种短程治疗有较好的依从性，且临床疗效好。

4. 羟基乙酸 / 氟尿嘧啶 Marrero 等报道应用 70% 羟基乙酸（GA）及 5% 氟尿嘧啶以冲击剂量治疗，能有效缓解本病，应用 8 周时间，氟尿嘧啶及 GA 混用组症状减轻明显优于 GA 单独使用组。Sander 等报道局部外用氟尿嘧啶联合口服异维 A 酸（剂量为 20mg，持续 3 周）治疗曝光部位有播散性皮损的患者疗效好。

5. 冷冻治疗 重复冷冻 3 次非常有效，且瘢痕形成可能性较小。面部皮损通常 1 周内愈合，而上、下肢皮损的愈合时间为 4 周。

Sinclair 等报道计时冷冻技术可使冷冻程序标准化并达到预期的成功率，如治疗直径达 2.5cm 的皮损，冷冻时间 5 ～ 15s，能达到 98% 的治愈率。

6. 双氯芬酸 Rivers 等报道以 3% 双氯芬酸加入 2.5% 的透明质酸凝胶中行长达 180 日的治疗对本病有极好疗效。治疗结束之后皮损能继续好转，且 81% 的患者治疗 30 日后痊愈。

7. 皮肤磨削术 23 例患者采用皮损磨削术治疗面部光线性角化病，治疗后的第 1 年，22 例患者无光线性角化病皮损，治疗后第 5 年，7 例患者无光线性角化病皮损。结论是皮肤磨削术对于某

些患者，可以达到长期清除光线性角化病皮损的效果。

（六）预后

本病属癌前期皮肤病，常见转化为鳞状细胞癌，少数转化为基底细胞癌，故应密切随访观察，并对患者进行健康教育。无恶变者，预后良好。

皮　角

皮角（cutaneous horn）指锥形突出的角质增生，类似于动物角，系角质物异常黏着所致。虽然大多数皮角为肥厚性光线性角化病，但许多其他疾病也可引起此病变，如脂溢性角化病、丝状疣、基底细胞癌、转移性肾癌、颗粒细胞癌、皮脂腺癌和卡波西肉瘤。

【临床提要】

单发或多发性锥形角化性损害见于曝光部位，直径数毫米至数厘米，笔直或弯曲（图 51-2、图 51-3）白色或淡黄色，基底常有红斑和浸润。皮角好发于老年人，男性多见。大多数皮角为肥厚性光线性角化病，也有许多其他疾病可引起皮角，如脂溢性角化病、丝状疣、基底细胞癌、皮脂腺癌和

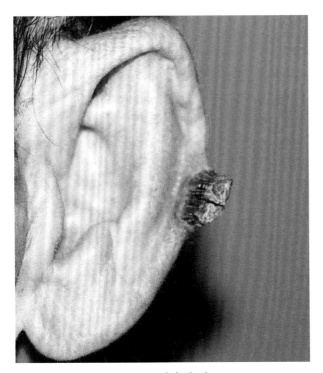

图 51-2　皮角（1）

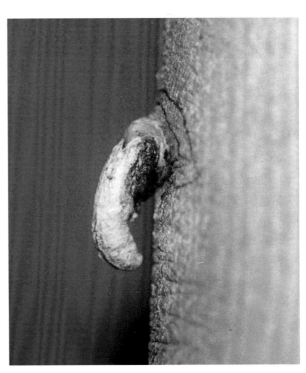

图 51-3　皮角（2）

卡波西肉瘤。组织病理显示致密角化过度和角化不全，颗粒层存在，棘层肥厚，应证实或排除侵袭性鳞状细胞癌。

【治疗处理】

（一）治疗原则 / 基本治疗 / 治疗措施

本病需要切除并进行组织病理检查，根据皮角基底损害和去除后外观的需要决定治疗方法。

皮角的基本治疗见表 51-3。

表 51-3　皮角的基本治疗

手术治疗	手术切除，注意基础疾病如脂溢性角化病、基底细胞癌、皮脂腺癌、卡波西肉瘤，给予相应治疗

（二）疗效评价及预后

其疗效及预后取决于基础病变，以及手术切除是否干净。虽然大多数皮角为肥厚性光线性角化病，但许多其他疾病也可引起这种病变，如脂溢性角化病、丝状疣、基底细胞癌、转移性肾癌、颗粒细胞瘤、皮脂腺癌和卡波西肉瘤。因此，其预后还要考虑这些疾病的转归。

黏膜白斑病

黏膜白斑病是黏膜上皮发育不良形成的局限性角化过度及增生反应的白色斑片，不易擦掉。本病的发生率为 1%～3%，50～70 岁最常见。男性多于女性。本病曾被认为是一种癌前病变，但目前认为其与口腔鳞状细胞癌关系较小。黏膜白斑的总恶变率为 6%～17.5%。

白色系上皮水分摄入增加所致，病因未明。口腔黏膜白斑与吸烟、义齿、牙齿咬合不良等长期刺激有关。外阴黏膜白斑则与阴道分泌物的长期刺激、慢性炎症等有关。

【临床表现】

1. 口腔黏膜白斑　主要发生于颊、唇、舌，其次为硬腭、牙龈等处。初发为点状、片状或条状白色斑片，边界清楚，逐渐扩大、增厚、变硬，表面粗糙，可发生破裂、出血。一般无自觉症状，可有对热及刺激性食物敏感，或有疼痛和灼热等不适感。当发生于口腔鳞状细胞癌的高危部位（口底、舌腹外侧、软腭）时，应引起高度重视。

2. 阴部黏膜白斑　好发于女性的阴蒂、大阴唇内侧、小阴唇、阴道黏膜（图 51-4）及男子的阴茎头、包皮等处。其为大小不等、形状不规则的白色斑片，边界清楚或不清楚，自觉瘙痒。皮损可继续发展，表面隆起粗糙，皲裂或溃疡。

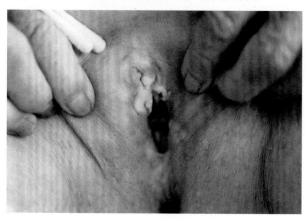

图 51-4　阴道黏膜白斑

外阴白色斑块，表面粗糙，溃疡

3. 临床分型　参考 WHO 分型标准，临床分型如下：①均质型（homogeneous type）；②疣状型（verrucous type）；③颗粒型（granular type）；④溃疡型（ulcerous type）。

4. 组织病理　①非发育异常性黏膜白斑病：角化过度或角化不全，棘层肥厚，表皮细胞无不典型增生，真皮淋巴细胞浸润。②发育异常性黏膜白斑病：表皮细胞不典型增生，大小与形态不一，排列紊乱；核大深染，核分裂增加；出现个别角化不良细胞，可有基底膜破坏。

5. 鉴别诊断　本病应与扁平苔藓、念珠菌病、白色海绵状痣、硬化性萎缩苔藓、白癜风鉴别。

【治疗处理】

（一）治疗原则

1. 区别临床类型　临床分为良性型和癌前期型，前者很少转化为癌前病变，后者为非典型细胞（占 10%～20%）。

2. 癌变处理　如果出现多处糜烂和溃疡，则很可能是癌前病变。因此，组织活检很有必要，应及时处理。

（二）基本治疗

黏膜白斑病的基本治疗见表 51-4。

表 51-4 黏膜白斑病的基本治疗

靶向治疗	促进正常角化，阻止细胞异型性，或去除病损
非破坏性治疗	戒烟，治疗牙齿疾病，口服维 A 酸
去除治疗	电灼、冷冻、激光治疗，外用氟尿嘧啶、咪喹莫特，手术切除

（三）治疗措施

1. 病因治疗 去除病因，禁止吸烟，矫正不合适的义齿及牙齿咬合不良。注意外阴的清洁，轻微病变可自行消退。

2. 外用药物 0.1% 维 A 酸甘油糊剂或鱼肝油糊剂局部涂搽，每日 3 次，但不适用于伴有充血、糜烂的损害。涂搽时先拭干病损区。5% 氟尿嘧啶也可选用。蜂胶有软化角质的作用，制成药膜于白斑局部贴敷也有效。

3. 口服异维 A 酸 每日 1～2mg，连用 3 个月。

4. 冷冻治疗 采用液氮冷冻治疗可以消除白斑，根据病变范围、大小，可以 1 次完成或分次进行。

5. 激光治疗 CO_2 激光手术是通过汽化作用进行的表浅摘除术。术前局部麻醉，在病损表面移动轻度散焦的 CO_2 激光点，直至病损完全气化，深度达黏膜下，范围在病变区外 3mm。大范围白斑可分两次或多次治疗。术后用 0.1% 氯己定漱口，酌情使用镇痛药。

6. 手术治疗 对于经久不愈的病损，若白斑区发现有皲裂、溃疡或基底变硬等现象，明显增厚或组织学上已有异常增生者，应及早手术切除，定期随访观察。若发现癌前病变，则应进行手术治疗。

（四）治疗评价

（1）外用维 A 酸：维 A 酸对病损的癌变有一定的阻断作用，但并不能使病变完全逆转为正常组织。临床上应用维 A 酸治疗也收到一定效果。局部用 0.3% 维 A 酸软膏 1 周至数周即见白斑逐渐消退，但停药后有些病例会复发。对于复发的病例，再次应用维 A 酸仍能收效。

（2）氟尿嘧啶：抗代谢药物如氟尿嘧啶可以阻止 DNA 合成，防止细胞增殖。氟尿嘧啶软膏可以使白斑脱落，局部应用一般无明显不良反应。

（3）治疗黏膜白斑和黏膜红斑的方法包括手术切除、冷冻手术和 CO_2 激光消融。手术切除时尽管临床上已显示完全切除，但据述仍有 30% 或更高的复发率，而近年报道称激光消融后平均随访 52 个月复发率为 10%。

（五）预后

口腔黏膜白斑转化为鳞状细胞癌的概率为 6%～10%，如果发生癌变，一般需要 1～20 年的演变时间。黏膜白斑红色损害（增生性红斑）的恶变危险性高于白色损害。如无恶变，经手术切除等治疗后预后良好。

（陈忠业 蔡艳霞 李润祥 陈 蕾）

第五十二章
皮肤恶性肿瘤

皮肤良性肿瘤和恶性肿瘤的各种形态及其差别见图 52-1、图 52-2。

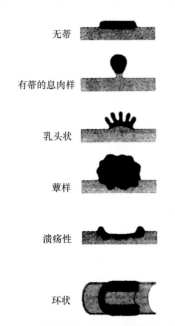

图 52-1 良性肿瘤与恶性肿瘤各种形态
无蒂、有蒂的息肉样和乳头状肿瘤，常为良性；蕈样、溃疡性或环状肿瘤为恶性的可能性较大

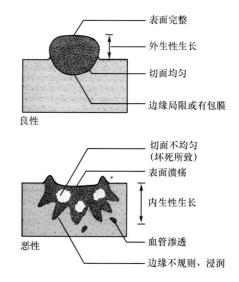

图 52-2 良性肿瘤与恶性肿瘤的生长

鲍 恩 病

鲍恩病（Bowen disease）又称表皮内鳞状细胞癌或表皮内原位癌。发生于阴茎头的原位鳞状细胞癌称为 Queyrat 增殖性红斑。可能病因如下：①日光照射；②使用无机砷；③局部刺激；④芥

子气吸入；⑤ PUVA、紫外线；⑥ HPV 感染。

慢性日光损害会破坏正常角化上皮的成熟，引起肿瘤抑癌基因（*TP53*）突变，导致鲍恩病中所见的上皮细胞非典型性增生。

【临床提要】

1. 基本损害　约 2/3 的病例损害为单个，呈淡红色或暗红色斑疹、丘疹，表面覆有鳞屑或结痂，以后逐渐扩展，相邻的损害相互融合成片，边界清楚，其上覆盖污褐色黏着紧密的鳞屑或结痂，有的皮损中央变平或形成瘢痕，周围稍隆起呈圆形、环形或匐行性向外扩展（图 52-3、图 52-4）。

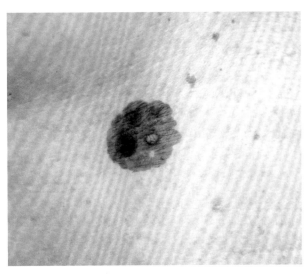

图 52-3　鲍恩病（1）

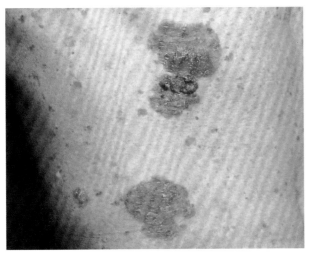

图 52-4　鲍恩病（2）

2. 发病特征　本病多见于老年人，80% 的病例确诊时年龄超过 60 岁，而发生于外阴的女性患者平均年龄为 53 岁（20 ～ 90 岁）。本病好发于躯干和臀部。皮肤和黏膜均可发生。病程缓慢，数年 5% 发展为侵袭性鳞状细胞癌，后者一旦出现，即有 1/3 出现转移，鲍恩病发生后 6 ～ 7 年，至少 42% 的病例出现其他皮肤黏膜癌前病变或恶性损害。

3. 组织病理　可见角质层和棘层增厚，棘细胞排列紊乱，具有异型性，常见瘤细胞和异常核分裂象，以及大而圆、胞质嗜酸性的角化不良细胞（即鲍恩细胞），棘层上部细胞有空泡变性，基底细胞也有显著异型性，但基底膜完整。

4. 诊断 / 鉴别诊断　皮损表现为有鳞屑和结痂、边缘清楚并略高起的暗红色持久性斑片，应考虑本病。主要通过活检发现上述特异性组织学病变才能确诊。本病应与银屑病、浅表性多中心性基底细胞癌、钱币状湿疹、脂溢性角化病和光线性角化病或砷剂角化病、Paget 病相鉴别。

【治疗处理】

（一）治疗原则 / 基本治疗

本病为表皮内鳞状细胞癌，最终可转化为侵袭性生长的鳞状细胞癌；要了解有无内脏转移，并于早期诊治。鲍恩病的基本治疗见表 52-1。

表 52-1　鲍恩病的基本治疗

靶向治疗	抑制异型性细胞发生和肿瘤生长，或直接去除肿物
监测	伴发或以后发生内脏恶性肿瘤
较小损害	外用咪喹莫特，皮损内注射博来霉素，切除，冷冻治疗，激光治疗，刮除，电灼，放射治疗，光动力疗法
美容或较大损害	Mohs 显微手术 / 外科手术
联合治疗	手术治疗 + 物理治疗 + 氟尿嘧啶

（二）治疗措施

1. 手术切除　为首选，切除范围应超过病变边缘 3 ～ 5cm。小的创面直接缝合，较大者可采用游离植皮或皮瓣转移的方法修复创面。

2. 物理治疗　其他如冷冻疗法、激光微波治疗、高频电及放射线照射也可采用。

3. 细胞毒药物　如足叶草毒素、氟尿嘧啶软膏等外用或封包有明显的疗效，但可复发，需随访。

（三）循证治疗步序

鲍恩病和 Queyrat 增殖性红斑的循证治疗步序见表 52-2。

表 52-2　鲍恩病和 Queyrat 增殖性红斑的循证治疗步序

项目	内容	证据强度
一线治疗	光动力疗法 / 低温治疗	A
	电干燥法和刮除术 / 标准切除术	B
二线治疗	氟尿嘧啶 /5% 咪喹莫特	B
	Mohs 显微手术	B
三线治疗	激光治疗 / 放射治疗	C

（四）治疗评价

1. 氟尿嘧啶　Welch 等报道，25 例鲍恩病患者在 4 周内进行 8 次氟尿嘧啶离子渗入治疗后，尚有再次复发者。

2. 冷冻　Morton 等报道，在一项包含 40 例鲍恩病患者的随机研究中进行冷冻治疗与 PDT 的比较，发现两种方法疗效相似。

3. 软 X 线治疗　Blank 等报道，73 例鲍恩病患者和 4 例 Queyrat 增殖性红斑患者使用软 X 线治疗（累积总量为 3200 ～ 5000R），除了 2 例皮损位于生殖器的患者外，其他患者所有的皮损消失，平均 3 年无复发。

4. CO_2 激光　Gordon 等报道，5 例指（趾）端鲍恩病患者使用 2mm CO_2 激光汽化治疗，其中 4 例患者在 6 个月至 3 年的随访中病情无复发。

5. 放射性核素　袁斌用放射性核素敷贴治愈泛发性鲍恩病患者 1 例。患者有 19 处大小不等鲍恩病皮损，经 ^{90}Sr 敷贴器进行照射治疗 2 个疗程，同时配合干扰素肌内注射。照射 1 周后左足糜烂处开始结痂，第 2 个疗程时大部皮损痊愈。6 个月后复查，所有皮损痊愈。

（五）预后

如清除干净，则预后好，一旦出现真皮浸润，则可能发生局部和内脏转移。多数鲍恩病处于原位癌阶段，一旦出现真皮受侵，就可能发生局部和内脏转移。Chuang 等进行了一项临床对照研究，

提示鲍恩病不是器官恶性肿瘤的皮肤标志。

Queyrat 增殖性红斑

Queyrat 增殖性红斑（erythroplakia of Queyrat，EQ）指发生于黏膜上皮的一种原位癌，多见于阴茎头。

【临床提要】

1. 基本损害　为单个（54%）或多个（46%），圆形、卵圆形或不规则形斑块，边界清楚，呈鲜红色，表面呈天鹅绒样、湿润、光亮或颗粒状外观，常有结痂和鳞屑，可出现浸润、糜烂、破溃或乳头状瘤，可发现侵袭性鳞状细胞癌。

2. 发病特征　损害多发生于包皮过长者，好发于阴茎头、尿道口、冠状沟、包皮等处，口腔黏膜和外阴、肛门等处黏膜也可受累。半数以上患者存在局部瘙痒和（或）疼痛，少数有出血。

3. 临床分型　①均质型红斑：特点为红斑表面光滑，柔软，多见于颊、腭等处黏膜；②红白交错型红斑：特点为红斑中间间杂颗粒样白色角化病变的表现，以舌腹、口底等部位多见；③颗粒型红斑：特点为红斑表面有红色颗粒，可发生于口腔黏膜各个部位。

4. 组织病理　类似于鲍恩病，常有上皮发育不全，多核细胞和角化不良细胞较少，慢性炎症浸润处有大量的浆细胞。

5. 鉴别诊断　本病需与银屑病、扁平苔藓、Zoon 浆细胞性阴茎头炎、梅毒等鉴别。本病与鲍恩病在组织上相似，故需要鉴别，其不同点在于本病无角化不良及多核巨细胞。

【治疗处理】

（一）治疗原则

本病较鲍恩病更易发展为鳞状细胞癌，更具侵袭性和更易发生早期转移，因此要认真对待，严密监测，早期治疗。

（二）基本治疗

Queyrat 增殖性红斑的基本治疗见表 52-3。

表 52-3　Queyrat 增殖性红斑的基本治疗

靶向治疗	阻止上皮发育不全、角化不良、异形细胞和细胞极性紊乱的发生，减轻浆细胞等炎性浸润，或直接除去病损
增殖性红斑	首选手术切除，其他有光动力治疗、氟尿嘧啶外用、咪喹莫特外用、激光、X 线、保守性手术切除
侵袭性红斑	Mohs 显微手术切除

（三）治疗措施

非侵袭性损害可外用氟尿嘧啶及浅层 X 线照射、单纯切除和激光等治疗，侵袭性损害最好采用 Mohs 显微手术治疗。

（四）治疗评价及预后

无侵袭癌，Mohs 显微手术切除干净，疗效、预后均好，但 EQ 的恶变率为 10%，较鲍恩病转移早。

佩 吉 特 病

佩吉特病（Paget's disease）又称湿疹样癌，是一种表皮内存在异常细胞的湿疹样疾病，发生于乳房、外生殖器、脐和外耳道。

【临床提要】

1. 乳房佩吉特病（mammary Paget's disease）

（1）基本损害：发生于单侧乳头和乳晕，为无痛性红色斑块，边界清楚（图 52-5），触之呈硬结样，常有湿疹样变化、糜烂、渗液，血性液体溢出。

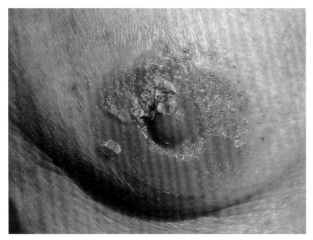

图 52-5　乳房佩吉特病

（2）发病特征：病程呈慢性，皮损逐渐扩大，边缘略隆起，累及乳晕周围的皮肤（图 52-5）。有瘙痒或轻微灼痛，可伴有乳腺癌。

2. 乳房外佩吉特病（extramammary Paget's disease）

（1）基本损害：为边界清楚的红斑（图 52-6），糜烂、结痂，瘙痒或疼痛，多为单发。

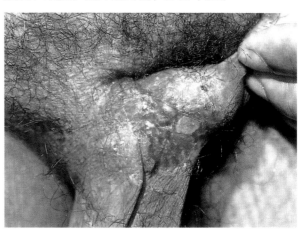

图 52-6　乳房外佩吉特病

（2）发病特征：妇女较常见，患病年龄比乳房佩吉特病者约大 10 岁，主要累及外阴、阴囊、会阴和肛周区域，可伴有直肠癌和宫颈癌。

3. 组织病理　有特征性的佩吉特细胞，此细胞大而圆，核大，胞质丰富、淡染，缺乏细胞间桥；PAS 染色多呈阳性。真皮有慢性炎性浸润，可有乳腺导管或大汗腺的潜在癌。

4. 鉴别诊断　本病应与湿疹、鲍恩病及浅表性恶性黑素瘤鉴别。

【治疗处理】

（一）治疗原则

本病可伴有潜在癌肿，应积极早期诊断、早期治疗。

（二）基本治疗

佩吉特病的基本治疗见表 52-4。

表 52-4　佩吉特病的基本治疗

靶向治疗	去除肿瘤组织和其转移病灶及与之相应的乳腺癌、直肠癌、宫颈癌
手术治疗	首选外科切除：佩吉特病病灶切除，或相应肿瘤手术治疗、单纯乳腺切除术、Mohs 显微手术，乳腺肿块手术与乳腺癌相同

续表

物理治疗	光动力疗法（PDT）、激光治疗、放射治疗
系统治疗	氟尿嘧啶、丝裂霉素 C、长春新碱
局部治疗	氟尿嘧啶、博来霉素

（三）治疗措施

1. 认真寻找原发癌 所有病例都应寻找原发癌。乳房佩吉特病寻找是否存在乳腺癌，乳房外佩吉特病寻找是否存在直肠癌和宫颈癌。

2. 手术治疗 因佩吉特细胞可超出临床所见的损害范围，故切除范围适当扩大将有助于减少复发。本病除非切除已充分到达皮损边缘，否则复发率很高。

乳房佩吉特病应根据乳腺癌存在与否选择手术方式，如单纯乳房切除、改良乳腺癌根治术等。乳房外佩吉特病依病情可选择 Mohs 显微手术或氟尿嘧啶外用治疗。

Mohs 显微手术适用于重要的解剖结构病变，能尽可能切除病变组织，同时保留更多的正常组织。

3. 物理治疗 对于泛发性病例，不能完成手术切除者，可采取光动力治疗、CO_2 激光治疗。有报道曾有 1 例老年患者治疗成功。

4. 联合化疗 患者伴有淋巴结转移时可选择联合化疗，药物包括丝裂霉素 C、表柔比星、长春新碱、顺铂、氟尿嘧啶等。

（四）循证治疗步序

乳房外佩吉特病的循证治疗步序见表 52-5。

表 52-5 乳房外佩吉特病的循证治疗步序

项目	内容	证据强度
一线治疗	局部广泛切除，伴或不伴淋巴结清扫	B
	冰冻切片，指导局部广泛切除	B
	Mohs 显微手术	B
二线治疗	光动力疗法 / 放射治疗	B
	外用咪喹莫特 / 系统化疗	B
三线治疗	雄激素受体拮抗剂 / 曲妥珠单抗	E
	皮损内注射干扰素 α-2b	E
	外用咪喹莫特和光动力疗法联合治疗	E

（五）疗效评价

1. 乳房佩吉特病 有报道乳房佩吉特病手术治疗 5 年生存率为 69%，临床上未触及肿块者生存率显著高于有肿块者。有无淋巴结转移是影响预后的重要指标，男性乳房佩吉特病 5 年生存率明显低于女性。

2. 乳房外佩吉特病 Fanning 等总结了 100 例外阴佩吉特病的复发情况，结果显示总复发率为 34%。扩大切除术、切缘阴性、原位损害的乳房外佩吉特病复发率较低。术后复发大多在 2 年内。

有学者认为肛周佩吉特病并非侵袭性疾病，以往的治疗如外阴广泛切除术、阴茎和阴囊切除术可能过于激进。

（六）预后

局限于上皮和皮肤附件或微灶浸润者（浸润不超过表皮基底膜 1mm），预后良好。虽术后也有复发，但复发常局限于上皮和附件，再次手术仍可治愈。若为浸润性或伴有下方肿瘤，预后较差。

汗 腺 癌

汗腺癌（sweat gland carcinoma）少见。汗腺肿瘤大多为良性肿瘤。据 Tulenko 报道，汗腺瘤占 88%，汗腺癌仅占 12%。汗腺癌病理上分为 5 型：①未分化型；②结节型（分化型）；③腺型；④黏液表皮样型；⑤佩吉特病型。

【临床提要】

1. 病损形态 汗腺癌多为单发性皮下结节或肿块，质地坚实；直径多在 2cm 以上，大者可超过 20cm；与皮肤常有粘连。肿块表面皮肤的色泽正常或略带淡红色，有时伴有毛细血管扩张，偶有浆液性或血性溢液；如肿块巨大，常可破溃呈菜花样块物。

2. 病程与好发部位 病程发展缓慢，但少数患者发病较急骤。汗腺癌常见于 50 ～ 80 岁人群，好发于头、颈、胸、腋、会阴及下肢等部位。

大汗腺癌是罕见的肿瘤，通常见于腋窝和会阴区，可局部浸润或区域淋巴结转移。小汗腺癌可发生于皮肤的任何部位，包括汗管样小汗腺癌、黏液样汗腺癌、透明细胞癌、小囊性小汗腺癌、腺样囊腺癌等。

3. 组织病理 小汗腺癌可见到一些区域有分化十分完好的管样结构，而另一些区域有间变癌结构。

【治疗处理】

（一）治疗原则

当病灶范围广而疑有其他组织器官受累时，应行X线摄片、B超、核素扫描或CT等影像学检查，明确肿瘤的范围，制订治疗计划。

（二）基本治疗

汗腺癌的基本治疗见表52-6。

表52-6　汗腺癌的基本治疗

靶向治疗	抑制或杀灭癌细胞，手术切除肿瘤
明确诊断/有无转移	转移主要途径为淋巴道转移、血行播散，以肺转移多见
手术治疗	手术切除为首选
化疗/联合化疗	不敏感，可作为姑息疗法
放射治疗	多不敏感，也可作为姑息治疗

（三）治疗措施

1. 手术治疗 对于病灶较小、边界清楚的汗腺癌，切缘距肿瘤边缘3cm即可。对于巨大肿瘤，特别是边界不清者，距肿瘤边缘5cm切开皮肤后再潜行分离皮片2～3cm后做广泛切除。基底的切除范围需根据肿瘤浸润深度而定，累及邻近器官时，常需将受累器官一并切除。

2. 放射治疗 汗腺癌对放射治疗不敏感，但对于较晚期无法手术切除病灶者，可试行姑息性放射治疗，有时也可获得较好的疗效。

3. 化疗 汗腺癌对化疗药物多不敏感，但采用联合化疗时可暂时缓解症状。常用药物有环磷酰胺、氟尿嘧啶、长春新碱、博来霉素、甲氨蝶呤（MTX）、放线菌素D（ACTD）等。

（四）治疗评价及预后

1. 复杂手术成功 复旦大学附属肿瘤医院报道1例男性会阴部汗腺癌累及阴茎根部患者，肿瘤已向深部浸润，使其基底部固定而不能推动，但患者尚无远处转移征象，给予肿瘤、阴茎、睾丸、部分耻骨联合切除及腹股沟淋巴结清除术，皮瓣修复，患者康复出院。

2. 鼻尖病损治愈 上海医科大学肿瘤医院曾对1例鼻尖部直径4cm的未分化汗腺癌行快速放疗，每天5Gy，12天内共给60Gy，肿瘤完全退缩消失，患者存活9.5年并无肿瘤复发或转移。

皮 脂 腺 癌

皮脂腺癌（sebaceous carcinoma）罕见，常见部位依次为眼睑的睑板腺、肉阜的Zeis腺和眉部，其他部位的皮肤也可发生。

【临床提要】

病变多位于上睑，表现为无症状性坚硬结节或斑块（图52-7），一般生长缓慢，常有溃疡形成。广泛性转移常见于眼睑皮脂腺癌。

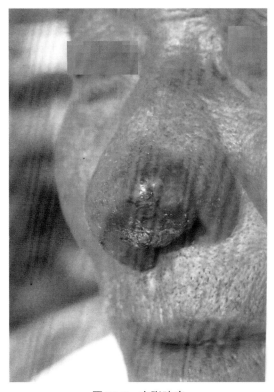

图52-7　皮脂腺癌

Chapter 52

【治疗处理】

（一）治疗原则

本病应早期诊断，早期治疗，眼睑皮损治疗是楔形切除肿瘤。

（二）基本治疗

皮脂腺癌的基本治疗见表 52-7。

表 52-7　皮脂腺癌的基本治疗

靶向治疗	抑制和杀灭癌细胞，手术切除肿瘤
手术治疗	广泛切除＋区域淋巴结清除
手术＋化疗	因面部解剖条件限制，切缘距肿瘤边缘较近，术后以化疗作为补充治疗
单纯放射治疗	效果不佳，仅为姑息疗法
联合化疗	环磷酰胺、氟尿嘧啶、长春新碱、博来霉素、甲氨蝶呤、放线菌素 D 等

（三）治疗措施

1. 眼睑皮损　治疗方法是楔形切除肿瘤。早期完整切除肿瘤或 Mohs 显微手术可获得较好疗效。

2. 佩吉特病样扩散　当肿瘤呈佩吉特病样扩散至结膜时，处理特别困难；此时最好采用结膜广泛冷冻术，随之经常进行结膜活检随访。

3. 结膜病变　如结膜病变复发，则只有施行眶内容摘除术才能防止转移。

4. 淋巴结转移　颈部淋巴结转移者可采取颈部淋巴结清扫术和放射治疗。

（四）治疗评价

早期彻底治疗预后好，约 33% 的患者可发生转移，5 年生存率为 20% 左右。转移者预后差。

（五）预后

预后较差的因素：多中心起源（睑板腺和睑缘腺）、病灶直径大于 1cm、上下眼睑均受累、浸润性、低分化或出现变形性骨炎样播散症状。

基底细胞癌

基底细胞癌（basal cell carcinoma，BCC）是一种起源于表皮及其附属器基底细胞的恶性上皮肿瘤，BCC 需要一种特殊的基质，很少发生转移，其与鳞状细胞癌（SCC）的生物学行为不同（图 52-8）。BCC 一般发生于 30 ～ 40 岁人群，男性多见。日晒可能与本病有关。非黑素瘤皮肤癌主要为皮肤鳞状细胞癌和 BCC。小规模人群中 BCC 患病率为 440/10 万，BCC 占所有皮肤恶性肿瘤的 29.3% ～ 47.5%。

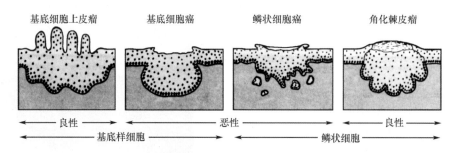

图 52-8　表皮细胞肿瘤
基底样细胞肿瘤（左）与鳞状细胞肿瘤（右）的比较

研究已发现 BCC 系与人类同源的果蝇属基因 *patched*（*PTCH1*）突变所致。*PTCH1* 是一种肿瘤抑制基因。参与 BCC 发生的其他途径还有肿瘤抑制基因 *p53* 突变。近来，也报道了 BCC 中 *BAX* 基因突变。

【临床提要】

1. 结节溃疡型　损害常为单个，好发于面部，特别是颊、鼻唇沟、额和睑缘。初期为半透明的"珍珠样"小丘疹，呈肉色至淡红色。此后缓慢扩大成结节，中央凹陷，边缘隆起、坚硬，溃疡；溃疡呈参差不齐和破坏性外观（图 52-9、图 52-10）。

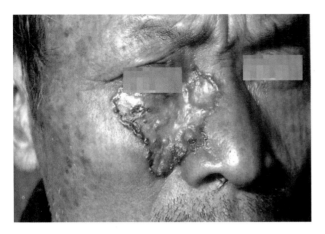

图 52-9 基底细胞癌伴轻度睑外翻

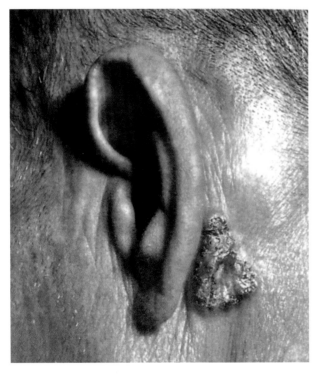

图 52-10 基底细胞癌（结节溃疡型）

2. 浅表型 损害常多发，好发于躯干。皮损为卵圆形或不规则形半透明红色斑疹或斑块，边界清楚，周围有轻度隆起的线样边缘，中央萎缩；可有色素沉着和细鳞屑、糜烂和血痂，类似于湿疹样或银屑病样损害。

3. 色素型 罕见，呈黑褐色（图 52-11），临床上酷似黑素瘤。

4. 硬斑病样型 罕见，病损常位于头颈部；皮损为白色或淡黄白色小斑块，边界不清，表面光滑，质硬，扁平或略隆起，类似于瘢痕或硬皮病。

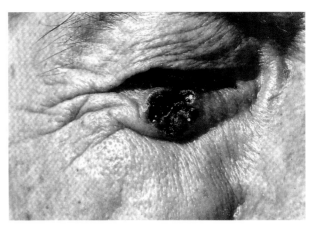

图 52-11 基底细胞癌（睫毛完全脱落，睑略外翻）

5. 纤维上皮瘤型 又称 Pinkus 纤维上皮瘤，罕见，好发于成人躯干，损害为单发或多发、无蒂或有蒂的丘疹或结节，质硬（图 52-12）。

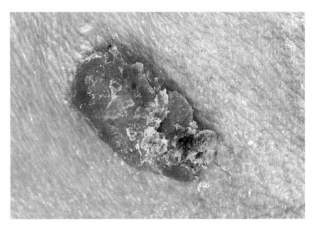

图 52-12 基底细胞癌（纤维上皮瘤型）

6. 组织病理 基底样细胞类似于正常基底细胞，核大小一致，嗜碱性、卵圆形，有丝分裂罕见，细胞无明显间变。肿瘤团块周围的细胞倾向排列成特殊的栅栏状。

7. 鉴别诊断 本病应与老年性皮脂腺增生症、角化棘皮瘤、鳞状细胞癌、恶性黑素瘤及局限性硬皮病鉴别。

【治疗处理】

（一）治疗原则

（1）因 BCC 是一种潜在的危险疾病，确诊后应立即完全根除，并尽量达到最佳的美容效果。

（2）治疗方式选择依据：①肿瘤大小；②肿瘤位置；③肿瘤病史；④原发还是复发。根据患者处于高危或低危状况，选择简单或复杂的治疗策略。大多数BCC是作为原发灶被发现的，一般来说，面部<1cm、躯体<2cm的被认为低危。

（二）基本治疗

BCC 的基本治疗见表 52-8。

表 52-8　BCC 的基本治疗

靶向治疗	美国 FDA 批准 hedgehog 通路抑制剂 vismo-degib、sonidegib、patidegib 用于晚期 BCC 的治疗
标准手术切除	低危部位直径小于 1cm BCC，手术切除距肿瘤边缘 4mm，而硬斑病样型 BCC 切缘 4mm 不够大，需将切缘扩大，直径更大的肿瘤需要扩大切缘
Mohs 显微手术	适于深部浸润和硬斑病样型、复发性、界限不清、高危型（早期）BCC，Mohs 显微手术的复发率低于手术切除，但尚未达到统计学差异
物理治疗	刮除术、电凝术，只适用于浅表性较小的 BCC；冷冻或 CO$_2$ 激光消融
放射治疗	适用于较小的重建困难的解剖部位，如眼睑泪管、鼻尖等处，特殊部位如耳、耳听管等处，放射治疗较手术治疗有更高的复发率，过量致放射性皮炎、毛发脱落
光动力治疗	与手术切除相比，治愈率低，但美容效果好
药物治疗	①外用咪喹莫特：结节型治愈率为 53%～75%；表浅型治愈率为 80% 或更高；②皮损内注射干扰素 α-2b；③氟尿嘧啶软膏；④靶向药物治疗：特异性 SHH 通路抑制剂如环巴胺（cyclopamine）、CUR61414、GDC-0449 及 HHIP 等

（三）治疗措施

治疗措施见图 52-13。

治疗方法应根据肿瘤部位、大小和患者年龄选择，包括手术、放射治疗、光动力疗法及干扰素等。

1. 手术切除　常为首选疗法，特别是头、颈部肿瘤和侵袭性肿瘤。手术之前的刮除能更好地估计肿瘤侵犯的水平和垂直范围，有助于完整切除、控制边缘和节省周围组织；最好采用 2mm 刮匙用轻至中度压力刮除肿瘤表面。直径 1cm 肿瘤，标准切除边缘为 4mm。侵袭性生长的肿瘤，切除边缘应增至 6～9mm。

2. 放射治疗　最常见的治疗方案为 5100cGy X 线在 21～23 日分 17 次照射，骨和软骨受累者剂量增至 7000cGy（200cGy/次），每日剂量≤300cGy 可达到良好的美容效果。

直径＜10cm 的可行放射治疗。因肿瘤对放射线敏感，一般采用 X 线治疗，主张分次小剂量照射，持续数周，可以明显减少坏死与瘢痕。硬斑病样型或纤维化型者及复发患者不采用放射治疗，因对放射线不敏感。

3. 光动力疗法　参见鳞状细胞癌治疗。

4. 干扰素　干扰素的特异性抗瘤作用涉及下述机制：直接的抗增殖效应，调节癌基因表达，耗竭细胞代谢产物和增强效应细胞的抗瘤活性。

5. 咪喹莫特　通过诱导 TNF-α、IL-6 和 IL-12 等细胞因子而获得疗效。浅表基底细胞癌及鲍恩病的疗效也有报道。

6. 维 A 酸　虽然维 A 酸对光线性角化病、角化棘皮瘤和鳞状细胞癌有一定的防治效果，但对基底细胞癌的疗效似较差。

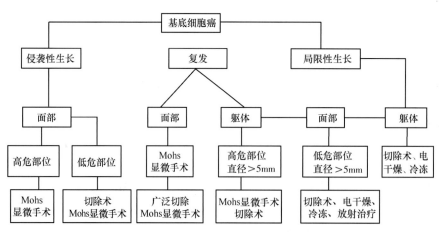

图 52-13　基底细胞癌的治疗措施

（四）循证治疗步序

基底细胞癌的循证治疗步序见表 52-9。

表 52-9　基底细胞癌的循证治疗步序

项目	内容	证据强度
一线治疗	Mohs 显微手术 / 切除手术 / 放射治疗 / 刮除和电灼术	B
二线治疗	外用咪喹莫特 / 外用氟尿嘧啶 / 光动力疗法	A
	冷冻手术 / 外用丁香醇	B
局部晚期和转移性基底细胞癌		
辅助性放射治疗		D
Hedgehog 途径抑制剂		A
免疫治疗		C
细胞毒性化疗		B
化学预防		
口服烟酰胺 / 口服维 A 酸类药物（无效果）/ 外用氟尿嘧啶（无效果）		A

（五）治疗评价

1. Mohs 显微手术　适应证参考鳞状细胞癌，治愈率与基底细胞癌病灶的大小明显相关。Mohs 报道，肿瘤直径＜ 2cm、2 ～ 3cm、＞ 3cm，其治愈率分别为 99.8%、98.6%、90.5%。Rowe 等对 1947 年以来所报道的相关文献进行回顾性分析，结果发现，原发性基底细胞癌采用 Mohs 显微手术治疗后，平均 5 年的复发率为 1%。

2. 手术 / 放射治疗　Avril 等报道，在一项试验中，347 例病灶小于 4cm 的患者被安排接受手术切除或放射治疗。手术切除者 4 年复发率为 0.7%，放射治疗者为 7.5%。

3. 光动力疗法　是一种非电离辐射的治疗方式。它利用可见光和肿瘤细胞敏感成分的相互作用介导细胞死亡，使用不同光敏剂的两个治疗组在治疗 8 周后的肿瘤清除率和疼痛评分方面差异无统计学意义，在光动力疗法中广谱卤素灯与激光光源在治愈率和美容效果上是相似的，而前者可能有更多优点，但两者治疗效果都不及手术切除术。

4. 刮除术和电子切除术及其他　Silverman 等报道，在对 2314 例使用刮除术和电子切除术治疗

的原发基底细胞癌患者的回顾性研究中发现，治疗后 5 年复发率为 13.2%。直径 0 ～ 5mm 的肿瘤 5 年复发率为 8.5%，直径≥ 20mm 的肿瘤 5 年复发率则为 19.8%。另有报道冷冻疗法和刮除术、电干燥法治疗原发性肿瘤的治愈率可达 90% 左右，直径＞ 2cm 及复发性肿瘤不宜采用。

5. X 线治疗　Petrovich 等收集了 646 例眼睑、耳廓和鼻癌病例，发现基底细胞癌（464 例）、鳞状细胞癌（115 例）、混合癌的 5 年控制率分别为 99%、94%、95%；直径＜ 2cm、2 ～ 5cm 及巨大肿瘤的 5 年控制率分别为 99%、92% 及 60%，软骨及骨侵犯者（23 例）则为 80%；无软骨、骨或软组织坏死和其他严重并发症。

6. 白介素　Kaplan 等报道，12 例基底细胞癌患者皮损内注射白介素 -2（用 4 周，每周的剂量各异），其中 8 例（66.6%）完全愈合。

7. 干扰素　皮损内注射重组干扰素 α-2b（3 次 / 周，连续 3 周，总剂量为 1350 万 U），浅表型或结节溃疡型基底细胞癌患者在 1 年随访期内的治愈率为 80%。Stenquist 等在 Mohs 显微手术之前用干扰素 α-2b（总量 1350 万 U，皮损内注射，3 次 / 周，连用 3 周）治疗了 15 例硬斑病样型或复发性基底细胞癌，手术时发现仅 4 例（27%）肿瘤完全消退。

8. 维 A 酸　Peck 等发现多发性基底细胞癌患者采用大剂量异维 A 酸［3.1mg/(kg · d)］治疗，有效率仅为 8%。

9. 复发　Rowe 等分析了 1947 ～ 1987 年报道的原发性基底细胞癌复发率，发现各种疗法的 5 年复发率如下：Mohs 手术，1%；手术切除，10.1%；刮除及电干燥法，7.7%；放疗，8.7%；冷冻疗法，7.5%。

（六）预后

基底细胞癌生长缓慢，很少引起淋巴结转移。虽然 Domarus 等曾报道过因此病而发生转移死亡的病例，但一般基底细胞癌不发生区域淋巴结转移，有转移者实属罕见。

鳞状细胞癌

皮肤鳞状细胞癌（squamous cell carcinoma,

SCC，简称鳞癌）是表皮角质形成细胞的恶性肿瘤。我国以 SCC 最多见，其与 BCC 的比例为（5～10）：1。本病与日光照射、接触砷剂、烃类使用、热力因素、慢性辐射、瘢痕、病毒感染、免疫抑制有关。

p53 基因突变及失活是 UVB 引起 SCC 的重要因素。电离辐射与不同基因异常有关，包括点突变、染色体畸形及 DNA 链断裂、基因缺失和基因重排。

【临床提要】

1. 早期表现　SCC 常为皮肤色或淡红色小结节，质硬，表面常呈疣状或乳头状瘤样（图 52-14、图 52-15）。部分 SCC 可表现为持久性鳞屑性红斑、皮炎或皮肤癣菌病，多见于甲周区和手指。

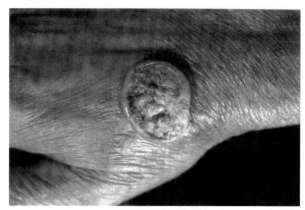

图 52-14　鳞状细胞癌

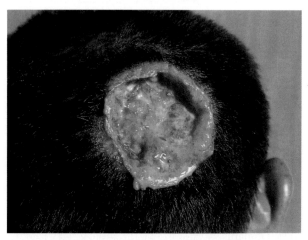

图 52-15　鳞状细胞癌（边缘外翻，质硬）

2. SCC 发展　向周围组织侵犯，疼痛。溃疡表面可呈颗粒状或结痂，容易出血，溃疡边缘常隆起，翻卷呈菜花状，质硬，伴恶臭。

3. 常见类型　①日光诱发 SCC：源于光线性角化病，位于日光暴露部位；②砷剂诱发 SCC：源于砷剂角化病和鲍恩病；③热力 SCC：在慢性热损伤部位；④放射性 SCC；⑤瘢痕 SCC；⑥新生 SCC：起源于正常皮肤；⑦下唇 SCC：源于光化性唇炎或盘状红斑狼疮；⑧口腔 SCC：好发于黏膜白斑病；⑨外阴 SCC：发生于 60～70 岁妇女；⑩阴囊 SCC、阴茎 SCC；⑪疣状癌：常见于跖部。

4. 组织病理　肿瘤细胞突破基底膜侵入真皮，癌团由正常的鳞状细胞和异型或间变的鳞状细胞组成。有丝分裂象常见，许多为异型分裂，细胞间桥缺乏。肿瘤细胞向角化方向分化，而角化常以角珠的方式存在；后者由同心排列的鳞状细胞组成，越接近中心，角化越明显，但其中心常为不全角化。

5. 鉴别诊断　本病应与角化棘皮瘤鉴别，后者生长迅速，并可自愈，但 SCC 也可似角化棘皮瘤，故病理检查甚为重要。

Broders 根据未分化细胞所占的百分比将 SCC 分为 Ⅰ 级（＜25%）、Ⅱ 级（25%～＜50%）、Ⅲ 级（50%～＜75%）和Ⅳ级（＞75%）。

【治疗处理】

（一）治疗原则

根据肿瘤组织病理学分级及临床表现损害大小、形态、部位、深度、复发和以前的治疗方法选择适当的治疗方法，放射治疗、手术和电干燥法是标准的疗法。

SCC 的治疗取决于组织病理学分级及临床表现，并取决于下列因素：局部复发及转移的危险性与较差的组织学分化，周围神经侵犯情况，肿瘤直径，肿瘤浸润深度，肿瘤分布部位（唇、耳、颞、外生殖器），以及既往治疗方式、复发史、宿主免疫抑制、紫外线照射情况及是否存在其他加重因素。

怀疑侵袭性肿瘤时须行局部淋巴结触诊，如有深部侵袭（骨、关节、腮腺）或周围神经侵犯可能，可行特殊的放射学检查及手术探查。

（二）基本治疗

SCC 的基本治疗见表 52-10。

表 52-10　鳞状细胞癌（SCC）的基本治疗

靶向治疗	主要应用表皮生长因子受体抑制剂，包括西妥昔单抗（cetuximab）和帕尼单抗（panitumumab）。西妥昔单抗单独使用或联合放射治疗或铂类化疗等对晚期皮肤 SCC 有一定疗效，可作为系统治疗的二线用药
非侵袭性/侵袭性 SCC	侵袭性 SCC 可转移全身，治疗失败有致命后果，应给予绝对根治
标准手术切除	标准切除术后切缘评估，为皮肤 SCC 的常规治疗方法。建议对直径≤2cm 的原发性低危型皮肤 SCC 扩大 4mm 切除，直径＞2cm 者扩大 6mm 切除，95% 的病例可达肿瘤组织学清除。对于原发性高危型以上皮肤 SCC，随风险因素增多和皮损直径增大，其安全切缘应逐渐扩大，对直径＜1cm 的皮损至少扩大 4mm 切除，1~1.9cm 者至少扩大 6mm，≥2cm 者至少扩大 9mm。高危 SCC 手术切缘距肿瘤需要 6mm，大于 2cm 者扩散风险升高，SCC 标准手术切除切缘距肿瘤为 0.5~2cm
Mohs 显微手术联合治疗	Mohs 显微手术是 SCC 治疗金标准，肿瘤直径超过 2cm 者，术后应放射治疗
物理治疗	小的表浅 SCC：冷冻、激光、刮除、电干燥治疗
放射治疗	＜10cm 损害，适用于老年患者、较小非复杂性肿瘤。不良反应：附属器萎缩、放射性皮炎、远期复发
光动力治疗	有报道其只对部分患者有效，治愈率 8%，复发率 82%
联合治疗	适用于不能手术或放射治疗者：①皮损内注射博来霉素、氟尿嘧啶或干扰素；②外用咪喹莫特或氟尿嘧啶；③系统治疗，维 A 酸或干扰素、单克隆抗体、蛋白激酶抑制剂

免疫治疗：西米普利单抗（cemiplimab）是程序性死亡蛋白 1 抑制剂，也是目前唯一获得美国 FDA 和欧洲药品管理局批准用于晚期皮肤 SCC 的免疫治疗药物。纳武单抗（nivolumab）为程序性死亡蛋白 1 抑制剂，是唯一在中国获批治疗头颈部皮肤 SCC 的二线药物，剂量 3mg/kg，静脉滴注，每 2 周 1 次，每次持续 60 分钟。

（三）治疗措施

1. 外用药物治疗　对于小而表浅的 BCC、原位 SCC 和癌前疾病，可采用局部搽敷抗肿瘤药物治疗，如用 1%~5% 氟尿嘧啶软膏涂敷光线性角化病病灶处，早晚各 1 次，持续 2~3 周，一般在 1 周以后，病灶处出现发红或糜烂，至 3 周时停止用药。对于有数个病灶的浅表 BCC，同样可用此法治疗，但对于较大的病灶或多发性 BCC 及原位 SCC，局部敷药至少持续 6 周，据称疗效甚好。此法用于癌前疾病，但对癌症的疗效不如手术、放射治疗等可靠。

2. 刮除和电干燥法　用于治疗直径＜1cm、位于平坦表面（如额、颊和躯干）和深度不超过皮肤或皮下浅层的 SCC。

3. 冷冻治疗　适于刮除术治疗的皮肤癌也适于冷冻治疗，特别是一些组织较多的不利于刮除的病例；经刮除术治疗及放射治疗后复发的病例更适于冷冻治疗，但病变必须仅限于皮肤者，侵及其他组织器官者就不适于冷冻治疗。治疗前必须做活检证实，因为冷冻治疗后没有标本可供病理检查。

4. 激光治疗　适用于门诊治疗，其炎性反应也比电灼或冷冻治疗小，且修复快；如果治疗深度不超过 3mm，则治疗后不遗留瘢痕，适用于小而浅表的 BCC 及癌前病变。但其缺乏病理检查结果，无法了解切缘情况。CO_2 激光可用于治疗表浅侵袭性和原位 SCC，疗效良好，但并不优于其他标准疗法。

5. 放射治疗　适用于直径＞1cm 的肿瘤，特别是鼻、唇、眼睑和眦部肿瘤；禁忌手术或有局部转移者也可选用。一般采用 X 线治疗，小肿瘤周围 0.5cm 的正常皮肤应包括在照射范围内（表 52-11）。

表 52-11　中压 X 线的推荐剂量

损害大小	每日剂量	分次	总剂量
2cm	300cGy	15～17	4500～5100cGy
＞2cm，无软骨侵犯	250cGy	20～22	5000～5500cGy
大损害伴软骨侵犯	200cGy	30～33	6000～6600cGy

较大、较厚损害常用电子束治疗，其可使剂量均匀分布于整个肿瘤而到达深部结构的剂量很少。由于电子的相对生物效应为 200kVp（千伏峰值）的 85%～90%，故电子束的每日剂量和总剂量应比相应的中压 X 线剂量高 10%～15%。

6. 手术

（1）普通手术：几乎能切除所有的 SCC，如放射性 SCC，直径＞3cm 肿瘤，眼睑和口周肿瘤，侵犯软骨或骨骼的肿瘤，源于瘢痕、溃疡或窦道的肿瘤，以及转移淋巴结切除或预防性腹股沟淋巴结清扫术。

标准切除手术：高危 SCC 需要 6mm 边缘的切除范围，大于 2cm、分化差、有脂肪浸润者，更应如此。

（2）Mohs 显微手术指征见表 52-12。

表 52-12　Mohs 显微手术治疗 SCC 和 BCC 的指征

原发性肿瘤：复发危险性较大
大小：BCC，直径＞2cm；SCC，直径＞1cm
部位：鼻，耳，眼睑，口周
深部侵犯、神经周围侵犯或侵蚀性肿瘤
临床边界不清的肿瘤
组织学变异：BCC（硬斑病样、侵袭性、小结节性）
SCC（分化不良、腺鳞癌、硬化性或结缔组织增生性）
原发性肿瘤：需保留较多组织的部位
鼻、眶周、耳周、唇、指（趾）、生殖器
复发性肿瘤
未完全切除的肿瘤

7. 化疗　皮肤癌一般不采用全身化疗，在原有瘢痕基础上发生的 SCC、皮肤与黏膜交界处的 SCC、免疫功能低下的患者及发生区域淋巴结及远处转移者需采用全身化疗。

8. 联合治疗　晚期皮肤癌或转移性皮肤癌应采用系统性化疗（氟尿嘧啶、丝裂霉素或顺铂、博来霉素和多柔比星）、手术或放射治疗联合治疗。

9. 干扰素　Edwards 等采用干扰素 α-2b 皮损内注射（150 万 U/ 次，每周 3 次，连续 3 周）治疗光化性 SCC，治疗后 18 周切除治疗部位以检查残余肿瘤，治愈率达 88.2%（30/34），93.9% 的病例具有优良的美容效果。

10. 维 A 酸　由于手术是局限性原发性 SCC 的最佳治疗方法，故维 A 酸仅用于晚期病例、多发性损害和多发性皮肤癌高危人群的化学性预防。有报道在着色性干皮病患者中，异维 A 酸在 2 年治疗期内使多发性皮肤癌的数量减少了 79%，这种化学预防效应在停药后不能维持。此外，异维 A 酸还可有效防止头颈部 SCC 患者发生第二原发肿瘤，但不能防止肿瘤复发。

Lippman 等联用异维 A 酸和干扰素 α-2a 系统性治疗晚期 SCC，取得了极好的治疗效果。

11. 光动力治疗（PDT）　采用该法临床上在数小时内出现红斑和水肿，明显的坏死一般在 2～3 日发生，随之出现的焦痂在 2～3 周脱落，根据损害大小和深度在 4～8 周痊愈。PDT 已用于治疗 BCC、SCC、转移性腺癌和卡波西肉瘤。

（四）循证治疗步序

SCC 的循证治疗步序见表 52-13。

表 52-13　SCC 的循证治疗步序

项目	内容	证据强度
一线治疗	Mohs 显微手术 / 标准切除 / 刮除法和电干燥法 / 冷冻手术	B
	放射治疗	B
二线治疗	局部外用咪喹莫特 / 氟尿嘧啶	B
	光动力治疗 / 病灶内注射 α 干扰素	B
	病灶内注射甲氨蝶呤	D
	病灶内注射氟尿嘧啶 / 博来霉素电化学疗法	B
	病灶内注射博来霉素	E
	注意：有报道称，在病灶内注射 HPV 疫苗后，SCC 消失，然而，对于这种疗法的使用并没有指导评级。HPV 疫苗可能对 HPV 相关 SCC 患者（如移植人群）有治疗作用	

续表

项目	内容	证据强度
三线治疗	口服类视黄醇/化疗	B
转移性 SCC	辅助治疗	B
治疗的证据水平	表皮生长因子抑制剂/PD-1 检查点抑制剂	B
	多学科会诊/姑息治疗	A

（五）治疗评价

1. 手术治疗　对于病灶较小、浅表而边界清楚的 BCC，距肿瘤边缘 0.5cm 切除一般即可达到治愈目的。Casson 及 Koplin 等报道恰当的手术方式能使 BCC 的治愈率达 99%。对 SCC 的切除范围基本上同 BCC，但伴有区域淋巴结转移者应做淋巴结清除术。在原先存在烧伤及放射性瘢痕基础上发生的 SCC，术后的局部复发率高，预后差。

2. Mohs 显微手术　最常用于治疗 SCC 和 BCC，治愈率高（94% ~ 99%）和组织保存量大是其主要优点。Mohs 显微手术是一种用显微镜检查来控制皮肤癌切除的手术方法，适合冷冻切片检查的肿瘤均为其适应证。

3. 光动力治疗　Waldow 等用本法治疗了 6 例 BCC 和 3 例 SCC，3 个月时肿瘤完全消失。Keller 等对 6 例侵袭性面部 BCC 患者和 2 例面部 SCC 患者在治疗后随访了 4 年以上，肿瘤均全部消失，2 例鼻翼 BCC 患者需 3 ~ 4 次治疗才能完全缓解。该方法对侵袭性、硬斑病样、鼻部肿瘤的疗效低于结节型和表浅型肿瘤或其他部位肿瘤。

4. 刮除治疗/电干燥法　适用于浅表而小的 BCC，在局部麻醉下用 3 ~ 4mm 大小的刮匙将癌灶挖出，用此法治疗 BCC 的治愈率可达 95% 以上。缺点是没有切缘的病理检查结果，无法了解切除后有无癌残留，因此应该慎用此法。刮除和电干燥法治愈率达 90%；复发性肿瘤治疗后的复发率为 40% ~ 50%，故不能用本法治疗。

5. 放射治疗　皮肤癌对放射治疗十分敏感，单纯放射治疗常可达到治愈的目的，特别是 BCC，其对放射治疗的效果更为理想，但 SCC 则是中度敏感。临床上，早期皮肤癌的放射治疗治愈率达 95%。但如病灶已有浸润，以及深组织或骨组织受侵，则放射治疗通常无效。对于在放射性慢性溃疡的基础上发生的癌变，或放射治疗后又复发的癌症，放射治疗更不适用。放射治疗也适用于已有或可能有淋巴转移的部位，作为手术前后的辅助治疗。由于皮肤癌好发于头面部，手术切除后虽然整复外科常能解决术后的整容问题，但在疗效相仿的条件下，放射治疗具有保持原有容貌的突出优点。

6. 冷冻疗法　液氮冷冻对选择的病例（包括女阴和阴茎 SCC）有极好的疗效，经验丰富者可使治愈率达到 95% 以上。

7. 维 A 酸类　Lippman 等用异维 A 酸（1mg/kg，至少 4 周）治疗标准手术或放射治疗无效的 4 例晚期 SCC 患者，发现均有大部分病变消退；其他学者用异维 A 酸或阿维 A 酯治疗另外 10 例晚期 SCC 患者，总有效率约为 70%。数项研究显示系统性维 A 酸治疗 SCC 的总有效率约为 70%。

（六）预后

与 BCC 相比，SCC 发展较快，且易转移至区域淋巴结，其转移率因病灶部位不同而异，头面部 SCC 转移至耳前、耳后及颈淋巴结者占 5% 左右，发生于手背者滑车淋巴结的转移率为 20% 左右，位于下肢者腹股沟淋巴结的转移率为 33% 左右；发生于血道转移者罕见，肺为最常见的转移部位。

痣样基底细胞癌综合征

痣样基底细胞癌综合征（nevoid basal cell carcinoma syndrome，NBCCS），又称 Gorlin 综合征，是一种罕见的常染色体显性遗传性疾病，是一种由位于染色体 9q22.3—q31 的肿瘤抑制基因 *PTCH* 突变导致的病变。

【临床提要】

1. 皮肤损害　①皮肤 BCC；②掌跖小凹；③其他：表浅粟丘疹、深部囊肿、纤维瘤、神经纤维瘤。

2. 皮肤外损害　颌骨囊肿、硬脑膜钙化。

3. 发病特征　皮肤损害可为数十或数百个，肿瘤较常见于曝光部位。许多肿瘤的表现与散发性 BCC 无差异，生物学行为也相似；转移罕见，偶有局部侵袭性。

【治疗处理】

（一）治疗原则

治疗目的是获得足够充分的癌症控制，同时尽量减少美容性毁形。治疗还包括情感支持及遗传咨询。

（二）基本治疗

痣样基底细胞癌综合征的基本治疗见表 52-14。

表 52-14　痣样基底细胞癌综合征的基本治疗

靶向治疗	控制癌变或去除肿物
局部治疗	冷冻、激光、电干燥（电灼）、刮除术、皮肤磨削法、光动力治疗、甲氨蝶呤软膏、秋水仙碱软膏、咪喹莫特霜
外科治疗	单纯切除、Mohs 显微手术
系统治疗	干扰素、维 A 酸、化疗
并发症治疗	上皮样囊肿、纤维瘤、神经纤维瘤、颌骨囊肿、卵巢囊肿、智力发育迟缓、精神分裂症、癫痫
预防	防晒、监测病情变化

（三）治疗措施

1. BCC 的治疗

（1）手术切除：适用于口周、耳周和头皮的损害。

（2）液氮冷冻或激光：口周、耳周和头皮之外的较小丘疹无须活检，用冷冻或激光治疗即可。冷冻（10～20 秒）+5% 氟尿嘧啶膏封包是一种有效方法，较大的损害先用冷冻破坏，随之用氟尿嘧啶膏封包。

（3）维 A 酸口服：可延缓或停止 BCC 的发展，但治疗剂量的不良反应常妨碍了长期应用。

（4）其他：氟尿嘧啶和（或）维 A 酸霜外用、光动力学疗法均可使 BCC 数量减少。

2. 颌骨囊肿　采用手术切除，但术后复发常见。

3. 光动力治疗　包括光敏感药物静脉注射或局部外用再配合红光激光治疗。光敏药物可选择性地较长时间聚集在肿瘤组织，照以红光激光则可选择性摧毁肿瘤。儿童不能用该方法，因为其

疗效差且有瘢痕形成，不良反应有长期光敏感。

（四）循证治疗步序

痣样基底细胞癌综合征的循证治疗步序见表 52-15。

表 52-15　痣样基底细胞癌综合征的循证治疗步序

项目	内容	证据强度
具体的调查	放射研究	
	维生素 D 水平	
	遗传研究（特定个案）	
一线治疗	手术治疗 /Mohs 显微手术	B
	避免紫外线照射和放射治疗	B
	咪喹莫特、氟尿嘧啶和光动力疗法治疗浅表基底细胞癌	B
二线治疗	电干燥法和刮除术	B
三线治疗	光动力疗法 / 咪喹莫特	A
	冷冻手术 / 氟尿嘧啶 /CO_2 激光	B
	脉冲染料激光（PDL）	C
	翠绿宝石激光	E
	干扰素 / 博来霉素	B
	光化学疗法	E
	维 A 酸 / 白细胞介素 -2（IL-2）	C
	紫杉醇 / 卡培他滨 / 化学剥脱术 / 擦皮法	E
	维莫德吉（局部晚期或转移性基底细胞癌）	A
	索尼德吉	B
	英吉丁酯 / 免疫检查点抑制剂	D
化学预防	维 A 酸	D
	非甾体抗炎药 / 维莫德吉	A
	索尼德吉	B
	烟酰胺	A

（五）治疗评价

1. 维 A 酸　Kraemer 等报道异维 A 酸应用于痣样基底细胞癌综合征患者及砷诱发的多发性 BCC 患者。剂量为 45mg/（kg·d）时，能使 10% 的肿瘤得到完全消退，并以较低的剂量 1.5mg/（kg·d）作为预防。患者使用低至 0.5mg/（kg·d）的剂量 2～8 年，但当治疗停止时，会出现新的 BCC，从而强调了坚持治疗的重要性。

Rook 等报道，局部使用维 A 酸（0.025%～0.05%）可有效防止皮肤肿瘤。1 例肾移植患者，同

时伴有多发性光线性角化病、多发性 SCC 的病史，其局部使用维 A 酸的同时服用阿维 A 酯（10mg/d），可有效防止皮肤肿瘤发生。Hodak 等报道以阿维 A 酯治疗 1 例痣样基底细胞癌综合征患者，初始剂量 1.0mg/（kg·d），随后 0.7mg/（kg·d），连用 13 个月，使 76% 原有 BCC 完全消退，但 Tangrea 进行的多中心临床试验以异维 A 酸 10mg/d，连服 3 年，治疗散发性 BCC，发现治疗对预防新发肿瘤无效。

2. 物理治疗　Grobbelaar 等报道使用 CO_2 激光治疗多发性肿瘤，可完全缓解病情且在 26 个月内没有复发。CO_2 激光对多发性 BCC 而言是有前景的治疗手段，愈合时间为 2～3 周，术后疼痛小，且美容效果尚可接受。不良反应包括术后红斑（可持续 3 个月）、过度色素沉着。

3. 冷冻治疗与氟尿嘧啶　Tsuji 等报道，冷冻疗法与局部 5% 氟尿嘧啶联合治疗效果比单独使用好，1 例痣样基底细胞癌综合征患者使用上述联合治疗后，临床和组织学检查发现其未向 BCC 方向发展。

4. 干扰素皮损内注射　Cornell 等报道，1 例 BCC（与痣样基底细胞癌综合征不相关）患者皮损内注射干扰素 α-2b，150 万 U，3 次 / 周，治疗 3 周。治疗 1 年后，81% 的皮损完全消退，达到很好的美容效果。

5. 5% 咪喹莫特霜　Kagy 等报道以咪喹莫特治疗 1 例有多发、浅表、非面部 BCC 的痣样基底细胞癌综合征患者，治疗使肿瘤完全消退，但治疗引起的炎症反应很难忍受。

隆突性皮肤纤维肉瘤

隆突性皮肤纤维肉瘤（dermatofibrosarcoma protuberans）是一种具有复发倾向的低度恶性软组织肿瘤；起源为组织细胞，或神经内膜或束膜细胞。

最常见的染色体异常有环状染色体和染色体异位 t(17；22)，前者源自 22 号染色体并包含 17q22—qter 和 22q10—q13.1 的低水平扩增序列。

【临床提要】

1. 皮肤损害　初期为暗色质硬斑块，其上发生多个结节，质硬，呈肉色、暗红色或红褐色；损害逐渐融合成不规则隆起，或呈萎缩性凹陷瘢痕样，可破溃。20% 的病例有疼痛或触痛。

2. 发病特征　病变最常见于躯干和近端肢体，其次为头、颈和肢体远端。侵犯肌肉或骨骼，血道及淋巴道转移者占 2/3、1/3，肺转移最常见（图 52-16、图 52-17）。

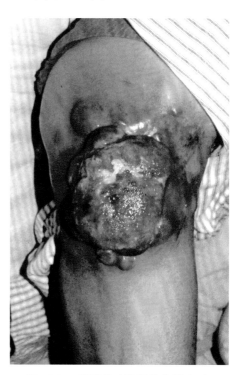

图 52-16　隆突性皮肤纤维肉瘤（1）

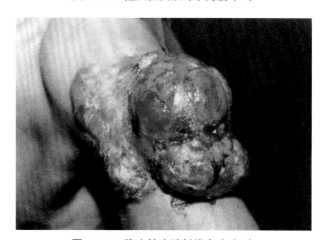

图 52-17　隆突性皮肤纤维肉瘤（2）

3. 组织病理　镜下特征为成纤维细胞排列成旋涡状或车轮状，有丝分裂象很少。肿瘤无完整包膜。

4. 鉴别诊断　本病应与其他起源于深部肌肉的软组织肉瘤及无色素性恶性黑素瘤鉴别。

【治疗处理】

（一）治疗原则 / 基本治疗

本病应行早期手术治疗，切除范围达肿瘤边缘 3cm 或以上并达深筋膜。

（二）治疗措施

因切除不彻底，术后复发率为 11% ～ 54%。Mohs 显微手术对美容或功能部位的损害尤为适用。在一组（50 例）患者中 Mohs 显微手术后复发率为 2%，然而，在用广泛局部切除治疗的另一组患者中，术后复发率为 11% ～ 50%。

皮肤淋巴细胞瘤

皮肤淋巴细胞瘤（lymphocytoma cutis）又称为皮肤淋巴样增生（cutaneous lymphoid hyperplasia）。皮肤 B 细胞假性淋巴瘤为良性 B 淋巴细胞增生性疾病，病因有药物感染、节肢动物叮咬、异物植入或为特发性。

【临床提要】

1. 皮损形态

（1）局限型：表现为单个或数个簇集结节、肿瘤或斑块，罕见局部淋巴结肿大。

（2）播散型：表现为多发小结节及粟粒样丘疹，半数患者可有局部淋巴结肿大。

（3）大结节或肿瘤性：损害好发于耳垂、颈后、乳头、乳房周围、腹部、阴囊或足背，半球状隆起，暗红色或蓝红色，边界清，质硬或软，表面皮肤菲薄。

（4）斑块型：损害主要见于小腿，小结节性损害常区域性簇集，播散性粟粒样罕见。

2. 发病特征 本病通常无全身症状，外周血淋巴细胞可反应性增生。

3. 诊断 本病需行皮肤活检，进行组织病理和免疫组化检测以确定诊断。

4. 鉴别诊断 本病需与恶性淋巴瘤（滤泡性恶性淋巴瘤、小淋巴细胞性恶性淋巴瘤、混合性淋巴细胞、免疫细胞瘤）、淋巴细胞浸润症、伯氏疏螺旋体淋巴细胞瘤、多形性日光疹、红斑狼疮相鉴别。

【治疗处理】

（一）治疗原则

必须寻找已知可能引起皮肤淋巴细胞瘤的刺激原如伯氏疏螺旋体感染、外伤、接种、注射药物或变应原用来脱敏、注射节肢动物毒素、针灸、金耳环、文身及带状疱疹后瘢痕，但大部分病例并无可知病因。

此病病程各异，但倾向认为这是一种慢性、隐匿性疾病，一些皮损未经治疗也可自行消退。尚无经证实的对皮肤淋巴细胞瘤有效的治疗方案，仅有一些个案报道及少许病例组报道，尚无临床试验。

（二）基本治疗

皮肤淋巴细胞瘤的基本治疗见表 52-16。

表 52-16 皮肤淋巴细胞瘤的基本治疗

靶向治疗	抑制淋巴细胞增生，或去除肿物
病因治疗	针对病原体应用抗生素
局限损害	手术切除、糖皮质激素、α 干扰素、放射治疗、冷冻、激光
泛发损害	氯喹、沙利度胺

（三）治疗措施

1. 病因治疗 如果怀疑伯氏疏螺旋体感染，可用适当的抗生素（阿莫西林 50 ～ 100mg，3 次 / 日，或多西环素 0.1g，2 次 / 日，至少 3 周）治疗。

2. 局限性病变 可简单切除，皮损内注射糖皮质激素，此外采取局部放射治疗或 α 干扰素皮损内注射。

3. 泛发性病变 传统上口服抗疟药如羟氯喹，最大剂量 6.5mg/(kg·d)，但常有治疗失败或停药后复发的情况。其他治疗方案有皮下 α 干扰素注射、口服沙利度胺、冷冻及氩激光治疗。某些类型可因日光加重，因此应避免日晒及应用遮光剂。

（四）循证治疗步序

皮肤淋巴细胞瘤的循证治疗步序见表 52-17。

表 52-17 皮肤淋巴细胞瘤的循证治疗步序

项目	内容	证据强度
一线治疗		
局部治疗	切除 / 外用皮质类固醇 / 局部应用皮质类固醇激素	E
	口服抗生素（如果血清伯氏螺旋体抗体呈阳性）	E
	CO_2 激光或 Nd：YAG 激光（如果发生在文身内）	E
系统治疗	抗疟药物 / 避免日晒 / 阻挡阳光（光照加剧）	E
二线治疗	局部治疗 / 浅层放射治疗 / 局部 α 干扰素 / 氩气激光	E
	冷冻疗法	D
	局部应用 0.1% 他克莫司软膏 / 利妥昔单抗 / 局部光动力疗法	E
全身性	皮下注射干扰素 α-2b / 沙利度胺 / 甲氨蝶呤	E

（五）治疗评价

1. 羟氯喹 Stoll 报道 1 例 40 岁女性患者，泛发全身的皮肤淋巴细胞瘤，以羟氯喹 400mg/d 治疗，皮损消除。

2. 放射治疗 Olson 等报道对 4 例本病患者行放射治疗，在超过 8 个月至 7 年的随访中没有患者复发。

3. 干扰素 Hervonen 等报道 2 例男性患者，为全身广泛皮肤淋巴细胞瘤且对其他治疗无效，以皮下注射干扰素 α-2b 2.5MU，3 次 / 周，3 月内皮损完全消除，但 6 ～ 23 个月后所有患者均复发。

4. 沙利度胺 Benchikhi 等报道 2 例累及鼻的本病患者，以沙利度胺 100mg，1 次 / 日，治疗 2 个月后改为 50mg，1 次 / 日，治疗 1 个月。患者皮损在 3 个月后消除。2 例患者在分别为 36 个月及 31 个月的随访中无复发。

（六）预后

本病虽属良性，但有报道认为经长期持续后，偶可发展为恶性淋巴瘤，不过也可能淋巴瘤早已存在，只是在组织学上与皮肤淋巴细胞瘤难以区别。

卡波西肉瘤

卡波西肉瘤（Kaposi's sarcoma，KS）又称为多发性特发性出血性肉瘤，是一种主要累及皮肤的多中心性肿瘤，与人疱疹病毒 -8（HHV-8）感染有关，近来与艾滋病相关的 KS 越来越多。

【临床提要】

1. 经典型 KS

（1）皮肤损害：初期损害为蓝红色斑疹，渐发展为丘疹、斑块、结节状或蕈状肿瘤（图 52-18），损害可糜烂、溃疡。早期损害质软，陈旧者坚硬。

（2）发病特征：本病常累及足、手或整个肢体，黏膜也可受累，特别是口腔和胃肠道。病程发展极为缓慢，一个或数个损害者可存活数十年。

2. 非洲型或地方型 KS ①结节型；②菜花样型；③浸润型；④淋巴结病型。

3. 医源性免疫抑制患者的 KS 长期免疫抑制治疗的器官移植和自身免疫性疾病患者。

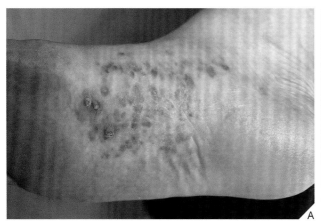

A

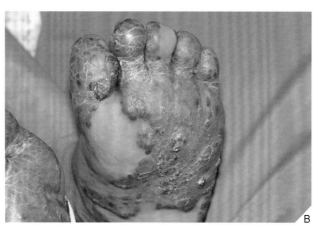

B

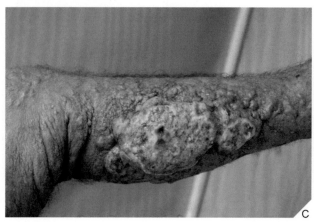
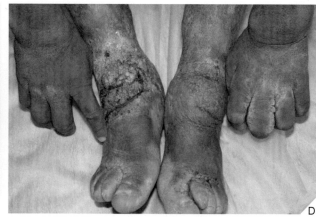

图 52-18　经典型卡波西肉瘤
（新疆维吾尔自治区人民医院　普雄明惠赠）

4. 艾滋病相关性 KS　其进展也有斑点 / 斑片、丘疹 / 斑块和结节 / 肿瘤。KS 可累及淋巴结、胃肠道和肺部。

5. 组织病理　损害中有两类改变：①血管形成，内皮细胞显著；②梭形细胞形成，含有血管裂隙。

6. 鉴别诊断　本病应与化脓性肉芽肿、假性卡波西肉瘤、血管肉瘤、恶性淋巴管瘤等鉴别。

【治疗处理】

（一）治疗原则

依据病变范围、部位和临床类型，选用治疗方案，艾滋病相关性 KS 全身用抗 HIV 药物治疗。

（二）基本治疗

卡波西肉瘤的基本治疗见表 52-18。

表 52-18　卡波西肉瘤的基本治疗

靶向治疗	抑制 KS 肿细胞增生、炎症细胞浸润及其对组织器官的破坏
病因治疗	艾滋病相关性，抗反转录病毒治疗（如非核苷酸反转录酶抑制剂、蛋白酶抑制剂）；非艾滋病相关性，采用化疗、放疗
局部治疗	物理治疗（冷冻、激光、电子束辐射）切除，阿维 A 凝胶 皮损内注射药物：干扰素、化疗药物
系统治疗	长春新碱、放线菌素 D、阿霉素、博来霉素、干扰素、西罗莫司、齐多夫定（用于艾滋病患者）

（三）治疗措施

1. 手术 / 激光　手术切除或激光治疗适用于孤立性损害。

2. 液氮冷冻　表浅和扁平损害可试用。

3. 放射治疗　孤立性和播散性皮肤黏膜 KS 可行放疗，一般采用大范围照射方法。扁平损害常用表浅 X 线治疗，而大的肿瘤一般用高能电子束（包括钴）治疗。电子束和（或）质子束分次半身治疗，特别是淋巴水肿区域治疗时。

4. 化疗　用于进展迅速的患者，一般单用细胞毒性药物（依托泊苷、博来霉素、表柔比星、多柔比星、放线菌素 D、达卡巴嗪）或联用长春花属生物碱（长春新碱、长春碱）。化疗常使肿瘤部分或暂时性消退，完全消退者少见。

5. 干扰素　α 干扰素治疗分述如下：①成功的治疗依赖于免疫系统，如 CD4$^+$ 细胞 $> 0.2 \times 10^9$/L；②大剂量干扰素的疗效较好，$(35 \sim 50) \times 10^6$ U/m^2 体表面积；③艾滋病相关性 KS 需联用齐多夫定。

（四）循证治疗步序

卡波西肉瘤的循证治疗步序见表 52-19。

表 52-19　卡波西肉瘤的循证治疗步序

项目	内容	证据强度
一线治疗	聚乙二醇化脂质体阿霉素	A
	紫杉醇 / 维 A 酸凝胶	A
	抗反转录病毒疗法 / 放疗	B
	冷冻治疗	C

续表

项目	内容	证据强度
二线治疗	皮损内注射干扰素/干扰素α-2b	C
	皮损内注射长春花碱	C
三线治疗	贝伐珠单抗	C
	索拉非尼/吉西他滨/来那度胺	E
	沙利度胺/光动力疗法	B
	静脉注射脂质体全反式维A酸	B
	9-顺式维A酸/依托泊苷	B
	雷帕霉素机制性靶标（mTOR）抑制剂（西罗莫司/雷帕霉素）	C
	IL-12/基质金属蛋白酶抑制剂 COL-3	C
	常山酮/5%咪喹莫特乳膏	C
	3%十四烷基硫酸钠	C
	手术切除/肌内注射免疫球蛋白	E
	抗病毒药物（更昔洛韦、缬更昔洛韦、膦甲酸）	B
	电化学疗法	B
	ND：YAG激光	D
	噻吗洛尔/二苯基环丙烯酮	E
	纳武单抗/帕唑帕尼	E

（五）治疗评价

1. 有效药物　包括干扰素、长春碱和放线菌素D，对初诊患者疗效好，但对复发损害效果较差。9-顺式维A酸凝胶根据耐受性每日应用2～4次。有患者在2～14周起到改善作用。

2. 联合治疗　各型KS对放疗敏感，放疗、化疗和免疫疗法联合应用有可能成为最有潜力的疗法。如果1个月内新发生10个以上KS皮损，或有症状性淋巴水肿、症状性肺病或症状性内脏损害，则常需要系统性治疗。

Dupuy等报道，患者使用齐多夫定治疗，以及皮损内注射α干扰素，有效率为85%，但在统计学上，其有效率并不优于安慰剂（皮损内注射消毒液）。

3. 长春新碱　0.1mg/ml注射于损害内，每次不超过3ml，间隔2周，可使肿瘤消退，有的可长达8个月。这些研究表明其可充分控制损害（至少6～12个月），耐药性似乎不可避免。

4. 冷冻治疗　Tappero等报道，采用此法治疗艾滋病相关性KS，在6个月的疗程中，70%有效。每一个疗程，冷冻2次，每次约30秒，间隔3周后，可重复下一疗程。

5. 放射治疗　Kirova等报道，643例患者使用

放疗，有效率为92%，但是该方法对口腔皮损的治疗通常会引起结膜炎。

6. 干扰素　Volberding等报道，患者皮损内注射干扰素α-2b，高剂量时有效率为45%，治疗过程中常伴有流感样症状。

7. 沙利度胺　Little等报道，艾滋病相关性KS患者服用中等剂量（500mg/d）的沙利度胺，有效率为40%。

8. 局部硬化剂　Lucatorto等报道，12例口腔有皮损的艾滋病相关性KS患者使用硬化剂治疗，获得良好效果。

（六）预后

经典KS进展缓慢，极少累及淋巴结或内脏，患者数年后常由于其他原因死亡。非洲型皮肤KS为侵袭性，早期淋巴结受累，预期1～2年死于KS。艾滋病相关性KS尽管广泛播散，但不是致命性的，几乎全部患者死于机会性感染。去除免疫抑制状态后，KS可能不治而愈。

恶性黑素瘤

恶性黑素瘤（malignant melanoma，MM）简称恶黑，是起源于黑素细胞和痣细胞的恶性肿瘤（图52-19～图52-21）。病因与痣细胞痣、紫外线照射、种族和遗传、外伤和慢性刺激、内分泌、免疫有关。

相关基因以 CDKN2A（9P21）多见，而 CDK4（12q14）极少见。前者编码的p16在正常情况下能够抑制 CDK4 的活性。20%～30%的家族性恶性黑素瘤患者 CDKN2A 发生了种系突变。

日光紫外线辐射在恶性黑素瘤发病中有潜在作用，其可能作为起始因子和（或）促进因子，与其相互作用的其他假设因素包括病毒、DNA修复缺陷或免疫监视功能减弱。

【临床提要】

1. 黑素细胞转化为恶黑　可发生于下肢、头颈等的皮肤及甲床，前者由黑褐色皮肤斑点逐渐增大呈结节状，后者为局部肉芽肿。

2. 交界痣或混合痣转变为恶黑　多发生于掌、跖、红唇、外阴等处。创伤、长期慢性刺激、不

恰当的治疗可能为其诱因。

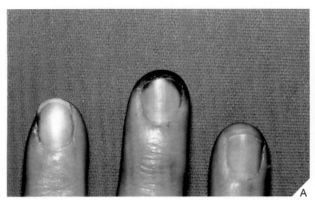
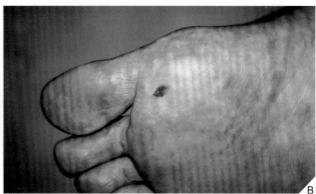

图 52-19　原位恶性黑素瘤

（空军军医大学　高天文惠赠）

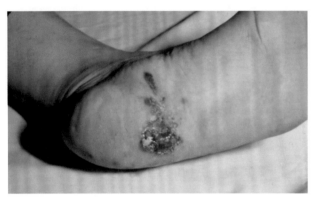

图 52-20　肢端雀斑样黑素瘤

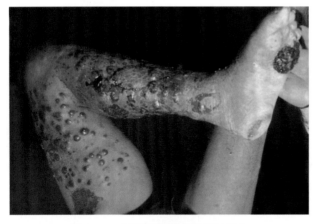

图 52-21　恶性黑素瘤（广泛转移）

3.恶性黑素瘤分型　恶黑病变仅限于表皮内，处于原位阶段，称为原位恶性黑素瘤。

（1）雀斑型（LMM）：约占 5%，多发于 60～80 岁，好发于面部，初发为雀斑样，颜色不均匀，斑疹，呈淡褐色或褐色，或灶性隆起，生长缓慢，经数年以至数十年发展。

（2）表浅蔓延型（SSM）：约占 70%，好发于男性的躯干和女性的四肢，初发为色素小斑点，后逐渐形成斑块或结节，直径 2.5cm 左右，呈褐色、黑色、粉红色或白色，1～2 年向下发展为侵袭性恶黑、溃疡、出血。

（3）结节型（NM）：占 10%～30%，好发于背部，一开始即为蓝黑色斑块或结节，周围绕以红晕，可迅速增大并破溃成溃疡或呈蕈状、菜花状。

（4）肢端雀斑样黑素瘤（ALM）：好发于掌跖、甲下和黏膜，尤其足跖，呈深褐色至黑色深浅不一的斑疹，边缘不规则，境界不清，发生于甲下者可见棕黄色或褐色条纹，本型可能与外伤有关。

（5）无色素性黑色素瘤（AMM）：临床上缺乏色素，呈粉红色、红色或肉色，类似疣化脓性肉芽肿、基底细胞癌、鳞状细胞癌。

4.组织病理

（1）一般特征：表皮内黑素瘤细胞分散和呈巢状分布。瘤细胞为多形性，体积较大而深染，胞核大，明显异型，有核分裂和明显核仁，胞质内含有色素颗粒。对多巴和酪氨酸酶呈强阳性反应。

（2）无黑素型恶黑：另一些在 HE 染色中见不到黑素，称为无黑素型恶黑，用银染色则可证明其含有黑素（图 52-22）。

（3）浸润深度标准：1969 年 Clark 等提出了镜下肿瘤浸润深度的检测方法（图 52-23），将其分为 5 级：Ⅰ级，黑素瘤细胞局限于表皮基底层以上；Ⅱ级，侵入真皮乳头层；Ⅲ级，侵入乳头层并至网状层交界处；Ⅳ级，侵入真皮网状层；Ⅴ级：侵入皮下脂肪层。

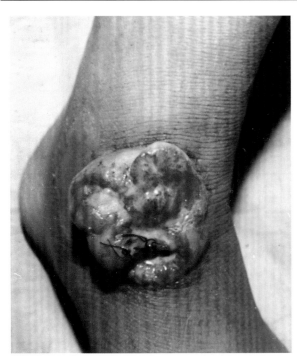

图 52-22 恶性黑素瘤（无色素性）
（陆军军医大学 刘荣卿惠赠）

5. 诊断与鉴别诊断 诊断恶性黑素瘤主要依据色素变化及临床症状，但有时仍存在困难，往往在临床上被诊断为已有恶性变的斑痣，切除后经病理切片证明无恶性变化。如进行活组织检查，应将整个病变做楔形整块切除送验方为安全，而不应切取部分组织检查，更不应采取穿刺吸出法。

【治疗处理】

（一）治疗原则

1. 早期诊断 / 早期治疗 外科手术切除是黑素瘤最有效的治疗手段，切除范围取决于肿瘤厚度；Ⅰ期、ⅡA 期黑素瘤手术扩大切除后，无须或酌情辅助治疗；Ⅲ期黑素瘤淋巴结清扫后，大剂量 INF-α 为标准治疗；ⅡB、ⅡC 期术后亦应给予大剂量 INF-α 治疗；INF-α 是目前黑素瘤中最常用、最有效的辅助治疗药物；靶向治疗将成为未来该病治疗的有力手段。

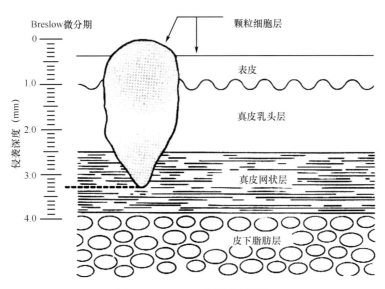

图 52-23 Clark 分级病理报告

2. 早期诊断的有关问题 侵袭深度为 3.3mm Clark 分级Ⅳ级者，Breslow 微分期采用安装在显微镜上的目测微器，测量颗粒细胞层至肿瘤穿透的距离；当表面有溃疡时，从溃疡底部开始测量。

黑素细胞痣的恶变：一部分恶黑是在原有黑素细胞痣的基础上恶变而来，痣细胞痣（特别是交界痣）、先天性黑素细胞痣、发育不良性痣、甲母质痣等均可发生恶变。下列恶变的临床征象值得注意，对可疑者应切除行病理检查。①原有痣显著而迅速扩大；②颜色加深发亮，周围发红；③表面有结痂；④患处经常出血；⑤发生破溃；⑥附近淋巴结肿大；⑦周围有卫星状损害发生。组织学上可疑的征象：①表皮上部出现痣细胞；②痣细胞在表皮下部不排列成巢状，而表现为不规则散布；③真皮内痣细胞至真皮深部尚不减少或变小，即缺少成熟现象；④痣细胞下方有带状炎性浸润，混有噬黑素细胞，此种炎症不能用外伤或感染解释者，可能为早期恶变指征，有学者认为此现象的意义仅次于异型性。

3. 恶性黑素瘤治疗现状 Ⅰ～Ⅱ期患者采取比较彻底的手术切除，力争达到治愈；Ⅲ～Ⅳ期转移患者使用综合疗法，以期达到缓解症状、延长存活时间和减轻患者痛苦的目的。

（二）基本治疗

恶性黑素瘤的基本治疗见表52-20。

表52-20　恶性黑素瘤的基本治疗

靶向治疗	抑制黑素瘤细胞增生，去除肿瘤及转移灶
手术治疗	Mohs 显微外科手术，选择性淋巴结节扫除、截指（趾）、截肢
免疫治疗	大剂量 INF-α、黑素瘤疫苗、BCG、淋巴因子激活杀伤细胞 + IL-2、大剂量 IL-2* 过继免疫治疗、特异基因免疫治疗
化学药物	达卡巴嗪*(dacarbazine，氮烯咪胺、DTIC)、区域性灌注（用于四肢恶黑）、替莫唑胺（temozolomide，TMZ）
其他药物	①吲哚美辛、塞来昔布：环氧合酶抑制剂，抑制肿瘤增殖；②沙利度胺：抑制肿瘤血管生成等，目前只用于Ⅳ期患者；③5% 咪喹莫特，用于恶性雀斑样痣，每月 5 次，3 个月
放射治疗	用于转移骨和中枢神经系统的恶黑治疗
三项重要治疗 1. 最有效的治疗 2. 重要靶向免疫治疗 3. 最基本的药物	手术切除 (1) 威罗菲尼片（vemurafenib），*BRAF* V600E 突变 (2) 伊马替尼（lmatimib，格列卫，GLIVEC），*C-Kit* 基因变异 (3) 伊匹木单抗*（lpilimamab，yervoy，Ipi） 高剂量 / 长效 INF-α*，中高危黑素瘤

* 获美国 FDA 批准：INF-α、DTIC、IL-2、Ipi。

（三）治疗措施

1. 恶性黑素瘤外科治疗

（1）活检：对于怀疑原位黑素瘤皮损者，理想的取材是至少扩大至皮损周围 2cm 的皮肤全层切除。Breslow 厚度测量对于黑素瘤患者的治疗和预后评估都非常重要。对于早期黑素瘤，一定要完整切除可疑病灶，获取准确的 T 分期，如果肿瘤巨大破溃，或已经明确发生转移，可进行病灶穿刺或切取活检。

（2）扩大切除：早期黑素瘤在活检确诊后应尽快行原发灶扩大切除手术。扩大切除的安全切缘是根据病理报告中的肿瘤浸润深度决定，具体如下：病灶厚度 ≤ 1.0mm 时，安全切缘为 1cm；厚度在 1.01～2mm 时，安全切缘为 1～2cm；厚度在 ＞2mm 时，安全切缘为 2cm；厚度 ＞ 4mm 时，有学者认为安全切缘应为 3cm。但目前的循证医学证据还是支持安全切缘为 2cm 就已足够。

（3）前哨淋巴结清扫：对于厚度 ≥ 1mm 或有溃疡的患者，推荐做前哨淋巴结活检。

（4）淋巴结清扫：不建议行预防性淋巴结清扫。前哨淋巴结阳性或临床诊断为Ⅲ期的患者在扩大切除的基础上应行区域淋巴结清扫，要求受累淋巴结基部完全切除，腹股沟淋巴结清扫要求至少应在 10 个以上，颈部及腋窝淋巴结应至少清扫 15 个；在腹股沟区，如临床发现股浅淋巴结转移数 ≥ 3 个，应行髂窝和闭孔区淋巴结清扫。

2. 手术治疗 是最有效的方法，切除范围取决于肿瘤厚度。对于怀疑原位黑素瘤皮损者，理想的取材是至少扩大到皮损周围 2mm 的皮肤全层切除。Breslow 厚度测量对于黑素瘤患者的治疗和预后评估都非常重要。

（1）Ⅰ期、ⅡA 期黑素瘤手术扩大切除后，无须辅助治疗。

（2）Ⅲ期黑素瘤广泛切除并淋巴结清扫后，大剂量 INF-α 为标准治疗。也可根据受累淋巴结的范围，选择 DTIC 和 IL-2 免疫治疗。

（3）ⅡB、ⅡC 术后应给予大剂量 INF-α 治疗。

（4）INF-α 是目前黑素瘤治疗中最常用、最有效的辅助治疗药物。

（5）Ⅳ 期黑素瘤（远处转移）预后极差，一般五年生存率＜ 5%；对于仅存在单纯转移灶的患者，应将其切除。一般而言，对于此期的黑素瘤没有有效的疗法。目前没有随机对照试验显示各种治疗方法对提高生存率有显著帮助。Ⅳ 期患者如果表现为孤立的转移灶，也可以考虑手术切除。

3. 分子靶向免疫治疗

（1）伊匹木单抗（ipilimumab）：2011 年 3 月 25 日美国 FDA 批准了靶向免疫治疗药物用于治疗晚期黑素瘤，这是近 30 年来首个被证明能延长晚期黑素瘤患者生存期的药物，也是近 10 余年来唯一一个获美国 FDA 批准用于晚期黑素瘤治疗的药物。目前推荐伊匹木单抗的剂量为 3mg/kg，90 分钟内滴注完毕。每 3 周重复，连续 4 个周期。

（2）威罗菲尼（vemurafenib，zeloboraf）（*BRAF* V600E 基因突变抑制剂）：在欧美白种人中 *BRAF* V600E 突变所致黑素瘤约占 50%，目前已证实了该药对 *BRAF* V600E 突变黑素瘤患者的有效性，有效率为 60% ～ 80%。我国黑素瘤中 *BRAF* V600E 变异率接近 26%，指南中也将该药作为 *BRAF* V600E 突变患者的一类推荐用药。2011 年美国 FDA 批准其用于治疗晚期或病灶不能切除的恶性黑素瘤。

（3）伊马替尼（lmatinib mesylate capsules）（*CKIT* 基因突变抑制剂）：商品名称为格列卫（GLIVEC）。伊马替尼是针对 *KIT* 突变的小分子靶向药物，属于酪氨酸激酶受体抑制剂。治疗 *c-Kit* 基因变异的转移性黑素瘤获较高疾病控制率；推荐剂量：成人 400 ～ 600mg/d，只要有效，则连续服用。

（4）*NRAS* 基因突变抑制剂：20% 的恶性黑素瘤患者存在 *NRAS* 基因突变，针对 *NRAS* 基因的治疗药物主要有替匹法尼（tipifarnib）、洛那法尼（lonafarnib）、索拉菲尼（sorafenib）等。

4. 免疫治疗 INF-α/MM 疫苗 +BCG。

（1）高剂量干扰素（INF-α）治疗研究：287 例肿瘤厚度＞ 4mm 的患者（ⅡB、ⅡC 及 Ⅱ 期），采用 INF-α 20MU/m²，每周 5 日，静脉滴注 4 周，随后 10MU/m²，每周 3 次，皮下注射，持续 11 个月；随访 7 年；无复发生存期（RFS）中位数 21：12

个月，延 9 个月；中位数生存期延长：3.8：2.8 年。主要不良反应：发热（38.5 ～ 41.5℃）、头痛、肌肉酸痛、乏力、全身不适，恶心、食欲减退，2 ～ 3 次后逐渐缓解；白细胞计数下降、肝损害、抗甲状腺自身抗体；抑郁症。国产 INF α-2b 英特龙、赛诺金与进口 INF-α-2b 相比，国产制剂不良反应显著小于进口制剂。

但多个 Ⅲ 期随机对照临床试验都证明了大剂量 INF α-2b 能延长患者的无复发生存期和总生存期，因此美国 FDA 在 1995 年批准了连用 1 年的高剂量 IFN-α[20MIU/m²d(1 ～ 5)×4 周，10MU/m² tiw×48 周] 作为辅助治疗用于高危复发的黑素瘤患者。2011 年，美国 FDA 批准长效 α 干扰素（治疗 5 年）作为高危黑素瘤患者的推荐药物。2011 年此药被美国 FDA 批准用于治疗晚期或病灶不能切除的黑素瘤患者。

我国黑素瘤患者应用干扰素治疗的剂量推荐可以沿用国外 α 干扰素的标准剂量 [20MU/m²d(1 ～ 5)×4 周，10MU/m² tiw×48 周] 治疗 1 年，对于 ⅡB ～ ⅡA 期高危肢端患者也可使用 1 个月方案 [15MU/m²d(1 ～ 5)×4 周]。

（2）高剂量 IL-2：是治疗晚期黑素瘤的一线药物。高剂量 IL-2 治疗晚期黑素瘤患者的有效率与化疗药物相似，一旦达到完全缓解，可获得长期的临床稳定，中位生存时间长达 70 个月。单独或与 IFN-α 联合应用治疗皮肤黑素瘤的疗效显著。

（3）黑素瘤疫苗 + BCG：黑素瘤疫苗，3 个瘤细胞株混合，⁶⁰Co 照射；BCG，0.5ml，黑素瘤疫苗 1ml(5×10⁷ 细胞)+ BCG 0.5ml（首次），双腋下或腹股沟分 10 点皮内注射；黑素瘤治疗间隔：0、2 周、1 个月、3 个月、6 个月、6 个月、6 个月、6 个月、6 个月、1 年、1 年；Ⅲ、Ⅳ 期黑素瘤治疗间隔：0、2 周、1 个月、3 个月、3 个月、3 个月、3 个月、3 个月。于恶黑转移灶内注射 BCG，并做 DNCB 皮肤迟发超敏反应，以测定其免疫反应。DNCB 反应阳性者注射 BCG 的肿瘤结节可以吸收消退，某些未注射 BCG 的转移性肿瘤结节亦可同时消退，但 DNCB 反应阴性者效果不佳。

（4）其他：①将自发缓解恶黑患者的全血输给另一例恶黑患者，结果病情缓解 5 年以上。②有学者以恶黑患者的肿瘤细胞免疫猪，然后用猪淋巴细胞治疗 2 例患者，近 10 年来正在试用 LAK 细胞（但 LAK 细胞治疗已被淘汰）、干扰素、白细胞介素 2 进行免疫疗法，有一定疗效。

5. 化疗 2011 年，美国 FDA 批准治疗转移性黑素瘤的两个治疗药物分别为达卡巴嗪和高剂量 IL-2。①一线治疗推荐：达卡巴嗪（氮烯咪胺，dacarbazine，DTIC）、替莫唑胺（temozolomide TMZ）或 TMZ/DTIC 单药为主的联合治疗（如联合顺铂或福莫司汀）。②二线治疗：一般推荐紫杉醇联合卡铂方案。长期以来，DTIC 是晚期黑素瘤内科治疗的"金标准"，目前其他化疗药物在总生存上均未超越 DTIC。③新的化疗药物：如 TMZ 和福莫司汀，虽然在疗效上并未明显超越 DTIC，但两者能透过血脑屏障，治疗和预防脑转移，因此在欧洲和北美很多国家被用于黑素瘤的一线治疗。④适合于已有转移的晚期患者：达卡巴嗪是主要的治疗药物，与卡莫司汀（BCNU）、顺铂、博来霉素、司莫司汀（ME-CCNU）及长春新碱等药物联用可使疗效达到40%～50%。灌注化疗已被用于四肢的恶黑。⑤黏膜黑色素瘤的术后辅助治疗：推荐 TMZ/DTIC 为主的辅助化疗 4～6 个周期，对于鼻腔黑素瘤，还建议行局部辅助放疗以期提高局部控制率。

6. 放疗 不够理想，对减轻内脏转移灶引起的压迫症状有相当价值。中枢神经系统的转移病灶用放疗结合全身应用皮质激素效果也较好。骨骼转移引起的疼痛经放疗后有明显缓解作用。

（四）循证治疗步序

恶性黑素瘤的循证治疗步序见表 52-21、表52-22。

表 52-21 恶性黑素瘤的循证治疗步序

项目	内容	证据强度
一线治疗	原发性黑素瘤的局部手术广泛切除	A
	前哨淋巴结活检（SLNB）	B
	选择性完成淋巴结切除术	C
	肿瘤厚度 手术边缘*	
	在原位 0.5～1cm[肢端雀斑样黑素瘤（LM）型为1cm]	
	≤1.0mm 1cm	
	＞1.0～2.0mm 1cm	
	＞2.0cm 2cm	

续表

项目	内容	证据强度
二线治疗	伊匹单抗/纳武单抗/派姆单抗/威罗菲尼/曲美替尼	A
	尼沃鲁玛加上伊匹木单抗/达拉非尼加上曲美替尼	A
	维姆拉非尼加上科比美尼/放疗治疗 LM	A
	外用咪喹莫特治疗 LM	B
	溶解性肢体灌注	E
三线治疗	Mohs 显微手术（MMS）	B
	IFN-α/达卡巴嗪和 BCL-2	A
	IL-2	B

*建议的手术切除边缘是指从病变边缘或手术前的活组织检查中测量出来的，不是病理学家测量的组织学边缘。边缘可根据功能上的考虑或解剖位置而被修改。

表 52-22 恶性雀斑样黑素瘤的循证治疗步序

项目	内容	证据强度
一线治疗	手术切除	A
	Mohs 显微外科手术/改良后的 Mohs 显微外科手术/分期手术	D
二线治疗	放疗/冷冻	D
三线治疗	Q 开关红宝石激光	E
	Q 开关钇铝石榴石激光/二氧化碳激光	D
	α 干扰素	D, E
	咪喹莫特乳膏/光动力治疗	D
	他扎罗汀	E
	综合治疗	D

（五）治疗评价

1. 手术治疗 在今后相当长的时期内仍将是 Ⅰ、Ⅱ期黑素瘤治疗最重要的手段，正确合理的手术方式直接影响着患者的预后及生活质量。

2. 威罗菲尼片 一种激酶抑制剂，用于检出有 *BRAF* V600E 突变、不可切除或转移的黑素瘤患者，黏膜、肢端和非肢端皮肤黑素瘤患者；960mg（4 粒）口服，每日 2 次；最常见的不良反应为关节痛，皮疹，脱发，疲乏，光敏反应，恶心，瘙痒。其有立竿见影的效果。

威罗菲尼（*BRAF* V600E 抑制剂）：Ⅰ期和Ⅱ期临床试验已证明了其对 *BRAF* V600E 突变黑素瘤患者的有效性，有效率为 60%～80%。威罗菲尼与Ⅳ期黑素瘤化疗的金标准单药达卡巴嗪（DTIC）在 *BRAF* V600E 突变患者中的疗效：在

103 个中心共治疗 675 例不能手术切除的Ⅲ期或Ⅳ期的黑素瘤患者，结果威罗菲尼组的客观有效率（RR）达到 48.8%，而 DTIC 组仅 5.5%，所有的亚组分析均证明威罗菲尼组无进展生存期（PFS）和 OS 较 DTIC 组显著提高，其风险比分别是 0.26 和 0.37。

3. 伊匹木单抗　2014 年美国临床肿瘤学会报告，治疗Ⅲ期黑素瘤研究中，治疗组：安慰剂组 = 234：294，均为Ⅲ期黑素瘤；伊匹木单抗 10mg/kg（美国 FDA 批准为 3mg/kg）每 3 周 1 次，4 剂，然后每 3 个月重复，持续 3 年；无复发生存期（RFS）显著增加，中位数为 26 个月：17 个月，3 年 RFS 为 46.5%：34.8%。不良反应：免疫相关不良反应发生率 90%，3 级事件 36.5%，4 级事件 5.5%；因毒性缘故，仅 1/2 患者接受了 12 周以上的治疗，坚持治疗 1 年者仅 29%；5 例治疗相关死亡：3 例结肠炎，1 例心肌炎，1 例吉兰 - 巴雷综合征。

4. 伊马替尼（KIT 抑制剂）　来自中国的一项Ⅱ期临床研究中，43 例来自全国多个中心的 *KIT* 基因突变或扩增的晚期黑素瘤患者接受了伊马替尼治疗，结果显示 6 个月的 PFS 率为 36.6%，中位 PFS 为 3.5 个月。虽然有效率不如 *BRAF* V600E 抑制剂，但该研究的 1 年生存率达到 51.0%，中位 OS 达到 14 个月，并且获得 PR 或 SD 患者的中位 OS 为 15 个月，《中国黑色素瘤诊治指南》（2011 版）也将伊马替尼作为 *KIT* 突变或扩增的晚期黑素瘤患者的Ⅱ类证据推荐。

5. 疫苗治疗　黑素瘤患者血中含抗黑素瘤细胞膜抗原的抗体，并发现皮内注射卡介苗后能增强机体的抗肿瘤免疫，尽管近年在肿瘤疫苗方面进行了大量的工作，但真正能解决问题的极少。已进行了多个相关辅助治疗的临床试验，如黑素瘤疫苗（包括全细胞疫苗、树突状细胞疫苗、肽疫苗、神经节苷脂疫苗、DNA 疫苗和病毒性疫苗等）、低中剂量干扰素、化疗、生物化疗、大剂量干扰素等，除大剂量干扰素 α-2b 以外，上述所有其他治疗均与安慰剂无显著差异。但多个Ⅲ期随机临床对照试验都证明了大剂量干扰素 α-2b 能延长患者的无复发生存期和总生存期，因此美国 FDA 批准高剂量、长效 α 干扰素治疗黑素瘤。

6. 化疗药物应用进展　目前化学药物治疗基本上停留在 20 世纪 80 年代初的水平，最有效的药物仍是氮酰咪胺，显效率约为 20%；其他依次为卡莫司汀（BCNU）［显效率 18%（22/122 例）］、司莫司汀（ME CCNU）［显效率 16%（54/347 例）］、顺铂（cisplatin，DDP）［显效率 15%（17/114 例）］。化疗药物达卡巴嗪（DTIC）加两种及三种其他药物疗效提高至 24%（488/2004 例）及 31%（235/756 例），但毒性反应显著增加。DTIC 加 IFN-α-2b 可将显效率提高至 30%。

DTIC 代谢后具有烷化剂活性，常用且有效；替莫唑胺（temozolomide），口服，可透过血脑屏障［150mg/(m² · d)，28 日为 1 个治疗周期内连续服用 5 日］；与沙利度胺联合对晚期转移性黑素瘤有显著疗效，但费用高。

7. 高天文报道西京医院治疗方案　重组人 α 干扰素（INF-α），全瘤细胞疫苗 + BCG，塞来昔布 0.2g 每日 2 次有效；而 IL-2 不良反应大，疗效不显著，已不再应用；化疗（氮酰咪胺 + 顺铂）疗效差，也不再选用。

8. Mohs 显微外科手术　资料证明在曝光部或指（趾）及生殖器部位的原位黑素瘤边界难以辨认，Mohs 显微手术是一种选择。有报道恶性雀斑样痣型和非恶性雀斑样痣型的原位黑素瘤用 Mohs 手术清除率为 95.18%，随访 62 个月治愈率为 98.28%。

9. 免疫治疗　曾有学者使用肿瘤交叉移植、交叉注射淋巴细胞方法治疗 26 例黑素瘤患者，7 例有效，2 例完全缓解；另有一组也有 26 例，5 例有效，1 例完全缓解。以后在此基础上进行了改进，使用培养的恶黑细胞按上述方法操作，共治疗 12 例，3 例有效，2 例完全缓解。用恶黑患者肿瘤细胞免疫猪，再用猪淋巴细胞治疗患者。1 例患者对异种淋巴细胞未引起有害反应，并且出现皮下转移肿瘤的暂时性退化；另 1 例患者肿瘤出现大块坏死及供应肿瘤的血管形成血栓。上述方法中，以前两者比较有潜力。

（六）病程与预后

恶黑的转移极为常见，恶黑患者的预后与肿瘤的分型、病期、发病部位及病变深度等均有关。患者性别及有无溃疡都是重要的预后指标。

肢端和黏膜黑素瘤厚度为中国黑色素瘤患者的预后不良因素，皮肤黑素瘤预后好于黏膜黑素瘤。*KIT* 基因和 *BRAF* 基因突变为皮肤黑素瘤的独立预后不良因素，*KIT* 基因为黏膜黑素瘤的独立预后不良因素。

一般而言，对于肿瘤厚度相同者，年龄较大者较年轻者预后差，男性较女性预后差。表浅扩散性黑素瘤常比其他组织学类型的黑素瘤预后好（表52-23）。

表 52-23 皮肤黑色素瘤患者的远期生存率

分期	5 年生存率（%）	10 年生存率（%）
Ⅰ 期	93	85
Ⅱ 期	68	55
Ⅲ 期	45	36
Ⅳ 期	11	6

蕈样肉芽肿

蕈样肉芽肿（granuloma fungoides）又称蕈样霉菌病（mycosis fungoides，MF）、皮肤T细胞淋巴瘤（cutaneous T-cell lymphoma，CTCL），是一种低度恶性的非霍奇金T细胞淋巴瘤，呈慢性或惰性病程，也可迅速进展，原发于皮肤。遗传、感染或化学物品（包括环境中的化学物品）可能为其发病因素。男性稍多见，常在 30～40 岁发病。

蕈样肉芽肿的病因和发病机制：蕈样肉芽肿开始属于低度恶性皮肤T细胞淋巴瘤，呈惰性或迅速发展。遗传异常为10号染色体短臂缺失，P53失活，*CDKN2A*基因突变，免疫异常，抗原经APC提呈激活T细胞，恶性克隆形成，是为斑块期。早期以Th1型细胞因子为主，晚期以Th2型细胞因子为主，抑制了肿瘤免疫应答，蕈样肉芽肿从斑块期进展到肿瘤期。

【临床提要】

1.红斑期 好发于躯干。此期症状变异甚大，可持续数月、数年甚至 20～30 年及以上。皮损形态多种多样，似银屑病、副银屑病、湿疹、慢性单纯性苔藓、鱼鳞病或剥脱性皮炎等。与感染、反转录病毒、化学物品、机体易感性、异常淋巴细胞（单核细胞或淋巴细胞）、朗格汉斯细胞相互作用，或异常抗原刺激有关。

组织病理：真皮乳头及乳头下层单纯性炎性浸润，主要是淋巴细胞，也含组织细胞。常可见亲表皮现象。

2.斑块期 由蕈样前期发展而来，或一开始即如此。一般于数月后转入肿瘤期，但亦可持续较久，不规则形浸润性斑块，可呈半环状、环状、马蹄形、弧形或匐行性，暗红色。浸润处毛发常脱落，黏蛋白性脱发，系蕈样肉芽肿性浸润所致（图 52-24）。

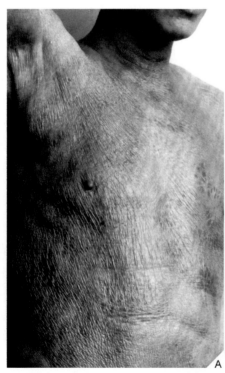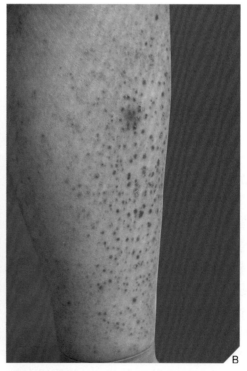

图 52-24 蕈样肉芽肿

A. 弥漫性浸润斑块伴腋窝淋巴结肿大；B. 丘疹性蕈样肉芽肿

组织病理：①亲表皮现象，出现 Pautrier 微脓肿；②真皮浸润呈带状或斑片状；③出现相当多的蕈样肉芽肿细胞。

3. 肿瘤期　在浸润斑块或外观正常皮肤处，逐渐或突然出现肿瘤。肿瘤可破溃，愈后留下萎缩性瘢痕、色素异常（图 52-25、图 52-26）。

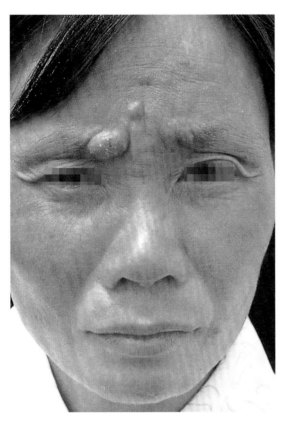

图 52-25　蕈样肉芽肿（肿瘤期）（1）
眼睑处紫红色结节或斑块常提示本病的诊断

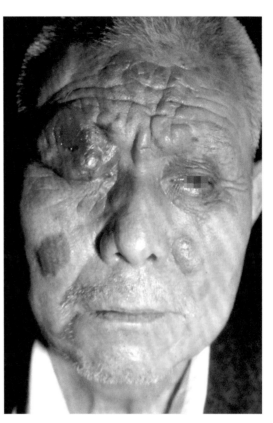

图 52-26　蕈样肉芽肿（肿瘤期）（2）

组织病理：真皮内有大片浸润（主要为蕈样肉芽肿细胞），通常深达皮下组织，溃疡形成。

4. 系统损害　蕈样肉芽肿肿瘤期或红斑期可侵犯内脏系统，淋巴结受累最常见，其他任何器官均可受累，但骨髓极少受累。

5. 鉴别诊断　本病可类似很多皮肤病，故不能一一叙述，可结合临床与病理及随访加以鉴别。

【治疗处理】

蕈样肉芽肿是一种低度恶性的皮肤 T 细胞性淋巴瘤，疾病呈惰性进程，患者的年龄及外周血乳酸脱氢酶水平与预后密切相关。治疗不能过急、超前，要依疾病的分期按部就班地进行治疗，保护患者的免疫功能，维持其生活质量。

单独或联合应用 UVA 或 UVB 光疗和光化学治疗对于蕈样肉芽肿早期和进展期均有效。全身皮肤电子束照射适用于进展期和红皮病型蕈样肉芽肿。外用氮芥或卡莫司汀化疗对早期蕈样肉芽肿疗效较好，而对于进展期和红皮病型蕈样肉芽肿，低剂量化学药物如甲氨蝶呤（MTX）、羟基脲、氟达拉宾和多柔比星等是比较有效的。单独或联合应用 IFN、IL-2 及细胞毒性融合毒素 DAB389-2 的免疫治疗已经成功用于各期蕈样肉芽肿的治疗。

对于各种常规疗法均无效的红皮病型蕈样肉芽肿，骨髓移植可能是一种有效的治疗途径。目前具有选择性更高和不良反应更小的新型维 A 酸类药物、具有特异性细胞毒性作用的 T 淋巴细胞和编码蕈样肉芽肿肿瘤抗原的 DNA 正用于蕈样肉芽肿的临床试验性治疗。

（一）治疗原则

应按该病的分期选择治疗。早期和中期患者以增强免疫为主，采用局部治疗，肿瘤期或有内脏受累者可选择放疗或化疗。实践证明早、中期患者选择氮芥外用、局部光化学疗法和放疗有较好的近期疗效。肿瘤期和内脏受累者，可选择不良反应较小的内服药物或合理的联合化疗方案进行治疗。同时采取中西医结合治疗。

蕈样肉芽肿的治疗应根据不同的病情选择适宜的方法，并且需进一步改进，主要发展保护患者免疫功能的策略方法。

（二）基本治疗

通常蕈样肉芽肿的治疗包括外用糖皮质激素、氮芥或卡莫司汀（卡氮芥，carmustine，BCNU）及 PUVA，其为 Ⅰ A、Ⅰ B 和 Ⅱ A 期患者的良好选择，难治性 Ⅱ A、Ⅱ B 期患者可采用全皮肤电子束（TSEB）治疗，单剂量的化疗或光疗是 Ⅲ 期患者的首选治疗，系统性化疗、维 A 酸、光疗和 α 干扰素可能对 Ⅳ 期患者有效。应尽量选择保护患者免疫系统功能的疗法。治疗方法的选择主要根据疾病的程度、皮损的类型（如斑片、斑块、肿瘤或红皮病）、有无淋巴结和内脏受累。近来免疫疗法如干扰素（IFN）或肿瘤细胞表面受体融合毒素靶向治疗已经单独或联合应用于难治性病例。目前，蕈样肉芽肿的治疗仍处于不断探索阶段。

蕈样肉芽肿（MF）的基本治疗见表 52-24。

表 52-24 蕈样肉芽肿的基本治疗

靶向治疗	依据 MF 细胞一开始就是从恶性细胞株起源的，或开始是免疫性刺激，而后发展为肿瘤的两种理论，作用靶位应该是： （1）保护宿主免疫功能，增强宿主免疫反应，抑制淋巴瘤细胞增生，延缓肿瘤期到来 （2）减少慢性抗原刺激皮肤内淋巴细胞，阻止其恶变
分期治疗	早期局部治疗，针对表皮真皮肿瘤细胞归巢 T 细胞集聚，早期 MF（Ⅰ A～Ⅱ A 期）及局限性肿瘤期 MF（Ⅱ B 期） 肿瘤期靶向治疗、系统治疗，针对淋巴结或内脏受累者的肿瘤细胞，难治性 / 进展性 MF/ 肿瘤期 MF

续表

局部治疗	糖皮质激素、氮芥、卡莫司汀、1% 贝扎罗汀（bexarotene）凝胶、他扎罗汀、紫外线（宽谱和窄谱 UVB、PUVA）疗法、体外光化学疗法（光泳疗法）、放疗
系统治疗	CHOP（环磷酰胺、柔比霉素或阿霉素、长春新碱、泼尼松）
免疫治疗	干扰素、维 A 酸类（异维 A 酸、阿维 A、贝扎罗汀）、胸腺因子 D、转移因子、白介素 -2、小牛胸腺肽、卡介苗
新兴疗法	（1）伏立诺他、罗米他辛、贝利司他 （2）莫格利珠单抗 （3）维布妥昔单抗
中医药治疗	清热解毒、扶正固本、活血化瘀

（三）治疗措施

1. 一般治疗 早期一般采取对症治疗，晚期患者才考虑化疗。免疫疗法及电子束照射是目前常用方法，氮芥外用可使有些病例获得缓解，国内多采用中西医结合治疗。中医以清热解毒与扶正固本治法为主，雷公藤制剂对本病有一定的近期效果。西药则多用增强细胞免疫制剂。

（1）局部治疗

1）糖皮质激素：对早期的 Ⅰ 期 / Ⅱ 期斑片有效，有时疗效不持久，但病变范围局限者应用高效糖皮质激素制剂，可取得近期良效。

2）氮芥 / 光化学疗法：用于 Ⅰ～Ⅲ 期局部化疗，49%～80% 的斑片及斑块期患者可缓解长达 25 年，甚至对肿瘤皮损也有一定疗效。常用生理盐水或蒸馏水稀释（10mg/50ml）后外用，每日 1 次，药液最好新鲜配制，放冰箱中保存。皮损消退后，仍需维持治疗。出现过敏时应停用，进一步降低浓度，复发者再用仍有效。可在上述浓度溶液中再加入 1% 氢化可的松，不但可减少过敏反应，还可促进疗效。氮芥亦可配成油膏（1mg/100g），每日外用，过敏反应较水剂少，但疗效较差。

3）卡莫司汀（BCNU）：通常用 300mg 溶于 150ml 95% 乙醇内作为贮存液，2～8℃冰箱中可保存 1 年。用时取 5ml 贮存液溶于 60ml 室温水中即可，每日外用 1 次。通常平均外用 8～12 周即可出现明显疗效。也可用白凡士林配成油膏，如皮损小于体表面积的10%，可配成20mg/100g油膏，如大于10%，则配成10mg/100g油膏，每日外用1次。外用此药时可出现红斑反应（此时应停药，并外用糖皮质激素制剂），或遗留毛细血管扩张，同时定期检查血常规、肝肾功能。此疗法可用于对氮芥过敏者。

4）光疗：目前MF的治疗方法包括PUVA、宽谱和窄谱UVB、UVA1照射；体外光化学疗法（ECP）治疗红皮病型MF有效。PUVA治疗早期MF患者的临床有效率达80%～90%。每2～4周采用PUVA进行维持治疗以延缓患者的缓解期，但大多数在停止PUVA照射或维持治疗阶段病情复发。有报道宽谱UVB治疗斑片期MF安全有效，完全缓解率达75%。近期报道窄谱UVB（311nm）和UVA1治疗早期MF有效。

（2）放疗：浅层X线对MF早期皮疹有暂时效果。小量电子束照射对早期皮损有效，可促之缓解3～14年。Maingon等回顾性分析45例MF患者，在疾病进展期对其进行全身皮肤电子束照射（TSEB）和光子束联合治疗，TSEB照射深度3～5mm，总剂量24～30Gy，每周3～4次。23例厚斑块或肿瘤期患者先后接受TSEB和⁶⁰Co光子束照射。22例弥漫性红皮病、Sézary综合征、伴有淋巴结或内脏受累的患者首先采用25MeV光子束照射，连续10日，第1个疗程总剂量为1.25Gy，随后接受TSEB，4～6周后接受第2个疗程光子束照射，总剂量为1.25Gy，3个月全身累积照射剂量为2.5～3Gy。平均随访时间为111个月（18～244个月）。

（3）全身疗法

1）化疗：CHOP方案（环磷酰胺、柔比霉素或阿霉素、长春新碱、泼尼松），CHOP方案联合其他方法可达到很高的临床缓解率，但缓解期短，且复发的斑片或斑块对治疗不敏感，需要结合PUVA或局部外用氮芥治疗。其可用于淋巴结、内脏受累难以控制的进展期皮肤肿瘤。

2）免疫疗法：目前常用的免疫调节剂是IFN-α，一般给予(3×9)×10⁷单位每周3次皮下注射，不良反应轻微，包括流感样症状、毛发脱落、恶心、抑郁和骨髓抑制。

3）维A酸类药物：异维A酸、阿维A、阿维

A酯和贝扎罗汀治疗MF的总有效率和完全缓解率与IFN-α等同。

4）靶向治疗：①伏立诺他、罗米地辛、贝利司他，是组蛋白去乙酰化酶抑制剂（HDACi），HDACi通过抑制组蛋白去乙酰化而使CTCL细胞生长停滞、凋亡，这三种HDACi均已获得美国FDA批准用于CTCL，西达本胺为中国自研的HDACi。②莫格利珠单抗（mogamulizumab），是CC趋化因子受体4（CCR4）单抗。CCR4在恶性T细胞中持续表达，莫格利珠单抗选择性结合CCR4，增强抗体依赖的细胞毒作用。③维布妥昔单抗（brentuximab vedotin），与CD30⁺细胞结合，并与细胞毒性分子——甲基澳瑞他汀E连接。

5）雷公藤总苷：10～20mg，每日3次，1个月为1个疗程。疗程控制后应减量或间歇给药。本品能抑制体液免疫和细胞免疫反应，并具有较强的抗炎作用，能抑制炎症、拮抗炎症介质释放及炎症反应。用药期间，应定期检查血尿常规及肝肾功能。老年患者应减量。

2. 中医药治疗

分期辨证论治：

（1）红斑期（湿疹期）：用疏风止痒、除湿解瘀法。方选全虫6g，皂刺12g，猪牙皂角6g，刺蒺藜15g，炒槐花15g，炒枳壳10g，苦参10g，荆芥10g，蝉蜕3g，威灵仙15g；或除湿胃苓汤：苍术6g，厚朴6g，陈皮10g，滑石块12g，炒白术10g，猪苓12g，炒黄柏12g，肉桂3g，炙甘草10g。

（2）斑块期（浸润期）：用除湿活血散瘀法。方选活血除湿汤：茯苓30g，白术10g，车前子10g，丹参12g，桃仁10g，红花10g，当归10g，甘草10g；或活血化瘀丸：川芎10g，当归15g，桃仁10g，红花10g，桔梗10g，五灵脂15g，共研细末炼蜜为丸，每丸9g，日服2次，每次1～2丸。

（3）肿瘤期：用软坚消肿法。服小金丹：白胶香45g，草乌（甘草、银花水炙）45g，五灵脂（醋炙）45g，地龙45g，木鳖子（去皮）45g，乳香（醋炙）22.5g，没药（醋炙）22.5g，当归22.5g，香墨2g，以上各味共为细末过箩，每300g细粉兑研麝香10g，研细和面粉100g打糊为丸，每丸0.6g，每服3丸，日1～2次。

（四）循证治疗步序

蕈样肉芽肿和 Sézary 综合征的循证治疗步序见表52-25。推荐治疗所依据的皮肤 T 淋巴瘤分期：1期，皮肤斑块较少（1A）或多于10%的皮肤（1B）；

2期，同一期且伴非恶性淋巴结病（2A）或非恶性皮肤肿瘤（2B）；3期，皮肤红皮肤病性 MF；4期，恶性浸润性淋巴结病（4A）或恶性浸润性内脏淋巴结病（4B）。

表52-25　蕈样肉芽肿（MF）和 Sézary 综合征（SS）的循证治疗步序

项目	内容	证据强度
一线治疗	早期 MF：Ⅰ～ⅡA（斑点／斑块性皮肤病）	
	外用皮质类固醇激素／外用苯丁酸氮芥	B
	光疗法（NB-UVB）	D
	晚期 MF 或 SS：ⅡB～ⅣB（肿瘤，红皮病，皮外病）	
	口服贝沙罗汀（或其他类维 A 酸）	B（D）
	NB-UVB 或 PUVA±干扰素	B
	NB-UVB 或 PUVA±类维 A 酸／甲氨蝶呤	D
	EPC（如有血液病）±干扰素	B
	苯妥昔单抗（尤其皮肤肿瘤，淋巴结病）	B
	莫格利珠单抗（尤其高血压 SS）	B
	TSEB±全身治疗	B
二线治疗	早期 MF：Ⅰ～ⅡA（斑点／斑块性皮肤病）	
	外用贝沙罗汀或其他维 A 酸（他沙罗汀）	B（D）
	外用咪喹莫特	C
	PUVA	D
	小剂量 TSEB	B
	口服贝沙罗汀（或其他维 A 酸，如阿维 A 酸、异维 A 酸）	B（D）
	甲氨蝶呤	D
	NB-UVB 或 PUVA+ 干扰素	B
	NB-UVB 或 PUVA+ 类维 A 酸	D
	晚期 MF 或 SS：ⅡB～ⅣB（肿瘤，红皮病，皮外病）	
	系统性类维 A 酸＋干扰素／罗米地辛	B
	伏立诺他／普拉曲沙	B
	阿霉素脂质体（尤其皮肤肿瘤，淋巴结病）	B
三线治疗	早期 MF：Ⅰ～ⅡA（斑点／斑块性皮肤病）	
	苯妥昔单抗／莫格利珠单抗	B
	伏立诺他／罗米地辛	B
	晚期 MF 或 SS：ⅡB～ⅣB（肿瘤，红皮病，皮外病）	
	帕姆单抗	B
	阿仑单抗（尤其血液病）	C
	吉西他滨	B
	联合化疗（尤其是移植的桥梁）	D
	考虑异基因造血干细胞移植	B

（五）治疗评价

随机研究发现，早期 MF 患者系统联合化疗与仅用皮肤靶向治疗相比较，患者生存期并无延长。因此，治疗强调结合病情分期、患者全身情况而定。

1. 外用糖皮质激素　Zackheim 曾报道其对 TNM 分期为 T1 期患者的完全缓解率为63%，有效率为94%，对 T2 期患者的完全缓解率仅为25%，而总有效率为82%。

2. 外用氮芥　10mg 盐酸氮芥溶于 60ml 生理盐水中，用毛刷涂搽全身（外阴部皮肤除外），每日外用，常需数月或更长，直至全部皮疹消退。这种疗法对 I A 期患者的完全有效率为 80%，I B 期患者为 68%，Ⅱ A 期患者为 61%，Ⅱ B 期患者为 49%，Ⅲ 期患者为 60%，约 10% 的患者病情可持续缓解超过 8 年。氮芥治疗的主要不良反应是皮肤过敏，且约半数患者停药后会复发，但对再次使用氮芥仍然有效。已证实局部用氮芥是治疗无淋巴结侵犯的斑片期或斑块期蕈样肉芽肿的主要手段。

3. 外用卡莫司汀（卡氮芥，BCNU）　患者对 BCNU 的耐受性优于氮芥，接触性过敏少见且起效较快。治疗期间应每月监测全血细胞计数（CBC），低浓度用药时，有不到 10% 的患者出现骨髓抑制。I A～Ⅱ A 期患者 55%～86% 可以缓解，疗程总量不超过 600mg。

4. 单独或联合应用 UVA 或 UVB 光疗和光化学治疗　对早期和进展期 MF 均有效。全身皮肤电子束照射适用于进展期和红皮病型 MF。外用氮芥或卡莫司汀化疗对早期 MF 疗效较好。Hofer 等应用 311nm 窄谱 UVB 治疗 20 例早期 MF，每周照射 3～4 次，连续 5～10 周。经过平均 20 次、平均累积剂量达 16.3J/cm² 治疗后，19 例皮损完全消退。

5. 体外光化学疗法（ECP）　一种提取患者循环细胞后进行体外 UVA 照射的疗法，患者治疗前服用补骨脂素。Bisaccia 等采用 ECP 治疗 37 例 (T2 期 25 例、T3 期 2 例、T4 期 10 例)MF，并随访 9 年。结果发现，5 例完全缓解，15 例部分缓解；并且对于其中难治性病例，联合应用 ECP 可显著提高病情的缓解率。Bladon 等认为，ECP 作用可能与 ECP 直接诱导 T 细胞性淋巴瘤（CTCL）淋巴细胞显著凋亡有关。

6. 系统化疗　对 MF 的系统化疗限于进展期患者，且多采用单一药物化疗。甲氨蝶呤 5～12mg/周，对 T3 期患者有效，根据 Zackhein 等报道，完全有效率为 41%，加上部分有效率 17%，总体有效率可达 58%，平均生存期达 8.4 年，69% 的患者生存期达到 5 年。低剂量的化学药物如 MTX、羟基脲、氟达拉滨和多柔比星等系统应用比较安全有效。除 CHOP 方案外，嘌呤类似物（如 2- 脱氧助间型霉素、氟达拉滨和 2- 氯脱氧腺苷、吉西他滨及阿霉素脂质体）被证明治疗进展期 MF 有效，但目前缺乏对照研究。

7. 免疫疗法　单独或联合应用 IFN、IL-2 及细胞毒性融合毒素 DAB389-2 的免疫治疗已经成功用于各期 MF 的治疗。α 干扰素和 γ 干扰素对 MF 有效，α 干扰素对 60% 的患者有肯定疗效，完全有效率可达 90%。

8. 放射治疗　Maingon 治疗 45 例 MF，结果发现，3 个月内总有效率为 75%，其中 23 例完全缓解，11 例部分缓解。临床各期总有效率分别为 T3 期 81%、T4 期 61%、N1 期 79%、N3 期为 70%。67% 的 T3 期、28% 的 T4 期、64% 的 N1 期和 41% 的 N3 期患者病情完全缓解。上述表明，进展期 MF 可以联合应用 TSEB 和光子束照射进行治疗并治愈。

9. 维 A 酸类　异维 A 酸（isotretinoin）和阿维 A 酯（etretinate）均对 MF 有效，临床有效率为 44%，剂量从约 1mg/(kg·d) 开始，如能耐受可增加到 3mg/(kg·d)。维 A 酸类对 I B 期（T2）、Ⅲ 期患者有效，对 Ⅳ A 期患者可作为姑息治疗。贝扎罗汀（商品名 Targretin）是一种合成维 A 酸，可优先与视黄醇类受体（RXR）结合，诱导肿瘤细胞凋亡，在治疗 MF 中发挥作用。

目前选择性更高和不良反应更小的新型维 A 酸类药物、具有特异性细胞毒性作用的 T 淋巴细胞和编码 MF 肿瘤抗原的 DNA 正处于 MF 的临床试验性治疗。

（六）预后

1. 单因素分析　对 115 例 MF 患者进行单因素和多因素分析。结果单因素分析显示，年龄大于 60 岁、进展期、淋巴结病变、骨髓受累、高乳酸脱氢酶、高 β_2 微球蛋白和转化为大细胞淋巴瘤等均是影响预后的重要因素。多因素分析显示，进展期、高乳酸脱氢酶、年龄大于 60 岁的患者存活时间为 2.5～3.5 年，而无这些临床指标的患者存活时间超过 13 年。因此认为，进展期、高乳酸脱氢酶、年龄大于 60 岁的患者生存率低下。

2. 病期因素　对 309 例 MF（I 期 270 例、Ⅱ 期 18 例、Ⅲ 期 18 例、Ⅳ 期 3 例）平均随访 62 个月。结果发现，患者的 10 年生存率为 75%，其中 I 期为 95%，而 Ⅲ 期仅为 40%。

3. 多因素分析 皮肤以外疾病的存在、皮肤受累的类型和程度、对初始治疗的反应与疾病活动和死亡率有关。但是在诊断后最初 10 年内，仅一小部分通常表现为活动病情的患者发生疾病恶化和死亡。

4. 皮损面积 病变局限于皮肤、皮损面积小于全身皮肤面积 10% 者预后较好，大于 10% 或伴有淋巴结及内脏受累者则预后较差。然而，蕈样肉芽肿是一种低度恶性肿瘤，自然病程可达 20 ～ 30 年。

佩吉特病样网状细胞增生症

佩吉特病样网状细胞增生症（Pagetoid reticulosis）是一种少见的亲表皮性 T 细胞淋巴瘤，临床表现与组织病理均类似佩吉特病，又称佩吉特病样蕈样肉芽肿（Pagetoid mycosis fungoides），为变异型 MF。

【临床提要】

1. 基本损害 为浸润性红斑、鳞屑性斑块，损害持久者浸润更显著（图 52-27）。后期可有肿瘤、溃疡。一般无自觉症状，破溃感染者有疼痛。

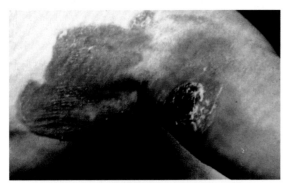

图 52-27 佩吉特病样网状细胞增生症
红斑鳞屑性斑块伴坏死和溃疡
（中国医学科学院皮肤病研究所 刘季和、章青惠赠）

2. 发病特征 本病表现为单一性损害，常位于一个肢体且具有角化的边缘，多个皮损，常倾向累及两侧掌跖。20% 的患者发病年龄为 15 岁以下。长时间不进展是典型的临床特征。

3. 临床分型 通常分为两型：①局限型，一般不累及淋巴结及内脏；②全身型，皮损播散全身，伴溃疡形成，可累及喉部与内脏。

4. 组织病理 棘层肥厚，其中有很多佩吉特样细胞浸润，尤以表皮下部为著，常多个聚集成巢，甚似 Pautrier 微脓肿。免疫组化证实瘤细胞多具有辅助性 T 细胞表型。瘤细胞内 DNA 含量异常表明为恶性细胞。真皮上部有淋巴细胞、组织细胞与少数嗜酸性粒细胞浸润。

5. 诊断 临床上有红斑、斑块，或中央有自愈倾向，也有呈疣状，可进一步做病理及免疫组化检查，本病瘤细胞为 T 细胞，核多有扭曲、深染，结合临床可以确诊。

【治疗处理】

（一）治疗原则 / 基本治疗

分清局限型和全身型及病变严重程度，采用不同方案。

佩吉特病样网状细胞增生症的基本治疗见表 52-26。

表 52-26 佩吉特病样网状细胞增生症的基本治疗

靶向治疗	阻止淋巴组织佩吉特样细胞增生和对器官组织的浸润，或去除肿瘤组织
监测发展	有部分病例仍可进展为典型的蕈样肉芽肿，故需坚持随诊
治疗选择	手术切除、放疗或系统 PUVA 治疗

（二）治疗措施

局限型者采取外科切除。放疗对单个或多发损害有一定效果。有报道用大剂量电子束照射（6000R，5 ～ 7MeV）可使皮肤损害完全消失。

局部和系统 PUVA 治疗也证明有效。

（三）治疗评价 / 预后

局部放疗或局部化疗均可取得较好的近期疗效，局限型放疗后可长期缓解，但可能局部复发。局部切除和放疗可缓解或治愈多数病例，全身型者病情进展快，多在 3 个月至 2 年内死亡。

Sézary 综合征

Sézary 综合征（Sézary syndrome，SS）的确切病因尚不明。本病是蕈样肉芽肿的白血病期或红皮病型，亦有认为属于独立的疾病或为各种淋巴瘤中的一种综合征，其特征表现为泛发性红皮病、浅表淋巴结肿大和外周血中出现异形细胞。

本病发病机制不清楚。与人嗜 T 细胞病毒（HTLV）无关。研究表明 SS 染色体异常与 MF 类似，提示它们属于同一疾病不同谱系，发病机制相同。

【临床提要】

1. 发病特征 中老年发病，本病大部分发生于 40～60 岁。

2. 皮肤损害 泛发性红皮病，伴水肿，特别是面部与小腿，呈狮面外观，病期稍长者则皮肤浸润肥厚（图 52-28、图 52-29）。

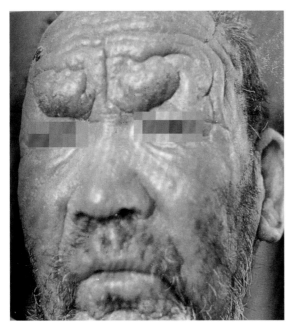

图 52-28 Sézary 综合征(面部皮肤高度浸润形成狮面外观)
（河北工程大学 姚贵申惠赠）

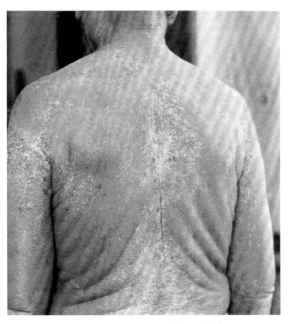

图 52-29 Sézary 综合征（背部浸润性红斑）

3. 突出症状 严重瘙痒，由于广泛瘙痒，故常伴有色素沉着。

4. 其他症状 浅表淋巴结肿大，也可有毛发脱落、甲营养不良。

5. Sézary 细胞 皮肤浸润细胞及末梢血液中可发现 Sézary 细胞。

6. 实验室检查 白细胞可升至 $30×10^9/L$，在外周血、皮损和淋巴结中可发现具有脑回状核的辅助性 T 淋巴细胞，即 Sézary 细胞。异形细胞绝对数目大于 1000，或者所占循环细胞比例高于 10% 是 Sézary 综合征的诊断标准。

【诊断与鉴别诊断】

1. 诊断 本病需要结合临床与病理才能确诊，特别是在周围血内能找到较多的有相对特征的 Sézary 细胞（一般应在 10% 以上），对诊断有一定的意义。Sézary 综合征中，浸润的 T 细胞有 Th2 表型，并产生 Th2 细胞因子。

2. 鉴别诊断 Sézary 综合征的红皮病必须与慢性淋巴细胞白血病、银屑病、特应性皮炎、光化性皮炎、脂溢性皮炎、接触性皮炎、药物反应和毛发红糠疹鉴别。

【治疗处理】

（一）治疗原则

SS 系白血病型 CTCL，必须系统治疗。PUVA 或外用糖皮质激素为辅助治疗。治疗与蕈样肉芽肿基本一致，具体如下：①早期一般采用对症治疗；②放疗；③晚期患者才考虑化疗。

（二）基本治疗

Sézary 综合征的基本治疗见表 52-27。

表 52-27 Sézary 综合征的基本治疗

靶向治疗	抑制异形细胞尤其 Sézary 细胞的发生和增殖，抑制淋巴结和皮肤的 T 淋巴细胞浸润及其炎症反应
局部治疗	早期：0.02%～0.05% 氮芥生理盐水、PUVA/ 糖皮质激素
放疗	电子束、X 射线、β 射线、放射性核素，以及体外光化学疗法

续表

系统治疗	苯丁酸氮芥＋糖皮质激素或环磷酰胺、甲氨蝶呤、CHOP
全身化疗（晚期）免疫疗法	增强免疫剂：α干扰素、雷公藤贝扎罗汀、抗CD52抗体治疗
其他	骨髓移植及干细胞移植
中医药治疗	清热解毒，扶正培本

（三）治疗措施

1.常用治疗方法 免疫疗法及电子束照射是目前常用方法，氮芥外用对有些病例能获得缓解。

2.中西医结合治疗 国内多采用中西医结合治疗。中医以清热解毒与扶正培本治法为主，中药雷公藤制剂对本病有一定的近期效果。

3.全身化疗 适用于晚期患者，以苯丁酸氮芥（瘤可宁）合并糖皮质激素治疗较佳，前者成人剂量为每日2mg，后者开始剂量每日以泼尼松40mg为宜，待病情缓解后逐渐减至维持量。如使用环磷酰胺，每日需口服2～3mg/kg，维持量为50～100mg/d。CHOP方案（见蕈样肉芽肿）亦可选用。

4.糖皮质激素 如单独使用糖皮质激素，每日需用50～80mg泼尼松减轻瘙痒，但此剂量过大，容易出现不良反应。

5.瘙痒的处理 瘙痒是本病带来的最大痛苦，一般疗法不能控制时，电子束照射可以减轻瘙痒，全身每次照射300～400rad，持续6周至6个月，总量可达1200～1800rad。

6.其他疗法 光置换疗法、α干扰素、维A酸、贝扎罗汀可选用。

（四）循证治疗步序

循证治疗步序见表52-25。

（五）治疗评价

Sézary综合征治疗困难，早期患者如治疗合理，可以获得多年缓解，或用药物控制，维持病情缓解。晚期发展阶段化疗药物包括苯丁酸氮芥等疗效并不满意。

小剂量甲氨蝶呤对约50%的患者有效，一般生存期为101个月，表明此法可延长寿命；光免疫疗法与其他方法联合对部分患者有效，但平均存活期仅为39～60个月。然而，在Heald和Fraser

Andrews等进行的试验中，光免疫疗法治疗Sézary综合征并不能延长生存期。CHOP或类似CHOP的方案疗Sézary综合征疗效好，但缓解期短。

（六）预后

Sézary综合征平均生存期为5年，虽然有剧痒，但一般健康状况良好，可维持数年。本病到晚期健康状况才明显下降。死亡原因或由于并发症，或发展为蕈样肉芽肿肿瘤期，或转变为霍奇金淋巴瘤，其他淋巴瘤或白血病。

淋巴瘤样丘疹病

淋巴瘤样丘疹病（lymphomatoid papulosis，LYP）最初被认为是一种自愈性周期性发作的丘疹性损害，组织学表现为恶性，而临床表现为良性。现已发现少数患者可发展为蕈样肉芽肿及霍奇金淋巴瘤或非霍奇金淋巴瘤。

【临床表现】

1.皮肤损害 受累患者成批出现丘疹性损害，主要累及躯干部，皮损可于数日内变大，并在其中心部位出现溃疡、坏死。皮损和病程与急性痘疮样苔藓样糠疹很相似（图52-30）。皮疹数目平

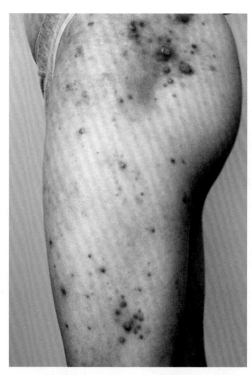

图52-30 淋巴瘤样丘疹病
（广州中医药大学金沙洲医院 陈忠业惠赠）

均为 10 ～ 20 个，亦可超过 100 个，愈合较慢，遗留萎缩性瘢痕，但每隔数月可在无明显诱因的条件下再发。

2. 组织病理　淋巴瘤样丘疹病在组织学上可分为 A、B 两个亚型，在 A 亚型中以体积大，且异型较显著的 CD30⁺ 细胞为主，而 B 亚型则以体积较小、具有脑回状核的异型淋巴细胞为主。

【诊断与鉴别诊断】

1. 诊断　确诊有赖于组织学检查。真皮的浸润呈楔形、斑片状和血管周围分布。真皮小血管可出现纤维素沉积，偶见淋巴细胞性血管炎。真皮浸润细胞包括淋巴细胞、嗜酸性粒细胞、中性粒细胞和大单核细胞。可见异形的大小不一的淋巴样细胞，占浸润细胞总数的 50%。组织学损害分为 A 型和 B 型。

2. 鉴别诊断　需要与本病鉴别的疾病有急性痘疮样苔藓样糠疹、浸润期 MF、坏死性血管炎、皮肤霍奇金淋巴瘤、节肢动物叮咬反应、原发性皮肤 CD30⁺ 大细胞淋巴瘤（PCCD30⁺-LCL）。

【治疗处理】

（一）治疗原则

有学者认为治疗可能无必要，没有证据表明治疗淋巴瘤样丘疹病可阻止其发展为继发性淋巴瘤，因此只有中等程度症状的患者才需治疗，且选择治疗时必须利大于弊。

（二）基本治疗

淋巴瘤样丘疹病的基本治疗见表 52-28。

表 52-28　淋巴瘤样丘疹病的基本治疗

靶向治疗	抑制 T 淋巴细胞增生和淋巴细胞浸润，阻止本病向 MF、霍奇金淋巴瘤、原发性皮肤 CD3⁺ 大细胞淋巴瘤或其他淋巴瘤发展
局部治疗	糖皮质激素、贝沙罗汀、氮芥、PUVA、电子束、卡莫司汀（BCNU）、放疗、手术切除
系统治疗	甲氨蝶呤、环磷酰胺、苯丁酸氮芥、氨苯砜、贝沙罗汀、卡莫司汀（BCNU）、PUVA

（三）治疗措施

1. 轻型病例　Bekkenk 等研究认为对皮损相对

较少及无瘢痕的患者无须进行过激的治疗。或外用强效糖皮质激素对部分儿童病例有效。外用卡莫司汀（BCNU）10mg/d，连用 4 ～ 17 周，可以抑制皮损发展且无骨髓抑制作用。

2. 较重病例　外用糖皮质激素、PUVA 或电子束治疗可防止新皮损发生，也有报道称小剂量环磷酰胺、苯丁酸氮芥、甲氨蝶呤（每周 5 ～ 20mg）及氨苯砜对预防皮损反复发作有一定疗效。此外，由于本病可能发展为蕈样肉芽肿或霍奇金淋巴瘤，故应进行长期随访。

（四）循证治疗步序

淋巴瘤样丘疹病的循证治疗步序见表 52-29。

表 52-29　淋巴瘤样丘疹病的循证治疗步序

项目	内容	证据强度
一线治疗	非必要性治疗 / 补骨脂素紫外线 A（PUVA）	B
	小剂量甲氨蝶呤	B
	局部皮质类固醇	E
二线治疗	外用甲氯拉明（氮芥）	B
	外用卡莫司汀 / 贝沙罗汀	C
三线治疗	口服贝沙罗汀 / 重组干扰素	C
	准分子激光 / 放疗 / 外用甲氨蝶呤 / 咪喹莫特乳膏	E
	布伦特西单抗维多丁	B

（五）治疗评价

1. 甲氨蝶呤（MTX）治疗回顾　Vonderheid 等对 20 年来以 MTX 治疗的 45 例淋巴瘤样丘疹病、CD30⁺ 淋巴瘤患者行回顾性研究发现，在 4 周内有效剂量为每周 15 ～ 20mg。肌内注射较口服似有稍好的效果，维持剂量给药间隔为 10 ～ 14 日，但有 29% 伴发真菌感染，需采用其他治疗方法，但效果较 MTX 可能差一些，淋巴瘤样丘疹病及 CD30⁺ 淋巴瘤治疗反应相似，疗效降低，有 3 例患者对 MTX 抵抗，剂量及用药周期的改变可致复发，可因突然停药使患者病情恶化。

2. MTX 疗效最佳　在所有全身抗肿瘤药物中，甲氨蝶呤疗效最为可靠，90% 的患者症状有显著改善，每周用药剂量近似于银屑病，通常为每周 15 ～ 20mg，部分病例需要更大剂量，症状改善较快。部分可获得长期的缓解。

（六）预后

本病通常于成年后首次发作，以后反复发作，病程慢性迁延，最长可达 40 年，部分儿童患者皮损较局限，而且可逐渐缓解。

皮肤 B 细胞淋巴瘤

皮肤 B 细胞淋巴瘤（cutaneous B-cell lymphomas，CBCL）为瘤性增生的 B 淋巴细胞浸润至皮肤。

皮肤 B 细胞淋巴瘤是一组来源于皮肤的、没有内脏累及的、在不同阶段分化的 B 淋巴细胞恶性增殖性肿瘤。该组疾病也包括皮肤以外器官（通常是淋巴结）的 B 细胞淋巴瘤转移到皮肤。多数是低分化的恶性肿瘤，特征是惰性临床行为和比较好的预后。

免疫组化和分子生物学技术的广泛应用，提示以往的皮肤 B 细胞假性淋巴瘤实际上是皮肤低度恶性 B 细胞淋巴瘤，世界卫生组织 - 欧洲癌症研究和治疗组织 (WHO-EORTC) 关于原发于皮肤的 B 细胞淋巴瘤的分类见表 52-30。

表 52-30　WHO-EORTC 关于原发于皮肤的 B 细胞淋巴瘤的分类

原发于皮肤边缘区 B 细胞淋巴瘤（PCMZL）
原发于皮肤滤泡中心型淋巴瘤（PCFCL）
原发于皮肤弥漫大细胞淋巴瘤，腿型（DLBLLT）
原发于皮肤弥漫大细胞淋巴瘤，其他型（临床病理介于弥漫性 PCFCL 和 DLBLLT 之间）
血管大 B 细胞淋巴瘤

【临床提要】

1. 皮肤损害　可单发或多发，为丘疹或结节、斑块和肿瘤、溃疡，表面呈蓝色、紫红色和棕红色，也可见暗红色斑丘疹（图 52-31、图 52-32）。其多位于头面、颈部、背部和下肢。

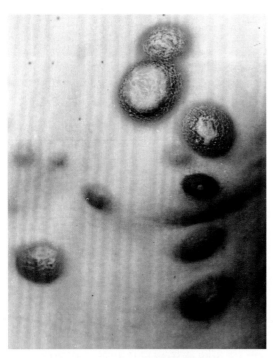

图 52-31　皮肤 B 细胞淋巴瘤（1）
（杭州市第三人民医院　诸慕兰惠赠）

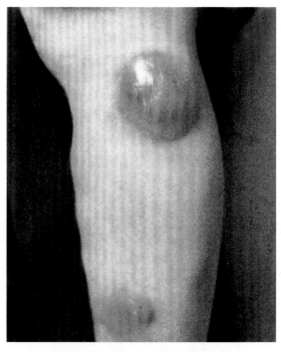

图 52-32　皮肤 B 细胞淋巴瘤（2）
外观正常的皮肤上出现结节和肿瘤（贵阳医学院　韦国仁惠赠）

2. 组织病理　早期斑片结节，浸润细胞主要在血管和附属器周围，弥漫性淋巴样聚集时，浸润达真皮全层，免疫标记"限于轻链"，表明是 B 细胞增生。

【治疗处理】

（一）治疗原则 / 基本治疗

根据皮肤 B 细胞淋巴瘤的 TNM 分期，采用相应的治疗。原发性皮肤滤泡中心细胞性淋巴瘤仅局限性扩展，极少数累及其他器官，比继发性皮肤滤泡中心细胞性淋巴瘤预后好，局部治疗效果良好。本病可采取手术、放疗或联合治疗。

（二）治疗措施

治疗措施包括：①局限性者可手术或放疗；②损害广泛或晚期者须联合治疗。

（三）治疗评价及预后

一般认为原发性 CBCL 预后良好，5 年生存率大于 90%。继发性皮肤 B 细胞淋巴瘤预后较差。因此，对任何怀疑为原发性皮肤 B 细胞淋巴瘤患者，要慎重评价和分期，以排除继发性损害。

皮肤白血病

皮肤白血病（leukemia cutis）皮损分为特异性（皮损有白血病细胞浸润）和非特异性（皮损无白血病细胞浸润）两类。

【临床提要】

1. 特异性皮损

（1）淋巴细胞性白血病：皮损可分 3 型。①肿瘤型：大多见于 B 淋巴细胞型，为结节或肿块，直径 0.1 ～ 10cm，面部结节融合可呈狮面外观。好发于面、四肢、肩、胸部。②发疹型：似二期梅毒疹。③红皮病型：大多见于 T 淋巴细胞型。

（2）粒细胞白血病：皮损少见，可见坚韧有弹性结节，色深褐，好发于躯干；绿色瘤，好发于眼眶部。

（3）单核细胞白血病：特异皮损较常见斑疹型，红斑丘疹似二期梅毒疹（图 52-33）；结节和斑块，中央可软化凹陷、坏死溃疡。

2. 非特异性皮损 为多形性，痒疹样丘疹、湿疹样、红皮病样皮疹，风团、紫癜、大疱、丘疹坏死性皮疹。

3. 诊断与鉴别 诊断依赖临床和实验室病理检查（图 52-34），需与下列一些疾病（情况）鉴别：药物反应、感染并发症（包括真菌、细菌、病毒感染）、反应性疾病（包括嗜中性皮病，如 Sweet 综合征、坏疽性脓皮病和白细胞碎裂性血管炎）。

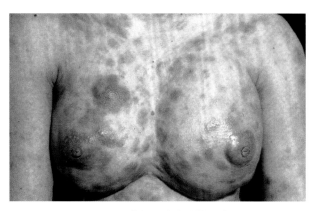

图 52-33 皮肤白血病（单核细胞型）

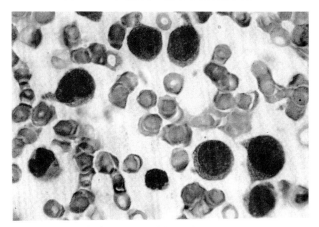

图 52-34 皮肤白血病（单核细胞型）（骨髓涂片）

【治疗处理】

（一）治疗原则

首先确定皮肤白血病是否为药物反应、感染和反应性疾病所致。基本治疗为治疗白血病，皮肤白血病与白血病治疗相同，皮损应对症处理。

（二）基本治疗

皮肤白血病的基本治疗见表 52-31。

表 52-31 皮肤白血病的基本治疗

靶向治疗	抑制骨髓极度增生，减少外周白细胞，诱导缓解期，改善临床症状
系统治疗	同急性慢性白血病的治疗，采用西医治疗或中西医结合治疗，联合化疗是诱导缓解的有效手段
防止感染	消毒病房，有感染征象者选择广谱抗生素
皮肤损害	对症处理，局部放疗、化疗，外用消炎收敛、止痒药剂
中医药治疗	去邪扶正，辨证施治

（三）治疗措施

1. 常规治疗白血病

（1）化疗：与抗肿瘤药物相似，抗白血病药物可分为烷化剂、抗代谢类、蒽环类（抗生素）、生物碱类、激素类及其他，共计六类。细胞动力学的进展对白血病化疗方案有重要指导意义。临床上多以作用于不同周期的化疗药物联合应用，从而增强药物的协同作用。

（2）分期治疗：诱导缓解，缓解后治疗复发与难治性疾病。

2. 皮肤损害 特异性皮损可用 X 线和局部化疗，如可用 ^{32}P 敷贴，亦可用 X 线照射。非特异性皮损应对症处理。

（四）治疗评价及预后

预后取决于白血病的控制。急性白血病患者如不治疗，常迅速死亡，目前治疗手段只能延长其生存期。慢性粒细胞白血病及慢性淋巴细胞白血病诊断后平均生存期约 40 个月；在生存 10 年以上的患者中，慢性淋巴细胞白血病较慢性粒细胞白血病者少见。

（吴志华　路　涛　吴　玮　叶巧园　麦镜明）

第三篇

皮肤科治疗药物学

第一节　糖皮质激素类药物

肾上腺皮质激素分为 3 种：①糖皮质激素，以氢化可的松（皮质醇）和可的松（肾上腺皮质激素）为代表，主要作用是调节糖类、脂肪和蛋白质代谢。②盐皮质激素，以醛固酮为代表，主要调节水盐代谢。③性激素，主要分泌脱氢表雄酮（DHEA），每日分泌约 20mg。其次为少量雄烯二酮和睾酮，前者作用弱。

根据糖皮质激素对下丘脑 - 垂体 - 肾上腺（HPA）轴的作用及抗炎效价，可将全身应用的糖皮质激素分为低效、中效和高效。常用的糖皮质激素制剂见表 53-1。

表 53-1　常用糖皮质激素剂量的换算、作用、半衰期及效能

药物	等效剂量（mg）	糖皮质激素作用*	抗炎效价*	钠潴留作用*	血浆近似半衰期（分钟）	生物学半衰期（小时）
低效						
氢化可的松	20	1	1.0	> 2	90	8 ~ 12
可的松	25	0.8	2	8 ~ 12	30	8 ~ 36
中效						
泼尼松	5	4	3.5	1	60	12 ~ 36
泼尼松龙	5	4	4.0	1	200	12 ~ 36
甲泼尼龙	4	5	5.0	0	180	12 ~ 36
曲安西龙	4	5	5.0	0	300	12 ~ 36
高效						
倍他米松	0.6	25	30.0	0	100 ~ 300	36 ~ 54
地塞米松	0.75	25	30.0	0	100 ~ 300	36 ~ 54

注：糖皮质激素的疗程和剂量应根据疾病种类、病情轻重、治疗效果和个体差异而有所不同，一般将疗程分为阶段性。* 为粗略估计，无单位。

（一）短、中、长程疗法

1. 短程用药（不超过 1 个月）　用较大剂量在较短的时间内治疗较严重的、急性、一过性皮肤病，如急性荨麻疹、血管性水肿伴喉头水肿、心脏症状或胃肠道症状等，可选用氢化可的松、地塞米松等。

2. 中程用药（2 ～ 3 个月）　可分为治疗和减量阶段，适用于病程较长、伴多器官受累、皮损广泛且严重的皮肤病，如某些剥脱性皮炎、变应性皮肤血管炎、急性风湿热等，常选用泼尼松等。

3. 长程用药（6 个月以上）　适用于反复发作、累及多器官、严重的需长期治疗的皮肤病，如天疱疮、系统性红斑狼疮、皮肌炎、类风湿关节炎、肾病综合征、血小板减少性紫癜等。一般选用泼尼松。

长程用药可分为治疗、减量和维持 3 个阶段。①治疗阶段：用量要足，以期产生预期的疗效。以泼尼松为例，病情轻者用小剂量（20 ～ 30mg/d），或中等剂量（40 ～ 80mg/d），重者用大剂量（100 ～ 200mg/d）。当病情得到控制，或者慢性病的临床表现有一定程度缓解，或加用了非甾体抗炎药和激素助减剂（如细胞毒性药）使病情控制，或出现糖皮质激素的严重毒副作用而不得不减量时，可考虑转入减量阶段。②减量阶段：对于病程短、临床症状容易控制者，减药速度可以快一些，每 3 ～ 5 日减量 1 次，每次按 20% 递减；如病程长、临床症状难以控制，减药速度宜慢，每 7 ～ 10 日减量 1 次，每次减 10%。减量过程中如出现病情反复，则应重新加大剂量至病情控制，再度稳定后再逐渐减量，而且减药速度应比原来慢。③维持阶段：当糖皮质激素减至很小剂量（如泼尼松 5 ～ 10mg/d），可维持很长时期（数月至 1 ～ 2 年）。如维持量已很小（如泼尼松 5mg/d），可考虑停药。病情长期稳定，从维持量减量直到停药，速度要慢，每次递减量要小，视病情，以每月减少约 0.75mg 的速度减量，有的患者可直至完全停用。

（二）常用几种给药方法

1. 分次给药疗法　将一日剂量平均分 3 ～ 4 次给药，用于治疗各种皮肤病，特别是皮肤科重症、系统性红斑狼疮和天疱疮常采用本法，效果最好，

但可能造成的毒副作用也最大。

2. 一次给药法　将每日总药量于早晨 6：00 ～ 8：00 时一次给予。通常使用半衰期短的泼尼松。早晨机体分泌糖皮质激素水平最高，此时给药对 HPA 轴功能的抑制作用比午后给药小 2 倍多，也优于平均分 3 ～ 4 次给药。

3. 不等量二次给药法　将一日剂量分两次给药，第一次用全量的 3/4，于早晨 8：00 给药，第二次用全量的 1/4，于 15：30 给药。研究表明，不等量二次给药法效果好，不良反应也小。

4. 隔日疗法　将 2 日的药量并为 1 次，于隔日早晨 6：00 ～ 8：00 给予，能更有效地减少毒副作用和对 HPA 轴功能的抑制。隔日疗法只适于半衰期短的糖皮质激素，如泼尼松。半衰期长者难以达到隔日给药的预期效果。另外，开始采用隔日给药法时，停药当日仍应给予一定剂量的激素，逐渐减少，最终过渡到完全隔日给药。由多次给药法改为隔日给药时，应先采用早晨一次给药，再逐渐换成隔日给药法。

（三）糖皮质激素冲击疗法

1. 作用　糖皮质激素大剂量冲击疗法能抑制粒细胞聚集和 T 细胞表面白细胞介素 -2 受体表达，并能长期抑制 NK 细胞活性。

2. 适应证　此疗法主要用于抢救危重症患者，如过敏性休克、感染性休克、系统性红斑狼疮伴脑损害或严重肾脏损害患者，以求迅速控制病情。常规糖皮质激素治疗效果不佳的皮肤病，如系统性红斑狼疮、皮肌炎、结节性多动脉炎、寻常型天疱疮、大疱性类天疱疮、顽固性坏疽性脓皮病、角层下脓疱病、重症多形红斑、中毒性表皮坏死松解症等，也可采用。

3. 方法　甲泼尼龙琥珀酸钠 0.5 ～ 1g 加入 5% 葡萄糖溶液 150ml 静脉滴注，滴注时间应在 1 小时以上，勿与利尿剂合用，每日 1 次，连续 3 ～ 5 日。也可用地塞米松（150 ～ 300mg/d）静脉滴注。冲击疗法结束后，可直接停药或口服小于原剂量的泼尼松。

4. 监护　一般冲击疗法不良反应较少，但有引起过敏反应、癫痫、急性精神病和心搏骤停的报道，因此应密切进行心脏监护和监测电解质。肾功能不全及电解质紊乱者禁用。

（四）适应证

除了替代治疗外，糖皮质激素主要用于严重全身感染或炎症、自身免疫性疾病、器官移植排斥反应和过敏反应、抗休克、血液病、某些肿瘤等，以及内分泌疾病、支气管哮喘、风湿热、心肌梗死后综合征、溃疡性结肠炎、重型肝炎、肾病综合征、自身免疫性溶血性贫血、原发性血小板减少性紫癜、淋巴瘤、系统性红斑狼疮、类风湿关节炎、吉兰-巴雷综合征、视神经炎、血清病、颅内高压和急性脑水肿等。

糖皮质激素在皮肤科疾病治疗中也十分重要，主要用于治疗急性和严重的自限性皮肤病、危及生命的变应性或过敏性反应、严重的或泛发性自身免疫性皮肤病和血管性皮肤病，以及某些严重的皮肤病，详见表53-2。

表 53-2　全身性应用糖皮质激素的皮肤科适应证

常见皮肤病：过敏性休克和血管性水肿、重型药疹、严重的蜜蜂或黄蜂蜇伤

结缔组织病：红斑狼疮（所有亚型），皮肌炎，混合性结缔组织病，复发性多软骨炎，嗜酸性筋膜炎

免疫性大疱性疾病：天疱疮，类天疱疮（大疱性、瘢痕性和妊娠性），获得性大疱性表皮松解症，线状 IgA 大疱性皮病

血管炎：结节性多动脉炎，Wegener 肉芽肿病，变应性血管炎

皮炎：慢性光化性皮炎，急性接触性皮炎，异位性皮炎，剥脱性皮炎型药疹

嗜中性皮肤病：Sweet 综合征，坏疽性脓皮病，白塞病，妊娠疱疹

淋巴瘤：皮肤 T 细胞和 B 细胞淋巴瘤

雄激素过多症候群（女性）：多毛症、痤疮等

其他皮肤病：泛发性扁平苔藓，结节病，急性重型荨麻疹，血管性水肿，血管瘤，脓疱型银屑病，严重痤疮（特别是囊肿性或聚合性痤疮），斑秃（特别是全秃和普秃），Reiter 病，结节性红斑（不常用），红皮病型或关节病型银屑病

有争议皮肤病：用于其他类型皮肤病如多形红斑及中毒性表皮坏死松解症

（五）不良反应及其防治

(1) 医源性肾上腺皮质功能亢进。
(2) 诱发和加重感染。
(3) 消化系统并发症。
(4) 糖皮质激素性肌病。
(5) 骨质疏松。
(6) 精神异常。
(7) 心血管系统并发症。
(8) 皮肤。
(9) 其他：各种糖皮质激素的不良反应比较见表53-3。

表 53-3　各种糖皮质激素的不良反应比较

种类	水钠潴留	排钾	高血压	精神反应	食欲增加、体重增加	消化性溃疡	紫癜	多毛	满月脸	痤疮	骨质疏松	糖尿病	感染	肾上腺皮质萎缩
可的松	++++	+++	++	+++	+++	+	+++	++	+++	++	+	+++	++	+++
氢化可的松	++	++	+	++	++	+	+++	++	++	+	++	++	++	+++
泼尼松	+	+	+	+	++	+++	+++	++	++	+	++	+++	++	+++
泼尼松龙	++	+	+	++	++	+++	+++	++	++	++	++	+++	++	+++
甲泼尼龙	+	+	+	++	++	++	+++	++	++	+	++	+++	++	+++
曲安西龙	−	++	+	++	−	+++	+++	++	++++	++	+++	+++	++	+++
地塞米松	+	+	+	++++	++++	+++	+++	++	++++	++	++++	+++	++	+++
倍他米松	+	+	+	++++	++++	+++	+++	++	++++	++	++++	+++	++	+++

（10）停药反应

1）医源性肾上腺皮质功能不全。

2）反跳现象。

第二节　性激素药物及拮抗剂

一、雄激素

丙 酸 睾 酮
（testosterone propionate）

丙酸睾酮，又称丙酸睾丸酮。

1. 药理作用　①促进组织蛋白合成；②影响大脑皮质和皮脂腺活动；③影响黑素形成。

2. 不良反应　①女性男性化改变；②月经紊乱；③皮脂腺活动亢进。

3. 适应证　临床适用于无睾症、隐睾症、男性性腺功能减退症；妇科疾病如月经过多、子宫肌瘤；老年性骨质疏松及再生障碍性贫血等；纠正皮质类固醇引起的负氮平衡；老年瘙痒症、更年期角化症、硬化萎缩性苔藓。

4. 用法　肌内注射，每次 25～50mg，2～3 日 1 次。2.5% 丙酸睾酮霜外用对硬化萎缩性苔藓有效。

5. 注意事项　①大剂量可引起女性男性化、水肿、肝损害、黄疸、头晕等；②有过敏反应者立即停药；③肝肾功能不全、前列腺癌患者及孕妇忌用；④本品局部注射可引起刺激性疼痛，长期注射吸收不良，易形成硬块，故应注意更换注射部位并避开神经走行部位。

6. 制剂　注射剂（油溶液）：每支 10mg（1ml）、25mg（1ml）、50mg（1ml）。25% 丙酸睾酮霜。

苯 丙 酸 诺 龙
（nandrolone phenylpropionate）

1. 药理作用　本品蛋白同化作用为丙酸睾酮的 12 倍，雄激素活性较低，如肌内注射，作用可维持 1～2 周。临床用于慢性消耗性疾病、骨折不易愈合和骨质疏松。

2. 适应证　同丙酸睾酮。

3. 用法　肌内注射：成人，每次 25mg，每 1～2 周 1 次。

4. 注意事项

（1）妇女使用后可有轻微男性化改变，如痤疮、多毛症、声音变粗、阴蒂肥大、闭经或月经紊乱等反应，如出现应立即停药。

（2）前列腺癌、男性乳腺癌、高血压患者及孕妇禁用。

（3）肝、肾疾病，充血性心力衰竭及前列腺增生患者慎用。

5. 制剂　注射液（油溶液）：每支 10mg（1ml）、25mg（1ml）。

达 那 唑
（danazol）

1. 药理作用

（1）本品为弱雄激素，兼有蛋白同化作用和抗孕激素作用。

（2）达那唑具有明显的纤维蛋白溶解作用。

（3）免疫调节作用：抑制淋巴细胞增生，诱导抑制性 T 细胞活化，以抑制 B 细胞的活性，直接作用于吞噬细胞，抑制 IL-1 和 IFN-α 分泌。

达那唑会增加血浆中游离睾酮比例和浓度。达那唑在肝脏中代谢，服药时高脂饮食，吸收量可能比空腹时增加 3 倍。

2. 适应证　临床主要用于治疗子宫内膜异位症，亦可用于纤维性乳腺炎、男性乳房发育、乳腺痛、痛经、腹痛、自身免疫性孕酮性皮炎等，还用于性早熟、自发性血小板减少性紫癜、网状青斑、血友病和 Christmas 病（凝血因子 IX 缺乏）、遗传性血管性水肿、胆碱能性荨麻疹、慢性荨麻疹、系统性红斑狼疮、盘状红斑狼疮等。

3. 用法

（1）遗传性血管性水肿（HAE）：达那唑能增加 C1-INH 在肝脏中的合成，使 HAE 患者的血清 C1-INH 和 C4 水平显著升高而获临床效果。达那唑能预防 HAE 患者黏膜皮肤水肿的发作，但对 HAE 急性发作的治疗无效。用法：口服，开始每次 200mg，每日 2～3 次，6～12 周后逐日下降 100～200mg，直至控制症状。

（2）慢性荨麻疹、胆碱能性荨麻疹：用于顽固的胆碱能性荨麻疹，每日 60mg。

（3）系统性红斑狼疮：雄激素能调节淋巴细胞功能而使系统性红斑狼疮症状改善，雌激素则使系统性红斑狼疮加剧。经与安慰剂对照研究，证明达那唑对轻度活动的系统性红斑狼疮有良好的临床效果。口服，每日 400～600mg。

（4）血小板减少性紫癜，口服，每次 200mg，每日 2～4 次。

（5）网状青斑：已报道低剂量对小部分网状青斑有效，原理可能是达那唑有增强纤维蛋白溶解作用。

4. 注意事项 达那唑的不良反应常较轻，且停药后可消失。

（1）雄激素性不良反应：高剂量达那唑能产生雄激素过多表现，如多毛、体重增加、声粗、脂溢性皮炎、痤疮。

（2）抗雌激素作用所致不良反应：如乳房缩小、血管舒缩症状、不规则阴道出血、性欲减退。

（3）一般不良反应：疲乏、嗜睡、头痛、兴奋和抑制、恶心、肌痉挛、皮疹（常为泛发性斑丘疹，也见多形红斑、亚急性红斑狼疮）、脱发、显微镜下血尿、水潴留致水肿和体重增加、高糖血症、

吉兰-巴雷综合征。

（4）对肝功能的影响：主要是谷丙转氨酶升高。

（5）禁忌证：妊娠和哺乳期，肝、肾、心功能严重损害，卟啉病，血栓栓塞，雄激素依赖性肿瘤，异常阴道出血。达那唑能透过胎盘屏障，可引起胎儿生殖器官等畸形，如分娩出女性假两性畸形婴儿，故孕妇禁用。

5. 制剂 胶囊剂，每粒 100mg、200mg。

司坦唑醇
（stanozolol）

1. 药理作用 司坦唑醇是人工合成的睾酮衍生物，具有抑制垂体的促性腺功能。

司坦唑醇蛋白同化作用较强，为甲睾酮的 30 倍，雄激素活性为后者的 1/4。司坦唑醇具有促进蛋白质合成、抑制蛋白质异生、降低血胆固醇和三酰甘油、促使钙磷沉积和减轻骨髓抑制等作用，而男性化不良反应甚微。

司坦唑醇口服后迅速吸收，在血浆中与蛋白高度结合，主要在肝脏中代谢，代谢产物通过胆汁排泄。由于其雄激素作用，有些学者反对使用司坦唑醇治疗绝经前妇女的遗传性血管性水肿。

雄激素作用机制、用量及合成雄激素的推荐疗法见表 53-4。

表 53-4 雄激素作用机制、用量及合成雄激素的推荐疗法

药物	皮肤科应用	作用机制	用量及推荐疗法
达那唑（未经许可的适应证）	遗传性血管性水肿（预防）	增加 C1 酯酶抑制因子的血浆水平，可能通过促进肝脏合成实现	开始每日 400～600mg，每隔 2 日减少 30% 至维持量，如每日 200mg 或隔日 200mg，也可在拔牙前预防性地应用 200mg
司坦唑醇	遗传性血管性水肿（预防）	见上	开始每日 2.5～10mg，减至隔日 2mg 维持，或每周 3 次，每次 2.5mg。可每隔 2 周或 3 周肌内注射 50mg，长期使用仅限于严重发作病例，不能用于绝经前妇女，除非有生命危险时，这归因于雄激素的不良反应
	白塞病血管表现	溶解纤维蛋白性能	每日 10mg

2. 适应证 本品可用于遗传性血管性水肿、白塞病。司坦唑醇可通过减少纤维蛋白原增强天然纤维蛋白溶解作用。有研究已表明，司坦唑醇对雷诺现象治疗有效，已报道辅助治疗能缓解难

以控制的慢性荨麻疹。

3. 用法 口服，成人每次 2mg，每日 2～3 次，儿童每日 1～4mg，分 1～3 次服。

4. 制剂 片剂，每片 2mg。

5. 注意事项　儿童和青少年长期使用可能导致骨骺过早闭合。

6. 禁忌证　①妊娠和哺乳期（无证据表明其在乳汁中有排泄）；②男性乳腺癌及与女性相关的高钙血症；③卟啉病；④如出现痤疮等男性化反应，应停药；⑤严重肝病、心脏病、前列腺增生、前列腺癌患者及孕妇禁用。

二、雄激素拮抗剂

雄激素拮抗剂是用于阻断雄激素作用的化合物。

1. 分类　雄激素拮抗剂包括以下几种药物。

（1）甾体雄激素拮抗剂：螺内酯、醋酸环丙孕酮。

（2）非甾体雄激素拮抗剂：氟他胺。H_2 受体拮抗剂西咪替丁是一种弱雄激素拮抗剂。醋酸环丙孕酮和氟他胺是最有效的雄激素拮抗剂。

（3）其他有抗雄激素作用的药物：包括糖皮质激素，如泼尼松龙、地塞米松，其可抑制肾上腺分泌雄激素，特别是夜间给药时。西咪替丁由于竞争性抑制二氢睾酮与外周雄激素受体结合，具有弱的抗雄激素作用。促性腺激素释放激素（GnRH）可增强剂抑制垂体促性腺激素释放，是最有效的睾酮抑制剂。

2. 作用模型

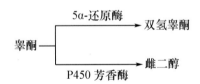

雄激素在外周靶细胞中有 4 种代谢途径。

口服避孕药可抑制卵巢分泌雄激素。已报道这些药物对治疗皮肤病有用。

非 那 雄 胺
［finasteride（保列治，trocar）］

1. 药理作用　本品是一种 4-氮甾体激素化合物，是一类 5α-还原酶特异性抑制剂。5α-还原酶能将睾酮代谢为更强效的雄激素双氢睾酮，双氢睾酮是前列腺生长所依赖的物质。本品可抑制双氢睾酮合成而使前列腺消肿。

2. 适应证　美国 FDA 批准其可用于治疗男性型脱发、前列腺增生。

3. 用法　口服 1mg 非那雄胺，24 小时后，血清双氢睾酮浓度下降 65%。用此药曾成功地治疗妇女多毛症，口服，每次 1mg，每日 1 次，可长期服用。男性雄激素性脱发的推荐剂量是 1mg/d。治疗 4 个月后才可能有反应，然而在有些病例，要治疗 12 个月或更长时间才显效。

用非那雄胺治疗 2 年后，约 2/3 的男性头皮覆盖已改善，约 1/3 的男性头皮覆盖没改变，约 1% 出现脱发。如果停止治疗，已取得的疗效将消失。它可能对年龄超过 60 岁老人的男性型脱发无治疗效果，因为与青年男性相比，年龄超过 60 岁男性体内 II 型 5α-还原酶活性已消失。已证明非那雄胺对绝经后女性的雄激素性脱发无效。

4. 注意事项　不良反应有乳房增大和压痛，偶见性功能障碍、阳痿，偶有皮疹、口唇肿胀等过敏反应。儿童、孕妇及哺乳期妇女禁用。

5. 制剂　片剂，1mg，或片剂，5mg，用于治疗前列腺增生。

螺 内 酯
（spironolactone）

螺内酯又称安体舒通、螺旋内酯固醇。

1. 药理作用

（1）本药为人工合成的抗激素型利尿剂、雄激素受体阻断剂，与醛固酮有类似的化学结构，可促进 Na^+ 和 Cl^- 排出而产生利尿作用。

（2）由于 Na^+-K^+ 交换机制受抑制，钾的排出减少。

（3）本品具有抗雄激素作用，可选择性破坏睾丸及肾上腺微粒体细胞色素 P450，从而抑制性腺产生雄激素，并能在皮肤雄激素受体处竞争性阻滞双氢睾酮的细胞受体，减少雄激素对皮脂腺的刺激。

2. 适应证　痤疮（尤其女性痤疮）、多毛症和雄激素性脱发，可减少多毛症妇女的毛囊生长率和平均直径。

3. 用法

（1）口服：成人每日 40～80mg，分 2～4 次，至少连服 5 日。小儿开始按 1～3mg/（kg·d）或按 30～90mg/m²，单次或分 2～4 次服用，连服 5 日后酌情调整剂量。最大剂量为 3～9mg/（kg·d）或 90～270mg/m²。

（2）外用：5% 的螺内酯溶液和霜剂治疗 Ⅱ 级痤疮，5% 的螺内酯凝胶可以减少皮脂分泌。

4. 注意事项

（1）长期服用可有嗜睡、困倦、头痛、皮疹、女性面部多毛、月经紊乱、乳房触痛、男性乳房发育、阳痿等，停药后即消失。

（2）因出现高血钾，故无尿、急性肾衰竭、高钾血症患者忌用。

5. 制剂 片剂：每片 20mg（微粒片，相当于普通片剂 100mg 的疗效）。胶囊剂：每粒 20mg（微粒）。螺内酯-噻嗪片：每片含螺内酯 25mg，氢氯噻嗪 25mg，每次 1 片，每日 1～2 次。

氟 他 胺
（flutamide）

氟他胺属于非甾体化合物。

1. 药物作用 本品具有抗雄激素作用，通过抑制靶组织中雄激素摄取和（或）结合而起作用。

2. 适应证 前列腺癌、多毛症。

3. 用法 多毛症，每次 250mg，每日 1～2 次，较高剂量用于前列腺癌。

4. 注意事项 妊娠期和哺乳期禁用。氟他胺由于与肝衰竭及罕见的死亡病例有关联，使用并不广泛。约有一半的报道病例在治疗中前 3 个月发生，快速停止治疗后，肝损害可逆转。

5. 制剂 胶囊剂，250mg。

己 烯 雌 酚
（diethylstilbestrol）

1. 药理作用 己烯雌酚为人工合成的非甾体雌激素，口服作用为雌二醇的 2～3 倍。主要作用：①促使女性性器官及第二性征正常发育；②抗雄激素作用。口服吸收良好，经肝缓慢灭活，代谢物随尿液和粪便排出。

2. 适应证 临床上本品用于卵巢功能不全或垂体功能异常引起的各种疾病，以及闭经、子宫发育不全、功能性子宫出血、绝经期综合征、老年性阴道炎等，也用于前列腺癌。本品有抗雄激素作用，可抑制皮脂腺活动，适用于顽固性痤疮、皮脂溢出症、老年性瘙痒症、更年期角化症。

3. 用法 月经最后 1 日开始服用，每晚 1mg，3 周为 1 个疗程。

4. 注意事项 本品可有恶心、呕吐、厌食、头痛等不良反应。长期应用可使子宫内膜过度增生而导致子宫出血与子宫肥大。肝病、肾病患者及孕妇禁用。可有早孕反应、月经紊乱、黄褐斑、男性乳房女性化。

（叶 萍 吴志华 何玉清 叶巧园）

第五十四章
影响机体免疫功能药物

影响免疫功能的药物分类：① 免疫抑制剂（immunosuppressant），能抑制免疫活性过强者的免疫反应；② 免疫调节剂（immunomodulator），能上调免疫功能低下者的免疫功能。

第一节　免疫抑制剂

1. 免疫抑制剂特点　既可抑制免疫病理反应，又干扰正常应答反应，既抑制体液免疫，又抑制细胞免疫。免疫抑制剂现已广泛用于防止器官移植的排斥反应，效果比较肯定。对自身免疫性疾病（包括自身免疫性溶血性贫血、特发性血小板减少性紫癜、类风湿关节炎、全身性红斑狼疮、肾病综合征、慢性肾小球肾炎等）的疗效，尤其是长期疗效，尚难肯定，一般可暂时缓解症状，延缓病情进展，但不能根治。

2. 免疫抑制剂的应用原则　应用免疫抑制剂时应严格掌握适应证，不宜滥用，一般应遵循以下原则。

（1）一般情况下，宜首选糖皮质激素，若疗效不好或不能耐受，可考虑合用或改用免疫抑制剂。

（2）大量应用糖皮质激素时，为避免发生严重的不良反应，可加用免疫抑制剂，以降低糖皮质激素用量。

（3）免疫抑制剂宜采用多种药物小剂量联合应用，以增强疗效、减轻不良反应。

3. 免疫抑制剂在皮肤科的应用　①自身免疫性疾病，如系统性红斑狼疮、皮肌炎、天疱疮、类天疱疮等；②血管炎类，如白塞病、Wegener肉芽肿病、坏疽性脓皮病、结节性多动脉炎等；③严重的银屑病；④红皮病；⑤其他，如毛发红糠疹、扁平苔藓、硬皮病、副银屑病、淋巴瘤样丘疹病等。

4. 不良反应　长期应用易诱发严重感染，且有可能致癌；环磷酰胺可能引起不育；孕妇应用环磷酰胺、硫嘌呤、甲氨蝶呤或泼尼松可能导致胎儿畸形。

硫唑嘌呤
(azathioprine，AZA)

1. 药理作用　系硫嘌呤（6-MP）的衍生物，在体内分解为硫嘌呤而起作用。由于免疫活性细胞在抗原刺激后的增殖期需要嘌呤类物质，此时给予嘌呤拮抗剂能抑制 DNA 合成，从而抑制淋巴细胞增殖，即阻止抗原敏感淋巴细胞转化为免疫母细胞，产生免疫抑制作用。本品能直接作用于 B 细胞，抑制其功能，并能耗竭 T 细胞，阻止淋巴细胞释放吞噬细胞制动因子，抑制局部组织炎症反应，但不能减少免疫复合物沉积。本品对 T 细胞的抑制作用较强，较小剂量即可抑制细胞免疫，抑制 B 细胞的剂量要比抑制 T 细胞的剂量大得多。

2. 适应证　本品主要用于天疱疮、类天疱疮、皮肌炎、多发性肌炎、系统性红斑狼疮、白塞病、光线性类网状细胞增多症、血管炎、慢性湿疹，还可治疗银屑病、多形红斑、暴发性痤疮、复发性多软骨炎、毛发红糠疹、硬皮病、结节病、妊娠疱疹。其对慢性肾炎及肾病综合征，疗效似不及环磷酰胺。

3. 用法　常用剂量为 2 ～ 3mg/(kg·d)，用药 12 ～ 16 周仍无效者应停药，一旦病情稳定，每周可减量 0.5mg/kg，直至最低有效维持量。在治疗自身免疫性疾病（如系统性红斑狼疮、多发性肌炎/皮肌炎、天疱疮和类天疱疮）时，可作为糖皮质激素的助减剂。

4. 口服　每日 1 ～ 5mg/kg，一般每日 100mg，可连服数月。用于器官移植：每日 2 ～ 5mg/kg，维持量每日 0.5 ～ 3mg/kg。

5. 注意事项

（1）大剂量及用药过久时可有严重骨髓抑制，可导致粒细胞减少甚至再生障碍性贫血，一般在 6 ～ 10 日后出现，也可有中毒性肝炎、胰腺炎、脱发、黏膜溃疡、腹膜出血、视网膜出血、肺水肿及厌食、恶心、口腔炎等不良反应。肾功能不全患者应适当减量，肝功能损伤者禁用。

用药前应检查全血细胞计数，以后每周 1 次，共 8 次，稳定后每月 1 次，如低于正常，应减量，严重者应停药；还应检查肾功能、电解质、肝功能和尿常规，异常者减量，持续异常者停药。

1）硫唑嘌呤的毒性反应与基因多态性有关，基因变异可降低硫嘌呤甲基转移酶（thiopurine methyltransferase，TPMT）的活性并损伤解毒中间代谢产物的能力，可根据 TPMT 变异基因的检测结果调整硫唑嘌呤起始剂量。应在应用硫唑嘌呤前进行 TPMT 活性检测。硫唑嘌呤引起的骨髓抑制与低 TPMT 活性有关。

2）对未行 TPMT 活性检测者，硫唑嘌呤应该从小剂量开始，并密切监测白细胞计数，在治疗开始的 15 周内，每周监测白细胞计数，当治疗剂量固定时，可每月监测白细胞计数并每 3 ～ 4 个月监测肝功能。

（2）本品可能致畸胎，孕妇慎用，此外尚可诱发肿瘤。

（3）与别嘌醇、奥昔嘌醇或硫嘌呤合用时，应将硫唑嘌呤的剂量减少 3/4。

6. 制剂　片剂：每片 50mg 或 100mg。注射剂：每支 5mg。

环 磷 酰 胺
（cyclophosphamide，CTX）

1. 药理作用　环磷酰胺本身无细胞毒性和免疫抑制作用，但在肝微粒体细胞色素 P450 酶作用下，其在体内形成活性产物（4-羟基环磷酰胺和醛磷酰胺）后，与胞核发生交联而损伤 DNA，产生细胞毒性作用。环磷酰胺有明显的免疫抑制作用，特别是抑制体液免疫，即主要影响 B 细胞增殖。环磷酰胺口服易吸收，在肝脏经肝微粒酶催化形成一些活性代谢物，环磷酰胺原形和代谢产物一并随尿液排出。其代谢产物中的丙烯醛被认为有膀胱毒性。

2. 适应证　环磷酰胺主要用于治疗恶性血液病和实体恶性肿瘤，恶性肿瘤是其唯一适应证。环磷酰胺在皮肤科被较为广泛应用，但都未正式批准。

（1）血管炎：严重的系统性血管炎、Wegener 肉芽肿病、淋巴瘤样肉芽肿病、类风湿血管炎、结节性多动脉炎和其他坏死性血管炎。

（2）结缔组织病：难治性盘状红斑狼疮、急性或亚急性红斑狼疮、顽固性皮肌炎、多发性肌炎和复发性多软骨炎。

（3）免疫性大疱病：天疱疮、顽固性大疱性类天疱疮和瘢痕性类天疱疮，早期应用环磷酰胺可延长缓解期。

（4）其他：坏疽性脓皮病、白塞病、硬化性黏液水肿、黏液水肿性苔藓、朗格汉斯细胞组织细胞增生症、多中心网状组织细胞增多症、组织细胞吞噬性脂膜炎。

3. 用法

（1）口服每日 0.5 ～ 1.0mg/kg，或相当于每周 2 ～ 6mg/kg（50 ～ 100mg/d）。

采用不同的具体用法，如每日、每周或每月冲击疗法。环磷酰胺常与泼尼松龙联用，应早晨给药，有利于药物的平稳规律吸收和排泄。

具体剂量根据临床效果和骨髓抑制程度而定，最大剂量每日不应超过 150mg。为减少对膀胱的毒性，应大量饮水和早晨服药。可单独使用，与糖皮质激素联用可减少糖皮质激素的用量，减少其不良反应。环磷酰胺总量为 6～8g，不应超过 12g。

环磷酰胺较其他如硫唑嘌呤起效快、效力强。由于血浆中 IgG 的半衰期约 3 周，可结合血浆置换法或静脉注射免疫球蛋白治疗急性严重病例。

（2）冲击疗法：主要用于一些严重的皮肤病，如狼疮性肾炎、狼疮脑病、红斑狼疮伴再生障碍性贫血、顽固性皮肌炎 / 多发性肌炎、顽固性天疱疮、白塞病、系统性血管炎、恶性淋巴瘤等。对应用大量糖皮质激素和硫唑嘌呤治疗仍有活动的系统性红斑狼疮，采用环磷酰胺冲击治疗可有效。具体用法有以下 3 种。

1）环磷酰胺：8～12mg/kg 加入 10% 葡萄糖溶液或生理盐水中静脉滴注，连用 2 日，每 2 周 1 次，累计总量不超过 150mg/kg。初次量从 8mg/kg 开始。

2）环磷酰胺：1000mg 加入液体中静脉滴注，每 3～4 周 1 次，共 6～8 次。

3）环磷酰胺：0.5～1.0g/m²，加入 5% 葡萄糖盐水 500ml 中静脉滴注，每月 1 次，连续 3～6 次，同时合用泼尼松［0.5mg/(kg•d)］。体表面积（m²）$= \sqrt[3]{\text{体重 (kg)}^2} \times 0.1$。

以上 3 种方法滴注时间均应超过 1 小时，冲击疗法可单独使用，或与糖皮质激素或其他免疫抑制剂联用。

已建立如下治疗寻常型天疱疮的方案。

第 1 日：环磷酰胺 500mg，地塞米松 100mg 加入 5% 葡萄糖溶液静脉滴注，时间 1～2 小时。

第 2、3 日：单独使用地塞米松 100mg。

第 4～28 日：每日口服环磷酰胺 50mg。

每 28 日循环 1 个疗程直至病情缓解，再继续 6 个疗程，然后每日口服 50mg 环磷酰胺 1 年。

另外一个推荐方案：每月开始用环磷酰胺 500～1000mg/m² 体表面积加入葡萄糖生理盐水中静脉滴注，时间超过 1 小时，接着低剂量（50mg/d）口服治疗。进一步每个月冲击治疗剂量增加 100～250mg/d，用药前白细胞计数需 > 20×10⁹/L。

4. 注意事项 环磷酰胺的主要不良反应为骨髓抑制、恶心、呕吐、脱发，还可出现出血性膀胱炎、迟发性膀胱纤维化、膀胱癌、肺炎、不育、致畸。

长期服用环磷酰胺可诱导肝酶活性，因此与其他影响肝酶活性的药物（如丙米嗪、维生素 A 类、

氯喹、吩噻嗪、别嘌醇等）合用时应特别小心。糖皮质激素、西咪替丁、巴比妥类药物或酮康唑有增强环磷酰胺作用，利福平和苯妥英钠有降低环磷酰胺作用。①经常复查血常规，对粒细胞减少者应加强监护，必要时可输新鲜血或白细胞成分，白细胞低于 3×10⁹/L 时应立即停药。②冲击前静脉注射氯苯安定 1～4mg。③冲击前和冲击后 24 小时内应大量饮水或补液，摄入液量要达 3000ml，保持 24 小时尿量 > 2000ml，以防止出血性膀胱炎。④高度警惕感染征象，注意避免感染。⑤定期复查肝功能（0.5～1 个月 1 次），防止发生中毒性肝炎。⑥有肾衰竭时冲击治疗应适当减少剂量，并定期监测血尿素氮和肌酐（0.5～1 个月 1 次）。⑦治疗期间，每月做尿常规，治疗后由于延长疗程，患膀胱癌的风险增加，推荐每 6 个月复查尿常规，维持终身。⑧对该药过敏者、妊娠期与哺乳期妇女禁用。

5. 制剂 注射剂：100mg、200mg；片剂：每片 50mg。

甲氨蝶呤
（methotrexate，MTX）

MTX 是皮肤科最常用的细胞毒性药物之一，1971 年美国 FDA 批准其用于治疗银屑病。

1. 药理作用 本品是一种叶酸代谢拮抗剂，在细胞内与二氢叶酸还原酶结合，抑制叶酸和二氢叶酸转变为四氢叶酸及脱氧尿嘧啶核苷甲基化成胸腺嘧啶核苷，导致 DNA 和 RNA 合成障碍，达到抗细胞增殖的目的。本品还有免疫调节和抗炎作用。

2. 适应证 银屑病（难治性、红皮病性、脓疱性和关节病性）、Reiter 病、毛发红糠疹、鱼鳞病、红皮病、角化棘皮瘤、蕈样肉芽肿、Sézary 综合征、淋巴瘤样丘疹病、寻常型天疱疮、落叶型天疱疮、皮肌炎、皮肤结节性多动脉炎、糖皮质激素耐药性结节病、急性苔藓痘疮样糠疹、类风湿性或白细胞破碎性血管炎、白塞病、Wegener 肉芽肿病、慢性荨麻疹。

3. 用法

（1）治疗银屑病常采用下列两种方案

1）每周连服 3 次法：采用该方案之前，先给予 5～10mg 试验剂量，1 周后查全血细胞计数和

肝功能，如患者能耐受，即开始治疗。第 1 周每隔 12 小时服药 1 片（2.5mg），在 36 小时内共服 3 次。第 2 周第 1 次增加 1 片。隔数周后每周增加或减少 1 片，直至获得最佳效果和最佳耐受剂量。大多数患者每周服用 15mg（即 2 片、2 片、2 片），病情即可控制，并能耐受。一旦达到满意的缓解，就每隔几周减少 1 片，直至达到维持治疗剂量，即每周 2.5～5mg。

2）单次口服或胃肠道外给药法：每周 1 次，口服 7.5～25mg 或肌内注射 7.5～25mg。在静脉注射本品前，必须大量补充水分，并碱化尿液，同时避免摄入含酸性成分的饮食，以免引起肾中毒。

美国皮肤病专家马丁比较推崇第一种方案，因其不良反应较小，而且疗效与第二种方案相当。治疗银屑病，均应根据每例患者的反应不断调整剂量。用 MTX 治疗银屑病不是要求全部损害消退，而是控制银屑病，使其回到常规的局部治疗。应用 MTX 后 24 小时内再给予适量的甲酰四氢叶酸，可对抗 MTX 的毒性，但几乎不影响其免疫抑制作用。

MTX 治疗银屑病评价：本品可用于治疗不易控制的重型银屑病，对各种变异型银屑病有较好疗效。单独系统应用治疗效果不佳的有慢性扩散型斑块型银屑病、急性脓疱性银屑病、红皮病性银屑病和需用二线药物治疗的关节病性银屑病。研究表明至少在 3/4 的治疗患者中，MTX 对重型银屑病的缓解至少达 50%。

（2）MTX 治疗其他皮肤病：作为免疫抑制剂使用时可每周服 10～15mg。①白塞病：每周 15～20mg；②多发性肌炎和皮肌炎：25～75mg 静脉注射，50 日 1 次；③淋巴细胞增生性疾病（淋巴瘤样丘疹病、Ki-1 淋巴瘤、蕈样肉芽肿）；④局限性硬皮病；⑤ MTX 与糖皮质激素联合应用可减少激素用量，主要用于多发性肌炎、皮肌炎、银屑病性关节炎和 Reiter 病；⑥对较大和涉及美容部位的角化棘皮瘤，可采用皮损内注射，每次用 12.5～25mg/ml 的 MTX 0.4～1.5ml。

治疗应旨在控制病情，而不应以完全治愈加以衡量，因为 MTX 是起效慢的药物，要 6～8 周才有明显的临床表现。

4. 注意事项

（1）肝毒性：据统计长期应用 MTX 的患者中，3%～25% 发生肝纤维化，甚至可进一步转变为肝硬化。因此，在用药前要检查肝功能，用药过程中定期监测肝功能，或总量超过 1.5g 时应做肝活检，并应禁酒和减肥。维持剂量可根据患者的反应灵活调整且应尽可能低，只要每周剂量不超过 15mg，肝细胞毒性危险就不大。

（2）骨髓抑制：长期治疗的银屑病患者 20% 以上受累，已证实的有白细胞减少症、血小板减少症及各类血细胞减少症。据报道的 1965～1995 年 MTX 治疗的银屑病患者中，死亡 26 例，骨髓抑制 22 例。白细胞和血小板减少及口腔黏膜溃疡在银屑病的治疗方案中并不常见，推迟或减少下次剂量可很快好转。本品也可引起少见的光敏反应和肝肾功能异常。

（3）消化道反应：可有恶心和不适，止吐药可减轻其不良反应。

（4）其他不良反应：有报道认为 MTX 可引起间质性肺炎、肺纤维化、肺癌及其他肿瘤，主要为鼻咽部鳞状细胞癌。

（5）致命的毒性症状：如厌食、进行性体重减轻、血性腹泻、白细胞减少、抑郁和昏迷。

（6）MTX 解毒剂：甲酰四氢叶酸（亚叶酸）是最有效的解毒剂，MTX 过量的病例，可在 12 小时内静脉注射该药，剂量最高可至 75mg，以后每 6 小时 1 次肌内注射 12mg，共给药 4 次。当 MTX 的平均剂量似已产生不良反应时，可给予甲酰四氢叶酸 6～12mg，每 6 小时肌内注射 1 次，给药 4 次。

5. 制剂　片剂：每片 2.5mg、5mg、10mg；注射剂：每瓶 5mg、10mg、25mg、100mg、1000mg。

环　孢　素
（cyclosporin）

环孢素又称环孢菌素 A（cyclosporin A，CSA），是一种选择性作用于 T 细胞的免疫抑制剂，主要用于器官移植，现已用于治疗自身免疫性疾病和一些难治性皮肤病。

1. 药理作用　CSA 的确切作用机制尚不十分明了，研究表明至少有以下几方面作用：影响 T 细胞活化的早期过程；抑制 IL-1 合成和释放，从而抑制抗原提呈细胞和辅助性 T 细胞（Th 细胞）之间的相互作用选择性抑制 Th 细胞 IL-2 基因转录、IL-2 释放和 IL-2 受体表达；阻止原始 T 细胞活化、γ 干扰素生成和活化及 T 细胞（如细胞毒性 T 细胞）的克隆性扩增；阻止细胞因子（如游走因子）所引起的吞噬聚集。CSA 对非 T 细胞依赖性抗体的产生、抑制性 T 细胞或细胞毒性 T 细胞的活化无作用（图 54-1）。

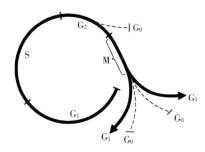

图 54-1　细胞周期图

2. 适应证

（1）银屑病：CSA 对斑块状、红皮病性、脓疱性、关节病性银屑病和银屑病性甲病变均有效，其有效程度与剂量有关。为减少潜在毒副作用，一般主张用较小剂量，初次剂量为 3～5mg/(kg·d)，慢性斑块状银屑病皮损内注射 CSA 有效。

（2）白塞病：细胞毒性药物或系统性糖皮质激素治疗无效时，用 5～10mg/(kg·d) CSA 可有效。为避免其全身毒性，应以 5mg/(kg·d) 开始，缓慢增加剂量，也可小剂量 CSA 与泼尼松 [0.2～0.4mg/(kg·d)] 联用。

（3）坏疽性脓皮病：主要用于难治性病例，剂量为 6～100mg/(kg·d)，数周内可明显改善病情，1～3 个月可完全治愈。

（4）获得性大疱性表皮松解症：单用 [6～90mg/(kg·d)]，或与糖皮质激素联用，可减少后者用量。

（5）扁平苔藓：主要用于顽固性泛发性扁平苔藓，剂量为 6mg/(kg·d)，小剂量 [1～2.5mg/(kg·d)] 也有效。糜烂性口腔扁平苔藓可外用 10% CSA 溶液。

（6）异位性皮炎：常规治疗（包括糖皮质激素）无效者，口服 CSA 2～6mg/(kg·d)，或外用 10% CSA 溶液。

（7）自身免疫性疾病：大疱性类天疱疮、寻常型天疱疮、皮肌炎、多发性肌炎和红斑狼疮对单用 CSA 治疗效果难以预测，用量为 5～10mg/(kg·d)，

一般主张较小剂量 CSA [2.5～5mg/(kg·d)] 与糖皮质激素联用，可减少后者的用量。硬皮病时即使用较小剂量 CSA，也可引起肾衰竭，尤其应注意。

（8）其他：本品可用于治疗斑秃、普秃、雄激素源性脱发、蕈样肉芽肿、Sézary 综合征、鱼鳞病、Sweet 病、复发性多软骨炎、慢性光化性皮炎，用量为 2.5mg/(kg·d)。

3. 注意事项

（1）与 CSA 发生相互作用的药物

1）引起 CSA 水平升高的药物：CSA 是在肝脏中通过细胞色素 P450 酶进行代谢的，故许多能抑制该酶活性的药物（如红霉素、唑类抗真菌药、诺氟沙星、糖皮质激素、口服避孕药、雄激素、钙通道阻滞剂、西咪替丁、达那唑等）均可引起血中 CSA 水升高。

2）引起 CSA 降低的药物：许多增高细胞色素 P450 酶活性的药物（如苯妥英钠、巴比妥、卡马西平、利福平、TMP 和磺胺二甲嘧啶等）可降低血中 CSA 水平。

3）增加 CSA 肾毒性的药物：包括利尿剂、非甾体抗炎药、氨基糖苷类抗生素、复方新诺明、两性霉素 B、美法仑。

4）其他：CSA 和洛伐他汀（lovastatin）联用可引起横纹肌溶解，CSA 可增加洋地黄的毒性。

（2）不良反应：血尿素氮、肌酐和尿酸升高，肾小球滤过率和血镁降低，高血压、高血脂、牙龈增生，恶心、呕吐、腹泻，氨基转移酶和碱性磷酸酶升高。

（3）随访评估：第 1 个月每周测血压、血尿素氮、血肌酐 1 次，以后每 2 周测血压 1 次。如肌酐高于治疗前 30%，CSA 应减量，1 个月后持续异常，应停药。每 3 个月检查 1 次全血细胞计数。

用药时应有完整的病史和全面检查（血压和体重，全血细胞计数和分类，血清电解质、尿素氮、尿酸和镁，尿液分析，肌酐清除率，肝功能）。

4. 制剂
胶囊剂：每粒胶囊 25mg、100mg；微乳化胶囊：每粒胶囊 10mg、25mg、100mg；口服液：100mg/ml（50ml）；微乳化口服液：100mg/ml（50ml）；静脉滴注浓缩液：50mg/ml（5ml）。

吗替麦考酚酯
（mycophenolate mofetil，MMF）

别名：霉酚酸酯；商品名：骁悉（cellcept）。

1. 药理作用　本品为霉酚酸（MPA）的 2- 乙基酯类衍生物，MPA 是高效、选择性、非竞争性、可逆性的次黄嘌呤单核苷酸脱氢酶（IMPDH）抑制剂，可阻断 T 细胞和 B 细胞鸟嘌呤核苷酸的经典合成，从而高选择性抑制 T 细胞和 B 细胞增殖。口服后迅速吸收并被水解为具有免疫抑制活性的 MPA，其平均生物利用度为 94%。由肾排泄，87% 以 MPAG 形式随尿液排出。故肾移植后肾功能延迟恢复的患者，无须调整剂量。

2. 适应证　对肾移植后排斥反应的预防和难治性排斥的治疗及狼疮性肾炎均显示很好的效果。

3. 用法　本品应空腹口服。

预防排斥，每次 1g，2 次 / 日；狼疮性肾炎，每次口服 0.75g，每日 2 次；寻常型天疱疮，每次 1g，2 次 / 日，与糖皮质激素等其他药联用；落叶型天疱疮，每次 1g，2 次 / 日。本品也可用于大疱性类天疱疮、银屑病、坏疽性脓皮病、出汗障碍性湿疹、特应性皮炎。

大量随机对照试验表明本品对难治性大疱性疾病极为有效，尤其是天疱疮（寻常型、落叶型和类癌变异型）、获得大疱性表皮松解症和坏疽性脓皮病，并对银屑病有效。在控制重症时，小型开放研究表明 MMF 不及环孢素。也有研究报道，MMF 在异位性皮炎中有确切疗效。也有零星报道，其成功治疗了湿疹、扁平苔藓、皮肌炎的皮肤损害，以及渐进性坏死、盘状红斑狼疮、皮肤克罗恩病。

建议方案：皮肤病治疗中 MMF 常与口服糖皮质激素或另一种免疫抑制剂联合应用，起始时最低有效剂量为 250 ~ 500mg，每日 2 次。接下来的 1 ~ 2 个月逐渐加至 1g，每日 2 次。肾移植病例研究表明，每日 3g 的毒性比每日 2g 大。此外，在 MMF 与其他免疫抑制剂联合方案中，单用 MMF 的最佳剂量难以评定。尚需要大规模研究以确定 MMF 在治疗皮肤病时的剂量范围。一旦病情得以控制，维持剂量应降至最低需要量。

4. 注意事项

（1）不良反应：主要有恶心、呕吐、腹泻、白细胞减少、败血症、尿频，偶有高尿酸血症、高钾血症、肌痛和嗜睡，也可见机会性感染。

（2）药物相互作用：应用阿昔洛韦（aciclovir）时，由于两者竞争性通过肾小管排出，两者合用时可能会增加两种药物血药浓度。同时服用氢氧化镁及氢氧化铝时 MMF 的吸收减少。应空腹服用。如进食后服用，血中 MPA 峰值将降低 40%。

（3）禁用与避免使用：对孕妇和哺乳期妇女未做充分对照研究，但大鼠及兔子试验有致胎仔畸形可能，本品禁止用于妊娠期，治疗前应排除妊娠，停药后 6 个月内避免妊娠。哺乳期禁用，初期研究表明，MMF 可经乳汁排泄。儿童用药：避免，尚无安全有效的用法。

5. 制剂　片剂：每片 500mg；胶囊：每粒 250mg。

他克莫司
（tacrolimus）

他克莫司又称 FK506，是一种强效免疫抑制剂，是一种具有免疫活性的大环内酯类抗生素，其效力比环孢素强 10 ~ 100 倍，由日本学者于 1984 年从筑波山土壤链霉菌属分离而得，其化学结构属 23 元大环内酯类抗生素。

1. 药理作用　①抑制淋巴细胞增殖；②抑制 Ca^{2+} 依赖性 T 细胞和 B 细胞活化；③抑制 T 细胞依赖的 B 细胞产生免疫球蛋白的能力；④预防及治疗器官移植时的免疫排斥反应；⑤对多种实验性自身免疫性疾病具有治疗作用。

他克莫司口服吸收很快，血药浓度达峰所需时间（t_{max}）为 0.5 ~ 3 小时，$t_{1/2}$ 为 5 ~ 8 小时，有效浓度持续达 12 小时。其在体内经肝细胞色素 P450 3A4 异构酶代谢后，进入肠道，由粪便排泄。

2. 适应证　肝脏移植、银屑病、白塞病、坏疽性脓皮病等。

3. 用法　他克莫司适应证见表 54-1。

4. 注意事项　主要不良反应：①静脉注射他克莫司最常发生的是神经毒性，轻者可出现头痛、震颤、失眠、畏光、感觉迟钝等，重者可出现运动不能、缄默症、癫痫发作、脑病等，大多在减量或停用他克莫司后消失；②由于他克莫司可直

表 54-1 他克莫司适应证

系统治疗	(1) 银屑病：欧洲他克莫司多中心银屑病研究小组采用双盲安慰剂对照方法，治疗50例中、重度寻常性银屑病患者，口服剂量0.05～0.15mg/(kg·d)，分别评价银屑病面积和严重度指数（PASI）下降情况，第3周末时两组疗效相当，但第6周末和第9周末时，治疗组疗效明显优于对照组
	(2) 白塞病：他克莫司为0.10～0.15mg/(kg·d)，能明显缓解白塞病的皮肤黏膜和眼部损害，治疗肺部并发症
	(3) 坏疽性脓皮病（PG）：Abu-Elmagd等采用他克莫司治疗4例顽固性男性PG患者，0.30mg/(kg·d)，分2次口服，3例躯干和下肢溃疡获得治愈或缓解
	(4) 移植物抗宿主病（GVHD）：他克莫司可单独用于急性GVHD，也可与PUVA联合治疗顽固性GVHD

接或间接影响肾小球滤过率与肾小球对电解质的转运，在临床上可发生急性和慢性肾毒性；③他克莫司对胰岛细胞具有毒性作用，可导致高血糖；④大剂量时还对生殖系统产生毒性。

5. 制剂 每粒胶囊1mg、5mg。注射液每支5mg(1ml)，用时稀释于5%葡萄糖溶液或生理盐水中缓慢静脉滴注。

来氟米特
(leflunomide，HWA486，SU101)

1. 药理作用 来氟米特是一种具有抗炎、抗病毒及免疫抑制作用的新型异噁唑衍生物。来氟米特为前体药物，口服可完全吸收并迅速在肠壁、血浆（不需酶的参与）及肝脏中（需经过首过效应）通过开放异噁唑环而几乎100%转化为主要活性代谢产物A77 1726发挥作用。其具有以下作用。

(1) 抗炎作用：①抑制炎症介质合成及释放；②抑制酪氨酸激酶活性；③抑制环氧合酶产生；④抑制一氧化氮（NO）生成；⑤抑制与血管生成相关的内皮细胞功能；⑥抑制中性粒细胞趋化。

(2) 免疫抑制作用：①抑制淋巴细胞活化、增殖及分化；②抑制抗体产生。

2. 适应证 1998年9月来氟米特被美国FDA批准用于治疗类风湿关节炎。其现已用于多种自身免疫性疾病、炎症性及病毒性皮肤病的治疗。

3. 用法 治疗自身免疫性疾病时一般用量为每日100mg的负荷量，共3日，之后给予每日20mg的维持量，给药方法为每日1次口服。治疗炎症性皮肤病时用20mg，每日1次口服。其在皮肤病中的应用见表54-2。

表 54-2 来氟米特的应用

系统性红斑狼疮	对14例女性患者，每日100mg，共3日，接着每日20mg，治疗2～3个月，结果9例自觉改善，2/5的患者泼尼松可顺利减量
银屑病	研究A77 1726对培养表皮细胞的生长及基因表达的影响，结果发现A77 1726抑制表皮增生
大疱性类天疱疮	在2例中老年大疱性类天疱疮患者中，用泼尼松可较好地控制病情，但减量至20mg/d以下时，病情反跳而必须将泼尼松加至20mg/d。加用来氟米特6～12周后完全停用泼尼松，接着以每日或隔日10mg/d来氟米特可长期维持病情缓解
病毒性皮肤病	巨噬细胞及内皮细胞中对巨细胞病毒的多种临床隔离群的复制具有抑制作用。来氟米特对Ⅰ型单纯疱疹病毒也具有抑制作用
Wegener肉芽肿病	经传统疗法缓解的12例Wegener肉芽肿病患者中，给予30～40mg/d维持治疗，在平均15个月（12～24个月）的随访中，11例持续缓解
类风湿关节炎	用来氟米特4周内起效，临床耐受性良好
干燥综合征	经来氟米特治疗后患者眼的干燥及疼痛症状减轻，唾液分泌量增加，红细胞沉降率减慢及IgG水平下降

4. 注意事项 不良反应有乏力、头晕、胃肠道反应（厌食、恶心、呕吐、腹泻）、过敏反应（皮肤瘙痒及皮疹）、可逆性脱发、一过性氨基转移酶升高和白细胞下降、体重减轻等。

5. 制剂　片剂：每片 10mg、20mg、100mg。

羟基脲
(hydroxyurea)

1. 药理作用　本品能抑制核苷酸还原酶，阻止脱氧核糖核苷形成，从而选择性阻止 DNA 和蛋白质合成。与 MTX 一样，羟基脲只作用于有丝分裂期。羟基脲是一种主要用于治疗恶性肿瘤的抗代谢药，在 1969 年被推荐用于治疗银屑病。

使用羟基脲治疗银屑病准确的机制尚未完全清楚，常被认为是通过抑制表皮更换周期或淋巴细胞增殖达到治疗银屑病的目的。

2. 适应证　皮肤科主要用于治疗顽固性和脓疱性银屑病，但起效比 MTX 慢。

羟基脲是糖皮质激素治疗抵抗的嗜酸粒细胞增多综合征患者的选用药之一。使用羟基脲治疗银屑病，45%～63% 单用药治疗的患者治疗有效，大多数实验是针对寻常性银屑病的治疗，而用于脓疱性银屑病也得到差不多的结果。红皮病性银屑病和点滴状银屑病使用羟基脲也有效。羟基脲的最大疗效一般在用药后 4～8 周出现，对于脓疱性银屑病，作用时间会更早。复发通常发生于停药后 6 周内，但严重的反跳则少见。关节病性银屑病使用羟基脲治疗作用轻微甚至无效。羟基脲常用于其他二线药物治疗无效的患者，它避免了 MTX 的肝毒性和环孢素的肾毒性，可在这些药存在禁忌时使用。因为应用的经验不足，泛发的、顽固性、存在其他治疗禁忌的银屑病才考虑使用羟基脲。羟基脲可用来控制病情，避免长期使用。

3. 用法　推荐用法是每次 500mg，每日 2～3 次，6～8 周为 1 个疗程。每日剂量每月递增 500mg，直至每日 2g（更大剂量可能疗效不增加而会使毒性增强）。然而，羟基脲的有效治疗范围相对狭窄。

联合用药：尽管常为单用，小规模实验报道羟基脲与 MTX 和阿维 A 酯（etretinate）联合治疗有效。已有报道用低剂量羟基脲（500mg/d）与低剂量环孢素（2.5mg/kg）治疗取得成功。合用可能会有协同作用和减少单用时的毒性。

4. 注意事项　羟基脲有骨髓抑制作用，表现为白细胞及血小板减少、巨幼细胞贫血，久用可引起肾脏损害、胃肠功能紊乱、黏膜病变、脱发、

流感样症状和血管炎。其有很强的致畸作用，孕妇忌用。可能还有可触及紫癜性损害的过敏性血管炎。

药物相关性狼疮：有报道银屑病患者长期用药使自身抗体水平升高（抗双链 DNA 抗体和抗心磷脂抗体），临床上严重的药源性狼疮罕见。

皮肤影响包括泛发性脱毛（剂量相关）、全身性色素沉着和甲色素沉着。其他不良反应包括指（趾）甲营养不良、掌跖角化病、口腔溃疡、胃炎、固定型药疹、非发疱性多形红斑、干燥症。

5. 制剂　胶囊：每粒胶囊 400mg；片剂：每片 500mg。

长春花生物碱
(vinca alkaloid)

长春花生物碱［长春碱（vinblastine）和长春新碱（vincristine）］是从长春花（vinca rosea）中提取的抗肿瘤生物碱。

1. 药理作用　其细胞毒性作用不十分清楚，可能是与微管蛋白结合阻止微管装配，抑制纺锤丝的形成，使细胞分裂同步停止于中期，或干扰氨基酸合成。

2. 适应证　皮肤科主要用于治疗组织细胞增生症、蕈样肉芽肿、卡波西肉瘤。长春新碱与其他药物如泼尼松、丙卡巴肼、放线菌素 D 联合应用可提高疗效。

3. 用法　该类药物在胃肠道吸收不稳定，因此需静脉注射。静脉注射，成人 1 次 10mg（或 6mg/m²）；儿童剂量 10mg/m²，用生理盐水或 5% 葡萄糖溶液 20～30ml 稀释后静脉注射或在输液时冲入，每周 1 次。1 个疗程总量 60～80mg。静脉注射，成人 1 次 1～2mg（或 1.4mg/m²），儿童 75μg/kg，每周 1 次静脉注射或冲入。

4. 注意事项　不良反应有脱发、黏膜溃疡、胃肠道反应、白细胞减少和中毒性反应。

5. 制剂　长春碱注射剂，10mg、15mg；长春新碱注射剂，1mg。

秋水仙碱
(colchicine)

1. 药理作用　秋水仙碱能抑制多形核粒细胞多种活性，特别是趋化性，并能抑制肥大细胞释放

组胺。

2. 适应证 痛风、坏死性血管炎、荨麻疹性血管炎、Sweet 病、白塞病、掌跖脓疱病、复发性多软骨炎、原发性或继发性淀粉样变性、顽固性阿弗他口炎。

3. 用法 治疗痛风急性发作，首次剂量 1mg，以后每隔 2 小时 0.5mg，直至症状缓解或出现恶心、呕吐、腹泻等症状时停药，24 小时内总量不超过 6mg。治疗其他皮肤病推荐剂量为 0.5mg，每日 2 ~ 3 次，连用 5 周。

4. 注意事项 不良反应主要是胃肠道反应和脱发，长期应用治疗剂量有骨髓抑制作用。该药毒性较大，应小心应用，老年人、体弱者、有心血管疾病或肝肾功能不良者慎用或不用，孕妇禁用。

5. 制剂 片剂，每片 0.5mg、1.0mg。

抗 疟 药
（antimalarial）

用于皮肤病的抗疟药仅指喹啉类化合物，如氯喹（chloroquine）、羟氯喹（hydroxychloroquine）和吖啶类化合物（如米帕林），不包括乙胺嘧啶和长效磺胺等抗疟药。

1. 药理作用 抗疟药可增加迟发性皮肤卟啉病患者的卟啉排泄，但治疗其他皮肤病的作用机制尚不十分明确，可能包括：①药物与皮肤内的 DNA 结合产生遮光作用；②稳定溶酶体膜和抑制溶酶体酶释放；③降低包括磷脂酶在内的多种酶的活性，减少前列腺素合成和抑制白三烯从肺部释放；④抑制中性粒细胞的趋化性和吞噬功能；⑤通过抑制抗原 - 抗体相互作用和干扰吞噬细胞及淋巴细胞的功能，发挥免疫抑制作用。

2. 适应证 抗疟药主要用于皮肤型红斑狼疮、慢性盘状红斑狼疮、迟发性皮肤卟啉病、日光性荨麻疹、多形性日光疹，其他还有皮肌炎、干燥综合征、Jessner 淋巴细胞浸润、网状青斑、黏蛋白沉积症、结节病、扁平苔藓（包括口腔扁平苔藓）。

3. 用法 开始治疗尽量选用羟氯喹，其安全性较氯喹好。剂量为每日 6.5mg/kg 或 400mg/d，分 2 次给予，病情改善后减量；若 2 ~ 3 个月临床症状无改善，改用氯喹，每日 3.5mg/kg 或 250mg/d，

分 2 次给予，或米帕林 100mg/d。治疗迟发性皮肤卟啉病，应从小剂量开始（以羟氯喹为例，0.2g/次，每周用 2 次），以免因快速动员肝卟啉而损害肝脏。

4. 注意事项 视网膜病变是最严重的毒性作用，药物可缓慢地沉积于视网膜色素上皮，引起视力减退甚至失明。氯喹危险性最大，羟氯喹次之，可能与每日剂量有关。只要氯喹低于每日 3.5mg/kg 或 250mg/d，羟氯喹低于 6.5mg/（kg·d）或 400mg/d，很少发生视网膜病变。其他不良反应有皮肤黏膜色素沉着、毛发变白、苔藓样疹、银屑病加重、胃肠道反应、白细胞减少、肌病（对称性肌无力，主要累及下肢）、再生障碍性贫血；偶尔累及心肌，可引起心律失常甚至突然死亡。米帕林不引起视网膜病变，但可发生皮肤黄染或中毒性精神病。

妊娠、色素性视网膜炎、重症肌无力、葡萄糖 -6- 磷酸脱氢酶缺乏者等均为禁忌。

雷公藤总苷
（tripterygium glycosides）

雷公藤总苷又可称为雷公藤苷、雷公藤多苷。

1. 药理作用

（1）免疫抑制作用：雷公藤可抑制 T 细胞增殖反应，且可明显降低小鼠脾细胞产生白细胞介素 -2（IL-2）的水平，抑制脾细胞活化；对体液免疫则能明显抑制胸腺依赖性抗原诱发的抗体反应，还可抑制胸腺和单核吞噬细胞系统吞噬功能。

（2）抗炎作用：雷公藤对炎症早期血管通透性增高、渗出、水肿有明显抑制作用，可减少炎症介质的产生和释放，还可减少系统性红斑狼疮患者体内补体活化。雷公藤不仅能抑制补体经典途径的激活，也能抑制补体旁路的激活。雷公藤甲素对细菌内毒素诱导的人外周血单核细胞（PBMC）产生 IL-6 和 TNF 具有显著抑制作用。此外，雷公藤可以抑制吞噬细胞 J774 的免疫活性。体外试验表明其能显著抑制刀豆素 A 与脂多糖诱导的 T 细胞、B 细胞增殖反应。

2. 适应证

（1）结缔组织病：如各型红斑狼疮、皮肌炎、硬皮病、混合结缔组织病、干燥综合征等。

（2）大疱及疱疹性皮肤病：如天疱疮、类天疱疮、疱疹样脓皮病、连续性肢端皮炎等。

（3）红斑鳞屑性皮肤病：如各型银屑病、副银屑病、红皮病及扁平苔藓。

（4）血管炎类：如结节性红斑、Sweet 综合征、变应性血管炎、白塞病、坏疽性脓皮病等。

（5）其他：泛发性湿疹、日光性皮炎、麻风反应等。

3. 用法　口服，每日剂量 1 ～ 1.5mg/kg，分 3 ～ 4 次服用。一般每次 10mg，每日 4 次，或每次 20mg，每日 3 次。病情控制后逐渐减量。

4. 注意事项　雷公藤有毒，其毒性与含生物碱及三萜类环氧化物有关。不良反应：①最常见的有消化道症状，如食欲减退、恶心、呕吐、腹泻、腹部不适、腹痛等；②骨髓抑制，可逆性中性粒细胞减少；③生殖系统毒性，可逆性精原细胞减少、精子活力降低、月经量减少、闭经及卵巢早衰；④神经系统症状，如头晕、乏力、嗜睡等。一般认为有严重肝损害的病例，应禁用雷公藤。

5. 制剂　目前市售已为国药准字的雷公藤为以下几种。

（1）T Ⅰ（雷公藤片）：此药为去皮全根的醋酸乙酯提取物制成，每片含 20mg，相当于生药 0.8g 左右，每次 2 片，每日 3 次［儿童按 2 ～ 2.4mg/(kg·d)，分 3 次服用］。

（2）T Ⅱ（雷公藤多苷或总苷片）：系去皮根蕊木质部的水 - 氯仿提取物制成，每片含提取物 10mg，相当于生药 250g，每次 1 ～ 2 片，每日 3 次［儿童按 1.0 ～ 1.5mg/(kg·d)，分 3 次服］。

（3）昆明山海棠片：为昆明山海棠全根的乙醇浸膏片，相当于生药 2.5g。每次 2 片，每日 3 次。

第二节　免疫增强剂

免疫增强剂，是指单独或同时与抗原使用能增强机体免疫应答的药物，主要用于免疫缺陷病、慢性感染及肿瘤的辅助治疗，包括提高巨噬细胞吞噬功能的药物（如卡介苗等），提高细胞免疫功能的左旋咪唑、转移因子及其他免疫核糖核酸，提高体液免疫功能的药物（如丙种球蛋白）。

干　扰　素
（interferon，IFN）

干扰素是一类在同种细胞上具有广谱抗病毒活性的蛋白质，其活性的发挥又受细胞基因组的调控，涉及 RNA 和蛋白质的合成，具有抑制病毒、抗肿瘤和调节免疫等作用。

目前用于临床的干扰素有 3 种：① B 淋巴细胞、T 淋巴细胞、巨噬细胞产生的白细胞干扰素（α-干扰素）；②由成纤维细胞、上皮细胞和吞噬细胞产生的成纤维细胞干扰素（β-干扰素）；③淋巴细胞特异性抗原或丝裂原、IL-2 刺激产生的免疫干扰素（γ-干扰素）。目前，α-干扰素、β-干扰素和 γ-干扰素全部氨基酸序列已测出，用基因工程技术生产的高纯度干扰素如干扰素 α-2b（干扰能 A）已在临床应用。

1. 药理作用

（1）抑制病毒繁殖：干扰素具有广谱抗病毒活性，还可通过重要的免疫调节作用干扰病毒复制与扩散。

（2）抗肿瘤作用：干扰素对迅速分裂的肿瘤细胞有选择性抑制作用，并能抑制肿瘤细胞增殖和调动机体免疫系统杀伤肿瘤细胞，特别是促进 NK 细胞活性。

（3）免疫调节作用：干扰素能调节免疫监视功能，增强抗肿瘤能力；调节免疫自稳功能，增强自身免疫能力；调节免疫防卫功能，增强抗感染能力。

2. 适应证　单纯疱疹、生殖器疱疹、水痘、带状疱疹、巨细胞病毒感染、艾滋病、恶性黑素瘤、淋巴瘤、卡波西肉瘤、基底细胞癌、白塞病、尖锐湿疣、寻常疣、盘状红斑狼疮。

3. 用法　干扰素用量一般为 (1 ～ 5)×10⁶U，肌内注射或病灶内注射，与抗病毒药联合应用可起"协同作用"和"相加作用"。

4. 注意事项　不良反应有发热、流感样症状、肾脏损害、氨基转移酶和肌酶升高、血小板和粒细胞减少、皮疹加重或诱发银屑病。

Chapter 54

5. 制剂 注射剂，每支 100 万 U、300 万 U、500 万 U。

转移因子
（transfer factor）

1. 药理作用 转移因子是免疫活性淋巴细胞在抗原刺激下释放出来的一种多肽物质，能使未致敏的淋巴细胞转化为具有免疫活性的淋巴细胞，并能增强吞噬细胞的功能，以利于杀灭细胞内感染的病原体（病毒、细菌、寄生虫和真菌）。本品无抗原性，不引起过敏反应。

2. 适应证 先天性免疫缺陷病（Wiskott-Aldrich 综合征的首选药）、带状疱疹、念珠菌病、麻疹、皮肤结核、麻风、白塞病、系统性红斑狼疮、硬皮病、结节病、异位性皮炎、口腔炎及皮肤恶性肿瘤的辅助治疗。

3. 用法 常用量为 1～2U/ 次，每周 1～2 次，4 周为 1 个疗程；慢性病例，每周 1 次，3 个月为 1 个疗程。用灭菌生理盐水按标量溶解后一次注射，常用皮下注射，在淋巴回流较丰富的上臂内侧或腹股沟下端区域注射效果更好。

4. 注意事项 用药后患者偶有一过性皮疹或暂时性肝肾功能损害。

胸 腺 素
（thymosin）

1. 药理作用 胸腺素是一种具有免疫活性的多肽。胸腺素 F_5 是由胸腺素纯化而得。胸腺素 F_5 是从胸腺素 R 中分离而得的酸性多肽，其活性比前者高 100～1000 倍。胸腺因子 D 是从胸腺提取的多肽，生物活性强，对机体免疫功能有调节作用。

2. 适应证 胸腺素适用于免疫缺陷病、系统性红斑狼疮、干燥综合征、白塞病、复发性顽固性口腔溃疡、病毒感染及恶性肿瘤。

3. 用法 胸腺素 F_5 的用法为每日或隔日肌内注射 1 次，每次 5～20mg，需先做皮试；胸腺素 α_1 为每次肌内注射或皮下注射 2ml（5mg），每日 1 次或隔日 1 次，不必皮试；胸腺因子 D 为每日肌内注射或皮下注射 1 次，每次 5mg，免做皮试。疗程根据病种及病情而定。

4. 注意事项 不良反应可有注射部位红肿、硬结和瘙痒，偶有全身发热、头痛、眩晕和肌痛等。

5. 制剂 注射液（猪胸腺素）：每支 2mg（2ml）、5mg（2ml）。注射用胸腺素：每支 2mg、4mg。注射用胸腺素 α_1：每支 1.6mg。注射用胸腺五肽：每支 1mg。

白细胞介素 -2
（interleukin-2，IL-2）

1. 药理作用 目前白细胞介素现已发现至少有 13 种，分别由单核 - 巨噬细胞、淋巴细胞及其他多种细胞产生。投放市场的有基因工程方法人工合成的白细胞介素 -2，其与反应细胞的白细胞介素 -2 受体结合后，可诱导辅助性 T 细胞和杀伤性 T 细胞增殖，激活 B 细胞产生抗体，活化巨噬细胞，增加 NK 细胞和淋巴因子活化的杀伤细胞（LAK）的活性，诱导干扰素产生。

2. 适应证 皮肤科目前已将其用于治疗艾滋病、恶性肿瘤（如晚期恶性黑素瘤）和麻风。

3. 用法 静脉注射或静脉滴注，每日用药，1～2 周为 1 个疗程，疗程间隔 2～6 周，常用量每日皮下注射 20 万～40 万 U/m^2，每周连用 4 日，4 周为 1 个疗程，静脉滴注，20 万～40 万 U/m^2，加入生理盐水 500ml，每日 1 次，每周连用 4 日，4 周为 1 个疗程。瘤内注射，10 万～30 万 U，每周 2 次，连用 2 周为 1 个疗程。

4. 注意事项 不良反应有发热、恶心、呕吐、关节痛、皮疹、向心性水肿和症状性高血压。

5. 制剂 注射剂，每支 5 万 U、10 万 U。

肿瘤坏死因子
（tumor necrosis factor，TNF）

TNF 是包括角质形成细胞和树突状细胞在内的多种类型细胞所产生的多肽，可导致免疫调节因子生成，主要用于恶性肿瘤、难治性银屑病（如脓疱性银屑病）。目前使用较多的是重组人肿瘤坏死因子（rH-TNF），剂量为 $4.5 \times 10^5 U/m^2$，5 日为 1 个疗程，TNF 与其他细胞因子（如干扰素、IL-2）或药物联合应用效果更好。

免疫调节剂能增强吞噬细胞及免疫活性细胞的功能，并促进体液免疫功能，提高机体免疫功能总体水准及抵御外来病原体侵袭。

卡 介 苗
（bacillus calmette guerin，BCG）

1. 药理作用　本品系减毒牛型结核杆菌制成的活菌苗，目前我国采用的是冻干皮内卡介苗，0.5mg/ml，有效期为自冻干之日起1年。BCG能刺激T淋巴细胞增殖，继而使吞噬细胞增殖活化，提高吞噬细胞吞噬能力，Rook报道接种卡介苗有产生肿瘤坏死因子的作用。

2. 适应证　恶性黑素瘤、基底细胞癌、鳞状细胞癌和蕈样肉芽肿。

3. 用法

（1）皮肤划痕用药：每次于划痕处滴1～2滴BCG，每周1～2次，10～20次为1个疗程。

（2）病灶内注射：多用于黑素瘤，每个瘤结节注射BCG悬液0.05～0.15ml，每次最多注射4～6个结节。

（3）口服：75～150mg，每周1～2次，1个月后改为每周或隔周1次，3个月后改为每月1次，直至1年以上。

4. 注意事项　局部注射常有红斑、硬结或发生化脓和溃疡，全身反应可有寒战、恶心、肌痛和关节痛。

5. 制剂　注射剂，每支0.5mg。

左 旋 咪 唑
（levamisole）

左旋咪唑是一种广谱驱肠虫药。此药可刺激T细胞，提高或恢复机体细胞免疫功能；亦可通过增强和激发T细胞的功能而恢复对B细胞系统的控制，调节抗体产生。其可用于带状疱疹、复发性单纯疱疹、寻常疣、跖疣、麻风、念珠菌病、系统性红斑狼疮、天疱疮、硬皮病、白塞病、复发性阿弗他口炎、聚合性痤疮、恶性黑素瘤及原发性免疫缺陷病等。用法：成人每2周连服3日，每日150mg，分3次服。儿童剂量按2.5mg/（kg·d）计算。不良反应一般较少，可有恶心、呕吐和腹泻等胃肠道反应，有时本品可引起瘙痒、药物热、皮疹、白细胞和血小板减少。

甘露聚糖肽胶囊
（mannatide capsule）

甘露聚糖肽胶囊主要成分为α-甘露聚糖肽，是从α-溶血性链球菌经培养提取而得到的一种多糖物质。

1. 药理作用　本品为一种免疫增强剂，具有激活吞噬细胞、NK细胞、T细胞、B细胞亚群作用；有诱生干扰素和白细胞介素等作用。其可使肿瘤细胞、病毒等DNA断裂，使之凋亡。本品可抑制病毒DNA和RNA生长和繁殖，清除体内病毒及增强抗细菌、病毒和真菌的能力。

2. 适应证　本品用于免疫功能低下、病毒性疾病反复呼吸道感染、白细胞减少症和再生障碍性贫血及肿瘤的辅助治疗，减轻放疗、化疗对造血系统的不良反应。

3. 用法　口服，每次5～10mg（1～2粒），每日3次，1个月为1个疗程，儿童用量酌减或遵医嘱。

4. 注意事项　①风湿性心脏病患者禁用；②对本品过敏者禁用；③过敏性体质者慎用；④当药品性状发生改变时禁止使用。

5. 制剂　胶囊5mg。

静脉注射免疫球蛋白
（intravenous immunoglobulin，IVIg）

本品系由人血浆分离纯化制得，可直接补充免疫球蛋白，调节白细胞和上皮细胞的Fc受体表达及功能，干扰补体活化及细胞因子生成，如使血浆IL-1水平明显降低。本品中所含的大量抗独特型抗体能中和致病性自身抗体，影响T细胞和B细胞的活化和功能。静脉注射后，血浆中IgG水平迅速达峰值（15分钟），$t_{1/2}$为3～4周。

1. 适应证

（1）红斑狼疮

1）危重红斑狼疮：狼疮危象、狼疮性血小板减少性紫癜、急性进行性狼疮性肾炎、神经精神性狼疮、急性狼疮性肺炎等。

2）红斑狼疮合并严重感染、消化道出血、昏迷等危重并发症。

3）系统性红斑狼疮合并妊娠，伴有抗磷脂抗体综合征。

4）激素或免疫抑制剂治疗无效者。

（2）皮肌炎和多发性肌炎：激素或免疫抑制剂治疗无效时。

（3）天疱疮、大疱性类天疱疮、线状IgA大疱皮病：对激素治疗无效或依赖，或对免疫抑制剂及其他治疗无效，可加用大剂量IVIg。

（4）获得性大疱性表皮松解症：对糖皮质激素、氨苯砜、环孢素无效，且对环磷酰胺及地塞米松冲击治疗也无效，可联用IVIg与糖皮质激素。

（5）川崎病和吉兰-巴雷综合征。

（6）自身免疫性慢性荨麻疹：据报道1个疗程的IVIg可使10例病情顽固的慢性荨麻疹患者中的5例病情得到缓解，其中4例还得到进一步的好转。

（7）中毒性表皮坏死松解症（TEN）：早期的预备试验报道使用IVIg能将TEN的病情发展迅速逆转，得到满意的治疗效果。

（8）严重异位性皮炎：小规模病例报道使用大剂量IVIg（每月2g/kg）辅助治疗有效。

（9）其他皮肤病：有报道能使病情改善的包括坏疽性脓皮病和硬化性黏液水肿。

2. 用法　0.4g/（kg·d）静脉滴注，连用3～5日，必要时2～4周重复1次；或1g/kg，每日1次，每月连用2日。症状缓解后可改为维持量1g/kg，每3个月1次。

3. 注意事项

（1）IVIg不良反应及严重程度

1）轻度：头痛、恶心、呕吐、腹泻、寒战、发热、潮红、高血压、低血压、胸闷、呼吸短促。

2）中度：头痛、斑疹、中性粒细胞减少症、关节炎、静脉炎、血清病、脱发、湿疹、多形红斑、

白细胞减少、注射部位坏死。

3）重度：无菌性脑膜炎、急性肾衰竭、脑梗死、心肌梗死、血液黏滞性过高、血栓形成、血管炎、溶血性贫血、弥散性血管内凝血、过敏反应。

（2）不良反应的预防和处理：一般无不良反应。不良反应发生率为1%～81%，其差异性源于不同厂商的IVIg总蛋白含量及pH不同。这些不良反应通常是暂时性的，与IVIg的输注速度有关。少数患者在输注时出现，可能与输注速度或个体差异有关。

不良反应通常在注射第1小时内发生，一旦发生，即刻停止输入，30分钟后以更低的速度输入，但部分患者即使以更低速度输入也会发生不良反应。为了避免不良反应发生可以在输入IVIg前口服氢化可的松50～100mg、抗组胺药、非甾体抗炎药或镇痛药预防性治疗。部分患者在输入后到7日内发生头痛，可能与IVIg含致热原所致。

极少数患者可发生过敏反应，一旦发生，应立即停止输注，并按过敏反应处理。此外，长时间（超过6小时）大剂量（超过400mg/kg）输注可能会引起局部急性脉管炎。

（3）本品只能静脉注射，不能肌内注射或其他途径使用。①应严格单独输注，禁止与任何其他药物或液体混合输注；②本品一旦开瓶，应立即使用（不得超过4小时），未用完部分不能保留再用。

4. 制剂　粉针剂，0.5g；注射剂：5ml（12%）。

第三节　生物制剂与小分子靶向药

生物工程免疫调节剂（bioengineered immunomodulator）又称生物制剂。基因工程和生物技术的发展使得我们能够生产出特定的生物分子以治疗一些免疫功能介导的疾病。

生物制剂（bioagent）治疗皮肤科疾病是近十年来皮肤病诊治领域的重大突破和进展，分子技术的进步使针对疾病发病机制中特定蛋白质的药物的开发成为可能。这使多种免疫介导的皮肤疾病可以得到有效治疗，包括银屑病、特应性皮炎、

化脓性汗腺炎、寻常型天疱疮、荨麻疹、皮肤B细胞淋巴瘤，以及系统性疾病（如克罗恩病、结节病和血管炎）的皮肤表现，这些药物称为"生物制剂"，通过以下机制起作用：纠正T细胞活化及其向Th1、Th2（IL-13）或Th17的分化，抑制细胞因子及其受体或相关的细胞内信号通路，并清除致病性B细胞。

生物制剂与小分子靶向药见表54-3。

表 54-3　生物制剂与小分子靶向药

	生物制剂	小分子靶向药
结构	结构复杂，分子量大，不能进入细胞内，消化道吸收困难。为注射制剂	可进入细胞内，消化道可吸收，可口服、外用
作用机制	在细胞膜外捕获细胞释放物质，并与之结合，使其丧失功能，阻断发病	通过抑制 JAK 酶或 PDE4 的活性作用调节免疫和炎症
分类	生物制剂：① TNF-α 抑制剂；②白介素 12/23，17A 抑制剂	小分子靶向药：① JAK 家族抑制剂 4 种，即 JAK1、JAK2、JAK3、TYK2；② PDE4 抑制剂
副作用	阻断了免疫作用，会引起相应不良反应	同生物制剂

一、生物制剂

（一）肿瘤坏死因子抑制剂

1. 英利昔单抗（infliximab，rqmicade）（类克）是抗肿瘤坏死因子（TNF)-α 的单抗，与 TNF-α 结合后，TNF-α 便不能与 T 细胞上的 TNF-α 受体结合，从而阻断 T 细胞尤其 Th1 细胞活化。

2005 年其被美国 FDA 批准治疗关节病性银屑病，2006 年批准治疗斑块型银屑病，有学者报道还可用于治疗坏疽性脓皮病、结节病、白塞病、血管炎、干燥综合征等。

2. 依那西普（etanercept）（恩利 / 益赛普）是人源性 TNF-α 受体和 IgG1 Fc 片段的重组体。其与 TNF-α 结合后，使后者不能与 Th 细胞上的 TNF-α 受体结合，从而阻断 Th 细胞活化。

依那西普于 2004 年被美国 FDA 批准用于治疗中重度斑块型银屑病，还可以治疗皮肌炎、皮肤型红斑狼疮、扁平苔藓、类天疱疮。

3. 阿达木单抗（adalimumab）是一种完全的重组人 IgG1 单克隆抗体，其能够特异性地针对人类 TNF-α 起作用。2002 年美国 FDA 批准用于中重度类风湿关节炎，随后用于重度斑块型银屑病、关节性银屑病、克罗恩病、白塞病、结节病、皮

肌炎。

（二）白细胞介素（IL）

1. IL-12/23 拮抗剂　如乌司奴单抗（ustekinumab），其可特异性高亲和力地与 IL-12 和 IL-23 共有的 P40 亚基结合，阻断其和相应受体结合而起作用。美国 FDA 批准用于成人中重度斑块型银屑病、银屑病关节炎、化脓性汗腺炎、坏疽性脓皮病、克罗恩病。

2. IL-17 拮抗剂　如司库奇尤单抗（secukinumab），可选择性结合人白细胞介素 -17A，并中和该细胞因子生物活性，2015 年美国 FDA 批准用于中至重度斑块型银屑病。

3. IL-4/13 拮抗剂度普利尤单抗（dupilumab）是人源性 IgG4 单克隆抗体，阻断 IL-4 和 IL-13 信号通路及 Th2 细胞介导的炎症反应，美国 FDA 批准用于治疗成人中至重度特应性皮炎。

（三）B 细胞特异性靶向药物

1. 利妥昔单抗（rituximab）是一种人 / 鼠嵌合的抗 B 淋巴细胞 CD20 抗原的单克隆抗体，可靶向溶解清除异常的 B 淋巴细胞，用于严重的天疱疮、系统性硬皮病、皮肤型红斑狼疮、系统性红斑狼疮、皮肌炎、寻常型天疱疮、类天疱疮、移植物抗宿主病、B 细胞非霍奇金淋巴瘤、皮肤淋巴瘤。

2. 贝利尤单抗（belimumab）全人源性 Bcys 单抗，可阻断可溶性 Blys，其与 B 细胞上的受体结合，抑制 B 细胞存活和分化，清除 B 细胞，降低自身抗体，美国 FDA 批准其用于治疗系统性红斑狼疮。其适用于常规治疗后仍高度活动的系统性红斑狼疮病例，抗 ds-DNA 抗体阳性及低补体，SELENA-SLEDA（评分 ≥ 8）。

（四）奥马珠单抗（omalizumab）

奥巴珠单抗为 IgE 的重组人源性单克隆抗体，其结合肥大细胞表面 IgE 受体，减少炎症介质释放，美国 FDA 批准用于治疗慢性特发性荨麻疹、中重度斑块型银屑病，另外奥马珠单抗可用于特应性皮炎、大疱性类天疱疮。

二、小分子靶向药

（一）Janus 激酶（JAK）抑制剂

JAK 抑制剂是在细胞内结构衔接的信号分子家族。JAK 激酶阻断 JAK/STAT 通路，是一条与细胞传导通路密切相关的细胞内信号通路，参与细胞的增殖、分化、凋亡及免疫调节等许多重要的生物学过程。

JAK 抑制剂为口服小分子化合物，在细胞内阻止酪氨酸酶磷酸化，进而阻止下游 STAT 磷酸化，从而控制这一信号通路，成为许多疾病治疗的新靶点，JAK 的优势在于口服方便，不存在免疫原性。但近年来发现部分少见的副作用，如引起严重的心血管事件、癌症、血栓和死亡风险增加，美国 FDA 2021 年已发出黑框警告，详见相关药品说明书。四个 Janus 激酶家族成员及其适应证见表 54-4。JAK 抑制剂在皮肤科的应用见表 54-5。

表 54-4　四个 Janus 激酶家族成员及其适应证

Janus 激酶 1（JAK1）	急性淋巴细胞白血病，急性髓性白血病，实体恶性肿瘤
Janus 激酶 2（JAK2）	真性红细胞增多症，骨髓纤维化，原发性血小板增多症
Janus 激酶 2（JAK3）	急性巨幼细胞白血病，T 淋巴细胞白血病，淋巴瘤
酪氨酸激酶 2（TYK2）	皮肤淋巴增生性疾病，T 淋巴细胞白血病

表 54-5　JAK 抑制剂在皮肤科的应用

药物名称	靶点	已获批的适应证	获批信息	国内获批时间
1. 第一代				
芦可替尼（ruxolitinib）	JAK1/2	骨髓纤维化、真性红细胞增多症、移植物抗宿主病（软膏：白癜风、特应性皮炎）	2011 年（美国）	2017 年
托法替尼（tofacitinib）	JAK1/3	RA、银屑病关节炎、溃疡性结肠炎、幼年特发性关节炎、强直性脊柱炎	2012 年（美国）	2017 年
巴瑞替尼（baricitinib）	JAK1/2	特应性皮炎、成人新型冠状病毒肺炎（COVID-19）患者的辅助供氧治疗、斑秃、RA、SLE	2017 年（欧盟）	2019 年
培非替尼（peficitinib）	JAK1/2/3/TYK2	RA、溃疡性结肠炎、银屑病	2019 年（日本）	申请上市阶段
迪高替尼（delgocitinib）	JAK1/2/3/TYK2	特应性皮炎、斑秃、DLE、湿疹、银屑病	2020 年（日本）	无
2. 第二代				
乌帕替尼（upadacitinib）	JAK1	RA、溃疡性结肠炎、特应性皮炎、强直性脊柱炎、银屑病关节炎	2019 年（美国）	2022 年
菲卓替尼（fedratinib）	JAK2	骨髓纤维化	2019 年（美国）	无
非戈替尼（filgotinib）	JAK1	RA、溃疡性结肠炎	2020 年（欧盟和日本）	临床 Ⅲ 期阶段
阿布昔替尼（abrocitinib）	JAK1	湿疹、特应性皮炎	2021 年（英国）	2022 年
氘可来昔替尼（deucravacitinib）	TYK2	银屑病、银屑病关节炎、SLE	2022 年（美国）	无
3. 国产 JAK 抑制剂				
杰克替尼（jaktinib）	JAK1/2	斑秃、特应性皮炎、银屑病、重症斑秃、移植物抗宿主病、强直性脊柱炎		
SHeo302（Ivarma CTinib）	TAK1	斑秃、银屑病关节炎、白癜风、特应性皮炎、RA、克罗恩病		
TLL-018	TAK1	RA、银屑病、荨麻疹		

注：RA. 类风湿关节炎；SLE. 系统性红斑狼疮；DLE. 盘状红斑狼疮。

JAK 抑制剂可选择性抑制 Janus 激酶，阻断细胞内信号传导通路（JAK/STAT 通路），参与细胞增殖、分化、凋亡及免疫调节。临床上，JAK 抑制剂主要用于血液系统性疾病、肿瘤、类风湿性关节炎及银屑病。近来，皮肤科也有许多疾病引入此类药物治疗，如 JAK 抑制剂靶向治疗斑秃，抑制 Janus 激酶活性，减少炎症，促进毛发再生改善斑秃。由于免疫抑制，可引起感染和肿瘤。

JAK 抑制剂的安全性尚未完全解决，美国 FDA 对乌帕替尼、巴瑞替尼发出了黑框警告，认为其可增加癌症、血栓和死亡风险。迄今为止，JAK 抑制剂（如托法替尼）的副作用有：①严重感染、活动性结核、侵袭性真菌感染、细菌感染及其他机会性感染；②恶性肿瘤和淋巴增生性疾病，主要是淋巴瘤；③血栓形成；④实验室异常，淋巴细胞减少、中性粒细胞减少、肝酶升高、血红蛋白低于 9g/dl 应避免使用；⑤胃肠道穿孔风险；⑥超敏反应。

机会与风险同在。JAK 抑制剂治疗皮肤病有诸多优势，例如，治疗特应性皮炎，乌帕替尼在止痒、EASI 评分方面比度普利尤单抗取得了更具优势的疗效。临床上，JAK 抑制剂给我们带来显著疗效，同时我们也应关注其安全性问题！

（二）磷酸二酯酶 4（PDE4）抑制剂

PDE4 是特应性皮炎 (AD) 炎症性细胞因子产生的关键调节点，PDE4 可阻断切割 cAMP 的酶活性，导致 TNF、IL-17、IL-23 几种促炎因子表达降低，而抗炎因子 IL-10 表达增加，从而治疗疾病。制剂有口服阿普米司特，可治疗中重度斑块型银屑病；外用制剂有 2% 克立硼罗乳膏、罗氟司特乳膏，可用于特应性皮炎、白癜风。

三、禁忌证

对 TNF 抑制剂过敏者禁用，恶性肿瘤、充血性心力衰竭、多发性硬化症患者及孕妇、哺乳期妇女禁用或慎用。

四、主要不良反应

1. 感染。

2. 恶性肿瘤风险　恶性肿瘤患者应用 TNF 抑制剂治疗时发生恶性肿瘤的患者中继续进行 TNF 抑制剂治疗时，应充分分析其风险和获益。

3. 自身免疫性疾病　TNF 抑制剂应用可能会增加抗核抗体和抗 ds-DNA 抗体出现。

4. 脱髓鞘疾病　TNF 抑制剂可有并发症，如多发性硬化症新发或脱髓鞘疾病恶化。

5. 充血性心力衰竭　TNF 抑制剂可致充血性心力衰竭恶化或新出现。

6. 皮肤不良反应　湿疹样皮炎、苔藓样皮炎、肉芽肿、新发银屑病、皮肤小血管炎。

7. 接种疫苗　因接种活疫苗影响接种的有效性，如必须接种，应与主管医师和负责疫苗注射的医师充分沟通接种时机。

应用生物制剂前需要筛查的项目：①血常规；②C 反应蛋白；③血生化；④尿常规；⑤凝血常规；⑥血清病毒学检查，包括人免疫缺陷病毒抗体（HIV-Ab）、乙肝两对半、丙肝病毒抗体（HCV-Ab）、肝炎病毒、乙肝病毒 DNA 载量；⑦结核分枝杆菌相关检查，结核菌素试验（PPD）或干扰素 -γ 释放试验（IGRA）；⑧梅毒血清学试验；⑨抗核抗体（ANA）；⑩抗双链 DNA(ds-DNA)抗体；⑪血 / 尿妊娠试验；⑫红细胞沉降率；⑬胸部 X 线检查；⑭心电图检查；⑮其他感染相关指标，如内毒素、呼吸道病毒感染及肿瘤标志物检测等。

生物制剂治疗期间监测：基本上与治疗前筛查相同，已有报道使用生物制剂患者出现结核病，乙肝患者出现乙肝复发，推荐每半年进行临床实验复查。

（于　媛　何玉清　吴　江　李芳谷
陈　蕾　蔡川川　马萍萍）

第五十五章
抗变态反应药物

    变态反应的各种症状由过敏介质特别是组胺引起，所以抗组胺药物构成了抗过敏药物的大部分。另外，尚包括 5- 羟色胺受体拮抗剂、白三烯受体拮抗剂和 5- 脂氧合酶活性抑制剂、过敏反应介质阻释剂、钙盐、脱敏制剂、糖皮质激素等。

    抗变态反应主要是抗炎性介质。炎症的化学介质称为炎症介质（inflammatory mediator），是指一组在致炎因子作用下，由组织或血浆产生和释放的参与炎症反应并具有致炎作用的化学活性物质。

    炎症介质来源及其主要致炎作用见表 55-1。

表 55-1 炎症介质来源及其主要致炎作用

来源	炎症介质	扩张血管	增加血管通透性	趋化作用
细胞				
肥大细胞	组胺	+	+	
嗜碱性粒细胞和血小板	5- 羟色胺		+	
	前列腺素	+	+	+
体内大多数细胞	白三烯		+	+
	血小板活化因子		+	+
吞噬细胞	溶酶体成分		+	+
淋巴细胞	细胞因子		+	+
血浆				
凝血系统	纤维蛋白肽		+	+
纤溶系统	纤维蛋白（原）		+	+
	降解产物	+	+	
激肽系统	激肽	+	+	+
补体系统	活化补体成分			

第一节　抗组胺药物

一、概述

（一）组胺的概念

组胺又称组织胺，是 2-(4- 咪唑基) 乙胺，由 L- 组氨酸经脱羧作用生成。动物、植物组织中均可见到组胺，某些毒液、叮咬分泌液中也含有组胺。组胺在哺乳动物体内分布极广，主要分布于皮肤、肺、胃肠道黏膜、神经系统。组胺在体内主要以结合形式储存于肥大细胞和嗜碱性粒细胞内。

（二）组胺的储存和释放

人体肥大细胞和嗜碱性粒细胞的储存颗粒成分复杂，含有组胺、硫酸盐多糖、肝素或软骨硫酸盐及一种酸性蛋白。在生理状态下，组胺以无活性的结合状态存在，变态反应、寒冷、烫伤、创伤、射线、吗啡、多黏菌素、右旋糖酐等均可引起组胺从肥大细胞或其他含组胺细胞释放，导致病理生理效应。组胺颗粒可通过以下几种机制释放。

1. 免疫应答性释放　肥大细胞和嗜碱性粒细胞释放组胺的重要病理生理机制是免疫应答。

2. 化学性、机械性释放　某些胺类，如吗啡和烟碱，可置换细胞内肝素 - 蛋白复合体中的组胺，且与肥大细胞损伤及脱颗粒无关。化学性和机械性肥大细胞损伤也会引起脱颗粒作用和组胺释放。

（三）组胺受体的分类

组胺受体根据其特点分为 H_1、H_2、H_3 3 个亚型，见表 55-2。

表 55-2　组胺受体各亚型特点

	H_1 受体	H_2 受体	H_3 受体
分布	平滑肌、内皮、脑	胃黏膜、心肌、肥大细胞、脑	突触前：脑、肠肌层丛、其他神经元
受体后机制	↑ IP_3、DAG	↑ cAMP	G 蛋白偶联
选择性局部激动剂	2-(m- 氯苯)- 组胺 *	dimaprit、英普咪定、amthamine	R-α- 甲基组胺、imetit、immepip
选择性局部拮抗剂	美吡拉敏、曲普利定	雷尼替丁、tiotidine	硫丙咪胺、iodophenpropit、clobenpropit

* 部分激动剂。IP_3. 三磷酸肌醇；DAG. 二酰甘油；cAMP. 环磷酸腺苷。

（四）组胺的作用机制

本类中的大多数药物具有以下药理作用：①抗外周组胺 H_1 受体，拮抗组胺的作用。②镇静作用，治疗量抗组胺药物可致中枢抑制如镇静和嗜睡，可能与拮抗中枢 H_1 受体有关。③抗乙酰胆碱、局部麻醉和奎尼丁样作用，抗组胺药物在一定程度上与东莨菪碱、阿托品相似，具有抑制分泌、扩张支气管及松弛胃肠平滑肌作用。

组胺与细胞膜表面上的受体特异性结合以后，产生生物学效应。

1. 组胺的组织、器官、系统效应　组胺对平滑肌、心肌、某些内皮细胞、神经细胞及胃的分泌细胞作用强大。

（1）心血管系统：组胺作用于微循环血管，尤其是后毛细血管上的 H_1 受体，引起内皮细胞分离，血管壁通透性增大，血浆蛋白渗出至外周血管组织，导致水肿。这种作用也可引起荨麻疹，表明皮肤中也有组胺释放。

（2）胃肠道平滑肌：组胺激动 H_1 受体，引起肠平滑肌收缩。

（3）支气管平滑肌：组胺可激动支气管平滑肌 H_1 受体，引起支气管痉挛。

（4）其余平滑肌器官：有过敏反应的孕妇，会因组胺引起子宫平滑肌收缩而流产。

（5）促进分泌：组胺是胃肠道分泌的强大刺激物，这种效应是胃壁细胞上 H_2 受体激活后引起的。组胺也可促进胃、小肠、大肠分泌。

2.组胺在变应性炎症性疾病中的作用　见图 55-1。

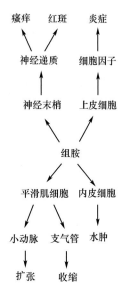

图 55-1　组胺在变应性炎症性疾病中的作用

（五）组胺拮抗剂

1. 减轻组胺效应的途径　①生理性拮抗剂：肾上腺素；②释放抑制因子：可减少抗原 -IgE 相互作用下激发的免疫应答性肥大细胞脱颗粒；③组胺受体拮抗剂：H_1 受体拮抗剂能竞争性拮抗组胺对平滑肌的作用，H_2 受体拮抗剂能拮抗组胺的胃酸刺激作用，选择性 H_3 受体拮抗剂目前尚无临床使用价值，不过硫丙咪胺（thioperamide）是一种强大的选择性 H_3 受体拮抗剂，已经引入临床。

2. 抗组胺药物作用　①抑制血管渗出和减少组织水肿；②抑制平滑肌收缩；③镇痛麻醉：抗组胺药与某些麻醉药结构相似，有缓解疼痛的作用；④抗胆碱作用。

3. H_1 受体拮抗剂分类　大部分第一代药物镇静作用相对较强，也很可能同时阻断了自主受体；而第二代 H_1 受体拮抗剂进入中枢神经系统较少，镇静作用相对较弱。此外，尚有第三代 H_1 受体拮抗剂。

4. 抗组胺药物临床应用

（1）超敏反应：Ⅰ型超敏反应性疾病，如超敏反应性机制引发的荨麻疹、血管性水肿、特应性皮炎、过敏性休克、药疹等。Ⅱ、Ⅲ、Ⅳ型超敏反应疗效及确切机制不明。

（2）非超敏反应：①由组胺释放剂引起的荨麻疹、血管性水肿、药疹等；②物理性荨麻疹及其他非超敏反应原因引起的荨麻疹；③非超敏反应性虫咬反应。

（3）止痒：减轻瘙痒、水肿和灼热感。各种瘙痒性皮肤病止痒确切机制及疗效不明，或为镇静或嗜睡作用，或为抗 5- 羟色胺等炎症介质作用。全身用药缓解瘙痒时，作用有限。

（4）治疗其他疾病：赛庚啶（12mg/d）可治疗淤胆型肝炎的严重瘙痒，改善类癌综合征患者的皮肤潮红和腹泻等症状；曲尼司特（tranilast）可预防和治疗瘢痕疙瘩和肥厚性瘢痕（成人 60mg/d，儿童酌减），还可治疗肉芽肿性唇炎和皮肤结节病（300mg/d，连服 3 个月）。

（5）晕动症和前庭神经失衡：东莨菪碱和某些第一代 H_1 拮抗剂合用最有效，如果与麻黄碱或安非他明合用，可增强此作用。在这一用法中，最有效的抗组胺药物是苯海拉明和异丙嗪。六氢吡啶类（赛克力嗪和美克洛嗪）对晕动症有重要作用，对梅尼埃病也有用，但尚未被人们接受。

5. 抗组胺药物给药途径的选择

（1）口服给药：药物不被胃液或其他消化酶破坏。

（2）注射给药：包括苯海拉明、异丙嗪、氯苯那敏等，一般用于较严重的过敏反应如急性喉水肿、过敏性休克、输血反应等，可肌内注射或静脉滴注。

（3）局部用药：为局部涂抹，常用于一些过敏性皮肤病及瘙痒，如苯霜，其为 2% 苯海拉明配成的霜剂。

（4）直肠灌注给药：用于恶心、呕吐患者，如梅尼埃病、晕车晕船严重无法服药者，或不能合作服药的婴幼儿。将一个单位剂量的抗组胺药物溶于 10ml 生理盐水中直肠灌入并保留 0.5 小时以上。

6. 有关使用抗组胺药物的问题

（1）药物过量：成人药物过量的表现主要为中枢神经系统抑制，而儿童则可表现为兴奋反应，如高反应性、易激惹、失眠、幻视和癫痫。即使常规剂量，儿童也可出现反常的兴奋。药物过量可导致恶性心律失常。由于老年患者或肝功能不全患者的药物清除较慢，故应谨慎使用抗组胺药物。

（2）心脏毒性：见第二代 H_1 受体拮抗剂及第

一代 H_1 受体拮抗剂的心脏毒性。

（3）致畸：孕妇在分娩之前 2 周使用 H_1 受体拮抗剂，可引起未成熟胎儿的晶状体后纤维组织增生。在整个妊娠期接受羟嗪 150mg、每日 4 次的孕妇，新生儿出生后可出现新生儿撤药综合征。对实验动物投用哌嗪类药物，发现致畸作用，但在人类未见新生儿畸形的报道。妊娠 3 个月内的孕妇禁用抗组胺药物，甚至在妊娠期间慎用，避免致畸。

妊娠期间服用抗组胺药物的长期临床实践表明，曲吡那敏、氯苯那敏和苯海拉明导致孕妇出现出生缺陷的概率并不高于正常人群。氯苯那敏、苯海拉明、氯雷他定和西替利嗪都被归类于妊娠用药安全 B 类。

（4）耐药性：耐药现象出现的原因可能是肝代谢导致抗组胺药物清除率增加，但研究未能证实这一推测，而认为抗组胺药物的耐药性是患者因不能耐受药物不良反应或由于症状加重引起反跳而导致顺应性下降。在第二代抗组胺药物治疗 6～8 周后进行评估，发现疗效无变化。在第二代抗组胺药物治疗 12 周后进行评估，未发现肝代谢和排泄率增加及耐药现象。这些药物在治疗皮肤超敏反应和变应性鼻炎时，临床有效性并不随着长期使用而下降。本类药物可产生耐药性，宜交替应用或两种合用。

7. 不良反应　约 25% 的 H_1 受体拮抗剂都有不良反应，但不同个体反应不同。

（1）镇静作用：最常见，嗜睡突出，乙醇胺类和吩噻嗪类镇静作用更明显，其他类型的嗜睡作用较轻，大多数应用 H_1 受体拮抗剂数日后有所改善；如对镇静作用不发生耐受，应换另一种药物。其他有头晕、耳鸣、运动失调、视物模糊、复视。有时中枢神经系统的作用是刺激性，如神经质、易怒、失眠和震颤。

（2）胃肠道症状：尤其是乙二胺类抗组胺药物。主要表现有食欲减退、恶心、呕吐、上腹部不适、腹泻、便秘，进食时服用可减轻这些表现。

（3）抗胆碱能作用：表现为黏膜干燥、排尿困难、尿潴留、尿痛、尿频、阳痿，主要见于乙醇胺类、吩噻嗪类和哌嗪类抗组胺药物。

（4）其他：不常见的有头痛、喉头发紧、针刺感和麻木感、静脉快速用药暂时性低血压，皮肤反应少见，有湿疹样皮炎、荨麻疹、瘀斑、固定性药疹和光敏性。急性中毒，尤其是儿童，主要表现有幻觉、共济失调、运动失调、手足徐动症和惊厥，抗胆碱能作用为皮肤发红、皮温升高、脉搏变细。

（六）注意事项

1. 致敏　如被 H_1 受体拮抗剂致敏，再次用药或应用相关的化合物可产生湿疹样皮炎，有些 H_1 受体拮抗剂外用可引起接触性皮炎。

2. 其他　肝、肾功能障碍者慎用，高空作业、驾驶员、飞行员禁用。老年人服用后发生呆滞或头晕的概率较高。

（七）药物相互作用

H_1 受体拮抗剂与乙醇或其他具有中枢神经系统抑制作用的药物联用时，可加重其抑制作用。饮酒或中枢抑制药物合用时，可增强抗组胺类药物的作用，故应调整剂量。吩噻嗪类抗组胺药物可抑制肾上腺素的血管加压作用。服用单胺氧化酶抑制剂的患者，禁用 H_1 受体拮抗剂。本类药物与糖皮质激素同时使用，可降低后者的疗效。

二、第一代 H_1 受体拮抗剂
（有中枢镇静作用抗组胺药物）

竞争性阻断组胺 H_1 受体的化合物在临床上已应用多年，可以联合用药。

（一）作用和用法

H_1 受体拮抗剂是稳定的胺类。

第一代 H_1 受体拮抗剂（表 55-3）除了抗组胺作用外，还有镇静、抗胆碱能活性、局部麻醉、止吐和抗运动病的作用。有些 H_1 受体拮抗剂如阿扎他定可抑制肥大细胞释放炎性介质。

表 55-3　常用第一代 H_1 受体拮抗剂

药名	特点	用法
1. 烷基胺类（alkylamines）	有的药物可有中枢兴奋倾向	
氯苯那敏（chlorpheniramine）		4mg，每日 3 次，肌内注射，10mg 儿童：0.35mg/（kg·d）
溴苯吡胺（brompheniramine）		同上
非尼拉敏（pheniramine）		25mg，每日 3 次 儿童：5～15mg 每日 3 次
苯茚胺（thephorin）		10mg，每日 1～2 次
2. 乙醇胺类（ethanolamines）	有较强的镇静作用和抗毒蕈碱样胆碱作用	
苯海拉明（benadryl）		25～50mg，每日 3 次 儿童：1～2mg/（kg·d）
茶苯海明（dimenhydrinate）［乘晕宁（dramamine）］		50mg，每日 3 次
多西拉敏（doxylamine）		25～50mg，每日 2～3 次 儿童：2mg/（kg·d）
3. 乙二胺类（ethylenediamine）	有中等强度的镇静作用，可引起胃部不适和过敏反应	
曲吡那敏（pyribenzamin）		25～50mg，每日 3 次 儿童：5mg/（kg·d）
美吡拉敏（mepyramine）		25～50mg，每日 3 次
安他唑啉（antazoline）		100mg，每日 3 次，肌内注射或静脉注射，每次 100mg
曲吡那敏（tripelennamine）		25mg，每日 3 次
4. 哌啶类（cyproheptadine）	中度镇静，抗 5-羟色胺活性	
赛庚啶（cyproheptadine）		2～4mg，每日 3 次
5. 哌嗪类（piperazine）	具有镇吐作用	
羟嗪（hydroxyzine，安泰乐）		25～50mg，每日 3 次 儿童（＞6 岁）：50～100mg/d
去氯羟嗪（decloxizine）		25～50mg，每日 3 次
美克洛嗪（meclozine）		2～5mg，每日 1～2 次
布克立嗪（buclizine）		25～50mg，每日 3 次
赛克力嗪（cyclizine）		儿童：2～4mg/d，25mg，每日 3 次
6. 吩噻嗪类（phenothiazine）		
异丙嗪（promethazine，非那根）	有明显的抗毒蕈碱样胆碱作用及镇吐作用，可引起镇静和光敏感反应	12.5～50mg，每日 3 次，肌内注射或静脉注射，每次 25～50mg 儿童：0.5～1mg/（kg·d）
异丁嗪（trimeprazine）		25mg，每日 2～3 次
二甲替嗪（dimetotiazine）		20mg，每日 3 次

（二）药物动力学

H₁受体拮抗剂口服后通过胃肠道吸收，服药后30分钟可起效，1～2小时达最大效果，药效持续4～6小时，有的能持续较长时间。如成人口服溴苯吡胺、氯苯那敏和羟嗪，作用可超过20小时。在儿童，氯苯那敏的血清半衰期较短，但在老年人，其半衰期较长。在原发性胆汁性肝硬化患者，羟嗪的半衰期延长，提示肝病患者中药物动力学可能有改变。H₁受体拮抗剂是通过肝脏细胞色素P450酶系统代谢的，在肝脏被结合形成葡糖苷酸。H₁受体拮抗剂也可诱导产生肝微粒体酶，从而有利于其本身的代谢。服药后24小时内由尿完全排泄。

（三）常用第一代H₁受体阻断剂

苯海拉明
(diphenhydramine)

1. 药理作用　为乙醇胺类抗组胺药物，有与组胺类似的乙胺基团，通过竞争性结合效应细胞上的H₁受体，起阻断组胺的作用。此外其尚有镇静、镇吐及抗胆碱作用。

2. 适应证　①各种皮肤黏膜的变态反应性疾病，包括各种皮炎、湿疹、荨麻疹、药疹、过敏性鼻炎等；②不能耐受左旋多巴的老年帕金森病，或与中枢性抗胆碱药合用治疗其他类型的帕金森病。

3. 用法
(1) 口服：成人每次25～50mg，每日3～4次。儿童（体重＞10kg）12.5～50mg/kg，分3～4次口服。
(2) 肌内注射：深部注射，成人每次10～50mg。儿童每次0.5～1mg/kg。
(3) 静脉注射：用于严重过敏，每次10～20mg，每日1～2次。
(4) 外用：1%～2%苯海拉明霜，每日2次。

4. 不良反应　①中枢抑制作用：偶见中枢兴奋作用，表现为困倦、眩晕、疲劳、失眠、肌震颤、精神错乱；②消化系统：可有口苦、口干、食欲减退、呕吐、腹泻、便秘；③其他：罕见表现有药疹、痰液变稠、胸闷、排尿困难甚至过敏性休克。

5. 注意事项　①禁用于车船飞机驾驶人员、高空作业者、精密仪器操纵者及对本类药物过敏者；②不宜用于早产儿、新生儿、孕妇及老年人；

③与乙醇及其他中枢抑制药合用有相加作用，与单胺氧化酶抑制剂同用时，本品抗胆碱作用增强及延长；④闭角型青光眼、狭窄性消化性溃疡、幽门梗阻、有症状的前列腺增生及膀胱颈狭窄患者禁用。

6. 制剂　盐酸苯海拉明（diphenhydramine hydrochloride）：①片剂，12.5mg、25mg、50mg；②注射剂，10mg/ml、20mg/ml；③糖浆，0.25%；④霜剂，1%、2%。

氯苯那敏
(chlorphenamine，扑尔敏)

1. 药理作用　氯苯那敏为烷基胺类抗组胺药物。其特点是抗组胺作用较强，用量小，不良反应少，适用于各种过敏性疾病、虫咬、药物过敏反应等。其与解热镇痛药配伍用于治疗感冒。

2. 用法　口服，成人一次用量4mg，每日3次。小儿每日0.35mg/kg，分3～4次口服。肌内注射，每次5～20mg。

3. 注意事项
(1) 本品可有胸闷、咽喉痛、疲劳、虚弱感、心悸或皮肤瘀斑、出血倾向等不良反应，但皆很少见。
(2) 交叉过敏，对其他抗组胺药物或麻黄碱、肾上腺素、异丙肾上腺素、去甲肾上腺素及碘过敏者，也可能对本品过敏。
(3) 妊娠期及哺乳期妇女慎用本品。新生儿及早产儿不宜用本品。
(4) 老年人对常用剂量的反应较敏感，应注意适当减量。
(5) 服药期间不得驾驶车、船或操纵危险机器。
(6) 本品可增强金刚烷胺、抗胆碱药物、氟哌啶醇、吩噻嗪类及拟交感神经药物等的作用。
(7) 同时饮酒或服用中枢神经抑制药物，可使本品药效增强。

4. 制剂　片剂：每片4mg；注射液：每支10mg（1ml）、20mg（2ml）。

去氯羟嗪
(decloxizine)

1. 药理作用　去氯羟嗪属于中长效抗组胺药物。口服后30分钟至1小时起效，t_{max}为2小时，可维持药效 6～12 小时，经肝脏首过代谢降解，由尿、大便及汗液排出。本品为哌嗪类抗组胺药物，有抗组胺及抗 5-羟色胺作用，也有镇静和镇咳作用，可解除支气管痉挛，有平喘作用及一定的抗胆碱作用。

2. 适应证　本品可用于慢性荨麻疹、皮肤划痕症、血管性水肿等。大量临床试验证实本品有平喘作用，且无茶碱类药物的兴奋、烦躁等不良反应及异丙基肾上腺素的心悸、肌肉震颤等不良反应。

3. 用法　口服每次 25～50mg，每日 3 次。儿童：每日每千克体重用药不超过 2mg，3 岁以下婴儿可用氯苯那敏代替本品。

4. 注意事项　偶有嗜睡、口干、痰液变稠、大便秘结、失眠等反应，停药后可消失。哺乳妇女应慎用。

5. 制剂　片剂：25mg、50mg。

美喹他嗪
（mequitazine，玻丽玛朗）

1. 药理作用　本品为吩噻嗪的衍生物，口服吸收快，2～4 小时起效，在组织中广泛分布，主要经肝脏代谢，代谢产物随胆汁排泄，少量随尿液排出，不易透过血脑屏障。其具有拮抗 H_1 受体作用，以及肥大细胞膜保护作用，并有抗 5-羟色胺作用和轻微的抗胆碱作用。

2. 适应证　本品主要用于荨麻疹、血管性水肿、湿疹、皮炎、皮肤瘙痒症等，也可用于花粉诱发的季节性过敏性哮喘和过敏性鼻炎。

3. 用法　口服，每次 5mg，早晚各 1 次或 10mg 睡前顿服。

4. 注意事项　不良反应偶见嗜睡、困倦乏力、头痛、口干、多汗、胃肠不适、便秘、腹泻、视物模糊、氨基转移酶升高和血小板减少。本品不能与单胺氧化酶抑制剂合用，服药期间忌酒。妊娠妇女禁用。癫痫、前列腺增生、青光眼和肝病患者慎用。

5. 制剂　片剂：5mg。

三、第二代 H_1 受体拮抗剂
（无中枢镇静作用抗组胺药物）

（一）此类药物优点

与第一代 H_1 受体拮抗剂相比，第二代 H_1 受体拮抗剂的主要优点如下：① 口服后很快吸收，氯雷他定和西替利嗪胃肠道吸收很好，口服药物后 1～2 小时血药浓度即可达峰值，多在肝脏内代谢，由肾或消化道排泄。②不易透过血脑屏障，因其为非脂溶性，所以对 H_1 受体的作用仅限于周围神经。而且对非 H_1 受体的亲和力非常低，不产生或仅轻微产生嗜睡作用，对神经系统的影响较小。③仅有很小或无抗胆碱能作用。④作用时间较长。阿司咪唑是独特的，因为其清除很慢，半衰期长达 18～20 天。⑤服用方便，每日 1 次。西替利嗪、地氯雷他定有口服液，只需每日 1 次或每日 2 次服用。由于它们的化学结构互不相同，其药物动力学和临床效果也不完全相同。

（二）特非那定与阿司咪唑

心脏毒性见表 55-4。

（三）第二代 H_1 受体拮抗剂

第二代 H_1 受体拮抗剂见表 55-4。

表 55-4　第二代 H_1 受体拮抗剂

药物	剂量	起效	禁忌	体重增加	严重不良反应
特非那定（terfenadine）	60mg，每日 2 次	数小时	与酮康唑或大环内酯类抗生素	有	尖端扭转型室性心动过速
阿司咪唑（astemizole）	10mg/d	起效慢，数日	空腹服药	明显	同上

续表

药物	剂量	起效	禁忌	体重增加	严重不良反应
西替利嗪（cetirizine，美国 FDA 将其归入第一代）	10mg/d	数小时	—	有	低镇静性，而不是真正的无嗜睡性抗组胺药物
氯雷他定（loratadine）	10mg/d	数小时	—	有	—
咪唑斯汀（mizolastine，皿治林）	10mg/d	双向活性，抗 H_1 受体 /5- 脂氧合酶			—

（四）常用第二代 H_1 受体拮抗剂

西替利嗪
(cetirizine)

1. 药理作用　本品是羟嗪的羟基衍生物，有轻微的镇静作用。其既能抑制组胺介导的早期过敏反应，又能抑制嗜酸性粒细胞及嗜碱性粒细胞引起的晚期过敏反应，但不引起嗜酸性粒细胞脱颗粒。

2. 适应证　本品对慢性特发性荨麻疹、皮肤划痕症、冷性荨麻疹、迟发性压力性荨麻疹和日光性荨麻疹有良好疗效，也可用于治疗异位性皮炎和嗜酸性脓疱性毛囊炎。

3. 用法　用量为 10mg，每日 1 次。迟发性压力性荨麻疹和异位性皮炎可分别用至 30mg/d 和 40mg/d。

4. 注意事项　不良反应有嗜睡、疲乏、注意力不集中，多为轻度或中度，不需要停药。目前未见发生心脏反应的报道。孕妇及哺乳期妇女应尽量避免使用。

5. 制剂　片剂，每片 10mg。

氯雷他定
(loratadine)

1. 药理作用　本品起效快，作用强，属强效和专一性外周 H_1 受体拮抗剂，并能稳定肥大细胞膜，抑制嗜酸性粒细胞趋化和黏附分子表达，还可抑制白细胞介素和白三烯形成。

2. 适应证　本品适用于急性或慢性荨麻疹、冷性荨麻疹、迟发性压力性荨麻疹（30mg/d）、皮肤划痕症、瘙痒性皮肤病及其他过敏性皮肤病（如异位性皮炎）。

3. 用法　成人：10mg，每日 1 次。2～6 岁儿童：体重 > 30kg，10mg，每日 1 次；体重 ≤ 30kg，5mg，每日 1 次（体重 30kg，由医师选择临界值）。

4. 注意事项　本品无明显的中枢性镇静作用和抗胆碱能作用，偶有乏力、镇静、头痛和口干，孕妇及哺乳期妇女慎用。

咪唑斯汀
(mizolastine，皿治林)

1. 药理作用　本品是新一代的抗组胺药物，它具有高度选择性，具有拮抗 H_1 受体和 5- 脂氧合酶的双重活性，从而抑制组胺、缓激肽、白三烯等炎症介质。咪唑斯汀通过抑制 5- 脂氧合酶活性而阻断花生四烯酸代谢为白三烯，其他如西替利嗪、氯雷他定均有抑制白三烯生成的作用。在抗组胺的剂量下，本品没有抗胆碱能作用和镇静作用。没有发现严重的心脏毒性作用。

2. 适应证　本品适用于慢性荨麻疹、过敏性鼻炎。

3. 用法　成人和 12 岁以上儿童每日 10mg。

4. 注意事项　不良反应轻微，个别患者有头痛、口干、困倦、乏力和胃肠功能紊乱。严重肝病和心脏病、心律失常、心电图异常、低血钾者禁用。本品不宜和唑类抗真菌药或大环内酯类药物同时使用。大多数患者用药后可以从事驾驶工作，但药物反应易感者，则需检查个体反应。

5. 制剂　片剂，每片 10mg。

（五）第一代、第二代抗组胺药物在皮炎湿疹类疾病中的应用依据

1. 在皮炎湿疹类疾病应用第一代抗组胺药物的理论依据　早期研究，在特应性皮炎患者的正常及湿疹性皮损中组胺含量增加，皮内注射组胺可引起瘙痒，可被抗组胺剂阻断，因此医生仍使用第一代抗组胺药物。

2. 第二代抗组胺药物治疗皮炎湿疹的依据　第一代抗组胺药物因其普遍存在镇静作用，故常在晚上应用，以其催眠作用而达到止痒的作用。第二代抗组胺药物并无嗜睡作用，而是因为皮炎湿疹中组胺含量增加，加之尚有白三烯释放增加，第二代抗组胺药物有抗白三烯作用，因而可选用，发挥其抗组胺及抗炎性介质白三烯的双重作用。

（六）第一代、第二代 H_1 受体拮抗剂的心脏毒性及防治

1. 心脏毒性药物分类　抗组胺药物对心脏的作用分为三类。A 类：药物在其抗组胺浓度时即有心脏毒性作用，如特非那定、阿司咪唑、苯海拉明、羟嗪等；B 类：药物在高于其抗组胺浓度时才有心脏毒性作用，如氯苯那敏、赛庚啶、依巴斯汀、异丙嗪、美吡拉敏等；C 类：药物没有心脏毒性作用，如阿伐斯汀、西替利嗪、氯雷他定、酮替芬、美喹他嗪、氯马斯汀等。

目前特非那定、阿司咪唑在美国已被淘汰。这两类药物可与其他依赖细胞色素 P450 酶代谢的药物（如红霉素、酮康唑）产生严重的药物相互作用，可导致母体化合物的蓄积，产生严重的心律失常——尖端扭转型室性心动过速。

2. 心脏毒性的表现　服用过量特非那定和阿司咪唑会产生一种典型的室性心律失常，即尖端扭转型室性心动过速（简称尖端扭转型室速）。在心电图上表现为 QT 间期延长，如 QT 间期>440ms，心脏性猝死的危险显著增加。

在第二代 H_1 受体拮抗剂中，有少数药物在过量、肝功代偿不全或与某些药物合用时，有引起尖端扭转型室速的危险，尤以特非那定与阿司咪

唑较易引起，氯雷他定、阿伐斯汀和西替利嗪也有类似的病例报道，故在应用时应高度注意。

（1）尖端扭转型室速的发生机制：特非那定在肝脏被细胞色素 P450 同工酶系（肝药酶）转化为具有抗组胺活性的代谢产物，而肝药酶抑制剂干扰了特非那定的代谢，使其血浆水平升高，进而导致心脏钾离子慢通道受抑制，引起 QT 间期延长和尖端扭转型室速。

（2）尖端扭转型室速产生的条件：①超剂量，特非那定超过推荐剂量 60mg，每日 2 次，阿司咪唑每日 20mg 时即可发生，甚至在推荐剂量下也可发生；②肝功能明显损害时；③与 P450 酶抑制剂合用时，如酮康唑、伊曲康唑、红霉素、克拉霉素、三乙酰竹桃霉素、环丙沙星和西咪替丁等；④低血钾或低血镁时；⑤在治疗阿司咪唑引起的室性心律失常时，胺碘酮、奎尼丁、丙吡胺、普鲁卡因胺等抗心律失常药物极易引起 QT 间期延长和尖端扭转型室速。

3. 尖端扭转型室速的防治　①严格掌握剂量，不超剂量使用；②注意药物的相互作用，不与上述 P450 酶抑制剂合用；③肝功能不全患者、孕妇及哺乳期妇女慎用或不用；④血钾、血镁过低时忌用，或适当补充钾、镁；⑤在出现心律失常早期，如能明确引起的药物，如阿司咪唑，可采取催吐、洗胃等措施，以减少吸收（但血中的阿司咪唑不能通过血液透析清除）；⑥在治疗此型心律失常时，应用异丙肾上腺素及静脉滴注普萘洛尔、硫酸镁等可以取得较好疗效，避免使用胺碘酮、奎尼丁、丙吡胺、普鲁卡因胺等。

四、第三代 H_1 受体拮抗剂

第二代 H_1 受体拮抗剂长期使用时，发现部分药物可引发心脏毒性，因此在第二代 H_1 受体拮抗剂的基础上研制了第三代 H_1 受体拮抗剂，第三代 H_1 受体拮抗剂既具备第二代 H_1 受体拮抗剂少有镇静作用的特点，同时降低了心脏毒性发生率，第三代 H_1 受体拮抗剂代表药物有非索非那定（fexofenadine，allegra，MDL16455）、去甲阿司咪唑（norastemizole）、左旋西替利嗪等（表 55-5）。

表 55-5　第三代 H_1 受体拮抗剂

药物	剂量	禁忌	不良反应
非索那定 起效时间 1 ～ 3 小时	30mg、60mg、 120mg	哺乳期妇女、儿童及年老体弱者慎用	季节性过敏性鼻炎、慢性特发性 荨麻疹
左旋西替利嗪 起效时间 30 ～ 60 分钟	5mg	对哌嗪类衍生物过敏者及半乳糖不耐受 症、原发乳糖缺乏的人群	口干、腹痛、嗜睡、头痛、乏力
地氯雷他定 起效时间 3 小时	5mg	肾功能不全、葡萄糖 - 半乳糖吸收不良患 者，癫痫病史患者	疲倦、口干、头痛。罕见心悸、 氨基转移酶及胆红素升高
卢帕他定 起效时间 0.75 小时	10mg	QT 间期延长、不可纠正的低钾血症患者， 进展的心律失常如心率过缓和急性心 肌缺血患者	嗜睡、头痛、疲乏

非索那定
（fexofenadine）

1. 药理作用　本品为特非那定的代谢产物，美国 FDA 已宣布撤销特非那定、特非那定和伪麻黄碱（复方）等的意向。盐酸非索那定是特非那定代谢物，保留了特非那定所有的优点，却没有其引起 QT 间期延长所带来的危险性。非索那定口服吸收迅速，到达血药浓度峰值为 1 ～ 3 小时。本品是广谱高效的外周 H_1 受体拮抗剂，可显著抑制组胺诱发的风团，无抗 5- 羟色胺、抗胆碱能及 α_1 受体阻滞作用。本品不能透过血脑屏障，无中枢神经系统抑制。因其几乎不在肝脏代谢，不会与肝细胞色素 P450 酶系统代谢的药物发生相互作用。其比氯雷他定起效更快、更有效。

2. 适应证　本品可用于季节性过敏性鼻炎和慢性特发性荨麻疹。

3. 用法　用于过敏性鼻炎：口服，成人每次60mg，每日 2 次，或每次 120mg，每日 1 次。用于慢性特发性荨麻疹：每次 180mg，每日 1 次。

4. 注意事项　本品无心脏毒性，无药物间相互作用，孕妇及哺乳妇女避免使用。

5. 制剂　片剂：60mg、120mg。

左旋西替利嗪
（levocetirizine）

1. 药理作用　本品为口服选择性组胺 H_1 受体拮抗剂，无明显抗胆碱和抗 5- 羟色胺作用，中枢较少。

2. 适应证　荨麻疹、湿疹、皮炎、皮肤瘙痒症、过敏性皮炎。

3. 用法　成人及 6 岁以上儿童每日 1 次，每次 1 片，2 ～ 6 岁儿童每次半片，每日 1 次。

4. 不良反应　有嗜睡、口干、头痛、乏力等。本品是第二代抗组胺药物西替利嗪的单一光学异构体。抗过敏作用起效快、强而持久，药效强于现有的所有抗组胺药物。本品无镇静、嗜睡等中枢神经系统不良反应；无第二代抗组胺药（如特非那定、阿司咪唑等）具有的致心律失常作用。适用人群广泛，美国 FDA 将之划定为妊娠用药安全 B 类（比较安全），临床用于儿童（包括婴儿）也是安全的。

4. 注意事项　肝功能障碍者慎用，高空作业者、驾驶员等慎用。

5. 制剂　5mg。

去甲阿司咪唑
（norastemizole）

1. 药理作用　口服吸收快，服药后 1 ～ 2 小时血药浓度可达峰值。本品具有广泛的首关代谢和组织分布。达稳态时，阿司咪唑加上其活性代谢产物——去甲基阿司咪唑的平均血浆峰浓度为 3 ～ 5ng/ml。阿司咪唑则为 9 ～ 13 日。本品代谢产物主要通过胆汁经粪便排出体外。

2. 适应证　对过敏性鼻炎、过敏性皮肤病及过敏性哮喘均有良好疗效。

3. 用法　成人口服每次 10mg，每日 1 次。6 岁以下小儿按体重 0.2mg/kg；6 ～ 12 岁每日 5mg；12 岁以上剂量同成人。

4. 注意事项　存在 QT 间期延长、低钾血症及肝功能障碍患者禁用，禁止与心律失常药物如抗心律失常药、安定类药物、三环类抗抑郁药、特非那丁合用，禁忌与 HIV 蛋白酶抑制剂（如利托那韦、茚地那韦）、米诺地尔、治疗剂量的奎宁合用。

五、H₂ 及 H₃ 受体拮抗剂

（一）H₂ 受体拮抗剂概述

1. 作用机制 H₂ 受体拮抗剂与组胺可逆性竞争 H₂ 受体位点，其作用选择性高，不影响 H₁ 受体介导的作用。此类药物与 H₂ 受体有较强的亲和力，使组胺不能与该受体结合，从而对抗组胺的作用。抑制组胺引起的血管扩张、血压下降和胃酸分泌增多等效应。H₂ 受体拮抗剂的作用主要是竞争性地与 H₂ 受体结合，但法莫替丁例外，其作用机制是非竞争性的。H₂ 受体拮抗剂联合 H₁ 受体拮抗剂用于治疗慢性特发性荨麻疹。

2. 器官系统效应

（1）胃酸分泌和胃动力：H₂ 受体拮抗剂最重要的作用是减少胃酸分泌。

（2）其他效应：H₂ 受体拮抗剂可阻断组胺的作用，减少肥大细胞和嗜碱性粒细胞释放介质，增强某一免疫反应。

（3）西咪替丁可抑制细胞色素 P450 酶催化的氧化代谢途径，雷尼替丁对此有部分抑制作用，而法莫替丁、尼扎替丁无此作用。西咪替丁与雄激素受体结合产生抗雄激素作用，而其余 3 个不与该受体结合，无此作用。

3. 临床应用

（1）消化科应用：用于消化性十二指肠溃疡治疗，H₂ 受体拮抗剂可有效降低胃内酸度。

（2）皮肤科应用：H₂ 受体拮抗剂与 H₁ 受体拮抗剂联用治疗人工性荨麻疹、慢性荨麻疹和血管性水肿效果较好，该类药物对全身性疾病、恶性淋巴瘤引起的皮肤瘙痒也有明显的止痒效果。此外，西咪替丁还有增强细胞免疫功能及抗雄激素样作用，能减少皮脂分泌，可用于治疗带状疱疹、妇女多毛症和痤疮。

（3）内分泌影响：西咪替丁与雄激素受体结合后，引起抗雄激素作用，可使男性乳房女性化、女性发生溢乳等。男性可发生精子减少及阳痿，而疗程在 8 周以下者很少发生这些反应。雷尼替丁、

法莫替丁、尼扎替丁似乎不影响内分泌。

（4）肝毒性：西咪替丁会引起胆汁淤积，雷尼替丁引起肝炎，法莫替丁和尼扎替丁引起肝酶试验异常。

（二）常用 H₂ 受体拮抗剂

雷尼替丁
（ranitidine）

1. 药理作用 本品为选择性 H₂ 受体拮抗剂，能有效抑制组胺、五肽胃泌素及食物刺激后引起的胃酸分泌，降低胃酸和胃酶的活性，但对胃泌素及性激素的分泌无影响。其作用比西咪替丁强 5 ~ 8 倍，对胃及十二指肠溃疡的疗效好。

2. 适应证 皮肤科用于慢性荨麻疹（常与 H₁ 受体拮抗剂合用），也可用于异位性皮炎、银屑病等。

3. 用法 成人口服每次 0.15g，每日 2 次。

4. 注意事项 对肝有一定的毒性，停药后可恢复。其他不良反应有头痛、腹泻、便秘等，偶有男性乳房女性化。

（1）静脉注射后部分患者出现颜面潮热、头晕、恶心、出汗及胃刺激，持续 10 分钟可自行消失。有时在静脉注射部位出现瘙痒、发红，1 小时后消失。有时还可产生焦虑、兴奋、健忘等。

（2）孕妇及哺乳期妇女禁用，8 岁以下儿童禁用。

（3）肝肾功能障碍者慎用。

5. 制剂 片剂：150mg。

西咪替丁
（cimetidine，甲氰咪胍）

1. 药理作用 本品为一种 H₂ 受体拮抗剂，能明显抑制食物、组胺或五肽胃泌素等刺激引起的胃酸分泌，并使其酸度降低。本品对化学刺激引起的腐蚀性胃炎有预防和保护作用，对应激性胃溃疡和上消化道出血也有明显疗效。本品有抗雄激素作用。

西咪替丁有免疫调节作用，阻断抑制性 T 细胞的作用，增强细胞介导的免疫反应。本品可用于治疗细胞免疫缺陷所致的系统性及皮肤疾病。

2. 适应证 内科用于治疗胃、十二指肠溃疡

及上消化道出血，皮肤科用于慢性荨麻疹、急性荨麻疹、色素性荨麻疹（常与 H_1 受体拮抗剂合用，但应避免与阿司咪唑、特非那定等合用）。本品也可用于女性雄激素性脱发、痤疮、妇女多毛症、带状疱疹等。

有许多文献报道西咪替丁在治疗人乳头状瘤病毒（HPV）感染中有价值。但也有一些研究结果显示西咪替丁对皮肤 HPV 感染无效，与对照组相比，差异无显著性。

3. 用法　成人口服每次 $0.2 \sim 0.4g$，每日 4 次，静脉滴注用 0.4g，加入 500ml 5% 葡萄糖溶液中，每日 1 次，见表 55-6。

表 55-6　西咪替丁治疗感染性疾病

疾病	治疗剂量及疗程	作用靶位
带状疱疹	西咪替丁 300mg，每日 4 次 ×7 日	抗病毒，阻断抑制性 T 细胞的作用
带状疱疹、口唇疱疹、疱疹性角膜炎	西咪替丁 400mg，每日 4 次 ×2 日，然后 1g/d×5 日	抗病毒，增强被抑制的细胞介导的免疫反应
伴耐阿昔洛韦单纯疱疹病毒感染的多形红斑	西咪替丁 400mg，每日 3 次	增强被抑制的细胞介导的免疫反应
高免疫球蛋白 E 血症	西咪替丁 200mg，每日 4 次 ×21 日	阻断组胺对白细胞趋化的抑制作用
慢性黏膜皮肤念珠菌病	西咪替丁 300mg，每日 4 次 ×4 周	阻断抑制性 T 细胞的 H_2 受体，增强细胞介导的免疫反应
低 γ- 球蛋白血症	西咪替丁 1200mg/d×1 个月	降低抑制性 T 细胞的活性，使内源性免疫球蛋白生成

4. 注意事项

（1）消化系统不良反应：较常见的有腹泻、腹胀、口苦、口干，内分泌影响见概述。

（2）皮肤不良反应：可抑制皮脂分泌，诱发剥脱性皮炎、皮肤干燥、皮脂缺乏性皮炎、脱发、口腔溃疡等。皮疹、巨型荨麻疹、药疹等也有发生。

5. 制剂　片剂：每片 0.2g、0.8g；胶囊：每粒胶囊 0.2g；注射液：每支 0.2g(2ml)。

法莫替丁
（famotidine）

1. 药理作用　本品是继西咪替丁和雷尼替丁后出现的一种 H_2 受体拮抗剂，其作用强度比西咪替丁高 $30 \sim 100$ 倍，比雷尼替丁高 $6 \sim 10$ 倍。健康人及消化性溃疡患者口服本品 20mg 对基础分泌及因给予各种刺激而引起的胃酸及胃蛋白酶分泌增加有抑制作用。

与雷尼替丁有相似之处，即长程大剂量治疗时不并发雄激素拮抗的不良反应，因而无男性乳房发育、阳痿、性欲缺乏及女性乳房胀痛、溢乳等。本品在体内分布广泛，但不透过胎盘屏障。

2. 适应证　内科口服用于胃及二十指肠溃疡、吻合口溃疡、反流性食管炎；口服或静脉注射用于上消化道出血。皮肤科用于慢性荨麻疹（常与 H_1 受体拮抗剂合用）。

3. 用法　成人口服每次 20mg，每日 2 次。

4. 注意事项

（1）不良反应较少，偶见皮疹、荨麻疹（应停药）、白细胞减少、氨基转移酶升高等，罕见腹部胀满感、食欲缺乏及心率增加、血压上升、颜面潮红、月经不调等。

（2）肾衰竭或肝病患者、有药物过敏史者慎用；孕妇慎用，哺乳期妇女使用时应停止哺乳；对小儿的安全性尚未确立。

5. 制剂　片剂：每片 10mg、20mg；分散片：每片 20mg；胶囊剂：每粒胶囊 20mg；散剂：10%(10mg/g)；注射液：每支 20mg(2ml)，每瓶 20mg/100ml。

尼扎替丁
（nizatidine）

1. 药理作用　本品与雷尼替丁相似，均用于治疗溃疡病。尼扎替丁抑制胃酸分泌与其他药物无明显差别，剂量与雷尼替丁相似，可促进胃的收缩功能，缩短胃排空时间，可能与其抑制胆碱酯酶活性有关。尼扎替丁生物利用度较高，大部分以原形从肾排出。不良反应较少，对内分泌系统和血液系统无影响。本品无抗雄激素作用。

2. 适应证 急性或慢性荨麻疹。

3. 用法 口服，每次 150mg，每日 2 次，或 300mg 临睡前 1 次，疗程 4 ～ 8 周。维持治疗每日 150mg，临睡前 1 次。

4. 注意事项

（1）对本品过敏者禁用，对其他 H_2 受体拮抗剂过敏者慎用。

（2）肾功能不全者需减量用药。

（3）孕妇、哺乳期妇女及小儿的安全性尚未确定，故应慎用或不用。

（4）服用本品后尿胆素原测定可呈假阳性。

5. 制剂 片（胶囊）剂：150mg/ 片（粒）、300mg/ 片（粒）。

（三）H_3 受体拮抗剂

H_3 受体拮抗剂由 Arrang 等于 1983 年发现。

1. 分类 合成的 H_3 受体拮抗剂有两种：(R) α- 甲基组胺（α-methylhistamine，α-MeHA）是一种组胺的手性（chirality）协同剂；硫丙咪胺是咪唑哌啶的衍生物。它们对 H_3 受体均有选择性。

2. 作用 组胺 H_3 受体广泛分布于外周自主神经节后神经末梢突触前膜。组胺 H_3 受体激动可抑制气道胆碱神经诱导的收缩作用，负反馈调节组胺的合成与释放，具有抗炎、抗损伤等作用。组胺 H_3 受体激动药（histamine H_3 receptor antagonist）在防治支气管哮喘、偏头痛等多种变应性疾病方面值得进一步探讨。而组胺 H_3 受体拮抗剂［如氨砜拉嗪（thioperamide）、clobenpropit］可阻断组胺 H_3 受体，抵消了组胺 H_3 受体激动而抑制交感神经介导的鼻血流量、鼻阻力的减少。H_1 受体拮抗剂和 H_3 受体拮抗剂联用可代替 H_1 受体拮抗剂治疗鼻炎。近来临床前研究发现，H_3 和 H_1 受体拮抗剂联合应用可产生减充血剂样作用，而没有 α 受体激动药可能引起的高血压等不良反应。

4. H_3 受体拮抗剂（表 55-7） 目前虽然已发现一些 H_3 受体拮抗剂，但其主要作为研究 H_3 受体分布药理特性的重要工具药，至今尚无研究较成熟的、上市用于防治疾病的 H_3 受体拮抗剂。

表 55-7 H_3 受体拮抗剂

英普咪定（impromidine）	兼有组胺 H_2 受体激动作用
布立马胺（burimamide）	兼有组胺 H_2 受体拮抗作用
氨砜拉嗪	作用比布立马胺强
V-UUF8414	作用比英普咪定强
V-UUF9153	作用最强，比氨砜拉嗪强 20 多倍
倍他司汀（betastatine）	

第二节 5- 羟色胺及其受体拮抗剂

一、5- 羟色胺

5- 羟色胺（5-hydroxytryptamine，5-HT）又称血清素（serotonin），其作用是通过多种受体介导的，已发现 7 种 5-HT 受体亚型。

1. 分布 与组胺一样，5-HT 在自然界分布广泛，动物、植物组织及毒液、叮咬分泌液中均存在。5-HT 是一种吲哚乙胺，在生物系中由 L- 色氨酸吲哚上羟化，再脱羟生成。

2. 储存与释放 5-HT 作为自体活性物质，绝大多数（占全身90%）合成和分布于肠嗜铬细胞内，并与 ATP 等物质一起储存于颗粒内；从颗粒内释放的 5-HT 弥散到血液，并被血小板摄取和储存，储存量约占全身 5-HT 的 8%。

3. 药理作用 其作用通过细胞膜上的许多受体介导。

（1）心血管系统的作用：5-HT 激动 5-HT$_2$ 受体，对血管主要表现为收缩反应，引起肾、肺血管平滑肌收缩，5-HT 可使心脏血管和骨骼肌血管扩张。给人 5-HT 可观察到面部潮红现象，这是由于 5-HT 可收缩静脉，静脉收缩后引起毛细血管灌注增加而引起。

（2）兴奋平滑肌：5-HT 激动 5-HT$_2$ 受体引起胃肠道平滑肌收缩，激动 5-HT$_4$ 受体兴奋肠壁内神经节细胞也可引起胃肠道平滑肌收缩，胃肠道张力增加，肠蠕动加快；类癌瘤患者，5-HT（和其他物质）生成过量，可伴发严重的腹泻，5-HT 对分泌几乎无影响，它所具有的效应通常是抑制。

（3）呼吸：5-HT 可兴奋支气管平滑肌，对正常人作用小，但哮喘患者对其特别敏感。类癌综合征患者体内 5-HT 水平升高，促使支气管狭窄发作。5-HT 也可刺激化学感受器反射或兴奋支气管感觉神经末梢引起过度换气。

（4）促进血小板聚集：5-HT 激动血小板 5-HT$_2$ 受体，引起血小板聚集。

（5）神经系统：5-HT 刺激感觉神经末梢，引起瘙痒。虫咬和某些植物的刺可刺激 5-HT 释放，引起痒、痛。位于胃肠道和延脑呕吐中枢的 5-HT$_3$ 受体参与了呕吐反射，尤其对化学刺激如抗肿瘤药引起的呕吐重要。5-HT 也是褪黑素的前体。

二、5- 羟色胺受体拮抗剂

多种作用于其他受体（α 肾上腺素受体、组胺 H$_1$ 受体等）的药物，对 5-HT 受体也有部分激动作用。在临床药物中，H$_1$ 受体拮抗剂皆有一定的抗 5-HT 作用，如抗组胺药物苯噻啶、赛庚啶、桂利嗪、去氯羟嗪、利血平、多塞平，并无专司 5-HT 受体拮抗剂。其中，H$_1$ 受体拮抗剂中以苯噻啶抗 5-HT 作用较强。此类药物只介绍如下几种。

赛 庚 啶
（cyproheptadine）

1. 药理作用　赛庚啶化学结构与吩噻嗪类抗组胺药物相似，有强大的 H$_1$ 受体阻断作用。赛庚啶的作用可由它的 H$_1$ 组胺受体与 5-HT 受体的类同关系中推测出来：它可阻止组胺、5-HT 的平滑肌效应，而对组胺刺激引起的胃酸分泌无影响；有重要的抗 M 胆碱作用，引起镇静。

2. 适应证　赛庚啶主要用来治疗类癌瘤的平滑肌表面和胃部分切除术后倾倒综合征，成人常用量 12 ～ 16mg/d，分 3 ～ 4 次给予。对于冷性荨麻疹，赛庚啶也是一个很好的药物。

赛庚啶、苯噻啶均有抗 5-HT 作用，选择性阻断 5-HT$_2$ 受体，并可阻断 H$_1$ 受体，具有较弱的抗胆碱作用。其均可用于荨麻疹、湿疹、接触性皮炎、皮肤瘙痒和过敏性鼻炎，也可用于预防偏头痛发作，机制尚不清楚。两药不良反应相似。

3. 用法　口服，每次 2 ～ 4mg，每日 3 次。儿童每日 0.25mg/kg，分次服用。作为食欲增进剂应用时，用药时间不超过 6 个月。

4. 注意事项　本品可致口干、恶心、乏力、嗜睡。由于兴奋下丘脑摄食中枢，其可使食欲增加，体重增加。青光眼、前列腺增生及尿闭患者忌用。驾驶员及高空作业者慎用。

5. 制剂　片剂，每片 2mg。

酮 色 林
（ketanserin，凯他色林）

1. 药理作用　本品可选择性阻断 5-HT$_2$ 受体，对 5-HT$_{2A}$ 受体作用强；此外，还有较弱的阻断 α 受体和 H$_1$ 受体作用。本品可对抗 5-HT 引起的血管收缩、支气管收缩和血小板聚集。本品可扩张阻力血管和毛细血管，降低血压，主要是因为阻断 α 受体。

2. 适应证　本品口服主要用于治疗高血压，静脉或肌内注射治疗高血压危象。在皮肤病治疗中的作用与赛庚啶、苯噻啶相同。本品也可用于雷诺病及间歇性跛行。

3. 用法　口服，开始剂量每次 20mg，每日 2 次。1 个月后如疗效不满意，可将剂量增至每次 40mg，每日 2 次，剂量超过 40mg 时，降压作用不再增强。肝功能不全时，每次剂量勿超过 20mg。

静脉注射的开始剂量为 10mg，最大剂量为 30mg，以每分钟 3mg 的速度注射。本品也可静脉滴注，滴速 2 ～ 6mg/h。

4. 注意事项　不良反应是镇静、头晕、眩晕、口干、胃肠功能紊乱和体重增加。

5. 制剂　片剂：每片 20mg、40mg；注射液：5mg（1ml）、10mg（2ml）、25mg（5ml）。

昂 丹 司 琼
（ondansetron）

1. 药理作用　本品可选择性阻断 5-HT$_3$ 受体，

具有强大的镇吐作用。

2.适应证 本品主要用于癌症患者手术和化疗伴发的严重恶心、呕吐、胆汁淤积性瘙痒。静脉给药有效剂量为 $0.1 \sim 0.2mg/kg$，格拉司琼（granisetron）具有同样特征。

3.用法 本品可治疗由化疗和放疗引起的恶心、呕吐。剂量一般为 $8 \sim 32mg$，对可引起中度呕吐的化疗和放疗，应在患者接受治疗前，缓慢静脉注射 8mg；或在治疗前 $1 \sim 2$ 小时口服 8mg，之后间隔 12 小时口服 8mg。对可引起严重呕吐的化疗和放疗，可于治疗前缓慢静脉注射本品 8mg，之后间隔 $2 \sim 4$ 小时再缓慢静脉注射 8mg，共 2 次。

对于上述疗法，为避免治疗后 24 小时出现恶心、呕吐，均应持续让患者服药，每次 8mg，每日 2 次，连服 5 日。

4.注意事项 本品对动物无致畸作用，但对人类无此经验，故应十分谨慎。妊娠期间尤其前 3 个月除非用药的益处大大超过可能引起的危险，否则不宜使用本品。由于本品可经乳汁分泌，故哺乳期妇女服用本品时应停止哺乳。有过敏史或对本品过敏者不得使用。

5.制剂 注射液：每支 4mg(1ml)、8mg (2ml)；片剂：每片 4mg、8mg。

第三节 白三烯受体拮抗剂和 5- 脂氧合酶活性抑制剂

一、概述

抗白三烯药物分两种，即白三烯受体拮抗剂和白三烯合成抑制剂，作为一种抗炎制剂，对哮喘、过敏性鼻炎、炎性肠病等疾病有确切的疗效，在皮肤科也早有应用。

（1）白三烯包括 LTA_4、LTB_4、LTC_4、LTD_4 和 LTE_4 等，来自花生四烯酸，这一过程的初始阶段是由含 5- 脂氧合酶（5-LOX）的酶复合体催化的。不同通路分别产生 LTB_4，或者半胱氨酰白三烯（cysteinyl leukotriene）LTC_4、LTD_4 及 LTE_4。

（2）白三烯的生物学作用见表 55-8。

表 55-8 白三烯的生物学作用

LTB_4	$LTC_4/LTD_4/LTE_4$
白细胞黏附	超敏反应，慢反应物质
增强多核细胞趋化作用	支气管痉挛
中性粒细胞聚集和脱颗粒	毛细血管扩张
诱导中性粒细胞 - 内皮黏附	增加血管通透性
释放溶酶体酶	增加黏液分泌
增加角质形成细胞增生	
改变 T 细胞及 B 细胞功能	

（3）白三烯与皮肤病：特应性皮炎患者白细胞

释放 LTB_4 及 LTC_4 增加，LTA_4 水解酶活性增加。皮肤活检证实，特应性皮炎皮损中白三烯浓度升高。皮炎、湿疹中病变部位白三烯浓度升高。皮肤舱技术显示特应性皮炎患者白三烯释放增加。研究表明，白三烯在特应性皮炎、银屑病、湿疹、大疱性皮肤病、结缔组织病、鱼鳞病样红皮病、川崎病等皮肤病的发生发展中有一定的作用。

（4）抗白三烯药物（antileukotriene drug）：白三烯是哮喘、皮肤病发病中的重要介质，抗白三烯药物能阻断白三烯的各种生物作用，从而达到控制哮喘、皮肤病的效果，并有止痒作用。按其作用机制不同，可分为两大类：①白三烯受体拮抗剂，主要是半胱氨酰白三烯受体拮抗剂，包括扎鲁司特与孟鲁司特钠；②白三烯合成抑制剂，按作用环节不同又可分为 5- 脂氧合酶抑制剂及 5- 脂氧合酶活化蛋白（FLAP）抑制剂。临床上可用半胱氨酰白三烯受体拮抗剂、5- 脂氧合酶抑制剂或 FLAP 抑制剂。

实际上常用的药物只有几种，即白三烯受体拮抗剂中的扎鲁司特、孟鲁司特、普仑司特（pranlukast）及 5- 脂氧合酶抑制剂中的齐留通。此外，咪唑斯汀及其他第二代 H_1 受体拮抗剂如西替利嗪、氯雷他定、地氯雷他定也有此种作用。

（5）抗白三烯药物及其在皮肤科中的应用

1）特应性皮炎：大部分研究者认为白三烯治疗可以作为一种辅助治疗或者糖皮质激素替

代治疗，对患者病情的缓解有一定的作用，试验证实单用孟鲁司特的效果与联用抗组胺药物相同。

在一项包含 8 例成年患者的随机、双盲、安慰剂对照、交叉试验中，用孟鲁司特治疗 4 周以后可以明显缓解病情；另一项包含 15 例儿童患者的相同设计的试验中也有类似结果；有学者以孟鲁司特 5mg/d 的剂量治疗 18 例儿童患者 24 周后，13 例患者病情明显好转。早期的文献中有齐留通、孟鲁司特、扎鲁司特减轻痒感、减少皮肤红斑的报道。

2）荨麻疹：抗白三烯药物对荨麻疹的疗效令人满意。早期的临床实践中，抗白三烯药物多是单独应用：单用扎鲁司特治疗慢性荨麻疹、重型慢性荨麻疹、阿司匹林诱导型荨麻疹、糖皮质激素依赖型荨麻疹疗效肯定；单用孟鲁司特治疗冷性荨麻疹、延迟性压力性荨麻疹、非甾体抗炎药诱导的慢性荨麻疹疗效也很明显。进入 21 世纪后，抗白三烯药物与抗组胺药物联用似乎成为一种趋势。Bagenstose 等报道联合应用扎鲁司特和西替利嗪治疗慢性荨麻疹疗效确切；Eymard 等报道抗白三烯药物与抗组胺药物联用可以预防阿司匹林诱导的血管性水肿。Bonadonna 等报道联合应用扎鲁司特和西替利嗪要比单用任何一种的疗效好。

3）其他皮肤病：Zemtsov 等报道白三烯合成抑制剂在治疗银屑病方面具有广阔前景。Willemsen 等用齐留通治疗 5 例鱼鳞病样红皮病患者，疗程持续 3 个月，结果患者的痒感减轻、尿中白三烯 B_4 含量明显下降；他们又用齐留通治疗了 1 例儿童鱼鳞病样红皮病患者，疗程 5 周。结果患者在治疗期间除痒感减轻、尿中白三烯 B_4 含量明显下降外，行为也有改善。

二、抗白三烯药物

咪唑斯汀、西替利嗪、地氯雷他定、氯雷他定均有抑制白三烯生成的作用。

扎鲁司特
（zafirlukast）

1. 药理作用 本品选择性与半胱氨酰 LTC_4、LTD_4 和 LTE_4 受体结合而发挥其拮抗作用。

2. 适应证 同孟鲁司特，但作用较强。

3. 用法 成人口服每次 20mg，每日 2 次。

4. 注意事项 茶碱或红霉素与扎鲁司特合用，可使扎鲁司特的血药浓度降低 30% ～ 40%。而阿司匹林可增加扎鲁司特的血药浓度约 45%。用药时应加以注意。扎鲁司特较安全，并易耐受。不良反应为暂时性的，如轻度消化道反应、头痛、咽炎等。本品上市后，发现有极少数人出现 Churg-Strauss 综合征，这是一种罕见的系统性血管炎，特征为结节性脉管炎伴血管外嗜酸性粒细胞浸润、周围血嗜酸性粒细胞增多和哮喘等。一旦综合征发生，应停药，必要时可应用免疫抑制剂（如环磷酰胺、甲氨蝶呤等）。

5. 制剂 片剂：20mg。

孟鲁司特钠
（montelukast sodium）

1. 药理作用 本品是半胱氨酰白三烯 D_4 受体（$CysLTD_4R$）拮抗剂，从而使炎症介质白三烯 D_4（LTD_4）失去生物活性，内科用于预防和治疗哮喘。

2. 适应证 本品用于特应性皮炎、慢性荨麻疹、银屑病等。

3. 用法 成人口服每次 10mg，每日 1 次。

4. 注意事项 孟鲁司特钠较安全，易耐受。此药可有轻度胃肠道反应、腹泻、腹部不适、面部潮红、右季肋区触痛、头痛等，程度较轻，一般能自愈。本品可引发 Churg-Strauss 综合征，不能与影响肝脏 P450 同工酶的药物（如红霉素、伊曲康唑等）合用。

5. 制剂 片剂：10mg。

奥洛他定
（olopatadine）

奥洛他定对组胺 H_1 受体具有选择性高效拮抗作用；同时具有抑制白三烯、血栓素、血小板活化因子等过敏性化学介质产生和释放的作用；对速激肽释放和嗜酸性粒细胞浸润也有抑制作用。该药于 2001 年 3 月在日本上市，并已广泛用于慢性荨麻疹的临床治疗。我国尚未上市。

临床应用：奥洛他定片剂每片含奥洛他定 5mg，成人早晚各 1 片。

普仑司特
（pranlukast，普鲁司特，哌鲁司特）

普仑司特是白三烯 LTC_4、LTD_4 和 LTE_4 受体拮抗剂，其适应证和不良反应同孟鲁司特，成人 450mg/d，口服，每日 2 次。

齐留通
（zileuton，苯噻羟脲，AA861，ZYFLO）

齐留通是唯一上市的 5- 脂氧合酶抑制剂。本品能抑制 5- 脂氧合酶，阻断白三烯合成。

1. 药理作用　本品为选择性 5- 脂氧合酶抑制剂，通过抑制该酶活性阻断花生四烯酸代谢为 LTB4，从而发挥其抗过敏和抗炎作用。

2. 适应证　本品用于治疗特应性皮炎、慢性荨麻疹等。

3. 用法　成人 400～600mg/ 次，每日 4 次，小儿酌减，疗程 4～6 周。

4. 注意事项　妊娠期及哺乳期妇女慎用。本品偶见血清氨基转移酶升高、倦怠、消化不良、皮肤瘙痒等。齐留通可使茶碱的清除减少 50%。也能使华法林的血药浓度升高，导致凝血酶原时间延长，还能增高普萘洛尔的血药浓度，引起血压下降、传导抑制、心动过缓等不良反应。本品降低特非那定、阿斯咪唑的清除率，增加后者的毒性。

5. 制剂　片剂：200mg、400mg。

替帕他林
（tepoxalin）

本品可同时抑制 5- 脂氧合酶（5-LOX）和环氧合酶 -2（COX-2）活性，故分别阻止了白三烯和前列腺素 F_1（PGF_1）的生成，从而有抗过敏和抗炎作用，目前多归入非甾体抗炎药，治疗类风湿关节炎。皮肤科可试用于治疗干燥综合征、系统性红斑狼疮、慢性荨麻疹等，但有关报道尚少。

双氯芬酸
（diclofenac，扶他林）

本品通过抑制 COX-2 而阻止前列腺素（PG）的产生，有抗炎、镇痛、止痒作用。0.2% 乳膏外用治疗特应性皮炎、湿疹、过敏性皮炎等，无激素外用的不良反应，偶有局部刺激。

乌芬那酯
（ufenamatc，氟芬那酸丁酯）

本品通过抑制 5-LOX 和 COX-2，分别抑制了白三烯和 PGF_1、PGF_2、血栓素，发挥抗炎、抗过敏作用。5% 乳膏外用治疗湿疹、特应性皮炎、接触性皮炎、带状疱疹等。无激素外用的不良反应。偶有轻度局部刺激。

第四节　过敏反应介质阻释剂

这些药物的作用不在于竞争性与组胺受体结合，而是阻止组胺释放，称为组胺阻释剂，如色甘酸钠、色羟丙钠、酮替芬、噻拉米特、扎普司特、曲尼司特（表 55-9）。

表 55-9　过敏反应介质阻释剂

类别	药物名称	药物学效应
肥大细胞膜保护剂	色甘酸钠、酮替芬、曲尼司特	阻止肥大细胞脱颗粒或嗜碱性粒细胞释放组胺、5-HT 等
交感神经兴奋剂或拟交感神经兴奋剂	肾上腺素、麻黄碱	对抗组胺外周作用
抗胆碱药	阿托品、东莨菪碱 异丙托溴铵（ipratropium） 氧托溴铵（oxitropium） 噻托溴铵（tiotropium）	阻滞胆碱能受体，使介质乙酰胆碱不能与受体结合而呈现抗胆碱作用，阻止肥大细胞和嗜碱性粒细胞释放组胺

续表

类别	药物名称	药物学效应
抗炎药	泼尼松	稳定溶酶体膜，减少组胺及其他炎症介质释放
组胺酶（体内）	组胺甲基转移酶	分解代谢局部组织中的组胺
抗前列腺素剂	吲哚美辛、布洛芬	阻断环氧合酶活性，抑制前列腺素形成
抗纤溶酶剂	抑肽酶、氨基己酸、氨甲苯酸	抑制纤维蛋白溶解、减少炎症介质释放

本类药物主要通过稳定肥大细胞膜，阻止组胺、慢反应物质（SRS-A）、缓激肽等生物活性物质释放，此外可通抗前列腺素剂、抗纤溶酶剂阻止相应的介质释放，从而达到抗过敏作用。

肥大细胞膜稳定剂也是非常有效的抗变态反应性炎症药物，可阻止肥大细胞释放炎症介质，因此可以有效阻断肥大细胞释放的炎症介质引发的炎症。

色甘酸钠
（cromolyn sodium）

1. 药理作用　色甘酸钠本身无抗组胺作用，但它可阻止致敏的肥大细胞释放组胺、白三烯等。本品可能通过抑制细胞内环磷腺苷磷酸二酯酶，使细胞内环磷腺苷（cAMP）的浓度增加，阻止钙离子进入细胞内，从而稳定肥大细胞膜，阻止肥大细胞脱颗粒。其抑制鼻、肠、肺部的肥大细胞释放组胺和其他炎症介质，对皮肤肥大细胞的作用可能很小。

2. 适应证　本品可用于控制异位性皮炎伴有的呼吸道和肠道症状，对控制肥大细胞所引起的胃肠道症状也有帮助。

3. 用法　粉末喷雾吸入，每次 20mg，每日 4 次，重症可增至每日 5～6 次，但最多不超过 8 次。效果良好者可减为每日 2～3 次，缓解后停用。

色甘酸钠的尚未批准用法包括治疗坏疽性脓皮病。色甘酸钠治疗皮肤溃疡有效，用色甘酸钠粉覆盖患处，其上盖有敷料，每日 1 次，用于 5 例腿部慢性溃疡的患者，不到 1 周溃疡的面积和炎症反应均缩小和减轻。4% 色甘酸钠湿敷，2～3 次/日，治疗 2 例坏疽性脓皮病患者，其中 1 例溃疡面积 4cm×5cm，另 1 例溃疡面积 6cm×7cm，将色甘酸钠作为一线药物。14 日内溃疡面的表皮完全再生。其安全、可迅速缓解疼痛、加速愈合。

也有学者尝试将其用于过敏性休克，此外还有外用制剂，如软膏及滴眼液（2%）。

酮 替 芬
（ketotifen）

1. 药理作用　本品可抑制肥大细胞和嗜碱性粒细胞释放组胺和慢反应物质，有很强的抗过敏作用。其具备稳定肥大细胞膜及组胺 H_1 受体拮抗双重作用。有学者将其列入第二代 H_1 受体拮抗剂。

2. 适应证　本品用于治疗难治性荨麻疹、慢性荨麻疹和支气管哮喘。用法：成人及 3 岁以上儿童，初始剂量为每晚 1mg，数日后改为早、晚各 1mg；6 个月至 3 岁婴幼儿，初始剂量为每晚 0.5mg，数日后改为早、晚各 0.5mg；6 个月以下者禁用。

3. 用法　酮替芬用于治疗哮喘、特应性皮炎、季节性鼻炎、过敏性结膜炎、食物过敏和荨麻疹，用于治疗慢性、人工、胆碱能性、冷性荨麻疹。

有学者报道，酮替芬每日 6mg，连服 14 个月至 2 年，可使早期弥漫性硬皮病消退，稳定或改善系统性硬皮病病情。酮替芬还可明显减轻尿毒症瘙痒，酮替芬还用于治疗肥大细胞介导的其他的皮肤病。神经纤维瘤中包含了大量的肥大细胞，酮替芬可缓解该病所致的瘙痒、疼痛、触痛，并能减慢神经纤维瘤生长速度，减轻瘤体疼痛或瘙痒。

4. 制剂　片剂，1mg。

曲 尼 司 特
（tranilast）

1. 药理作用　本品为新型抗变态反应药物，通过抑制肥大细胞脱颗粒，阻止组胺和其他化学介质释放，起到抗过敏作用，对 Arthus 反应亦有效。本品口服吸收迅速，t_{max} 为 2 小时，$t_{1/2}$ 为 5 小时，大部分随尿液于 24 小时内排出。临床应用于治疗支气管哮喘、过敏性鼻炎、荨麻疹、湿疹。本品也用于瘢痕疙瘩、局限性硬皮病、肥大细胞增生症、肉芽肿性唇炎。

2. 用法　口服，每次 0.1g，每日 3 次；小儿每日 5mg/kg，分 3 次服用。

3. 不良反应　①胃肠道反应，轻而少见；②偶见皮疹、瘙痒等过敏反应；③偶见肝功能损害，主要为 ALT、AST 升高；④膀胱炎，出现尿频、尿痛、血尿，偶见。

4. 注意事项　①孕妇慎用；②肝病患者慎用；③本品起效较慢，哮喘大发作时应先用其他药物；④长期应用注意肝功能、血象。

5. 制剂　片剂每片 120mg，胶囊每粒 100mg，细粒剂每克含本品 100mg。

此外，多塞平（doxepin）有较强的拮抗 H_1 受体和一定的拮抗 H_2 受体的作用，对慢性荨麻疹、物理性荨麻疹有较好效果；成人口服 25mg，每日 3 次，儿童用量酌减；2% 多塞平外用有良好的止痒作用。

第五节　其他抗变态反应药物

钙　剂

目前常用的钙剂有葡萄糖酸钙、氯化钙、戊酮酸钙（果糖酸钙）、维丁胶性钙、乳酸钙、钙素母等。其中葡萄糖酸钙、氯化钙及戊酮酸钙可静脉注射用于抗过敏、镁中毒急救及大量输血所致的低血钙症，而乳酸钙、钙素母主要口服用于补钙。

1. 药理作用

（1）本品能增加毛细血管及毛细淋巴管的致密度，降低其渗透性，作用于交感神经系统可保持血管神经的紧张性而引起血管收缩；动物实验证明氯化钙能加强大脑皮质的抑制过程，调整兴奋和抑制过程的平衡使恢复正常，因此，皮肤科常将其用作抗炎、抗过敏及镇静、止痒剂。

（2）本品可增加血液凝固性。

（3）钙的阳离子及其金属盐具有解毒作用。

（4）可选用葡萄糖酸钙、氯化钙或戊酮酸钙静脉注射，其中葡萄糖酸钙对组织的刺激性较小，因而应用较多。

2. 适应证　钙剂在皮肤科的应用颇为广泛，对湿润性、瘙痒性、过敏性及血液凝结力降低的皮肤病，特别是急性湿疹、荨麻疹、血管神经性水肿、紫癜、多形性渗出性红斑、老年性皮肤瘙痒症等均有良好效果。

钙剂可用于荨麻疹、血管性水肿、湿疹、血清病、接触性皮炎、皮肤瘙痒症等过敏性疾病。

3. 用法

（1）氯化钙（calcium choride）：静脉注射，每次 5% 注射液 20ml，以等量 25% 葡萄糖溶液稀释后缓慢注入，每分钟不得超过 1～2ml。

（2）葡萄糖酸钙（calcium gluconate）：片剂（0.5g），口服，每次 0.5～2.0g，每日 3 次；小儿每次 0.5g，每日 3 次。注射剂（1g/10ml），每次 10ml，加等量葡萄糖溶液，缓慢静脉注射，每分钟不超过 2ml；或加于 5% 葡萄糖溶液 50～100ml 中静脉滴注。本品对组织的刺激性较小，注射比氯化钙安全，但含钙量较氯化钙低。

（3）氯化钙溴化钠注射液（痒苦乐民，calcium chloride and sodium bromide）：本品每支 5ml，含氯化钙 0.1g，溴化钠 0.25g。本品止痒作用比葡萄糖酸钙注射液强，主要用于皮肤瘙痒症，冬季尤佳。每次 5ml，每日 1～2 次，静脉注射。

4. 注意事项　①静脉注射时勿漏出血管外，以免引起组织坏死；②静脉注射速度宜慢；③应用强心剂期间禁止注射钙剂；④注意不要将葡萄糖酸钙（含 5% 氯化钙和 25% 葡萄糖的俗称）注射液和葡萄糖酸钙注射液混淆，葡萄糖酸钙注射液可用于静脉注射或肌内注射，而葡萄糖酸钙（因含有氯化钙）只供静脉注射，禁止肌内注射，否则会造成组织坏死。

氯化钙注射过快会使血钙浓度突然升高。导致心脏兴奋、心律失常甚至心搏骤停。不良反应：静脉注射钙剂时大都有发热感，漏出血管外有强烈的刺激性，尤以氯化钙最强。

硫代硫酸钠

本品有抗过敏和解毒作用，用于各种过敏性疾病和某些重金属中毒。10% 硫代硫酸钠 10ml，每日静脉注射 1 次，缓慢推注。

组　　胺
（histamine）

1. 药理作用　组胺能刺激平滑肌，能使细支气管收缩、小动脉和毛细血管扩张、血压降低，还能刺激许多外分泌腺，尤其是胃腺，使胃液分泌增加，酸度升高。此种促胃酸分泌作用不受 H_1 受体拮抗剂影响。

组胺可引起严重的全身反应，如头痛、皮肤潮红、全身血管扩张、血压下降、心率加快、支气管收缩、呼吸困难、视觉障碍、呕吐和腹泻等。该药有引起哮喘大发作及休克的危险。

2. 适应证　小剂量即可促使胃液分泌，主要用于胃分泌功能的检查，用于麻风病的辅助诊断。

3. 用法　用 1 ∶ 1000 的磷酸组胺注射液进行皮内注射，观察反应，正常皮肤应出现完整的三联反应（即注射后立即出现一个红斑，直径不大于 10mm；注射后半分钟，在第一个红斑周围又出现直径为 30 ～ 40mm 的红斑；注射部位出现风团），如周围神经受损，则出现不完整的三联反应。

4. 注意事项　有下列情况不宜用此药做试验：①哮喘发作期；②急性肺部感染；③肺功能明显减退者；④对组胺过敏者；⑤老年人慎用；⑥禁用于孕妇及有过敏史者；⑦如发生过敏性休克，可用肾上腺素解救。

5. 制剂　片剂，每片 10mg。

（刘　栋　吴　江　叶巧园）

第五十六章
维 A 酸类药物

维 A 酸类药物（retinoic acid，RA）即维甲酸类药物。维 A 酸是一组与维生素 A 结构相似的化合物。在哺乳动物，维生素 A 的活性成分包括 3 种主要化合物——视黄醇、视黄醛和视黄酸，维 A 酸是包括维生素 A 及其天然和合成衍生物在内的一组化合物。根据其分子中环状终末基团、聚烯侧链和极性终末基团的不同变化，已生产出三代维 A 酸（图 56-1）。

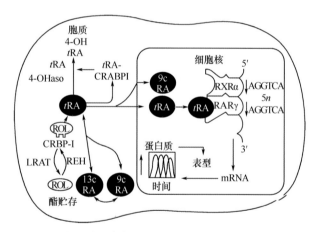

图 56-1　维 A 酸细胞内代谢及维 A 酸特异基因激活分子机制

化学结构：维生素 A 的分子结构由三部分组成，即环状终末基团、聚烯侧链和极性终末基团。这三部分的不同变化产生了三代维 A 酸。

一、分类

（1）第一代维 A 酸类（非芳香族维 A 酸或天然维 A 酸）：维 A 酸（tretinoin，全反式维 A 酸，RTRA）、异维 A 酸（isotretinoin，13- 顺维 A 酸，roaccutane）、维胺酯等，它们属维生素 A 在体内代谢后的衍生物。

（2）第二代维 A 酸类（单芳香族维 A 酸或合成维 A 酸）：阿维 A 酯［依曲替酯（etretinate）、银屑灵（tigason）］、阿维 A 酸（acitretin，依曲替酸，阿维 A 酸，新银屑灵）、维 A 酸乙酰胺（tasmadorm）。它们是合成的维 A 酸的衍生物。

（3）第三代维 A 酸类：芳香维 A 酸（arotinoid），芳香维 A 酸乙酯（arotinoid ethylester）、甲磺基芳香维 A 酸（arotinoid methylsulfone）、他扎罗汀（tazarotene）、阿达帕林（adapalene）、贝沙罗汀（bexarotene）等。本类系受体选择性维 A 酸，只能与维 A 酸受体（RAR）结合，而不能与维 A 酸 X 受体（RXR）结合。

二、药理作用

1. 调节生长与分化　调节上皮细胞和其他细胞的生长、分化和修复。

2. 抑制肿瘤　在实验肿瘤形成中抑制肿瘤形成，对恶性细胞生长有抑制作用。

3. 调节免疫　影响免疫系统和炎症过程，改变靶细胞之间的黏附。

4. 抑脂作用　通过动物皮脂腺模型发现，异维 A 酸使基底细胞成熟过程延长，而使皮脂腺细胞数目减少，皮脂合成减少。

5. 减少黑素　减少黑素体输入表皮细胞，并抑制酪氨酸活性，减少黑素形成。

6. 其他　糖皮质激素的拮抗作用、真皮基质合成的影响、血管生成作用等。

三、适应证及不良反应

维A酸类药物适应证及不良反应见表56-1。

表 56-1 维A酸类药物适应证及不良反应

项目	内容
适应证	痤疮、创伤愈合、脱色素作用、萎缩纹、病毒感染、眼干燥症、毛发生长、抗肿瘤、黏膜的角化性疾病、慢性角化过度性疾病、酒渣鼻、肥厚性瘢痕、鱼鳞病、光老化、银屑病、毛发红糠疹、毛囊角化病、角化棘皮瘤、扁平苔藓、结节病、黑棘皮病、蕈样肉芽肿、黏膜白斑、先天性甲肥厚、皮肤淀粉样变性
不良反应	皮肤黏膜症状：第一代维A酸对皮肤黏膜的不良反应比第二代、第三代重。不良反应有皮肤黏膜干燥、掌跖脱皮、皮肤瘙痒、烧灼感、痛性剥脱性唇炎、阴道干燥、甲沟炎、甲分离、脱发 中枢神经系统及精神症状：头痛、眩晕、假性脑瘤症状、抑郁症、性格改变 致畸作用：本品可致先天畸形、自发性流产和畸胎 血脂的影响：三酰甘油升高、胆固醇和低密度脂蛋白升高 骨骼的影响：骨骼疼痛、骨骺早期闭合、骨质疏松 其他：血清氨基转移酶升高、疲劳、视物模糊、白内障、高钙血症

四、常用维A酸类药物

异维A酸
(isotretinoin)

异维A酸又称13-顺维A酸。

1. 药理作用 异维A酸为维生素A代谢的中间产物，临床上用于治疗囊肿性痤疮，可减少皮脂腺分泌，引起皮脂腺体积变小及抑制皮脂腺分化。其作用为暂时性的。口服80mg后血药浓度峰值为167～459mg/ml，到达平均峰值时间为3.2小时，半衰期为10～20小时。其经胆汁及肾排出体外。口服异维A酸治疗痤疮是有效的，因为它能使角化过程正常化，减少皮脂分泌，以及抗炎，杀灭丙酸杆菌。

2. 适应证

（1）可用于常规治疗无效的囊肿性痤疮。

（2）痤疮与玫瑰痤疮：其他治疗无效或复发性痤疮、瘢痕性痤疮、暴发性痤疮、玫瑰痤疮。

（3）毛囊炎与毛囊周围炎：革兰氏阴性菌毛囊炎、头部脓肿性穿掘性毛囊周围炎、播散性复发性漏斗部毛囊炎。

（4）角化异常疾病：Darier病、鱼鳞病、掌跖角化症、播散性掌跖汗孔角化病、银屑病、毛发红糠疹、光线性角化、着色性干皮病。

（5）增生和肿瘤：先天性厚甲、骨膜增生厚皮症、多发性皮脂腺囊肿、皮脂腺增生症、皮脂腺异位症、汗管瘤、口腔白斑、鳞状细胞癌、基底细胞癌。

（6）其他：如化脓性汗腺炎、单纯型大疱性表皮松解症、疱疹样脓疱病、扁平苔藓。

3. 用法 开始量为每日0.5mg/kg，4周后改用维持量，每日按0.1～1mg/kg计，视患者耐受情况决定，但最高每日也不得超过1mg/kg，饭间或饭后服用，用量大时分次服，一般16周为1个疗程。如需要，停药8周后，再进行下一疗程。

4. 剂量及建议治疗方案

（1）痤疮

1）最佳剂量：已经证实在4个月内服用1mg/(kg·d)要比0.5mg/(kg·d)治疗效果好，但也会引起一些不可耐受的不良反应。

2）累积剂量：对防止复发起重要作用，因此累积剂量120～150mg/kg可减少复发率。

3）非寻常痤疮：专家建议治疗痤疮的初始剂量是0.5mg/(kg·d)，作为单剂或均分剂量与食物服用。应用小剂量（0.5mg/kg或更少）可减少痤疮突发的可能。根据不良反应和临床反应，药物剂量逐渐增加，如初始剂量为0.5mg/(kg·d)，应用4～8周后，治疗调整到最大量1mg/(kg·d)，16～20周为1个疗程，在治疗6～8周后临床症状改善，症状持续改善超过数月。对于严重的结节囊肿性痤疮或男性躯干痤疮，需要延长治疗时间，并且剂量高于1mg/(kg·d)。使用间歇的中等剂量治疗，在6个月内每4周应用0.5mg/(kg·d)，持续1周，可减少整个治疗的花费，但也有一些缺点，如避孕及存在一定复发率。对于严重突发性痤疮治疗，维A酸应该停用或剂量减少，并且口

服泼尼松龙 [0.5～1mg/(kg·d)] 持续4～6周，对于孤立、大结节及严重的粉刺，局部应用糖皮质激素。

非寻常痤疮的治疗建议见表56-2。

表56-2　非寻常痤疮的治疗建议

暴发性痤疮	口服，泼尼松龙，0.5～1mg/(kg·d)，持续4～6周，在3～4周后，应用异维A酸0.5mg/(kg·d)，继续用异维A酸6～8个月达到累积剂量120mg/kg
面部脓皮病	口服泼尼松龙1mg/(kg·d)持续4～6周，局部每日应用极强效糖皮质激素，持续1周，在治疗1周后，应用异维A酸0.5mg/(kg·d)，继续用维A酸4～6个月
革兰氏阴性菌毛囊炎	异维A酸0.5～1.0mg/(kg·d)，持续4～8个月

(2) 酒渣鼻：初始剂量为0.5～1.0/(kg·d)，共2～6个月。①暴发性酒渣鼻（面部脓皮病）：以20岁妇女为主，特征为突发的融合性结节和瘘管窦道，它不是脓皮病和感染，可能是聚合性痤疮的变型，异维A酸+激素（全身和局部）有效。②肥大性酒渣鼻：异维A酸已经被应用于治疗严重的炎症性疾病，包括肥大性酒渣鼻，应从小剂量开始治疗，因为大剂量可引起黏膜皮肤病的不良反应，如眼的刺激作用和红斑，在治疗痤疮时病情加重。

(3) 化脓性汗腺炎：异维A酸0.5～1.02/(kg·d)×(4～6)个月可能有效。

(4) 银屑病：主要应用阿维A酯治疗，有时异维A酯对本病也有效，应用异维A酸1～2mg/(kg·d)治疗泛发性脓疱性银屑病数日后即见效；异维A酸和PUVA联合治疗也有效。

(5) 毛发红糠疹（PRP）：应用异维A酸治疗所有各型PRP均有效，45例患者用异维A酸治疗，4周内潮红程度和鳞屑明显改善，大多数患者停药后能持续缓解或维持改善，Dichen报道10例用异维A酸平均1.1mg/(kg·d)×(16～24)周获良效。有些学者已指出阿维A酯治疗成人PRP比异维A酸更好些。

5. 注意事项

(1) 致畸：应用维A酸的孕妇中30%新生儿有严重畸形，治疗前应进行妊娠试验，在月经的第2日和第3日开始治疗。

(2) 眼损害：可有暗视野下降、角膜混浊。服用异维A酸的患者中20%～50%可发生睑结膜炎，金黄色葡萄球菌在结膜囊的定植数也显著增加。白内障发生率很低。

(3) 骨骼及肌肉的影响：骨肥厚、关节痛、肌酸激酶增加、肌痛。

(4) 高脂血症：三酰甘油升高。

(5) 肝脏损害：严重不良反应有中毒性肝炎。

(6) 皮肤黏膜：不良反应包括皮肤和黏膜干燥，并在患者中普遍存在，在20例患者中就有1例发生，但它与剂量有关，早期用润滑剂和滴眼液可预防。严重的患者剂量应减少。由于皮肤的脆性增加，在治疗后6个月内应避免用脱毛剂，也应在停用异维A酸后6个月内避免皮肤磨削手术和激光护肤。在治疗期间其可能导致光敏性，患者应避免接受过多的照射及避免使用人工晒黑设备。其他不良反应可见皮肤黏膜干燥、唇炎、瘙痒。

(7) 孕妇禁用：妊娠期及哺乳期，异维A酸是否通过乳汁排泄尚未明确，但由于其潜在的不良反应而被禁用。育龄妇女在治疗前后1个月内应严格采取避孕措施。

(8) 儿童期：对于儿童期严重结节性痤疮，如果常规治疗效果不好，可应用异维A酸，如果不及时采取有效的治疗，愈后将留有瘢痕。

(9) 其他：与食物及牛奶同服可增加药物浓度，避免与维生素A同服。

(10) 安全性评价：除了致畸作用外，其他不良反应均是轻微、少见或无妨的，最近Alcalay等对907例痤疮患者应用异维A酸治疗5～9个月，结果发现所有患者的肝酶（ALT、AST、γ-GT）均未上升至需要停药的水平（仅少数患者有中度升高，但继续用药又转为正常）；仅1.5%的患者血清三酰甘油升高至＞400mg，故其指出，异维A酸是一种安全的对中、重度痤疮治疗有效的药物。

(11) 药物相互作用

1) 异维A酸与抗生素：异维A酸和四环素类药物同时应用是禁忌的，因为可增加假性脑瘤的危险性，但与其他类型的抗生素合用安全。

2）异维A酸和免疫抑制剂：异维A酸和环孢素联用是安全的，甚至可以减少环孢素的用量。

3）异维A酸和非甾体抗炎药：异维A酸与大剂量的水杨酸、吲哚美辛等合用可导致异维A酸中毒。

6. 制剂 胶囊：20mg、40mg、80mg。

维 胺 酯
(retinamidoester)

1. 药理作用 本品为我国自行研制的维A酸类药物，其化学结构相当于全反式维A酸。化学名乙氧碳基维A酰胺。口服有促进上皮分化和生长、抑制角化过程等作用。本品能减少皮脂分泌达80%～95%，有抗炎及抑制痤疮丙酸杆菌的作用。

2. 适应证 本品用于治疗痤疮、角化异常性皮肤病，对鱼鳞病、银屑病等有一定疗效。其也可治疗毛发红糠疹、掌跖角化症、黏膜白斑、蕈样肉芽肿。

3. 用法 每日1～2mg/kg，分次口服。成人1～2粒（25～50mg），每日3次。

4. 注意事项 患者可有轻微的口干、唇炎、头晕、恶心、面部干燥、食欲缺乏等，偶有肝功异常及三酰甘油升高，但一般都能耐受，不影响治疗。育龄妇女在服药期间及停药半年内应避孕。

5. 制剂 胶囊剂，25mg。

阿维A酯
(tigason，体卡松，依曲替酯、银屑灵)

1. 药理作用 本品可抑制上皮组织角化、增生和分化，抑制鸟氨酸脱羧酶，后者是多胺合成所必需的。本品对增生性和角化过度性皮肤病变的疗效可能部分与以上作用有关。本品还有抗炎和免疫调节作用，口服吸收好，服药后2～3小时达到最高药峰浓度，半衰期120日，长时间使用后终止1年或更长时间内仍在血浆中测出，这对育龄妇女有影响。

2. 适应证 本品对重型银屑病如全身性脓疱性银屑病、掌跖脓疱性银屑病和红皮病性银屑病等尤为有效。本品对角化性病变（如扁平苔藓、毛发红糠疹、Darier病、鱼鳞病）疗效好，对某些癌前病变如口腔黏膜白斑、光线性角化病、着色性干皮病、砷剂角化病、疣状表皮发育不良、角化棘皮瘤、蕈样肉芽肿等皆有效。

3. 用法 口服：治疗重型银屑病，成人每日0.75～1mg/kg，分次日服，视患者效果而定（最大日剂量1.5mg/kg）。对本品敏感的患者，可能需将日剂量减至0.3～0.5mg/kg。红皮病性银屑病，起始给予较小剂量即可收效［开始日剂量0.25mg/kg，必要时以0.25mg/(kg·d)幅度缓渐增加，至达理想效果］。很多患者经2～4周即可收效，但有些患者可能要持续用药6个月才能收到明显效果。还有些患者需长期维持治疗。阿维A酯应同食物一起服用。

4. 注意事项

（1）不良反应：至少75%的病例有唇干（唇炎）和口鼻发干，可引起舌痛、鼻出血、手指和掌跖脱皮、脱发。剧渴、口痛、皮肤变薄和脱屑、皮肤干燥、瘙痒性皮疹、面部发红而有鳞屑、疲惫、眼刺激等，至少见于50%～75%的病例。视网膜出血、虹膜炎、白内障、畏光、齿龈出血或炎症、皮肤瘀紫、日晒斑、痉挛性肌痛、头痛、眼睑皮肤异常等，可见于25%～50%的病例。指（趾）甲营养不良、广泛性脱皮、发热、结膜炎和恶心等，见于10%～25%的病例。

（2）长期治疗（＞2年）时：常见的剂量依赖性不良反应包括骨肥厚，一般见于踝关节、膝关节、脊柱和骨盆等处。假性脑瘤（良性颅内高压）也有报道。如有头痛、恶心、呕吐和视觉改变，应考虑是否为提示视盘水肿的警戒征象。

（3）其他：尿液、血液检查可见丙酮尿、糖尿、管型尿、血尿、蛋白尿、脓尿，以及氨基转移酶升高、胆固醇升高、三酰甘油升高、高密度脂蛋白降低等。

（4）妊娠：像维生素A和异维A酸一样，阿维A酯也是一种强烈的致畸变剂（美国FDA妊娠分类X）。故育龄妇女除非已除外妊娠，切不可应用本品。用药前1个月（最好2个月）必须开始避孕，整个治疗期间皆须如此。又因本品在体内滞留时间甚长，故在治疗结束后，仍应建议继续避孕至少2年，也许更长时间。

5. 制剂 胶囊：10mg、25mg。

阿 维 A 酸
(acitretin，依曲替酸，新体卡松)

阿维 A 酸排泄快，致畸危险期短，又有与阿维 A 酯相似作用，受到医师的欢迎。

1. 分类和作用方式　维生素 A(视黄醇)是上皮生长因子的必需成分，其精确的作用方式尚不清楚。维生素 A 生物学行为的代谢产物在生理过程领域内如视觉、上皮生长和分化及胚胎发生中扮演了重要角色。

内源性类维生素 A 作为核心因素是转录因子调节基因中的成员，直接影响 DNA 转录。类维生素 A 在血清中通过结合蛋白转运。类维生素 A 通过与特异性核受体蛋白结合后在核内发生效应。

图 56-2 阐述了维生素 A 的 3 种主要前体成分(视黄醇、视黄醛和维 A 酸)及其主要的生物学功能。

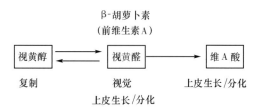

图 56-2　维生素 A 的前体成分及功能

阿维 A 酸是一种合成的维 A 酸芳香族衍生物，在某些疾病中能适度影响异常的上皮分化，如银屑病的异常分化，也是阿维 A 酯的主要代谢产物(图 56-3)。

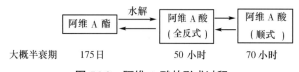

图 56-3　阿维 A 酸的形成过程

2. 药理作用　阿维 A 酸为阿维 A 酯在体内的活性代谢产物，疗效与阿维 A 酯相当，半衰期为 49 小时，体内蓄积作用小，停药 3 周后，完全排出体外。

阿维 A 酯太长的半衰期妨碍其在女性育龄期应用，这是阿维 A 酸得以发展的原因。

阿维 A 酸口服后 1 ~ 6 小时在血浆达最高峰浓度。通过血液其生物利用度增加。它与血浆蛋白结合转运至肝脏代谢，其代谢产物在相当程度

上通过肝肾排泄。

阿维 A 酸的效应包括脱屑，减慢表皮生长速率和促进角质细胞成熟及角质层分离。阿维 A 酸还可能有调节 B 淋巴细胞功能的作用。

3. 适应证　重度泛发性银屑病对其他治疗无反应者，掌跖脓疱性银屑病对局部治疗无反应者，重度毛囊角化病患者，重度先天性鱼鳞病患者。

阿维 A 酸治疗各型银屑病，特别对红皮病性银屑病、脓疱性银屑病及老年性银屑病有效，由于它的致畸性和潜在毒性，被作为二线药物。单独应用阿维 A 酸治疗重度慢性斑块型银屑病疗效有限。

文献报道阿维 A 酸还对以下疾病有治疗作用：盘状红斑狼疮、硬化性苔藓、环形肉芽肿、皮肤角化病、扁平苔藓、毛发红糠疹及预防阳光对皮肤的恶性破坏。

4. 用法　口服，开始剂量为 0.6mg/(kg·d)，根据临床治疗效果调整治疗剂量。

阿维 A 酸与食物或牛奶同服较好，每日剂量为 0.5 ~ 1.0mg/kg。由于个体吸收差异很大，用量根据治疗反应而定。阿维 A 酸开始以 0.5mg/(kg·d)用药 4 周，很少出现严重不良反应。此时剂量应增加至 75mg/d 或 1.0mg/(kg·d)，因为小剂量阿维 A 酸与安慰剂效果无明显差异。临床应用阿维 A 酸治疗银屑病时，开始以小剂量用药 3 ~ 4 周，然后最大量用药 3 ~ 6 个月。

对毛囊角化病的治疗采用低剂量，如 0.25mg/kg，之后慢慢增加剂量以防发生同形反应。

银屑病患者用药 4 ~ 6 个月后停药，病情得到改善，但易复发。阿维 A 酸有关治疗银屑病的疗程的文献不多，基本都推荐用药 6 个月以上，疗效确切。

联合应用补骨脂素光化学疗法或 PUVA 可增加阿维 A 酸的治疗效果。具体方案根据银屑病的治疗反应而定，一般采用小剂量紫外线即治疗量的 80%，阿维 A 酸也可加强 UVB 的作用而减少放射线总量。

5. 注意事项

(1) 致畸作用明显，孕妇、哺乳期妇女禁用，治疗期间及 2 年内严格避孕。

(2) 本品在疗效和安全性上与阿维 A 酯极为相似，而半衰期(50 小时)则比其母药(治疗 6

个月后为 120 日，甚至 2 年后尚可检出微量）短得多。阿维 A 的亲脂性也不如阿维 A 酯，故脂肪组织中滞留量亦较少。因此 1 个月后血清中已不能检出阿维 A 酸，但其代谢物则可检出，并有致畸变性。

（3）阿维 A 酸虽也有致畸性，但估计停药后妊娠安全性的恢复要比停用阿维 A 酯后快得多。

（4）肝损害、肾损害、年龄＜ 16 岁、糖尿病、高脂血症、动脉粥样硬化、胰腺炎、炎性肠病患者慎用。

（5）对黏膜与皮肤的影响：常见皮肤黏膜干燥或腐蚀皮肤黏膜，但这种情况容易处理，可以局部用润滑剂，唇部可用唇膏。鳞屑、皮肤变薄变细嫩、红斑都可发生，尤其以面部明显。较少见的皮肤表现有掌跖剥脱、皮肤脆弱、瘙痒、光敏感、颗粒状物组织过度增生。

（6）毛发脱落：2% 的患者突然出现散在的毛发脱落，这种现象过一段时间后可以消失，一般在停药 6 个月内是可逆的，其机制尚不清楚，可能是改变了正常的毛发生长周期。治疗毛发脱落的进展已有报道。

（7）对视觉的影响：包括眼部疼痛，对隐形眼镜的耐受性降低，滴眼液可减轻上述症状，还有降低夜间视力的报道。

（8）其他：患者在治疗期间及停药后 1 年内不能献血。患者应避免使用四环素、角质层剥脱剂及过度曝晒和服用大剂量维生素 A（＞ 4000 ～ 5000U/d）。

6. 制剂　胶囊剂，每粒 10mg 或 25mg。

（何玉清　吴玉才　许宗严）

第五十七章
抗感染药物

第一节　概　　述

一、抗菌药物的作用机制

　　根据抗菌药物对细菌结构及功能的干扰环节不同，其作用机制可分为下列几类：①抗叶酸代谢；②抑制细胞壁合成；③影响细胞膜通透性；④抑制蛋白质合成；⑤抑制核酸合成。

　　细菌的结构、抗菌作用机制（图 57-1）及细菌对抗生素耐药的机制（图 57-2）。

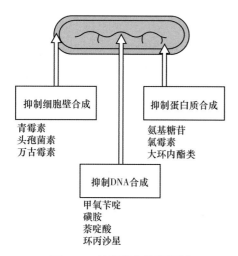

图 57-1　抗菌药物抗菌机制

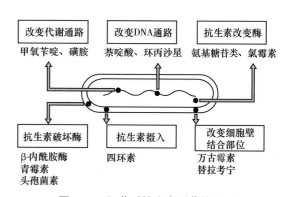

图 57-2　细菌对抗生素耐药的机制

二、抗菌药物应用的基本原则

（一）抗菌药物的合理应用

　　在明确适应证和用药指征下选用有效的抗菌药物，采取适宜的剂量、给药方法和疗程。

（二）抗菌药物的联合应用

　　1. 联合应用的原则　联合应用指征：①联合应用仅适用于少数情况，多数感染用一种抗菌药物即可；②一般二联即可；③联合用药要尽量短期使用，以减少耐药菌株发生。

　　2. 分类　如以抗菌药物杀菌或抑菌的性质来分类，则抗菌药物可分为四大类，如表 57-1 所示。

表 57-1 抗菌药物依作用性质分类

繁殖期（或速效）杀菌剂（Ⅰ类）	静止期杀菌剂*（Ⅱ类）	快速抑菌剂（Ⅲ类）	慢速抑菌剂（Ⅳ类）
青霉素类	氨基糖苷类	四环素类	磺胺类
头孢菌素类	多黏菌素类	大环内酯类	卷曲霉素
氨曲南	杆菌肽	氯霉素	紫霉素
亚胺培南		林可霉素类	
万古霉素		硝基呋喃类	
磷霉素			
利福霉素类			
喹诺酮类			

* 对静止期、繁殖期细菌均有杀灭作用。

第二节 抗 生 素

可供系统性应用的抗生素很多，其常用于以下情况：①皮肤或软组织球菌感染性疾病，如脓疱疮、毛囊炎、疖、丹毒、蜂窝织炎；②杆菌感染性疾病，如结核、麻风和非典型分枝杆菌感染；③性传播疾病，如淋病、梅毒、软下疳和非淋菌性尿道炎；④正常菌群过度生长引起的疾病，如寻常痤疮。皮肤科常用抗生素的抗菌谱、作用机制、主要适应证和不良反应见表 57-2。

表 57-2 皮肤科常用抗生素

	青霉素类	头孢菌素类	大环内酯类	四环素类	磺胺类	喹诺酮类
常用药物	青霉素 氨苄西林 羟氨苄西林 氯唑西林	头孢氨苄 头孢克洛 头孢曲松	红霉素 罗红霉素 克拉霉素 阿奇霉素	四环素 米诺环素 多西环素	复方新诺明	环丙沙星 氧氟沙星 司巴沙星
抗菌谱	革兰氏阳性菌，螺旋体	革兰氏阳性菌，部分革兰氏阴性菌，螺旋体	革兰氏阳性菌，支原体，衣原体，淋球菌	革兰氏阳性菌和革兰氏阴性菌，支原体，衣原体，立克次体，螺旋体	革兰氏阳性菌和革兰氏阴性菌，衣原体，诺卡菌	革兰氏阳性菌和革兰氏阴性菌，衣原体，支原体
作用机制	抑制细胞壁合成（杀菌）	抑制细胞壁合成（杀菌）	抑制细菌蛋白质合成，抑制白细胞趋化	抑制细菌蛋白质合成，抑制白细胞趋化	干扰细菌叶酸代谢	抑制细菌 DNA 螺旋酶
适应证	原发性或继发性皮肤感染、淋病、梅毒、雅司病、炭疽	原发性或继发性皮肤感染、淋病、梅毒、雅司病、炭疽、阿弗他溃疡	脓皮病、痤疮及痤疮样皮疹、支原体、衣原体感染、软下疳、腹股沟肉芽肿、红癣	痤疮、痤疮样皮疹、莱姆病及支原体、衣原体、立克次体感染	脓皮病、痤疮、软下疳、诺卡菌感染	脓皮病、衣原体、支原体感染
不良反应	过敏反应	过敏反应	胆汁淤积性黄疸、胃部不适	光敏、色素沉着、眩晕（米诺环素）	过敏反应、光敏感	胃肠不适

磺胺甲噁唑
（sulfamethoxazole，SMZ，磺胺甲基异噁唑，新诺明）

1. 药理作用　抗菌谱与磺胺嘧啶相近，但抗菌作用较强。半衰期为 11 小时。本品在尿中乙酰化率高，且溶解度较低，故较易出现结晶尿、血尿等。大剂量、长期应用时宜与碳酸氢钠同服。其与增效剂甲氧苄啶（TMP）联合应用时，其抗菌作用明显增强，临床应用范围也扩大。

2. 适应证　本品可用于革兰氏阴性杆菌性尿路感染，对沙眼衣原体所致的尿道炎有效，也可应用于一些非感染性皮肤病，如色素性痒疹、痤疮、嗜酸性脓疱性毛囊炎等。用量：成人 2 片 / 日，2 次 / 日，口服。

3. 用法　每日 2 次，每次服 1g。

4. 不良反应　过敏反应、渗出性多形红斑、剥脱性皮炎；对光敏感性增强；血液变化，如粒细胞减少症、血小板减少症及再生障碍性贫血；肝脏损害；肾脏损害；胃肠道反应。

5. 制剂　片剂：每片 0.5g。

（1）复方磺胺甲噁唑（复方新诺明，SMZ-TMP）片：每片含磺胺甲噁唑 0.4g、甲氧苄啶 0.08g。每日 2 次，每次服 2 片，首剂 2 ～ 4 片。

（2）联磺甲氧苄啶片（增效联磺片）：每片含磺胺甲噁唑 0.2g、磺胺嘧啶 0.2g、甲氧苄啶 0.08g，作用与复方磺胺甲噁唑片相似。口服，每次 2 片，每日 2 次。

（3）复方磺胺甲噁唑（复方新诺明，SMZ-TMP）注射液：每支 2ml，含磺胺甲噁唑 0.4g、甲氧苄啶 0.08g。用途同上。肌内注射：每日 2 次，每次 2ml。

柳氮磺胺吡啶（sulfasalazin，SASP）和磺胺甲氧嗪（sulphamethoxypyridazine）（sulphapyridine）

1. 药理作用　有证据提示它们抑制了中性粒细胞诱导的髓过氧化酶功能，因此通过阻止活化氧化产物形成抑制中性粒细胞的细胞毒功能。一些体外研究证明磺胺类药物也影响葡糖胺聚糖的蛋白部分，结果减少了组织的黏合度，因此减少

了水肿、急性炎症反应和水疱形成。

2. 适应证

（1）免疫性大疱类疾病的治疗：①疱疹样皮炎；②线状 IgA 大疱性皮肤病和儿童慢性大疱性皮肤病；③瘢痕性类天疱疮。

（2）脓疱性疾病：①角层下脓疱病；②坏疽性脓皮病；③脓疱性银屑病；④囊肿性或聚合性痤疮。

3. 用法　治疗疱疹样皮炎的剂量见表 57-3。

表 57-3　治疗疱疹样皮炎的剂量

项目	磺胺吡啶	磺胺甲氧嗪
初始剂量	2g/d	0.5g/d
如果病情控制良好，减量至 *	1g/d	0.5g/d，隔日疗法
如果未控制，加量至	3g/d	1g/d
可接受的最大剂量	4g/d	1.5g/d

* 如果病情控制得到维持，间隔 2 ～ 3 日后进一步减量直至临界点出现，维持该剂量，防止突破临界点出现复发。

（1）磺胺吡啶：半衰期为 10 ～ 14 小时，通常将一日的剂量分成 2 或 3 次给药。

在成人疱疹样皮炎的治疗中，初始剂量为 2g/d，不能超过 4g/d。大部分患者的皮疹在这个剂量范围内都得到控制。2g 的初始剂量应该观察 2 周，通过临床反应来增减量。在严格的无谷蛋白膳食下，平均在开始治疗后 8 个月进行减量。然而，在严格的无谷蛋白膳食下，平均要 2 年时间药物才能完全有效并停药。不完全的无谷蛋白膳食通常要求持续维持治疗。

推荐采用 1 ～ 2g/d 的低剂量开始治疗角层下脓疱病、瘢痕性类天疱疮和坏疽性脓皮病。

（2）磺胺甲氧嗪：为半衰期 22 小时的长效磺胺类药物。每日给药 1 次。

对于成人免疫性大疱类疾病，考虑的初始剂量 0.5g/d。观察 2 周后，如果皮疹得到控制，剂量可以减为 0.5g，隔日 1 次，如果未被控制，可以增加到最大日剂量，但不超过 1.5g。

对于儿童，生产厂家推荐采用成人剂量的半量，见表 57-4。

表 57-4　生产厂家推荐儿童采用成人剂量的半量

	初始剂量 (mg/d)	维持剂量 (mg/d)
1～3 岁（体重约 9kg）	250	125
4～6 岁（体重约 18kg）	500	250
6～10 岁（体重约 27kg）	750	375

4. 制剂　磺胺吡啶为压制的片剂，内含 500mg 磺胺吡啶，其中一面有"693"字样，避免暴露于日光下。长效磺胺为含 500mg 磺胺甲氧嗪的片剂，其中一面有"Lederle3945"字样，避免暴露于日光下。

第三节　抗寄生虫药

甲　硝　唑
(metronidazole)

1. 药理作用

（1）抗菌活性：同一病原体在有氧环境培养下的最小抑菌浓度（MIC）高于厌氧培养的 MIC。甲硝唑对淋球菌、沙眼衣原体或多数兼性革兰氏阴性杆菌无效。

（2）耐药机制：已有阴道毛滴虫及其他厌氧菌耐药株的报道。尚无研究表明质粒可介导耐药。

（3）吸收与分布：本品口服可很快完全吸收，广泛分布于体内，如唾液、乳汁、脑脊液、胆汁和脓液。骨、精液、胚胎组织及胎盘的浓度较低。

（4）代谢和排出：本品主要在肝脏代谢，代谢物主要随尿液排出（60%～80%）。6%～15%（主要是羟基代谢物）随粪便中排出。仅有 8% 以原形经肾脏排出。其清除半衰期为 7～9 小时。

（5）治疗期间如饮酒，可产生"双硫仑反应"（disulfiram reaction）。症状为恶心、面色潮红、心悸及心动过速。此反应是由于甲硝唑抑制了乙醇和乙醛的代谢，因此患者在用药期间及停药一日内避免饮酒。

2. 适应证　甲硝唑具有广谱杀病原虫的作用，用于滴虫性阴道炎、细菌性阴道病、贾第虫病和阿米巴病，其也可用于厌氧菌或混合感染、酒渣鼻等。

3. 用法　甲硝唑可口服、注射或栓剂肛塞给药。重复治疗必须间隔 4～6 周。

（1）阴道滴虫病：每次 0.2g，每日 3 次，7 日为 1 个疗程；或 2.0g，一剂顿服。配偶也应同时接受治疗。孕妇治疗必须延至妊娠 3 个月后。

（2）厌氧菌或混合感染：甲硝唑口服或静脉滴注，每次 500mg，每日 3 次。

（3）贾第虫病：成人每次 0.2g（儿童每次 5mg/kg），每日 3 次，5 日为 1 个疗程，可连续用 2～3 个疗程。

（4）结肠小袋纤毛虫病：剂量同贾第虫病。

（5）酒渣鼻：0.2g，每日 3 次，连用 3 周为 1 个疗程。

4. 注意事项

（1）不良反应：包括恶心、金属味、胃炎、共济失调、眩晕、头痛、嗜睡和抑郁，可发生荨麻疹和皮肤瘙痒。有癫痫或中枢神经系统异常史的患者要慎用甲硝唑。长期大剂量应用可引起周围神经病、阴道及尿道烧灼感。尿液可因偶氮基代谢物排出而呈红棕色。

（2）致畸作用：甲硝唑对动物有潜在致癌作用，对细菌有致突变作用。哺乳期妇女及孕妇，特别妊娠前 3 个月禁用甲硝唑。

5. 制剂　片剂，200mg；注射液，0.5g/250ml；阴道栓剂，0.5g。

替　硝　唑
(tinidazole)

本品为硝基咪唑衍生物，其杀灭阿米巴原虫作用及对肠内、肠外阿米巴病的疗效与甲硝唑相似，且毒性略低，并具有长效的优点。血浆半衰期为 12～24 小时。口服一次有效血药浓度可维持 72 小时。对阴道滴虫病与贾第虫病也有效。阴道滴虫病和细菌性阴道病，每次口服 150mg，每日 2 次，连服 7 日。

制剂：片剂：0.25g、0.5g。

奥 硝 唑
(ornidazole)

1. 药理作用 本品为第三代硝基咪唑类衍生物，作用于厌氧菌、阿米巴虫、贾第鞭毛虫和毛滴虫细胞的 DNA，使其螺旋结构断裂或阻止其转录复制而导致致病菌死亡。

2. 适应证 本品用于厌氧菌感染引起的各种疾病，以及男女泌尿生殖道毛滴虫、贾第鞭毛虫感染引起的疾病，还用于肠、肝阿米巴病。

3. 注意事项 参见"替硝唑"。

伊 维 菌 素
(ivermectin)

1. 药理作用 伊维菌素与虫体内神经细胞与肌细胞中谷氨酸门控 (glutamate-gated) 的氯离子通道（该通道只在无脊椎动物体内表达）结合后，造成寄生虫强直性麻痹甚至死亡。

吸收与生物利用度：在人类，口服伊维菌素 4 小时后达到血浆峰值。在成人，其终末清除半衰期约为 27 小时。

分布及与血浆蛋白的结合：约 93% 的伊维菌素与血浆蛋白结合。

2. 适应证 伊维菌素是一种广谱抗寄生虫感染药物，新近用来治疗人类疥疮。本品可以口服给药，疗效可靠，安全性好。在治疗疥疮的杀虫剂中，本品是唯一可以系统应用的药物。本品已广泛用于人类，主要用来控制和治疗盘尾丝虫病、原虫病等。1996 年美国 FDA 批准在人体内使用伊维菌素。

3. 用法 对于口服伊维菌素治疗人类疥疮，不同学者报道结果不一致。Meinking 等用 200μg/kg 伊维菌素单剂量口服治疗两组疥疮患者，第 1 组为无合并症的疥疮患者。在治疗的 2 周和 4 周后检查，第 1 组 11 例患者中 5 例 (45%) 2 周后痊愈，其余 6 例 4 周后治愈。第 2 组中，6 例 (55%) 2 周后治愈，2 例 4 周后治愈，另 2 例在用药 2 周后因有新病损又第 2 次给药且于首次给药后 4 周治愈。11 例合并 HIV 感染疥疮患者中 10 例痊愈。所有患者反映该药起效快，解除瘙痒感，睡眠好转，个别患者在治疗 48 小时内就起效。Elmogy 等用

伊维菌素 200μg/kg 口服治疗 120 例疥疮患者，用药后 2 周 89 例痊愈 (88.1%)，4 周后另外 30 例痊愈，仍有 9 例有新皮疹，再次给药，4 周后治愈。

挪威疥（或结痂疥）：有报道单剂量口服 12mg 伊维菌素成功治疗挪威疥 2 例。

临床实践证明，单剂量口服伊维菌素 150～200μg/kg 可以治愈大多数普通的或不复杂的疥疮。而对挪威疥和伴有免疫紊乱的病例，单次给药治愈率为 70%～100%。两次给药治愈率可达 100%。多数文献中给药间隔为 14 日，这样可以有效干扰疥螨的生活周期。

4. 注意事项 在治疗疥疮患者时，或有一过性轻微不良反应，如厌食、无力、头痛、关节痛、肌痛、发热、瘙痒等，也有报道嗜酸性粒细胞增多，出现皮疹者。

由于伊维菌素可作用于中枢神经系统的 GABA 受体，因此血脑屏障受损的患者禁用，如非洲锥虫病和脑膜炎患者。伊维菌素不宜与具有抑制中枢神经系统活性的药物共同使用，不宜与 P-糖蛋白抑制剂共同使用；年龄小于 5 岁或体重小于 15kg 的儿童不建议使用，老年人、孕妇不宜应用，哺乳期妇女不宜应用。

伊维菌素是治疗疥疮有效、安全、依从性好的药物。对于在集体中流行的疥疮、挪威疥、免疫低下宿主及皮肤有大面积损伤的疥疮患者，外用药物疗法很难控制时，伊维菌素尤其适用。有关于伊维菌素外用治疗人寄生虫病（如疥疮、头虱等）及口服治疗酒渣样皮炎的报道，但仍有待进一步证实。

5. 制剂 片剂：6mg

阿 苯 达 唑
(albendazole)

1. 药理作用及适应证 本品是一种新的广谱、高效、低毒的抗肠虫药，对蛔虫、蛲虫、钩虫、鞭虫、绦虫、旋毛虫有良效。有报道应用本品治疗 556 例肠虫病患者，驱钩虫、蛔虫、蛲虫及鞭虫的虫卵阴转率分别为 100%、96.4%、98.9% 及 70%。用以治疗脑型或皮肌型囊虫病的显效率达 80%，治疗旋毛虫病总有效率达 100%，疗效胜于甲苯咪唑。

2. 用法 ①驱蛔虫、蛲虫、鞭虫：400mg 顿服。②驱钩虫：首次服 400mg，10 日后再服 1 次。

③驱粪类圆线虫：每日顿服 400mg，连服 6 日为 1 个疗程，必要时可重复给药 1 个疗程。④囊虫病：每日 15 ～ 20mg/kg，分 2 次服，10 日为 1 个疗程。一般需用 2 ～ 3 个疗程。疗程间隔为 15 ～ 20 日。

3. 注意事项

(1) 少数病例有头晕、头痛、乏力、失眠、口干、恶心、呕吐、腹泻等，无须处理，可自行消失。

(2) 孕妇、哺乳期妇女、2 岁以内小儿及有癫痫病史者禁用。严重心、肝、肾功能不全及活动性溃疡患者慎用。

4. 制剂　①片剂：0.2g、0.4g；②胶囊：0.2g。

噻苯达唑
(tiabendazole)

1. 药理作用及适应证　本品为广谱抗蠕虫药，对粪类圆线虫、蛲虫、旋毛虫、钩虫、蛔虫和鞭虫的成虫有效，很低浓度时即可杀灭幼虫。

本品主要用于粪类圆线虫病，治愈率达 90% 以上，是首选药物，也常用于皮肤蠕虫移行症、蛲虫病（治愈率达 95% 以上）、蛔虫及旋毛虫的混合感染，但因不良反应较多，故应用不如其他药物普遍。

2. 用法　口服。

(1) 粪类圆线虫感染：每次 25mg/kg，每日 2 次，连服 2 ～ 3 日。每日总量勿超过 3g。

(2) 皮肤蠕虫移行症：每次 25mg/kg，每日 2 次，连服 2 ～ 5 日。每日总量勿超过 3g。对蠕虫移行症所引起的瘙痒症状，可用 15% 噻苯达唑油膏涂敷。

(3) 蛲虫感染：每次 12.5mg/kg，每日 2 次，用 1 日至 2 周后再重复用药 1 日。

3. 不良反应

(1) 常见眩晕、厌食、恶心、呕吐、上腹部不适。

(2) 偶见发热、寒战、面部潮红、结膜充血、瘙痒、皮疹、血管神经性水肿及淋巴结病，可能

为对被杀死的寄生虫的过敏反应。

4. 制剂　片剂：0.25g。

左旋咪唑
(levamisole)

1. 药理作用及适应证　左旋咪唑是广谱驱虫药。本品能抗蛔虫、钩虫、丝虫、蛲虫、鞭虫。驱蛔虫效果最好，睡前顿服 0.1 ～ 0.5g，治愈率达 90% ～ 100%，曾被视为治疗蛔虫病首选药；本品还是一种免疫增强剂，用于免疫功能低下者。

2. 用法　①驱蛔虫：成人每日 100 ～ 200mg，饭后 1 小时顿服。儿童每日 2 ～ 3mg/kg。②驱钩虫：每日 100 ～ 200mg，饭后 1 小时顿服，连服 2 ～ 3 日。③丝虫病治疗：每日 200 ～ 300mg，分 2 ～ 3 次饭后服，连服 2 ～ 3 日。

3. 注意事项　过去认为本品毒性低，应用安全。然而，甚至应用常规剂量也可致严重不良反应，如发热、皮疹、血管神经性水肿、哮喘发作、嗜酸性粒细胞增多、粒细胞缺乏症、血小板减少、流感综合征、肝炎样反应等。迟发性脑病发生率男性 45.8/10 万，女性 93.8/10 万，表现为严重的神经障碍、精神失常、昏迷，严重者可致死（死亡率 4%），可能与患者特异体质及高敏有关。

左旋咪唑可引起迟发性脑病，发病率虽不高，但可致残致死，因此应尽量不用。其他咪唑类药物如甲苯咪唑及阿苯达唑等也有引起迟发性脑炎的报道，值得注意。

4. 制剂　片剂：每片 25mg、50mg。肠溶片：每片 25mg、50mg。颗粒剂：每 1g 含盐酸左旋咪唑 5mg。糖浆：0.8g(100ml)、4g(500ml)、16g(2000ml)。搽剂：为左旋咪唑的 0.7% 二甲基亚砜溶液或其硼酸乙醇溶液，用于治疗早期钩虫感染，有较好疗效。用法：每日搽药品 3 次，连用 2 日。用药量根据皮炎范围大小而定，每次 0.5 ～ 1ml。

第四节　抗 病 毒 药

一、概述

病毒专性寄生于细胞内，其复制主要依赖于

宿主细胞的合成过程。

1. 病毒的复制　主要包括以下几个步骤：①吸附和穿入敏感的宿主细胞；②病毒核酸脱衣

壳；③早期合成，调控蛋白合成，如核酸聚合酶；④RNA或DNA合成；⑤晚期合成，结构蛋白合成；⑥病毒颗粒的组装及从细胞中释放。抗病毒药可以作用于这些步骤中的任何一步（图57-3）。

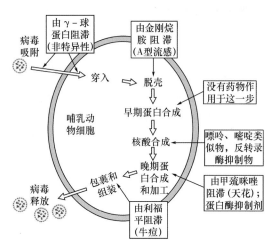

图57-3 抗病毒药作用的主要部位

2. 新的抗病毒药物 近年来抗病毒药物迅速发展，从分子生物学水平根据病毒增殖复制过程的不同环节，选择药物攻击的靶位，尤其是病毒合成核酸过程所需特异性酶，使之研究出一些对宿主细胞毒性相对低的抗病毒药物。①抗RNA病毒药：包括金刚烷胺、金刚乙胺。②抗DNA病毒药：包括碘苷、阿糖腺苷和阿昔洛韦及其前体药。③广谱及其他抗病毒药：包括利巴韦林、膦甲酸盐、齐多夫定和干扰素等。④抗疱疹病毒药：第一代抗疱疹病毒药有碘苷、三氟胸苷和阿糖腺苷，20世纪80年代初第二代抗疱疹病毒药阿昔洛韦（ACV）问世后又出现了伐昔洛韦、泛昔洛韦、喷昔洛韦、更昔洛韦。⑤抗反转录病毒药：干扰素；疫苗和免疫球蛋白；咪喹莫特（imiquimod, aldara）；其他有索立夫定（sorivudine）、1-(β-D-E阿糖呋喃基)-5-(1-丙基)尿嘧啶、氟阿糖碘胞苷（FIAC）、西多福韦（cidofovir）、反义寡聚脱氧核苷酸、核酸技术。

二、常用抗病毒药物

阿昔洛韦
（acyclovir，ACV）

阿昔洛韦是无环鸟嘌呤的衍生物，又称无环鸟苷，是迄今最强的抗疱疹病毒药，是抗病毒类药物的标准药物。

1. 药理作用 口服给药吸收较差，生物利用度为15%～30%。阿昔洛韦在体内转化为三磷酸化合物，可干扰单纯疱疹病毒DNA聚合酶的作用，抑制病毒DNA复制。其对细胞α-DNA聚合酶也有抑制作用，但程度较轻。

2. 适应证 本品主要用于治疗原发性或复发性单纯疱疹病毒感染（Ⅰ型和Ⅱ型）、带状疱疹、疱疹样湿疹和单纯疱疹所致的多形红斑。

3. 用法

（1）口服：①单纯疱疹，每次200mg，每日5次，连服5～10日；②带状疱疹，因为阿昔洛韦口服后吸收较慢且不完全，口服后生物利用度只有10%～20%，因此必须加大剂量至每次800mg，每日5次，才能维持抗带状疱疹病毒所需的血浆浓度。

（2）静脉注射：主要用于严重的原发性生殖器疱疹、新生儿单纯疱疹、免疫功能受损者的单纯疱疹和带状疱疹。用量为5～7.5mg/kg，每8小时1次，先用注射用水配成2%溶液，再用平衡液或生理盐水稀释至250ml，匀速静脉滴注1～2小时，并充分饮水。

4. 注意事项 本品可引起注射部位静脉炎或因外渗引起软组织炎症、坏死和暂时性血清肌酐水平升高，肾功能不全者慎用或减量。因其可集聚于乳汁中，哺乳期妇女用药时应停止哺乳。因其致畸、致突变作用尚未研究清楚，儿童和孕妇应慎用。

5. 制剂 胶囊剂，每粒胶囊200mg；注射剂，每瓶500mg；滴眼液，0.1%；霜剂，5%。

伐昔洛韦
（valaciclovir）

伐昔洛韦又称万乃洛韦，商品名为明竹欣。

1. 药理作用 伐昔洛韦是阿昔洛韦的L-缬氨酸酯。口服吸收良好，并在体内迅速转化为阿昔洛韦，血中浓度比口服阿昔洛韦高3～5倍，显著提高了生物利用度，从而可提高疗效。

2. 适应证 本品用于带状疱疹、1型和2型单纯疱疹病毒感染。

3. 用法 常用剂量为0.3g，每日2次，单纯疱疹疗程为 7 日，带状疱疹为 10 日。

4. 注意事项 ①不良反应与阿昔洛韦类同，但较轻；②对阿昔洛韦和更昔洛韦过敏者禁用；③孕妇禁用；④2 岁以下儿童不宜用本品。

5. 制剂 片剂：每片 300mg。

泛昔洛韦
（famciclovir）

1. 药理作用 本品是一种新型口服抗疱疹病毒药，对 EB 病毒感染也有效。口服吸收完全，在小肠和肝脏迅速转化为喷昔洛韦（penciclovir，PVC），具有活性的三磷酸喷昔洛韦在感染细胞内抗病毒的半衰期长达 10～20 小时，故可减少用药次数。

2. 用法 250mg，每日 3 次，连续 7 日。

3. 适应证 同"阿昔洛韦"。

4. 注意事项 ①本品是否排入乳汁还不清楚，因此应视情况决定或停止哺乳，或者不服用本品。②本品大部分由尿中排泄，肾功能不全者应减量。③肾功能不全者，肌酐清除率为 40～59μg/min 者，每次 500mg，每日 2 次；肌酐清除率为 20～39μg/min 者，每日 1 次，500mg。

5. 制剂 胶囊剂：125mg/ 粒、500mg/ 粒。

更昔洛韦
（ganciclovir）

更昔洛韦体外试验证明其具有抗所有疱疹病毒活性，尤其是抗巨细胞病毒活性比阿昔洛韦强 100 倍。因毒性较大（骨髓抑制、精子生成减少、神经毒性），故仅推荐用于免疫缺损者巨细胞病毒感染的治疗和预防。

1. 药理作用 本品进入细胞后由病毒的激酶诱导生成三磷酸化物，竞争性抑制病毒的 DNA 聚合酶而终止病毒 DNA 链增长。

2. 适应证 本品适用于巨细胞病毒感染的治疗和预防，也可试用于单纯疱疹病毒感染。

3. 用法 诱导治疗：静脉滴注 5mg/kg（历时至少 1 小时），每 12 小时 1 次，连用 14～21 日（预防用药则为 7～14 日）。

维持治疗：静脉滴注 5mg/kg，每日 1 次，每周用药 7 日；6mg/kg，每日 1 次，每周用药 5 日；口服，每次 1g，每日 3 次，与食物同服，可根据病情选择用其中之一。

输液配制：将 500mg 药物（钠盐），加 10ml 注射用水振摇使其溶解，液体应澄明无色，此溶液在室温时可稳定 12 小时，切勿冷藏。进一步可用生理盐水、5% 葡萄糖溶液、林格液或乳酸钠林格等稀释至含药量低于 10mg/ml，供静脉滴注 1 小时。

4. 注意事项

（1）血象变化主要为白细胞计数下降（粒细胞减少）、血小板减少，用药全程每周测血象 1 次。

（2）其他不良反应有发热、腹痛、腹泻、恶心、呕吐、厌食、稀便、瘙痒、出汗、视觉变化、继发感染等。

5. 制剂 胶囊剂：每粒 250mg；注射剂（冻干粉针）：每瓶 500mg。

西多福韦
（cidofovir）

西多福韦具有广谱抗 DNA 病毒性，主要用于巨细胞病毒感染、水痘 - 带状疱疹病毒感染耐药的单纯疱疹病毒感染，已证实其 3% 凝胶 / 霜治疗艾滋病患者的尖锐湿疣有效，各种治疗无效的泛发性传染性软疣患者用西多福韦后获得痊愈，静脉滴注剂量为 5mg/kg，每周 1 次。其他腺病毒感染、乳头状瘤病毒感染引起的细胞增殖皆有效。

利巴韦林
（ribavirin）

利巴韦林又称病毒唑（virazole）。

1. 药理作用 利巴韦林是一种广谱抗病毒药，主要通过干扰病毒核酸合成而阻止病毒复制。

2. 适应证 利巴韦林对多种 DNA 病毒和 RNA 病毒有效，对艾滋病患者也有一定帮助。

3. 用法 10～15mg/（kg·d），用 5% 葡萄糖溶液或生理盐水稀释，分 2 次静脉滴注，也可肌内注射。治疗疱疹性口炎可用 200mg 口含片，含服，每 2 小时 1 次。

4. 注意事项 不良反应有口渴、腹泻、白细胞减少等，妊娠早期忌用。

5. 制剂 片剂 100mg/ 片；注射剂 100mg/ 支；滴眼液 8mg/8ml（0.1%）；滴鼻液 50mg/10ml（0.5%）。

膦甲酸钠
(foscarnet sodium)

1. 药理作用 本品为无机焦磷酸盐的有机同系物，在体外有抑制疱疹病毒 DNA 聚合酶的作用，包括巨细胞病毒、1 型和 2 型单纯疱疹病毒、人疱疹病毒（HHV）-6、EB 病毒（EBV）和水痘-带状疱疹病毒（VZV）。

2. 适应证 用于疱疹病毒感染、抗阿昔洛韦单纯疱疹病毒耐药株的治疗，以及由于免疫力下降引起的巨细胞病毒感染。

3. 注意事项 不良反应有肾功能障碍、恶心、呕吐、头痛、疲乏、痉挛、可逆性低或高钙血症、高或低磷酸盐血症和贫血等。因其全身毒性而限制了它的使用。

对本品过敏者、妊娠妇女和哺乳期妇女禁用。

4. 用法 ①静脉注射：按 60mg/kg 剂量，每次 8g，用静脉注射剂（无须稀释）直接注入中心静脉，连用 2～3 周。维持治疗用生理盐水稀释成 12mg/ml，注入浅表静脉，每周 5～7 次。②外用：3% 乳膏或胶冻。

5. 制剂 输液：每瓶 600mg（250ml）、1200mg（500ml）。

第五节 抗真菌药

1. 抗真菌药特性 绝大多数抗真菌药物可抑制真菌生长（抑制真菌），而少数能破坏生物体（杀灭真菌的）。杀菌药物治疗感染所需疗程也比抑制药短。

2. 抗真菌药分类 抗真菌药主要包括多烯类、唑类（咪唑类和三唑类）和丙烯胺类，还有一组由多种成分构成的药物如灰黄霉素和氟胞嘧啶。这些药物可系统应用的比较少。它们的分类和作用模式总结见表 57-5 和图 57-4。

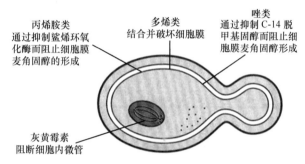

图 57-4　抗真菌药的作用模式

表 57-5　主要抗真菌药的分类和作用模式

类别	药物	作用模式
多烯类	两性霉素 B、制霉菌素、纳曲霉素	与真菌细胞壁中的麦角固醇结合，破坏细胞膜结构
唑类	咪唑类：皮福唑、克霉唑、益康唑、酮康唑、咪康唑、硫康唑、噻康唑 三唑类：伊曲康唑、氟康唑、特康唑	通过细胞色素 P450 抑制 C-14 脱甲基固醇，消耗麦角固醇
丙烯胺类	特比萘芬、萘替芬	抑制鲨烯环氧化酶，引起角鲨烯堆积
吗啉类	阿莫罗芬（amorolfine）	抑制固醇 14 位还原酶和固醇 7-8 位异构酶
多组分药物	灰黄霉素：氟胞嘧啶	通过干扰细胞内微管抑制核酸合成和细胞有丝分裂
中药	大蒜，木槿皮	抑制 DNA 和 RNA 合成

现应用于皮肤病治疗的系统性抗真菌药主要有特比萘芬、伊曲康唑、氟康唑和灰黄霉素。

3. 用药原则

（1）浅表真菌病：尽可能用外用药物。如皮肤癣病，一般都不用内服药，而用克霉唑、益康唑等局部外用制剂或水杨酸、苯甲酸等外用消毒防腐药。对于头癣，则可应用口服药，同时应用外用药物。甲癣可应用新一代抗真菌药，如伊曲康唑、特比萘芬口服疗效显著。

（2）深部真菌病：对于深部真菌引起的内脏器官感染或菌血症，要选用抗深部真菌药，如两性霉素 B 静脉滴注，氟胞嘧啶、氟康唑口服。也可选用伊曲康唑、特比萘芬。所有的抗深部真菌药中，只有氟胞嘧啶和氟康唑能透过血脑屏障，其他的都难以对中枢感染起治疗作用。对于隐球菌性脑膜炎，用药时除静脉注射外，常同时采用鞘内注射才有效。

（一）多烯类药物

灰黄霉素
（griseofulvin）

1. 药理作用 它是一种窄谱抗真菌药，可干扰真菌 DNA 合成而抑制真菌生长，对皮肤癣菌有抑制作用。口服吸收后，经汗腺进入角质层。在皮肤角质层、毛发和指（趾）甲等处保持较高浓度并与角蛋白相结合，阻止皮肤癣菌继续侵入而保护新生细胞，待病变组织完全脱落，由新生的正常组织取代而痊愈。

血药浓度在给药后 4 小时达高峰，48～72 小时后可在角质层检测到药物。灰黄霉素通过汗液和经表皮液体丢失被带到皮肤。由于灰黄霉素是否能顺利被带到皮肤取决于汗腺分泌汗液，因此汗腺导管阻塞可能削弱灰黄霉素对皮肤病的疗效。

2. 适应证 本品对各种皮肤癣菌如小孢子菌属、红色毛癣菌、黄癣菌等都有抑制作用。

已证明灰黄霉素对头皮和指甲感染有治疗效果。它的一个最大优点是安全性高且作用持久，包括在儿童中使用。灰黄霉素是唯一被批准用于儿童头癣的药物。然而，在指甲感染治疗中，灰黄霉素现已被更新、更有效的抗真菌药取代了。灰黄霉素对假丝酵母、瓶形酵母属和帚霉属无效。也有无对照的个案病例报道灰黄霉素用于治疗扁平苔藓。

3. 用法 灰黄霉素对皮肤癣菌病有效，为治疗头癣的首选药。一般剂量为 15～25mg/kg，至少服用 4～8 周，并配合外用药治疗，也可用于治疗泛发性体癣，但对花斑癣和深部真菌病无效。超微粒制剂吸收好，300mg 超微粒制剂相当于 500mg 微粒制剂。与高脂肪饮食同时服用，可增加其吸收率。

4. 注意事项 患者可有胃肠道反应、头晕、光敏性药疹、多形红斑、中毒性表皮坏死松解症、白细胞减少及肝损害等不良反应，孕妇禁用。其可增加易感人群患急性间歇性卟啉病的概率，偶可诱发药物性红斑狼疮。

5. 制剂 片剂：每片 0.1g、0.25g；外用霜膏，每支 10g。

两性霉素 B
（amphotericin B）

1. 药理作用 本品能与真菌细胞膜的麦角固醇相结合，在膜上形成微孔而改变膜的通透性，引起细胞内容物外漏，导致真菌死亡。

2. 适应证 本品为抗深部真菌感染药，用于隐球菌、球孢子菌、荚膜组织胞浆菌、芽生菌、孢子丝菌、念珠菌、毛霉菌、曲菌等引起的内脏或全身感染治疗。

3. 用法 本品对多种深部真菌如隐球菌、白念珠菌、皮炎芽生菌、着色真菌、荚膜组织胞浆菌等均有强抑制作用，为治疗镰刀菌或接合菌纲真菌感染的首选药，但对皮肤癣菌无效。具体用药方法见表 57-6。

表 57-6 两性霉素 B 的用药方法

用药方式	剂量	注意事项
静脉滴注	首次剂量 1～5mg/d，每日增加 0.5～1mg 至 0.5～1mg/（kg·d）维持	用 5% 葡萄糖溶液稀释为 0.1mg/ml，4～6 小时内缓慢滴注
皮损内注射	25mg/ 次，隔日 1 次	需加局部麻醉药
鞘内注射	首次剂量 0.1mg，后增至每次 0.5～1mg，每周 2～3 次	需联用地塞米松或氢化可的松
空洞或气管内滴入	首次剂量 1mg，后增至每次 10～20mg，每周 2～3 次	
关节腔内注射	每次 10～20mg	
膀胱内灌注	每次 15～20mg	用 100ml 无菌生理盐水稀释
气溶吸入	每次 2.5～5mg/ml，每日 2～5 次（20～50mg/d）	主要用于过敏性曲霉病
口服	1200～3600mg/d，每日 4 次	含化后咽下，治疗食管或消化道念珠菌病

4. 注意事项　本品毒性较大，可有寒战、发热、胃肠道反应、心率加快、心室颤动、血栓性静脉炎、眩晕、白细胞下降、肾损害和低钾血症等不良反应，需定期检查肾功能、尿常规及血钾。

5. 制剂　注射用两性霉素B（脱氧胆酸钠复合物）：每支5mg、25mg、50mg。

两性霉素B脂质体
(liposome encapsulated amphotericin B)

1. 药理作用　本品是一种双层脂质体内含有两性霉素B的新型制剂，其毒性仅为两性霉素B的1/7。

2. 用法　①用注射用水以4mg/ml的浓度稀释，反复振荡使两性霉素B脂质体全部成为分散相；②将稀释的两性霉素B脂质体加入5%葡萄糖溶液进一步稀释至0.1mg/ml后，使用输血过滤器避光静脉滴注，6小时内滴完。用量可从0.3mg/(kg·d)开始，逐渐增至1～2mg/(kg·d)。隐球菌性脑膜炎时，总量可达5～8g，8～12周为1个疗程。

制霉菌素
(nystatin)

1. 药理作用　本品与两性霉素B相同。

2. 适应证　本品对白念珠菌和隐球菌有抑制作用。因毒性强，不能注射，口服难吸收，可用于治疗消化道白念珠菌病。本品对隐球菌和滴虫有抑制作用，用于治疗口腔、消化道、阴道和体表的真菌或滴虫感染。

3. 用法　成人每日200万U，分3～4次服用，儿童每日5万～10万U/kg。制霉菌素混悬剂（每毫升含10万U）和软膏（每克含10万～20万U）可外用治疗皮肤、黏膜念珠菌病。

4. 注意事项　不良反应有轻微胃肠道反应。本品对深部真菌感染无效，阴道、体表感染外用有效。

5. 制剂　片剂：50万U；软膏：每克10万U；栓剂：10万U。

氟胞嘧啶
(5-flucytosine，5-FC)

1. 药理作用　本品能选择性进入真菌细胞内，在胞嘧啶脱氨酶的作用下转化为氟尿嘧啶，干扰真菌核酸合成而发挥抗真菌作用。

2. 用法　临床上本品用于念珠菌和隐球菌感染，单用效果不如两性霉素B，可与两性霉素B合用以增强疗效（协同作用）。常用剂量为每日50～150mg/kg，分3次口服，疗程为数周至数月。本品主要用于念珠菌病、隐球菌病、着色真菌病。本品与两性霉素B联用可减少耐药性的发生率。

3. 注意事项　不良反应有恶心、食欲减退、白细胞及血小板减少和肾损害，本品可致畸，孕妇禁用。

4. 制剂　片剂：每片100mg、150mg或200mg；注射剂：每瓶200mg/100ml。

（二）唑类药物

本品是人工合成的广谱抗真菌药，对酵母菌及丝状真菌如念珠菌、隐球菌、曲霉菌及皮肤癣菌等均有抑制作用。通过抑制细胞色素P450依赖酶（羊毛甾醇14α-去甲基化酶）干扰真菌细胞的麦角固醇合成，导致麦角固醇缺乏，真菌细胞生长受到抑制。

克霉唑
(clotrimazole)

克霉唑成人40～50mg/(kg·d)，分3次服用。不良反应有胃肠道反应（如恶心、呕吐、食欲缺乏等）、粒细胞减少和氨基转移酶升高等。本品内服后被肝微粒体酶分解，可影响疗效，故只适用于消化道念珠菌感染，或3%霜剂、软膏外用治疗皮肤癣菌病和皮肤念珠菌病。

咪康唑
(miconazole)

咪康唑疗效优于克霉唑。成人口服0.5g，每日2次，静脉滴注，可用于治疗深部真菌病。成人每8小时1次，每次400～1200mg；将每次剂量稀释于5%葡萄糖溶液或生理盐水200ml中，30～60分钟内滴完，疗程3～12周。本品仅作为二线药物，用于两性霉素B治疗无效者。不良反应有发冷、发热、恶心、呕吐等。

益 康 唑
(econazole)

益康唑为苯乙基咪唑衍生物，对皮肤癣菌、酵母菌、双相型真菌及革兰氏阳性菌等均有杀菌和抑菌作用。目前主要外用治疗皮肤癣菌病和阴道念珠菌感染。

酮 康 唑
(ketoconazole)

1. 药理作用 酮康唑作用机制除干扰麦角固醇合成外，还能影响真菌细胞的三酰甘油和磷脂合成，抑制真菌细胞氧化和氧化酶系统的活性。

2. 适应证 本品为一种广谱抗真菌药，对假丝酵母菌属、新型隐球菌、球孢子菌、组织胞浆菌、小孢子菌属、毛癣菌属及絮状表皮癣菌等有抑制作用。因其肝毒性大而严重，目前极少全身应用，已被更新、更安全的三唑类药物代替。

3. 用法 每日口服 200 ～ 400mg，疗程随疾病而异。

4. 制剂 2% 霜剂，洗发液。

伊 曲 康 唑
（itraconazole）

1. 药理作用 本品为三唑类高效广谱抗真菌药，有高度亲脂性、亲角质性的特点，口服吸收好，在组织中分布广泛。

本品能高度选择性作用于真菌细胞色素 P450 依赖酶，致使真菌细胞内 14-α 甲基固醇聚积、麦角固醇合成障碍，导致真菌细胞膜破裂而死亡。

本品有抗皮肤癣菌（毛癣菌、小孢子菌、絮状表皮癣菌）、酵母菌（新型隐球菌、念珠菌、糠秕孢子菌）、曲霉菌、青霉菌、组织胞浆菌、巴西副球孢子菌、申克孢子丝菌、暗色丝孢霉菌、某些镰刀菌、分枝孢子菌、皮炎芽生菌活性的作用。

2. 适应证 本品用于治疗皮肤黏膜和内脏真菌感染，伊曲康唑抗菌谱广，对足癣菌、念珠菌、马拉色霉菌属和一些深部真菌包括孢子丝菌、着色真菌、荚球孢子菌及组织胞浆菌属有抗菌作用。

伊曲康唑的适应证包括体癣、甲癣和花斑癣。

伊曲康唑也适用于系统性真菌感染，包括曲霉菌病、念珠菌病，也可用于艾滋病患者的维持治疗，以防止其复发。

伊曲康唑隔周交替疗法和连续治疗也可用于治疗儿童头癣。

3. 用法 伊曲康唑治疗甲真菌病及皮肤 / 黏膜真菌感染的常用方法见表 57-7。

表 57-7 伊曲康唑治疗甲真菌病及皮肤 / 黏膜真菌感染的常用方法

病种	用法
指甲真菌感染	200mg，每日 2 次，服药 1 周、停药 3 周为 1 个疗程，共 2 个疗程（即第 1 周、第 5 周服药）
趾甲真菌感染	200mg，每日 2 次，服药 1 周、停药 3 周为 1 个疗程，共 3 个疗程（即第 1 周、第 5 周、第 9 周服药）
皮肤癣菌病	200mg，每日 1 次，连服 7 日；高度角化区和掌跖部癣需应用 200mg，每日 2 次，连服 7 日
皮肤念珠菌病、糠秕孢子菌性毛囊炎	100mg，每日 2 次，或 200mg，每日 1 次，连服 1 ～ 2 周
真菌性角膜炎	200mg，每日 1 次，连服 21 日
口腔念珠菌病	200mg，每日 1 次，连服 7 日；或 200mg，每日 1 次，连服 15 日
头癣	3 ～ 6mg/（kg·d），每日 1 次，连服 6 周，加局部外用 5% ～ 10% 硫黄软膏，并配合剃头
深部真菌病	一般用量为 200mg/d，疗程 2 ～ 6 个月

4. 注意事项 常见不良反应有恶心、头痛、胃肠道不适和氨基转移酶升高（1% ～ 2%）。

伊曲康唑对肝细胞色素 P450 3A4 酶系统有抑制作用，这一点导致许多潜在药物相互作用，其中一些反应可能导致严重的临床后果，特比萘芬和灰黄霉素潜在的相互作用少。

伊曲康唑禁用于活动期肝病患者，应慎用于有肝损害病史的患者。

有心脏疾病或存在心力衰竭危险因素。已有报道疑心力衰竭和水肿与口服伊曲康唑有关。大剂量和长期用药（如甲癣）的患者、年龄较大患者和心脏疾病患者风险就更高。与钙通道阻滞剂（或其他负性变力剂）同时服用风险也会增加。因此，有心力衰竭风险的患者应慎重使用。

伊曲康唑吸收需酸性环境，因而不能与抗酸药和组胺（H_2）受体拮抗剂同时服用。

5. 制剂　胶囊：100mg、200mg。

氟 康 唑
(fluconazole)

1. 药理作用　氟康唑是一种可溶于水的三唑类叔醇，其作用机制与其他三唑类抗真菌药相同。该药可供静脉注射，不经肝脏代谢，90% 以上由肾脏排出，因此有利于肾脏念珠菌病治疗。本品易透过血脑屏障，作用迅速，深部真菌病及中枢神经系统真菌感染及抢救时可选用。

2. 适应证　本品对新型隐球菌、白念珠菌及其他念珠菌、黄曲菌、烟曲菌、皮炎芽生菌、粗球孢子菌、荚膜组织胞浆菌等有抗菌作用。本品也可用于治疗皮肤浅表真菌病，如足癣、体癣、花斑癣和皮肤念珠菌病。

3. 用法　氟康唑用法见表 57-8。

表 57-8　氟康唑用法

系统性假丝酵母菌病	第 1 日 400mg，以后每日 200mg，根据临床反应可增至每日 400mg；疗程取决于临床疗效
咽部假丝酵母菌病	50mg/d，7～14 日
支气管、尿道、食管假丝酵母菌病	50mg/d，14～30 日
难治黏膜假丝酵母菌病	100mg/d
阴道念珠菌病	150mg，1 次
皮肤浅表真菌感染（手足体癣、股癣、皮肤假丝酵母菌病）	150mg，每周 1 次，或 50mg/d，疗程 2～4 周，足癣 3～6 周
花斑癣	50mg/d，2～4 周，或 150mg，每周 1 次，共 4 周
甲真菌病	150mg，每周 1 次，或 100mg，每周 2 次。指甲真菌病疗程为 20 周，趾甲真菌病则为 24～40 周

4. 注意事项　不良反应有胃肠道反应、中毒性皮炎、精神神经症状，但均甚轻微，少数可引起肝炎或肝功能异常。孕妇用前应考虑其利弊，制造商劝告不可使用；本品经乳汁排出，哺乳期妇女慎用。

允许应用本品治疗儿童包括新生儿黏膜念珠菌病、泛发性念珠菌感染（非浅表真菌病），均能较好耐受，但是关于使用氟康唑治疗儿童头癣的数据资料较少。由于氟康唑绝大部分以原形由肾排出，所以肾衰竭患者应慎用。

5. 制剂　片剂：每片 100mg、150mg 或 200mg；注射剂：每瓶 200mg/100ml。

（三）丙烯胺类药物

特 比 萘 芬
(terbinafine)

特比萘芬属第二代丙烯胺类抗真菌药，对皮肤癣菌、丝状菌（如曲菌、毛霉菌）、双相型真菌（如申克孢子丝菌）和暗色丝孢霉菌均有活性。口服对糠秕孢子菌无效，而外用有效。

1. 药理作用　本品可抑制真菌细胞膜上麦角固醇合成步骤中所需的角鲨烯环氧化酶，从而达到杀灭和抑制真菌的双重作用。该药不影响细胞色素 P450 依赖酶，故对激素分泌或其他药物代谢无影响。口服吸收好，作用快，且有较高的亲角质活性。对甲癣和角化过度型手癣疗效好，对念珠菌及酵母菌感染效果较差。

2. 适应证　本品适用于浅表真菌引起的皮肤、指甲感染，如毛癣菌、犬小孢子菌、絮状表皮癣菌等引起的体癣、股癣、足癣及皮肤白念珠菌感染。甲癣系统治疗后长期跟踪观察表明特比萘芬对甲癣的疗效优于灰黄霉素、酮康唑、氟康唑和伊曲康唑。一项有关口服治疗足真菌感染（足癣）的系统观察已表明特比萘芬治愈率比灰黄霉素高

50%，尽管它的价格较高。

3. 用法　特比萘芬用法见表 57-9。

表 57-9　特比萘芬用法

体股癣	250mg，每日 1 次，连服 1 周
手足癣	250mg，每日 1 次，连服 1～2 周
指甲真菌病	每次 250mg，每日 1 次，6～12 周
趾甲真菌病	每次 250mg，每日 1 次，疗程预计少于 3 个月
儿童头癣	体重＜20kg，62.5mg/d 体重 20～40kg，125mg/d 体重＞40kg，250mg/d；均为一次口服，连用 4～8 周，并配合剃头和 1% 特比萘芬霜或其他外用抗真菌药等治疗

4. 注意事项　特比萘芬不良反应小，多为一过性，最常见的有胃肠道症状和皮疹，有一定的肝毒性，肝功能和肾功能不全者减量。孕妇服用安全性未定。

哺乳期不推荐使用。口服后特比萘芬在乳汁中的浓度与血浆中的浓度之比为 7 : 1。

虽然不提倡在儿童中使用，但已表明特比萘芬疗效很好，人体对其耐受能力也很强。一项研究表明，治疗甲癣，口服特比萘芬 4 周的疗效与用灰黄霉素 8 周的疗效相似。比较药物动力学提出特比萘芬在儿童体内的清除率比在成人体内的要高，半衰期要短。

5. 制剂　片剂：125mg、250mg；霜剂：1%。

（朱慧兰　马萍萍　叶巧园）

Chapter 57

第五十八章
调节和改善微循环药物

第一节 概 述

（一）微循环的概念

微循环（microcirculation）是指微动脉与微静脉之间的血液循环。血液循环最基本的功能是进行血液与组织之间的物质交换。

（二）微循环的组成与通路

1. 微循环的组成 微循环（图 58-1）的血管在形态上既有血管的共性，又有器官的特征。人手指甲皱皮肤微循环的结构简单，微动脉和微静脉之间仅由袢状毛细血管相连。骨骼肌和肠系膜微循环的形态则比较复杂。

2. 微循环的血流通路 ①迂回通路；②直捷通路；③动静脉短路。

3. 微循环的生理特点 ①血压低；②血流慢；③潜在血容量大；④灌流量易变。

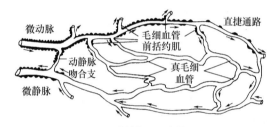

图 58-1 微循环组成模式图

（三）微循环的调节

交感神经调节微循环，支配微动脉和微静脉，对微动脉的神经支配密度较高。局部体液因素对微循环的调节是十分重要的。

乙酰胆碱、5-羟色胺、神经垂体激素、类固醇激素参与微循环的调节。此外，尚有肌原性微循环调节。神经、体液及肌原性因素之间存在着错综复杂的相互作用。

第二节 中 药

丹 参
（salvia miltiorrhiza）

本品为唇形科鼠尾草属植物丹参的根。其茎叶也可供药用。丹参含丹参酮Ⅰ、ⅡA、ⅡB，异丹参酮Ⅰ、Ⅱ，丹酚酸A、B，丹罗酚酸，丹参新酮，丹参酚等，此外尚含原儿茶酸、原儿茶醛、维生素E等。

1. 药理作用

（1）改善微循环：丹参注射液可使实验性外周微循环障碍家兔的眼球结膜微循环血流速度加快，毛细血管网交点增加，红细胞聚集程度减轻。

（2）改善血液流变学：冠心病患者用丹参或复

方丹参注射液治疗，微血管内红细胞的流速及流态、血细胞比容、全血及血浆黏度、红细胞电泳速度均比治疗前改善或恢复正常。

（3）抗凝作用：丹参有使纤维蛋白降解、血小板解聚、抗凝的作用。

（4）扩张血管、活血化瘀：单味川芎嗪及丹参有改善微循环的作用，不仅可扩大微血管口径，而且还不同程度地增加了流速、流量，显示了中药活血化瘀作用的客观效应。川芎嗪、丹参不仅通过解除微血管痉挛改善循环，还能解除血小板、红细胞聚集。

2. 适应证 血栓闭塞性脉管炎、红斑狼疮、硬皮病、弥散性血管内凝血、结节性红斑、紫癜、银屑病、麻风。

3. 用法及制剂 丹参片（丹参舒心片）：每片含丹参提取物 0.2g。用途见上。每次服 1～2 片，每日 3 次，连服 1～2 个月。

复方丹参注射液：每毫升相当于丹参、降香各 1g。用途见上。肌内注射，每次 2ml，每日 1～2 次，2～4 周为 1 个疗程；静脉滴注，4ml 加入葡萄糖溶液 500ml 内滴注，2～3 周为 1 个疗程。

复方丹参片：由丹参浸膏加入适量三七、冰片配制而成，主要用于冠心病、心绞痛、心肌梗死、缺血性脑卒中等。每次服 3 片，每日 3 次。

三 七
（panax notoginseng）

本品为由五加科植物三七（参三七）提取有效成分制成的片剂，主要含达玛烷型四环三萜皂苷等。

1. 药理作用 三七能扩张冠状动脉，增加冠状动脉血流量；降低周围血管阻力和主动脉压；减慢心率和降低心肌耗氧量，能改善实验性心肌梗死时缺血性心电图和提高耐缺氧能力。此外其尚能对抗二磷酸腺苷（ADP）引起的血小板聚集，降低血液黏度。

2. 适应证 结节性红斑、紫癜、银屑病、麻风、血栓闭塞性脉管炎、血管炎、遗传性出血性毛细血管扩张症、硬皮病、红斑狼疮等。

3. 用法 口服，每次 2～4 片，每日 3 次，饭后服用；疗程为 1～6 个月。

4. 制剂 糖衣片或胶囊，每片（胶囊）0.1mg。

川 芎

1. 药理作用 本品为伞形科植物川芎的有效成分之一，现由人工合成。本品具有抗血小板聚集、扩张小动脉、改善微循环及脑循环的作用。口服吸收迅速，可透过血脑屏障。本品适用于脑供血不足、脑栓塞、脉管炎、冠心病、心绞痛等。

实验研究活血药川芎有明显改善微循环障碍的作用，其中最敏感的作用是细动脉的改善，细静脉和毛细血管则视具体情况而定。

2. 适应证 雷诺病、结节性红斑、血管炎、冻疮、硬皮病、肢端发绀症。

3. 用法 口服，每次 100mg，每日 3 次，30 日为 1 个疗程。肌内注射，每次 40～50mg，每日 1～2 次，缓慢推注，15 日为 1 个疗程。静脉滴注，每日 50～100mg，稀释于 250～500ml 静脉滴注液中缓慢滴注，15 日为 1 个疗程。

4. 注意事项

（1）偶见胃部不适、口干、嗜睡等不良反应。

（2）有出血或出血倾向者禁用。

（3）注射液酸性强，不宜大量肌内注射。不应与碱性药物混合注射。

5. 制剂 片剂：每片 50mg。注射剂：（盐酸盐）每支 40mg、（磷酸盐）每支 50mg。

红 花
（safflower）

红花为菊科一年生草本植物红花的花。全国各地多有栽培，主产于河南、浙江、四川、江苏等地。夏季花由黄变红时采摘，阴干或晒干，生用。

1. 药理作用 本品含红花黄色素、红花苷、红花素、红花醌苷及新红花苷，另含红花油，主要为棕榈酸、硬脂酸、花生酸、油酸、亚油酸等。红花水提取物有轻度兴奋心脏、增加冠状动脉血流量的作用，有抑制血小板聚集和增加纤溶作用。本品功效有活血通经、祛瘀止痛。

2. 适应证 ①用于血滞经闭、痛经、产后瘀滞腹痛等证；②用于症状积聚，心腹瘀痛及跌打损伤，血脉闭塞肿痛等；③用于斑疹色暗，热郁血瘀者，取本品活血化瘀之功，以番红花为优，因其性凉有凉血解毒之功。皮肤科其多用于多形红斑、各型血管炎、冻疮、紫癜。

3. 注意事项 孕妇禁用。

山莨菪碱
(anisodamine)

山莨菪碱别名654-2、654。

1. 药理作用 山莨菪碱为我国特产茄科植物山莨菪中提取的一种生物碱，为 M 型胆碱受体阻断剂，其对抗乙酰胆碱所致的平滑肌痉挛和抑制心血管的作用近似或稍弱于阿托品，大剂量时也有解除血管痉挛、改善微循环作用。选择性解痉作用强，而不良反应少。

临床用于感染中毒性休克，解救有机磷酸酯类中毒，缓解平滑肌痉挛，治疗某些血液病及改善微循环。

山莨菪碱有明显的改善微循环障碍的效果，能使流速明显加快、血流量显著增多，痉挛的毛细血管的管径得以恢复。山莨菪碱能抑制红细胞、血小板聚集，降低全血黏度和改善血液流变性。

2. 适应证 末梢循环障碍性疾病，如网状青斑、雷诺病、冻疮、肢端青紫症等。

3. 用法

(1) 感染中毒性休克：静脉注射，每次 10～20mg，隔 10～30 分钟重复给药。

(2) 解救有机磷中毒。

(3) 平滑肌痉挛：口服，一般每次 5～10mg，每日 3 次。

(4) 血液病：再生障碍性贫血可应用山莨菪碱，每次 5～10mg，肌内注射，每日 1～2 次，1 个月为 1 个疗程。

4. 注意事项 不良反应一般有口干、面红、轻度扩瞳、视近物模糊，个别有心率加快或排尿困难，多在 1～3 小时消失，长期使用无蓄积中毒。

5. 制剂 片剂：每片 5mg、10mg。注射剂：每支（1ml）5mg、10mg、20mg。

第三节 扩张周围血管药物

右旋糖酐 40
(dextran 40，低分子右旋糖酐)

1. 药理作用 本品能提高血浆胶体渗透压，吸收血管外的水分而补充血容量，维持血压；使已经聚集的红细胞和血小板解聚，降低血液黏滞性，从而改善微循环，防止血栓形成。本品尚具有渗透性利尿作用。静脉滴注后，立即开始从血流中消除，$t_{1/2}$ 约为 3 小时。

2. 适应证 各种休克、血栓性疾病、血管炎、硬皮病、雷诺病、寒冷所致血液循环障碍、血液循环障碍所致长期不愈合的溃疡及周围血管缺血性疾病。

3. 用法 静脉滴注：每次 250～500ml，成人和儿童每日不超过 20ml/kg，通常每日或隔日 1 次，7～14 次为 1 个疗程。

4. 注意事项

(1) 少数患者可出现皮肤瘙痒、荨麻疹、红色丘疹等皮肤过敏反应和哮喘。患者还可出现过敏性休克，多在首次输入本品数滴至数毫升时发生，

患者立即出现胸闷、面色苍白，以致血压下降，发生休克，及时抢救一般可恢复。故初次滴注时，应严密观察 5～10 分钟，发现症状，立即停止滴注。

(2) 偶见发热反应。一类为热原反应，另一类在多次用药或长期用药停药后，出现周期性高热或持续性低热、淋巴结肿大、关节痛。

(3) 用量过大可致出血，如鼻出血、齿龈出血、皮肤及黏膜出血、创面渗血、血尿、经血增多等。因此，1 日用量不应超过 1500ml。

(4) 充血性心力衰竭和有出血性疾病者禁用。肝、肾功能损害者慎用。

5. 制剂

(1) 右旋糖酐 40 葡萄糖注射液：10g(100ml)/瓶、25g(250ml)/瓶、50g(500ml)/瓶、6g(100ml)/瓶、15g(250ml)/瓶、30g(500ml)/瓶，均含葡萄糖 5%。

(2) 右旋糖酐 40 氯化钠注射液：10g(100ml)/瓶、25g(250ml)/瓶、50g(500ml)/瓶，均含氯化钠 0.9%。

右旋糖酐 70
（dextran 70，中分子右旋糖酐）

1. 药理作用　本品基本上同右旋糖酐 40，但其扩充容量、维持血压作用和抗血栓作用较前者强，几乎无改善微循环及渗透性利尿作用。

2. 适应证　同右旋糖酐 40，主要用于防治各种休克，预防手术后血栓形成和血栓性静脉炎。

3. 用法　静脉滴注：每次 500ml，每分钟注入 20～40ml。每日最大量不超过 1000～1500ml。

4. 注意事项　同右旋糖酐 400，由于抗血栓作用强，更易导致出血。

5. 制剂　右旋糖酐 70 葡萄糖注射液：30g（500ml）/ 瓶，含葡萄糖 5%；右旋糖酐 70 氯化钠注射液：30g（500ml）/ 瓶，含氯化钠 0.9%。

右旋糖酐 10
（dextran 10，小分子右旋糖酐，409 代血浆）

1. 药理作用　本品与右旋糖酐 40 相似，但其改善微循环、防止弥散性血管内凝血作用强于右旋糖酐 40。其维持血容量及升压作用时间较右旋糖酐 40 为短，约 3 小时。

2. 适应证　同右旋糖酐 40。

3. 剂量与用法　静脉滴注：速度 5～15ml/min；血压上升后，可酌情减慢滴速，每次 500～1000ml。

4. 注意事项　偶见发热、荨麻疹、血压降低、呼吸困难、胸闷、血尿等不良反应。

5. 制剂

（1）右旋糖酐 10 葡萄糖注射液：30g（500ml）/ 瓶、50g（500ml）/ 瓶，均含葡萄糖 5%。

（2）右旋糖酐 10 氯化钠注射液：30g（500ml）/ 瓶、50g（50ml）/ 瓶，均含氯化钠 0.9%。

烟　　酸
（niacin，尼古丁酸）

1. 药理作用　本品在体内可转变为烟酰胺，后者是辅酶Ⅰ和辅酶Ⅱ的组成部分，参与体内生物氧化过程，缺乏时患者会发生糙皮病，其症状包括皮炎、舌炎、食欲缺乏、烦躁失眠、感觉异常等。烟酸在临床上可用于治疗糙皮病，但易产生面部潮红等不良反应，而烟酰胺无此不良反应，故一般选用后者。烟酰还有较强的周围血管扩张作用，口服后数分钟见效，可维持数分钟至 1 小时。大剂量（每日 2～6g）可降低血脂（主要是三酰甘油）。烟酰胺无扩张血管及降血脂作用。

2. 适应证　本品适用于烟酸缺乏、糙皮病，或末梢循环障碍性疾病，如雷诺病、网状青斑、肢端青紫症、白色萎缩、闭塞性动脉硬化、闭塞性血栓性脉管炎、冻疮、冻伤、寒冷性多形红斑等。

3. 用法　口服：每次 50～200mg，每日 3～4 次；静脉或肌内注射：每次 10～50mg，每日 1～3 次。

4. 注意事项

（1）过敏反应：皮肤红斑或瘙痒，甚至出现哮喘；烟酸的一般反应有感觉温热、皮肤发红（特别在面部和颈部）、头痛；大量烟酸可导致腹泻、头晕、乏力、皮肤干燥、瘙痒、眼干燥、恶心、呕吐、胃痛等。

（2）系统反应：一般服用烟酸 2 周后，血管扩张及胃肠道不适可逐渐适应，偶尔大量应用烟酸可致高血糖、高尿酸、心律失常、肝毒性反应。

5. 制剂　片剂：50mg、100mg。注射剂：50mg（1ml）、100mg（1ml）。

烟酸肌醇酯
（inositol nicotinate）

1. 药理作用　该药为一种温和的周围血管扩张剂，在体内逐渐水解为烟酸和肌醇，故具有烟酸与肌醇两者的药理作用，其血管扩张作用较烟酸缓和而持久，没有应用烟酸后的潮红和胃部不适等不良反应。据报道，本品可选择性地使病变部位和受寒冷刺激、敏感部位的血管扩张，而对正常血管的扩张作用则较弱。此外，本品有溶解血栓、抗凝、抗脂肪肝、降低毛细血管脆性等作用。内科用于高脂血症、冠心病，各种末梢血管障碍性疾病如闭塞性动脉硬化、冻伤，以及血管性偏头痛等的辅助治疗。

2. 适应证　同烟酸。

3. 用法　口服：每日 3 次，每次 0.2～0.6g，连续服用 1～3 个月。服药后可有轻度恶心、发汗、瘙痒感等反应。胃酸缺乏者应同时服用稀盐酸或柠檬汁以减少不良反应。

4. 注意事项　本品可引起轻度面部潮红和胃部不适。

5. 制剂　片剂：每片 0.2g。

Chapter 58

维生素 E 烟酸酯
（vitamine E nicotinate，烟酸生育酸酯）

1. 药理作用 本品能直接作用于血管壁，舒张周围血管，促进脑、皮肤、肌肉的血液循环，持久稳定地增加血流量。其对激肽酶引起的毛细血管通透性增加有特异性抑制作用。此外，本品尚能抑制胆固醇合成，并促进胆固醇排泄到胆汁中，防止胆固醇沉积于血管壁。

内科适用于治疗脑动脉硬化、脑卒中、脑外伤后遗症、脂质代谢异常、高血压、冠心病及循环障碍引起的各种疾病。其疗效显著，毒性很低，不良反应小，无烟酸样面部潮红等不良反应。

2. 适应证 同烟酸，用于末梢循环障碍引起的疾病。

3. 用法 口服：每次 100～200mg，每日 3 次，饭后服用。

4. 注意事项 患者偶有轻微头晕、胃部不适等，尚可有便秘、腹泻、胃痛、食欲缺乏、恶心等。

5. 制剂 胶囊剂：每粒胶囊 100mg。

妥拉唑啉
（tolazoline）

1. 药理作用 本品为 α_1、α_2 受体阻滞剂，能使周围血管舒张而降低血压，但降压作用不稳定。临床上主要用于血管痉挛性疾病，如肢端动脉痉挛症、手足发绀、闭塞性血栓静脉炎等。

2. 适应证 同烟酸，主要用于血管痉挛性疾病，如手足发绀、闭塞性血栓性静脉炎、雷诺病的手指溃疡等。

3. 用法 口服，每次 15mg，每日 45～60mg；肌内注射或皮下注射，每次 25mg。

4. 注意事项 ①不良反应较多，常见潮红、寒冷感、心动过速、恶心、上腹部疼痛、直立性低血压等；②胃溃疡、冠状动脉病患者忌用。

5. 制剂 片剂：每片 25mg；注射剂：每支 25mg（1ml）。

己酮可可碱
（pentoxifylline）

1. 药理作用 本品为黄嘌呤类衍生物。其代谢产物具有改善微循环、降低血黏度、增加周围血管微循环和组织携氧能力；改善白细胞和红细胞变形能力，抑制中性粒细胞黏附激活能力，从而改善脑及四肢的血液循环。口服后吸收迅速完全，并且第一时相的多种代谢产物在血浆中迅速出现，达峰浓度在 1 小时之内。己酮可可碱的 $t_{1/2}$ 为 0.4～0.8 小时，但其代谢产物的 $t_{1/2}$ 为 1～1.6 小时。口服后几乎完全以代谢产物的形式从尿中排出。口服 400mg 控释片，血浆浓度在服药后 2～4 小时达最高浓度，并持续一段时间，如此将减少消化道反应。

2. 适应证 同烟酸，此外对结节性多动脉炎、伴有间歇性跛行的闭塞性脉管炎、变应性皮肤血管炎、坏疽性脓皮病、恶性萎缩性丘疹病等有效。

3. 用法 口服，每日 600～1200mg，分 3 次服用。静脉注射，每次 100～200mg，注射速度宜缓慢。静脉滴注，每日 100～400mg，溶于 5% 葡萄糖溶液中，于 90～180 分钟内滴注。

4. 注意事项

（1）常见不良反应有恶心、头晕、头痛、厌食、腹胀、呕吐等，较少见的不良反应有血压降低、焦虑、抑郁、皮疹、视物模糊、白细胞减少等。大剂量应用偶见心律失常、心绞痛及血压下降，应减量或停止使用。

（2）严重心肌梗死、冠状动脉硬化、高血压、低血压患者及孕妇禁用。

（3）有出血倾向或新近有过出血史者不宜应用。在应用华法林的患者中合用此药时应减少剂量。

（4）与茶碱类药物合用时有协同作用，将增加茶碱的药效与毒性反应。因此，必须调整茶碱和己酮可可碱的剂量。

5. 制剂 缓释片：每片 400mg；注射剂：每支 100mg（5ml）、300mg（5ml、15ml）。

利 血 平
（reserpine，利舍平）

1. 药理作用 本品可使交感神经冲动的传导受阻，因而使血管扩张，血压下降，心率减慢。利血平还有类似氯丙嗪的镇静和安定作用，起到间接降压作用。本药长期应用无耐药性。

2. 适应证 同烟酸，也适用于指（趾）端难治性溃疡。本品有减少 5- 羟色胺释放及增加手指血流量等作用。

3. 用法　口服，每日 0.125 ～ 0.5mg，1 次顿服或分 3 次服用。

4. 注意事项　溃疡病、有抑郁病史者及孕妇禁用。

利血平不良反应一般较轻，常见有鼻塞、嗜睡、乏力、心率减慢、胃酸分泌过多、胃肠运动增加及大便次数增多等。本品可致抑郁，严重者甚至自杀。偶可产生帕金森综合征。

利尿剂、全身麻醉药及其他抗高血压药可增强其降压效果，单胺氧化酶抑制剂也可增强其作用。其与洋地黄及奎尼丁合用可引起心律失常。

5. 制剂　片剂：0.1mg、0.25mg；注射剂：1mg（1ml）、2.5mg（1ml）。

硝苯地平
（nifedipine，心痛定）

1. 药理作用　本品具有抑制 Ca^{2+} 内流的作用，能松弛血管平滑肌、扩张冠状动脉，同时能扩张外周小动脉，降低外周血管阻力，从而使血压下降，此外尚有抗血小板聚集的作用。

口服胃肠道吸收良好，达 90% 左右，舌下含服吸收也快。

2. 适应证　同烟酸。硝苯地平每日 30 ～ 60mg 对雷诺病的有效率达 60% ～ 88%，有学者报道对进行性系统性硬化症（PSS）伴发的雷诺现象也有效，可使指端温度升高，对于冻疮患者，局部外用有效。

3. 用法　口服，每次 5 ～ 10mg，每日 3 次，雷诺病患者在进入冷环境前含化 5 ～ 10mg 也有效。

4. 注意事项

（1）不良反应：反应短暂而较多见的是踝、足与小腿肿胀，用利尿剂可消退；心率加快、血压过低、眩晕、头昏、脸红及热感、头痛、恶心。

（2）过量时可出现低血压，此时应停药观察，必要时用血管收缩药。

（3）与阿司匹林合用，能明显增强阿司匹林抗血小板聚集和抗血栓形成的作用，并减少其用量及不良反应，但应注意两者合用易诱发出血倾向。

（4）低血压患者及孕妇禁用。

5. 制剂　片剂：10mg；缓释片：20mg、30mg；胶囊剂：5mg。

第四节　抗凝及抗血栓药物

肝　素　钠
（heparin sodium）

1. 药理作用　本品抗凝作用极为复杂：①肝素可抑制凝血酶原转变为凝血酶，并对抗凝血酶的活性，抑制纤维蛋白原转变为纤维蛋白单体，阻止纤维蛋白单体聚合成不溶性纤维蛋白，从而中断凝血反应；②低浓度肝素可加强纤溶，刺激纤溶酶原活化剂的释放，使纤溶活力增加（但高浓度肝素则可抑制纤溶作用）；③阻止血小板黏附、聚集和释放，降低血液黏度并可使血管扩张，改善局部血流循环；④抗组胺和灭活 5- 羟色胺作用。

2. 适应证　弥散性血管内凝血（DIC）、血栓性静脉炎、血栓闭塞性脉管炎等。

3. 用法　深部肌内注射或皮下注射：每次 1 万～ 1.25 万 U，每 8 ～ 12 小时 1 次；静脉滴注：成人首剂 5000U 加入 100ml 5% ～ 10% 葡萄糖溶液或生理盐水中，按每分钟 20 ～ 30 滴，在 30 ～ 60 分钟滴完，必要时每隔 4 ～ 6 小时重复 1 次，每次 5000U，总量一日可达 25 000U。为维持血中浓度也可每 24 小时 1 万～ 2 万 U 加入 1000ml 5% 葡萄糖溶液或生理盐水中静脉滴注，每分钟 20 滴。

4. 注意事项

（1）偶有过敏反应如哮喘、荨麻疹、结膜炎和发热等。长期用药可致脱发和短暂的可逆性秃头症、骨质疏松和自发性骨折。尚见短暂的血小板减少症。

（2）与普鲁卡因混合注射可减轻肌内注射疼痛而不影响抗凝。与右旋糖酐并用治疗 DIC 可提高疗效。碳酸氢钠、乳酸钠可促进肝素的抗凝作用。

（3）对肝素钠过敏、出血倾向、血小板减少、血友病、消化性溃疡、严重高血压、颅内出血、细菌性心内膜炎、活动性结核、先兆流产或产后、外伤及术后患者均禁用肝素钠，孕妇及产妇慎用。

5. 制剂　注射剂：1000U（2ml）、5000U（2ml）、12 500U（2ml）。

阿司匹林
（aspirin）

1. 药理作用　阿司匹林具有解热、镇痛、抗炎、抗风湿及抗血小板聚集等作用。口服后吸收迅速、完全。本品在胃内已开始吸收，在小肠上部可吸收大部分，吸收后分布于各组织，也能渗入关节腔、脑脊液中。

2. 适应证　血栓性疾病、血管炎、川崎病、红斑肢痛症、类脂质渐进性坏死等。

3. 用法　小剂量为每次口服 0.1 ～ 0.6g，每日 3 次，适用于血栓性疾病、血管炎、红斑肢痛症等。对于川崎病，急性期每日 30 ～ 50mg/kg，分 3 次服用，无后遗症者，热退后可减至每日 1 次 10mg/kg，持续 2 ～ 3 个月，直至正常。对于类脂质渐进性坏死，每次口服阿司匹林 80mg，双嘧达莫 75mg，每日 3 次，用药 1 周间隔 1 周，直至皮损愈合。

4. 注意事项

（1）胃肠道反应：本品可引起恶心、呕吐、腹痛，长期应用可诱发和加重消化性溃疡甚至引起出血，与碳酸钙、氢氧化铝或复方氢氧化铝等抗酸药同服可减轻反应。

（2）变态反应：少数特异体质患者可出现荨麻疹、血管神经性水肿、过敏性哮喘等变态反应。

（3）凝血障碍：大剂量长期应用可引起出血时间延长、凝血酶原减少，导致全身出血倾向，同服维生素 K（每日 2 ～ 4mg）可防止凝血障碍。

（4）水杨酸反应：表现有头痛、头晕、耳鸣、听力减退，重者有精神错乱、呼吸加快、皮疹、酸碱平衡失调等。

（5）与糖皮质激素合用可使抗风湿作用增强，但易引起溃疡穿孔。

（6）解热镇痛药过敏者、孕妇、溃疡病患者等禁用。

5. 制剂　片剂：0.05g、0.1g、0.2g、0.3g、0.5g；肠溶片：0.3g、0.5g；速溶片：0.3g；泡腾片：0.3g；含片：0.3g；栓剂：0.1g、0.3g；胶囊剂：0.1g、0.45g、0.5g。

双嘧达莫
（dipyridamole，潘生丁）

1. 药理作用　本品具有抗血栓形成及扩张冠状动脉作用。它可抑制血小板的第一相聚集和第二相聚集。高浓度（50μg/ml）时可抑制血小板的释放反应。其作用机制可能在于抑制血小板中磷酸二酯酶的活性，也有可能是通过增强内源性 PGI$_2$ 而发生作用，因此它只有在人体内存在 PGI$_2$ 时才有效；而当 PGI$_2$ 缺乏或应用了过大剂量的阿司匹林则无效。本品具有扩张血管、抗血小板黏聚、抑制 5- 羟色胺释放、抗血栓形成作用，其还可改善微循环，对出血时间无影响。口服后吸收迅速，血浆半衰期为 2 ～ 3 小时。

2. 适应证　血栓性疾病、血管炎、类脂质渐进性坏死等。

3. 用法　口服，每日 3 次，每次 25 ～ 100mg，与阿司匹林合用时可减量至每日 100 ～ 200mg。

4. 注意事项　患者可有头痛、眩晕、恶心、腹泻等。长期大量应用可致出血倾向。心肌梗死、低血压患者慎用。

5. 制剂　片剂：25mg。

酚妥拉明
（phentolamine，甲苄胺唑啉）

常用其甲磺酸酯，即甲磺酸酚妥拉明。

1. 药理作用　本品为 $α_1$、$α_2$ 受体阻滞剂，有血管舒张作用。临床上用于血管痉挛性疾病，如肢端动脉痉挛症（即雷诺病）、手足发绀、感染中毒性休克，以及嗜铬细胞瘤的诊断试验等。本品对室性期前收缩也有效。

2. 适应证　雷诺病、网状青斑、肢端青紫症、闭塞性动脉硬化、血栓性闭塞性脉管炎、冻疮、冻伤、寒冷性多形红斑等及末梢循环障碍疾病。

3. 用法

（1）血管痉挛性疾病，肌内注射或静脉注射，每次 5 ～ 10mg，20 ～ 30 分钟后可按需要重复给药。

（2）抗休克，以 0.3mg/min 的剂量进行静脉滴注。

（3）室性期前收缩，开始 2 日，每次口服 50mg，每日 4 次，如无效，则以后 2 日，将剂量增加至每次 75mg，每日 4 次，如仍无效，可增至每日 400mg，如再无效，即应停用。不论何种剂量，一旦有效，就按该剂量继续服用 7 日。

（4）诊断嗜铬细胞瘤，静脉注射 5mg，注射后每 30 秒测血压 1 次，可连续测 10 分钟，如在 2 ～ 4 分钟血压降低 35/25mmHg（4.67/3.33kPa）以上，则为阳性结果。

（5）阴茎海绵体内注射可使阴茎海绵窦平滑肌松弛、扩张而勃起，可用于治疗勃起障碍，1 次注射 1mg。

4. 注意事项

（1）不良反应有直立性低血压、鼻塞、瘙痒、恶心、呕吐等，低血压、严重动脉硬化、心脏器质性损害、肾功能减退者忌用。

（2）忌与铁剂配伍。

5. 制剂　片剂：每片 25mg；注射液：每支 5mg（1ml）、10mg（1ml）。

罂 粟 碱
（papaverine，帕帕非林）

1. 药理作用　本品为阿片中异喹啉类生物碱之一，是一经典的非特异性血管松弛剂。其对磷酸二酯酶有强大的抑制作用，使组织内环磷酸腺苷（cAMP）含量增加，导致平滑肌松弛；抑制腺苷的摄取，轻度阻止血管平滑肌细胞膜的 Ca^{2+} 内流。本品对脑血管、冠状血管和外周血管都具有松弛作用，可降低血管阻力。本品适用于脑血栓形成、脑栓塞、肺栓塞。

2. 适应证　肢端动脉痉挛及动脉栓塞性疼痛、脉管炎。

3. 用法　口服，每次 30 ～ 60mg，每日 3 次。肌内注射，每次 30 ～ 60mg，每日 2 次。静脉注射，每次 30 ～ 120mg，每 3 小时 1 次，缓慢注射。日剂量不宜超过 300mg。小儿，肌内注射或静脉注射每日每千克体重 1.5mg，分 4 次注射。

4. 注意事项

（1）不良反应可见胃肠道不适、头痛、嗜睡、潮红、出汗、皮疹、直立性低血压等，有时可见过敏引起肝脏受损所致黄疸，应立即停用。

（2）出血或有出血倾向者、帕金森病患者禁用。

（3）心绞痛、新近心肌梗死或卒中患者慎用，青光眼患者应定期检查眼压。

（4）使用本品应注意检查肝功能。

（5）静脉注射过快、过量可导致房室传导阻滞、心室颤动甚至死亡，应充分稀释后缓慢滴注或注射。

5. 制剂　片剂：每片 30mg；注射剂：每支 30mg（1ml）。

（麦镜明　徐永慧　甄　琳　高志祥　叶　萍）

Chapter 58

第一节　妊娠期用药

一、药物致畸及对胎儿的其他影响

自 20 世纪 60 年代初"反应停事件"以来，人们对妊娠期用药安全性的关注已明显增加。我国药物所致畸形儿数量也十分惊人。据 1989 年 11 月 11 日《健康报》载：1987 年全国人口统计表明，该年出生婴儿中有 338 万人为畸形，其中约 1 万人被确定为药物引起。

（一）致畸剂的定义

致畸剂被定义为一种当暴露在其中时能导致胎儿结构和功能异常的物质。

（二）可能致畸的药物

1. 沙利度胺致畸　沙利度胺（反应停，thalidomide）是控制麻风反应的有效药物，近年来发现本品有免疫抑制作用。"反应停事件"之后，该药对胎儿的影响引起人们的极大关注，各国药品管理法规都增加了相应的法律条文，新药研制中要求必须把致畸试验作为基础研究项目，未开展该项目研究或该项目不符合标准者均不批准生产。

2. 抗癌药物致畸　药品不良反应监察证实，

抗癌药物中的甲氨蝶呤、巯嘌呤、环磷酰胺、苯丁酸氮芥和白消安，激素中的睾酮、孕酮和己烯雌酚等药物肯定有致畸作用。

3. 其他致畸药物　口服避孕药及抗癫痫药苯妥英钠、扑痫酮等可能有致畸作用，氯氮、地西泮、阿司匹林、水杨酸钠，以及减肥药左旋苯丙胺、止咳药、吸入麻醉药、巴比妥类药物、磺胺类药物等也与畸形的发生有关。

（三）药物致器质和功能性病变

有些药物不致畸，但可使器官产生器质性和功能性病变，如链霉素、庆大霉素等可对胎儿造成严重的内耳损伤。妊娠末期使用四环素等，易致胎儿出现牙齿变色及牙釉质发育不良。

（四）药物对不同妊娠期胎儿的影响

从受孕到分娩的全过程中，药物对胎儿都可以产生影响。

1. 胎儿发育的第一阶段（细胞增殖早期，妊娠后 18 天左右）　致畸药物影响所有细胞，胚胎可因药物中毒死亡而致流产。

2. 胎儿发育的第二阶段（器官发生期，妊娠后 3 周至 3 个月） 致畸药物可致畸胎。

3. 胎儿发育的第三阶段（胎儿形成期，妊娠 3 个月至足月） 药物可引起胎儿器官功能变化。

（五）致畸危险等级

美国 FDA 药物致畸等级见表 59-1。

表 59-1　美国 FDA 药物致畸等级（1979 年）

A 级	在对照研究中，对妊娠前 3 个月的妇女未见对胎儿造成危害，且在其后 6 个月也无造成危害的证据，对胎儿危害的可能性极小
B 级	在动物研究中未见对胎儿造成危害，但未在孕妇中进行对照研究；或在动物研究中表明有不良反应，而在孕妇对照研究中未得到证实
C 级	在动物研究中已证明对胎儿有不良反应，但无孕妇的对照研究；或未在孕妇和动物中进行研究。仅在权衡了对胎儿的益处大于危害之后方可应用本类药物
D 级	已有对人类胎儿危害的证据，但孕妇用后益处可能超过危害（如威胁生命的疾病、无其他安全有效药物时），需预先告诉患者方可应用
X 级	在动物和人类已观察到对胎儿的致畸作用，应用这类药物危害性明显超过任何可能的益处，本类药物禁用于妊娠或将要妊娠的妇女

20 世纪 60 年代初，发生了震惊世界的"反应停事件"，在德国等欧洲国家及日本、澳大利亚等国出生了万余名肢畸形儿。经大量回顾性调查发现，这些婴儿的母亲在妊娠第 3～8 周服用过中枢性镇静药沙利度胺（thalidomide，商品名反应停）。该药不仅有很好的镇静安神作用，而且对抑制妊娠反应有特效，故不仅被制成多种复方制剂，还被作为多种食品、饮料等的添加剂，很受孕妇青睐。回顾性研究证实，孕妇在受孕后第 39 日（从最后一次月经开始后的第 14 日算起）服用该药可发生海豹肢畸胎，而在第 34～38 日服用可发生双耳和脑神经畸形，第 40～50 日服用可发生无胆囊及心脏、小肠畸形，第 50 日后服用则对胎儿影响不大。

（六）对胎儿有明显不良反应的药物

1. 胎儿发育的几个关键时期（图 59-1）

（1）胚胎前期阶段（受孕后 0～14 日）：此期暴露在致畸剂下可能引起"全或无"效应，如果全部或大部分的胚胎细胞损伤，会导致死亡。仅损伤少数细胞则出现代偿并正常发展到下一阶段。

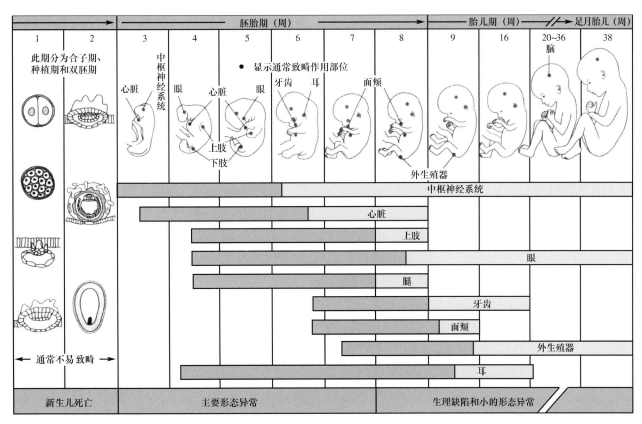

图 59-1　胎儿发育的几个关键时期

（2）胚胎期（受孕后 3～8 周）：早期，中枢神经系统开始发育，可能对致畸药物更敏感。在第 8 周，主要的器官已经建立。

（3）胎儿期（受孕后第 9 周至出生）：在此期给予致畸药物会延缓生长或干扰特异的组织功能，如己烯雌酚能导致男性和女性生殖道的微妙改变，在子宫内长期暴露于这些药物下，女性婴儿今后患阴道癌的风险会增加。足月前短期给药可能对分娩后的新生儿有不良反应。

2. 妊娠用药原则　①避免妊娠前 3 个月内使用任何药物，孕妇在整个妊娠期用药应特别谨慎，杜绝非必需用药；②所用药物应是最小有效量；③尽量使用较为安全的药物；④在妊娠期间用药要征得医师同意；⑤能用外用药尽量不用内服药。

3. 男性用药导致胎儿畸形　吗啡及环磷酰胺能穿过血睾屏障，进入睾丸随精液排出。而精液中的药物被阴道黏膜吸收，进入母体血液循环，或妊娠期性生活使男性体内的药物随精液进入母体，影响受精卵、胚胎和胎儿的发育，使低体重儿和畸胎发生率增高，且增加围生期新生儿死亡。甲硝唑、红霉素、氨苄西林、戊酰氧基甲酯、甲砜霉素、苯丙胺和二苯基海因都能进入精液。但目前还不清楚这些药物是否能通过精液影响胎儿发育。丝裂霉素、环磷酰胺、盐酸丙卡巴肼、三氨三嗪等会降低精子的质量，包括遗传物质成分的改变、染色体异常和精子畸形，进而导致受孕质量下降，影响后代发育。能从精液中排泄的药物还有非那雄胺，其可能对男性胎儿有致畸作用。体外研究提示，灰黄霉素可以影响精子，建议在治疗期间和治疗后 6 个月内不受孕。

二、妊娠期用药的致畸和不良反应评估

氨基糖苷类抗生素

氨基糖苷类抗生素（美国 FDA 分类等级通常为 C 级，而卡那霉素、链霉素和妥布霉素为 D 级）：包括阿米卡星、庆大霉素、新霉素、大观霉素、卡那霉素、妥布霉素和链霉素。卡那霉素和链霉素对胎儿的第Ⅷ对脑神经有毒性损害作用，其他氨基糖苷类也有这种毒性潜在可能。

四环素类

美国 FDA 分类等级为 D 级，妊娠期应用需要极为慎重。对胎儿牙齿和骨骼的不良反应、对孕母的肝毒性，以及所致先天缺陷均有报道。孕妇禁用四环素治疗痤疮。在人类和动物中及妊娠期外用四环素尚无引起先天异常的报道。但鉴于该药的不良反应，不宜作为首选。

大环内酯类

文献中没有见到应用红霉素（美国 FDA 分类等级为 B 级）与先天缺陷有关的报道。该药已全身或局部应用治疗 3 个妊娠阶段的各种疾病，并被认为是安全的。阿奇霉素（美国 FDA 分类等级为 B 级）尚无相关危险报道；克拉霉素（美国 FDA 分类等级为 C 级）大剂量应用与动物的心血管缺陷及胎毒性有关，妊娠期应避免使用。

磺　胺　类

美国 FDA 分类等级为 C 级，妊娠末期接近临产时应用则为 D 级。其毒性作用可见于新生儿，包括黄疸、溶血性贫血和胆红素脑病。文献中并未见到妊娠期应用磺胺与任何先天性畸形相关的报道。由于对新生儿有潜在的毒性，这类药品在妊娠末期接近临产时和哺乳期应避免应用。

喹　诺　酮　类

多数美国 FDA 分类等级为 C 级。此类药物可引起年幼动物关节病变，并影响软骨发育，对神经、精神方面也有影响，因此妊娠期不宜应用，尤其是妊娠早期。

抗真菌药物

抗真菌药物在妊娠期外用被认为是安全的。

1. 两性霉素 B（美国 FDA 分类等级为 B 级）曾用于治疗妊娠期全身性真菌感染，文献中也未见到对胎儿不利的证据。

2. 灰黄霉素（美国 FDA 分类等级为 C 级）在妊娠期服用灰黄霉素导致婴儿骨骼和心脏畸形，由此瑞典将灰黄霉素从 B3 级转为 D 级，故灰黄霉素不应用于妊娠期。

3. 酮康唑（美国 FDA 分类等级为 C 级）　没

有致畸报道，但不推荐在妊娠期应用。已发现鼠类应用该药与胚胎毒性和畸形有关，并已明确该药可阻滞雄激素和皮质类固醇合成。

4. 氟康唑（美国FDA分类等级为C级） 大剂量应用时与人类畸形有关。大剂量的致畸性在啮齿类动物已被报道。

5. 伊曲康唑（美国FDA分类等级为C级） 在啮齿类动物中有胎毒性和致畸性，但也有报道妊娠期使用伊曲康唑安全。它对人类致畸的危险性和氟康唑、酮康唑等唑类抗真菌药相比是最低的，但在妊娠期应尽量避免应用伊曲康唑。

6. 特比萘芬（美国FDA分类等级为B级） 妊娠期口服特比萘芬的小鼠会产生良性肿瘤，但不会流产。妊娠期应避免应用。

抗病毒药

阿昔洛韦/泛昔洛韦/伐昔洛韦：阿昔洛韦（美国FDA分类等级为C级），不用于妊娠期；泛昔洛韦（美国FDA分类等级为B级），动物无致畸性，确实必需时才使用；伐昔洛韦（美国FDA分类等级为B级），动物没有致畸性，但只有孕妇用药益处大于胎儿的危险时才使用。宫内及分娩过程中发生单纯疱疹病毒感染可给胎儿或新生儿造成严重损伤，早期应用可能预防这些损伤。很多报道都提到伐昔洛韦对孕妇无不良反应，但这些研究监测的人数太少。

金刚烷胺/阿糖腺苷：由于尚缺乏在人类妊娠期应用金刚烷胺和阿糖腺苷的研究，故妊娠期应避免使用。

抗肿瘤药物和免疫抑制剂

美国FDA分类等级为D级。皮肤科妊娠期需要接受免疫抑制剂治疗的孕妇（如自身免疫性疾病等）须用抗肿瘤药物。

1. 致畸率高的药物 特别是在妊娠早期，胎儿畸形率、流产和死胎率高。有报道抗肿瘤药物，如甲氨蝶呤、白消安、氮芥、环磷酰胺、苯丁酸氮芥和氟尿嘧啶在妊娠早期用药可致多种畸形，如肢体畸形、腭裂、肾不发育，以及流产或死胎，晚期可致胎儿死亡。有报道26例患者妊娠期间应用甲氨蝶呤，其中10例妊娠前3个月内应用，有

3例胎儿发生畸形。因其最终排出很缓慢，它在肝脏和肾脏中要停滞数周。由于本品可能有致畸作用，因此无论夫妻间谁应用本品，均宜于用药结束后半年再妊娠。

2. 致畸率低的药物 长春新碱、长春碱及博来霉素等致畸率很低，甚至没有致畸作用。另有学者认为，妊娠期应用硫唑嘌呤、博来霉素、环磷酰胺、氟尿嘧啶、甲氨蝶呤和长春碱等药物前必须慎重考虑。它们中的大多数或多或少有致畸作用。

沙利度胺

美国FDA分类等级为X级。

1. 药理作用 沙利度胺在皮肤科疾病的使用较多，此外在内科、妇产科它是一种镇静催眠药，毒性低，对早孕反应具有良好疗效。

2. 致畸 动物试验未发现致畸，但其对人类有明显致畸作用，会出现严重的先天畸形婴儿，称为"海豹畸形"或短肢畸形。妊娠早期服用会引起四肢长骨多处缺损，如指趾畸形、短肢或无肢，海豹肢体畸形，心脏、眼、耳、肾、听觉缺损，肛门闭锁。该药曾被禁止生产。

3. 孕妇及育龄妇女禁用 近年发现沙利度胺对2型麻风反应及其他皮肤科疾病有较好效果，故获批准试用，但其对孕妇及育龄妇女仍属禁忌。

氨苯砜

美国FDA分类等级为C级。文献支持妊娠期安全使用氨苯砜（DDS）治疗麻风和疱疹样皮炎，并指出妊娠期使用DDS对胎儿没有大的危险性。动物试验表明其有致癌作用，人类尚无致畸报道。生产厂家收集到的两篇关于妊娠各期应用本品的研究报道（未设对照组）中，未显示其对胎儿有致畸影响。

妊娠期应用的安全性不详，本品对麻风病有肯定疗效，故在特需情况下可慎用。妊娠期最后1个月停止治疗可以使新生儿胆红素脑病达到最小危险。

氯法齐明

美国FDA分类等级为C级。动物试验显示其对胎仔未见致畸，但对胎仔有毒害作用，如颅骨

骨化延迟，流产和死胎发生率增高。有关孕妇应用本品的安全性研究尚不充分，根据少数病例报道，未发现其对胎儿有致畸作用。鉴于本品为治疗麻风病的药物之一，在特需情况下，妊娠中、晚期可应用。

糖皮质激素

1. 总的评估 泼尼松/泼尼松龙，美国 FDA 分类等级为 B 级；倍他米松/地塞米松，C 级；可的松/氢化可的松，D 级。所有糖皮质激素都能通过胎盘。泼尼松和氢化可的松：容易受胎盘内 11-β-羟基类固醇脱氢酶的作用而灭活，对胎儿影响较少，故适用于系统性红斑狼疮孕妇。

地塞米松/倍他米松：11-β-羟基类固醇脱氢酶对地塞米松和倍他米松的灭活作用很弱，故这两种药物在妇产科用于促胎肺成熟。

目前尚无证据确定在妊娠早期糖皮质激素类药物对胎儿有致畸作用。长期大量应用糖皮质激素，可能导致以下情况：①过期妊娠；②胎儿宫内生长迟缓；③死胎发生率增高；④胎儿产生免疫抑制和感染发生率增高。

2. 泼尼松 美国 FDA 分类等级 C 级。据美国密执安州药物使用监测研究的资料，母亲在妊娠前 3 个月内应用本品的 236 名新生儿中，显示本品无致畸。我国有关于在妊娠期应用糖皮质激素治疗血小板减少症、系统性红斑狼疮、艾迪生病和先天性肾上腺皮质增生的报道，其中 23 例孕妇使用了泼尼松，其所分娩的新生儿均未见畸形。

3. 醋酸可的松 美国 FDA 分类等级 C 级。可的松对胎儿是否有致畸作用尚无定论，据美国国家围生期协作计划的研究资料，母亲在妊娠前 3 个月内应用本品的 34 名新生儿中，无存在畸形者。但在其他 6 篇报道中，母亲在妊娠前 3 个月内应用本品的 35 名新生儿中竟有 9 名存在畸形。

4. 曲安奈德 别名丙酮缩去炎舒松、去炎舒松、曲安缩松（triamcinolone acetonide），美国 FDA 分类等级 C 级。对怀孕的小鼠和大鼠应用曲安西龙类药物（包括曲安西龙、去炎舒松、双醋曲安西龙）后可发现胎仔出现腭裂。近年有个案报道，孕妇长期局部应用曲安西龙致胎儿发生严重对称性宫内发育迟缓。长期应用曲安奈德引起

的不良反应较多，故孕妇宜慎用。

雌激素和孕激素

1. 口服避孕药（oral contraceptive，OC） 美国 FDA 分类等级 X 级。避孕药对动物的致畸作用随具体种类有所不同。避孕药对胎儿是否致畸，尚有争议，故在停药 3~6 个月妊娠为宜。

2. 己烯雌酚 美国 FDA 分类等级 X 级。本品禁用于孕妇。新近的研究显示，己烯雌酚可引发外生殖器结构异常或畸形、不孕症、异位妊娠、流产、早产和未成熟儿、男性胎儿泌尿生殖器异常的发生率增加。因此，孕妇（特别是在妊娠前 3 个月）应禁用己烯雌酚。现已证明，母亲在妊娠期应用己烯雌酚，对女性子代有致癌倾向。

抗组胺类药

总体评估：妊娠期妇女如何安全应用抗组胺药尚无明确的指导原则。一般认为，这类药物对胎儿尚无明显致畸影响，但在产前 2 周内应用，其新生儿可发生晶状体后纤维组织形成。

1. 美国 FDA 分类等级为 B 级的药物

（1）曲吡那敏：动物实验未发现其致畸。据美国国家围生期协作计划的研究资料，100 名孕妇于妊娠前 3 个月内应用本品和 490 名在妊娠任何时期应用者，其新生儿畸形率均未见增加。

（2）苯海拉明：孕妇应用本品对胎儿尚属安全。据美国国家围生期协作计划的研究资料，母亲在妊娠前 3 个月内应用本品的 595 名新生儿和母亲在妊娠任何阶段应用本品的 2948 名新生儿中畸形率均未见增高。

（3）赛庚啶：大鼠的实验中未发现其致畸证据。据美国密执安州药物监测研究的资料，母亲在妊娠前 3 个月内应用本品的 285 名新生儿中，口裂、尿道下裂、畸形的发生率稍高，这一结果可能和偶然性有关。故本品以用于特需的孕妇为宜。

（4）氯雷他定：对妊娠的大鼠和兔分别应用 75 倍和 150 倍于人的用量后未发现致畸，但本品对胎儿是否安全，目前尚无充分和可供对照的研究报道。

（5）西替利嗪：动物实验未发现其致畸。孕妇应用本品对胎儿是否安全，目前尚无充分

和可供对照的研究报道，故早期妊娠妇女仍应慎用。

（6）西咪替丁：动物实验未发现其致畸，但有微弱抗雄激素作用。据美国密执安州药物使用监测研究的资料，母亲在妊娠前3个月内应用本品的460名新生儿中，未发现本品对胎儿有致畸影响。

（7）雷尼替丁：动物实验未发现其致畸。据美国密执安州药物使用监测研究的资料，母亲在妊娠前3个月内应用本品的516名新生儿中，未发现本品致畸。

（8）法莫替丁：动物实验未发现其致畸。据美国密执安州药物使用监测研究的资料，母亲在妊娠前3个月内应用本品的33名新生儿中2例（6.1%）存在重度畸形（期望指数为1）。由于病例数过少，甚难由此做出确切的评价。

2. 美国FDA分类等级为C级的药物

（1）甲氧苄二胺（别名美吡拉敏）：据美国资料，母亲在妊娠前3个月内应用本品的121名新生儿中畸形率未见增高。产前2周内应用本品，可能增加新生儿晶状体后纤维组织形成发生率。

（2）氯苯那敏：据美国国家围生期协作计划的研究资料，1070名孕妇于妊娠前3个月内应用本品，未发现其致畸。有报道，产前2周内应用抗组胺药物，新生儿发生晶状体后纤维组织形成的较多。

（3）羟嗪：常用的羟嗪类制剂有盐酸羟嗪（安泰乐）和双羟萘羟嗪（hydroxyzine pamoate）。对孕鼠应用大剂量本品发现其可致畸，但在人类尚未证实。据美国密执安州药物监测研究的资料，母亲在妊娠前3个月内应用本品的828名新生儿中，口裂的发生率较高，但这可能有偶然性。生产厂商建议妊娠早期忌用。

（4）溴苯吡丙胺（别名溴苯那敏）：据美国研究资料，65名孕妇于妊娠前3个月内应用本品，其新生儿中竟有10例畸形，故孕妇不宜应用。

（5）特非那定：啮齿动物试验未发现其致畸。据美国资料，母亲在妊娠前3个月内应用本品的1034名新生儿中，出现多指（趾）者较多，但两者间是否有因果关系，尚需更多的研究。

维　生　素

1. 维生素A　若补充量过大，且正值妊娠5～20天，胚胎通常按无脑→眼缺陷→腭裂→脊柱裂→肢体残缺顺序出现畸形。维生素A过量或缺乏均可致畸，缺乏时出生的婴儿为小脑畸形和无眼症、视网膜裂隙、异位输尿管及膈疝；超剂量服用维生素A导致婴儿泌尿生殖系统畸形，并伴有小耳、小眼症。

2. 维生素B_6（美国FDA分类等级为A级）长期大量服用可出现类似"反应停"样畸形，四肢短小。

3. 维生素D　过量可致新生儿主动脉狭窄及硬膜裂、血钙过高、智力发育障碍、瓣上性主动脉狭窄；缺乏时可引起佝偻病、骨骼畸形。

氯喹和羟氯喹

研究证实妊娠期无致畸作用。

抗寄生虫药

1. 甲硝唑（又称灭滴灵，美国FDA分类等级为B级）　妊娠期应用甲硝唑尚有争论。该药对细菌有诱变作用，对啮齿动物为致癌剂，但在人类中未表现出致癌性。鉴于其致癌的潜在危险，中国疾病预防控制中心（CDC）建议在妊娠早期不应使用甲硝唑。还应避免单次大剂量用药。

2. 伊维菌素（美国FDA分类等级为C级）动物试验未发现其致畸和胚胎毒性。本品在小鼠中虽有引起腭裂和原因不明性母鼠死亡的报道，但只有超过人类一次性治疗剂量时才会发生。若无特需，不推荐在妊娠期应用。

维A酸类药物

1. 异维A酸　美国FDA分类等级为X级。动物实验显示其有致畸作用。美国FDA等机构共收集到154名妊娠期应用异维A酸孕妇的报道，有关妊娠结局的情况如下：95名做了选择性流产，12名自然流产，26名分娩正常婴儿，21名分娩有畸形的胎儿，其中3例死胎，9例出生后死亡。胎儿畸形的种类包括脑积水、小头、小耳、耳道发育不良、室间隔缺损、主动脉弓闭锁、面部畸形、小眼、小颌、腭裂等。目前认为停止用药1个月后妊娠对胎儿最为安全。凡已妊娠或准备妊娠的妇女，都禁用本品。

2. 阿维A酯　美国FDA分类等级为X级。本品对人类有致畸作用。有报道，29名妊娠妇女应用本品，其所生的新生儿中有10例存在畸形。文献报道6名妇女应用本品4～7个月，其中3名在停药后1个月时在血中检测到阿维A酯；1名在停药后18个月时仍能在血中检测到阿维A酯；2名分别于停药12和14个月时进行检测，结果阴性。因而建议，孕妇在停药2年内应避孕。

中　药

中药如巴豆、斑蝥、雄黄、大戟、地胆、附子、干漆、藜芦、虻虫、牵牛子、水蛭、水银、桃仁、天南星、天雄、蜈蚣、乌头、芫花、芫青、皂荚等，以及丹参、山楂、山药、谷精草、益母草、地黄、黄芩、姜黄等在妊娠期大剂量应用均可诱致胎儿畸形。

外用药物

常用外用药物：①外用糖皮质激素（美国FDA分类等级为C级），常规短期外用与胎儿畸形无关，外用超强效糖皮质激素则被厂家警告。有个案报道孕妇长期外用曲安西龙致胎儿严重宫内发育迟缓。②壬二酸，美国FDA分类等级为B级，

可以外用。③过氧化苯甲酰，美国FDA分类等级为C级，妊娠期禁用，可能致皮肤癌。④维A酸，美国FDA分类等级为C级。⑤阿达帕林，美国FDA分类等级为C级，不主张妊娠期使用。新近认为外用维A酸的致畸风险低甚至不存在，但考虑到口服异维A酸致畸所带来的医学法律问题，建议妊娠和哺乳期应避免使用（详见第六十二章外用维A酸类药物）。⑥外用制霉菌素、克霉唑、咪康唑和其他咪唑类药物（美国FDA分类等级为B级），仅在黏膜部少量吸收，局部应用后尚未见其与胎儿畸形有关。⑦焦油（美国FDA分类等级为C级），动物实验显示其有致癌作用，但人类尚无致癌报道，仍不推荐用于妊娠期。⑧地蒽酚（美国FDA分类等级为C级），已知它有致癌的潜在危险。妊娠期仅当必需时使用，哺乳期禁用。⑨卡泊三醇（美国FDA分类等级为C级）。⑩米诺地尔（美国FDA分类等级为C级），不能用于妊娠期和哺乳期妇女。外用米诺地尔停药1个月后再妊娠为宜。⑪鬼臼树脂（美国FDA分类等级为C级），妊娠任何时期都禁用。⑫林丹，美国FDA分类等级为B级，有潜在的神经毒性、致惊厥和再生障碍性贫血，妊娠期宜用其他药品代替。但近年推荐小心使用。⑬扑灭司林（美国FDA分类等级为B级），对动物无致畸作用，孕妇治疗疥疮、虱病首选。⑭克罗他米通：妊娠期应用，尚无全身性不良反应的报道。⑮外用水杨酸，无致畸作用。

第二节　哺乳期用药

一、概述

1. 哺乳期合理用药　对产后30天内的新生儿和产后12个月内的婴儿需注意，防止药物在体内停留，以免引起中毒或不良反应。

2. 哺乳期药物经母乳转运　药物由母体血浆到乳汁，必须通过血乳屏障。药物基本上都能分布到乳汁，从乳汁中排泄足以影响乳儿的药物有碘和硫脲嘧啶、抗生素和磺胺类，以及中枢神经

系统抑制药等。

3. 哺乳期用药对婴儿的影响　主要考虑3个方面的影响：药物毒性大小；婴儿通过乳汁服用药物剂量的多少；婴儿生理特性及对药物的反应性。用药剂量越大，发生不良反应的可能性越大。

二、哺乳期用药的原则

1. 最好不要用药　特别是哺乳期禁忌和慎用

的药物。

2. 选择进入乳汁量少的药物 选择进入乳汁量少、对新生儿影响小的药物。

3. 选择半衰期短的药物 用药途径中口服或局部用药最好，半衰期需短，避免持续释放，降低血浆中的高峰水平，从而减少婴儿的吸收量。

4. 掌握服药与哺乳间隔时间 可在哺乳后立即服药，推迟到 4 小时后再哺乳，以减少乳汁中药物的浓度。

三、绝对禁忌

目前认为绝对禁忌的常用药物有异烟肼、氯霉素、锂、放射性制剂、巴比妥类药物、抗癌药等。

四、抗菌药物

研究和临床证实除青霉素类抗菌药物妊娠期、哺乳期应用较安全外，其他各类抗菌类药物均应慎用或禁用。

1. 喹诺酮类抗菌药物 本类药物可透过胎盘屏障，具有抑制软骨生长及肾脏毒性作用，婴幼儿忌用。

2. 氨基糖苷类抗菌药物 包括硫酸链霉素、卡那霉素、庆大霉素、阿米卡星等，可损害听神经及前庭功能并具有肾毒性，可通过乳汁影响婴幼儿，妇女妊娠期、哺乳期应禁用。

3. 大环内酯类抗菌药物 包括红霉素、白霉素、林可霉素等。林可霉素可引起白细胞减少或粒细胞减少、嗜酸性粒细胞增多等，孕妇及幼儿不宜应用。红霉素可进入乳汁，哺乳期妇女应慎用。

4. 四环素类 对骨骼生长发育有严重影响。

5. 磺胺类 乳汁中药物浓度接近或高于乳母血药浓度，故乳母应用磺胺类药物者不宜哺乳，尤其是对早产儿、病弱儿，或存在高胆红素血症和 G-6-PD 缺乏的婴儿更应禁止哺乳。但美国儿科学会认为哺乳期服用磺胺嘧啶、磺胺异噁唑、SMZ（包括 SMZ-TMP 复方制剂）后药物进入乳汁的总量甚低，对于足月、健康的新生儿尚属无碍，可继续哺乳。

可能在哺乳期使用的皮肤科药物的安全性描述和意见见表 59-2。

表 59-2 可能在哺乳期使用的皮肤科药物的安全性描述和意见

药物	安全性描述	哺乳期应用	评估
阿维 A	×	避免：估计对婴儿剂量小，但有潜在毒性	已知的致畸剂，妊娠期使用未被证明正确。推荐治疗前 1 个月、治疗中和治疗后至少 2 年采用避孕用具
氯苯那敏 溴苯那敏	√ √	可以使用，但要观察婴儿的不良反应（镇静作用，兴奋性）	无致畸性证据 报道数千例在妊娠期暴露于氯苯那敏者没有发现胎儿毒性风险增加。如果在出生前短期使用对于新生儿呼吸抑制或癫痫发作影响很小
四环素	×	避免：牙齿变色的危险	异常骨骼发育的危害（动物试验），牙齿变色和高剂量致母体肝毒性
红霉素	√	仅少量出现于乳汁	未知是否有害
阿莫西林	√	妊娠期可以安全使用	未知是否有害
羟氯喹	！	避免：对婴儿有潜在的严重毒性	在严重系统性红斑狼疮和疟疾，益处大于危害
氯喹	！	仅少量存在于乳汁，但要监测婴儿的溶血和黄疸	益处大于危害，出生缺陷的风险未增加

续表

药物	安全性描述	哺乳期应用	评估
灰黄霉素	×	避免：数据不足	动物致畸性和胎儿毒性。要求在治疗时和治疗后至少避孕 1 个月。男性在治疗后 6 个月内应该避孕
伊曲康唑 酮康唑 特比萘芬	! ! !	避免：数据不足	一些动物研究显示胎儿损害的发生率增加，在人类的意义未明确。仅在威胁生命的情况下使用
硫唑嘌呤	!	避免：婴儿免疫抑制的危险	如果可能，则避免，虽然没有人类致畸的证据
秋水仙碱	×	避免：细胞毒性	禁忌：因为有细胞毒性的危险
糖皮质激素	!	每日泼尼松龙剂量＜40mg 对胎儿的系统作用不一致	动物实验显示有致畸性（腭裂），但人类未有报道。高剂量系统应用可能产生胎儿和婴儿肾上腺抑制。延长或重复治疗有子宫内发育迟缓的危险
环孢素	!	避免	无明显的致畸危险，与早产儿子宫内发育迟缓有关
环磷酰胺	×	避免，在母乳中发现，对婴儿有潜在毒性	严重影响配子形成，因此存在相关危险，特别是妊娠期前 3 个月。细胞毒性作用
氨苯砜	!	适合母乳喂养，但需监测溶血和黄疸，G-6-PD 缺乏的婴儿应用	婴儿溶血和正铁血红蛋白血症的风险
氯法齐明	×	避免：可以导致婴儿皮肤变色	
羟基脲	×	避免	避免：动物实验显示有致畸作用
异维 A 酸	×	避免：数据不足	已知致畸作用：无理由使用。避免局部和系统治疗。治疗期间和停止系统治疗后至少 1 个月，女性必须采取适当的避孕措施
α 和 γ- 干扰素	!	避免：数据不足	避免，除非强迫因素
甲氨蝶呤	×	避免：虽然少量存在于乳汁，但有潜在毒性	致畸作用。厂家建议治疗期间和停止治疗后至少 6 个月采取有效避孕措施
吗替麦考酚酯	×	避免	动物实验显示有致畸作用，但在妊娠女性中没有足够的研究
烟酰胺	×	避免：数据不足	避免：数据不足
PUVA	×	避免：口腔 PUVA	避免系统 PUVA。PUVA 浴似乎安全
磺胺吡啶和磺胺甲氧嗪	×	如磺胺吡啶在哺乳期应用，婴儿有溶血危险，磺胺甲氧嗪禁用	避免：动物实验提示有致畸作用
沙利度胺	×	避免：数据不足	已知致畸作用：无理由使用

注：×=禁忌；!＝注意使用；√＝可以安全使用。

第三节　儿童期用药

一、概述

1. **药物的代谢**　婴儿体内与药物代谢有关的酶活性低，如肝、肾中的葡萄糖醛酸转移酶仅为成人的1%。因此，出生后的前4周内应慎用或减量使用安定类药物、苯妥英钠、巴比妥和洋地黄毒苷等，以免发生毒性反应。新生儿"灰婴综合征"就是由于该酶活性低，致使一般剂量的氯霉素就足以引起此严重反应。

2. **药物的排泄和灭活**　年龄越小，肾浓缩、稀释能力明显越低于成人，这会导致经肾排出的原药趋缓。有些药物主要经肝代谢灭活而达到消除，肝、肾共同担负着消除药物的任务。药物消除半衰期是反映药物在体内消除的重要参数之一，须根据药动学参数确定小儿的用药方案，确保在最小有效剂量下安全用药。

3. **小儿药物不良反应发生率**　为6%～17%，与成人相近，而新生儿为24.5%，远高于成人，故新生儿与婴儿用药应特别注意。

二、治疗原则

1. **掌握儿童生理特征**　儿童，尤其新生儿（出生后28日内）正处于不断发育时期，身体各种构成成分和器官的生理功能、肝肾功能都很不成熟。

2. **掌握好年龄界限**　定义如下：早产儿，妊娠37周前出生。足月儿，妊娠37～42周出生。新生儿，出生后前4周。婴儿，出生后第5周到1岁。儿童，从1岁到12～16岁。

3. **选准药物、准确计量**　对于儿童的安全用药问题，应首先选准药物，准确计算用药剂量。

4. **监测与评估**　对各类药物在儿童体内的药动学特点和安全性做出预估，对于毒性较大的药物，如必须使用，应进行治疗药物监测，以保证安全。

三、未许可药物的使用

在医院内用于儿童的药物是没有经过特别许可用于儿童的，许多药物都标明"儿童用药的安全性和有效性未建立"或"不推荐用于儿童"，因此儿童使用的药物应特别慎重。

四、特异性药物的特点

1. **维A酸**　没有数据显示儿童采用0.5mg/（kg·d）的剂量会比成人更危险。仅有1例儿童患者采用维A酸治疗导致骨骺过早闭合，给予的是非常高剂量［3mg/（kg·d）］的异维A酸，而不是阿维A。研究提示，阿维A在儿童治疗中引起骨骼异常的危险性很低。而有少数阿维A酯、异维A酸所致儿童骨骼异常的报道，包括骨质疏松、骨膜增厚、长骨细长和骨骺过早闭合，发生于长期大量应用维A酸的患儿中。

2. **氨苯砜和磺胺吡啶**　在相同剂量下，氨苯砜诱导儿童溶血的风险高于成人，因此推荐采用磺胺吡啶作为替代。

3. **四环素**　虽然推荐使用四环素的最低年龄是12岁，但有研究者从牙科的观点考虑儿童使用这类药物的安全界限是超过8岁。

五、儿童用药危险分类

该部分危险分类改编自已经在别处发表的指南，除了已发表的资料，大部分经常以案例报道的形式出现，分类如下：

（1）儿童使用时不需要特殊注意，预防与成人一样。

（2）要求在儿童使用时要特别注意。

（3）已经证明对儿科患者特别危险。

表59-3列出了笔者汇总的治疗儿童皮肤疾病的药物。

表59-3 治疗儿童皮肤疾病的药物

药物	安全性描述	剂量	评估
阿维A	!	0.5mg/(kg·d)。根据严重性有不同的最佳剂量，为0.33~1.0mg/(kg·d)	仅在皮肤科医生认为有必要时才使用。然而，没有特殊的注意
氯苯那敏	√	1岁以内：1mg，每日2次 1~5岁：1~5mg，每日3次 6~12岁：2~4mg，每日3~4次	未许可用于小于1岁的儿童
羟嗪	√	1~6岁：5~15mg/d，最大为50mg/d，分次给药	
异丙嗪	√	2~5岁：5~15mg/d，分次给药 5~10岁：10~25mg/d，分次给药	
西替利嗪	√	<2岁：0.25mg/kg，每日2次 2~6岁：5mg，每日1次 >6岁：10mg，每日1次	未许可用于小于2岁的儿童。大样本研究证明在1岁以上的儿童使用是安全的
地氯雷他定	√	2~5岁：1.25mg/d 6~11岁：2.5mg/d	
氯雷他定	√	2~5岁：5mg，每日1次 6~12岁：10mg，每日1次	未许可用于小于2岁的儿童。临床应用中对儿童有很好的安全性
西咪替丁	√	20~40mg/kg，每日1次，分2次给药，至少3个月	未许可的适应证：顽固的病毒疣和传染性软疣
红霉素	√	1个月至2岁：125mg，每日1次 2~8岁：125mg，每日1次 9~18岁：500mg，每日1次	广泛用于儿童和婴儿
四环素	×（8岁或以下）	用于>12岁儿童的痤疮：250~500mg，每日2次 从1月龄到所有年龄：2mg/kg，每日2次	未许可用于<12岁的儿童
甲氧苄啶	√	预防剂量：从1月龄到所有年龄为2mg/kg，每日1次	许可用于>6岁的儿童
羟氯喹	!	3~5mg/kg，每日1次	许可用于体重>33kg的儿童盘状和系统性红斑狼疮，或光化性皮炎
米帕林	!	2~5mg/kg，每日1次	未许可产品。有时隔日使用，以替代羟氯喹，减少不良反应
灰黄霉素	√	>1月龄：10mg/kg，每日1次，饭后服用	许可并广泛用于儿童。4~6周治疗皮肤和头发癣菌；6~12周治疗甲真菌感染
氟康唑	√	>1月龄的小儿皮肤念珠菌病：3mg/kg，每日1次，7~14日1个疗程	许可用于所有年龄组的儿童。易有药物相互作用；开处方前寻求专家建议
酮康唑	√	1~4岁：50mg，每日1次 5~12岁：100mg，每日1次	许可用于顽固皮肤癣菌感染，但由于潜在的毒性，很少使用

药物	安全性描述	剂量	评估
伊曲康唑	!	3～5mg/kg，每日1次 不用于婴儿	未许可用于儿童
特比萘芬	!	体重＜20kg：62.5mg，每日1次 20～40kg：125mg，每日1次 ＞40kg：250mg，每日1次（成人剂量）	未许可用于儿童，用于头癣 仅需4～6周
硫唑嘌呤	!	2～3.5mg/kg，每日1次	
糖皮质激素： 泼尼松龙	√（青春期 除外）	1～4mg/(kg·d)，视情况而定	
秋水仙碱	!	3～12岁：0.5mg，每日2次，用于慢性大疱性皮肤病	未许可用于皮肤病的治疗。 避免用于3岁以下儿童
环孢素	!	2.5～5mg/(kg·d)，分2次给药	未许可用于儿童皮肤病的治疗
环磷酰胺	×	不适用	不用于儿童皮肤病
氨苯砜	!	不适用	由于溶血性贫血和正铁血红蛋白 血症的风险，很少用于儿童
氯法齐明	!	1～2mg/kg，每日1次	很少用于儿童，每100mg胶 囊含0.3ml油性凝胶，可以 通过酸奶酪或果酱给药
羟基脲	×	不用于儿童皮肤病的治疗	未许可用于儿童
异维A酸	!	＞12岁：和成人一样，开始0.5mg/kg，每日1次，维 持剂量1mg/kg，每日1次。如果不能耐受，则减量至 0.1～0.2mg/(kg·d)	根据产品特征的概括，不用 于青春期前的痤疮。然而， 严重的婴儿痤疮可以适当 使用，建议在儿科皮肤病专 家的指导下使用
α-干扰素	!	注射：根据体表面积决定剂量。第1周：1 000 000U/m²； 第2周：2 000 000U/m²；第3周：3 000 000U/m²	未许可用于治疗儿童血管瘤。 必须恰当使用，但应该在儿 科皮肤病专家的指导下使 用。现在很少用
甲氨蝶呤	!	0.2～0.4mg/(kg·d)，每周1次	未许可用于儿童皮肤病的治 疗
补骨脂素和 UVA	!	8-甲氧沙林＞12岁：6mg/kg，开始长波紫外线前2～3 小时服用	不推荐用于16岁以下患者。 如果儿童能耐受，可以应用 于严重、顽固异位性皮炎
磺胺吡啶	!	儿童的经验用量是成人用量的一部分，15～50mg/(kg·d)， 分2～4次给药	有出现结晶尿的危险
磺胺甲氧嗪	!		

注：×＝禁忌；！＝注意使用；√＝可以安全使用。

（何玉清 叶 萍 蔡川川 路 涛 吴 玮）

第六十章
其他抗炎药物及疗法

柳氮磺胺吡啶
（sulfasalazine，SSP）

1. 药理作用 SSP为水杨酸与磺胺吡啶的偶氮化合物，因而本品可分解为磺胺吡啶和5-氨基水杨酸（5-ASA），其作用机制可能是SSP的代谢产物5-氨基水杨酸能抑制5-脂氧合酶活性，从而降低银屑病皮损中的白三烯含量，5-ASA有抗炎和免疫抑制作用，能抑制溃疡性结肠炎发作和延长缓解期。

2. 适应证 治疗炎性肠病（如溃疡性结肠炎和节段性肠炎）和类风湿关节炎有效，最近发现SSP可作为一种比较安全的非甾体抗炎药的替代品用于治疗重度银屑病、银屑病性关节炎和掌跖脓疱病。

3. 用法 推荐剂量为0.5～2g/d。初始剂量每日2～3g，分3～4次服用。如无胃肠道或过敏反应，增至每日4～6g。症状好转后，逐渐减至每日1.5～2g，分3次服用。儿童用药：每日150mg/kg体重，维持量为每日40mg/kg体重，分3～4次服用。

4. 注意事项 主要不良反应为头痛、恶心、呕吐、发热、皮疹，偶可引起粒细胞减少和急性溶血（葡萄糖-6-磷酸脱氢酶缺乏的患者），停药后不良反应可消失。男性可有可逆性生育能力降低。长期不良反应较MTX、环孢素和维A酸轻。

制剂肠溶片：每片0.25g。

氯苯吩嗪
（clofazimine，B633）

1. 药理作用 氯苯吩嗪为酚嗪的衍生物，能与麻风杆菌DNA结合，抑制DNA的模板功能。毒性较小，而且应用时不易发生麻风反应，在其他药物引起急性麻风反应而不能继续用药时可改用本品。近年来发现该药对皮肤病有良好的效果。

其作用机制可能是增强多形核白细胞、单核细胞和巨噬细胞的吞噬作用，还能阻止多形核白细胞内的溶酶体释放溶酶体酶，使血管免受损害。

2. 适应证 麻风、坏疽性脓皮病、掌跖脓疱病、盘状红斑狼疮、寻常狼疮。

3. 用法 推荐剂量为100～300mg/d。

4. 注意事项 不良反应有皮肤及黏膜棕红-灰黑色色素沉着（麻风浸润性损害部位更明显）、皮肤干燥、鱼鳞病样皮疹、腹痛、腹泻、光毒性反应及尿液、痰液或乳汁红染，长期大量应用可引起小肠炎。

5. 制剂 胶囊：50mg、100mg。

金 制 剂
（gold salts）

1. 药理作用 近年来国外皮肤科医生应用金制剂的趋势有所增长。

2. 适应证 该药对银屑病性关节炎和自身免疫性大疱性皮肤病，特别是寻常型天疱疮有效。金制剂和糖皮质激素联用不仅有助于控制天疱疮，而且可减少激素的用量。

3. 用法 常用的口服金制剂有金诺芬（auranofin），每片3mg，含金29%；剂量为6～9mg/d，分次口服，疗程可长达1年。

4. 注意事项 口服金制剂的不良反应有腹泻、胃炎、贫血、白细胞减少，血小板减少甚至再生障碍性贫血，还可出现皮疹和脱发。

苯妥英钠
（phenytoin）

1. 药理作用 苯妥英钠是成人癫痫大发作的首选药物，现已证明该药可抑制胶原酶活性，故能减少营养不良性大疱性表皮松解症患者的水疱形成。

2. 适应证　隐性遗传性营养不良性大疱性表皮松解症、线状硬皮病和 Fabry 病。

3. 用法　100 ～ 300mg/d 或 5mg/(kg・d)，分次口服。

4. 注意事项　不良反应中眼球震颤、牙龈增生和麻疹样皮疹较常见，少数可发展为剥脱性皮炎或重型多形红斑，Nagy 报道可发生假性淋巴瘤综合征。

5. 制剂　片剂：每片 50mg、100mg；注射剂：每支 100mg、250mg。

沙 利 度 胺
(thalidomide)

1. 药理作用　本品又称反应停，为酞胺哌啶酮，能稳定溶酶体膜而使炎症反应减弱，并有抑制中性粒细胞的趋化作用，是一种既不属于类固醇，也不属于非甾体抗炎药的抗炎药物，还有免疫调节和抗朗格汉斯细胞增殖作用。在体内，沙利度胺在异构体间进行快速互变，口服后迅速吸收。证据表明存在包括细胞色素 P450 酶的肝脏代谢和非肾脏途径占优势的排泄方式。

2. 适应证　沙利度胺已经成功应用于以下疾病：①麻风结节性红斑（ENL）；②结节性痒疹（包括 HIV 相关疾病）；③光化性痒疹；④盘状红斑狼疮（DLE）；⑤溃疡性口炎（包括 HIV 相关疾病）；⑥白塞病（口 - 生殖器溃疡）；⑦移植物抗宿主病。

其报道的应用包括结节病、类风湿关节炎、朗格汉斯细胞组织细胞增生症、坏疽性脓皮病、Jessner 淋巴细胞性浸润、扁平苔藓和尿毒症瘙痒。大样本对照试验仅在麻风结节性红斑和溃疡性口炎进行过，在其他黏膜疾病的疗效以病例报道和小部分患者的观察形式报道。

3. 用法　成人用量为 100 ～ 300mg/d，分 4 次口服，后递减至 25mg/d。最近有人用该药成功治疗了朗格汉斯细胞组织细胞增生症，开始 100mg/d，病情控制后减至 50mg/d，治疗 2 ～ 3 个月。

在皮肤病中典型开始剂量是 200mg，每晚 1 次。一旦临床疗效出现，维持剂量应该逐渐减少，每 2 ～ 4 周减量 50mg 直到最小剂量要求，如 50 ～ 100mg/d。对于光化性痒疹，冬天时剂量可以低至每周 50mg。每日的剂量可能受镇静作用限

制，但这是剂量依赖性的。效应开始通常是迅速的，如对于麻风结节性红斑、盘状红斑狼疮和溃疡性口炎，可在数日内出现症状的改善。对于采用大的开始剂量才能起效的无反应患者，应该放弃沙利度胺治疗。

4. 不良反应

（1）致畸：因为致畸作用的存在，沙利度胺在 1962 年被禁止进入药物市场。女性服用沙利度胺致胎儿畸形的问题和口服维 A 酸类似（详见第五十九章妊娠期用药）。该药在 1998 年 7 月得到美国 FDA 许可用于麻风反应。

（2）周围神经病变：主要特征性表现为手、足对称性的疼痛感觉异常，通常伴随低位肢体的感觉丢失。

（3）其他不良反应：神经系统症状（多发性周围神经炎及嗜睡、倦怠、头晕、头痛等）和胃肠道反应（恶心、呕吐、便秘等）、皮疹、瘙痒、脆甲、红掌、表皮剥脱和红皮病。过敏性血管炎和血小板减少性紫癜也有报道。超敏反应更可能出现在艾滋病患者中。

5. 禁忌证

（1）妊娠期：在妊娠期和妊娠前。①绝对禁忌用于妇女；②建议男性患者在治疗期间和最后一次用药后 1 个月内节育。

（2）哺乳期：由于缺乏数据，禁止使用。

（3）儿童：沙利度胺仅在其他疗法失败时使用。

6. 制剂　片剂：25mg、50mg。

吲 哚 美 辛

吲哚美辛（indomethacin、INTEBEN）俗称消炎痛。

1. 药理作用　本品能抑制致炎致痛和致敏物质前列腺素 E_2 的产生，并能抑制其他致炎因子，如缓激肽、结缔组织激活肽、组胺、5- 羟色胺、儿茶酚胺、蛋白分解酶和白细胞趋化因子的产生，能稳定溶酶体膜；抑制三磷酸腺苷酶的活性，从而阻断炎症的能量供给，提高组织内环磷酸腺苷的浓度，以及有抑制多形核白细胞的趋化性等作用，因而有较强的抗炎功能和镇痛效果。同时，可直接作用于间脑体温调节中枢，故有解热作用。

2. 适应证

（1）解热作用。

（2）抗血小板聚集，可防止血栓形成，但疗效不如阿司匹林。

（3）用于胆绞痛、输尿管结石症引起的绞痛。

3. 用法

（1）结节性红斑：吲哚美辛 25mg，每日 3 次治疗，症状可迅速减轻，结节在 1 个月内全部消失。

（2）麻风结节性红斑：初始剂量为 150mg/d，以后逐渐减为 25mg/d，结果 7 例有效，有效率为 63.6%。

（3）荨麻疹性血管炎：有报道 10 例荨麻疹性血管炎患者应用吲哚美辛 75～200mg/d 治疗，结果 6 例在 17 日内皮损全部消退，3 例部分好转。停药后 48 小时内复发。

（4）白塞病：有报道 1 例伴渗出性心包炎和冷球蛋白血症的患者，用吲哚美辛 100mg/d 后发热迅速消退，在 1 周内口腔和生殖器溃疡基本痊愈，心包积液吸收，维持治疗共 1 个月。

（5）银屑病性关节炎：对轻至中度患者有效，应服用足够大的剂量（75～100mg/d 甚至 150mg/d）。

（6）晒斑：在 UVA 照射后皮肤内前列腺素特别是前列腺素 E_2 和 $F_{2\alpha}$ 明显增加，故认为前列腺素是引起紫外线红斑炎症的重要介质。有研究证实单用 2.5% 吲哚美辛可减少日晒后皮肤的红、热和触痛达 24 小时以上，并提出其疗效比外用高效皮质类固醇激素好。

（7）多汗症：有报道存在全身多汗现象的患者服用吲哚美辛 75mg/d 治疗，在治疗后第 3 日，多汗症状改善，第 4 日消失，但停药后几日又复发，再用药仍见效。认为此例可提示前列腺素在出汗调节中起作用。有人经测定多汗症患者汗腺中前列腺素 E 的浓度后提出多汗症可分为两型，一型有前列腺素 E_2 增加，另一型则不增加，前者用吲哚美辛治疗有效。

（8）单纯疱疹：单纯疱疹病毒从感觉神经节移

动到皮肤的过程中，前列腺素 E 可能起作用，故应用前列腺素的拮抗剂吲哚美辛治疗。

（9）带状疱疹：有研究用 1% 吲哚美辛溶液涂于患处，每日 2～4 次，共观察 47 例，结果发现所有病例疼痛、红斑、肿胀等症状均获改善。

（10）嗜酸性脓疱性毛囊炎：用吲哚美辛 50～75mg/d 治疗，经 1～3 日后瘙痒减轻，1 周后无新疹出现，红斑亦消退，2 周后皮疹消退，仅留下色素沉着。

4. 注意事项

（1）常见不良反应为胃肠反应。

（2）可引起肝功能损害。

（3）抑制造血系统（粒细胞或血小板减少等，偶有再生障碍性贫血）。

（4）过敏反应：常见的有皮疹、哮喘。

5. 制剂　片剂：25mg；胶囊：25mg；滴眼剂：5mg/ml。

丹　参
（salvia miltiorrhiza）

1. 药理作用　详见第五十八章。

2. 适应证　本品可用于血栓闭塞性脉管炎、硬皮病、白塞综合征及结节性红斑等。对于痤疮，此药可抑制皮脂腺分泌、痤疮棒状杆菌生长，适用于粉刺、毛囊炎、疖、痈、烧伤继发感染。

3. 用法　丹参酮片，每片含丹参 0.2g，口服，每日 3 次，每次 2～4 片。

4. 制剂　丹参舒心片：0.2g。注射剂：复方丹参注射剂，2g/2ml；丹参酮 ⅡA 磺酸钠注射剂，10mg/2ml。

（史建强　陈秋霞　李　定　吴玉才　蔡川川　叶　萍）

第六十一章
外用药物学总论

第一节　外用药物的动力学和药理学

一、概述

1. 药代动力学定义　药代动力学是指药物涂搽到皮肤表面后呈现的药物浓度变化，随后药物穿过皮肤屏障到达其下皮肤各层，以及药物分布进入系统循环等过程。药物局部外用的动力学涉及 3 个因素：①皮肤；②药物；③身体其他的生理变化。

2. 经皮给药的概念　经皮给药是药物通过皮肤吸收的一种给药方法，药物应用于皮肤，穿过角质层，通过皮肤扩散，由毛细血管吸收进入体循环的过程称经皮吸收或透皮吸收。经皮给药制剂包括软膏、硬膏、贴片，还可以是涂剂和气雾剂等。

3. 经皮吸收的优点　①可避免口服药物被消化道中的酸、酶等破坏，免受食物吸附及消化道功能等影响；②无肝脏的首过效应；③无注射给药的不便，一次用药代替几次给药；④药物贮库释药持久，使半衰期短的药物药效明显延长；⑤可随时终止给药。

二、终止给药

1. 皮肤屏障　皮肤的三层屏障分隔模型如图 61-1 所示。如表 61-1 所总结的，在每一屏障分隔之内，化合物可沿它的浓度梯度弥散（高→低），与特异性组织成分结合或被代谢。

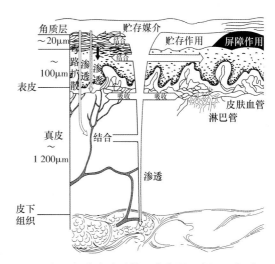

图 61-1　剖面图代表皮肤的三个分隔：表面、角质层、皮肤活组织层

局部外用的霜或软膏一般扩散至不大于 10μm 的厚度。而角质层的厚度约 10μm，大多数皮肤病都能改变角质层的屏障功能，因此也能改变药物和异种生物体的穿透性。

表 61-1 透皮吸收的物质所遇到的屏障（分隔）

屏障（分隔）	过程	与生物利用度一般相关性
赋形剂	弥散	++
	热力学活性	++
	蒸发	+
	沉淀	+/-
角质层	贮库功能	+++
	弥散	+++
	结合	-/+
	代谢	-
表皮	弥散	+/-
	结合	+/-
皮肤血管	代谢	++
	重吸收	+
其下组织	弥散	+/-
（包括真皮）	结合	+/-
	代谢	-

注：-，虽原理上可能，此过程可能无一般相关性；+/-，此过程直接相关，但仅一例受限例子；+，此过程一般相关，但不如 ++ 或 +++ 重要。

皮肤结构及其病理变化可影响皮肤的屏障、贮存或代谢功能。皮肤结构及其生理和病理变化（年龄、性别、毛囊密度、部位）可影响正常或有病变皮肤局部药物动力学的预期效果。

2. 皮肤屏障 完整皮肤的所有结构都是皮肤屏障的组成部分。皮肤的其他结构，特别是基底膜带，也是皮肤屏障功能的解剖学基础。皮肤的部分附属器如汗腺、皮脂腺等也参与皮肤屏障功能的构建。

（1）角质层：限制化合物透皮吸收的最重要皮肤屏障。此一薄层（10～20μm）可有效地被覆身体，且代表一种高度分化的能决定化合物弥散通过皮肤的结构。

角质层的厚度和药物渗透力在人体不同部位

各异。表 61-2 列出了身体不同部位的差异和它们相对经皮吸收的阻力。外用药物治疗需要考虑的因素：病变皮肤的角质层已发生改变（增厚、变薄、缺失），因而皮肤的屏障功能也发生了改变。例如，擦伤或湿疹样皮肤外表少了屏障。

表 61-2 不同部位的吸收能力（吸收能力依次减弱）

黏膜，阴囊，眼睑，面部，胸部或背部，上臂和下肢，前臂和下肢，手的背侧和足，掌跖皮肤，指甲

有学者以同位素标记的氢化可的松做在体实验，测定药物在尿中的回收率，研究药物透皮吸收的部位差异，其结果见表 61-3。表中的数据表明，人体各部位皮肤渗透性差异可能有几百倍，阴囊部位吸收最快，足底最慢。

表 61-3 氢化可的松经皮吸收的部位差异

皮肤部位	吸收百分率（%）
阴囊	42
颌	13
前额	8
头皮	3.7
背	1.7
前臂内侧	10
手心	0.83
踝	0.42
足底	0.14

（2）角质形成细胞间脂质：脂质散布于角质形成细胞之间，构成了角质层的屏障。脂质约占角质层干重的 15%，或占总体积的 20%。它大致由等摩尔的混合物如神经酰胺、胆固醇、长链自由脂肪酸等组成。细胞间脂质的这些特性对药物的弥散形成屏障作用。

3. 皮肤附属器 毛囊、皮脂腺、汗腺等皮肤附属器穿过角质层，是皮肤屏障的薄弱环节，容易透过某些化合物。尽管皮肤附属器仅占皮肤区域的 0.1%～1%，但它们在非患病性皮肤的透皮吸收中为主要途径。这可以通过事实来解释，即只有毛囊的上面部位（毛囊漏斗）被黏着的角质

层所保护。而毛囊的下部（毛囊漏斗以下）角质形成细胞未分化，故其保护作用并不完整。因此固体粒子也可进入毛囊口的深部。这意味着毛囊是药物作用的靶位。

4. 药物穿过角质层的实验研究　用电子显微镜直接观察药物通过角质层渗透途径的不同情况。已熟知皮肤封包或洗浴浸泡可致角质形成细胞肿胀，同时也有水进入，其他一些化合物也位于角质形成细胞，如结合于角蛋白的阴离子表面活性剂，低分子质量的保湿剂如甘油似可弥散进入角质形成细胞，且改变其水结合特性。

5. 皮肤屏障功能的个体间及个体内差异　对于同一个体，此指标的个体间差异的程度在不同部位估计有 8%，每日之间达 21%，个体间的总体差异较大，为 35% ～ 48%。早产儿的皮肤屏障功能（早产 3 周）被显著削弱，而足月儿的皮肤屏障功能似乎正常。皮肤屏障功能不会随年龄增长而显著改变。已观察到不同部位的皮肤屏障功能的差异。

三、药物经皮吸收过程

（一）药物经皮吸收途径

油 - 水分配系数大的脂溶性药物，可透过皮肤表层。真皮层对药物并无屏障作用。药物由 3 种途径通过角质层：①汗腺，由汗腺导管开口，其仅占皮肤表面积的 0.04%。②毛囊皮脂腺，经由毛根、毛囊透过，占皮肤表面积的 0.2%。上述两个部位是覆盖皮肤表层角质的不连续处。③角质层，角质层吸收途径包括通过细胞间隙扩散，以及通过细胞膜与细胞扩散。在这条途径中，药物可以穿过角质层细胞到达活性表皮，也可以通过角质层细胞间隙到达活性表皮。由于角质层细胞扩散阻力大，所以药物分子主要由细胞间扩散通过角质层。经角质层渗透吸收在化合物经皮渗透中占有极其重要的地位。随着化合物与皮肤接触时间的延长，化合物的经皮渗透吸收逐渐转为以通过扩散系数较小的表皮角质层吸收为主。脂溶性化合物，包括化妆品和美容制剂吸收，通过角质层的弥散率与自身的脂溶性成正比。

药物从给药系统中的释放途径见图 61-2。

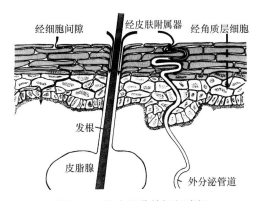

图 61-2　经皮吸收的解剖路径

（二）皮肤的贮库、代谢与重吸收作用

1. 皮肤药物贮库和药物重新释放　药物在经皮吸收过程中可能会在皮肤内产生积累，形成贮库，其主要积累部位是角质层。贮库是由溶解于角质层中的游离药物与结合于角质层中的药物所形成。

有学者将贮库定义为仍然贮存于皮肤上的药物，它不能通过简单地搓拭或接触衣物及其他组织而去除。而药物仍黏附于皮肤表面，留置于皱纹或角质层的上层，而湿疹样皮肤因为有皮肤鳞屑，贮库变得更明显。近来，发现毛囊通道的上段部分也可作为贮库。这可导致通过皮肤附属器而相对增加药物的吸收。

2. 药物在活性表皮内的代谢　尽管透皮吸收的原发屏障位于角质层，但物质在活性表皮内弥散，因其代谢，也影响该化合物的生物利用度。

（1）皮肤含有大量酶：皮肤内存在着一些代谢酶，主要在活性表皮内，包括 I 期氧化酶、还原酶、水解酶及催化 II 期结合反应酶，以及药物代谢酶。它们能代谢渗透通过皮肤的药物，使药物到达体循环之前经受首过效应。

（2）代谢相关化合物：已证实许多不同理化特征的化合物有显著的皮肤代谢，包括雌激素、糖皮质激素、前列腺素、维 A 酸、过氧化苯甲酰、蒽林、氟尿嘧啶、硝酸甘油、茶碱及普萘洛尔等。例如，皮肤代谢可减少 Thesus 猴透皮吸收制剂中所用硝酸甘油的系统生物利用度为 16% ～ 21%。

（3）参与药物代谢其他各个方面：①皮肤表面的微生物；②皮肤附属器；③角质层；④表皮活细胞层；⑤真皮。

（4）代谢的程度：尽管有各种皮肤伴发的代谢

过程，但代谢的程度常为中等程度，通常为被吸收化合物的 2%～5%，代谢受限不仅因化合物在皮肤活性表皮层的时间相当短，而且总体酶活性处于较低水平。

3. 重吸收作用 重吸收定义为皮肤微血管所摄入的药物（化合物），与下列因素有关：①皮肤表面的毛细血管；②流经它们的血流量；③皮肤病状态；④环境条件如温度、湿度、运动；⑤皮肤屏障功能；⑥血管活性物质等。据估计在静息状态下，仅 40% 的血流通过毛细血管，后者能承担起吸收化合物的沉淀作用。

在一般状况下，药物局部应用后，角质层内对弥散有相当高的阻挡。然而，在某些状况下，这些物质弥散通过角质层较快时，透皮吸收的甲基水杨酸可因提高周围环境温度及较强的运动而增加，与重吸收增加相一致的观察结果是皮肤血流量增加。

四、影响经皮吸收的因素

1. 经皮吸收的有关因素 在皮肤药物动力学方面，还应考虑产品的亲脂性、颗粒参数、可溶性和身体其他的生理变化（体温、血流、妊娠、肝脏代谢能力等），这些都将同时影响局部药物的安全性和有效性。药物制成软膏剂、乳膏涂布或透皮贴剂贴于皮肤，除在患处起到局部治疗作用外，还可吸收入血液，发挥全身治疗作用。

2. 药物配方影响药代动力学及吸收药物的组成成分 其理化特点各不相同，可以影响药物释放和（或）吸收的药代动力学。制剂成分与皮肤表面脂类混合时或随着赋形剂或药物吸收时其组成可发生改变。

3. 病理过程影响皮肤屏障的吸收功能

（1）皮肤病致使皮肤屏障功能减退：鱼鳞病、银屑病、特应性皮炎及接触性皮炎时，皮肤屏障功能减退，如湿疹皮肤的药物渗透性可能为正常皮肤的 8～10 倍。

（2）屏障修复功能减少：另一些考虑是在一些疾病或生理状态下其紊乱状态被改变后，由内环境稳定机制负责皮肤屏障功能修复。然而，有鉴于老年人的皮肤在屏障功能被破坏后修复能力显著减小，这种屏障功能减退的动力学基础也可说明个体间屏障功能差异和（或）显然增加了某些个体患接触性皮炎的易感性。

4. 水合作用影响吸收 密封的敷料或油性软膏会增加水合作用，并使角质层温度升高，增加药物渗透。角质层中的角蛋白与水有一定的结合能力，角质层吸收水分后使皮肤水化，引起角质层细胞膨胀，使结构变得疏松，皮肤的渗透性变大。W/O 型乳剂基质也能防止皮肤水分蒸发使皮肤水化，O/W 型乳剂基质能提供水分给皮肤有利于水化。许多药物因条件改变，其吸收量将增加 10～100 倍。

5. 药物应用频率及用量影响吸收 药物的应用频率对增加药物整体疗效可能有一点影响。此外，延长接触时间也可增加局部吸收。足够的药物用量和用药时间对病损皮肤的治疗是必需的。但指导患者用药是关键，应告诉患者勿滥用药物。表 61-4 显示了根据体表面积的给药量、用药频率和治疗持续时间。

表 61-4 建议外用药——霜剂或软膏的分配量

治疗面积	占体表面积（%）	单次应用量（g）	每日 2 次 1 周量（g）	每日 3 次 1 周量（g）
面	3	1	15	20
头皮	6	2	30	45
一侧手	3	1	15	20
一侧手臂	7	3	45	60
胸腹部	14	4	60	90
后背部	16	4	60	90
单侧下肢（包括足）	20	5	70	100
肛门生殖器面积	1	1	15	20
全身	100	30～40	450～500	600～1000

6.药物的性质影响吸收

（1）药物分子大小：分子质量大，扩散系数小，分子质量小，则扩散系数大。分子大小对药物通过皮肤角质层扩散的影响与药物在聚合物膜内的扩散相似。

（2）熔点：与通过一般生物膜相似，低熔点药物容易透过皮肤。

（3）溶解度与分配系数：药物的油/水分配系数是影响药物经皮吸收的主要因素之一。角质层似类脂膜，脂溶性大的药物易通过角质层，一般脂溶性药物容易经皮吸收。药物通过角质层后，需分配进入活性表皮继而被吸收，因活性表皮是水性组织，脂溶性太大的药物难以分配进入活性表皮，所以药物通过皮肤的渗透系数与油/水分配系数通常呈抛物线关系，即渗透系数开始随油/水分配系数增大而增大，但油/水分配系数达到一定程度，渗透系数反而下降。

（4）分子形式：很多药物是有机弱酸或有机弱碱，它们以分子型存在时有较大的透皮性能，而离子型药物难以透过皮肤。

7.剂型影响透皮吸收　药物根据不同的用途可被设计成保留于皮肤表面（遮光剂产品及化妆品），或被输送到皮肤各部位（局部外用剂型），或穿过皮肤进入身体（透皮制剂配方）的剂型。制剂配方可影响透皮吸收的药代动力学及程度，以及随后生物学反应的发生时间及程度。在透皮吸收的背景下，当选择一种制剂时，必须考虑数个不同的因素，即活性成分热力学特性、能与制剂结合的化合物的量、皮肤表面的稳定性（如乳化剂较易破坏）、在角质层和基质之间活性成分的分布系数，以及增强剂的活性。

透皮吸收与化合物的热力学特性成正比。因此在一种基质中活性成分达到最佳溶解性时可观察到最大的流量。

8.影响经皮吸收的其他因素　强而有力地将药物涂搽于皮肤，不仅增加药物的覆盖面积，而且增加局部血液供应，加强系统吸收。毛囊部位可增强药物传送，因为头皮和长胡须部位相对无毛部位少屏障。年老者皮肤水合作用减弱和毛囊更少，因此妨碍了药物的传送。药物在赋形剂中有更大的溶解度。这种形式可增加微粒化药物的吸收。

五、促进皮肤吸收方法

（一）皮肤渗透促进剂对药物吸收的影响

1.方法　促进药物经皮吸收的方法有药剂学方法、化学方法与物理学方法。药剂学方法是使用经皮吸收促进剂，近年来研究采用脂质体、传递体、醇脂质、纳米粒、非离子表面活性剂泡囊、微乳等微粒载体促进药物经皮渗透。皮肤渗透促进剂主要作用于皮肤角质层，其使用极大地提高了药物的经皮渗透吸收能力。

2.机制　经皮吸收促进剂促进透皮吸收的机制主要有以下几种。

（1）改变皮肤角质层类脂排列：促渗剂渗入皮肤中，改变皮肤角质层中类脂双分子层的有序排列，增加它们的流动性，促使药物分子顺利通过，如图61-3所示。

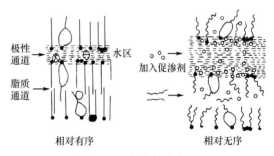

图61-3　促渗剂的作用

（2）影响皮肤角质层水合作用：促渗剂能提高皮肤表面角蛋白中含氮物质与水的结合能力，提高角质层水合作用，便于药物分子穿透，从而促进药物透皮吸收。

（3）溶解皮脂腺管内皮脂：促渗剂可渗入皮肤皮脂腺管内溶解皮脂或腺腔壁上皮脂性分化细胞，从而降低皮脂腺管内的疏水性，使皮脂腺成为离子型药物透过皮肤的主要通道。

（4）扩大汗腺和毛囊开口：促渗剂通过膨胀和软化角质层使汗腺、毛囊的开口变大，其有利于药物通过而促进药物透皮吸收。

（二）皮肤渗透促进剂的种类

常用的经皮吸收促进剂可分为如下几类。①有机溶剂类：乙醇、丙二醇、醋酸乙酯，二甲基亚砜、二甲基甲酰胺。②有机酸、脂肪醇：油酸、亚油酸、月桂醇、月桂酸。③月桂氮䓬酮及其同系物。④表面活性剂：阳离子型、阴离子型、非离子型、磷脂。⑤角质保湿与软化剂：尿素、水杨酸、吡咯酮类。⑥中药挥发油：薄荷醇、樟脑、柠檬烯、桉树脑。⑦环糊精类：β-环糊精、羟丙基β-环糊精、二甲基β-环糊精等。

基质对于化学物的经皮渗透吸收影响很大。脂霜通常较其他基质更有利于有效物质的渗透吸收。脂质体和特定的脂质体配方对于皮肤特别是表皮具有特殊的亲和力，所携带的化学物质在皮肤沉积方面较普通药剂更为有效。

（三）几种特殊的经皮吸收促进剂

1. 二甲基亚砜、月桂氮酮、中药挥发油　详见第六十三章皮肤渗透促进剂。

2. 微粒载体　药剂学促透技术还包括将药物制成微粒，改变药物的物理特性，从而促进药物透过皮肤。目前研究较多的有脂质体、传递体、醇脂体、非离子型表面活性剂泡囊、微乳等。

（1）脂质体（liposomes）是一种微小的球体，由包裹一个水质核的双层脂质构成。许多化妆品都含有脂质体。有相当多的证据表明，涂搽脂质体不仅有轻度封包作用，且能提高角质层的水化水平。利用脂质体能增加药物透皮输送，脂质体制剂能促进化合物渗透皮肤，或能使生物活性化合物在靶组织滞留。

也有充分的依据证实粒子能沿毛干渗透，此途径适用于输送生物活性化合物进入皮脂腺或毛囊。

脂质体作为某些药物经皮给药的载体，其主要优点如下：①脂质体的类脂与角质层的脂质相互作用，增加皮肤脂质的流动性，从而促进药物渗透；②脂质体的类脂双分子层结构能有效将药物包封其中，能增加难溶性药物的溶解度，增加药物的局部浓度，从而增加扩散的驱动力，促进药物透皮；③对局部应用的药物，可以降低药物的全身吸收，使药物集中于皮肤局部，提高其局部生物利用度、降低不良反应；④脂质体可使角质层湿润、水合作用加强，使角质细胞间的结构改变，具有湿润作用；⑤脂质体的成分一般为体内固有成分，无毒，可被生物降解，对皮肤无刺激性。

已有皮肤给药的脂质体制剂上市，如益康唑脂质体凝胶剂。

（2）其他传递体与醇质体：①传递体（transfersomes），能穿过比本身小 1/10 的角质层微孔，大小为 200～300nm 的传递体能通过完整的皮肤。传递体包封大分子药物后，由于传递体本身变形，迫使药物分子变形，顺利通过比传递体小得多的皮肤微孔，从而促进药物透皮吸收。②醇质体（ethosomes），能够渗透进入皮肤，增加药物传达至深层皮肤的量。这种柔软且延展性很强的载体能够渗进不规则的脂质双分子层，促进药物通过皮肤。

第二节　外用药物治疗原则

为了有效地进行皮肤病治疗，必须做到：

（1）能正确识别皮肤病类型。

（2）了解外用药物制剂作用原理。

（3）了解皮肤科配方之间的不同之处及其作用。

（4）了解外用药物的结构及其作用方式。

（5）熟练掌握药物的治疗方法。

一、皮肤药物吸收特点

1. 掌握药效与吸收的特点　局部药物的疗效与药物内在效力及渗透皮肤能力有关。事实上，很多有效的药物如氢化可的松、地塞米松很难被皮肤吸收。相反，许多渗透力强的药物，疗效微弱，在治疗应用上被忽略。经皮吸收的药物要求能通过角质层、表皮、乳头真皮层进入血液。但是对于大多数药物，角质层是限制其吸收的屏障，是影响吸收的物理因素。

2. 了解药物吸收的 3 个时期　外用一层薄薄的药物于皮肤表面时，其吸收率或溶媒分为 3 个时期：迟滞期、上升期和下降期。迟滞期即没有药物横向通过角质层，血液中测不到药物的阶段。

过了一段时间（即上升期），药物通过角质层，最后进入真皮毛细血管，所以这时血液中可检测到药物。当外用药物停留于皮肤表面，可发现角质层药物浓度升高。角质层药物浓度升高可加快药物渗透表皮、真皮和真皮毛细血管。当然，停留于皮肤表面的药物最终进入角质层。下降期即停留在皮肤表面的药物耗竭，到达角质层、真皮毛细血管的药物减少的阶段。我们应注意到药物的额外吸收因素，如表皮剥脱、药物表面浓缩。

二、正确选择剂型

剂型的选择主要根据皮损的性质而定（图 61-4）。①急性炎症性皮损（急性期）：无糜烂、渗液而仅有红斑、丘疹和水疱者可选用洗剂或粉剂；如炎症较重，出现糜烂、渗液，应用溶液湿敷；若选用软膏，既不能吸收渗液，又影响散热，使炎症加重、渗出增多。②亚急性炎症性皮损（亚急性期）：渗出甚少者可用糊剂、水溶性软膏或油剂；若皮损已干燥脱屑，使用乳剂比较合适。③慢性炎症性皮损（慢性期）：可选用软膏、硬膏、涂膜剂、乳剂、酊剂。④单纯瘙痒而无皮损者，可用酊剂、醑剂或乳剂。

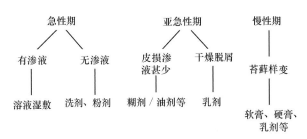

图 61-4　皮炎湿疹外用药物剂型选择

三、正确选择药物

应根据不同的病因、自觉症状和病理变化，选择相应的药物。例如，真菌性皮肤病选用抗真菌剂；脓皮病选用抗细菌制剂；疣病毒可选择免疫抑制剂咪喹莫特，或足叶草酯（鬼臼树脂）或足叶草毒素（鬼臼毒素）；瘙痒性皮肤病选用止痒剂，如清凉止痒剂、表面麻醉止痒剂、冷却（冷湿敷）止痒液、抗变态止痒剂；变态反应性疾病选择糖皮质激素；角化不全性皮肤病选用角化促成剂；角化过度或赘生物可选用角质剥离剂或腐

蚀剂；浆液性渗液选用收敛剂，寄生虫感染选用杀虫剂；光敏性皮炎可用遮光剂预防和糖皮质激素治疗；白癜风可选用补骨脂酊、氮芥酊；痤疮选用外用维 A 酸、壬二酸等。

四、外用药物的注意事项

1. 外用药的浓度　要适当，特别是有刺激性的药物，应先用低浓度，然后根据病情需要和患者耐受程度，逐渐增加浓度。

2. 注意个体反应　用药要考虑患者年龄、性别和患病部位，刺激性强的药物不宜用于婴幼儿、妇女，以及面部、口腔周围和黏膜处。

3. 注意用药方法　如外用乳剂或软膏，对表浅性皮损，可单纯涂搽；如皮肤浸润肥厚、苔藓化，可局部涂布加塑料薄膜封包，以促进药物渗透，提高疗效。但封包法易继发细菌和真菌感染，不宜久用。外用药的用法应向患者交代清楚。

4. 随时注意药物不良反应发生　如有刺激、过敏或中毒现象，应立即停药并做相应处理。

（一）局部影响

1. 赋形剂　外用药物赋形剂或其活性成分可以导致应用部位的毒性作用。局部的毒性作用通常很轻且可逆。大多数皮肤不良反应包括刺激、致敏、萎缩、粉刺、毛细血管扩张、瘙痒、刺痛和疼痛。毒性机制（如通过乳化剂清除皮脂和油）或者涉及更复杂的效应，通过影响表皮或真皮中的细胞产生作用。如表皮、附件等局部损害，可直接触及邻近部位。此外，刺激和损害甚至在不用药物之后还会发生。

2. 刺激作用　与药物渗透吸收的关系不大，而与药物浓度有关。因此，低浓度药物的刺激性较小，但是这样会减少药物的效力。长期使用低浓度药物的不良反应少。例如，使用2% ～ 5%过氧化苯甲酰代替10%过氧化苯甲酰制剂以减少刺激。然而，有时药物对皮肤的刺激可能是药物效力的主要表现，如免疫调节剂如咪喹莫特通过增加非特异性（炎症或刺激）免疫反应发挥作用。

3. 接触过敏　是一种变态反应，其发生机制相比局部刺激较为复杂，它的接触性过敏是由渗透吸收所致。当然，过敏依赖抗原识别和呈递。

因此，经皮吸收的药物必定在表皮、真皮和免疫效应器发生监测反应。常见的有新霉素软膏的过敏反应，这是局部长期使用新霉素所致的变态反应。其他如苯海拉明软膏、糖皮质激素制剂外用亦可引起过敏反应。

（二）局部用药的系统影响

1. 器官毒性　作为贮器，角质层贮藏了大量外用药物，在很长一段时间内药物持续扩散，通过血液至系统器官反复循环。虽然外用药物的系统影响并非十分重要，但必须认识到外用药物潜在的系统毒性作用。一般而言，药物外用比其他给药途径安全，外用药物导致的系统性毒性作用，如器官毒性作用（中枢神经系统、心脏、肾脏等）、致畸、致癌和药物相互作用。这些结果涉及药物本身代谢产物或赋形剂的组成成分。

2. 中枢神经系统毒性　外用药物的动力学与其他给药途径的药物动力学明显不同。一个重要的因素是外用药物缺少肝代谢机制。这与药物本身密切相关，如水杨酸进入肠内相对无毒，而局部外用时可呈现中枢神经系统毒性作用。

3. 影响毒性因素　皮肤毒性直接涉及皮肤吸收，因此许多因素通过不同途径影响毒性作用，如药物的浓度、赋形剂、身体部位、药物剂量、使用频率、治疗的持续时间和病损皮肤的性质。例如，60% 的水杨酸加入 Eucein（赋形剂）中使用 11 日治疗银屑病，导致鼻出血和耳聋。而用同样浓度水杨酸的亲水霜剂治疗皮炎（同样大体表面积）4 日，可以出现幻觉。肾脏和肝脏疾病可影响药物清除，促进了潜在的药物毒性。

4. 儿童外用药物的系统毒性　儿童相对容积比体表面积更大，因此经皮吸收的毒性作用比成人更甚。患者皮肤病急性发红时（如银屑病或异位性皮炎）要求在相对短的时期内，治疗大面积体表皮损。对于这些患者，皮肤发红时可以增加药物剂量和用药频率，随之病变皮肤经皮吸收药量可能增加。这些情况可能增加了药物系统毒性。

5. 外用药物所致过敏性休克　个别情况下，外用药物可加速过敏性休克发生。例如，当用药于病变或擦伤皮肤，杆菌肽软膏应用于个体敏感患者可引起 I 型超敏反应。这种反应可以反复发生，心肺疾病也因此随之而来。还有如杀虫剂、化学制剂可迅速弥散透过皮肤到达靶器官引起非免疫学急性毒性作用。

（李芳谷　叶巧园）

第六十二章
外用药物学各论

第一节　外用药物的剂型

一、概述

1. 赋形剂的作用　现代药物的发展通过不断完善赋形剂而达到最大药物生物利用度的目的。皮肤科赋形剂的选择，旨在以最有利方式提供外用药物。

2. 选择剂型　赋形剂选择原则须着眼于其干燥、水合及润滑作用，保存、释出或协助活性组分吸收的方式，以及对拟用部位是否合适等情况。

3. 常用赋形剂　表 62-1 列举了外用制剂经常使用的组成成分。

外用药物基本都含有基质或赋形剂和有效药物成分，两者具有同等重要性。

4. 各赋形剂特点　赋形剂的主要成分有液体

（水、乙醇或有机溶剂）、粉剂、油和软膏基质。水可作为赋形剂，又可作为湿敷、洗剂、沐浴、乳剂和某些软膏中的水合物。热敷或冷敷时，水能改变皮肤温度，并使皮肤表层软化。液体（如洗剂、泡沫剂、酊剂、溶液、香波、喷雾剂）适用于毛发区。乳化型霜剂或洗剂最宜用于体褶处（擦烂区），如用软膏，则须涂布极薄，以防发生浸渍。醇类是溶剂，可使皮肤凉却，又可因浓度不同，作为防腐剂或收敛剂。甘油是洗剂、乳剂和糊剂中的溶剂和润滑剂，可与水及乙醇混合。丙二醇为良好的溶剂和外用药，化妆品及洗手剂都以丙二醇取代甘油作为赋形剂。丙二醇又是吸湿剂，湿润和软化作用很强，但因其有刺激性（烧灼感和刺痛），应用受到限制。

表 62-1 外用制剂常用的赋形成分

• 乳化剂	枸橼酸
胆固醇	依地酸二钠
乳化蜡	甘油
聚乙二醇 40 硬脂酸酯	山梨糖醇溶液
聚山梨醇酯	没食子酸丙酯
• 辅助乳化剂 / 乳剂	1,2- 丙二醇
• 稳定剂	亚硫酸盐
• 溶媒	山梨酸 / 山梨酸钾
乙醇	卡波姆
二异丙酯	鲸蜡硬脂醇
甘油	十六烷醇
十四酸异丙酯	• 润肤剂
碳酸盐丙烯	辛酸 / 癸酸
1,2- 丙二醇	三酰甘油
• 增稠剂	十六烷醇
蜂蜡	甘油
卡波姆	十四酸异丙酯
凡士林	软脂醛异丙酯
聚乙烯	羊毛脂及羊毛脂衍生物
单硬脂酸甘油酯	矿物油
羊毛脂和羊毛脂衍生物	凡士林
聚乙二醇	三十碳六烯硬脂酸
十八烷醇稳定剂	十八烷醇
苯甲基乙醇	• 保湿剂
羟茴醚（BHA）	甘油
丁羟甲苯（BHT）	1,2- 丙二醇

二、剂型（用赋形剂制成各种剂型）

（一）溶液

1. 概念 外用溶液（solution）一般系指非挥发性澄明溶液，药物溶解于水中而成。

2. 作用 溶液具有安抚、抗炎、清凉、收敛、止痒作用，冷湿敷可使血管收缩，因此能减轻炎症所致水肿、红斑和降低局部温度。湿敷剂的敷料留置于皮损表面能更有效地清除脓液和结痂。

3. 适应证 其可用于治疗有分泌物、渗出物和表浅性结痂性炎性损害及大疱性疾病、糜烂和

溃疡。

4. 用法

（1）湿敷

1）冷湿敷

A. 作用：清洁、引流、收缩血管、防止渗出、减轻充血及水肿、止痒、抗炎等。湿敷溶液的药物一般是收敛剂和抗菌剂。收敛剂可通过蛋白质的沉淀作用减少渗出，最常用的收敛剂是乙酸铝，50% 的乙酸铝经 1 : （20 ～ 40）稀释。高锰酸钾被广泛使用，因其有氧化作用而作为杀菌剂，但应让其充分溶解，以免未溶的结晶引起化学性烧伤，而且浓度以 1/(5000 ～ 10 000) 为宜。

B. 适应证：红肿、糜烂、渗出及结痂的急性炎症性皮肤病，如急性皮炎、湿疹、溃疡等。

C. 操作方法：①开放式，将 6 ～ 8 层纱布垫浸入室温的湿敷溶液中，取出稍拧干，以不滴水为度，又保持明显湿度，敷于患处。间隔 15 ～ 20 分钟更换 1 次。每次湿敷 1 ～ 2 小时，每日次数依病情而定。每次湿敷面积以不超过体表面积的 1/3 为宜。湿敷间隔期间患处可涂氧化锌油。②封闭式，即在湿敷垫上盖以油纸或医用塑料薄膜，然后用绷带包扎。每 1 ～ 3 小时更换 1 次。

2）热湿敷

A. 作用：使局部温热、血管扩张，促进炎症吸收，抑制末梢神经的病理冲动。所用敷料及药物具有消除渗液、抗炎、收敛及止痒、止痛作用。

B. 适应证：其主要用于某些化脓性感染未破的病变，如疖、痈、丹毒、蜂窝织炎等。

C. 操作方法：常用药物同冷湿敷，将药液加热，将棉花垫浸于热水中。一般不超过 50℃，温度以皮肤耐受为度，病变上盖一层干纱布。取出湿敷垫置于纱布上，其上再放一干棉垫或热水袋，以保持温度。其上盖以油纸或医用塑料薄膜，用针在覆盖物上刺一些小孔，以助于湿热放散。外包绷带。每 2 小时更换 1 次。

（2）涂搽：涂搽外用的溶液，多为主药直接起药理作用的药剂。例如，1% ～ 2% 结晶紫溶液，有抗菌、抗炎作用；10% ～ 30% 冰醋酸溶液，有抗真菌及角质剥脱作用等。

（3）药浴：在浴水中加入淀粉浴、糠浴及中药浴等。浓度一般比较低。其主要用于治疗泛发性湿疹、银屑病、皮肤瘙痒症及剥脱性皮炎等。

（4）浸泡、熏洗：常用 1 :（5000 ～ 8000）高锰酸钾溶液或中药煎液（如公英、地丁、金银花、野菊花等）浸泡或熏洗，适用于肢体化脓感染性病变，如足癣继发感染等。每次 20 ～ 30 分钟，每日 1 ～ 2 次。

5. 制剂

（1）常用的湿敷溶液：生理盐水、30% 硼酸溶液、0.1% 依沙吖啶、0.02% 呋喃西林溶液、5% 复方硫酸铝溶液、8.7% 硫酸铝溶液、复方硫酸铜溶液（0.025% 硫酸铜及 0.1% 硫酸锌溶液），以及一些中药，如千里光、马齿苋、甘草、黄柏或金银花等煎液。用于湿敷的抗菌剂还有 0.1% ～ 0.5% 硝酸银、5% 乙酸（尤其是铜绿假单胞菌感染的伤口）、碘化聚乙烯吡啶烷酮、多黏菌素和庆大霉素等。

（2）乙酸铅溶液：取 5g 乙酸铅溶于温水中，制成 1000ml。其具有收敛、止痒、杀菌作用，用于急性皮炎、湿疹、水疱型手足癣等患者，可采用洗浴、湿敷、浸泡等方式。乙酸铅在 100℃ 时可分解，故忌用沸水配制。注意大量溶液吸收可致铅中毒。

（二）洗剂

1. 概念　洗剂（lotions）主要由水和适量药粉混合而成。皮肤科所用洗剂通常指混悬型洗剂。因粉剂不溶于水，氧化锌与少量氧化铁混合呈粉红色，用时需振荡，故又称振荡剂或悬浊剂。此外，还有溶液及乳浊型洗剂。

2. 作用　洗剂具有清凉、止痒、收敛、抗炎和保护作用。此剂涂于皮损上，水分蒸发时，皮肤血管逐渐收缩，从而减轻炎症。水分蒸发后所含粉剂留在皮肤上，继续发挥粉剂的作用。洗剂中加入甘油可减慢蒸发速度，润泽皮肤，而且干燥后易使粉剂留在皮肤上；加入适量乙醇，液体蒸发的速度加快，增强清凉作用。

3. 适应证　急性皮炎、湿疹。

4. 注意事项　不宜用于毛发部位；皮肤干燥的患者不能较长时间使用，也不能用于结痂和湿润的糜烂面。

5. 方剂

（1）炉甘石洗剂：炉甘石 150g，甘油 50ml，氧化锌 50g，加水至 1000ml。其具有止痒、收敛、安抚、保护作用，用于红斑、丘疹性急性皮炎、湿疹等。用时振摇，涂搽患处。

（2）复方硫黄洗剂：升华硫 30g，10% 樟脑醑 200ml，甘油 100ml，硫酸锌 30g，吐温 80.5ml，乙醇 200ml，加水至 1000ml。其具有收敛、防腐及杀螨作用，用于痤疮、疥疮、皮脂溢出等。用时振摇，涂搽患处，每日 2 ～ 3 次。

（三）粉剂

1. 概念　粉剂（powders）系指药物与适宜辅料粉碎、混匀而制成的干燥粉末状制剂。常用的粉剂基质有矿物性粉剂，如氧化锌、滑石粉、炉甘石及高岭土等，以及植物性粉剂，如淀粉、麦粉等，动物性粉剂，如贝壳粉、乌鱼骨粉等。一般多以 2 ～ 3 种粉混合均匀制成。

2. 作用　粉剂具有干燥、保护、冷却和吸收作用。粉剂可增加蒸发量，减轻摩擦和瘙痒，给人以清凉感觉。粉剂可用作皮肤扑粉，撒布在皮肤上由于扩大了皮肤蒸发散面积，毛细血管可收缩，因而具有物理性抗炎作用。

沉降碳酸钙为精细的白粉，不溶于乙醇和水，用之有干燥感，比滑石粉更富吸收性。滑石粉若用于开放性创口，可致严重肉芽肿性反应。

3. 适应证　粉剂主要用于无糜烂、无渗出的急性、亚急性损害，如急性皮炎、湿疹类疾病、某些瘙痒性疾病、多汗症及痱子等，粉剂中加入主药，可因主药的性质不同而有多种用途。

4. 注意事项　有渗出时外用粉剂可结痂，易导致继发感染。

5. 方剂

（1）痱子粉：处方为氧化锌 120g，升华硫 10g，薄荷脑 6g，滑石粉 748g，水杨酸 10g，硼酸 100g，樟脑 6g，具有吸湿、止痒、抗炎作用，用于多汗症、痱子的防治。

（2）足癣粉：樟脑 20g，水杨酸 50g，氧化锌 100g，薄荷脑 10g，硼酸 100g，滑石粉 720g，具有收敛、清凉止痒、抗真菌、吸湿作用，适用于浸渍性足癣。撒布患处。

（四）油剂

1. 概念　油剂（oils）指药物溶解或混悬于植物油、矿物油或用植物油提制外用油状制剂。用药粉加油调制称为油调剂或油膏剂；用油浸泡、煎熬药物后过滤去渣，称为药油。

2. 油剂分类　油剂是源出矿物、植物或动物的液态或半固体烃类；植物油和矿物油在外用药中应用最广，液状石油、棉籽油、大豆油、茶油、玉米油、蓖麻油、橄榄油和花生油常用于配制乳剂和洗剂。

矿物油是由石油制取的高分子量烃类，与植物油及动物油不同，矿物油不会发生酸败，且外用不良反应相对少，但易患痤疮者除外。其可引起粟粒疹和毛囊炎。

3. 作用　油剂具有润滑、清洁、去痂屑、抗炎、止痒及保护等作用。

4. 适应证　油剂用于有轻微渗出、糜烂的急性、亚急性病变，或有明显渗出性病变，与湿敷配合应用。

5. 注意事项　毛发丛密部位慎用。

6. 方剂　氧化锌油膏。氧化锌 400g，植物油 600g。取氧化锌细粉，加植物油搅匀，可作为基质用于或直接用于湿疹、皮炎等。涂搽患处，每日 1～2 次。

（五）糊剂

1. 概念　糊剂（paste）是指粉末药物含量在 25% 以上的半固体外用制剂，一般粉状物占 25%～50%，又称泥剂或泥膏剂。常用的糊剂基质：油剂基质为凡士林，可加一定量的羊毛脂；粉类基质主要有淀粉、氧化锌、滑石粉及高岭土等。

2. 作用　其与软膏相似，但因含粉剂较多，通透性比软膏好，有一定吸水性。性质缓和，可润泽皮肤，软化皮损及除去鳞屑、痂皮，不阻碍分泌物和汗液排出。

3. 适应证　糊剂适用于亚急性皮炎和有少量渗出的皮损和溃疡性损害。常用的有氧化锌糊剂、结晶紫糊剂和治疗银屑病的蒽林糊剂。糊剂穿透能力差，对深部炎症作用不大，且不适用于有毛部位。

4. 注意事项　糊剂不能用于头皮及其他多毛部位，亦不能用于急性皮炎。

5. 方剂　氧化锌糊膏，氧化锌 250g，凡士林 250g，淀粉 250g，羊毛脂 250g，具有防腐、收敛、吸湿、止痒作用，用于亚急性皮炎、慢性湿疹或作为其他糊剂基质。涂搽患处，每日 1～3 次；

封包患处，每日 1 次。

（六）乳剂或霜剂

1. 概念　乳剂（emulsion）或霜剂（creams）系将药物加入乳剂型基质中制成的半固体外用制剂。乳膏剂按结构分为水包油型（O/W），即油分散于水中，如市售的雪花膏；油包水型（W/O），即水分散于油中，如市售的香脂；多重型，即油包水包油型（O/W/O）和水包油包水型（W/O/W）。

2. 作用　乳剂性质缓和、洁白细腻、清洁舒适。O/W 型乳剂涂于皮肤上水分散失较快，对局部有散热、清凉、消炎和止痒作用。W/O 型乳剂具有软化皮肤、润滑皮肤、促进药物经皮吸收作用。

3. 适应证　其用于无糜烂渗出的急性、亚急性、慢性炎症性皮肤病。水包油型的乳剂适用于无渗出的急性及亚急性皮炎、湿疹等炎症性皮肤病。油包水型适于慢性炎症性皮肤病，也适用于干燥型皮损。

4. 注意事项　明显糜烂、渗出皮损忌用。

5. 方剂

（1）单纯霜（乳膏基质，O/W）：单硬脂酸甘油酯 6.0，硬脂酸 12.0，凡士林 5.0，液状石蜡 15.0，甘油 10.0，月桂醇硫酸钠 0.01，三乙醇胺 0.3，尼泊金酯液 0.5，加水至 100.00。

（2）单纯脂（乳膏基质，W/O）：白蜡 18.0，液状石蜡 40.0，硼砂 1.50，玫瑰油适量，加水至 100.00。

（3）复方甲硝唑乳膏（O/W）：甲硝唑 2.0，红霉素 1.0，硫黄 2.0，樟脑 1.0，单纯霜加至 100.00。

（七）软膏

1. 概念　软膏（ointments）系指药物与适宜基质混合制成的半固体外用制剂。常用基质分为油脂性、水溶性和乳剂型基质。其中乳剂型基质制成的软膏剂也称乳膏剂；溶液型软膏剂为药物溶解（或共溶）于基质组分制成的软膏剂；混悬型软膏剂为药物细粉均匀分散于基质中制成的软膏剂；药物含量在 25% 以上的软膏剂称为糊剂。

2. 作用　其具有较强的穿透性，作用深入而持久，同时能软化痂皮、去除鳞屑、保护创面、防止感染、避免干燥、润泽皮肤，并能促进上皮及肉芽生长。

3. 适应证　本品用于慢性浸润肥厚性病变、角化过度性病变、较深在的炎症、慢性溃疡及结痂性病变，并可作为皮肤防护剂。

4. 注意事项　糜烂渗出性及分泌物多的皮肤病禁用。

5. 方剂

（1）软膏基质Ⅰ：蜂蜡 150g，植物油 850g，作为软膏基质。

（2）软膏基质Ⅱ：液状石蜡 50g，凡士林 850g，石蜡 100g，作为软膏基质。

（3）氧化锌软膏：氧化锌 150g，凡士林 850g，具有收敛、保护作用，用于湿疹、皮炎。涂搽患处，每日 1～3 次。可加入液酚、抗生素、冰片、糖皮质激素等。

（4）水杨酸苯甲酸软膏：苯甲酸 120g，水杨酸 60g，羊毛脂 400g，凡士林 420g，具有杀菌、脱屑、止痒作用，用于皮肤真菌病、皲裂、银屑病等。

（八）硬膏

1. 概念　药物溶于或混合于黏着性基质中并涂布在裱褙材料如纸、布或有孔塑料薄膜上而成。黏着性基质一般由脂肪酸盐、树脂、橡胶等组成。

2. 作用　硬膏（plaster）粘贴于皮肤表面后，可阻止水分蒸发，使角质层软化，有利于药物渗透吸收，作用持久。

3. 适应证　硬膏可用于慢性浸润性、肥厚性局限性皮肤病，如神经性皮炎、湿疹、角化过度皮肤病及鸡眼、胼胝、疣等。

4. 注意事项　糜烂渗出性皮肤病禁用硬膏。

5. 方剂　常用的有氧化锌橡皮硬膏、药物性硬膏（如肤疾宁硬膏）、中药硬膏等。

（九）保湿剂

1. 概念　保湿剂（moisturizers）包括封包剂和湿润剂。封包性增湿剂可使皮肤保持其自身湿润，如凡士林、羊毛脂和重矿物油等，皆属此类。

2. 作用　保湿剂具有润肤、保湿、抗炎、抗过敏作用。保湿剂吸收时，即可帮助皮肤保持湿度，属于此类的如尿素、羟乙酸、丙二醇和乳酸。

尿素用作乳剂或软膏基质，可使鱼鳞病及其他干燥、鳞屑性病损如银屑病、特应性皮炎的皮肤软化，又可以其水合和角质溶解作用，制止正常氢与角蛋白结合，从而促使角质层脱落。

尿素能促使活性组分向皮内透入，如可使氢化可的松吸收量增长 1 倍。皮肤科制剂中应用甚广的丙二醇，等渗浓度为 2%～70% 时，可影响角蛋白水合过程，并使皮肤软化、脱屑，以封包方式应用时尤甚。

3. 适应证　干性皮肤、皮肤干燥症、鱼鳞病、银屑病、角化性皮肤病、皲裂性湿疹、干燥性湿疹、异位性皮炎。

4. 注意事项　防止吸收不良反应，防止刺激性。

5. 方剂

（1）尿素：2% 乳剂、洗剂，10% 乳剂；合剂、乳剂，10% 尿素及 1% 醋酸氢化可的松。

（2）羟乙酸：5% 洗剂，合剂。①凝胶、6% 水杨酸，以丙二醇和乙醇为赋形剂；②洗剂，含乳酸铵（相当于 12% 乳酸）及丙醇。

（3）保湿润肤霜：烟酰胺软膏、多磺酸黏多糖及其他在售护肤系列产品。

6. 作用与用途

（1）收敛、祛斑、美白、润肤、杀菌、保湿，用于皮肤护理、痤疮、黑斑等。每日涂搽。

（2）保湿、润肤，用于皮肤保健。涂面部及皮肤，或将面膜纸浸湿，敷面部 20 分钟。

（十）凝胶

1. 概念　凝胶（gels）为透明、无色半固体的胶状分散体，搽在皮肤上，由于体温的作用或通过摩擦可液化，干后形成无油腻的非阻塞性膜，所用凝胶溶剂主要有水、丙酮、乙醇或丙二醇。凝胶易水洗，无油腻感，为极好的赋形剂，美容学上易被接受，可用于有毛部位。

2. 作用　凝胶具有保护、润泽作用，涂后局部感觉舒适、凉爽、无黏腻感、无刺激性，并使主药作用持久。

3. 适应证　根据主药不同性质，可用于治疗多种皮肤病。过氧化苯甲酰凝胶治疗痤疮，蒽林凝胶治疗银屑病，干扰素凝胶治疗单纯疱疹、带状疱疹，肾上腺皮质激素凝胶用于变态反应性疾病。

Chapter 62

4. 注意事项 糜烂渗出性皮肤病忌用。

5. 方剂

(1) 5% 过氧化苯甲酰凝胶:作用有抗炎、抗菌、角质松解,用于寻常痤疮、酒渣鼻、蠕形螨皮炎等。涂搽患处,每日 1 ~ 2 次。

(2) 3% 甲硝唑凝胶:用于寻常痤疮、酒渣鼻、毛囊虫皮炎等。涂搽患处,每日 1 ~ 2 次。

(3) 1% 联苯苄唑凝胶:抗真菌剂,用于手足癣、体癣等。涂搽患处。

(十一)气溶胶和喷雾剂

1. 概念 气溶胶(aerosols)和喷雾剂(sprays)是高级赋形剂,借助于压缩气体或液化气体的压力,将洗剂或溶液均匀地喷到皮肤上。优点是清洁、简便、刺激性小,但有时可发生急性接触性皮炎。

2. 作用 抗炎、止痒、抗菌、抗过敏。

3. 适应证 亚急性或慢性皮炎、烧伤、药疹、天疱疮等。

4. 注意事项 大面积长期使用注意药物吸收的不良反应。

5. 方剂 抗炎止痒喷雾剂。

(十二)涂膜剂

1. 概念 涂膜剂(paint)系将高分子成膜材料及药物溶解于有机溶剂中而制成的外用液体涂剂。涂于皮肤上,溶媒挥发后形成薄膜,从而发挥治疗作用。常用的成膜成型材料是聚乙烯醇、聚乙烯吡咯烷酮、乙基纤维素、火棉胶、甲基纤维素、羧甲基纤维素钠、聚乙烯醇缩甲乙醛等;增塑剂有甘油、丙二醇、山梨醇、甘露醇、邻苯二甲酸二丁酯;溶剂为乙醇、丙酮、醋酸乙酯、二甲基亚砜等。

2. 作用 由于涂于皮肤上形成一牢固的薄膜,相当于封包疗法,使药物作用持久而深入。单纯性(不加药物)的涂膜剂有保护作用,可防止皮肤与有害物质接触,用于某些职业性皮肤病的预防。

3. 适应证 涂膜剂可用于慢性局限性浸润肥厚性或角化过度性皮肤病,如神经性皮炎、慢性湿疹、扁平苔藓、结节性痒疹、鸡眼及胼胝等,也用于职业性皮肤病的预防。

4. 注意事项 本品不能用于急性、亚急性皮炎湿疹,有毛发处也不能使用。

5. 方剂

(1) 复方水杨酸涂膜:水杨酸 60g,甘油 50g,煤焦油 100g,玉米朊 50g,邻苯二甲酸二丁酯 10g,乙醇加至 1000g。作用有止痒、杀菌、角质剥脱。其可用于银屑病、神经性皮炎、慢性湿疹、角化型手足癣、皮肤淀粉样变等。

(2) 复方苯佐卡因涂膜:苯佐卡因 50g,丙酸氯倍他索 0.25g,甘油 100g,复合防腐剂 10g,玉米朊 70g,三氯甲烷 10g,邻苯二甲酸二丁酯 10g,乙醇加至 1000g。作用有止痒、止痛。其用于神经性皮炎、痒疹、慢性湿疹、局限性银屑病等。涂搽患处,每日 1 ~ 2 次。

(十三)酊剂和醑剂

1. 概念 不挥发性药物的乙醇溶液或浸出液称为酊剂(tinctures),挥发性药物的乙醇溶液称为醑剂(spiritus)。

2. 作用 根据所含有效成分的性质不同而具有杀菌或抑菌、止痒和抗炎作用。

3. 适应证 慢性皮炎、瘙痒性皮肤病和皮肤癣菌病等。常用的有碘酊、百部酊、樟脑醑、薄荷醑等。

4. 注意事项 皮肤破损处及腔口周围忌用。阴囊、黏膜处因可能有刺激而慎用。

5. 方剂

(1) 冰醋酸酊:冰醋酸 200ml,75% 乙醇溶液加至 1000ml。取冰醋酸加适量 75% 乙醇溶液至 1000ml,溶解、搅匀即得。

作用:止痒、角质剥脱、抗真菌。其用于手足癣、体癣、股癣等皮肤真菌病,每日涂患处 1 ~ 2 次。

(2) 复方樟脑醑:樟脑 20g,液酚 20ml,薄荷脑 20g,甘油 50ml,75% 乙醇溶液加至 1000ml。

作用:清凉、止痒、消毒。其用于皮肤瘙痒症、蚊虫叮咬。涂搽患处,每日 1 ~ 2 次。

(十四)搽剂

1. 概念 搽剂(liniments)为药物溶解、分散、乳化于油、醇、水或其他介质的药剂,分为油溶液剂、混悬剂、乳浊型。

2. 作用 抗炎、杀菌、止痒。

3. 适应证 搽剂用于瘙痒性皮肤病、角化肥厚性皮肤病。

4. 注意事项　破损处、黏膜部位及浸润性皮肤病禁用。

5. 方剂

(1) 樟脑辣椒搽剂：辣椒酊 100ml，樟脑 10g，二甲基亚砜 300ml，乙醇溶液加至 1000ml。作用有止痒、止痛、活血。其用于未破溃冻疮、斑秃。涂搽患处，每日 1 ～ 2 次。

(2) 盐酸氮芥搽剂：盐酸氮芥 0.25 ～ 0.5g，盐酸 10ml，地塞米松 1g，乙醇溶液加至 1000ml。作用有刺激毛发生长、增加色素形成。其用于银屑病、白癜风、脱发症。

(十五) 皮肤渗透促进剂

皮肤渗透促进剂有增强药物透过角质层的作用。

1. 二甲基亚砜 (DMSO)　有强吸水性，可与水、乙醇、丙酮、氯仿、乙醚等混溶，被称为"万能溶剂"，应用于皮肤后能被吸收，4 ～ 8 小时血药浓度达高峰。二甲基亚砜能促进甾体激素、灰黄霉素、水杨酸和一些镇痛药经皮吸收。需要高浓度 (60%) 才能产生经皮吸收促进作用，会引起皮肤红斑和水肿，也有全身毒性反应。

2. 十二烷基甲基亚砜 (dodecyl methyl sulfoxide) 为二甲基亚砜类似物，作用相似，但其透皮促进作用更佳，有经皮吸收促进作用，常用浓度是 1% ～ 4%，刺激性、毒性和不适臭味都比二甲基亚砜小。用含 15% 癸基甲基亚砜的丙二醇溶液作溶剂可使氢化可的松作用提高 8.6 倍。

3. 月桂酸 (十二烷酸，lauric acid，dodecanoic acid)　本品是由月桂油、椰子油水解而得，为白色针状结晶或白色粉末，熔点 44℃，几乎不溶于水，但可溶于乙醇、氯仿和丙酮，有良好的透皮促进作用，用于制作透皮贴布剂和作为药物基质。无毒，对皮肤和黏膜无刺激。

4. 月桂氮䓬酮 (laurocapramum)　原名氮酮 (azone)，是一种油状液体，具有很强的透皮作用，明显超过 DMSO。用于皮肤上到发挥促透作用需一段时间，即时滞，时滞的长短与药物的性质及所用的介质有关。例如，月桂氮䓬酮对曲安奈德促透作用的时滞大于 7 小时。一次应用后月桂氮䓬酮在皮肤内的促透作用可维持 5 日以上。1% ～ 3% 月桂氮䓬酮可增强糖皮质激素的透皮作用 2 ～ 4 倍。该溶剂对皮肤无刺激性，几乎无毒，用后有舒适滑润感，是理想的皮肤渗透促进剂。

5. 中药挥发油　挥发油有较强的皮肤刺激性和促透作用，作用原理为改变角质层细胞类脂双分子层结构，增加其流动性。刺激皮下毛细血管的血液循环。已经使用的中药促透剂包括薄荷脑、薄荷醇、薄荷油、龙脑 (冰片)、川芎、小豆蔻、肉桂醇等。

中药薄荷油对达克罗宁有透皮吸收作用。冰片能增加甲硝唑、氟尿嘧啶透皮吸收，存在剂量 - 效应关系。桉叶油作为渗透促进剂，可提高氟尿嘧啶的渗透系数 34 倍。丁香醇提取物与月桂氮䓬酮对氟尿嘧啶做透皮试验。结果是丁香挥发油的增渗倍数是 110 倍，丁香油酚是 107 倍，月桂氮䓬酮为 97 倍，丁香醇提取物是 18 倍。

第二节　外用药物的性能

一、清洁保护剂

1. 清洁剂 (cleansing agents)

(1) 药理作用及适应证：清洁剂用于清除皮损处的浆液、脓液、鳞屑、痂皮或残留药物等，常用的有硼酸溶液、生理盐水、植物油和液状石蜡、软皂、中性皂、石油醚等。

(2) 用法及制剂

1) 生理盐水 / 硼酸溶液：生理盐水或 2% ～ 4% 硼酸溶液冲洗或湿敷。适应证：清除损害皮肤上的异物，急性过敏性、炎症性皮肤损害的湿敷。

2) 软皂：有溶解脂肪、膨胀角质、促进药物吸收的杀菌、止痒剂。剂型有洗剂、软膏、糊剂、肥皂及搽剂。其适用于慢性鳞屑性皮肤病，去除痂皮和鳞屑。

3) 中性皂：有清洁、消毒、脱脂及轻度剥脱作用。剂型有乳膏、凝胶、洗剂。适应证：脂溢性皮炎、痤疮及机油、颜料、煤油等污迹的洗涤。

4）油类：包括矿物油类、植物油类和动物油类（详见油剂一节）。单纯的油类物质可以清除皮损上的鳞屑、结痂和其他异物而无刺激。其可用于清洁皮肤及作为油剂、软膏和霜剂等的基质成分。

2. 保护剂（protective agents）　性质缓和、无刺激性，具有保护皮肤、减少摩擦和防止外来刺激的作用，常用的有植物油、氧化锌粉和滑石粉等。

（1）炉甘石：主要含碳酸锌，有止痒、收敛和保护作用。常配成炉甘石洗剂，浓度为10%。

（2）氧化锌：有抗炎、干燥、保护和弱收敛作用。常配成粉剂（如单纯扑粉）、水粉剂（如炉甘石洗剂、振荡洗剂）、油剂（如40%锌氧油）、糊剂（如锌氧糊剂）和软膏（如锌氧软膏）。常用浓度为5%～40%。

（3）滑石粉：主要含硅酸镁，有吸收、干燥和保护作用，常与氧化锌搭配成粉剂、水粉剂和糊剂。常用浓度为10%～70%。

（4）淀粉：常选用面粉或米粉等，有吸收、干燥、保护作用，但易发酵，有利于细菌生长和繁殖，一般常与矿物性粉末配制成粉剂、糊剂等。常用浓度为10%～20%。

二、止痒剂

1. 药理作用　止痒剂（antipruritic agents）主要通过表面麻醉作用或对局部皮肤有清凉感觉而止痒。

（1）抗炎药物：具有抗炎作用的药物，或外用止痒洗剂或乳剂，如薄荷脑、酚、樟脑，常能解除瘙痒及疼痛。

（2）麻醉剂：一些麻醉药物通过外用于麻醉表皮神经末梢止痒。

（3）抗组胺药：口服非镇静性 H_1 抗组胺药如阿司咪唑和特非那定，只对因向外周释出组胺所致瘙痒有效（如荨麻疹和皮肤划痕症的风团反应）。较常见的瘙痒性皮肤病（如皮炎、银屑病、扁平苔藓），其瘙痒与外周性组胺释出无

关，可能须用镇静性 H_1 组胺拮抗剂或苯二氮䓬类（benzodiazepines）。

某些抗组胺药用于皮肤黏膜和皮肤破损处，亦有局麻作用。

（4）三环类抗抑郁药：多塞平亦有止痒作用。

2. 适应证　皮炎湿疹、皮肤瘙痒症、神经性皮炎等。中等范围的皮炎性湿疹，应用霜剂或软膏剂。具有局麻作用的直肠制剂，可用于肛门直肠疾病伴随的症状。

3. 用法　抗组胺药物口服或外用，其他外用止痒剂则一日外用多次。

4. 制剂

（1）清凉止痒：1% 苯酚、0.5%～1% 薄荷脑、2% 樟脑及 1% 麝香草酚。

（2）麻醉止痒：常用的有 5% 苯唑卡因、0.5%～1% 盐酸达克罗宁、1% 丁卡因（tetracaine）乳膏或 0.5% 溶液、0.5%～1% 辛可卡因（dibucaine）乳剂、5% 利多卡因软膏或 4% 溶液等。非处方药中，有很多外用合剂都含有局部麻醉剂（最常用的是苯佐卡因），一般至少需有浓度 10%（也许 20%）的苯佐卡因。

（3）抗变态反应止痒：如糖皮质激素制剂。

（4）抗介质止痒：如苯海拉明。

（5）冷却止痒：冷湿敷。

（6）抗抑郁止痒：如三环类抗抑郁药 2% 多塞平。

三、抗菌剂

1. 药理作用　抗菌剂（antiseptics）具有杀菌或抑菌作用。

2. 适应证　局部抗菌剂广泛用于治疗和预防皮肤科的细菌性感染。

3. 制剂　此类药物甚多，包括消毒防腐药（如 3% 硼酸、0.1% 依沙吖啶、1∶5000 高锰酸钾、5%～10% 过氧化苯甲酰等）和抗生素（如 2% 夫西地酸、0.5%～1% 新霉素、2% 夫西地酸、2% 莫匹罗星、1% 克林霉素等）。

常用局部外用抗菌剂见表 62-2。

表 62-2　局部应用抗菌剂

药物	作用机制	抗菌活性	不良反应及其他
2% 夫西地酸乳膏（fusidie acid）	阻碍细菌蛋白合成而杀菌，正常皮肤渗透深层量低，病理条件下可渗透入深层皮肤病损中	本品对与皮肤感染有关的各种革兰氏阳性球菌尤其葡萄球菌高度敏感，对耐药金黄色葡萄球菌有效，对某些革兰氏阴性菌也有一定的抗菌作用	
莫匹罗星（mupirocin，百多邦）	使细胞内异亮氨酸的蛋白质合成终止而起抑菌和杀菌作用	对皮肤感染有关的金黄色葡萄球菌、表皮葡萄球菌、化脓性链球菌有很强的抗菌活性。对耐药金黄色葡萄球菌也有效	当有血清和渗出物存在时，本药 95% 与蛋白质结合，因此效果不大。中度或严重肾功能损害者、孕妇慎用
新霉素（neomycin）	可抑制细菌蛋白质合成	抗革兰氏阳性和革兰氏阴性菌，如化脓链球菌、大肠杆菌、流感嗜血菌和变形杆菌属	过敏性接触性皮炎有耐药菌株出现（0.09% ~ 1.1%）
杆菌肽（bacitracin）	可抑制细菌细胞壁合成	抑菌谱包括金黄色葡萄球菌、肺炎链球菌、奈瑟菌属、流感嗜血杆菌。对革兰氏阴性菌的作用微小	为弱至强性的致敏物，有少数发生杆菌肽过敏性休克的报道
庆大霉素（gentamicin）	可抑制细菌蛋白质合成	抗金黄色葡萄球菌，以及革兰氏阴性菌，如大肠杆菌、变形杆菌属和绿脓假单孢菌	因是内用药，外用可使耐庆大霉素微生物增加
红霉素（erythromycin）	可抑制细菌蛋白质合成	抗革兰氏阳性球菌、白喉棒状杆菌、流感嗜血杆菌和衣原体属，用于寻常痤疮、红癣和点状角质分离症	少数发生接触过敏，约 25% 痤疮患者携带耐红霉素痤疮丙酸杆菌，87% ~ 99.8% 凝固酶阴性葡萄球菌对本品耐药
克林霉素（clindamycin）	抗大多数需氧和厌氧革兰氏阳性球菌及革兰氏阴性菌，包括痤疮丙酸杆菌	用于红癣、毛囊炎、酒渣鼻、口周皮炎和 Fox-Fordyce 病，多限于寻常痤疮	发生接触过敏者极少，少数痤疮丙酸杆菌耐药
甲硝唑	抗革兰氏阳性厌氧菌	0.75% 和 1% 乳膏或凝胶，本品能有效抗大多数厌氧菌、阴道毛滴虫，适用于酒渣鼻、寻常痤疮和皮肤溃疡患者	接触过敏发生率极低，避免接触眼部

四、抗病毒剂

1. 碘苷（idoxuridine）

（1）作用：其用于疱疹感染，对单纯疱疹病毒（HSV）、牛痘病毒和腺病毒有抑制作用。

（2）制剂和适应证：0.25%、0.5% 碘苷霜剂、软膏，0.1% 碘苷液，可用于治疗单纯疱疹和带状疱疹。滴眼液用于治疗疱疹性眼炎。

2. 阿昔洛韦（acyclovir，无环鸟苷）

（1）作用：阿昔洛韦可在体内转化为三磷酸化合物，干扰单纯疱疹病毒 DNA 聚合酶的作用，抑制病毒 DNA 复制，用于防治单纯疱疹病毒感染，也用于带状疱疹的治疗。

（2）制剂和适应证：3% ~ 5% 阿昔洛韦霜剂可用于治疗单纯疱疹和带状疱疹。每 4 小时 1 次，每日 6 次，有烧灼感、针刺感。

3. 膦甲酸钠（foscarnet sodium）

（1）作用：能抑制 HSV-1、HSV-2、MSV 及乙肝病毒的 DNA 聚合酶，通过非竞争性抑制反转录酶而抑制反转录病毒、HIV 等。

(2) 制剂和适应证：3% 膦甲酸钠软膏治疗单纯疱疹。

4. 喷昔洛韦 (penciclovir, PCV) 为一开环鸟嘌呤核苷酸类似物，泛昔洛韦 (famciclovir) 为喷昔洛韦的前体药物。

(1) 药理作用：与阿昔洛韦相比，本品有着更高的细胞内浓度和更长的细胞内半衰期 (2.3～3 小时或 1.3～1.5 小时)。

(2) 适应证：喷昔洛韦口服吸收困难，故全身治疗时只能用其前体药物泛昔洛韦，但用作局部治疗效果良好。1% 喷昔洛韦对皮损愈合、疼痛消失和停止病毒复制均优于安慰剂。美国 FDA 已批准其外用治疗生殖疱疹。

(3) 用法：1% 喷昔洛韦外用于皮损，每 2 小时 1 次，每日至少 6 次，持续 4 日。

(4) 注意事项：局部烧灼感、针刺感、瘙痒、水肿、黏膜刺激。

(5) 制剂：1% 乳膏。

五、抗真菌剂

1. 两性霉素 B (amphotericin B)

(1) 作用：本品对新型隐球菌、假丝酵母菌、荚膜组织胞浆菌、厌酷球孢子菌、皮炎芽生菌、申克氏孢子丝菌等多种真菌都有抑制作用，最低抑菌浓度 0.02～1.0μg/ml。曲霉属对本品部分耐药，皮肤癣菌属大多耐药。本品对细菌、立克次体、病毒无效。

(2) 适应证：真菌感染性疾病。

(3) 注意事项：孕妇忌用。尿液碱化可促进本品排泄，有助于防止毒性反应。

(4) 制剂：3.0% 乳膏、软膏、洗剂，0.2%～0.3% 溶液。

2. 制霉菌素 (nystatin)

(1) 作用：本品对新型隐球菌、假丝酵母菌、荚膜组织胞浆菌、曲菌都有抑制作用，对敏感真菌的最低抑菌浓度 (MIC) 为 1.56～6.25μg/ml。假丝酵母菌对本品不易产生耐药。

(2) 适应证：皮肤、黏膜真菌感染。

(3) 注意事项：本品混悬液或含水制剂宜临用前新鲜配制，并应于短期内用完。

(4) 制剂：乳膏、软膏、洗剂、混悬液。浓度为 10 万～20 万 U/g。

3. 曲古霉素 (trichomycin)

(1) 作用：本品为七烯类抗生素，对真菌、滴虫、阿米巴虫、梅毒螺旋体均有抑制作用，对细菌无效。其抗真菌作用强于制霉菌素，假丝酵母菌对本品尤为敏感。

(2) 适应证：假丝酵母菌性阴道炎并滴虫感染、由假丝酵母菌引起的鹅口疮等。

(3) 剂型：有乳膏、软膏 5 万～15 万 U/g，洗剂、溶液 2 万～8 万 U/g。

4. 咪康唑 (miconazole)

(1) 作用：本品对各种致病性真菌几乎都有抑制作用。革兰氏阳性球菌对本品高度敏感，对炭疽菌也有效。

(2) 适应证：皮肤真菌感染及甲真菌感染。

(3) 注意事项：孕妇、幼儿禁用。

(4) 剂型有乳膏、洗剂、散剂 (2.0%) 及醑剂 (1.0%)。

5. 克霉唑 (clotrimazole)

(1) 作用：本品对假丝酵母菌属、曲菌、藻菌、隐球菌、癣菌感染有良好作用。

(2) 适应证：体癣、手足癣、皮肤念珠菌感染。

(3) 剂型：有软膏、霜剂、癣药水 (1.0%～5.0%)。

6. 酮康唑 (ketoconazole)

(1) 作用：其可抑制真菌孢子转变为菌丝体，可防止进一步感染，对真菌、酵母菌和其他致病真菌也有活性。

(2) 适应证：各种皮肤癣菌病、甲癣、花斑癣、念珠菌性阴道炎、鹅口疮、组织胞浆菌病等。

(3) 注意事项：孕妇、哺乳期妇女忌用。

(4) 剂型：有 1.0%、2% 霜剂，0.1g、0.2g 栓剂。

7. 氟胞嘧啶 (flucytosine)

(1) 作用：本品抗真菌谱窄，仅对假丝酵母菌、新型隐球菌及曲菌等少数菌株有效，对其他真菌无效。真菌对本品易产生耐药。

(2) 适应证：假丝酵母菌和隐球菌等引起的皮肤、黏膜感染。

(3) 注意事项：孕妇、严重肝病者禁用。

(4) 剂型：10% 软膏。

8. 十一烯酸 (undecylenic acid)

(1) 作用：其能抑制真菌繁殖，在 pH 为 5 时抗真菌效力最强。

(2) 适应证：各种癣病及真菌性阴道炎。

(3) 剂型：有软膏、酊剂、散剂（2.0%～15%）。

9. 硫化硒 (selenium sulfide)

(1) 作用：本品有杀浅部真菌、杀寄生虫和抑制细菌的作用，能抑制表皮及滤泡上皮细胞过度生长，减少角质细胞产生，并能降低皮脂中的脂肪含量，具有抗皮脂溢出、止痒、减少脱屑及抗炎的作用。

(2) 适应证：花斑癣、脂溢性皮炎、干性皮脂溢。

(3) 注意事项：对儿童和婴儿的安全性尚未确定，宜慎用。

(4) 剂型：有 2.5% 混悬液。

10. 水杨酸 (salicylic acid)

(1) 作用：1%～3% 浓度本品具有角质促成作用，可使皮肤角质层恢复正常，同时有止痒作用。中浓度（5%～10%）时具有角质溶解作用，能杀灭真菌。高浓度（20% 以上）时有腐蚀作用，可抑制汗腺分泌。浓度低于 0.3% 时对革兰氏阳性和革兰氏阴性菌有抑菌作用。

(2) 适应证：银屑病、皮肤浅部真菌病、脂溢性皮炎、痤疮、鸡眼、疣和胼胝等。

(3) 注意事项：孕妇及哺乳期妇女、12 岁以下儿童、老年患者严禁大面积使用。

(4) 剂型：有 2.0%～10% 软膏、3.0%～6.0% 酊剂。

11. 益康唑 (econazole)

(1) 作用：本品对皮肤癣菌、酵母菌、双相型真菌、曲菌等均有抑制和杀灭作用，对某些细菌（葡萄球菌、链球菌、破伤风杆菌等）有一定的作用。

(2) 适应证：皮肤及黏膜真菌感染。

(3) 剂型：浓度 1.0%，有软膏、散剂、酊剂、霜剂、洗剂、混悬液、气雾剂。

12. 联苯苄唑 (bifonazole)

(1) 作用：本品为咪唑类抗真菌剂，具有广谱抗真菌作用，对皮肤真菌、酵母菌及其他真菌，如秕糠状鳞斑霉菌、微小棒状杆菌有效。对皮肤真菌（如发癣菌）的作用主要是杀菌，而对酵母菌的作用主要是抑菌。

(2) 适应证：足癣、手癣、体癣、股癣、花斑癣、红癣、皮肤念珠菌病。

(3) 注意事项：儿童必须在成人监护下使用。

(4) 剂型：浓度为 10%，有霜剂、溶液、凝胶剂、粉剂。

13. 特比萘芬 (terbinafine)

(1) 作用：本品为广谱抗真菌活性的丙烯胺类药物，能特异地干扰真菌细胞壁类固醇的早期生物合成，使真菌细胞膜破坏和死亡，从而达到杀灭或抑制真菌的作用。

(2) 适应证：手癣、甲癣、足癣、体癣、股癣及花斑癣等。

(3) 剂型：浓度 1.0%，有搽剂、霜剂。

14. 阿莫罗芬 (amorolfine)

(1) 作用：本品具有广谱高效杀菌、抑菌活性，浓度 1μg/ml 时即可对暗色真菌、酵母、糠秕马拉色菌、接合菌及镰刀菌有抑制作用，对皮肤癣菌最为敏感，对甲真菌病的病原菌亨德逊霉、链格孢及帚霉和大多数酵母菌敏感。本品穿透甲的能力较强，且大部分药物保留在甲中，进入系统的药物极少。

(2) 适应证：甲癣、花斑癣。

(3) 剂型：浓度 0.15%～5.0%，有搽剂、霜剂、指甲油。

六、糖皮质激素

该类药物外用可降低毛细血管的通透性、减少渗出和细胞浸润，具有抗炎和止痒作用。

（一）常用外用糖皮质激素的分类

常用外用糖皮质激素的分类见表 62-3。

表 62-3 常用外用糖皮质激素的分类

分类	常用名	浓度（%）	商品名	注意事项
低效	醋酸氢化可的松 (hydrocortisone acetate)	0.5～2.5	Cortaid	可用于面部、间擦部，婴幼儿可用，长期应用较安全，并可用于封包
	泼尼松龙 (prednisolone)	0.5		
	甲泼尼龙 (methylprednisolone)	0.25～1	Medrol	

续表

分类	常用名	浓度（%）	商品名	注意事项
中效	丁酸氯倍他松（dobetasone butyrate）	1	Eumovate	可较短期内应用于面部和间
	丁酸氢化可的松（hydrocortisone butyrate）	0.1	Locoid（尤卓尔）	擦部位
	地塞米松（dexamethasone）	0.1	Decardron	
	曲安西龙（triamcinolone acetonide）	0.1	Kenalog（康纳乐）	
	特戊酸氟美松（numethasone pivalate）	0.03	Locacorten	
	糠酸莫米松（mometasone furoate）	0.1	Eloson（艾洛松）	
强效	戊酸倍他米松（betamethasone valerate）	0.1	Valisone	可短时间内用于面部和间擦
	二丙酸倍他米松（betamethasone dipropionate）	0.05	Alphatrex	部位
	地塞米松（fiucinonode）	0.5	Lidex	
	氯氟舒松（halcinonide）	0.1	Halog	
极强效	丙酸氯倍他索（clobetasol propionate）	0.05	Dermovate	仅用于小面积、短期治疗，
	卤美他松（halmetasone）	0.05	Sicorten（适确得）	不能用于封包
	双醋酸双氟拉松（difiorasone diacetate）	0.05	Psorcon（索康）	

（二）外用糖皮质激素的皮肤科适应证

外用糖皮质激素的皮肤科适应证见表62-4。

表62-4 外用糖皮质激素的皮肤科适应证

低效至中效糖皮质激素	中效至强效糖皮质激素
虫咬，烫伤，皮炎（异位性、接触性、钱币状），湿疹，白癜风（轻度），间擦疹，扁平苔藓（面部、间擦部），红斑狼疮（盘状），外耳道炎（变应性），多形性日光疹，瘙痒（非生殖器部位、老年性），银屑病（面部、间擦部），干皮病炎症阶段	斑秃，汗疱疹，皮炎（异位性、剥脱性、钱币状），急性放射性皮炎，环状肉芽肿，瘢痕疙瘩（缩小），扁平苔藓，纹状苔藓，红斑狼疮（盘状、亚急性皮肤型），类脂质渐进性坏死，类天疱疮，天疱疮，玫瑰糠疹，血管炎，银屑病，结节病，毛囊角化病

（三）皮肤病对糖皮质激素敏感性

按对外用糖皮质激素敏感性高低排列的皮肤病见表62-5。

表62-5 皮肤病对外用糖皮素激素敏感性（依次从高到低）

高度敏感

异位性皮炎、脂溢性皮炎、慢性单纯性苔藓、钱币形湿疹样皮炎、肛门瘙痒、过敏性接触性皮炎晚期、刺激性皮炎后期、淤滞性皮炎、银屑病，特别是生殖器和面部

中度敏感

盘状红斑狼疮、糖尿病脂质渐进性疾病、线状苔藓、家族性良性天疱疮、环形肉芽肿、掌跖银屑病、结节病、天疱疮、白癜风

低度不敏感，需皮损内注射

瘢痕疙瘩、肥厚性扁平苔藓、痤疮囊肿、肥厚性瘢痕、斑秃、结节性痒疹、耳轮慢性结节性软骨皮炎

（四）局部外用糖皮质激素的治疗方案

糖皮质激素可经皮吸收，油膏类赋形剂的吸收多于霜剂。乙酸盐类比等量的乙醇类易吸收。磷酸盐类最难吸收。

1. 皮肤部位　糖皮质激素在头面部、阴囊、腋窝处的渗透性比前臂、背部高 3.5～13 倍，其中阴囊处最高。

2. 用药次数　间断用药比连续用药效果好。局部外用糖皮质激素对表皮 DNA 合成的抑制作用、抗炎效应和抗有丝分裂效应均可出现快速耐受。这提示临床减少用药次数可预防局部外用糖皮质激素所产生的耐药现象。以往认为每日需外用 3～4 次，目前认为每日外用 1～2 次即足够。

3. 用药总量　随着外用药总量增加，经皮吸收量增加，疗效也随之增加，但达到一定量后，其效能并不随药物用量增加而增大。

4. 治疗皮肤病方案　每日外用强效糖皮质激素 1 次，直至皮损大部分清除，然后换用低效如氢化可的松巩固一段时间。若复发，应再次使用强效制剂以达到满意疗效。

（五）外用糖皮质激素不良反应

1. 局部　长期外用可引起局部皮肤萎缩、毛细血管扩张、紫癜，可致变态反应、接触性皮炎、痤疮样疹、多毛，尤其是氟化糖皮质激素制剂，不宜用于面部；病毒、细菌及真菌性皮肤病不宜使用。

2. 全身　长期大量外用可经皮肤吸收而引起全身性不良反应，如体重增加、库欣综合征、电解质紊乱、高血压、糖尿病、假性原发性醛固酮增多症、生长迟滞。

3. 肾上腺皮质功能抑制　抑制的程度与药物的效能相关。氯倍他索制剂每周仅用 14g 就可产生抑制作用，而倍他米松制剂每周至少要用 49g 才有抑制作用。研究表明，短期局部外用糖皮质激素药物，停用 3 日，肾上腺皮质功能即可恢复正常。局部外用面积过大、用于有炎症的皮肤、封包浓度过高，可增加局部外用糖皮质激素对肾上腺皮质功能的抑制。

（六）特殊患者外用糖皮质激素

1. 儿童应用　在治疗儿童疾病时，应用低效

糖皮质激素制剂，很少观察到激素的不良反应。

（1）儿童与成人差异：由于儿童的皮肤表面积相对大于体重，皮肤较薄，儿童外用糖皮质激素经皮吸收的药物量是成人的 3 倍。小于 18 月龄的婴儿，外用糖皮质激素后，血浆中的药物浓度高于 18 月龄以上的婴儿。

（2）炎症与非炎症的差异：当皮肤发生中度炎症时，经皮吸收的糖皮质激素量是轻度炎症时的 2 倍。而重度炎症时所吸收的量约为轻度炎症时的 5 倍。

（3）致不良反应的因素：①糖皮质激素作用强度，氢化可的松通常安全，而氯倍他索丙酸酯，即使小面积外用 1 周也可能产生不良反应；②糖皮质激素总量，0.1% 倍他米松戊酸酯长期外用治疗红皮病时会产生严重不良反应；③封包，糖皮质激素被尿布封包渗透性提高，吸收增多。

（4）不良反应：①皮肤萎缩。②颅内高压，4 例特应性皮炎患儿在接受糖皮质激素局部治疗后，发生了颅内高压。③库欣综合征，尤其强效糖皮质激素或封包。④生长延缓，系统应用糖皮质激素可延缓骨生长。若大剂量外用糖皮质激素 3 个月以上，必须经常复查。⑤下丘脑 - 垂体 - 肾上腺皮质轴抑制，外源性糖皮质激素可抑制下丘脑 - 垂体 - 肾上腺皮质轴。⑥酒渣鼻，Weston 曾报道过 4 例患者因面部外用糖皮质激素致酒渣鼻。

2. 老年人应用　老年人皮肤较薄，外用糖皮质激素的渗透性可能提高。婴儿治疗的注意事项同样适合老年患者。

3. 妊娠应用　动物研究表明，局部外用糖皮质激素被系统吸收可引起胎儿畸形。然而，许多有关妊娠患者的研究发现，胎儿的致畸率没有增加。按照美国 FDA 的分类，大多数外用糖皮质激素为 C 类药品，提示孕妇使用糖皮质激素必须小心谨慎。局部外用糖皮质激素是否会经乳汁分泌目前仍不清楚，哺乳期妇女使用糖皮质激素须谨慎。

七、角质促成剂

角质促成剂有轻度兴奋和刺激作用，促进局部小血管收缩，减轻炎症渗出和浸润，使表皮恢复正常角化，适于有角化不全的疾病如银屑病。

常用的有 2%～5% 煤焦油、0.1%～0.5% 蒽林等。松馏油 2%～5%。

1. 水杨酸（salicylic acid，柳酸，邻羟基苯甲酸）

（1）作用：0.5%～2%（甚至 5%）的糊剂和软膏的配方中，在此现象中相对弱的角质分离刺激，可导致反应性角化作用增加。

（2）适应证：银屑病。

（3）制剂：1%～3% 水杨酸。

2. 硫黄（sulfur）

（1）作用：浓度 5% 以下可使不正常角化过程正常化，同时还原为硫化物，使细胞蛋白的巯基（-SH）氧化成二硫基（-S-S-），对角蛋白的形成是极为重要的步骤。

（2）适应证：湿疹、皮炎、银屑病、痤疮、皮脂溢出、酒渣鼻。

（3）制剂：3%～5% 硫黄。

3. 煤焦油（coal tar）　系烟煤干馏的副产品，黑色液体，微溶于水，含苯酚、煤酚等。配制时常用粗制品。

（1）作用：1%～5% 的煤焦油具有轻度的兴奋和刺激作用，可刺激基底细胞增殖，加速形成正常角质层，对皮肤有抗炎、止痒作用。

（2）适应证：慢性湿疹、扁平苔藓、银屑病、神经性皮炎。

（3）制剂：2%～5% 煤焦油软膏、糊剂、溶液。

4. 黑豆馏油（black soyabean tar）

（1）作用：有效浓度为 2%～5%，本品有抗炎、止痒、抗菌、防腐、收敛、促进吸收作用。

（2）适应证：各型湿疹、神经性皮炎、银屑病。

（3）制剂：5%～10% 软膏、糊剂。

5. 糠馏油（pityrol）

（1）作用：2%～5% 角质促成，为温和的防腐和刺激剂，有防腐、止痒作用。

（2）适应证：慢性湿疹、银屑病、异位性皮炎、脂溢性皮炎、扁平苔藓。

（3）制剂：2%～5% 软膏、糊剂。

6. 鱼石脂（ichthyol）

（1）作用：有效浓度为 1%～5%，5% 有角质促成作用，对皮肤有轻微刺激作用和收缩血管，抑菌消炎、止痒。

（2）适应证：湿疹、银屑病、慢性溃疡。

（3）制剂：1%～5%，有软膏、糊剂、洗剂。

八、角质剥脱剂

角质剥脱剂又称角质松解剂，能使过度角化的角质层细胞松解脱落，用于角化过度性皮肤病，如硫黄、间苯二酚（雷琐辛）和柳酸能改变角蛋白，并略有抗菌和抗真菌作用。常用的有 5%～10% 水杨酸、10% 间苯二酚、20%～40% 尿素、10% 硫黄、5%～10% 乳酸、10%～30% 冰醋酸、0.1%～0.2% 维 A 酸和 5% 尿囊素等。

1. 水杨酸

（1）药理作用：本品浓度为 1%～2% 时有角质促成作用，5%～10% 时有角质溶解作用，并能杀灭真菌，20% 以上有腐蚀作用。

（2）制剂和适应证：外用不同浓度治疗银屑病、皮肤真菌感染、掌跖角化、鸡眼等。软膏剂，2%～10%；酊剂，3%～6%。

（3）注意事项：不宜大面积涂布，以防吸收中毒，皮肤损伤处不宜使用。

2. 间苯二酚（resorcinol，雷琐辛）

（1）作用：本品具有止痒和抗真菌作用，高浓度时有角质溶解作用。

（2）制剂和适应证：1%～3% 间苯二酚溶液、洗剂，用于痤疮、头皮糠疹的治疗；0 5%～10% 霜膏、糊膏剂，用于治疗痤疮、酒渣鼻和其他慢性皮肤炎症；20% 以上的间苯二酚糊膏剂有角质剥脱作用，用于治疗扁平疣、慢性角化肥厚性皮肤病等。

3. 尿素（urea）

（1）作用：促进角质层吸收水分，增加水合作用，能软化角质层，并能促进药物经皮吸收。高浓度（大于 20%）时有角质溶解及抗菌作用。

（2）制剂和适应证：10%～20% 尿素霜剂，治疗角化过度性皮肤病，如鱼鳞病、手足皲裂等；20%～40% 尿素软膏剂，用于掌跖角化症及甲病治疗；10% 尿素与 1% 氢化可的松复合霜剂，治疗手足皲裂和伴角化过度的炎症性皮肤病。

4. 尿囊素（allantoin）

（1）作用：促进角质层吸收水分，增加水合作用。0.2% 的尿囊素的角质松解活性与 10%～20% 的尿素作用相当。

（2）制剂和适应证：5% 尿囊素霜剂、软膏剂，治疗鱼鳞病和瘀滞性溃疡等。

5. 维 A 酸类（retinoid acids. 维 A 酸类）

（1）作用：本品可促进上皮细胞分化，减少细胞间的黏附，具有角质溶解作用。

（2）制剂及适应证：0.025% ～ 0.1% 维 A 酸软膏或霜膏、维胺酯软膏，用于治疗痤疮、银屑病、鱼鳞病和其他角化性皮肤病。

（3）注意事项：本品可引起皮肤的刺激反应，出现红斑、脱屑及灼热感，不能用于皮肤柔嫩及皱褶部位，不适用于急性皮炎及湿疹。

6. 过氧苯甲酰（benzoyl peroxide）

（1）作用：本品为强的氧化剂，具有角质溶解、剥脱作用，并有抗菌作用。

（2）制剂和适应证：2.5%、5%、10% 过氧苯甲酰霜剂、凝胶剂和振荡剂，主要用于治疗痤疮，也可用于瘀滞性溃疡的治疗。

（3）注意事项：本品对皮肤有刺激性，不能用于黏膜部位。

九、收敛剂

收敛剂对蛋白质有凝固沉淀作用，能使渗液减少，促进炎症消退，抑制皮脂和汗腺分泌。

1. 乙酸铝（aluminum acetate）

（1）作用：本品有收敛、防腐、止痒和抗炎作用。

（2）制剂和适应证：本品易溶于水和甘油，难溶于乙醇，可配成 0.25% ～ 5% 溶液。常取乙酸铝（15%）与硫酸铝（8.7%）起化学反应，滤去硫酸铅后加稳定剂 0.6% 硼酸待用，称为乙酸铝溶液（Burow 溶液），用于皮炎、湿疹，作湿敷时需稀释 10 ～ 20 倍。有时与其他药物配伍，如硫黄鱼石脂软膏内含 5% 乙酸铝。乙酸铝外用无毒，但在眼周忌用。

2. 碱式碳酸铋　不溶于水或乙醇，有收敛兼保护和抑菌作用。常配成 20% 油剂（常用鱼肝油配制）。

3. 鞣酸（tannic acid）

（1）作用：沉淀蛋白，有收敛兼抗炎和止汗作用。

（2）制剂和适应证：常配成 1% ～ 2% 溶液或 5% ～ 10% 软膏。本品易溶于水、乙醇或甘油，可用于有渗出的皮炎、湿疹、溃疡。

4. 明矾

（1）作用：本品有收敛和干燥作用。

（2）制剂和适应证：含硫酸钾和硫酸铝，易溶于水，常配成 0.5% ～ 2% 溶液、5% 粉剂或糊剂。12.5% 明矾水即饱和浓度，加 3% 食盐水，在稻农歇工后及睡前各浸泡一次，让其自然干燥，有预防稻农皮炎的作用。

5. 枯矾　为煅制过的明矾，难溶于水，粉末较细。

作用：本品有较强的收敛作用，可配制成糊剂。

十、腐蚀剂

腐蚀剂用于破坏和去除增生的肉芽组织及赘生物。常用的有 30% ～ 50% 三氯乙酸、纯苯酚、硝酸银棒、5% ～ 20% 乳酸等。

1. 乳酸（lactic acid）

（1）作用：本品具有腐蚀、消毒、防腐作用。

（2）适应证：甲癣、角化性手足癣、鸡眼、跖疣、胼胝、寻常疣、滴虫性阴道炎。

（3）制剂：6.0% ～ 10.0% 软膏，高浓度时对皮肤和黏膜有强刺激性和腐蚀性。

2. 冰醋酸（glacial acetic acid）

（1）作用：本品具有腐蚀、杀菌（细菌、真菌）作用，还有止痒和角质溶解作用。

（2）适应证：鸡眼、胼胝、手足多汗症、鳞屑角化型和汗疱型手足癣、体癣、甲癣。

（3）制剂：有原液、水溶液，用药浓度有 100%、1% ～ 30%。原液对皮肤黏膜和眼有极强的腐蚀性。

3. 三氯乙酸（trichloroacetic acid）

（1）作用：本品具有腐蚀、消毒、收敛等作用。

（2）适应证：鸡眼、胼胝、寻常疣、传染性软疣、扁平疣、尖锐湿疣、雀斑、化脓性肉芽肿、睑黄瘤、白癜风。

（3）制剂：1% ～ 50% 溶液。

第三节　常用外用药物制剂

一、抗寄生虫剂

1. 苯甲酸苄酯（benzyl benzoate）

(1) 药理作用：杀灭寄生虫，如新螨、虱等。

(2) 适应证：杀疥螨、灭虱。本品用于疥疮、头虱、阴虱、痤疮、酒渣鼻。

(3) 用法：用肥皂及水彻底洗澡 10 分钟，将含约 25% 本品的乳剂涂于颈部以下的全身，待干燥后再涂药。24 小时后洗去残留药。每晚或每 2 晚涂 1 次，总共涂 3 次。

(4) 注意事项：本品相对无毒，但可能对皮肤与眼有刺激性。

(5) 制剂：25% 乳剂。苯甲酸苄酯霜剂（10%），60g 包装；洗剂（10%），60ml 及 480ml 包装。

2. 克罗米通（crotamiton）　又称优力肤、优力散、Eruax。

(1) 药理作用：杀灭疥疮、疥螨、虱，与林丹和苄氯菊酯相比（用药次数相同时），其治愈率略低。涂用 2 次，2 次间隔 24 小时；第 2 次用药后 48 小时再彻底洗浴。有时涂药 2 次以上才能治愈。

(2) 适应证：疥疮、外阴瘙痒、老年性瘙痒。

(3) 用法：将本品揉擦于下颌以下的全身皮肤。头面部侵染（如婴儿）也要涂药，尤其注意皮肤褶皱处、手、足（包括足底）及易擦烂处。避免接触眼、口及尿道口。间隔 24 小时的 2 次或几次擦药，最后 1 次施药 48 小时后再行沐浴。耐药者 1 周后可用本药再做 1 次治疗，或改用他药。

(4) 注意事项：本品偶尔会引起变态反应性接触性皮炎、刺激性接触性皮炎，对破损皮肤有刺激。

本品被美国 FDA 归为妊娠期用药 C 类。

(5) 制剂：浓度 10%，有霜剂、洗剂。

3. 林丹　又称疥得治、γ-六六六（LINDANE，gamma benzene hexachloride），见第十八章"成人疥疮"。

制剂：林丹洗剂及洗发剂，1%，60ml、480ml 包装。

林丹霜剂，1% 治疗疥疮、头虱及阴虱。

4. 扑灭司林（苄氯菊酯，permethrin）

(1) 药理作用：本品为一种合成的除虫菊酯，比天然除虫菊酯的杀虫效果强，在局部涂施的药量有不到 2% 被吸收到全身。本品至少能在毛发上存留 10 日，且对哺乳类的毒性小。本品除头虱的作用，在于它能破坏虱神经细胞膜钠通道的流通，这个作用延缓了膜的极化，可使虱麻痹。

(2) 适应证：疥疮、头虱、阴虱。

(3) 用法：清洗头发，用毛巾擦干，以足量的本品擦满头发及头皮，停 10 分钟后，再用水冲净。遵照此用法的患者，复发率不足 1%，用药 1 次一般就可以清除头虱的侵染。霜洗剂可用于篦除虱卵。

(4) 注意事项：约 6% 的患者有轻度瘙痒，约 3.4% 的患者有短暂的烧灼、刺痛、麻感，2.1% 有头皮轻度红斑、水肿或皮疹。

发生接触性皮炎及光敏的可能性很低，但在 2 岁以下幼儿的安全性及有效性尚未明确。

动物生殖性研究显示，口服剂量为 200 ～ 400mg/kg 对胎儿无影响。本品被美国 FDA 归为妊娠期用药 B 类。虽然本品是否在人乳中排出不详，但在局部用药有不到 2% 被吸收到全身。

(5) 制剂：扑灭司林霜，洗剂，1%，56g 包装。

5. 除虫菊酯及胡椒基丁醚

(1) 药理作用：用胡椒基丁醚佐助除虫菊酯，有无须处方的液体用药，其浓度为 0.17% ～ 0.3%。这些接触性杀虫药可用来治疗头虱及阴虱。

完整的皮肤不太能吸收本品。动物毒性试验表明，除虫菊酯属于安全的杀虫药。

(2) 适应证：头虱、阴虱。

(3) 用法：将液体制剂擦于头发、头皮或其他患处，至头皮完全湿热。10 分钟后，洗净此杀虫剂，并且用热水冲洗。用篦子或小剪刀将残留的虱卵及卵壳除去。1 周后可再次治疗。

(4) 注意事项：质量不佳的除虫菊酯提取物中的杂质可能引起变态反应性皮炎。本品对眼及黏膜有刺激性，所以不能用其治疗睫毛的阴虱侵染。

（5）制剂：除虫菊酯胡椒基丁醚剂是含除虫菊酯 0.33%、胡椒基丁醚 4% 及石油馏出物（petroleum distillates）的凝胶，30g 包装；液剂含 0.17% 除虫菊酯，2% 胡椒基丁醚，以及石油馏出物，60ml 及 120ml 包装。

6. 硫黄（sulfur）

（1）药理作用：本品有杀菌（包括真菌）及杀疥虫的作用。硫黄本身并无此作用，而是与皮肤接触后转变为硫化氢与五硫黄酸（$H_2S_5O_6$）后显效。硫黄对皮肤有溶解角质作用。

（2）适应证：为治疗疥疮，以 6%（范围为 5% ～ 10%）硫黄的凡士林涂于患处。少数专家认为婴儿、幼儿及孕妇最好不用硫黄。

（3）用法：晚间用温水和肥皂清洗皮肤，待干后，涂以硫黄软膏，连涂 3 晚。过去的传统是 3 日不洗澡，最后 1 次涂药后 24 小时再洗浴。

（4）注意事项：硫黄软膏能污染衣物，气味也不佳，偶尔可造成刺激及皮炎。很少由于局部用硫黄而产生全身不良反应。

（5）制剂：一般的配方为 6% ～ 10% 的沉淀硫黄凡士林软膏。其主要用于杀灭危害人类健康或引起疾病的医学昆虫，包括疥螨、虱、蠕形螨等（表 62-6）。

表 62-6 常用外用杀虫剂

昆虫	杀虫剂
疥螨	5% ～ 10% 硫黄、2% ～ 5% 及 1% 三氯苯醚菊酯、25% 苯甲酸苄酯、1% 林丹（婴儿、孕妇和中枢神经系统疾病患者忌用）、10% 克罗米通
虱（体虱、头虱和阴虱）	50% 百部酊、25% 苯甲酸苄酯、1% 林丹（禁忌同前）、2% 苄氯菊酯、1% 三氯苯醚菊酯
蠕形螨	2% 甲硝唑、10% 硫黄、5% 过氧化苯甲酰

二、抗痤疮药

痤疮治疗的主要内容：减少皮脂排出，减轻毛囊潴留性角化过度，减少痤疮丙酸杆菌数量等。

三、外用维 A 酸类药物

（一）概述

1. 药理作用

（1）抗光老化：本品外用对由光老化和其他理化性外因（外因性老化）及内因性老化过程所致修复性皮肤损害有效，抗衰老或逆转皮肤老化萎缩，有各种市售抗衰老的"天然维 A 酸"制剂出售。这些药物大都含视黄基酯，特别是视黄基棕榈酸盐或维生素 A。这些产品是否能起到维 A 酸对皮肤的疗效值得质疑。少数大于 80 岁的老年人非暴露部位用 1% 维生素 A 治疗 7 日，成纤维细胞生长和皮肤胶原蛋白明显增加。研究认为，维 A 酸能逆转和部分阻止皮肤老化的萎缩。

（2）防晒、除皱、退斑：机制是促使细胞增生和表皮增厚，黑素细胞的数量减少和体积减小，真皮中血管扩张。纤细和一些不很粗大的皱纹消失，色素斑（日晒斑）变淡，以及血管舒张导致皮肤轻度红润。

2. 适应证 对角质异常性病变可有不同程度的疗效，如痤疮类、鱼鳞病类、银屑病类、感染性和其他炎症性病变，瘢痕疙瘩和肥厚性瘢痕；皮肤黏膜色素沉着；癌前和癌性病变等。

3. 临床应用

（1）阿达帕林/他扎罗汀：用于痤疮和光过敏性皮炎。两药外用治疗痤疮已获得美国 FDA 批准。

（2）银屑病/痤疮：他扎罗汀用于治疗银屑病、痤疮，特别是粉刺。在不同的抗痤疮治疗药物中，维 A 酸是最好的制剂。

（3）鱼尾纹和色素沉着：外用维 A 酸可改善其症状，且需几周的治疗。外用维 A 酸阻止光敏反应的分子基础现已证实，但临床应用的价值仍未研究。阿达帕林和他扎罗汀都可改善光损伤的临床症状。

通过对照研究发现，外用维 A 酸治疗背部炎症后色素沉着、光化性色素疾病、黑斑病有一定疗效，而且维 A 酸皮炎通常不导致炎症后色素沉着。

（4）鱼鳞病/寻常疣/传染性软疣：外用维 A 酸后能得到一定程度的改善。用其治疗银屑病出现刺激反应时应限制其使用。因此，本品可与类固醇激素并用。

（5）用药次数：部分患者的治疗可有局部皮肤刺激反应，如红斑和剥脱，特别是对光敏性皮肤的治疗。通过临床对照研究，0.025% 和 0.1% 的维 A 酸疗效一致，可每日使用 1 次或 2 次，外用维 A 酸次数依皮肤的反应而定。对于某些患者，可能每周只用 2 次，而另一些则每周 4 次。

4. 不良反应

（1）维 A 酸皮炎：即使正确使用维 A 酸，也可能有刺激性。开始可每晚用药 1 次或隔日用药，完全避免阳光及日光灯接触，有助于减轻刺激性。外用药 24 ～ 48 小时，皮肤即发红、干燥并开始脱皮，应暂停应用，待症状减轻再用。此现象也有在治疗第 1 个月的后期出现，随后消失。

（2）光敏感性：外用维 A 酸引起的红斑不小于 UVB 照射引起的最小红斑剂量。维 A 酸不增加晒斑反应，所以维 A 酸不是光毒性制剂。

（3）光致癌性：在光致癌的动物模型中，外用维 A 酸引起了皮肤癌。然而，人体没有任何证据。相反，外用维 A 酸表现出有抵抗 UV 诱导的癌前病变和恶化的效应。痣样基底细胞癌和着色样干皮病易发展为非黑素瘤的皮肤癌，而全身外用维 A 酸提供了有效的保护作用。维 A 酸抗癌基因活性的临床性观察也支持体外试验得到的数据，证实了维 A 酸治疗能上调朗格汉斯细胞的递呈抗原活性，并不伴随自身反应活性增加。这种维 A 酸效应会提高皮肤免疫系统对肿瘤抗原的反应。因此，人体外用维 A 酸不会致癌。

（4）致畸性及安全性：根据美国 FDA 分类本品属妊娠期用药 B 类，长期外用维 A 酸不存在潜在的致畸性。外用维 A 酸系统性吸收可忽略不计。每日使用 0.025% 维 A 酸制剂 2 次，超过身体表面积 40%，血液中内源性维 A 酸也不增加。虽然外用维 A 酸引起畸形的证据不足，但较早的资料表明维 A 酸包括阿达帕林不主张妊娠期使用或慎用，可能主要是考虑到口服异维 A 酸致畸所带来的法律问题，建议妊娠和哺乳期应避免使用（参考第六十章）。

（二）常用维 A 酸类外用药物

1. 维 A 酸（tretinoin）

（1）药理作用

1）诱导表皮增生：维 A 酸显著的药理活性之一是诱导表皮增生，使颗粒层和棘细胞层增厚，受作用的表皮细胞可见到 DNA 合成和有丝分裂指数增加。

2）促进表皮细胞分化：重要作用是在表皮细胞分化后期通过影响 Kl、K10 角蛋白酶解，影响丝聚蛋白原至丝聚蛋白过程及交联包膜形成促进表皮颗粒层细胞向角质层分化。

3）防止和消除粉刺：维 A 酸可显著抑制试验性粉刺生成，通过调节毛囊皮脂腺上皮角化异常过程去除角质栓，从而起到防止及消除粉刺皮损作用。

4）影响黑素生成：维 A 酸可影响黑素细胞生成黑素，对酪氨酸羟化酶、多巴氧化酶及二羟基吲哚氧化酶等三型催化酶活性都有抑制作用，从而降低黑素形成、减轻皮肤色素沉着。

5）修复损伤、抗炎：当皮肤发生生理性老化或受药物、紫外线辐射及创伤伤害时，维 A 酸可纠正或预防有害因素对真皮结缔组织生化成分及形态结构引起的异常，维 A 酸对白细胞趋化有抑制活性，从而起到抗炎作用。

（2）适应证：寻常痤疮、扁平疣、黏膜白斑、毛发红糠疹、毛囊角化病及银屑病的辅助治疗。

（3）用法：寻常痤疮，每晚 1 次，于睡前将药物轻轻涂于患处。银屑病、鱼鳞病等皮疹，位于遮盖部位的可每日 1 ～ 3 次或遵医嘱。用毕应洗手。

（4）注意事项

1）不良反应：外用维 A 酸可能会引起皮肤刺激症状，如灼感、红斑及脱屑，可能使皮损更明显，但同时表明药物正在起作用，而非病情加重。皮肤多半可适应及耐受，刺激现象可逐步消失。若刺激现象持续或加重，可在医师指导下间歇用药，或暂停用药。

2）禁忌与慎用：①妊娠期开始 3 个月内妇女禁用；②哺乳期妇女禁用，以免婴儿经口摄入本制剂；③对维 A 酸任何成分过敏者禁用；④眼部禁用；⑤因维 A 酸有引起严重刺激和脱屑的可能，开始可采取隔日用药或每 3 日用药 1 次的治疗方案，最好先采用浓度低的制剂，待耐受后再改用较高浓度的制剂；⑥儿童慎用。

3）应避日光：日光可加重维 A 酸对皮肤的刺激导致维 A 酸分解，动物实验提示维 A 酸可增强紫外线致癌能力，因此维 A 酸最宜在晚间及睡前应用，治疗过程应避免日晒，或采用遮光措施。

4）药物相互作用：与肥皂、清洁剂、含脱屑药制剂（如过氧苯甲酸、间苯二酚、水杨酸、硫黄）、含乙醇制剂（如剃须后搽洗剂）、异维A酸等共用，可加剧皮肤刺激或干燥作用。

（5）制剂：0.025%、0.1%维A酸乳膏，0.05%～0.1%乙醇溶液。

2. 维胺酯（viaminate） 是我国合成的维A酸类衍生物，治疗作用较维A酸弱，用于病情较轻或对维A酸不能耐受的患者。

（1）适应证：痤疮、光老化、角化性皮肤病、色素性皮肤病、脂溢性皮炎。

（2）用法：每日晚上用药1次，避免其光不稳定性。

（3）注意事项：不良反应与维A酸相同，妊娠妇女3个月内禁用，哺乳期妇女禁用，儿童慎用。

（4）制剂：0.3%凝胶剂。

3. 阿达帕林（adapalene） 属于第三代维A酸类药物，与第一代维A酸相比，阿达帕林是一种稳定的人工合成的维A酸衍生物，具有维A酸样的药理作用。阿达帕林对皮肤的刺激性小，不易引起红斑反应，药物的稳定性好，在皮肤的角质层蓄积较多，主要保留于毛囊及皮脂腺内，故有利于痤疮的治疗。

（1）药理作用：本品亲脂性强，多集中于毛囊，易溶于皮脂。人经皮渗透少，治疗时血中不能测出。阿达帕林主要与维A酸受体（RAR）β、RARγ结合，与RARα的结合力很弱。其在体外能抑制角质形成细胞的谷氨酰胺转化酶，对角化过程有抑制作用，并能调控细胞分化。动物实验发现阿达帕林有粉刺溶解作用，也有局部抗炎作用，抗炎活性可能与其干扰多形核白细胞的功能和干扰花生四烯酸的代谢有关。由于通过RAR介导其生物学作用而具有抗炎、抗增生和调节表皮细胞分化等作用。

（2）适应证：轻、中度寻常痤疮。除严重的囊肿性痤疮外，阿达帕林是治疗痤疮的首选药物。可单独用药、联合用药、维持治疗用药。

（3）用法：每日晚上涂药1次。阿达帕林凝胶对轻中度寻常痤疮有较好效果，临床研究发现它能使非炎性皮损减少69.6%～73.2%，炎症性皮损减少68%～72.1%，治愈率17.5%～22.2%，总

有效率75%～95%。一项研究发现，阿达帕林凝胶对粉刺的疗效与维A酸相同，但对炎性丘疹及脓疱的疗效优于后者。阿达帕林未发现致癌作用，局部外用剂量超过临床剂量50倍，亦无明显致畸作用。

（4）注意事项：动物实验发现口服或局部外用。局部可有红斑、干燥、脱屑及烧灼感，但比0.025%全反式维A酸霜轻。

（5）制剂：0.1%凝胶剂。0.1%阿达帕林凝胶患者耐受性最好。

4. 他扎罗汀（tazarotene，乙炔维A酸） 第三代维A酸类药物，可选择性地结合RAR，但不结合维A酸X受体（RXR），调节银屑病的3个病理特征。他扎罗汀体内代谢迅速，系统吸收有限，无组织蓄积，可单独或联合治疗银屑病、痤疮、鱼鳞病、Darier病等，不良反应少。

（1）药理作用：①抗增殖作用；②调节细胞分化；③抗炎作用。

（2）药代动力学：①系统吸收量有限，银屑病皮损在非封包条件下，其系统吸收量＜10%；②生物利用度低；③无组织蓄积作用；④体内代谢和清除迅速。

（3）适应证

1）银屑病：在银屑病的阶梯治疗方案中，他扎罗汀、糖皮质激素、卡泊三醇被作为局部治疗的一线药物。

研究证明，他扎罗汀对轻至中度斑块型银屑病有疗效，可迅速促进皮损消退，也适用于头、面部。Weinsteint等研究发现，他扎罗汀治疗银屑病有效率高，绝大多数患者用药后第1周见效，12周显峰效。0.1%凝胶生效比0.05%凝胶快，但停药后疗效持续时间短于后者，提示可先用高浓度以获速效，再用低浓度维持长效。他扎罗汀有部分治疗后效应，一些患者在停用后，疗效持续时间可达12周。他扎罗汀无皮肤萎缩，且耐受性更好。

2）痤疮：Shalita等对446例面部轻、中度寻常痤疮进行多中心、随机、双盲、对照研究，显示随访12周时0.05%、0.1%他扎罗汀凝胶均使非炎性皮损和总皮损数目显著减少；0.1%、0.05%凝胶和基质在第12周时有效率分别为68%、51%和40%。

3）鱼鳞病：Hofmant等观察12例鱼鳞病，

0.05% 他扎罗汀凝胶前 2 周 1 次 / 日外涂，后 2 周每周 3 次，随访 3 个月。结果 9 例有效（75%），其中 4 例显效（33%），4 例良好（33%）。他扎罗汀对大疱性鱼鳞病无效。停药后疗效持续时间可达 2 个月。

4）其他：如 Dafter 病、基底细胞癌、盘状红斑狼疮的治疗。

（4）用法

1）他扎罗汀外用：浓度为 0.05% 和 0.1%，剂型为凝胶。每晚 1 次涂抹。

2）联合疗法：主要用于银屑病治疗。①与糖皮质激素联合；②与光疗或光化学疗法联合；③与蒽林联合。

（5）注意事项：①每晚睡前使用，涂药面积不超过体表面积的 20%，用药后洗净双手；②不良反应在 2 ～ 4 周时发生率高，为轻至中度的皮肤刺激作用，如烧灼、瘙痒、刺痛和红斑；③孕妇禁用，育龄期妇女慎用。动物实验显示，他扎罗汀无致突变、致癌作用，外用无致畸作用，但大剂量口服可致畸。

（6）制剂：0.05%、0.1% 凝胶剂。

四、细胞毒性外用剂

（1）鬼臼毒素：常用于某些疣的治疗，如生殖器疣、寻常疣、扁平疣。

（2）氟尿嘧啶：用于扁平疣、日光性角化病、增殖型红斑、鲍恩病。

（3）氮芥：外用于红斑期和斑块期蕈样肉芽肿、组织细胞增生症。

五、遮光剂

（一）基本知识

遮光剂（sunsreen）依赖其吸收紫外线的性能，可减少强烈太阳光到达皮肤细胞的光照量，从而发挥防晒作用。

1. 紫外线对皮肤的损伤

（1）红斑反应：灼伤是迟发型红斑反应，一般 4 小时出现，8 ～ 24 小时达高峰。可能是角质形成细胞、内皮细胞、肥大细胞等在紫外线作用下，产生多种细胞因子，如白细胞介素、激肽、前列腺素、组胺、肿瘤坏死因子及各种水解酶等，导致皮肤毛细血管扩张，表现为肉眼可见的红斑。它与 DNA 损伤，特别与嘧啶二聚体的产生有关。

（2）色素沉着：可分为即刻型色素沉着（IPD）和迟发型色素沉着（DT）。UVB 是引起皮肤色素沉着的主要光谱。

（3）皮肤光老化：紫外线可使胶原纤维大量减少，弹性纤维变性，基质消失，代之以杂乱的微丝，真皮变薄、萎缩，导致皱纹、松垂及其他老化症状。起明显作用的是 UVA，UVA 还可协同 UVB 的光老化作用。

（4）皮肤光毒性反应和光变态反应：皮肤光毒性反应是皮肤接触或吸收的某些光感物质吸收紫外线光能量后，释放出能量造成细胞损伤所致，表现为皮肤灼热感或红斑、水肿等晒伤样症状。光变态反应则是经 UVA 或 UVB 照射后，光感物质发生某些化学变化成为半抗原，刺激机体产生体液或细胞免疫反应。

（5）皮肤肿瘤：UVB 照射的累积量是皮肤基底细胞癌和鳞状细胞癌发病的重要因素。UVA 照射的累积量是黑素瘤发病的危险因素。UVB 通过改变 DNA 结构直接激活癌基因，UVA 可通过氧化作用生成过氧化物造成继发性 DNA 损伤激活癌基因。

2. 紫外线防护　我国人群的皮肤类型多数属于 IV 型（表 62-7），对紫外线照射中度敏感，其特点是易晒黑，不易晒伤。紫外线防护主要采用屏蔽防护形式，美国皮肤病学会和疾病控制中心提出以下 6 项建议：①限时日晒（尤其是上午 10：00 至下午 4：00）；②穿防护衣，戴太阳镜；③使用遮光剂［防晒指数（SPF）≥ 15］，包括防晒唇膏；④避免使用人工晒黑设施；⑤ < 6 个月的婴儿使用物理方法防晒，不用遮光剂；⑥实践影子规则，若影子 < 身高，说明光线强烈，需遮光。

表 62-7 依日光敏感性划分的皮肤类型

皮肤类型	紫外线照射敏感性	日晒伤和晒黑史	未裸露臀部肤色	为防晒伤而建议的 SPF
I	极敏感	一向极易晒伤,从未晒黑	白色	15
II	极敏感	一向极易晒伤	白色	15
III	敏感	中度晒伤,逐渐而均匀晒黑(至呈淡褐色)	白色	$10 \sim 15^2$
IV	中度敏感	轻微晒伤,一向能充分晒黑(至呈中度褐色)	白或淡褐色	$6 \sim 10^2$
V	轻微敏感	很少晒伤,广泛性晒黑(至呈暗褐色)	褐色	$4 \sim 6^2$
VI	不敏感	从未晒伤,着色深重(至呈黑色)	巧克力色、褐色或黑色	无须

3. 遮光剂 是一类含有吸收或遮挡紫外线辐射活性成分的特殊个人护理产品。

局部应用能吸收紫外线或阻止光线穿透而有遮光、防晒作用,主要用于光敏性皮炎及相关疾病,如多形性日光疹、红斑狼疮、光毒性药疹、日光性荨麻疹、夏令水疱病和卟啉病。长期应用可预防光老化、色素沉着和皮肤癌。遮光剂可分为两类(表 62-8)。

表 62-8 常见遮光剂成分

	成分	最大量占比(%)	UVB 保护	UVA 保护
化学遮光剂	阿伏苯宗	3	否	是
	肉桂酸	7.5	是	否
	苯酚	6	否	是
	对氨基苯甲酸	15	是	否
	对氨基苯甲酸二甲基辛酯	8	是	否
	水杨酸酯	5	是	否
物理遮光剂	二氧化钛	25	是	是
	氧化锌	25	是	是

(1)物理性遮光剂:短波、长波紫外线均能阻挡,效果确实,适于军人和登山运动员应用,常用的有二氧化钛、氧化锌和炉甘石。其对人体某些特定部位,如鼻、颊、肩的防护尤为有效,但由于颜色和具磨损性,故从美容角度仍难以接受。

(2)化学遮光剂:只能吸收长波和部分中波紫外线,并有潜在的致敏性,但美容上容易接受,常用的有对氨基苯甲酸、鞣酸、水杨酸苯酯、水杨酸甲酯、水杨酸苯甲酯、肉桂酸、喹啉,目前最新的有阿伏苯宗(avobenzone)。

化学遮光剂现皆标有 SPF,通常为 $2 \sim 30$ 及以上。此系数是指通过遮光剂产生最小红斑量(MED)所需紫外线能量与未用遮光剂产生同样反应所需能量之比。SPF 试验系以 UVB 为准,未用 UVA 照射。按 SPF 将制品分为五类:SPF $2 \sim 4$,对日晒伤有轻微防护作用,能晒黑;SPF $4 \sim 6$,对日晒伤有中度防护作用,能晒黑;SPF $6 \sim 18$,对日晒伤防护作用好,晒黑程度有限;SPF $8 \sim 15$,对日晒伤有高度防护作用,晒黑程度有限;SPF > 15,对日晒伤防护作用最强,不会晒黑。室内工作人群适用 SPF $12 \sim 15$,对光敏感皮肤人群,建议 SPF $15 \sim 20$;在户外、沙滩时,建议 SPF $30 \sim 50$。

(3)遮光剂的选择:遮光剂最适于 I、II、III 型皮肤,但 IV、V 型皮肤的人,在防止急性和慢性皮肤损害方面可获良效。化学遮光剂 SPF 的选择亦至关重要。婴幼儿防护尤为重要,应选用 SPF 15 的遮光剂或物理阻光剂。患有某些光敏性疾病的人可能需视病情轻重,选择一种遮光剂和(或)阻光剂(物理遮光剂)。这类疾病常见的有着色性干皮病、红细胞生成卟啉病、系统性红斑狼疮、泛发性白癜风、多形性日光疹及日光性荨麻疹和口服补骨脂素后进行光疗的人。

服用某些药物〔如噻嗪类、吩噻嗪类、维A酸类（口服或外用）、磺胺类、磺酰脲类、地美环素（demeclocycline）〕后曾发生光毒性（急性）或光敏性（迟发型超敏反应）反应的人，遮光剂疗效较差。人体某些部位（如面、鼻、颈、唇、耳轮、头皮无发区）可能以选用阻光剂为宜。

（4）遮光剂使用方法：①外出暴露于阳光前，在暴露部位大量使用遮光剂15～30分钟；②日晒开始后，在暴露部位重复使用遮光剂15～30分钟；③每隔2～3小时重复使用一次可获得更好的保护；④做完一些可能擦掉遮光剂的激烈运动，如游泳、用毛巾擦拭、流汗过多及摩擦，很有必要继续重复使用遮光剂。

（5）遮光剂防癌效果的评价：已证实，遮光剂可防止日光性角化病进一步发展为皮肤鳞状细胞癌，人们期望通过减少皮肤的太阳紫外线暴露预防皮肤癌。而现有的人类证据很少支持这一倡议。但实验动物中有充分证据表明，遮光剂有防癌作用。

（二）常用遮光剂

1. 对氨基苯甲酸（para-aminobenzoic acid，PABA，对氨安息香酸）

（1）药理作用：本品稍溶于冷水，易溶于沸水和乙醇，能吸收中波紫外线（UVB 280～320nm）。其主要优点是能透过角质层和作用持久，通过对PABA酯类衍生物的研究，筛选出Padimate O，该化合物对衣服不着色，很少发生接触性皮炎，而且制剂的相容性特别好，它是目前美国市场上销量最大的化学遮光剂。外涂于皮肤后能与角质层结合或被吸收，不易洗去。已有许多PABA衍生物用于临床。

（2）适应证：其用于防治光感性皮肤病、红斑狼疮等。

（3）用法：外用，每日2次或提前2小时涂布，能维持效果24～48小时。

（4）制剂：软膏剂、洗剂、凝胶剂、酊剂，5%～10%。

2. 二氧化钛（titanium dioxide）

（1）药理作用：本品能反射紫外线，此外尚有收敛、止痒作用。

（2）适应证：预防晒斑、日光性皮炎、日光性湿疹、瘙痒症、红斑狼疮等。

（3）用法：外用，每日2次。暴露于日光或紫外线前涂搽效果更好。

（4）制剂：5%乳剂、软膏剂。常量中加5%二氧化钛作用更好。

3. 水杨酸苯酯（phenylis salicylate，萨罗，salol）

（1）药理作用：本品不溶于水，溶于乙醇，可吸收中波紫外线，尚有消毒、抗菌作用。

（2）适应证：本品用于光感性皮肤病、红斑狼疮等。

（3）用法：外用，每日2次。暴露于日光或紫外线前涂搽效果更好。

（4）制剂：10%～20%乳剂、软膏剂。

4. 吲哚美辛（indomethacin，消炎痛，inteben，indocin）

（1）药理作用：本品为非甾体抗炎药，通过抑制环氧合酶减少前列腺素合成。而后者是晒斑的重要介质，研究证实吲哚美辛能防止中波紫外线（290～320nm）引起的红斑，并减轻局部发热、疼痛，疗效优于糖皮质激素霜。

（2）适应证：治疗日晒伤及光感性皮肤病。

（3）用法：外用，每日2次。

（4）制剂：2.5%溶液剂。作用可维持24小时。

5. 苯酚酮（benzophenones）　包括羟苯甲酮、二羟苯甲酮及舒利苯酮。

（1）药理作用：这些化合物吸收紫外线的波谱更宽（250～360nm），但其吸收引起红斑的UVB段的效果不如对氨基苯甲酸。二苯甲烷类化合物吸收UVA所有320～400nm长波紫外线，最大吸收在360nm。

（2）适应证：UVA紫外线敏感的患者，有多形性日光疹、皮肤型红斑狼疮和药物引发的光敏反应患者，对这些患者用含丁基甲氧基二苯酰甲烷（butly-methoxydibenzoylmethane）的遮光剂（防护UVA）可提供优越的光保护作用。

6. 肉桂酸酯类　能选择性吸收UVB，2-乙基己基对甲氧基肉桂酸酯为欧洲最常用的肉桂酸酯，一般浓度为2%～2.5%。

六、脱色美白剂

（一）概述

脱色美白剂（depigmenting agents）能够脱色美白效果的成分相当多，根据其作用机制不同可分为以下几类。

1. 抑制酪氨酸酶　现有的产品中，如对苯二酚、4-*N*- 间苯二酚丁酯（butylresorcino）、甲氧基苯酚、曲酸（kojic acid）、没食子酸、桑椹萃取物及熊果素（又称捕黑素）都能抑制酪氨酸酶。

2. 减少酪氨酸酶合成　包括 biomein、胎盘素、维 A 酸和壬二酸（杜鹃花酸）等有减少酪氨酸酶合成的作用。

3. 抑制酪氨酸酶转运　如葡糖胺、半乳糖胺、甘露糖胺和衣霉素等，该类物质可抑制酪氨酸酶糖化，使酪氨酸酶无法从内质网运送到黑素小体内。

4. 促进酪氨酸酶分解　如亚麻油酸及次亚麻油酸等具有促进酪氨酸酶分解的能力。

5. 直接还原黑素　维生素 C 能将黑素还原而淡化色斑，但因经还原的黑素仍可能再次氧化，因此必须长期维持足够的浓度才能有效。维生素 C 可通过其抗氧化作用抑制黑素产生。

维生素 C 为水溶性，不易渗透皮肤角质层，且本身易氧化，不稳定。所以化妆品通常会结合金属如钠、钙以维持其稳定性，或应用维生素 C 衍生物形式。维生素 C 衍生物常见有水溶性的磷酸镁盐及维生素 C 配糖体等。维生素 C 衍生物在被皮肤吸收后，仍然需要经过表皮内酶的转换，释放出活性维生素 C，发挥美白作用。

6. 其他　影响黑素小体由黑素细胞进入角质细胞的过程是美白的最重要进步。菸碱醯胺和黄豆萃取物能够抑制黑素小体由黑素细胞向角质细胞转运。

（二）常用脱色剂

1. 氢醌（hydroquinone）

（1）药理作用：因本品能抑制黑素细胞中酪氨酸酶，从而抑制黑素合成，减少黑素颗粒形成和黑素细胞生长。

（2）适应证：局部用于各种局限性病变如雀斑、雀斑样痣、炎症后着色及妊娠或口服避孕药所致黄褐斑等，可使皮肤色素沉着减轻，但其过程常甚慢。

（3）用法：局部应用。成人和 12 岁以上儿童，患区外用，每日 2 次，共 6 ~ 8 周。治疗黄褐斑需时更久。患区白天应防日晒，如难以做到，可用遮光剂，以防再次色素沉着。

3% ~ 4% 氢醌与 0.01% ~ 0.05% 维 A 酸合用，效果最佳。阳光可使病损变黑，干扰氢醌的脱色作用，故白天应定期使用 SPF 15 遮光剂。有些 2% 氢醌的非处方制剂中即配有遮光剂，以便使用。

特别顽固的病例，可用氢醌（2%）加维 A 酸（0.05% ~ 0.1%）制成亲水软膏，或以等份乙醇与丙二醇配制，每日 2 次，共 6 ~ 12 周。

（4）注意事项：持续应用高浓度氢醌，可致褐黄病（ochronosis）。应用 2% 及 5% 浓度氢醌，分别有 8% 和 32% 患者感局部刺痛或烧灼感，以后出现红斑和炎症。局部应用氢化可的松，可使炎症减轻。发炎剧烈可引起明显色素沉着。

变应性接触性皮炎的发生远少于刺激性接触性皮炎，药厂能提供浓度 1% 的氢醌凡士林膏，可进行斑贴试验。注意勿与眼接触。

（5）制剂：2% ~ 4% 乳膏。

2. 壬二酸（azelaic acid）　是一种饱和直链二羟酸。

（1）药理作用：本品能抑制酪氨酸酶，对功能亢进的黑素细胞有直接抑制作用和细胞毒性作用，此外尚有杀菌作用。壬二酸还有抗痤疮丙酸杆菌活性和体外抑制睾酮转化为二氢睾酮的作用。

（2）适应证：外用治疗黄褐斑、黑变病、痤疮、酒渣鼻、脂溢性皮炎。

（3）用法：外用。

（4）制剂：10% ~ 20% 乳剂，每日 2 ~ 3 次。

3. 过氧化氢溶液

（1）药理作用：本品为强氧化剂，可形成氧化能力很强的自由羟基，有脱色、抑菌、杀菌、防腐、除臭等作用。

（2）适应证：1% ~ 3% 溶液用于黄褐斑，3% ~ 6% 溶液作为消毒防腐剂。

（3）用法：每日 2 次。

（4）制剂：1% ~ 6% 溶液剂。

七、抗头屑 - 抗脂溢剂

头屑常见于表皮细胞更新速率处于正常变异上限的人群。脱屑过多，一般皆未见炎症、病理改变及表皮过度增生，皮脂动态亦无异常。

1. 糖皮质激素　可使有丝分裂活动和表皮细胞增生减少。

2. 酮康唑（ketoconazole）　是治疗严重脂溢性皮炎的有效抗真菌咪唑，约 80% 病例获得良好或卓越效果。由于酮康唑对银屑病亦有一定疗效，而其他咪唑类药物则否，故对细胞生长可能尚有抑制作用。

制剂：2% 酮康唑洗发剂。

3. 二氯羟嗪（chloroxine，capitrol）　可用于头屑及轻至中度脂溢的治疗。作为洗发剂局部应用时，本品对葡萄球菌和糠秕孢子菌属有抗菌和抗真菌作用。急性（渗出性）损害，不可应用本品。每日以洗发剂处理眼睑和睫毛，治疗脂溢性睑炎，常能收效。

4. 二硫化硒（selenium sulfide）

（1）药理作用：本品有轻微抗真菌作用。据报道本品的抗头屑和抗脂溢作用缘于细胞生长抑制作用，但与其抗真菌作用可能亦有关。

（2）适应证：二硫化硒对断发毛癣菌有杀孢子作用，以本品洗发剂每周 2 次洗头，是口服灰黄霉素治疗的有效辅助。此外，本品还可用于花斑癣的治疗。

（3）注意事项：本品用于正常皮肤和头发时，毒性反应甚微或无，但严重皮炎性损害时不应大面积使用，因本品或配方中去垢剂皆可有刺激性。结膜接触本品有刺激性。

（4）制剂：用于脂溢性皮炎和头屑时，本品为洗发剂揉洗或涂搽，5 ～ 10 分钟后，再彻底冲净。开始每周需用药 2 次，但待病情控制后，可用 1%（非处方药）和 2.5% 二硫化硒洗剂（香波、洗发剂）。

5. 水杨酸（salicylic acid）

（1）药理作用：本品有抗真菌、止痒、溶解角质等作用，常与苯甲酸等配成外用制剂，治疗多种慢性皮肤病。

（2）适应证：本品浓度为 0.5% ～ 2%，治疗痤疮安全有效。3% ～ 6% 软膏，可用于头屑、脂溢性皮炎和银屑病。此浓度水杨酸如以凝胶配制，并加丙二醇 60% 封闭性敷裹治疗鱼鳞病，尤为有效，但可有刺激性。

（3）注意事项：本品吸收迅速，但由尿中排出则甚徐缓，故不应大面积使用，浓度不可过高，亦不宜对肢体长期应用，特别是糖尿病患者、婴幼儿及末梢血管病者，否则可能发生急性炎症、溃疡形成甚至死亡。

（4）制剂：3% ～ 10% 乙醇溶液、搽头水、足癣水、痱子粉、5% ～ 10% 水杨酸膏等。

6. 吡硫鎓锌（zinc pyrithione）

（1）药理作用：本品含有吡硫，具有抗角质增生，广谱抗菌活性，而鎓锌具有抗光活性，对头屑和脂溢性皮炎有疗效。1964 年被美国 FDA 批准使用。

（2）适应证：吡硫鎓锌洗发剂是广泛应用的非处方制剂，治疗头皮脂溢性皮炎、花斑癣及银屑病有效，与糠酸莫米松有同样或更好疗效。

（3）用法：用于头屑和脂溢性皮炎时，本品洗发剂 1 ～ 2 匙，以足够水分产生泡沫，在头皮或其他患区保留一定时间（最长 5 分钟）后，彻底冲洗去净，以后反复如此。很多患者每周 1 ～ 2 次，即可使头屑得到控制。

（4）注意事项：注意勿与结膜接触。有报道可长期使用。如用于银屑病，可出现糖皮质激素样不良反应，如萎缩、毛囊炎，停药有反跳。

（5）制剂：1% ～ 2% 洗剂，香波气雾剂、霜剂。

八、抗银屑病外用制剂

1. 蒽林 / 地蒽酚（anthralin，dithranol）

（1）药理作用：本品可使表皮细胞合成 DNA 及表皮增生的有丝分裂活性降低，使中度银屑病患者的增生及角化速率恢复正常。治疗慢性斑块型银屑病最有效。但由于本品的刺激性，故其应用颇受限制。

与常规 8 小时（过夜）或 24 小时的 Ingram 疗法比较，本品高浓度短接触疗法适用于门诊及日间治疗的患者，着色和刺激性都较小。

（2）适应证：银屑病。

（3）用法：以 0.1% 浓度开始治疗，按 0.25%、0.5% 或 1% 逐渐增加，间隔至少 3 ～ 4 日。本品有两种用法，即常规过夜和短接触疗法，前者即就寝时应用乳剂或软膏，保留 8 ～ 12 小时（过夜）。

改良短接触疗法是以 0.1% 蒽林乳剂或软膏开始治疗，用药后保留 30 分钟，即以肥皂和温水洗去。必要时每隔 3 日提高浓度 1 次，如无烧灼或刺激感，可用至 1% 制剂，保留 30 分钟。如需用更高浓度（如 3%），必须新鲜配制。毛发区另用特殊配制的乳剂。对于跖部肥厚损害，可在蒽林软膏中加入水杨酸，以增强角质溶解作用。

（4）注意事项：尚未发现本品由皮肤明显吸收。刺激性常有，体褶处（如腹股沟和腋窝）及浓度超逾 0.1% 时尤甚。邻近正常皮肤可能出现大量红斑，必须减少用药次数。过敏反应罕有。本品还有着色和刺激作用（地蒽酚可使编织物永久着色，头发和皮肤暂时着色）。本品入眼可致结膜炎。

蒽林只可用于静止或慢性银屑病斑，不可用于新出皮疹及炎症显著区，面部及擦烂区必须慎用。肾功能障碍者可能禁忌，因皮肤吸收可能引起肾脏中毒，但以本品糊剂和软膏所做短期毒理研究则证明，浓度用至 0.4%，肝、肾功能亦未受累。

（5）制剂：0.1%、0.25%、0.5% 和 1% 凡士林软膏，每支 42.5g。0.1%、0.25%、0.5% 及 1% 蒽林乳剂。

2. 糖皮质激素　见上文。

3. 喜树碱　是从珙桐科乔木喜树（camptotheca acuminata decne）的根皮、果实提取的生物碱。喜树碱对多种恶性肿瘤具有疗效，其分子结构中的内酯环为抗癌的主要活性物质。

（1）药理作用：本品能使 DNA 降解、碎裂，或使 DNA 变性。亦有学者认为本品可抑制 DNA 聚合酶，阻止 DNA 合成。本药能抑制表皮增生使银屑病皮损趋于消退，并能改变表皮的角化形式，从不全角化转化为有颗粒层的完全角化而起到治疗作用。

（2）适应证：银屑病。

（3）用法：治疗银屑病多采用局部外用而不系统给药。

（4）注意事项：因外用后易产生局部炎症和色素沉着，有学者建议加用苯海拉明和维生素 C，以减轻局部反应。

综合国内局部外用资料共 226 例，其中临床痊愈 79 例（占 34.96%），显效 64 例（占 28.32%），有效 44 例（占 19.47%），无效 39 例（占 17.26%）。1/3 以上病例临床痊愈。以点滴状疗效较佳。痊愈后可复发，复发时间为 20 日至 3 年，再次用喜树碱局部治疗仍有效。

（5）制剂：取喜树干燥果实 100g，加二甲基亚砜 250ml 及 75% 乙醇 750ml，浸泡 3 日后，滤去药渣备用。

4. 焦油类　焦油类常用的有煤焦油、松馏油、糠馏油和黑豆馏油等，浓度一般为 5% ～ 10%。目前其仍被认为是治疗本病的良好药物。

（1）药理作用

1）抗有丝分裂作用：煤焦油抑制银屑病皮损的能力与抑制有丝分裂和 DNA 合成之间有相互关系。

2）光动力作用：煤焦油含有氮蒽类化合物，能增加皮肤对 UVA 和日光的敏感性，所以煤焦油常与紫外线合并应用，以治疗顽固的银屑病。

（2）用法：外用，每日 2 ～ 3 次。

（3）注意事项

1）除有污染衣着和臭味的缺点外，尚有原发性刺激、毛囊炎、焦油痤疮及变应性反应等。

2）虽然职业性接触和动物实验已明显证实煤焦油的致癌性，但治疗用的煤焦油制剂能否致癌各专家意见不一。

因临床应用而激发肿瘤者十分少见，可能与目前医院中采用的煤焦油制剂的浓度比职业性接触和动物实验的浓度要低得多有关。故目前一般认为煤焦油制剂局部外用还是比较安全的。

（4）制剂：焦油软膏、焦油乙醇溶液、焦油凝胶、焦油浴。

一般配成 5% ～ 10% 焦油软膏、溶液，如 5% ～ 10% 黑豆馏油、3% ～ 5% 糠馏油糊剂。

5. 卡泊三醇（calcipotriol）　卡泊三醇是人工合成的维生素 D_3 衍生物，它与维生素 D_3 一样能调节细胞生长，但对钙代谢的影响不大，使用安全。

（1）药理作用：其影响角质形成细胞 DNA 合成，能明显抑制细胞增殖，刺激细胞分化，使细胞数目减少，并增加角化细胞及角质层内使蛋白交联的酶的活性，尚可减少 IL-6 含量及分布，减少表皮内活化的 T 淋巴细胞数量。

（2）适应证：寻常性银屑病（特别是斑块型）、毛发红糠疹、表皮松解性角化过度症。

（3）用法：①适用于轻中度寻常性银屑病；②局部外用，涂于患处，每日2次，每周不要超过100g，儿童酌减；③面部，皱褶处慎用，以免刺激皮肤；④急性期患者也不宜使用，因药物局部刺激可使皮损扩大；⑤涂药后应小心洗去手上残留的药物；⑥联合用药，与UVB或PUVA联合应用可增加疗效，减少紫外线照射量，降低皮肤癌的危险，与MTX、依曲替酸或环孢素联合应用治疗严重银屑病有良效。

外用，每日2次，每日不超过100g，起效后减量维持。

（4）注意事项：①不良反应有红斑、浸渍、脱屑；②搽药处出现局部刺激，红斑和轻微刺痛感，报道其发生率为2.7%；③每周用量超过100g时可能导致血清钙升高，但停药后即可恢复正常；④虽然在动物实验中未发现本药有致畸胎作用，孕妇仍不宜使用本品。

（5）制剂：卡泊三醇软膏，商品名为达力士（daivonex），每支15g或30g，含卡泊三醇50μg/g。

6. 吡硫鎓锌　见上文。

7. 他卡西醇（tacalcitol）/马沙骨化醇（maxacalcitol）　无卡泊三醇对面部的刺激作用。他卡西醇可以同维生素D受体结合并且有治疗作用。这种类似物在1, 25(OH)$_2$D$_3$类似剂量时可导致高钙血症，表明其在钙代谢方面不如卡泊三醇敏感。其通过影响表皮角质细胞抑制趋化因子产生而发挥免疫调节作用。马沙骨化醇比骨化三醇抗角质细胞增殖作用强10倍，同卡泊三醇和他卡西醇相比，在诱导分化方面作用类似。而且，马沙骨化醇同卡泊三醇相比，其血钙浓度低60倍。

8. 其他　①水杨酸：常用5%～10%软膏或乙醇溶液，由于有刺激性和毒性，广泛应用时浓度宜低。②外用维A酸类药物。③芥子气软膏：20世纪60年代盛行浓度为1：（1万～2万），宜从低浓度开始选用。显效比较快，一般在1周后皮损消退，但复发也快，多次重复后可使皮肤损害变得顽固，缓解期缩短。大面积应用能被吸收引起肾脏损害。局部反应占16%～25%，常有红斑、水疱、毛囊炎、疖等，严重的可产生

红皮病。④矿泉浴：碳酸泉浴及硫化氢泉浴对本病均有良效。

九、促毛发生长药

米诺地尔（minoxidil）：

1. 药理作用　本品可使皮肤血流量增多，增加幅度与剂量相关。雄激素性脱发时，本品可使毫毛转变为终毛，估计是在生长初期促使毫毛毛囊增大、更新所致。雄激素性脱发中，年龄较轻、脱发较少（Hamilton-Norwood分级Ⅱ～Ⅳ级）、历时较短（<5年）者，收效最佳；年龄较大、脱发5年以上、额颞区和顶区皆因无发而几近融为一体（Hamilton-Norwood分级Ⅴ～Ⅶ级）者，大多难以收效。斑秃患者的有效率为0～33%，头皮受累面积<50%、历时<2年、既往从未做过治疗者，最可能收效。而普秃和全秃病例，预后则很差。米诺地尔局部应用一旦停止，疗效亦随之结束，故应坚持终身治疗。一般至少须连续治疗4个月，才可能出现毛发增长，而要达成美容性效果，可能需治疗1年。1年治疗才能确认无效而停药。

2. 适应证　本品为强烈的直接扩血管剂，口服可治疗高血压。本品有毛发增生作用，少数遗传性雄激素性脱发（男性型脱发），可获改善。现知其只对累及顶部的雄激素性脱发有效，而对累及额部的脱发无效。对斑秃、全秃和普秃收效如何尚待确认。这3种脱发被认为与自体免疫有关，糖皮质激素、地蒽酚、光化学治疗及试用性免疫刺激剂异丙肌苷（isoprinosine）等，可能有一定疗效。

用法：局部应用，成人头皮整个患区可以涂布本品溶液，每日2次（患区须干燥）。每日总量以2ml为限。

3. 注意事项　可有过敏性接触性皮炎和毛囊炎，在尿中出现的仅所给予剂量的1.6%～3.9%，估计吸收亦微不足道。美国FDA强调不要以口服片剂配制供局部外用的制剂。美国FDA妊娠期用药分类将外用米诺地尔归为C类药物。

4. 制剂　以乙醇（60%）、丙二醇和水配制的2%溶液，每支60ml，以计量喷雾器（膨胀喷雾器）或摩擦用药器给药。

十、外用免疫调节剂

（一）外用钙调神经磷酸酶抑制剂

他克莫司（tacrolimus）和吡美莫司（pimecrolimus）分别被批准应用于治疗中重度及轻中度过敏性皮炎。它们还能有效治疗一些激素依赖性皮炎。

推荐作为轻中度（吡美莫司乳膏）或中重度（他克莫司软膏）成人和儿童特应性皮炎的短期和长期间断治疗的二线用药。

1. 他克莫司（FK506，tacrolimus）　美国已批准用于特应性皮炎。他克莫司是一种具有大环内酯结构、强免疫调节活性和抗炎活性的钙调磷酸酶抑制剂。

（1）局部治疗

1）特应性皮炎：有报道两种浓度的他克莫司治疗特应性皮炎的疗效无明显区别。对于成人中重度特应性皮炎，他克莫司软膏比吡美莫司霜效果更好。0.03% 他克莫司软膏可应用于 2～15 岁儿童及成人；0.1% 他克莫司软膏只应用于成人。

2）扁平苔藓：Vente 等报道用 0.1% 他克莫司亲水性的凡士林软膏治疗 6 例糜烂型黏膜扁平苔藓，每日 2 次，疗程 4 周。发现 3 例疼痛和烧灼感消失迅速，且活动性皮损全部被清除；而另外 3 例在延长治疗时间后，也出现痊愈或症状的进一步改善。

3）皮质类固醇引起的酒渣鼻：Goldman 用 0.075% 他克莫司软膏局部应用每日 2 次治疗酒渣鼻，疗程为 7～10 日，所有 3 例在疗程内触痛、红斑、瘙痒全部消失。

4）坏疽性脓皮病：有报道 1 例 32 岁的女性患者外用 0.5% 他克莫司洗剂 12 周后，获得疗效。据报道 0.1% 他克莫司软膏外用，也成功地治疗了 1 例多发性坏疽性脓皮病。

5）银屑病：Zonneveld 等在他克莫司局部治疗慢性斑块型银屑病的研究中未发现其明显的效果。间擦皱褶部位的银屑病患者用 0.1% 他克莫司，有明显的改善。

6）白癜风：用 0.1% 他克莫司软膏每日 2 次对 15 例患者（包括 5 例成年人）进行了为期 9 个月的治疗。结果 13 例患者色素完全再生，1 例出现 50%～70% 的色素再生，9 例出现 0～25% 的色素再生。疗效一般在治疗 6～8 周时出现。

7）慢性皮肤型移植物抗宿主病：Choi 等用 1% 他克莫司软膏治疗对糖皮质激素系统治疗抵抗的该病患者取得显著效果，使 18 例患者中的 13 例（72%）瘙痒和（或）红斑程度减轻，并且起效迅速，在数小时到几天内就起效。

8）结节病：有报道 1 例 65 岁的面部结节病老年妇女，对局部或系统糖皮质激素治疗抵抗，而用他克莫司软膏有效。

（2）用法：每日 1～2 次外涂。

（3）注意事项：30%～40% 的患者有强烈的皮肤烧灼感和瘙痒。免疫抑制也给皮肤癌、淋巴瘤的易感性带来理论风险，但直到现在并无发生率增加的证据。

美国 FDA 告诫：他克莫司和吡美莫司有潜在致癌危险，这种担心来自动物实验，可能需要 10 年的临床研究验证其是否有致癌作用。

美国皮肤病学会于 2006 年 1 月 19 日发表声明，不同意美国 FDA 对吡美莫司和他克莫司说明书添加有致癌危险的黑框警告。

（4）剂型：0.1%～0.3% 软膏。

2. 吡美莫司（ASM981，pimecrolimus）　比他克莫司更具亲脂性，故与皮肤有高度亲和力。

（1）药理作用：吡美莫司与他克莫司有很多相似结构，并且和同一结合蛋白反应会抑制活化 T 细胞核因子的神经贮钙蛋白的活性。

适应证基本同他克莫司。

1）皮肤：银屑病（尤其屈部）、瘀滞性皮炎、口唇皮炎、大疱性疾病、皮肤红斑狼疮、斑秃、白癜风、头皮炎症性疾病、各种各样的湿疹、化脓性汗腺炎。

2）黏膜：阿弗他口腔溃疡、扁平苔藓、天疱疮、类天疱疮、季节性皮肤黏膜病、皮肤角化不良、肛周瘙痒症、外阴阴道炎症。

（2）用法：每日使用 2 次。现有的资料表明药物的亲脂性能提高药物对皮肤的局部疗效和降低药物的清除率。

（3）注意事项：临床试验包含了出生 3 个月的婴儿。成年人或儿童，延长治疗至 1 年没有发现明显的不良反应。美国 FDA 警告其致癌危险性参阅他莫克司。

（4）剂型：1% 吡美莫司软膏。

（二）外用免疫调节剂

动物的研究实验揭示，咪喹莫特（imiquimod，IM），既有抗病毒作用，又有抗肿瘤效应。咪喹莫特是唯一能增强获得性免疫和天然免疫功能的药物。

1. 药理作用　抗病毒和抗肿瘤功能并不是直接的，而是通过诱导机体产生诸如 IFN-α 之类的细胞因子而发挥作用。咪喹莫特可刺激细胞因子表达。增强机体对 HPV 感染的免疫反应，抑制 HPV 复制，最终清除病毒感染。

2. 适应证　①尖锐湿疣；②传染性软疣；③基底细胞癌；④鲍恩病；⑤单纯性疱疹；⑥寻常疣和扁平疣；⑦婴儿血管瘤；⑧光线性角化病；⑨皮肤肿瘤；⑩瘢痕疙瘩。

3. 用法　外涂，每日 2 次。

4. 注意事项

（1）局部毒性：外用部位主要引起轻、中度刺激，最常见的是红斑、糜烂、水肿、剥脱和鳞屑等。此外，还可发生瘙痒、灼热感和触痛等主观症状。

（2）全身毒性：1%～5% 的患者可能有疲劳、发热、流感样症状、头痛、腹泻和肌痛等。

（3）对生殖器官的毒性：外用咪喹莫特被认为是妊娠 B 类药物。

（4）妇女与儿童：局部应用咪喹莫特在哺乳期妇女的乳汁中是否有分泌仍不清楚。尚无针对年龄小于 18 岁儿童的系统研究。

5. 剂型　5% 软膏。

（吴玉才　马萍萍　叶巧园）

第四篇

皮肤科治疗技术

第六十三章
活血化瘀在皮肤科的应用

第一节　活血化瘀基本知识

"血瘀证与活血化瘀研究"获得 2003 年度国家科技进步奖一等奖，这是中医药学界自 1984 年国家始颁科技进步奖以来，第一次获此殊荣。本项目研究了血瘀证的科学内涵、活血化瘀疗效机制，为心脑血管病以活血化瘀为主治疗和向其他学科辐射奠定了理论基础。经过长期的研究和临床实践，活血化瘀在皮肤科治疗学中同样有广泛的应用和研究。

一、瘀血学说的概念

1. 祖国医学定义　瘀血在中医中的含义是某种或某些原因导致血液停滞或瘀结不散的病理变化，既是某些病因（如外伤、寒邪、湿邪等）导致的病理结果，又是进一步引起许多疾病的原因。所以瘀血既是一种病理产物，又是一个致病因素。

2. 现代医学概念　瘀血学说可能包括以下几方面：①血液循环障碍，主要是静脉血液循环，尤其是微循环障碍所造成的缺血、瘀血、出血、血栓、水肿等。②炎症所致组织渗出、变性、坏死、萎缩、增生等。③代谢障碍所引起的组织病理反应。④组织无限制增生或细胞分化不良。⑤血液

流变性及血液本身成分的异常，血液处于浓、黏、聚的状态，红细胞及血小板易于聚集，形成血栓。

3. 中医瘀证新启示　由于形成血瘀的途径和病因不同，其类型可分为有形之瘀（如血栓、红肿结块、皮肤瘀斑、结缔组织异常增生、动脉粥样硬化斑块、肿瘤等）和无形之斑，如血液黏稠度增加，血流动力学障碍，病灶渗出性炎症、厥脱、狂躁等。

4. 特点和处理依据　临床上所见的瘀血有两种情况，一是以瘀血为主的疾病（即血瘀证），二是以其他疾病为主而夹杂瘀血情况的疾病，有瘀血的疾病很多，各地有所报道近百余种。

中医认为，这些疾病都是血脉瘀滞不畅所致，证属"瘀血"。在西医看来，这些疾病都存在局部组织的缺血、缺氧、血栓。而活血化瘀能促进血液循环，改善局部缺血状态，去瘀新生，这就是活血化瘀法异病同治的依据。

二、瘀血形成的病机

1. 气滞　"气为血帅"。流动的血液停滞成瘀，是因气滞的缘故，可见"气滞"是"血瘀"的常见原因。

2. 风寒 血遇寒则凝，感受寒邪之后，会引起或加重血脉瘀阻的病变。

3. 热邪 感受温热病邪引起的瘀血亦较多。热邪伤灼津血，津亏不足则不能载血运行。

4. 外伤 各种外伤之后，无论有无出血现象，凡有肿痛之症，均应考虑内有瘀血的可能。

5. 出血 出血之后，已离经脉而未排出体外的血为瘀血。

血瘀的病机主要是：①通过损伤血行的经道，改变血液的性质；②影响津、气、血之间的正常关系等机制而形成瘀血，进而变生多种疾病。

三、瘀血的自觉症状和体征

1. 疼痛 中医认为通则不痛，痛则不通，血行瘀滞及瘀阻则引起疼痛。

2. 瘀斑 中医认为各种瘀斑是伤络血瘀的表现，如紫斑、出血点、皮肤暗褐、发绀、眼有黑圈、手掌紫红、赤丝缕纹、蜘蛛痣等。

3. 肿块 症积之起，初为气机不利，久则脉络瘀阻，气血凝聚而成，包括肝脾大、疣、瘤等。

4. 舌脉 舌象可见紫红色的瘀点或瘀斑。重者舌色青紫，脉象以弦、沉、涩较为常见。

5. 其他 临床上不同的血瘀证各有特点，如健忘、癫狂、发热、口渴、怔忡、肢麻、脱发、肌肤甲错、皮肤发黄、出血、痛疽、瘫痪、月经不调、咳喘等都和血瘀有关。

四、血瘀证与微循环和血液流变学的关系

血瘀证是一个与微循环障碍关系十分密切的病理过程，表现为微血管形态、功能状态、血液流变性改变、组织代谢障碍等。临床上如心、脑、周围血管病，高黏滞血症，糖尿病，妇科痛经，硬皮病，红斑狼疮，新生儿硬肿症，各种温热病及老年性疾病等。从甲襞、球结膜、口唇、舌尖部位的微循环观察，均发现程度不同的紊乱，畸形管襻增加，微血管扭曲，瘤样改变，血流缓慢，管襻及微血管丛瘀血、红细胞聚集，白细胞贴壁滚动，襻顶瘀血或微血管周围渗出，出血等微循环异常改变。

五、血瘀的诊断

（1）根据相关症状诊断不难：有否外伤、出血经产、受寒、忧思病史，前文舌象和脉象，以及疼痛、瘀斑、肿块，这三项中有一项或多项者，即可诊断。

（2）血瘀证研究国际会议制订了血瘀证诊断参考标准：①舌紫暗或有瘀斑、瘀点；②典型涩脉或无脉；③痛有定处（或久痛、锥刺性痛或不喜按）；④瘀血腹证；⑤症积；⑥离经之血（出血或外伤瘀血）；⑦皮肤黏膜瘀血、瘀斑，脉络异常；⑧痛经伴色黑血块或闭经；⑨肌肤甲错；⑩偏瘫麻木。⑪瘀血狂躁。理化检查具有血液循环瘀滞表现。

（3）除上述外，尚有一些实验室指标：①毛细血管镜检有较多毛细血管扩张、扭曲、畸形或襻顶瘀血，如银屑病、结缔组织疾病；②血流量异常，如红斑狼疮及银屑病；③流态异常或红细胞聚集；④毛细血管脆性增强，如紫癜、SLE；⑤血液黏度增高，如荨麻疹、紫癜、脉管炎；⑥血细胞电泳变慢，如SLE；⑦纤维蛋白原浓度增高，如结缔组织疾病。

六、活血化瘀治则的应用

（一）活血化瘀法的作用

1. 中医概念 止痛、疏通经络、破瘀散结、祛瘀生新、抗炎消肿、止血、安神镇痛。

2. 现代医学阐明的功用 ①扩张血管，减少血管阻力，增加血流量，改善微循环，降低毛细血管通透性，且有抑制血小板聚集作用；②促进增殖病变的转化吸收，软化增生的结缔组织，使胶原纤维变细，疏松化、抑制成纤维细胞亢进的胶原合成作用；③抑制肿瘤细胞生长；④控制感染；⑤调节代谢失调。

（二）常用活血化瘀药物及分类

1. 常用药物 丹皮、当归、川芎、鸡血藤、桃仁、红花、姜黄、郁金、延胡索、三棱、莪术、乳香、没药、牛膝、五灵脂、蒲黄、花蕊石、三七、茜根草、血竭、藕节、大黄、苏木、接骨仙桃草、泽兰、地龙、麝香、降香、桂枝、算盘子、虎杖、益母草、刘寄奴、月季花、凌霄花、瓦楞子、干漆、水蛭、

虻虫、丹参等。

2. **分类**　见表63-1。

表63-1　不同类型活血化瘀药

类型	代表药物
养血活血	当归、鸡血藤、赤芍、丹参、白芍
活血化瘀	川芎、红花、益母草、蒲黄、苏木、山楂
化瘀止痛	乳香、没药、元胡、血竭、郁金、五灵脂
破血散结	三棱、莪术、刘寄奴、桃仁、水蛭等

七、活血化瘀治则的主要配伍

1. **理气行气**　气滞血瘀情况下可配伍理气行气药如枳实、枳壳、青皮、木香、台乌、茴香、厚朴、薤白、佛手等。

2. **补气益气**　气血不足以运血而发生血行瘀滞时，可配伍补气益气药如黄芪、党参等。

3. **温经散寒**　寒凝血瘀可配伍温经散寒药如肉桂、吴萸、干姜、良姜、附片等。

4. **攻下通腑**　中下焦的瘀血兼腹满拒按、大便燥结、烦躁如狂、脉沉实有力者，常配攻下通腑药，如大黄、芒硝。

5. **补血养血**　瘀血未去，新血未生，血瘀兼有血虚情况下，需配补血养血药。

6. **清热解毒，养血生津**

八、活血化瘀的实验研究

1. **活血化瘀药分类研究**　有学者将34种活血化瘀药分为和血、活血、破瘀三大类进行研究，从血流动力学（心肌耗氧量、冠状动脉流量、心肌收缩力）和血液流变学（全血、血浆黏度、红细胞沉降率、血细胞比容、滤过率、电泳率、血小板聚集和黏附、体外血栓形成、血栓弹力图）及脑缺血存活时间等项试验中，以破血药有效项次最多（占47.12%），活血类次之（26.15%）和血类较少（18.5%），作用强度最显著者为莪术、血竭、地鳖虫、桃仁、虻虫、大黄、水蛭、牛膝、没药、三棱。根据试验结果及临床应用经验，为活血化瘀药分类提出了新方案。

2. **活血化瘀药理研究**

（1）川芎、红花注射液：治疗新生儿硬肿症15例，治疗后硬肿消退13例。实验研究表明，川芎红花注射液有扩张周围血管、降低股动脉阻力、增加血流量和改善微循环等作用。

（2）川芎嗪：小腿结节性疾病，治疗前后进行了微循环及血液流变学检查，测定提示这些患者有不同程度的血瘀证，通过治疗，随着血浆黏度的好转、周围微循环的改善，临床上小腿结节消退和局部疼痛缓解。

（3）积雪草：具有清热解毒、活血通络、软坚散积的功效，有改善胶原代谢的功能，用于系统性及局部性硬皮病有相当疗效，其作用机制可能与积雪苷能抑制成纤维细胞增殖，对上皮细胞有激活作用有关。动物实验提示对结缔组织具有抑制作用。

（4）红藤：有清热解毒和活血化瘀作用，近年来首先用于红斑狼疮，表现为改善SLE有关症状的同时有抗炎和免疫抑制作用，减少尿蛋白，促使抗核抗体转阴或滴度下降，有较好作用。

（5）益母草：也是皮肤科常用的活血药，现已证实它有较广泛的药理活性。翁维良用20种活血化瘀药对实验性"瘀血"作用进行比较观察证明，益母草降低红细胞聚集性作用最突出。中医研究院等单位还报道，益母草对血小板聚集、血小板血栓形成、纤维蛋白血栓形成及红细胞的聚集性均有抑制作用，是一种很有前途的活血化瘀药。

（6）丹参素和黄芪：复旦大学上海医学院在研究丹参和黄芪一类益气活血化瘀药时，选择了6例红斑狼疮患者的血样做了用药和不用药两组实验，结果用药后（无论是丹参组或黄芪组）患者红细胞滤过指数均比用药前下降，总下降率为42.3%，说明丹参和黄芪两种药物在体外对红斑狼疮患者红细胞变形能力具有一定的修复作用。

九、活血化瘀的临床应用

（1）扶正祛瘀的桃仁提取物、人工合成虫草菌丝治疗肝炎后肝硬化，可使肝脏的肌原纤维减少。

（2）川芎制剂治疗急性脑梗死。

（3）脉络宁治疗心、脑、周围血管病，有解痉、止痛、扩张血管、溶栓及改变微循环的作用。

（4）通脉灵治疗硬皮病等，其疗效和前景都是十分令人鼓舞的。

第二节 活血化瘀治疗皮肤病

一、活血化瘀适应证

根据异病同治的原则，下列皮肤病皆有血瘀，可用活血化瘀方法治疗：瘢痕疙瘩、硬皮病、红斑狼疮、血管炎、网状青斑、病毒性赘疣、脂膜炎、酒渣鼻、紫癜、银屑病、荨麻疹、结节性红斑、硬红斑、红斑性肢痛病、冻疮、Sweet 综合征、多形红斑、枕骨下硬结性毛囊炎、脓肿性穿掘性头部毛囊周围炎、疖、结节性痒疹、皮肤结核、扁平苔藓、紫癜性色素性苔藓样皮炎、结节性动脉周围炎、皮肤肿瘤及皮肤癌、肢端动脉痉挛现象、股外侧皮神经炎、麻风等。

二、常见皮肤病活血化瘀治法中的辨证施治

1. 硬皮病

（1）中医辨证：本病是气血凝滞、痹塞不通而成，如皮肤发红、肢端发绀（肢端动脉痉挛现象）、皮肤增厚变硬（皮革样变）、肢体僵硬、关节痛、均为血瘀见症。从辨证看，其属血瘀；从辨病看，其则是一个全身结缔组织硬化性疾病。

（2）基本治则：活血化瘀，且应注意活血养血、活血散瘀、活血理气和软坚散结的区别。

（3）方药：在整个治疗过程中应按病情变化随证加减用药，如肾阴虚者，滋补养阴；肾阳虚者，温补肾阳；脾胃虚寒者，温中健脾；脾胃虚弱者，健脾和胃。

（4）疗效观察

1）临床症状明显改善：如硬化的皮肤逐渐变软，硬化面积缩小，局部皮肤温度升高，出汗障碍及毛细血管扩张，皮肤色素沉着，毛发脱落，知觉迟钝等均有好转。

2）患者血流量增多，微循环改善，皮肤病理形态学均显示不同程度好转，主要是胶原纤维变细，疏松化。

2. 冻疮寒凝血瘀证

手足清冷，肤色青紫，肿胀结块，灼痛发痒，或局部麻木，遇热加重。

治则：温阳通络，活血化瘀。

方药：桂枝红花汤。桂枝 6g、干姜 9g、细辛 3g、牛藤 9g、威灵仙 9g、当归 9g、赤芍 9g、红花 9g、鸡血藤 9g、甘草 6g。

3. 色素性紫癜性苔藓样皮炎

中医属于"血症"，系阴虚内热，灼伤脉络以致血不循经，溢于脉外，复加湿热蕴蒸，凝于肌肤之间而成，又风邪入于血分，郁久化热，灼热脉络，外溢肌肤也可引发本病，但无论系何种原因，血瘀的转归似乎是个普遍规律。

治则：凉血散风，活血化瘀。

方药：生地 12g、丹皮 6g、紫草根 9g、茜草根 6g、槐花 9g、鸡血藤 15g、桃仁 6g、红花 6g、丝瓜络 6g、浮萍 6g、白鲜皮 6g。

4. 结节性红斑

多因湿热下注，凝滞血脉，气血运行不畅，经络阻滞而致，皮下结节，疼痛，质硬，色红或暗紫，关节痛，皆是气血瘀滞的见证，故可用活血化瘀法来治疗。

方药：解毒活血汤。银花 12g、生地 12g、丹皮 9g、赤芍 9g、当归 9g、桃仁 9g、红花 9g、甘草 6g，后期结节青紫，肿硬不消，加穿山甲 4.5g。

5. 过敏性紫癜

符合瘀血的见证有瘀点、紫斑、关节红肿疼痛、腹痛、便血、血尿、舌红或青紫有瘀斑。

治则：活血化瘀。

（1）凉血四物汤加减：当归 9g、大生地 9g、赤芍 9g、川芎 4.5g、桃仁 9g、红花 6g、黄芩 9g、栀子 9g、地骨皮 12g。

（2）桃红四物汤：桃仁 9g、红花 9g、当归 9g、生地 9g、川芎 6g、赤芍 9g。

6. 结节性痒疹

主要是体内蕴湿，兼外感风毒，或昆虫咬伤，湿毒凝聚，经络阻隔，气血凝滞，形成结节而作痒，故在治疗上可选择活血化瘀。

方法：可在除湿解毒、疏风止痒中配合活血化瘀药，也可以活血软坚药物为主，尤其是本病的后期，对于结节坚硬较大、顽固不愈者，主要用活血化瘀治则，方中可用活血化瘀药，如赤白芍、当归、丹参、威灵仙。

方药：大黄虫丸加减，大黄 6g、虫 9g、赤芍 9g、桃仁 9g、川芎 6g、丹参 12g、川贝 9g、牡蛎

12g、白鲜皮 9g、苦参 9g、甘草 6g。

7. 酒渣鼻（玫瑰痤疮）　中医认为由脾胃湿热壅积、鼻头血瘀凝结而成。初起鼻头皮损色红久而充血发紫或见红丝，继而有赘瘤，均是瘀血见证，治则为活血化瘀。

（1）轻证：凉血四物汤。生地 12g、当归 9g、川芎 6g、赤芍 6g、茯苓 9g、陈皮 6g、红花 4.5g、生草 6g。

（2）重证：大黄䗪虫丸加减。

8. 带状疱疹　赵炳南将带状疱疹分为三型治疗，其中皮疹消退后局部疼痛不止者，按气滞瘀阻型论治，用活血散瘀汤治疗，药用鸡血藤 15g、鬼箭羽 15g、红花 10g、桃仁 10g、延胡索 10g、川楝子 10g、木香 10g、陈皮 10g、全丝瓜 10g、金银花藤 15g。

9. 结节性脂膜炎　本病躯干或四肢有大小不等的皮下结节，色红或暗，触之稍硬疼痛，赵炳南认为本病属阴阳不调，气血失和，采用活血化瘀类药治疗有效，如药用天仙藤 15g、首乌藤 15g、钩藤 10g、南北沙参各 30g、石斛 10g、厚朴 10g、丹参 15g、赤芍 10g、川军 10g、连翘 10g、大青叶 10g、金银花 10g。苗子庆应用柴胡桂枝汤加桃仁、乳香、没药、鸡血藤治疗 5 例脂膜炎有效。

10. 硬红斑　中医认为结节属气血凝滞。

气血瘀证：硬结斑块较大，皮色紫红或暗红，胀痛较重，行走后更甚。舌质紫黯或瘀点，脉细涩。

治则：活血化瘀。

方药：桃仁 9g、红花 9g、赤芍 9g、丹参 9g、牛膝 9g、羌活 9g、香附 9g、陈皮 6g，可根据患者情况随症加减。

11. 病毒性赘疣　包括寻常疣、跖疣、扁平疣、传染性软疣、尖锐湿疣，中医认为皆是"初为气机不利，久则络脉瘀结，气血凝滞而成包块"者，用活血化瘀、软坚散结的方药治疗。

（1）桃仁、红花、熟地、归尾、赤白芍各 9g，川芎、白术、穿山甲、甘草、首乌各 6g，板蓝根、夏枯草各 15g。

（2）灵脂 9g、当归 9g、川芎 9g、桃仁 9g、红花 9g、丹皮 9g、赤芍 9g、乌药 9g、延胡 9g、香附 9g、甘草 6g、蒲黄 9g。

12. 银屑病

（1）气滞血瘀是重要见证，如本病有肌肤甲错、关节不利、皮肤粗糙、皮肤肥厚起鳞、鳞屑刮除后，皮损处露出小的出血点，部分病例舌质偏紫、舌体瘀斑，病损处及甲缘处有毛细血管扩张、扭曲或成团等表现。

（2）治疗：采用辨病与辨证相结合，以活血为主的方法（参见第二十一章银屑病的中药治疗）。

（3）活血药物对血液循环特别是微循环有较多影响，此外对促使细胞增生性病变的转化或吸收方面（抑制过度的细胞增殖）也有一定作用。活血化瘀法则均适用于寻常性银屑病。

13. 血管炎　各型主要表现有红斑、丘疹、瘀点、坏死、溃疡、水肿、疼痛、条索状肿物或皮下小结等症状，皆为气滞见症，可用活血祛瘀法则治疗。

方药：当归尾 9g、赤芍 9g、丹参 15g、桃仁 9g、红花 9g、泽兰 9g、茜草 9g、青皮 9g、香附 9g、鸡血藤 15g、牛膝 6g、海风藤 20g。方中青皮、香附理气，归尾、桃仁、红花破血、祛瘀；丹参、赤芍凉血活血、泽兰、茜草活血通经消肿；鸡血藤、海风藤通经络；牛膝引经下行，加减。

（1）血热重者，加生地、丹皮、大青叶、银花，凉血清热。

（2）斑块大、久不散者，加炙山甲、海藻、山慈菇，软坚散结。

（3）结节呈条索状者，加水蛭、王不留行、地龙、忍冬藤，破血逐瘀。

（4）足跗部水肿，加茯苓、泽泻以制水。

（5）关节酸痛加威灵仙、秦艽、木瓜，祛风胜湿。

14. 麻风

（1）按中医辨证将麻风分为虚症（瘤型为主）、实证（结核样型，未定类为主）、虚实夹杂（界线类为主）三型。实证的特点是气滞血瘀，虚证早期为阴虚内热型，较晚则为阴阳两虚型。

（2）麻风患者有麻木区、麻木斑、手足发绀、斑疹紫红，全舌或舌的边缘青紫，脉涩等表现，这些都是气滞血瘀的见证，各型麻风血瘀见证，以结核样型（尤其反应期）及界线类最明显，瘤型血瘀见证仅见于部分晚期病例。

（3）麻风实证的经络气滞血瘀，临床上用活血化瘀疗法，能恢复麻木闭汗，改善肢端发冷、发绀、麻胀刺痛的情况。针刺不得气为经络气滞的重要表现。经用活血通络或当归穴位注射，可使原来不得气患者出现得气现象，说明活血通络对恢复神经功能是有一定作用的。

三、活血化瘀治疗皮肤病的注意事项

（1）活血化瘀药有行血活血作用，特别是某些活血药，如红花、益母草、茺蔚子、姜黄、当归等，有兴奋子宫，使子宫产生阵发性收缩，具有催产及堕胎作用，故孕妇宜慎用。

（2）血虚而瘀滞者在活血化瘀同时应加养血药，如当归、熟地、白芍、龙眼肉、阿胶等。

（3）体虚者活血化瘀药物用量不宜过大，最好同时加用党参、白术等健脾益气药。

（4）某些活血化瘀药有使血压下降趋势，血压过低者慎用。

（5）活血化瘀药不宜久用，若用之不当，可气血两伤。

（刘　栋　叶巧园）

第六十四章
皮肤病的物理治疗

物理治疗是指利用电、光、水、热、低温等物理因子治疗疾病的方法。由于皮肤位于机体表面，可直接受到各种物理因子如电、光、水、热、低温等的直接作用而获得很好的治疗作用。因此，物理治疗成为皮肤科主要的治疗手段之一，应用十分广泛。

第一节　电　　疗

一、射频治疗

射频是介于调幅无线电波和调频无线电波之间的电磁波。目前皮肤科应用的射频治疗技术主要有如下几种。

1. 射频电波刀　是采用调制的射频电波，通过选择性电热作用对组织进行切割、切除、摘除、破坏、混切、止血、电灼、消融及电凝等过程，从而达到治疗疾病的目的。其作用机制为高频率射频电波在通过组织时，组织对射频电波产生阻力，使其内的水分子瞬间产生快速振荡，从而在电极之间产生一种急剧沿电力线方向的来回移动或振动，因各种离子的大小、质量、电荷和移动

速度均不尽相同，在振动过程中相互摩擦或与周围的媒质相互摩擦，结果产生热能作用于靶组织，从而破坏细胞或使细胞气化或使组织收缩。与激光或传统电外科器械比较，射频电波具有选择性电热作用、微创、安全和操作方便等特点。特别是在皮肤外科进行软组织切割方面具有突出的优点，使用手术刀的操作几乎均可由射频电波刀替代。其可用于去眼袋与重睑、瘢痕整复、血管病变切除及整形、痤疮和玫瑰痤疮治疗、毛发移植、甲手术及皮肤肿瘤切除等。

2. 射频热塑治疗　是通过在皮下特定深度内产生 40.66MHz 的射频电场，使皮肤和皮下组织中的极性水分子产生高速旋转振动，从而使组织快

速加热。温度升高可加快局部血液和淋巴循环，改善细胞新陈代谢，促使皮下脂肪分解和代谢，刺激胶原蛋白及弹性纤维的增生重组，达到收紧皮肤、形体重塑的作用。该疗法在美容皮肤科应用广泛，如嫩肤、除皱和塑身，特别是产后和吸脂术后皮肤收紧，提臀和乳房提升，消除橘皮症和颈部皮肤收紧等。

3. 光电同步 E 光治疗　射频与强光组合的治疗设备将强光选择性光热作用与射频的选择性电热作用相结合，主要用于嫩肤和脱毛，特别是提高了除去黄发和白发的能力，并可提高皮肤年轻化治疗的效果。其原理见图 64-1。

先对靶目标进行预热，随后进行射频治疗。能量在皮肤下 1 ~ 2mm 处重叠并达到最好的治疗效果。

二、电化学疗法

电化学疗法即在患者化疗期间，对肿瘤组织进行短时电脉冲治疗，以增加细胞通透性，增强对化疗药物的渗透。有学者报道用局部皮损内注射平阳霉素的电化学疗法治疗基底细胞癌取得成功。

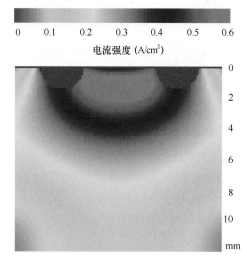

电流强度 (A/cm²)

图 64-1　E 光作用原理

第二节　光　　疗

光疗法即利用光线的辐射能来治疗疾病的方法，包括可见光、红外线、紫外线和光化学疗法及激光疗法等。由于激光有其独特的特性，将在第五节进行专门介绍。

一、红外线治疗

利用红外线辐射治疗疾病的方法，称为红外线疗法。

红外线主要由热光源产生，为非可见光，波长为 760nm 至 400μm。其中 760nm 至 1.5μm 为短波红外线，对组织有较强的穿透性，可达 2 ~ 3cm；1.5 ~ 400μm 为长波红外线，对组织穿透力较弱，仅为 0.5cm。

1. 作用机制　红外线对机体主要产生热效应。温热作用可致一系列生物效应：①局部血管扩张，血液循环改善，促进炎症吸收和加速组织再生；②促进白细胞浸润，增强单核吞噬细胞系统吞噬功能，提高人体抗感染能力；③降低末梢神经的兴奋性、松弛肌张力，具有解痉、镇痛作用。

2. 治疗方法　常用碳丝红外线灯泡，另外，频谱治疗仪和特定电磁波（TDP）治疗仪也是目前临床使用较为广泛的红外线治疗仪。照射剂量可根据患者感觉和皮肤红斑反应而定，以局部有舒适的温热感和皮肤出现淡红斑为度。照射强度通过调节光源与皮肤间距离来控制，每日 1 ~ 2 次，每次 20 ~ 30 分钟。

3. 适应证　①各种炎症，如疖、毛囊炎、汗腺炎、甲周炎等，应配合抗生素治疗；②各种慢性溃疡；③冻疮；④带状疱疹及其后遗神经痛等。

4. 注意事项　治疗时应避免烫伤，特别是有感觉障碍者；注意保护眼，不可直接照射眼，在治疗眼周围皮损时，应用湿纱布遮盖眼部；长期红外线照射，皮肤可出现热激红斑。

二、紫外线治疗和光化学疗法

紫外线的波长为 180 ~ 400nm。根据产生的生物学效应不同，可把紫外线分为长波紫外线（UVA，波长 320 ~ 400nm）、中波紫外线（UVB，波长 290 ～ 320nm）和短波紫外线（UVC，波长 180 ～ 290nm）。近年来，国际照明学会和世界卫生组织等将长波与中波紫外线的分界定在 315nm。另外，根据皮肤红斑和黑素形成作用的差异，UVA 又可分为 UVA1（340 ～ 400nm）和 UVA2（320 ～ 340nm）。医用紫外线由人工光源获得。

（一）紫外线的生物学效应

紫外线作用于皮肤组织可引起诸多生物学反应，而这些生物学效应正是紫外线临床治疗作用的基础。

1. 红斑反应　角质形成细胞、内皮细胞、肥大细胞等在紫外线作用下，产生多种细胞因子，如白细胞介素、激肽、前列腺素、组胺、肿瘤坏死因子及各种水解酶等，导致血管扩张而出现红斑。红斑反应的潜伏期、强度和持续时间与照射剂量有关。一般在较大剂量紫外线照射后，经 3 ～ 6 小时潜伏期，照射局部出现红斑，约 12 小时最明显，以后逐渐减弱，4 ～ 5 日消退，留有色素沉着。照射剂量越大，潜伏期越短，反应越强，持续时间越长。UVB 与 UVC 易引起红斑反应，UVA 虽可引起红斑反应，但所需剂量是 UVB 的 1000 倍左右。根据对南京地区正常人群腹部最小红斑量（MED）的检测结果显示，男性 UVA 为 55J/cm^2，UVB 为 31mJ/cm^2；女性 UVA 为 40J/cm^2，UVB 为 29mJ/cm^2。但是，不同人群和（或）机体不同部位的 MED 存在差异。

机体对紫外线的敏感性各不相同。①身体部位：其敏感性依次为躯干、上臂和股内侧、面、颈、手足背、掌、跖部；②季节：春季敏感性高，冬季敏感性低；③工作环境：室内工作者较室外工作者敏感性高；④生理情况：青春期敏感性高，年老者敏感性低，女性月经期、妊娠期敏感性增高，淡色皮肤较深色皮肤者敏感性高；⑤疾病：光敏性皮炎、皮肌炎、红斑狼疮、烟酸缺乏病、肺结核、甲状腺功能亢进等患者敏感性升高，而慢性消耗性疾病、甲状腺功能减低者敏感性降低；⑥药物：内服或外用光敏性药物，如磺胺类、氯丙嗪、灰黄霉素、四环素和补骨脂类等，可增加敏感性，吲哚美辛外用可降低红斑反应强度。

2. 色素沉着　紫外线照射可促使黑素细胞体积增大，树状突延长，细胞内酪氨酸酶活性增强，可使黑色素合成增加。色素沉着作用以波长为 300 ～ 400nm 段光波作用最强。

3. 抑制表皮增生　通过干扰过度增殖表皮细胞的 DNA、RNA 和蛋白质的合成，抑制其增生。

4. 增强皮肤屏障作用　紫外线照射可促使皮肤角层增厚，最高可达 2 ～ 3 倍，这可使皮肤增强对光的反射和吸收，减轻光损害。

5. 维生素 D 形成　275 ～ 325nm 波段的紫外线作用于皮肤中 7- 脱氢胆固醇，形成维生素 D$_3$。

6. 对免疫的影响　与照射的面积、强度和机体的生理状态密切相关。其机制包括：①抑制免疫反应，紫外线可使皮肤抗原提呈细胞功能减弱，从而抑制皮肤接触过敏反应和迟发型超敏反应。组织学和免疫组化证明，紫外线照射后的皮肤中，朗格汉斯细胞的数量和功能均降低，形态也发生改变。另外，动物实验证明，紫外线可促使表皮释放"抗 IL-1 因子"，抑制 IL-1 在皮肤超敏反应中的作用。亦有报道尿刊酸在紫外线作用下由反式结构转成顺式结构，从而抑制免疫活性细胞。②增加免疫反应，紫外线照射可使角质形成细胞生成多种白细胞介素（IL-1、3、6、10）和肿瘤坏死因子 -α，参与免疫细胞激活、分化和增殖。另外，紫外线照射可使免疫球蛋白形成增多，增加补体活性和网状内皮细胞的吞噬能力，改变 T 细胞亚群成分等。

（二）宽谱 UVB 治疗

1. 治疗方法　MED 或生物剂量（BD）是临床用于紫外线治疗时的剂量单位。其定义为：特定的光源在一定距离照射后，皮肤产生刚可见红斑所需紫外线照射的剂量，可以功率为单位（mJ/cm^2 或 J/cm^2）或以时间（秒）为单位。理论上每名患者在紫外线治疗前应测定 MED，可用 6 孔板或日光模拟器进行检测，临床上常于 24 小时观察结果。如因故不能测定 MED，可根据具体光源的平均 MED，结合个体情况，确定初次照射剂量，并根据照射过程中皮肤出现红斑的情况而调整照射剂量。常用照射剂量分为亚红斑量（< 1MED）、红斑量（1 ～ 3MED）和超红斑量（> 3MED）。

治疗时，按皮损范围，分为全身或局部照射。全身照射首次剂量为 80% MED，根据照射后皮肤反应情况，逐渐加量，一般较上次剂量增加

20%～30%。局部照射应根据不同疾病，给予适当剂量，皮肤科临床常选用红斑量或超红斑量。

2. 适应证 感染性疾病如疖、痈、毛囊炎、甲沟炎和丹毒、带状疱疹、玫瑰糠疹、特应性皮炎、银屑病、慢性苔藓样糠疹、斑秃、皮肤慢性溃疡、光敏性皮炎（小剂量照射，使患者的光耐受性增加）及冻疮等。

3. 注意事项 局部照射时应注意保护非照射区。照射过量可引起皮肤发红、水疱和疼痛，此时应停止治疗，外用或口服糖皮质激素，待红斑消退后可恢复治疗，但剂量应严格掌握。治疗时患者和医务人员应佩戴防光眼镜。

（三）光化学疗法

1974 年 Prarrish 首先提出了光化学疗法，其是应用光敏剂加紫外线照射引起光化学反应来治疗疾病的一种治疗方法。目前应用广泛的是补骨脂素（psoralen）加长波紫外线，称为PUVA。近年来，临床上亦有应用补骨脂素加中波紫外线（PUVB）治疗皮肤病的报道，并取得较好疗效。

1. 作用机制 一般认为与下列因素有关。补骨脂素吸收 UVA 后，与表皮细胞中 DNA 双螺旋结构上的胸腺嘧啶发生光化学反应，形成光化合物，此时细胞需对其进行切割、修复，从而使 DNA 复制延缓，核分裂活动减少，表皮转换周期减慢。这是 PUVA 治疗银屑病有效的机制。另外，PUVA 可促使皮肤色素加深，角层增厚；对皮肤接触过敏反应和迟发型超敏反应具有明显抑制作用；可改变组织中和血液中淋巴细胞的组成、分布和功能；减少中性粒细胞的趋化作用和抑制肥大细胞脱颗粒；补骨脂素还可以通过能量传递产生活性氧（单态氧、超氧阴离子），引起细胞膜、细胞质的损伤等。

2. 治疗方法 目前常用的光敏剂为 8-甲氧沙林（8-MOP）、三甲基补骨脂素（TMP）和 5-甲氧沙林（5-MOP），我国以 8-MOP 为主。给药一般采用口服法，0.5～0.6mg/kg，照光前 2 小时服用；也可于照光前 1 小时外涂 0.1%～0.2% 8-MOP 乙醇溶液。由于存在个体差异，PUVA 治疗前，应测定最小光毒量（MPD）。方法为：按 0.5mg/kg 口服 8-MOP，2 小时后于腹部或背部测定生物剂量，其体操作过程如同测定紫外线 MED。48 小时后观察结果，以观察到最弱红斑所需的照射时间为一个 MPD。目前，由于紫外线剂量设备的不断改进，临床治疗时 UVA 用"J/cm^2"计量，UVB 用"mJ/cm^2"计量。首次照射量用 80% MPD，以后根据照射后反应情况，每次增加 1/2～1/4 MPD，每周治疗 5 次，或隔日 1 次。

3. 适应证 主要包括以下几类。

（1）银屑病：PUVA 可使寻常性银屑病皮损完全消退率达 90%；对红皮病型、脓疱型银屑病也有一定疗效，但照射剂量应小，加量应缓慢。PUVA 与口服维 A 酸联合应用（Re-PUVA）是近十多年来临床用于治疗银屑病的有效方法之一，此法疗效优于 PUVA，且可缩短疗程，减少 UVA 照射的累积量。

（2）蕈样肉芽肿（MF）：对红斑期或浸润较浅的浸润期 MF，可首选 PUVA 治疗，联合治疗（氮芥外擦、干扰素、维 A 酸等）常可提高疗效，促进皮损消退。但对浸润较深的皮损，治疗后复发常较快。有学者认为皮损消退后的巩固治疗有利于延长缓解期。

（3）特应性皮炎：特别是对糖皮质激素依赖的患者，PUVA 是可选择的治疗方法之一。80% 以上患者治疗后瘙痒及皮损明显改善甚至完全缓解。停止治疗虽然复发难免，但缓解期可延长，且症状减轻。

（4）白癜风：PUVA 适用于局限性皮损者的治疗，皮损泛发及手足部皮损疗效欠佳。治疗常采用局部外用 8-MOP 后照光。对治疗停止后复发者，再次治疗仍然有效。

（5）掌跖脓疱病和手部湿疹：选用 PUVA 可取得较好疗效。补骨脂素采用浸泡给药，不仅可减少胃肠道反应，而且有利于药物渗入表皮，同时水浸泡可增加角质层对光的透过性。由于掌跖部角质较厚，UVA 照射量应加大。治疗 20～30 次后，皮损可基本消退。复发后治疗仍有效。

（6）其他：PUVA 亦可用于光敏性皮炎、毛发红糠疹、斑秃、慢性移植物抗宿主病等的治疗。

4. 注意事项 口服 8-MOP 可有胃肠反应，部分患者可因此而无法坚持治疗。饭后或分次服药有利于减轻胃肠道不良反应，并于治疗中佩戴防光目镜，以防止发生白内障。照射过量或治疗后即进行户外活动，可能发生光毒性反应，故治疗当日应避免日晒，或使用宽谱防晒霜。皮肤干燥、瘙痒常见。皮肤癌可发生于反复接受 PUVA 治疗后，特别是曾接受砷剂和放疗等治疗后的患者，有报道表明 Re-PUVA 应用可减少皮肤癌发生。

（四）窄谱 UVB（NB-UVB）

1981 年 Parrish 和 Jaenike 研究发现 311～313nm 波长的 UVB（称为窄谱 UVB）治疗银屑病等皮肤疾病起效快，疗效等同甚至优于 PUVA，且不良反应少，已成为目前治疗银屑病和特应性皮炎的主要方法之一。

1. 作用机制 NB-UVB 除有宽谱 UVB 的作用外，尚能直接诱导 T 细胞凋亡，使表皮、真皮中 CD3 细胞计数均减少；抑制表皮朗格汉斯细胞的数量和功能，降低其活性，抑制免疫反应；抑制淋巴细胞增殖，减少 IL-2、IL-10、IFN-γ 产生；使反式尿刊酸转变为顺式尿刊酸，降低 NK 细胞的活性，达到治疗目的。

2. 治疗方法 在治疗前应测定患者的 MED，初始照射剂量为 0.5～0.7MED；也可根据患者的皮肤类型及治疗经验决定初始剂量。每周治疗 3 次。根据患者照射后的红斑反应，递增 10%～20% 或固定剂量（$0.05J/cm^2$ 或 $0.1J/cm^2$）。如出现轻度红斑，暂不加量；出现中度红斑，减前次剂量的 10%～20%；出现痛性红斑或水疱，应暂停治疗，并做相应处理。

3. 适应证 与 PUVA 相同。但目前临床主要用于银屑病和特应性皮炎的治疗。

4. 安全性 治疗过程中无须使用光敏剂，因此无光敏剂引起的恶心、头晕、光毒性反应等；治疗后不需要进行眼睛的特殊防护；对患者无过多的行为限制。对孕妇、哺乳期妇女、儿童相对较安全。至今虽无远期发生皮肤肿瘤的报道，但动物试验并不排除其存在致癌性。

（五）UVA1 光疗法

UVA1（波长为 340～400nm）光疗法在皮肤科临床的应用始于 1992 年，具有较深的穿透性，且无光敏剂所致不良反应和光毒性反应。经大量临床研究证明，该疗法是治疗特异性皮炎、硬皮病等难治性皮肤病的有效方法之一。

1. 作用机制 尚未完全明了，除具有长波紫外线的作用外，可能与其对皮肤的免疫调节效应，以及真、表皮细胞群功能的改变有关。

2. 治疗方法 治疗前，测定患者的 MED。至今为止，初次照射剂量和单次照射剂量尚无统一的标准，有报道采用的单次照射剂量分别为 $20J/cm^2$、$30J/cm^2$、$60J/cm^2$、$100J/cm^2$ 和 $130J/cm^2$，但对 MED 低于上述单次照射剂量者，则采用 MED 为初次照射剂量。每周连续治疗 5 日，共 2～6 周。在病情得以控制后，改为小剂量的 UVA1 或窄谱 UVB 照射，以维持疗效，避免病情复发。

3. 适应证 较多的研究证实，UVA1 治疗特应性皮炎、硬皮病和蕈样肉芽肿等有较好的疗效。亦有报道，UVA1 对于瘢痕疙瘩和肥厚性瘢痕、斑块状副银屑病、泛发性肥大细胞增多症、慢性硬化性移植物抗宿主病等临床治疗困难的疾病有一定的疗效。

4. 注意事项 由于该疗法仍处于临床探索阶段，故多数学者认为，本疗法仅适用于 PUVA 和 UVB 等疗法无效或不耐受的患者，且禁用于 18 岁以下的青少年、对 UVA 和 UVB 高度敏感者、HIV 感染者、服用光敏药物者或接受放疗的皮肤肿瘤患者、孕妇和哺乳期妇女等。

（六）高能紫外光疗法

新近美国某公司等生产出了一种新的紫外线治疗设备——Dualight 120-2UVA/UVB 双光谱高能紫外光治疗仪，且已被美国 FDA 批准可用于银屑病、白癜风和过敏性皮炎治疗。其发出的 304nm 波长紫外光被认为是治疗白癜风和银屑病的最佳波长，治疗作用明显优于 308nm、311nm 紫外线。

该设备包含 UVA/UVB 双光谱输出，光输出强度是普通紫外线治疗设备光输出强度的数十倍，UVA 范围为 330～380nm，UVB 为 290～330nm（NB-UVB）。通过新型液体光导纤维将高能量紫外线直接传导到治疗部位，既方便对患者身体各部位的治疗，又保证紫外线只作用于病灶部位，最大限度保护正常皮肤。治疗时，UVA 能量密度达 $100～550mW/cm^2$，每次治疗 2～20 秒（对应 1.0～10.0J 治疗剂量）；UVB 能量密度达 $35～250mW/cm^2$，每次治疗 1～12 秒（对应 0.3～3.0J 治疗剂量）。每周治疗 2 次。

适应证、禁忌证同 PUVA 和 UVB 治疗，更适合用于皮损面积占体表 10% 以下的患者。具体操作步骤如下：①校正设备的光强度，以保证输入数值与输出能量一致；②测定初次治疗患者的 MED/MPD 值（设备自备 MED/MPD 检测功能，能在 30 秒内完成 MED 检测，为治疗剂量提供准确依据）；③可选择 1 ～ 8 倍的 MED/MPD 值作为治疗剂量。

（七）光分离置换疗法

光分离置换疗法又称体外光化学治疗（extracorporeal photochemotherapy，ECP），最早由 Edelson 等于 1987 年报道用于治疗皮肤 T 细胞淋巴瘤（CTCL）取得了良好疗效，次年即得到了美国 FDA 的临床准入。

1. 治疗原理　以提取光敏细胞为基础，通过致靶细胞凋亡、诱导体内单核巨噬细胞活化增殖、改变细胞因子分泌模式及对其他免疫细胞产生影响和对内分泌系统的调节作用等机制，对机体进行免疫调节作用。

2. 治疗方法　首先抽取已口服光敏物质如 8-MOP 患者的全血，提取白细胞，再用长波紫外线（UVA）光源照射白细胞，然后回输入患者体内，也可直接静脉注射光敏物质，或将光敏物质直接加入分离后的白细胞组分中。

3. 适应证　ECP 有着广泛的适应证，文献报道可用于治疗移植物抗宿主病、硬皮病、大疱性疾病、银屑病、特应性皮炎、红斑狼疮、扁平苔癣、硬化性黏液水肿、硬肿病、皮肌炎等，特别是对糖皮质激素及其他免疫抑制剂抵抗者。此外，还可用于治疗日光性荨麻疹、皮肌炎、莱姆病性关节炎、全秃和普秃及慢性 B 细胞淋巴细胞白血病等。

三、LED 红、蓝光疗法

LED 红、蓝光治疗仪是由多组半导体发光二极管（light emitting diode，LED）组成，可发出特定的窄谱光源——窄谱蓝光和窄谱红光，用于临床治疗。

1. 红光治疗　其波长为 600 ～ 760nm，穿透组织的能力较强，主要是热作用。高能红光波长

635nm 左右，具有纯度高、光源强、能量密度均匀的特点。临床研究显示，红光具有消炎、消肿、镇痛、止痒、缓解肌肉痉挛、促进组织再生、促进伤口和溃疡愈合、促进受损神经再生及促进毛发生长等作用。

其主要用于治疗痤疮及浅静脉炎、冻疮、软组织损伤等疾病。其对皮肤感染如丹毒、带状疱疹、单纯疱疹、甲沟炎、毛囊炎、疖等也有较好的治疗效果。其可促进毛发生长，用于治疗斑秃、脂溢性脱发等。

2. 蓝光治疗　治疗波长为 415nm 的蓝光，与红光相比，波长短，频率高，能量高，但穿透力差，约为 2mm。

蓝光主要用于治疗中度痤疮。其治疗机制是利用 415nm 的蓝光激活痤疮丙酸杆菌代谢产生的内源性卟啉，通过光毒性反应产生单线态氧，诱导细菌死亡，同时保护其他皮肤组织不受损伤，故近期疗效显著，且无明显不良反应。此外，还可通过光照作用刺激免疫调节系统发生变化，表现为延迟的后续治疗效果。由于其穿透力差，故不适用于治疗非炎性痤疮、严重型炎性痤疮及囊肿型痤疮。此外，文献报道蓝光照射还可用于治疗急性湿疹和皮炎、三叉神经痛及皮肤感觉过敏等疾病。

其他光源如下。

（1）绿光：波长 560nm 的绿光，主要用于控制油脂的分泌，改善敏感肌肤，紧缩粗大毛孔。

（2）紫光：是红光和绿光的双频光，其结合了两种光的功效，尤其在治疗痤疮和改善皮肤状态方面有疗效。紫光还能去除毛发或者抑制身体各部位毛发生长。

（3）黄光：治疗波长 590nm 的黄光，与血管的光吸收峰值匹配，可以同时刺激淋巴和神经系统；强化肌肉和刺激免疫系统；舒缓和平衡敏感皮肤；在无热效应的作用下，安全有效地改善微循环，调节细胞活性。LED 黄光采用 592nm 高效发光波长，特定黄光照射皮肤后，具有加快血液循环、活化细胞、刺激细胞兴奋性的活跃作用；可促进胶原蛋白合成，增强皮肤的胶原纤维和弹性纤维，有镇静皮肤和美白皮肤的作用。

第三节 冷 冻 治 疗

冷冻治疗是利用低温作用于病变组织，使之坏死，以达治疗目的的治疗方法。目前皮肤科临床最常用的制冷剂是液氮，由于其具有制冷温度低（–196℃）、无毒性、应用方便、价格低等优点，近年来已逐渐取代了其他制冷剂。故本节仅讨论液氮冷冻治疗。

一、作用机制

1. 使组织坏死 ①机械损伤：当组织受到低温作用时，细胞内外水分形成冰晶，造成细胞机械性损伤；在组织发生缓慢冻融时，细胞间冰晶首先融化而吸收热能，使细胞内冰晶再晶化，形成更大冰晶，进一步损伤细胞。②细胞中毒死亡：细胞内外冰晶形成，可使组织中电解质浓度增高和酸碱度发生变化，引起细胞中毒死亡。③细胞膜类脂蛋白复合物变性，致细胞破裂、死亡。④血液淤滞：低温引起血管收缩，血流减慢，血栓形成，致使组织缺氧、坏死。

2. 冷冻免疫反应 有报道临床应用冷冻治疗原发性肿瘤时，转移性肿瘤可随之消失。研究显示，在大部分肿瘤患者，虽存在针对肿瘤的细胞毒性 T 细胞（CTL），但因存在特殊抑制细胞及肿瘤细胞产生的细胞因子，抑制了这些功能细胞的分化。当局部冷冻后，由于广泛组织损伤，可产生多种炎症介质和细胞因子如 TNF，从而促进 CTL 分化，并增加主要组织相容性复合体（MHC）和细胞间黏附分子（ICAM-1）在肿瘤细胞表面表达；抗原提呈细胞（APC）吞噬大量的肿瘤细胞碎片，在其表面可出现 MHC Ⅱ 类抗原；此外，冷冻还可使肿瘤细胞表面抗原释放；上述因素有利于激发肿瘤免疫反应、识别并消除肿瘤细胞。

3. 麻醉作用 低温可降低末梢神经的敏感性。在用 CO_2 激光或高频电外科治疗小而分散的、浸润麻醉有困难的皮损时，可利用冷冻麻醉，十分方便。

二、治疗方法

1. 接触法 ①浸冷式冷刀：由金属制成的不同大小的治疗头。治疗时，将其浸入液氮中预冷数分钟，待液氮停止沸腾，表明冷刀的温度已与液氮相同，取出冷刀套上隔温保护套，将治疗头与皮损紧密接触实施冷冻。治疗过程中，冷刀温度逐渐升高，应反复浸泡。浸冷式冷刀常用于治疗表浅的或小范围深在性皮损。②封闭式接触治疗：是通过冷冻治疗机进行治疗。开机后，液氮经导管喷于金属冷冻治疗头内，将治疗头与皮损接触，由于持续的液氮制冷，使刀头保持恒定低温，适用于较为深在皮损的治疗。

2. 喷雾法 有利于治疗表面不平的皮损，且可达到快速冷冻的目的，是肿瘤治疗中常用的方法，因为快速冷冻所形成的组织破坏深度较慢速者大。Breitbart 报道，在同样的冷冻时间（120 秒）内，中央坏死区深度在喷雾法为 9mm，而在接触法（慢速冷冻）为 3.5mm。治疗时可用生橡胶或塑料制成的保护圈放置于皮损周边（略大于皮损），使液氮不至于溢出而损伤过多的正常皮肤。

冷冻治疗肿瘤时，必须采用快速冷冻，持续时间长，故均用液氮喷雾法或冷冻治疗机接触法治疗，冷冻后让其自然缓慢复温融化。反复冻融，待所有组织温度均复温到零度以上（有学者建议间隔 20 分钟），再做第二次冻融。治疗区应超出肿瘤 5 ～ 10mm。治疗中可用热电偶监测温度，肿瘤周边温度要低于 –50 ～ –60℃，以彻底杀灭肿瘤细胞。

治疗中，可通过看、触或测量冰冻范围和冷冻时间估计治疗深度，其中较为有意义的是冻结侧向距（lateral spread of freeze，LSF），即刀头边缘至冰球边缘的距离，此距离与冷冻时间成正比，而与刀头直径大小无关，LSF 值与冰球的深度大致相等。但当冰球扩大到一定范围时，由于低温的扩散和血流带来的热处于平衡状态时，即停止扩大；因此，冷冻一定时间后，则无必要延长治疗时间。

冷冻破坏组织的能力与制冷剂温度、冷冻时间、冻融次数、冷冻时所加压力和组织特性（如组织细胞类型、含水量、血管分布等）有关。但在冷冻后形成的冰球内，各点温度是不一致的，在接触制冷剂处的温度最低，与制冷剂温度相接近（图 64-2）；由此扩展，温度逐步升高，形成同心圆状不同温度的等温线。目前认为，多数细胞致死的低温上限为 -20℃，而冰球边缘的温度接近 0℃。因此，在冷冻治疗时，必须使冰球范围适当超出病损组织，才能取得较好的临床疗效。

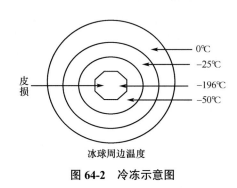

图 64-2　冷冻示意图

三、适应证及其注意事项

冷冻治疗雀斑、较小的或耳廓等部的色素痣和疣可以起到满意的疗效。采用喷法治疗甲周疣

和跖疣时，不仅疗效好，而且一般不留瘢痕及不影响甲的生长和外形，但常需反复治疗。血管角化瘤宜用冷冻配合激光治疗。对于血管瘤，除非皮损很小，一般不主张使用冷冻治疗，因为治疗时痛苦较大，易出血，愈后易留瘢痕等。

冷冻是治疗黏膜白斑、Bowen 病、增殖性红斑等癌前期病变的有效方法之一。几乎所有类型的肿瘤都可用冷冻治疗，但临床上只用于治疗结节、溃疡型基底细胞癌和由光线性角化病发展而来的鳞状细胞癌，肿瘤直径 < 2cm、厚度 < 4 ~ 5mm，其治愈率可达 98%。对于放疗后肿瘤复发者，冷冻是首选方法之一；但对手术后复发者，治愈率低。由于骨、软骨、结缔组织对冷冻有较好的耐受性，故该法用于治疗耳廓、鼻翼部的损害，可保留较多的正常组织，美容效果较好。

冷冻治疗后可有疼痛、水肿、水疱、出血、色素沉着、色素脱失、慢性溃疡、瘢痕形成和神经损伤等。如遇严重治疗反应，应给予及时处理。由于液氮是病毒和细菌良好的保存剂，为预防交叉感染，治疗时不宜多人共用液氮，治疗器具要严格消毒。

第四节　水　疗

水疗是利用水的温度、清洁及加入水中药物的作用来治疗皮肤病的方法，是皮肤科重要的辅助治疗方法。

一、作用机制

1. 清洁作用　清洁皮肤，提高机体抗菌能力；在外用药物和光疗之前，去除皮屑和陈旧药物，可提高皮肤对新药物的吸收，增加紫外线穿透性；对有渗出的皮肤病，水疗可起收敛及清除渗出物作用，减少渗出液分解产物对皮肤的刺激和过敏反应。

2. 温度作用　皮肤科常用的温水浴（36 ~ 38℃）和热水浴（38 ~ 40℃）分别具有镇静、安抚、止痒作用和促进新陈代谢、改善皮肤血液循环作用。

3. 药物作用　使用药物水浴，既有普通的水疗功效，又可发挥药物的作用。

二、皮肤科常用水浴种类及其适应证

1. 淀粉浴　具有镇静、安抚和止痒作用，适用于皮肤瘙痒症、泛发性神经性皮炎、痒疹、慢性湿疹等。治疗时将淀粉加入浴水中搅匀即可。采用温水浴，使温度和药物发挥协同作用，治疗时间 20 分钟。

2. 人工海水浴　具有改善皮肤血液循环、提高代谢能力、增加对紫外线的光敏作用。其用于治疗硬皮病、皮肤硬肿病和银屑病等。治疗时使用 3% ~ 5% 的海盐浴水，水温 38 ~ 40℃，时间 20 分钟。

3. 高锰酸钾浴　具有杀菌、去臭作用，适用于有渗出的皮肤疾病，如天疱疮、药疹、剥脱性皮炎的辅助治疗。一般用 3 ~ 5g 高锰酸钾溶于浴水中，水温 37 ~ 38℃，时间以 10 分钟为宜。

4. 补骨脂素浴　常用于 PUVA，与口服法

PUVA 具有相同的疗效，却无胃肠道不良反应。治疗前，将 8-MOP 和 TMP 配制成 0.1% ～ 0.5% 乙醇溶液。治疗时，按每升浴水中含 0.5 ～ 1mg 补骨脂素，水温 37 ～ 38℃，治疗 20 分钟，浴后即行光疗。

5. 中药浴　根据中医辨证施治的原则，选择适当药物，以治疗不同疾病。

三、注意事项

药浴后，不宜再用清水冲洗，以延长药物作用时间。年老体弱和有严重心脑血管疾病患者不宜用热水浴。治疗浴盆应严格消毒，以防交叉感染。

第五节　激光治疗

激光意为"受激辐射所产生的光放大"，其本质为电磁波。激光由激光器产生，各种激光器的基本组成都是相同的，主要包括激光工作物质、激发能源和光学谐振腔 3 个组成部分。自 20 世纪 50 年代美国的 Goldman 第一个尝试用激光治疗皮肤病后，激光技术在皮肤科的应用大大拓展了皮肤科医师的医疗范围。

一、激光的生物学效应

激光为"受激辐射"发光，其具有一般光线所没有的特征。一是单色性好、光谱单一；二是相干性好、亮度高，在谐振过程中，由于光波叠加而成为高能量的光；三是方向性强。激光对组织的生物学效应构成了其在医学上应用的基础。

1. 热效应　是指组织吸收激光的光能后，转化为热能，导致组织温度上升。激光诱发的光热效应包括温热（热敷，38 ～ 40℃）、红斑（43 ～ 44℃）、水疱（47 ～ 48℃）、凝固（55 ～ 60℃）、汽化（＞100℃）、炭化（300 ～ 400℃）、燃烧（530℃）及热致二次压（反冲压、汽化压、超声压等）效应等，具有理疗、止血、气化、融合、切割等作用。

2. 压强效应　包括光致压强、热致压强（汽化压、超声压）、电磁场作用所致伸缩压等，主要由脉冲激光产生，激光能量转换成声能，属机械能，产生高冲击力的冲击波。这种冲击力量可用来爆裂与粉碎组织。

3. 光化学效应　当激光的能量被组织吸收并转化为化学能时，组织间的化学联结直接被激光光能破坏，或激光激发这些分子进入生物化学活跃状态，产生受激的原子、分子和自由基，引

起相应的化学变化，包括光分解、光氧化、光聚合、光敏异构和光敏化间接作用（光动力学疗法）。

4. 电磁场效应　激光的本质是电磁波，有导致强磁场的作用，在细胞水平引起激励、振动、热和自由基效应，从而破坏组织。

5. 生物刺激效应　包括刺激引起兴奋反应或刺激引起抑制反应，如激光治疗银屑病等。

6. 荧光效应　如果所用的波长合适，某些组织在与激光相互作用后，会反过来发射部分它所吸收的激光能量而呈现荧光。利用其原理可制造多种激光诊断设备。

二、连续激光治疗

激光种类繁多，分类方法不一。根据激光发射的模式可分为连续激光、半连续激光和可控性脉冲激光。临床应用时间长的激光是连续 CO_2 激光，主要是通过热效应连续破坏组织，广泛用于激光切割、汽化和凝固等激光手术。

1. 激光切割术　是指用激光代替手术刀切割组织（包括皮肤、皮下组织、筋膜、肌肉等），也包括肿瘤组织。由于其损伤小，止血效果好，临床上已得到广泛应用，如用于重睑、眼袋成形、毛发移植和包皮环切等。

2. 激光汽化术　是指利用激光的热效应将病变组织汽化、炭化。如临床常用激光治疗各种病毒疣、脂溢性角化、汗管瘤、汗孔角化病、粟丘疹、睑黄瘤、胼胝、鸡眼、腋臭等。

3. 激光凝固术　是指利用激光的热效应，凝固血液、血管或液体组织或用以清除病灶组织，对血管、神经等进行焊接、吻合等。

Chapter 64

三、弱激光治疗

弱激光是指激光作用于生物体后,不引起生物组织的不可逆损伤,只引起一系列的生理和生物化学改变,从而调节机体功能达到治疗效果。一般认为弱激光所引起的组织温度升高应在一个很小的范围内,不超过 $0.1 \sim 0.5℃$,输出功率密度在 $1J/cm^2$ 水平,输出功率< 50mW(表 64-1)。

表 64-1　弱激光的治疗参数

波长	典型 632.8nm、820nm、830nm 或 904nm
功率	平均功率 10 ~ 90mW,极少用百毫瓦以上
波形	连续波脉冲 1 ~ 4000Hz,或调 Q
能量密度	1 ~ 4J/cm²
方式	每日或隔日 1 次,每次 30 秒至几分钟
光斑	原光束照射或聚焦扫描

临床常用的弱激光器从紫外线、可见光到红外线均有。最早应用的是 He-Ne 激光器,随后有 Nd：YAG 激光器、N_2 激光器、Ar^+ 激光器、He-Cd 激光器、CO_2 激光器、砷化镓(GaAs)和砷化铝镓(GaAlAs)激光器及红外半导体激光二极管等。

弱激光有明显的抗炎、镇痛作用,可调节免疫功能、自主神经功能及肾上腺、甲状腺和前列腺功能,具有改善细胞代谢,加速伤口愈合,促进瘢痕软化的作用。临床可用于治疗各种皮肤溃疡、带状疱疹、酒渣鼻、斑秃、白癜风、肥厚性瘢痕、血管瘤,以及细菌感染性皮肤病如疖、痈、蜂窝织炎、毛囊炎和丹毒等。也可通过穴位照射治疗荨麻疹。近年还以弱激光进行激光溶脂达到溶脂塑形作用。

四、利用选择性光热作用原理治疗皮肤色素性损害

现代激光机的开发、应用与发展得益于 1983 年 Anderson 和 Parrish 提出的选择性光热作用原理。

光线在皮肤中的穿透深度遵循一定的规律,在一定的波长范围内,波长与其穿透深度成正比。激光透入皮肤后可被一定的色基结构优先吸收,从而产生热效应。一旦热产生后,会向周围邻近组织弥散传递,这一过程称为"热弛豫"。热弛豫时间(thermal relaxation time)是指色基温度降低一半所需要的时间。激光照射后,组织的热效应和不断冷却之间的消长,决定了靶目标的热效应是怎样进行的。选择性光热作用的目标是光照能精确地破坏靶组织而不引起邻近组织的损伤。要取得选择性光热作用效应,必须具备 3 个基本条件:①激光的波长要适合,能使透入皮肤的激光被理想的靶目标优先吸收,并能到达靶病变所在位置;②激光的脉宽时间必须短于或等于靶目标的热弛豫时间;③引起靶目标达到损伤温度和足够的能量密度。也就是只要选择了合适的激光波长、能量密度和脉宽,便可获得对显微靶目标的选择性损伤。

由于黑素对紫外线、可见光及近红外光均能较好吸收,为"Q 开关"激光等治疗色素增加性疾病与深色文身提供了基本的靶目标。"Q 开关"真正的意义是获得的激光脉宽极短而峰值功率相当高,可在光照的瞬间使色素颗粒吸收能量、骤然受热,进而通过光热及光声动力学作用而遭破坏。

根据黑素异常沉积的部位,可将色素性皮肤病分为表皮色素增加性皮肤病(表 64-2 中以雀斑样痣表示)和真皮色素增加性皮肤病(表 64-2 中以太田痣表示)。对于前者一般采用波长较短的激光进行治疗;对于后者,则必须采用波长较长的 694nm、755nm 或 1064nm 激光进行治疗,常用的激光器见表 64-2。但采用激光治疗炎症后色素沉着和黄褐斑仍需进行深入研究。

表 64-2　治疗色素性皮肤病的常用激光器及其适应证

激光设备	波长 (nm)	能量 (J/cm²)	脉宽	适应证
Q 开关 Nd：YAG 倍频	532	0.4 ~ 6	5 ~ 10ns	雀斑样痣
Q 开关红宝石	694	3 ~ 12	20 ~ 40ns	雀斑样痣,太田痣

续表

激光设备	波长 (nm)	能量 (J/cm²)	脉宽	适应证
Q 开关翠绿宝石	755	0.85 ～ 12	50 ～ 100ns	雀斑样痣，太田痣
Q 开关 Nd：YAG	1064	0.75 ～ 12	5 ～ 10ns	太田痣
二极管	800	达 100	5 ～ 400ms	雀斑样痣，太田痣
Nd：YAG	1064	达 600	0.25 ～ 300ms	太田痣
皮秒翠绿宝石	755	0.71 ～ 6.37	550 ～ 750ps	雀斑样痣，太田痣
皮秒 Nd：YAG 倍频	532	0.13 ～ 6.25	375ps	雀斑样痣
皮秒 Nd：YAG	1064	0.2 ～ 12.5	450ps	太田痣

同样原理，Q 开关激光已成为目前治疗不良文身最有效、不良反应最小的方法，但并不是所有文身都能被彻底清除，这与文身所用的材料及颜色有密切关系。红色文身需选用 510nm、532nm 波长的绿色激光治疗，绿色文身选用 Q 开关红宝石和翠绿宝石红色激光治疗，黑色文身选用红色激光或 1064nm 波长激光，后者尤其适合肤色较深者。

近年来，皮秒激光成为文身治疗的一种新选择。皮秒激光的脉宽较 Q 开关激光更短，可产生更强的光声动力学作用而破坏色素颗粒。目前临床上应用的皮秒激光主要包括皮秒翠绿宝石激光（755nm）和皮秒 Nd：YAG 激光（532nm/1064nm）等。除文身外，皮秒激光对多种表皮色素增加性皮肤病（如雀斑）和真皮色素增加性皮肤病（如太田痣）亦有较好的疗效。

五、利用选择性光热作用原理治疗皮肤血管性病变

治疗皮肤血管性病变的目标是要使所有病变血管壁发生不可逆的破坏，同时又不损伤皮肤结构的完整性。新型脉冲激光治疗血管性病变的机制在于激光可被血液中的氧合血红蛋白选择性吸收，产生热量，使血液凝固而致血管壁破坏，从而去除病变。

鉴于血管性病变的病理学特征，在选择激光设备时，要充分考虑波长与穿透深度的关系。病变位置越深，需要光波的波长越长。另外还要考虑脉宽，血管瘤等病变是由大小不等的血管构成，所以激光的脉宽选择应小于中小血管的热弛豫时间，以达到对周围组织的损伤最小。

目前常用于血管性疾病治疗的激光器包括 585/595nm 脉冲染料激光、532nm KTP 激光和长脉宽 1064nm Nd：YAG 激光等，其对毛细血管扩张、血管痣、婴儿血管瘤治疗效果较为理想，较深较大的血管瘤效果不佳，鲜红斑痣因皮损深浅、形状不同而有很大的差异。对于毛细血管扩张，可能经 1 ～ 2 次治疗即能取得良好疗效，而对于血管瘤，常需要多次治疗，间隔 2 ～ 3 个月时间。

治疗皮肤血管性病变的常用激光器及其适应证见表 64-3。

表 64-3　治疗皮肤血管性病变的常用激光器及其适应证

激光设备	波长（nm）	能量 (J/cm²)	脉宽 (ms)	靶结构	适应证
KTP	532	达 240	1 ～ 100	扩张的毛细血管，扩张的静脉	毛细血管扩张，红斑期酒渣鼻，静脉畸形，樱桃状血管瘤
脉冲染料激光	585/590/595/600	达 40	0.45 ～ 40	扩张的毛细血管	鲜红斑痣，毛细血管扩张，红斑期酒渣鼻，婴儿血管瘤，肥厚性瘢痕，红色萎缩纹，疣

续表

激光设备	波长（nm）	能量（J/cm²）	脉宽（ms）	靶结构	适应证
长脉宽翠绿宝石激光	755	达100	3～100	扩张的静脉，扩张的毛细血管	腿部蜘蛛痣样毛细血管扩张
二极管激光	800	10～100	5～400	扩张的静脉，扩张毛细血管	腿部蜘蛛痣样静脉扩张和毛细血管扩张，蓝色网状静脉
长脉宽Nd：YAG	1064	5～900	0.25～500	扩张的静脉，扩张的毛细血管	腿部蜘蛛痣样静脉扩张和毛细血管扩张，蓝色网状静脉，面部毛细血管扩张

第六节　强脉冲光治疗

强脉冲光（intense pulsed light，IPL）简称强光或脉冲强光，属于非相干光，本质上仍属于普通光而不是激光。

强光的产生原理非常简单，即以一种强度很高的光源（如氙灯等），经过聚焦和初步滤光后形成一束波长为400～1200nm的强光，再在其前方放置一种特制的滤光片将低于或高于某种波长的光滤去，最后输出的光是一特殊波段的强脉冲光（图64-3），具有高能量、波长相对集中、脉宽可调的特点。

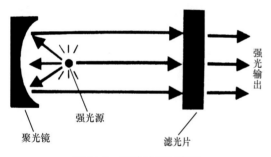

图64-3　强脉冲光示意图

与激光类似（表64-4），强光同样可通过选择性光热作用原理进行治疗。临床可用于治疗皮肤色素病变、血管性疾病、痤疮、妊娠纹、膨胀纹和瘢痕色素改善等，特别是嫩肤和脱毛治疗具有无创、安全、简便等优势。本节重点介绍强光嫩肤技术（表64-4）。

表64-4　IPL与激光的比较

项目	IPL	激光
单色性	宽光谱，可调节	波长固定
方向性	好	好

续表

项目	IPL	激光
能量	高	高
脉宽	连续可调	一般不可调
	每次击发可选择	
脉冲个数	1～3个脉冲	单个
光斑大小	大，多为35mm×8mm	直径一般2～9mm
光谱疗效	多样性	功能单一
设备故障率	相对较低	相对较高

强光嫩肤技术是由美国加州Bitter博士于1995年提出强脉冲光Photo Facial技术概念后，经过几年的研究于1998年首先开发并应用于临床的，当时被定义为使用宽光谱的强脉冲光子流在低能量密度下的非剥脱性、非侵入性嫩肤治疗。

强光嫩肤获取疗效的基本原理至少包括2个主要方面：一是特定光谱（如585nm、694nm、755nm和1064nm）的强脉冲光能穿透皮肤，并被组织中的色素团及其血管内的血红蛋白优先选择性吸收，在不破坏正常组织的前提下，使扩张的血管、色素基团、色素细胞等破坏、分解，从而达到治疗毛细血管扩张、色素斑的效果。二是，强脉冲光作用于皮肤组织产生光热作用和光化学作用，使深部的胶原纤维和弹力纤维重新排列，并恢复弹性，使面部皮肤皱纹消除或减轻，毛孔缩小，起到使皮肤年轻化的作用。

强光嫩肤的适应证较为广泛，并且不仅仅局限于面部，还对颈、胸（乳房）甚至手背等多个部位均有效。目前多用于：①治疗多种皮肤色素性病变，如雀斑、日光性雀斑样痣、浅表型黄褐斑、日光性角化病及其他一些继发性色素沉着等；②治疗皮肤血管性改变，如毛细血管扩张、皮肤潮红、红斑型酒渣鼻、Civatte 皮肤异色症等；③改善早、中期光老化和衰老所引起的皮肤质地改变，如毛孔粗大、松弛、细小皱纹、皲裂等。其还可与肉毒毒素注射疗法结合，用来消退动态的皱纹。此外，其还可用于激光去皱术后面部除皱和化学剥脱术后红斑的治疗。

近年来精准脉冲光（delicate pulse light，DPL）是在 IPL 基础上发展起来的新技术。DPL 采用了特制 DPL 晶体仅允许很窄波段（约 100nm）的光通过（如 550～650nm），这种技术不仅能滤过两端无效的光谱，获得最需要的治疗光谱波段，而且还能将两端的光谱的能量转到有效治疗光谱，使得目标波段获得最高的能量输出。该光谱在治疗血管性病变方面有很大的优势，同时可兼顾色斑淡化，在改善光老化方面有其独特的优势。因此，窄谱光具备了类似于激光的精准性，使得其疗效显著提高。同时，应用 DPL 治疗时，由于采用窄谱光，总能量较传统 IPL 明显低，这使得安全性得以提高。因此，DPL 技术又称准激光技术，是激光美容领域的新锐。

第七节　光动力疗法

光动力疗法（photodynamic therapy，PDT）是通过系统或外用光敏剂，事先使靶组织含有一种无毒的外源性光敏物质，并在恰当的时间内应用特定波长的光照射，使被组织吸收的光子在光敏剂的参与下产生一系列光化学和光生物学反应，引起组织损伤，从而达到治疗疾病和美容的目的。

PDT 达到治疗作用需要 3 个条件：一是在病变组织中有足够浓度的光敏药物，二是要有激活光敏药物的光照射，三是组织中的氧。目前临床常用的光敏剂主要有血卟啉衍生物（HpD）、5- 氨基酮戊酸（5-ALA）、苯卟啉衍生物（BPD）和间四羟基苯二氢卟吩（mTHPC）等，而海姆卟吩等用于鲜红斑痣治疗的光敏剂有望在近年面世。因为不同光敏剂的激发光谱不同，所以必须按要求选择或调整不同（波长）的照射光源。用于 PDT 照射的光源必须具备以下特征：①光强度能达到一定的组织穿透性；②光照区域须有精确的边界；③光谱须明确界定；④光强度须在 100～200mW/cm² 。目前所用光源大体可分为两大类，即传统光源和激光。

PDT 引起组织损伤的确切机制目前尚不完全清楚。研究发现，PDT 有直接杀伤细胞、导致血管损伤、激发炎症及免疫反应等作用。PDT 产生的单态氧及自由基可作用于细胞的 DNA、酶、蛋白，使其结构和功能受损。除了直接杀伤靶组织外、血管损伤是 PDT 引起靶组织损伤的重要因素。PDT 可导致血管内皮组织损伤，屏障功能降低，导致血小板和多形核白细胞聚集，引起血运障碍，间接导致靶组织细胞死亡。血管的损伤可激活急性蛋白、蛋白酶、过氧化酶、补体因子和细胞因子。炎症因子的产生又导致大量免疫细胞如中性粒细胞、巨噬细胞聚集，中性粒细胞释放毒性氧自由基、溶酶体酶和趋化因子导致靶组织破坏。这些作用的综合，可能是 PDT 治疗的病理生理学基础（图 64-4）。

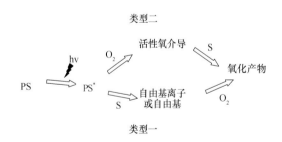

图 64-4　光动力疗法原理图
PS. 光敏剂；*. 激活的；hv. 光子能量

当前 PDT 主要用于治疗日光性角化病、鲍恩病、Queyrat 增殖性红斑、基底细胞癌、原位和早期鳞状细胞癌、蕈样肉芽肿、银屑病、人乳头状瘤病毒感染特别是尿道内损害和亚临床病变、硬皮病、痤疮、鲜红斑痣、皱纹和膨胀纹以及毛囊周角化性疾病等（表 64-5）。

表 64-5 不同光动力疗法及其临床应用

	ALA-PDT	MLA-PDT	光卟啉-PDT	BPD-MA-PDT	MTHPC-PDT	PDT-Inc
光敏剂	盐酸 5- 氨基酮戊酸	氨基酮戊酸甲酯	卟吩姆钠（光卟啉）	苯并卟啉衍生物单酸环 A	间四羟基苯二氢卟吩	锡乙基初紫红素
继发光产物	原卟啉Ⅸ	原卟啉Ⅸ	—	—	—	—
吸收波长	417/630nm	630nm	630nm	690nm	652nm	660nm
给药方法	局部 / 口服	局部	静脉滴注	静脉滴注	静脉滴注	静脉滴注
给药 - 光照间隔时间	24 小时（局）/2 ～ 4 小时（口）	3 ～ 4 小时	48 ～ 72 小时	1 ～ 3 小时	48 ～ 96 小时	24 小时
照射光源	染料激光 630nm，He-Ne 激光，半导体激光（红光）	染料激光 630nm	染料激光 630nm	二极管激光	染料激光 652nm	二极管激光
可能的适应证	AK，BCC，原位 SCC，MF，光老化，痤疮，多毛，HPV 感染	AK，BCC，原位 SCC	BCC，原位 SCC	BCC，原位 SCC，银屑病	BCC，原位 SCC	BCC，银屑病
系统光敏持续时间	0 小时（局）/24 小时（口）	0 小时	1 ～ 4 个月	3 ～ 5 日	1 ～ 2 周	1 ～ 3 周

注：AK，日光性角化病；BCC，基底细胞癌；SCC，鳞状细胞癌；MF，蕈样肉芽肿。

第八节　超声波治疗

当声波的频率超过 16kHz，不能引起正常人听觉的机械振动波，称为超声波。利用超声波的物理能以各种方式作用于人体达到治疗疾病和美容的目的的方法，称为超声波疗法（表 64-6）。

一、治疗原理

超声波作用于人体，可产生机械振动作用、温热作用和化学作用。

1. 机械振动作用　其作用于人体时，会引起组织细胞振动，产生细微而强烈的按摩作用，并改变细胞容积，促进胞质运动和胞膜通透性，可改善血液循环与淋巴循环，提高组织的新陈代谢和再生修复能力。超声波的机械作用对软化硬结组织、减轻瘢痕形成及肌腱挛缩均有较好疗效。

2. 温热作用　超声波的声能可转化为热能，可使毛细血管扩张、细胞膜通透性增加；局部组织温度升高、血液循环加快，改善组织营养，增强酶活力，使炎症渗出物的吸收增加及机体防御能力提高。

3. 化学作用　超声波的理化作用主要表现为聚合反应和解聚反应。

二、临床应用

1. 超声理疗　临床应用范围广泛，如治疗炎症性皮肤病如毛囊炎、疖、痈、炎性硬结痤疮等，减轻色素性皮肤病如黄褐斑、各种炎症后和化学剥脱术、冷冻、激光、外伤及磨削术后色素沉着等，软化瘢痕和局限性硬皮病，近年还用于除皱、去脂减肥等。临床超声波治疗的剂量见表 64-6。

表 64-6 临床超声波治疗的剂量

治疗目的	剂量（W/cm²）
促进伤口愈合	0.1 ～ 1.0
减轻疼痛和痉挛	0.5 ～ 1.0
促进血肿吸收	0.5 ～ 1.5
增加瘢痕和结缔组织塑形（软化硬块）	1.0 ～ 1.5

2. 超声药物透入治疗　主要通过超声波的空化作用、机械作用、对流运输和热效应等机制来完成（表64-7）。

表64-7　超声药物透入疗法与电离子导入疗法的区别

超声药物透入疗法	电离子导入疗法
通过提高细胞膜通透性使药物微粒透入组织内	通过同种电性相斥将药物导入组织内
不限于能电离和溶解的药物，药源广	药物在溶液中必须能溶解和电离
超声不会破坏药物	要求药物性质稳定，不易被电解产物破坏
药物可配制成水剂、乳剂或油剂	治疗时药物配制成溶液
不分极性	治疗时分阴、阳极导入
皮肤刺激少见	对皮肤可有刺激或灼伤
药物可透入细胞内	药物通过汗腺或毛孔进入细胞间隙

3. 超声聚焦治疗　通过调节超声能量穿透至病变组织并聚积，使病变组织在超声波的热效应、机械效应、空化效应的作用下，对已出现了可逆性改变的细胞在微环境改善下恢复正常功能；而已发生不可逆改变的组织细胞发生凝固坏死，从而去除病变组织。临床上其可用于治疗黏膜白斑、鸡眼、亚临床病毒疣等。

超声刀、极限音波拉皮、聚焦超声刀、高强度聚焦超声（high intensity focused ultrasound，HIFU）等都是超声刀的别称。超声刀是通过HIFU聚焦原理，将能量聚焦于筋膜层，使胶原蛋白达到较理想的变性温度（60～70℃），刺激筋膜层胶原蛋白增生和重组，构建全新的胶原蛋白纤维网，以非侵入性方式达到紧致提升的效果，恢复皮肤弹力和年轻活力。

（孙彩虹　杨海平　陈　旭　顾　恒）

第六十五章 皮肤外科及美容

第一节　皮　肤　外　科

刮　除　术

刮除术是以大小不等的刮匙，刮除面部及躯体各种疣及赘生物，也可刮除溃疡基底的腐烂组织。手术方便、施术迅速、损伤少、出血少、疼痛轻、愈合快、愈后不留瘢痕。刮除术是皮肤外科手术方法之一（图 65-1），也是整容手术方法之一。

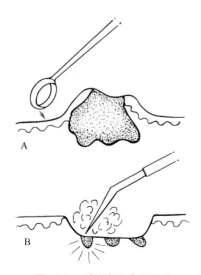

图 65-1　刮除术和电干燥法

A. 定位刮匙刮除基底细胞癌细胞；B. 电干燥针倾斜接触组织，使之削除

1. **适应证**　寻常疣、丝状疣、扁平疣、脂溢性角化病、传染性软疣、化脓性肉芽肿、外伤性囊肿、血管球瘤、角化棘皮瘤。

2. **术前准备**

（1）大小不等的圆头刮匙一套，浸于消毒溶液中，备用。

（2）氯化铁酊（配方：三氯化铁 14g，枸橼酸 2g，95% 乙醇溶液 65ml，蒸馏水加至 100ml）用于止血。

（3）皮肤常规消毒。

3. **施术方法**

（1）常用刮除法：一般不需麻醉。术者以左手拉紧术野皮肤，右手持刮匙与皮肤成 75° 角，轻压疣体对侧，稍用力向前向上快速将疣体刮除，然后以棉签蘸氯化高铁溶液，压迫止血，以消毒纱布覆盖，胶布固定。

（2）化脓性肉芽肿刮除法：手术不需要麻醉，术者以左手拇指及示指紧捏瘤体基底，使瘤体明显突出，术者右手持刮匙放于瘤体对侧基底，加压使瘤的基底下陷，然后向前迅速刮除瘤体，以棉签蘸氯化铁酊压迫止血，最后以干纱布包扎，3 日后拆除敷料。

腋臭切除术

1. 适应证　18 岁以上腋臭患者，两腋部有异臭，对周围人有较大影响者。

2. 麻醉方法　局部浸润麻醉。

3. 手术步骤

（1）方法 I

1）消毒与标记清洗局部，剃尽腋毛。用亚甲蓝沿毛根外围做一梭形切口标记。

2）手术沿标记线切开皮肤、显露出脂肪层后用组织钳钳夹并提起切开的皮肤一角，迅速将皮肤及浅层皮下组织一并切除。边切除边以纱布压迫，待切除完毕后，彻底结扎止血。将皮肤、皮下组织一起缝合，加压包扎。

（2）方法 II

1）消毒与标记：清洗局部，剃尽腋毛，外展上臂后用亚甲蓝圈出腋毛区，消毒，铺单。

2）切开：在腋毛区下缘纵行切开皮肤 2cm，向上做皮下分离 1cm，切口上缘两端皮肤各缝一针牵引线并用止血钳夹住线头作为牵引。

3）剥离与刮除：以柳叶刀插入切口上缘，在腋部皮肤和皮下组织间剥离，将整个腋毛区全部剥开。

用刮匙搔刮腋部皮瓣，刮尽脂肪球，破坏其毛囊，直到皮瓣表面出现淡紫色。

4）止血包扎：用刮匙清除刮落在腔内的皮下组织后，塞入干纱布压迫止血 3～5 分钟，取出纱布，置入橡皮片引流条，缝合切口，加压包扎。

4. 注意事项　腋毛区面积过大时，可用下列方法解决缝合时的过大张力：①适当缩小切除范围；②对切口两边皮下做潜行分离；③做"Z"字形皮瓣转移；④必要时可考虑中厚皮片游离植皮。

5. 术后处理

（1）嘱患者术后 2 日做上肢上举活动，逐渐增加活动度。

（2）术后 10 日拆线。

皮脂腺囊肿切除术

1. 适应证　非急性感染期的皮脂腺囊肿。

2. 麻醉　局部 1% 普鲁卡因做浸润麻醉。

3. 术前准备　局部皮肤应剃去毛发，清洁消毒。

4. 手术步骤

（1）切开：以囊肿为中心，将皮肤做一梭形切口，使粘连于囊肿表面的皮肤一并切除。切开皮肤及皮下组织。

（2）剥离与摘除：用组织钳将切开的皮肤边缘提取，用止血钳由两侧切缘深入剥离至囊肿壁。用组织剪和止血钳沿囊壁分离，剪开其周围组织，直至将囊肿完全摘除。

（3）止血与缝合：止血后以细丝线缝合皮下组织和皮肤。

5. 注意事项

（1）术中要细心地环绕囊壁包膜进行剥离，以免剥破囊壁而增加感染。

（2）将囊壁完全切除，以防复发。

（3）如囊肿内容物已化脓，切口可不缝合，放纱布条引流，换药治疗。凡未切除囊壁者，待炎症消退后，可再次手术。

6. 术后处理　一般无须特殊处理，7 日拆线。

色素痣切除适应证和手术方法

色素痣为一种含有痣细胞的良性肿瘤。色素痣有多种临床类型。根据色素痣组织病理的不同又分为 3 种。①交界痣：损害由几毫米到几厘米直径大小，表面平滑无毛，有的稍见隆起，可发生于面部、口唇及身体任何部位，凡掌跖及外生殖器部位的色素痣，多属于这类。其组织病理变化为痣细胞呈立方形，细胞聚集呈巢形，分布于表皮基底及真皮浅层。真皮内无炎症细胞浸润。这类痣易恶变，为了预防恶变，可考虑手术切除。②皮内痣：为成年人常见的一种痣，可发生于身体任何部位，但不发生于掌跖及外生殖器部位。损害为大小不等的斑块，边缘整齐。表面隆起，或呈疣状及乳头状。有毛者称为毛痣。一般不增大，不恶变。组织病理变化：痣细胞位于真皮，呈巢状或索条状，真皮内很少有炎症反应。③混合痣：临床外观类似交界痣，但可能高起，同时具有交界痣及皮内痣的临床特点。其组织同交界痣和皮内痣病理变化的特点，其恶变趋向同交界痣。

1. 手术切除适应证

（1）色素痣生长于身体易于摩擦部位，经常受到擦伤，或生长在间擦部位，经常潮湿糜烂者。

（2）色素痣出现恶变警告信号，如色素痣突然增大、变黑、变硬、痛、痒、脱毛、痣周围出现炎性浸润或发生溃疡者。

（3）确诊为交界痣，为了预防恶变，亦可考虑手术。

（4）色素痣生长在面部，影响美观者，目前多可以切除。

2. 手术步骤

（1）主要器械：小切开包一只。

（2）麻醉：以 1% 普鲁卡因溶液在痣周围做皮下浸润麻醉。

（3）施术方法：在痣周围距离 0.3 ～ 0.5cm 处沿皮纹做梭形切口，垂直至皮下，用组织钳夹住切口的一端，提起连带的皮下部分脂肪，剪去痣体，以 3-0 缝线行皮下、真皮及表皮三层缝合。7 日后拆线。切下的痣体送组织病理检查，若有恶变，应立即通知患者，以便进一步行根治手术。若痣面积大，难以拉拢缝合，可行植皮术。

Mohs 显微外科

Frederick Mohs 在 20 世纪 30 年代首创 Mohs 显微外科（图 65-2），利用组织固定技术治疗肿瘤。Tromovitch 和 Stegman 在 20 世纪 70 年代将其改进为一项新鲜冷冻组织技术，可以相对更好地治疗皮肤恶性肿瘤。Mohs 显微外科是一种尽可能保留正常组织的技术，可用冷冻切片技术控制所有的手术边缘。由于全部边缘均经显微镜检查，较小的边缘也能处理。这在影响美观的部位尤其重要，因为不损伤邻近组织，能改善最终的整容效果和减少功能障碍的后遗症。

1. 手术技术

（1）设备条件：Mohs 显微镜检查手术要求匹配相应的手术室，受过良好培训的护士和 Mohs 显微镜检查手术实验室组织学技术人员。他们的工作是为 Mohs 显微镜检查手术操作尽可能地切除病灶组织提供客观依据。

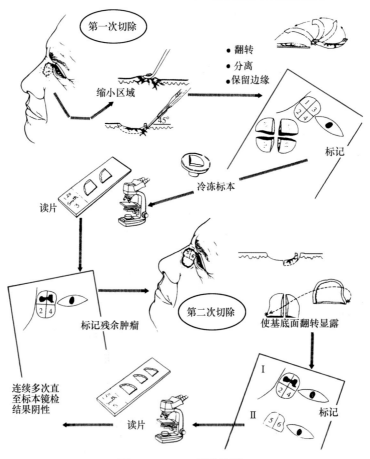

图 65-2　Mohs 显微外科

（2）手术步骤：Mohs 显微镜检查手术主要应用于行动自如的门诊患者。采用局部浸润麻醉。

用刮匙做一缩小体积手术范围标识，主刀者手持手术刀与皮肤表面成 45° 角切除肿瘤组织，切除范围边缘至标识外 2～3mm，使手术创口呈"碟"形。手术过程中遵循解剖方向原则。切除的深度一般达真皮底部，但有一定差异，主要根据刮除术的深度决定。用绷带包扎手术创口，患者需等待 30～45 分钟。

将组织沿着评分切成小片，为了精确方向，翻转并用 2～3 种不同颜色标记，画解剖图，标记相关的评分线并用墨水标记边缘。用恒冷切片机将组织切成薄片，使表皮和深部组织成一平面（理论上肿瘤界线 100% 都可看见），将组织冷冻，切成水平面，置于载玻片上，用苏木素和伊红染色（图 65-3、图 65-4）。

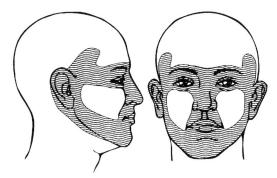

图 65-3　阴影区域代表的高危区是 Mohs 显微镜检查手术的适应证，该区域标准治疗的复发率较高

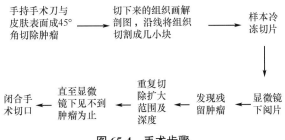

图 65-4　手术步骤

相比而言，传统方法是手术刀口垂直置于皮肤表面，肿瘤组织被切成"面包片"状，切片时穿过肿瘤组织中间，看得见的肿瘤边缘少于 1%。Mohs 显微镜检查手术的目标是在镜下不仅要看到外层，还要看见深部边缘。从肿瘤中间穿过达不到以上目的，只有将切除部位扩大至边缘才能实现以上要求。

（3）外科与病理：外科医师和病理学家在显微镜下仔细阅片，将病理片与解剖图联系起来，如果病理片边缘仍可见到肿瘤，将之标记在图上，患者仍需扩大手术范围。另外，切开术必须准确正切，但只限制于肿瘤部位。此过程反复进行，直至镜下病理片边缘见不到肿瘤为止。

（4）有效性和成功率：自从新的组织技术引进，Mohs 显微镜检查手术兼具有效性与一定成功率的外科特点。重构外科成为重要的必要的专业领域。最初的化学外科的缺陷在于二期愈合。而如今的 Mohs 显微镜检查手术外科医师采用从一边到另一边闭合皮片、移植片。因此，先进的重构外科使得 Mohs 显微镜检查手术变革意义重大。

2. 适应证

（1）各种皮肤肿瘤：Mohs 显微镜检查手术已被广泛应用于各种皮肤肿瘤，尤其在基底细胞癌与鳞状细胞癌中应用。并非所有皮肤肿瘤都采用 Mohs 显微镜检查手术，视具体情况而定。美国皮肤科学会列出了具体准则，包括：①局部复发的高度危险性；②保留的组织区域；③转移的高度危险性。另外，还有其他治疗方式，如单一的切除术、电干燥法和刮除术、冷冻外科，局部的化学治疗和照射等适于其他肿瘤。相反，Mohs 显微镜检查手术并不仅应用于某些复杂肿瘤的治疗。

（2）基底细胞癌（BCC）

1）选择指征（表 65-1）：当我们用传统方法观看"面包片"形状的病理组织，肿瘤蔓延的区域被遗漏导致假阴性结果。Mohs 显微镜检查手术的优越性在于镜下可见 100% 肿瘤蔓延至组织边缘。

表 65-1　BBC 的 Mohs 外科和其他常规方法的选择指征

	早期或复发	部位	组织学	大小	临床性质
Mohs 外科	复发	高风险"H"区	浸润性生长	＞2cm 面部以外部位，＞0.5cm 面部	不能完全切除、不能确定边界、多中心的、放疗、亲神经性的、多发肿瘤遗传综合征
切除术、电干燥法和刮除（ED&C）、冷冻外科、照射	早期	低风险（躯干、颈、四肢）	结节性的，表浅的	≤2cm 面部以外部位，≤0.5cm 面部	边界明显

2）特殊部位：位于耳、鼻、眼睑和唇部的基底细胞癌是"H"区的一部分，提示有很高的复发率。在这些部位的基底细胞癌，肿瘤有更强破坏性和侵袭性，肿瘤组织近似人体重要结构，肿瘤沿着软骨膜、骨膜、神经束膜和肌肉面蔓延。肿瘤组织也沿着胚胎融合面至鼻翼/鼻唇结合处、耳前沟及小柱浸润至深部区域如内侧眼角，此处很少有深部支撑结构。此外，Mohs 显微镜检查手术最重要的一点是在美容和功能敏感部位，最大可能保留了正常组织。

3）治疗方案：在确定合适的治疗方案前，肿瘤大小和临床性质是两大重要考虑因素。基底细胞癌大于 2cm 不能完全切除，易复发。肿瘤达临床Ⅲ期实行单一切除术较困难。总体来说，Mohs 显微镜检查手术对早期基底细胞癌的治愈率达 99%。前面所提及的其他治疗方式的治愈率为 91.3%。除早期基底细胞癌，Mohs 显微镜检查手术对于其他难以完全切除和复发的基底细胞癌具有更为重要的意义。基底细胞癌显微镜手术不考虑经其他治疗方式失败的组织亚型和部位因素。未能完全切除的面部基底细胞癌，若术后未予以治疗，其复发率为 12%～41%。如今，这些情况都可以用 Mohs 显微镜检查手术解决。Mohs 显微镜检查手术围绕以前的瘢痕行精确的定位切除术。其手术可精确到肿瘤组织的局部。

4）复发性基底细胞癌：从本质上来说，复发的基底细胞癌具有更强的侵袭性，且在治疗上更困难。临床上，基底细胞癌复发时变化很少，因此容易延误诊断。在皮肤表面可以明确复发时，大的肿瘤边缘已达瘢痕以下。对于这些复发肿瘤，Mohs 显微镜检查手术最高治愈率达 94.4%，其他治疗方式平均治愈率只有 80%。

（3）鳞状细胞癌

1）鳞状细胞癌（SCC）更具危险性：SCC 的 Mohs 显微镜检查手术适应证类似基底细胞癌，但另外包括确诊和减少转移，与基底细胞癌相比，SCC 组织学类型显得更为重要，因其与潜在侵袭性相关。位于耳、阴茎、唇及指（趾）部的 SCC，具有更高的转移率和局部复发率。

2）Mohs 手术治愈率：Mohs 显微镜检查手术对早期皮肤 SCC 5 年治愈率为 96.9%，而其他治疗方式联合（放疗、刮除术和电干燥法、切除术）

的治愈率为 92.1%。Mohs 显微镜检查手术相比其他治疗方式，对早期 SCC 治愈率的影响显著不同：唇部用 Mohs 显微镜检查手术治愈率为 97.7%，而其他方式为 89.5%；耳部 Mohs 显微镜检查手术治愈率为 94.7%，其他方式为 81.3%。对于复发肿瘤，Mohs 显微镜检查手术治愈率为 90%，切除术治愈率为 77.7%。

3）特殊病例：Mohs 显微镜检查手术是 SCC 治疗的必需部分，其对特殊病例的治疗更具有价值，如神经周浸润的病例。然而，放疗和淋巴结清扫术对于某些侵袭性强的病例也是必需的治疗手段。

（4）其他皮肤恶性肿瘤适应证：包括疣状癌、角化棘皮瘤、隆突性皮肤纤维肉瘤、非典型纤维黄瘤、恶性纤维黄瘤、平滑肌肉瘤、皮肤腺囊瘤、脂肪瘤、乳房外 Paget 病、Queyrat 增殖性红斑、口腔和面部中央的鼻旁窦肿瘤、子宫附件微囊瘤、皮脂腺瘤，以及具有一定侵袭性的局部复发的良性肿瘤和梅克尔细胞癌。所有皮肤恶性肿瘤都呈直接蔓延生长方式，这一点理论上可用 Mohs 显微镜检查手术冷冻切片解释。

皮肤组织活检技术、组织病理检查常有助于诊断和分型。

（一）皮损的选择

（1）通常选择成熟而未经治疗的典型损害，同时带一部分损害周围的正常皮肤，以便对照。

（2）对于水疱、脓疱或需寻找病原体的损害，应选择早期损害，并切取完整的水疱或脓疱。

（3）如系较大的损害，应取其活动性边缘。如同时存在几种皮肤病的损害时，应分别取材。

（二）取材方法

1. 切除活检　皮肤消毒和局部麻醉后，按无菌操作用手术刀沿皮纹方向做长 1cm、宽 0.3～0.5cm 的梭形切口。刀锋与皮面垂直，切取的标本应包括皮下组织，底部与表面宽度一致。切忌钳夹所取组织，以免造成人为的组织变化。切取的标本应平放于吸水纸上，以防标本卷曲，并立即放入盛有 10% 甲醛溶液或 95% 乙醇溶液的小瓶中固定。

2. 切开活检　此法是通过损害切开活检，梭形切取皮损，两端都包含正常皮肤，适用于病变太大不能全部切除的损害，如角化棘皮瘤、鳞状细胞癌等。

3. 钻孔活检 消毒、局部麻醉后，以左手固定，右手持皮肤组织钻孔器钻孔，轻轻旋转。达到一定深度后，用有齿镊小心提取组织，取小弯剪刀从其根部剪下，取出环状皮肤栓标本。压迫创口止血，外用碘仿加压包扎。在颜面部不宜用此法。

4. 削除活检 消毒、局部麻醉后用手术刀与皮肤平面平行削取皮肤和损害突出部分，适用于诊断良性肿瘤，如脂溢性角化病或皮赘、恶性肿瘤如蕈样肉芽肿，但不能用于恶性黑素瘤，因太浅不能进行组织学分期。

甲沟炎切开引流术

1. 适应证 指（趾）甲一侧或两侧软组织急性化脓性感染已有积脓时。

麻醉方法：指（趾）根部神经阻滞。

注射针应在指（趾）根部两侧刺入，直达指（趾）骨，退出少许，注入 1% ~ 2% 普鲁卡因 1 ~ 2ml。然后退针到皮下，向背侧和掌侧各注入药液 1ml。拔出注射针。术者用手指轻揉注射部数分钟，待指（趾）尖感觉消失即可手术。麻醉药中禁忌加入肾上腺素，以免因指（趾）动脉痉挛而造成组织坏死。

2. 手术步骤

（1）一侧甲沟炎：可沿患侧甲沟缘行与其略平行的纵切口，切口近端不宜超过甲床基部平面。切开病变处指（趾）甲表皮，使脓液排出，伤口内填入一小块凡士林纱布，再以纱布包扎。

（2）全甲沟炎：可按上法将两侧甲沟切开，并翻起指甲表皮，排除脓液，伤口内填入一小块凡士林纱布，再用纱布包扎。

3. 注意事项

（1）术中用尖刀分离甲根与甲根部上方皮肤时，勿将甲根上皮肤损伤割裂，以免日后新甲长出时成为畸形指（趾）甲。

（2）对虽经多次手术治疗而仍有感染与肉芽组织增生的反复发作性甲沟炎，应取活检，寻找原因，以免延误诊治。

4. 术后处理

（1）选用必要的抗生素和镇痛药。

（2）术后 24 小时更换外层敷料。

（3）2 ~ 3 日后换药。换药前将患指置温热的 1：5000 高锰酸钾溶液中浸泡 10 ~ 15 分钟，去除覆盖创面的凡士林纱布。用石灰硼酸溶液和盐水棉球擦净创面分泌物。再用凡士林纱布覆盖创面后用纱布包扎。以后视情况每日或隔日换药一次。

拔 甲 术

1. 适应证 嵌甲合并感染、甲沟炎侵入甲下形成甲下脓肿、外伤性指（趾）甲与甲床分离。

2. 麻醉 指（趾）根部神经阻滞。

3. 手术步骤

（1）手术刀刺入：术者用左手拇指和示指捏紧患者患指（趾）两侧，控制出血。右手用小尖刀在甲根部刺入甲上皮肤与甲面间 2 ~ 3mm、指（趾）甲表面向两侧分离甲上皮肤。

（2）分离甲与甲床：用小尖刀紧贴指（趾）甲插入甲与甲床间，直达甲根部，顺甲床面向两侧将甲床与指（趾）甲完全分离。

（3）甲拔除：用止血钳夹住已分离好的指（趾）甲中部，按水平方向抽拔，也可用直止血钳夹住指（趾）甲的一侧，向另一侧徐徐卷动，边卷边拔，使整个指（趾）甲拔除。拔除的指（趾）甲应检查是否完整，特别是指甲根部的两侧。

（4）包扎：用凡士林纱布覆盖甲床，纱布加压包扎。

4. 注意事项

（1）分离指（趾）甲和甲床时勿损伤甲床，以免日后影响指（趾）甲的新生。

（2）检查拔除的指（趾）甲，如有不全，应即刻补充清除，以免残留甲角影响创面愈合。

5. 术后处理 同甲沟炎切开引流术。

第二节　皮肤美容

脱　毛　术

（一）多毛症的暂时性整容治疗

1. 蜡脱毛法　非永久性脱毛方法中，以蜡脱毛维持的时间最长。先将拟脱毛的部位擦粉，然后将融化的蜡（以不烫伤皮肤温度为宜）顺多毛的方向涂于皮肤上，等蜡冷却后迅速将蜡拉离皮肤，用凉毛巾按压皮肤并再擦些粉。下腹部脱毛时，先穿一纸制的三角裤，然后根据需要脱去毳毛。

2. 剃除法　是一种廉宜、暂时缓解多毛的普通方法，尤适用于腿和腹下的毛，但不像一般人以为的那样剃除后毛长得更快。剃除毛前，应先将剃毛区的毛用温湿毛巾敷盖约 2 分钟，再涂一层供刮毛用的油膏，然后轻轻刮除即可。

3. 钳毛法　对于稀疏的毛，可以用镊子钳去。该法有痛感，并可引起毛囊炎。为了防止感染，先用 75% 乙醇溶液消毒局部，再用消毒后的温湿毛巾敷盖一下钳毛的部位，使毛孔扩张，用力钳住毛干底部，顺其生长方向钳出即可。

4. 化学脱毛法　如硫化钡类制剂，用以腐蚀突出的皮肤表面的毛干，但对毛囊内生长的那一部分并无破坏作用。虽然脱毛剂不引起疼痛，但可刺激皮肤，产生接触性皮炎。在使用化学脱毛剂前，必须先行一小块（如两分硬币大小）皮肤试验（斑贴试验），24 小时以后，若无反应，再大面积应用。

眼周及皮肤破损部位禁用化学脱毛剂；用止汗剂前后不可使用化学脱毛剂。使用脱毛剂后，应尽快清洗，以免引起皮肤红肿和皮疹。

5. 漂染法　适用于面积小且毛颜色深而不多的部位，漂染剂多为过氧化氢溶液、肥皂和氨的混合物。使用漂染剂后 5～7 分钟应观察一下毛是否已染成所希望的淡色，然后每隔几分钟便检查一下，直到规定的最后时间为止。在使用漂染剂前，应先用乙醚清洗皮肤上的油脂。眉毛、睫毛、胡须部位应避开漂染剂。

（二）永久性脱毛方法

1. 电解法　为永久性脱毛方法，但常有一定数量的毛发重新长出，这与操作者熟练程度、是否准确进针到达毛囊有关。该电解法在治疗局部可留下点坑状瘢痕，不适于暴露部位。

2. 高频电钳脱毛法　是利用高频振荡的原理，钳住露出皮肤表面的毛，一根一根地钳脱。该方法使用简便、安全，无不良反应，但有复发现象。

3. IME 新型脱毛机　对于有碍容貌美观的多毛，要想永久去除是很困难的。即使使用电解法或热解法脱毛，也无法使之不再生长。目前，采用 IME 新型脱毛机可以解决上述两种传统方法技术上的缺点，若熟练掌握该机的使用方法，可将多余的毛发去除，永不再生。

（1）IME 新型脱毛机性能：该机内装有一个晶体振荡器，保证了固定的频率及波长；为了防止稳定电压及电流的改变，机内装有一个完好的补偿电路；为了控制时间及输出量，还装有定时器及输出控制表，使用安全、方便。Kabayashi 涂层针是该机的特点。该针的针体尾段涂有绝缘涂料，当整个针尖段针刺入皮肤内时，其针尖段为导电体，达到电解凝固组织；针体尾段虽也进入组织，但有绝缘作用，从而起到既破坏了毛囊达到永久性脱毛，又不损伤表皮，皮肤表面不留痕迹。还可以治疗腋臭、各类赘生物。

（2）使用方法：用 0.5% 氯己定醇及 75% 乙醇消毒多毛区；以 1% 普鲁卡因溶液做皮下浸润麻醉，用手指拓展皮肤；将 Kabayashi 涂层针放在毛发的下侧，平稳地将针沿着毛发慢慢插入。当针插入后，有时会因绝缘体的缘故使其直径增大而插入受阻。IMEHR-500 涂层针型号见表 65-2。

表 65-2　IMEHR-500 涂层针型号

模号	颜色	针长（mm）	绝缘长度（mm）	用途	持续时间（秒）	输出点数
C5012	红色	5.0	1.2	用于深终毛（恒久毛）	1	7～8
C4512	橙色	4.5	1.2	一般用途	1	7～8
C4012	黄色	4.0	1.2	一般用途	1	7～8
C3512	绿色	3.5	1.2	用于柔毛及一般用途	0.5～1	6～7

若此时踩踏板通电，将会烧灼表皮，愈后可留下点状瘢痕；当整个针插入所示部位时，即可踩踏板。通电时间为 1 秒，毛发即可去除；若毛发仍未去除，应以另一种不同的角度再将针插入，再踩踏板 1 秒（一根毛发可允许踩两次踏板）。

（3）注意事项：针的绝缘体使用 1～2000 次以后可能脱落。若经过 2000 次以上插入使用后，其绝缘体尚未脱落，也最好更换为新的针；在脱除腋毛时，若患者感到前臂麻木或疼痛，即表示针太长，刺到了臂神经丛，此时应更换较短的针；进针时，应将涂层绝缘体段进入皮肤，否则皮肤进针处会被烧灼，愈后留有瘢痕；若第一次除毛效果不满意，则做第二次除毛，应间隔 4～6 个月。

4. 激光脱毛　近年来国外在激光脱毛方面有一些进展，不断开发出新的激光脱毛仪，在临床上获得满意的疗效。激光脱毛是一种新的脱毛法，分为三大类：①激光无选择性损伤脱毛法，如 CO_2 激光脱毛法，该法费时，且易形成瘢痕；②光动力疗法，如口服 α- 氨基乙酰丙酸（ALA）后再照激光，该法理论上似乎可行，但临床应用甚少；③选择性光热作用脱毛，已有众多资料显示，该法是一种有效的脱毛法，并且不良反应少。

（1）红宝石激光（ruby laser）脱毛：红宝石激光波长为 664nm，具有较强的黑素选择吸收性能和良好的穿透能力。有一种假设认为，即在激光照射后，存在于黑素及其周围组织的强大温差，导致局部快速体积膨胀，引起微型蒸发或"休克波（shock waves）"，由此损伤毛囊；另外热变性也可能损伤黑素小体。

（2）掺钕钇铝石榴石激光（Nd：YAG laser）脱毛：Q 开关 Nd：YAG 激光波长为 1064nm。根据选择性光热作用原理进行脱毛。治疗机制尚不明确，可能是碳颗粒吸收激光时，光能转变为热能和动能，于是碳颗粒快速升温，热能通过蛋白质变性，损坏毛囊，而由动能引起的休克波则导致毛发细胞的机械性损伤。

（3）紫翠玉宝石激光（alexandrite laser）脱毛：紫翠玉宝石激光波长为 755nm，其破坏毛囊的机制与红宝石激光相同，临床上利用其选择性光热作用原理进行脱毛。

（4）半导体激光（diode laser）：半导体激光波长 800nm，半导体激光仪体积小，对电力供应无特殊要求，不需外置冷却系统或通风设备。

（5）光子脱毛：是现在流行的一种高科技美容手段。目前，光子脱毛已经被认为是最长效、最持久的一项脱毛技术。

作用原理：是基于毛干对光能的选择性吸收，并将其转化为热量而去除毛发。该方法的关键在于给予足够的热量破坏毛乳头，而不损伤表皮。通过冷却表皮和选择长脉冲治疗，能显著减少表皮吸收的热量，从而降低不良反应的风险。

适应证：天生多毛症者、药物诱发多毛症者、内分泌紊乱引起的多毛症者。

治疗方法：E 光脱毛，皮肤上需要先涂一层透明的光耦合剂，并轻轻施加压力于皮肤表面，以保证治疗探头的两个电极与皮肤接触良好。光斑之间一般需要重叠 20%。对于皮肤较黑的患者，应该使用较低的光能，而对于皮肤较白的患者，可以用较高的光能。浅色毛发对于光能的吸收较黑色毛发少，但射频能量可以均匀有效地作用于任何颜色的毛发。因此，用较高的射频能量和较低的光能作用于浅色毛发效果会更好。

皮肤磨削术

皮肤磨削术（dermabrasion）是一种用电动磨削器进行皮肤摩擦的手术方法，与其他手术方法相比，本法的最大优点是在不超过真皮网状层的面部进行皮肤磨削，在愈合时不会形成明显瘢痕。

1. 原理 近期观察表明，创伤瘢痕在伤后4～8周行磨削术，常能使瘢痕完全消失或仅残留少许瘢痕；4周之前手术，大多数伤口缺乏足够的张力耐受扩展，而8周后磨削可能仅有轻微改善。皮肤磨削在理论上可使平行于伤口轴的再生胶原纤维发生无规律性重新排列；同时，伤口周围的活性上皮附属器可促进桥接瘢痕的表皮移动，并在瘢痕成熟过程中发生萎缩、与瘢痕的融合及完全消失。

2. 适应证和禁忌证 皮肤磨削术的适应证和禁忌证分别见表65-3和表65-4。

表65-3 皮肤磨削术的适应证

瘢痕
疾病所致：痤疮、带状疱疹、水痘、天花、脓皮病、疖、盘状红斑狼疮
创伤性：手术、意外
肥厚性皮肤病
后天性：顽固性痤疮（面、胸），角化病（光化性、脂溢性、黑色丘疹皮病），毛细血管扩张症，酒渣鼻，鼻赘，原位癌，放射性皮炎（轻、中度），结节性类弹力纤维病，掌跖角化病，口周纹，面部皱纹
遗传性：毛发上皮瘤、汗管瘤、毛盘瘤、皮脂腺瘤、神经纤维瘤、疣状肢端角化病、疣状痣
色素障碍性疾病：黄褐斑、持久性炎症后色素沉着、文身、咖啡牛奶斑、色素失禁症、雀斑、雀斑样痣、粉尘染色

表65-4 皮肤磨削术的禁忌证

瘢痕体质
严重肝、肾、心脏疾病
血友病、血小板减少性疾病或异常出血
急性感染性疾病、传染病
皮肤病：白癜风，着色性干皮病，烧伤瘢痕，先天性外胚叶发育不良，巨毛痣，先天性巨痣，皮脂腺痣，恶性雀斑样痣，扁平疣

3. 手术方法

（1）术前理发、修面、剪去鼻毛，面积较大时应预防性应用抗生素，常规消毒铺巾。

（2）局部浸润或阻滞，氟乙烷液或液氮冷冻麻醉亦可采用。

（3）根据磨头类型决定磨削方向和手的压力，钢丝刷仅用于冷冻固定的皮肤，垂直、单向磨削；金刚轮可多方向磨削，适用于非冻结皮肤。

（4）磨削应分段进行，最低部位首先磨削，以免流注的血液遮盖。面部的磨削顺序依次为颊、颏、对侧颊、额、眉间、鼻和上唇。

（5）磨削深度必须适当，一般为真皮乳头层，创面有密集小点状出血表明已达真皮乳头浅层，稀疏的大点状出血则为乳头深层。

（6）手术结束后压迫止血，应用抗生素软膏敷料覆盖，消毒纱布包扎。通透性或半通透性生物合成敷料可使愈合时间缩短30%～40%。术后次日换药，内层纱布不能移动；以后根据创面情况每日或隔日换药，10～14日创面愈合。

4. 并发症的防治 正常再生色素沉着之间的持久性点状红斑是肥厚性瘢痕形成的先兆，氟化糖皮质激素封包（每晚应用6～8小时）2～3周一般可防止瘢痕形成。若已发生瘢痕，则可能需要皮损内注射糖皮质激素和再次磨削。

术后色素减退呈现永久性倾向，可能系黑素转运系统热或光损伤所致。明显色素减退罕见，可用液氮喷射治疗，但须避免长时间冻结。不管肤色如何，患者在3个月内均应每日使用遮光剂和避免不必要的紫外线或强风暴露。复发性单纯疱疹易感者术后用阿昔洛韦7～10日。细菌感染罕见，很少需要预防性应用抗生素。

化学剥脱术

化学剥脱术（chemical peeling，chemexfoliation）是应用腐蚀性化学物质破坏指定的皮肤结构的一种方法，这种控制性损伤可促进新生组织再生、皮肤复原（rejuvenation）和光化性病变、皱纹、色素异常及凹陷性瘢痕的部分或完全消失。

1. 剥脱剂的组织学分类　剥脱剂有多种，目前一般根据其对组织的效应来分类（表65-5、图65-5）。剥脱深度的判断在愈合后90～120日，通过组织学检查最后确定。

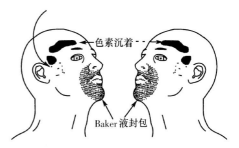

图 65-5　面部病变的化学剥脱剂选择

表 65-5　剥脱剂的组织学分类*

表浅性剥脱：到达颗粒层或真皮乳头层
　非常表浅剥脱剂：间苯二酚，Jessner液，干冰，雷婷A(retin A)，α-羟酸，10%～20%三氯乙酸，维A酸，15%～20%壬二酸霜
　表浅剥脱剂：35%三氯乙酸单次或多次涂药，不封包
中度剥脱：到达真皮网状层上部
　干冰+35%～50%三氯乙酸：单次或多次用药；不封包 Jessner液+三氯乙酸：单次或多次用药，不封包
　50%三氯乙酸：单次用药，不封包
　88%酚液：不封包
深度剥脱：到达真皮网状层中部
　Baker酚液：封包或不封包

*深度取决于剥脱前皮肤脱脂准备、剥脱剂浓度或剂量及皮肤厚度。干冰（压迫8～10秒）+35%三氯乙酸：瘢痕。干冰（压迫5～8秒）+35%三氯乙酸：面部其余部位。35%三氯乙酸：颈部。Jessner液配方：间苯二酚14g，水杨酸14g，85%乳酸14ml，95%乙醇100ml。Baker酚液配方：88%酚液3ml，自来水或蒸馏水2ml，六氯酚液皂8滴，巴豆油3滴。

2. 适应证和相对禁忌证　化学剥脱术的适应证见表65-6，其中以日光诱发的病变效果最好。因表浅剥脱术几乎适用于各种皮肤类型，故剥脱术的绝对禁忌证很少，其相对禁忌证见表65-6。

表 65-6　化学剥脱术的适应证和相对禁忌证

适应证	相对禁忌证
光化性皮损	Ⅳ～Ⅵ型皮肤
光化性癌前病变	瘢痕疙瘩史
皱纹	单纯疱疹史
色素异常	肝肾疾病史
表浅瘢痕	心脏病史
放射性皮炎	近期异维A酸治疗
寻常痤疮	HIV感染阳性症状
酒渣鼻	近期除皱术或睑成形术
	期望过高

3. 剥脱术及其术后护理

（1）术前准备和操作过程

1）术前准备：术前患者本人必须签订手术同意单，严格掌握化学剥脱术的适应证。剥脱术前局部皮肤使用低浓度酸性药物，如10%以下AHA[alpha hydroxy acids，主要包括羟乙酸（又称乙醇酸，glycolic acid）、乳酸（lactic acid）]能够促进创伤愈合，增强药物的渗透性，使剥脱深度均一化，还可以减轻术后炎症性色素沉着。

2）操作过程：①洗脸；②使用乙醇脱脂；

③药物涂抹；④中和剂涂抹，如碳酸钠；⑤去除药物，如使用流动自来水洗脸；⑥保湿；⑦其他。

（2）表浅化学剥脱术：可在多次治疗后获得理想效果，表皮在1周至1个月内脱落后，皮肤质量改善，真皮在理论上应有较高质量的胶原形成。Ⅰ～Ⅵ型皮肤均可施行表浅剥脱术。

虽然有学者建议在48小时内禁止接触水和湿化剂以促进干燥，但大多数患者术后可能立即洗漱，并在使用遮光剂后外出活动。愈合期内应禁用维A酸3～7日，上皮再生后重新开始应用。永久性并发症极少。

（3）中度化学剥脱术：单次应用即可获得特殊效果，适用于剥脱术的所有适应证，一般无须镇静剂或麻醉剂。

之后每天用自来水、杀菌的皮肤清洁剂或过氧化氢浸湿2次以促进痂皮脱落，浸湿后再用杆菌肽、多孢子素（polysporin）或活酵母菌提取物油膏可加速愈合。水胶体敷料可在术后2～4日使用。维A酸和遮光剂在上皮再生后尽早开始应用，一般在术后7～14日；在红斑消退之前最好戴上宽边帽。

（4）深度化学剥脱术：面部分成额、口周、双颊、鼻和眶周等美容区，剥脱剂一般以此顺序应用，即从敏感性最低区移动至最高区；每区之间间隔10～15分钟以减少心、肾毒性，整个过程耗时60～90分钟。围术期给予静脉补液（平衡液1500ml+低分子右旋糖酐250～500ml）和镇静镇痛药。

术后每日用自来水、3%硼酸或皮肤清洁剂浸湿3～5次，随后用封闭性湿化剂（凡士林、植物油、维生素A、维生素D组成的油膏）以缩短愈合时间。伤口无痂时，感染机会较少。上皮再生后尽早使用遮光剂和维A酸，一般在术后1～2周。

4.并发症 包括色素变化、瘢痕、感染、冷性荨麻疹、皮肤萎缩、皮肤质地改变、持久性红斑或瘙痒、心律失常、喉头水肿和中毒性休克综合征。

文 身 消 除

文身是指外源性不溶性色素通过机械方法进入真皮而形成的一种永久性色素斑，资料显示文身至少有8000年的历史。

1.文身消除的原因及其影响因素

（1）医疗原因：①过敏或光变应性反应，常由红色色素引起；②肉芽肿，常见于朱砂反应；③色素、硫化汞和日光使盘状红斑狼疮突然发作；④文身处感染；⑤文身处肿瘤，如角化棘皮瘤、鳞癌或黑素瘤。

（2）非医疗原因：包括个人、社会或文化背景因素，如离婚或人际关系变化、就业问题、身份或法律问题等。

2.文身消除的方法 见表65-7。

表65-7 文身消除的方法

古老方法	现代方法
鞣酸和硝酸银（法国方法）	切除术
水杨酸	切除+缝合，分层切除，
一氯乙酸或三氯乙酸	钻孔
苯酚	盐磨削术
硫酸	皮肤磨削术
浓硝酸	激光
氯化锌	红宝石、氩、CO_2、Nd:
氯化汞	YAG、双频YAG、可调
斑蝥膏	染料激光，紫光线激光
次氯酸钠	其他
电解疗法	冷冻，电灼，红外线凝固，
手术——切开和刮除色素	植皮+皮瓣，腐蚀法（硝
刷除术	酸、鞣酸等），Mohs
皮肤环钻术	外科，组织扩张术
干冰冷冻	
单纯切除	
切除+皮片移植	

（1）切除缝合：如果文身较小、解剖部位合适，单纯切除缝合是最好的方法；较大的文身可分期切除，先切除中心部位。

（2）分层切除：文身的色素常位于相同的真皮平面内，0.7～1.2mm深度，特别适用于分层切除法；本法优点是瘢痕形成很少、大部分色素随着痂皮脱落而排出、无须植皮、费用低、见效快。

（3）钻孔切除：本法适用于小点状或"爆炸性"（explosion）文身，遗留孔洞沿皮纹方向缝合可减少瘢痕，价廉、快速、方便是其优点。

（4）盐磨削术：虽然此名由Crittenden创造，

但这种方法的历史悠久。各种盐的磨削效果无明显差异，晶体较大者可能利于磨削。局部刮毛、消毒，局部麻醉一般并不需要，略湿的消毒纱布蘸盐磨削文身处，直至皮肤表面去除和显露均匀反光的糜烂面，木制或塑料球形把手样（door knob-like）装置蘸盐可促进磨削。创面敞开或敷料包扎，每日换药，敷料去除后即有色素沉着。文身较大者需分次治疗和随访。偶可引起肥厚性瘢痕形成。

（5）激光：周展超对 200 例蓝灰（黑）色文刺患者应用 Q 开关 Nd：YAG 激光进行治疗。结果对于文眉的疗效优于文身，4 次治疗后文眉和文身的基本消除率分别为 84.41% 和 70.32%；文刺的颜色较淡者疗效较好，若皮肤中染料发生堆积则疗效差。不良反应有皮纹改变、皮肤纤维化、色素减退、染料黑变、瘙痒及染料红变。

毛细血管扩张症的硬化疗法

硬化疗法是将异物注入血管腔，引起小静脉内皮细胞急性炎症和腔内粘连、阻塞，最终导致小静脉纤维化和永久性闭塞。硬化疗法的概念已有 100 多年的历史，由 Pravas 于 1853 年首次应用。

1. 治疗方法

（1）高频电流：疗效不佳，扩张血管在治疗时必须间隔 2 ～ 5mm；瘢痕形成几乎不可避免，白皙皮肤、淡色毛发的个体尤为明显。

（2）电干燥法：适用于治疗面部毛细血管扩张和蜘蛛痣，尽量采用低功率以避免瘢痕形成，但操作时有疼痛。

（3）直流电疗法：头发丝样流电针插入扩张血管内，用 1 ～ 1.5mA 直流电治疗 4 ～ 5 秒，每次插入仅能治疗 2 ～ 3mm 长节段。面部病变有效，无明显瘢痕；面部治疗失败时，不应用于治疗下肢损害。

（4）激光：对葡萄酒色斑有效，但对下肢静脉斑疗效不佳。破坏扩张血管的功率亦可引起皮肤损伤，瘢痕或瘢痕疙瘩、炎症后色素沉着过度和皮肤萎缩均可出现。可调染料激光可能有助于本病的治疗。

（5）皮肤磨削术：面部放射性皮炎和其他伴有广泛性毛细血管扩张的疾病适用于本法治疗，但对下肢静脉曲张疗效不佳。

（6）硬化疗法：大腿、小腿和踝部细小而明显的曲张静脉适用于本法治疗。

2. 操作方法

（1）硬化剂：用高渗葡萄糖、高渗盐水（23.4%）、硝酸甘油铬（chrome glycerol nitrate）、鱼肝油酸钠、sotradecol 和 polidocanol（Aethoxysklerol）等，除盐水外，均有轻重度的局部和全身过敏反应。

（2）术前准备：术前 3 日不刮腿毛，无须禁食，下肢扩张静脉绘图以确定治疗部位、观察疗效和制订治疗方案。

（3）注射硬化剂（图 65-6）：摆好下肢位置，使注射方向朝向上方。针平行于皮肤，离靶血管 1/8 ～ 1/4in（1in=2.54cm）。针刺入血管后，缓慢注射 0.5 ～ 1.0ml 高渗盐水，注射之前驱除血液可使血管壁获得最大的刺激；拔针后血液立即充盈小静脉，刺激性变化在 2 ～ 30 秒明显，小静脉之间及其周围区域潮红；静脉斑点（venous blemish）增厚和肿胀，凸出皮肤表面。红斑可持续数小时，可能系硬化剂刺激所致的一种反射性血管扩张。此时，患者尚可出现腓肠肌或大腿肌肉痉挛，并能放射至其他部位，通常持续 3 ～ 5 分钟，轻轻按摩和散步可消除之。

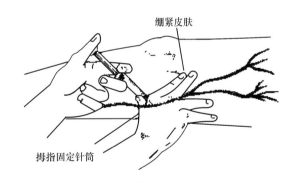

绷紧皮肤

拇指固定针筒

图 65-6　硬化剂的注射方法

注射完毕后用创可贴覆盖注射处，弹力绷带有助于减轻肿胀感。

（4）术后处理：术后最好进行适当活动，不宜卧床休息。1 ～ 2cm 大小的血管可有血栓形成，1 周后易于辨认，血管呈蓝色、压迫不变白，常在 4 ～ 6 个月自行消失；亦可切开静脉、挤出血块后，敷料包扎，此法应在术后 2 ～ 3 周施行。

各种硬化剂的注射方法相同，疗效良好。硬化治疗后复发罕见，但不能防止新的静脉扩张形成。每次治疗间隔 1 ～ 2 周，范围较大者可能需要 1 年以上才能获得美容效果。

3. 并发症

（1）小褐色斑及溃疡：小褐色斑系硬化剂小滴外漏所致，可能表示小范围的表浅坏死，常在 1 ～ 3 周脱落。硬化剂外漏较多可引起坏死和溃疡。

（2）色素沉着：系漏出硬化剂的创伤引起出血所致，含铁血黄素沉积于皮肤和巨噬细胞内。

（3）毛细血管扩张性褪光斑（telangiectatic matte）：机制未明，发生率为 5% ～ 15%，术后 3 ～ 6 周出现。好发于大腿下段的内侧和前方，面积约为成人手掌或略小，暗粉红色，由许多管径极细（0.03 ～ 0.05mm）的新生血管构成。许多患者的损害在 3 ～ 6 个月消失，余者可为持久性。

（4）其他：包括过敏反应、局限性荨麻疹、血管再通、晕厥、暂时性心律不齐、低血糖等。

毛发移植术

（一）概述

专业的毛发重建（hair restoration）包括药物治疗和手术治疗。现代毛发重建技术是毛囊单位移植。来自枕部的供区毛发不受雄激素影响，对雄激素不敏感，可移植到头皮前方和发际线的无发区域。雄激素性脱发（又称男性型脱发）可持续终身，所以在不同时期可能需要额外的毛发补种。

1. 药物疗法　目前，通过美国 FDA 的用于脱发治疗的药物有两种：局部外用的米诺地尔液和口服的非那雄胺片。

其他一些曾用来治疗雄激素性脱发的药物有：地塞米松、西咪替丁、环丙孕酮、螺内酯、锌制剂、外用二氮嗪溶液、5% 环孢素液及他克莫司等药物等。在我国，据报道有很多中药具有生发作用。很多国家都开展了毛囊干细胞的研究，但目前还没有成熟的技术用于临床。

2. 脱发矫正的手术方法

（1）头皮缩减术（AR）：是切除脱发区或未来可能的脱发区而使脱发区域相对变小。仿真毛发移植术（AHT）是将仿真毛发的人工材料植入需毛发的部位。优点是不需要患者自己的毛囊，移植的数量不受限制。缺点是仿真毛发不会生长，可能会有排异反应。

（2）毛发移植术（hair transplantation）或毛囊单位移植术（FUT）：是将自体毛囊或带有毛囊、毛发及其周围组织的综合体移植到有需要的部位。研究发现，枕部的毛囊不受雄激素的影响，很少出现脱发现象，这个区域称为安全供发区。当把安全供发区的毛囊移植到其他部位（如头顶、鬓角等处）时，这些毛囊仍然具有原来的特性，其生长出的头发很少脱落。毛发移植术主要用于雄激素性脱发（雄激素源性脱发，MPB）或女性型脱发（FPHL）、瘢痕性脱发等、亦可用于睫毛、眉毛、胡须、鬓角或阴毛的修复或再造。

（二）毛发移植术的历史

1822 年德国的 J. Dieffenbach 在动物身上完成了毛发及皮肤的自体移植。1977 年，Robert Bernstein 和 Bill Rassman 医生首次使用了"毛囊单位"（follicular unit，FU）的概念。

1995 年，William Rassman 医生通过毛发密度计观测到头发是按组生长的，大部分是两三根一组，个别是四五根一组。这些毛囊单位是毛发移植的基本单位，采用最新的技术，一次毛囊单位移植即可达到满意的效果。

（三）毛发移植的仪器和设备

立体显微镜：使分离的毛囊单位更加准确。一般浅色毛发如金黄色、红色或棕色毛发的毛囊分离通常要借助于显微镜完成，而黑色头发则不一定。

自动毛发移植机：它可以自动环形切取毛囊和制作受体区的移植孔，经过气压传输自动完成。因为价格昂贵且有缺点，目前很少使用。

钻孔器（环钻）：使用不同孔径的钻孔器来钻取带毛囊的皮瓣，再植入受体区。大孔径的钻孔器容易留下瘢痕，影响美观。在受体区植入较大的皮瓣，其外观也不自然。目前大部分医生使用改良的小孔径钻孔器或环钻。如果需要移植的毛囊数量不多，应用小孔径环钻来钻取毛囊的毛囊单位提取术（follicular unit extraction，FUE）有一定的优势。目前多采用电动环钻。

高能量激光器：主要用来制作受体区的毛囊植入点。具有出血少、速度快的特点，但由于有激光对周围组织的损伤及伤口愈合缓慢的影响，目前只有少数医生使用。

专用毛囊植入器：一种半自动移植毛囊的设备，在中空的移植针头内放置待移植的毛囊，制作移植点和植入毛囊一次完成，使用方便，可以控制深度，但成本较高。该设备在睫毛移植中的优点尤为突出。

专用手术刀或针头：主要用于制作毛囊植入点，使用方便，价格低。

（四）毛发移植的团队成员及职责

团队要包括：①医生，医生应该先与患者讨论手术及药物治疗的可能性，制定出一个可行的治疗方案。②咨询顾问或咨询师，一般医生都是通过咨询顾问与患者进行交流。咨询顾问向患者解答术前指导、化验分析和术后护理等问题。好的咨询顾问可以改善患者与医生的关系。

咨询中应该重点强调以下几项：①脱发的渐进性。脱发是随着年龄增加而逐渐加重的。在人的一生中，脱发不会停止，尽管有时脱发的进度会比较缓慢。手术不能阻滞将来的脱发。②塑造面部结构。再塑自然的面部结构有助于恢复其年轻的外貌。③自然外貌。毛发移植手术后，外观应该自然，不应该有明显的手术痕迹。④持久的发际线。脱发是一个进行的过程，而移植的发际线是持久不变的。移植的发际线不同于自然的发际线，也会让人不适。因而，在毛发移植时，要考虑到发际线在患者年老时的影响。⑤患者的病史和目的。医生要了解患者以往是否做过毛发移植，是否做过头部手术及其他有用的医学病史。⑥毛发移植手术的局限性。让患者了解脱发过程是持续进行的，每个人的脱发速度是不可预知的。手术是否成功，与患者术后出现脱发的程度和速度有关。要让患者明白脱发是一个渐进过程，将来可能需要进一步移植。药物治疗有助于阻止脱发。

移植的头发在术后会发生脱落，这是局部组织创伤引起的静止期毛发脱落。非那雄胺可能有助于改善这种脱发。可拍摄手术前后的照片和将讨论的问题记录在咨询表中。

技术人员主要有两个任务：分离毛囊和移植毛囊。分离毛囊是把供发区切割分离成小片状，然后再进一步分离成毛囊单位。目前大部分医生

使用电动环钻，每次可以取出一个毛囊单位。移植毛囊是制作受体切口，植入毛囊单位。在受体部位上植入密度为 $35 \sim 40$ 毛囊单位 $/cm^2$ 要比植入密度为 $20 \sim 25$ 毛囊单位 $/cm^2$ 耗时多一倍。

（五）患者的选择及手术的适应证和禁忌证

评估一个患者是否适合毛发移植术，要考虑的因素主要如下：

1. 脱发等级 脱发的程度是选择患者时最重要的参考指标。原则上，只要枕部有足够的供区毛囊，各种级别的脱发都可做毛发移植。前额部全秃的男性更易见到效果。

2. 毛发粗细 是一个很重要的因素。和细小的发毛相比，粗的毛发（ $> 80\mu m$ ）具有更好的美容效果。毛发纤细（ $< 60\mu m$ ）的患者，尽管移植的密度大于 25 个毛囊单位 $/cm^2$ ，手术后看起来头发会稀少些，仍有"看透"的感觉。

3. 头发的颜色 头发与皮肤颜色接近的患者，移植手术后外观上更自然些。

4. 供区毛发密度 枕部毛囊密度较高的患者可以提供更多可用的毛囊单位。一般供区毛囊的密度要 40 个毛囊单位 $/cm^2$ 以上才好。大部分男性枕部的毛囊密度在 55 个毛囊单位 $/cm^2$ 以上。

5. 患者期望 如果患者的期望很不现实，那么该患者就不适合毛发移植。毛发纤细（ $< 60mm$ ）的患者不能期望很浓密的毛发。

6. 年龄 任何年龄都可以接受毛发移植。年轻的脱发患者会要求毛发移植以恢复更年轻的状态，然而 $20 \sim 30$ 年后，移植的发迹线和天生的发迹线可能会出现错位。在移植头发和剩余头发之间会留下不自然的脱发区域。所以，移植患者的年龄最好大于 25 岁。医生在治疗 25 岁以下的患者时要谨慎，他们要求更高。

7. 头顶毛发状态 对于一个想在头顶和前额植满浓密头发的人，最好打消其这种念头，因为难以满足。第一是头顶部会全方位 360° 地持续性脱发，第二是在重力的作用下，头发垂向下方，头顶总有一部分会看得见头皮。因此，会造成头顶毛发密度不佳的错觉。

8. 女性型脱发 在女性型脱发者中，前额发际线处的头发大都有部分保留，最初的脱发在头顶中心区。对于女性型脱发患者，一般不适合手术，

因为很难看到效果。最理想的女性毛囊移植患者是供发区有较高的毛发密度，而头前部头发稀少者。

（六）手术前设计及毛囊数量的计算

雄激素性脱发移植应该考虑 4 个分区：①额区，从发迹线到耳屏两侧垂直画向头顶的冠状线。②头顶中区，从额区的后部到头顶部。③头顶区，头顶的脱发区域。④将来脱发区，邻近前面提及的 3 个主要分区的部分；将来脱发区是患者的头发将来可能会掉落的区域。

一般一次移植手术可以治疗 3 个主要分区中的其中 1 个，加上相邻的将来脱发区。手术时，应用标记笔画出治疗区域。在额部画出建议的发际线，其中中线的位置要尽可能高些。然后在头外侧颞上部画出半圆形的区域。在颞上部制作弧形的种植区会显得更自然。前发际的设计很重要。好的发际线必须在年老时看起来都是自然的。自然的发际线是一个不规则的含有 1 ~ 2 个毛发的毛囊所构成的锯齿样曲线。

大部分患者通过一次毛发移植手术就可以获得满意的效果。2000 年左右，单次手术可以移植 1000 ~ 2000 个毛囊。Norwood 分级四级或三级的中度脱发患者，大概有 50cm² 的头皮需要移植。如果按 20 毛囊单位 /cm² 的密度移植，患者偶尔满意。当毛囊的密度超过 30 毛囊单位 /cm² 时，患者通常都会满意。

一般来说，一次移植 3000 个毛囊单位要 5 个技术人员工作 7 ~ 10 小时。而移植 1500 毛囊单位要 4 个技术人员耗时 4 ~ 5 个小时。

（七）手术过程及要求

1. 供皮区麻醉及毛囊的提取　手术姿式：取毛囊时，一般患者俯卧。植入毛囊时，患者一般仰卧或半仰卧。

局部头皮剪短头发并常规消毒。麻醉药准备及使用：将 15ml 含有 1 : 200 000 肾上腺素的 0.5% 利多卡因液局部注射到供发区，有的医生喜欢再注射 10ml 0.2% 的罗哌卡因注射液。在切取皮瓣或提取毛囊前，再注射 20ml 生理盐水来增加真皮的肿胀度。一般使用 2.5ml 注射器来注射生理盐水。肿胀的枕部皮肤能够减少毛囊被切断的可能性。环钻或手术刀的方向应按平行毛囊。手术刀应切

入头皮 5mm 左右，到达毛囊末端 1 ~ 2mm 及以下的地方。皮瓣末端按弧形渐渐变细并汇合，皮瓣底部可用剪刀剪开或手术刀切开。止血可以使用电凝法，偶尔也可使用结扎法。切口可间断或连续缝合，有条件者可使用外科封口钉。

2. 毛囊单位的分离　供区皮瓣取下后，应立即放入含有冷冻等渗盐水的小盘中。技术员将皮瓣分割成小片，每个小片大约 2mm 宽。分离时一定要防止切断毛囊。最后将每个小片进一步分割成独立的毛囊单位。可以用 10 号手术刀片或外科刮胡刀片及立体显微放大系统来完成这些工作。环钻提取的独立毛囊，也可以做些修剪，取出多余组织。

含有 1、2、3 或 4 个毛发的毛囊单位被分类后放到冷冻等渗盐水中。要保持这些毛囊单位低温和潮湿，以确保它们的活性。要保持毛囊的完整。虽然有证据显示被切开的毛囊也可以生长头发，只是毛囊的直径会变小。

毛囊提取术（FUE）是一种的新技术，医生使用电动环钻将单个毛囊从供体区直接钻取下来。通常情况下，由特制的环钻在毛发周围钻切一个 0.7 ~ 1.2mm 的圆形切口。将围绕毛囊单位的皮肤组织切开并达到真皮的深度。最后用小针挑出或钝边压板压出毛囊单位。目前大部分医生使用该技术，每次钻取一个毛囊单位，同时记录数量。

3. 受体区的麻醉及植入点的准备　受体区域的麻醉是为了准备毛囊单位的植入部位，一般可以做两侧的眶上神经阻滞来麻醉头顶的前中部。使用阻滞麻醉可以用 0.5% 的利多卡因，或加用 0.2% 罗哌卡因。移植前 15 ~ 30 分钟，手术区域可加注生理盐水及肾上腺素混合液（1 : 800 000）以减少出血。

高密度的毛囊移植，必须使用专用的 0.7 ~ 1mm 大小的刀片，或 18 号、20 号的注射器针头，有条件的可使用专用的毛囊移植器。使用小的针头或刀片，做小切口而不用去除受体区的组织（钻孔法则要去除受体区的组织）。植入角度是指植入器（针、刀片）与头皮的夹角。注意不同部位需要不同的植入角度才能达到自然的效果。

4. 毛囊移植的操作技巧　针头插入皮肤做成小切口，切口成为植入毛囊的小通道。几个技术人员可以独立在不同的部位同时进行操作。一般

由医生决定移植毛囊单位的位置、间隔及方向，由技术人员完成种植。

当移植有角度的毛囊单位时，应从头皮的后部向前部移植，这样可以减少对已移植好毛囊的挤压和减少毛囊跳出。对于在有毛发部位的移植，有条件者尽可能使用专用毛发移植器，而少用手术刀片以减少对原有毛囊的损伤。

影响毛囊移植成功的重要因素：无损伤分离毛囊；无损伤毛囊植入；保持毛囊单位完全湿润。干燥的毛囊是导致毛囊移植后不能充分生长的最常见原因。笔者建议最好把毛囊单位完全浸泡，即使是短时间的干燥对毛囊的存活都是有影响的。双目立体显微镜对分离出完美毛囊单位有帮助。如果不用放大设备，切断毛囊的概率会高，毛囊生长也受影响。

（八）术后注意事项

毛发移植术后，10% ～ 20% 的男性患者和50% 的女性患者在受体区、供体区或两区同时出现休止期/生长期脱发。一般认为这种脱发与创伤、血供中断有关，是暂时性的，术后 1 ～ 3 个月会恢复生长。

一般头部红肿要 3 日才会消退。对于出现的并发症，要给予相应的处理。

手术后可能出现的并发症：①用药引起的恶心和呕吐；②手术后出血（少于 0.5%）；③感染（少于 0.5%）；④过度肿胀（5%）；⑤暂时性头痛；⑥暂时性头皮麻木；⑦移植物周围不正常瘢痕（少于 1%）；⑧移植物生长不良；⑨晕厥（少于 1%）；⑩毛囊炎；⑪瘢痕形成；⑫神经瘤；⑬持续性头皮疼痛；⑭休止期脱发；⑮动静脉瘘形成。

头发移植术后指导：术后指导很重要，患者配合对取得最佳效果尤为关键。①术后当日要休息。不要受热。2 日内不要饮酒。术后（2 日内）睡觉时头部要抬高。5 日之内不要搬重物及剧烈活动。②每日使用洗发剂洗头后，在受体区和供体区要用无菌棉签或干净的手指涂上杆菌肽多黏菌素、莫匹罗星或红霉素软膏。③每日在供体区或受体区涂 2 ～ 3 次杆菌肽多黏菌素软膏或莫匹罗星软膏共 3 ～ 4 日，直到拆线或取出缝合钉。④缝线或缝合钉应在第 7 日拆除。至少要在 2 周后才能戴假发。⑤移植部位可能有结痂形成。这些结痂将在 2 周内自行脱落，不要强行揭去。

（九）问题毛发的修复

毛发修复手术的主要目的是解决已经做过毛发移植手术的患者遗留的问题。我国毛发移植手术起步较晚。

（刘海平　蔡艳霞　马萍萍）

参 考 文 献

高天文，石琼，2019. 恶性黑素瘤高天文 2019 观点 [M]. 北京：科学技术文献出版社 .

高天文，王雷，廖文俊，2018. 实用皮肤组织病理学 [M]. 北京：人民卫生出版社 .

李明，孙建方，2017. 皮肤科结缔组织病诊治 [M]. 北京：北京大学医学出版社 .

普雄明 . 2010. 血管性皮肤病学 [M]. 乌鲁木齐：新疆人民卫生出版社 .

王侠生，徐金华，张学军，2020. 现代皮肤病学 [M]. 2 版 . 上海：上海大学出版社 .

吴志华，2000. 现代皮肤性病学 [M]. 广州：广东人民出版社 .

吴志华，2015. 现代性病学 [M]. 北京：人民卫生出版社 .

吴志华，2016. 皮肤科治疗学 [M]. 3 版 . 北京：科学出版社 .

吴志华，2021. 现代皮肤科学 [M]. 北京：人民卫生出版社 .

吴志华，李顺凡，2004. 现代皮肤性病彩色图谱 [M]. 3 版 . 广州：广东人民出版社 .

张学军，2016. 精准医学与皮肤病 [J]. 中华皮肤科杂志，49（3）：155-157.

赵辨，2017. 中国临床皮肤病学 [M]. 2 版 . 南京：江苏科学技术出版社 .

周光炎，2017. 免疫学原理 [M]. 北京：科学出版社 .

ALLEN A，AHN C，SANGUEZA OP，2019. Dermatofi-brosarcoma protuberans[J]. Dermatol Clin，37（4）：483-488.

BELLINATO F，MAURELLI M，GISONDI P，et al，2019. A systematic review of treatments for pityriasis lichenoides[J]. J Eur Acad Dermatol Venereol，33（11）：2039-2049.

BERNSTEIN JA，CREMONESI P，HOFFMANN TK，et al，2017. Angioedema in the emergency department：a practical guide to differential diagnosis and management[J]. Int J Emerg Med，10（1）：15.

BERROCAL A，ARANCE A，CASTELLON VE，et al，2018. SEOM clinical guideline for the management of malignant melanoma（2017）[J]. Clin Transl Oncol，20（1）：69-74.

BOLOGNIA JL，SCHAFFER JV，CERRONI L，et al，2019. 皮肤病学 [M]. 4 版 . 朱学骏，王宝玺，孙建方，等，译 . 北京：北京大学医学出版社 .

BOSSUYT X，COHEN TERVAERT JW，ARIMURA Y，et al，2017. Position paper：Revised 2017 international consensus on testing of ANCAs in granulomatosis with polyangiitis and microscopic polyangiitis[J]. Nat Rev Rheumatol，13（11）：683-692.

CALONJE E，BRENN T，LAZAR A，et al，2017. 麦基皮肤病理学——与临床的联系 [M]. 4 版 . 孙建方，高天文，涂平，译 . 北京：北京大学医学出版社 .

CORNEJO C，MILLER CJ，2019. Merkel cell carcinoma：updates on staging and management[J]. Dermatol Clin，37（3）：269-277.

FERRI JVV，DE ARAUJO DB，2019. Dermatitis artefacta mimicking cutaneous vasculitis：case report and literature overview[J]. Reumatologia，57（2）：106-108.

JANJUA SA，PASTAR Z，IFTIKHAR N，et al，2017. Intertriginous eruption induced by terbinafine：a review of baboon syndrome[J]. Int J Dermatol，56（1）：100-103.

JEFFREY P. CALLEN，JOSEPH L. JORIZZO，JEAN L. BOLOGNIA，2012. 内科疾病的皮肤表现 [M]. 4 版 . 方红，乔建军，译 . 北京：人民卫生出版社 .

KASPER DL，FAUCI AS，HAUSER SL，et al，2017. 哈里森内科学——免疫与风湿性疾病分册 [M]. 栗占国，译 . 北京：北京大学医学出版社 .

LEBWOHL MG，HEYMANN WR，BERTH-JONES J，et al，2022. 皮肤病治疗学：循证治疗策略 [M]. 6 版 . 张建中，译 . 北京：人民卫生出版社 .

LEE MY，BYUN JY，CHOI HY，et al，2018. Mucinous nevus[J]. Ann Dermatol，30（4）：465-467.

MOWAD CM，ANDERSON B，SCHEINMAN P，et al，2016. Allergic contact dermatitis：Patient diagnosis and evaluation[J]. J Am Acad Dermatol，74（6）：1029-1040.

PETRONIC RV，2022. Treatment of skin disease：comprehensive therapeutic strategies[M]. 6th ed. Amsterdam：Elsevier.

QUILL TE，HOLLOWAY G，2012. Evidence，preferences，recommendations-finding the right balance in patient care[J]. N Engl J Med，366：1653-1655.

SONG H，SONG JS，MEROLA MC，et al，2017. Pigmented purpuric dermatosis：a striking but benign cutaneous entity[J]. Arch Dis Child，102（12）：1157.

VALENT P，AKIN C，METCALFE DD，2017. Mastocytosis：2016 updated WHO classification and novel emerging treatment concepts[J]. Blood，129（11）：1420-1427.